Thieme

Referenz Notfallmedizin

Herausgegeben von
Jens Scholz, Jan-Thorsten Gräsner, Andreas Bohn

Unter Mitarbeit von

Elisabeth Adam
Hagen Andruszkow
Jens Asmus
Peter Bärtsch
Andreas Becht
Marc Moritz Berger
Michael Bernhard
Susanne Betz
Andreas Binder
Daniel Bläser
Hendrik Bonnemeier
Silke Brandt
Raoul Breitkreutz
Peter Brinkrolf
Mona Brune
Franz Xaver Brunner
Claas T. Buschmann
Philipp Deindl
Thomas Demming
Cédric R. D. Demtröder
Helena Düsing
Matthias Eden
Christoph Bernhard Eich
Johannes K. M. Fakler
Thomas Fortmann
Cordula Franz
Norbert Frey
Harald Genzwürker
Felix Girrbach
Jens Gottlieb
Steffen Grobert
Michael Gröger
Simone Gurlit
Niels Hammer
Holger Harbs
Ulf Harding
René Hartensuer
Thorsten Hauer
Matthias Helm
Tim Heyne
Peter Hilbert-Carius
Frank Hildebrand
Jochen Hinkelbein
Hans-Jörg Hippe
Florian Hoffmann
Markus Holling
Andreas Höch
Jens Peter Hölzen
Björn Hossfeld
Harald Ittrich
Florent Josse
Philipp Jung
Hendrik Jünger
Karl-Georg Kanz
Thoralf Kerner
Daniel Kiefl
Clemens Kill
Jörgen Kipper
Malte Kleinschmidt
Hans Klose
Jürgen Knapp
Rüdiger Knoll
Philipp Kümpers
Sebastian Küpper
Tobias Küßner
Bernd Landsleitner
Michael Laschat
Hans Lemke
Sebastian Lippross
Wolfgang Lotz
Mark Lüdde
Roman-Patrik Lukas
Matthias Lutz
Andreas Martinschek
Hartwig Marung
Holger Maurer
Petra Meier
Patrick Meybohm
Johannes Konrad Meyne
Laura Miebach
Michael Möllmann
Claus-Martin Muth
Till S. Mutzbauer
Holger Neb
Philipp Niebel
Martin Olivieri
Benjamin Ondruschka
Ulrich Pecks
Jens R. Pehlke
Sabine Petersen
Philipp Pieroh
Erik Popp
Florian Reifferscheid
Alexander Reinecke
Oliver Riesenbeck
Sonja Römer
Alexandros Rovas
Peter Rupp
Martin C. Sassen
Godo Savinsky
Andreas Schaper
Robin Schmid
Jost Schnell
Lina Schulte-Güstenberg
Katharina Schöne
Andreas Seekamp
Stephan Seewald
Frank Sensen
Bernward Siegmund
Dominique Singer
Philipp Sommer
Tobias Steffen
Ina Sterker
Alexander Strauss
Carolin Strauss
Manuel Struck
Markus Stuhr
Lino Toomes
Helge Roland Topka
Stefan Trümpler
Jörg Werner Walther
Olaf Weichert
Holger Wienzek
Jan Wnent
Randi von Wrede
Thomas Wurmb
Karsten zur Nieden

397 Abbildungen

Georg Thieme Verlag
Stuttgart · New York

Bibliografische Information der Deutschen Nationalbibliothek
Die Deutsche Nationalbibliothek verzeichnet diese Publikation in der Deutschen Nationalbibliografie; detaillierte bibliografische Daten sind im Internet über http://dnb.d-nb.de abrufbar.

Ihre Meinung ist uns wichtig! Bitte schreiben Sie uns unter:
www.thieme.de/service/feedback.html

Wichtiger Hinweis: Wie jede Wissenschaft ist die Medizin ständigen Entwicklungen unterworfen. Forschung und klinische Erfahrung erweitern unsere Erkenntnisse, insbesondere was Behandlung und medikamentöse Therapie anbelangt. Soweit in diesem Werk eine Dosierung oder eine Applikation erwähnt wird, darf der Leser zwar darauf vertrauen, dass Autoren, Herausgeber und Verlag große Sorgfalt darauf verwandt haben, dass diese Angabe **dem Wissensstand bei Fertigstellung des Werkes** entspricht.

Für Angaben über Dosierungsanweisungen und Applikationsformen kann vom Verlag jedoch keine Gewähr übernommen werden. **Jeder Benutzer ist angehalten**, durch sorgfältige Prüfung der Beipackzettel der verwendeten Präparate und gegebenenfalls nach Konsultation eines Spezialisten festzustellen, ob die dort gegebene Empfehlung für Dosierungen oder die Beachtung von Kontraindikationen gegenüber der Angabe in diesem Buch abweicht. Eine solche Prüfung ist besonders wichtig bei selten verwendeten Präparaten oder solchen, die neu auf den Markt gebracht worden sind. **Jede Dosierung oder Applikation erfolgt auf eigene Gefahr des Benutzers.** Autoren und Verlag appellieren an jeden Benutzer, ihm etwa auffallende Ungenauigkeiten dem Verlag mitzuteilen.

Rüdigerstr. 14
70469 Stuttgart
Deutschland
www.thieme.de

Printed in Germany

Redaktion: Dr. Iris Schmitt, Fürth
Satz: Ziegler und Müller, text form files, Kirchentellinsfurt
gesetzt auf APP/3B2, V. 9
Druck: Aprinta Druck GmbH, Wemding
Umschlaggestaltung: Thieme Gruppe
Umschlagabbildung: benjaminnolte/Fotolia
Zeichnungen: Roland Geyer, Weilerswist;
Karin Baum, Paphos, Zypern; Christine Lackner, Ittlingen

DOI 10.1055/b-006-149615

ISBN 978-3-13-241290-3 1 2 3 4 5 6

Auch erhältlich als E-Book:
eISBN (PDF) 978-3-13-241292-7
eISBN (epub) 978-3-13-241293-4

Die abgebildeten Personen haben in keiner Weise etwas mit der Krankheit zu tun.

Wo datenschutzrechtlich erforderlich, wurden die Namen und weitere Daten von Personen redaktionell verändert (Tarnnamen). Dies ist grundsätzlich der Fall bei Patienten, ihren Angehörigen und Freunden, z. T. auch bei weiteren Personen, die z. B. in die Behandlung von Patienten eingebunden sind.

Vorwort

Erfahrung in der Notfallmedizin: „Alles und Nichts"

Einerseits sind ein großer Erfahrungsschatz und sichere Routine zweifellos wichtig, um in der Notfallmedizin zu bestehen: Verfahren zur Sicherung von Atemwegen, Ventilation und Oxygenierung bei Störungen der Atmung, erworbenes Verständnis über die Mechanismen des Schocks und deren gezielte Bekämpfung, Differenzierung von akuten Bewusstseinsstörungen, um deren Gefahren gezielt anzugehen. Dies alles und noch vieles mehr sicherstellen zu können zeichnet Notfallmedizin aus – und zwar sowohl unter widrigsten Bedingungen, die mit der Umgebung eines Krankenhauses nur wenig gemeinsam haben, als auch bei Patienten aller Altersgruppen, vom Säugling bis zum Greis. Die Notfallmedizin basiert also auf einem soliden Fundament erworbener Kenntnisse und Fähigkeiten zu Prinzipien der Vitalfunktionen, und hier ist Erfahrung „Alles".

Andererseits müssen Notfallmediziner/-innen aufgrund der Breite der Aufgaben und Notfall-Szenarien zwangsläufig „Generalisten" sein: Spezielle Notfälle kommen selten vor und müssen dennoch beherrscht werden – hier reicht die persönliche Einsatzerfahrung keinesfalls aus, um die Patientenversorgung kompetent zu bewältigen. Spezialdisziplinen der Medizin sind aber beispielsweise am Einsatzort nicht verfügbar und so sind wir in der Notfallmedizin darauf angewiesen, von Experten das Wissen über spezielle Notfälle in kondensierter und möglichst strukturierter Form vermittelt zu bekommen. Da Notfallmediziner/-innen unmöglich selbst alle Fachgebiete und die damit verbundenen Notfallbilder im Blick behalten können, benötigen sie überdies kontinuierlich aktualisierte und gut strukturierte Informationen und einen Einblick in die Entwicklung der Akutversorgung in allen Bereichen. Wer nicht zur Vorbereitung gelesen, geübt und gelernt hat, der kann nicht allein auf Erfahrung bauen – hier ist Erfahrung also „Nichts".

Dieses Werk nimmt sich der Herausforderung an, eine optimale Vor- und Nachbereitung von Einsatzszenarien zu ermöglichen und liefert dem Einsteiger in die Notfallmedizin den Überblick über allgemeine Prinzipien der Notfallversorgung, verbunden mit praktischen Erfahrungen der Kapitel-Autoren. Dem bereits Tätigen ermöglicht es, sich die notwendigen aktuellen Kenntnisse in klar strukturierter Darstellung rasch zu beschaffen und vermittelt Expertenwissen zu allen relevanten Themen der Notfallmedizin zur Vertiefung, inklusive der Nennung beachtenswerter Quellen. Für die Nutzer der Lizenzpakete an Kliniken wird die Online-Version dieses Werkes auf einzigartige Weise aktuell gehalten, indem die Autoren mehrfach jährlich Gelegenheit erhalten, ihre Artikel bei neuen Erkenntnissen, Studienergebnissen oder Einschätzungen anzupassen.

Die „Referenz Notfallmedizin" liefert Ihnen – so hoffen wir es als Herausgeber – genau die Informationen und Erfahrungen, die Sie für den nächsten Notfall brauchen.

Wir freuen uns, dass Sie diesem Werk Ihr Vertrauen schenken und wünschen Ihnen eine informative Lektüre!

Kiel und Münster im Sommer 2019

Prof. Dr. med. Jens Scholz
Prof. Dr. med. Jan-Thorsten Gräsner
Prof. Dr. med. Andreas Bohn

Inhaltsverzeichnis

Allgemeine notfallmedizinische Maßnahmen

Spezielle notfallmedizinische Maßnahmen

Respiratorische Notfälle

Kardiale Notfälle

Zirkulatorische Notfälle

Neurologische Notfälle

Trauma

Gynäkologische Notfälle

Pädiatrische Notfälle

Intoxikationen

Sonstige Notfälle

Anhang

Anschriften

Herausgeber

Prof. Dr. med. Jens **Scholz**
Universitätsklinikum Schleswig-Holstein
Arnold-Heller-Str. 3
24105 Kiel

Prof. Dr. med. Jan-Thorsten **Gräsner**
Universitätsklinikum Schleswig-Holstein
Campus Kiel
Institut für Rettungs- und Notfallmedizin
Arnold-Heller-Str. 3, Haus 808
24105 Kiel

Prof. Dr. med. Andreas **Bohn**
Stadt Münster - Feuerwehr
York-Ring 25
48159 Münster

Mitarbeiter

Dr. med. Elisabeth **Adam**
Universitätsklinikum Frankfurt
Klinik für Anästhesiologie,
Intensivmedizin und Schmerztherapie
Theodor-Stern-Kai 7
60590 Frankfurt am Main

Priv. Doz. Dr. med. Hagen **Andruszkow**
Universitätsklinikum Aachen
Klinik für Unfall- und Wiederherstellungschirurgie
Pauwelsstr. 30
52074 Aachen

Dr. med. Jens **Asmus**
Stadt Münster – Feuerwehr
York-Ring 25
48159 Münster

Prof. Dr. med. Peter **Bärtsch**
Universitätsklinikum Heidelberg
Departement Innere Medizin
Im Neuenheimer Feld 410
69120 Heidelberg

Andreas **Becht**
Gesundheitsamt
Stabsstelle Notfallmedizin und Rettungswesen
Posener Str. 171–183
40231 Düsseldorf

PD Dr. med. Marc Moritz **Berger**
Universitätsklinikum Salzburg
Klinik für Anästhesiologie
Müllner Hauptstraße 48
5020 Salzburg
Österreich

PD Dr. med. habil. Michael **Bernhard**
Universitätsklinikum Düsseldorf
Zentrum für Operative Medizin II
Zentrale Notaufnahme
Moorenstr. 5
40225 Düsseldorf

Dr. med. Susanne **Betz**
Universitätsklinikum Gießen und Marburg GmbH,
Standort Marburg
Zentrum für Notfallmedizin
Baldingerstraße
35043 Marburg

PD Dr. med. Andreas **Binder**
Klinikum Saarbrücken gGmbH
Klinik für Neurologie
Winterberg 1
66119 Saarbrücken

Dr. med. Daniel **Bläser**
Universitätsklinikum Schleswig-Holstein, Campus Kiel
Institut für Rettungs- und Notfallmedizin
Arnold-Heller-Str. 3, Haus 808
24105 Kiel

Prof. Dr. med. Hendrik **Bonnemeier**
Universitätsklinikum Schleswig-Holstsein, Campus Kiel
Abteilung für Elektrophysiologie und Rhythmologie
Arnold-Heller-Str. 3
24105 Kiel

Dr. med. Silke **Brandt**
Rettungsdienst des Kreises Warendorf
Waldenburger Str. 2, Zimmer 0.73
48231 Warendorf

Priv.-Doz. Dr. Dr. med. habil. Raoul **Breitkreutz**, EDIC
FOM – Hochschule für Ökonomie & Management gGmbH
Fachbereich Gesundheitswissenschaften,
Study Centre Frankfurt
Franklinstraße 52
60486 Frankfurt am Main

Dr. med. Peter **Brinkrolf**
Klinik für Anästhesiologie
Anästhesie, Intensiv-, Notfall und Schmerzmedizin
Universitätsmedizin Greifswald
Ferdinand-Sauerbruch-Str.
17475 Greifswald

Dr. med. Mona **Brune**
St. Franziskus-Hospital Münster GmbH
Klinik für Anästhesie und
operative Intensivmedizin
Hohenzollernring 72
48145 Münster

Prof. Dr. med. Dr. med. dent Franz Xaver **Brunner**
Arabella-Klinik GmbH
Arabellastr. 5
81925 München

PD Dr. med. Claas T. **Buschmann**
Charite-Universitätsmedizin Berlin
Institut für Rechtsmedizin
Turmstr. 21, Haus N
10559 Berlin

Dr. med. Philipp **Deindl**
Universitätsklinikum Hamburg-Eppendorf
Klinik und Poliklinik für Kinder- und Jugendmedizin
Sektion Neonatologie und Pädiatrische Intensivmedizin
Martinistr. 52
20246 Hamburg

Dr. med. Thomas **Demming**
Universitätsklinikum Schleswig-Holstein, Campus Kiel
Klinik für Innere Medizin III
Kardiologie und Angiologie
Arnold-Heller-Str. 3
24105 Kiel

Dr. med. Cédric R.D. **Demtröder**
Universitätsklinikum Münster (UKM)
Klinik für Allgemein-, Viszeral-
und Transplantationschirurgie
Albert-Schweizer-Campus 1, Gebäude W1
48149 Münster

Dr. med. Helena **Düsing**
Universitätsklinikum Münster
Klinik und Poliklinik für Unfall-,
Hand- und Wiederherstellungschirurgie
Albert-Schweitzer-Campus 1, Gebäude W1
48149 Münster

Dr. med. Matthias **Eden**
Universitätsklinikum Schleswig-Holstein, Campus Kiel
Klinik für Innere Medizin III
Kardiologie und Angiologie
Arnold-Heller-Str. 3
24105 Kiel

Prof. Dr. med. Christoph Bernhard **Eich**
Kinder- und Jugendkrankenhaus Auf der Bult
Anästhesie, Kinderintensiv-, Notfallmedizin
Janusz-Korczak-Allee 12
30173 Hannover

PD Dr. med. Johannes K.M. **Fakler**
Universitätsklinikum Leipzig AöR
Klinik für Orthopädie, Unfallchirurgie
und Plastische Chirurgie
Liebigstr. 20
04103 Leipzig

Dr. med. Thomas **Fortmann**
St. Barbara-Klinik Hamm-Heessen
Klinik für Neurochirurgie
Am Heessener Wald 1
59073 Hamm

Dr. med. Cordula **Franz**
Uniklinik RWTH Aachen
Gynäkologie und Geburtsmedizin
Pauwelsstr. 30
52074 Aachen

Prof. Dr. med. Norbert **Frey**
Universitätsklinikum Schleswig-Holstein, Campus Kiel
Klinik für Innere Medizin III
Kardiologie, Angiologie und internistische
Intensivmedizin
Arnold-Heller-Str. 3
24105 Kiel

PD Dr. med. Harald **Genzwürker**
Neckar-Odenwald-Kliniken gGmbH
Standorte Buchen und Mosbach
Anästhesiologie und Intensivmedizin
Dr.-Konrad-Adenauer-Str. 37
74722 Buchen

Dr. med. Felix **Girrbach**, DESA
Friedrich-Ebert-Str. 73
04109 Leipzig

Prof. Dr. med. Jens **Gottlieb**
Medizinische Hochschule Hannover
Klinik für Pneumologie OE6870
Carl-Neuberg-Str. 1
30625 Hannover

Steffen **Grobert**, Major, Dipl.-Ing.
Bundeswehrkrankenhaus Berlin
Abt. II, Allgemein-, Viszeral- und Thoraxchirurgie
Scharnhorststr. 13
10115 Berlin

Dr. Michael **Gröger**
Universitätsklinikum Ulm
Klinik für Anästhesiologie
Sektion Notfallmedizin
Prittwitzstr. 43
89075 Ulm

Dr. med. Simone **Gurlit**, MAE
St. Franziskus-Hospital Münster GmbH
Klinik für Anästhesie und
operative Intensivmedizin
Hohenzollernring 70
48145 Münster

Niels **Hammer**, DM
University of Otago
Dept. of Anatomy
56 PO Box
9054 Dunedin
Neuseeland

Holger **Harbs**
Universitätsklinikum Schleswig-Holstein, Campus Kiel
Klinik für Anästhesiologie und Operative Intensivmedizin
Arnold-Heller-Str. 3, Haus 12
24105 Kiel

Dr. Ulf **Harding**
Klinikum Wolfsburg
Zentrale Notfallaufnahme
Sauerbruchstr. 7
38440 Wolfsburg

PD Dr. med. René **Hartensuer**
Universitätsklinikum Münster
Klinik für Unfall-, Hand- und
Wiederherstellungschirurgie
Albert-Schweitzer-Campus 1, Geb.W1
48149 Münster

Dr. med. Thorsten **Hauer**
Bundeswehrkrankenhaus Berlin
Allgemein- und Viszeralchirurgie
Scharnhorststr. 13
10115 Berlin

Prof. Dr. med. Matthias **Helm**
Bundeswehrkrankenhaus Ulm
Klinik für Anästhesiologie, Intensivmedizin,
Notfallmedizin und Schmerztherapie
Oberer Eselsberg 40
89081 Ulm

Dr. med. Tim **Heyne**
Universitätsmedizin Göttingen
Anästhesiologie u. Intensivmedizin
Robert-Koch-Str. 40
37075 Göttingen

PD Dr. med. Peter **Hilbert-Carius**
Bergmannstrost BG-Klinikum Halle (Saale)
Klinik f. Anästhesiologie, Intensiv- und
Notfallmed, Schmerztherapie
Merseburger Str. 165
06112 Halle

Prof. Dr. med. Frank **Hildebrand**
Universitätsklinikum Aachen
Unfall- und Wiederherstellungschirurgie
Pauwelsstr. 30
52074 Aachen

Prof. Dr. med. Jochen **Hinkelbein**, DESA, EDIC, FAsMA
Universitätsklinikum Köln (AöR)
Klinik für Anästhesiologie und
Operative Intensivmedizin
Kerpener Str. 62
50937 Köln

PD Dr. med. Hans-Jörg **Hippe**
Universitätsklinikum Schleswig Holstein, Campus Kiel
Klinik für Innere Medizin III
– Kardiologie, Angiologie, Intensivmedizin
Arnold-Heller-Str. 3
24105 Kiel

PD Dr. med. Florian **Hoffmann**
Kinderklinik und Kinderpoliklinik
im Dr. v. Haunersches Kinderspital
Klinikum der Universität München
Lindwurmstr. 4
80337 München

PD Dr. med. Markus **Holling**
Universitätsklinikum Münster
Klinik für Neurochirurgie
Albert-Schweitzer-Campus 1, Gebäude A1
48149 Münster

Dr. med. Andreas **Höch**
Universitätsklinikum Leipzig AöR
Klinik für Orthopädie, Unfallchirurgie
und Plastische Chirurgie
Liebigstr. 20
04103 Leipzig

Dr. med. Jens Peter **Hölzen**
Universitätsklinikum Münster
Klinik für Allgemein-, Viszeral- und
Transplantationschirurgie
Albert-Schweizer-Campus 1
48149 Münster

Dr. med. Björn **Hossfeld**
Bundeswehrkrankenhaus Ulm
Klinik für Anästhesiologie, Intensivmedizin,
Notfallmedizin und Schmerztherapie
Oberer Eselsberg 40
89081 Ulm

PD Dr. med. Harald **Ittrich**
Universitätsklinikum Hamburg-Eppendorf
Klinik für diagnostische und interventionelle Radiologie
und Nuklearmedizin
Martinistr. 52
20246 Hamburg

Dr. med. Florent **Josse**
Bundeswehrkrankenhaus Ulm
Anästhesiologie und Intensivmedizin
Oberer Eselsberg 40
89081 Ulm

Dr. med. Philipp **Jung**
Universitätsklinikum Schleswig-Holstein
Campus Lübeck
Klinik für Kinder- und Jugendmedizin
Ratzeburger Allee 160
23538 Lübeck

Priv.-Doz. Dr. med. Hendrik **Jünger**
Klinikum Kempten
Klinik für Kinderheilkunde und Jugendmedizin,
Neonatologie
Perinatalzentrum
Robert-Weixler-Str. 50
87439 Kempten (Allgäu)

Prof. Dr. med. Karl-Georg **Kanz**
Technische Universität München
Klinikum rechts der Isar
Klinik u. Poliklinik für Unfallchirurgie
Ismaninger Str. 22
81675 München

Prof. Dr. med. Thoralf **Kerner**
Asklepios Klinikum Harburg
Abt. für Anästhesiologie, Intensivmedizin,
Notfallmedizin, Schmerztherapie
Eißendorfer Pferdeweg 54
21075 Hamburg

Dr. med. Daniel **Kiefl**
Sana Klinikum Offenbach GmbH
Klinik für Interdisziplinäre Notfallmedizin
Starkenburgring 66
63069 Offenbach

Prof. Dr. med. Clemens **Kill**
Universitätsmedizin Essen
Zentrum für Notfallmedizin
Hufelandstr. 55
45147 Essen

Jörgen **Kipper**
Ubbo-Emmius-Klinik gGmbH
Wallinghausener Str. 8–12
26603 Aurich

Dr. med. Malte **Kleinschmidt**, DTM&H
Charité - Universitätsmedizin Berlin
Medizinische Klinik mit Schwerpunkt
Infektiologie und Pneumologie
Charitéplatz 1
10117 Berlin

Priv. Doz. Dr. med. Hans **Klose**
Universitätsklinikum Hamburg-Eppendorf
Zentrum für Onkologie
Martinistraße 52, O24, 1 OG, Raum 140
20246 Hamburg

PD Dr. med. Jürgen **Knapp**
Universitätsspital Bern
Klinik für Anästhesiologie und Schmerztherapie
Freiburgstr. 18
3010 Bern
Schweiz

Rüdiger **Knoll**
76744 Wörth am Rhein

Prof. Dr. med. Philipp **Kümpers**
Universitätsklinikum Münster
Medizinische Klinik D
Albert-Schweitzer-Campus 1, Gebäude A1
48149 Münster

Dr. med. Sebastian **Küpper**
MVZ Portal 10
Innere Med./Gastroenterologie
Albersloher Weg 10
48155 Münster

Dr. med. Tobias **Küßner**
Universitätsklinikum Heidelberg
Klinik für Anästhesiologie
Im Neuenheimer Feld 110
69120 Heidelberg

Dr. med. Bernd **Landsleitner**
Cnopfsche Kinderklinik/Klinik Hallerwiese
Abteilung für Anästhesie und Intensivmedizin
St.-Johannis-Mühlgasse 19
90419 Nürnberg

Dr. med. Michael **Laschat**
Kinderklinik Amsterdamer Straße
Anästhesieabteilung
Amsterdamer Str. 59
50735 Köln

Dr. med. Hans **Lemke**
Klinikum Dortmund gGmbH
Zentrum für Schwerbrandverletzte,
Intensiv- und Notfallmedizin
Münsterstr. 240
44145 Dortmund

Prof. Dr. med. Sebastian **Lippross**
Universitätsklinikum Schleswig-Holstein
Campus Kiel
Klinik für Orthopägie und Unfallchirugie
Arnold-Heller-Str. 3, Haus 18
24105 Kiel

Dr. med. Wolfgang **Lotz**
Berufsfeuerwehr Kiel
Amt für Brandschutz, Rettungsdienst,
Katastrophen- und Zivilschutz
Westring 325
24116 Kiel

PD Dr. med. Mark **Lüdde**, MHBA
Universitätsklinikum Schleswig-Holstein, Campus Kiel
Klinik für Innere Medizin III
Schwerpunkt Kardiologie, Angiologie
und Intensivmedizin
Arnold-Heller-Str. 3
24105 Kiel

Priv.-Doz. Dr. med. Roman-Patrik **Lukas**
Universitätsklinikum Münster
Klinik für Anästhesiologie, operative Intensivmedizin
und Schmerztherapie
Albert-Schweitzer-Campus 1, Gebäude A1
48149 Münster

Dr. med. Matthias **Lutz**
Universitätsklinikum Schleswig-Holstein, Campus Kiel
Klinik für Innere Medizin III
Schwerpunkt: Kardiologie, Angiologie und
internistische Intensivmedizin
Arnold-Heller-Str. 3, Haus 6
24105 Kiel

Dr. med. Andreas **Martinschek**
Bundeswehrkrankenhaus Ulm
Psychiatrie-therapie
Klinik für Urologie
Oberer Eselsberg 40
89081 Ulm

Dr. med. Hartwig **Marung**
Qualität und Sicherheit im Gesundheitswesen
23562 Lübeck

Dr. med. Holger **Maurer**
Universitätsklinikum Schleswig-Holstein, Campus Lübeck
Klinik Anästhesiologie u. Intensivmedizin
Ratzeburger Allee 160
23538 Lübeck

Prof. Dr. med. Petra **Meier**
Universitätsklinikum Leipzig
Klinik und Poliklinik für Augenheilkunde
Liebigstr. 10–14
04103 Leipzig

Prof. Dr. med. Patrick **Meybohm**
Universitätsklinikum Frankfurt
Klinik für Anästhesiologie, Intensivmedizin
und Schmerztherapie
Theodor-Stern-Kai 7
60590 Frankfurt am Main

Dr. med. Johannes Konrad **Meyne**
Universitätsklinikum Schleswig-Holstein, Campus Kiel
Klinik für Neurologie
Arnold-Heller-Str. 3, Haus 41
24105 Kiel

Laura **Miebach**
Universitätsklinikum Schleswig-Holstein, Campus Kiel
Klinik für Anästhesiologie und Operative Intensivmedizin
Arnold-Heller-Str. 3
24105 Kiel

Prof. Dr. med. Michael **Möllmann**
St. Franziskus-Hospital Münster GmbH
Klinik für Anästhesie und
operative Intensivmedizin
Hohenzollernring 70
48145 Münster

Prof. Dr. med. Claus-Martin **Muth**
Universitätsklinikum Ulm
Klinik für Anästhesiologie
Sektion Notfallmedizin
Prittwitzstr. 43
89075 Ulm

PD Dr. med. Dr. med. dent. Till S. **Mutzbauer**
Mutzbauer und Partner
Tiefenhöfe 11
8001 Zürich
Schweiz

Dr. med. Holger **Neb**
Universitätsklinikum Frankfurt
Klinik für Anästhesiologie, Intensivmedizin
und Schmerztherapie
Theodor-Stern-Kai 7
60590 Frankfurt am Main

Dr. med. Philipp **Niebel**
Malteser Krankenhaus Bonn/Rhein-Sieg
Klinik für Anästhesie, Intensivmedizin
und Schmerztherapie
Von-Hompesch-Str. 1
53123 Bonn

Dr. med. Martin **Olivieri**
Dr. von Haunersches Kinderspital
Kinderintensivstation, KIPS
Pädiatrische Hämostaseologie
Lindwurmstr. 4
80337 München

PD Dr. med. Benjamin **Ondruschka**
Universität Leipzig
Institut für Rechtsmedizin
Johannisallee 28
04103 Leipzig

PD Dr. med. Ulrich **Pecks**
Universitätsklinikum Schleswig-Holstein, Campus Kiel
Klinik für Gynäkologie und Geburtshilfe
Arnold-Heller-Str. 3
24105 Kiel

Dr. med. Jens R. **Pehlke**
Universitätsmedizin Rostock
Klinik und Poliklinik für Psychiatrie
und Psychotherapie
Gehlsheimer Str. 20
18147 Rostock

Dr. med. Sabine **Petersen**
Universitätsklinikum Frankfurt
Klinik für Anästhesiologie, Intensiv-
medizin und Schmerztherapie
Theodor-Stern-Kai 7
60590 Frankfurt am Main

Dr. med. Philipp **Pieroh**
Universitätsklinikum Leipzig AöR
Klinik für Orthopädie, Unfallchirurgie
und Plastische Chirurgie
Liebigstr. 20
04103 Leipzig

Prof. Dr. med. Erik **Popp**
Universitätsklinikum Heidelberg
Klinik für Anästhesiologie
Im Neuenheimer Feld 110
69120 Heidelberg

Dr. med. Florian **Reifferscheid**
Universitätsklinikum Schleswig-Holstein, Campus Kiel
Klinik für Anästhesiologie und Operative
Intensivmedizin
Arnold-Heller-Str. 3, Haus 12
24105 Kiel

Dr. med. Alexander **Reinecke**
Universitätsklinikum Schleswig-Holstein, Campus Kiel
Klinik für Innere Medizin III
Kardiologie und Angiologie
Arnold-Heller-Str. 3
24105 Kiel

Dr. med. Oliver **Riesenbeck**
Universitätsklinikum Münster
Klinik f. Unfall-, Hand- und
Wiederherstellungschirurgie
Albert-Schweitzer-Campus 1, Geb. W1
48149 Münster

Dr. med. Sonja **Römer**
Feuerwehr Berlin
Pestalozzistr. 11
12623 Berlin

Dr. med. Alexandros **Rovas**
Universitätsklinikum Münster
Medizinische Klinik D
Albert-Schweitzer-Campus 1, Gebäude A1
48149 Münster

Dr. med. Peter **Rupp**, MHA
Walchstadter Str. 10 a
82266 Inning

Dr. med. Martin C. **Sassen**
Universitätsklinikum Gießen und Marburg GmbH
Standort Marburg Zentrum für
Notfallmedizin Philipps-Universität Marburg
Baldingerstr.
35043 Marburg

Godo **Savinsky**
Feuerwehrakademie Hamburg
Bredowstr. 4
22113 Hamburg

Prof. Dr. med. Andreas **Schaper**
Universitätsklinikum Göttingen
GIZ-Nord
Robert-Koch-Str. 40
37075 Göttingen

Dr. med. Robin **Schmid**
Bundeswehrkrankenhaus Ulm
Abteilung Urologie
Oberer Eselsberg 40
89081 Ulm

Dr. med. Jost **Schnell**
Lungenklinik Köln-Merheim
Kliniken der Stadt Köln gGmbH
Lehrstuhl für Thoraxchirurgie
der Universität Witten-Herdecke
Ostmerheimer Str. 200
51109 Köln

Lina **Schulte-Güstenberg**
Universitätsklinikum Göttingen
GIZ-Nord
Robert-Koch-Str. 40
37075 Göttingen

Dr. med. Katharina **Schöne**
Herzzentrum Leipzig
Universitätsklinik für Kardiologie
HELIOS Stiftungsprofessur
Abteilung Rhythmologie
Strümpellstr. 39
04289 Leipzig

Prof. Dr. med. Andreas **Seekamp**
Universitätsklinikum Schleswig-Holstein, Campus Kiel
Klinik für Unfallchirurgie
Arnold-Heller-Str. 3, Haus 18
24105 Kiel

Dr. med. Stephan **Seewald**
Universitätsklinikum Schleswig-Holstein, Campus Kiel
Institut für Rettungs- u. Notfallmedizin
Arnold-Heller-Str. 3, Haus 808
24105 Kiel

Dr. med. Frank **Sensen**
Stadt Düsseldorf
Posener Str. 183
40231 Düsseldorf

Dr. med. Bernward **Siegmund**
LWL-Klinik Lengerich
Psychiatrie und Psychotherapie
Parkallee 10
49525 Lengerich

Prof. Dr. med. Dominique **Singer**
Universitätsklinikum Eppendorf (UKE)
Neonatologie und Pädiatrische Intensivmedizin
Martinistr. 52 / 045
20246 Hamburg

Univ.-Prof. Dr. med. Philipp **Sommer**
Universitätsklinik der Ruhr-Universität Bochum
Herz- und Diabeteszentrum NRW
Georgstr. 11
32545 Bad Oeynhausen

Dr. med. Tobias **Steffen**
Landkreis Goslar
Rettungsdienst des Landkreises Goslar
Ottostr. 1
38644 Goslar

Prof. Dr. med. Ina **Sterker**
Klinik und Poliklinik
für Augenheilkunde
Liebigstr. 10-14
04103 Leipzig

Prof. Dr. med. Alexander **Strauss**
Christian-Albrechts-Universität zu Kiel
Christian-Albrechts-Platz 3
24118 Kiel

Dr. med. Carolin **Strauss**
Universitätsklinikum Schleswig-Holstein, Campus Kiel
Arnold-Heller-Straße 3
24105 Kiel

PD Dr. med. Manuel **Struck**
Uniklinikum Leipzig, Klinik/Poliklinik
Anästhesiologie und Intensivtherapie
Liebigstr. 20
04103 Leipzig

Dr. med. Markus **Stuhr**
BG Klinikum Hamburg
Abteilung für Anästhesie, Intensiv-,
Rettungs- und Schmerzmedizin
Bergedorfer Str. 10
21033 Hamburg

Lino **Toomes**
Klinikum Dortmund gGmbH
Zentrum für Schwerbrandverletzte
Münsterstr. 240
44145 Dortmund

Prof. Dr. med. Helge Roland **Topka**
München Klinik Bogenhause
Klinik für Neurologie, Klinische Neuropsychologie,
Neuropsychologie und Stroke Unit
Englschalkinger Str. 77
81925 München

Dr. Stefan **Trümpler**
Freie und Hansestadt Hamburg
Behörde für Inneres und Sport – Feuerwehr
Westphalensweg 1
20099 Hamburg

Dr. med. Jörg Werner **Walther**
Kortumstr. 100
44787 Bochum

Dr. med. Olaf **Weichert**
HELIOS Klinikum Krefeld
Simulations- & Notfallakademie
Lutherplatz 40
47805 Krefeld

Dr. med. Holger **Wienzek**, DESA, MBA
Malteser Krankenhaus Bonn/Rhein-Sieg
Klinik für Anästhesie, Intensivmedizin
und Schmerztherapie
Von-Hompesch-Str. 1
53123 Bonn

Dr. med. Jan **Wnent**
Universitätsklinikum Schleswig-Holstein, Campus Kiel
Institut für Rettungs- und Notfallmedizin
Arnold-Heller-Str. 3, Haus 808
24105 Kiel

Dr. med. Randi **von Wrede**
Universitätsklinik für Epileptologie
Sigmund-Freud-Str. 25
53105 Bonn

Prof. Dr. med. Thomas **Wurmb**
Universitätsklinikum Würzburg
Klinik u. Poliklinik für Anästhesiologie
Sektion Notfall- und Katastrophenmedizin
Oberdürrbacher Str. 6
97080 Würzburg

Dr. med. Karsten **zur Nieden**
BG-Klinikum Bergmannstrost Halle gGmbH
Klinik für Anästhesiologie, Intensiv- und
Notfallmedizin, Schmerztherapie
Merseburger Str. 165
06112 Halle (Saale)

Teil I

Allgemeine notfallmedizinische Maßnahmen

I

1 Einfache Methoden der Atemwegssicherung

Stephan Seewald, Laura Miebach

1.1 Steckbrief

Die Untersuchung des Atemweges und die Therapie einer Verlegung stehen am Anfang einer jeden notfallmedizinischen Untersuchung und gehören zu den grundlegenden Fertigkeiten in der Notfallmedizin. Die häufigste Ursache einer Atemwegsverlegung sind die Verlegung durch die Zunge bei Bewusstseinsverlust, Fremdkörper und Aspirate. Nach der Inspektion des Mundraumes und der Beseitigung von Fremdkörpern bzw. Flüssigkeiten sollte zum Freimachen der Atemwege der Kopf überstreckt oder der Esmarch-Handgriff angewendet werden. Beide Verfahren gewährleisten einen offenen Atemweg, verlangen aber gleichzeitig die ständige Bindung eines Helfers. Mit Hilfe eines naso- oder eines oropharyngealen Tubus lässt sich der Atemweg zuverlässig offen halten.

1.2 Synonyme

- Esmarch-Handgriff
- Kopf überstrecken
- Wendl-Tubus
- Guedel-Tubus
- nasopharyngealer Tubus
- oropharyngealer Tubus

1.3 Keywords

- Atemwegsverlegung
- Atemwegssicherung
- Esmarch-Handgriff
- Wendl-Tubus
- Guedel-Tubus

1.4 Definition

- Die Atemwegsverlegung ist eine häufige vitale Bedrohung und bedarf einer sofortigen Behandlung.
- Start der Behandlung ist stets die Inspektion des Mundraumes und ggf. die Entfernung von gut erreichbaren Fremdkörpern, Flüssigkeiten oder Erbrochenem.
- Die einfachste Atemwegssicherung erfolgt durch Überstrecken des Kopfes oder Durchführung des Esmarch-Handgriffs.
- Darüber hinaus kann die Offenhaltung des Atemweges durch einen naso- oder einen oropharyngealen Tubus erfolgen.

1.5 Indikationen

- Jede Atemwegsverlegung sollte zu Beginn der initialen Untersuchung nach dem in der Notfallmedizin etablierten ABCDE-Schema unter A (airway) erkannt und therapiert werden.
- Das Überstrecken des Kopfes oder der Esmarch-Handgriff sind einfache Maßnahmen, die kurzfristig den Atemweg bei erhaltener Spontanatmung öffnen, sie erfordern aber dauerhaft einen zusätzlichen Helfer.
- Nasopharyngealer (Wendl-Tubus) oder oropharyngealer Tubus (Guedel-Tubus):
  - halten Atemwege bei Spontanatmung ohne Helferbindung offen
  - erleichtern die Maskenbeatmung
  - Guedel-Tubus eignet sich auch als Beißschutz
    - z. B. nach erfolgreicher oraler endotrachealer Intubation (ETI).

1.6 Kontraindikationen

- Die einfachen Methoden der Atemwegssicherung, der Esmarch-Handgriff oder die Einführung eines naso- oder oropharyngealen Tubus, können suffizient eine Atemwegsverlegung therapieren, stellen aber keinen sicheren Aspirationsschutz dar.
- Erforderlich ist:
  - die kontinuierliche Überwachung des Atemweges
  - die kontinuierliche Überwachung der Atmung
  - die Sicherstellung der Absaugbereitschaft
- Eine weitergehende Atemwegssicherung (Einlage einer supraglottischen Atemwegshilfe, z. B. eines Larynxtubus, oder eine ETI) sollte erwogen werden bei
  - erhöhtem Aspirationsrisiko,
  - Glasgow Coma Scale (GCS) < 9,
  - respiratorischer Insuffizienz trotz Sauerstoffgabe oder
  - hämodynamischer Instabilität [1].
- Nur die endotracheale Intubation liefert einen sicheren Aspirationsschutz.
- Das Überstrecken des Kopfes ist kontraindiziert, wenn der Verdacht auf eine Verletzung der Halswirbelsäule (HWS) besteht.
- Auf die Anlage eines nasopharyngealen Tubus sollte verzichtet werden, wenn ein Schädel-Hirn-Trauma (SHT) oder eine Verletzung oder Fraktur der Nase nachgewiesen oder vermutet wird.

1.7 Aufklärung und spezielle Risiken

- Da eine drohende oder eingetretene Atemwegsverlegung in den allermeisten Fällen mit einer Vigilanzstörung einhergeht, ist eine rechtswirksame Aufklärung des Patienten meist nicht möglich.
- Trotzdem sollte auch der bewusstseinsgetrübte Patient stets über die bevorstehenden Maßnahmen informiert werden.
- Die Überstreckung des Kopfes und der Esmarch-Handgriff sind risikoarme und einfach durchzuführende Eingriffe.
- Um eine Aspiration zu vermeiden:
  - Inspektion des Mundraumes
  - Entfernung von leicht erreichbaren Fremdkörpern, Flüssigkeiten und Erbrochenem
- Bei Hinweisen auf eine Verletzung der HWS ist das Überstrecken des Kopfes kontraindiziert, stattdessen sollte der Esmarch-Handgriffs oder eine der u. g. Maßnahmen angewendet werden.
- Die Anwendung eines nasopharyngealen Tubus (Wendl-Tubus) ist eine weitere Möglichkeit der Therapie einer Atemwegsverlegung.
  - Besonderes Augenmerk sollte auf die richtige Auswahl des Wendl-Tubus gelegt werden, da ein zu kurzer oder zu langer nasopharyngealer Tubus ebenfalls eine Atemwegsverlegung verursachen kann.
  - Durch die Einlage eines nasopharyngealen Tubus kann es zu einer Verletzung der Nasenschleimhaut mit starker Blutung kommen. Daher sollte der nasopharyngeale Tubus stets in das größere Nasenloch eingelegt und dieser vor Einlage z. B. durch das Auftragen von Xylocaingel besser gleitfähig gemacht werden.
- Die Einlage eines oropharyngealen Tubus ist einfach, erzeugt aber eine starke Reizung der Rachenwand mit Husten, Würgen und Brechreiz. Daher
  - nur beim bewusstlosen oder narkotisierten Patienten einführen und
  - die richtige Größe des Guedel-Tubus wählen, um eine Verlegung der Atemwege durch den oropharyngealen Tubus zu verhindern.

1.8 Material

- Die Überstreckung des Kopfes oder die Anwendung des Esmarch-Handgriffs erfordern kein besonders Material.
- Bei allen Verfahren zur Atemwegssicherung sollten stets die Atemwege und die Atmung kontinuierlich überwacht sowie eine Absaugbereitschaft sichergestellt werden.
- Der nasopharyngeale Tubus besteht aus einer flexiblen Röhre unterschiedlicher Länge und Dicke sowie
  - einem Stopper auf der dem Patienten abgewandten Seite (z. T. beweglich, ermöglicht damit eine Längenanpassung)
  - und hat eine leicht abgeschrägte proximale Öffnung.
  - in verschiedenen Größen verfügbar (Einheit Charrière): Größen CH16 bis CH36 (Erwachsene: CH 28–36)
  - Für die Anlage sollte ein Gleitmittel (z. B. Xylocaingel) vorgehalten werden.
- Der oropharyngeale Tubus (Guedel-Tubus) besteht heute aus Hartgummi oder Plastik:
  - abgeflachtes Rohr mit einer runden Auflagefläche, die auf den Zähnen zu liegen kommt
  - bei schwieriger Maskenbeatmung am häufigsten eingesetztes Hilfsmittel
  - Größen 000 (Neugeborenes), 00 (Säugling), 0 (Kind), 1 (Jugendlicher), 2 (Jugendlicher), 3 (Erwachsener), 4, 5 und ggf. 6
  - Größen sind durch verschiedene Farben gekennzeichnet, wobei die Hersteller z. T. unterschiedliche Farben verwenden (▶ Abb. 1.1).

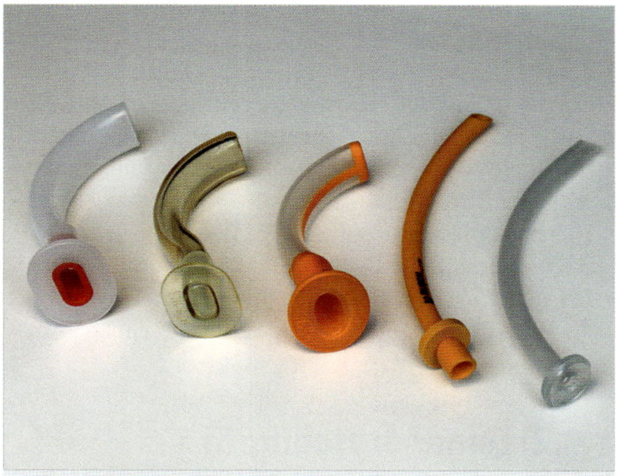

Abb. 1.1 Eine Auswahl verfügbarer oropharyngealer Tuben (von links) sowie zweier nasopharyngealer Tuben (von rechts).

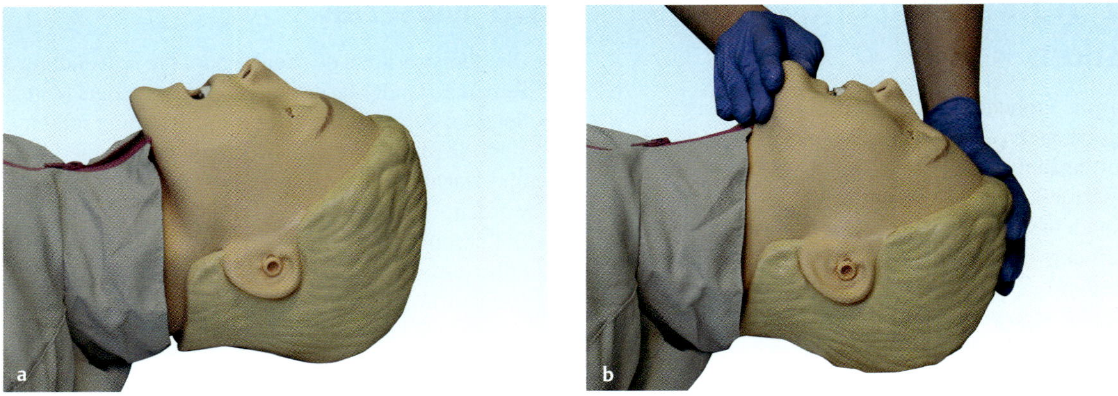

Abb. 1.2 Kopf überstrecken.
a Kopf in Neutralposition.
b Überstreckung des Kopfes.

1.9 Durchführung

1.9.1 Kopf überstrecken

- Vor der Überstreckung des Kopfes sollte kurz evaluiert werden, ob eine Traumatisierung der HWS vorliegen könnte.
- Darüber hinaus sollte der Mundraum inspiziert werden.
- Leicht erreichbare Fremdkörper sollten manuell oder mit einer Magill-Zange entfernt sowie Flüssigkeiten abgesaugt werden.
- Zum Überstrecken des Kopfes legt der Anwender eine Hand an das Kinn (ohne Druck auf die Weichteile des Halses auszuüben) und eine an die Stirn-Haar-Grenze des Patienten.
- Nun wird der Kopf nackenwärts gewendet (▶ Abb. 1.2).
- Dadurch wird der Zungengrund nach vorne gezogen.
- Der Kopf wird anschließend in dieser Position gehalten und erneut die Atmung überprüft.
- Eine bessere Fixierung dieser Position ermöglicht die stabile Seitenlage.
- Zur Sicherung der Kopfstellung in der Seitenlage kann die Hand des Patienten unter das Kinn geschoben werden.

1.9.2 Esmarch-Handgriff

- Zur Durchführung des Esmarch-Handgriffs befindet sich der Anwender hinter dem Kopf des Patienten und umgreift mit den Fingern den Kieferwinkel, die Daumen liegen am Kinn.
- Der Unterkiefer wird nach Kontrolle des Mundraumes und Entfernung von Fremdkörpern nach vorne geschoben und mit den Daumen geöffnet (▶ Abb. 1.3).

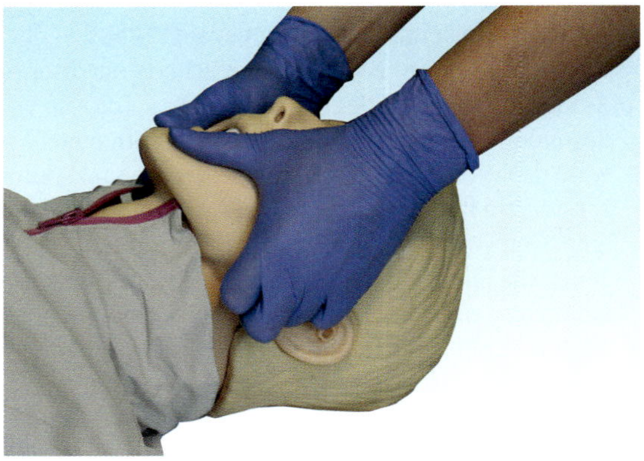

Abb. 1.3 Esmarch-Handgriff.

- Der Kopf wird in dieser Position gehalten.
- Die Atemwege und die Atmung müssen regelmäßig überprüft werden.

1.9.3 Nasopharyngealer Tubus

- Vor Einführung eines nasopharyngealen Tubus muss die richtige Größe bestimmt werden:
  - ○ Distanz zwischen Kieferwinkel und Nasenspitze bestimmen:
    - diese legt die Länge des nasopharyngealen Tubus fest (▶ Abb. 1.4a)
- Nase möglichst freimachen (z. B. durch Nasentropfen)
- Der nasopharyngeale Tubus sollte vor dem Einführen befeuchtet werden, z. B. mit
  - ○ lokalanästhetisch wirksamem Gel oder
  - ○ 0,9 %iger Natrium-Chlorid-Lösung (NaCl).

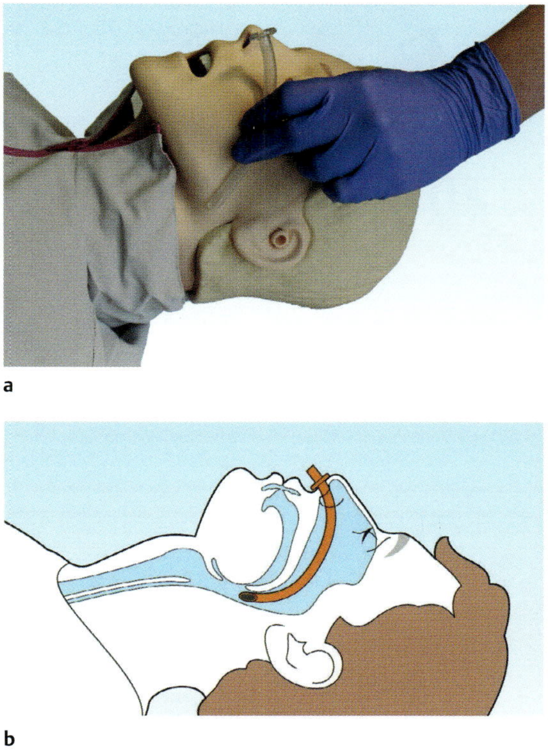

Abb. 1.4 **Nasopharyngealer Tubus.**
a Längenbestimmung für den nasopharyngealen Tubus.
b Korrekte Position des nasopharyngealen Tubus. (Quelle: Adams H, Flemming A, Friedrich L et al. Taschenatlas Notfallmedizin. 3. Aufl. Stuttgart: Thieme; 2016)

- Die Nasenspitze wird leicht angehoben und der Wendl-Tubus mit der anderen Hand nach distal (parallel zum Gaumen) durch das größere Nasenloch mit leichten Drehbewegungen in den unteren Nasengang eingeführt, bis die gewünschte Tiefe erreicht ist (▸ Abb. 1.4b).
- Beim Einführen darf sich kein Widerstand zeigen. Andernfalls muss der Versuch am 2. Nasenloch wiederholt oder ggf. abgebrochen werden.
- Nach der Einlage muss bei vorhandener Atmung eine deutliche exspiratorische Luftströmung über dem distalen Ende des Wendl-Tubus wahrgenommen werden. Wenn dies nicht der Fall ist, muss der Tubus wieder entfernt und ggf. mit veränderter Länge replatziert werden.
- Der Wendl-Tubus kann z. B. mit einem Pflasterstreifen fixiert werden.
- Der Atemweg sowie die Atmung müssen regelmäßig kontrolliert werden.

1.9.4 Oropharyngealer Tubus

- Der oropharyngeale Tubus eignet sich als einfache Methode zur
  - Sicherung der Atemwege
  - Unterstützung der Maskenbeatmung
  - als Beißschutz bei oraler Intubation
- Der oropharyngeale Tubus ist ein starrer, den anatomischen Gegebenheiten des Zungengrunds angepasster Tubus.
- Die optimale Länge des Guedel-Tubus entspricht dem Abstand zwischen Mundwinkel und Ohrläppchen (▸ Abb. 1.5a).
- Der Tubus wird mit nach kranial gerichteter Spitze in den Mund eingeführt (Schritt 1: ▸ Abb. 1.5b) und unter Drehung um 180 Grad und Aufladen der Zunge über den Zungengrund vorgeschoben, bis der Beißkeil zwischen den Zahnreihen zu liegen kommt (Schritt 2: ▸ Abb. 1.5c). Beachte, dass die Zunge nicht mit der Tubusspitze nach distal gedrückt wird.
- Nach der Einlage sollte bei vorhandener Atmung eine deutliche exspiratorische Luftströmung über dem distalen Ende des Guedel-Tubus wahrgenommen werden (▸ Abb. 1.5d). Wenn dies nicht der Fall ist, muss der Tubus wieder entfernt und ggf. mit veränderter Länge replatziert werden.
- Es sollten regelmäßig der Atemweg sowie die Atmung kontrolliert werden.

1.10 Mögliche Komplikationen

- Die einfachen Maßnahmen zur Sicherung der Atemwege sind bei korrekter Indikationsstellung lebensrettend und komplikationsarm durchzuführen.
- Vor allen genannten Maßnahmen muss der Mundraum inspiziert und Fremdkörper bzw. Flüssigkeiten entfernt werden, da sonst die Aspiration droht.
- Darüber hinaus besteht beim Überstrecken des Kopfes die Gefahr, eine Traumatisierung der HWS zu erzeugen. Es sollte daher stehts nach Anhaltspunkten für ein HWS-Trauma gesucht werden.
- Die Einlage von Wendl-Tuben und Guedel-Tuben beinhaltet immer die Gefahr von:
  - Verletzungen der Nasenschleimhaut und des Nasenskeletts (Wendl-Tubus)
  - Verletzungen an Mund- und Rachenschleimhaut
  - Blutungen mit einer erheblichen Aspirationsgefahr und Gefährdung des Atemweges
  - ausgeprägter Rachenreizung mit Gefahr von Erbrechen oder Laryngospasmus
  - Zahnschäden (Guedel-Tubus)
- Der Wendl-Tubus erzeugt i. d. R. weniger Übelkeit und wird daher von Patienten mit erhaltener Vigilanz deutlich besser toleriert.

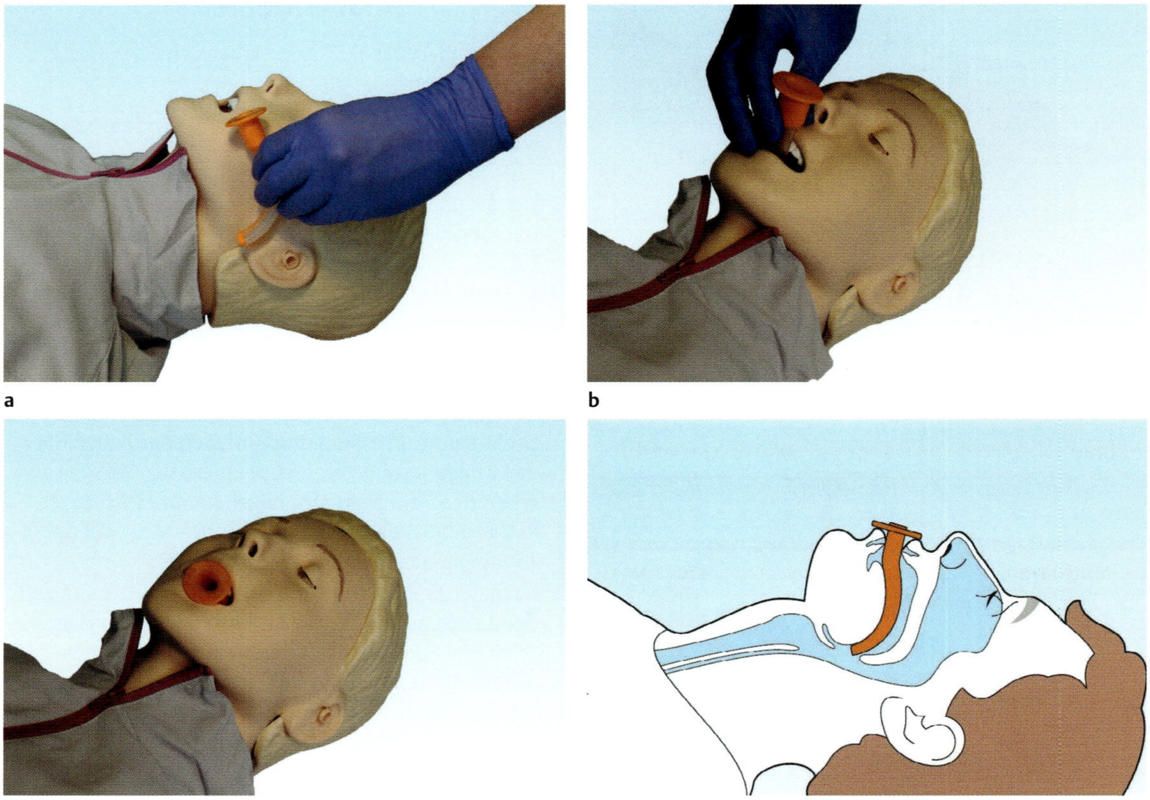

Abb. 1.5 **Oropharyngealer Tubus.**
a Längenbestimmung für den oropharyngealen Tubus.
b Einlage des oropharyngealen Tubus Schritt 1.
c Einlage des oropharyngealen Tubus Schritt 2.
d Korrekte Position des oropharyngealen Tubus. (Quelle: Adams H, Flemming A, Friedrich L et al. Taschenatlas Notfallmedizin. 3. Aufl. Stuttgart: Thieme; 2016)

1.11 Quellenangaben

[1] Deutsche Gesellschaft für Unfallchirurgie e. V. (DGU) et al. S3-Leitlinie Polytrauma/Schwerverletzten-Behandlung (01.07.2017). Im Internet: https://www.awmf.org/uploads/tx_szleitlinien/012-019l_S3_Polytrauma_Schwerverletzten-Behandlung_2017-08.pdf; Stand: 14.02.2019

1.12 Literatur zur weiteren Vertiefung

[1] Timmermann A, Böttiger BW, Byhahn C et al. S1 Leitlinie Prähospitales Atemwegsmanagement 02/2019. Registernummer 001-040. Im Internet: https://www.awmf.org/uploads/tx_szleitlinien/001-040l_S1_Praehospitales-Atemwegsmanagement_2019-03_1.pdf; Stand: 17.06.2019

2 Larynxtubus

Jochen Hinkelbein, Harald Genzwürker

2.1 Steckbrief

Beim Larynxtubus (LT) handelt es sich um ein supraglottisches Atemwegshilfsmittel (SGA, supraglottic airway device) für das geplante und notfallmäßige Atemwegsmanagement. Er wird sowohl unter elektiven Bedingungen (z. B. zur Allgemeinanästhesie mit Spontanatmung oder Beatmung) als auch in der Notfallmedizin (Beatmung durch First Responder, Rettungsassistenten/Notfallsanitäter, Alternative zur Maskenbeatmung) genutzt. Der LT stellt eine Alternative zur endotrachealen Intubation (ETI) im Rahmen der Atemwegssicherung dar, wenn eine Intubation nicht erforderlich ist (z. B. während Operationen bei nüchternen Patienten), diese nicht gelingt („cannot intubate") oder überbrückend zur Ventilation als wichtige Alternative zur Maskenbeatmung. Der LT erlaubt bei korrekter Positionierung eine adäquate und zügige Ventilation bei vergleichsweise gutem Aspirationsschutz und ist als anderen supraglottischen Atemwegshilfsmitteln (z. B. Larynxmaske **(S. 32))** **gleichwertig anzusehen.**

2.2 Aktuelles

- Der LT wurde im Jahr 1999 von der Firma VBM Medizintechnik (Sulz a. Neckar) entwickelt [1], [2], [3] und wird in mehreren Varianten angeboten [4], [5], [6]. Mittlerweile besitzt der LT einen festen Stellenwert in der präklinischen Notfallmedizin.
- Zum 01.06.2017 hat der Hersteller die Produktion des LT ohne Absaugkanal (LT-D, laryngeal tube disposable) eingestellt und bietet nur noch den LTS-D (laryngeal tube disposable suction) mit zusätzlichem Absauglumen als supraglottischen Atemweg der 2. Generation an (▶ Abb. 2.1).
- Mit dem iLTS-D (intubation laryngeal tube disposable suction) steht eine neue Variante zur Verfügung, die auch die (fiberoptische) ETI erlaubt.

2.3 Synonyme

- LT
- LT-S
- LT-D
- LTS-D
- laryngeal tube
- King LT
- iLTS-D

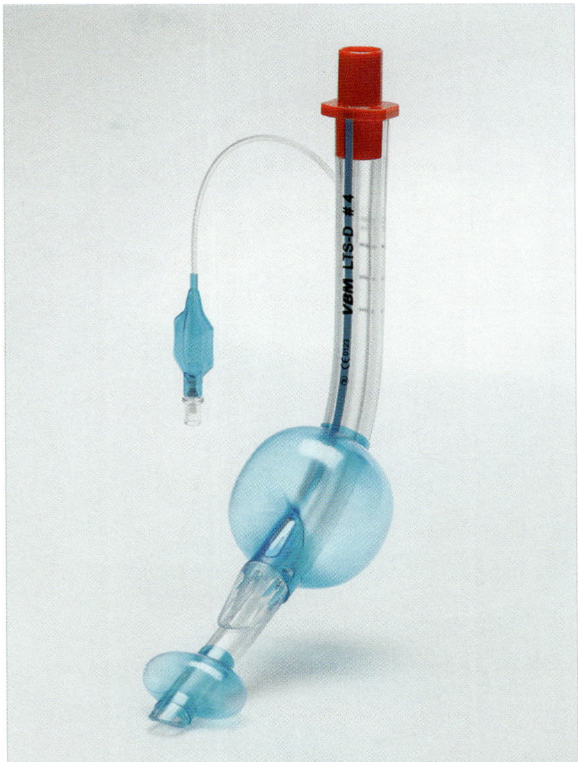

Abb. 2.1 Larynxtubus LTS-D (laryngeal tube disposable suction). (Quelle: VBM-Medizintechnik)

2.4 Keywords

- Larynxtubus
- Atemwegsmanagement
- supraglottische Atemwegshilfsmittel
- SGA

2.5 Definition

- Der LT ist ein besonders in der Notfallmedizin häufig verwendetes supraglottisches Atemwegshilfsmittel (SGA) und hat Bedeutung sowohl für das innerklinische als auch das außerklinische Atemwegsmanagement.
- Er besteht aus einem am distalen Ende verschlossenen Schlauch aus flexiblem und transparentem Kunststoff mit seitlichen Beatmungsöffnungen und 2 bläulichen Cuffs.
- Am proximalen Ende befindet sich ein farblich kodierter und standardisierter Konnektor zum Anschluss an Beatmungsbeutel und Beatmungsgeräte. Außerdem ist je ein ösophagealer (kleiner, distaler) und ein pharyn-

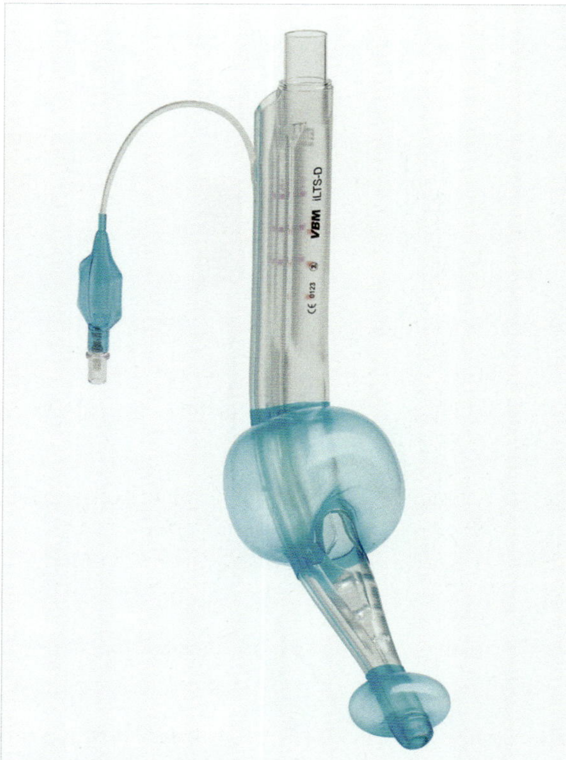

Abb. 2.2 Larynxtubus iLTS-D (intubation laryngeal tube disposable suction). (Quelle: VBM-Medizintechnik)

gealer (großer, proximaler) Cuff vorhanden [2]. Die beiden Cuffs werden über eine gemeinsame Zuleitung geblockt.

- Der LT besitzt ein Beatmungslumen, das zwischen beiden Cuffs (Blockmanschetten zum Abdichten) endet und so eine Ventilation ermöglicht. Der proximale Cuff kommt nach dem korrekten Einführen im Pharynx zu liegen und wird durch die Gaumenbögen sowie den Zungengrund fixiert [6]. Der distale Cuff verschließt bei korrekter Positionierung den Ösophagus und verbessert dadurch den Aspirationsschutz.
- Seit dem Jahr 2003 ist der LT in einer modifizierten Variante (LT-S) mit zusätzlichem (Absaug-)Kanal erhältlich, über den sich eine Magensonde einführen lässt [3]. Dieser Kanal verringert zusätzlich (auch ohne Einführen einer Magensonde) die Gefahr der Magenüberblähung und erlaubt es, eine nicht ausreichend tiefe Platzierung zu erkennen (Austritt von Luft während der Ventilation bei fehlender Abdichtung am Ösophaguseingang).
- Ursprünglich waren wiederverwendbare (autoklavierbare) Produkte erhältlich. Gegenwärtig wird der LT nur als Einmalprodukt angeboten.

2.6 Indikationen

- Der LT besitzt mittlerweile einen festen Stellenwert im klinischen und außerklinischen Atemwegsmanagement [7] sowohl für erfahrene Anästhesisten, Intensivmediziner und Notärzte als auch für im Atemwegsmanagement weniger Geübte.
- Ziel und Zweck des LT ist die Ventilation (Oxygenierung und CO_2-Elimination) bei Patienten unter Verhinderung einer Aspiration.
- Im Notfall (gezielt oder bei einer „Cannot-ventilate-cannot-intubate“-Situation) kann die Verwendung eines LT potenziell die Ventilation (temporär als Bridging Device) sicherstellen.
- Der primäre Einsatz ist v. a. die kardiopulmonale Reanimation.
- Nach den Leitlinien des European Resuscitation Council (ERC) von 2015 zur kardiopulmonalen Reanimation ist der LT für wenig erfahrene Helfer eine wichtige Alternative zur Atemwegssicherung, da er im Gegensatz zur Maskenbeatmung einfacher anzuwenden ist und bei korrekter Lage eine durchgehende Thoraxkompression ermöglicht. Er ist im Vergleich zur Intubation deutlich einfacher anzuwenden und birgt nicht das Risiko einer unerkannten Tubusfehllage [8], [9], [10]. Sowohl Rettungsassistenten als auch Pflegepersonal und Studenten konnten mit dem LT in Reanimationsszenarien nachweislich eine suffiziente Ventilation erreichen.
- Der LT kann als SGA verwendet werden, wenn eine Maskenbeatmung oder ETI nicht möglich ist.
- Bei Verletzungen der Halswirbelsäule (HWS) kann mitunter eine ETI mit potenziell traumatischer Kopfreklination vermieden werden [11].
- Bei nicht nüchternen Notfallpatienten bietet sich die Verwendung eines LTS-D an, da dieser über einen separaten Absaugkanal verfügt. Mit eingeführter Magensonde bzw. Absaugkatheter kann der Magen entlastet und damit das Aspirationsrisiko gesenkt werden.
- Bei schwer zugänglichen (z. B. eingeklemmten) Patienten kann mit dem LT zumindest temporär eine suffiziente Ventilation erreicht werden, wenn beispielsweise der Kopf für die Laryngoskopie nicht problemlos erreicht werden kann.
- Für den Einsatz des LT im Rahmen des Atemwegsmanagements sind die Vermeidung einer unbemerkten ösophagealen Lage und die Zeitersparnis im Vergleich zur Intubation die größten Vorteile. Entscheidend sind die korrekte Positionierung und Lagekontrolle unter Einsatz der Kapnografie.

Tab. 2.1 Größe von Larynxtuben [3].

	LT	LT	LT	LT	LT	LT	LT
Größe	0	1	2	2,5	3	4	5
Farbe	transparent	weiß	grün	orange	gelb	rot	violett
Zielgruppe	Neugeborene <5 kg	Babys 5–12 kg	Kleinkinder 12–25 kg	größere Kinder 125–150 cm	kleine Erwachsene <155 cm	Erwachsene 155–180 cm	große Erwachsene >180 cm

LT: Larynxtubus

2.7 Aufklärung und spezielle Risiken

- Für die elektive Verwendung eines LT müssen die üblichen Risiken und Gefahren für supraglottische Atemwegshilfsmittel abgeklärt werden. Hierzu zählen:
  - Zahn- oder Schleimhautschäden
  - Heiserkeit
  - Halsschmerzen, Schwellungen
  - Blutungen
  - Aspiration
  - Hypoxie

2.8 Material

- Der LT ist in verschiedenen Größen erhältlich, beginnend ab dem Neugeborenen- bis zum Erwachsenenalter. Die Größenzuordnung wird mittels Farbkodierung am Beatmungskonnektor vereinfacht (▶ Tab. 2.1).
- Neben dem LT in entsprechender Größe sollten ebenfalls bereitliegen:
  - nächstgrößere und -kleinere Größe
  - Gleitgel
  - Blockerspritze (100 ml, farbkodiert)
  - Fixierpflaster/Fixierbinde
  - Kapnograph
  - Cuff-Druckmesser
  - ggf. Absaugeinheit
  - ggf. Materialien zur ETI

2.9 Durchführung

- Das Einführen eines LT ist leichter erlernbar als die ETI und kann im Notfall auch sicher von First Respondern und Rettungsassistenten/Notfallsanitätern durchgeführt werden.
- Der LT wird i. d. R. blind eingeführt und kommt nachfolgend aufgrund seiner Bauweise mit der Spitze nahezu immer im Ösophagus zu liegen.

2.9.1 Vor Beginn des Eingriffs

- Vor der Platzierung des LT sollte geprüft werden, welches Material erforderlich und vorhanden ist. Das Haltbarkeitsdatum muss aus Sterilitätsgründen beachtet werden!
- Vor der Verwendung sollten die Cuffs mit dem erforderlichen Luftvolumen geprüft werden. Dazu werden die beiden Cuffs mit dem auf der Spritze markierten Volumen belüftet. Entweicht keine Luft, ist der LT verwendbar.
- Vor dem Einführen des LT werden die Cuffs aktiv vollständig entlüftet, um ein problemloses Einführen zu ermöglichen.
- Im Anschluss können beide Cuffs bei Bedarf mit Gleitgel oder etwas Flüssigkeit (z. B. Kochsalzlösung) versehen werden, um den LT gleitfähig zu machen.

2.9.2 Zugangswege

- Ausschließlich oropharyngeale Platzierung

2.9.3 Lagerung

- Um das Einführen zu erleichtern, kann der Kopf mit einer Hand etwas rekliniert werden (CAVE: HWS-Verletzungen!). Auf diese Weise wird der Winkel zwischen Trachea und Gaumen etwas flacher und der LT kann ohne Trauma eingeführt werden.
- Der Mund kann bei Bedarf mittels Kreuzgriff geöffnet werden. Es ist darauf zu achten, dass der Mund-Rachen-Raum frei von Fremdkörpern ist.

2.9.4 Operationsschritte

- Der LT wird i. d. R. ohne den Einsatz eines Laryngoskops blind über den Mund des Patienten eingeführt. Der Kopf sollte dabei in Neutralstellung oder leicht überstreckt gelagert sein. Das Einführen erfolgt mittig in Richtung des harten Gaumens, um eine Dislokation der Zunge nach pharyngeal zu vermeiden.
- Idealerweise wird der LT ähnlich einem Kugelschreiber zwischen Konnektor und pharyngealem Cuff gehalten.
- Den LT vorsichtig mittig vorschieben.
- Beim Einführen des LT ist darauf zu achten, dass die Cuffs durch die Zähne nicht beschädigt werden.

- Bei der Passage des Zugengrunds wird möglicherweise ein Widerstand wahrgenommen, der vorsichtig überwunden werden muss. Der LT befindet sich in der richtigen Position, wenn der Widerstand federnd ist (Spitze im Ösophaguseingang). Eine Markierung für die Position der Schneidezähne mit 2 dünneren Markierungen für den Zielbereich hilft, die korrekte Positionierung zu überprüfen.
- Auf der vom Hersteller mitgelieferten Spritze befinden sich Farbmarkierungen, die das jeweils benötigte Luftvolumen anzeigen. Beide Cuffs werden gleichzeitig über eine Cuff-Leitung geblockt. Die großvolumigen weichen Cuffs passen sich der Anatomie des Patienten an.
- Für den LT wird ein Cuff-Druck von maximal 60 cmH_2O empfohlen, welcher beim Elektiveinsatz mit dem Cuff-Druckmessgerät kontinuierlich überwacht werden sollte, um mögliche Schleimhautschäden durch erhöhte Cuff-Drücke zu vermeiden.
  - Im Rahmen der Notfallversorgung ist eine Cuff-Druckkontrolle im Verlauf nach Sicherstellung der Ventilation notwendig.
  - Ein maximaler Cuff-Druck von 60 cmH_2O wird für alle SGA empfohlen.
- Der LT ist nun platziert und der Patient kann nach dem Blocken der Cuffs beatmet werden. Die erfolgreiche Beatmung sollte durch Auskultation und Kapnografie überprüft werden.
- Bei unzureichender Beatmung kann eine Repositionierung (Entblocken, Neueinlage, erneutes Blocken) erfolgen.
- Die Einlage einer Magensonde stabilisiert das Device und ist mit 2. Generationsprodukten möglich.
- Bei Leckage sollte ein Nachblocken (z. B. mit 20–30 ml bei den Erwachsenengrößen) erfolgen, um eine bessere Abdichtung zu erzielen.

2.10 Mögliche Komplikationen

- Wie bei jedem Medizinprodukt oder medizinischen Eingriff müssen immer die Vorteile und Nachteile der Verwendung gegeneinander abgewogen werden.
- Nebenwirkungen und Komplikationen:
  - Undichtigkeit des Tubus (Leckage nach oral oder ösophageal)
  - Atemwegsverlegung
  - Schädigungen der Schleimhaut des Rachenbereichs (z. B. Blutungen oder Schwellungen)
  - Überblähung des Magens mit einer möglichen Ruptur (selten)
  - Gefahr einer Aspiration im Vergleich zu anderen SGA beim LT identisch (aber nicht gänzlich auszuschließen)
- Für eine längere Anwendung liegen bisher nahezu keine Daten vor:
  - Schwellungen im Zungen- und Mundbereich sind möglich [12], aber in der Akutsituation von untergeordneter Bedeutung.
  - Die konsequente Kontrolle des Cuff-Drucks (vom Hersteller empfohlen) kann diesem Risiko entgegenwirken.

2.11 Quellenangaben

[1] Dörges V, Ocker H, Wenzel V et al. The laryngeal tube: a new simple airway device. Anesth Analg 2000; 90: 1220–1222

[2] Genzwuerker HV, Hilker T, Hohner E et al. The laryngeal tube: a new adjunct for airway management. Prehosp Emerg Care 2000; 4: 168–172

[3] Genzwürker H, Hilker T, Hohner E et al. Der Larynx-Tubus: Eine Alternative für die vorübergehende Oxygenierung bei schwieriger Intubation? Anästhesiol Intensivmed 1999; 40: 158

[4] VBM-Medizintechnik. Im Internet: www.vbm-medizintechnik.de; Stand: 14.02.2019

[5] Gerlach K, Dörges V, Uhlig T. Der schwierige Atemweg. Anästhesiol Intensivmed Notfallmed Schmerzther 2006; 41: 93–118

[6] Asai T, Shingu K. The laryngeal tube. Br J Anaesth 2005; 95: 729–736

[7] Genzwürker H, Lessing P, Ellinger K et al. Infrastructure of emergency medical services. Comparison of physician-staffed ambulance equipment in the state of Baden-Wuerttemberg in 2001 and 2005. Anaesthesist 2007; 56: 665–672

[8] Genzwuerker HV, Dhonau S, Ellinger K. Use of the laryngeal tube for out-of-hospital resuscitation. Resuscitation 2002; 52: 221–224

[9] Nolan JP, Hazinski MF, Billi JE et al. Part 1: Executive summary: 2010 International Consensus on Cardiopulmonary Resuscitation and Emergency Cardiovascular Care Science with Treatment Recommendations. Resuscitation 2010; 81S: e1–e25

[10] Nolan JP, Soar J, Zideman DA et al. European Resuscitation Council guidelines for resuscitation 2010 section 1. Executive summary. Resuscitation 2010; 81: 1219–1276

[11] Genzwuerker HV, Tsagogiorgas C, Hinkelbein J et al. Airway management with the Laryngeal Tube Suction II in a patient with cervical spine injury. Resuscitation 2005; 65: 231–233

[12] Genzwürker HV, Gernoth C. Laryngeal tube: a review of current literature. ASEAN Journal of Anaesthesiology 2011; 12: 22–33

2.12 Literatur zur weiteren Vertiefung

[1] Apfelbaum JL, Hagberg CA, Caplan RA et al. American Society of Anesthesiologists Task Force on Management of the Difficult Airway. Practice guidelines for management of the difficult airway: an updated report by the American Society of Anesthesiologists Task Force on Management of the Difficult Airway. Anesthesiology. 2013 Feb; 118: 251–270. doi: 10.1097/ALN.0b013e31827773b2

[2] Cook T, Woodall N, Frerk C. 4th National Audit Project of the Royal College of Anaesthetists and the Difficult Airway Society: Major Complications of Airway Management in the United Kingdom. London: The Royal College of Anaesthesists; 2011

[3] Monsieurs KG, Nolan JP, Bossaert LL et al. ERC Guidelines 2015 Writing Group. European Resuscitation Council Guidelines for Resuscitation 2015: Section 1. Executive summary. Resuscitation 2015; 95:1–80

[4] Neumar RW, Otto CW, Link MS et al. Part 8: Adult advanced cardiovascular life support 2010 American Heart Association guidelines for cardiopulmonary resuscitation and emergency cardiovascular care. Circulation 2010; 729–767. doi: 0.1161/CIRCULATIONAHA.110.970988

[5] Wiese CH, Bartels U, Bergmann A et al. Using a laryngeal tube during cardiac arrest reduces „no flow time“ in a manikin study: a comparison between laryngeal tube and endotracheal tube. Wien Klin Wochenschr 2008; 120(7–8): 217–223

2.13 Wichtige Internetadressen

- https://www.dgai.de
- http://eamshq.net/162
- https://www.das.uk.com
- https://www.vbm-medical.de

3

3 Larynxmaske

Jens Asmus, Silke Brandt

3.1 Steckbrief

Die Larynxmaske ist die erste im Jahre 1982 patentierte supraglottische Atemwegshilfe (SGA) [3]. Die Anlage einer Larynxmaske ist im Vergleich zur endotrachealen Intubation (ETI) ein weniger invasives Verfahren zur elektiven Atemwegssicherung nüchterner Patienten. Das Indikationsspektrum wurde mit zunehmender Weiterentwicklung der Masken erweitert [10]. In Notfallsituationen ist sie eine wertvolle Alternative, wenn eine ETI schwierig oder unmöglich ist, da sie als lebensrettende temporäre Maßnahme bei gescheiterten Intubationsversuchen Anwendung findet [7]. Die Larynxmaske wird auch von in der ETI weniger Geübten zur primären präklinischen Versorgung des Atemweges eingesetzt.

3.2 Aktuelles

- Aktuelle Studien zeigen, dass Patienten, die im Rahmen der kardiopulmonalen Reanimation (CPR) endotracheal intubiert wurden, im Vergleich zu den Patienten mit SGA begünstigt sind bezüglich:
  - Wiedererlangen eines Kreislaufs (ROSC)
  - Überleben bei Krankenhausaufnahme
  - des neurologischen Outcomes [1], [4], [10]
  - primär verwendetem SGA unter CPR
- Spätestens nach ROSC sollte die Atemwegssicherung durch eine ETI erfolgen [10].
- Bei Kindern besondere anatomische Verhältnisse:
  - Höher sitzender Kehlkopf: Verankerung für den Larynxtubus (LT) fehlt, wodurch dieser nicht sicher korrekt zu platzieren ist.
  - Proportional größere Zunge: Für Kinder unter 10 kgKG bzw. bis zum 2. Lebensjahr liegt eine Empfehlung des wissenschaftlichen Arbeitskreises Kinderanästhesie der DGAI vor [6], [11]. In der Notfallanwendung wird hier für das alternative Atemwegsmanagement bei Kindern ausdrücklich die Larynxmaske empfohlen.
- Die Ergebnisse einer noch laufenden prospektiven randomisierte Studie, die englische AIRWAYS-2-Studie (vergleichende Anwendung von ETI vs. i-gel LMA durch Paramedics bei > 9000 Patienten), stehen noch aus [9], [11]).

3.3 Synonyme

- Kehlkopfmaske
- laryngeal mask airway (LMA)
- Brain-Tubus

3.4 Keywords

- Larynxmaske
- extraglottischer Atemweg
- supraglottischer Atemweg
- Atemwegsmanagement
- schwieriger Atemweg

3.5 Definition

- Die Larynxmaske (▶ Abb. 3.1) wird routinemäßig angewendet:
  - als supraglottisches Hilfsmittel zur Atemwegssicherung (SGA)in der klinischen Anästhesie
  - zum Management des schwierigen Atemweges
  - in Notfallsituationen
- Es gibt – je nach Patientengewicht – verschiedene Größen. Die Autoren empfehlen, sich am Idealgewicht und nicht am tatsächlichen Patientengewicht zu orientieren (▶ Tab. 3.1).
- Als LMA der 2. Generation bezeichnet man neuere Modelle, welche einen zusätzlichen Kanal zum Platzieren einer Magensonde aufweisen (▶ Abb. 3.2).

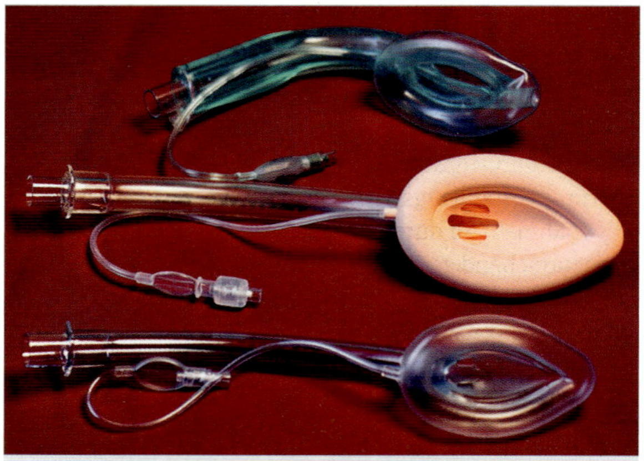

Abb. 3.1 Larynxmasken verschiedener Hersteller.

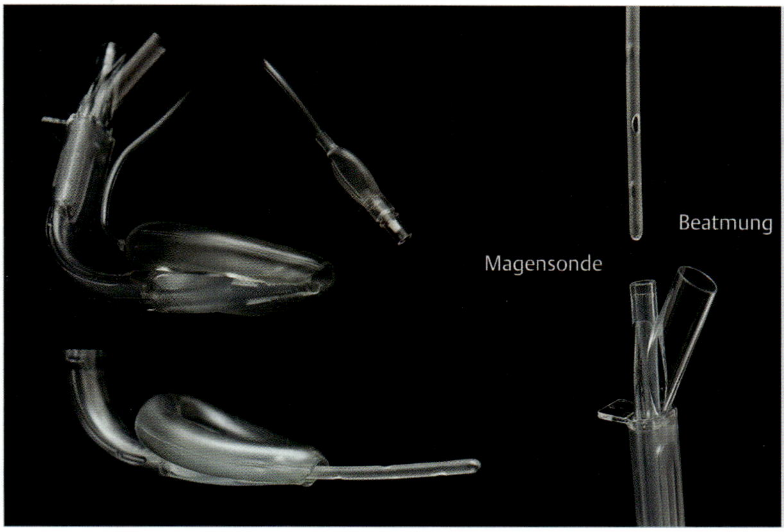

Abb. 3.2 Larynxmaske mit Magensonde. (Quelle: Merz M, Röhrig R, Weigand MA, Mann V. Larynx-Maske. In: Bernhard M, Gräsner J, Hrsg. Notfalltechniken Schritt für Schritt. Stuttgart: Thieme; 2016)

Tab. 3.1 Übersicht zu Maskengröße, Patientengewicht, Magensondengröße und empfohlenem maximalem Cuff-Volumen.

Maskengröße	Patientengewicht	Max. Magensondengröße	Empfohlenes max. Cuff-Volumen	Max. Cuff-Innendruck
1	< 5 kg	6 Fr	5 ml	60 cmH_2O
1,5	5–10 kg	6 Fr	8 ml	60 cmH_2O
2	10–20 kg	10 Fr	12 ml	60 cmH_2O
2,5	20–30 kg	10 Fr	20 ml	60 cmH_2O
3	30–50 kg	14 Fr	30 ml	60 cmH_2O
4	50–70 kg	14 Fr	45 ml	60 cmH_2O
5	70–100 kg	14 Fr	45 ml	60 cmH_2O

Fr: french gauge (Charrière)

3.6 Indikationen

- primäre Atemwegssicherung in der Anästhesie bei nüchternen Patienten mit niedrigem Aspirationsrisiko
- sekundäre Atemwegssicherung im Falle einer schwierigen Intubation
- temporäre Atemwegssicherung in einer „Cannot-ventilate-cannot-intubate"-Situation
- primäre Atemwegssicherung in der präklinischen Notfallmedizin durch einen in der ETI nicht oder unzureichend geübten Anwender

3.7 Kontraindikationen

- Bei elektiver Anwendung:
  - Patienten mit erhöhtem Aspirationsrisiko (z. B. nicht nüchtern, Reflux)
  - Lagerung mit einem erhöhten Aspirationsrisiko (z. B. Kopftieflage, Bauchlage)
  - Operationen mit erhöhtem Aspirationsrisiko (Oberbaucheingriffe)
- In der Notfallsituation sind diese absoluten Kontraindikationen zu relativieren. Wenn der Patient im Notfall nicht intubiert werden kann, so ist das erhöhte Risiko einer Aspiration einzugehen, da das Risiko der Hypoxie deutlich schwerer wiegt.
- Bei Obstruktionen durch Schwellungen, z. B. anaphylaktisch oder traumatisch bedingt, wird eine Beatmung über eine LMA nicht oder nur unzureichend möglich sein und ist daher kontraindiziert. Zudem ist bei möglicherweise primär erfolgreicher Beatmung mit einer Verschlechterung oder völligen Verlegung der oberen Atemwege zu rechnen.
- Eine extrem kleine Mundöffnung kann u. U. das Einführen einer LMA unmöglich machen.
- Bei Verletzungen im Mund-, Kiefer-, Gesichtsbereich, ggf. mit starker Blutung, muss ein sicherer Atemweg mit Aspirationsschutz etabliert werden.
- CAVE: Als passagere lebenserhaltende Maßnahme zur Oxygenierung eines desaturierten Patienten (bis z. B. das Material für eine Videolaryngoskopie, ETI oder Koniotomie vorbereitet ist) ist die Larynxmaske immer in Erwägung zu ziehen.

3.8 Anästhesie

- Eine Larynxmaske benötigt zur korrekten Platzierung und sicheren Anwendung einen tief bewusstlosen Patienten oder eine ausreichende Narkosetiefe. Andernfalls ist mit dem verstärkten Auftreten von Komplikationen zu rechnen.
- Eine Muskelrelaxation ist i. d. R. nicht erforderlich.

3.9 Aufklärung und spezielle Risiken

- Aspiration
- Beschädigung von Zähnen oder Zahnersatzteilen
- Verletzung der oberen Atemwege
- Laryngospasmus, Bronchospasmus

3.10 Präoperative/präinterventionelle Diagnostik

- Begutachtung der anatomischen Verhältnisse des Patienten zur Antizipation von potenziellen Problemen oder Risiken:
  - Inspektion von Mundöffnung, Zahnstatus, Zungenschwellung
  - Piercing
  - Einsehbarkeit des Rachens
  - anatomische Anomalien
  - äußere Auffälligkeiten des Kiefers, des Halses und der Halswirbelsäule
- Mallampati-Score, Patil-Test
- Im Notfall und bei einer drohenden Hypoxie ohne andere Alternativen einer Atemwegssicherung oder Beatmung sind diese Gegebenheiten zu vernachlässigen, da etwaige Tests zu viel Zeit kosten würden. Dennoch ist eine größtmögliche Aufmerksamkeit für lockere Zähne oder lose Zahnteile sowie regurgitierten Mageninhalt oder Blut in der Mundhöhle angezeigt, da diese in der ohnehin kritischen Situation mit Hypoxie die Aspiration wahrscheinlicher machen und die Lage somit weiter verkomplizieren würden.

3.11 Material

- Larynxmaske der 2. Generation in passender Größe und alternativer Größe
- Gleitmittel
- Blockerspritze
- Beatmungsbeutel oder -gerät, Beatmungsfilter, Sauerstoff
- Absaugkatheter
- passende Magensonde zur Magendrainage
- Alternativen der Atemwegssicherung bereithalten
- Monitoring (EKG, Blutdruck, Pulsoxymetrie, Kapnometrie)
- Medikamente zur Narkoseeinleitung und Narkoseaufrechterhaltung (entfällt im Falle der Bewusstlosigkeit des Notfallpatienten)
- Cuff-Druckmesser
- Fixiermaterial, z. B. Thomas-Tube-Holder, Pflasterband
- Stethoskop

3.12 Durchführung

3.12.1 Vorbereitung

- Indikation überprüfen
- venösen Zugang legen
- Monitoring installieren (EKG, Blutdruck, Pulsoxymetrie, Kapnometrie)
- Präoxygenieren mit 100 % Sauerstoff
- Narkosemedikamente vorbereiten (Sedativum, Analgetikum, Muskelrelaxans nur fakultativ)
- Larynxmaske bereitlegen, Dichtigkeitskontrolle des Cuffs, dann Entblocken (Tipp: Entgegen der Herstellerempfehlung ist die Platzierung mit leicht vorgeblocktem Cuff deutlich einfacher), entfällt bei I-Gel-Masken
- Rückseite der Larynxmaske mit Gleitmittel benetzen, ggf. in den Drainagekanal Gleitmittel für den „Bubble-Test" (nicht obligat) füllen
- Inspektion der Mundhöhle auf lose Zähne/Zahnersatz und Erbrochenes oder Blut
- Bereitstellung und Inbetriebnahme der maschinellen (oder manuellen) Absaugung

3.12.2 Einführen und Positionieren der Larynxmaske

- Der Anwender greift die Larynxmaske mit der führenden Hand wie einen Stift, hierbei kommt der Zeigefinger auf der Vorderseite am Übergang des Cuffs am Schaft zu liegen (▸ Abb. 3.3a).
- leichte Reklination des Kopfes
- Öffnung des Mundes mit der freien Hand
- Einführen der LMA mit der Öffnung zur Zunge gerichtet und „blindes" Vorschieben unter leichtem Druck durch den Zeigefinger entlang des harten Gaumens (▸ Abb. 3.3b, ▸ Abb. 3.3c), um ein Umschlagen der Maskenspitze zu vermeiden. Alternativ kann die LMA mit der Zeigerfingerspitze der freien Hand während des Vorschiebens so lange „geschient" werden, bis ein federnder Widerstand zu spüren ist.
- Bei korrekter Lage legt sich die Öffnung der LMA über Epiglottis und Stimmritze (▸ Abb. 3.3d), während die Spitze mit der Austrittsstelle der Magensonde über dem Ösophagus zu liegen kommt.
- Blocken des Cuffs nach Herstellerangaben mit Luft (max. 60 cmH_2O); Anschließen der Kapnometrie und des Beatmungsbeutels mit Sauerstoff

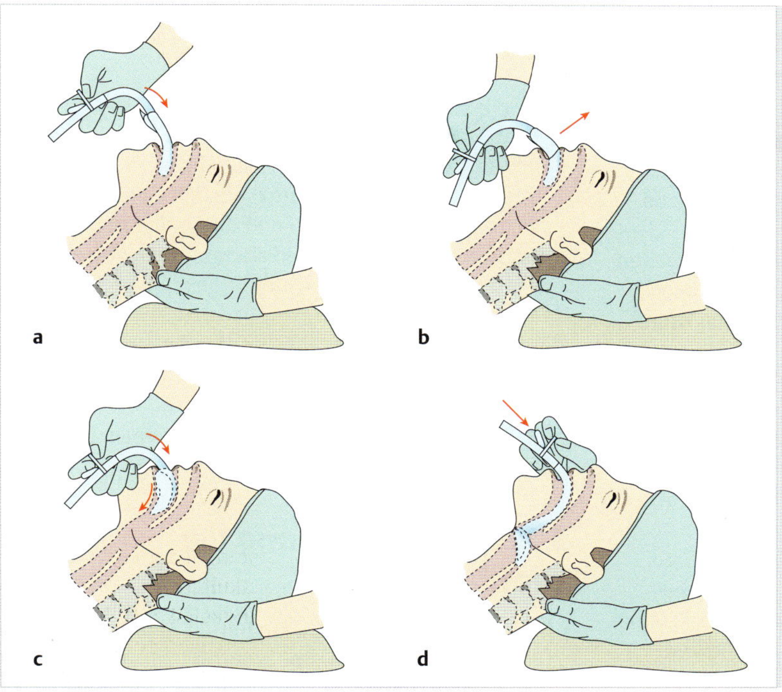

Abb. 3.3 Platzieren der LMA (laryngeal mask airway). (Quelle: Merz M, Röhrig R, Weigand MA, Mann V. Larynx-Maske. In: Bernhard M, Gräsner J, Hrsg. Notfalltechniken Schritt für Schritt. Stuttgart: Thieme; 2016)
a Einführen der LMA in die Mundöffnung.
b Mit leichtem Druck gegen den harten Gaumen wird die LMA in Richtung Larynx vorgeschoben.
c Mit leichtem Druck gegen den harten Gaumen wird die LMA in Richtung Larynx vorgeschoben.
d Korrekte Lage, Öffnung über die Stimmritze, die Spritze mit der Öffnung des Magensondenkanals im Ösophaguseingang.

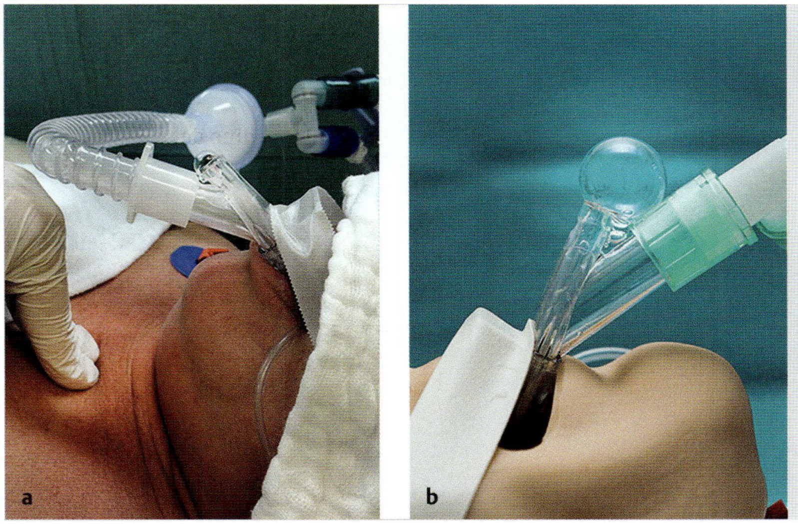

Abb. 3.4 Überprüfen der LMA-Position (LMA: laryngeal mask airway).
a „Suprasternaler Notch-Test“. (Quelle: Weigand M. Lagekontroll-Tests bei Larynxmasken der 2. Generation. In: Bernhard M, Gräsner J, Hrsg. Notfalltechniken Schritt für Schritt. 1. Auflage. Stuttgart: Thieme; 2016)
b „Bubble-Test“. (Quelle: Weigand M. Lagekontroll-Tests bei Larynxmasken der 2. Generation. In: Bernhard M, Gräsner J, Hrsg. Notfalltechniken Schritt für Schritt. 1. Auflage. Stuttgart: Thieme; 2016)

3.12.3 Lage- und Dichtigkeitstests

- Auskultation:
  - seitengleich mit vesikulärem Atemgeräusch unter initialer manueller Beatmung mit Beatmungsbeutel, dabei Heben und Senken des Thorax
  - widerstandsfreie Beatmung mit ausreichendem Tidalvolumen
- druckbegrenzte Beatmung ($< 20\,cmH_2O$), um ein Insufflieren des Magens mit Luft zu vermeiden; auf Leckage-Geräusche achten
- exspiratorischer CO_2-Nachweis in der Kapnometrie
- „Notch-Test“:
  - Bewegt sich bei Druck auf das Jugulum des Patienten das Gel im Drainagekanal leicht hin und her, dann zeigt der Test eine korrekte Lage dicht am oberen Ösophagussphinkter an (▶ Abb. 3.4a).
- „Bubble-Test“:
  - Wird das Gel aus dem Kanal herausgedrückt oder bilden sich Bläschen im Drainagekanal, weist dies auf eine zu kleine oder nicht tief genug einliegende Larynxmaske hin (▶ Abb. 3.4b).

3.12.4 Anlegen einer Magensonde bei Larynxmasken der 2. Generation

- Empfohlen für die präklinische Anwendung werden ausdrücklich Larynxmasken der 2. Generation mit Drainagekanal für eine Magensonde (▶ Abb. 3.5), da die Patienten als nicht nüchtern anzusehen sind und Mageninhalt abgesaugt werden kann.
- Zudem kann während der Beatmung bei Überschreiten des Ösophagus-Verschlussdrucks Luft in den Magen gelangen, die dann über die Sonde entweichen kann.
- Entlastung:
  - mindert das Risiko der Regurgitation und Aspiration von Mageninhalt
  - verbessert die pulmonale Compliance
  - reduziert die sonst u. U. notwendigen höheren Beatmungsdrücke mit Gefahr eines Circulus vitiosus (▶ Abb. 3.6)
- Bei Einführen der Magensonde ist auf ausreichend Gleitgel zu achten. Damit lässt sich die Magensonde bei korrekter Lage der Larynxmaskenspitze i. d. R. ohne Probleme in den Magen vorschieben, anschließend muss abgesaugt und ein Ablaufbeutel angeschlossen werden.
- CAVE: Trotz Magendrainage besteht kein sicherer Aspirationsschutz!

3.12.5 Fixieren der Larynxmaske

- Fixierung mittels eines ausreichend langen Klebestreifens, indem dieser einmal um den Schaft der Larynxmaske gewickelt wird und die beiden freien Enden nun so auf die Wangen des Patienten geklebt werden, dass die Larynxmaske leichten Druck in Richtung Larynx erfährt.
- Zur Sicherstellung der LMA-Position bei Umlagerung und Transport oder wenn ein Ankleben auf der Haut nicht möglich ist (z. B. bei Bartträgern oder auf Hautdefekten), ist die Fixierung ggf. mithilfe eines Thomas-Tube-Holder vorzunehmen.

3.12.6 Überwachung der Ventilation

- Überwachung der Ventilation mittels Kapnometrie (endexspiratorische CO_2-Konzentration) und Atemminutenvolumen

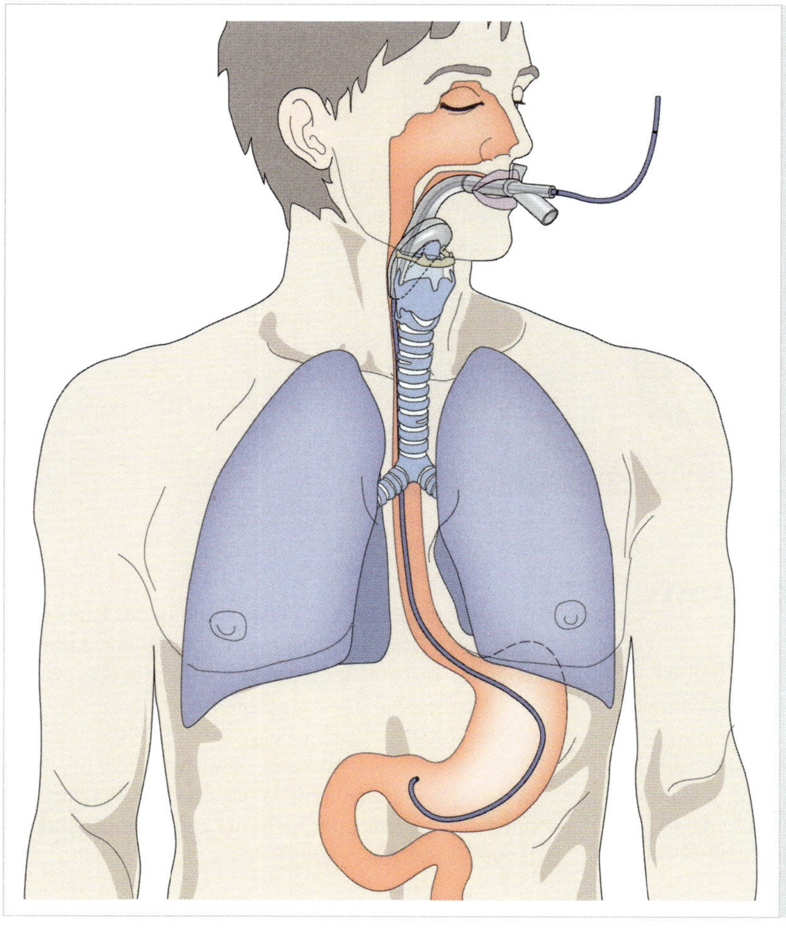

Abb. 3.5 Larynxmaske mit eingelegter Magensonde. (Quelle: Merz M, Röhrig R, Weigand MA, Mann V. Larynx-Maske. In: Bernhard M, Gräsner J, Hrsg. Notfalltechniken Schritt für Schritt. Stuttgart: Thieme; 2016)

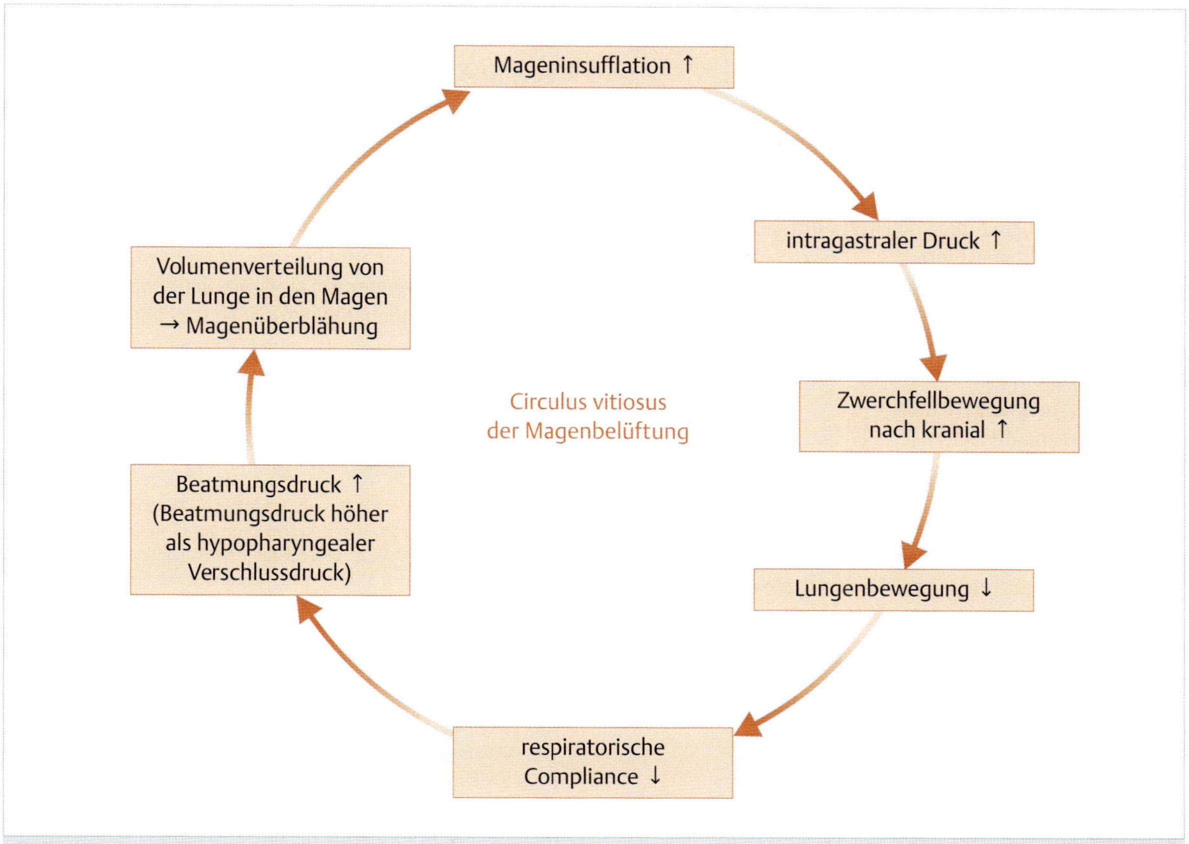

Abb. 3.6 Circulus vitiosus der Mageninsufflation. (Quelle: Timmermann A, Russo SG. Neubewertung extraglottischer Atemwegshilfsmittel in der Notfallmedizin. Notfallmed up2date 2017; 12: 143–155)

- Überwachung der Oxygenierung mittels Pulsoxymetrie
- Überwachung des Beatmungsdrucks (inspiratorisch max. 20 cmH_2O
- Muss der Patient mit höheren Beatmungsdrücken beatmet werden, sollte möglichst ein Wechsel des Atemweges erfolgen.

3.13 Mögliche Komplikationen

3.13.1 Intrainterventionelle Komplikationen

- LMA lässt sich nicht korrekt platzieren:
  - aufgrund anatomischer Gegebenheiten (z. B. anatomische Anomalien oder Larynxposition)
  - bei zahnlosen Patienten
  - bei zu flacher Narkose
  - Maßnahmen:
    - sicherstellen, dass die Maskenspitze nicht umgeschlagen ist und die Größe richtig gewählt wurde
    - ggf. Repositionierung mit derselben oder einer Maske anderer Größe
    - ggf. Lagekorrektur des Kopfes
    - ggf. Vertiefung der Anästhesie
    - zeitgleich Erwägen möglicher Atemwegsalternativen
- Aspiration von Mageninhalt:
  - bei LMA-Intubation oder Beatmung mit hohen Beatmungsdrücken (> 20 cmH_2O)
  - Maßnahmen:
    - sofortige Unterbrechung der Beatmung
    - Absaugen der Magensonde, des Mund- und Rachenraumes ggf. *vor* Entfernen der LMA
    - dann endotracheales, ggf. nochmals orales Absaugen
    - unverzügliche Beatmung des Patienten mit einer FiO_2 (inspiratorische Sauerstofffraktion) von 1,0 und dann ETI
    - ggf. Vertiefung der Anästhesie und Muskelrelaxation
    - bei frustranen Maßnahmen chirurgischen Atemweg schaffen
- Leckage:
  - gurgelnde Geräusche bei Inspiration trotz scheinbar korrekter Lage und problemloser Beatmung

- Maßnahmen:
  - Auskultation, um eine „stumme“ Aspiration auszuschließen
  - Prüfen von Narkosetiefe, Position und Größe der LMA und des Cuff-Drucks
  - ggf. Nachblocken (40 bis max. 60 cmH_2O), jedoch keinesfalls bis zum Anschlag der Skala, da sich ein prall gefüllter Cuff schlechter anmodelliert
- Patient ist hypoventiliert:
  - Trotz adäquater Einstellung der Beatmungsparameter steigt die endexspiratorische CO_2-Konzentration und Tidal- und Atemminutenvolumen sinken.
  - Maßnahmen:
    - Lagekontrolle der LMA
    - Vertiefung der Narkose
    - Ausschluss einer Aspiration
- Laryngospasmus:
  - inspiratorischer Stridor und ggf. inspiratorische interkostale, juguläre oder sternale Einziehungen
  - i. d. R. bei unzureichender Narkosetiefe oder wacher werdendem Patienten
  - Maßnahmen:
    - Vertiefen der Narkose
    - Ausschluss einer allergischen Reaktion

3.13.2 Postinterventionelle Komplikationen

- Perfusionsstörungen:
  - im Rachen- und Zungengrundbereich durch zu stark geblockten Cuff oder zunehmende Schwellung/ Obstruktion (z. B. anaphylaktisch oder traumatisch bedingt)
  - bei längerem Belassen der LMA (> 2h), das zu einer kompletten Obstruktion und völliger Unmöglichkeit einer ETI führen kann
  - Maßnahme:
    - meist Koniotomie notwendig
- Pneumonie und ARDS (Acute-Respiratory-Distress-Syndrom): nach Aspiration
  - Maßnahme:
    - intensivmedizinische Überwachung und Therapie mit Bronchoskopie und Antibiotikagabe

3.14 Ergebnisse

- Es wird empfohlen, nur Larynxmasken der 2. Generation zu verwenden.
- Für Kinder v. a. bis zum Alter von 2 Jahren oder mit einem Gewicht bis 10 kgKG sollten ausdrücklich LMA den LT vorgezogen werden.
- Die Nachteile einer SGA für das Outcome nach Reanimation eines Patienten gegenüber einer Maskenbeatmung oder einer ETI sind möglicherweise durch bessere Ausbildung, obligatorische Lagekontrollen, routinemäßiges Einlegen einer Magensonde und Cuff-Druckkontrollen zu verbessern [10].

3.15 Quellenangaben

[1] Benoit JL, Gerecht RB, Steuerwald MT et al. Endotracheal intubation versus supraglottic airway placement in out-of-hospital cardiac arrest: A meta-analysis. Resuscitation 2015 Aug;93: 20–6

[2] Bernhard M, Gries A, Ramshorn-Zimmer A et al. Insertion Success of the Laryngeal Tube in Emergency Airway Management. Biomed Res Int 2016: ID 3619159

[3] Brain AI. The laryngeal mask - a new concept in airway management. Br J Anaesth 1983; 55(8): 801–5

[4] Hasegawa K, Hiraide A, Chang Y et al. Association of prehospital advanced airway management with neurologic outcome and survival in patients with out-of-hospital cardiac arrest. JAMA 2013; 309(3): 257–66

[5] Hoffmann F, Keil J, Jung P et al. Interdisziplinär konsentierte Stellungnahme zum Atemwegsmanagement mit supraglottischen Atemwegshilfen in der Kindernotfallmedizin. Anaesthesist 2016; 65(1): 57–66

[6] Hoffmann F, Keil J, Urban B et al. Atemwegsmanagement mit supraglottischen Atemwegshilfen in der Kindernotfallmedizin. Anästh Intensivmed 2016; 57: 377–386

[7] Piepho T, Cavus E, Noppens R et al. S 1 Leitlinie: Atemwegsmanagement. AWMF.org; Registernummer 001/028

[8] Sulzgruber P, Datler P, Sterz F et al. The impact of airway strategy on the patient outcome after out-of-hospital cardiac arrest: A propensity score matched analysis. Eur Heart J Acute Cardiovasc Care 2017. doi: 10.1177/2048872617731894

[9] Tayler J, Black S, Brett J et al. Design and implementation of the AIRWAYS-2 trial: A multi-centre cluster randomized controlled trial of the clinical and cost effectiveness of the i-gel supraglottic airway device versus tracheal intubation in the initial airway management of out of hospital cardiac arrest. Resuscitation 2016; 109: 25–32

[10] Timmermann A, Nickel EA, Puhringer F. Larynxmasken der zweiten Generation: Erweiterte Indikationen. Anaesthesist 2015; 64: 7–15

[11] Timmermann A, Russo SG. Neubewertung extraglottischer Atemwegshilfsmittel in der Notfallmedizin. Notfallmed up2date 2017; 12: 143–155

4 Endotracheale Intubation

Erik Popp, Jürgen Knapp, Tobias Küßner

4.1 Steckbrief

Die endotracheale Intubation (ETI) stellt den Goldstandard der Atemwegssicherung dar. Sie erlaubt die kontrollierte oder assistierte Ventilation des Patienten, stellt eine optimale Oxygenierung sicher und bietet den bestmöglichen Aspirationsschutz.
Die Technik der ETI umfasst neben der Indikationsstellung die Vorbereitung und Kontrolle des benötigten Materials, die Kommunikation und Aufgabenverteilung im Team, die möglichst optimale Vorbereitung des Patienten, situativ die Einleitung einer Notfallnarkose mit Überwachung der Vitalfunktionen, die Laryngoskopie, das Einführen des Beatmungsschlauches, die Lagekontrolle (Kapnografie!) sowie die Fixierung des Tubus und das Legen einer Magensonde. Das gesamte Team muss auf ein entsprechendes Management vorbereitet und gut trainiert sein.

4.2 Aktuelles

- Studien zur Lernkurve haben gezeigt, dass Berufsanfänger in der Anästhesie unter kontrollierten Bedingungen und Supervision > 150 reale Patienten intubieren mussten, um eine First-Pass-Erfolgsrate (Intubationserfolg beim 1. Versuch) von 85 % zu erreichen.
- Gleichzeitig konnte gezeigt werden, dass die ETI im Notarztdienst eine derart geringe Häufigkeit aufweist, dass ein sicheres Beherrschen dieser Technik allein hierdurch nicht gewährleistet ist.
- Entsprechend fordern die einschlägigen Leitlinien, dass nur Personen eine prähospitale ETI versuchen sollten, die > 100 supervidierte ETI zum Erlernen durchgeführt haben und mind. 10 ETI pro Jahr zum Erhalt der Fähigkeit aufweisen.

4.3 Synonyme

- invasive Atemwegssicherung
- endotracheal intubation
- airway management

4.4 Keywords

- endotracheal intubation
- airway management
- Jackson-Position
- Laryngoskopie

4.5 Definition

- Ein endotrachealer Tubus wird i. d. R. (und in der Notfallmedizin nahezu immer) durch den Mund, selten (insbesondere bei Säuglingen) durch die Nase oder bei vorhandenem Tracheostoma über dieses in die Luftröhre eingebracht.

4.6 Indikationen

- Da die ETI in der Notfallmedizin eine relevante Komplikationsrate hat und eine invasive Maßnahme darstellt, ist es wichtig, die Indikation korrekt zu stellen.
- In der Notfallmedizin ist immer von einer schwierigen Intubation auszugehen! Dies hängt zusammen mit:
  - den oft widrigen Umgebungsbedingungen (z. B. Zeitdruck, Wetter, Dunkelheit),
  - dem Ad-hoc-Charakter des am Notfallort zusammenarbeitenden Teams und
  - den Patientenfaktoren (z. B. nicht nüchtern, eingeschränkte Lagerungsmöglichkeiten, eingeschränkte Möglichkeit zur Präoxygenierung).
- Entsprechend müssen in die Entscheidung über das Verfahren zur Atemwegssicherung Faktoren wie die eigene Qualifikation und Erfahrung, die vorhandenen Ressourcen und die Umgebungsbedingungen einfließen.
- Nach den aktuell gültigen Leitlinien (S 1-Leitlinie Atemwegsmanagement, S 3-Leitlinie Polytrauma/Schwerverletzten-Behandlung und Handlungsempfehlung: Prähospitale Notfallnarkose beim Erwachsenen der Deutschen Gesellschaft für Anästhesiologie und Intensivmedizin) gelten folgende Indikationen:
  - akute respiratorische Insuffizienz: Hypoxie und/oder Atemfrequenz < 6 oder > 29/min bei Vorliegen nicht rasch reversibler Ursachen (z. B. Hypoglykämie, postiktaler Status nach Krampfanfall) und Kontraindikationen gegen eine oder Versagen einer nichtinvasiven Ventilation (NIV)
  - Bewusstlosigkeit/neurologisches Defizit mit Beeinträchtigung der Schutzreflexe und Aspirationsgefahr
  - Polytrauma/schweres Trauma mit
    - hämodynamischer Instabilität, RRsys < 90 mmHg oder
    - Hypoxie mit SpO_2 < 90 % trotz O_2-Gabe (nach Ausschluss eines Spannungspneumothorax) oder
    - Schädel-Hirn-Trauma (SHT) mit Glasgow Coma Scale (GCS) < 9
- Es gilt, nach kritischer Nutzen-Risiko-Abwägung die korrekte Indikation zu stellen.
- ► Abb. 4.1 zeigt den aktuellen Algorithmus aus der S1-Leitlinie Prähospitales Atemwegsmanagement.

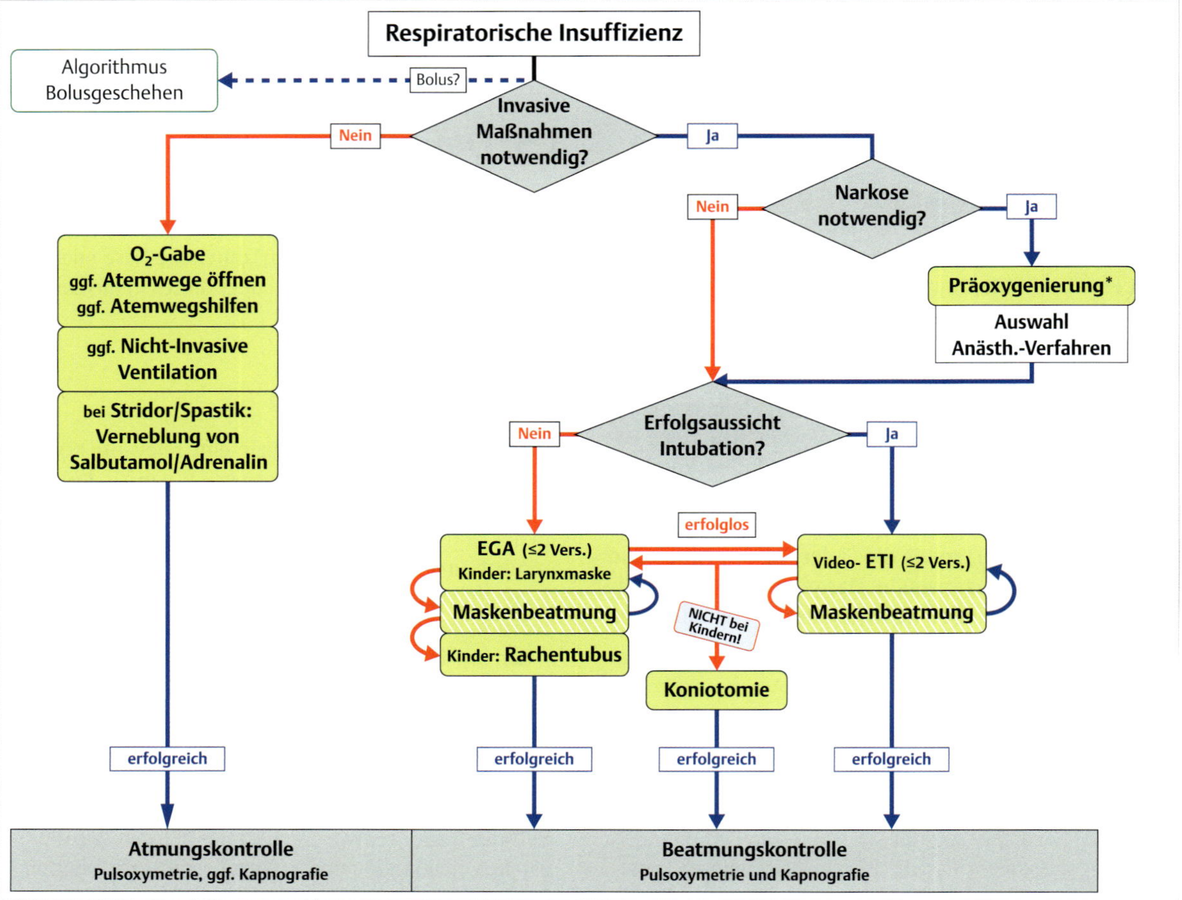

Abb. 4.1 Algorithmus zum prähospitalen Atemwegsmanagement. Abk. EGA: Extraglottische Atemwegshilfe, ETI: endotracheale Intubation, * bei ausreichender Spontanatmung. (Quelle: Timmermann A, Böttiger BW, Byhahn C et al. S1 Leitlinie Prähospitales Atemwegsmanagement 02/2019. AWMF Registernummer 001-040.)

Es ist klar ersichtlich, dass es verschiedene Strategien zur Behandlung der respiratorischen Insuffizienz gibt, zwischen denen anhand von Kriterien wie Patientenzustand, Umgebungsbedingungen und eigene Expertise gewählt wird. Darüber hinaus ist dargestellt, dass es sich bei der Atemwegssicherung um eine Vorwärtsstrategie handelt, bei der sich das Team auf jeder Ebene über eine Backup-Strategie im Klaren sein sollte.

4.7 Kontraindikationen

- Bei korrekt gestellter Indikation bestehen in der Notfallmedizin praktisch keine Kontraindikationen für die Sicherung des Atemweges.
- fehlende Ausbildung oder mangelnde Erfahrung in der Technik der ETI
- Darüber hinaus gibt es patientenseitige Risikofaktoren, die eine ETI unter den gegebenen Bedingungen und mit den vorhandenen Möglichkeiten unmöglich machen können, sodass man davon absehen sollte (z. B. Epiglottitis).

4.8 Aufklärung und spezielle Risiken

- Die Aufklärung des Patienten zur ETI in der Notfallmedizin wird häufig sehr kurz ausfallen bzw. meistens unmöglich sein.
- Verletzungen von Zähnen, Weichteilen und Kehlkopfstrukturen (inkl. Stimmbänder)
- vorübergehende bis permanente Heiserkeit
- Aspiration mit folgender Pneumonie
- Unmöglichkeit der Intubation bzw. Beatmung bis hin zu Hypoxie und neurologischem Schaden

4.9 Präoperative/präinterventionelle Diagnostik

- Patientenseitig ist auf Hinweise auf erschwerte Intubationsbedingungen zu achten:
  - (schlechten) Zahnstatus
  - anatomische Auffälligkeiten des Atemweges (fliehendes Kinn, Überbiss etc.)
  - eingeschränkte Beweglichkeit der Halswirbelsäule (HWS), z. B. durch Immobilisationsmaßnahmen, Morbus Bechterew
  - Verletzungen des Mittelgesichts/Kiefers oder Halses
  - Blutungen
  - Sekrete
  - Schwellungen im Bereich des Atemweges
  - reduzierte Mundöffnung
  - Voroperationen
  - Adipositas
  - Schwangerschaft

4.10 Material

- Beatmungsbeutel mit Reservoir/Demand-Ventil und patientenadaptierter Maske
- Laryngoskop mit funktionierender Lichtquelle und passendem Spatel (beim Erwachsenen Macintosh Größe 3 oder 4)
- Endotrachealtubus (Standard für Erwachsene 7,5–8,0, angrenzende Größen bereitlegen) mit Führungsstab und Blockerspritze
- Magillzange
- Stethoskop
- Kapnografie
- Material zur Tubusfixierung
- alternativer Atemweg (Larynxmaske, Larynxtubus)
- Absaugvorrichtung mit großlumigen Absaugkathetern
- Magensonde

4.11 Durchführung

4.11.1 Vor Beginn des Eingriffs

- optimale Bedingungen schaffen
- Material vorbereiten und auf Funktionstüchtigkeit prüfen
- Standardmonitoring bestehend aus EKG, SpO_2 und nichtinvasiver Blutdruckmessung
- idealerweise 2 freie, gut fixierte Gefäßzugänge
- ggf. Medikamente für Notfallnarkose und Kreislaufstabilisierung im Rahmen der Narkoseeinleitung aufziehen
- Kommunikation des Vorgehens und Aufgabenverteilung der Teammitglieder ist essenziell
- Präoxygenierung (Denitrogenisierung) des Patienten mit 12–15 l O_2/min für mindestens 3–4 min über eine dicht sitzende Sauerstoffmaske ggf. mit assistierter Beatmung. Das Zeitfenster für die nötigen Vorbereitungen des Materials und das Aufziehen der Medikamente sollte man aktiv zur Präoxygenierung nutzen.
- Wenn möglich sollte der Patient in ein kontrolliertes Umfeld gebracht werden. Hier bietet sich in der Notfallmedizin z. B. der RTW an, da dort Beleuchtung, Wärme, Ablageflächen, problemlos zugängliches Material sowie technische Hilfsmittel zur Lagerung des Patienten zur Verfügung stehen (Licht-Wärme-Raum-Konzept).

4.11.2 Lagerung

- verbesserte Jackson-Position (zur Orientierung: äußerer Gehörgang auf gleicher Höhe wie das Jugulum), bei HWS-Immobilisation: Öffnen der Schiene und manuelle In-Line-Stabilisation (▸ Abb. 4.2, ▸ Abb. 4.3, ▸ Abb. 4.4)
- Die Blickrichtung des Intubierenden muss in gerader Linie zum Kehlkopfeingang liegen. Daher sind die verbesserte Jackson-Position (siehe unten) sowie die Position des Intubierenden wichtig für den Intubationserfolg.

4.11.3 Interventionsschritte

1. Öffnen Sie den Mund des Patienten mittels Kreuzgriff. Dabei drückt der Daumen den Unterkiefer über die untere Zahnreihe auf, der Zeigefinger dient an der oberen Zahnreihe als Widerlager (▸ Abb. 4.5).
2. Führen Sie den Laryngoskopspatel vom rechten Mundwinkel des Patienten her ein, er verdrängt die Zunge mithilfe der präformierten Mulde nach links (▸ Abb. 4.6). Sollte sich die Zunge weiterhin rechts am Spatel vorbei vorwölben, ist die Positionierung nicht korrekt und Sie müssen das Laryngoskop repositionieren.

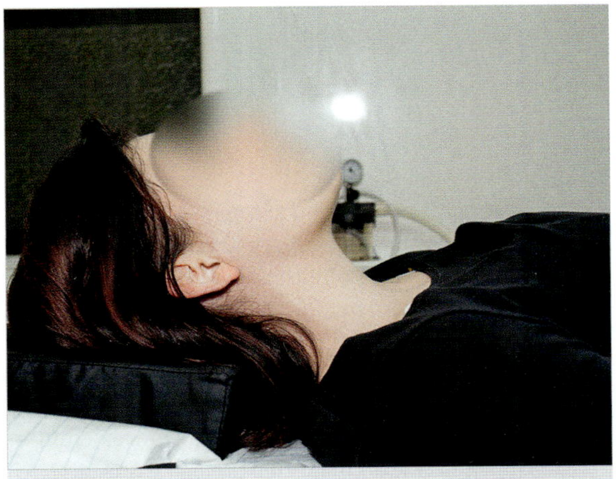

Abb. 4.2 Verbesserte Jackson-Position. Zur Intubation wird der Patient nach Möglichkeit in der verbesserten Jackson-Position (Schnüffelstellung) gelagert. Durch leichtes Anheben des Kopfes (z. B. durch eine kleine Unterlage) wird der äußere Gehörgang auf gleiche Höhe wie das Jugulum gebracht, was einen idealen Blickwinkel für die Intubation ergibt.

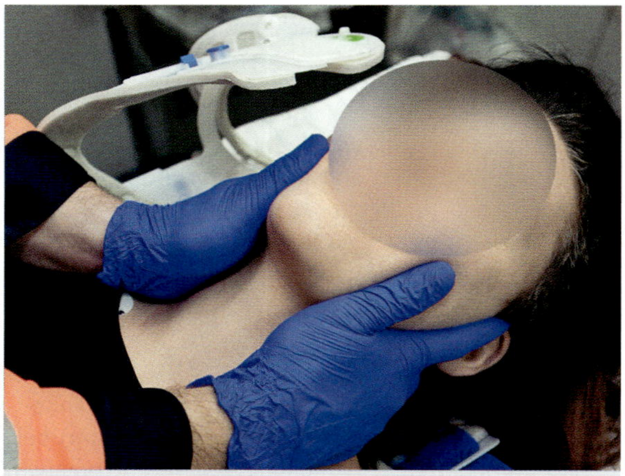

Abb. 4.3 Manuelle In-Line-Stabilisation. Bei einer HWS-Verletzung muss die Immobilisationsschiene zur Intubation geöffnet und der Kopf des Patienten manuell in-line stabilisiert werden, um unerwünschte Bewegungen in der HWS während des Intubationsvorgangs zu vermeiden.

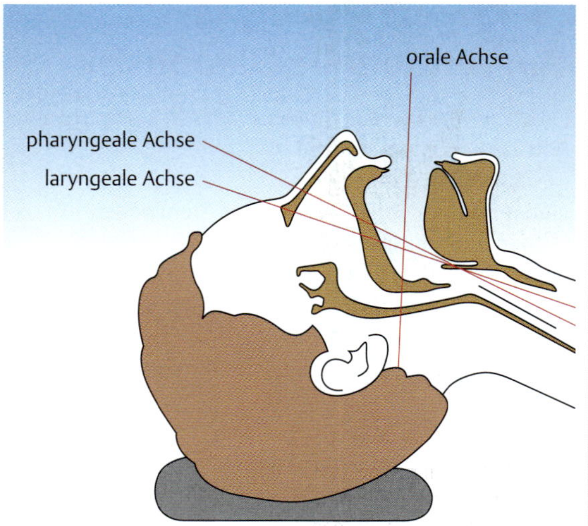

Abb. 4.4 Blickwinkel zur Intubation.

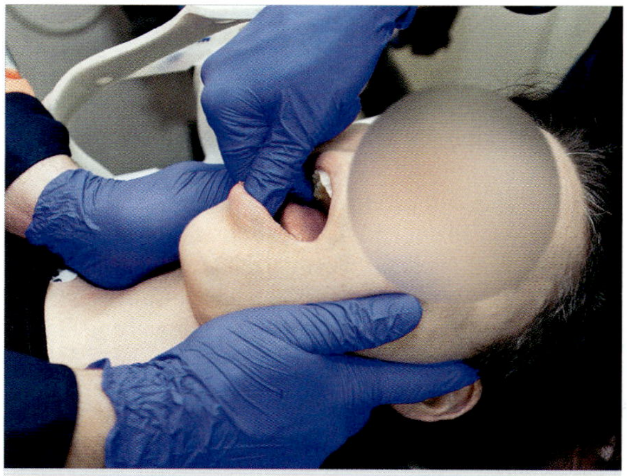

Abb. 4.5 Der Mund der Patientin wird mittels Kreuzgriff geöffnet (siehe Text).

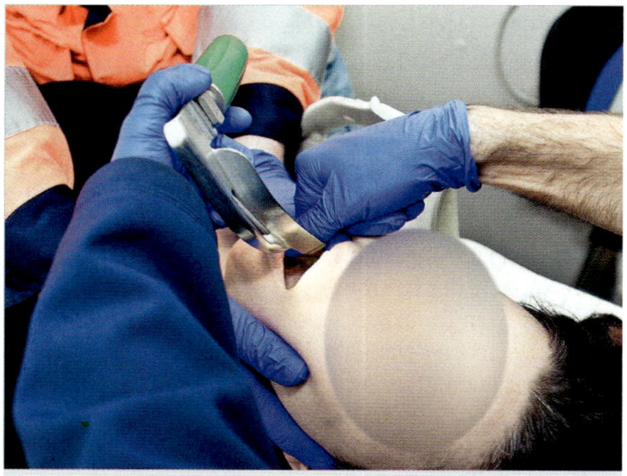

Abb. 4.6 Das Laryngoskop wird vorsichtig vom rechten Mundwinkel aus in den mittels Kreuzgriff geöffneten Mund der Patientin eingeführt und die Zunge nach links verdrängt (siehe Text).

3. Durch vorsichtigen Zug am Laryngoskop nach vorne oben heben Sie den Zungengrund an. Vermeiden Sie auf jeden Fall ein Hebeln: Dies kann Zahnschäden verursachen. Nun wird der Blick auf die Uvula und die Rachenhinterwand frei.
4. In der Zwischenzeit heben Sie den Kreuzgriff der rechten Hand auf. So können Sie diese nutzen, um die häufig zwischen Zahnreihe und Spatel eingeklemmten Lippen bzw. die Zunge zu befreien (▶ Abb. 4.7).
5. Nun schieben Sie das Laryngoskop weiter vor, bis die Epiglottis in Sicht kommt. Danach platzieren Sie die Spitze des Spatels im Bereich der Vallecula epiglottica an der Basis der Epiglottis und richten diese durch Zug in Richtung des Laryngoskopgriffs auf, wodurch darunter der Kehlkopfeingang mit Stimmbändern, Taschenfalten und Aryknorpeln in den Blick kommt (▶ Abb. 4.8).
6. ggf. BURP-Manöver: Sie können mit Ihrer rechten Hand vorsichtig den Kehlkopf durch dorsal (backward), kranial (upward) und rechts (right) gerichteten Druck (pressure) besser in Ihre Blickachse rücken. Da Sie Ihre rechte Hand für das Einführen des Tubus benötigen, sollte die Position, in die Sie sich den Kehlkopf positioniert haben, von einer Assistenzperson möglichst exakt übernommen werden.
7. Ab jetzt sollten Sie „Ihr Ziel nicht mehr aus den Augen verlieren", d. h. den Blick nicht von der Stimmbandebene abwenden.

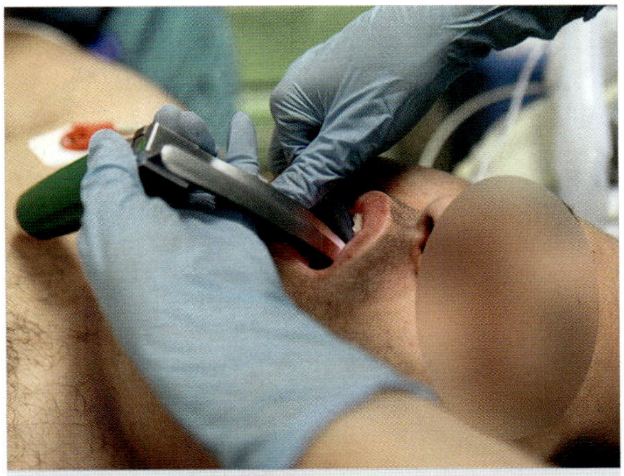

Abb. 4.7 Die Zunge wird mit der Mulde des Laryngoskopgriffs nach links verdrängt. So wird der Blick auf die Epiglottis frei. Bei der Laryngoskopie muss man darauf achten, Lippen und Zähne nicht zu verletzen. (Quelle: Knapp J, Popp E. Die endotracheale Intubation. Notfallmedizin up2date 2013; 8: 246–250)

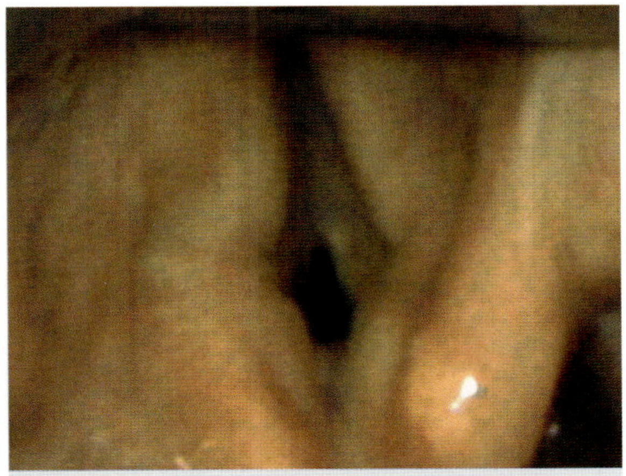

Abb. 4.8 Blick auf den Kehlkopfeingang. Zu sehen sind der Kehlkopf mit angehobener Epiglottis, Aryknorpeln (unterer Bildrand) und den dazwischenliegenden, leicht geöffneten Stimmbändern (Bildmitte). (Quelle: Knapp J, Popp E. Die endotracheale Intubation. Notfallmedizin up2date 2013; 8: 246–250)

8. Ein Helfer reicht den Tubus an, Sie nehmen ihn „blind" entgegen. Er wird dann über den rechten Mundwinkel (zunächst 90° im Uhrzeigersinn gegen die spätere Lage verkippt) vor der Stimmbandebene positioniert und (ggf. mit einer leichten Drehbewegung) in die Trachea vorgeschoben. Nach Passage der Tubusspitze durch die Stimmbandebene sollte eine Assistenzperson den Führungsstab 1–2 cm zurückziehen, um eine Verletzung der Luftröhre zu vermeiden. Danach schieben Sie den Tubus weiter vor, bis die Stimmbänder sich zwischen den beiden schwarzen Quermarkierungen befinden. Dies entspricht beim Erwachsenen meist einer Tiefe von 20–24 cm ab der Zahnreihe.
9. Der Tubus wird geblockt, der Führungsstab entfernt und eine Beatmungsmöglichkeit mit vorgeschaltetem Filter und Kapnografie angeschlossen.
10. Lesen Sie die Einführtiefe auf Höhe der Zahnreihe ab und kontrollieren Sie sie im Verlauf – insbesondere nach Umlagerungsmaßnahmen.
11. Überprüfen Sie den Cuff-Druck und stellen Sie ihn auf einen Wert zwischen 20 und 30 cmH_2O ein.
12. Falls die Epiglottis nicht darzustellen ist, kann dies mehrere Gründe haben:
    - Der Patient wurde falsch gelagert.
    - Der Laryngoskopspatel wurde zu tief eingeführt.
    - Speichel, Blut oder Erbrochenes verdecken die Epiglottis.
13. Daher sollte man in diesen Fällen die Lagerung des Patienten überprüfen und optimieren, den Spatel erneut langsam unter Darstellung der o. g. anatomischen Strukturen einführen bzw. mit einem Absaugkatheter Flüssigkeiten aus dem Mund-Rachen-Raum entfernen. Die Darstellung der Stimmbänder kann wie bereits erwähnt durch externe Larynxmanipulation verbessert werden.
14. Nach der erfolgreichen Intubation fixiert der Intubierende den Endotrachealtubus mit der Hand zwischen Daumen und Zeigefinger, während der Handballen auf der Wange des Patienten zu liegen kommt. Der direkte Kontakt mit dem Patienten verhindert, dass der Tubus bei Bewegungen unbemerkt herausgezogen oder vorgeschoben wird.
15. Sofortige Kontrolle der Tubuslage durch Auskultation und Kapnografie (▸ Abb. 4.9). Beachten Sie: Sowohl das Beschlagen des Tubus, Thoraxexkursionen als auch ein hörbares Atemgeräusch über beiden Lungen gelten als unsichere Intubationszeichen. Einzig das Einführen des Tubus unter Sicht in die Stimmritze und die Ableitung eines adäquaten Kapnografiesignals über mehrere Atemzüge können als sichere Zeichen gewertet werden.
16. Die Auskultation erfolgt zunächst über dem Magen im Bereich des Epigastriums. Wenn man hier keine gurgelnden, blubbernden oder sonstigen (Insufflations-) Geräusche hört, erfolgt die Ansage: „Magen frei." Danach hört man zunächst über der rechten Lunge ab, da bei einer bronchialen/einseitigen Intubation der Tubus in der Mehrzahl der Fälle im rechten Hauptbronchus zu liegen kommt und so ein Atemgeräusch über der rechten Lunge auskultierbar ist. Nach der Ansage „rechte Lunge belüftet" wird die seitengleiche Lage links sowie beidseitig basal bzw. über mehreren Arealen verifiziert: „Atemgeräusch beidseitig seitengleich."
17. Nach Verifikation der korrekten Tubuslage wird dieser endgültig fixiert, z. B. mittels Binde, industriell gefertigten Haltern oder Klebestreifen.

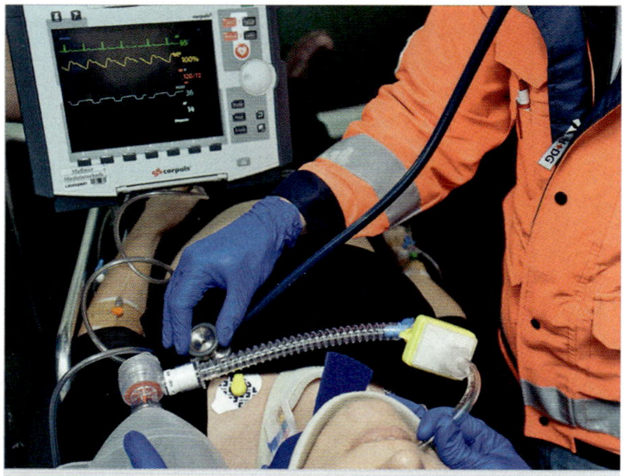

Abb. 4.9 Kontrolle der Tubuslage: Der Intubierende fixiert den eingebrachten Tubus mit einer Hand im Mundwinkel des Patienten. Es erfolgt eine Lagekontrolle mittels Auskultation und Kapnografie (CO_2-Kurve und -Wert sind auf dem Monitor dargestellt).

18. Anlage einer Magensonde, da ein überblähter Magen die Aspirationsgefahr erhöht und durch Druck gegen das Zwerchfell die Oxygenierung verschlechtern kann (insbesondere bei Kindern).
19. Kontrolle der adäquaten Beatmung des Patienten (Kapnografie, Einstellungen am Beatmungsgerät, Alarmgrenzen) sowie der Vitalparameter.

4.12 Mögliche Komplikationen

- Komplikationen bei der Sicherung des Atemweges treten unter den widrigen Bedingungen der Notfallsituation im Vergleich zur innerklinischen Situation häufiger auf.
- Die größte Gefahr während der prähospitalen ETI geht sicher von der Hypoxie aus. Diese ist als gravierender anzusehen als eine Aspirationsgefährdung durch eine Maskenbeatmung, sodass bei misslungener Atemwegssicherung und manifester bzw. unmittelbar bevorstehender Hypoxie unbedingt eine vorsichtige Maskenbeatmung durchgeführt werden muss. Bei erschwerten Bedingungen ist auch die Zweihelfer-Methode mit dem doppelten C-Griff möglich. Darüber hinaus haben sich einfache Hilfsmittel wie der Guedel- oder Wendl-Tubus bewährt. In diesem Zusammenhang kann nicht oft genug betont werden, dass eine adäquate Präoxygenierung das Risiko einer Hypoxie bei ETI reduzieren bzw. das Intervall bis zu deren Auftreten verlängern kann.
- Bei Misslingen der Intubation sollte man zunächst zur Maskenbeatmung zurückkehren, um dann – im Sinne einer „Vorwärtsstrategie" – die Sicherung des Atemweges mit einem supraglottischen Hilfsmittel (Larynxtubus, -maske) zu versuchen. Als Ultima Ratio bleibt die Notfallkoniotomie.
- Hier stellt sicherlich die Evaluation des Patienten vor Beginn der ETI die bestmögliche Prävention dar, um bei Verdacht auf einen schwierigen Atemweg nach Vorankündigung unter Erhalt bzw. Unterstützung der Spontanatmung des Patienten eine geeignete Notaufnahme anzusteuern, wo entsprechendes Equipment und personelle Ressourcen vorhanden sind.
- Bei Beatmungs- oder Oxygenierungsproblemen trotz eines initial korrekt eingebrachten Tubus sollte man anhand des Akronyms DOPES gezielt nach möglichen Ursachen suchen:
  - **D**: Dislokation/-konnektion des Endotrachealtubus oder des Beatmungssystems
  - **O**: Obstruktion des Tubus, z. B. durch:
    - Sekret
    - Fremdkörper
    - Zubeißen des Patienten bei ungenügender Narkosetiefe oder das (Wieder-)Anlegen einer HWS-Immobilisation, wodurch es bei fehlendem Beißschutz (z. B. durch einen Guedel-Tubus) zu einem kräftigen Kieferschluss mit Obstruktion des Tubus kommen kann
    - Einklemmen des Beatmungsschlauches im Tragesystem etc.
  - **P**: Pneumothorax bzw. Spannungspneumothorax, pulmonale Pathologien
  - **E**: Equipmentversagen
  - **S**: Stomach = überblähter Magen, Sedierung, Sonstiges

4.13 Literatur zur weiteren Vertiefung

[1] Timmermann A, Böttiger BW, Byhahn C et al. S1 Leitlinie Prähospitales Atemwegsmanagement 02/2019. Registernummer 001-040. Im Internet: https://www.awmf.org/uploads/tx_szleitlinien/001-040l_S1_Praehospitales-Atemwegsmanagement_2019-03_1.pdf; Stand: 17.06.2019

[2] Piepho T, Cavus E, Noppens R et al. S 1 guidelines on airway management. Guidelines of the German Society of Anesthesiology and Intensive Care Medicine. Anaesthesist 2015; Suppl 1: 27–40

[3] Bernhard M, Hossfeld B, Bein B et al. Handlungsempfehlung: Prähospitale Notfallnarkose beim Erwachsenen. Anästh Intensivmed 2015; 56: 317–335

[4] Deutsche Gesellschaft für Unfallchirurgie e. V. (DGU) et al. S 3-Leitlinie Polytrauma/Schwerverletzten-Behandlung (01.07.2016). Im Internet: www.awmf.org/leitlinien/detail/ll/012-019.html; Stand: 14.02.2019

5 Kapnografie

Jan Wnent, Holger Maurer

5.1 Steckbrief

Die Kapnografie gehört heute zum Standardmonitoring sowohl in der Anästhesie und Intensivmedizin als auch in der außerklinischen Notfallmedizin. Sie ist der Goldstandard zur Kontrolle der Tubuslage im Rahmen der Intubation und zum kontinuierlichen Monitoring des gesicherten Atemweges. Sie bietet zahlreiche Möglichkeiten zur Überwachung der Atem- und Kreislaufphysiologie von Patienten. Ein messbares CO_2 setzt die Produktion von Kohlenstoffdioxid im Gewebe, dessen Transport in einem suffizienten Kreislauf in eine perfundierte Lunge und die adäquate alveoläre Ventilation voraus. Durch das Monitoring einer Kapnografie können also Probleme bei der CO_2-Produktion (z. B. schwere Hypothermie), dem Kreislauf (z. B. Schock) und der Ventilation (z. B. Diskonnektion) aufgedeckt werden. Eine Alternative kann die Kapnometrie darstellen, also eine rein quantitative Messung des exspiratorischen CO_2. Die Kapnografie ist diesem Verfahren jedoch überlegen.

5.2 Aktuelles

- Die Vorhaltung einer technischen Voraussetzung für die Messung des CO_2-Partialdrucks wird in der für Rettungsdienstfahrzeuge und deren Ausstattung geltenden Norm gefordert (DIN EN 1789).
- Auch die betreffenden Fachgesellschaften drängen auf die Nutzung der Kapnografie. So ist sie in der S 1-Leitlinie zur prähospitalen Notfallnarkose eine der zentralen Handlungsempfehlungen [3].

5.3 Synonyme

- Kapnometrie
- CO_2-Messung

5.4 Keywords

- Kapnografie
- Kapnometrie
- CO_2-Messung
- Intubation
- Atemwegssicherung
- Reanimation

5.5 Definition

- Die Messung eines CO_2-Wertes in der Ausatemluft gehört zum Standardmonitoring in der Anästhesie, Intensiv- und Notfallmedizin.
- Während dabei eine Kapnometrie lediglich einen Zahlenwert als Messung des CO_2-Gehalts der Ausatemluft als Momentaufnahme anzeigt, stellt die Kapnografie den zeitlichen Verlauf nach erfolgtem Atemzug oder Atemhub als Kurve dar und vermittelt dadurch weitere hilfreiche Informationen.

5.6 Indikationen

- Lagekontrolle bei der endotrachealen Intubation (ETI) bzw. bei supraglottischen Atemwegshilfen (SGA):
  - Für Anästhesisten ist bei jeder Atemwegssicherungsmaßnahme eine Kapnografie Standard, unabhängig davon, ob es sich um eine einfache Narkose bei einem ansonsten gesunden jungen Patienten handelt oder um einen vorerkrankten, nicht nüchternen Patienten mit potenziell schwierigem Atemweg. Bekanntermaßen ist die Inzidenz von nicht nüchternen Patienten und Patienten mit als schwierig beschriebenem Atemweg im außerklinischen Setting weitaus höher [1], [2]. Sofern das Gerät fehlerfrei funktioniert und angewendet wird, spricht das Ausbleiben einer adäquaten CO_2-Kurve nach Intubationsversuch regelhaft für eine Fehlintubation, meist im Sinne einer ösophagealen Lage des Tubus.
- Positive CO_2-Kurven bei Fehlintubation nach der Ingestion kohlensäurehaltiger Getränke sind denkbar und werden verschiedentlich berichtet. Die CO_2-Kurve bleibt aber nicht dauerhaft atemsynchron und nimmt typischerweise auch nicht die „reine" und glatte Exspirationskurvenform einer endotrachealen Lage an.
- Bei kompromittierter Zirkulation und dadurch bedingt reduzierter Produktion von CO_2 kann auch nach korrekter Intubation möglicherweise keine zufriedenstellende und eindeutige kapnografische Kurve entstehen. Wenn dies beispielsweise bei Reanimation, ausgeprägter Hypothermie oder schwerer Lungenembolie vermutet wird, sollten weitere Hilfsmittel zur Tubuslagekontrolle hinzugezogen werden. Zum Beispiel Ösophagusdetektoren, das sind Gummiballons, die in zusammengedrücktem Zustand auf den Tubus gesetzt werden und sich bei endotrachealer Lage durch Ansaugen von Luft aus dem durch die Trachealspangen aufgehaltenen Lumen selbstentfalten, bei ösophagealer Lage mangels offenen Lumens hingegen nicht. Im Zweifel ist aber bei fehlender CO_2-Kurve stets eine Fehlintubation anzu-

nehmen und entsprechend einem einschlägigen Atemwegsalgorithmus vorzugehen.

- Grundsätzlich ist zu bedenken, dass die Kapnografie nicht zwischen einer korrekten trachealen und der durch zu tiefe Intubation bedingten bronchialen Lage unterscheiden kann.
- Auch bei SGA ist die Verwendung einer Kapnografie essenziell. Sowohl das Vorhandensein einer CO_2-Kurve als auch deren regelrechte Form zeigen dem Anwender die ordnungsgemäße Lage des Hilfsmittels an. Ein Fehlen von endtidalem CO_2 ($etCO_2$) lässt eine Fehllage vermuten. Ist die Kurvenform „unschön“, ist dies häufig ein Zeichen für Leckagen.
- Überwachung der Ventilation: Sofern das Gerät richtig geeicht ist und der $etCO_2$-Wert valide ist, kann eine Hypoventilation (Hyperkapnie über 45 mmHg) oder Hyperventilation (Hypokapnie unter 35 mmHg) prompt erkannt werden und durch Veränderungen von Atemzugvolumen und Atemfrequenz entsprechend therapiert werden.
- Kapnografie im Rahmen der Reanimation: Im Rahmen der Reanimation bei Herz-Kreislauf-Stillstand spielt die Kapnografie eine besondere Rolle; dies wird auch in den internationalen Leitlinien explizit betont [4].
- So wird natürlich die korrekte Tubuslage – oder auch die Lage einer SGA – durch eine beatmungssynchrone CO_2-Kurve angezeigt, womit gleichzeitig die Atemfrequenz (die 10/min betragen soll) überwacht werden kann. Zusätzlich gibt die Höhe des $etCO_2$ nicht nur Aufschluss über die Qualität der Herzdruckmassage (eine gute Herzdruckmassage generiert einen besseren Kreislauf, ein suffizienterer Kreislauf produziert und zirkuliert mehr CO_2), sondern implizit auch über eine Prognose. Dauerhaft niedrige CO_2-Werte (unter 10 mmHg nach 20 min) bedeuten eine geringere Wahrscheinlichkeit für eine erfolgreiche Wiederbelebung als höhere Werte. Dies sollte bei der Entscheidung über einen Abbruch der Maßnahme mitbedacht werden. Dennoch wird eine alleinige Prognose und Entscheidung des Reanimationsabbruchs basierend auf der Kapnografie nicht empfohlen.
- Insbesondere der mehr oder weniger sprunghafte Anstieg der CO_2-Werte während der Herzdruckmassage kann ein Hinweis auf die Wiederkehr eines Spontankreislaufs sein.
- Kapnografie beim Schädel-Hirn-Trauma (SHT): Je nach Studienlage wird bei Patienten mit schwerem SHT, insbesondere wenn Hirndruckzeichen auftreten, eine strikte Normokapnie und ggf. ein moderater Trend zur Hyperventilation angestrebt (siehe Kap. 63). Dies erfolgt vor dem Hintergrund, dass ein erniedrigtes pCO_2 den zerebralen Blutfluss reduziert und sich möglicherweise positiv auf den Hirndruck auswirken könnte. Die Einstellung der Ventilation auf ein individuell für den Patienten festgelegtes CO_2-Fenster kann präklinisch nur durch die Kapnografie gewährleistet werden, da die Möglichkeit zur arteriellen Blutgasanalyse (BGA) regelhaft nicht vorgehalten wird.
- Kapnografie bei nicht intubierten Patienten: Selbstverständlich wird die Kapnografie auch zum Monitoring von nichtinvasiv (NIV) beatmeten Patienten verwendet. Das $etCO_2$ ist der entscheidende Parameter bei der kontinuierlichen Evaluation der eingeleiteten Therapiemaßnahme bei Hyperkapnie, beispielsweise aufgrund einer exazerbierten COPD.
- Die Kapnografie ist klassischerweise ein Instrument, mit dem Patienten nach Intubation überwacht werden. In den vergangenen Jahren wurden aber vermehrt Medizinprodukte auf den Markt gebracht, die es ermöglichen, auch bei nicht intubierten, spontan atmenden Patienten eine CO_2-Messung in der Ausatemluft zu etablieren. Nasale oder oral-nasale Sonden applizieren gleichzeitig Sauerstoff und können im Nebenstromverfahren einen CO_2-Wert und die Atemfrequenz anzeigen. Typische Einsatzbereiche sind das Monitoring der Atemfrequenz bei sedierten Patienten und das Monitoring des $etCO_2$ bei Hyperkapnie aufgrund pulmonaler Vorerkrankungen.

5.7 Kontraindikationen

- Aufgrund der Einfachheit des Verfahrens sprechen keine Gründe gegen dessen Nutzung. Kontraindikationen für die Verwendung einer Kapnografie bestehen daher nicht.

5.8 Aufklärung und spezielle Risiken

- Bei der Kapnografie handelt es sich um ein etabliertes Standardmonitoring, das keiner besonderen Aufklärung bedarf.
- Ein Fehlen in der Ausstattung kann hingegen ein Organisationsverschulden darstellen: Die Nichtnutzung im individuellen Einsatz kann bei einer Patientenschädigung negative juristische Konsequenzen haben.

5.9 Material

- Die Messung des CO_2 in der Ausatemluft kann auf verschiedene Arten geschehen und erfolgt nichtinvasiv. Üblich ist die Infrarotspektroskopie, bei der das CO_2 infrarotes Licht in charakteristischer Weise konzentrationsabhängig absorbiert.
- Beim Hauptstromverfahren wird eine Küvette körpernah am Schlauchsystem konnektiert.
- Beim Nebenstromverfahren wird eine gewisse Portion Luft (z. B. 50–200 ml) über einen kleinen Schlauch ins Gerät abgesaugt und dort analysiert. Die Werte werden stets mit einer kleinen zeitlichen Verzögerung abgebildet.

- Bei der Etablierung einer Kapnografie ist zu bedenken, dass manche Geräte eine gewisse Aufwärmzeit bis zur Einsatzfähigkeit benötigen, weshalb in der Notfallsituation bei Indikationsstellung zuerst das Gerät eingeschaltet werden sollte. Während innerklinisch genutzte Geräte gelegentlich aktiv geeicht werden müssen, nehmen präklinische Notfallgeräte dies i. d. R. automatisch vor.
- Als kostengünstige Variante stehen auch kolorimetrische semiquantitative Verfahren zur CO_2-Messung zur Verfügung. Beim Einmal-Kapnometer, einer Art erweitertem Lackmuspapier, ändert sich durch die Reaktion des CO_2 mit dem feuchten Indikatorpapier dessen pH-Wert und somit auch dessen Farbe. Dieses Verfahren kann zwar CO_2 nachweisen und eine korrekte Tubuslage bestätigen, ist aber für eine Steuerung der Beatmung nicht geeignet.
- Ein CO_2-Wert kann theoretisch überall in der Umgebungsluft bestimmt werden und deshalb bei intubierten Patienten genauso wie bei Patienten, die mit SGA (Larynxmaske, Larynxtubus, Kombitubus etc.) versorgt sind, eine Beutel-Masken-Beatmung erhalten oder aber einfach spontan atmen (zu letzterem Aspekt siehe weiter unten). Je mehr Umgebungsluft beigemischt wird, desto ungenauer wird die Messung.
- Die Messung erfolgt üblicherweise in Partialdruckeinheiten (pCO_2) oder – weniger üblich – als Konzentrationseinheit (Vol.-%).
- Als Normalwert kann ein $etCO_2$ von 35–45 mmHg (4,7–6,0kPa) angenommen werden. Dies entspricht etwa 4,5–6Vol.-%.
- Bei der Dokumentation wird üblicherweise der $etCO_2$-Wert bestimmt und angegeben, also derjenige Wert, der am Ende der Exspiration unmittelbar vor Beginn des nächsten Atemzuges oder -hubes gemessen wird (Punkt D in ▶ Abb. 5.1).

5.10 Durchführung

- Das Monitoringverfahren wird gemäß den Bestimmungen des Herstellers etabliert (Haupt-, Nebenstromverfahren, Kolorimetrie). Die Interpretation des Kurvenverlaufs gibt nicht nur Auskunft über die technischen Aspekte des Beatmungssystems (Diskonnektion, Hypo-/Hyperventilation usw.), sondern auch über patientenbedingte Pathologien der Atmung und des Kreislaufs.
- Sobald ein akutes Problem auf dem Monitor erkannt wird (oder die Software ein potenzielles Problem signalisiert), sollte zunächst zügig die Beatmungstechnik kontrolliert werden:
  - Beatmungsgerät funktioniert korrekt?
  - Beatmungsschläuche in Ordnung?
  - Diskonnektion
  - Tubuslage
  - Cuff-Druck
  - Narkosetiefe beachten („presst“ der Patient?)
  - Hämodynamik evaluieren (Gründe für plötzliche Kreislaufdepression)
  - pulmonale Gründe ausschließen

5.10.1 Physiologische Kurvenform

- Die physiologische Kurvenform ist in ▶ Abb. 5.1 dargestellt:
  - Beginnt die Exspiration (A), wird zunächst das Totraumvolumen aus Tubus und großen Atemwegen ausgeatmet (das noch weitgehend CO_2-frei ist).
  - Sobald Luft, die am alveolären Gasaustausch teilgenommen hat, aus den entsprechenden Lungenbereichen exspiriert wird, vermischen sich die Volumina und es kommt zu einem raschen CO_2-Anstieg (B), der während der restlichen Ausatemphase beim Lungengesunden ein Plateau erreicht (C).

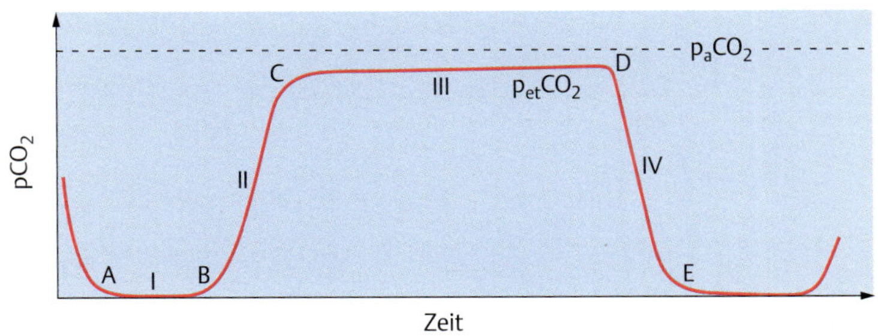

Abb. 5.1 Physiologische Kurvenform. Normales Kapnogramm während der Exspiration und Inspiration.
Phase I (A–B): Ende der Inspirations- und Beginn der frühen Exspirationsphase; zunächst kein CO_2-Anstieg durch Ausatmung von Totraumluft.
Phase II (B–C): steiler CO_2-Anstieg durch Einstrom von Alveolarluft.
Phase III (C–D): endexspiratorische Plateaubildung durch Ausatmung von homogenem Alveolargas.
D: endexspiratorischer CO_2-Spitzenwert. Annäherung des endexspiratorischen und arteriellen CO_2-Partialdrucks: Bei normalen Ventilations-Perfusions-Verhältnissen beträgt die arteriell-alveoläre CO_2-Differenz lediglich 2–5 mmHg.
Phase IV (D–E): Beginn der Inspirationsphase mit steilem CO_2-Abfall auf praktisch null. (Quelle: Helm M, Hauke J, Lampl L. Kapnometrie und Kapnografie. In: Scholz J, Sefrin P, Böttiger B et al., Hrsg. Notfallmedizin. 3. Auflage. Stuttgart: Thieme; 2013)

- Mit dem Beginn der Inspiration (D) fällt das CO_2, beginnend vom Punkt des maximalen $etCO_2$, sehr zügig ab.

5.10.2 Tubusdislokation

- Der Kurvenverlauf ist in ▶ Abb. 5.2 dargestellt.
- Durch die Kapnografie kann eine Tubusdislokation schnell erkannt werden. Die zuvor vorhandene Kurve endet abrupt.

5.10.3 Eigenatmung des Patienten

- Der Kurvenverlauf ist in ▶ Abb. 5.3 dargestellt.
- Beginnt der Patient während einer kontrollierten Beatmung selbsttätig, während der Exspirationsphase des Beatmungsgerätes zu atmen, beispielsweise bei flacher Narkose, nachlassender Relaxierung oder aus vergleichbaren Gründen, kommt es zu Kerben in der kapnometrischen Kurve.

5.10.4 Leckage

- Der Kurvenverlauf ist in ▶ Abb. 5.4 dargestellt.
- Ein plötzlicher Abfall des CO_2, deformierte Kurven und/oder schwankende CO_2-Werte sprechen für eine Leckage.

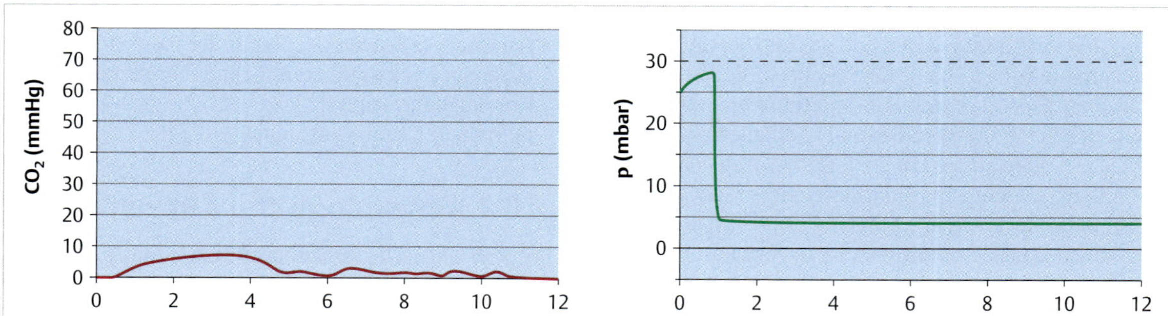

Abb. 5.2 Tubusdislokation, Tubusdiskonnektion.

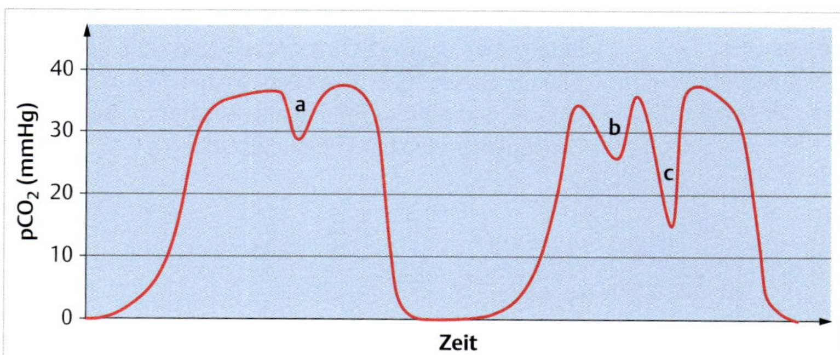

Abb. 5.3 Eigenatmung des Patienten.

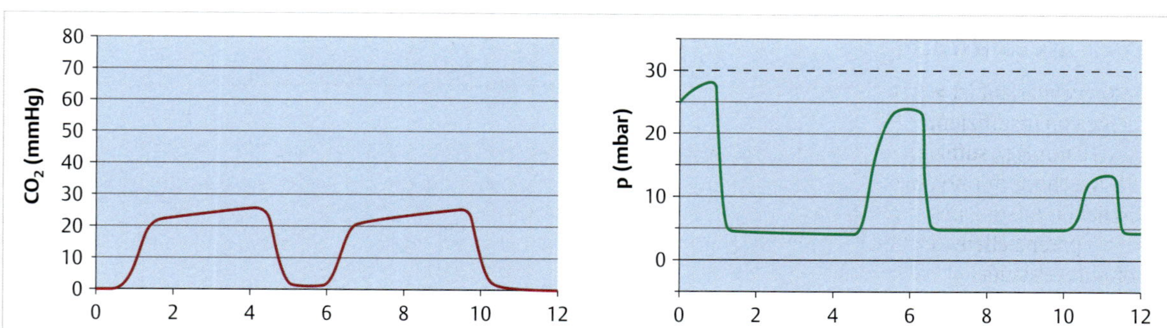

Abb. 5.4 Leckage.

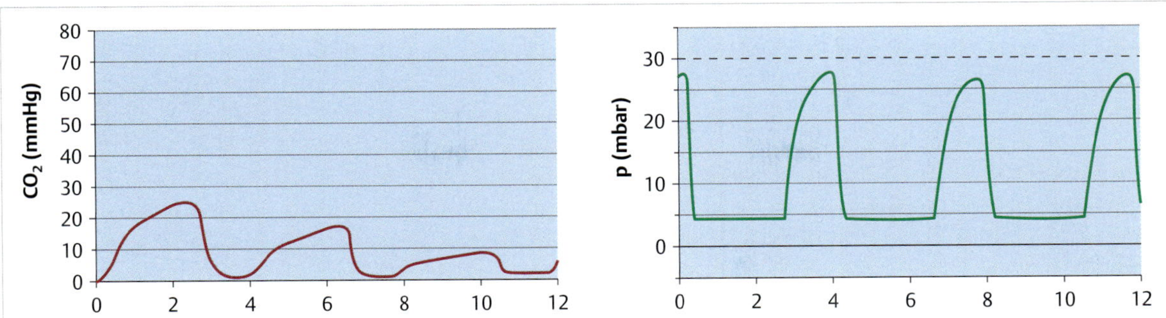

Abb. 5.5 Schock, Lungenembolie.

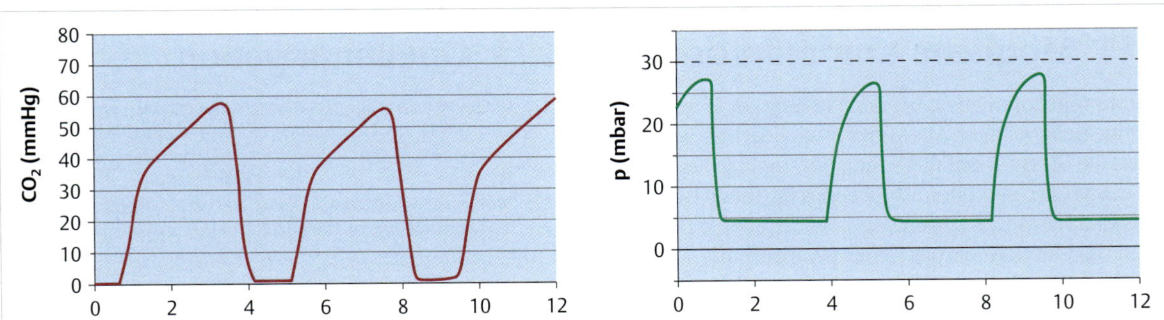

Abb. 5.6 Bronchiale Obstruktion.

5.10.5 Lungenembolie und Schock

- Der Kurvenverlauf ist in ▶ Abb. 5.5 dargestellt.
- Bei gleichbleibendem Atemminutenvolumen kann ein Abfallen des $etCO_2$ im Verlauf eine Kompromittierung des Kreislaufs (z. B. systemischer Blutdruckabfall) oder der Lungenperfusion (z. B. bei Embolie) anzeigen.

5.10.6 Bronchiale Obstruktion

- Der Kurvenverlauf ist ▶ Abb. 5.6 in dargestellt.
- Für eine bronchiale Obstruktion ist der verlangsamte Anstieg der CO_2-Konzentration typisch.

5.10.7 Reanimation

- Der Kurvenverlauf ist ▶ Abb. 5.7 in dargestellt.
- Abfolge von insuffizienter Herzdruckmassage ($etCO_2$ unter 10 mmHg), suffizienter Herzdruckmassage (nach Helferwechsel) mit höheren CO_2-Werten und einem plötzlichen Anstieg des exhalierten CO_2 unter Reanimation als potenziellem Zeichen für die Wiederkehr des Spontankreislaufs.

5.10.8 Verhältnis zum $paCO_2$

- Für die Homöostase des Körpers ist ein normwertiges arterielles $paCO_2$ entscheidend, das bekanntermaßen auch eine wesentliche Rolle bei der Einstellung des Blut-pH-Wertes hat. Die Bestimmung setzt Blutgasanalysegeräte voraus, die in der Klinik und auf Intensivtransportwagen vorgehalten werden, auf den anderen präklinischen Rettungsmitteln aber üblicherweise nicht. Behelfsweise kann das $etCO_2$ genutzt werden, das physiologisch etwa 5 mmHg niedriger ist als das arterielle $paCO_2$.
- Es kann aber unter pathologischen Bedingungen erhebliche Diskrepanzen zwischen beiden Werten geben. Dafür verantwortlich ist das Ventilations-Perfusions-Verhältnis in der Lunge. So können einzelne Lungenabschnitte schlecht ventiliert oder die Perfusion beeinträchtigt sein. Exemplarisch nehmen bei einer Lungenembolie nicht perfundierte Lungenabschnitte dennoch weiter an der Ventilation teil – es entsteht funktioneller Totraum, das CO_2 ist in der Exspirationsluft niedriger als erwartet.

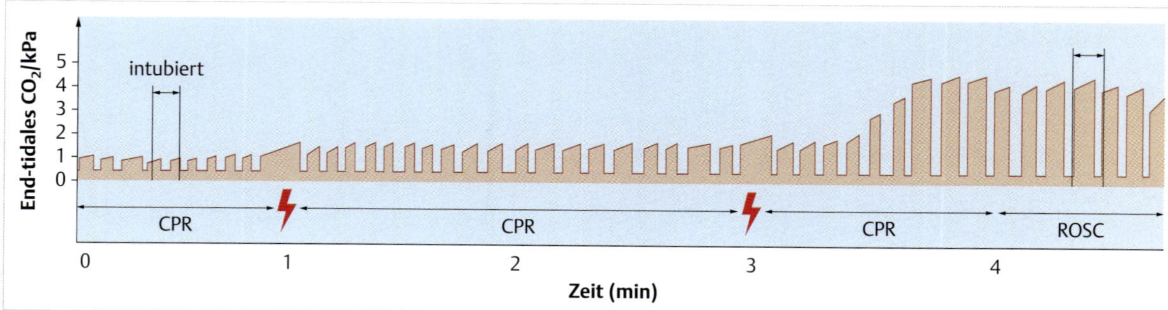

Abb. 5.7 Kapnografie bei Reanimation.
Abk. CPR: kardiopulmonale Reanimation, ROSC: return of spontaneous circulation (Spontanatmung).

5.11 Mögliche Komplikationen

- Mit Komplikationen ist bei der Nutzung der Kapnografie nicht zu rechnen. Allerdings muss beachtet werden, dass die Messung anfällig gegen übermäßige Feuchtigkeit, Sputum, Blut oder Erbrochenes im Tubus ist, wobei das Hauptstromverfahren meist schneller eine Fehlfunktion aufweist als das Nebenstromverfahren.
- Insbesondere bei der Beatmung kleiner Kinder ist zu bedenken, dass beim Hauptstromverfahren durch die Küvette in geringem Maße der Totraum vergrößert wird und beim Nebenstromverfahren durch das Absaugen einer kleinen Portion Luft eine Verfälschung des Atemzug- bzw. Atemminutenvolumens auftreten kann.

5.12 Quellenangaben

[1] Timmermann A et al. Critical Care and Trauma 2007; 3: 619–623
[2] Katz SH et al. Misplaced endotracheal tubes by paramedics in an urban emergency medical services system. Ann Emerg Med 2001 Jan; 37(1) 32–37
[3] Timmermann A, Böttiger BW, Byhahn C et al. S1 Leitlinie Prähospitales Atemwegsmanagement 02/2019. Registernummer 001-040. Im Internet: https://www.awmf.org/uploads/tx_szleitlinien/001-040l_S1_Praehospitales-Atemwegsmanagement_2019-03_1.pdf; Stand: 17.06.2019
[4] Soar J, Nolan JP et al. European Resuscitation Council Guidelines for Resuscitation 2015 Section 3. Adult advanced life support. Resuscitation 2015; 95: 100–147

6 Pulsoxymetrie

Laura Miebach, Stephan Seewald

6.1 Steckbrief

Bei der Pulsoxymetrie wird nichtinvasiv kontinuierlich die partielle Oxygenierung des arteriellen Blutes, die sogenannte Sauerstoffsättigung (SpO_2), mittels Lichtabsorption bestimmt und als Prozentwert angegeben. Es handelt sich um ein einfaches und leicht anwendbares Verfahren zur Ermittlung der Sauerstoffversorgung eines Patienten zu ermitteln. Die normale Sauerstoffsättigung beim Gesunden liegt zwischen 96 und 99 %. Innerhalb gewisser Grenzen (> 70 %) ist die Bestimmung der Sauerstoffsättigung mittels Pulsoxymetrie ein verlässliches Verfahren. Im höheren Lebensalter sinkt die Sauerstoffsättigung physiologisch etwas ab. Die Pulsoxymetrie sollte bei jedem Patienten als Teil der Vitalzeichenkontrolle bzw. im Rahmen der Untersuchung nach dem ABCDE-Schema verwendet werden.

6.2 Synonyme

- Oxymetrie
- periphere Sauerstoffsättigung
- Sättigung
- SpO_2
- Sauerstoffmessung

6.3 Keywords

- Sauerstoffsättigung
- Sauerstoffbindungskurve
- Pulsoxymetrie
- Hämoglobin
- Sauerstoffgehalt
- Oxygenierung
- Pulskonturkurve

6.4 Definition

- Die Pulsoxymetrie als nichtinvasives Messverfahren der peripheren Sauerstoffsättigung (SpO_2) umfasst:
  - die Oxymetrie, die transkutane spektrophotometrische Messung des Anteils von oxygeniertem Hämoglobin (HbO_2) am Gesamthämoglobin (Gesamt-Hb)
  - die Plethysmografie als photoelektrische Pulsregistrierung

6.5 Indikationen

- Die Pulsoxymetrie sollte standardmäßig zur Überwachung aller Patienten eingesetzt werden.
- Aufgrund der einfachen Handhabung und der nichtinvasiven Messung kann sie von jeder medizinischen Berufsgruppe verwendet werden.
- Ziel ist die Bestimmung der SpO_2 des Patienten, um einen Anhalt für seine Sauerstoffversorgung zu erhalten. Diese korreliert mit nur wenigen Prozentpunkten Abweichung mit der invasiv bestimmbaren arteriellen Sauerstoffsättigung (SaO_2).
- Neben der Ermittlung der Sauerstoffsättigung kann bei der Pulsoxymetrie die Pulsfrequenz angezeigt werden und es können Rückschlüsse auf die Pulskonturkurve gezogen werden.

6.6 Aufklärung und spezielle Risiken

- Fehlerhaft angezeigte Werte aus messtechnischen Gründen sind möglich. Dies birgt die Risiken:
  - der falschen Interpretation der angezeigten Ergebnisse
  - der Fehleinschätzung mit Über- oder Unterschätzung der tatsächlichen Sauerstoffversorgung des Patienten
  - des Nichterkennens einer akuten Mangelsituation und damit des Ausbleibens der Therapie

6.7 Material

- Zur Messung der SpO_2 benötigt man ein Pulsoxymeter bestehend aus:
  - Clipsensor: für Finger/Zehen, Ohr oder Nase
  - Mikroprozessor (im Gerät) zeigt die gemessenen Werte auf einem Bildschirm an
- Für Kinder sind spezielle Klebesensoren verfügbar, die an die Akren oder die Ferse geklebt werden können (► Abb. 6.1).

6.8 Durchführung

6.8.1 Hintergrund

- Der Sauerstoff aus der Einatemluft diffundiert aus den Alveolen aufgrund des Konzentrationsgefälles in die Blutgefäße der Lunge.
- Im menschlichen Körper wird Sauerstoff zum größten Teil gebunden an Hb in den Erythrozyten transportiert.

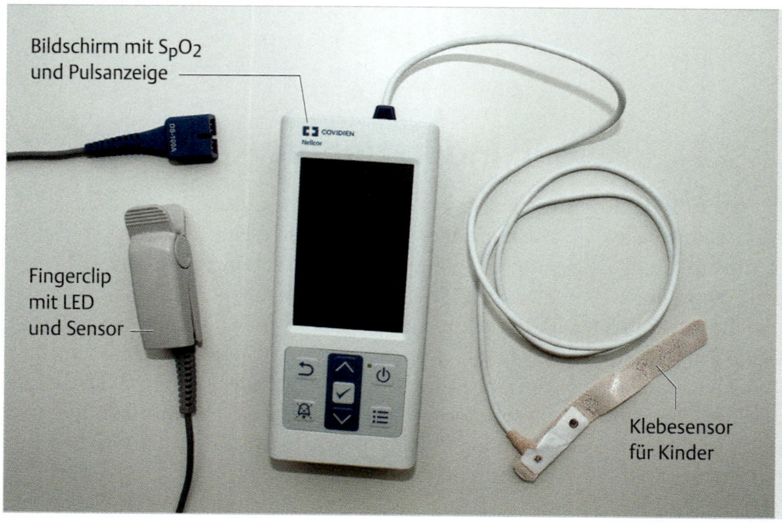

Abb. 6.1 Fingerclips und Pulsoxymeter.

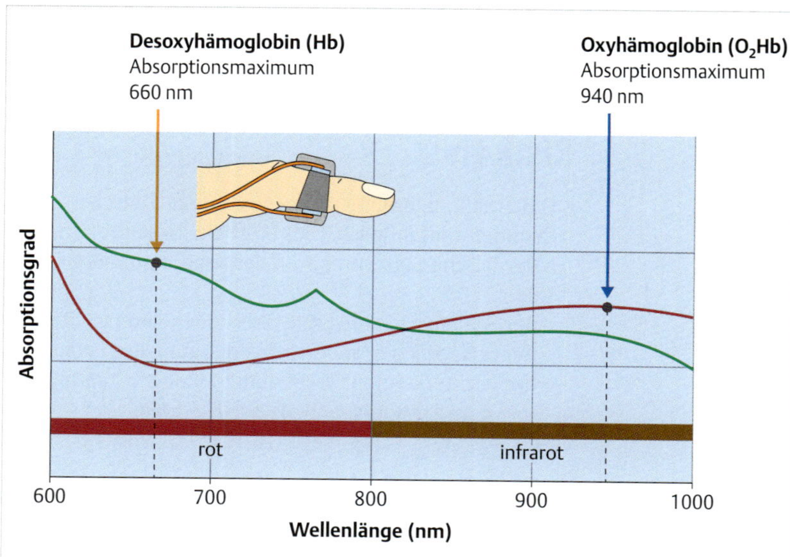

Abb. 6.2 Absorptionsmaxima von desoxygeniertem Hämoglobin (Hbdesoxy) und oxygeniertem Hämoglobin (HbO_2). Abk. Hb: Hämoglobin.

Nur etwa 1,5–3 % des Gesamtsauerstoffs liegen physikalisch gelöst im Blut vor.

- Die Farbe des Blutes ist abhängig von der Sauerstoffbeladung des Hb:
  - Oxygeniertes Hb (HbO_2) absorbiert deutlich weniger Licht im roten Bereich (660 nm) und mehr Licht im infraroten Bereich (940 nm) als das desoxygenierte Hämoglobin (Hbdesoxy) (▸ Abb. 6.2).
  - Dadurch ist das HbO_2 bei einer Wellenlänge von 660 nm weniger transparent als das Hbdesoxy.
- Die Oxymetrie basiert auf dem Gesetz von Lambert-Beer:
  - „Die Schwächung eines Lichtstrahls entspricht dem Produkt, das aus der Konzentration der Substanz, der Schichtdicke und dem Extinktionskoeffizienten entsteht."
  - Die Konzentration des HbO_2 wird also durch die Lichtabsorption bei den spezifischen Wellenlängen von 660 nm und 940 nm bestimmt.
- Die Sauerstoffsättigung des Blutes ist abhängig vom Sauerstoffpartialdruck (pO_2) im Blut, also dem Anteil gelösten Sauerstoffs am Gesamtdruck aller gelösten Gase im Blut.
- Die Beziehung zwischen Sauerstoffsättigung und pO_2 ist jedoch nicht linear (▸ Abb. 6.3). Es handelt sich um eine s-förmige Kurve:
  - Im Bereich eines pO_2 über 80 mmHg ist die Sauerstoffsättigung über eine lange Strecke nahezu unverändert, sodass eine Änderung von mehr als 20 mmHg im SpO_2 kaum Änderungen der Sauerstoffsättigung bewirkt.

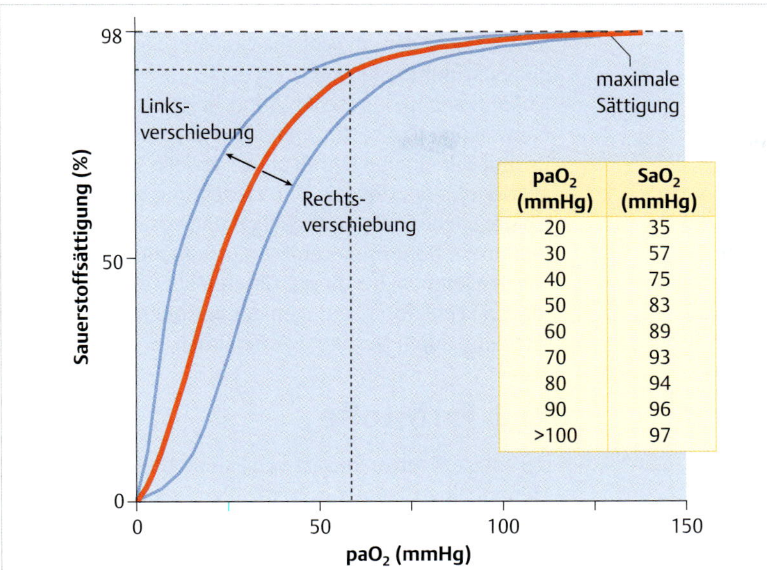

Abb. 6.3 Sauerstoffbindungskurve. (Quelle: Rathgeber J. Sauerstoffbindungskurve. In: Rathgeber J, Hrsg. Grundlagen der maschinellen Beatmung. 2., vollständig überarbeitete und erweiterte Auflage. Stuttgart: Thieme; 2010)

- ○ Erst ab einem SpO_2 unter 60 mmHg, der i. d. R. mit einer Sauerstoffsättigung von etwa 90 % korreliert, kommt es zu einer deutlichen Änderung der Sättigung selbst bei kleinen pO_2-Änderungen. Die Kurve fällt in diesem Bereich sehr steil ab.
- ○ Die Genauigkeit der Pulsoxymetrie wird daher ab Werten unter 70 % zunehmend schlechter.
- ○ Im Normalbereich liegt die Abweichung von der SaO_2 dagegen zwischen 2 und 3 %. Der Normalbereich des pO_2 beim Gesunden unter Raumluft liegt i. d. R. bei > 100 mmHg und geht mit Sättigungswerten von 96–99 % einher.

6.8.2 Messwerte

- Durch das Pulsoxymeter wird die partielle Sauerstoffsättigung gemessen, d. h. es handelt sich um den prozentualen Anteil von HbO_2 am vorhandenen Gesamt-Hb.
- Das Gesamt-Hb enthält neben dem HbO_2 und dem Hb_{desoxy} auch Anteile von Methämoglobin (Hb_{Met}) und Karboxyhämoglobin (HbCO).

$SpO_2 = HbO_2/HbO_2 + Hb_{desoxy} + HbCO \times 100$

- Die Berechnung des HbO_2 bei der Pulsoxymetrie geht jedoch davon aus, dass die beiden letzteren Komponenten keinen nennenswerten Anteil am Gesamt-Hb ausmachen.

$SpO_2 = HbO_2/HbO_2 + Hb_{desoxy} \times 100$

- Zusätzlich werden die Pulsfrequenz und die Pulskonturkurve durch das Pulsoxymeter gemessen und angezeigt.
  - ○ Der typische Verlauf der Pulskurve besteht aus einem steilen Anstieg, der mit einer abgerundeten Spitze endet und anschließend abfällt. Im abfallenden Teil der Pulskurve findet sich physiologisch eine Inzisur, die durch den Schluss der Aortenklappe am Ende der Austreibungsphase in der Systole entsteht.
  - ○ Der Verlauf der Pulskonturkurve erlaubt in begrenztem Ausmaß einen Rückschluss auf den Volumenstatus des Patienten. Ein sogenannter Swing in der angezeigten Kurve mit periodischem Anstieg und Abfall der Kurve kann ein Hinweis auf einen Volumenmangel des Patienten sein.

6.8.3 Technik

- Mit 2 LED-Lichtquellen wird Licht in 2 verschiedenen Wellenlängen ausgesendet und von einem Fotodetektor erfasst. Das ausgesendete Licht liegt im roten Bereich bei 660 nm und im infraroten Bereich bei 940 nm. Die LEDs senden abwechselnd etwa 100-mal pro Sekunde Licht aus.
- Der Fotodetektor erfasst die Extinktion, also die Abschwächung des Lichtstrahles durch das durchstrahlte Gewebe.
  - ○ Hierbei wird ein Mittelwert aus den Messungen gebildet und durch einen Mikroprozessor die Sättigung errechnet.
  - ○ Dabei wird die Differenz der Lichtabsorption sowohl während der Diastole als auch während der Systole gemessen.
  - ○ Während der Diastole kommt es zur Lichtabsorption durch die nicht pulsierenden Gewebeschichten um die Arterie.
  - ○ Während der Systole kommt die Pulsation der Arterien hinzu.
  - ○ Somit kann die Absorption durch die umliegenden Gewebeschichten um die Arterien aus der Analyse herausgerechnet werden, indem die pulsatilen Anteile der Lichtabsorption in Relation zu den nicht pulsatilen Anteilen gesetzt werden.

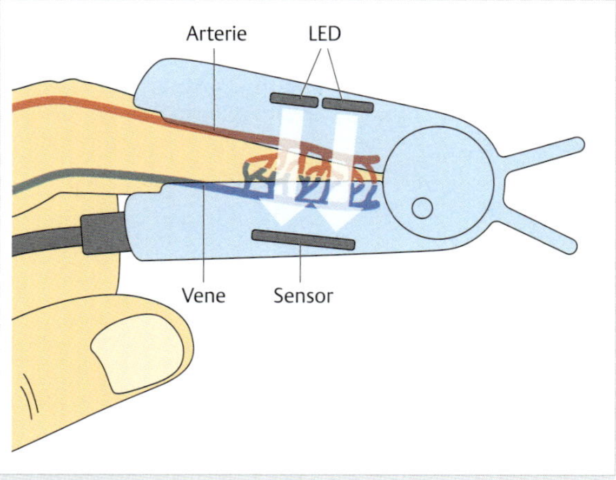

Abb. 6.4 Schema Abbildung des Fingerclips.

6.8.4 Praktische Durchführung

- In der Praxis wird der Sensor, der die LED-Lichtquelle und den Fotodetektor enthält, an den Akren des Patienten, meist am Finger oder Ohr, möglich sind aber auch Zeh oder Nase, angebracht, wo wenig Gewebe über den Gefäßen liegt, um möglichst wenig Störpotenzial zu bieten (► Abb. 6.4).
- Bei längerer Anwendung sollte in regelmäßigen Abständen die Position des Sensors verändert werden, um Druckläsionen zu vermeiden.

6.9 Mögliche Komplikationen

- Komplikationen bei der Verwendung der Pulsoxymetrie können Fehlmessungen in bestimmten Situationen sein.
- Jegliche Anwesenheit von Farbstoffen im Blut, Gewebe oder auf den Fingernägeln sowie vorhandene Dyshämoglobinämien oder starke Bewegung führen zu Störungen in der Messgenauigkeit.

6.9.1 Dyshämoglobinämie

- Da das Pulsoxymeter nur Licht in den 2 Wellenlängen 660 nm und 940 nm aussendet, kann nur die funktionelle Sauerstoffsättigung gemessen werden. Der Anteil des HbMet und des HbCO wird nicht berücksichtigt.
- Besteht eine erhöhte Konzentration von HbCO bei einer Kohlenmonoxidvergiftung, misst das Pulsoxymeter einen falsch hohen Sauerstoffsättigungswert, da der Absorptionskoeffizient von HbCO dem Koeffizienten von HbO_2 sehr ähnlich ist.
- Findet sich ein erhöhter Anteil von HbMet im Körper, kommt es ebenfalls zu falsch hohen Messwerten. HbMet absorbiert sowohl im roten als auch im infraroten Bereich das Licht deutlich. Typischerweise fällt der angezeigte Wert der Pulsoxymetrie nicht unter 85 %, obwohl der tatsächliche Grad der Sauerstoffsättigung darunterliegen kann.
- HbMet kann im klinischen Alltag beispielsweise als Nebenwirkung von bestimmen Medikamenten auftreten.
- Es sind seit einigen Jahren auch spezielle Messsensoren auf dem Markt, die eine Unterscheidung von HbCO, HbMet sowie HbO_2 ermöglichen und zusammen mit modernen Defibrillatoren/Monitoreinheiten verwendet werden können. Bei diesen Geräten kommt es demnach nicht zu Fehleinschätzungen der peripheren Sauerstoffsättigung durch Dyshämoglobinämien.

6.9.2 Farbstoffe

- Der intraoperative Einsatz von Farbstoffen, wie z. B. Methylenblau, kann kurzfristig über wenige Minuten zu einem Abfall der pulsoxymetrisch gemessenen Sauerstoffsättigung führen, da die Farbstoffe eine Absorptionsänderung bewirken.
- Ebenfalls können farbige Nagellacke eine falsch niedrige Sättigungsmessung verursachen.

6.9.3 Artefakte

- Durch Muskelzittern oder Bewegung des Patienten kann es zu Artefakten mit Fehlmessungen kommen.
- Störungen durch Elektrokauter bei Operationen werden in der Literatur beschrieben.
- Durch Messung des Relaxierungsgrades unter einer Allgemeinnarkose können ebenfalls falsch niedrige Sättigungswerte verursacht werden.
- Sitzt der Sensorclip nicht ordnungsgemäß, kann durch Lichtstreuung und fehlerhafte Winkel ebenfalls der Wert verfälscht werden.
- Einige Pulsoxymeter sind nicht im MRT verwendbar, da das dort vorherrschende Magnetfeld zu Artefakten führt.

6.9.4 Pulskurve

- In Fällen einer deutlich abgeschwächter Pulskurve, wie
  - Kreislaufversagen und Zentralisierung,
  - Vasokonstriktion mit abnehmendem Blutfluss durch die Akren und
  - Hypothermie unter 35 °C Körperkerntemperatur,

  kommt es zu Fehlmessungen bis hin zum kompletten Versagen der Pulsoxymetrie.

6.9.5 Anämie

- Im Rahmen von massiven Anämien kann eine gute Sauerstoffsättigung bestehen, wenn die restlichen vorhandenen Erythrozyten Sauerstoff gebunden haben. Trotzdem kann im Körper ein Sauerstoffmangel vorliegen, da die Gesamtmenge an Sauerstoff nicht ausreichend ist.

- Durch die Anämie besteht in diesem Falle nicht mehr genügend Sauerstofftransportkapazität, um den Sauerstoffbedarf des Körpers (in Ruhe beim Erwachsenen etwa 300 ml/min) zu decken. Der Anteil des physikalisch im Blut gelösten Sauerstoffs ist dazu viel zu gering.
- Zusätzlich kann die Messung des Pulsoxymeters bei extrem niedrigen Hb-Werten fehlerhaft sein.

6.9.6 Abweichung vom Normalbereich

- Die Pulsoxymetrie bietet eine gute Übersicht über den Oxygenierungsgrad des Hb im Normalbereich.
- Zu beachten ist jedoch die Ungenauigkeit bei Sättigungswerten < 70 %, sodass die Verlässlichkeit gerade in für den Patienten vital bedrohlichen Situationen, deutlich verringert ist. Die Sauerstoffsättigung fällt auch bei nicht ausreichender Oxygenierung erst verzögert ab.
- Die Sauerstoffsättigung ist daher kein frühzeitiger Parameter zur Erkennung einer plötzlichen Oxygenierungsverschlechterung des Patienten (z. B. nicht erkannte ösophageale Fehlintubation oder Diskonnektion vom Beatmungsgerät).

6.9.7 Störungen der Pulskontur

- Bei schlechter peripherer Durchblutung verläuft die angezeigte Pulskurve zu abgeflacht und die angezeigten Sättigungswerte können fehlerhaft sein.
- Das Gleiche gilt für Zustände der Hypotonie, z. B. im Schock (▶ Abb. 6.5).

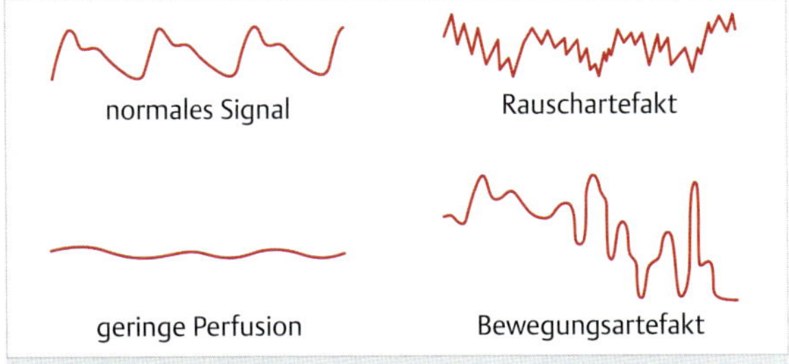

Abb. 6.5 Pulskonturkurven.

6.10 Literatur zur weiteren Vertiefung

[1] Roewer N, Thiel H. Taschenatlas Anästhesie. 5. Aufl. Stuttgart: Thieme; 2013
[2] Flake F, Runggaldier K. Arbeitstechniken A bis Z für den Rettungsdienst. 2. Aufl. München: Elsevier; 2008
[3] Larsen R, Burchardi H. Die Intensivmedizin. 11. Aufl. Heidelberg: Springer; 2011
[4] Larsen R, Ziegenfuß T Mathes A. Beatmung. 6. Aufl. Heidelberg: Springer; 2017
[5] van Aken H, Reinhart K, Zimpfer M. AINS – Anästhesiologie – Intensivmedizin – Notfallmedizin – Schmerztherapie, Band 2 Intensivmedizin. 1. Aufl. Stuttgart: Thieme; 2001
[6] Kochs E, Krier C, Buzello W, Adams HA, Schmucker P. AINS - Anästhesiologie - Intensivmedizin - Notfallmedizin - Schmerztherapie, Band 1 Anästhesie. 1. Aufl. Stuttgart: Thieme; 2001
[7] Abdulla W. Praxisbuch Interdisziplinäre Intensivmedizin. München: Urban & Fischer; 2006
[8] Rathgeber J, Baum J, Neumann P et al. Grundlagen der maschinellen Beatmung. Einführung in die Beatmung für Ärzte und Pflegekräfte. 2. Aufl. Stuttgart: Thieme; 2010
[9] Kochs E, Zacharowski K. Anästhesievorbereitung und perioperatives Monitoring. Stuttgart: Thieme; 2015

7 Der periphervenöse Zugang

Peter Hilbert-Carius, Karsten zur Nieden

7.1 Steckbrief

Periphervenöse (i. v.) Zugänge stellen eine grundlegende Voraussetzung für eine medikamentöse Notfalltherapie dar. Daher finden i. v. Zugänge in vielen Notfallsituation Anwendung. Ohne einen i. v.-Zugang ist eine adäquate medikamentöse Notfalltherapie kaum möglich. Daher muss diese grundlegende Technik der Etablierung eines i. v.-Zugangs von ausnahmslos jedem in der Notfallmedizin Tätigen beherrscht werden. Es stehen unterschiedliche große Venenkatheter für einen i. v.-Zugang zur Verfügung, die je nach Patient, Indikation und Venenverhältnissen Anwendung finden.

7.2 Aktuelles

- Im Einzugsbereich des Rettungsdienstes der Autoren wurde bei 136721 dokumentierten Patiententransporten in ein Krankenhaus bei 46638 auch ein i. v. Zugang dokumentiert. Dies entspricht einem Anteil von 34,11 %.
- Die Häufigkeit der Anlage eines Venenzugangs nimmt bei Notfallpatienten mit der Schwere der Erkrankung und abhängig von der Art des Rettungsmittels zu (► Tab. 7.1).
- Im amerikanischen Paramedic-System erhielten von über 56000 Patienten (kein Trauma, keine kardiale Symptomatik) 50 % einen i. v.-Zugang. Eine multivariante Analyse an diesem Patientenkollektiv konnte den i. v.-Zugang jedoch als Prädiktor für eine niedrigere Letalität identifizieren [6].
- In einer schwedischen Studie hatten von 345 durch den Rettungsdienst eingewiesenen Erwachsenen nur 39 % einen i. v.-Zugang, wobei dieser nur in 70 % der Fälle auch präklinisch für Infusion oder Medikamentengabe benutzt wurde [5].

Tab. 7.1 Dokumentierter Venenzugang in Abhängigkeit von NACA1-Score und Rettungsmittel.

NACA-Score	RTW (in %)	NEF (in %)
(1) Geringfügige Störung	4,7	20,7
(2) Leichte bis mäßig schwere Störung	9,6	39,5
(3) Mäßige bis schwere, nicht lebensbedrohliche Störung	33,5	68,6
(4) Schwere Störung, Lebensbedrohung möglich	59	70,3
(5) Akute Lebensgefahr	64,1	80,3

NACA: National Advisory Committee for Aeronautics, RTW: Rettungstransportwagen, NEF: Notarzteinsatzfahrzeug

7.3 Synonyme

- intravenöser (i. v.) Zugang
- Braunüle
- Flexüle
- Viggo
- Venüle
- Zugang
- Leitung

7.4 Keywords

- Venenzugang
- i. v.-Zugang
- Braunüle
- Flexüle

7.5 Definition

- Beim periphervenösen Zugang handelt es sich um einen Zugang zum venösen Gefäßsystem, der durch die Punktion einer peripheren, meist oberflächlichen Vene an den Extremitäten, am Körperstamm, dem Skalp oder am Hals etabliert wird.
- Hierfür werden heutzutage flexible kurze Kunststoffkatheter verwendet.

7.6 Indikationen

- Grundlegende Indikationen sind:
  - die Notwendigkeit einer i. v. Pharmako- und/oder Infusionstherapie,
  - die Anlage zur Blutabnahme und
  - die vorbeugende Anlage in Situationen, in denen mit einer Verschlechterung des Patientenzustands oder dem erneuten Auftreten von Symptomen nach einem „freien Intervall“ (z. B. Adams-Stokes-Anfall, Krampfanfall) gerechnet werden muss.
- Eine aktuelle Arbeit konnte zeigen, dass die präklinisch durch den Rettungsdienst abgenommenen Blutproben bei Nicht-Trauma-Patienten valide Ergebnisse liefern [4]. Die Erfahrungen der Autoren zeigen jedoch, dass beim schweren Trauma präklinisch abgenommene Laborparameter nicht mehr den Zustand bei Schockraumaufnahme widerspiegeln.

7.7 Kontraindikationen

- Kontraindikationen für einen i. v.-Zugang in der Notfallsituation sind eher relativer Natur.
- Ist von vornherein ersichtlich, dass ein dringend notwendiger i. v.-Zugang nicht in adäquater Zeit (≤ 3 Punktionsversuche) zu etablieren ist, kann je nach Dringlichkeit und unter Berücksichtigung der entsprechenden Kontraindikationen auf den intraossären (i.o.) Zugang als Alternative gewechselt werden.
- i. v. Zugänge sollen nicht angelegt werden:
  - im Bereich von Entzündungen/Infektionen
  - an subtotal amputierten oder frisch frakturierten Extremitäten
  - im Bereich vorliegender Verbrennungen
  - am Dialyse-Shunt-Arm
  - an Armen nach axillärer Lymphadenektomie
- Bei fehlenden alternativen Anlageorten, hoher Dringlichkeit und bei gebotener Indikation kann dies jedoch trotzdem notwendig sein.

7.8 Anästhesie

- In seltenen Fällen kann für die Anlage eines i. v.-Zugangs z. B. bei Kindern eine Lokalanästhesie als Quaddel oder als EMLA-Pflaster (EMLA: eutectic mixture of local anesthetics) notwendig sein.

7.9 Aufklärung und spezielle Risiken

- Grundsätzlich stellt auch die Anlage eines i. v.-Zugangs eine Körperverletzung dar, die nur nach vorheriger Aufklärung und Einwilligung des Patienten erfolgen darf.
- In der Praxis muss dies der jeweiligen Situation angepasst werden und sollte bei bewusstseinsgetrübten Patienten bei bestehender Indikation auch im Sinne einer mutmaßlichen Einwilligung durchgeführt werden.

7.10 Präoperative/Präinterventionelle Diagnostik

- Für die Anlage eines i. v.-Zugangs ist meist eine visuelle Blickdiagnostik mit Palpation der zu punktierenden Vene ausreichend.
- Für den Fall, dass die oberflächlichen venösen Gefäße schlecht oder nicht zu sehen sind, kann der Einsatz eines VeinViewer (Firma Luminetx, USA) oder der Ultraschall sinnvoll sein (siehe Kap. 7.12.4).

7.11 Material

- Stauschlauch
- Desinfektionsmittel
- sterile Tupfer
- Venenverweilkanülen/-katheter
- Fixierpflaster
- Handschuhe
- Kunststoffkatheter/Venenverweilkanüle (Größen farbkodiert, siehe ► Tab. 7.2)

7.12 Durchführung

- Die Anlage eines i. v.-Zugangs ist eine grundsätzlich einfache Technik, die anhand der folgenden Abbildungen dargestellt wird.

Tab. 7.2 Farbkodierung und Flussraten der verschieden großen Venenverweilkanülen.

Farbe	Gauge	Außendurchmesser	Innendurchmesser	Flow
Gelb	24	0,7 mm	0,51 mm	22 ml/mim
Blau	22	0,9 mm	0,61 mm	36 ml/min
Rosa	20	1,1 mm	0,76 mm	61 ml/min
Grün	18	1,3 mm	0,96 mm	96 ml/min
Weiß	17	1,5 mm	1,11 mm	128 ml/min
Grau	16	1,7 mm	1,3 mm	196 ml/min
Orange	14	2,1 mm	1,7 mm	343 ml/min

Die angegebenen Durchmesser und Flussraten beziehen sich auf die Venenverweilkatheter Vasofix (Firma B. Braun Melsungen AG). Farbkodierung und Gauge-Angabe zwischen verschiedenen Herstellern sind identisch, jedoch unterscheiden sich die Venenverweilkatheter unterschiedlicher Hersteller hinsichtlich der Außendurchmesser, Länge und damit der Flussraten geringfügig.

7.12.1 Schritt für Schritt

1. Stauung der Extremität (▸ Abb. 7.1)
1. Großzügige und ausreichende Desinfektion, je nach Desinfektionsmittel ca. 15–30 s Einwirkzeit. Überschüssiges Desinfektionsmittel sollte vor der Punktion entfernt werden, da es einen deutlichen Brennschmerz auslöst, wenn es nach Punktion in das Subkutangewebe gelangt.
2. Punktion der Vene (▸ Abb. 7.2)
3. Venenverweilkatheter vorschieben (▸ Abb. 7.3)
4. Verschluss des Verweilkatheters (▸ Abb. 7.4).
5. Fixierung des i. v.-Zugangs (▸ Abb. 7.5)
6. Fertig fixierte Venenverweilkanüle (▸ Abb. 7.6).

7.12.2 Sicherheitsaspekte

- Um die Gefahr von Nadelstichverletzungen und damit möglichen Infektionen im Notfall zu minimieren, müssen zwingend „Sicherheitsvenenverweilkanülen“ verwendet werden, bei denen ein selbstaktivierender Clip die Nadelspitze nach Entfernung der Punktionskanüle verschließt.
- Es sollte grundsätzlich bei invasiven Maßnahmen auf den Eigenschutz, Schutz vor Stichverletzungen und eine sachgerechte Entsorgung der Materialien geachtet werden (▸ Abb. 7.7).

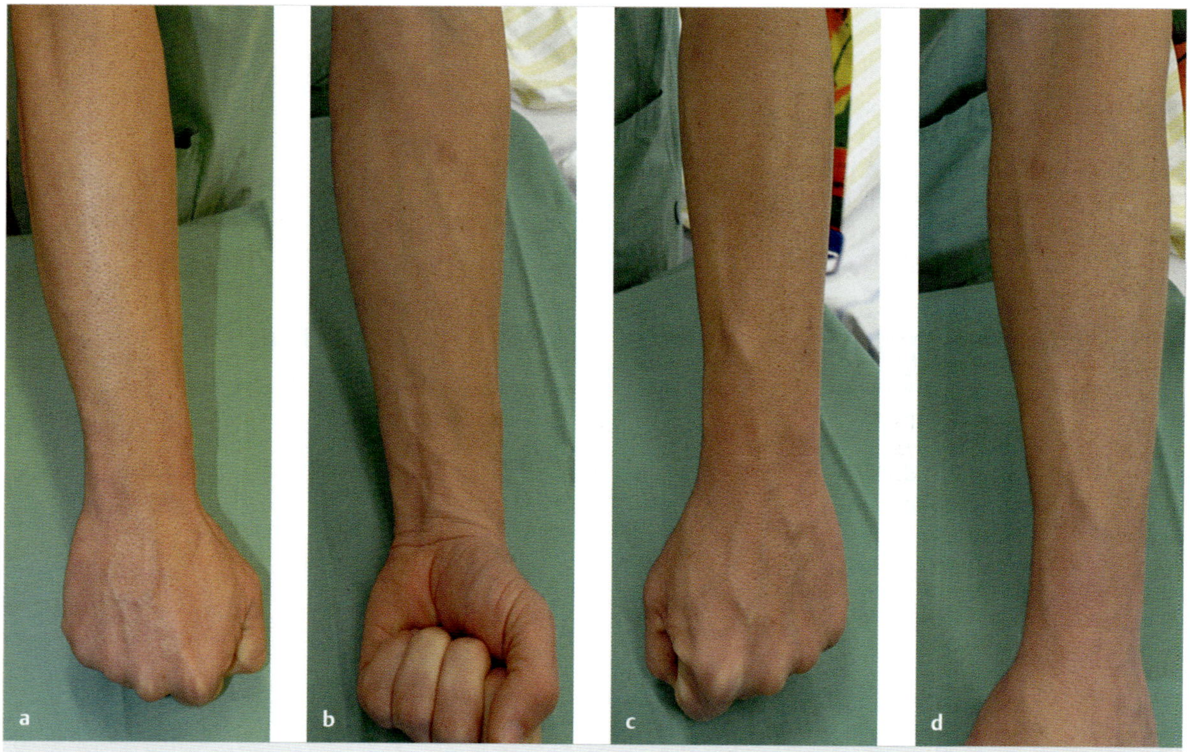

Abb. 7.1 Stauung der Extremität und Identifikation von möglichen Punktionsorten. Es sollte immer der am weitesten distale/periphere Punktionsort bevorzugt werden. Venen des Arcus superficialis am Handrücken (a u. c); Venen des Unterarms (b-d), hier z. B. V. cephalica antebrachii, V. mediana antebrachii; Venen in der Ellenbeuge (b u. d), z. B. V. cephalica, V. mediana cubiti, V. basilica.
CAVE: In der Ellenbeuge (b u. d) und der Handgelenksinnenseite (b) ist die Gefahr von arteriellen Fehlpunktionen oder Nervenverletzungen besonders groß! (Quelle: Hilbert-Carius P, zur Nieden K. Der periphervenöse Zugang. Notfallmed up2date 2015; 10: 102–106)

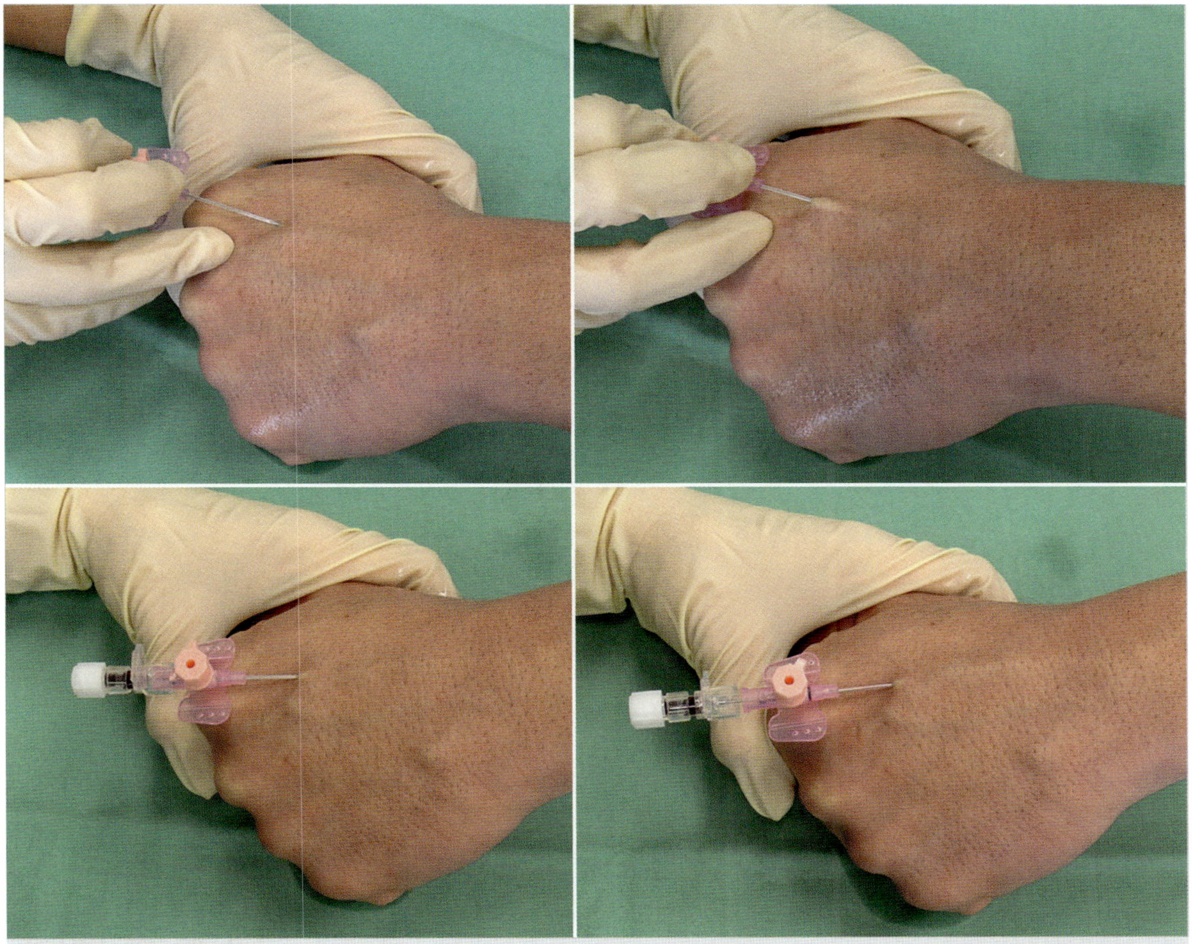

Abb. 7.2 Punktion der Vene. Punktion durch die Haut in die Vene in einem flachen Winkel (oben), wenn Blut in der Kapillare des Zugangs sichtbar ist (unten links), dann Punktionskanüle ein Stück zurückziehen (unten rechts), damit beim Vorschieben die Vene nicht durch den scharfen Kanülenschliff verletzt wird. (Quelle: Hilbert-Carius P, zur Nieden K. Der periphervenöse Zugang. Notfallmed up2date 2015; 10: 102-106)

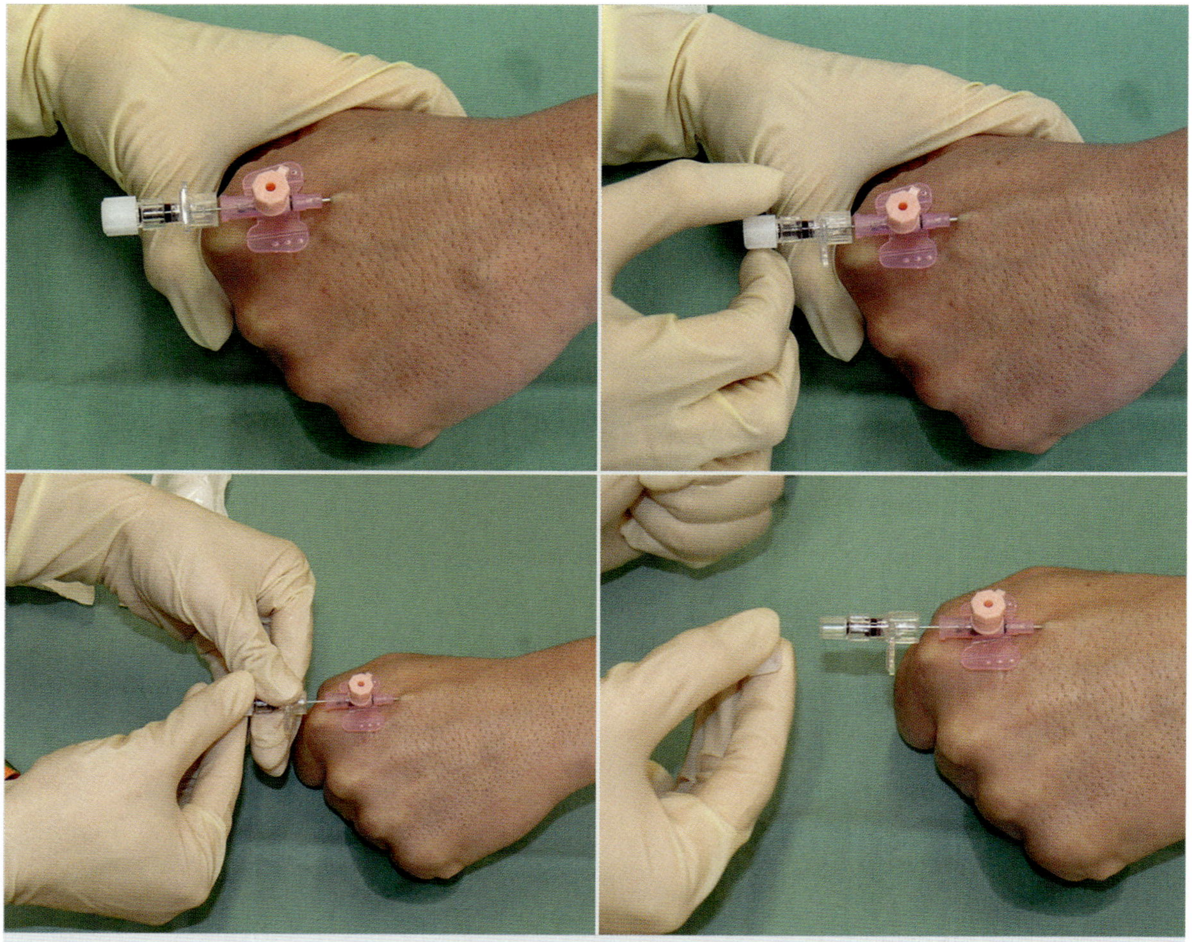

Abb. 7.3 Venenverweilkatheter vorschieben. Venenverweilkatheter mit zurückgezogener Punktionskanüle vorschieben (oben links). Bei bestimmten Verweilkathetern mit Injektionsport (hier dargestellt) besteht die Möglichkeit, die Verschlusskappe der Punktionskanüle auch als Verschluss für den Katheter zu benutzen. Daher bietet es sich an, vor Entfernung der Kanüle den Verschluss, wie in den übrigen 3 Teilbildern dargestellt, abzuschrauben, um damit den Verweilkatheter zu verschließen, wenn nicht unmittelbar eine Infusion angelegt wird. (Quelle: Hilbert-Carius P, zur Nieden K. Der periphervenöse Zugang. Notfallmed up2date 2015; 10: 102–106)

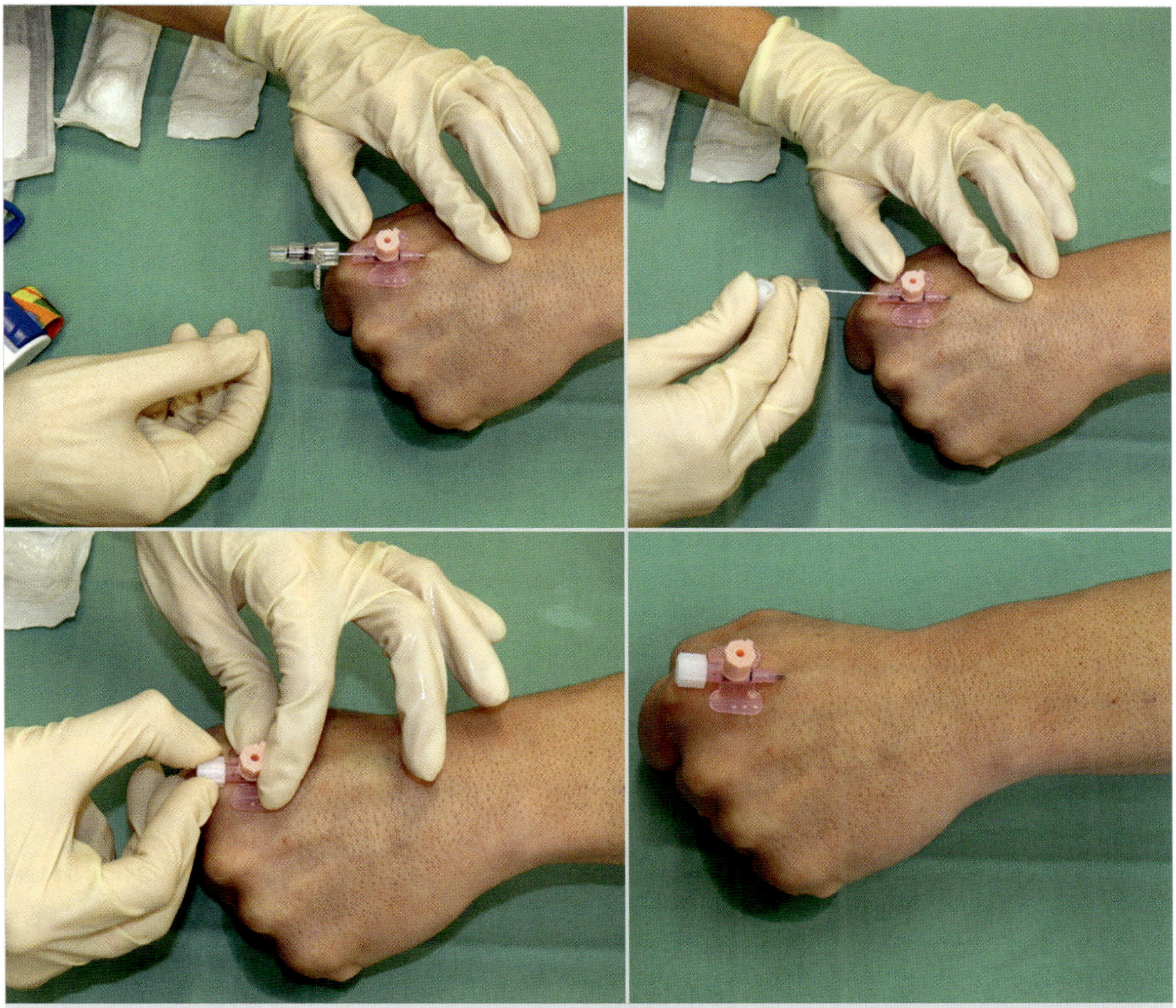

Abb. 7.4 Verschluss des Verweilkatheters. Nach Entfernung des Kanülenverschlusses (oben links) die punktierte Vene mit einem Finger komprimieren (oben rechts und links, unten links) und Punktionskanüle entfernen. Verschlusskappe auf Venenverweilkatheter aufschrauben (unten). (Quelle: Hilbert-Carius P, zur Nieden K. Der periphervenöse Zugang. Notfallmed up2date 2015; 10: 102–106)

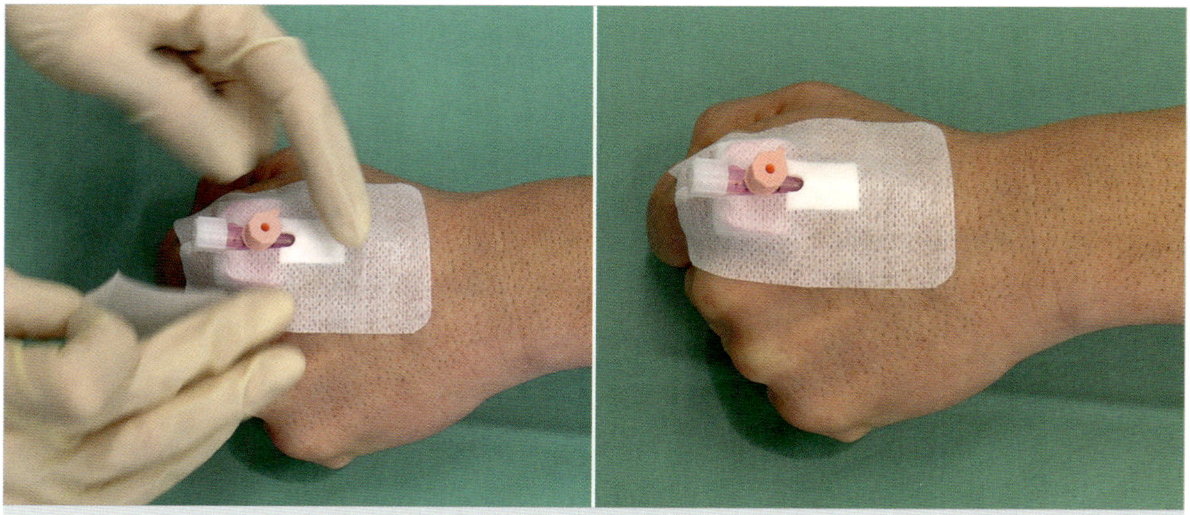

Abb. 7.5 Fixierung des i. v.-Zugangs mit speziellem Kanülenpflaster. (Quelle: Hilbert-Carius P, zur Nieden K. Der periphervenöse Zugang. Notfallmed up2date 2015; 10: 102–106)

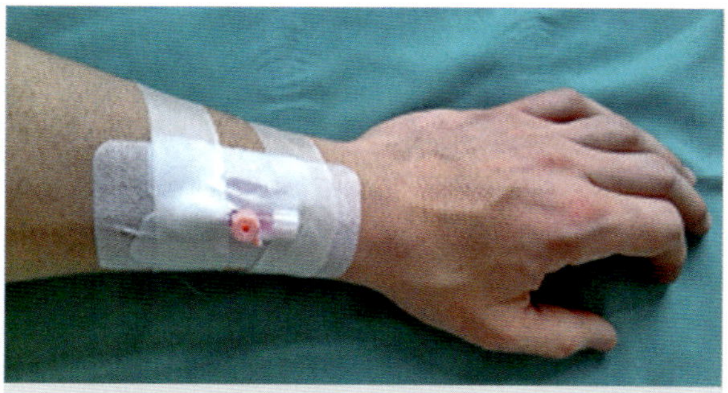

Abb. 7.6 Fertig fixierte Venenverweilkanüle mit 2 gegenläufig geklebten Kanülenpflastern und 2 quer geklebten Pflasterstreifen. (Quelle: Hilbert-Carius P, zur Nieden K. Der periphervenöse Zugang. Notfallmed up2date 2015; 10: 102–106)

7.12.3 Praktische Tipps

- Sollten die Venen am Arm kaum gefüllt und damit schlecht sichtbar sein, ist es sinnvoll den Arm vor der Punktion hängen zu lassen und den Patienten mit der Hand etwas „pumpen" zu lassen (Muskelpumpe), um somit die Venenfüllung zu verbessern.
- Auch kann das Beklopfen der Vene die Sichtbarkeit verbessern.
- Das Besprühen des Handrückens mit Nitrospray erfolgt in der Praxis häufig, zeigt jedoch oft keinen oder nur einen geringen Effekt und ist daher abzulehnen. Neben den Venen am Arm bieten sich in der Notfallsituation auch die Venen am Fußrücken, die V. jugularis externa und bei Säuglingen die Skalpvenen an.

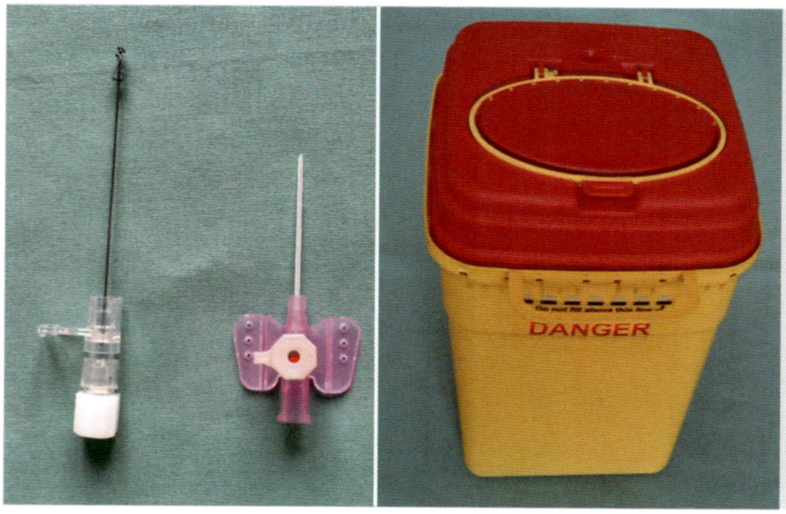

Abb. 7.7 Venenverweilkatheter mit entfernter Punktionskanüle sowie Sicherheitsbehälter. Gut sichtbar ist der Clip, der die Kanülenspitze verschließt und somit vor Stichverletzungen schützt (links). Sicherheitsbehälter zur fachgerechten Entsorgung von spitzen und potenziell kontaminierten Materialien (rechts). (Quelle: Hilbert-Carius P, zur Nieden K. Der periphervenöse Zugang. Notfallmed up2date 2015; 10: 102–106)

- Falls es gelingt, an einer Extremität einen „kleinen" i. v.-Zugang (z. B. 22Gauge = Blau) zu etablieren, können hierüber die Venen mit leichter Druckinfusion und Stauen der Extremität aufgefüllt werden. Diese sind dann besser sichtbar und es kann ein entsprechend größerer i. v.-Zugang gelegt werden.

7.12.4 Die schwierige Venenpunktion

- Die Anlage des i. v.-Zugangs gestaltet sich bei ca. 1–2 von 10 Patienten schwierig [2], [3].
- Risikofaktoren für einen schwierigen Zugang [2], [5]:
  - Diabetes mellitus
  - Drogenabusus
  - Übergewicht (BMI > 30k)
  - Untergewicht (BMI < 18)
  - Schock
  - Hypovolämie
  - Vasokonstriktion
  - Hypothermie
  - Schwierigkeiten bei der Lokalisation der Vene
- Es gibt entsprechende Scoring-Systeme, wie z. B. den DIVA (difficult intravenous access) für Kinder bzw. den A-DIVA (adult difficult intravenous access) Score für Erwachsene, die anhand verschiedener Variablen und eines entsprechenden Punktsystems eine schwierige Venenpunktion vorhersagen [9], [10].
- Eine aktuelle Studie konnte folgende 3 Punkte als wichtigste Parameter für die Vorhersage einer schwierigen Venenpunktion identifizieren [3]:
  - Sichtbarkeit der Vene
  - Tastbarkeit der Vene
  - entsprechendes Umgebungslicht
- Auch technische Entwicklungen sollen zur Vermeidung unnötiger frustraner Venenpunktionen beitragen. So wurde von der Firma Luminetx (USA) der VeinViewer entwickelt, der mithilfe der Nah-Infrarot-Technik auch nicht sichtbare Venen darstellt. Eine an Kindern mit vermuteter schwieriger Venenpunktion durchgeführte Studie konnte jedoch keinen Vorteil für das System zeigen [8]. Dennoch ist das System mittlerweile in der 2. Version verfügbar.
- Für die Anlage von schwierigen i. v. Zugängen etabliert sich vermehrt die ultraschallgestützte Punktion. Studien und Übersichtsarbeiten zeigen hier eine Überlegenheit ([1], [7].

7.13 Mögliche Komplikationen

- Grundsätzlich kann es an jeder Punktionsstelle zu Entzündungen/Infektionen kommen, sodass bei der Anlage des Zugangs grundsätzlich unter Berücksichtigung steriler Kautelen gearbeitet werden muss.
- Durch Fehlpunktionen sind Gefäßverletzungen und Hämatome möglich und es kann bei unbemerkter Fehlpunktion oder sekundärer Dislokation des Zugangs zu einem Paravasat kommen. Je nach Eigenschaften des „para" gelaufenen Medikaments kann es zu schweren Gewebsnekrosen kommen (z. B. bei Glukose 40 %, Natriumbikarbonat 8,4 %).
- Aufgrund der oft engen Beziehung zwischen Venen, Arterien und Nerven, sind entsprechende Verletzungen dieser Strukturen möglich. Eine unbemerkte arterielle Fehlpunktion der A. brachialis und, in deren Folge die intraarterielle Injektion von Medikamenten, z. B. von Barbituraten, kann bis zum Teilverlust der Extremität führen [3].
- Bei der Punktion in sitzender Position von Venen oberhalb des Schultergürtels (z. B. V. jugularis externa, Skalpvenen bei Säuglingen) muss an die Gefahr einer Luftembolie gedacht werden.

7.14 Quellenangaben

[1] Egan G, Healy D, O'Neill H et al. Ultrasound guidance for difficult peripheral venous access: systematic review and meta-analysis. Emerg Med J 2013; 30: 521–526

[2] Fields JM, Piela NE, Au AK et al. Risk factors associated with difficult venous access in adult ED patients. Am J Emerg 2014; Med 32: 1179–1182

[3] Prottengeier J, Albermann M, Heinrich S et al. The prehospital intravenous access assessment: a prospective study on intravenous access failure and access delay in prehospital emergency medicine. Eur J Emerg Med 2016; 23: 442–447

[4] Prottengeier J, Jess N, Harig F et al. Can we rely on out-of-hospital blood samples? A prospective interventional study on the pre-analytical stability of blood samples under prehospital emergency medicine conditions. Scand J Trauma Resusc Emerg Med 2017; 25: 24

[5] Sebbane M, Claret PG, Lefebvre S et al. Predicting peripheral venous access difficulty in the emergency department using body mass index and a clinical evaluation of venous accessibility. J Emerg Med 2013; 44: 299–305

[6] Seymour CW, Cooke CR, Hebert PL, Rea TD. Intravenous access during out-of-hospital emergency care of noninjured patients: a population-based outcome study. Ann Emerg Med. 2012 Apr: 59(4): 296–303. doi: 10.1016/j.annemergmed.2011.07.021. Epub 2011 Aug 27.

[7] Stolz LA, Stolz U, Howe C et al. Ultrasound-guided peripheral venous access: a meta-analysis and systematic review. J Vasc Access 2015; 16:321–326

[8] Szmuk P, Steiner J, Pop RB et al. The VeinViewer vascular imaging system worsens first-attempt cannulation rate for experienced nurses in infants and children with anticipated difficult intravenous access. Anesth Analg 2013; 116: 1087–1092

[9] Van Loon FH, Puijn LA, Houterman S et al. Development of the A-DIVA Scale: A Clinical Predictive Scale to Identify Difficult Intravenous Access in Adult Patients Based on Clinical Observations. Medicine (Baltimore) 2016; 95: e3428

[10] Yen K, Riegert A, Gorelick MH. Derivation of the DIVA score: a clinical prediction rule for the identification of children with difficult intravenous access. Pediatr Emerg Care 2008; 24: 143–147

8 12-Kanal-EKG im Rettungsdienst

Matthias Lutz, Thomas Demming

8.1 Steckbrief

Ziel der elektrokardiografischen Untersuchung im Rettungsdienst ist die schnelle und sichere Diagnose akuter kardialer Erkrankungen. Dabei ist diese Untersuchungstechnik seit je geprägt durch die Diskrepanz von einfacher, schneller Durchführung und komplexer Interpretation. Dies führt teilweise zu Berührungsängsten im Umgang mit diesem diagnostischen Instrument. In diesem auf den Rettungsdienst fokussierten Kapitel wird Wert gelegt auf die Erkennung und Unterscheidung verschiedener brady- und tachykarder Herzrhythmusstörungen sowie auf die Erkennung und Lokalisierung des akuten Myokardinfarkts. So soll die schnelle und systematische Befundung eines EKG möglich sein. Dies wird einfach und praxisnah gestaltet und mit vielen Beispielen untermauert. Gerade für das EKG gilt der Leitspruch „Man sieht nur, was man kennt".

8.2 Synonyme

- Elektrokardiogramm
- Elektrokardiografie
- EKG
- Herzstromkurve
- Herzspannungskurve
- Herzschrift

8.3 Keywords

- Herzstromkurve
- elektrische Aktivität
- ST-Strecken
- Myokardinfarkt

8.4 Definition

- Die Elektrokardiografie (EKG) ist ein Standardverfahren der kardialen Diagnostik.
- Die während der Herzaktion auftretenden Spannungsdifferenzen lassen im Organismus ein elektrisches Feld entstehen:
  - Die Veränderung des elektrischen Feldes kann in Form von Potenzialdifferenzen erfasst werden.
  - Aus diesen Potenzialdifferenzen entstehen Aktionsströme, die sich an der Körperoberfläche ableiten lassen.
- Ort der Ableitung:
  - Standardableitungen nach Einthoven (Ableitung: I, II, III)
  - Extremitätenableitungen nach Goldberger (Ableitung: aVR, aVL, aVF)
  - unipolare Brustwandableitungen nach Wilson (Ableitung: V_1, V_2, V_3, V_4, V_5, V_6)
- Zahl der Ableitungen:
  - 1-Kanal-EKG zur reinen Rhythmus- und Frequenzanalyse
  - 3-Kanal-EKG mit begrenzter Zusatzinformation
  - 12-Kanal-EKG als Standard der Rhythmus- und Infarktdiagnostik
- Grundsätzlich vom Elektrokardiogramm zu unterscheiden ist die elektrokardiografische Überwachung mit Monitoreinheiten:
  - Diese dienen der kontinuierlichen Überwachung der Herzfrequenz und des Herzrhythmus.
  - Hierfür ist keine hohe regionale Auflösung erforderlich und die Ableitung weniger Kanäle (1 oder 3) ist wegen der geringeren Störanfälligkeit in diesem Fall dem 12-Kanal-EKG überlegen.
  - Auch an einem Monitor können Veränderungen beispielsweise der Erregungsrückbildung erkannt werden. Hierdurch lässt sich bei der Ableitung eine Dynamik von EKG-Veränderungen erkennen.

8.5 Indikationen

- Der Indikationsbereich des Elektrokardiogramms im Rettungswesen ist für die Grundlagendiagnostik und Differenzialdiagnose breit. So dient das 12-Kanal-Oberflächen-EKG als Vor-Ort-Diagnostik bei allen internistischen Krankheitsbildern.
- Die Ableitung ist sinnvoll und erforderlich bei:
  - Thoraxschmerz
  - abdominellen Schmerzen
  - Dyspnoe
  - Palpitationen
  - Herz-Kreislauf-Stillstand
  - Bewusstseinsverlust
  - Verdacht auf Schrittmacher- oder ICD-Fehlfunktion bzw. ICD-Schockauslösung (ICD: implantierbarer Kardioverter-Defibrillator)
  - Schock unklarer Ursache
  - Vergiftungsunfälle
  - Unterkühlung
  - Verkehrsunfall mit unersichtlicher Ursache
- Das EKG ist der Goldstandard:
  - insbesondere in der Differenzialdiagnostik von thorakalen Beschwerdebildern, ob akut einsetzend oder langsam progredient
  - bei abdominellen Schmerzen ohne sofort ersichtliche Ursache zur differenzialdiagnostischen Abklärung des akuten Myokardinfarkts

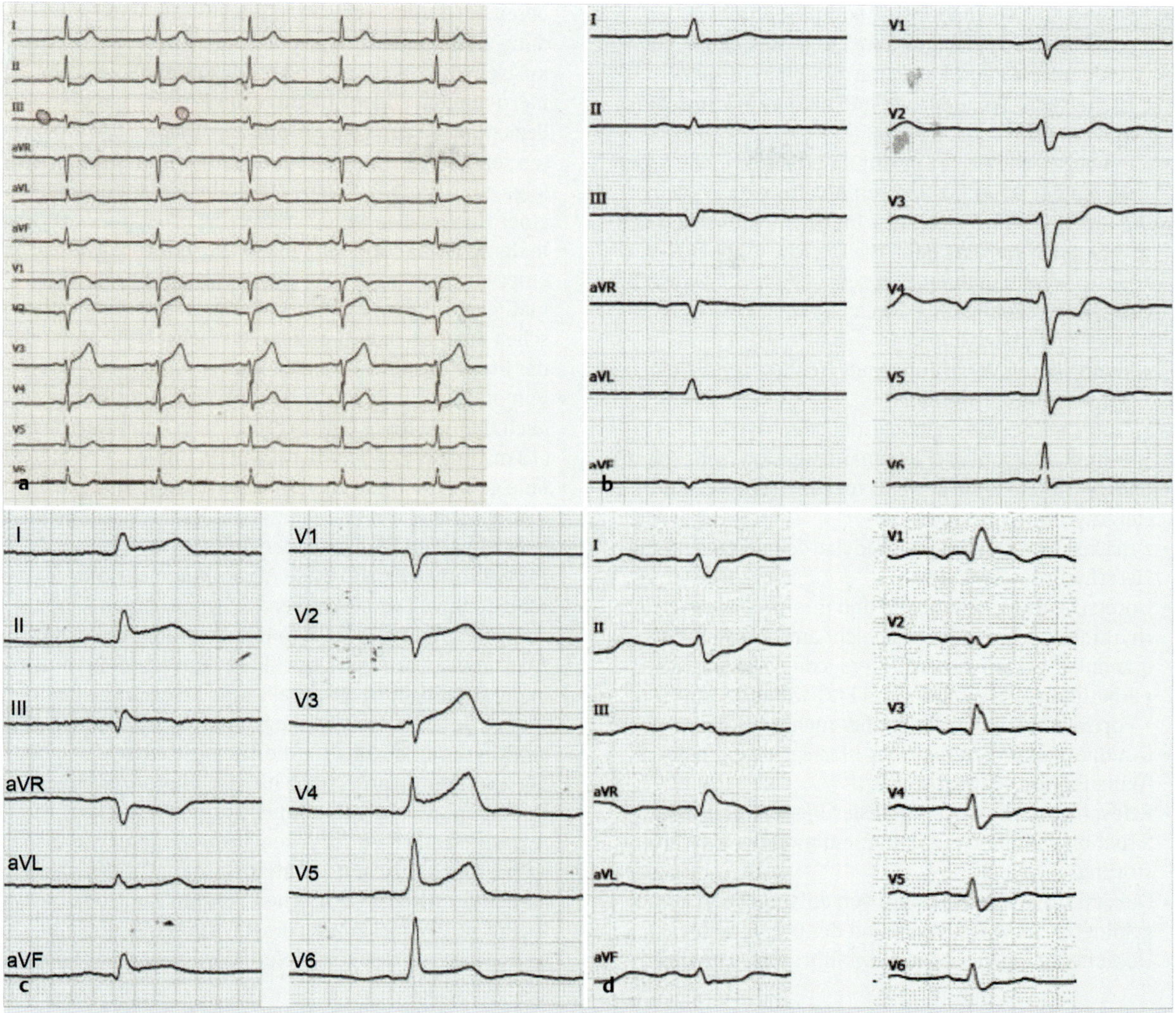

Abb. 8.1 Elevation des ST-Segments.
In Bild a erkennt man eine ST-Streckenelevation in den Ableitungen V_1-V_3 mit kontralateralen ST-Streckensenkungen in den Ableitungen II, III, aVF sowie V_6. Der Patient hatte den Notruf aufgrund plötzlich einsetzender starker retrosternaler Schmerzen verständigt. In der notfallmäßig durchgeführten Koronarangiografie zeigte sich ein Verschluss des Ramus interventricularis anterior direkt am Abgang des Ramus diagonalis.
In Bild b erkennt man eine ST-Streckenelevation in den Ableitungen II, III, aVF mit kontralateralen ST-Streckensenkungen in den Ableitungen I, aVL sowie V_2-V_4. Der Patient stellte sich wegen abdomineller Schmerzen in einem Kreiskrankenhaus vor und wurde aufgrund des EKG-Befundes zur notfallmäßigen invasiven Diagnostik vorgestellt. Es zeigte sich hier ein subtotaler Verschluss der rechten Koronararterie im mittleren Segment.
Im Bild c erkennt man eine ST-Streckenhebung in allen Ableitungen. Sie ist nicht regional zuzuordnen. Kontralaterale ST-Streckensenkungen fehlen. Der Patient wurde aufgrund einer Perforation eines Koronargefäßes am Vortag des EKG perikardpunktiert. Der noch einliegende Pigtail-Katheter führte zu einer mechanisch induzierten Perimyokarditis und wurde entfernt.
Im Bild d ist eine ausgeprägte ST-Streckenelevation in aVR und V_1 erkennbar. Gleichzeitig fallen ein kompletter Rechtsschenkelblock, ein R-Verlust und ST-Streckensenkungen in II, III, aVF auf. Während eine isolierte ST-Streckenhebung in aVR gemeinhin als irrelevant bezeichnet wird, spricht man bei dieser ausgeprägten Erregungsrückbildungsstörung von einem Angel- oder Engelszeichen. Der Patient klagte mehrere Tage vor Aufnahme über einen thorakalen Schmerz, wurde jedoch wenige Tage später aufgrund erhöhter kardialer Labormarker notfallmäßig eingewiesen. In der Herzkatheteruntersuchung zeigte sich eine schwer verkalkte koronare Dreigefäßerkrankung mit subtotalem Verschluss des linkskoronaren Hauptstammes. Der Patient wurde zur notfallmäßigen Bypass-OP vorgestellt.

- 12-Kanal-EKG-Befundung ist komplex durch:
  - möglicherweise fehlgeleitete Diagnosestellung bei Fehldeutung einer Kausalität zwischen unspezifischen EKG-Veränderung und unklarem klinischen Bild
  - teilweise reduzierte Spezifität durch routinemäßiges Fehlen der strikt posterioren Ableitungen (V_7-V_9)
- Die Wertung eines EKG muss immer im klinischen Kontext gesehen werden, denn die Ursache einer EKG-Veränderung kann mannigfaltig sein (▶ Abb. 8.1), wie z. B. eine ST-Streckenhebung durch:
  - eine Perimyokarditis
  - einen akuten Verschluss eines Herzkranzgefäßes:
    - durch einen Thrombus
    - durch eine Aortendissektion (selten)
    - durch eine isolierte Koronardissektion (sehr selten)
- übergeordnete Rolle des EKG für die Diagnose akuter Herzrhythmusstörungen
- zunächst Unterscheidung bradykarde und tachykarde Herzrhythmusstörungen
- Unterscheidung anhaltende und intermittierende Herzrhythmusstörung (teilweise nicht am 12-Kanal-EKG erkennbar wegen kurzer Untersuchungszeit)
  - Rhythmusüberwachung am EKG-Monitor
  - Fortsetzung in der Klinik über mehrere Tage möglich
- Graduierung von AV- und SA-Blockierungen in der Akutsituation schwierig
- Relevant ist neben der Stabilisierung und Kontrolle der Situation vor allem die Dokumentation der Rhythmusstörung.
- Die definitive Therapie wird von entsprechend ausgebildeten Spezialisten anhand der beigebrachten Dokumente indiziert und ausgeführt. Meist gelingt bereits in der Erstevaluation des EKG die Unterscheidung zwischen sinuatrialen Blockierungen, atrioventrikulären Blockierungen und bradykardem Vorhofflimmern durch die Identifikation von P-Wellen und ihrer Beziehung zu den QRS-Komplexen. Dabei ist das Auftreten sekundärer bradykarder Herzrhythmusstörung infolge einer Intoxikation mit Digitalispräparaten oder einer Hyperkaliämie zu erwähnen.
- In der Klassifikation schneller Herzrhythmusstörung empfiehlt sich im 1. Schritt die Feststellung der Regelmäßigkeit und im 2. Schritt die Unterscheidung zwischen Schmal- oder Breitkomplextachykardie anhand der Breite des QRS-Komplexes.
- Von praktischer Relevanz ist sowohl diagnostisch als auch therapeutisch ein Therapieversuch mit Adenosin (12 mg im Schuss über herznahe Braunüle) (▶ Abb. 8.2).
- Eine genauere Differenzierung der Breitkomplextachykardie anhand des EKG gelingt häufig nur nach reichlicher Übung und Praxis in der Differenzialdiagnose der Tachykardien. Existierende Algorithmen zur Unterscheidung von ventrikulären Tachykardien und supraventrikulären Tachykardien mit Aberranz sind in der Akutsituation für den Ungeübten deutlich zu komplex in der Handhabung. Die praktische Relevanz ist begrenzt, denn letztlich ist die hämodynamische Relevanz der Rhythmusstörung für die Therapie ausschlaggebender als deren Genese. Auch hier ist einer sorgfältigen Dokumentation der Rhythmusstörung besondere Aufmerksamkeit zu schenken. Insbesondere in kompensierten klinischen Situationen sollte vor der medikamentösen oder elektrischen Terminierung der Tachykardie eine Aufzeichnung die Rhythmusstörung aufgezeichnet worden sein. Sofern der Patient dies klinisch

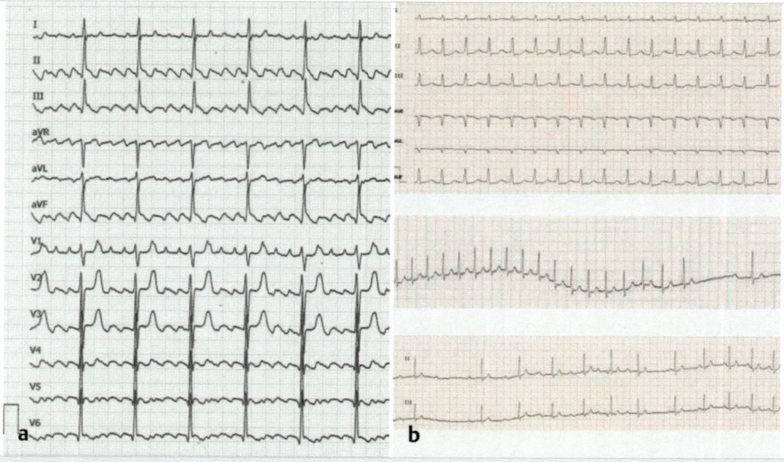

Abb. 8.2 Rhythmische Schmalkomplextachykardien.
In **a** erkennt man ein normofrequent übergeleitetes typisches Vorhofflattern bei einer 3:1- bis 4:1-Überleitung. Die Kammerfrequenz beträgt etwa 80/min, während die Vorhoffrequenz bei etwa 300/min liegt. Zu beachten sind hier die in der Schreibweise mit 25 mm pro Sekunde deutlich erkennbaren sägezahnartigen P-Wellen in den inferioren Ableitungen II, III, aVF. Diese ermöglichen die Diagnose eines typischen Vorhofflatterns, welches durch die Ablation des cavotrikuspidalen Isthmus dauerhaft therapierbar ist.
In **b** erkennt man eine rhythmische Schmalkomplextachykardie mit einer Herzfrequenz von 187/min. Nach Gabe von 12 mg Adenosin terminiert die Rhythmusstörung in einen Sinusrhythmus.

toleriert, ist auch bei rhythmischer Breitkomplextachykardie ein Therapieversuch mit Adenosin differenzialdiagnostisch hilfreich.

8.6 Aufklärung und spezielle Risiken

- Eine spezielle Aufklärung über ein EKG ist i. d. R. nicht notwendig, da kein Risiko von diesem Diagnostikum ausgeht.

8.7 Material

- EKG-Gerät inklusive Kabeln und Kontakten
- Klebe-Elektroden (ggf. Saugelektroden)
- Desinfektionsspray
- Alkoholtupfer zum Entfetten der Haut
- Einmalrasierer

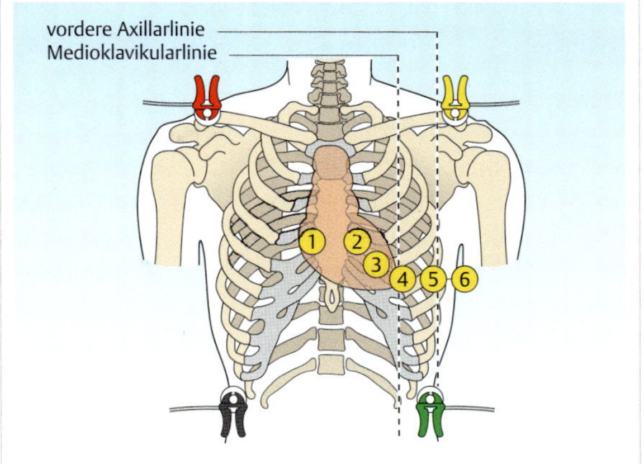

Abb. 8.3 Einthoven-Ableitungen und Brustwandableitungen nach Wilson (V_1–V_6). (Quelle: Adams H, Flemming A, Friedrich L et al. Überwachung. In: Adams H, Flemming A, Friedrich L et al., Hrsg. Taschenatlas Notfallmedizin. 3., überarbeitete Auflage. Stuttgart: Thieme; 2016)

8.8 Durchführung

8.8.1 Vor Beginn des Eingriffs

- Der Raum sollte möglichst angenehm temperiert (22 °C) sein, damit es nicht zu Muskelzittern oder Schwitzen kommt.

8.8.2 Lagerung

- Rückenlage
- Patienten bequem und völlig entspannt lagern
- Der Oberkörper des Patienten sollte entkleidet sein.

8.8.3 Durchführungsschritte

1. Anlage der Elektroden
   - bei Klebeelektroden auf die richtige Fixierung achten
   - bei starker Behaarung ggf. rasieren
   - Extremitätenableitungen in der Reihenfolge
     - linkes Bein
     - rechtes Bein
     - linker Arm
     - rechter Arm (siehe ▶ Abb. 8.3 und ▶ Tab. 8.1)
   - Brustwandableitungen in der Reihenfolge C 1–C 6 anlegen
   - Die durch unterschiedliche Farben und Buchstaben gekennzeichneten Elektroden dürfen nicht vertauscht werden.
   - Die Elektrodenkabel dürfen keine Schleifen bilden, um induktive Wechselstromstörungen zu vermeiden.
2. Ertasten Sie den 1. Interkostalraum am linken Sternalrand mit dem Mittelfinger der rechten Hand.
3. Zählen Sie bei sukzessivem Ertasten der folgenden Interkostalräume bis zum 4. Interkostalraum.
4. Der linke Sternalrand des 4. Interkostalraumes (ICR) ist die Position C 2. Der rechte Sternalrand des 4. ICR ist die Position C 1.
5. Die weiteren Positionen sind ▶ Abb. 8.3 sowie ▶ Tab. 8.2 zu entnehmen.
6. EKG-Aufzeichnung durch Aktivierung der Registriertaste
7. Je nach Verfügbarkeit kann die Speicherung elektronisch oder über einen Papierausdruck erfolgen.

Tab. 8.1 Positionen der Extremitätenableitungen.

Steckfarbe entweder	oder	Ableitstellen
grau/rot	rot	R rechter Arm
grau/gelb	gelb	L linker Arm
grau/grün	grün	F linkes Bein
grau/schwarz	schwarz	N rechtes Bein, neutral

Tab. 8.2 Positionen der Brustwandableitungen.

Elektrode	Kennfarbe	Elektrodenposition
C 1	weiß/rot	4. ICR, rechter Sternalrand
C 2	weiß/gelb	4. ICR, linker Sternalrand
C 3	weiß/grün	zwischen C 2 und C 4
C 4	weiß/braun	5. ICR, linke Medioklavikularlinie
C 5	weiß/schwarz	linke, vordere Axillarlinie
C 6	weiß/violett	linke, mittlere Axillarlinie, Höhe von C 4
Optional:		
C 7	weiß/rot	linke, hintere Axillarlinie, Höhe von C 4
C 8	weiß/gelb	Mitte des Schulterblattes, Höhe von C 4
C 9	weiß/grün	neben der Wirbelsäule, Höhe von C 4
ICR: Interkostalraum		

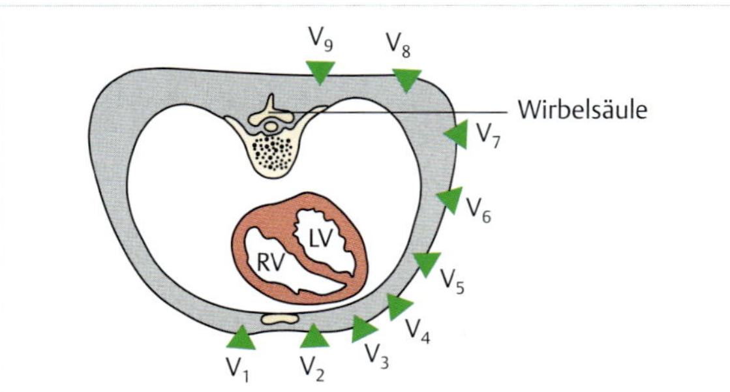

Abb. 8.4 Brustwandableitungen. (Quelle: Müller S. Brustwandableitungen. In: Müller S, Hrsg. Memorix Notfallmedizin. 10., aktualisierte Auflage. Stuttgart: Thieme; 2017)

8.8.4 Befund-Bericht

- In einem vollständigen EKG-Befund sollte auf verschiedene Aspekte der Herzstromkurve eingegangen werden. Hierzu gehören:
  - Grundrhythmus (z. B. Sinusrhythmus, Vorhofflimmern)
  - Herzfrequenz (Bradykardie, Tachykardie)
  - Lagetyp
  - Beschreibung der Leitungszeiten (AV-Block, Linksschenkel-Block)
  - Beschreibung der LV-Myokardmasse (regelrechte R-Progression)
  - Beschreibung der Kammerendstrecke (ST-Hebungen, T-Negativierungen)
  - Unregelmäßigkeiten im Rhythmus (Extrasystolen, kurze Tachykardien, Pausen)
- In der Notfallsituation darf hiervon mit Sicherheit abgewichen werden. Es sollten aber, der Situation angepasst, die wichtigsten Informationen weitergegeben werden. Dies betrifft auch Notfälle, die nicht primär durch eine kardiale Ursache bedingt sind.
- Eine strukturierte Befundung stellt sicher, dass auch in Notfallsituationen alle relevanten Informationen entdeckt werden.

8.9 Mögliche Komplikationen

8.9.1 Intrainterventionelle Komplikationen

- keine relevanten patientenbezogene Komplikationen bekannt

Artefakte

- Verzitterung:
  - Bei starker Verzitterung durch einen groben Tremor kann ein rumpfnahes Anlegen der Extremitätenelektroden Abhilfe schaffen.
  - Bei grober Verzitterung der EKG-Kurven durch ungenügendes Haften der Elektroden kann dies durch zuverlässige Befestigung der Elektroden beseitigt werden.
  - Unregelmäßige Oszillationen der Aufnahme bei zitternden Probanden sind auf Muskelaktionsströme zurückzuführen. Dem Patienten sollte daher eine dünne Decke oder ggf. ein Untersuchungskittel übergelegt werden, damit ihm nicht kalt ist.
  - ggf. EKG zu einem späteren Zeitpunkt wiederholen
- Wechselstromüberlagerung:
  - Bei großem Übergangswiderstand zwischen Haut und Elektroden kann das Elektrokardiogramm von Wechselstromartefakten überlagert werden.
  - Dies erkennt man an völlig regelmäßig geformten kleinen Zacken, die der Wechselstromfrequenz von 50 Perioden pro Sekunde entsprechen.
  - Durch den korrekten Kontakt der Elektroden bzw. Verwendung von ausreichend Elektrodenspray tritt nur selten eine Wechselstromüberlagerung auf. Ggf. sollte die Lage im Raum verändert werden.
- Langsame Schwingungen der isoelektrischen Linie:
  - Mögliche Ursachen sind eine Polarisierung der Elektroden, ein Verschieben der Elektroden durch Atmungsbewegungen oder eine schlechte Einstellung des Verstärkers.
  - Zur Abhilfe kann der Verstärker reguliert werden.

Weitere Störmöglichkeiten

- Bei besonders großem Busen Elektroden nicht unterhalb der Brüste, sondern direkt auf diese kleben.
- Bei starker Behaarung muss der Patient rasiert werden.
- Nicht nur auf den absoluten Störpegel achten!
  - Bei keiner der 12 Ableitungen darf die isoelektrische Linie verrutschen.
- Kritisch beobachten, ob eine Ableitung schlechter ist als die anderen (Wechselstrom oder höherer Störpegel).
  - akut: Sitz der Elektrode prüfen und noch einmal neu anbringen
  - bei mehreren EKGs hintereinander: spricht für defekte Elektrode
    - Elektroden tauschen, Reinigungsbad
- Wechselstromstörung auf allen Ableitungen:
  - im Raum nach elektrischen Störquellen suchen (z. B. Halogenleuchten, Netzteile von Laptop/PC, Handy)
  - evtl. Position der Liege im Raum verändern oder Untersuchungsraum verlegen
  - Erdung überprüfen
- Einzelne Ableitungen werden nicht dargestellt, aber alle Elektroden sitzen korrekt bzw. sind nicht defekt:
  - alle Verbindungen prüfen
  - ggf. Sauganlage überprüfen
- Bei Patienten, die nicht flach liegen können (z. B. wegen Atemnot, Schwindel, Schmerzen), kann das EKG auch bei erhöhtem Kopfteil bis hin zu sitzender Lage durchgeführt werden.
- Ist der Tremor so stark, dass das EKG kaum zu beurteilen ist, können die Extremitäten während der Ableitung auch festgehalten werden.

8.9.2 Postinterventionelle Komplikationen

- In seltenen Fällen können lokale Hautreizungen durch die Klebeelektroden auftreten. Diese verschwinden i. d. R. nach kurzer Zeit wieder.
- Zur Vermeidung könnten bei bekannter Unverträglichkeit unterschiedliche Modelle oder Saugelektroden verwendet werden, sofern diese vorhanden sind und die Notfallsituation dieses Vorgehen zulässt.

9 Elektrische Therapien (transkutaner Schrittmacher, Kardioversion, Defibrillation)

Roman-Patrik Lukas

9.1 Steckbrief

Für die Behandlung von lebensbedrohlichen Herzrhythmusstörungen eignen sich transkutan durchgeführte Elektrotherapien. Dieses Kapitel gibt einen Überblick über die Anwendungsmethoden eines transkutanen Herzschrittmachers, die synchronisierte Kardioversion und die Defibrillation.

9.2 Synonyme

- transkutaner Herzschrittmacher
- nichtinvasiver Schrittmacher
- externer Schrittmacher
- elektrische Stimulation
- synchronisierte elektrische Kardioversion
- Defibrillation
- Elektroschock

9.3 Keywords

- pacer
- pacing
- atrial flutter
- paroxysmal supraventricular tachycardia
- synchronized electrical cardioversion
- defibrillation
- shockable rhythms
- ventricular fibrillation
- pulseless ventricular tachycardia
- shock energy

9.4 Definition

- transkutaner Pacer: Durch transthorakal platzierte großflächige Klebelektroden werden elektrische Impulse abgegeben, die bei ausreichender Impulsstärke zur Kontraktion des Ventrikelmyokards (Kopplung) führen.
- elektrische Kardioversion: Durch transthorakal platzierte großflächige Klebelektroden wird ein hochenergetischer Impuls synchronisiert in eine definierte Phase der Erregungsausbreitung des Herzens (R-Zacken getriggert) abgegeben, um Tachyarrhythmien in einen geordneten Herzrhythmus zu konvertieren.
- Defibrillation: Die Technik der Defibrillation gleicht der elektrischen Kardioversion. Bei sehr unregelmäßigen Herzrhythmusstörungen entfällt hierbei allerdings die Synchronisation mit der R-Zacke.

9.5 Indikationen

- Die Indikationen für ein transkutanes Pacing sind:
  - symptomatische Bradykardien, bei denen eine medikamentöse Therapie erfolglos war
  - lebensbedrohliche Herzblöcke, z. B. unterhalb des AV-Knotens (▶ Abb. 9.1)
- Die Indikationen für die elektrische Kardioversion sind hämodynamisch relevante atriale oder ventrikuläre Tachyarrhythmien (z. B. Tachyarrhythmia absoluta bei Vorhofflimmern oder ventrikuläre Tachyarrhythmie mit Puls; siehe ▶ Abb. 9.2).
- Die klassischen Indikationen für eine Defibrillation sind Kammerflimmern und pulslose ventrikuläre Tachykardien (▶ Abb. 9.2).

9.6 Kontraindikationen

- Bei allen hämodynamisch stabilen Herzrhythmusstörungen sollte eine abwartende Therapie oder ggfs. zunächst eine medikamentöse Antiarrhythmika-Therapie (S. 287) erfolgen.
- Kontraindiziert für ein transkutanes Pacing ist z. B. eine Asystolie ohne das Vorhandensein von P-Wellen.

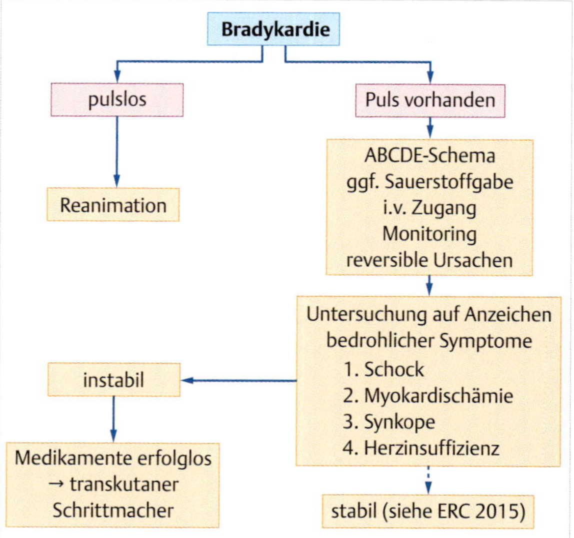

Abb. 9.1 Bei Bradykardie kommt ein transkutanes Pacing infrage.
Abk. ERC: European Resuscitation Council.

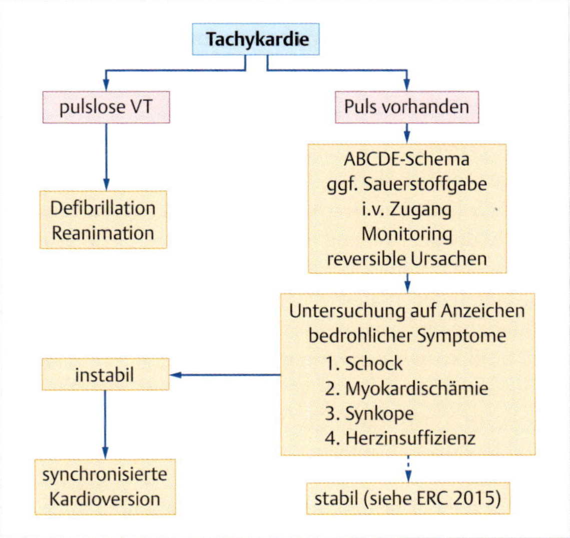

Abb. 9.2 Bei Tachykardie kommen elektrische Kardioversion oder Defibrillation infrage.
Abk. ERC: European Resuscitation Council.

- Kontraindiziert für eine synchronisierte Kardioversion ist Kammerflimmern, da hier die R-Zacke nicht erkannt werden kann. Dies führt zu keiner Abgabe eines Schocks.
- Kontraindikationen für die Defibrillation sind atriale Tachyarrhythmien. Hierbei kann durch die asynchrone Schockabgabe in die vulnerable Refraktärzeit (T-Welle) das Vorhofflimmern in ein Kammerflimmern übergehen.

9.7 Anästhesie

- Bei instabilen, aber wachen Patienten empfiehlt sich eine ausreichende Analgosedierung und ggf. eine kurze Allgemeinanästhesie, da die hier vorgestellten elektrischen Therapien schmerzhaft und unangenehm sind.
- Zu beachten ist allerdings, dass es sich hierbei um fast ausnahmslos nicht nüchterne und kreislaufinstabile Notfallpatienten handelt, sodass entsprechende Vorbereitungen getroffen werden sollten.

9.8 Aufklärung und spezielle Risiken

- Bei wachen, kooperativen Patienten sollte eine der Situation angemessene Aufklärung durch den behandelnden Arzt erfolgen.
- Spezielle Risiken sind Hautverbrennungen, Hautreizungen, höhergradige Herzrhythmusstörungen und kardioembolische Ereignisse.

9.9 Präoperative/Präinterventionelle Diagnostik

- Für alle hier beschriebene Methoden ist der Mindeststandard einer Monitorüberwachung mit EKG, nichtinvasivem Blutdruck und Pulsoxymetrie empfohlen.
- Vor und nach einer synchronisierten Kardioversion empfiehlt sich die Durchführung eines 12-Kanal-EKG, wenn es dadurch zu keiner kritischen Zeitverzögerung kommt.

9.10 Material

- Neben der Monitorausrüstung sollte immer auch Material zur Durchführung einer erweiterten Reanimation oder Notfallnarkose mit Rapid-Sequence-Induction vorbereitet sein.
- Die meisten gängigen Monitor-/Defibrillator-Einheiten enthalten die Module für den transkutanen Schrittmacher und die Defibrillation mit einer Synchronisationsmöglichkeit.
- Für den Kontakt zwischen Gerät und Patient sind multifunktionale selbstklebende Defibrillationselektroden (Pads) empfohlen, welche transkutanes Pacing, Kardioversion sowie die Defibrillation ermöglichen.

9.11 Durchführung

- In diesem Kapitel werden die 3 Techniken schrittweise erklärt. Dies entbindet aber nicht von einer Einweisung nach Medizinproduktegesetz auf das jeweils benutzte Medizinprodukt. Des Weiteren kann nicht jede gerätespezifische Besonderheit in den Einstellungen erklärt werden.
- Wenn es zu keiner kritischen Zeitverzögerung kommt, wird eine Präoxygenierung sowie ausreichende Analgosedierung unter vollem Monitoring vor der Durchführung eines Pacings oder einer Kardioversion empfohlen.

9.11.1 Vor Beginn des Eingriffs

- Bei hämodynamischer Instabilität sind die elektrischen Therapien eine Notfallmaßnahme.
- Im Gegensatz dazu steht die elektive elektrische Kardioversion, bei der im Vorfeld Maßnahmen zur Reduktion kardioembolischer Ereignisse getroffen werden müssen. Hierzu gehören eine genaue Anamnese (Dauer der Herzrhythmusstörung), eine Antikoagulation und ein echokardiografischer Ausschluss von intrakardialer Thromben.

9.11.2 Generelle Elektrodenposition

- Damit die transthorakale Impedanz niedrig ist und möglichst viel Energie am Myokard ankommt, kann es notwendig sein, die Behaarung am Thorax des Patienten zu entfernen oder die Haut zu reinigen.
- Es gibt verschiedene Möglichkeiten, die selbstklebenden Pads auf dem Brustkorb des Patienten zu platzieren (▶ Abb. 9.3).
- Die klassische Positionierung bei kritisch kranken Patienten ist die sternal-apikale. Eine Elektrode wird rechts parasternal unterhalb der Klavikula platziert, die andere in der linken mittleren Axillarlinie, sodass das Myokard genau im dazwischenliegendem Stromfluss liegt.
- Obwohl es keine Evidenz für die „beste" Elektrodenposition gibt, ist es aus pathophysiologischer Sicht sinnvoll, dass das Myokardgewebe immer direkt im Stromfluss liegt.
- Bei atrialen Herzrhythmusstörungen oder auch beim transkutanen Pacing könnte also eine anteroposteriore Platzierung der Pads (vorne links präkordial und hinten knapp unterhalb des linken Schulterblattes) geeigneter sein.
- Bei Patienten mit implantierten Schrittmachern (device, ICD: implantierbarer Kardioverter-Defibrillator) sollen die Elektroden ca. 8 cm vom Schrittmacher entfernt geklebt werden, z. B. anteroposterior.

9

Generelle Sicherheitshinweise

- Durch den Einsatz von selbstklebenden Elektroden und biphasischer Stromabgabe ist das Risiko einer Verletzung der Anwender gering.
- Trotzdem gilt die Empfehlung, dass derjenige, der einen Schock auslöst, sich vergewissert, dass niemand den Patienten berührt oder leitfähigen Kontakt hat. Hierbei ist eine sichere Teamkommunikation von Vorteil.

Energiestufen und Impulsformen

- Das Ziel der Kardioversion und Defibrillation ist es, die Konversion der Herzrhythmusstörung mit möglichst wenig Schaden an den Myokardzellen zu erreichen. Je größer die abgegebene Energiemenge ist, umso größer ist die Gefahr einer Verletzung.
- Die Hersteller moderner Defibrillatoren haben verschiedene biphasische Impulsformen zur Kompensation der vom Körper des Patienten abhängigen thorakalen Impedanzen entwickelt. Je nach Hersteller werden biphasisch abgeschnittene Exponentialimpulse, rechtwinklig lineare Impulse oder gepulste Entladungen angewendet.
- Sobald die Defibrillationselektroden Patientenkontakt haben, wird vorab der elektrische Widerstand des Patienten gemessen. Daher variiert die jeweils vom Gerätehersteller empfohlene erste Energiestufe zwischen mindestens 120 und 150 Joule (SI-Einheit) je nach verwendeter Impulsform.
- Bei persistierendem defibrillationspflichtigem Rhythmus wird eine Steigerung der Energiestufen auf das Maximum empfohlen (biphasisch meist 200 Joule).
- Für die synchronisierte Kardioversion bei atrialer Tachyarrhythmie sollte auch mit Energiestufen von 120–150 Joule gestartet werden, bei fehlender Konversion kann eine Steigerung auf 200 Joule erfolgen.
- Eine monophasische Defibrillation wird nicht mehr empfohlen. Ist keine andere Therapieform vorhanden, sollte monophasisch auf maximaler Energiestufe defibrilliert werden.

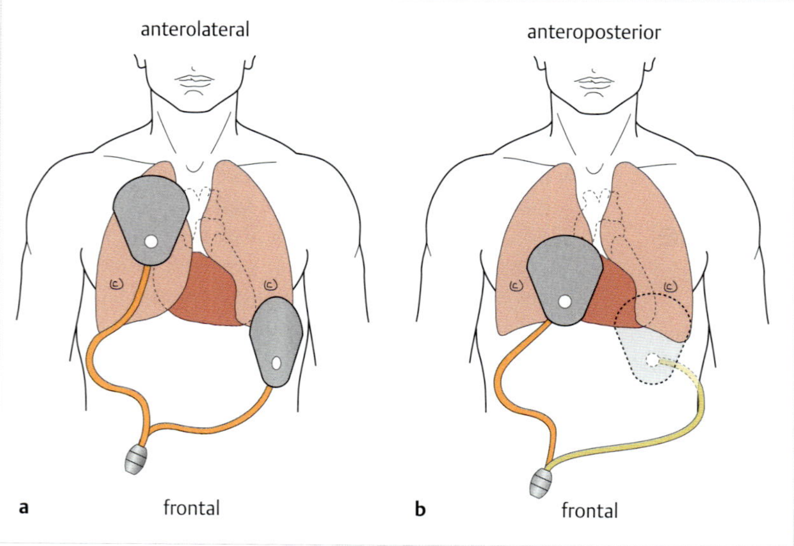

Abb. 9.3 Schematische Darstellung der anterolateralen (**a**) und anteroposterioren (**b**) Elektrodenposition.

9.11.3 Vorgehen beim transkutanen Pacing

- Je nach Betriebsmodus erfordert das Pacing neben dem Anbringen der Multifunktionselektroden zur Stimulation auch noch die Ableitung über ein 4-Kanal-EKG zur Detektion des patienteneigenen Herzrhythmus.
- Nach Einschalten des Stimulationsmoduls wird zunächst eine gewünschte Stimulationsfrequenz angewählt.
- Danach werden die Stromstärke bzw. die Intensität des Impulses in Milliampere (mA; SI-Einheit) ausgewählt. Die meisten Hersteller geben eine Ausgangsstromstärke zwischen 0 und 150mA an.
- Die Stromstärke der Impulse wird solange gesteigert, bis eine elektromechanische Kopplung detektiert werden kann. Dieses Capture zeigt sich im EKG durch ein Impulssignal gefolgt von einem breiten QRS-Komplex. Der kardiale Auswurf (tatsächliche mechanische Kontraktion) muss durch eine zentrale Pulskontrolle beim Patienten erfolgen.
- Die ▶ Abb. 9.4 zeigt ein transthorakales Pacing im Demand-Modus. Nach dem „Schrittmacherspike" folgt eine ventrikuläre Erregung.
- Je nach notwendiger Intensität kommt es regelmäßig auch zu Kontraktionen der peripheren thorakalen Muskulatur, welche sehr schmerzhaft für den Patienten sind. Aus diesem Grund empfiehlt sich eine Analgosedierung, ggf. auch eine Notfallnarkose.

9.11.4 Vorgehen bei der synchronisierten Kardioversion

- Für die Durchführung der synchronisierten Kardioversion reicht das Platzieren der Multifunktionselektroden in den vorher beschriebenen Positionen.
- Damit es zu keiner Schockabgabe in die relative Refraktärzeit kommt, muss die Schockabgabe R-Zacken-getriggert erfolgen. Hierzu muss die Synchronisationstaste am Gerät aktiviert werden und es erscheint eine Markierung der R-Zacke im EKG. Die ▶ Abb. 9.5 zeigt eine aktivierte Synchronisation in Vorbereitung für eine Kardioversion. Erkennt der Defibrillator die R-Zacken nicht, muss eventuell auf eine andere Ableitung oder Amplitude gewechselt werden.
- Nachdem die passende Energiemenge am Gerät hochgeladen wurde, kann der Schock unter Einhaltung der Sicherheitsempfehlungen per Knopfdruck abgegeben werden. Die Schocktaste muss solange gedrückt gehalten werden, bis der Schock abgegeben worden ist. Die Synchronisation führt dazu, dass das Gerät den Schock so lange verzögert bis die Refraktärphase vorbei ist und die nächste passende R-Zacke folgt. Vor einer eventuell notwendigen erneuten synchronisierten Schockabgabe muss erneut geprüft werden, ob die Synchronisationstaste aktiviert ist.
- Die externe Schockabgabe mit den beschriebenen Energiemengen ist sehr schmerzhaft und stressbelastend für den Patienten. Auch hier empfiehlt sich eine suffiziente Analgosedierung oder kurze Allgemeinanästhesie mit gut steuerbaren und kurzwirksamen Medikamenten.

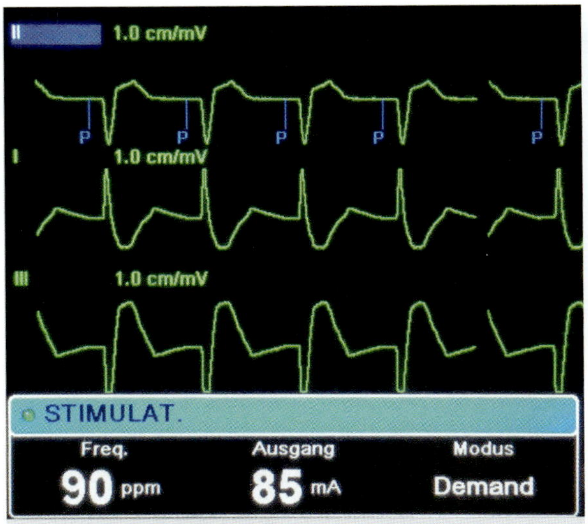

Abb. 9.4 Ventrikuläres Pacing mit erfolgreichem Capture im Demand-Modus.

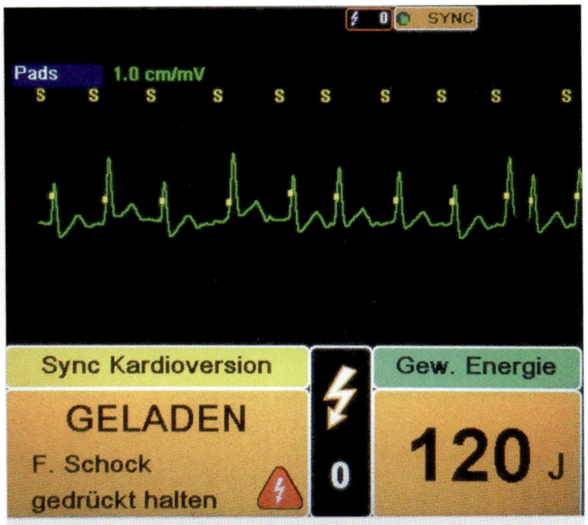

Abb. 9.5 Synchronisation für eine Kardioversion.

- Falls der Herzrhythmus in ein Kammerflimmern degeneriert, muss in diesem Falle die Synchronisation wieder deaktiviert werden, damit ein Schock (Defibrillation) abgegeben werden kann. Beim Kammerflimmern erkennt das Gerät keine R-Zacken und gibt daher keinen Schock ab.

9.11.5 Vorgehen bei der Defibrillation

- Die asynchrone Defibrillation wird meist im Rahmen einer Reanimation oder einer Peri-Arrest-Rhythmusstörung angewandt.
- Nachdem die Klebeelektroden platziert sind, erfolgt die Wahl der Energiestufen am Gerät.
- Während der Schockladung sollte eine Thoraxkompression erfolgen. Bereits eine kurze Pause von 5–10 s vor dem Schock reduziert die Erfolgswahrscheinlichkeit.
- Die Schockabgabe erfolgt unter Einhaltung der Sicherheitsregeln durch manuelles Auslösen der Schocktaste.
- Direkt nach Schockabgabe soll unverzüglich mit der Thoraxkompression begonnen werden, da auch bei erfolgreichem Schock die Perfusion in den ersten 2 min noch nicht ausreichend ist. Ziel ist es, die gesamte Peri-Schock Pause unter 5 s zu halten.
- Bei nicht erfolgreichem Schock im Rahmen der Reanimation wird eine 2-minütige kardiopulmonale Reanimation (CPR) bis zur nächsten Rhythmusanalyse empfohlen (1-Schock-Strategie). Abweichend davon werden bei überwachtem und beobachtetem Kammerflimmern 3 schnell aufeinanderfolgende Defibrillationen empfohlen (3-Schock-Strategie).

9.12 Mögliche Komplikationen

- Kammerflimmern, Asystolie oder andere lebensbedrohliche Herzrhythmusstörungen
- Thrombembolien (z. B. zerebrale Embolien)
- Hautverbrennungen/Reizungen
- allgemeine Komplikationen einer Analgosedierung oder Allgemeinanästhesie
- posttraumatische Belastungsstörungen bei unzureichender Analgosedierung

9.13 Ergebnisse

- Die Dokumentation sollte auch folgende Angaben beinhalten:
  - Zeitpunkt
  - Energiemenge
  - Anzahl der abgegebenen Schocks
  - 12-Kanal-EKG vor und nach der Elektrotherapie

9.14 Literatur zur weiteren Vertiefung

[1] Soar J, Nolan JP, Böttiger BW et al. European Resuscitation Council Guidelines for Resuscitation 2015: Section 3. Adult advanced life support. Resuscitation 2015; 95:100–147

[2] Cheskes S, Schmicker RH, Christenson J et al. Perishock pause: an independent predictor of survival from out-of-hospital shockable cardiac arrest. Circulation 2011;124: 58–66

9.15 Wichtige Internetadressen

- www.grc-org.de/leitlinien2015
- https://leitlinien.dgk.org/pocketleitlinie

10 Lagerung

Tobias Steffen

10.1 Steckbrief

Die fachgerechte Lagerung eines Notfallpatienten ist ein wesentlicher Teil der notfallmedizinischen Behandlung. Zudem ist sie entscheidend für einen schonenden Transport. Sie kann häufig ohne Hilfsmittel rasch durchgeführt werden und hat für den Patienten einen hohen therapeutischen Nutzen. Die richtige Lagerung ist situationsabhängig zu wählen und wird von der medizinischen Notwendigkeit, den jeweiligen örtlichen Gegebenheiten (z. B. am Notfallort oder im Rettungsmittel) und dem Wunsch des Patienten bestimmt. Die Patientenlagerung ist in der standardisierten Patientenversorgung ein regelhaftes Element bei den Akutmaßnahmen und findet in nahezu allen Leitlinien Erwähnung. Hierzu gehören die stabile Seitenlage zur Sicherung der Atemwege beim Bewusstlosen, die Oberkörperhochlagerung bei Atemnot und die Schocklagerung zur Kreislaufstabilisierung unter Volumenmangel. Während der Rettung und des Transports gehen Lagerungsmanöver häufig mit einer Sturz- und/oder Verkehrssicherung des Patienten (z. B. durch Gurte) oder einer Immobilisation durch Schienungsmaterialien (z. B. Vakuummatratze) einher. Hierbei obliegt den Rettungskräften eine besondere Sorgfaltspflicht in der Auswahl der geeigneten Mittel und der kontinuierlichen Beobachtung des Patienten im Verlauf, da bei unsachgemäßer Lagerung eine zusätzliche Gefährdung bestehen kann. So kann bei einem bewusstseinsgetrübten Patienten, der auf einem Spineboard fixiert ist, eine Aspiration drohen. Auch kann sich ein Patient, der mit Armen und Beinen auf einer Trage fixiert ist, nicht mehr selbständig abfangen, falls das Tragegestell umstürzt. Hier kann es sich juristisch um „Fahrlässigkeit" mit einem erhöhten Haftungsrisiko handeln.

10.2 Aktuelles

- keine Angaben möglich

10.3 Synonyme

- Lagerung
- Patientenlagerung
- Flachlagerung
- Oberkörperhochlagerung
- Schocklagerung
- stabile Seitenlage

10.4 Keywords

- Lagerung
- Patientenlagerung
- Flachlagerung
- Oberkörperhochlagerung
- Schocklagerung
- stabile Seitenlage

10.5 Definition

- Die Lagerung eines Notfallpatienten ist eine effiziente Maßnahme
  - am Notfallort,
  - während der Patientenrettung und
  - während des Patiententransports

  zur Stabilisierung und Verbesserung des Patientenzustands und zur Vermeidung einer weiteren Verschlechterung.
- Für die verschiedenen situationsabhängigen Indikationen gibt es unterschiedliche Lagerungstechniken.
- Die Art der Lagerung ist abhängig von
  - der medizinischen Notwendigkeit,
  - den jeweiligen örtlichen Gegebenheiten (z. B. am Notfallort, während der Rettung z. B. Geländeformation, im Rettungsmittel) und
  - dem Wunsch des Patienten.

10.6 Indikationen

10.6.1 Lagerung bei Bewusstseinsstörungen

- Bei Störungen des Bewusstseins bis hin zur Bewusstlosigkeit ist mit einer Einschränkung der Schutzreflexe gerade im Bereich der oberen Atemwege zu rechnen.
- Es droht eine Regurgitation mit (stiller) Aspiration bis hin zur kompletten Verlegung der Atemwege.
- Die stabile Seitenlage ist bei ausreichender Spontanatmung und nicht gesicherten Atemwegen die angezeigte Lagerungsform. Sie ersetzt jedoch nicht die kontinuierliche Überwachung von Atmung und Atemwegen.

10.6.2 Lagerung bei Atemstörungen

- Patienten mit Atemnot begeben sich bereits vor Eintreffen des Rettungsdienstes regelhaft in die für sie „atemerleichternde" Körperposition mit
  - deutlich erhöhtem Oberkörper (30–90°),

  - oft sitzend, um den Einsatz der Atemhilfsmuskulatur zu ermöglichen.
- Durch diese Position wird die Atemarbeit erleichtert, die funktionelle Residualkapazität erhöht und die kardiale Vorlast gesenkt. Der Rettungsdienst kann nach den Wünschen des Patienten unterstützend eingreifen.
- Ein sitzender Transport kann je nach Bedrohungslage des Patienten und Abschätzung möglicher Komplikationen während des Transports indiziert sein.

10.6.3 Lagerung bei Kreislaufstörungen

- Störungen des Kreislaufs sind vielfältig und lassen sich in unterschiedliche Gruppen einteilen, bei denen eine bestimmte Lagerungsform indiziert ist:
  - Bei absolutem oder relativem Volumenmangel mit Schocksymptomatik werden Patienten ohne relevante Begleitverletzungen (z. B. Becken, Wirbelsäule) in Schocklage gebracht:
    - Erhöhung der Beine zum flachgelagerten Oberkörper um 30° und
    - kontinuierliche Überwachung der Atemmechanik und der Atemwege.
    - Bei entsprechenden Begleitverletzungen ist eine Flachlagerung mit Kopftieflage von 30–45° (Trendelenburg-Lagerung) zu erwägen, um eine Bewegung innerhalb der Körperachse zu vermeiden.
  - Herzinsuffizienz mit/ohne Schocksymptomatik:
    - Bestehen Anzeichen einer Herzinsuffizienz, ist die präklinische Differenzialdiagnostik nur eingeschränkt möglich und wird dadurch erschwert.
    - Bei Anzeichen einer linksführenden Herzinsuffizienz (z. B. Lungenödem) führt eine Oberkörperhochlagerung um 30–60° zur Vorlastsenkung, die durch herabhängende Lagerung der Extremitäten unterstützt werden kann.
    - Bei Anzeichen einer akuten Rechtsherzinsuffizienz (z. B. Halsvenenstauung) ist eine Flachlagerung mit Vorlasterhöhung zur Verbesserung der Pumpleistung erforderlich.
    - Bei unklarem Bild oder Globalinsuffizienz kann sich die optimale Lagerungsform eventuell erst durch einen Lagerungswechsel im Verlauf und unter strenger Beobachtung des Patienten herausstellen.

10.6.4 Lagerung in speziellen Notfällen

- akutes Abdomen, abdominelle Verletzungen:
  - Die Patienten werden in eine Lage gebracht, die die größte subjektive Beschwerdelinderung zeigt und die Bauchdecke entlastet.
  - Dies ist in Rückenlage mit angewinkelten Beinen und erhöhtem Oberkörper oder in Seitenlage gut möglich.
- Schädel-Hirn-Trauma:
  - Zur Verbesserung des intrakraniellen Drucks ist eine Oberkörperhochlagerung um 30° in Rückenlage mit neutraler Position des Kopfes empfohlen. Dies führt zu einer Optimierung des arteriellen Blutstroms zum Kopf und zur Vermeidung einer venösen Abflussstauung.
  - Diese Lagerung erfordert einen bewusstseinsklaren Patienten oder gesicherte Atemwege.
  - Bei instabilen Kreislaufverhältnissen mit Hypotension ist zur Erhaltung der zerebralen Perfusion eine Flachlagerung zu erwägen.
- Schwangerschaft im 3. Trimenon:
  - Zur Vermeidung eines „Vena-cava-Kompressionssyndroms“, bei dem in Rückenlage das ungeborene Kind den venösen Rückstrom behindern kann (drohender Schock bei ungenügender Vorlast), ist eine Linksseitenlage der Schwangeren während des Transports auf der Trage indiziert.
- Schlaganfall:
  - Hier ist eine Oberkörperhochlagerung um 30° unter besonderer Beachtung einer schonenden Lage für plegische oder empfindungsgeminderte Körperregionen angezeigt.

10.7 Aufklärung und spezielle Risiken

- Lagerungsmaßnahmen erfordern stets die ausreichende Aufklärung und Einbindung des Patienten, um seine Mithilfe zu ermöglichen und seine Wünsche zu berücksichtigen.

10.8 Material

- Für bestimmte Lagerungsformen sind Hilfsmittel erforderlich. Diese reichen von einfachen Decken, Tragen, Vakuummatratzen etc. bis hin zu Immobilisationsmitteln wie z. B. Sicherungsgurten.

10.9 Durchführung

10.9.1 Stabile Seitenlage

- Die Durchführung der stabilen Seitenlage erfolgt aus der Rückenlage des Patienten (siehe ▶ Abb. 10.1):
  - Der helfernahe Patientenarm wird kopfwärts angewinkelt,
  - der gegenüberliegende Arm wird über den Brustkorb des Patienten zur Helferseite gelegt,
  - das gegenüberliegende Bein wird angewinkelt und
  - der Patient an Schulter und Hüfte in Richtung Helfer auf die Seite gedreht.

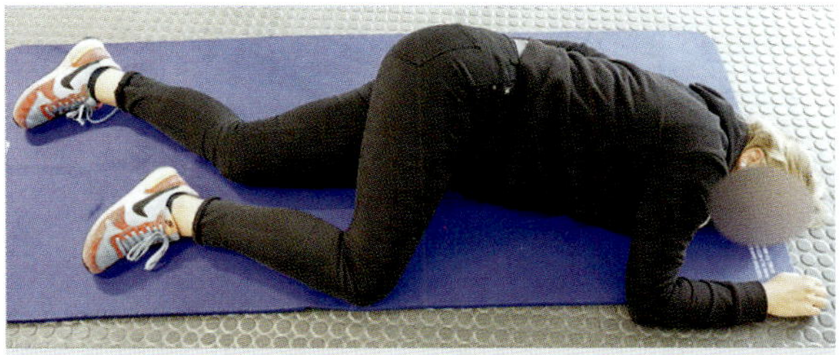

Abb. 10.1 Stabile Seitenlage. Beschreibung siehe Text.

- Durch das rechtwinklig positionierte obenliegende Bein und den angewinkelten untenliegenden Arm entsteht eine stabile Lage.
- Die Kopfüberstreckung bei geöffnetem Mund soll die Atemwege freihalten und ein Sekretablaufen ermöglichen.
- Eine fortlaufende Atemkontrolle ist zwingend erforderlich.

10.9.2 Oberkörperhochlagerung

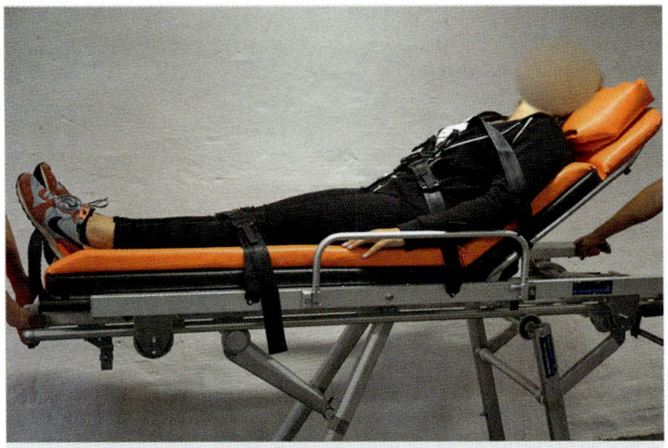

Abb. 10.2 Oberkörperhochlagerung um 30–60°. Lagerung bei Atemstörungen.

10.9.3 Schocklage

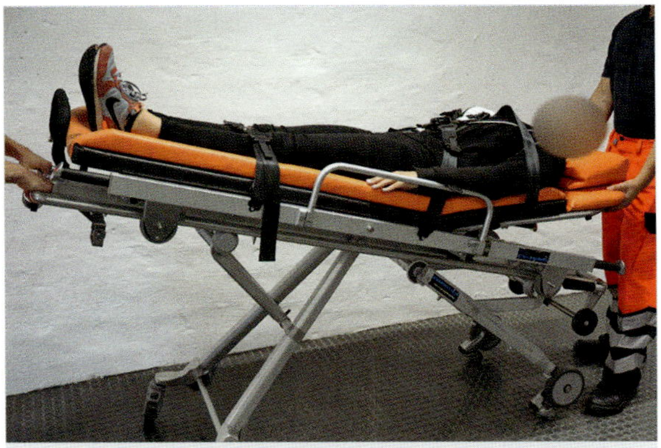

Abb. 10.3 Klassische Schocklage: Oberkörper in waagerechter Position.

10.9.4 Lagerung bei akutem Abdomen oder Bauchtrauma

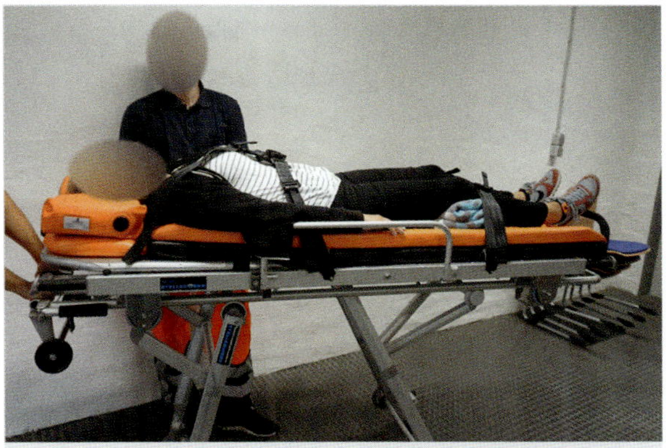

Abb. 10.4 Lagerung bei akutem Abdomen oder Bauchtrauma. Die Beine sind unterpolstert, der Oberkörper ist um 20° erhöht.

10.9.5 Linksseitenlage bei der Schwangeren ab dem 3. Trimenon

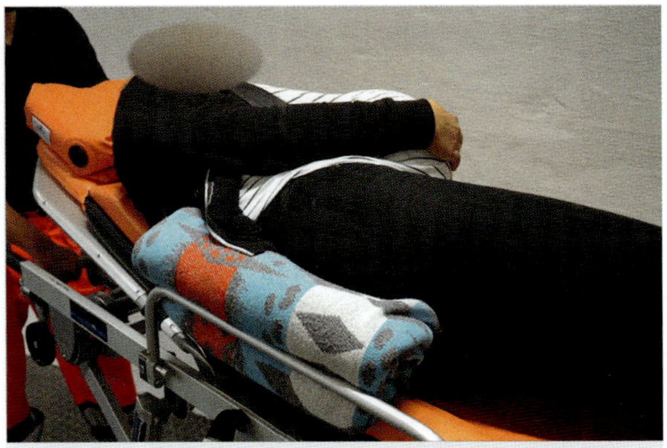

Abb. 10.5 Linksseitenlage bei Schwangeren ab dem 3. Trimenon.

10.10 Mögliche Komplikationen

- Aus den unterschiedlichen Lagerungsarten ergeben sich auch Risiken und mögliche negative Auswirkungen für den Patienten. Diese sind bei den jeweiligen Lagerungsarten erwähnt.
- Eine kontinuierliche Kontrolle der durchgeführten Lagerungen im Verlauf mit Reevaluation der Indikation ist daher zwingend erforderlich.

10.11 Literatur zur weiteren Vertiefung

[1] AWMF RegNr.053–011, DEGAM-Leitlinie Nr. 8: Schlaganfall; 2012
[2] AWMF RegNr.012–019, S3-Leitlinie Polytrauma/Schwerverletzten-Behandlung; 2016
[3] AWMF-RegNr. 020–009, S2k-Leitlinie zur Diagnostik und Therapie von Patienten mit Asthma; 2017
[4] Campell JE. Präklinische Traumatologie. ITLS Germany: Pearson; 2012
[5] ERC-Leitlinien. Notfall + Rettungsmedizin Band 18 Heft 8; 2015

11 Schienung

Tobias Steffen

11.1 Steckbrief

Frakturen, Luxationen oder andere muskuloskeletale Verletzungen haben weitreichende Folgen für den Notfallpatienten. Es muss mit Schmerzen, Funktionseinschränkungen der betroffenen Körperregion oder Komplikationen, wie z. B. Verletzungen benachbarter Gewebe (Nerven, Gefäße etc.) durch Knochenfragmente, gerechnet werden. Eine angemessene Ruhigstellung der verletzten Region wird mithilfe von geeignetem Schienungsmaterial ermöglicht und stellt eine effiziente Behandlung dar. Hierfür steht im Rettungsdienst eine breite Palette unterschiedlicher Hilfsmittel zur Verfügung. Die Auswahl des geeigneten Schienungsmaterials im Einzelfall, die genaue Kenntnis der Anwendung und der korrekten Anlegetechnik sowie die sich daraus ergebenden Verlaufsbeobachtungen haben einen entscheidenden Einfluss auf das Behandlungsergebnis für den Patienten.

11.2 Synonyme

- Schienung
- Immobilisation
- Ruhigstellung

11.3 Keywords

- Schienung
- Immobilisation
- Ruhigstellung
- Vakuumschiene
- Luftkammerschiene
- SamSplint
- HWS-Schiene (HWS: Halswirbelsäule)
- Vakuummatratze
- Streckschiene
- Traktionsschiene
- SamPelvic-Sling
- Beckenschlinge
- Spineboard
- Kopffixierung

11.4 Definition

- Eine Schienung oder Immobilisation im Rettungsdienst dient der temporären Ruhigstellung einer verletzten oder erkrankten Körperregion, bis sie in der Klinik abschließend behandelt werden kann.
- Durch möglichst vollständige Einschränkung der Beweglichkeit von Gelenken oder Frakturteilen oder die Korrektur von Fehlstellungen können Schmerzen gelindert und weitere Schäden (z. B. Gefäß-/Nervenschäden) vermieden werden. Zudem ermöglicht eine adäquate Schienung immer auch den Patiententransport.
- Manche Schienungstechniken begleiten den Patienten bis zur klinischen Behandlung, andere Formen kommen ggf. nur kurzfristig im Verlauf der Patientenrettung zum Einsatz (z. B. Spineboard).

11.5 Indikationen

- Schienungen kommen rettungsmedizinisch bei Verletzungen des Bewegungs- und Stützapparats zur Anwendung. Hierunter fallen v. a. Frakturen (offen, geschlossen), Luxationen und Weichteilverletzungen (z. B. Distorsionen).
- Bei offenen Verletzungen sollte ein Schienungsverfahren gewählt werden, das eine Re-Evaluation der Blutungssituation im Wundbereich erlaubt.
- Unterschiedliche Lokalisationen und Arten der Verletzungen erfordern bestimmte Schienungstechniken. Die folgende tabellarische Aufstellung zeigt die unterschiedlichen Indikationen:

Tab. 11.1 Indikationen und Schienungstechniken.

Material/ Lokalisation	Luftkammerschiene	Vakuumschiene	SamSplint	Traktionsschiene	Vakuummatratze	SamPelvic-Sling	HWS-Schiene	Spineboard	Kopffixierung
HWS	–	–	–	–	(++)	–	+++	(++)	
Oberarm	++	++	+	–	++	–	–	+	–
Ellenbogen	–	+++	+++	–	–	–	–	k. A.	–
Unterarm	+++	+++	++	–	–	–	–	k. A.	–
Handgelenk	+	+	+++	–	–	–	–	k. A.	–
BWS/LWS	–	–	–	–	+++	–	–	+++	–
Becken	–	–	–	–	+++	+++	–	k. A.	–
Oberschenkel	–	–	–	+++	+++	–	–	++	–
Knie	++	++	+	–	++	–	–	++	–
Unterschenkel	+++	+++	+	++	++	–	–	++	–
Sprunggelenk	+++	+++	++	–	+	–	–	–	–

+++ geeignet, ++ bedingt geeignet, + wenig geeignet, – kontraindiziert, ( ) indirekte Hilfe

11.6 Material

- Es ist eine Vielzahl von unterschiedlichen Schienungssystemen verfügbar (siehe ▶ Tab. 11.1).
- Grundsätzlich kann man Schienen anhand ihrer Materialbeschaffenheit unterscheiden:
  - Pneumatische Schienen (Luftkammerschienen) erhalten ihre Stabilität durch das Aufpumpen mit Luft. Ein übermäßiges Aufpumpen ist zu verhindern, um Druckschäden an umgebenden Geweben oder Schmerzen zu vermeiden. Ihre Form ist vorgegeben und schränkt hierdurch ihr Anwendungsspektrum ein (▶ Abb. 11.1).
  - Bei Vakuumschienen wird erst durch das Absaugen von Luft aus der Schiene eine Steifigkeit erzeugt, die unter Fixierung mit Klettbändern eine Schienung erzeugt. Hier ist häufig eine individuellere Anpassung an die jeweilige Situation möglich (▶ Abb. 11.2).
  - Alu-Polsterschienen (z. B. SamSplint) sind neue Schienungssysteme, die in eine steife, angepasste Form gebogen werden können und durch Bandagen fixiert werden. Hier können mehrere Schienen gemeinsam verwendet werden, um komplexe Frakturen in Fehlstellung ruhigzustellen (▶ Abb. 11.3).
  - Traktionsschienen (Streckschienen) sind die einzigen Schienungssysteme, die einen ausreichenden Zug auf eine geschlossene Extremitätenfraktur erzeugen und diesen Zug im Verlauf des Transports auch aufrechterhalten. Proximale Unterschenkelfrakturen und distale Oberschenkelfrakturen, aber auch Frakturen des Unterarms und des distalen Oberarmes können so adäquat versorgt werden (▶ Abb. 11.4).
  - Das Spineboard stellt eine Immobilisation des Patienten auf einer harten Kunststoff- oder Holzunterlage dar. Der Patient kann so mithilfe unterschiedlicher Gurtsysteme, ggf. auch unter Anwendung von HWS-Schienen und Kopffixiersystemen, immobilisiert und vom Notfallort weggetragen werden (▶ Abb. 11.5).

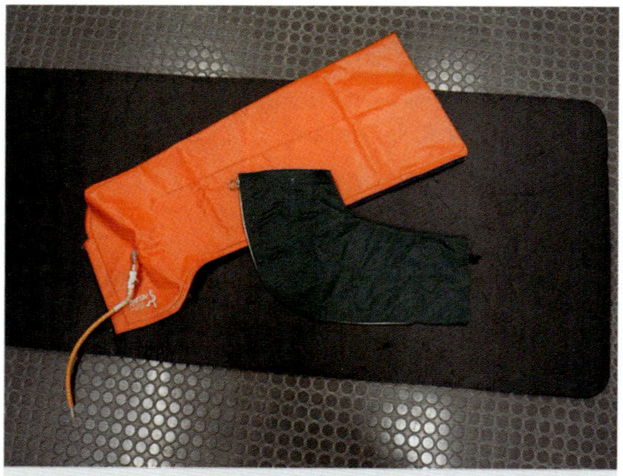

Abb. 11.1 Pneumatische Schiene (Luftkammerschiene).

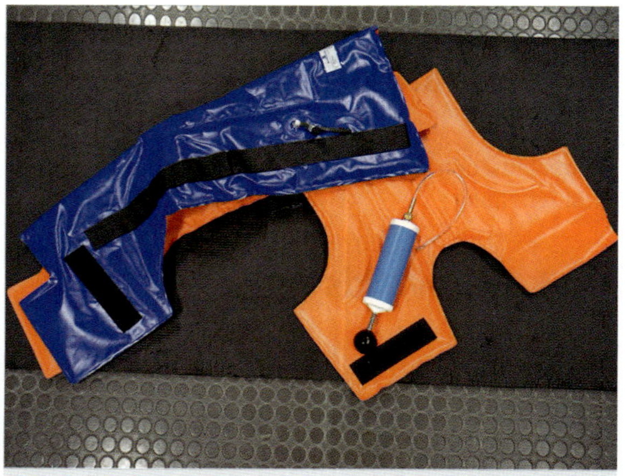

Abb. 11.2 Vakuumschiene.

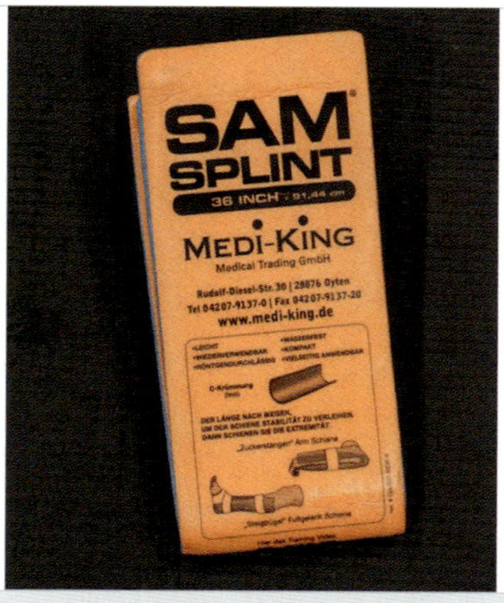

Abb. 11.3 Alu-Polsterschiene (z. B. SamSplint).

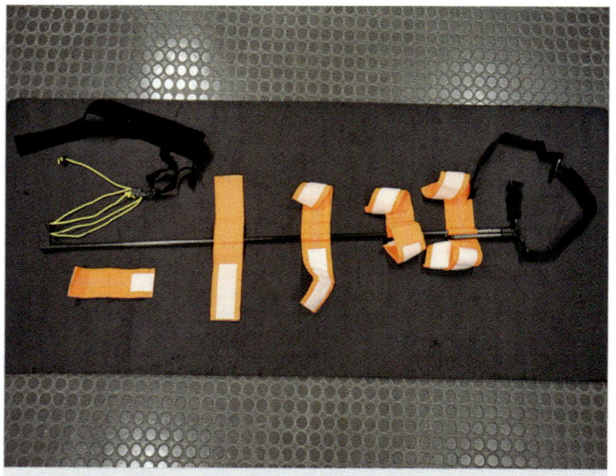

Abb. 11.4 Traktionsschiene (Streckschiene).

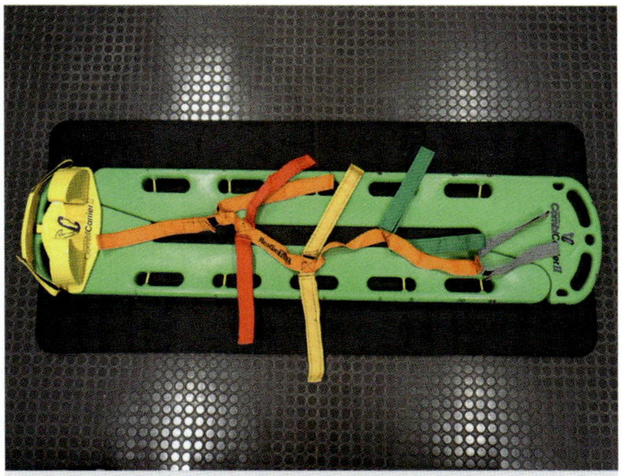

Abb. 11.5 Spineboard.

11.7 Durchführung

- Die Vielzahl der Schienungstechniken und Materialien müssen vorab geschult und geübt werden. Im Folgenden werden nur wesentliche Prinzipien der Schienung beschrieben.

11.7.1 Vor Beginn der Schienung

- Der Patient muss ausreichend und situationsangemessen über das Vorgehen aufgeklärt werden.
- Grundsätzlich gilt jedoch vor Anwendung einer Schienung, dass die betroffene Körperregion in ausreichendem Maße (ideal entkleidet) untersucht wurde.
- Besonderes Augenmerk ist auf die verletzte Region sowie distal hierzu auf die Durchblutung, Motorik und Sensorik (DMS) zu legen.
- Offene Wunden sind vor der Schienung mit einer sterilen Wundauflage zu versorgen.
- Falls es für die Anlage der Schienung oder zum Patiententransport erforderlich ist, sollte die betroffene Fraktur achsengerade gestellt werden. Ansonsten erfolgt bei intakter DMS nur eine Ruhigstellung ohne Manipulation.
- Bei Defekten der Haut oder oberflächlichen Knochenerhebungen ist auf eine ausreichende Unterpolsterung zu achten.

11.7.2 Wichtige Prinzipien

- Die Prüfung der DMS erfolgt erneut nach Anlage der Schienung im Seitenvergleich und regelmäßig im Verlauf. Die Ergebnisse sollten dokumentiert werden.
- Bei Extremitätenverletzungen müssen die angrenzenden Gelenke zwingend in die Ruhigstellung mit einbezogen werden.
  - Ggf. können unterschiedliche Schienungstechniken kombiniert werden.
  - Im Einzelfall können sehr distale Oberarm- oder Oberschenkelfrakturen mit Schienen versorgt werden, die den Oberarm oder den Oberschenkel nahezu vollständig bis proximal erfassen.

11.8 Aufklärung und spezielle Risiken

- Vor Anlage einer Schienung ist der wache Patient ausreichend und situationsangemessen über das Vorgehen aufzuklären, um seine Mitarbeit zu ermöglichen.
- Spezielle Risiken bei der Schienung sind:
  - Weichteilschäden bei ungenügender Polsterung,
  - komplette oder partielle Störung der Durchblutung durch zu enge Verbandanlage oder nachträgliche Schwellung und
  - Druckschädigung von Nerven.

11.9 Mögliche Komplikationen

- Trotz intensiv trainierter Anlagetechnik und versierter Vorgehensweise des präklinisch tätigen Rettungsdienstpersonals kann es zu Komplikationen kommen. Entscheidend ist zunächst die Dokumentation der aufgetretenen Komplikation, damit das klinische Fachpersonal richtig reagieren kann.
- Die häufigste Komplikation ist eine nicht ausreichende Analgesie nach erfolgreicher Schienung. Hier muss ggf. mit einer eine medikamentöse Analgesie nachgebessert werden.
- Bei offenen Frakturen können Blutungen auftreten. Die Wundversorgung muss in diesem Fall nach dem Anlegen der Schiene stets reevaluiert werden und ggf. müssen entsprechende Maßnahmen bis hin zur Schockbekämpfung durchgeführt werden.
- Bei falsch angelegter Luftkammerschiene (siehe Kap. 1.7) kann es durch einen zu hohen Druck im Gewebe zu Schädigungen kommen, schlimmstenfalls kann ein Kompartmentsyndrom verursacht werden. Diese Komplikation gilt es unbedingt zu vermeiden.

Teil II

Spezielle notfallmedizinische Maßnahmen

II

12 Videolaryngoskopie

Martin C. Sassen, Clemens Kill, Susanne Betz

12.1 Steckbrief

Die Atemwegssicherung ist in der Notfallmedizin eine Maßnahme von höchster Priorität. Die Atemwegsicherung mittels endotrachealer Intubation (ETI) ist der Goldstandard. Hierbei stellt die Videolaryngoskopie ein relativ neues Verfahren dar, das von vielen Experten jedoch als „first-line device" für die Notfallintubation anstelle der konventionellen, direkten Laryngoskopie empfohlen wird. Die Videolaryngoskopie ist eine indirekte Laryngoskopie. Es wird ein hyperangulierter Spatel mit einer Kamera am vorderen Drittel verwendet, mit dem keine direkte Laryngoskopie möglich ist. Die Videolaryngoskopie ist bei der Reanimation überlegen, da sie die unterbrechungsfreien Thoraxkompression beim Halswirbelsäulen-Trauma (HWS-Trauma) und beim schwierigen Atemweg erlaubt.

12.2 Synonyme

- indirekte Laryngoskopie

12.3 Keywords

- Videolaryngoskopie
- indirekte Laryngoskopie
- Notfallintubation

12.4 Definition

- Die Videolaryngoskopie ist eine indirekte Laryngoskopie mit einem hyperangulierten Spatel mit einer Kamera im vorderen Drittel.
- Es kann keine direkte Sichtachse zwischen Mundöffnung und Glottis hergestellt werden. Die Sicht auf die Glottis erfolgt ausschließlich indirekt über einen Monitor.
- Im Gegensatz dazu handelt es sich bei der videogestützten Laryngoskopie um Systeme, bei denen eine direkte Laryngoskopie noch möglich ist, da der Spatel nicht hyperanguliert ist.
- Demzufolge sollte der Begriff „Videolaryngoskopie" ausschließlich für Systeme mit hyperanguliertem Spatel ohne Möglichkeit der direkten Laryngoskopie verwendet werden. Hier kann die Glottis nur über den Monitor eingesehen werden. Alle anderen Systeme sollten als „videogestützte Laryngoskopie" bezeichnet werden, da hier auch eine direkte Sicht auf die Glottis möglich ist.

12.5 Indikationen

- Die Videolaryngoskopie ist das „first-line device" bei der Notfallintubation in der Präklinik, der Notaufnahme und auf der Intensivstation.
- Im Folgenden beziehen wir uns ausschließlich auf die „indirekte Laryngoskopie" als das Verfahren der Videolaryngoskopie, das die relevanten Vorteile für die Notfallintubation bietet.
- Die wesentlichen Vor- und Nachteile der Videolaryngoskopie im Vergleich zur direkten Laryngoskopie bei der Notfallintubation sind:

Pro:

- Es besteht die Möglichkeit der unterbrechungsfreien Thoraxkompression bei der Reanimation, da die Blickachse nicht verschoben wird.
- Die primären Erfolgsraten sind auch bei ungeübteren Anwendern sowie beim schwierigen Atemweg höher.
- Es ist eine geringere HWS-Reklination zur Einstellung des Kehlkopfeingangs nötig, da die Sicht auf die Glottis indirekt erfolgt.
- Schwer zugängliche Patienten, z. B. wenn sie in einem Fahrzeug eingeklemmt sind, können ohne direkte Sichtachse intubiert werden.

Kontra:

- Bei Geräteausfall, verschmutzter oder beschlagener Optik ist eine Intubation unmöglich, da keine direkte Laryngoskopie mehr möglich ist.

Allgemein:

- Weil bei unbekannten Notfallpatienten und in der zeitkritischen Situation der Notfallintubation grundsätzlich von einer Situation des schwierigen Atemweges auszugehen ist und gleichzeitig vermeidbare mehrfache Intubationsversuche ein erhebliches Risiko darstellen, wird die Videolaryngoskopie zunehmend als Verfahren der ersten Wahl für die Notfallintubation auch in Leitlinien empfohlen.
- Aus diesem Grunde ist die Vorhaltung der Videolaryngoskopie als Standard im Notarztdienst, in der Notaufnahme und auf der Intensivstation zu fordern.
- Die videogestützte Laryngoskopie ist gut für die Ausbildung der direkten Laryngoskopie geeignet.

12.6 Aufklärung und spezielle Risiken

- Keine speziellen Risiken im Vergleich zur direkten Laryngoskopie.

12.7 Material

- Videolaryngoskop mit hyperanguliertem Spatel
- Führungsstab mit einer Krümmung von ca. 60° im vorderen Drittel
- gebogener Absauger

12.8 Durchführung

- Heutzutage werden unterschiedliche Geräte verschiedener Hersteller in allen Bereichen der Notfall-, Intensivmedizin und Anästhesie eingesetzt. Gemeinsam ist allen Geräten eine Kamera im vorderen Drittel des Laryngoskopspatels, deren Bild in Echtzeit auf einen Monitor übertragen wird. Es gibt Videolaryngoskope mit und ohne Führungsschiene für den Endotrachealtubus sowie Geräte mit fester oder flexibler Verbindung zum Monitor.
- Der entscheidende Unterschied zum konventionellen Laryngoskop ist die Krümmung der verwendeten Spatel, die sowohl als klassischer Macintosh-Spatel als auch mit stärkerer Spatelkrümmung mit einem Winkel von etwa 60° angeboten werden. Beim Einsatz von Macintosh-Spateln handelt es sich im Prinzip um eine „videogestützte Laryngoskopie", da sowohl die direkte Sicht als auch der Blick auf den Monitor eine Intubation erlauben. Diese Spatel sind optimal für die Ausbildung der direkten Laryngoskopie, da mehrere Personen den konventionellen Intubationsvorgang beobachten können.
- Die „indirekte Videolaryngoskopie" verwendet einen hyperangulierten Spatel. Damit kann keine direkte Sichtachse zwischen Mundöffnung und Glottis hergestellt werden, der Kehlkopfeingang kann ausschließlich indirekt über den Monitor eingesehen werden.
- Im Gegensatz zur direkten Laryngoskopie wird bei der indirekten Videolaryngoskopie der Spatel nicht in den rechten Mundwinkel eingebracht, um die Zunge nach links aus der Sichtachse zu schieben, sondern der Spatel muss mittig über die Zunge eingeführt werden. Es erfolgt keine Zugbewegung nach kaudal und ventral, sondern eine Drehbewegung nach ventral. Dementsprechend ist zur besseren Positionierung des Kehlkopfes von außen kein BURP-Manöver (backward upward rightward pressure), sondern ggf. ein Druck auf den Kehlkopf nach dorsal sinnvoll. Ein entsprechend der Spatelkrümmung angulierter Führungsstab muss verwendet werden, um den Tubus entlang der Krümmung des Spatels einzuführen. Demzufolge ist auch ein starres, großlumiges und gebogenes Absaugrohr notwendig [1].
- Ab dem Eintritt des Spatels in den Mund muss jede Maßnahme unter Monitorsicht erfolgen, um sofort Flüssigkeiten absaugen zu können und eine Verschmutzung der Kamera zu vermeiden.
- Da die Sicht auf die Glottis ausschließlich indirekt erfolgt, kann eine Änderung der Monitorposition bzw. Abschirmung des Monitors bei starker Sonneneinstrahlung notwendig werden. Bei kalten Umgebungstemperaturen muss das Videolaryngoskop frühzeitig eingeschaltet werden, um ein Beschlagen der Kamera zu verhindern.

12.8.1 Schritt-für-Schritt-Anleitung der Videolaryngoskopie

1. Tubus mit im vorderen Drittel um ca. 60° gekrümmten Führungsstab vorbereiten (▸ Abb. 12.1)
2. Gerät einschalten
3. Monitor in gute Sichtposition bringen
4. mit Blick auf den Mund Spatel mittig einführen (▸ Abb. 12.2)
5. mit Blick auf den Monitor in der Mittelachse auf der Zunge nach unten gleiten, bis Epiglottis und Glottis sichtbar sind; Sekrete sofort absaugen, leichte Drehbewegung des Spatels nach ventral, ggf. Druck auf den Kehlkopf von außen nach dorsal durch Assistenzperson (▸ Abb. 12.3, ▸ Abb. 12.4a, ▸ Abb. 12.4b, ▸ Abb. 12.5a, ▸ Abb. 12.5b)
6. mit Blick auf den Mund Tubus in den Mund einführen bis das Gaumensegel passiert wird (▸ Abb. 12.6)
7. mit Blick auf den Monitor, Tubus in die Stimmritze einführen (▸ Abb. 12.7) und unter gleichzeitigem Zurückziehen des Führungsstabes den Tubus vorschieben (▸ Abb. 12.8)
8. Tubus blocken
9. mit Blick auf den Monitor visuelle Kontrolle der Tubuslage
10. mit Blick auf den Mund Tubus festhalten und Spatel vorsichtig entfernen
11. Tubuslage kapnografisch und auskultatorisch kontrollieren
12. Tubus fixieren

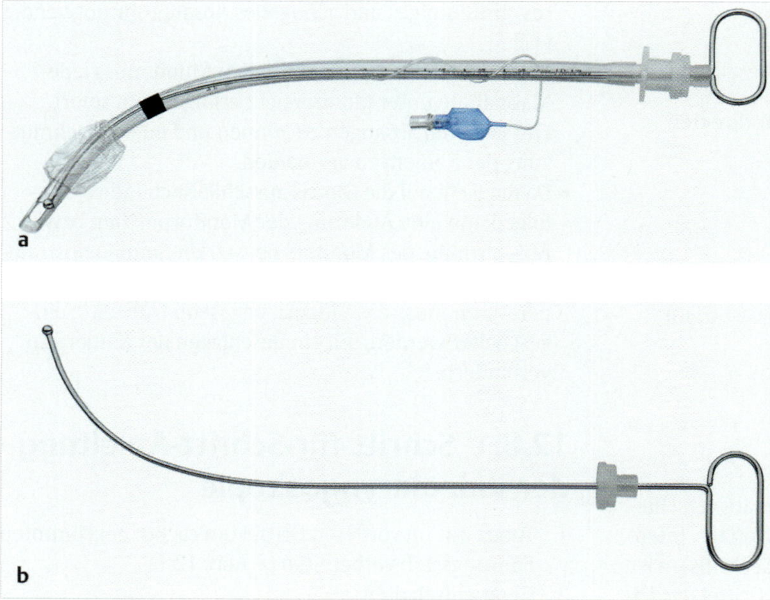

Abb. 12.1 Tubus für Videolaryngoskopie.
a Tubus und Führungsstab für Videolaryngoskopie. (Quelle: Karl Storz SE u. Co. KG, Tuttlingen)
b Starrer Führungsstab mit ca. 60° Krümmung im vorderen Drittel. (Quelle: Karl Storz SE u. Co. KG, Tuttlingen)

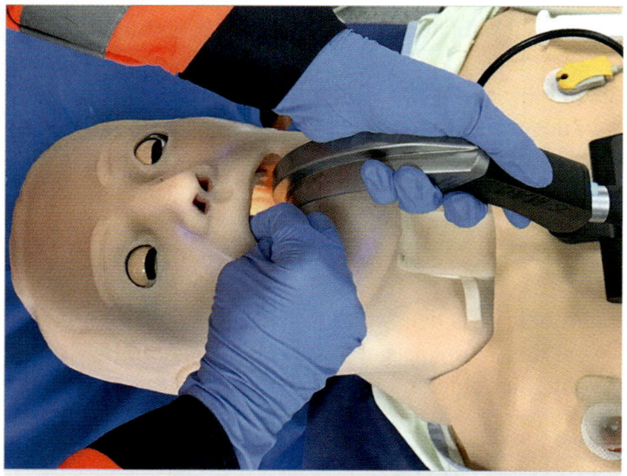

Abb. 12.2 Mit Blick auf den Mund Spatel mittig einführen.

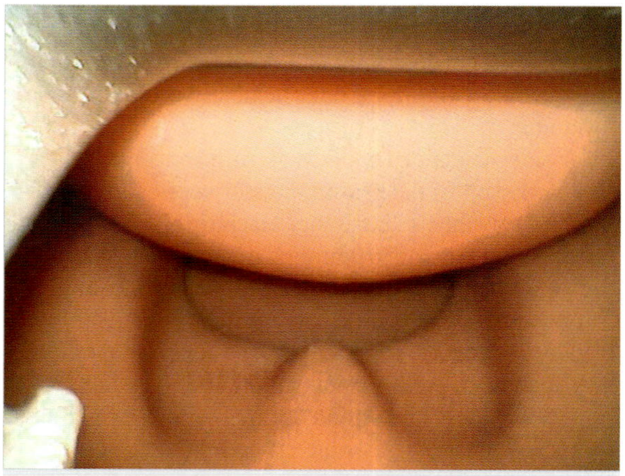

Abb. 12.3 Mit Blick auf den Monitor in der Mittelachse auf der Zunge nach unten gleiten, bis Epiglottis und Glottis sichtbar sind. Hier: Bild im Laryngoskop.

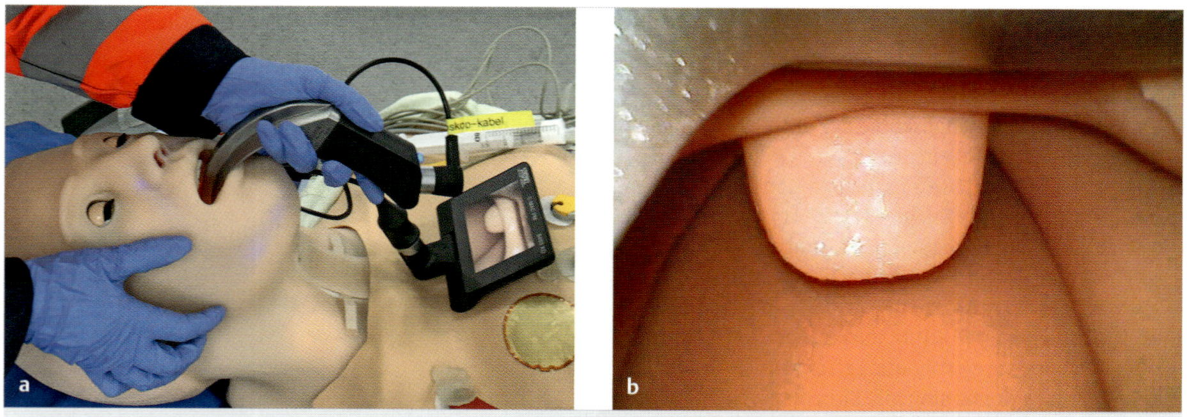

Abb. 12.4 Mit Blick auf den Monitor in der Mittelachse auf der Zunge nach unten gleiten, bis Epiglottis und Glottis sichtbar sind. Blick auf Glottis und Epiglottis.
a Ansicht von außen.
b Bild im Laryngoskop.

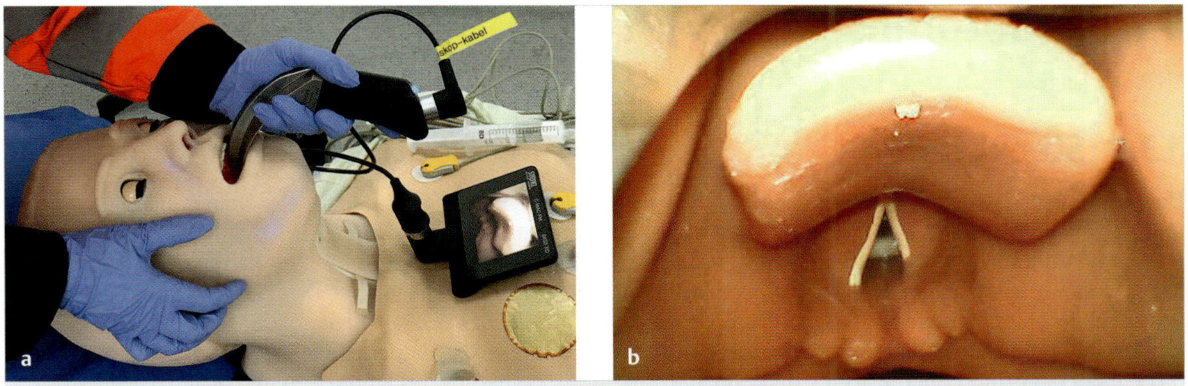

Abb. 12.5 Mit Blick auf den Monitor in der Mittelachse auf der Zunge nach unten gleiten, bis Epiglottis und Glottis sichtbar sind. Leichte Drehbewegung des Spatels nach ventral.
a Ansicht von außen.
b Bild im Laryngoskop.

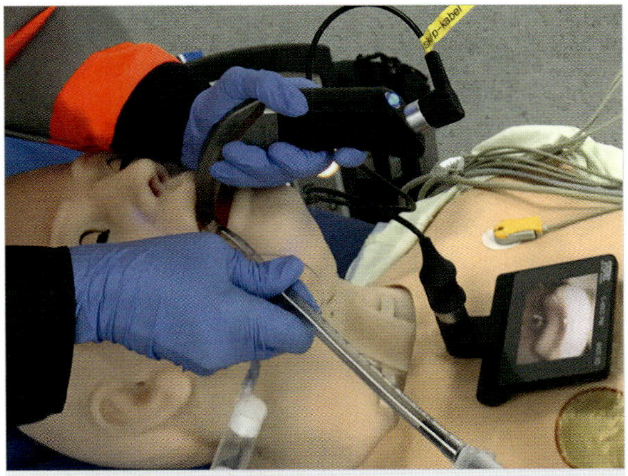

Abb. 12.6 Mit Blick auf den Mund den Tubus in den Mund einführen, bis das Gaumensegel passiert wird.

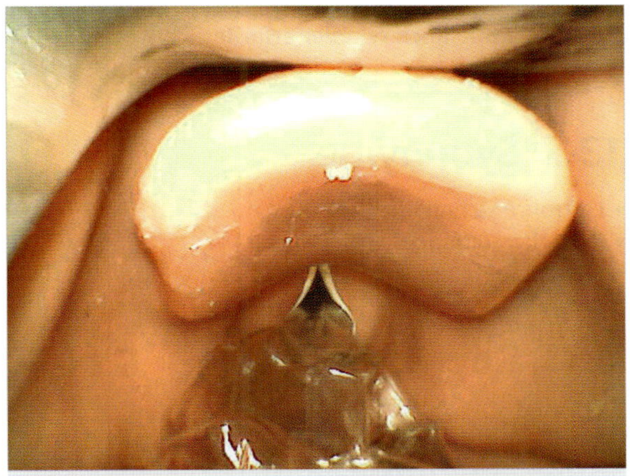

Abb. 12.7 Mit Blick auf den Monitor den Tubus in die Stimmritze einführen.

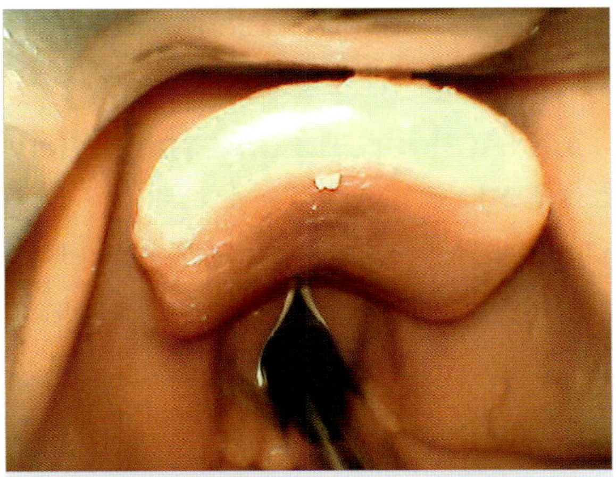

Abb. 12.8 Mit Blick auf den Monitor den Tubus in die Stimmritze einführen, und unter gleichzeitigem Ziehen des Führungsstabs vorschieben.

12.9 Mögliche Komplikationen

- Bei Ausfall der Technik ist keine Laryngoskopie möglich.

12.10 Quellenangaben

[1] Masters J, Rope T. Suction tube-facilitated videolaryngoscopic intubation. Anaesthesia 2015; 70: 1003. doi:10.1111/anae.13170

13 Koniotomie

Till S. Mutzbauer

13.1 Steckbrief

Unter dem Begriff „Koniotomie“ versteht man eine notfallmäßig durchgeführte Maßnahme zur Sicherung, Herstellung oder Wiederherstellung des Atemweges in Fällen respiratorischer Insuffizienz, in denen mit konventionellen Maßnahmen wie Maske oder Endotrachealtubus (ET) oder mit supraglottischen Hilfsmitteln (SGA) nicht oxygeniert oder beatmet werden kann. Eine Koniotomie kann mittels chirurgischer Präparation oder als Punktion des Ligamentum cricothyroideum durchgeführt werden. Es gibt Empfehlungen zur Zusammenstellung des Instrumentariums, aber auch industriell vorgefertigte Sets. Präklinisch wird die Indikation zur Koniotomie selten gestellt. Innerklinisch dürfte die Maßnahme noch seltener erforderlich werden.

13.2 Synonyme

- Luftröhrenschnitt
- Krikothyreotomie
- cricothyroidotomy bzw. cricothyrotomy

13.3 Keywords

- Atemwegsmanagement
- Koniotomie
- Punktionskoniotomie
- Behandlungsalgorithmus

13.4 Definition

- Unter dem Begriff „Koniotomie“ versteht man den notfallmäßigen Zugang zum Atemweg mittels chirurgischer Präparation oder Punktion durch das Ligamentum cricothyroideum (Lig. conicum).

13.5 Indikationen

- Situationen, in denen weder über eine Maske oder einen ET noch über SGA beatmet und/oder oxygeniert werden kann.

13.6 Kontraindikationen

- Eine Kontraindikation für eine Koniotomie kann bestehen
  - bei Schnittverletzungen im Halsbereich [1] mit Larynxbeteiligung,
  - bei Larynxverletzungen,
  - wenn das Hindernis, welches eine konventionelle Sicherung des Atemweges unmöglich macht, im Bereich der Trachea, also kaudal vom Koniotomiezugangsweg liegt. Hier müsste eine Präparation in Richtung des distal vom Atemwegshindernis gelegenen freien Trachealsegmentes erfolgen, um den Atemweg zu sichern. In der Praxis dürfte die Situation als solche möglicherweise zunächst nicht erkennbar sein.
- Bei einer Verletzung der Trachea z. B. mit Abriss vom Larynx könnte – falls erkannt – allenfalls eine chirurgische Präparation zum abgerissenen Trachealsegment im Sinne eines modifizierten Tracheotomiezugangs erfolgen [2].
- Bei Säuglingen und Kleinkindern wurde eine Koniotomie vereinzelt als „kontraindiziert“ bezeichnet [3]. In dieser Altersgruppe wird vermutet, dass eine nach initial chirurgischer Präparation erfolgende Punktion der Trachea der direkten Punktion vorzuziehen ist [4].

13.7 Anästhesie

- Eine Koniotomie kann in Lokalanästhesie erfolgen.
- Wird ein schwieriges Atemwegsmanagement angenommen, so kann vor Beginn der elektiven Maßnahmen zur Minimierung des Blutungsrisikos eine rasche infiltrierende Applikation von adrenalinhaltigem Lokalanästhetikum erfolgen.

13.8 Aufklärung und spezielle Risiken

- In Notfallsituationen ergibt sich die Indikationsstellung zur Koniotomie i. d. R. unerwartet und der Patient kann vorher nicht über die Maßnahme und die Risiken aufgeklärt werden.
- Wenn vor elektiv durchzuführenden Atemwegsmaßnahmen oder vor Narkosen ein erhöhter Schwierigkeitsgrad bei der Atemwegssicherung zu erwarten ist, kann es sinnvoll sein, die Koniotomie als Ultima Ratio zu thematisieren bzw. in das Aufklärungsgespräch mit einzubeziehen. Hier kann es von Vorteil sein, die für den Haupteingriff zuständige Fachdisziplin hinzuzuziehen (z. B. Kopf-Hals-Chirurg).

13.9 Präoperative/präinterventionelle Diagnostik

- Vor Elektivmaßnahmen mit abschätzbar deutlich erschwerten Intubationsbedingungen und in Situationen, in denen auch SGA mit geringer Erfolgswahrscheinlichkeit einsetzbar sind, ist eine Bildgebung durch CT oder MRT sinnvoll.
- Bei Infektionen oder Tumoren im Bereich des Mundbodens oder der Halsregion wird diese Diagnostik ohnehin – auch zur Planung des Eingriffes – bereits zur Verfügung stehen.
- Im Rahmen der Fachempfehlungen existiert ein Algorithmus, aus dem sich anhand eines Flussdiagrammes die Indikation zur Koniotomie ablesen lässt [5].

13.10 Material

- Desinfektionsspray, gefärbt
- Luer-Spritze, steril (für Lokalanästhetikum)
- Kanüle 27G, steril
- Lokalanästhetikum mit Vasokonstriktor (z. B. Lidocain, Mepivacain oder Articain mit Adrenalinzusatz, auch beim narkotisierten Patienten)
- Lochtuch zur Abdeckung, steril
- Kugeltupfer (Pflaume), steril
- Chitosan-Hämostyptikum (z. B. Celox, Meditrade Products Ltd., Crewe, UK), optional
- hämostyptisches Verbandmaterial (z. B. Kerlix, Medtronic, Minneapolis MN, USA.), optional
- starrer OP-Sauger, steril
- Skalpell Nr.11, steril
- Metzenbaum-Präparierschere, steril
- Killian-Spekulum, mittellang, steril
- Tubus 6,0 (maximal 6,5) mit angeschliffener Spitze, steril
- Luer-Spritze 10 ml
- Kanüle 18G, steril
- Halsted-Mosquito-Klemmen, gebogen, chirurgisch, steril, 2 Stück
- Nadelhalter, z. B. Hegar-Olsen, steril, optional
- Nahtmaterial, geflochten, 2–0, mit Nadel, Halbkreis, rund, steril, optional
- ventilierbarer Führungsstab oder Tubuswechselkatheter mit ISO-Konnektor 15 mm,
- Bajonett, steril, optional
  - Teile des Sets sind vorgepackt beispielsweise als Surgicric II (VBM Medizintechnik GmbH, Sulz a.N.; ▶ Abb. 13.1) erhältlich.
  - vorgefertigtes Punktionsset (Beispiele):
    - Quicktrach/Quicktrach II (VBM Medizintechnik GmbH) (catheter over needle-technique)
    - Melker (Cook Medical Inc. Bloomington, IN, USA)
    - Surgicric III (VBM Medizintechnik GmbH), Seldinger-Technik (▶ Abb. 13.2)
- anästhesiologische Absaugkatheter, steril

13.11 Durchführung

13.11.1 Vor Beginn des Eingriffs

- bestmögliche Beleuchtung, ggf. Stirnlampe oder Laryngoskopbeleuchtung
- Assistenz steht auf der Gegenseite des Operateurs
- funktionierende Absaugung mit starrem chirurgischem Sauger

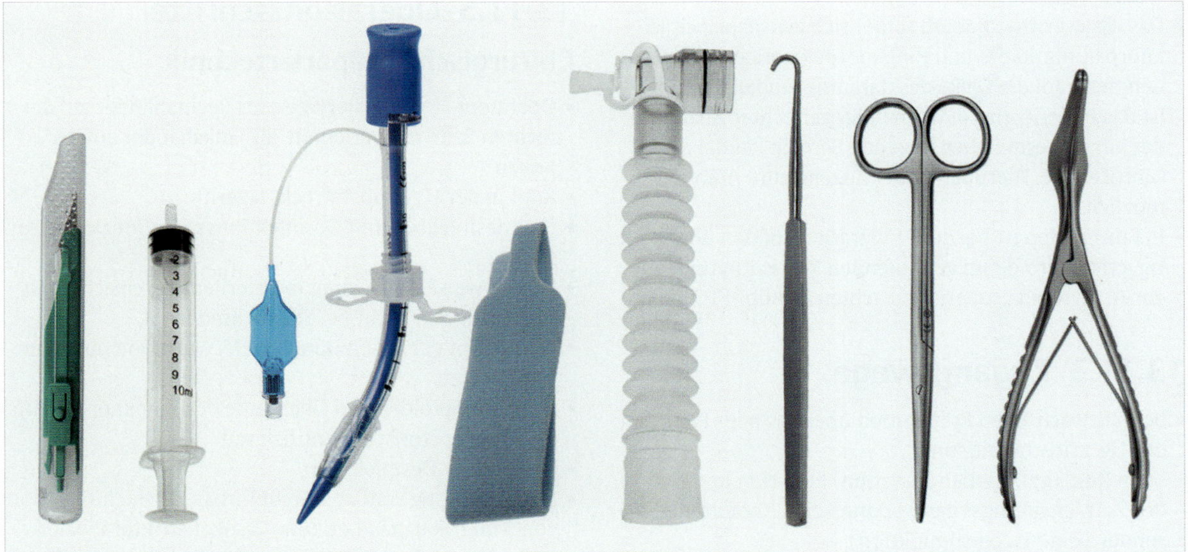

Abb. 13.1 Surgicric-II-Koniotomieset zur chirurgischen Präparation. (Quelle: VBM Medizintechnik)

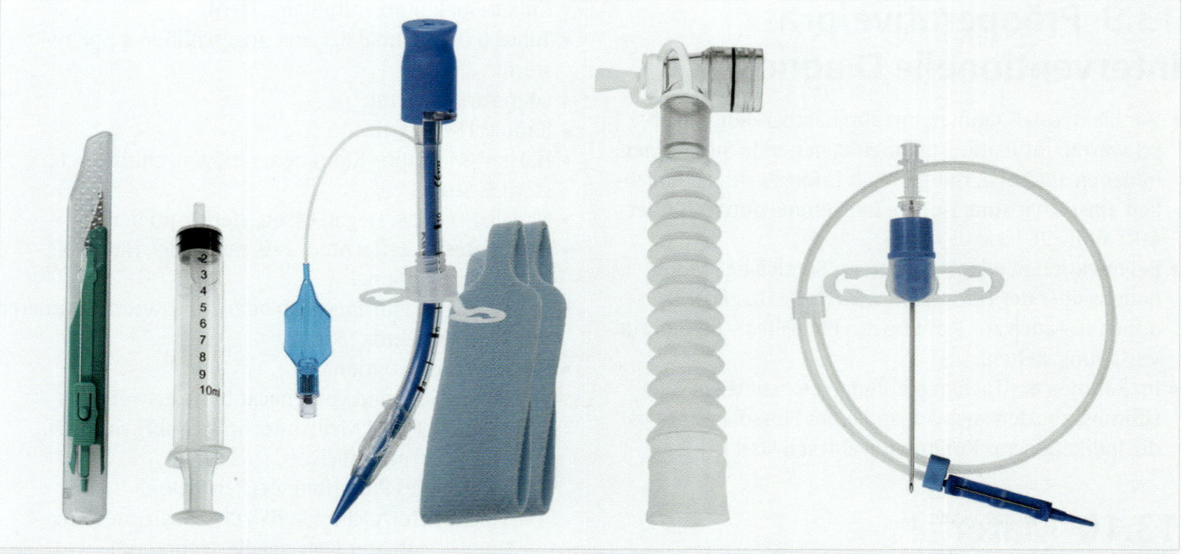

Abb. 13.2 Surgicric-III-Koniotomieset zur Seldinger-Punktion. (Quelle: VBM Medizintechnik)

13.11.2 Chirurgische Anatomie

- Bei den meisten Menschen ist der Bereich zwischen Schild- und Ringknorpel durch die Haut tastbar, wobei aber auch Halschirurgen insbesondere bei weiblichen Individuen gelegentlich Schwierigkeiten dabei haben, die Zielregion des Ligamentum cricothyroideum korrekt zu ertasten [6]. In besonderen Fällen kann der Tastbefund zusätzlich erschwert oder unmöglich sein, z. B. aufgrund
  - deutlich verdickter Fettschicht,
  - thermischer Veränderung,
  - ödematöser bzw. entzündlicher Schwellung und
  - nach mechanischem Trauma.
- Das Lig. cricothyroideum findet sich zwischen Schildknorpelunterkante und Ringknorpeloberkante. Bezugnehmend auf die Dicke des daraufliegenden Gewebes ist das Lig. cricothyroideum bei regelrechter Anatomie der am weitesten oben liegende Bereich kaudal der Glottisebene. Hierüber ist der Zugang zum Atemweg möglich.
- In Einzelfällen ist bei der Präparation auf den über dem Lig. cricothyroideum verlaufenden R. cricothyroideus der A. thyreoida superior zu achten (▶ Abb. 13.3).

13.11.3 Zugangswege

- beim Erwachsenen Präparation über das oder Punktion des Lig. cricothyroideum
- beim Kind (ggf. nach Präparation) Punktion unterhalb des 2. Trachealrings (das ist dann keine Koniotomie sondern eine Trachealpunktion)

13.11.4 Lagerung und OP-Assistenz

- Kopf in der Halswirbelsäule maximal überstreckt positionieren, Schultern unterpolstern; kontraindiziert bei Trauma der Halswirbelsäule (HWS)
- Die assistierende Person muss Erfahrung in der Assistenz bei chirurgischen Eingriffen haben und eine adäquate Absaugung (▶ Abb. 13.4) durchführen können, ohne den operierenden Notfallmediziner bei der Koniotomie-Maßnahme zu behindern.
- Die Lagerungsbedingungen sind z. B. bei eingeklemmten Personen unter Umständen nicht optimierbar.

13.11.5 Operationsschritte

Chirurgische Präpariertechnik

- Operateur steht idealerweise als Rechtshänder auf der rechten Seite des Patienten, als Linkshänder auf der linken
- Kopf in der HWS überstreckt lagern
- Hautdesinfektion mit Desinfektionsspray, idealerweise gefärbt
- bedarfsweise Abdeckung mit sterilem durchsichtigem Lochtuch, aber nicht bei Sichtbehinderung
- Larynx mit der freien Hand idealerweise von oben her stabilisieren
- Incisura thyroidea und Oberkante des Ringknorpels am Larynx palpatorisch identifizieren
- nochmalige Desinfektion
- falls kurzfristig zeitlich durchführbar, rasche Infiltration von 5 ml Lokalanästhetikum/Vasokonstriktor idealerweise lateral der Medianlinie und nur sehr wenig über dem Lig. cricothyroideum

13

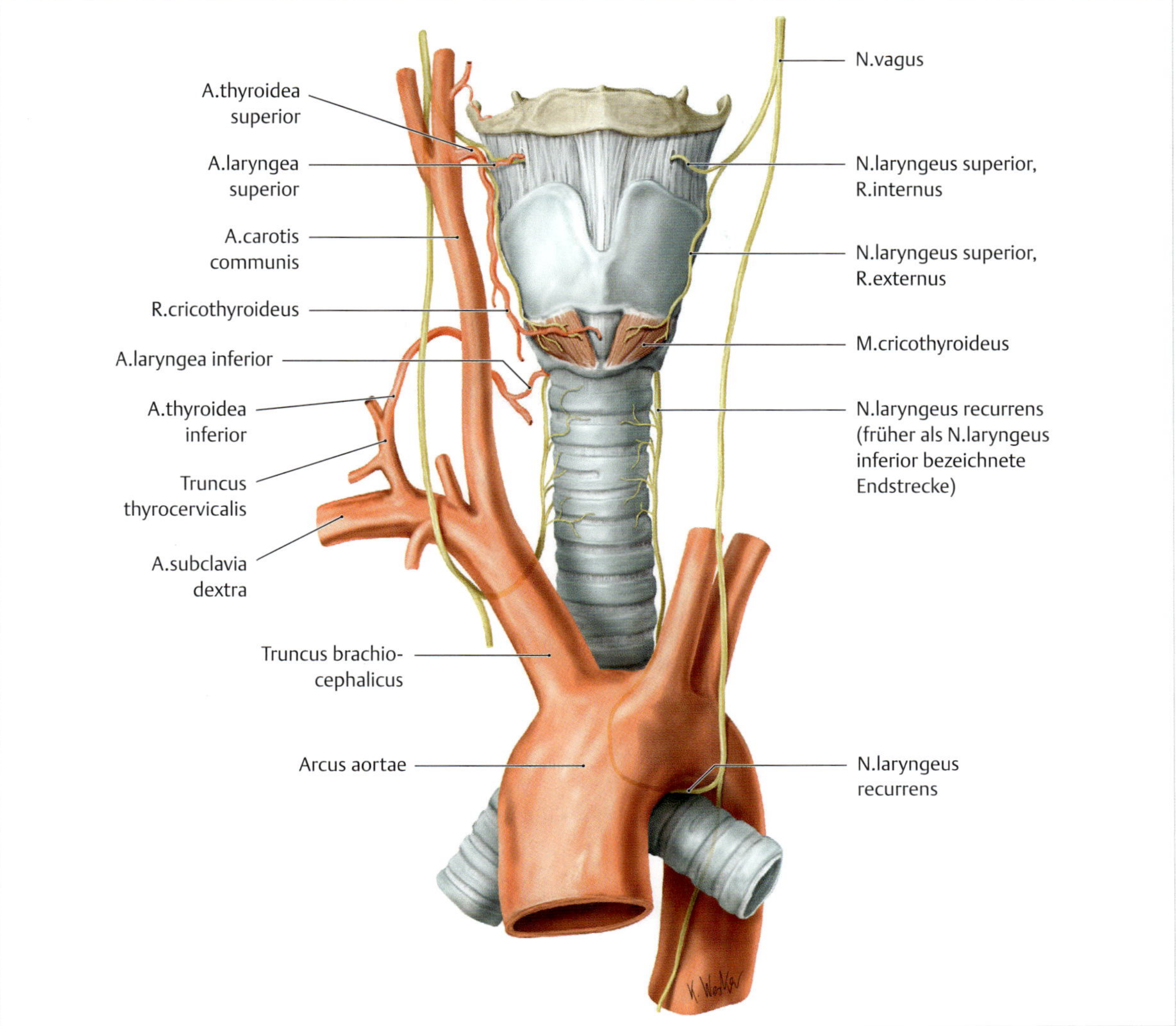

Abb. 13.3 Anatomie des Larynx. Lage des R. cricothyroideus der A. thyroidea superior. (Quelle: Schünke M, Schulte E, Schumacher U. Prometheus. LernAtlas der Anatomie. Kopf, Hals und Neuroanatomie. Illustrationen von M. Voll und K. Wesker. 3. Aufl. Stuttgart: Thieme; 2012)

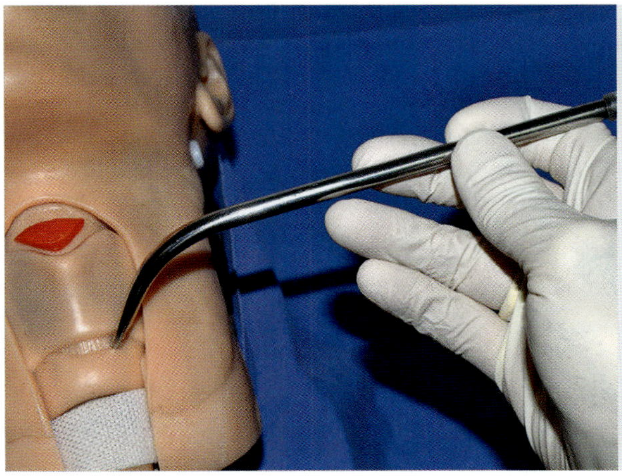

Abb. 13.4 Absaugkatheter, chirurgisch. Hier als Metallversion. (Quelle: Mutzbauer TS. Die Koniotomie. Notfallmedizin up2date 2014; 9: 100-107)

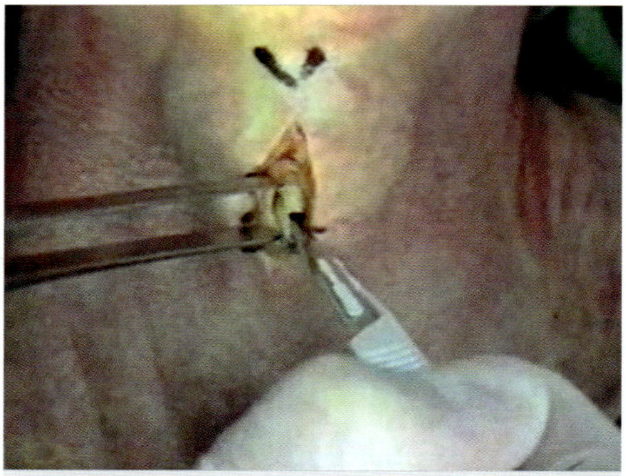

Abb. 13.5 Querinzision Lig. cricothyroideum nach stumpfer Präparation und initialem vertikalem Hautschnitt. (Quelle: Mutzbauer TS. Die Koniotomie. Notfallmedizin up2date 2014; 9: 100–107)

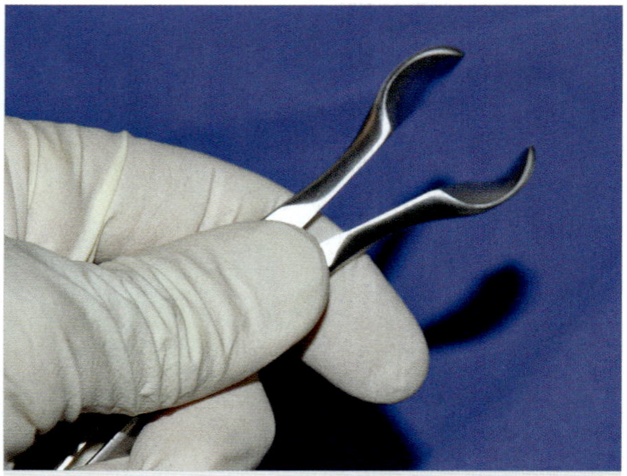

Abb. 13.6 Haltung Killian-Spekulum. (Quelle: Mutzbauer TS. Die Koniotomie. Notfallmedizin up2date 2014; 9: 100–107)

- vertikaler Hautschnitt in der Medianlinie ca. von der Mitte des Schildknorpels bis über den Ringknorpel
- Skalpell sicher ablegen
- stumpfe Präparation mit Schere zum Lig. cricothyroideum unter intermittierender Palpation der Struktur mit dem Zeigefinger
- Schonung des R. cricothyroideus der A. thyroidea superior
- bei Blutung suffiziente Absaugung durch Assistenz – ohne Sichtbehinderung des Operateurs – mit chirurgischem Absauger
- Darstellung des Lig. cricothyroideum mittels Killian-Spekulum, dabei Abhalten der darüberliegenden Gewebeschichten (► Abb. 13.5, ► Abb. 13.6)
- horizontaler Schnitt mit Skalpell durch Lig. cricothyroideum, dabei – falls erkennbar – R. cricothyroideus der A. thyroidea superior schonen
- nach Durchtrennen des Lig. cricothyroideum Killian-Branchen in Richtung Tracheahinterwand schieben, dann Branchen leicht öffnen (bei ausreichender Beleuchtung: Sicht auf Tracheahinterwand)
- ET ggf. mit Führungskatheter einführen, dabei zeigt Tubusschliff nach kranial
  - Achtung: Killian-Branchen und Tubus passen NICHT gleichzeitig in die Öffnung, daher Killian-Spekulum kurz vor Tubusinsertion auf das Niveau der Unterkante des Schildknorpels und der Oberkante des Ringknorpels zurückziehen
- Tubus langsam in Richtung Tracheahinterwand schieben und gleichzeitig in der Sagittalebene die Richtung der Tubusspitze nach kaudal drehen, sodass der Tubusschliff an der Tracheahinterwand entlang nach kaudal gleiten kann (► Abb. 13.7, ► Abb. 13.8)
  - Es kann auch erst der bereits an die Sauerstoffquelle angeschlossene Führungskatheter nach kaudal eingeführt und der Tubus sekundär darübergefädelt werden. Auch hier ist darauf zu achten, dass der Tubusschliff beim Einführen nach kranial und beim Vorschub in Richtung Tracheahinterwand zeigt.
- Tubus in Beatmungsposition blocken, auskultieren, ggf. korrigieren
- Tubus manuell sichern, Beatmung/endtidales CO_2 ($etCO_2$)/Auskultation
- optional Annaht des Tubus an der Haut, dabei Halsgefäße schonen
- Vorgefertigte Sets enthalten eine Fixationsplatte, die nach endgültiger Tubus- bzw. Katheterpositionierung entweder festgenäht oder über ein Halsband in Position fixiert werden kann. Die Lage des Tubus in der Trachea kann über einen verstellbaren und fixierbaren Gleitmechanismus an der Halteplatte verändert werden.
- Vereinzelt enthalten vorgefertigte Sets auch einen Haken, mit dem im Sinne der Rapid-Four-Step-Technik vorgegangen werden könnte. Diese wird jedoch in der ursprünglich vorgeschlagenen Vorgehensweise aufgrund der Präparation ohne Sicht vom Autor nicht favorisiert. Der Haken kann aber zusätzlich an der Innenseite des Ringknorpels eingesetzt werden, sobald dessen Lage korrekt verifiziert wurde, um den Einschub des Tubus zu erleichtern.

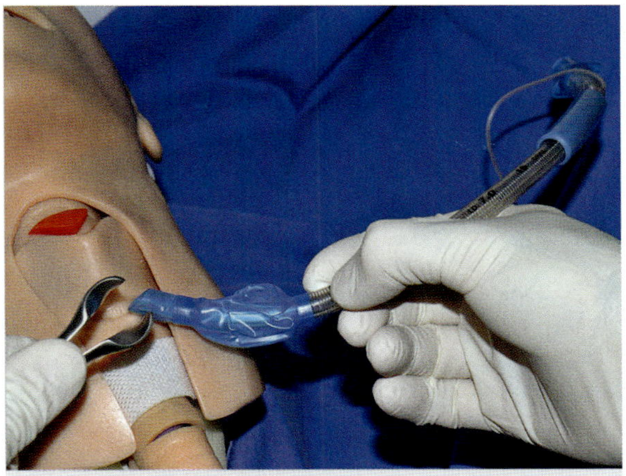

Abb. 13.7 Killian-Spekulum zur Darstellung. (Quelle: Mutzbauer TS. Die Koniotomie. Notfallmedizin up2date 2014; 9: 100–107)

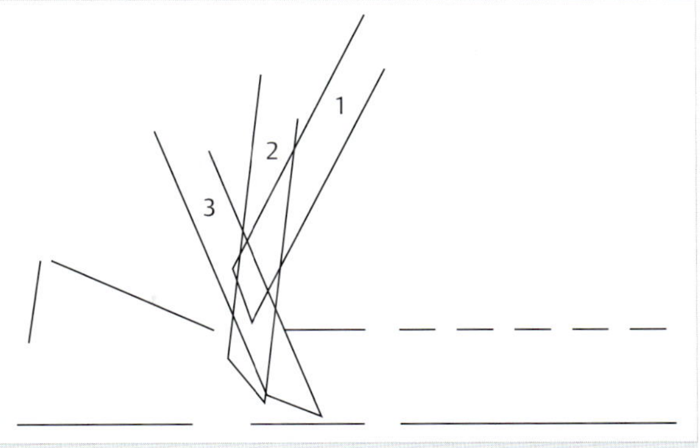

Abb. 13.8 Dynamische Drehrichtung des Orotrachealtubus bei der Insertion in die Trachea über einen Koniotomie-Zugang. (Quelle: Mutzbauer TS. Die Koniotomie. Notfallmedizin up2date 2014; 9: 100–107)

Punktionstechniken

- Behandler steht patientenseitig auf der Seite seiner Nichtarbeitshand: Rechtshänder links, Linkshänder rechts (▸ Abb. 13.9)

Catheter over Needle Technique

- Kopf in der HWS überstreckt lagern
- Hautdesinfektion
- Lochtuch-Abdeckung, weglassen, wenn nicht praktikabel
- Hautdesinfektion
- evtl. Lokalanästhetikum infiltrieren
- Larynx idealerweise von kaudal mit der freien Hand stabilisieren
- Quicktrach mit entblocktem Cuff und fest aufgedrehter Luer-Lock-Spritze aus Packung entnehmen
- nach vorheriger Inzision der Haut Punktion durch Subkutis und Lig. cricothyroideum bis zur Stopp-Vorrichtung auf Hautniveau
- Testaspiration muss zweifels- und widerstandsfrei Luft in Spritze fördern
- Stopp-Vorrichtung (rot) entfernen, dabei darf die Trokarspitze nicht weiter nach dorsal bewegt werden (es besteht ein erhebliches Risiko einer Verletzung der Tracheahinterwand!).
- Beatmungskatheter über Trokar nach kaudal schieben
- Trokar herausziehen, wobei Katheter mit Fixationsplatte auf Hautniveau festgehalten werden muss
- Cuff blocken
- Beatmung/etCO_2 anschließen
- Auskultation

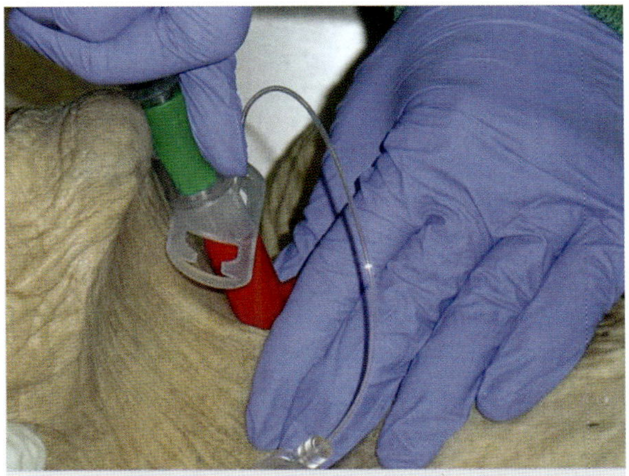

Abb. 13.9 Quicktrach-Punktion (hier: Rechtshänder, steht links vom Patienten). (Quelle: Mutzbauer TS. Die Koniotomie. Notfallmedizin up2date 2014; 9: 100–107)

Seldinger-Verfahren

siehe ▸ Abb. 13.10
- Kopf in der HWS überstreckt lagern
- Hautdesinfektion
- Lochtuch-Abdeckung, weglassen, wenn nicht praktikabel
- Hautdesinfektion
- evtl. Lokalanästhesie infiltrieren
- Larynx idealerweise von kaudal mit der Nichtarbeitshand stabilisieren
- Stichinzision Haut über Lig. cricothyroideum
- Punktion unter Aspiration, z. B. mit Ravussin-Kanüle mit aufgedrehter Luer-Lock-Spritze

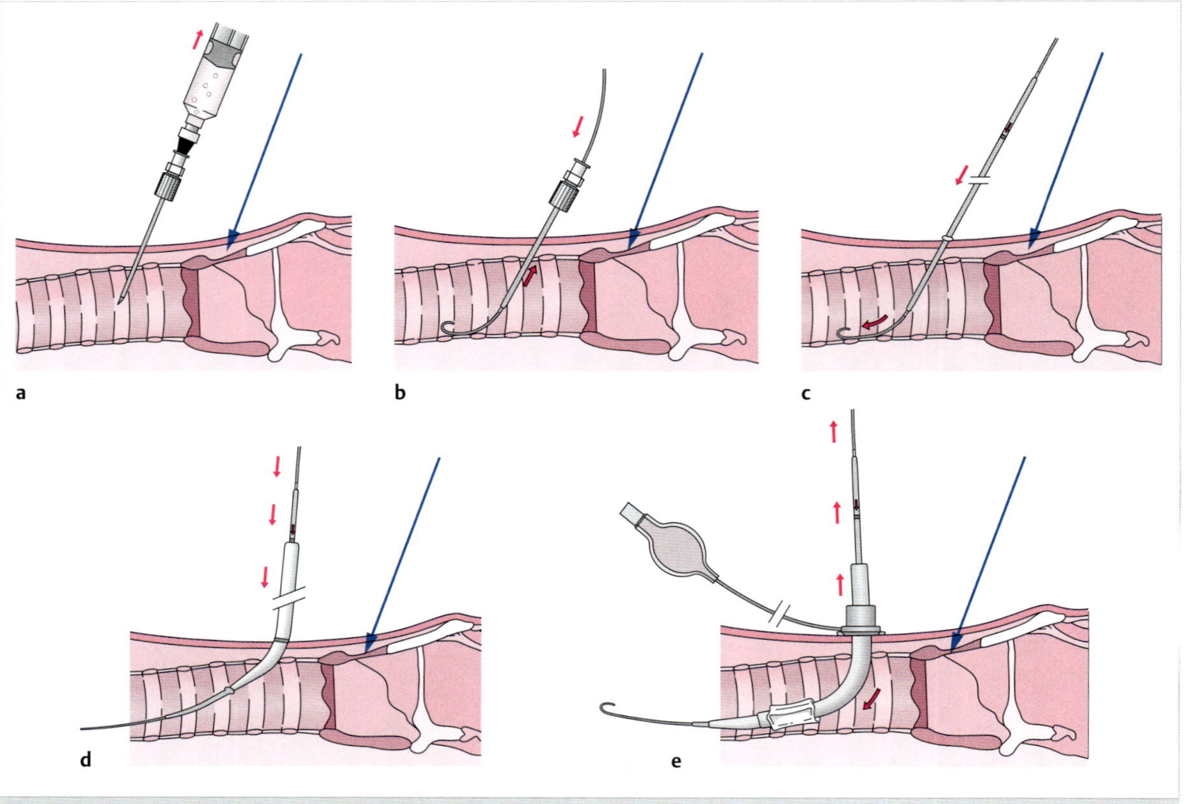

Abb. 13.10 Seldinger-Technik, hier am Beispiel einer Tracheotomie nach Ciaglia. Die blauen Pfeile zeigen das Lig. cricothyroideum.
a) Punktion der Trachea unter bronchoskopischer Kontrolle nach Hautschnitt und Präparation des prätrachealen Gewebes
b) Einführen des Seldinger-Drahtes
c) Armierung des Seldinger-Drahtes mit dem Kunststoffkatheter
d) Dilatation
e) Einführen der Trachealkanüle
(Quelle: Brauer M, Gottschall R, Müller A. Punktionstracheotomie mittels Dilatatoren. In: Van Aken H, Reinhart K, Welte T et al., Hrsg. Intensivmedizin. 3., vollständig überarbeitete Auflage. Stuttgart: Thieme; 2014)

- Testaspiration muss zweifels- und widerstandsfrei Luft in Spritze fördern (Ravussin-Kanüle kann hilfsweise auch zur Trachealpunktion bei Kleinkindern verwendet werden)
- Trokar zurückziehen, analog Venenverweilkatheter; Jet-Applikation von O_2 möglich
- J-Draht in Ravussin-Katheter einführen und in Trachea vorschieben
- Ravussin-Katheter entfernen
- Koniotomie-Beatmungskatheter mit innenliegendem Dilatator über Drahtende schieben
- evtl. Einstichöffnung kranial/kaudal vom Draht mit Skalpell Nr.11 erweitern; analog Mehrlumen-Zentralvenenkatheter (Mehrlumen-ZVK)
- Dilatator mit Beatmungskatheter unter leichter Drehung +/–90° axial über Draht in Richtung Trachealumen schieben (um das Abknicken des Führungsdrahtes zu verhindern)
- nach Platzierung der Fixationsplatte auf Hautniveau Dilatator mit Draht aus Katheter entfernen
- Cuff blocken
- Lagekontrolle über Auskultation
- definitive Katheterlänge festlegen (entblocken/blocken) und auf Fixationsplatte einstellen
- Gänsegurgelverlängerung anschließen
- Beatmung/etCO_2 anschließen
- Katheter-Fixationsplatte festnähen oder über Halsband fixieren
- erneut Auskultation
- Es gibt Konstellationen, in denen vermutlich die Kombination beider Techniken, also sowohl das chirurgische Vorgehen als auch die Punktion, sinnvoll sein können:
  - bei deutlicher Adipositas ggf. in Verbindung mit einem thermischen Trauma
  - bei kleinen Kindern, hier primär chirurgische Präparation, dann Trachealpunktion

13

13.12 Mögliche Komplikationen

13.12.1 Intraoperative Komplikationen

Welche Komplikationen können eintreten?
- Verletzung größerer Blutgefäße
- Verletzung des Lobus pyramidalis, so vorhanden
- Verletzung der Knorpelstrukturen
- paratracheale Katheterlage
- Abknicken des Führungsdrahtes (wird dann unbrauchbar)
- Abknicken des Katheters nach kranial
- Verletzung der Tracheahinterwand

Wie ist in diesen Fällen vorzugehen?
- Die Verletzung größerer Blutgefäße erfordert eine suffiziente Absaugung, evtl. eine Kompression des betroffenen Gefäßes. Möglicherweise können eine Identifikation und das Anklemmen des blutenden Gefäßstumpfes durch intermittierende Kompression und Absaugung gelingen. Nach Tubusplatzierung kann die Wundöffnung mit Tupfern tamponiert und/oder mit einem Hämostyptikum belegt und komprimiert werden. Ggf. schaffen die gleichzeitig als Haltenähte angelegten Fäden die Möglichkeit, Blutungsquellen aus Gefäßstümpfen mittels Kompressionsnaht zu unterbinden.
- Eine paratracheale Katheterlage oder eine Perforation der Tracheahinterwand ist möglich und kann durch fehlende Beatmungsmöglichkeit durch den Katheter bzw. ein fehlendes etCO$_2$-Signal erkannt werden. Dies erfordert dann die Neuanlage des Beatmungskatheters. Diese vereinzelt in Publikationen bei Punktionsverfahren beschriebenen Komplikationen lassen sich – bei einem fehlenden Reserveset – dann durch ein erneutes Vorgehen in chirurgischer Präpariertechnik korrigieren. Hierbei kann es hilfreich sein, die Richtung der Präparation an einem noch liegenden Beatmungskatheter zu orientieren, um den Weg zum Lig. cricothyroideum besser zu finden. Hierbei sollte man die Zugangsöffnung mit dem 11er Skalpell nur kranial und kaudal des Katheters und nur im Bereich der oberflächlichen Hautschichten erweitern und dann stumpf spreizend mit der Präparierschere vorgehen.
- Beim Abknicken des Führungsdrahtes in Anwendung der Seldinger-Technik kann der Draht unbrauchbar werden. Dabei gelingt dann auch keine in diesem Fall chirurgisch fortgesetzt werden, wenn kein Reservedraht zur Verfügung steht.
- Die Bevorratung sowohl eines Punktionssets als auch eines chirurgischen Präpariersets bzw. eine Ergänzung der jeweiligen Sets um sterilisierte Einzelinstrumente könnte also Ausweichmöglichkeiten schaffen.

Wie können Komplikationen verhindert werden?
- Die Verletzung größerer Blutgefäße bzw. die Verhinderung arterieller Blutungen kann nicht generell ausgeschlossen werden, auch nicht mit sorgfältigster Präpariertechnik.
- Das Vorgehen über einen kraniokaudalen Längsschnitt ist anatomisch gesehen eine Maßnahme, bei der das Risiko einer Verletzung der überwiegend vertikal verlaufenden Halsgefäße vor dem Erreichend des Lig. cricothyroideum minimiert wird.
- Das Risiko weiterer Komplikationen – durch blutungsbedingt mangelhafte Sicht – ist vermutlich erhöht und könnte ggf. durch vorheriges Training der stumpf präparierenden Anteile der Maßnahme mit geschlossenen Augen am Phantom oder am Körperspenderpräparat vermindert werden.
- Eine Verletzung der Knorpel durch zu tiefe Schnittführung mit dem Skalpell kommt vor. Daher darf das Skalpell nur bis zur Korium-Subkutis-Grenze eingesetzt werden und nur bis zum Erreichen des Lig. cricothyroideum stumpf präpariert werden. Beim Einführen des Tubus ist ggf. ein kleineres Kaliber (6.0) bei Erwachsenen sinnvoll. Ansonsten kann angesichts der gebotenen Eile bei Insertionsschwierigkeiten des Tubus eine Verletzung des Knorpels oder der Tracheahinterwand nicht gänzlich ausgeschlossen werden.
- Das Risiko einer paratrachealen Katheterlage kann beim Vorgehen auf Sicht ggf. mithilfe eines Führungskatheters minimiert werden.
- Insbesondere bei kleinen Kindern und Säuglingen soll statt des in dieser Altersgruppe noch sehr kleinflächigen Lig. cricothyroideum die Trachea punktiert werden.
- Ein Abknicken des Notfalltubus nach kranial kann entweder durch Einsatz eines kaudalwärts positionierten Führungskatheters oder durch die beschriebene Technik der Drehung des Tubus in der Sagittalebene beim Einführen in die Trachea verhindert werden.
- Das Abknicken des Führungsdrahtes bei Anwendung der Seldinger-Technik im Rahmen der Dilatation kann ggf. durch eine etwas großzügigere Stichinzision vor Punktion oder bei liegendem Draht vor Einfügen des Dilatators verhindert werden. Zusätzlich ist die Einführung des Dilatators unter leichter Drehung +/–90° axial über den Draht bei Vorschub in Richtung Trachealumen wichtig.

13.12.2 Postoperative Komplikationen

- Tubusdislokation
- Blutung

II

13.12.3 Postoperatives Management

- Der aus der Notfallkoniotomie resultierende Trachealzugangsweg muss so rasch wie möglich in der Klinik mittels konventioneller Tracheotomie in ein Tracheostoma umgewandelt werden.

13.13 Quellenangaben

[1] Schwarzkopf K, Reichel N, Preussler N et al. Atemwegsmanagement bei Schnittverletzungen am Hals mit Eröffnung der oberen Luftwege. Notfall Rettungsmed. 2014(17): 223–8

[2] Hoppner AC, Schwartz A, Bauer AK. Präklinische Versorgung einer Trachealverletzung. Notfall Rettungsmed. 2015; (18): 139–41

[3] Navsa N, Tossel G, Boon JM. Dimensions of the neonatal cricothyroid membrane – how feasible is a surgical cricothyrotomy? Pediatr Anaesth 2005; 15(5): 402–6

[4] Weiss M, Engelhardt T. Proposal for the management of the unexpected difficult pediatric airway. Paediatric anaesthesia 2010; 20(5): 454–64

[5] Timmermann A, Böttiger BW, Byhahn C et al. S1 Leitlinie Prähospitales Atemwegsmanagement 02/2019. Registernummer 001-040. Im Internet: https://www.awmf.org/uploads/tx_szleitlinien/001-040l_S1_Praehospitales-Atemwegsmanagement_2019-03_1.pdf; Stand: 17.06.2019

[6] Hiller KN, Karni RJ, Cai C et al. Comparing success rates of anesthesia providers versus trauma surgeons in their use of palpaption to identify the cricothyroid membrane in female subjects: a prospective observational study. Can J Anesth 2016; 63: 807–817

[7] Cote CJ, Hartnick CJ. Pediatric transtracheal and cricothyrotomy airway devices for emergency use: which are appropriate for infants and children? Paediatric anaesthesia 2009; 19 Suppl 1: 66–76

13.14 Literatur zur weiteren Vertiefung

[1] Gräsner B. Notfalltechniken Schritt für Schritt. 1. Aufl. Stuttgart: Thieme; 2016

13.15 Wichtige Internetadressen

- www.koniotomie.com

13

14 Trachealkanülenwechsel in Notfallsituationen

Till S. Mutzbauer

14.1 Steckbrief

Ein notfallmäßig erforderlicher Wechsel eines Tracheostomakatheters (Trachealkanüle) kommt in der klinischen Umgebung, z. B. auf Intensivstationen, häufiger vor als im Rettungsdienst. In der Klinik kann die Vorbereitung auf das Ereignis i. d. R. bereits bei der Anlage des Tracheostomas geplant und das adäquate Instrumentarium bereitgestellt werden. Die Entscheidung über ein geeignetes Verfahren wird grundsätzlich danach getroffen, mit welchem Verfahren primär tracheotomiert wurde, ob es sich um ein endständiges (nach Laryngektomie) oder ein temporäres Tracheostoma handelt. Im Gegensatz zur Koniotomie ist der Wechsel einer Trachealkanüle ebenso wie die orotracheale Intubation in der Routine außerhalb von Notfallsituationen trainierbar.

14.2 Synonyme

- Trachealkanülenwechsel
- Tracheostomie-Tubuswechsel
- Tracheotomie-Tubuswechsel
- Rekanülierung

14.3 Keywords

- notfallmäßiger Trachealkanülenwechsel
- Atemwegsmanagement

14.4 Definition

- Die Tracheotomie bezeichnet einen i. d. R. unter kontrollierten Operationsbedingungen durchführten Elektiveingriff, bei dem ein perkutaner direkter Zugang zur Trachea geschaffen wird.
- Das Tracheostoma kann vorübergehend und permanent angelegt werden. In der Literatur wird die Bezeichnung uneinheitlich verwendet:
  - für mit der Haut durch Naht verbundene Trachealzugänge, z. B. auch nach perkutan durchgeführten Dilatativverfahren
  - für die Kombination mit einer Trachealplastik
  - nach Laryngektomie
- Der notfallmäßige Trachealkanülenwechsel bezeichnet die ungeplante und dringlich erforderliche Wiederherstellung des Zugangs zur Trachea. Diese Maßnahme kann in allen Fällen bei Patienten mit temporär oder definitiv (endständig) angelegtem Tracheostoma erforderlich werden.
- In der Folge wird der Begriff „Trachealkanüle“ für katheterähnliche Vorrichtungen mit Lumen verwendet, die über das Tracheostoma eingeführt werden.

14.5 Indikationen

- Bei einer Ateminsuffizienz aufgrund einer teilweisen oder vollständigen Dislokation der Trachealkanüle muss eine Reposition, d. h. eine erneute Einlage der Trachealkanüle oder eine orotracheale Reintubation erfolgen. Letztere ist allenfalls bei temporär angelegten Tracheostomata möglich. Bei Zustand nach Laryngektomie stehen der oro- und der nasotracheale Weg nicht mehr zur Verfügung.
- Im Falle einer Verlegung der Trachealkanüle mit Ateminsuffizienz muss bei fehlender Korrekturmöglichkeit durch Absaugen zunächst die Innenkanüle entfernt werden. Falls dies nicht möglich ist, muss die Trachealkanüle entfernt werden.
- Bei einer Blutung im Bereich des Tracheostomas muss nach verstärkter Blockung der Manschette der Trachealkanüle – unter Vermeidung einer Cuff-Hernie – eine seitliche Tamponade mit hämostyptischem Material erfolgen.
- Die Neueinlage der Trachealkanüle erfolgt i. d. R. im zeitlichen Intervall nach initialer Blutstillung. Blutungen, die beim Wechsel einer Trachealkanüle entstehen, werden nach Reinsertion gestillt.

14.6 Kontraindikationen

- Beim endständigen Tracheostoma nach Laryngektomie ist eine oro-/nasotracheale Intubation als alternative Notfallmaßnahme nicht möglich.

14.7 Anästhesie

- Bei spontan atmenden wachen Patienten kann ggf. eine Lokalanästhesie erfolgen.
- Bei bewusstseinsgetrübten (z. B. bei Hypoxie), sedierten oder beatmeten Patienten erfolgt eine Narkoseeinleitung bzw. eine Vertiefung der Sedierung.

14.8 Aufklärung und spezielle Risiken

- Eine Aufklärung über die akut notwendige Durchführung eines Wechsels des Zugangsweges sowie über typische Risiken wird aufgrund der Notfallsituation meist nicht möglich sein.

- Der Patient sollte gleichzeitig beruhigt und über die Maßnahme informiert werden, wie z. B. bei teilweiser Verlegung des Trachealkatheters, falls nicht bereits eine Hypoxie eingetreten ist.
- Bei noch wachem Patienten kann es hilfreich sein, diesen nach Entblockung des Cuffs zum ruhigen Atmen bzw. bei teilweiser Verlegung des Atemweges zum Husten aufzufordern. Gelegentlich kann dies dem Patienten das Gefühl einer noch vorhandenen Autonomie über seinen Atemweg vermitteln.
  - CAVE: Ein noch stabiler, jedoch durch verdicktes, der Kanüle anhaftendes Sekret bereits eingeengter Atemweg, kann durch willkürliches Husten akut verlegt werden.
- Die paratracheale Dislokation der neu eingelegten Trachealkanüle stellt ein weiteres Risiko dar. Dies ergibt sich v. a. bei Tracheostomata, die nicht durch eine Trachealplastik angelegt wurden.
- Weitere Risiken bestehen in Gefäßverletzungen und Blutung sowie einer Perforation der Tracheahinterwand.

14.9 Präoperative/präinterventionelle Diagnostik

- Im Falle einer notfallmäßigen Rekanülierung sollten Informationen über die Möglichkeiten und den Schwierigkeitsgrad einer orotrachealen Reintubation (Alternativroute) zur Verfügung stehen. Hierzu sollten Algorithmentafeln mit Situsbeschreibung und Vorgehensweisen bei Problemfällen bett- bzw. patientenseitig platziert werden [1].
- Im Fall eines elektiven, temporär angelegten Tracheostomas, z. B. bei länger beatmeten Intensivpatienten, ist unbedingt auch der klassische Weg einer orotrachealen Notfall(re)intubation zu erwägen, sollte die Trachealkanüle unerwartet disloziert oder verlegt werden. Für den routinierten Intensivmediziner sollte diese Maßnahme, zumindest bei primär erfolgreicher Intubation mit niedrigerem Schwierigkeitsgrad, einfacher sein als die Rekanülierung über den Tracheotomieweg. Hilfreich ist die patientenseitige Verfügbarkeit von Informationen über den Intubationssitus und die Art des trachealen Zugangs.
- Für die notfallmäßige Wiederherstellung/Sicherung des Atemweges sollte der Weg der orotrachealen Reintubation gewählt werden.
- Nach erfolgreicher Reintubation kann dann unter kontrollierten Bedingungen der Wechsel auf die Trachealkanüle erfolgen.
- Vor der Anlage des Tracheostomas muss berücksichtigt werden, dass bei erschwerten Intubationsbedingungen keine perkutane dilatative Tracheotomie durchgeführt werden sollte und daher das konventionelle operative Tracheotomieverfahren vorzuziehen ist.
- Bei erschwerten Intubationsbedingungen kann die Wiederherstellung des Atemweges durch Rekanülierung problematisch sein. Die Alternativroute über den konventionellen orotrachealen Intubationsweg steht dann möglicherweise zeitlich nicht mehr zur Verfügung.

14.10 Material

- Desinfektionsspray, gefärbt
- Handschuhe, steril, verschiedene Größen, optional
- Luer-Spritze 5 ml, steril
- Kanüle 27G, steril
- Lokalanästhetikum mit Vasokonstriktor (z. B. Lidocain, Mepivacain oder Articain mit Adrenalin-Zusatz)
- Lochtuch zur Abdeckung, steril
- Kugeltupfer (Pflaume), steril
- Chitosan-Hämostyptikum (z. B. Celox, Meditrade Products Ltd., Crewe, UK), optional
- hämostyptisches Verbandmaterial (z. B. Kerlix, Medtronic, Minneapolis MN, USA), optional
- starrer OP-Sauger, steril
- Skalpell Nr.11, steril
- Halsted-Mosquito-Klemmen, gebogen, chirurgisch, steril, 2 Stück
- Nadelhalter, z. B. Hegar-Olsen, steril, optional
- Nahtmaterial, geflochten, 2–0, mit Nadel, Halbkreis, rund, steril, optional
- Bronchoskop (im Rettungsdienst, falls verfügbar), optional
- Stirnlampe, hilfsweise durch starke Lichtquelle, z. B. Laryngoskop, ersetzbar
- Laryngoskop, konventionell oder – falls vorhanden – mit Video, mit Spateln in allen Größen
- ventilierbarer Führungskatheter, steril, optional
- Trachealkanüle in derselben Größe als Ersatz sowie eine Größe kleiner, vorzugsweise aus flexiblem, weichem Material, mit ISO-Konnektor (z. B. Rüsch Tracheoflex – TeleFlex Medical, Athlone, Co Westmeath, Irland)
- alternativ: Endotrachealtuben 8.0, 7.5, 7.0, 6.5, 6.0, steril
- Beutel-Maske-Ventilationssystem mit O_2-Anschluss
- Beatmungsmaske Kind
- Larynxmaske, ggf. zusätzlich Larynxtubus (Erwachsenengröße)
- Luer-Spritze 10 ml, steril
- Metzenbaum-Präparierschere, steril
- Killian-Spekulum mittellang, steril
- Bajonett-Pinzette, steril
- Halstedt-Mosquito-Klemme, steril, 2 Stück
- Metzenbaum-Präparierschere, steril
- anästhesiologische Absaugkatheter, steril
- leistungsfähige Absaugeinrichtung, außerhalb des Rettungsmittels z. B. Ambu Twin oder VBM

14.11 Durchführung

- Als Ultima Ratio kann nach Verlust der Trachealkanüle mit Ateminsuffizienz bei temporär angelegtem Tracheostoma eine (Kinder-)Maskenbeatmung unter Verschluss des Tracheostomas mit einer Kompresse durch eine Hilfsperson eingesetzt werden.
- Alternativ kann der Einsatz einer auf das Tracheostoma aufgesetzten Larynxmaske, temporär vor Intubation, auch durch einen geblockten aufgesetzten Endotrachealtubus erfolgen [1], (▸ Abb. 14.1).
- Beim temporär angelegten Tracheostoma, also mit oralwärts erhaltener Luftwegverbindung, muss eventuell bei dieser Form der Maskenbeatmung ein Verschluss des Atemweges nach kranial mittels einer weiteren Larynxmaske bzw. eines Larynxtubus von oben her erfolgen. In diesen Fällen ist dann aber auch zu prüfen, ob nicht der Beatmungsweg von oral gewählt und das Tracheostoma mit einer Kompresse manuell nach außen verschlossen wird.
- In Extremsituationen könnte bei fehlenden Hilfsmitteln und bei bewusstlosen Patienten die Beatmung über das Tracheostoma und eine pharyngeale Tamponade durchgeführt werden.
- Beim Atemstillstand können Patienten mit endständigem Tracheostoma nach Laryngektomie nur über das Tracheostoma beatmet werden.

14.11.1 Vor Beginn des Eingriffs

- Es sollten eine möglichst gute Beleuchtung, eine Absaugvorrichtung mit starrem Sauger und eine Sauerstoffquelle vorhanden sein. Die Assistenz steht auf der Gegenseite des Operateurs.
- Befunde und Informationen bettseitig [1]:
  - Notfallausweis
  - informative Skizze mit Tracheotomieverfahren (temporär oder endständig)
  - über Schwierigkeiten bei einer Rekanülierung, sofern absehbar (z. B. erschwerte orotracheale Intubation)

14.11.2 Chirurgische Anatomie

- Die Anatomie der Larynx-Trachea-Region ist gemäß der individuellen Situation nach der Anlage des Tracheostomas verändert (▸ Abb. 14.1).
- Der Tast- bzw. Inspektionsbefund kann erschwert sein aufgrund:
  - deutlich verdickter Fettschicht
  - thermischer Veränderung
  - ödematöser bzw. entzündlicher Schwellung
  - eines mechanischen Traumas
  - des operativen Eingriffs
- Bei perkutan dilatativen Verfahren, Trachealschlitzungen oder -stanzverfahren, bei denen zwischen Trachea und Hautoberfläche außer der Trachealkanüle selbst keine Schienung des Zugangs zur Trachea eingesetzt wird, kann nach Verlust der Trachealkanüle der Weg von außen in die Trachea durch ein Kulissenphänomen des Gewebes verlegt werden.
- Dieses Risiko ist bei plastischen Tracheostomata, die über einen U-förmig angelegten, kaudal gestielten Trachealllappen mit der Haut vernäht werden, sowie bei endständigen Tracheostomata nach Laryngektomie deutlich geringer.
- Bei der Präparation muss auf
  - die A. thyreoida superior und deren Seitenäste,
  - den auf dem Weg zur Trachea liegenden doppelseitig unterbundenen/umstochenen Schilddrüsenisthmus und
  - ggf. auch auf den Lobus pyramidalis geachtet werden.

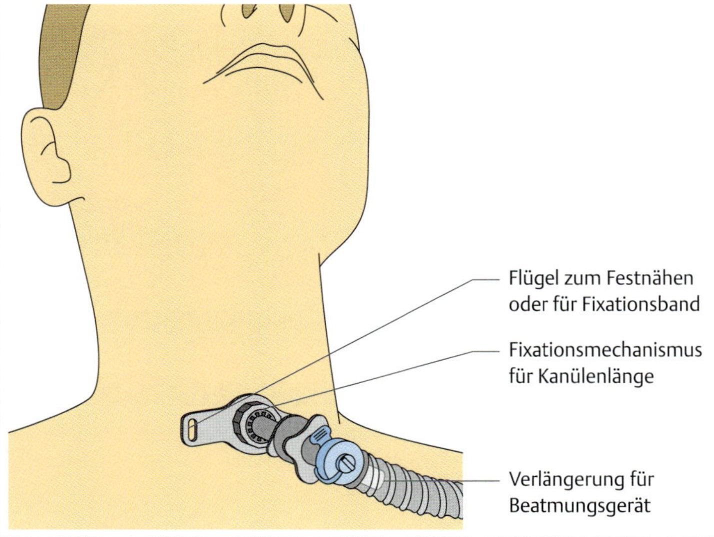

Abb. 14.1 Temporärer Zugang über Trachealkanüle.

14.11.3 Zugangswege

- Bei den Tracheostomata werden 2 Situationen unterschieden:
  - Das Tracheostoma nach Laryngektomie ist permanent angelegt. Viele laryngektomierte Patienten tragen keine Trachealkanüle. Bei dieser Patientengruppe kann der Atemweg nicht mehr über die oro- bzw. nasotracheale Route gesichert werden. Ein Sonderfall sind Träger von ösophagotracheal platzierten Stimmprothesen, die einerseits bei Luxation ein Atemwegshindernis darstellen, andererseits aber auch bei der Wiederherstellung des stomatrachealen Atemweges trachealwärts luxiert werden können. Bei Trägern derartiger Prothesen ist das Tracheostoma i. d. R. mit einer Ventilmembran abgedeckt. Der Zugang zur Trachea kann in diesen Fällen einfach durch das Entfernen des Ventils erreicht werden.
  - Das temporär angelegte Tracheostoma ist i. d. R. über eine mittels Cuff blockbare Kanüle gesichert, die – je nach Modell und Indikation – auch durch eine nach oral offene Innenkanüle zur Sprachbildung oder durch eine geschlossene Innenkanüle mit ISO-Konnektor passend für ein Beatmungssystem ausgestattet sein kann. Beim Einsatz von Sprechkanülensystemen hat die Außenkanüle immer eine zusätzliche Öffnung nach kranial, die bei Exspiration das Vorbeiströmen von Luft in Richtung der Stimmbänder ermöglicht. Diese Kanülensysteme können für eine Beatmung verwendet werden, wenn eine mit ISO-Konnektor ausgestattete Innenkanüle ohne zusätzliche Perforationen eingesetzt wird (▸ Abb. 14.2).
- Beim wachen spontan atmenden Patienten wird die Rekanülierung am ehesten über die transtracheale Route gewählt, d. h. ein Wechsel der Trachealkanüle angestrebt. Eine Lokalanästhesie ist ggf. sinnvoll.
- Der bewusstlose oder bereits sedierte bzw. beatmete Patient kann allenfalls über die konventionelle orotracheale Route reintubiert werden (▸ Abb. 14.3), damit sich dann geplant erneut eine Trachealkanüle platzieren lässt.
- Damit eine orotracheale Reintubation als Alternative überhaupt in Frage kommt, sollte in der Notfallsituation – welche prinzipiell nach jedem chirurgischen Verfahren zur Atemwegssicherung und jederzeit eintreten kann – eine konventionell orotracheale Route mit möglichst wenig Aufwand einsehbar sein.
- Bei bereits primär erschwerter orotrachealer Intubation ist im Notfall eine Reintubation deutlich erschwert. Daher sollte in Fällen mit erschwerter orotrachealer Intubation beim Atemwegsmanagement durch Tracheotomie primär das chirurgische Standardvorgehen mit Trachealplastik und kein perkutan dilatatives Verfahren gewählt werden.
- An Stelle einer Trachealkanüle kann sowohl nach Laryngektomie mit endständigem Tracheostoma als auch bei temporären Tracheostomata ein Endotrachealtubus zur Sicherung des Atemweges verwendet werden. Hier sollte bei angeschliffener Tubusspitze darauf geachtet werden, dass der Tubusschliff nach dorsal – also zur Tracheahinterwand – zeigt. Es kann hilfreich sein, den Tubus bei der Insertion dann leicht um +/–90° in seiner Längsachse hin und her zu drehen (▸ Abb. 14.4).
- Ein ösophagotracheales Sprechventil beim laryngektomierten Patienten ist i. d. R. sichtbar. In diesem Fall muss auch bei Anwendung eines konventionellen Orotrachealtubus darauf geachtet werden, dass das Sprechventil nicht luxiert wird.

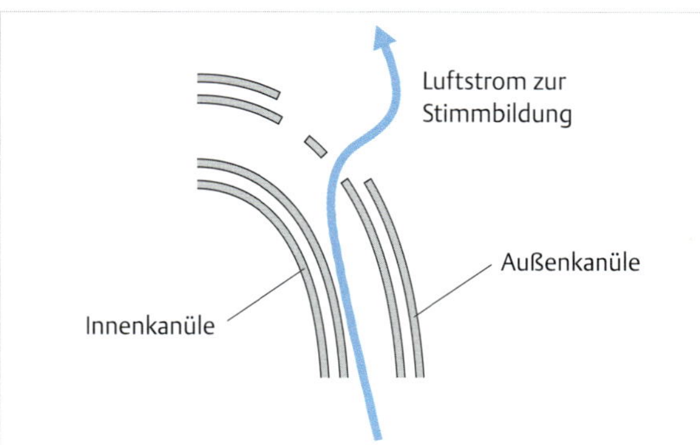

Abb. 14.2 Sprechkanüle (hier ohne Cuff dargestellt). Außenkanüle mit Öffnung nach kranial. Innenkanüle mit siebartigen Perforationen. Für eine Beatmung muss diese Kanüle gegen eine Innenkanüle ohne Perforationen und mit ISO-Konnektor ausgetauscht werden.

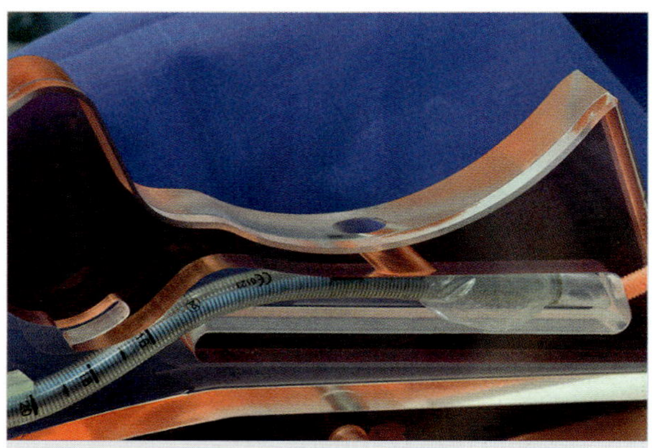

Abb. 14.3 Orotrachealer (bzw. hier nasotracheal eingeführter) Tubus. Vorgeschoben über den Tracheostomazugang hinaus. Cuff bronchialwärts von Tracheostoma geblockt.

14

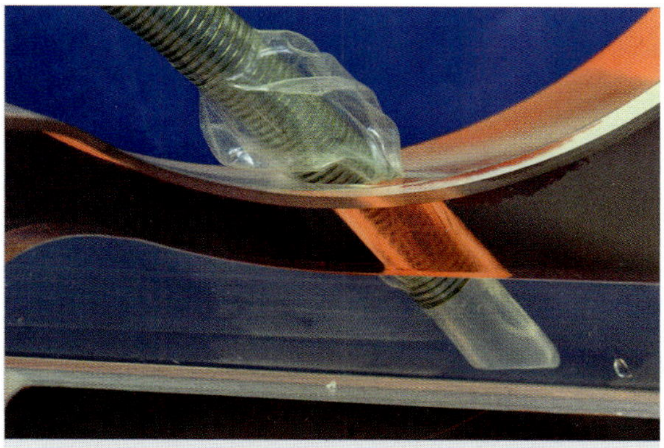

Abb. 14.4 Über Tracheostoma eingeführter Drahtspiraltubus mit angeschliffener Spitze. Der Schliff sollte beim Einführen nach kranial zeigen und der Tubus dann in der Sagittalebene in die dargestellte Position bewegt werden. Dabei zeigt der Schliff dann zur Trachealhinterwand. Beim Vorschub kann der Tubus in seiner Längsachse um +/–90° hin und her gedreht werden. In besonderen Fällen eignet sich der auf das Stoma aufgesetzte vollständig geblockte Endotrachealtubus auch ohne vollständiges Einführen in die Trachea zur Beatmung (siehe ▶ Abb. 14.6, ▶ Abb. 14.7).

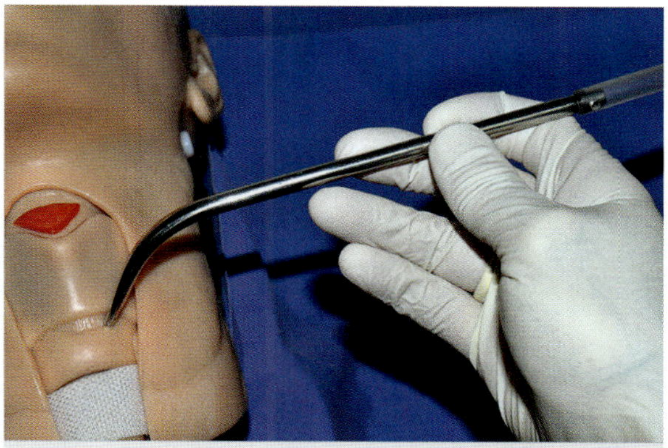

Abb. 14.5 Chirurgischer Sauger (hier Metallversion), der dem Operateur die Sicht auf den Situs nicht versperrt. (Quelle: Mutzbauer TS. Die Koniotomie. Notfallmedizin up2date 2014; 9: 100-107)

14.11.4 Lagerung

- Beim wachen Patienten mit überstrecktem Kopf unter Anleitung, sonst wie zur orotrachealen Intubation/Tracheotomie.
- Die assistierende Person sollte idealerweise Erfahrung in der Assistenz bei chirurgischen Eingriffen haben und eine adäquate Absaugung durchführen können, ohne den operierenden Notfallmediziner bei der Maßnahme zu behindern (▶ Abb. 14.5).

14.11.5 Operationsschritte

- Siehe ▶ Abb. 14.6 und ▶ Abb. 14.7

14.12 Mögliche Komplikationen

- Blutung
- Trachealverlegung durch Schleimborken, Blutkoagula oder Gewebepartikel
- Naht-/Tamponadematerial/Hämostyptika
- luxierte Stimmprothese
- paratracheale Kanülenlage
- Bei temporären Tracheostomata scheint es im Vergleich zu Dilatativtechniken und chirurgischen Verfahren keine Unterschiede in der Häufigkeit tödlicher Komplikationen zu geben [2].

Wie ist in diesen Fällen vorzugehen?

- Blutung:
  - Cuff-Blockung über Normwert (CAVE: Cuff-Hernie)
  - suffiziente Absaugung
  - Tamponade/Hämostyptika
  - eventuell Naht
- Verlegung der Trachea:
  - Absaugung mit größtmöglichem anästhesiologischem Absaugkatheter
- paratracheale Kanülenlage:
  - Neuanlage des Trachealkatheters/Tubus und Kontrolle des endtidalen CO_2 ($etCO_2$) und der peripheren Sauerstoffsättigung (SpO_2)
- Dislokation von Fremdkörpern (z. B. Stimmprothese) nach tracheal:
  - Sofern die Trachea dadurch nicht komplett verlegt wird, könnte nach Luxation weiter bronchial wenigstens eine einseitige Ventilation der Lunge möglich sein.
  - Ansonsten ist in dieser Situation die Fremdkörperentfernung nur durch Endoskopie mit Fasszange/Fangkorb möglich.
  - Situationsabhängig kann auch mit Tubus – ohne vollständiges Einführen in die Trachea – ggf. auch mit auf Stoma aufgesetzter Maske/Larynxmaske intermittierend beatmet werden (▶ Abb. 14.4). Dieses Vorgehen kann bei luxierten Fremdkörpern situationsbedingt noch möglich sein, während der Tubus selbst nach dem Einführen fremdkörperbedingt verlegt ist.

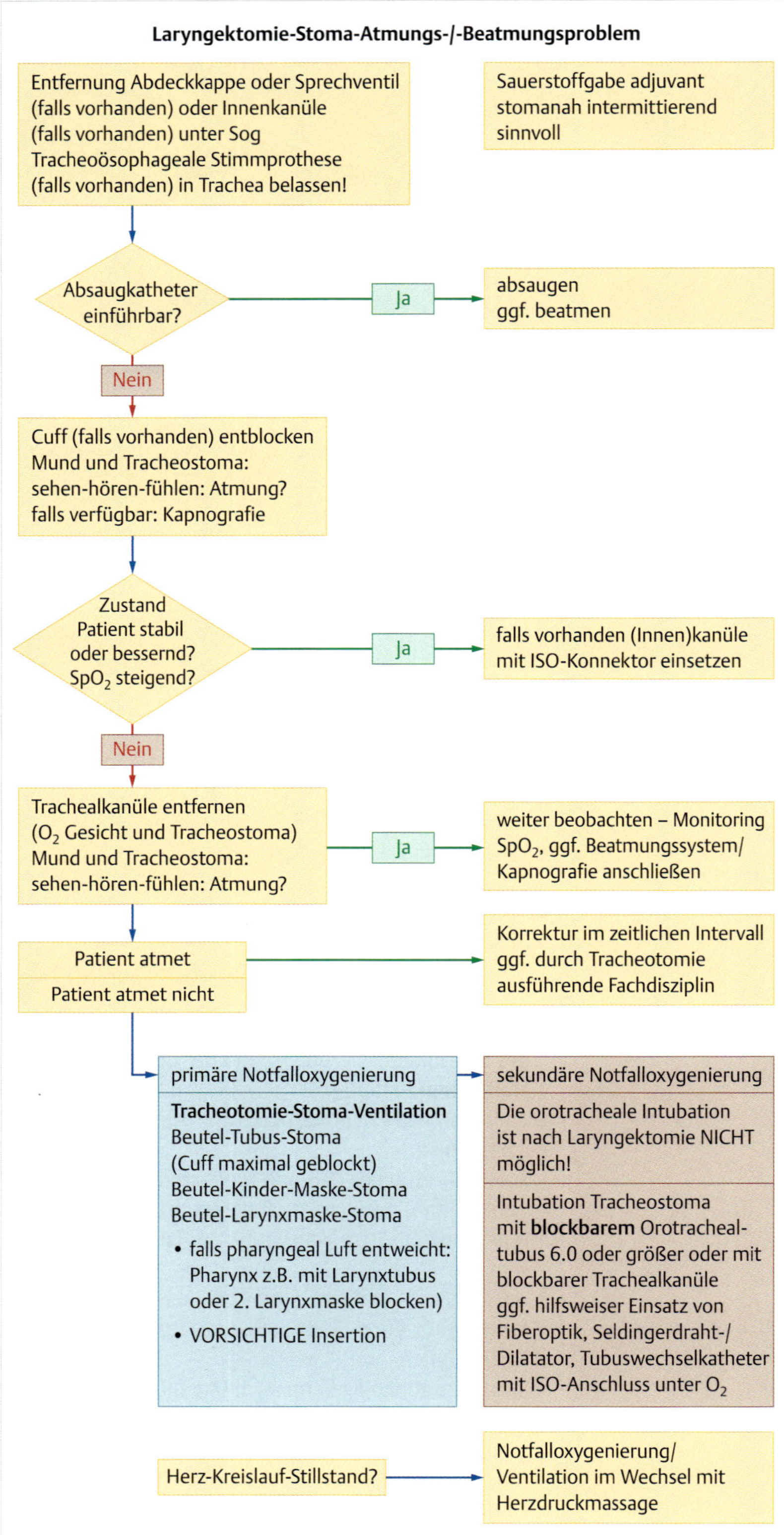

Abb. 14.6 Laryngektomie-Stoma-Atmungs- bzw. Beatmungsproblem.

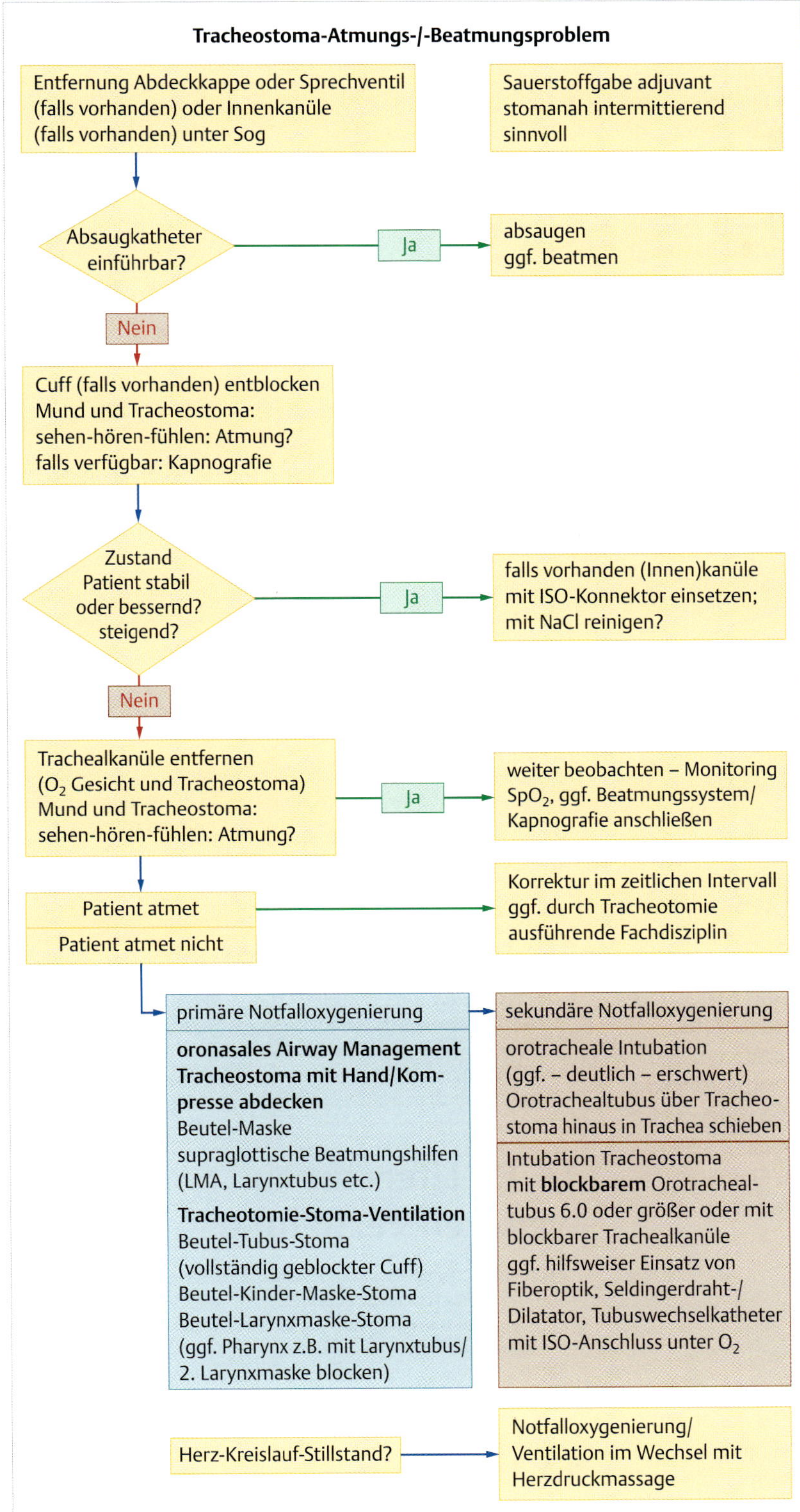

Abb. 14.7 Tracheostoma-Atmungs-/Beatmungsproblem.
Abk. Pat: Patient, LMA: laryngeal mask airway.

Wie können sie verhindert werden?

- Das Risiko von Blutungen kann allenfalls durch ein langsames und schonendes Vorgehen minimiert werden. Die Dringlichkeit der Wiederherstellung des Atemweges erlaubt allerdings kein langsames Vorgehen, sodass immer mit Blutungen zu rechnen ist.
- Eine Verlegung der Trachea ist ebenfalls nicht prinzipiell auszuschließen. Daher wird empfohlen, wann immer möglich, eine noch liegende Trachealkanüle unter Sog mit einem möglichst großlumigen Sauger zu entfernen. Allenfalls kann der Patient unter Saugbereitschaft während der Entfernung der Kanüle zum gleichzeitigen Husten aufgefordert werden.
- Das Risiko einer Luxation von Fremdkörpern – insbesondere einer Stimmprothese – kann bei idealerweise bekanntem Situs durch schonende Applikation der Kanüle/des Endotrachealtubus über das Tracheostoma und ein Anknüpfen von Kompressionstupfern an Nahtmaterial vermindert werden.
- Die paratracheale Kanülenlage, die weniger wahrscheinlich bei nach kaudal angelegter Trachealplastik mit an die Haut angenähtem U-Lappen ist, kann verhindert werden, indem durch die noch korrekt liegende Kanüle ein Tubuswechselkatheter verlässlich in die Trachea eingebracht wird. Nach der Entfernung dieser Kanüle wird die Ersatzkanüle oder der Orotrachealtubus über den noch liegenden Tubuswechselkatheter eingeführt. Dabei ist der Einsatz des Killian-Spekulums hilfreich, da hiermit bei geeigneter Beleuchtung die Tracheahinterwand visualisiert werden kann. Die Einführung der Trachealkanüle kann bei zeitgleicher Darstellung mit maximal tief in die Trachea eingeführten Branchen des Killian-Spekulums erschwert sein, sodass das Spekulum für diese Maßnahme auf das Niveau der Tracheavorderwand zurückgezogen werden sollte.
- Möglicherweise gelingt beim laryngektomierten und mit einer tracheoösophagealen Stimmprothese versorgten Patienten die Abschirmung von deren Unterrand durch das Killian-Spekulum. Somit wird das Risiko einer Luxation der Stimmprothese beim Einführen einer Trachealkanüle durch deren Spitze minimiert (▶ Abb. 14.8a und ▶ Abb. 14.8b).

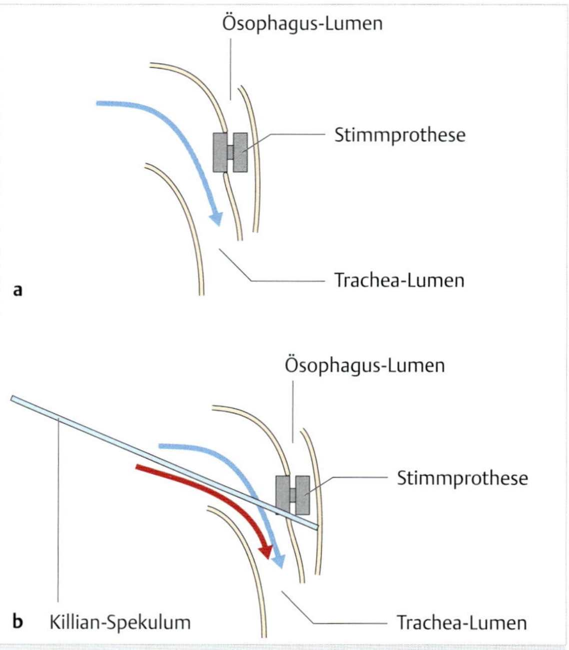

Abb. 14.8 Ösophagotracheale Stimmprothese.
a Lagebeziehungen und Richtung der Insertion der Trachealkanüle (Pfeil). Dabei muss eine Luxation der Stimmprothese vermieden werden.
b Stimmprothese z. B. durch Killian-Spekulum oder einen flachen Spatel geschützt. Dabei wird der Beatmungskatheter dann ohne Kontakt mit der Stimmprothese trachealwärts geschoben.

14.13 Postoperatives Management

- Eventuell wird die neue Trachealkanüle bzw. der verwendete Orotrachealtubus an die Haut angenäht.
- Blutungen, sofern nicht bereits durch Tamponade stehend, sollten dann durch die verantwortliche Fachdisziplin evaluiert und ggf. operativ unterbunden werden.

14.14 Quellenangaben

[1] McGrath BA, Bates L, Atkinson D et al. Multidisciplinary guidelines for the management of tracheostomy and laryngectomy airway emergencies. Anaesthesia 2012; 67(9): 1025–41

[2] Klemm E, Nowak AK. Tracheotomy-Related Deaths. Deutsches Ärzteblatt international 2017; 114(16): 273–9

14.15 Literatur zur weiteren Vertiefung

[1] Bundesverband Medizintechnologie. Empfehlung für die Versorgung von laryngektomierten Patienten. Im Internet: https://www.bvmed.de/download/empfehlung-laryngektomieversorgung-2014.pdf; Stand: 14.02.2019

[2] Klemm Nowak. Kompendium der Tracheotomie. Heidelberg: Springer; 2012

14.16 Wichtige Internetadressen

- www.tracheostomy.org.uk

15 Nadeldekompression des Thorax

Andreas Höch, Niels Hammer

15.1 Steckbrief

Die Notfalldekompression des Thorax ist eine lebensrettende Sofortmaßnahme im Rahmen eines diagnostizierten oder vermuteten Spannungspneumothorax, da dieser innerhalb von Minuten zum Tod führen kann. Es handelt sich um eine schnelle und einfache Technik der Pleuradekompression, für welche nur wenige Materialien benötigt werden. Diese befinden sich üblicherweise auf jedem Rettungsmittel. Durch die Nadeldekompression kann Zeit für fortführende Maßnahmen (z. B. Thoraxdrainage) gewonnen werden. Die Nadeldekompression sollte keine endgültige Behandlung eines Pneumothorax oder Spannungspneumothorax darstellen. Die chirurgische Entlastung (Minithorakotomie und Anlage einer Thoraxdrainage) sollte möglichst immer präklinisch durchgeführt werden. Bei dringlicher Transportindikation oder geringer Erfahrung des Notarztes ist in Ausnahmesituationen ein Transport unter Bereitschaft einer Thoraxdrainage möglich.

15.2 Aktuelles

- Untersuchungen der letzten Jahre zur Nadeldekompression befassen sich v. a. mit der zu verwendenden Nadellänge und der daran geknüpften Wirksamkeit der Methode. So wird in den Leitlinien des U.S.-Militärs die Nutzung von 8,2 bzw. 8,9 cm langen Nadeln gefordert.
- In der deutschen S 3-Leitlinie „Polytrauma/Schwerverletztenbehandlung“ kann auf Grundlage der verfügbaren Daten keine klare Empfehlung für eine bestimmte Nadellänge ausgesprochen werden [1], [2]. Untersuchungen beschreiben eine hohe Versagensrate, wenn der Pleuraspalt bei der Verwendung von 4,5 oder 5,0 cm langen Nadeln nicht erreicht wird. Jedoch steigt mit zunehmender Nadellänge das Risiko iatrogener Verletzungen vitaler Strukturen [2], [3], [4], [5]. Bei der Wahl längerer Nadeln muss immer eine individuelle Risiko-Nutzen-Abschätzung erfolgen.
- Ein weiterer Nachteil von Venenverweilkanülen ist deren Thermoplastizität, welche bei Körperwärme zur Erweichung und einem schnelleren Abknicken führt.

15.3 Synonyme

- Nadeldekompression
- needle decompression

15.4 Keywords

- Pleuraraumentlastung
- Spannungspneumothorax
- Thoraxdekompression
- Monaldi

15.5 Definition

- Pleuraraumentlastung durch Einbringen einer Kanüle über die Monaldi-Position oder alternativ über die Bülau-Position
- lebensrettende Sofortmaßnahme bei gesichertem oder vermutetem Spannungspneumothorax

15.6 Indikationen

- gesicherter oder vermuteter Spannungspneumothorax

15.7 Kontraindikationen

- Bei gegebener Indikation bestehen in der Notfallsituation keine Kontraindikationen.

15.8 Anästhesie

- Eine Anästhesie ist nicht zwingend erforderlich.

15.9 Aufklärung und spezielle Risiken

- Bei wachem Patienten sollte die Maßnahme angekündigt werden.
- Eine ausführliche Aufklärung über die Maßnahme entfällt in der Notfallsituation.

15.10 Präoperative/präinterventionelle Diagnostik

- Die präinterventionelle Diagnostik beschränkt sich auf folgende klinische Befunde:
  - thorakaler Schmerz
  - Dyspnoe
  - abgeschwächtes oder aufgehobenes Atemgeräusch/Beatmungsgeräusch (nach Tubuslagekontrolle)
  - hypersonorer Klopfschall
  - obere Einflussstauung
  - Kreislaufdepression (Tachykardie, Hypotension)
  - hohe Beatmungsdrücke bei maschineller Beatmung

15.11 Material

- geeignetes Desinfektionsmittel
- sterile Handschuhe
- 12- oder 14-Gauge-Venenverweilkanüle (mind. 4,5 cm Länge); wenn vorhanden, längere Kanülen unter jeweiliger Risiko-Nutzen-Abschätzung
- sterile Tupfer und Pflaster zur sicheren Fixierung
- Material (▶ Abb. 15.1)

15.12 Durchführung

15.12.1 Anatomie und Zugang

- Die Notfalldekompression wird im 2.–3. Interkostalraum auf Höhe der mittleren Klavikularlinie in der Monaldi-Position empfohlen.
- Hierfür sind die meist gut tastbare Klavikula und die 2. und 3. Rippe aufzusuchen. Die erste Rippe ist i. d. R. nicht von ventral zu tasten. In ▶ Abb. 15.2 ist die anatomische Lagebeziehung dargestellt, der gewünschte Punktionsort in Monaldi-Position ist markiert [6]. Alternativ kann auch die Position nach Bülau verwendet werden. Hierfür wird die Standardposition im 4.–6. Interkostalraum der vorderen bis mittleren Klavikularlinie genutzt [6].

15.12.2 Lagerung

- Es ist keine besondere Lagerung notwendig, die Rückenlage ist jedoch hilfreich.

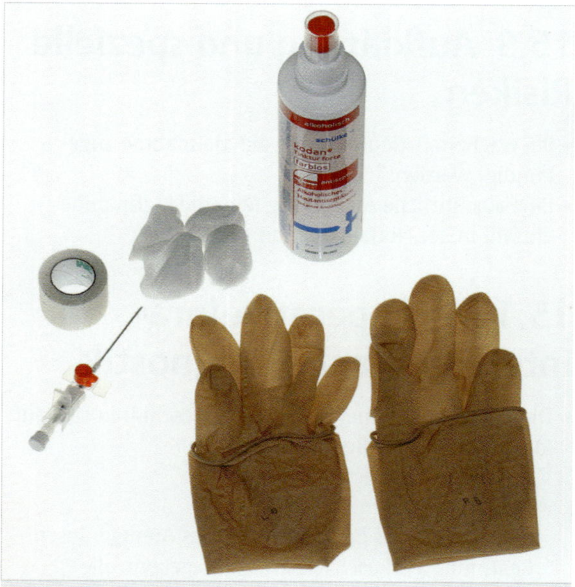

Abb. 15.1 Benötigte Materialien für die Thoraxkompression. (Quelle: Höch A, Hammer N, Brandmeier P et al. Nadeldekompression des Thorax. Notfallmed up2date 2015; 10: 4–8)

- Die Technik kann bei erreichbarem Punktionsort auch bei Patienten in Zwangslagen (z. B. bei eingeklemmten Personen) durchgeführt werden.

15.12.3 Durchführungsschritte

- Nach Aufsuchen der anatomischen Landmarken (▶ Abb. 15.2) und einer gründlichen Sprühdesinfektion sollte mit der freien Hand die 3. Rippe palpiert und die Kanüle mit der anderen Hand streng am Oberrand der Rippe senkrecht (90°-Winkel zum Rücken) eingestochen werden (▶ Abb. 15.3).
- Die Kanüle wird in ihrer gesamten Länge eingeführt. Bei Erreichen des Pleuraspalts und vorliegendem Spannungspneumothorax kommt es zu einem hörbaren „Zischen“ infolge des Luftaustritts (▶ Abb. 15.4).

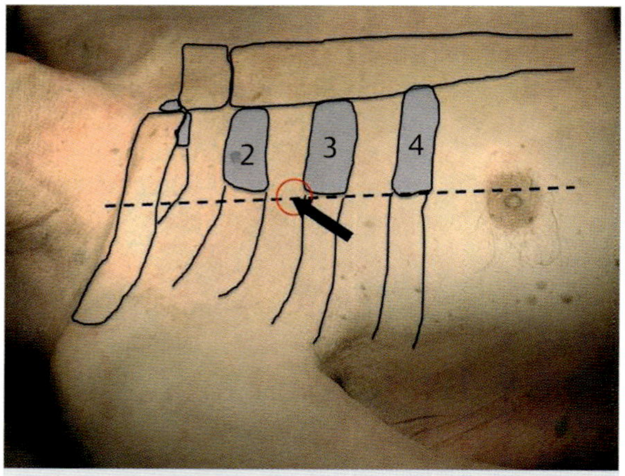

Abb. 15.2 Punktionsort in Monaldi-Position (siehe Text). (Quelle: Höch A, Hammer N, Brandmeier P et al. Nadeldekompression des Thorax. Notfallmed up2date 2015; 10: 4–8)

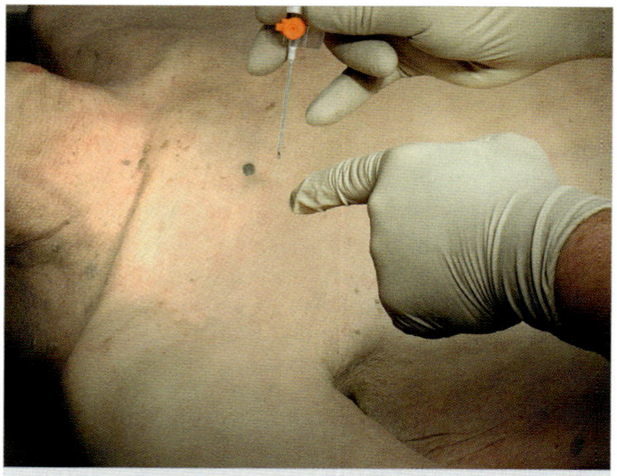

Abb. 15.3 Palpation der 3. Rippe und Einstechen der Kanüle mit der anderen Hand streng am Oberrand der Rippe in senkrechter (90°-Winkel zum Rücken) Position. (Quelle: Höch A, Hammer N, Brandmeier P et al. Nadeldekompression des Thorax. Notfallmed up2date 2015; 10: 4–8)

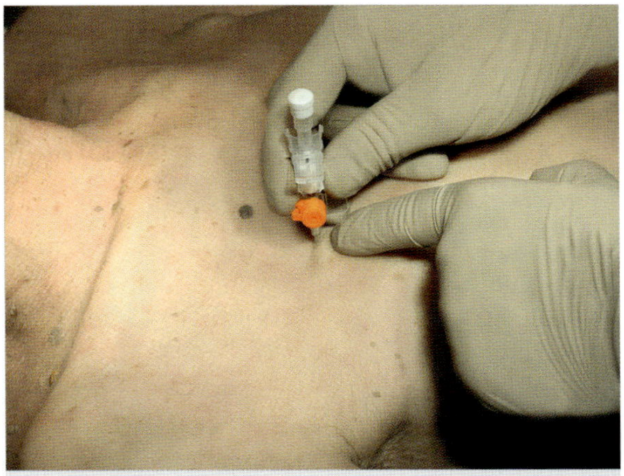

Abb. 15.4 Die Kanüle wird in ihrer gesamten Länge eingeführt. (Quelle: Höch A, Hammer N, Brandmaier P et al. Nadeldekompression des Thorax – Schritt für Schritt. Pneumologie 2018; 72(04): 315–320)

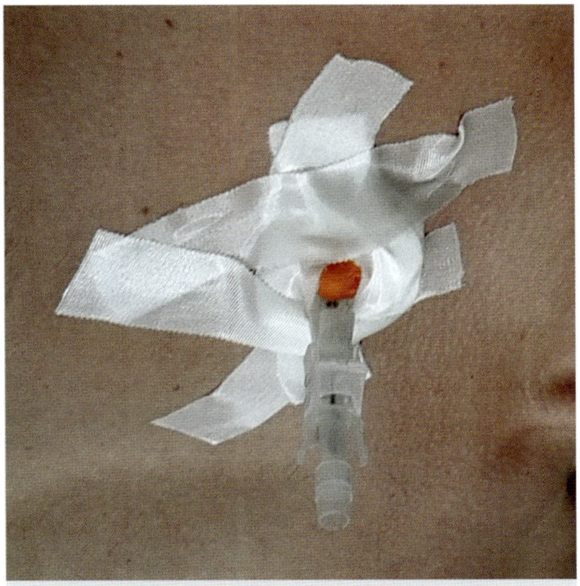

Abb. 15.5 Sichere Fixierung der Verweilkanüle.

- Im folgenden Schritt sollte der Stahlmandrin einige Millimeter zurückgezogen werden, um eine Parenchymverletzung zu vermeiden. Eine komplette Entfernung des Mandrins ist nicht zu empfehlen, da es hierdurch zum Abknicken der Verweilkanüle kommen kann und damit keine Pleuraraumentlastung mehr gegeben ist.
- Abschließend sollte die Verweilkanüle mit Tupfern und Pflaster sicher und vor Abknicken geschützt fixiert werden, um auch notwendige Lagerungsmanöver zu überstehen (▶ Abb. 15.5). Es ist in jedem Fall mit einer nach kurzer Zeit eintretenden Funktionslosigkeit der eingebrachten Kanüle zu rechnen. Dies muss antizipiert werden und zeitnah eine Pleuraraumentlastung mittels Minithorakotomie – mit oder ohne Thoraxdrainageneinlage – geschaffen werden.
- Für die Bülau-Position ist das Vorgehen im 4. oder 5. Interkostalraum in der vorderen Axillarlinie identisch.
- Nach sorgfältiger Sicherung der entlastenden Kanüle sollte in regelmäßigen Abständen eine Reevaluation erfolgen, um einen erneuten Spannungspneumothorax auszuschließen.
- Es sollte immer eine anschließende sichere Entlastung der Pleura mittels Minithorakotomie und Einlage einer Drainage erfolgen.
- Der Versuch der Nadeldekompression sollte bei Misserfolg nicht wiederholt werden.

15.13 Mögliche Komplikationen

- Verletzung intrathorakaler Strukturen (z. B. Lunge, Gefäße, Trachea)
- intrathorakale Blutung (z. B. durch Verletzungen der Lunge, von Interkostalgefäßen, des Herzens)
- Ineffektivität der Maßnahme bei Nichterreichen des Pleuraraumes (Nichtentlastung des Spannungspneumothorax)
- Verlegung des Lumens der Punktionsnadel/Venenverweilkanüle durch Dislokation, anliegendes Lungengewebe oder Blut
- Risiko einer erneuten Entstehung (Wiederauftreten) eines Spannungspneumothorax nach initialer Entlastung

15.14 Quellenangaben

[1] Deutsche Gesellschaft für Unfallchirurgie e.V. (DGU) et al. S3-Leitlinie Polytrauma/Schwerverletzten-Behandlung (2016). Im Internet: www.awmf.org/leitlinien/detail/ll/012-019.html; Stand: 14.02.2019

[2] Chang SJ, Ross SW, Kiefer DJ et al. Evaluation of 8.0 cm needle at the fourth anterior axillary line for needle chest decompression of tension pneumothorax. J Trauma Acute Care Surg 2014; 76: 1029–1034

[3] Martin M, Satterly S, Inaba K et al. Does needle thoracostomy provide adequate and effective decompression of tension pneumothorax? J Trauma Acute Care Surg 2012; 73: 1412–1417

[4] Kaserer A, Stein P, Simmen HP et al. Failure rate of prehospital chest decompression after severe thoracic trauma. Am J Emerg Med 2017 Mar; 35(3): 469–474

[5] Aho JM, Thiels C, El Khatib MM et al. Needle thoracostomy: clinical effectiveness is improved using a longer angiocatheter. J Trauma Acute Care Surg 2016; 80: 272–277

[6] Hockertz DK, Braun KF, Trentzsch H. Nadeldekompression des Spannungspneumothorax. Notfall Rettungsmed 2015; 1: 49–52

[7] Höch A, Hammer N, Brandmaier P et al. Nadeldekompression des Thorax. Notfallmed up2date 2015; 10(01): 4–8

[8] Hammer N, Häske D, Höch A et al. Thoracostomy – A pictorial essay on approaches and potential pitfalls. Notfall Rettungsmed 2017

16 Thoraxdrainage

Johannes K. M. Fakler, Philipp Pieroh

16.1 Steckbrief

Die Thoraxdrainage (TD) dient der Evakuierung von Luft-, Blut- und Lymphansammlungen v. a. zwischen den Pleurablättern. Diese Ansammlungen können zur respiratorischen Insuffizienz, zur Verlagerung mediastinaler Organe und damit zu lebensbedrohlichen Situationen beitragen. Die Indikation zur TD wird v. a. innerklinisch nach radiologischer Diagnostik gestellt. Entsprechend der S3-Leitlinie zur Polytraumaversorgung wird die Indikation zur Anlage klinisch gestellt, wenn ein Spannungspneumothorax mit einseitig abgeschwächtem Atemgeräusch, begleitet von respiratorischer Insuffizienz, arterieller Hypotonie und oberer Einflussstauung vorliegt. Bei beatmeten Notfallpatienten liegt bei auskultatorischem Hinweis auf einen Pneumothorax eine Indikation zur TD vor.

16.2 Aktuelles

- Die häufigste Komplikation nach TD sind der wiederkehrende Pneumothorax sowie initiale Positionsfehler [2], [3].
- Bei penetrierenden Thoraxverletzungen sollte eine antibiotische Prophylaxe mittels Single-shot-Cephalosporin erfolgen, jedoch existieren keine Untersuchungen hinsichtlich der Überlegenheit eines Antibiotikums [3].
- Nach Nadeldekompression muss in 85 % der Fälle nachfolgend eine TD angelegt werden [4]. Daher sollte eine Nadeldekompression vermieden werden und allenfalls einmalig, beispielweise bei einklemmten Patienten, versucht werden.
- Die prähospitale Anlage einer TD bei beatmeten Patienten verlängert die Gesamtzeit der Versorgung von Unfall bis Ende Schockraum nicht und sollte daher bei vorliegender Indikation auch präklinisch vorgenommen werden.

16.3 Synonyme

- Pleuradrainage
- thoracostomy
- chest tube

16.4 Keywords

- Thoraxdrainage
- Pleuradrainage
- Pneumothorax
- Hämatothorax

16.5 Definition

- Die TD dient der Entlastung des Intrathorakalraumes, v. a. der Pleura, aber auch in Fällen der Abszessformation des Mediastinums und der Lunge.
- Ziel der TD ist in den meisten Fällen die Wiederherstellung der physiologischen intrathorakalen Druckverhältnisse durch die Evakuierung von Luft und Flüssigkeit.

16.6 Indikationen

- Spannungspneumothorax
- Pneumothorax mit Ausnahme des asymptomatischen Spontanpneumothorax < 2 cm
- Hämatothorax
- Chylothorax
- Pleuraempyem
- Pleuraerguss
- herz- oder thoraxchirurgische Eingriffe sowie ventrale Zugänge zur Brustwirbelsäule
- intrathorakale Liquorfistel
- präklinisch: einseitig abgeschwächtes Atemgeräusch mit respiratorischer Insuffizienz sowie bei beatmeten Patienten ein abgeschwächtes Atemgeräusch trotz korrekter Tubuslage

16.7 Kontraindikationen

- Im Falle eines instabilen Patienten mit Verdacht eines Pneumothorax bestehen keine Kontraindikationen und es sollte unverzüglich eine TD angelegt werden. Dabei sollte jedoch eine mögliche Fehllage des Tubus im rechten Hauptbronchus vorher ausgeschlossen werden.
- relative Kontraindikation bei geplanter Anlage:
  - Infektion im Zugangsbereich
  - Antikoagulation
  - hämostaseologische Pathologie mit Gefahr der intrathorakalen Blutung

16.8 Anästhesie

- Bei tief bewusstlosen Patienten mit fehlender Schmerzwahrnehmung ist eine Anästhesie nicht zwingend erforderlich.
- Eine Lokalanästhesie empfiehlt sich zur Vermeidung einer Muskelkontraktion mit Verkleinerung des Interkostalraumes.
- Lokalanästhesie mit Infiltration des entsprechenden Interkostalraumes durch ein Lokalanästhetikum (z. B. 1 %iges Prilocain, 20 ml bis maximal 40 ml); Infiltration von Haut, Subkutis, Muskulatur und Pleura parietalis.
- Es sollte eine vertikale Strecke von 7 cm infiltriert werden sowie der komplette Interkostalraum des geplanten Zugangs, um eine ausreichende Analgesie zu gewährleisten.
- Analgosedierung (z. B. Propofol 1 mg/kgKG (KG: Körpergewicht), Piritramid beginnend mit 3 mg und Titrierung mit jeweils 1 mg bis zur suffizienten Analgesie), Monitoring der Vitalfunktion

16.9 Aufklärung und spezielle Risiken

- In einer Notallsituation ist eine spezifische Aufklärung nicht erforderlich.
- Kreislaufkollaps oder Schock
- Verletzungen von Organen (Lunge, Herz, Zwerchfell, Magen, Leber, Milz)
- Verletzung von Nerven, Blut- und Lymphgefäßen
- Lagekorrektur bis hin zur Neuanlage
- lokale Infektionen
- Postthorakotomie-Syndrom
- Hautemphysem

16.10 Präoperative/präinterventionelle Diagnostik

- Klinische Untersuchung: Thoraxschmerz, Dys- und Tachypnoe, abgeschwächtes Atemgeräusch, hypersonorer Klopfschall, obere Einflussstauung, arterielle Hypotension, Tachykardie, Hautemphysem
- bei einliegendem Tubus: Kontrolle Tubuslage und Beatmungsdrücke
- fakultativ: Thoraxsonografie
- obligat bei innerklinischer Anlage: Röntgen-Thorax
  - CAVE: Ein ausschließlich im CT nachgewiesener schmaler Pneumothorax (okkulter Pneumothorax) bedarf keiner zwingenden Entlastung.

16.11 Material

- geeignete Desinfektion
- Lokalanästhesie, z. B. 1 % Prilocain
- Analgosedierung, z. B. Propofol (1 mg/kgKG), Piritramid (beginnend mit 3 mg und anschließender Auftitrierung)
- sterile Abdeckung, Mantel und 2 Paar sterile Handschuhe
- Skalpell, Präparierschere, Overholt-Klemme, gebogene Kornzange, Naht zur Fixierung (präklinische Fixierung durch Pflasterzügel möglich)
- Drainage: Kinder 12–16 Charr, Erwachsene 24–32 Charr
- hauseigenes TD-System
- präklinisch:
  - geschlossenes Beutelsystem unter engmaschiger Kontrolle bei Gefahr der Druckumkehr mit Rezidiv des Spannungspneumothorax
  - Der Einsatz eines Heimlich-Ventils ist aufgrund der Gefahr von Materialermüdung und Verklebung sowie der diskutierten Kontraindikation beim Hämatothorax nicht empfohlen. Zudem kann das Heimlich-Ventil in falscher Richtung montiert werden und so zum Spannungspneumothorax führen.
  - Beim überdruckbeatmeten Patienten wäre bei Fehlen eines Anschlusssystems ebenfalls die offene Ausleitung möglich, sollte aber aufgrund des hohen Infektionsrisikos vermieden werden.

16.12 Durchführung

16.12.1 Vor Beginn des Eingriffs

- Bei eingeklemmten Patienten kann notfallmäßig der einmalige Versuch der Nadeldekompression erwogen werden.
- Sauerstoffzufuhr, Monitoring von Herzfrequenz, Sättigung und Blutdruck
- Überprüfung der Aufklärung, sofern keine absolute Notfallindikation vorliegt.
- Im Falle einer penetrierenden Thoraxverletzung ist eine Single-shot-Antibiose beispielsweise mit einem Cephalosporin der 2. Generation empfohlen.

16.13 Chirurgische Anatomie

- Die möglichen Anlageorte sind in ▶ Abb. 16.1 dargestellt.
- Bülau-Position: 4.–6. Interkostalraum im Bereich der vorderen oder mittleren Axillarlinie. Bei Männern lässt sich die Höhe der Drainagenanlage gut mit der Höhe der Mamillen bestimmen. Zudem eignet sich eine Horizontale vom Xiphoid ausgehend, um die Höhe des Eintrittspunkts zu bestimmen. Eine weitere Hilfslinie kann durch die Spina iliaca anterior superior gezogen werden, wenn die Axillarlinien nicht eindeutig bestimmt

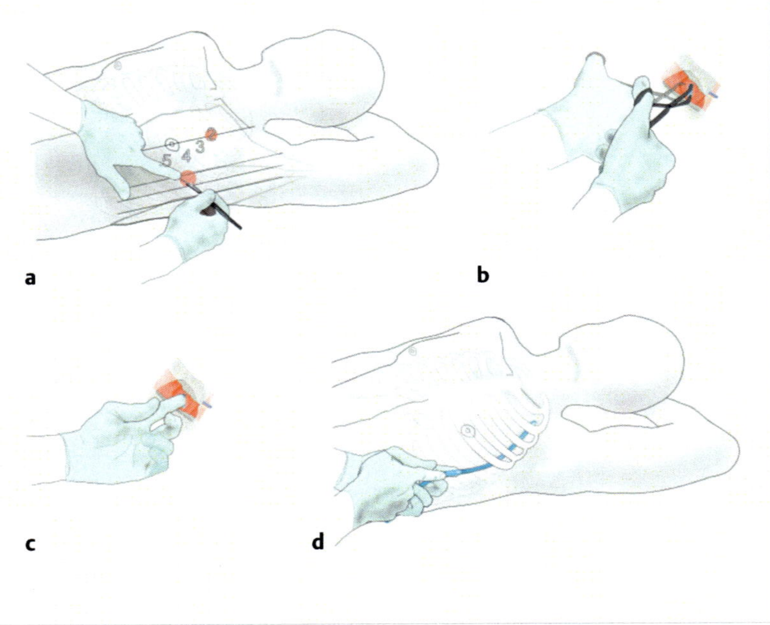

Abb. 16.1 Operationsschritte zur Anlage einer Thoraxdrainage (TD).
a Für die hier gezeigte TD-Anlage wird die Bülau-Position im 5. Interkostalraum auf Höhe der vorderen Axillarlinie gewählt und entlang des Rippenoberrandes der Hautschnitt angelegt. Eine Alternative ist die Monaldi-Position im 2. Interkostalraum.
b Nach erfolgter Darstellung der Muskulatur werden die äußeren und inneren Zwischenrippenmuskeln stumpf mittels Präparierschere/Overholt-Klemme auseinandergetrieben bis die Pleura parietalis gesichtet bzw. palpiert werden kann.
c Mit dem Finger (ggf. auch vorsichtig mit der Schere) wird die Pleura parietalis durchstoßen und nachfolgend die Thoraxwand nach möglichen Verklebungen palpiert.
d Die Drainage wird mittels gebogener Kornzange oder über den noch einliegenden Finger nach dorsoapikal geschoben. Anschließend erfolgt der Wundverschluss. (Quelle: Mara Sandrock)

werden können. Diese Hilfslinie dient als Alternative zur vorderen Axillarlinie.

- Monaldi-Position: 2.–3. Interkostalraum im Bereich der mittleren Klavikularlinie. Zur Hilfe kann der gut palpable Angulus sterni aufgesucht werden. Hier artikuliert die 2. Rippe mit dem Sternum und so kann die 2. Rippe schnell identifiziert werden.

16.13.1 Lagerung

- Eine besondere Lagerung ist nicht zwingend notwendig, es empfiehlt sich jedoch die Rücken- oder Seitlagerung.
- Bei respiratorisch insuffizienten Patienten kann eine Oberkörperhochlagerung (maximal 30°) hilfreich sein.
- Auf der betroffenen Seite sollte der ipsilaterale Arm bei abduzierter Schulter unter den Kopf gelegt werden.
- Bei Anwendung einer Sedierung und/oder bei respiratorischer Insuffizienz sollte eine nichtinvasive Sauerstoffgabe erfolgen.
- Am kontralateralen Arm sollte die Herzfrequenz, die Sauerstoffsättigung und der Blutdruck gemessen werden.

16.13.2 Schnittführung

- horizontale Schnittführung am Oberrand der Rippe nach vorheriger Palpation
  - CAVE: Die neurovaskulären Strukturen verlaufen am Rippenunterrand.

16.13.3 Operationsschritte

- Markierung des Zugangs: Es empfiehlt sich, dabei die untere Rippe des gewählten Interkostalraumes zu wählen.
- anschließende Lokalanästhesie mit Infiltration in Richtung der gewählten Rippe mit leichter kranialer Orientierung
- ausgiebige Desinfektion inklusive der ipsilateralen Klavikula, zur kontralateralen Medioklavikularlinie und über die ipsilaterale hintere Axillarlinie und die kaudale Begrenzung über dem Umbilikus
- vertikale Schnittführung mit dem Skalpell über dem vorher gewählten Zugang (▸ Abb. 16.1a)
- Bei adipösen Patienten empfiehlt es sich, das Fettgewebe so weit wie möglich nach ventral zu verschieben, um eine ausreichende Übersicht zu gewährleisten.
- Unter Nutzung der Schere oder einer Overholt-Klemme werden die äußeren und inneren Zwischenrippenmuskeln stumpf auseinandergedrängt, dabei orientiert man sich stets am kranialen Rippenrand (▸ Abb. 16.1b).
- Die Pleura parietalis sollte nun deutlich mit einem Finger palpiert werden und mit diesem durchstoßen werden können. Falls dies nicht gelingt, kann die Pleura parietalis auch vorsichtig mit der Schere eröffnet werden (▸ Abb. 16.1c).
- Von einer Eröffnung mittels Trokar sollte abgesehen werden.
- Bei beatmeten Patienten kann eine Beatmungspause während der Durchtrennung der Pleura das Verletzungsrisiko der Lunge vermindern.

- Die Eröffnung wird dabei von einem charakteristischen „Zischgeräusch“ im Falle eines Spannungspneumothorax oder der Entleerung der Intrapleuralflüssigkeit (Blut, Serom, Eiter) begleitet.
- Die Thoraxinnenwand sollte nun mit dem Finger nach Verklebungen palpiert werden.
- Nach vorheriger Längenabschätzung wird die TD mittels gebogener Kocher-Klemme oder unter Führung des Fingers in dorsoapikale kaudale Richtung dicht entlang der Thoraxwand geführt.
- Bei regelrechter Lage beschlägt der Drainageschlauch innenseitig parallel zur Exspiration. Bei einem ausgedehnten Erguss entleert sich dieser über die Drainage.
- Bei klinisch sicherer Lage der TD erfolgt nun der Wundverschluss. Empfehlenswert ist hier eine U-Naht, die mit einem Knoten zugezogen und anschließend um die Drainage gewickelt wird, um sie gleichzeitig als Annaht zu nutzen. Nach Entfernung der Drainage kann die Wunde mit dieser vorgelegten Naht verschlossen werden. Bei insuffizientem Wundverschluss kann die Ergänzung um eine Einzelknopfnaht notwendig werden.
- Die Drainage wird nun an ein Sogsystem angeschlossen, um die Entfaltung der Lunge zu unterstützen.
- Der Wundverband erfolgt mittels Pflaster, dabei soll das Abknicken der Drainage vermieden werden.

16.14 Mögliche Komplikationen

16.14.1 Intraoperative Komplikationen

- Verletzung der inneren Organe (Herz, Lunge, Milz, Magen, Leber). Durch eine sichere Zugangswahl kann das Risiko reduziert werden.
- Verletzungen des interkostalen Gefäßnervenbündels bei Präparation am Rippenunterrand. Bei Blutung aus einer Interkostalarterie ist neben der offenen chirurgischen Blutstillung auch eine radiologisch-interventionelle Embolisation möglich.
- Die retroperitoneale, intraperitoneale und extrathorakale (subkutane) Fehllage kann vermieden werden durch:
  - sichere Markierung des Zugangsgebietes
  - digitale Palpation der Lunge und der Thoraxinnenwand
- Positionsfehler:
  - zu tief oder nicht tief genug
  - Das Abknicken der Drainage kann durch Längenabschätzung vor Drainagenanlage vermieden werden.

16.14.2 Postoperative Komplikationen

- Bei Nutzung eines geschlossenen Beutelsystems kann sich der Druck umkehren, wodurch es zum erneuten Spannungspneumothorax kommt. Daher sind engmaschige Kontrollen mit Beutelwechseln empfohlen.
- Heimlich-Ventile können verkleben und dadurch zur insuffizienten Ableitung führen, daher sollten sie nicht eingesetzt werden. Bei Anschluss in falscher Richtung kann es zusätzlich zum Spannungspneumothorax kommen.
- Der wiederkehrende Pneumothorax ist neben der Fehlpositionierung eine der häufigsten Komplikationen nach Drainagenzug [1], [2]. Bei relevantem Pneumothorax muss eine neue Drainage angelegt werden. Wenn dies über denselben Zugang erfolgen soll, wird eine Wundrandexzision/Débridement empfohlen, wobei eine chirurgische Intervention mit Resektion diskutiert werden kann.
- Verlegung der Drainage: Aspiration und Anspülen der Drainage mittels isotonischer Kochsalzlösung
- Bei persistierendem Pneumothorax und korrekter Drainageanlage muss ggf. eine zusätzliche Drainage angelegt werden.
- Pleuraempyem: Behandlung durch videoassistierte Thorakoskopie mit Dekortikation
  - Vermeidung durch steriles Arbeiten
- Wundinfektion der Drainagestelle: Behandlung durch lokales Débridement
  - Vermeidung durch steriles Arbeiten, ausreichende Desinfektion und Verbandswechsel
- Reperfusionsödem bei zu rascher Entlastung: Behandlung durch nichtinvasive Beatmung mit Überdruck
  - Prävention durch initiale Entlastung von maximal 1,5 l Intrapleuralflüssigkeit

16.15 Postoperatives Management

- Röntgen-Thorax zur Sicherung der kompletten Entfaltung der Lunge, Lagekontrolle der Drainage, Beurteilung der Entlastung. Zusätzlich kann 24 h nach Drainagenanlage eine zusätzliche Röntgenaufnahme erfolgen, um einen verbleibenden Verhalt zu sichten.
- Belassen der Drainage bis zur ausreichenden Entlastung und Lungenentfaltung
- Entfernung der Drainage bei Erfüllung folgender Kriterien:
  - kardiopulmonal stabiler Patient
  - Fördermenge < 200 ml/d oder keine Leckage/Fistel für mindestens 24h
  - Röntgen-Thorax bei nicht auszuschließender inkompletter Lungenentfaltung vor Drainagenzug

- Das Abklemmen der Drainage 6–12 h vor geplantem Drainagenzug empfiehlt sich bei beatmeten Patienten, Patienten mit vorherigen Luftleckagen, Traumapatienten mit unklarer prätraumatischer Belüftungssituation sowie nicht adäquaten Patienten. Wurde die Drainage abgeklemmt, sollte vor dem Drainagenzug eine Röntgenkontrolle durchgeführt werden. Eine erneute Röntgenkontrolle sollte frühestens 3 h nach der Entfernung erfolgen. Daher ist der Drainagenzug am Morgen oder im Laufe des Vormittags zu empfehlen, sodass die Röntgenkontrolle noch im Tagesverlauf stattfinden kann.

16.16 Ergebnisse

- Die Thoraxdrainage beseitigt lebensbedrohliche Zustände wie den Spannungspneumothorax und respiratorische Störungen, die durch eine pleurale Verletzung oder Pathologie verursacht wurden.
- Bei wiederkehrenden Spontanpneumothoraces sollte eine operative Dekortikation erwogen werden.

16.17 Quellenangaben

[1] Sethuraman KN, Duong D, Mehta S et al. Complications of tube thoracostomy placement in the emergency department. J Emerg Med 2011; 40 (1): 14–20

[2] Paydar S, Ghahramani Z, Ghoddusi Johari H et al. Tube Thoracostomy (Chest Tube) Removal in Traumatic Patients: What Do We Know? What Can We Do? Bull Emerg Trauma 2015; 3 (2): 37–40

[3] Bosman A, Jong MB de, Debeij J et al. Systematic review and meta-analysis of antibiotic prophylaxis to prevent infections from chest drains in blunt and penetrating thoracic injuries. Br J Surg 2012; 99 (4): 506–513

[4] Dominguez KM, Ekeh AP, Tchorz KM et al. Is routine tube thoracostomy necessary after prehospital needle decompression for tension pneumothorax? Am J Surg 2013; 205 (3): 329–32; discussion 332

16.18 Literatur zur weiteren Vertiefung

[1] McKee MD, Schemitsch EH. Injuries to the chest wall. Diagnosis and management. 1. Auflage. Cham: Springer; 2015

[2] Gambazzi F, Schirren J. Thoraxdrainagen. Was ist „evidence based“? Chirurg 2003; 74 (2): 99–107

16.19 Wichtige Internetadressen

- www.awmf.org/uploads/tx_szleitlinien/012-019l_S3_Polytrauma_Schwerverletzten-Behandlung_2017-08.pdf

17 Invasive Beatmung

Holger Wienzek, Philipp Niebel

17.1 Steckbrief

Die Durchführung einer invasiven Beatmung ist bei 3–5 % der Notarzteinsätze erforderlich und damit ein nicht alltäglicher Einsatz. Patienten mit Indikation zur Durchführung einer invasiven Beatmung im Rettungsdienst sind kritisch krank. Die invasive Beatmung erfolgt zur Aufrechterhaltung oder Wiederherstellung einer adäquaten Oxygenierung und/oder der ausreichenden Ventilation. Die pathophysiologischen Veränderungen bei pulmonalen Erkrankungen wie COPD und Asthma bronchiale erfordern Anpassungen an die invasive Beatmung, um weitere, beatmungsassoziierte Lungenschäden zu vermeiden. Hierzu ist die sichere Anwendung des eingesetzten Notfallrespirators mit seinen zahlreichen Einstellungsmöglichkeiten Voraussetzung für die Beherrschung des Notfallgeschehens.

17.2 Synonyme

- keine Angabe möglich

17.3 Keywords

- invasive Beatmung
- Oxygenierung
- Ventilation
- COPD
- PCV (pressure controlled ventilation)
- VCV (volume controlled ventilation)

17.4 Definition

- Beatmung, die über einen endotracheal oder supraglottisch gesicherten Atemweg erfolgt

17.5 Indikationen

- Auswahl der Indikationen für die Durchführung der invasiven Beatmung:
  - respiratorische Partial- oder Totalinsuffizienz, die durch andere Maßnahmen inkl. nichtinvasiver Ventilation (NIV) nicht beherrschbar ist
  - respiratorische Erschöpfung
  - Intubation bei nicht vorhandenen Schutzreflexen
  - Intubation mit Analgosedierung vor Transport bei schweren Traumen (v. a. Thoraxtrauma und schweres Schädel-Hirn-Trauma [SHT]) sowie bei schweren Schmerzzuständen
  - Intubation zur Durchführung einer Normoventilation und Vermeidung einer Hyperkapnie mit ICP-Anstieg (ICP: intracranial pressure) bei SHT oder Hirndruck

17.6 Kontraindikationen

- Die invasive Beatmung im Rettungsdienst erfolgt aus vitaler Indikation.
- Als denkbare Kontraindikation ist der Ausschluss der Maßnahme aufgrund des Patientenwillens zu nennen. Auf die Möglichkeiten, dem Patientenwillen bei vitaler Bedrohung gerecht zu werden, kann an dieser Stelle nicht weiter eingegangen werden.

17.7 Aufklärung und spezielle Risiken

- Eine juristisch verwertbare Aufklärung ist in den zuvor genannten Ausnahmesituationen, in denen jede Zeitverzögerung das Risiko eines Schadens für die Gesundheit deutlich erhöht, nicht möglich.
- Die Risiken der Sicherung des Atemweges als Voraussetzung für die Durchführung der invasiven Beatmung werden an anderer Stelle dargestellt (Kap. 1, Kap. 2, Kap. 3, Kap. 4).
- Mögliche Komplikationen der invasiven Beatmung werden in Kap. 17.10 diskutiert.

17.8 Material

- Für die invasiven Beatmung im eigentlichen Sinn wird benötigt:
  - Notfallrespirator, funktionsgeprüft
  - Schlauchsystem, funktionsgeprüft, inkl. Filter, Adapter, Konnektoren
  - Kapnometrie/Kapnografie
  - Beatmungsbeutel und PEEP-Ventil (PEEP: positive endexpiratory pressure) unmittelbar verfügbar bei Geräteausfall
  - Sauerstoff: Bordversorgung, ggf. Reserve-/Transportflasche am Respirator
- Das Material für die Durchführung der endotrachealen oder supraglottischen Atemwegssicherung wird in den entsprechenden Kapiteln vorgestellt (Kap. 1.8, Kap. 2.8, Kap. 3.11, Kap. 4.10).

17.9 Durchführung

- Die folgenden Grundlagen der invasiven Beatmung sollen dem präklinisch tätigen Notarzt eine Anleitung dafür geben, mit der geeigneten Wahl des Beatmungsverfahrens und der Beatmungsparameter die Oxygenierung und Ventilation zu sichern oder wiederherzustellen und weitere Schäden, auch durch die invasive Beatmung ausgelöste, an der Lunge zu verhindern.
- Die invasive Beatmung erfolgt mit dem Ziel, die Oxygenierung sicherzustellen, durch adäquate Ventilation eine Hyperkapnie zu vermeiden oder zu therapieren und bei einem SHT eine Normoventilation zu erreichen.

17.9.1 Beatmungsverfahren

- Am Notfallrespirator können grundsätzlich Beatmungsmodi zur kontrollierten Beatmung, assistierten Beatmung und Spontanatmung eingestellt werden.
- Je nach Hersteller des Beatmungsgerätes sind die Beatmungsmodi unterschiedlich benannt und unterschiedlich kombinierbar. Daher ist die genaue Kenntnis des eingesetzten Gerätes zwingend vorauszusetzen.

17.9.2 Grundsätzliche Einstellungsmöglichkeiten am Beatmungsgerät

- VT: Atemzugvolumen = Tidalvolumen, das pro Atemzug vom Respirator abgegeben wird, angegeben in ml
  - Einstellung 5–8 ml/kgKG, bei idealem Körpergewicht (KG)
  - nur bei volumenkontrollierten Beatmungsverfahren aktiv
- AF: Atemfrequenz = Atemzüge pro Minute durch das Beatmungsgerät
- AMV: Atemminutenvolumen = VT x AF
  - AMV variabel bei druckkontrollierter Beatmung aufgrund unterschiedlicher VT
  - AMV konstant bei volumenkontrollierter Beatmung
  - AMV variabel bei teilweiser oder vollständiger Eigenatmung des Patienten
  - CAVE: Teilweise ist an den Notfallrespiratoren keine Möglichkeit vorhanden, das VT direkt vorzugeben. Einzustellen ist das AMV und die AF, das VT ergibt sich dann aus dem Quotienten AMV/AF.
    - Beispiel: eingestellt AMV = 10 l/min, AF = 10/min; daraus ergibt sich ein VT von VT = 10 l/min : 10/min = 1 l
    - bei Erhöhung der AF auf 20/min und unverändertem AMV ergibt sich ein VT von VT = 10 l/min: 20/min = 500 ml
  - Es ist darauf zu achten, dass das VT dem KG angepasst ist!
- Spitzendruck, Plateaudruck: Druck, der während der Inspiration (Pinsp) maximal oder als Plateau erreicht werden kann, gemessen in mbar
- FiO_2 (inspiratorische Sauerstofffraktion): Anteil des Sauerstoffs am Luft-Sauerstoff-Gemisch
  - an Notfallrespiratoren üblicherweise auf 0,21 setzen (21 %, Anteil O_2 an der Umgebungsluft) bis 1,0 (100 %) wählbar
- Zeitverhältnis Inspiration zu Exspiration (I:E), normalerweise 1:1,5–2
  - bei Oxygenierungsstörungen Verlängerung der Inspiration erwägen (I:E 1:1), um Zeit für Gasaustausch in der Alveole zu verlängern
  - bei obstruktiver Ventilationsstörung mit vermindertem Lumen der Atemwege Verlängerung der Exspiration erwägen, um vollständige Exspiration zu ermöglichen und Air-Trapping zu verhindern
  - CAVE: I:E ist als Relation der Zeit keine Zeitangabe zur Dauer der einzelnen Phasen der Beatmung (keine Angabe in Sekunden!)
- Flow: Fluss von Gas, typischerweise 30–60 l/min
  - dezelerierender Flow bei druckkontrollierter Beatmung
  - konstanter Flow bei volumenkontrollierter Beatmung
- Trigger: Schwelle, die durch die Eigenatmung erreicht werden muss, bevor das Beatmungsgerät die Inspiration mit der voreingestellten Druck- oder Volumenunterstützung assistiert. Übliche Trigger sind entweder volumengesteuert (Fluss in der Inspiration) oder druckgesteuert (Inspiration durch Patienten erzeugt Unterdruck; wird vom Gerät als Eigenatmung erkannt).
- PEEP: Positiver endexspiratorischer Druck, das heißt Druck, der am Ende der Exspiration in den Atemwegen herrscht. Durch Anwendung eines PEEP wird der Kollaps der Alveolen verhindert. Atelektasen sind nicht belüftete, jedoch perfundierte Lungenabschnitte und bilden somit einen funktionellen Rechts-Links-Shunt mit Oxygenierungsstörung.
- Rampe: Druckanstiegsgeschwindigkeit. Bei Notfallrespiratoren als schnell, mittel oder langsam einstellbar; für Druck und/oder Flow je nach Respirator: langsamer, mittlerer oder schneller Anstieg einstellbar.
- Die maschinelle Beatmung erfolgt zeitgesteuert. Inspiration und Exspiration werden nach der voreingestellten Zeit abgebrochen. Das Gerät kann nicht erkennen, ob Inspiration oder Exspiration vollständig sind. Daher sind Kenntnis und Kontrolle der Beatmungsparameter und Beatmungskurven erforderlich, um den korrekten Verlauf der maschinellen Beatmung zu kontrollieren und Komplikationen frühzeitig zu erkennen.
- Inspiration: aktiv durch Applikation eines definierten Volumens oder Flow, bis ein definierter Druck erreicht ist.
- Exspiration: passiv (elastische Rückstellkräfte der Lunge sind für Entweichen der Luft verantwortlich). Der Druck im Beatmungssystem wird auf 0 bzw. PEEP-Niveau gesenkt. Bei bestimmten Erkrankungen mit Obstruktion der Atemwege ist durch den erhöhten Widerstand die Zeit bis zum vollständigen Entweichen der

Luft verlängert. Eine zu kurze Exspirationszeit verhindert das vollständige Entweichen der Luft, sodass die Gefahr der Überblähung (Volutrauma) besteht. Der Druck, der nach unvollständiger Exspiration in den Atemwegen besteht, wird Auto-PEEP oder intrinsic PEEP genannt. Besonders bei vorgeschädigten Lungen kann es z. B. durch Zerreißung einer Emphysembulla zum Auftreten eines (Spannungs-)Pneumothorax kommen.

- Auch bei Beatmung mit hohen Atemfrequenzen und eines zugunsten der Inspiration veränderten I:E-Verhältnisses kann es zu einer unvollständigen Exspiration mit sog. Air-Trapping (unvollständiges Entweichen der Luft aus den Alveolen während der Exspiration) kommen!

17.9.3 Alarmgrenzen

- je nach Beatmungsmodus einstellbar
- PCV: Grenze für ein zu erreichendes VT einstellen (Vermeidung Volutrauma)
- VCV: Grenze für Spitzendruck Pmax einstellen (Vermeidung eines Barotraumas)
- alle Beatmungsmodi: AMV, sowohl Obergrenze (Hyperventilation, Volutrauma) als auch Untergrenze (Hypoventilation)

17.9.4 Grundeinstellung der Beatmungsmodi

- Die kontrollierte Beatmung kann präklinisch entweder als druckkontrollierte oder als volumenkontrollierte Beatmung erfolgen. Nicht alle Notfallrespiratoren bieten beide Möglichkeiten der Beatmung an.
- volumenkontrollierte Beatmung: Einstellung eines definierten VT, das in der Inspiration appliziert wird
- druckkontrollierte Beatmung: Einstellung von zwei unterschiedlichen Druckniveaus zur Definition der In- und Exspiration
- CMV (controlled mandatory ventilation): Die Beatmung in allen Einstellungen (Druck oder Volumen, Atemfrequenz) wird vom Beatmungsgerät vorgegeben. Eine mögliche Spontanatmung des Patienten wird nicht als Trigger berücksichtigt.
- SIMV (synchronized intermittent mandatory ventilation): Kombination aus mandatorischer Beatmung und Spontanatmung des Patienten. Der Patient hat die Möglichkeit, spontan zu atmen. Erfolgt innerhalb eines definierten Erwartungsfensters keine Spontanatmung, übernimmt der Respirator die Beatmung, druck- oder volumenkontrolliert. In der Inspirationsphase des Respirators ist keine Spontanatmung möglich.
    - Gefahr der Hyperventilation, wenn ausreichende Spontanatmung durch mandatorische Beatmung ergänzt wird
- PSV/ASB (pressure support ventilation/assisted spontaneous breathing = assistierte Spontanatmung): Spontanatmung des Patienten muss vorhanden sein, jeder erkannte Spontanatemzug wird mit einem gewählten Druck unterstützt.
- CPAP/ASB (continuous positive airway pressure + ASB)
    - PEEP + ASB, bei Patienten mit ausreichender Spontanatmung
    - Druckunterstützung als ΔpASB
    - CAVE: Je nach Respirator wird der ASB-Druck als Delta oder als Spitzendruck angegeben!
        - Respirator 1: Einstellungen PEEP 5mbar, ASB 10mbar → Spitzendruck 10mbar
        - Respirator 2: Einstellungen PEEP 5mbar, ASB 10mbar → Spitzendruck 15mbar, da sich ASB zum PEEP addiert! Bei Umstellung von einer druckkontrollierten Beatmung (z. B. BIPAP 20/5) auf eine assistierte Beatmung kann der Spitzendruck bei 20 + 5 = 25mbar liegen!
- Gefahr der Überblähung der Lunge mit Barotrauma und Folgen wie Pneumothorax

17.9.5 Volumenkontrollierte Beatmung (VCV)

- VCV (volume controlled ventilation)
- VC-CMV (volume controlled – controlled mandatory ventilation)
- VC-SIMV (volume controlled – synchronized intermittent mandatory ventilation)
- PPV (intermittent positive pressure ventilation)
- VC-AC (volume controlled – assisted controlled)
- S-IPPV (synchronized intermittent positive pressure ventilation)

Einstellungen am Gerät (VCV)

- VT
- AF
- PEEP
- Alarmgrenzen: Spitzendruck (!); wird bei der Inspiration der eingestellte Spitzendruck erreicht, wird die Inspiration beendet und damit das eingestellte VT nicht vollständig verabreicht.
    - CAVE: Berechnete AMV wird nicht erreicht, Hypoventilation mit Hyperkapnie, ggf. Anstieg intrakranieller Druck (ICP).

17.9.6 Druckkontrollierte Beatmungsverfahren (PCV)

- PCV (pressure controlled ventilation)
- PC-BIPAP (pressure controlled – biphasic positive airway pressure)
- BiLevel, DuoPAP
- PC-CMV (pressure controlled – controlled mandatory ventilation)

Tab. 17.1 Übersicht über Vor- und Nachteile der unterschiedlichen Beatmungsgmodi.

Modus	Vorteil	Nachteil
VCV	konstantes AMV	keine Spontanatmung möglich Spitzendruck variabel
PCV	Spontanatmung möglich maximaler Spitzendruck einstellbar	AMV nicht konstant

AMV = Atemminutenvolumen, VCV = volume controlled ventilation, PCV = pressure controlled ventilation

Einstellungen am Gerät (PCV)

- obere Druckbegrenzung
- untere Druckbegrenzung = PEEP
- VT kann nicht direkt eingestellt werden und ergibt sich aus der Druckdifferenz zwischen oberem und unterem Druckniveau; VT ist abhängig von der Compliance der Lunge.
  - Compliance sehr variabel, sodass das AMV ständig kontrolliert und als Alarmgrenze berücksichtigt werden muss
- Alarmgrenze: AMV und VT
  - CAVE: Volutrauma durch zu hohe Volumina
- Die Vor- und Nachteile sind in ▶ Tab. 17.1 dargestellt.

17.9.7 Apnoe-Beatmung

- Sicherheitseinstellung des Gerätes
- Bei Unterschreiten definierter Alarmgrenzen (AMV, AF) schaltet das Gerät in einen zuvor festzulegenden Beatmungsmodus (▶ Abb. 17.1, ▶ Abb. 17.2)

17.9.8 Assistierte Beatmungsformen

- Bi-Level:
  - druckkontrollierte Beatmung auf den Druckniveaus Pinsp und PEEP
  - jederzeit Spontanatmung möglich, auf PEEP-Niveau auch mit einstellbarer Druckunterstützung (ASB: assisted spontaneous breathing/assistierte Spontanatmung)
- S-IPPV, SIMV:
  - volumenkontrollierte Beatmung
  - in den Pausen jedoch Spontanatmung möglich, ggf. auch mit Druckunterstützung/ASB

17.9.9 Steuerungsmöglichkeiten der Oxygenierung und Ventilation

- Sauerstoffanteil
- PEEP: Verhinderung Atelektasen und Verringerung Rechts-Links-Shunt
- Inspirationszeit: Zeit, in der die Diffusion in der Alveole stattfinden kann
- Vorgehen Oxygenierungsstörung:
  - Erhöhung FiO_2 bis zum Erreichen angemessener Zielwerte
  - Erhöhung von PEEP und Pinsp (Druckdifferenz unverändert), Erhöhung PEEP bei VCV unter Beachtung der oberen Druckgrenze
  - Änderung I:E-Verhältnis mit relativer Verlängerung der Inspirationsphase (I:E = 1:1 oder 2:1 als inverse Beatmung)

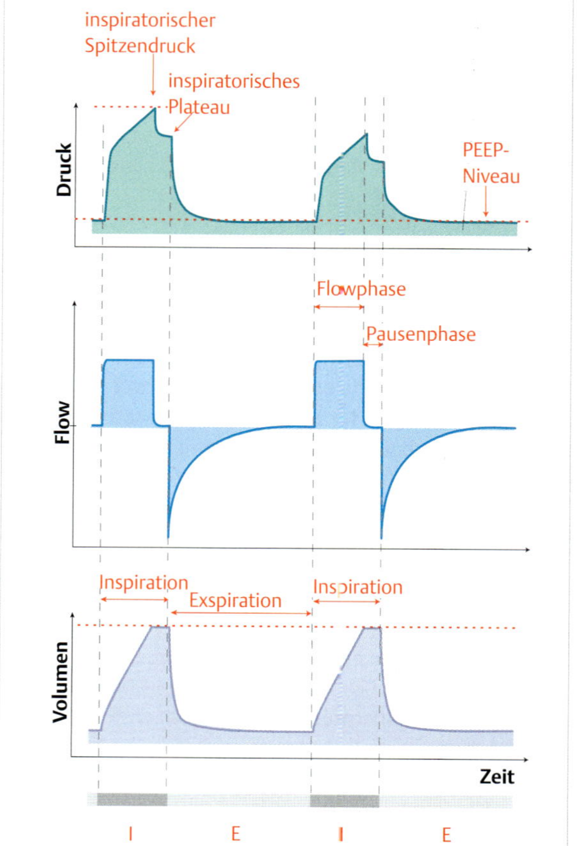

Abb. 17.1 Volumenkontrollierte Beatmung (VCV) mit PEEP (positiver endexspiratorischer Druck). Zielparameter ist die Volumenkonstanz. Einstellparameter sind Flow, Beatmungsfrequenz und PEEP. Änderungen von Compliance und/oder Resistance verursachen entsprechende Veränderungen der Beatmungsdrücke. (Quelle: Rathgeber J. Kontrollierte Beatmungsverfahren. In: Rathgeber J, Hrsg. Grundlagen der maschinellen Beatmung. 2., vollständig überarbeitete und erweiterte Auflage. Stuttgart: Thieme; 2010)

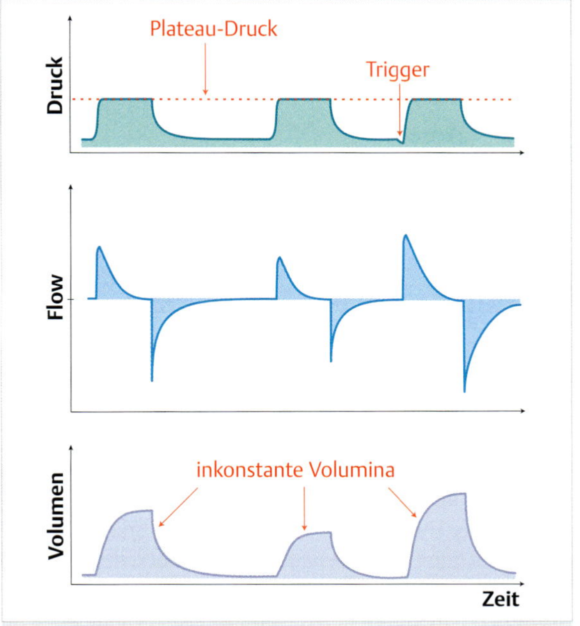

Abb. 17.2 Druckkontrollierte Beatmung. Zielparameter ist der Druck. Nach Erreichen des eingestellten Plateaudrucks dezeleriert der Inspirations-Flow. Die applizierten Tidalvolumina (VT) hängen von Compliance und Resistance der beatmeten Lunge ab. Die mandatorischen Beatmungszüge können patientengetriggert verabreicht werden, sofern die Triggerung innerhalb des Erwartungszeitfensters erfolgt. (Quelle: Rathgeber J. Kontrollierte Beatmungsverfahren. In: Rathgeber J, Hrsg. Grundlagen der maschinellen Beatmung. 2., vollständig überarbeitete und erweiterte Auflage. Stuttgart: Thieme; 2010)

- Steuerungsmöglichkeiten der Ventilation zur Erhöhung des AMV
  - Spitzendruck bzw. Vorgehen Ventilationsstörungen
  - Atemfrequenz
- Normwerte der Oxygenierung:
  - paO_2 präklinisch nur in Ausnahmefällen messbar (BGA: Blutgasanalyse), daher Orientierung an SpO_2
  - Sauerstoff: so viel wie zum Erreichen der Zielwerte nötig, so wenig wie möglich. Nur in wenigen Ausnahmefällen wie Reanimation und schweren, anderweitig nicht beherrschbaren Oxygenierungsstörungen, ist die Beatmung mit einem Sauerstoffanteil von 1,0 indiziert. Für spezielle Indikationen sind in den jeweiligen Behandlungsleitlinien Zielwerte der Oxygenierung vorgegeben:
    - Zielwert SpO_2 bei COPD: 88–92 %
    - Zielwert SpO_2 nach Reanimation: 94–98 %
    - Ziel: ausreichende und adäquate Oxygenierung, nicht: SpO_2 = 100 %
- Normwerte der Ventilation:
  - Normwert endtidales CO_2 ($etCO_2$): 33–43 mmHg
  - Normwert $paCO_2$: 35–45 mmHg
  - arterioendexspiratorische pCO_2-Differenz = p(ae) CO_2 = $aADCO_2/etCO_2$ bei Lungengesunden 3–5 mmHg niedriger als arteriell gemessen (= Ausdruck des physiologischen Totraumes)
  - Differenz abhängig vom Totraumvolumen, d. h., bei Zunahme des Totraumes nimmt die Differenz zu (z. B. Lungenarterienembolie, COPD, Kreislaufinsuffizienz oder Herz-Kreislauf-Stillstand)
  - Hyperventilation ($etCO_2$ niedrig): Reduktion VT (volumenkontrolliert) oder Reduktion Driving Pressure (druckkontrolliert), ggf. Reduktion AF
  - Hypoventilation ($etCO_2$ hoch): Erhöhung VT (volumenkontrolliert), Erhöhung Driving Pressure (druckkontrolliert), ggf. Erhöhung AF
  - Unterschiedliche Normwerte bei der Einstellung der invasiven Beatmung beachten, da präklinisch eine Kontrolle der (arteriellen) BGA nur ausnahmsweise möglich ist.

17.9.10 Invasive Beatmung bei verschiedenen Krankheitsbildern

Besondere Beatmungseinstellungen bei COPD

- Bei der chronisch obstruktiven Lungenerkrankung (COPD) ist die Vorschädigung der Lunge durch eine obstruktive Komponente und eine ungleiche Verteilung der Luft charakterisiert. Es können Areale mit überdehnten Alveolen neben Arealen mit kollabierten Alveolen/Atelektasen vorliegen. Bei einer Beatmung mit hohen Drücken kann es zu einer Überblähung einzelner Areale mit erhöhtem Rupturrisiko kommen. Als Folge kann ein Pneumothorax oder Spannungspneumothorax auftreten, der die Beatmung weiter einschränkt und möglicherweise eine sofortige Intervention erfordert.
- Durch die obstruktive Komponente besteht die Gefahr des Air-Trapping mit Ausbildung eines intrinsic PEEP. Die Exspiration ist unvollständig, sodass die in der Lunge verbleibende Luft auch ohne Einstellen eines PEEP zu einem positiven Druck in den Alveolen führt.
- Die bei der COPD auftretende Inflammation kann durch eine Verlängerung der Diffusionsstrecke zu einer Diffusionsstörung in der Alveole führen. Dies erschwert die Oxygenierung und begünstigt eine Hyperkapnie.
- Ist bei einem Patienten mit einer COPD eine invasive Beatmung erforderlich, sollte eine druckkontrollierte Beatmungsform unter Beachtung der folgenden Grenzwerte eingestellt werden:
  - Pmax: < 35 cmH_2O
  - PEEP: < 5 cmH_2O
  - VT: 5–8 ml/kgKG (Ideal-KG)
  - AF: 8–10/min, Steuerung nach $etCO_2$, Ziel: $etCO_2$ zwischen 33 und 43 mmHg
  - I:E zugunsten der Exspiration verlängert, um Air-Trapping zu verhindern (I:E 1:3–1:4)

- Monitoring beachten: Der Beatmungsdruck muss in der Exspirationsphase auf „0“ sinken, bevor die nächste Inspiration beginnt, sonst droht Air-Trapping bzw. intrinsic PEEP
  - Druckanstiegszeit/Rampe: 0,1 s (kurz!)
  - FIO_2: 0,5–1, nach SpO_2

Invasive Beatmung bei Asthma/ Status asthmaticus

- Siehe Kap. Besondere Beatmungseinstellungen bei COPD
- Bei Asthma liegt typischerweise eine massive Bronchokonstriktion vor, sodass das Entweichen der Luft aus der Lunge deutlich erschwert ist (▶ Abb. 17.4). Die Phase der Exspiration muss ausreichend lang gewählt werden, um ein Air-Trapping zu vermeiden. Hierfür sollte eine Atemfrequenz von 6–10/min gewählt werden.
- Spitzendruck so niedrig wie möglich, besonders am Anfang sind jedoch hohe Beatmungsdrücke notwendig:
  - initiale FiO_2: 1,0, um Hypoxämie zu überwinden, danach Steuerung nach SpO_2
  - PEEP
- Bei Atemwegswiderständen verteilt sich die Luft bei ansteigendem Druck entlang des Weges des geringsten Widerstands. Bereits mit Luft gefüllte Alveolen benötigen weniger Druck zur weiteren Dehnung, sodass sich die Gefahr der ungleichen Verteilung der Luft und damit Überdehnung einzelner Alveolen ergibt. Bei einer volumenkontrollierten Beatmung mit langsamem Druckanstieg wird der Spitzendruck, der durch Obstruktion verschlossene Alveolen öffnen könnte, erst am Ende der Inspiration erreicht. Ein großer Anteil des VT ist zu diesem Zeitpunkt der Inspiration schon in die bereits vorgedehnten Alveolen geströmt, die dann überdehnt werden können. Bei einer druckkontrollierten Beatmung mit schnellem Druckanstieg (kurzer Rampe) wird der Spitzendruck schnell erreicht. Die kollabierten Alveolen können somit wesentlich schneller wieder eröffnet werden und damit auch am Gasaustausch teilnehmen.
- Bei unzureichender Analgosedierung und/oder bei nicht angepasster Beatmung (z. B. druckkontrollierte Beatmung bei vorhandener und beabsichtigter Spontanatmung) kann es vorkommen, dass der Patient die Beatmung nicht toleriert und hustet bzw. gegen das Beatmungsgerät „presst“. Der Hustenstoß bzw. die Eigenatmung des Patienten führt regelmäßig zu einem Anstieg des Beatmungsdrucks und zum Überschreiten der eingestellten Alarmgrenzen. Der Notfallrespirator wird in diesem Fall die Inspiration abbrechen, was zu einer unzureichenden Ventilation mit Hyperkapnie und/oder Oxygenierung führen kann. Beim Pressen bzw. Husten gegen die Beatmung werden hohe Drücke erreicht, die bei einem SHT zu einem Anstieg des ICP führen können.
- Maßnahmen:
  - Sedierung überprüfen und ggf. vertiefen
  - Beatmungsmodus adaptieren und Spontanatmung ermöglichen:
    - kein VCV
    - bei PCV oder BIPAP Spontanatmung möglich
    - Einsatz einer assistierten Beatmungsform erwägen

17.9.11 Assistierte Beatmungsformen in der Notfallmedizin

- Ziel in der Notfallsituation ist die ausreichende Oxygenierung bei adäquater Ventilation, d. h., ein ausreichendes AMV muss eine Hyperkapnie und ein ausreichendes Sauerstoffangebot eine Hypoxämie verhindern.
- Jede Spontanatmung des Patienten muss kontinuierlich während des Transports überwacht werden, um die Gefahren der Hypoventilation frühzeitig zu erkennen und die Beatmung entsprechend zu unterstützen.
- Wenn eine konstante Ventilation, z. B. bei SHT, erforderlich ist, sollte durch den Respirator eine „Mindestbeatmung“ sichergestellt werden. Mögliche Beatmungsverfahren:
  - BIPAP/ASB: Spontanatmung auf unterem und oberen Druckniveau möglich; Spontanatmung wird bis zu einem definierten Druckniveau unterstützt.
  - VC-SIMV: volumenkontrollierte Beatmung, in den Pausen ist jedoch eine Spontanatmung möglich.

17.9.12 Tipps und Tricks der invasiven Beatmung im Rettungsdienst

- Nach Intubation Patienten mit Beatmungsbeutel und ggf. PEEP-Ventil manuell beatmen. Kommt es während der weiteren präklinischen Versorgung oder während des Transports zu Problemen bei der maschinellen Beatmung, kann auf die manuelle Beatmung zurückgegriffen werden. Dazu muss zuvor die Durchführung der manuellen Beatmung möglich sein.
- Bei der Durchführung der manuellen Beatmung erhält der Notarzt einen ungefähren Anhalt, ob die Beatmung, z. B. bei vermuteter Obstruktion, gegen erhöhte Widerstände erfolgt, was bei der Einstellung des Notfallrespirators zu berücksichtigen ist.
- Manuelle Beatmung durchführen, bis der Notfallrespirator einsatzbereit ist. Den Patienten erst nach Einstellen der gewünschten Parameter an den Respirator anschließen, um eine Beatmung mit fälschlicherweise zu hohem Druck oder Volumen zu vermeiden.
- Die Alarmgrenzen am Respirator eher in einem engen Rahmen wählen, um frühzeitig Veränderungen im VT, AMV oder Pmax zu erkennen.
- Bei Unsicherheiten in der Beatmung: Diskonnektion vom Gerät und Beatmung mit Hand/PEEP-Ventil. Ist die manuelle Beatmung problemlos möglich, muss zwin-

gend die Funktion des Respirators und die Geräteeinstellung überprüft werden.

17.10 Mögliche Komplikationen

- Die häufigsten Komplikationen einer invasiven Beatmung lassen sich mit der Merkhilfe **DOPES** zusammenfassen: Wenn während der maschinellen Beatmung Schwierigkeiten, Alarme oder Besonderheiten auftreten, der Beatmungsdruck steigt oder sich das Atemminutenvolumen verändert, ist aufgrund der möglichen vitalen Gefährdung des Patienten schnell die Ursache zu finden und zu beheben. Auch die Kapnografie-Kurve liefert Hinweise auf mögliche Komplikationen (► Abb. 17.3).

17.10.1 DOPES

- Das systematische Abarbeiten der häufigsten Ursachen lässt sich mit dem Akronym **DOPES** zusammenfassen.
- **D**islokation
  - Fehlintubation, akzidentelle Extubation, akzidentelle Dislokation des Beatmungssystems
    - sofortige Überprüfung der korrekten Tubuslage (Änderung im Verlauf des $etCO_2$)
    - sofortige Überprüfung des Schlauchsystems inkl. Atemwegsfilter und CO_2-Kuvette auf vollständige Konnektion und Dichtigkeit
- **O**bstruktion
  - Sekret, Abknicken des Tubus, Verlegen des Tubus durch zu feste Fixierung, Patient beißt ohne Beißschutz auf Tubus (z. B. Guedel-Tubus)
  - Durchgängigkeit des Tubus prüfen z. B. durch das Einführen eines Absaugkatheters
  - Durchgängigkeit des Tubus verifizieren, ggf. Sekret entfernen

II

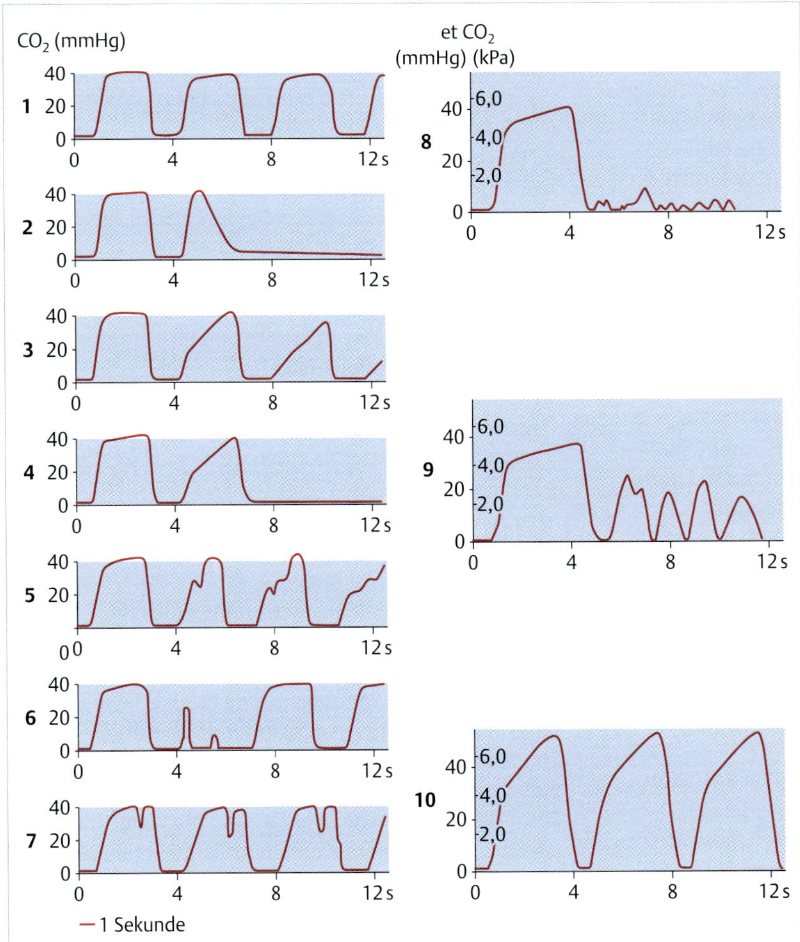

Abb. 17.3 Kapnogramm.
1. normales Kapnogramm
2. Diskonnektion
3. Atemwegsobstruktion (z. B. Tubus teilweise abgeknickt)
4. Tubus ganz abgeknickt
5. Undichtigkeit (z. B. Tubusdislokation)
6. beginnende Spontanatmung bei geringer Atemfrequenz – zwischenzeitliche Dislokation
7. beginnende Spontanatmung bei Relaxation
8. zufällige Extubation, vollständiger Atemwegsverschluss, Diskonnektion, Ösophagusintubation (Abfall nach 1–2 Tidalvolumina)
9. Leckagen im Schlauchsystem (Tubus), partieller Atemwegsverschluss, Tubus im Hypopharynx
10. Asthma, COPD, ventilatorische Verteilungsstörungen, Bronchospasmus

(1 mmHg = 1,36 cmH_2O = 0,133kPa)

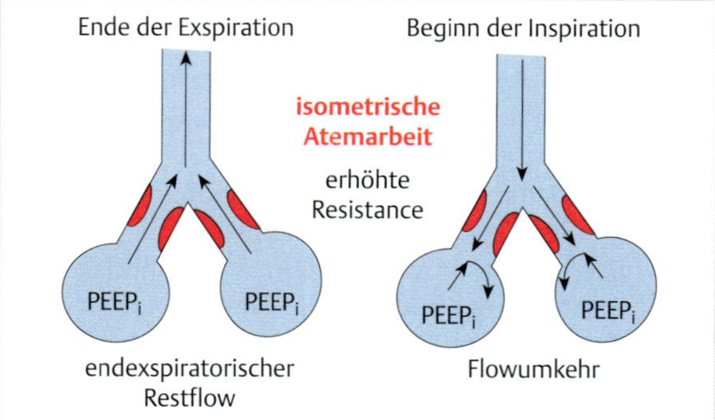

Abb. 17.4 Atemwegskompression und PEEPi (intrinsic positive endexpiratory pressure). Generierung eines PEEPi am Ende der Exspiration infolge exspiratorischer Atemgasflusslimitierung in den kleinen Atemwegen. Der Patient muss seine Atemmuskulatur zunächst einsetzen, um den PEEPi, d. h. den endexspiratorischen Rest-Flow der vorangegangenen Exspiration, zu überwinden, bevor ein inspiratorischer Atemgasfluss zustande kommt (= isometrische Atemarbeit). (Quelle: Oczenski W. COPD und Asthma bronchiale. In: Oczenski W, Hrsg. Atmen – Atemhilfen. 10., überarbeitete und erweiterte Auflage. Stuttgart: Thieme; 2017)

- **P**neumothorax/**P**ressure:
  - Pneumothorax:
    - Auskultation/Zeichen für (Spannungs-)Pneumothorax wie Hautemphysem, anderweitig nicht erklärbare zunehmende hämodynamische Instabilität → sofortige Entlastungspunktion und definitive Drainage
  - Pressure:
    - plötzlich zunehmender Beatmungsdruck (Tubuslage einseitig)
    - CAVE: Auskultation mit abgeschwächtem oder aufgehobenem Atemgeräusch einseitig → Tubuslage kontrollieren und ggf. korrigieren; nach Intubation unter Sicht und Beobachten der korrekten Lage (schwarze Markierung am Tubus auf Stimmbandebene) → Lage des Tubus in cm ab Zahnreihe notieren, im Verlauf →Kontrolle der Markierung
    - steigender Beatmungsdruck, oft als Spitze auftretend, bei unzureichender Sedierung mit Pressen gegen das Beatmungsgerät → Beatmungsmodus überprüfen und ggf. an Eigenatmung anpassen oder Sedierung vertiefen
- **E**quipment:
  - Beutel, O_2-Reservoir, Beatmungsgerät, Beatmungsschläuche, Filter, CO_2-Adapter
    - bei Beatmungsproblemen sofort Geräteeinstellungen überprüfen, ggf. Patienten mit Beutel und O_2-Reservoir beatmen, dabei manuelles PEEP-Ventil verwenden →wenn hierdurch Beatmung problemlos möglich, ist ein Gerätefehler oder fehlerhafte Einstellung wahrscheinlich
    - Die Vorschriften der Medizinprodukte-Betreiberverordnung (MPBetreibV) sind zwingend einzuhalten. Dazu gehören die regelmäßigen Prüfungen und Wartungen des Notfallrespirators. Der Notfallrespirator ist ausschließlich mit dem vom Hersteller freigegebenen Zubehör zu verwenden! Insbesondere die Verwendung von nicht kompatiblen Schlauchsystemen führt zu Funktionseinschränkungen oder Funktionsverlust.
  - CAVE/TIPP: Üblicherweise erfolgt die O_2-Versorgung aus der am Gerät angebrachten O_2-Vorrichtung auch nach Anschluss an die O_2-Bordversorgung des Rettungsmittels! Nach Anschluss an die O_2-Versorgung des Rettungsmittels unbedingt O_2-Flasche am Beatmungsgerät verschließen, damit beim Patiententransport vom Rettungsmittel in die Notaufnahme oder Intensivstation noch genügend O_2 zur Verfügung steht.
- **S**tomach:
  - Dislokation des Tubus in den Ösophagus mit Luftinsufflation des Magens
    - Dislokation auch sekundär möglich, z. B. bei nicht ausreichender Fixierung und erheblicher Manipulation und Bewegung des Patienten
  - Das Gewicht des Beatmungsbeutels reicht aus, einen geblockten und noch nicht fixierten Tubus akzidentell zu entfernen.
    - nach Intubation Tubus bis zur sicheren Fixierung unbedingt manuell sichern!
  - Hinweise auf akzidentelle Mageninsufflation:
    - steigender Beatmungsdruck bei schneller Abnahme des $etCO_2$ → Auskultation, ggf. visuelle Lagekontrolle per Laryngoskop
  - nach akzidenteller Mageninsufflation Absaugen der Luft aus dem Magen erwägen
    - Ein geblähter Magen erhöht den Beatmungsdruck und das Aspirationsrisiko!
  - Besonders bei Kindern kann aufgrund der engen Anatomie eine Fehlintubation auskultatorisch nicht unbedingt detektiert werden.

17.10.2 VILI/VALI

- Verschiedene im Zusammenhang mit der Beatmung stehende Pathomechanismen können die Lunge im Sinne einer VILI (ventilator-induced lung injury) oder VALI (ventilator-associated lung injury) schädigen.
- Im Gegensatz zur Spontanatmung erfolgt die maschinelle Beatmung unphysiologisch mit Überdruck, um die Lunge zu dehnen und entlang des Druckgradienten einen Luftstrom in die Alveolen zu ermöglichen. Jede Form der invasiven Beatmung kann die Lunge über verschiedene Mechanismen innerhalb kurzer Zeit schädigen und klinisch das Bild eines Acute-Respiratory-Distress-Syndroms (ARDS) erzeugen. Positiver Druck (Barotrauma) und hohe Tidalvolumina (Volutrauma)

können nicht nur bei vorgeschädigter Lunge zu Dehnung und Zerreißung der Alveolen führen und somit eine extrapulmonale Luftverteilung ermöglichen. Klinisch imponiert dieser Luftaustritt als Pneumothorax oder Spannungspneumothorax mit sofortiger Indikation zur Intervention.

- Auf zellulärer Ebene werden durch die invasive Beatmung verschiedene Mediatoren freigesetzt, die einen als Biotrauma zusammengefassten Schädigungsmechanismus auslösen können.
- Die empfohlenen Grenzen bei der Beatmung im Rahmen eines ARDS sollten daher berücksichtigt werden. Insbesondere die Limitierung des oberen Druckniveaus sollte vorrangig beachtet werden, um besonderes bei vorgeschädigten Lungen, beispielsweise durch die Ruptur einer Emphysembulla, einen Pneumothorax zu verhindern.

17.10.3 Driving Pressure

- Aktuelle Studien weisen darauf hin, dass die Höhe der Druckamplitude zwischen inspiratorischem Spitzendruck und PEEP signifikant mit der Ausbildung beatmungsassoziierter Lungenschäden korreliert. Dieser Driving Pressure (Pmax – PEEP) sollte demnach nicht mehr als 13–17 cmH_2O betragen.
- Die für die Beatmung bei ARDS definierten Grenzen der Beatmung sollen die beatmungsassoziierten Lungenschäden minimieren oder verhindern. Die in der Notfallsituation indizierte präklinische invasive Beatmung lässt sich innerhalb dieser Grenzen nicht unbedingt beherrschen. Denn präklinisch stehen einige Maßnahmen wie Lagerungstherapie und extrakorporale Verfahren mit dem Ziel, die Invasivität der Beatmung zu reduzieren, nicht zur Verfügung.
- In der Notfallsituation und bei fehlenden Alternativen stehen die Sicherung der Vitalfunktionen und damit die Sicherstellung einer adäquaten Oxygenierung im Vordergrund. Dabei ist stets darauf zu achten, dass die Bedingungen für die invasive Beatmung durch eine ausreichende Analgosedierung optimiert werden.

17.11 Literatur zur weiteren Vertiefung

[1] Timmermann A, Böttiger BW, Byhahn C et al. S1 Leitlinie Prähospitales Atemwegsmanagement 02/2019. Registernummer 001-040. Im Internet: https://www.awmf.org/uploads/tx_szleitlinien/001-040l_S1_Praehospitales-Atemwegsmanagement_2019-03_1.pdf; Stand: 17.06.2019

[2] Bernhard M et al. Notfallnarkose, Atemwegsmanagement und Beatmung beim Polytrauma. Hintergrund und Kernaussagen der interdisziplinären S3-Leitlinie Polytrauma. Der Anaesthesist 2011; 60 (11): 1027–1040

[3] Soar J et al. Erweiterte Reanimationsmaßnahmen für Erwachsene (adult advanced life support). Kapitel 3 der Leitlinien zur Reanimation 2015 des European Resuscitation Council. Notfall + Rettungsmedizin 2015; 18 (8): 770–832

[4] Jahn N et al. Beatmung auf der Intensivstation – eine Praxisanleitung. Refresher Course Nr. 40/2014. Deutsche Akademie für Anästhesiologische Fortbildung

[5] Kruska P et al. Adipositas im Rettungsdienst – Was ist zu beachten? Anästhesiol Intensivmed Notfallmed Schmerzther 2012; 47(9): 556–562

[6] Bein T, Pfeifer M. Ventilator-assoziierte Lungenschäden, Intensivbuch Lunge und Beatmung. 3. Aufl. Medizinisch Wissenschaftliche Verlagsgesellschaft; 2015

[7] Kruska P, Kerner T. Akute respiratorische Insuffizienz – Präklinische Therapie obstruktiver Ventilationsstörungen. Anaesthiol Intensivmed Notfallmed Schmerzther 2011; 46: 726–734

18 Nichtinvasive Beatmung in der Notfallmedizin

Daniel Bläser, Holger Harbs

18

18.1 Steckbrief

Unter nicht invasiver Beatmung (NIV) versteht man die Unterstützung der Spontanatmung des Patienten mittels der Applikation eines kontinuierlichen positiven Drucks in den Atemwegen ohne Atemwegssicherung. Unter Beachtung der Indikationen und Kontraindikationen sowie einer adäquaten Ausbildung ist die NIV ein höchst effektives Verfahren zur Therapie der akuten respiratorischen Insuffizienz. Sowohl die hyperkapnische als auch die hypoxämische akute respiratorische Insuffizienz können mit der NIV effektiv behandelt werden. So kann wertvolle Zeit bis zum Einsetzen der Wirkung der ggf. erforderlichen Pharmakotherapie gewonnen werden. Der Einsatz der NIV als Therapie der akuten respiratorischen Insuffizienz ist in einer S3-Leitlinie geregelt. Auf dieser basieren die Aussagen und Empfehlungen dieses Kapitels [1].

18.2 Aktuelles

- In einer 2017 erschienen Metaanalyse konnten Xu et al. eine reduzierte Intubationsrate sowie eine reduzierte Krankenhausmortalität durch Anwendung der NIV bei Patienten mit einem hypoxischen, nicht hyperkapnischen respiratorischen Versagen zeigen [2].
- In einer Observationsstudie aus dem Jahr 2016 zeigten Nielsen et al., dass bei Patienten mit akutem respiratorischem Versagen die prähospitale Anwendung von CPAP (continuous positive airway pressure), verglichen mit einer konservativen Standardtherapie, mit einem stärkeren Anstieg der Sauerstoffsättigung und einer Reduktion der Atemfrequenz verbunden ist [3].

18.3 Synonyme

- nichtinvasive Beatmung (NIV)
- non invasive ventilation

18.4 Keywords

- nichtinvasive Beatmung (NIV)
- non invasive ventilation
- akute respiratorische Insuffizienz
- akutes kardiales Lungenödem
- akut exazerbierte COPD
- Hypoxämie
- Hyperkapnie

18.5 Definition

- Unter NIV versteht man die Applikation eines kontinuierlichen positiven Drucks in den Atemwegen ohne Atemwegssicherung.
- Nach Leitlinie wird zwischen der Anwendung eines kontinuierlichen positiven Atemwegsdrucks (CPAP) und der NIV mit Anwendung von Unterstützungsdrücken (z. B. ASB: assisted spontaneous breathing) oder Wechsel zwischen 2 Druckniveaus (z. B. BIPAP/BiLevel: biphasic positive airway pressure) unterschieden. Hier werden sie dennoch gemeinsam behandelt.

18.6 Indikationen

- NIV in der Notfallmedizin
  - akute Exazerbation einer COPD
  - akute linkskardiale Dekompensation mit Entwicklung eines Lungenödems
  - Asthma bronchiale
  - Pneumonie
  - akute respiratorische Insuffizienz unklarer bzw. anderer Genese (z. B. toxisch)
  - Präoxygenierung

18.6.1 Pathophysiologie

- Pathophysiologisch sind 2 unterschiedliche Mechanismen der akuten respiratorischen Insuffizienz notfallmedizinisch relevant:
  - Zum einen kommt es bei Patienten mit einer akuten Exazerbation einer COPD zu einer progredienten muskulären Erschöpfung und somit zu einem konsekutiven Versagen der Atempumpe, was zu einem Anstieg des $paCO_2$ (arterieller Kohlendioxidpartialdruck) führt und eine akute hyperkapnische respiratorische Insuffizienz zu Folge hat. Bei Fortschreiten des Versagens der Atempumpe kommt es sekundär auch zur Hypoxämie [1] (▶ Abb. 18.1). Mittels nichtinvasiver Ventilation kann einerseits dem intrinsischen PEEP (positive endexpiratory pressure) entgegengewirkt und die zum Kollaps neigenden Atemwege offengehalten werden. Andererseits kann durch die Applikation von Unterstützungsdrücken die Atempumpe entlastet und die Atemarbeit für den Patienten reduziert werden. Die Atemmuskulatur kann sich so erholen. Die Leitlinie empfiehlt die Anwendung der NIV im Rahmen einer akuten Exzerbation einer COPD bei einem $paCO_2 > 45$ mmHg und einem $pH < 7{,}35$. Beide Werte sind präklinisch aktuell in aller Regel nicht zu erheben, da nur wenige Rettungsdienste über transportable Blutgasanalysegeräte

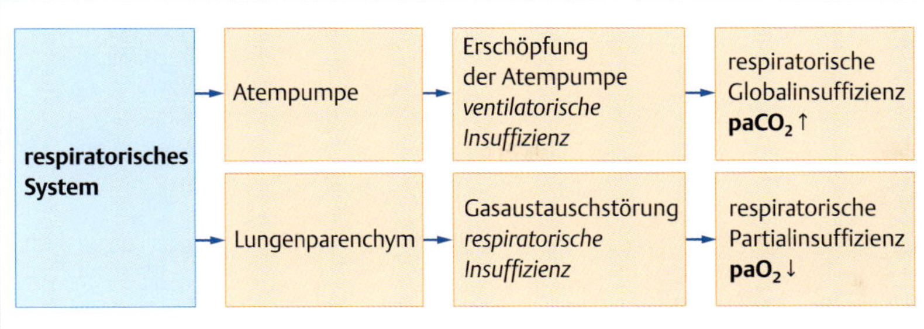

Abb. 18.1 Zwei unterschiedliche Mechanismen der akuten respiratorischen Insuffizienz sind notfallmedizinisch relevant.
Abk. paO_2: arterieller Sauerstoffpartialdruck, $paCO_2$: arterieller Kohlendioxidpartialdruck.

verfügen. Es empfiehlt sich somit die Orientierung an klinischen Zeichen der drohenden Erschöpfung, wie schneller und flacher Atmung und vermehrtem Einsatz der Atemhilfsmuskulatur [1].
- Zum anderen führt bei Patienten mit kardialem Lungenödem oder Pneumonie eine Gasaustauschstörung zu einer akuten hypoxämischen respiratorischen Insuffizienz. Die Hypoxämie wird durch die Zunahme des Rechts-Links-Shunts verstärkt [1] (▶ Abb. 18.1). Die Anwendung eines CPAP, ggf. ergänzt durch Unterstützung der Inspirationsphase mittels Unterstützungsdrücken, führt zu einer Rekrutierung atelektatischer Alveolen und verhindert einen erneuten Kollaps in der Exspirationsphase. Der Rechts-Links-Shunt nimmt ab, Compliance und Resistance der Lunge verbessern sich unter CPAP [6]. Hier sind mitunter hohe Druckniveaus erforderlich, um die Alveolen am erneuten Kollaps zu hindern. Dies hat zur Folge, dass bei dieser Indikation die NIV u. U. nicht ausreichend ist, da Druckniveaus, die den Verschlussdruck des unteren Ösophagussphinkters überschreiten, zu einer Überblähung des Magens führen und hieraus ein hohes Aspirationsrisiko resultiert. Gemäß der aktuellen Leitlinie ist die NIV bei einer Atemfrequenz > 25/min und einer Sauerstoffsättigung (SpO_2) < 95 % trotz Sauerstoffgabe indiziert [1].

- Aber auch bei akuter respiratorischer Insuffizienz unklarer oder anderer Genese kann, bei entsprechender Kenntnis des Verfahren und unter Beachtung der Kontraindikationen und Abbruchkriterien, ein Therapieversuch mittels NIV erfolgen [1].

18.7 Kontraindikationen

- **absolute** Kontraindikationen:
  - fehlende Spontanatmung/Schnappatmung
  - Atemwegsverlegung (funktionell/fixiert)
  - obere gastrointestinale Blutung
  - Ileus
  - Koma (nicht hyperkapnisch bedingt)
- **relative** Kontraindikationen:
  - hyperkapnisch bedingtes Koma
  - massive Agitation
  - massiver Sekretverhalt
  - schwergradige Hypoxämie
  - schwergradige Azidose
  - hämodynamische Instabilität
  - anatomische und/oder subjektive Interface-Inkompatibilität
  - Z. n. Operation im Bereich des oberen Gastrointestinaltrakts
- Es muss zwischen absoluten und relativen Kontraindikationen unterschieden werden. Gerade die relativen Kontraindikationen erlauben bei entsprechender Erfahrung und Ausrüstung häufig einen Therapieversuch mittels NIV. Die Möglichkeit zum sofortigen Verfahrenswechsel, d. h. die ständige Intubationsbereitschaft, ist in diesem Falle obligat.
- Bei fehlender Spontanatmung oder Schnappatmung ist die Anwendung von NIV absolut kontraindiziert. Hier sind eine Atemwegssicherung und die Einleitung einer kontrollierten Beatmung erforderlich. Dies gilt ebenso für das Vorliegen einer Atemwegsverlegung sowie das nicht hyperkapnisch bedingte Koma. Aufgrund des stark erhöhten Aspirationsrisikos ist die Anwendung der NIV auch bei Vorliegen einer gastrointestinalen Blutung sowie eines Ileus absolut kontraindiziert.
- Ist das Koma hyperkapnisch bedingt, kann ein Therapieversuch mittels NIV erfolgen. Ein Erfolgskriterium ist die rasche klinische Besserung des Patienten, was im weiteren Verlauf noch genauer dargestellt wird. Gleiches gilt für Patienten mit schwergradiger Hypoxämie und/oder Azidose sowie hämodynamischer Instabilität. Bei massiver Agitation und subjektiver Interface-Inkompatibilität liegt die Herausforderung in der Führung des Patienten sowie der adäquaten Steuerung der ggf. erforderlichen Sedierung. Der Sekretverhalt oder die anatomische Interface-Inkompatibilität können zum Misserfolg der NIV führen, jedoch ist auch hier in aller Regel zunächst ein NIV-Versuch angezeigt. Bei Patienten mit Zustand nach (Z. n.) Operationen im Bereich des oberen Gastrointestinaltrakts ist eine individuelle Einschätzung des Aspirationsrisikos sowie eine sorgfältige Nutzen-Risiko-Abwägung erforderlich [1].

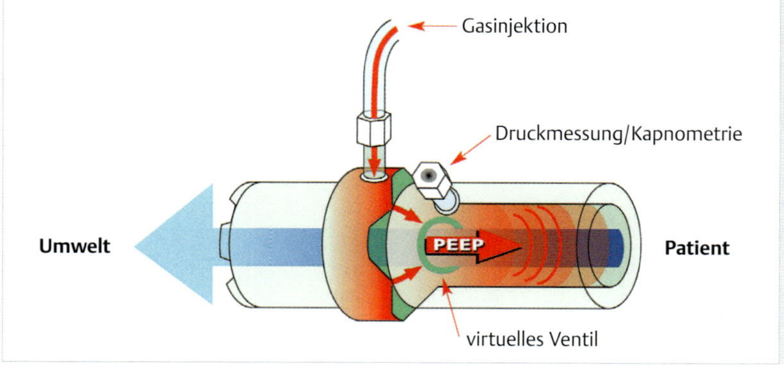

Abb. 18.2 Bernoulli-Venturi-Prinzip: Gas wird im Zylinder verwirbelt, ein nicht mechanisches Ventil entsteht.
Abk. PEEP: positive endexpiratory pressure. (Quelle: VYGON GmbH, Aachen)

18.8 Aufklärung und spezielle Risiken

- Für den Erfolg einer NIV ist die Information und Aufklärung des Patienten über die Methode und den Ablauf erforderlich.
- Gerade Patienten mit Luftnot sind ängstlich, agitiert und empfinden das Vorhalten sowie das dichte Aufsetzen einer Maske unter Umständen als bedrohlich, was wiederum zu einer Agitationssteigerung und einer Verstärkung der Atemnot führen kann.
- Eine schriftliche Aufklärung ist aufgrund der gebotenen Dringlichkeit bei bestehender akuter Lebensgefahr in aller Regel entbehrlich.
- Die mündliche Aufklärung muss den Ablauf der Maßnahme, die Aspirationsgefahr und den bei Erfolglosigkeit notwendigen Verfahrenswechsel zur invasiven Beatmung mit Narkoseeinleitung und Atemwegssicherung beinhalten.

18.9 Material

- Präklinisch stehen 2 unterschiedliche Systeme zur Anwendung von CPAP bzw. NIV zur Verfügung:
  - **Flow-Systeme**: Bei diesen Systemen wird mittels Gasfluss (i. d. R. reiner Sauerstoffgasfluss) und Ventilen ein Überdruck erzeugt. Die Höhe des Drucks ist abhängig vom eingestellten Gasfluss (z. B. Boussignac-Ventil). Diese einfache Technik kommt ohne medizintechnische Geräte aus, der erforderliche hohe Gasfluss (10– 30 l/min) ist jedoch nachteilig und begrenzt die Anwendungsdauer im präklinischen Bereich aufgrund der begrenzten Ressourcen [4]. Siehe auch ▶ Abb. 18.2 und ▶ Abb. 18.3.
- **Notfallrespiratoren:** Die heutigen Notfallrespiratoren verfügen i. d. R. über die Möglichkeit einer NIV. Neben der reinen Anwendung von CPAP können auch Beatmungsformen mit unterstützenden bzw. wechselnden Druckniveaus eingesetzt werden (CPAP/ASB, BIPAP/BiLevel etc.). Ein weiterer Vorteil ist die Einstellbarkeit der inspiratorischen Sauerstoffkonzentration.
- Beide Systeme erfordern die Vorhaltung spezifischer Maskensysteme. Präklinisch hat sich der Einsatz von fixierbaren Mund-Nasen-Masken bewährt. Helmsysteme finden in der Präklinik keine Anwendung.

18.10 Durchführung

18.10.1 Schritte

- Generell erfordert die Anwendung sowohl eines Flow-Systems als auch eines Notfallrespirators eine gerätespezifische Einweisung und eine praktische Ausbildung. In einigen Rettungsdienstbereichen sind hierfür Algorithmen entwickelt worden, die bereits Teil der Notfallsanitäterausbildung sind.
- Die Etablierung eines vollständigen Basismonitorings (EKG, SpO_2, Blutdruckmessung, Kapnografie) ist obligat. Die Aussagekraft der Kapnografie bezüglich des endtidalen CO_2-Wertes ($etCO_2$-Wertes) ist vor dem Hintergrund einer immer vorhandenen und teils schwankenden Leckage, wechselnder Atemzugvolumina und des deutlich größeren Totraumes im Vergleich zum Endo-

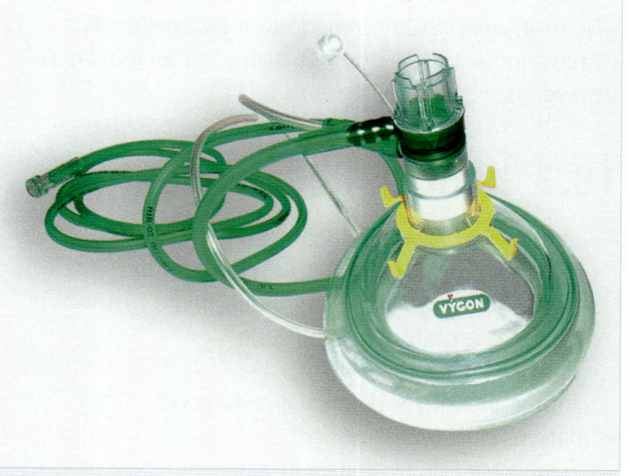

Abb. 18.3 Boussignac-CPAP-Ventil mit Maske. (Quelle: VYGON GmbH, Aachen)

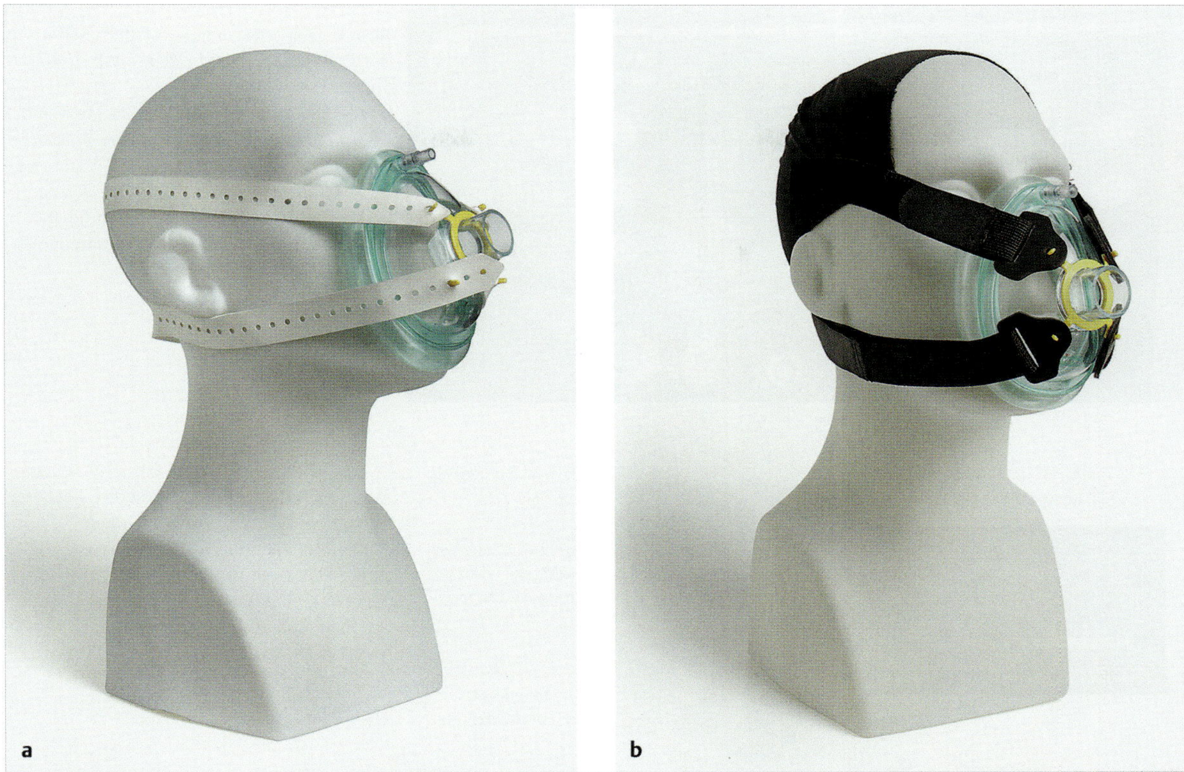

Abb. 18.4 Maske mit verschiedenen Haltebändern.
a Haltebänder Variante 1. (Quelle: VYGON GmbH, Aachen)
b Haltebänder Variante 2. (Quelle: VYGON GmbH, Aachen)

trachealtubus deutlich eingeschränkt. Die $etCO_2$-Werte werden daher deutlich niedriger als die $paCO_2$-Werte ausfallen. Allerdings stellt die Kapnografie eine gute Möglichkeit zur Überwachung der Atemfrequenz dar.

- Nach Aufklärung und Information des Patienten werden die Einstellungen der Maske am besten direkt am Patienten angepasst. Sind die Einstellungen stabil und sitzt die Maske dicht, kann diese mittels Haltebändern fixiert werden (▶ Abb. 18.4a und ▶ Abb. 18.4b).

18.10.2 Akute hypoxämische respiratorische Insuffizienz

- Unter Beachtung des Pathomechanismus ist hier die Applikation eines adäquat hohen kontinuierlichen Atemwegsdrucks erforderlich.
- Bei der Anwendung eines Flow-Systems wird der Sauerstofffluss so eingestellt, dass der gewünschte Druck erreicht wird. Dieser ist an der Druckanzeige abzulesen: Zwischen In- und Exspiration sind hier Druckschwankungen zu beobachten. Initial sollte ein Druck von 5mbar gewählt werden, dieser kann dann auf bis zu 10mbar gesteigert werden.
- Wird ein Notfallrespirator angewendet, werden folgende Starteinstellungen gewählt: CPAP 5mbar, inspiratorische Sauerstoffkonzentration 100 %, Flow-Trigger 3 l/min. Unter Beachtung der Flow- und Druckkurve findet nun die Anpassung der Maske und der Parameter statt. Eine dichtsitzende Maske kann in der Flow-Kurve an atemsynchronen positiven und negativen Ausschlägen verifiziert werden (▶ Abb. 18.5). Der CPAP kann im weiteren Verlauf auf 10mbar gesteigert werden.
- Die Einstellung des CPAP erfolgt bei den meisten Geräten über den PEEP. Sollte der CPAP alleine nicht ausreichen, kann zusätzlich ein Unterstützungsdruck (ASB: assisted spontaneous breathing) eingestellt oder die Beatmung auf BIPAP/BiLevel etc. umgestellt werden. Die Einstellungen sind in Kap. 18.10.3 detailliert dargestellt.

18.10.3 Akute hyperkapnische respiratorische Insuffizienz

- Aufgrund des zugrundeliegenden Pathomechanismus ist die Anwendung eines Unterstützungsdrucks zur Entlastung der Atempumpe erforderlich. Zusätzlich wird ein moderater PEEP eingestellt, um dem intrinsischen PEEP entgegenzuwirken und die Atemwege offenzuhalten.

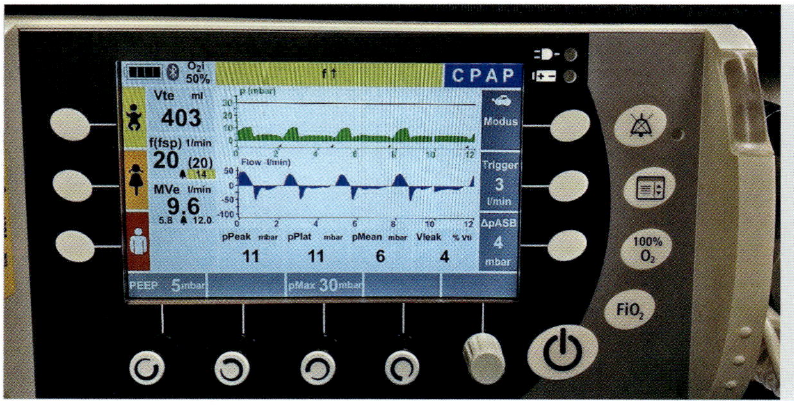

Abb. 18.5 NIV Einstellung Medumat Transport: NIV-CPAP, PEEP 5mbar, pASB 4mbar, Trigger 3 l/min.
Abk. ASB: assisted spontaneous breathing, CPAP: continuous positive airway pressure, NIV: nichtinvasive Beatmung, PPEP: positive endexpiratory pressure. (Quelle: Dormann H, Wolf M. Nicht invasive Beatmung (NIV) im Notarzteinsatz und in der Notaufnahme. Notarzt 2015; 31: 256–267)

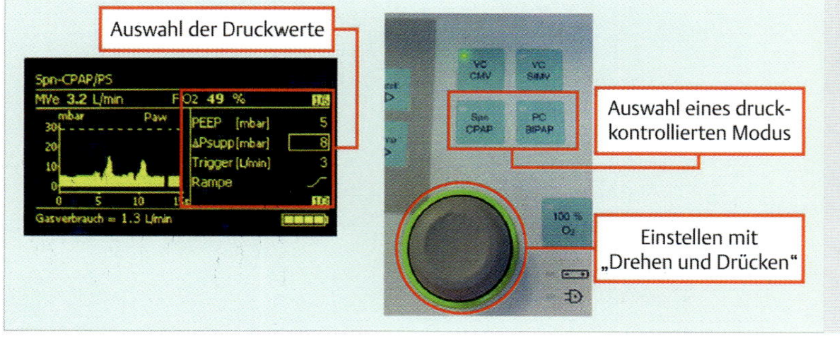

Abb. 18.6 Einstellung nichtinvasive Beatmung Oxylog 3000 plus, Fa. Dräger.
Abk. CPAP: continuous positive airway pressure, PPEP: positive endexpiratory pressure. (Quelle: Kumle B, Merz S, Hauschel M et al. Umgang mit Notfallrespiratoren. Notfallmedizin up2date 2015; 10: 213– 221)

- Vor diesem Hintergrund sind reine Flow-Systeme bei dieser Indikation nur dann angezeigt, wenn kein Notfallrespirator mit NIV-Möglichkeit zur Verfügung steht.
- Zunächst erfolgt ein Versuch mittels CPAP/ASB. Zum Start des Notfallrespirators wird ein PEEP von 3–6mbar, ein Unterstützungsdruck von 10mbar und einen Flow-Trigger von 3 l/min eingestellt. Bei begleitend vorliegender Hypoxämie erfolgt der Beginn der NIV mit einer inspiratorischen Sauerstoffkonzentration von 100 %. Diese wird dann, orientiert an der Sauerstoffsättigung, zügig reduziert (Ziel: 88–92 % [5], ► Abb. 18.6).
- Der Unterstützungsdruck kann bei Bedarf gesteigert werden, der inspiratorische Spitzendruck darf hierbei jedoch 25mbar nicht überschreiten [1].
- Erlaubt das Gerät die Einstellung eines exspiratorischen Triggers, empfiehlt sich zunächst die Einstellung auf 50 %. Durch Reduktion des exspiratorischen Triggers kann dann im weiteren Verlauf die Inspirationsdauer verlängert und das Atemzugvolumen erhöht werden.
- Im Rahmen der Einstellung des Beatmungsgerätes ist auf eine suffiziente Triggerung durch den Patienten zu achten.
- Alternativ kann eine NIV mittels BIPAP/BiLevel erfolgen. Hierbei wird regelmäßig zwischen 2 unterschiedlichen Druckniveaus gewechselt. Auf beiden ist eine Spontanatmung des Patienten möglich. Zunächst wird wieder ein PEEP von 3–6mbar, ein Inspirationsdruck von 15mbar, ein Flow-Trigger von 3 l/min eingestellt. Für die inspiratorische Sauerstoffkonzentration wird äquivalent wie vorstehend bei CPAP/ASB vorgegangen (Kap. 18.10.3). Zusätzlich erlaubt diese Beatmungsform die Einstellung der Inspirationszeit, die initial 2 s betragen sollte. Die Exspirationszeit wird auf 4 s eingestellt, das Verhältnis von In- zu Exspiration beträgt somit 1:2. Der Vorteil dieser Beatmungsform ist die sichere Applikation von Beatmungshüben unabhängig von der Triggerung durch den Patienten.
- Ist zur Durchführung einer NIV eine Sedierung erforderlich, ist Morphin aufgrund seiner angstlösenden und atemnotlindernden Eigenschaften besonders geeignet. Beginnend mit 2,5–5 mg intravenös wird Morphin bis zur gewünschten Wirkung titriert. Hierbei sind eine zu tiefe Sedierung und eine damit ggf. einhergehende Atemdepression sowie der Verlust der Schutzreflexe unbedingt zu vermeiden.
- Bei der Anwendung der NIV gilt grundsätzlich Folgendes:
  - Das Beatmungsgerät wird an den Patienten und nicht der Patient an das Beatmungsgerät angepasst!
  - Erste Erfolge sind bei der Anwendung der NIV bereits innerhalb der ersten 30 min zu beobachten. Es kommt zu einer Abnahme der Atemfrequenz und der Dyspnoe-Symptomatik. Die Vigilanz des Patienten nimmt zu und die Sauerstoffsättigung steigt. Steht eine Blutgasanalyse zur Verfügung, kann eine Abnahme des

$paCO_2$ sowie ein Anstieg des pH-Wertes festgestellt werden [1].
  - Bei der Auswahl der Zielklinik ist darauf zu achten, dass die NIV dort unterbrechungsfrei fortgeführt werden kann. Die Aufnahme erfolgt daher i. d. R. entweder direkt auf eine Intensivstation oder über eine entsprechend ausgestattete Notaufnahme. Die Übergabe erfolgt nach dem bekannten ABCDE-Schema.

18.11 Mögliche Komplikationen

- Kommt es während laufender NIV-Therapie zu einer weiteren Verschlechterung des Zustands des Patienten oder kann keine Besserung verzeichnet werden, muss ein Verfahrenswechsel zur invasiven Beatmung mit Narkoseeinleitung und Atemwegssicherung erfolgen. Ausnahmen stellen das Vorliegen einer Palliativsituation und/oder einer entsprechenden Patientenverfügung dar.
- Eine mögliche Komplikation unter NIV ist das Erbrechen des Patienten. Um eine Aspiration zu vermeiden, ist sofort die Maske abzunehmen.

18.12 Quellenangaben

[1] Westhoff M et al. Nicht-invasive Beatmung als Therapie der akuten respiratorischen Insuffizienz, S 3-Leitlinie herausgegeben von der Deutschen Gesellschaft für Pneumologie und Beatmungsmedizin e. V. Pneumologie 2015; 69: 719–756

[2] Xu XP, Zhang XC, Hu SL et al. Noninvasive Ventilation in Acute Hypoxemic Nonhypercapnic Respiratory Failure: A Systematic Review and Meta-Analysis. Crit Care Med 2017; 45(7): e727–e733. doi:10.1097/CCM.0000000000002361

[3] Nielsen VM, Madsen J, Aasen A et al. Prehospital treatment with continuous positive airway pressure in patients with acute respiratory failure: a regional observational study. Scand J Trauma Resusc Emerg Med 2016; 10;24(1): 121

[4] Appendini L, Patessio A, Zanaboni S et al. Physiologic effects of positive end-expiratory pressure and mask pressure support during exacerbations of chronic obstructive pulmonary disease. Am J Respir Crit Care Med 1994;149(5): 1069–1076

[5] Global Initiative for Chronic Obstructive Lung Disease in “Global strategy for the diagnosis, management, and prevention of chronic obstructive pulmonary disease 2017 report. Im Internet: http://gold-copd.org/download/326/; Stand 20.08.2017

[6] Lenique F, Habis M, Lofaso F et al. Ventilatory and hemodynamic effects of continuous positive airway pressure in left heart failure. Am J Respir Crit Care Med 1997 Feb; 155(2): 500–505

19 Notfallnarkose beim Erwachsenen

Michael Bernhard, Björn Hossfeld

19.1 Steckbrief

Die Notfallnarkose ist eine zentrale therapeutische Maßnahme in der prähospitalen Notfallmedizin. Das Risiko einer Notfallnarkose ist außerhalb des OPs deutlich erhöht. Die primären Ziele der Notfallnarkose sind Hypnose, Analgesie, Schaffung einer Möglichkeit zur Oxygenierung und Ventilation durch eine Atemwegssicherung. Sekundäre Ziele der Notfallnarkose sind Amnesie, Anxiolyse, Reduktion von Sauerstoffverbrauch und Atemarbeit, Protektion vitaler Organsysteme sowie Vermeidung sekundärer myokardialer und zerebraler Schäden. Eine kritische Überprüfung der Indikationsstellung zur prähospitalen Notfallnarkose hat vor dem Hintergrund patienten-, einsatz- und anwenderbezogener Faktoren zu erfolgen.

19.2 Aktuelles

- Die in diesem Beitrag enthaltenden Empfehlungen befinden sich im Einklang mit der Handlungsempfehlung der Deutschen Gesellschaft für Anästhesiologie und Intensivmedizin (DGAI) und der S 1-Leitlinie Prähospitale Notfallnarkose und wurden für alle in der Notfallmedizin tätigen Notärzte und für rettungsdienstliches Fachpersonal erstellt [1]. Die wichtigsten Kernpunkte sind:
  - kritische Überprüfung der Indikationsstellung zur prähospitalen Notfallnarkose vor dem Hintergrund patienten-, einsatz- und anwenderseitiger Faktoren
  - RSI (rapid sequence induction) mit Präoxygenierung, standardisiertes Vorgehen bei der Notfallnarkose mit Vorbereitung von Narkose-/Notfallmedikamenten und Atemwegs- und Beatmungsequipment, Standardmonitoring, Gefäßzugänge, Medikamentenapplikation, passagere Aufhebung der Halswirbelsäulen-Immobilisation unter konsequenter manueller In-Line-Stabilisation während des Intubationsmanövers, Atemwegssicherung und Tubuslagekontrolle mittels Kapnografie
  - Präoxygenierung bei jedem spontanatmenden Notfallpatienten für einen Zeitraum von 3–4 min mit 12–15 l Sauerstoff/min und dichtsitzender Gesichtsmaske mit Sauerstoffreservoir oder Demand-Ventil bzw. nichtinvasiver Beatmung (NIV)
  - standardisierte Vorbereitung von Narkose- und Notfallmedikamenten, Beatmungsbeutel mit Reservoir oder Demand-Ventil inkl. Maske, Endotrachealtubus inkl. Blockerspritze, Führungsstab und Fixation, Vorhaltung alternativer Atemwegsinstrumente, Stethoskop, Check von Absaugvorrichtung, Beatmungsgerät und Standardmonitoring inkl. Kapnografie
  - Standardmonitoring bei der prähospitalen Notfallnarkose umfasst Elektrokardiogramm, automatische Blutdruckmessung, pulsoxymetrische Sauerstoffsättigung und Kapnografie.
  - Kapnografie zur Tubuslage-, Diskonnektions- und Dislokationskontrolle sowie zum indirekten Monitoring der Hämodynamik
  - möglichst 2 periphervenöse Verweilkanülen vor Narkoseeinleitung

19.3 Synonyme

- prähospitale Anästhesie
- Notfallnarkose

19.4 Keywords

- Notfallnarkose
- S 1-Leitlinie
- Handlungsempfehlung
- Management
- Komplikationen

19.5 Definition

- Notfallnarkose, Atemwegssicherung und Beatmung sind zentrale therapeutische Maßnahmen in der Notfallmedizin. Ein Notarzt sollte unabhängig von der Fachrichtung fähig sein, selbständig eine Notfallnarkose bei verschiedenen Verletzungsmustern, Krankheitsbildern und Risiken auch unter prähospital erschwerten Umständen sicher durchzuführen. Ergänzend muss das rettungsdienstliche Fachpersonal in der Lage sein, bei einer Notfallnarkose sicher zu assistieren.
- Daraus ergibt sich die Frage, welche Vorgehensweise bei der Notfallnarkose unter den komplexen Bedingungen in der Notfallmedizin als Goldstandard anzusehen ist und welche Narkosemedikamente auch unter Berücksichtigung verschiedener Patientenkollektive zur Durchführung geeignet erscheinen.
- Die Narkoseeinleitung und Narkosedurchführung sind in der Notfall- und Intensivmedizin unter vielen Aspekten schwieriger als die Routineanästhesie im klinischen OP-Bereich.

19.6 Indikationen

- Als wesentliche Indikationen für eine Notfallnarkose gelten:
  - akute respiratorische Insuffizienz (Hypoxie und/oder Atemfrequenz < 6/min oder > 29/min) und Kontraindikationen gegen eine oder Versagen einer NIV
  - Bewusstlosigkeit bzw. neurologisches Defizit mit Aspirationsgefahr
  - Polytrauma/schweres Trauma mit:
    - hämodynamischer Instabilität, RRsys < 90 mmHg
    - Hypoxie mit SpO_2 < 90 % trotz O_2-Gabe oder
    - Schädel-Hirn-Trauma (SHT) mit Glasgow Coma Scale (GCS) < 9
- Eine Notfallnarkose muss häufig bei bewusstlosen (GCS < 9), unkooperativen, nicht nüchternen, kardiopulmonal instabilen, schwerverletzten oder kritisch kranken Patienten durchgeführt werden. Eine Ausnahme stellen Patienten unter kardiopulmonaler Reanimation dar, die primär eine Atemwegssicherung und ggf. erst später nach Erreichen eines Spontankreislaufs eine Notfallnarkose benötigen.
- Indikationen für die Durchführung einer Notfallnarkose finden sich bei vitalgefährdeten Patienten mit kardiopulmonalen oder neurologischen Erkrankungen, bei Traumapatienten, bei Intoxikationen sowie bei ausgeprägten Vigilanzstörungen mit Reduktion der Schutzreflexe (GCS < 9) und hoher Aspirationsgefahr. Ausgenommen sind rasch reversible Ursachen der Vigilanzstörungen (z. B. Hypoglykämie) und Zustände, bei denen der GCS nicht mit dem Ausmaß der Reduktion der Schutzreflexe korreliert (z. B. Schlaganfall mit Aphasie oder Demenz). Dabei benötigen auch Patienten mit einer deutlichen Vigilanzstörung (GCS < 9) zur Toleranz der Atemwegssicherung die Einleitung einer Notfallnarkose.
- Die Indikation, Planung und Durchführung einer Notfallnarkose werden durch folgende Faktoren relevant beeinflusst:
  - Ausbildung, Erfahrung und Routine des Notarztes und des rettungsdienstlichen Fachpersonals
  - Umstände an der Einsatzstelle (Beleuchtung, Platzverhältnisse, Witterung)
  - Transportzeit und -art (bodengebunden, luftgestützt)
  - Begleitumstände der Atemwegssicherung und (abschätzbare) Intubationshindernisse (z. B. erwarteter schwieriger Atemweg beim suffizient spontanatmenden Notfallpatienten)

19.7 Kontraindikationen

- Notfallnarkosen auf der Intensivstation, in der Notaufnahme und insbesondere in der prähospitalen Notfallmedizin sind mit einer erhöhten Schwierigkeitsrate assoziiert.
- Da es sich jedoch bei sachgerechter und kritischer Indikationsstellung, die stets den Patienten, die Situation und die eigenen Fähigkeiten des Durchführenden einbezieht, um eine Conditio sine qua non handelt, gibt es keine wirklichen Kontraindikationen. Dies bedeutet, dass der Notfallpatient derart von der Narkose im Hinblick auf Oxygenierung, Ventilation und Analgesie profitiert, dass im Sinne einer „Vorwärtsstrategie“ keine Alternativen oder gar der Verzicht auf die Maßnahme möglich wären.
- Somit sind Komplikationen, wie z. B. Erbrechen, Aspiration, Verlegung der Atemwege, Kreislaufdepression und allergische Reaktionen möglich, welche der Notfallmediziner beherrschen muss. Letztlich kann jedoch nur eine gründliche Nutzen-Risiko-Analyse einen Aufschub der Notfallnarkose begründen. Dazu gehört der absehbare schwierige Atemweg, der mit den Fähigkeiten des Teams und den vorhandenen Hilfsmitteln nur unzuverlässig zu beherrschen wäre. Dieser ergibt sich v. a. aus einer guten Anamnese (inklusive der Frage nach Problemen bei Vornarkosen).

19.8 Aufklärung und spezielle Risiken

- Die Durchführung einer Notfallnarkose ist ein Eingriff in die Körperintegrität mit einem relevanten Letalitätsrisiko und stellt daher besondere Anforderung an die Qualität der Durchführung, die Überwachung und das Management von Komplikationen.
- Die meist kritische Situation lässt keine umfängliche Aufklärung zu. Unter Berücksichtigung der Nachteile und möglicher Komplikationen ist daher eine Risiko-Nutzen-Abwägung vor Einleitung einer Notfallnarkose durchzuführen. Dabei müssen immer auch die individuellen Fertigkeiten von Notarzt und rettungsdienstlichem Fachpersonal sowie relevante Teamfaktoren berücksichtigt werden. In der Notfallsituation ist der Notarzt i. d. R. auf sich allein gestellt und kann nicht unmittelbar auf fach- oder oberärztliche Unterstützung zurückgreifen. Fehlt es dem Durchführenden bei der prähospitalen Notfallnarkose an der notwendigen Routine, kann es zu katastrophalen Komplikationen kommen.
- Arbeitsabläufe, die keiner Routine unterliegen, haben ein hohes Fehlerrisiko. Daher müssen klare Vorgehensweisen und Handlungsempfehlungen in lokal zugänglichen Standard Operation Procedures (SOP) definiert werden, damit auch weniger routinierte Rettungsteams ein gemeinsames Konzept zur Durchführung einer prähospitalen Notfallnarkose haben.
- Die für den Patienten vital bedrohlichen Risiken einer Notfallnarkose machen es deshalb unabdingbar, dass alle Notfallmediziner Konzepte für Einleitung und Fortführung einer Notfallnarkose beherrschen. Die Vereini-

gung der Anästhesisten in Großbritannien und Irland fordert, dass Ärzte, die eine Narkose außerhalb des Krankenhauses durchführen, „die gleiche Erfahrung und Ausbildung haben sollten, mit der sie auch im Krankenhaus ohne Supervision eine Notfallintubation in der Notfallaufnahme durchführen dürften“ [2].

19.9 Material

- Die notwendigen Medikamente werden in Kap. 19.9.1, Kap. 19.9.2 und Kap. 19.9.3 beschrieben. Für eine ausführliche Beschreibung der Narkosemedikamente wird auf die einschlägige Literatur verwiesen.
- Hypnotika, Analgetika und Muskelrelaxanzien werden auf den Rettungsmitteln in einer großen Heterogenität und standortabhängig vorgehalten. Bei der Auswahl der Medikamente im Rahmen der Narkoseeinleitung und Narkoseaufrechterhaltung sollten die eigenen Kenntnisse im Umgang mit den Substanzen, die Verfügbarkeit, die jeweiligen pharmakologischen Eigenschaften und die Patientencharakteristika berücksichtigt werden.
- Pharmakokinetisch und pharmakodynamisch optimale Medikamente für eine Notfallnarkose haben eine rasche Anschlagszeit, eine kurze Wirkdauer, geringgradige bzw. keine hämodynamischen Effekte, geringe bzw. keine Nebenwirkungen und eine rasche Reversibilität.
- Es ist zu beachten, dass gerade bei kritisch kranken bzw. schwerverletzten oder sogar kardiopulmonal instabilen Patienten die zur Narkose eingesetzten Medikamente sehr vorsichtig bzw. titrierend eingesetzt werden sollten, um ungewollte Hypotensionen oder kardiale Dekompensationen bis hin zum Herz-Kreislauf-Stillstand zu vermeiden.
- Nachfolgend wird eine Übersicht über die gebräuchlichsten Medikamenten im Rahmen der notfallmedizinischen Narkoseeinleitung und -aufrechterhaltung gegeben.

19.9.1 Hypnotika

Propofol

- Das rein hypnotisch wirksame Propofol (2,6-Diisopropylphenol) ist im Krankenhaus mittlerweile das wohl verbreitetste Einleitungshypnotikum.
- Propofol kann nicht nur zu einer Atemdepression, sondern durch seine negativ inotrope Wirkung und einen verminderten peripheren Gefäßwiderstand auch zu einem Blutdruckabfall führen (CAVE: Reduktion des zerebralen Perfusionsdrucks bei SHT). Diese unerwünschten Wirkungen sind bei hypovolämen Patienten verstärkt. Vorsicht ist somit bei kardiovaskulärer Insuffizienz und Hypovolämie geboten.
- Propofol ist für die Blitzeinleitung (RSI) geeignet. Dies wurde bisher nur an kreislaufstabilen Patienten nachgewiesen.
- Propofol wird als gleichwertige Alternative zur Barbituratnarkose zum Durchbrechen eines Status epilepticus beschrieben. Propofol vermindert, wie auch Barbiturate, den zerebralen Blutfluss und führt somit zu einer Reduktion des intrakraniellen Drucks auch beim isolierten SHT.
- Aufgrund der engen therapeutischen Breite von Propofol ist die Dosierung abhängig von der Komorbidität und der verwendeten Opioiddosis. Deshalb ist die Verwendung nur darin Erfahrenen zu empfehlen.
- Aufgrund der kurzen Halbwertszeit von Propofol müssen eine repetitive Gabe oder eine alternative Medikation zur Narkoseaufrechterhaltung erfolgen.
- Das sog. Propofol-Infusionssyndrom ist für die Notfallmedizin nicht relevant.

Etomidat

- Etomidat wirkt rein hypnotisch.
- Die hämodynamische Stabilität mit guten Intubationsbedingungen ist eines der wichtigsten Argumente für die Verwendung von Etomidat zur Narkoseeinleitung. Jedoch gibt es zahlreiche Arbeiten, die Ketamin hinsichtlich des Intubationserfolges und der Kreislaufstabilität den gleichen Wert wie Etomidat beimessen.
- Etomidat kann sowohl Myoklonien als auch Dyskinesien verursachen (CAVE: ggf. erschwerte Maskenbeatmung). Die vorherige Gabe eines Benzodiazepins vermeidet diese Myoklonien.
- Kontrovers wird die Bedeutung der Inhibition der Kortisolsynthese in der Nebennierenrinde und die damit assoziierte Zunahme möglicher Komplikationen (ARDS: Acute-Respiratory-Distress-Syndrom, Multiorganversagen, höhere Letalität) diskutiert. Die S 3-Leitlinie Polytrauma/Schwerverletzten-Behandlung ebenso wie die Revision der S 2k-Leitlinie Sepsis empfehlen, den Einsatz von Etomidat nur mit großer Vorsicht und Bedacht zu erwägen. Demgegenüber sehen die amerikanischen EAST-Leitlinien (Leitlinien der Eastern Association for the Surgery of Trauma) keine Evidenz gegen den Einsatz von Etomidat als Einleitungshypnotikum. In einer Übersichtsarbeit wird vor dem Hintergrund einer unklaren Evidenzlage und nache dem Grundsatz „Nihil nocere“ der Einsatz von Etomidat insbesondere bei septischen Patienten nicht empfohlen.
- Es muss konstatiert werden, dass aufgrund der beschriebenen Nebenwirkungen mit bisher nicht abschließend zu klärenden relevanten Auswirkungen auf Morbidität und Letalität aus der Sicht der Autoren auf die Gabe von Etomidat zugunsten anderer Narkosemedikamente auch komplett verzichtet werden kann.

Midazolam

- Bei Angst-, Erregungs- und Spannungszuständen besitzt Midazolam als rasch, aber kurz wirksames Benzodiazepin eine große therapeutische Breite.
- Mehrere Studien zeigten für die RSI keine signifikanten Unterschiede zwischen Midazolam und Etomidat hinsichtlich Blutdruckabfällen und Intubationsbedingungen, sodass Midazolam als gleichwertige Alternative zu Etomidat im Rahmen der Narkose bei Traumapatienten angesehen werden darf.
- Darüber hinaus besitzt Midazolam eine deutlich längere Halbwertszeit als Etomidat.
- Midazolam sollte aber immer mit Opioiden oder Ketamin kombiniert werden.

Thiopental

- Das Barbiturat Thiopental wird seit vielen Jahren zur Narkoseeinleitung in der Notfallmedizin eingesetzt.
- Dieses Hypnotikum zeichnet sich durch einen sehr schnellen Wirkeintritt, eine gute Reflexdämpfung und Narkosetiefe aus.
- Thiopental hat hirndrucksenkende Eigenschaften (Einsatz z. B. bei Traumapatienten mit und ohne SHT).
- Aufgrund seiner vasodilatierenden und negativ inotropen Eigenschaften kann Thiopental v. a. bei vorbestehender Hypovolämie eine Hypotension verursachen. Vorbeugend hilft ein auf die Situation des Patienten abgestimmtes Volumenmanagement. Kompensatorisch können Vasopressoren verwendet werden.
- Eine weitere relevante Nebenwirkung ist die Histaminfreisetzung, die in Extremfällen auch zu Atemwegsobstruktionen führen kann.

19.9.2 Analgetika

- Opioide der Wahl zur Notfallnarkose sind Fentanyl und Sufentanil.
- Opioide wirken unterschiedlich stark analgetisch, sedativ und antitussiv.
- Nebenwirkungen sind Atemdepression, Sedierung, Bradykardie, hypotensive Kreislaufstörungen, Emesis, Pruritus, Bronchospasmus, Schweißausbrüche, Spasmen der Gallen- und Pankreaswege, Obstipation und Miosis.
- Harte Kontraindikationen nach der Entscheidung für die prähospitale Notfallnarkose bestehen nicht. Dies gilt auch für die strenge Indikationsstellung in der Gravidität und Stillzeit.
- Morphin oder Piritramid werden nicht zur Narkoseeinleitung empfohlen.

Fentanyl

- Zur Analgesie, Narkoseeinleitung und Narkoseführung steht mit Fentanyl eine Substanz zur Verfügung, die in geringen Dosierungen auch zur alleinigen Analgesie unter Spontanatmung titrierend eingesetzt werden kann (CAVE: engmaschige Atemkontrolle).

Sufentanil

- Dieses Opioid weist die größte μ-Rezeptor-Affinität auf.
- Sufentanil kann sowohl als Bolus als auch über einen Perfusor verabreicht werden.
- Allerdings fehlt die Zulassung als reines Analgetikum ohne Intubationsnarkose und begrenzt dadurch die prähospitale Einsatzmöglichkeit.

Ketamin

- Eine Sonderstellung in der Notfallmedizin nimmt Ketamin ein, da mit dieser Substanz dosisabhängig sowohl eine Analgesie als auch eine komplette Narkoseeinleitung und -aufrechterhaltung erfolgen kann.
- Ketamin führt zu einer sog. „dissoziativen Anästhesie“, welche man als einen kataleptischen Zustand mit Amnesie und Analgesie beschreiben kann. Sowohl Schutzreflexe als auch Spontanatmung des Patienten bleiben dosisabhängig erhalten.
- Als unerwünschte Wirkung sind Erregungszustände und Albträume zu nennen, weswegen eine Komedikation mit einem Benzodiazepin obligat ist. Ebenso treten Hyperakusis und Hypersalivation auf.
- Insbesondere eingeklemmte oder schlecht zugängliche Patienten profitieren wegen der meist erhaltenen Spontanatmung und Kreislaufstabilität von einer Analgosedierung bestehend aus Ketamin und einem Benzodiazepin.
- Zu beachten ist, dass neben Ketamin als Razemat, Esketamin als S-Enantiomer mit deutlich unterschiedlicher Dosierungsempfehlung zur Verfügung steht.

19.9.3 Muskelrelaxanzien

- Die Muskelrelaxation ist ein fester Bestandteil der RSI und der Notfallnarkoseführung.
- Ein wichtiges Kriterium bei der Auswahl des Relaxans zur Induktion ist die kurze Anschlagzeit. Hier stehen nur Rocuronium oder Succinylcholin als geeignete Medikamente zur Verfügung.
- Succinylcholin ist das am häufigsten empfohlene Medikament. Hyperkaliämie (z. B. immobilisierte Patienten) und maligne Hyperthermie (z. B. Prädisposition) stellen allerdings relevante Kontraindikationen für Succinylcholin dar. Der Vorteil von Succinylcholin gegenüber Rocuronium liegt in der deutlich kürzeren Wirkdauer und im günstigeren Preis.

- Aktuelle Arbeiten diskutieren den prähospitalen Einsatz von Rocuronium, seit mit Sugammadex eine effektive Substanz zur Reversierung zur Verfügung steht. Bisher liegt aber noch keine klare Datenlage dafür vor, ob bei der prähospitalen Verwendung von Rocuronium auch immer Sugamadex mitgeführt werden muss. Bei Verwendung von Rocuronium ist prähospital häufig eine weitere Gabe aufgrund der längeren Halbwertszeit nicht erforderlich.

19.10 Durchführung

- Die Risiken und Gefahren einer prähospitalen Notfallnarkose machen ein weitgehend standardisiertes Vorgehen zur Vermeidung von Komplikationen notwendig. Die Organisation der prähospitalen Notfallnarkose umfasst daher folgende Punkte:
  - gründliche Evaluation und Untersuchung des Patienten
  - kritische Überprüfung der Indikationsstellung für eine prähospitale Notfallnarkose
  - Optimierung des Patientenzustands durch Präoxygenierung, Blutstillung und Volumengabe (wenn erforderlich)
  - standardisiertes Vorgehen bei Vorbereitung und Ablauf einer prähospitalen Notfallnarkose
  - Management von Komplikationen

19.10.1 Kritische Überprüfung der Indikationsstellung

- Entscheidung für die Durchführung einer Notfallnarkose mit dem gesamten Rettungsteam besprechen
- gemeinschaftliche Festlegung des optimalen Ortes für die Narkoseeinleitung
- Klärung der Aufgabenverteilung im Team
- Festlegung der Auswahl der Narkosemedikamente

19.10.2 Vorbereitung der Notfallnarkose

- Die standardisierte Vorbereitung des Equipments für die Notfallnarkose umfasst:
  - Narkose- und Notfallmedikamente aufziehen und Spritze mit Wirkstoff und Konzentration etikettieren
  - Beatmungsbeutel mit Reservoir oder Demand-Ventil und patientengerechter Maske bereitlegen
  - patientengerechten Endotrachealtubus (ET) mit aufgesetzter Blockerspritze und einliegendem Führungsstab, Tubusfixation, Stethoskop vorbereiten
  - alternativen Atemweg sicherheitshalber zurechtlegen
  - Absaugvorrichtung, Beatmungsgerät und Kapnografie auf Vollständigkeit und Funktion prüfen

19.10.3 Durchführung und Ablauf einer Notfallnarkose

- Während vom rettungsdienstlichen Fachpersonal die Narkose- und Notfallmedikamente sowie das Equipment zur Atemwegssicherung und Beatmung vorbereitet werden, wird unmittelbar nach der Entscheidung für die Narkosedurchführung mit der Präoxygenierung begonnen:
  - Um einen Abfall der Sauerstoffsättigung während der Narkoseeinleitung und Atemwegssicherung zu verhindern bzw. um das Zeitintervall bis zum Abfall der Sauerstoffsättigung zu verlängern (Apnoetoleranz), wird der spontanatmende Notfallpatient, wann immer vertretbar, für 3–4 min präoxygeniert.
  - Die Präoxygenierung soll ausschließlich mit 100 % Sauerstoff über eine Gesichtsmaske oder eine dichtsitzende Maske des Beatmungsbeutels jeweils mit Sauerstoffreservoir (mindestens 12–15 l O_2/min) erfolgen. Effektiver und sauerstoffsparend ist die Verwendung eines Demand-Ventils oder die NIV. Eine Gesichtsmaske ohne Reservoir reicht auch bei höchstmöglichem Sauerstofffluss zur Präoxygenierung nicht aus.
- Parallel zur Präoxygenierung werden das notwendige Monitoring zur optimalen Überwachung komplettiert und nach Anweisung des Notarztes die Narkose- und Notfallmedikamente aufgezogen. Zum Standardmonitoring gehören:
  - das 3-Kanal-EKG: Herzfrequenz und -rhythmus
  - die Kapnografie
  - eine engmaschige automatische nichtinvasive Blutdruckmessung (NIBP, mindestens alle 3 min)
  - die Pulsoxymetrie (SpO_2, Pulsfrequenz und Sauerstoffsättigung).
- Damit unter Zeitdruck aufgezogene Medikamente nicht verwechselt werden, empfiehlt die Deutsche Interdisziplinäre Vereinigung für Intensiv- und Notfallmedizin (DIVI), standardisierte selbstklebende Spritzenetiketten zu verwenden.
- Zur Regurgitationsprophylaxe wird der Oberkörper (achsengerecht) hochgelagert, wenn keine Kontraindikationen vorliegen (z. B. Wirbelsäulenimmobilisation beim Traumapatienten, hämodynamisch instabiler Patient).
- Nach Prüfung der vorhandenen venösen Gefäßzugänge beginnt die Narkoseeinleitung gemäß Teamabsprache und Aufgabenverteilung.
- Nach Nennung der Medikamente und der Dosierung (in ml oder mg) durch den Notarzt erfolgen die Bestätigung durch das rettungsdienstliche Fachpersonal und die entsprechende Applikation.
- Bei HWS-immobilisierten Patienten erfolgt jetzt die Öffnung des Immobilisationskragens unter manueller In-Line-Stabilisierung (MILS) durch einen Helfer.

- Nach Eintritt des Bewusstseinsverlustes und Anschlagen der Muskelrelaxation erfolgt die Atemwegssicherung, beim Erwachsenen üblicherweise ohne Zwischenbeatmung. In Einzelfällen kann eine Zwischenbeatmung trotz erhöhten Aspirationsrisikos notwendig sein, um die Oxygenierung aufrechtzuerhalten (z. B. bei ausgeprägter respiratorischer Insuffizienz). Der früher propagierte Krikoiddruck (sog. Sellick-Manöver) wird mangels evidenzbasierter Daten für eine positive Wirkung und wegen einer potenziellen Verschlechterung des Intubationssitus nicht mehr empfohlen. Der Endotrachealtubus bzw. das Hilfsmittel zur supraglottischen Atemwegssicherung (SGA, z. B. Larynxmaske, Larynxtubus) wird unmittelbar nach Einbringen geblockt, die korrekte Lage geprüft und eine Fixation durchgeführt.
- Präklinisch stehen für die Intubation 2 Verfahren zur Verifikation der endotrachealen Tubuslage zur Verfügung:
  1. visuell per direkte Laryngoskopie oder Videolaryngoskopie
  2. Kapnometrie/Kapnografie. Ein Messgerät für das endtidale CO_2 ($etCO_2$) ist auf allen Rettungsfahrzeugen vorzuhalten (DIN EN 1789) und obligat einzusetzen. Die Kapnografie bietet die entscheidende Information über eine stattfindende Ventilation und damit über die Lage von Tubus bzw. SGA. Weiterhin können durch den Verlauf des $etCO_2$ auch akute Veränderungen des Herzzeitvolumens früher als mit anderen im Rettungsdienst zur Verfügung stehenden Methoden erkannt werden. Darüber hinaus werden Dislokationen, Diskonnektionen und Abknicken des Beatmungsschlauches bei der kontinuierlichen Kapnografie erfasst. Wegen der katastrophalen Folgen einer nicht erkannten ösophagealen Fehlintubation muss die Tubuslagekontrolle heute obligat mittels Kapnografie erfolgen („100 % Kapnografierate"). Diese schließt eine zu tiefe (endobronchiale) Lage der Tubusspitze jedoch nicht aus, weswegen beidseitige Thoraxexkursionen sowie ein beidseitig auskultierbares Ventilationsgeräusch die korrekte Insertionstiefe anzeigen (korrekte Insertionstiefe ab Zahnreihe bei der Frau ca. 20–21 cm, beim Mann ca. 22–23 cm).
- Während der gesamten Narkosedauer muss das Standardmonitoring kontinuierlich genutzt werden, um eine fachgerechte Überwachung zu gewährleisten und Veränderungen des Vitalstatus zu erkennen und behandeln zu können.

19.10.4 Standardisierte Durchführung einer Notfallnarkose

Sie umfasst:

- kritische Indikationsstellung zur Durchführung einer Notfallnarkose
- Kommunikation der Indikation einer Notfallnarkose an alle Teammitglieder
- Optimierung der Umgebungsbedingungen (z. B. Verbringen in den RTW, Kopfposition)
- unmittelbarer Beginn mit der Präoxygenierung beim spontanatmenden Patienten
- Vorbereitung der Narkosemedikamente und des Equipments zur Atemwegssicherung
- Monitoring des Patienten (Anlegen von EKG, SpO_2, NIBP automatisch, Kapnografie bereithalten)
- 2 sichere periphervenöse Zugänge mit lauffähiger Infusionslösung (wenn möglich)
- RSI:
  - ggf. HWS-Immobilisation aufheben und MILS beginnen
  - Ansage der Narkosemedikamente mit Wirkstoff und Dosierung, Applikation Schritt für Schritt
  - Abwarten von Bewusstseinsverlust und Relaxanzienwirkung
  - Atemwegssicherung ohne Zwischenbeatmung bei normoxämen Patienten
  - Tubuslagekontrolle (Kapnografie, Auskultation, Einführungstiefe)
  - ggf. MILS beenden und HWS-Immobilisationsschiene wieder schließen
- kontinuierliches Monitoring inkl. kontinuierlicher Kapnografie und Beatmungsgeräteinstellung
- Narkoseaufrechterhaltung und Überwachung
- Erkennen und Behandeln von Vitalfunktionsstörungen
- ggf. Management von Komplikationen

19.10.5 Das schwere Trauma/Polytrauma

- Der polytraumatisierte Patient bietet im Hinblick auf die Narkoseeinleitung und Narkoseführung einige Besonderheiten:
  - ungünstige Auffindesituation (z. B. Einklemmung in Kraftfahrzeugen, Baustelle)
  - erschwerte Gefäßzugänge bei Hypovolämie, Hypothermie und Vasokonstriktion
  - latenter/akuter/perakuter Volumenmangel durch Hämorrhagie mit Kreislaufinstabilität
  - Mangel an Sauerstoffträgern mit Hypoxiegefahr
  - die Atemwegssicherung erschwerende Verletzungen

Volumenmangel/Kreislaufinstabilität

- Infolge einer Hämorrhagie befinden sich polytraumatisierte Patienten häufig bereits in einem latenten Volumenmangel. Dieser kann durch Kompensationsmechanismen (v. a. bei jungen gesunden Patienten) oder durch Dauermedikation (z. B. Beta-Blockade beim älteren Patienten) zunächst kompensiert oder verdeckt sein.
- Durch die kreislaufdepressive Nebenwirkung vieler Narkosemedikamente können nach Narkoseinduktion unmittelbar relevante Hypotensionen auftreten. Ist ein latenter Volumenmangel wahrscheinlich, wird bereits

vor Narkoseinduktion eine Volumengabe empfohlen. Ketamin als Anästhetikum bietet sich bei offensichtlich hypovolämen Patienten aufgrund der geringen kreislaufdepressiven Wirkung besonders an. Parallel kann der Einsatz von Katecholaminen, z. B. Noradrenalin in 10-µg-Boli intravenös (i. v.), notwendig werden.
- Die Toleranz niedrig normaler Blutdruckwerte („permissive Hypotension") gilt lediglich für Patienten ohne SHT mit Blutungen aus nicht komprimierbaren penetrierenden Verletzungen.
- Neuere Untersuchungen zeigen, dass nicht nur bei Patienten mit SHT, sondern auch bei Patienten mit stumpfem Trauma ohne SHT ab einem systolischen Blutdruck von < 110 mmHg die Letalität steigt.

Reduzierte Oxygenierung

- Traumapatienten weisen häufig Hämorrhagien mit erniedrigtem Hämoglobingehalt (Hb-Gehalt) auf.
- Das Monitoring der Oxygenierung ist prähospital für diese Situationen jedoch nur eingeschränkt geeignet, da die Pulsoxymetrie nur den Anteil des oxygenierten Hb bestimmt. Um auch den physikalisch gelösten Sauerstoff für den effektiven arteriellen Sauerstoffgehalt nutzbar zu machen, sollte daher die Beatmung von polytraumatisierten Patienten bis zur Aufnahme im Schockraum und nachfolgender leitliniengerechter arterieller Blutgasanalyse (BGA) mit 100 % Sauerstoff erfolgen. Die Einstellung der Beatmung sollte unter intensivmedizinischen Gesichtspunkten erfolgen (Tidalvolumen max. 6 ml/kgKG (Idealkörpergewicht), Beatmungsfrequenz initial 12–16/min, PEEP 5–10 cmH_20 (CAVE: Hypotensionsneigung bei Hypovolämie durch verminderten venösen Rückfluss), I:E 1:1–1:1,5).
- Beim kreislaufstabilen Patienten sind grundsätzlich 2 Vorgehensweisen möglich:
  - Variante 1: titrierte Dosierung der Hypnotika im Bereich der unteren empfohlenen Dosierung, um die kardiozirkulatorische Stabilität des polytraumatisierten Patienten nicht weiter zu beeinträchtigen, aber Narkoseinduktion unter Vollrelaxation
  - Variante 2: ketaminbasierte Narkose mit weniger kreislaufdepressiver Nebenwirkung
- Beide Varianten erfordern, insbesondere bei begleitendem SHT, eine vollständige Muskelrelaxation, um optimale Intubationsbedingungen zu gewährleisten und um Hirndruckspitzen durch Husten oder Pressen zu vermeiden.
- Beide Varianten haben Vor- und Nachteile: Während bei einer flachen Narkose stets das Risiko einer Awareness besteht, steigert der Einsatz von Ketamin die Herzfrequenz, den Blutdruck und die Herzauswurfsleistung (und damit den myokardialen Sauerstoffbedarf) des Patienten. Deshalb bietet sich am ehesten eine Kombinationsnarkose an.

19.10.6 Isoliertes Neurotrauma, Schlaganfall, intrakranielle Blutung

- Eine Notfallnarkose bei Patienten mit isoliertem Neurotrauma, Schlaganfall oder intrakranieller Blutung (ICB) ist insbesondere vor dem Hintergrund einer Vigilanzstörung mit Hypoxie- und Aspirationsgefahr zur Atemwegssicherung notwendig.
- Im Rahmen des allgemeinen Managements sollten auf eine Oberkörperhochlagerung und eine Kopffixierung in Neutralposition geachtet werden.
- Wesentliche Kriterien für die Narkoseführung bei diesen Patienten sind ein adäquates Blutdruckmanagement, eine Normoventilation, die Verhinderung von Hypoxie und Hypotension sowie von Husten und Pressen.
- Noradrenalin sollte zur fraktionierten i. v. Gabe in 10-µg-Boli bei der Einleitung zur Verfügung stehen und nachfolgend ggf. auch per Perfusor appliziert werden.

Neurotrauma

- Der Blutdruck als Surrogatparameter des zerebralen Perfusionsdrucks wird beim Neurotrauma als ein entscheidender prognostischer Faktor akzeptiert. Voraussetzung ist eine engmaschige automatische Blutdruckmessung.
- Obwohl exakte Zielbereiche des Blutdrucks nach derzeitigem Wissenstand nicht angeben werden können, wird als absolute Untergrenze ein systolischer Blutdruck von 90 mmHg angesehen. Selbst kurze Phasen unterhalb dieser kritischen Grenze können die Letalität beim Neurotrauma erhöhen. Anzustreben sind wahrscheinlich deutlich höhere Werte mit einem arteriellen Mitteldruck von 90 mmHg oder einem systolischen Blutdruck über 120 mmHg.

Schlaganfall/ICB

- Eine Differenzierung zwischen zerebraler Ischämie und Blutung ist prähospital nicht möglich. In der Penumbra um den Infarktkern ist der zerebrale Blutfluss reduziert und die Autoregulation aufgehoben. Das Überleben der Nervenzellen hängt somit unmittelbar vom systemischen Blutdruck ab und Blutdruckabfälle sollten in der Akutphase unbedingt vermieden werden.
- Ein Zielwert von 180 mmHg systolisch und 100–105 mmHg diastolisch wird für Patienten mit vorbestehendem Bluthochdruck empfohlen.
- Patienten, die keinen Bluthochdruck in der Anamnese aufweisen, sollten auf niedrigere Werte eingestellt werden (RRsys/RRdia: 140–180/90–100 mmHg). Systolische Werte über 220 mmHg und diastolische Werte über 120 mmHg sollten in jedem Fall vorsichtig gesenkt werden.

- Wenn nach Narkoseinduktion Zeichen einer Hirndruckkrise (z. B. Anisokorie, Cushing-Reflex) weiterbestehen, so kann eine Narkosevertiefung (z. B. Thiopental- oder Propofol-Bolus), Mannitolgabe bzw. kurzzeitige Hyperventilation gemäß den Leitlinienempfehlungen erfolgen.

19.10.7 Der kardiale Risikopatient

- Eine Notfallnarkose kann beim kardialen Risikopatienten infolge einer akuten Herzinsuffizienz (z. B. Lungenödem) oder beim Auftreten eines anderen Notfallereignisses (z. B. Trauma) bei einem kardial vorerkrankten Patienten notwendig werden.
- Bei einer Oxygenierungsstörung (z. B. Linksherzinsuffizienz mit konsekutivem Lungenödem) muss zur Präoxygenierung vor Narkoseeinleitung die Möglichkeit einer NIV unter vorsichtiger Sedierung geprüft werden. Insbesondere bei Oxygenierungsstörungen sollte der spontanatmende kardiale Risikopatient ausgiebig präoxygeniert werden.
- In der Auswahl sollten Narkosemedikamente mit geringem Einfluss auf das Herz-Kreislauf-System (Veränderungen von Inotropie, Vor- und Nachlast) präferiert werden, also z. B. Midazolam, Etomidat, Fentanyl oder Sufentanil.
- Häufig benötigt der kardiale Risikopatient flankierend zur Narkoseeinleitung und nachfolgend im Rahmen der Narkoseaufrechterhaltung bei Wegfall der sympathoadrenergen Stimulation Katecholamine zur Kreislaufunterstützung.
- Noradrenalin bzw. Adrenalin sollten zur fraktionierten i. v. Gabe in 10-µg-Boli bei der Einleitung zur Verfügung stehen und nachfolgend ggf. auch per Perfusor appliziert werden können.

19.10.8 Der respiratorisch insuffiziente Patient

- Eine prähospitale Narkoseeinleitung kann bei respiratorisch insuffizienten Patienten aus vielfältigen Ursachen notwendig werden.
- Die zugrundeliegenden Störungen sind akute Obstruktionen (z. B. Asthma, COPD), akute Oxygenierungs- (z. B. Lungenödem) und/oder Ventilationsstörungen (Hyperkapnien). Dieses Patientenkollektiv zeigt häufig zusätzliche Risikofaktoren:
  - Lungen- und kardiovaskuläre Vorerkrankungen
  - hohes Alter
  - Nikotinabusus
  - eine Reduktion des Allgemeinzustands bei chronischem Krankheitsverlauf
  - akute Infektionen als Auslöser des Ereignisses
- Bei Vorliegen von Ventilationsstörungen kann im Rahmen der ausreichenden Präoxygenierung und der Einleitungsphase eine assistierte Beatmung (ggf. auch NIV) unter Analgosedierung (z. B. Morphin) erforderlich sein.
- Zur Narkoseeinleitung sollten Substanzen mit kurzer Anschlagszeit verwendet werden.
- Idealerweise sollte die Narkoseinduktion unter Verwendung von Muskelrelaxanzien erfolgen.
- Günstig ist eine tiefe Narkose mit Medikamenten mit bronchodilatatorischer bzw. antiobstruktiver Wirkung (z. B. Propofol, Ketamin), die keine Atemwegsirritationen auslösen, die glatte Atemwegsmuskulatur relaxieren und zu keiner Histaminfreisetzung führen.
- Wegen der medikamentenassoziierten Nebenwirkungen sollten Thiopental, Atracurium, Mivacurium und Pancuronium vermieden werden.

19.11 Mögliche Komplikationen

- Die Durchführung einer Notfallnarkose ist risikobehaftet. Deshalb müssen Komplikationen rasch erkannt, strukturiert und konsequent angegangen und behoben werden.
- Notfallnarkosen auf der Intensivstation, in der Notaufnahme und insbesondere in der prähospitalen Notfallmedizin sind besonders schwierig. Analog der Einteilung von Timmermann et al. können diese multifaktoriell risikosteigernden Bedingungen durch anwenderspezifische, patienten- und einsatzbezogene Faktoren charakterisiert werden [3].
- Zu den patientenbezogenen Faktoren, die eine Narkoseeinleitung und -aufrechterhaltung erschweren, zählen:
  - fehlende Nüchternheit
  - Verletzungen der Atemwege, auch Einschränkungen der HWS-Beweglichkeit (vorbestehend, traumatisch oder durch Immobilisierung)
  - kardiopulmonale (z. B. hämorrhagischer Schock) oder sonstige Beeinträchtigungen durch Vorerkrankungen und/oder Verletzungen
  - ein schlechter Venenstatus
  - eine bestehende Dauermedikation
- Zu den einsatzbezogenen Faktoren, die eine Narkoseeinleitung und -aufrechterhaltung erschweren, zählen:
  - Position des Patienten
  - eingeschränktes Equipment
  - Zeit/Dringlichkeit

19.11.1 Unzureichende Narkosetiefe

- Kommt es im Rahmen der Narkoseeinleitung zu einem Laryngo-/Bronchospasmus bzw. im Rahmen des Atemwegsmanagements zu Abwehrbewegungen, so sind die Manipulationen am Patienten einzustellen und eine medikamentöse Narkosevertiefung, ggf. eine Muskelrelaxierung, durchzuführen.

- Üblicherweise sistieren die Abwehrbewegungen und der Laryngo-/Bronchospasmus mit vertiefter Narkose.
- Eine Zwischenbeatmung bei der RSI bei Erwachsenen ist möglich, da die Hypoxie gefährlicher ist als eine Aspiration.

19.11.2 Hypotension

- Eine passagere Hypotension tritt mit einer Inzidenz von 7–18 % im Rahmen einer prähospitalen Narkoseeinleitung auf. Entsprechend wichtig ist die Verwendung des Standardmonitorings mit engmaschiger automatischer oszillometrischer Blutdruckmessung.
- Eine akute Hypovolämie verstärkt die Neigung zur Hypotension.
- Zur Therapie einer Hypotension stehen neben einer Volumengabe Cafedrin/Theodrenalin, Noradrenalin oder ggf. Adrenalin zur Verfügung. Die entsprechenden Medikamente müssen vor Narkoseeinleitung vorbereitet werden.
- Zusätzlich muss der Volumenhaushalt durch geeignete Infusionslösungen korrigiert werden.
- Differenzialdiagnostisch ist u. a. an eine Herzinsuffizienz zu denken, insbesondere bei entsprechend vorerkrankten Patienten.

19.11.3 Allergische Reaktionen

- Einige Narkosemedikamente können in seltenen Fällen eine Histaminliberation und/oder eine allergische Reaktion verursachen.
- Die übliche antiallergische Therapie kommt zur Anwendung:
  - Vermeidung/Stopp des auslösenden Agens
  - je nach Ausprägung Gabe von Glukokortikoid
  - H_1/H_2-Blocker
  - Volumentherapie
  - Adrenalin

19.11.4 Blutung im Mund-Nasen-Rachen-Raum und Aspiration

- Bei der prähospitalen Narkoseeinleitung ist die Inzidenz von Blutung/Sekreten im Mund-Nasen-Rachenraum sowie Aspirationen von Erbrochenem mit 14–20 % wesentlich höher als in der Anästhesie im Krankenhaus.
- Für die Durchführung einer modifizierten RSI muss daher immer ein funktionsfähiger Absauger bereitstehen.

19.11.5 Hypoxie

- Die Inzidenz einer Hypoxie im Rahmen einer Narkoseeinleitung beträgt im außerklinischen Bereich etwa 5–18 %.
- Bereits eine kurze Hypoxieepisode steigerte bei Patienten mit SHT die Letalität um das 2,6-Fache.
- Die Hypoxie persistiert oftmals über einen längeren Zeitraum und insbesondere bei der Durchführung einer RSI ist die Inzidenz erhöht.
- Um optimale Ausgangsvoraussetzungen zu schaffen, sollte eine sachgerechte Präoxygenierung durchgeführt werden.
- Hypoxien können insbesondere bei nicht erfolgreicher oder prolongierter Atemwegssicherung auftreten.

19.11.6 Nicht mögliche Mundöffnung

- Vor Narkoseeinleitung sollte eine ausreichende Mundöffnung überprüft werden (möglichst 2 Querfinger).
- Besteht keine ausreichende Mundöffnung, so muss die Indikation zur Narkoseeinleitung kritisch überdacht werden.
- Stellt sich dann ein mechanisches Problem als Ursache der eingeschränkten Mundöffnung heraus, so wird versucht, eine SGA zu platzieren. Ist dies nicht innerhalb kurzer Zeit möglich, sollte überbrückend eine vorsichtige Maskenbeatmung durchgeführt werden. Im Sinne der „Vorwärtsstrategie“ (siehe unten) muss als Ultima Ratio eine Notfallkoniotomie erfolgen.

19.11.7 Schwieriges Atemwegsmanagement

- An dieser Stelle wird auf die DGAI-Handlungsempfehlungen zum prähospitalen Atemwegsmanagement und andere Literaturstellen verwiesen. Die Inzidenz einer lebensgefährlichen „cannot intubate, cannot oxygenate (CICO)“-Situation liegt in der Anästhesie im OP bei etwa 0,4 %, in der prähospitalen Phase jedoch deutlich höher.
- Diese seltenen Probleme können innerhalb kürzester Zeit zum Tod des Patienten zu führen. In der klinischen Anästhesie bleibt bei elektiven Eingriffen in solchen Fällen die Option, zur Spontanatmung zurückzukehren, die jedoch auch bei der Verwendung des kurz wirksamen Succinylcholin nur selten gelingt. Wurde mit Rocuronium relaxiert, kann mit Sugammadex eine Reversierung (innerhalb von ca. 3–4 min) erreicht werden, die schneller ist als die Spontanerholung nach Succinylcholin. Wurde die Indikation zur präklinischen Narkose und Beatmung richtig gestellt, bleibt diese Option jedoch nur theoretisch und ist in den Algorithmen zur präklinischen Atemwegsicherung und prähospitalen Narkose nicht abgebildet („Vorwärtsstrategie“).
- Auch das Management des unerwartet schwierigen Atemweges in der prähospitalen Phase orientiert sich an der DGAI-Handlungsempfehlung „Präklinisches Atemwegsmanagement“: Neben einer adäquaten Einschätzung des Intubationssitus zur Problemvermeidung bestehen die eskalierenden Stufen des Managements aus Maskenbeatmung, der Verwendung von SGA und

ggf. chirurgischen Verfahren zur Sicherstellung einer ausreichenden Oxygenierung.
- Die beste Möglichkeit, das Risiko im Rahmen einer Narkose für einen unerwartet schwierigen Atemweg zu reduzieren, ist die frühzeitige Identifikation von Patienten mit schwierigem Atemweg. Dementsprechend sind Prädikatoren vor Narkosebeginn sehr wichtig.

Erkrankungen/Verletzungen mit Risiken für schwierigen Atemweg

- Polytrauma
- Gesichtstrauma
- Schlafapnoe-Syndrom

Patientencharakteristika mit Risiko für einen schwierigen Atemweg

- Bartträger
- kurzer/kräftiger Hals
- reduzierte Mobilität im HWS-Bereich
- Schwangerschaft
- Adipositas (BMI > 30 kg/m²)
- Mallampati-Score III und IV
- reduzierter thyromentaler Abstand
- vorausgegangene Bestrahlung/Operationen im Bereich des Halses

Maßnahmen

- Liegen einige dieser Prädiktoren vor, sollte die Indikation zur Narkoseeinleitung sehr kritisch gestellt und geprüft werden. Eventuell muss die Narkoseeinleitung auch nach Risiko-Nutzen-Analyse unterlassen werden.
- Falls möglich, sollte Hilfe herbeigerufen oder der Patient unter zu erhaltender Spontanatmung und mit Voranmeldung einer Notaufnahme zugeführt werden.
- Die Physiognomie des Patienten hilft erfahrenen Anästhesisten bereits, einen schwierigen Atemweg abzuschätzen.
- Um in derartigen Fällen optimale Intubationsbedingungen zu erlangen, sollte die Narkose aus Sicht der Autoren mit einem Muskelrelaxans eingeleitet werden, da die Rückkehr zur Spontanatmung bei richtiger Indikationsstellung nur eine theoretische Option darstellt („Vorwärtsstrategie").

19.12 Quellenangaben

[1] Bernhard M, Bein B, Böttiger BW et al. Handlungsempfehlung: Prähospitale Notfallnarkose beim Erwachsenen. Anästh Intensivmed 2015; 56: S 477–S 491, Registriernummer 001–030. Im Internet: www.awmf.org/leitlinien/detail/ll/001–030.html; Stand: 14.02.2019

[2] Lockey DJ, Crewdson K, Davies G et al. (2017) AAGBI: Safer pre-hospital anaesthesia. Anaesthesia 2017, 72(3): 379–390

[3] Timmermann A, Böttiger BW, Byhahn C et al. S1 Leitlinie Prähospitales Atemwegsmanagement 02/2019. Registernummer 001-040. Im Internet: https://www.awmf.org/uploads/tx_szleitlinien/001-040l_S1_Praehospitales-Atemwegsmanagement_2019-03_1.pdf; Stand: 17.06.2019

20 Alternative Applikationsformen im Notfall

Felix Girrbach, Manuel Struck

20.1 Steckbrief

Alternative Applikationsformen kommen zum Einsatz, wenn für eine Medikamentengabe ein direkter Zugang zum Gefäßsystem (intravenös [i. v.] oder intraossär [i. o.]) nicht zeitgerecht etabliert werden kann oder primär für die Therapie nicht notwendig ist. Allen in diesem Kapitel erwähnten Applikationsformen ist gemeinsam, dass die Medikamente unter Umgehung des hepatischen First-Pass-Metabolismus in das Gefäßsystem gelangen. Die Bioverfügbarkeit und die Resorptionsquote sind jedoch variabel und von den lokalen Durchblutungsverhältnissen am Applikationsort abhängig. Darüber hinaus ist der Wirkeintritt im Vergleich zur i. v. oder i.o. Applikation zum Teil deutlich verzögert, sodass vor möglichen Repetitionsgaben die volle Wirkung abgewartet werden muss, um versehentliche Überdosierungen mit möglichen fatalen Komplikationen zu vermeiden.

20.2 Synonyme

- intranasale Applikation
- intranasale Medikamentengabe
- nasale Applikation
- nasale Medikamentengabe
- intramuskuläre (i. m.) Injektion
- bukkale Applikation, bukkale Medikamentengabe
- rektale Applikation, rektale Medikamentengabe

20.3 Keywords

- alternative Medikamentenverabreichung
- alternative Applikationswege
- intranasale Medikamentenapplikation
- intramuskuläre (i. m.) Injektion
- bukkale Applikation
- rektale Applikation

20.4 Definition

- Alle in diesem Kapitel erwähnten alternativen Applikationsformen gehören zu den parenteralen Applikationsformen.
- Charakteristisch für diese Applikationswege ist außerdem eine variable Resorptionsquote und Bioverfügbarkeit.
- Die (intra-)nasale Applikation ist definiert als die Verabreichung eines Arzneistoffs über die Schleimhaut der Nase und der Nasenmuscheln.
- Die i. m. Injektion ist definiert als das Einbringen eines (flüssigen) Arzneistoffs in einen Muskel.
- Die bukkale Applikation ist definiert als die Verabreichung von Medikamenten über die Mundschleimhaut.
- Die rektale Applikation ist definiert als die Verabreichung eines Arzneistoffs über die Schleimhaut des Mastdarms.

20.5 Indikationen

- Alternative Applikationswege kommen als Alternativen oder ergänzend zum i. v. oder i.o. Zugangsweg zum Einsatz, wenn diese primär nicht etabliert werden können. Beispiele hierfür sind:
  - unkooperativer Patient
  - primäre Analgosedierung vor Anlage eines (schmerzhaften) i. v.- oder i.o.-Zugangs
  - i. v. oder i.o. Zugang ist nicht zeitnah zu etablieren (z. B. schwierige Venenverhältnisse)
  - Analgosedierung, wenn primär keine Volumensubstitution notwendig ist (z. B. kleinere Brandverletzungen, kleinere Verbrühungen, periphere Frakturen oder Krampfanfälle bei Kindern)
  - Die i. m. Gabe ist in manchen Situationen schneller und weniger komplikationsbehaftet als die i. v. Gabe (z. B. Adrenalin bei Anaphylaxie).

20.6 Kontraindikationen

20.6.1 Nasale Medikamentenapplikation

- Absolute Kontraindikationen:
  - offenes Schädel-Hirn-Trauma (SHT) mit pernasaler Liquorrhoe
  - schwere Verletzungen des Gesichtsschädels bzw. der Nase
- Relative Kontraindikationen:
  - Blut oder Sekret in der Nase
  - deutliche Veränderungen der nasalen Anatomie
  - schwere Störungen der Makro- und Mikrozirkulation (Schock, Reanimation): Durchblutung der nasalen Mukosa gestört, daher Resorption der applizierten Medikamente unsicher
  - kürzlich erfolgte nasale Applikation von Vasokonstriktoren (z. B. Xylometazolin)
    - erhebliche Beeinträchtigung der Resorption

20.6.2 Intramuskuläre Injektion

- keine Injektion durch infiziertes Gewebe (Abszesse, Phlegmone)
- Medikament nicht für i. m. Applikation geeignet
  - Gefahr der Gewebsnekrosen bei stark hyperosmolaren oder stark alkalischen Medikamenten (z. B. Thiopental)
- relevante Gerinnungsstörungen (Hämophilie, Einnahme von Antikoagulanzien)
  - Gefahr der Hämatomentstehung
- Erkrankungen, die eventuell einer Lysetherapie bedürfen (Myokardinfarkt, Schlaganfall, Lungenarterienembolie)
  - Gefahr der i. m. Einblutung
- Myokardinfarkt
  - i. m. Injektion kann CK-Werte verfälschen, hat aber heutzutage geringere Bedeutung, da Myokardinfarktdiagnose primär über hochsensitive Troponine erfolgt
  - CAVE: geplante Lysetherapie, s. o.
- ausgeprägte Zentralisation (Schock, Reanimation)
  - Resorption der Medikamente unsicher
- keine Injektion an paretischen Extremitäten oder bei bestehenden Nervenläsionen der Extremität
  - versehentliche intraneurale Injektion wird durch fehlende Schmerzwahrnehmung evtl. nicht erkannt

20.6.3 Bukkale Applikation

- ausgeprägte Zentralisation
- Verletzungen der Mundschleimhaut

20.6.4 Rektale Applikation

- Medikament nicht für rektale Applikation geeignet
  - Gefahr von Nekrosen der Rektumschleimhaut, z. B. Thiopental
- Verletzungen des Rektums
- peranale Blutungen
- Zustand nach (Z. n.) Operation mit Anastomose im Rektalbereich
  - Gefahr der Darmperforation
- Z. n. Bestrahlung im Bereich des tiefen Rektums
  - Gefahr der Darmperforation
- immunsupprimierte Patienten
  - Gefahr der Abszessentstehung durch rektale Schleimhautläsionen
- ausgeprägte Hämorrhoiden
  - Blutungsgefahr bei Manipulation

20.7 Anästhesie

- nasale Medikamentenapplikation
  - bei manchen Medikamenten (z. B. Midazolam) unangenehmes Brennen, daher evtl. vorherige Zerstäubung von 0,25–0,5 ml Lidocain 2 % pro Nasenloch [1], wenn Zeitaufwand vertretbar
- Bei i. m., bukkaler und rektaler Medikamentengabe i. d. R. keine Anästhesie notwendig

20.8 Aufklärung und spezielle Risiken

- nasale Medikamentenapplikation: Off-Label-Use, deshalb prinzipiell Aufklärung notwendig, wenn es die Notfallsituation erlaubt

20.9 Material

- nasale Medikamentengabe
  - Medikament in möglichst hoher Konzentration
  - sterile Einmalspritze
  - nasaler Applikator, z. B. MAD-nasal® (Mucozal Atomization Device)
- i. m. Injektion
  - Medikament
  - sterile Einmalspritze
  - sterile Injektionsnadel für i. m. Injektionen
  - Einmaltupfer
  - Desinfektionsmittel
  - Pflaster
  - alternativ: Fertigspritzenset zur i. m. Injektion
- bukkale Medikamentengabe
  - zu applizierendes Medikament in geeigneter Darreichungsform (i. d. R. Schmelztablette, i. v. Zubereitung jedoch möglich)
- rektale Medikamentenapplikation
  - zu applizierendes Medikament
  - Einmalhandschuhe oder Fingerling
  - ggf. rektaler Applikator oder spezielle Darreichungsform (Rektiole, Suppositorium)
  - ggf. zusätzlich Gleitmittel (CAVE: keine Vaseline, siehe Kap. 20.10.4)

20.10 Durchführung

20.10.1 Nasale Medikamentengabe

- Medikament unter Beachtung des Totraumvolumens des Zerstäubers (0,1 ml beim MAD-nasal) steril in eine kleine Einmalspritze (1-ml- oder 2-ml-Standardspritze) anschließen und Spritze mit dem Zerstäuber verbinden
- Unkooperative Patienten und Kinder müssen ggf. durch einen zweiten Helfer oder die Eltern kurzzeitig am Kopf und an den Armen fixiert werden.

- Inspektion der Nase auf sichtbare Mengen Blut, Sekret oder anatomische Anomalien
- sichtbare Blut- oder Sekretmengen vorsichtig absaugen
- Zerstäuber so weit in die Nase einführen, dass der Konus dicht abschließt, und die Spritze leicht nach lateral und kranial in Richtung der Nasenmuscheln ausrichten (▶ Abb. 20.1).
- Medikament mit ausreichendem Druck auf den Spritzenstempel applizieren, damit eine vollständige Zerstäubung erfolgt
- Für eine optimale Resorption muss die Gesamtdosis auf beide Nasenlöcher aufgeteilt werden (max. 1,5 ml pro Nasenloch). Werden also mehr als 3 ml Gesamtvolumen benötigt, muss die Gesamtdosis auf 2 Gaben aufgeteilt werden. Der Zeitabstand zwischen 2 Einzelgaben beträgt ca. 10 min (Dauer der Erneuerung der mukosalen Schleimschicht).
- Die üblichen Dosierungen für notfallmedizinisch relevante Medikamente zeigt ▶ Tab. 20.1. Allgemein entspricht die nasale Dosis in etwa der 2–3-fachen i. v. Dosierung.
- Bei der intranasalen Medikamentenapplikation handelt es sich um einen Off-Label-Use, daher gibt es keine offiziellen Dosierungsangaben.

Tab. 20.1 Übliche Dosierungen für notfallmedizinisch relevante Medikamente. Da es sich um einen Off-Label-Use handelt, sind die angegebenen Dosierungen lediglich Erfahrungswerte und nicht als offizielle Dosierungsangaben zu verstehen (Quelle [3]).

Indikation	Medikament	Dosis
Analgesie	Fentanyl	1–3 µg/kgKG
Analgesie	Sufentanil	0,5–1 µg/kgKG
Analgesie	Ketamin	1–2 mg/kgKG
Analgesie	Esketamin	0,5–1 mg/kgKG
Sedierung	Midazolam	0,2–0,4 mg/kgKG
Sedierung	Lorazepam	0,1 mg/kgKG (initial max. 4 mg Gesamtdosis)
Sedierung	Dexmedetomidin	2–3 µg/kgKG
Sedierung	Clonidin	4 µg/kgKG
Antagonisierung	Naloxon	0,1 mg/kgKG (initial 2–4 mg)*
Antagonisierung	Flumazenil	0,04 mg/kgKG

KG = Körpergewicht
* In Deutschland sind derzeit nur Ampullen mit der Konzentration 0,4 mg/ml erhältlich. Diese eignen sich nicht für die nasale Applikation, da das maximal zu applizierende Volumen pro Nasenloch deutlich überschritten wird.

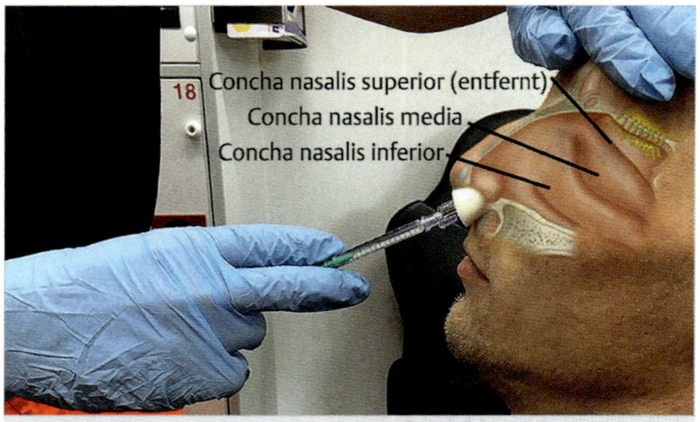

Abb. 20.1 Nasale Medikamentenapplikation. (Quelle: Girrbach FF, Hammer N, Bernhard M. Intranasale Medikamentenapplikation - Schritt für Schritt. Notfallmed up2date 2018; 13: 14–18)

20.10.2 Intramuskuläre Injektion

- Vorbereitung der Medikamente
- Identifikation der Injektionsstelle. Notfallmedizinisch relevant sind v. a. der M. vastus lateralis und die ventroglutealen Muskeln, weshalb hier eine inhaltliche Beschränkung auf diese beiden Punktionsorte erfolgt.
- Reinigung und Desinfektion

Musculus vastus lateralis

- bevorzugter Injektionsort in der Notfallmedizin
- Bei korrekter Identifikation der Punktionsstelle ist eine intravasale Injektion extrem unwahrscheinlich.
- geeignet sowohl für Kinder als auch für Erwachsene
- Der Patient befindet sich in flacher Rückenlage.
- Die Hände werden so an den lateralen Oberschenkel angelegt, dass die Grundgelenke des kleinen Fingers der einen Hand auf dem Trochanter major und die der anderen Hand auf der Patella zu liegen kommen.
- mit den abgespreizten Daumen Unterrand des M. vastus lateralis palpieren
- Der Punktionsort befindet sich in der Mitte der Verbindungslinie des Trochanter major und der Patella in der Mitte des Oberschenkels oberhalb der Daumenspitzen (▶ Abb. 20.2a und ▶ Abb. 20.2b).

Ventrogluteale Injektion

- CAVE: Aufgrund der kleineren Körpermaße ist diese Methode zur korrekten Identifikation der Punktionsstelle bei Kindern nicht geeignet.
- Der Patient liegt in Seitenlage, das obere Bein wird idealerweise im Hüftgelenk leicht gebeugt.
- Für die Injektion in die linke Patientenseite wird die linke Hand so auf die Hüfte gelegt, dass die Spitze des Zeigefingers auf der Spina iliaca anterior superior und die Spitze des Mittelfingers auf der Crista iliaca zu liegen kommt (▶ Abb. 20.3).

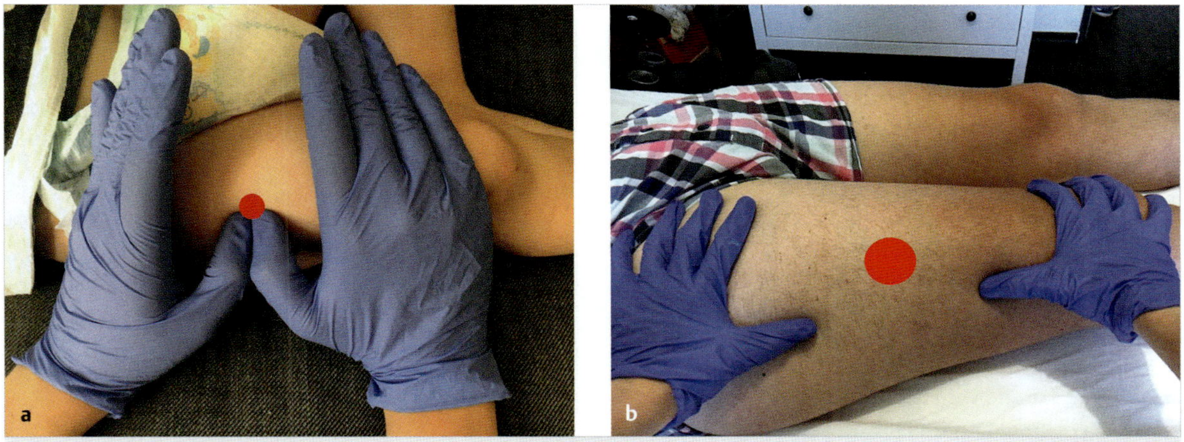

Abb. 20.2 Identifikation der Punktionsstelle für die intramuskuläre Injektion (M. vastus lateralis).
a Identifikation der Punktionsstelle für die intramuskuläre Injektion (M. vastus lateralis) beim Kind.
b Identifikation der Punktionsstelle für die intramuskuläre Injektion (M. vastus lateralis) beim Erwachsenen.

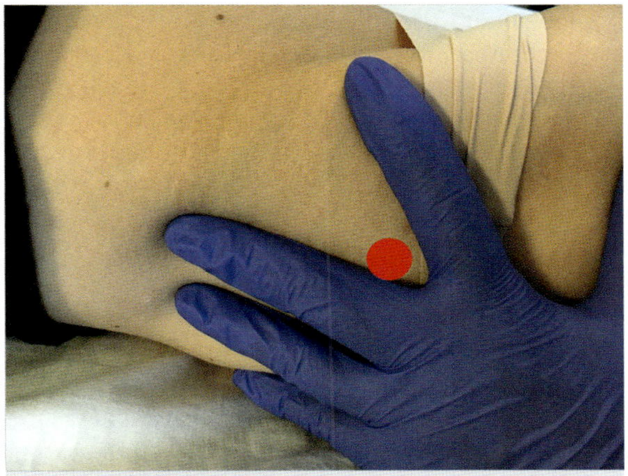

Abb. 20.3 Identifikation der Punktionsstelle für die ventrogluteale Injektion nach Hofstetter.

- Die Punktionsstelle befindet sich im unteren Drittel des Dreiecks, das durch den Mittelfinger, den Zeigefinger und die Crista iliaca gebildet wird.
- nach korrekter Identifikation des Punktionsortes Desinfektion der Punktionsstelle
- die Haut mit der Nadel und aufgesetzter Spritze senkrecht durchstechen
- bei Knochenkontakt Nadel ca. 1 cm zurückziehen
- Entgegen früheren Empfehlungen wird eine vorherige Aspirationsprobe zum Ausschluss einer intravasalen Lage nicht mehr generell gefordert [2], ist aber bei der ventroglutealen Injektion aufgrund der Nähe zu den glutealen Gefäßen weiterhin zu empfehlen.
- Injektion des Medikaments
- nach erfolgter Injektion Nadel schnell zurückziehen und Punktionsstelle einige Sekunden mit einem sterilen Tupfer komprimieren
- ggf. Anlage eines Pflasterverbandes
- die üblichen Dosierungen für notfallmedizinisch relevante Medikamente siehe ▶ Tab. 20.2

Tab. 20.2 Dosierungsangaben für die intramuskuläre Injektion (Quelle: Rote Liste [4]).

Indikation	Medikament	Dosis
Analgesie	Fentanyl	1– 3 µg/kgKG
Analgesie	Ketamin	Analgesie: 0,5–1 mg/kgKG Narkose: 4–8 mg/kgKG
Analgesie	Esketamin	Analgesie: 0,25–0,5 mg/kgKG Narkose: 2–4 mg/kgKG
Sedierung	Midazolam	0,025–0,1(0,2)mg/kgKG
Sedierung	Lorazepam	0,05 mg/kgKG (2–4 mg)
Sedierung	Clonidin	Erw. > 50 kg: 0,075–0,15 mg
Antagonisierung	Naloxon	0,01 mg/kgKG
Kreislauftherapie	Atropin	Erw. 1–2 mg Kinder: 0,02 mg/kgKG
Anaphylaxie	Adrenalin	Erw. und Kinder > 12 Jahre: 0,5 mg Kinder 6–12 Jahre: 0,3 mg Kinder < 6 Jahre: 0,15 mg

Erw.: Erwachsene, KG = Körpergewicht

20.10.3 Bukkale Applikation

- notfallmedizinisch relevant im Wesentlichen Lorazepam-Schmelztablette (Tavor expidet) und Midazolam-Fertiglösung (Buccolam)
- kooperative Patienten:
  - auffordern, den Mund zu öffnen
  - Plättchen wird in eine Backentasche gelegt und zergeht rasch im Mund
- bewusstlose oder unkooperative Patienten:
  - rechten Mundwinkel mit dem Zeigefinger der linken Hand (und vice versa) nach lateral ziehen und das Plättchen in die Backentasche legen
- Buccolam-Lösung wird nach Exposition der Backentasche gewichtsadaptiert in die Backentasche appliziert.

20.10.4 Rektale Applikation

- Rektiolen können zur leichteren Einführung mit wenigen Tropfen Gleitmittel (wasserbasiertes Gel) versehen werden.
- Säuglinge und Kleinkinder:
  - in Rückenlage beide Beine mit der linken Hand an den Sprunggelenken umfassen und nach oben ziehen
- Ältere Kinder und Erwachsene:
  - in Linksseitenlage After durch Anheben der oberen Gesäßbacke mit der linken Hand und Anwinkeln des rechten Beines exponieren

Vorgehen bei Rektiolen

- Rektiolen: Einmaltuben mit Applikationsrohr an der Spitze
- Applikationsrohr bei Kindern zur Hälfte und bei Erwachsenen vollständig in den After einführen, Medikament durch Komprimieren der Rektiole applizieren
- Die Rektiole darf nicht zu tief eingeführt werden, da nur bei Aufnahme des Wirkstoffs über die Schleimhaut des distalen Rektums eine venöse Drainage über die V. cava unter weitgehender Umgehung der Leber erfolgt.
- Die Rektiole im komprimierten Zustand wieder aus dem After ziehen und Gesäßbacken anschließend einige Sekunden manuell aneinanderdrücken, damit der Wirkstoff vollständig im Rektum verbleibt.

Vorgehen bei Suppositorien (Zäpfchen)

- Ein kurzes Anwärmen in der Hand oder kurzes Eintauchen in warmes Wasser führt dazu, dass die äußere Schicht der meist aus Hartfett bestehenden Suppositorien schmilzt und dadurch die Gleitfähigkeit erhöht wird.
- keine fetthaltigen Gleitmittel (z. B. Vaseline), weil dadurch die Medikamentenfreisetzung verringert werden kann
- Suppositorium mit der Spitze nach distal orientiert in den After einführen, damit dieser sich nach Einführen des Zäpfchens leichter verschließt
- Nach Applikation die Gesäßbacken kurz aneinanderdrücken, um das Suppositorium im Rektum zu halten.
- CAVE:
  - Suppositorien nicht teilen
  - In Ausnahmefällen muss das Suppositorium zur Applikation einer geringeren Wirkstoffmenge der Länge nach geteilt werden, weil sich der Wirkstoff in der Spitze absetzt. Eine exakte Dosierung ist dann jedoch nicht mehr möglich.

20.11 Mögliche Komplikationen

20.11.1 Allgemein

- Überdosierung: Wirkeintritt deutlich verzögert, daher keine zu frühe Nachdosierung
- typische Nebenwirkungen der applizierten Medikamente beachten
- Resorptionsrate und Bioverfügbarkeit sind u. a. von der lokalen Durchblutung abhängig und können deutlich schwanken.

20.11.2 Spezielle Komplikationen der einzelnen Applikationsformen

- nasale Medikamentengabe:
  - Aspiration des Medikaments, wenn das Medikament bei zu geringem Stempeldruck auf die Spritze nicht vollständig zerstäubt wird und ein Teil des applizierten Medikaments über die hinteren Nasenöffnungen in den Rachen abläuft
  - Laryngospasmus
  - Verletzungen der Nase
- i. m. Injektion:
  - Hämatom, insbesondere bei Koagulopathie
  - Gefäß- oder Nervenläsionen, insbesondere bei falscher Injektionstechnik
- bukkale Applikation:
  - Aspiration des Medikaments (z. B. der Schmelztablette)
- rektale Applikation:
  - selten: Darmperforation (insbesondere bei unsachgemäßer Kraftaufwendung)
  - Blutung (insbesondere bei Hämorrhoidalleiden)

20.12 Quellenangaben

[1] Smith D, Cheek H, Denson B et al. Lidocaine Pretreatment Reduces the Discomfort of Intranasal Midazolam Administration: A Randomized, Double-blind, Placebo-controlled Trial. Acad Emerg Med 2017; 24(2): 161–67

[2] Taddio A, Appleton M, Bortolussi R, et al. Reducing the pain of childhood vaccination. An evidence-based clinical practice guideline (summary). CMAJ 2010;182(18): 1989–95

[3] Girrbach FF, Hammer N, Bernhard M. Intranasale Medikamentenapplikation. Notfallmed up2date 2018 (accepted)

[4] Rote Liste. Service GmbH Rote Liste. Im Internet: www.rote-liste.de; Stand: 14.02.2019

20.13 Literatur zur weiteren Vertiefung

[1] Alshehri A, Abulaban A, Bokhari R et al. Intravenous Versus Nonintravenous Benzodiazepines for the Cessation of Seizures: A Systematic Review and Meta-analysis of Randomized Controlled Trials. Acad Emerg Med 2017; 24(7): 875–883. doi: 10.1111/acem.13190

[2] Bailey AM, Baum RA, Horn K et al. Review of Intranasally Administered Medications for Use in the Emergency Department. J Emerg Med 2017; 53(1): 38–48. doi: 10.1016/j.jemermed.2017.01.020

[3] Girrbach FF, Bernhard M, Hammer N et al. Intranasale Medikamentengabe in der Notfallmedizin. Technik und Indikationen. Notfall Rettungsmed 2018. doi: 10.1007/s10049-017-0318-2

[4] Jannin V, Lemagnen G, Gueroult P et al. Rectal route to treat children in the 21st century. Adv Drug Deliv Rev 2014 Jun; 73:34–49. doi: 10.1016/j.addr.2014.05.012

[5] Lam JKW, Xu Y, Worsley A et al. Oral transmucosal drug delivery for pediatric use. Adv Drug Del Rev 2014 Jun; 73: 50–82

[6] Nemeth M, Jacobsen N, Bantel C et al. Intranasal Analgesia and Sedation in Pediatric Emergency Care – A Prospective Observational Study on the Implementation of an Institutional Protocol in a Tertiary Children's Hospital. Pediatr Emerg Care 2019; 35(2): 89–95. doi: 10.1097/PEC.0000000000001017

[7] Poonai N, Canton K, Ali S et al. Intranasal ketamine for procedural sedation and analgesia in children: A systematic review. PLoS One 2017; 12(3): e0173253. doi: 10.1371/journal.pone.0173253

[8] Rech MA, Barbas B, Chaney W et al. When to Pick the Nose: Out-of-Hospital and Emergency Department Intranasal Administration of Medications. Ann Emerg Med 2017 Mar 25. doi: 10.1016/j.annemergmed.2017.02.015 [in press]

[9] Weiner SG, Mitchell PM, Temin ES et al. Use of Intranasal Naloxone by Basic Life Support Providers. Prehosp Emerg Care 2017; 21(3): 322–326. doi: 10.1080/10903127.2017.1282562

20.14 Wichtige Internetadressen

- http://intranasal.net

21 Intraossäre Punktion

Matthias Helm, Michael Bernhard

21.1 Steckbrief

Für die Durchführung einer spezifischen Pharmako- und Infusionstherapie ist die zeitgerechte Etablierung eines Gefäßzugangs bei der notfallmedizinischen Versorgung von kritisch kranken bzw. schwerverletzten Patienten jeglichen Alters oftmals von zentraler Bedeutung. Die intraossäre (i.o.) Punktion entspricht im Prinzip der Punktion einer „knöchernen" Vene, die auch bei Kälte, Vasokonstriktion oder Hypovolämie nicht kollabiert [5]. Die i.o. Punktion zählt daher zu den grundlegenden zu beherrschenden Notfalltechniken in der Notfallmedizin.

21.2 Aktuelles

- Bei schwieriger und dringlicher Venenpunktion kann die i.o. Punktion als rasches, effektives und sicheres Verfahren zur Applikation von Medikamenten, Infusionslösungen und Blutprodukten in Notfallsituationen zielführend sein [7].
- Übereinstimmend kommen zahlreiche nationale wie internationale Untersuchungen zu dem Ergebnis, dass die i.o. Punktion im Vergleich zur peripher- oder zentralvenösen Punktion, bei einfacher Durchführbarkeit, signifikant schneller (i. d. R. in weniger als 1 min) ist und mit einer sehr hohen primären Erfolgsrate (bis zu 98 %) bei gleichzeitig hoher Sicherheit einen Gefäßzugang im Notfall ermöglicht.
- Mit der Handlungsempfehlung der Deutschen Gesellschaft für Anästhesiologie und Intensivmedizin (DGAI) liegt eine umfassende deutsche Empfehlung zum Thema der i.o. Punktion und Infusion vor [1].

21.3 Synonyme

- intraossäre Punktion
- intraossäre Infusion

21.4 Keywords

- intraossäre Punktion
- intraossäre Infusion

21.5 Definition

- Die i.o. Punktion entspricht im Prinzip der Punktion einer knöchernen Vene.

21.6 Indikationen

- Gemäß den Leitlinien 2015 des European Resuscitation Council (ERC) ist die Anlage einer intraossären Infusion empfohlen bei:
  - vitaler Gefährdung von Kindern und Erwachsenen (z. B. bei Herz-Kreislauf-Stillstand und akuter hämodynamischer Instabilität),
  - wenn der intravenöse (i. v.) Zugang misslingt oder die verzögerte Anlage eines i. v.-Zugangs die zeitgerechte Versorgung des Notfallpatienten gefährdet. Hier sollte bei einem kritisch kranken Kind spätestens nach 60 s auf den i.o. Zugang gewechselt werden [3]. Beim kritisch kranken Kind wird es jedoch nur in wenigen Fällen gelingen, innerhalb von 60 s einen i. v.-Zugang anzulegen. In diesem Fall kann der i.o. Zugang auch als primärer Gefäßzugang eingesetzt werden, wenn der Anwender davon ausgeht, dass die Suche nach einer geeigneten Vene und der Punktionsversuch länger als 60 s dauern könnten.
- Die rein „prophylaktische" Anlage einer i.o. Infusion ohne eine unmittelbar notwendige Medikamentenapplikation und/oder Infusionstherapie ist nicht indiziert und deshalb zu unterlassen.

21.7 Kontraindikationen

- Im Rahmen der Behandlung in akut vital bedrohlichen Notfallsituationen bestehen gegen die i.o. Infusion grundsätzlich keine Kontraindikationen.
- Allerdings können patientenseitige Bedingungen vorliegen, die eine erfolgreiche Anwendung des Verfahrens einschränken bzw. nicht erfolgreich erscheinen lassen.
- Bei folgenden Konstellationen sollte eine i.o. Punktion nicht durchgeführt werden:
  - Knochenfraktur am oder proximal des Punktionsortes (Gefahr der Paravasatbildung)
  - Gefäßverletzung proximal der Punktionsstelle (Gefahr der Paravasatbildung)
  - Kompartmentsyndrom an der zu punktierenden Extremität
  - fehlende Landmarken
  - vorausgegangene i.o. Punktionsversuche am selben Knochen binnen der letzten 24–48 h (Gefahr der Paravasatbildung)
  - einliegendes Osteosynthesematerial am Punktionsort oder bekannte alte Fraktur (Unmöglichkeit des Einbringens der i.o. Punktionskanüle)
  - stattgehabte Sternotomie (gilt nur für ein sternales i.o. Punktionssystem, beispielsweise FAST 1)

- Relative Kontraindikationen zur i.o. Punktion gelten prinzipiell nur in nicht akut vital bedrohlichen Situationen, in denen eine besonders sorgfältige Risiko-Nutzen-Abwägung erforderlich ist [8]:
  - akute Infektionen oder Verbrennungen/Verbrühungen an der Punktionsstelle
  - Knochenerkrankungen (z. B. Osteogenesis imperfecta, schwerwiegende Osteoporose)
  - lokale bakterielle Infektionen, Bakteriämie und Sepsis
  - intrakardialer Rechts-Links-Shunt (Gefahr der paradoxen Knochenmark-, Luft- oder Fettembolie)

21.8 Aufklärung und spezielle Risiken

- Die Gesamtkomplikationsrate der i.o. Infusion wird in der Literatur aktuell mit etwa 1,6 % angegeben [2]. Werden nur klinisch relevante Komplikationen betrachtet, so reduziert sich die Komplikationsrate auf 0,8 %.
- Häufige Komplikationen in Abhängigkeit vom verwendeten Punktionssystem sind:
  - Fehlpunktion
  - Verbiegen der Kanüle bzw. Bruch der Kanüle bei i.o. Punktion
  - Extravasation oder Schwellung
- Bei Neugeborenen und Säuglingen ist aufgrund der anatomischen Verhältnisse die Gefahr einer Kanülenfehllage sehr groß (z. B. Perforation der gegenüberliegenden Kortikalis oder akzidentelle, tangentiale Kanülierung).
- Um grundsätzlich die Gefahr von Kanülenfehllagen zu minimieren, sollten nur empfohlene Stellen punktiert werden (Kap. 21.10.2).
- Weniger häufige Komplikationen sind:
  - Knochenfrakturen an der Extremität durch die i.o. Punktion
  - Knochenmarks-, Fett- und Luftembolien durch Injektion in den Knochenmarkraum
  - Verletzung der Epiphysenfuge bei Kindern bei inkorrekter Anlagetechnik [5]
  - Hautinfektionen und Hautnekrosen im Bereich der Punktionsstelle
- Eine in der Literatur gefürchtete Komplikation nach i.o. Punktion ist die Osteomyelitis, deren Inzidenz ganz wesentlich von der Liegedauer der i.o. Kanüle bestimmt wird. Die Inzidenz einer Infektion (inkl. Osteomyelitis) ist mit 0,6 % angegeben [1].

21.9 Material

- Für die i.o. Punktion steht eine Vielzahl von Systemen zur Verfügung. Sie werden nach ihrem Funktionsprinzip eingeteilt [5] (▶ Abb. 21.1):
  - manuelle (z. B. Cook-Kanüle, Cook Critical Care, Bloomington, IN, USA)
  - halbautomatische (z. B. Arrow EZ-IO-System, Teleflex, Lockhill, TX, USA) und
  - automatische Systeme (z. B. NIO, PerSys, Houston, TX, USA)

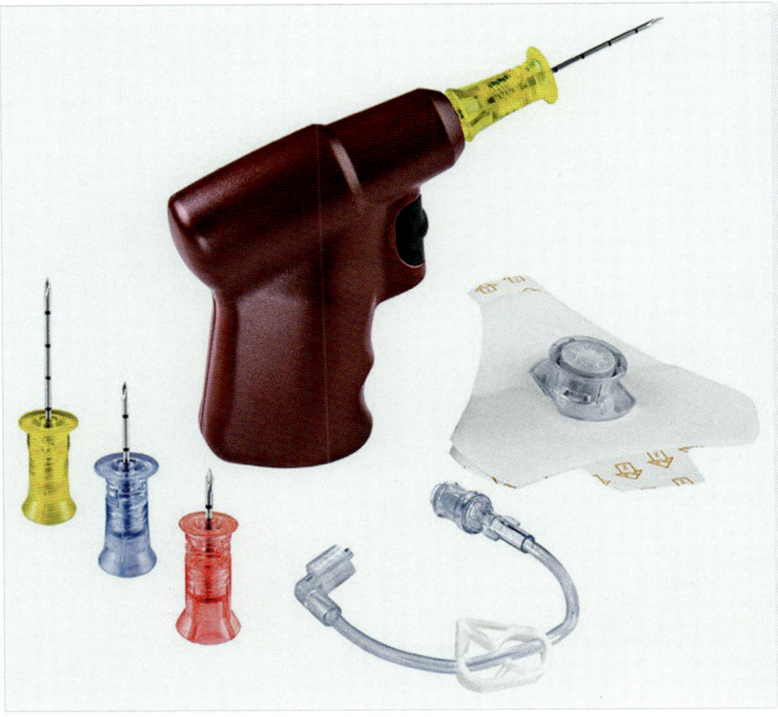

Abb. 21.1 Halbautomatisches Intraossär-Punktionssystem EZ-IO. (Quelle: Helm M, Hossfeld B, Lampl L et al. Intraossäre Punktion. In: Bernhard M, Gräsner J, Hrsg. Notfalltechniken Schritt für Schritt. Stuttgart: Thieme; 2016)

21.10 Durchführung

21.10.1 Funktionsprinzip

- Bei der i.o. Punktion wird mithilfe einer Stahlkanüle die Substantia corticalis des Knochens durchbohrt, sodass die i.o. Kanüle in der Cavitas medullaris (Markhöhle) zu liegen kommt.
- Medikamente, Infusionslösungen oder Blutprodukte, die über die i.o. Kanüle in den Markraum eingebracht werden, gelangen über die venösen Marksinusoide, die Zentralvenen des Knochenmarks und die ableitenden Venen des Knochens (Vv. nutrientes) rasch in den Systemkreislauf (▶ Abb. 21.2).
- Bei einem physiologischen Druck von 20–30 mmHg in der Cavitas medullaris ist zur Gewährleistung einer adäquaten Durchflussrate von i.o. applizierten Infusionslösungen die Nutzung eines Druckinfusionsbeutels sinnvoll.
- Ebenso sollte unmittelbar im Anschluss an eine i.o. Medikamentengabe ein Flüssigkeitsbolus (Flush) von 5–10 ml (z. B. NaCl 0,9 %) zur raschen systemischen Einschwemmung verabreicht werden.

21.10.2 Punktionsort

- Der ideale Punktionsort zur Etablierung der i.o. Infusion muss in Abhängigkeit vom Patientenalter, dem Typ des verwendeten Verfahrens bzw. Punktionssystems (manuell, halbautomatisch, automatisch) sowie unter Berücksichtigung patientenseitiger oder anderer Einschränkungen gewählt werden [3], [5](▶ Tab. 21.1).
- Grundsätzlich sollte der Punktionsort folgende Voraussetzungen erfüllen:
  - eine relativ dünne Kortikalis bei gleichzeitig großem Markraum
  - eine möglichst plane Oberfläche
  - einfache anatomische Landmarken zur raschen und sicheren Identifikation und Punktion bei möglichst geringer Dislokationsgefahr
- 3 Insertionsstellen erfüllen diese Kriterien:
  - die proximale Tibia
  - die distale Tibia
  - der proximale Humerus
- Die i.o. Punktion am Sternum ist strikt auf das Erwachsenenalter und die Verwendung spezieller Punktionssysteme beschränkt und wird bevorzugt im militärmedizinischen Umfeld genutzt [5], [6].

Tab. 21.1 Aktuell empfohlene intraossäre (i.o.) Punktionsstellen unter Berücksichtigung verschiedener Altersgruppen.

	≤6 Jahre	>6 Jahre	Erwachsene	Erwachsene (spezielle Systeme)
1. Wahl	proximale Tibia	proximale Tibia		Sternum[1]
2. Wahl	distale Tibia	distale Tibia		k.A.
3. Wahl	distales Femur	distales Femur	proximaler Humerus	k.A.

[1]FAST- System, k.A.: keine Angaben

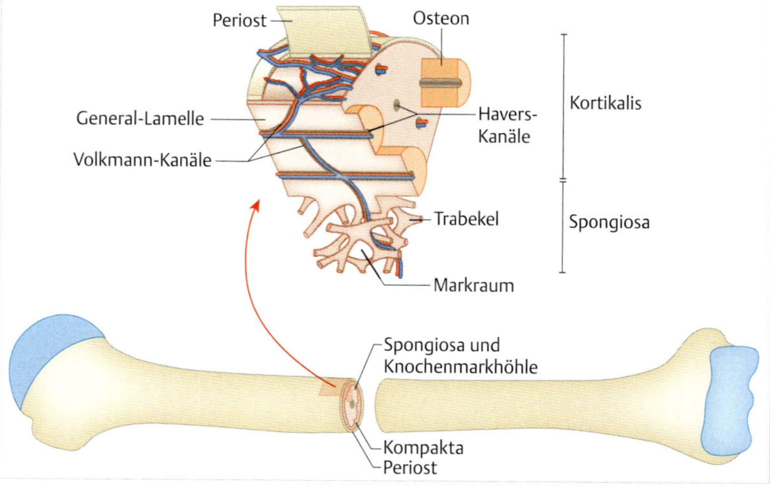

Abb. 21.2 Zirkulationsverhältnisse am langen Röhrenknochen. (Quelle: Bartl R. Klinische Osteologie. Stuttgart: Thieme; 2014)

Neugeborene und Kinder bis zum 6. Lebensjahr

- Der bevorzugte Insertionsort ist die proximale mediale Tibia 1–2 cm distal der Tuberositas tibiae (CAVE: Wachstumsfuge).
- Alternativ kann die distale Tibia an der medialen Fläche 1–2 cm proximal des Malleolus medialis (Innenknöchel) punktiert werden.
- Praktisch ohne wesentliche Bedeutung ist die alternative Punktion am distalen Femur 1–2 cm proximal des Patellaoberrandes von ventral.

Kinder über dem 6. Lebensjahr

- In diesem Alter wird die Kortikalis der proximalen Tibia zunehmend dicker, sodass Schwierigkeiten für manuelle Punktionssysteme entstehen können.
- Daher sollten bei älteren Kindern entweder entsprechende halbautomatische bzw. automatische Punktionssysteme verwendet werden, oder auf die genannten alternativen Punktionsstellen ausgewichen werden (alle Systeme).
- Aus anatomischen Gründen (insbesondere Gefahr einer mediastinalen Perforation) ist bei Kindern die sternale i.o. Punktion obsolet.

Erwachsene Notfallpatienten

- Punktionsort der Wahl ist die proximale mediale Tibia auf Höhe der Tuberositas tibiae (halbautomatische und automatische Systeme).
- Auch die Punktion der distalen Tibia an der medialen Fläche 1–2 cm proximal des Malleolus medialis wird empfohlen (alle Systeme).
- Eine Alternative stellt die Punktion am proximalen Humerus (alle Systeme) sowie die sternale Punktion am Manubrium sterni dar. Für die sternale Punktion ist ein spezielles Punktionssystem notwendig (z. B. FAST-System, Pyng Med. Corp., Richmond, Canada).
- Die sternale i.o. Punktion wird bevorzugt im militärmedizinischen Umfeld genutzt, da hier regelhaft penetrierende Verletzungen mit Amputation von Extremitäten auftreten und das Sternum durch Schutzwesten zumeist unversehrt ist [5].

Empfehlungen

- Die Autoren empfehlen in Übereinstimmung mit der internationalen Literatur als Punktionsstelle der Wahl in allen Altersklassen die proximale mediale Tibia unter Verwendung von halbautomatischen Punktionssystemen (z. B. EZ-IO: Intraossär-Punktionssysteme).
  - Dieser Punktionsort ist bei allen Altersgruppen sehr einfach und sicher zu lokalisieren, verfügt über eine ebenso flache wie breite Insertionsfläche und die subkutanen Gewebestrukturen sind an dieser Stelle meist nur minimal ausgeprägt [5].
  - Es konnte gezeigt werden, dass hier im Vergleich zu anderen Punktionsstellen nicht nur die primäre Erfolgsrate signifikant höher ist, sondern auch die Insertionszeiten signifikant kürzer sind. Zudem ist die Gefahr einer Kanülendislokation im Vergleich zur Punktion am proximalen Humerus deutlich geringer.
- Desinfektion: Grundsätzlich sollte der Bereich um die Punktionsstelle gründlich desinfiziert werden und die i. o. Infusion unter möglichst sterilen Kautelen angelegt werden [5].

Korrekte Lage der intraossären Kanüle

- Zeichen für eine korrekte Lage sind [5]:
  - Widerstandsverlust beim Durchdringen der Kortikalis des Knochens
    - CAVE: ausgeprägt nur bei manuellen Systemen; bei halbautomatischen Systemen deutlich geringer und bei automatischen Systemen gar nicht spürbar
  - „federnd-fester" Sitz der i.o. Kanüle im Knochen
  - Aspiration von Knochenmark
    - CAVE: nicht bei allen Patienten trotz korrekter Kanülenlage möglich; daher kein obligates Kriterium und Gefahr der Kanülenobstruktion
  - Bolusinjektion von 10 ml Infusionslösung ohne erhöhten bzw. mit nachlassendem Widerstand und ohne Paravasat

Schritte bei der i.o. Punktion

- Identifizierung der anatomischen Landmarken
- Desinfektion der Punktionsstelle
- Lokalanästhesie der Punktionsstelle (falls erforderlich)
- Ansetzen der Nadel bis auf den Knochen und Abschätzen der weiteren Eindringtiefe
- Einbringen der i.o. Punktionskanüle
- Aspiration von Knochenmark zur Verifikation der Kanülenlage, ggf. Entnahme zur Diagnostik (z. B. Blutgasanalyse, Hämoglobin, Gerinnung, Elektrolyte, Blutkulturen)
- Injektion von Lokalanästhetikum (falls erforderlich)
- Injektion eines Flüssigkeitsbolus (z. B. 5–10 ml NaCl 0,9 %)
- regelmäßige Kontrollen zur Erkennung einer Fehllage (Schwellung, Paravasat)
- Sicherung des IO-Zugangs und der Infusionsleitung

21.10.3 Nadellänge

- Bei dem weit verbreiteten semiautomatischen EZ-IO-System sollte die Kanülenlänge nicht ausschließlich nach dem Körpergewicht ausgewählt werden, sondern es sollten auch die patientenindividuellen anatomischen Verhältnisse an der Punktionsstelle miteinbezogen werden.

- Ein besonders sorgfältiges, tiefenkontrolliertes Inserieren der Kanüle ist hier dringend angeraten (s. Kap. 21.11).

21.10.4 Regelmäßige Kontrollen

- Unter einer i.o. Infusion sollten regelmäßig Kontrollen auf Schwellungen und frühe Zeichen eines sich entwickelnden Kompartmentsyndroms sowie auf Dislokation der i.o. Kanüle erfolgen. Bei der Applikation von Katecholaminen via Perfusor mit meist geringen Flow-Raten sollte zusätzlich eine parallel laufende Infusion betrieben werden, um eine Extravasation möglichst frühzeitig detektieren zu können.
- Zur Minimierung der Gefahr einer Dislokation der i.o. Kanüle und deren möglichen Folgen (z. B. Verlust des IO-Zugangs, Extravasation in das Weichteilgewebe mit der Gefahr eines Kompartmentsyndroms) sollten die für einzelne Punktionssysteme zur Verfügung stehenden Fixierungssets (z. B. EZ-IO-System) konsequent benutzt werden. Zudem sollte das Infusionssystem nicht direkt an die i.o. Kanüle konnektiert, sondern eine kurze, auf der Haut pflasterfixierte Schlauchleitung mit Dreiwegehahn dazwischengeschaltet werden (▸ Abb. 21.3).
- Der Punktionszeitpunkt sollte dokumentiert werden, um den Verlauf jederzeit nachvollziehbar zu machen. Dies geschieht idealerweise mithilfe eines speziell hierfür vorgesehenen Bändchens (z. B. EZ-IO-System) in der Nähe des Punktionsortes.
- Zur Minimierung der Infektionsgefahr sollte die Liegedauer der i.o. Kanüle grundsätzlich so kurz wie möglich gehalten werden, d. h., die Kanüle sollte nach maximal 24h, idealerweise jedoch innerhalb von 2 h nach Klinikaufnahme, entfernt und durch einen unter optimierten Bedingungen gelegten peripher- oder zentralvenösen Zugang ersetzt werden.

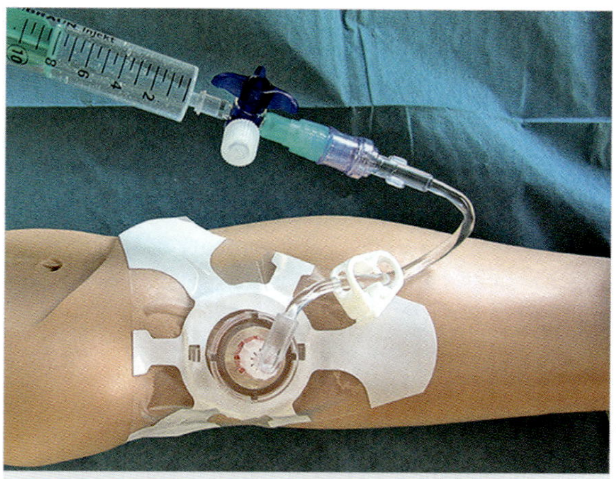

Abb. 21.3 Sicherung der intraossären Kanüle. (Quelle: Helm M, Hossfeld B, Lampl L et al. Intraossäre Punktion. In: Bernhard M, Gräsner J, Hrsg. Notfalltechniken Schritt für Schritt. Stuttgart: Thieme; 2016)

- Aus Sicht der Autoren sollte, trotz fehlender wissenschaftlicher Evidenz, unmittelbar vor Entfernung der Kanüle über die noch liegende i.o. Kanüle die Einmalgabe eines Antibiotikums (Cefuroxim oder Cephazolin in bei Kindern gewichtsadaptierter Dosierung) erwogen werden, insbesondere wenn die i.o. Kanülierung unter eingeschränkter Asepsis erfolgte.
- Entfernt wird die i.o. Kanüle unter aseptischen Kautelen. Die Insertionsstelle wird für 48 h steril verbunden. In der Folge sollte die ehemalige Punktionsstelle auf Entzündungszeichen (Schwellung, Rötung, Sekret) kontrolliert werden. Bei Knochenschmerzen wird zudem zum Ausschluss einer Osteomyelitis oder Fraktur eine entsprechende bildgebende Diagnostik empfohlen.

21.11 Mögliche Komplikationen

- Zu Komplikationen siehe Kap. 21.8

21.12 Ergebnisse

21.12.1 Medikamentenapplikation

- Nach aktuellem Stand können nahezu alle bei der Behandlung von pädiatrischen und erwachsenen Notfallpatienten eingesetzten i. v. Medikamente auch i. o. appliziert werden [5].
  - Dies beinhaltet alle Arten von Notfallmedikamenten (inkl. Katecholamine, Infusionslösungen, Blutprodukte und Anästhetika).
  - Dies gilt auch für Fibrinolytika, nachdem in verschiedenen Fallbeschreibungen von einem ebenso erfolgreichen wie komplikationslosen Verlauf berichtet wurde.
  - Einschränkungen existieren lediglich bei der Anwendung von hypertonen (z. B. hypertone NaCl-Lösung) oder stark alkalischen Lösungen (Natriumbikarbonat-Lösung), da diese möglicherweise mit einer erhöhten Rate von lokalen Infektionen, Osteomyelitiden und Weichteilnekrosen am Injektionsort assoziiert sind [4].
- Hinsichtlich der Pharmakokinetik und -dynamik wurde kein klinisch relevanter Unterschied zwischen der zentralvenösen und der i.o. Medikamentenapplikation nachgewiesen [5]:
  - Die i. v. Medikamentendosierungen gelten damit auch für die i.o. Applikation.
  - Wird der i.o. Zugang nicht nur zur Medikamentenapplikation, sondern auch zur Volumentherapie genutzt, sollte grundsätzlich eine Druckinfusion (mittels Druckinfusionsbeutels) durchgeführt werden. Dabei ist auf Extra- bzw. Paravasate an der Punktionsstelle und das Vermeiden einer Luftembolie zu achten.

- ◦ Bei Patienten mit kardialem Rechts-Links-Shunt sollte allerdings auf die Anwendung einer Druckinfusion verzichtet werden, da bei der i.o. Kanülierung potenziell die Gefahr einer geringen Fett- und Knochenmarkmobilisierung besteht, die bei Rechts-Links-Shunt zu einer zerebralen Embolisierung führen kann.
- ◦ Grundsätzlich erscheint die i.o. Infusion wegen der beschränkten Kanülendurchmesser für eine akute Volumentherapie eher für Kinder und weniger für Erwachsene geeignet zu sein. In besonderen Fällen kann die Anlage zweier i.o. Infusionen an unterschiedlichen Punktionsstellen sinnvoll sein.

21.12.2 Training

- Alle ärztlichen und nicht ärztlichen Mitarbeiter einer medizinischen Einrichtung, die prähospital oder in der innerklinischen Versorgung mit pädiatrischen oder adulten Notfallpatienten konfrontiert werden, sollen in der Technik der i.o. Punktion unterrichtet und regelmäßig trainiert werden [8], [9].

21.12.3 Vorhaltung

- Die erfolgreiche Anwendung der i.o. Punktion verlangt neben einer adäquaten Schulung und dem Training dieser Technik auch die unmittelbare Verfügbarkeit der notwendigen Ausrüstung.

21.13 Quellenangaben

[1] Helm M, Gräsner JT, Gries A et al. S 1-Leitlinie 001-042: Die intraossäre Infusion in der Notfallmedizin. Anästh Intensivmed 2018; 59: 667–677

[2] Helm M, Haunstein B, Schlechtriemen T et al. EZ-IO intraosseous device implementation in German Helicopter Emergency Medical Service. Resuscitation 2015; 88: 43–47

[3] Maconochie IA, Bingham R, Eich C et al. European Resuscitation Council Guidelines for Resuscitation 2015. Section 6. Paediatric life support. Resuscitation 2015; 98: 223–248

[4] Sogar J, Nolan JP, Deakin CD et al. European Resuscitation Council Guidelines for Resuscitation 2015. Section 3. Adult advanced life support. Resuscitation 2015; 98: 100–147

[5] Anson JA. Vascular Access in Resuscitation – Is there a role for the intraosseous route? Anaesthesiology 2014; 120: 1015–1031

[6] Bernhard M, Aul A, Helm M, et al. Invasive Notfalltechniken in der Notfallmedizin. Indikationen und Ausbildungskonzepte. Notfall Rettungsmed 2008; 11: 304–309

[7] Zink W, Völkl A, Martin E, Gries A. Die „INTECH"- Studiengruppe: Invasive Notfalltechniken (INTECH) – Ein Ausbildungskonzept in der Notfallmedizin? Anaesthesist 2002; 51: 853–862

[8] Bernhard M, Zink W, Sikinger M et al. Das Heidelberger Seminar „Invasive Notfalltechniken" (INTECH) 2001–2004. Detaillierte Auswertung eines praxisorientierten notfallmedizinischen Ausbildungskonzeptes. Notfall Rettungsmed 2005; 8: 399–407

[9] Helm M, Hossfeld B, Lampl L et al. Die intraossäre Punktion. In: Bernhard M, Gräsner JT, Hrsg. Notfalltechniken Schritt für Schritt. Thieme; 2016: 167–176

21.14 Wichtige Internetadressen

- www.cookmedical.com
- www.pyng.com
- www.nearperfection.com
- www.ps-med.com
- www.arrowezio.com
- www.teleflex.com
- www.baxter.com

22 Blutstillung und Tourniquet

Björn Hossfeld, Florent Josse

22.1 Steckbrief

Blutungen sind die Hauptursache für vermeidbare Todesfälle nach Trauma. Zur adäquaten Blutungstherapie zählen frühzeitige lokale Kompression, ggf. ergänzt durch Hämostyptika, sowie an den Extremitäten der Einsatz von Tourniquets. Ein möglicher Algorithmus wird in ▶ Abb. 22.1 vorgestellt. Dementsprechend wird in internationalen Empfehlungen zur Traumaversorgung dem ABCDE-Algorithmus ein <C> für die kritische Blutung vorangestellt. Die wichtigste Maßnahme der Blutstillung ist die Kompression. Kompression muss dabei allerdings über den klassischen Druckverband hinaus, v. a. bei tiefgreifenden Wunden, mehr im Sinne eines chirurgischen Packings verstanden werden. Dazu wird die Wunde mit geeigneten sterilen Verbandstoffen (z. B. Kerlix®) vollständig austamponiert und diese anschließend mit elastischen Binden (z. B. Idealbinden) fixiert. Ein solches Vorgehen erfordert eine entsprechende Ausbildung, welche z. B. an Schlachtteilen möglich ist (▶ Abb. 22.2).

22

22.2 Synonyme

- Kompression
- Packing

22.3 Keywords

- Blutstillung
- Kompression
- Packing
- Hämostyptika
- Tourniquet

22.4 Definition

- Blutsstillung in diesem Kapitel umfasst alle Maßnahmen, die einen Blutverlust nach außen so früh wie möglich stoppen.

22.5 Indikationen

- Blutverlust bedeutet nicht nur den Verlust von Volumen, den man durch Infusionen ersetzen könnte, sondern den Verlust von Sauerstoffträgern und Gerinnungsfaktoren, für die (von Ausnahmen abgesehen) prähospital kein Ersatz zur Verfügung steht.
- Eine frühzeitige Blutstillung reduziert den nachfolgenden Transfusionsbedarf, welcher wiederum mit Risiken für den Patienten verbunden ist (Transfusionsreaktion, Infektionen).
- Die S 3-Leitlinie Polytrauma und Schwerverletztenversorgung empfiehlt den Einsatz von Hämostyptika und Tourniquets, wenn vorangegangene Maßnahmen nicht erfolgreich waren.
- Um bei kritischen Blutungen nicht unnötig Zeit bis zur effektiven Blutstillung zu verlieren, sollten Tourniquets allerdings großzügig und Hämostyptika primär additiv mit dem nachfolgend beschriebenen Packing eingesetzt werden.

22.6 Aufklärung und spezielle Risiken

- Speziell die Anlage eines Tourniquets verursacht Schmerzen durch den Druck auf das Gewebe, aber auch durch die Ischämie. Deshalb ist beim Einsatz eines Tourniquets eine suffiziente Analgesie erforderlich.

22.7 Material

- Zur Blutstillung sollten neben geeigneten sterilen Verbandmaterialien auch Tourniquets, Hämostyptika (▶ Tab. 22.1) auf Chitosanbasis sowie Handschuhe vorgehalten werden.

22.8 Durchführung

- Ein Algorithmus zur Behandlung wird in ▶ Abb. 22.1 vorgestellt.
- In ▶ Abb. 22.2 wird die Ausbildung an Schlachtteilen gezeigt.
- Ein Tourniquet ist ein Abbindesystem, durch das die arterielle Blutzufuhr an den Extremitäten vollständig unterbunden werden kann.
- Dies kann durch improvisierte Materialien, eine Blutdruckmanschette oder am besten durch kommerziell hergestellte Einweg-Tourniquets erreicht werden.
- Auf dem Markt werden verschiedene Tourniquets angeboten. In ▶ Abb. 22.3 werden geeignete Modelle gezeigt.

Tab. 22.1 Prähospital eingesetzte Hämostyptika.

Produkt	Wirkstoff	Wirkmechanismus	Abhängig von Gerinnungsfaktoren	Darreichung
QuikClot	Zeolith	Konzentration	Ja	Granulat
QuikClot ACS +	Zeolith	Konzentration	Ja	Beutel
Arista	Polysaccharid	Konzentration	Ja	Pulver
QuikClot Combat Gauze	Kaolin	Aktivierung	Ja	imprägnierte Gaze
Celox	Chitosan	Adhäsion	Nein	Pulver
CeloxGauze	Chitosan	Adhäsion	Nein	beflockte Gaze
ChitoSAM	Chitosan	Adhäsion	Nein	Wundwatte
ChitoGauze XR Pro	Chitosan	Adhäsion	Nein	imprägnierte Gaze
WoundClot	Cellulose	Adhäsion	Nein	Wundwatte

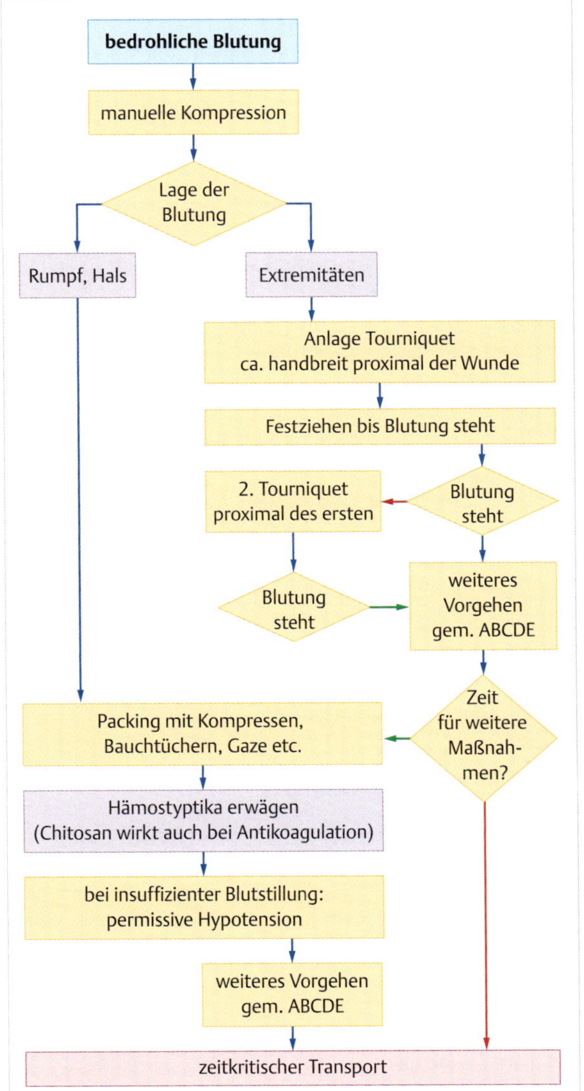

Abb. 22.1 Schema Blutstillung.

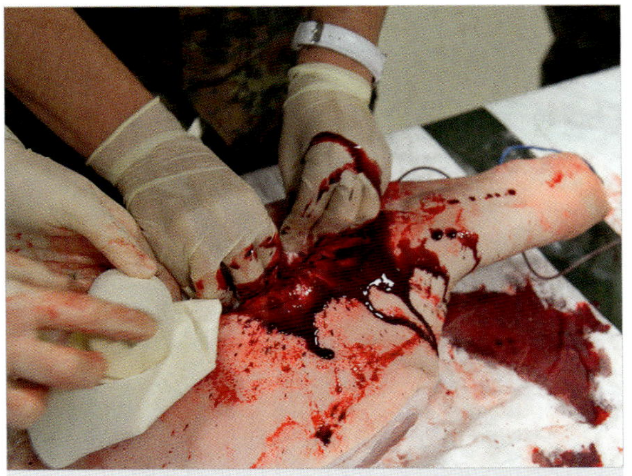

Abb. 22.2 Training blutstillender Maßnahmen an Schlachtteilen.

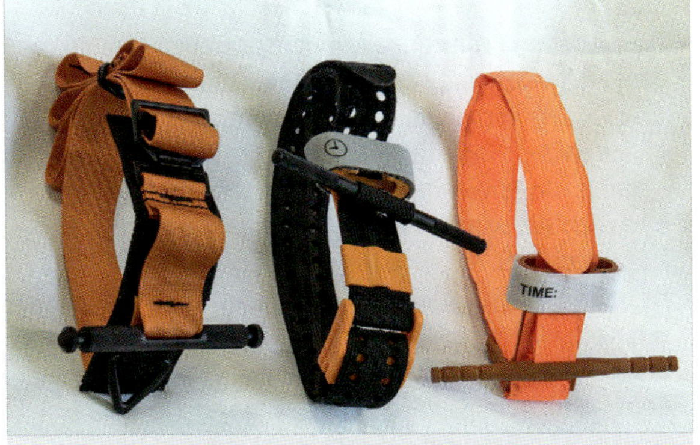

Abb. 22.3 Geeignete Tourniquets (SOFF-TT, SAM XT, C.A.T.).

22.8.1 Tourniquets

Ziel und Zweck der Tourniquets

- Zweck der Anlage eines Tourniquets ist es,
  - eine kritische, lebensbedrohliche Blutung an einer Extremität durch eine proximale Abbindung der Blutzufuhr zeitnah zum Stillstand zu bringen und
  - einen weiteren unkontrollierten Blutverlust zu vermeiden, bis die Blutstillung auf eine andere Art und Weise möglich ist.
- Im zivilen Rettungsdienst war dieses Vorgehen über Jahrzehnte verpönt und der Katastrophenmedizin vorbehalten. Darüber hinaus sollte eine Abbindung nur erfolgen, wenn andere Mittel zur Blutstillung, wie das manuelle Abdrücken der Oberarm- oder Leistenarterie mit anschließendem Druckverband, versagt hatten. Die Sorge galt v. a. einer zusätzlichen Schädigung von vitalem Gewebe distal der Abbindung infolge der mangelnden Perfusion.
- Das Tourniquet erlebte seine Renaissance durch die Erfahrungen aus militärischen Konflikten. Eine Untersuchung von Bellamy 1984 über die Todesursachen im Vietnamkonflikt zeigte, dass 9 % der Todesfälle durch potenziell vermeidbares Verbluten infolge von Extremitätenverletzungen verursacht waren. US-amerikanische Kollegen erkannten, dass die Blutstillung mit einfachen Mitteln erfolgen muss, weil laufende Kampfhandlungen Kräfte binden und keine aufwendige Versorgung von Verletzten (wie das Anlegen eines Druckverbandes) zulassen oder weil andere Verletzungen ebenso dringend versorgt werden müssen.
- Aus diesem Grund wurde 1996 die Versorgung von lebensbedrohlichen Extremitätenblutungen mittels Tourniquet im Rahmen des Versorgungsalgorithmus Tactical Combat Casualty Care (TCCC) als Maßnahme in das notfallmedizinische Vorgehen des US-Militärs aufgenommen.
- Die positiven Erfahrungen im militärischen Umfeld mit dem effektiven und komplikationsarmen Gebrauch des Tourniquets versprechen einen ebenso großen Nutzen in der zivilen Notfallmedizin. Dementsprechend liegt es nahe, die Anwendung im zivilen Rettungsdienst bei offensichtlich starken Blutungen aus Extremitätenverletzungen (z. B. Amputationen) zu empfehlen.
- Ist beispielsweise bei einem eingeklemmten Pkw-Insassen nach einem Unfall der stark blutende Unterschenkel für einen Kompressionsverband vor der technischen Rettung nicht zugänglich, kann mit einer (temporären) Tourniquetanlage am Oberschenkel ein weiterer Blutverlust verhindert werden.
- Schließlich ist es denkbar, dass v. a. beim polytraumatisierten Patienten weitere Verletzungen vital bedrohlich sind. Eine zeitnahe Blutstillung ermöglicht die umgehende Versorgung anderer potenziell lebensgefährlicher Verletzungen (z. B. Entlastung eines Spannungspneumothorax) nach dem <C>ABCDE-Algorithmus.
- Dabei geht es gar nicht ausschließlich um „spritzende" arterielle Blutungen aus großen Gefäßen. Ausgedehnte diffus blutende Weichteilverletzungen können über die Zeitdauer der notfallmedizinischen Versorgung ebenfalls einen relevanten Blutverlust bedingen.
- Insbesondere bei gleichzeitigem A-, B- oder C-Problem ist die parallele Anlage eines temporären Tourniquets sinnvoll.

Anlage des Tourniquets

- Ein Tourniquet sollte grundsätzlich so distal wie möglich, jedoch mindestens eine Handbreit (5–10 cm) proximal der Wunde (nie jedoch über Gelenken oder offenen Frakturen) angelegt werden.
- Es gilt allerdings zu bedenken, dass v. a. bei stumpfen Amputationsverletzungen (z. B. nach Explosionen) die Blutungsquelle tief im Gewebe und weit proximal des Amputationsstumpfes liegen kann. In solchen Fällen kann es sinnvoll sein, den Ort für die Tourniquetanlage entsprechend weit proximal zu wählen.
- In taktischen Lagen sowie bei Unerreichbarkeit der Extremität oder zeitkritischem A- oder B-Problem ist die Anlage so proximal wie möglich auch über der Kleidung möglich.
- Wichtig ist es, das Tourniquet stets so weit zu schließen, dass die Blutung sistiert.
- Eine Analgosedierung sollte möglichst zeitnah erfolgen.
- Im weiteren Verlauf muss die erfolgte Blutstillung regelmäßig kontrolliert werden, da sich zum einen das Tourniquet lösen könnte, zum anderen durch die notfallmedizinischen Maßnahmen ein initial erniedrigter Blutdruck des Patienten wieder ansteigen und den Verschlussdruck des Tourniquets überwinden könnte. Deshalb sollte die abgebundene Extremität nicht zugedeckt werden, sondern stets sichtbar sein, um eine erneut einsetzende Blutung unmittelbar erkennen zu können. Wärmeerhalt ist nicht erforderlich, da bei effektiver Abbindung keine Perfusion stattfindet.
- Der Zeitpunkt der Tourniquetanlage ist zu dokumentieren und bei der Patientenübergabe mitzuteilen.

22.8.2 Kompression

Druckverband und stark resorbierende Verbandsstoffe

- Um stark blutende Wunden zu stoppen, die teilweise großflächig tief in Gewebetaschen liegen und oft nicht gut komprimierbar sind, muss ein Verbandsstoff tief in die Wunde eingebracht werden.
- Dieses Austamponieren einer Wunde wird im chirurgischen Sprachgebrauch als Packing bezeichnet. Dazu eignet sich z. B. Kerlix®, eine vielfältig verwendbare, sehr saugfähige unelastische Baumwollgaze. Durch ihre „luftige", schwammartige grobe Faserung besitzt sie eine enorm hohe und schnelle Resorptionskapazität.

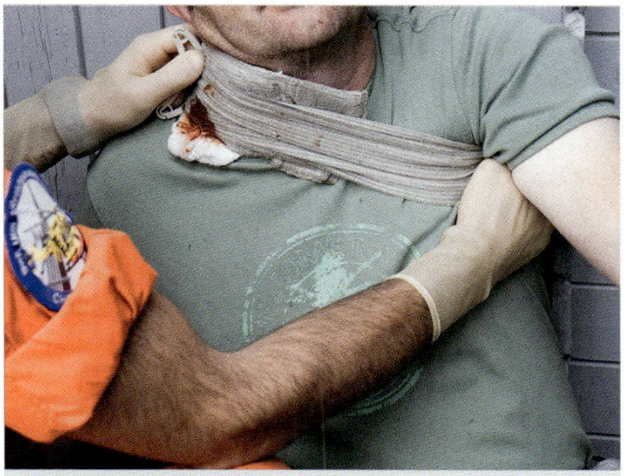

Abb. 22.4 Kompressionsverband mit elastischer Binde nahe am Körperstamm.

Besonders geeignet ist die Anwendung der kompletten Verbandrolle als saugfähige Wundauflage oder abgerollt zum Packing tiefer perforierender Verletzungen oder großer Wundbereiche. Solche Verbandsstoffe müssen mit einem Druckverband fixiert werden.

- Für einen effektiven Druckverband benötigt man Verbände mit elastischen Binden. Die noch weit verbreiteten nicht elastischen klassischen Mullbinden eignen sich nicht, um straffe, z. T. auch schwierige körperstammnahe (Hals, Schulter, Leiste) Druckverbände anzulegen. Hierzu sind neben klassischen Idealbinden neuere Verbände auf dem Markt (z. B. Israeli Emergency Bandage®, OALES Modular Bandage®, ▸ Abb. 22.4), die neben einer saugfähigen Wundauflage über eine breite elastische Binde verfügen.

S 3-Leitlinie „Polytrauma-/ Schwerverletztenversorgung

- Inzwischen wird empfohlen, in Regionen, in denen Tourniquets nicht appliziert werden können, hämostatische Verbände einzusetzen (Grade of Recommendation A [GoR A]).
- Dies gilt sowohl für den prähospitalen Rettungsdienst als auch für die innerklinische Versorgung im Schockraum und im OP. Sogar bei der postpartalen atonen Uterusblutung wird über ein effektives und komplikationsloses Packing mit der hämostyptischen Celox-Gauze berichtet.
- Ergänzend zur Ausbildung einer suffizienten Wundkompression wird primär im militärischen Umfeld seit 2003 die Entwicklung und der erfolgreiche Einsatz sogenannter Hämostyptika stark vorangetrieben (siehe Kap. 22.8.3).

22.8.3 Hämostyptika

Definition

- Ein Hämostyptikum ist eine Substanz, welche die Blutstillung lokal über unterschiedliche Wirkmechanismen fördert (▸ Tab. 22.1).
- Derzeit werden 3 verschiedene Wirkmechanismen bei den topischen, prähospital angewendeten Hämostyptika unterschieden:
  - Konzentration von Gerinnungsfaktoren
  - Gerinnungsaktivierung
  - mukoadhäsive Wirkung

Konzentration von Gerinnungsfaktoren

- Durch die Absorption von Plasma aus dem Blut werden Gerinnungsfaktoren und Thrombozyten am Ort der Blutung konzentriert und damit die Thrombusbildung und Blutstillung gefördert. Dieser Mechanismus setzt jedoch eine intakte Gerinnung sowie ausreichend aktive Thrombozyten voraus, was bei einer traumatisch induzierten Koagulopathie (TIC), einer Verbrauchskoagulopathie, bei Hypothermie sowie unter einer Dauermedikation mit Thrombozytenaggregationshemmern oder Antikoagulanzien nicht der Fall ist. Gerade solche Medikationen betreffen jedoch einen zunehmenden Teil der Bevölkerung, sodass der Einsatz von Hämostyptika mit diesem Wirkmechanismus gerade im zivilen Rettungsdienst fragwürdig wird.
- Das bekannteste Produkt dieser Gruppe ist QuikClot®, welches von 2003 bis 2008 vom US-Militär eingesetzt wurde. Der Wirkstoff ist Zeolith, ein Pulver aus Vulkangestein, das bis zu 40 % seines Trockengewichts an Flüssigkeit absorbieren kann und somit zur lokalen Blutstillung beiträgt. Diese Absorption verursacht jedoch eine exotherme Reaktion mit Temperaturentwicklung bis zu 90 °C. Diese exotherme Reaktion mit ausgeprägter lokaler Schädigung des Gewebes veranlasste die Firma, eine Modifikation auf den Markt zu bringen, bei der das Granulat in eine Art Stoffbeutel (QuikClot® ACS +) verpackt wurde, um die exotherme Reaktion auf das umliegende Gewebe zu reduzieren. Dadurch wurde jedoch auch der hämostyptische Effekt vermindert.

Gerinnungsaktivierung

- Hauptvertreter dieser Gruppe ist das Aluminiumsilikat Kaolin, welches die intrinsische Gerinnung aktiviert und auf diese Weise die Blutstillung beschleunigt. Kaolin ersetzt seit ca. 2008 das Zeolith in QuikClot®, welches seither als QuikClot® Combat Gauze vertrieben und als Standard-Hämostyptikum vom US-Militär eingesetzt wird. In mehreren Studien wurde die Effektivität dieser Gaze im Vergleich mit weiteren hämostyptischen Verbänden und einer Standard-Gaze beschrieben. Allerdings setzt auch dieser Mechanismus eine funktionierende Gerinnung voraus. Dementsprechend zeigen neue Untersuchungen, dass auch diese kaolinbeflockte Gaze bei bestehenden Koagulopathien und antikoagulativer Dauermedikation deutlich weniger effektiv ist.

Adhäsive und mukoadhäsive Wirkung

- Die letzte Gruppe der Hämostyptika basiert auf dem Wirkstoff Chitosan.
- Chitosan ist ein inertes Polyaminosaccharid, welches aus dem Chitinpanzer von Krustentieren gewonnen wird.
- Die Wirkung von Chitosan beruht auf einer adhäsiven, elektrophysiologischen Bindung des Chitosans (Kation) an die negativ geladenen Thrombozyten und Erythrozyten (Anionen) sowie der anschließenden Mukoadhäsion des Chitosan-Thrombozyten-Komplexes an das umliegende Gewebe.
- Chitosan wirkt ohne exotherme Reaktion, ist ungiftig und reagiert unabhängig von vorhandenen Gerinnungsfaktoren, Koagulopathie und ohne Hypothermie.
- Eines der ersten chitosanbasierten Produkte war das pulverförmige Celox®.
- Chitosan wurde zunächst als Granulat verwendet, später auf unterschiedliche Trägerverbände aufgetragen (Celox® Gauze® Celox, RAPID, Chito Gauze XR®) und ist nun auch als Wundwatte erhältlich, die ausschließlich aus Chitosan besteht (Chito-SAM®).
- Im Vergleich mit den anderen hämostyptischen Verbänden erreicht Celox® Gauze die schnellste und effektivste Blutstillung auch bei bestehender Koagulopathie.
- Seit 2014 werden neben QuikClot® Combat Gauze auch chitosanbasierte Verbände (Celox® Gauze, Chito Gauze) vom US-Militär empfohlen.
- In Europa empfiehlt die Tactical Rescue and Emergency Medicine Association (TREMA) bereits seit 2010 den Einsatz chitosanbasierter Hämostyptika.
- Chitosanbasierte Produkte sind nach Anwendung leicht mit isotoner Kochsalzlösung aus der Wunde auswaschbar, ohne dass eine erneute Blutung verursacht wird oder Gewebeschäden verbleiben.

Anwendung der Hämostyptika

- Im präklinischen Umfeld sollten nur noch Hämostyptika in Form von Verbänden verwendet werden.
- Die Anwendung von Pulvern oder Granulaten ist aufgrund der eingeschränkten Anwendung nicht zu empfehlen:
  - Granulate können nur senkrecht von oben der Schwerkraft folgend in die Wunden eingebracht und anschließend manuell nur schwierig tief in die Wunde gepresst werden.
  - Bei starken Blutungen können die Granulate auch schnell aus der Wunde „ausgewaschen" werden und deshalb ihre hämostyptische Wirkung nicht am Ort der Blutung entfalten.
  - Hinzu kommt, dass der Umgang mit Verbänden und Gazen beim Rettungsdienstpersonal bekannt ist und eine effektivere Anwendung verspricht.
- Der Erfolg der Blutstillung ist maßgeblich von der korrekten Anwendung der spezifischen Hämostyptika abhängig. Wichtig ist, dass das Produkt an den Grund der Wunde (Blutungsquelle) gebracht wird, damit es seine volle Wirkung entfalten kann. Bildet sich zwischen dem Hämostyptikum und dem Gewebe bzw. der Blutungsquelle ein Polster aus Blut, wird die hämostatische Wirkung beeinträchtigt. Das tiefe Einbringen von Verbandsstoffen in die Wunde wird als Packing bezeichnet. Diese Wundtamponade ist nicht nur beim Einsatz von Hämostyptika, sondern auch beim Einsatz von herkömmlichen Verbandstoffen oder besonders saugfähigen Verbandsstoffen (wie z. B. Kerlix® oder Bauchtücher) für eine suffiziente Blutstillung essenziell.
- Anschließend muss bei allen Hämostyptika eine manuelle Kompression von mindestens 3–5 min erfolgen. Diesen Druck kann auch ein ungeschulter Helfer unter Anleitung ausüben.
- Abschließend sollte ein Druckverband mit elastischen Binden angelegt werden.

22.8.4 Permissive Hypotension und zeitkritischer Transport

- Kann mit den beschriebenen Maßnahmen prähospital keine suffiziente Blutstillung erreicht werden, bleibt die chirurgisch operative Versorgung als einzige Option.
- Der Patient muss bei erniedrigtem systolischem Blutdruck (permissive Hypotension: systolischer arterieller Druck ca. 90 mmHg) schnellstmöglich in eine geeignete Klinik transportiert werden.

22.8.5 Fazit

- Kritische und komplizierte Blutungen, welche nicht initial mit einem Tourniquet oder mit herkömmlichen Verbandstoffen gestillt werden können, bleiben sicher eine Ausnahme.
- Dennoch ist es erforderlich, die speziellen effektiven hämostyptischen Verbandstoffe regelmäßig anzusetzen, um die Anwendung zu trainieren und um gerade in den seltenen schwierigen Fällen eine suffiziente Blutstillung erreichen zu können.

22.9 Mögliche Komplikationen

- Die Nebenwirkungen der einzelnen Produkte sind abhängig vom Wirkmechanismus. Die initiale exotherme Reaktion bei den zeolithbasierten Hämostyptika wurde zwar abgeschwächt, bleibt jedoch aufgrund des Wirkmechanismus erhalten.

- Eine primär gefürchtete Thrombembolie durch die Hämostyptika wurde bei chitosan- und kaolinbasierten Hämostyptika nicht festgestellt.
  - Allerdings wurden bei WoundStat, einem Granulat, welches zur Kategorie „Konzentration von Gerinnungsfaktoren" gehört, Thrombembolien im Schweinemodell festgestellt. Daher wird es nicht mehr empfohlen.
- Eine befürchtete allergische Reaktion beim Einsatz von chitosanbasierten Produkten bei Patienten mit bekannter Allergie gegen Schalentiere konnten bisher nicht bestätigt werden.

22.10 Literatur zur weiteren Vertiefung

[1] Hossfeld B, Josse F, Bernhard M et al. Prähospitale Anwendung von Tourniquets. A&I 2016; 57: 698–704. Im Internet: www.ai-online.info/aionline/Artikel/artikelId/3165/Jahr/2016/Monat/November/Titel/Handlungsempfehlung_Praehospitale_Anwendung_von_Tourniquets/wicket:pageMapName/AI-Artikel; Stand: 29.06.2018

[2] Lier H., Bernhard M., Knapp J et al. Ansätze zur prähospitalen Gerinnungstherapie. Der Anaesthesist 2017; 66(11): 867–878. doi: http://doi.org/10.1007/s00101-017-0350-0

22.11 Wichtige Internetadressen

- www.tremaonline.info
- www.bleedingcontrol.org

II

23 Fokussierte Notfallsonografie

Malte Kleinschmidt, Daniel Kiefl, Raoul Breitkreutz

23.1 Steckbrief

Bei der Versorgung Schwer- und Mehrfachverletzter kann durch die erweiterte fokussierte Sonografie bei Trauma (E-FAST-Konzept) freie Flüssigkeit als Zeichen einer inneren Blutung sowie ein Pneumothorax als akut lebensbedrohliche Komplikationen sicher und schnell nachgewiesen oder ausgeschlossen werden. Damit können sowohl bei hämodynamischer Stabilität als auch bei Instabilität unter Umgehung weiterer zeitaufwändiger Diagnostikschritte gezielt operative Interventionen (explorative Laparatomie, Pleuradrainage oder Perikardpunktion und Thorakotomie) erfolgen. Die fokussierte Echokardiografie bei Life Support (FEEL-Konzept) bietet die Möglichkeit, nicht nur potenziell reversible Ursachen eines Herz-Kreislauf-Stillstands rasch zu erkennen und zu behandeln, sondern vermag auch einen Einblick in die aktuelle kardiale Funktion nach Wiedereinsetzen eines Spontankreislaufs zu geben.

23.2 Synonyme

- Notfallsonografie
- Notfallechokardiografie
- fokussierte Sonografie
- Point-of-Care-Ultraschall
- Sonoskopie

23.3 Keywords

- Notfallsonografie
- fokussierte Sonografie
- FAST (focused assessment with sonography for trauma)
- E-FAST (extended focused assessment with sonography for trauma)
- FEEL (focused echocardiographic evaluation in life support)
- FoCUS
- PoCUS,
- Schockraumversorgung
- Polytrauma
- A(C)LS (Advanced (Cardiac) Life Support)
- kardiopulmonale Reanimation

23.4 Definition

- Im Gegensatz zur klassischen spezialisierten Organsonografie, die i. d. R. ohne Zeitdruck an einem zentralen Ort (Funktionsabteilung) durchgeführt und für die ein Standardsatz von Schnittbildern erzeugt wird, wendet man die Notfallsonografie mit mobilen Ultraschallgeräten dezentral am „Point-of-Care" an. Dies erfolgt oft unter Zeitdruck und i. d. R. unter suboptimalen Umgebungs- und Untersuchungsbedingungen.
- Die Notfallsonografie kann vom behandelnden Arzt auch am Anfang der Weiterbildung durchgeführt werden und ist somit nicht nur den Spezialisten vorbehalten.
- Wesentliche Merkmale der Notfallsonografie sind die Einbindung in den unmittelbaren klinischen Kontext und ein standardisiertes Vorgehen, welches organübergreifend eine kleine Anzahl von Schnittbildern erzeugt bzw. beim Durchmustern bestimmter Regionen des Körpers nach wenigen umschriebenen Pathologien sucht.
- Dies wird im Rahmen von Untersuchungsprotokollen, wie z. B. FAST, E-FAST, FEEL usw., realisiert. Diese Protokolle fokussieren sich auf ein konkretes klinisches Problem und versuchen, die Anzahl der möglichen Verdachtsdiagnosen zu reduzieren. Man nennt dieses Vorgehen auch fokussierten Ultraschall, weil man auf nicht notfallrelevante, zeitunkritische Organbefunde verzichtet.
- Die fokussierte Sonografie bietet sich auch als Erweiterung der körperlichen Untersuchung an und ist dabei ortsungebunden, personalisiert und abteilungsübergreifend, d. h. in einer Notaufnahme, Intensivstation oder in der präklinischen Versorgung verfügbar.
- Dabei geht es nicht per se um das Erreichen einer sonografischen Abschlussdiagnose, sondern eher um den raschen Ausschluss lebensbedrohlicher Pathologien, die Eingrenzung der Anzahl möglicher Differenzialdiagnosen sowie die Bestätigung einer klinischen Verdachtsdiagnose.

23.5 Indikationen

- Die fokussierte Notfallsonografie ist indiziert bei:
  - dem Verdacht auf Vorliegen eines klinischen Problems im ABCD-Schema
  - sämtlichen akut vital bedrohlichen Krankheitszuständen
  - der Schwerverletztenversorgung (z. B. innerhalb des Schockraumprotokolls nach ATLS: Advanced Trauma Life Support)
  - der Differenzierung von Schockursachen (undifferenzierte Hypotonie)
  - der kardiopulmonalen Reanimation bei Herz-Kreislauf-Stillstand (z. B. innerhalb der erweiterten Wiederbelebungsmaßnahmen nach ALS/ACLS).

23.6 Aufklärung und spezielle Risiken

- Die diagnostische Notfallsonografie als Untergruppe der Point-of-Care-Sonografie bedarf als nebenwirkungsfreie Methode keiner speziellen Aufklärung.
- Punktionen unterliegen der Einschätzung des verantwortlichen Arztes, wobei hier zwischen sofort erforderlicher (z. B. Perikardpunktion oder Pleurapunktion bei schwerer Dyspnoe) und dringlicher Intervention (z. B. Zeichen der Perikardtamponade) unterschieden werden muss.
- Angehörige sollten bei einem nicht aufklärungs- und einwilligungsfähigen Patienten vorab (kurz) informiert werden.
- Selbstverständlich ist darauf zu achten, dass es durch die Notfallsonografie nicht zu einer Verzögerung anderer wichtiger Maßnahmen und Interventionen kommt, wie z. B.
  - Angio-CT bei Verdacht auf Aortenaneurysmaruptur bzw. Aortendissektion
  - einer verzögerten Wiederaufnahme der Thoraxkompressionen nach FEEL-Untersuchung bei kardiopulmonaler Reanimation

23.7 Material

- Theoretisch ist jedes Ultraschallgerät nutzbar, aber wesentlich praktikabler ist beim Point-of-Care-Ultraschall ein mobiles oder ultramobiles, akkubetriebenes Sonografiegerät.
- Weiteres Material:
  - Ultraschallgel
  - farbloses Desinfektionsspray (notfalls auch Fettcreme)
  - Handschuhe
  - desinfizierende Reinigungstücher für die Wischdesinfektion nach Benutzung von Schallkopf und Bedienflächen (auf Sporizidität achten!)
  - EDV für Dokumentation und Bildtransfer
  - Schutzhülle für den Schallkopf
- Welchen Schallkopf wofür?
  - Konvex: Abdomen, Lunge, V. cava inferior (VCI), FEEL
  - Sektor: FEEL, VCI, Lunge
  - Linearschallkopf: Lunge, Interventionen, Untersuchungen bei Kindern und Kleinkindern
  - Mikrokonvexschallkopf: für alle o. g. Verwendungen
- Es gibt fest verbaute Schallköpfe mit mehreren Funktionsanteilen sowie Geräte mit Schallköpfen, die an mobilen Endgeräten ohne Zusatztechnik angeschlossen oder ausgetauscht werden können.
- Für die Behandlung müssen die Standardausrüstung und Medikamente vorgehalten werden. Der Aufbewahrungsort von Punktionssets und Medikamenten muss jedem Teammitglied bekannt sein.

23.8 Durchführung

23.8.1 E-FAST

Untersuchungsgang und Schnittebenen

- Die Untersuchung nach dem E-FAST-Protokoll umfasst insgesamt (mindestens) 8 thorakale und 6 abdominelle Anlotungen.
- Entsprechend der Reihenfolge des ATLS (Advanced Trauma Life Support) beginnt man nach dem ABCD-Schema mit dem Ausschluss von A-Problemen. Die Untersuchung der B-Probleme beginnt mit den thorakalen Schnittebenen (▶ Abb. 23.1). Sie dienen dem Ausschluss eines (Spannungs-)Pneumothorax sowie Hämatothorax als mögliche Ursachen eines B-Problems.
- Nachfolgend werden in den abdominellen Schnitten die tiefsten Räume der Bauchhöhle durchgemustert, um freie Flüssigkeit zu identifizieren.
- Abschließend wird das Perikard untersucht, um eine Perikardtamponade auszuschließen bzw. nachzuweisen. Hieraus können sich auch Hinweise auf ein C-Problem ergeben.
- Merke: Ein Wechsel des Schallkopfes ist unnötig und sollte wegen des Zeitaufwands unterbleiben.
- Für den thorakalen Untersuchungsgang wird ein geeigneter Schallkopf (z. B. konvex) in kraniokaudaler Ausrichtung entlang der Medioklavikularlinie einer Brustseite aufgesetzt, um die anterioren Schnitte abzuleiten (▶ Abb. 23.2a, b, c).
- Die Eindringtiefe sollte beim Erwachsenen 4–10 cm betragen. Nachfolgend werden im Bereich der vorderen oder auch mittleren Axillarlinie laterale Schnitte gewonnen.

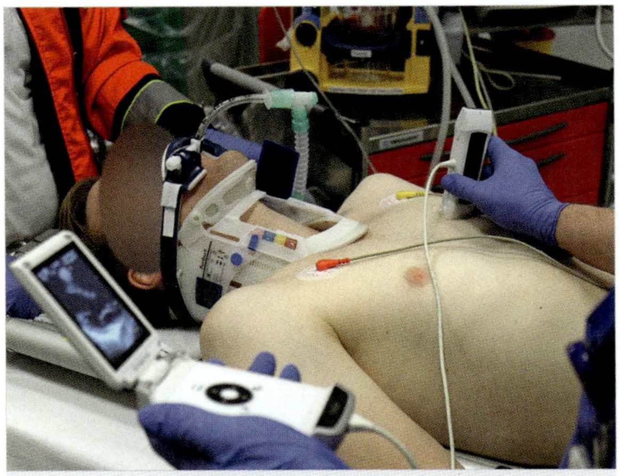

Abb. 23.1 1 Point-of-Care-Ultraschall im Schockraum (nachgestellte Situation). Notfallsonografie der Lunge mittels eines Handheld-Gerätes zum Ausschluss eines traumatischen Pneumothorax im Rahmen des E-FAST-Protokolls (E-FAST: focused assessment with sonography for trauma).

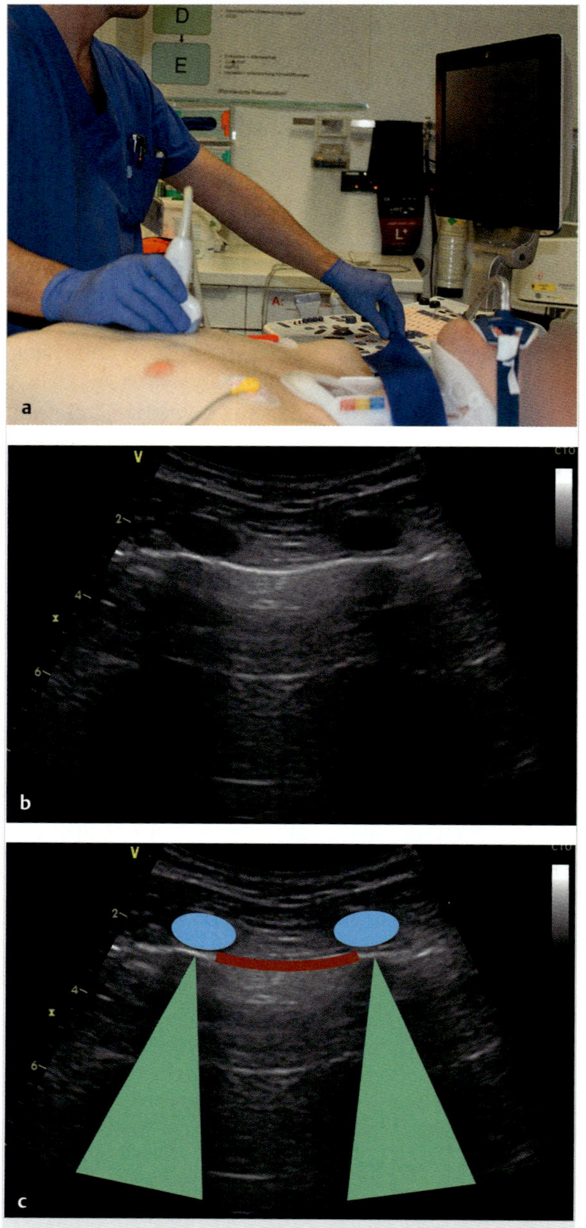

Abb. 23.2 Lungensonografie zum Ausschluss eines Pneumothorax.
- **a** Anlotung in der Medioklavikularlinie mittels eines Konvex-Schallkopfes, hier im 3. Interkostalraum (ICR) rechts (nachgestellte Situation).
- **b** B-Bild.
- **c** Blau = Rippen, Grün = dorsale Schallauslöschung der Rippen, Rot = Pleura (hier gezieltes Suchen des Lungengleitens, von B-Linien und ggf. Zuhilfenahme des M-Modes).

- Dem Untersucher steht es frei, zunächst auf einer Seite anteriore und laterale Anlotungen durchzuführen, oder diese jeweils im direkten Seitenvergleich abzuarbeiten.
- Es sollte auf den stark echogenen Pleurareflex in der Mitte des gewünschten Interkostalraumes (ICR) und die schallschattenbildenden Rippen als seitliche Begrenzung (sog. Bat-Sign) geachtet werden.
- Das alleinige Ziel ist der Ausschluss oder die Bestätigung der Verdachtsdiagnose „Pneumothorax“.
- Es folgen 6 thorakoabdominelle Anlotungen, um der Schwerkraft folgende Ansammlungen von Blut in der Brust- und Bauchhöhle zu erkennen. Die Eindringtiefe muss hierzu auf 20–25 cm erhöht werden. Es empfiehlt sich ein Preset von insgesamt 20 cm oder 25 cm.
- Zunächst wird der Schallkopf in kraniokaudaler Ausrichtung in der rechten mittleren bzw. hinteren Axillarlinie etwa handbreit unterhalb der Mamille am gedachten thorakoabdominellen Übergang aufgesetzt, um Lunge, Leber und Zwerchfell darzustellen (FAST-Position 1, lateral diaphragmal rechts).
- Ist dies gelungen und die Region beurteilt sowie ein Schnittbild dokumentiert, wird der Schallkopf unter Beibehaltung der Längsausrichtung kaudalwärts verschoben, bis die rechte Niere mit dem Morrison-Pouch zu Darstellung kommt (FAST-Position 2, lateral kaudal rechts mit Darstellung des hepatorenalen Recessus = Morrison-Pouch, ▶ Abb. 23.3).
- Analog werden auf der linken Körperseite die Schnitte des linken thorakoabdominellen Übergangs mit Lunge/Pleura (FAST-Position 3, lateral diaphragmal links) sowie von Milz mit linker Niere mit Darstellung des splenorenalen Recessus „Koller-Pouch“ (FAST-Position 4, lateral kaudal links) akquiriert.
- Die Untersuchung wird suprasymphysär in quer- und kraniokaudaler Längsausrichtung (FAST-Position 5, medianer Unterbauch Quer- und Längsschnitt) zum Ausschluss oder Nachweis freier Flüssigkeit im Unterbauch fortgesetzt.
- Abschließend wird mit subkostaler Anlotung das Herz durchgemustert (FAST-Position 6, subkostaler 4-Kammer-Blick), um zu beurteilen, ob ein Perikarderguss vorliegt.
- Es ist zu berücksichtigen, dass sich alle Angaben auf die Untersuchung in Rückenlage beziehen. Je nach Körperposition des Patienten muss mit abweichender Verteilung von Luft bzw. Flüssigkeiten in den jeweiligen Kompartimenten gerechnet werden.

Befunde

Ausschluss und Diagnose Pneumothorax

- Bei korrekter Anlotung im Längsschnitt lassen sich die Rippen mit dorsaler Schallauslöschung und dazwischen die Pleura, an der es zu einer Totalreflextion kommt, erkennen. Der Großteil des Bildes zeigt dieses Artefakt, welches nicht dem Lungengewebe entspricht (▶ Abb. 23.2).
- Folgende Ultraschallphänomene sind bei physiologischen Verhältnissen (adhärente Lungen) darstellbar:
  - Lungengleiten: gegenläufige Bewegung der Pleura viszeralis an der sich kaum bewegenden Pleura parietalis bei der Atemexkursion
  - B-Linien: hyperechogene Artefakte, die vom Pleurareflex bis zum Bildunterrand ziehen und sich atemabhängig bewegen
  - Lungenpuls: sichtbare Übertragung der Volumenbewegungen des Herzens und der Pulsation der Lungengefäße auf das Lungengewebe mit konsekutiver Bewegung der Pleura viszeralis
- Wenn eines dieser Phänomene vorliegt, zeigt dies eine Adhärenz der beiden Pleurablätter. Demzufolge darf an der untersuchten Stelle ein Pneumothorax ausgeschlossen werden.
- Andernfalls kann ein Pneumothorax vorliegen.
- Für die Diagnose müssen Artefakte der adhärenten und kollabierten Lunge sonografisch gleichzeitig dargestellt werden. Diese Umschlagszone wird dann als Lungenpunkt bezeichnet und wäre beweisend für das Vorliegen eines Pneumothorax. Allerdings fehlt dieses Phänomen bei komplett zusammengefallener Lunge.
- Die Dokumentation der Lungenbewegungen und die Beobachtung eines evtl. vorhandenen Lungenpunkts können entweder mit Bildschleifen im B-Modus oder im M-Modus in aussagekräftigen Einzelbildern aufgenommen werden.
- Mit Hilfe der hochsensitiven Lungensonografie kann innerhalb sehr kurzer Zeit (10–60 s, je nach Anzahl der Anlotungspunkte) die wichtige Differenzialdiagnose „(Spannungs-)Pneumothorax" als Ursache eines B-Problems nahezu vollständig ausgeschlossen werden.
- CAVE: Eine vollständige Untersuchung, die sämtliche Interkostalräume beträfe, würde rein mediastinale und posteriore Pneumothoraces übersehen.

Freie Flüssigkeit im Thorax und Abdomen

- Freie Flüssigkeiten, z. B. bei Blutansammlungen nach inneren Organverletzungen, stellen sich in Abhängigkeit von der Schwerkraft bei korrekter Geräteeinstellung als echoarme Areale in den am tiefsten gelegenen Räumen der Brusthöhle bzw. des Abdomens meist zwischen Organen dar.
- Um auch gering ausgeprägte Befunde nicht zu übersehen, ist die Untersuchung stets dynamisch mit stetigem Durchmustern der Positionen vorzunehmen.

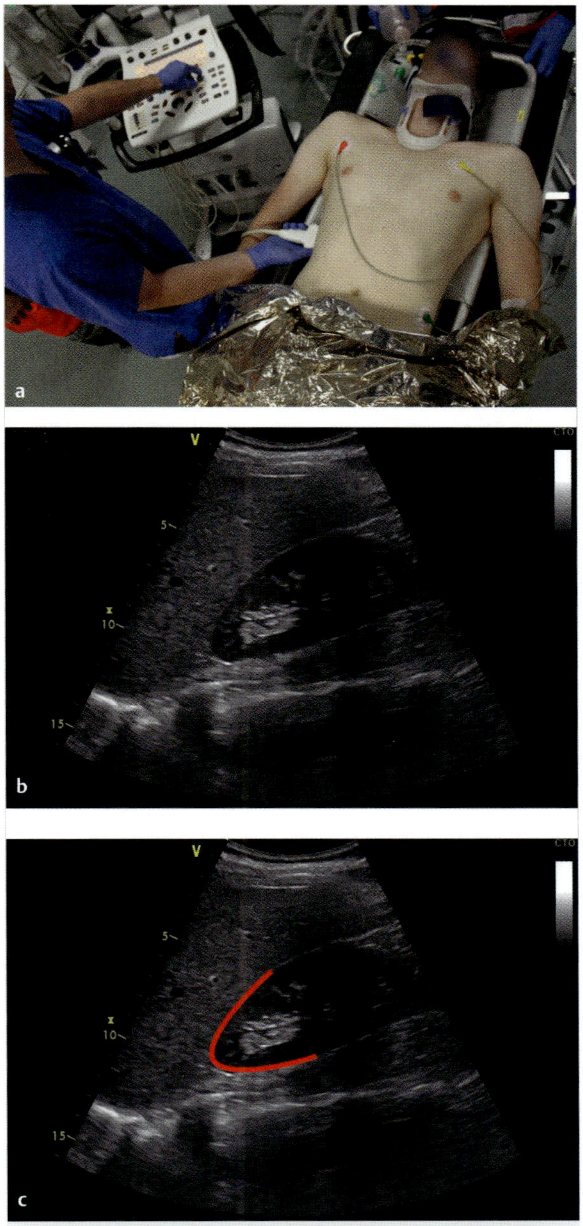

Abb. 23.3 Abdominelle Notfallsonografie in FAST-Position 2.
a Aufsuchen des Morrison-Pouches mittels eines Konvex-Schallkopfes (nachgestellte Situation).
b B-Bild.
c Rot = Morrison-Pouch (hier gezieltes Suchen nach freier intraabdomineller Flüssigkeit = echofreier/echoarmer Flüssigkeitssaum).

- Die Prädilektionsstellen für freie intraabdominelle Flüssigkeit sind v. a. subphrenisch:
  - Raum zwischen Oberpol der rechten Niere und Leberunterrand (Morrison-Pouch, ▶ Abb. 23.3)
  - Raum zwischen Oberpol der linken Niere und der Milz (Koller-Pouch)

  - infravesikal zwischen Harnblase und Rektum beim Mann (rektovesikal) bzw. Harnblase und Uterus bei der Frau (Douglas-Raum)
- Ebenso gelingt der Nachweis freier Flüssigkeit im Pleuraspalt im Sinne eines Hämatothorax in den lateralen diaphragmalen Anlotungen.
- Im B-Bild ist auf das sogenannte Vorhangphänomen zu achten. Hierunter versteht man das inspiratorische Hineingleiten der sich ausdehnenden Lunge ins B-Bild. Das Vorhandensein erlaubt den sicheren Ausschluss größerer thorakaler Ergussmengen.
- Der Ausschluss eines Pleuraergusses ist paradoxerweise schwieriger als sein Nachweis.

Perikardtamponade

- In der subkostalen Anlotung im Querschnitt lässt sich bei ausreichend hoher Eindringtiefe (25 cm) das Herz mit allen 4 Herzhöhlen (4-Kammer-Blick) darstellen.
- Gleichzeitig gelingt hier die Beurteilung des Perikards mit der Frage nach Vorliegen eines Perikardergusses, der sich als hypoechogener, i. d. R. anteriorer, zirkulärer (oder seltener, z. B. nach Herzchirurgie posteriorer) Befund abbildet.
- Da es um die Frage nach einer Perikardtamponade geht, ist die klinische Symptomatik die Grundlage für die Beurteilung und Ableitung weiterer Entscheidungen. Zwar ist es auch möglich, echokardiografische Zeichen hämodynamischer Relevanz zu definieren, d. h. die Kompression von rechtem Vorhof und ggf. rechtem Ventrikel in der Diastole, dies ist jedoch unter Zeitdruck (z. B. im Schockraum) nicht ratsam.
- Relativ geringe Ergussmengen können bei rascher Entwicklung unmittelbar eine Symptomatik auslösen, die eine Indikation zur Entlastung und Drainagenanlage ergäbe.
- Gut tolerierte ausgeprägte Perikardergüsse sind meist subakuter bzw. chronischer Natur und können nach Abschluss der Stabilisierung weiter abgeklärt und ggf. geplant punktiert werden.

Schlussfolgerungen und Limitationen

- Die E-FAST-Untersuchung hat bei der Traumaversorgung folgende Ziele:
  - Ausschluss eines relevanten (Spannungs-)Pneumothorax
  - Ausschluss relevanter thorakaler und abdomineller Flüssigkeitsansammlungen im Sinne einer manifesten Hämorrhagie
  - Ausschluss einer Perikardtamponade
- Dies kann mit hoher Sensitivität und Spezifität erreicht werden.
- Diese Traumafolgen führen, neben der äußeren Blutung und dem schweren Schädel-Hirn-Trauma, sehr häufig zum Tod und bedürfen in jedem Fall einer raschen Intervention.
- Die E-FAST-Untersuchung eignet sich nicht nur bei Trauma, sondern auch bei „konservativen“ Patienten und ist damit eine grundlegende Point-of-Care-Ultraschalluntersuchung.
- Allerdings gibt es auch eine Reihe von Limitationen, die beachtet werden müssen:
  - Die Diagnose „Pneumothorax“ würde (im Gegensatz zum Ausschluss) erheblichen Zeitaufwand bedeuten.
  - Der Nachweis von freier Flüssigkeit ist nicht zwingend von therapeutischer Konsequenz, was sich allerdings auch rasch ändern kann. Eine geplante, zeitnahe Verlaufsbeurteilung ist deshalb gerade bei vermeintlich „kleineren“ Befunden von großer Bedeutung, weil immer eine dynamische Veränderung anstatt eines einzelnen Schnittbildes beurteilt werden sollte.
  - Retroperitoneale Hämatome oder Muskeleinblutungen im Oberschenkel werden mit dem Protokoll nach E-FAST nicht erfasst.
  - Es werden i. d. R. sonografische Befunde erhoben und keine definitiven Diagnosen.
  - Arbeitsdiagnosen werden erst im klinischen Kontext in Kombination mit dem sonografischen Befund möglich.
  - Weiterhin reicht oft eine Einzeluntersuchung nicht aus, um Verläufe zu beurteilen. Dies ist aber auch der Vorteil gegenüber anderer Diagnostik, da E-FAST beliebig oft wiederholt werden kann, wenig Zeit in Anspruch nimmt und der Patient nicht transportiert werden muss.
- Im besonderen Fall des hämodynamisch instabilen Traumapatienten könnte unter Umgehung weiterer zeitaufwändiger Diagnostikschritte (z. B. CT-Trauma-Scan) eine direkte operative Intervention bzw. eine Suche nach anderen Ursachen für die Hypotonie bzw. die klinische Symptomatik erfolgen. So kann bei entsprechender Klinik eine Entlastungspunktion respektive Drainagenanlage bei Pneumothorax bzw. eine Perikardtamponade ad hoc durchgeführt werden.

23.8.2 FEEL: ALS-konforme Echokardiografie (Reanimationsultraschall)

Untersuchungsgang und Schnittebenen

- Für die optimale ALS-konforme Durchführung einer Echokardiografie während der kardiopulmonalen Reanimation (CPR) ist die Einhaltung des Zeitfensters (max. 10s) unabdingbar, falls Thoraxkompressionen dabei unterbrochen werden. Dazu bedarf es eines trainierten Vorgehens inkl. der klaren Kommunikation sämtlicher Teilschritte im Team.

- Schritte:
  - Nach vorheriger Ankündigung wird entweder der Sektorschallkopf oder der Konvexschallkopf noch während der aktiven Thoraxkompression im subkostalen Schallfenster aufgesetzt.
  - Mit Beendigung des nächsten CPR-Zyklus wird die Beobachtung des Herzens im 4-Kammer-Blick begonnen, wobei ein Teammitglied laut von 10 auf 0 (Sekunden) herunterzählen sollte, damit der Zeitrahmen eingehalten wird.
  - Ziel ist die Darstellung des Herzens im subkostalen 4-Kammer-Blick ggf. mit Schwenk auf die V. cava inferior (VCI) in der kurzen Achse.
  - Der Druck auf die Sonde muss derart ausgeübt werden, dass alle 4 Herzhöhlen zur Darstellung kommen. Nur so ergibt sich ein interpretierbarer Standardschnitt in Bezug zum Herzen. In diesem relativ kurzen Zeit- und Schallfenster wird beurteilt, ob sich das Herz bewegt, ob ein Perikarderguss vorliegt und ob Zeichen einer akuten Rechtsherzbelastung oder einer Hypovolämie vorliegen. Letzteres wird durch Mitbeurteilung der VCI möglich, wenn man aus dem subkostalen 4-Kammer-Blick und unter Beobachtung des rechten Vorhofs die Schallkeule vorsichtig nach dorsal kippt.
  - Für eine alleinige Beurteilung der VCI kann der Konvex- oder Sektorschallkopf epigastrisch etwa 1 cm paramedian rechts oder rechts lateral in der mittleren Axillarlinie aufgesetzt werden. Die Sonde „steht" hierbei senkrecht zur Hautoberfäche. Sie wird quer zur Körperlängsachse gedreht, wobei die VCI am Unterrand der Leber rund-oval im Querschnitt zur Darstellung kommt. Durch die unmittelbare Nähe zum Herzen im subkostalen Schallfenster kann ein Positionswechsel kontinuierlich ohne Abheben des Schallkopfes erfolgen (durch „Hin-und-herkippen").
- Sehr wichtig ist eine Speicherung der Bild- bzw. Videodaten, idealerweise als Videoschleife, zwecks Nachanalyse und späterer Nachvollziehbarkeit von Entscheidungen. Der Untersucher sollte damit vertraut sein, ob am Gerät eine prospektive oder retrospektive Aufzeichnung gespeichert wird, und die Länge der Aufzeichnung auf mindestens 2 s einstellen.
- Gelingt die ausreichende Darstellung des Herzens nicht im 1. Versuch innerhalb von ca. 5 s, wird der Untersuchungsgang sofort abgebrochen und ggf. unter Optimierung (Eindringtiefe, Schallkopfposition) wiederholt. Die Untersuchung kann im weiteren Verlauf der Reanimation nach den aktuellen Leitlinien, aber frühestens nach weiteren 2 min ununterbrochener CPR wiederholt werden.
- Essenziell ist eine reibungslose Integration in den ACLS-Algorithmus und Koordination mit anderen Teilen der Wiederbelebungsmaßnahmen.

Befunde

EMD (echte elektromechanische Dissoziation) vs. Pseudo-EMD?

- Zunächst stellt sich die Frage, ob überhaupt Kontraktionen des Herzens bzw. eine echte mechanische Asystolie vorliegen.
- Zeigt das abgeleitete Oberflächen-EKG einen regelmäßigen Rhythmus ohne tastbaren zentralen Puls im Sinne einer pulslosen elektrischen Aktivität, stellt sich die Frage, ob eine EMD (keine Kontraktionen) oder eine schwere linksventrikuläre Funktionsstörung vorliegt (sogenannte pseudo-elektromechanische Dissoziation).
- Bei einer Pseudo-EMD zeigen sich zwar kardiale Kontraktionen, diese können aber entweder aufgrund einer schwer eingeschränkten systolischen Funktion (low output) oder durch eine Obstruktion des Herzens (z. B. Lungenarterienembolie oder Perikardtamponade) nicht zu einem suffizienten Kreislauf mit zentralem Puls führen. Ob ein peripherer Blutdruck erzeugt wird, muss mit anderen Methoden untersucht werden, da die Echokardiografie in diesem Zusammenhang nur mit der Beurteilung von Bewegungen (und Geschwindigkeiten) benutzt werden kann.
- Es ist wichtig zu klären, ob grob pathologische Befunde vorliegen (Perikarderguss, vergrößerter rechter Ventrikel, Zeichen der Hypovolämie). Diese Fragen können vom geschulten Anwender innerhalb weniger Sekunden beantwortet werden.

Perikarderguss und -tamponade

- Im nächsten Schritt wird das Perikard mit der Frage nach Vorliegen eines relevanten Perikardergusses beurteilt. Dieser stellt sich als echofreier oder echoarmer, lokalisierter oder zirkulär das Herz umgreifender Saum dar.
- Für die hämodynamische Relevanz eines Perikardergusses sprechen eine Kompression des rechten Vorhofs mit diastolischer Inversion seiner freien Wand oder auch des gesamten rechten Herzens mit begleitender Füllungsbehinderung und erweiterter unterer Hohlvene.
- Entscheidend für das Ausmaß der Beeinträchtigung der kardialen Auswurfleistung ist dabei weniger die Gesamtergussmenge als vielmehr die Geschwindigkeit, mit der der Perikarderguss und die aktuellen klinischen Symptome (Hypotonie, Schockzeichen?) auftreten. Während selbst relativ geringe Ergussmengen bei rascher Entwicklung unmittelbar symptomatisch werden können, werden langsam entstandene, auch ausgeprägte Perikardergüsse häufig erstaunlich gut toleriert.
- Für die sofortige Punktion bei Herzstillstand muss ein Punktionsset für Notfälle vorgehalten werden.
- Als Überbrückung bei noch schlagendem Herzen und Hypotonie können Volumengabe, Trendelenburg-

Lagerung und Katecholamine in der Vorbereitung der dringlichen Punktion dienen.
- Eine Thorakotomie ist in speziellen klinischen Szenarien zu erwägen.

Akute Rechtsherzbelastung

- Wenn im subkostalen 4-Kammer-Blick die Dimensionen der rechten Herzhöhlen analysiert werden, betrachtet man v. a. die Größe des rechten Ventrikels (RV) im Vergleich zum linken Ventrikel.
- Der RV ist sehr drucksensibel und reagiert auf akute Druckbelastung früh mit Dilatation. Der RV ist aber in diesem Schnitt sehr abhängig vom Winkel, in dem die Schallebene die Ventrikel anschneidet. Daher ist ein parasternaler oder apikaler 4-Kammer-Blick immer vorzuziehen, falls er innerhalb dieses kurzen Zeitfensters einstellbar ist.
- Neben einer Verschiebung der Größenverhältnisse zugunsten des RV mit ggf. diastolischer Deviation des interventrikulären Septums in Richtung linker Ventrikel (sog. paradoxe Septumbewegung) gelten auch die Dilatation des RV und eine erweiterte VCI als Ausdruck der erhöhten dextrokardialen Vorlast.
- Die druckbedingte diastolische Abflachung des interventrikulären Septums in Richtung linker Ventrikel (LV) in der kurzen Achse wird aufgrund des morphologischen Bildaspektes auch „D-Zeichen" genannt.
- All dies hängt aber davon ab, ob das Herz schlägt. Eine Vergrößerung des RV ist auch bei Pseudo-EMD oder Asystolie durchaus nachweisbar.
- Weniger häufig ist der Befund eines intrakardialen (Transit)-Thrombus in den rechten Herzhöhlen, der aber nicht mit Schrittmacher- oder Defibrillator-Kabeln verwechselt werden darf.
- Der Aufbewahrungsort der Medikamente zur Lysetherapie und das Vorgehen sollten als Standard der Notfallbehandlung bekannt sein. Eine Entscheidung für die systemischen Lysetherapie sollte frühestmöglich getroffen werden.

Hypovolämie

- Abschließend wird die VCI bezüglich ihrer Weite und Atemvariabilität beurteilt, um eine Hypovolämie in Erwägung zu ziehen oder auszuschließen.
- Die Darstellung der VCI sollte primär in der kurzen Achse erfolgen, um eine Fehlbeurteilung des wahren Gefäßlumens durch paramediane Anlotung auszuschließen.
- Zeichen einer relevanten Hypovolämie sind:
  - eine mindergefüllte VCI (Durchmesser < 1,0 cm)
  - ein deutlich sichtbarer Venenpuls
  - eine bei Atmung oder Beatmung signifikant sich verjüngende oder gar kollabierte VCI
- Schmale, volumengeminderte rechte Herzhöhlen und ein infolgedessen leerschlagender LV sind aus unserer Sicht ein unsicherer Befund. Sie aufzusuchen führt zur Verlängerung der Beurteilungszeit.
- Werden keine der genannten Befunde erhoben, muss aktiv nach anderen behandelbaren Ursachen eines Herz-Kreislauf-Stillstands wie Elektrolytstörungen, einer Hypoglykämie oder einem Pneumothorax gefahndet werden.
- Die Pneumothorax-Diagnostik sollte während einer mechanischen CPR unterbleiben, da weder der Ausschluss noch eine Diagnose ALS-konform sicher möglich sind.
- Therapiemöglichkeiten umfassen das Anlegen von peripheren Verweilzugängen mit großem Lumen und, wenn zeitlich möglich (10 min), die Anlage eines Shaldon-Katheters oder einer 6–8-F-Schleuse, um ausreichende Mengen Flüssigkeit und ggf. Blutprodukte effektiv und in kürzester Zeit geben zu können.

Einschätzung der Pumpfunktion (Kontraktionen)

- Sieht man ausreichende Herzbewegungen, so sind Einzelkomponenten der Beurteilung der linksventrikulären Pumpfunktion
  - die konzentrische Einwärtsbewegung des Endokards,
  - die Zunahme der Wanddicke des Myokards,
  - die Öffnungsbewegungen der Mitralklappe sowie
  - die Bewegung der Klappenebene Richtung Herzspitze.
- Allerdings ist das Ziel, im Gegensatz zur kardiologischen Echokardiografie, nicht die quantitative Funktionsbeurteilung. Auch bei der Einschätzung der qualitativen Funktion geht es zunächst nur um die Frage: hochgradig eingeschränkt oder nicht. Dies kann als „eye-balling" trainiert werden und reicht für die klinische Situation und weitere Maßnahmen in der Phase der medikamentösen Stabilisierung zunächst aus.
- Die Behandlung einer hochgradig verminderten Pumpfunktion kann ggf. durch differenzierte Katecholamintherapie bereits am Notfallort eingeleitet werden (z. B. Noradrenalin, Dobutamin).

Schlussfolgerungen

- Der ALS-konforme kurze Blick auf das Herz in einem vorgegebenem, engen Zeitfenster von maximal 10 s erlaubt, potenziell reversible Ursachen des Herz-Kreislauf-Stillstands aufzudecken. Dies wird von den aktuellen Leitlinien zur kardiopulmonalen Reanimation in Europa unterstützt.
- Der Untersucher sollte v. a.
  - das Zeit- und das Schallfenster trainiert haben,
  - die zu erwartenden grob pathologischen Befunde mit Sicherheit erkennen können sowie
  - auf Therapieentscheidungen vorbereitet sein (Katecholamine, Punktionen, Lyse, Volumengabe).

23.9 Mögliche Komplikationen

- Beide Untersuchungsmethoden (E-FAST und FEEL) können bei fehlerhafter Anwendung zu Komplikationen führen.
- Hauptursache für Komplikationen sind mangelndes Training und geringe Anwendungshäufigkeit.
- Dem kompetenzbasierten Training kommt für die leitliniengerechte Anwendung eine Schlüsselrolle zu.
- E-FAST ist bis auf wenige Ausnahmen ein diagnostisches Vorgehen.
- Es gibt 5 Hauptfehler, die zu Komplikationen führen können:
  1. Verzögerung des klinischen Ablaufs
     - Lösung: Zeit auf max. 3 min limitieren und Anwender trainieren
  2. mangelhafte Vorbereitung auf Interventionen (Entlastung eines Pneumothorax, Punktion von pleuraler, perikardialer und ggf. intraabdomineller Flüssigkeit)
     - Lösung: Fertig-Punktionssets verwenden (Pleura, Perikard oder Thorakotomie). Bei lebensbedrohlicher Dynamik Entlastungspunktion und Aspiration vor Katheteranlage. Bei anamnestischer Unsicherheit eine Probenadelpunktion erwägen.
  3. Unterschätzen von kleinen Mengen freier Flüssigkeit. Diese können Hinweise auf eine zumeist sehr schnell einsetzende Schocksymptomatik sein.
  4. Unterlassen von Verlaufsuntersuchungen
     - Lösung: Festlegung von Wiederholungsuntersuchungen durch behandelnden Arzt bzw. Teamleiter als Standardprozedur
  5. Fixierungsfehler bei negativem E-FAST:
     - Es wurden bei klinischer Verschlechterung andere Ursachen (Blutungen ins Becken, in die Extremitäten oder ins Retroperitoneum) übersehen.
     - Freie Flüssigkeit liegt zumeist subphrenisch vor und wurde übersehen, da auf Morison- oder Koller-Pouch geschaut wurde.
     - E-FAST wurde nicht vollständig durchgeführt.
     - Lösung: konsequente Anwendung, andere diagnostische Maßnahmen, Verlaufskontrollen in geplanten Zeitabständen
- Folge wäre die fatale Hämorrhagie aufgrund:
  - der Verzögerung durch die Untersuchung,
  - mangels Therapie,
  - mangels richtiger Einschätzung der Dynamik oder
  - aufgrund der Überbewertung eines negativen bzw. der Unterbewertung eines positiven E-FAST-Untersuchungsergebnisses.
- Für die FEEL-Untersuchung gelten 8 Hauptfehler, die zu Komplikationen führen können:
  1. FEEL wird nicht ALS-konform durchgeführt (d. h., der kurze Blick auf das Herz dauert länger als 10 s)
  2. Zu späte zeitliche Anwendung von FEEL im ALS-Ablauf. Behandelbare Ursachen werden zu spät erkannt. Konflikt zwischen Erfordernis perfekter ALS und Pflicht zum Aufdecken behandelbarer Ursachen.
     - Problem: Perikardtamponade, Lungenembolie und Hypovolämie wurden zu spät behandelt.
     - Lösung: FEEL möglichst früh anwenden, spätestens nach Atemwegssicherung oder bei größerem Team auch früher, je nach Ermessen und Erfahrung
  3. Mangelndes Know-how und Training von Punktionen. Die Perikardpunktion muss ggf. im Notfall vom selben Arzt durchgeführt werden, der auch die FEEL-Untersuchung vornimmt.
     - Lösung: Training in Kursen an Punktionsphantomen. Immanente Pflicht der Organisationseinheit, in der Notfälle behandelt werden.
  4. mangelhafte Vorbereitung auf Therapie und Interventionen
     - Lösung: Punktions-Sets vorhalten, SOP, Schulung.
  5. keine Dokumentation → Informationsverlust für den weiterbehandelnden Arzt
     - Lösung: Einweisungen am Point-of-Care-Ultraschallgerät und am notfallfähigen Gerät; Übermittlung von schriftlichen Untersuchungsergebnissen, falls Bild- oder Filmmaterial nicht weitergeleitet werden kann
  6. Abbrechen einer CPR ausschließlich aufgrund des sonografischen Befundes eines Herzstillstands. Fixierungsfehler, da bei Fehlintubation/Hypoxie das Herz auch nicht schlagen würde.
     - Lösung: Ziel soll die Verbesserung der CPR mittels Sonografie sein.
  7. Unterschätzen der Pumpfunktion bei Pseudo-EMD, v. a. bei Anwendung von Point-of-Care-Ultraschallgeräten mit geringer Bildwiederholungsrate (Framerate)
     - Lösung: Verständnis für die Technik, Einweisung, Vergleichserfahrungen mit höherwertigen diagnostischen transthorakalen Echokardiografie-Geräten
  8. Fehlschluss: Erkennbare Kontraktionen vorhanden, verfrühte und ggf. falsche Rückschlüsse auf Blutdruck und zerebrale Perfusion und damit verbundenes Verzögern oder Unterlassen weiterer therapeutischer Verbesserungen
     - Lösung: vollständige Bewertung und Ableitung anderer Maßnahmen erst nach Erheben von Messwerten für Blutdruck und Hämoglobin-Konzentration.

23.10 Literatur zur weiteren Vertiefung

[1] Soar J, Nolan JP, Böttiger BW et al. Kapitel 3 der Leitlinien zur Reanimation 2015 des European Resuscitation Council: Erweiterte Reanimationsmaßnahmen für Erwachsene („adult advanced life support"). Notf Rettungsmed 2015; 18: 770–832

[2] Hagendorff A, Tiemann K, Simonis G et al. Empfehlungen zur Notfallechokardiographie. Kardiologe 2013; 8: 45–64

[3] Breitkreutz R, Price S, Steiger HV et al. Focused echocardiographic evaluation in life support and peri-resuscitation of emergency patients: A prospective trial. Resuscitation 2010; 81: 1527–1533

[4] SonoABCD I Wissen und Lernen auf Yumpu: www.yumpu.com/de/SonoABCD. Stand 01.01.2019

[5] Breitkreutz R, Hrsg. FEEL – ALS-konformer Ultraschall; Lungensonographie akut; Pocket Card Serie Point-of-Care Ultraschall in der Notfall- und Intensivmedizin. Fischbachtal: SonoABCD-Verlag, 2019

Teil III

Rettungsdienstliche Konzepte

III

24 Sekundärtransporte

Florian Reifferscheid

24.1 Steckbrief

Beim Sekundärtransport handelt es sich um den Transport eines bereits vorversorgten Patienten von einer medizinischen Versorgungseinrichtung in eine andere. Der Transport kann prinzipiell mit und ohne Arztbegleitung erfolgen und mit verschiedenen Rettungsmitteln durchgeführt werden. Von einfachen Sekundärtransporten vital stabiler Patienten sind arztbegleitete Notfallverlegungen und Intensivtransporte vital bedrohter oder intensivtherapiepflichtiger Patienten abzugrenzen. Die Indikation für den Transport stellt grundsätzlich der behandelnde Arzt in der abgebenden Gesundheitseinrichtung. Die Disposition sollte durch eine zentrale Leitstelle erfolgen. Um die Risiken für den Patienten zu minimieren, muss der Transport gut vorbereitet werden und einem speziellen, klar strukturierten Ablauf folgen.

24.2 Aktuelles

- Die Veränderungen in der Versorgungslandschaft durch den Wegfall kleiner Krankenhäuser auf der einen und eine zunehmende Spezialisierung und Zentrenbildung auf der anderen Seite führen zu einem steigenden Bedarf an Sekundärtransporten.
- Hinzu kommt die Bildung von Klinikverbünden und Netzwerken für spezielle Krankheitsbilder, wie etwa Trauma- oder Schlaganfallnetzwerke oder Cardiac-Arrest-Zentren.
- In immer mehr Landesrettungsdienstgesetzen wird der Sekundärtransport inzwischen mit geregelt und dem Rettungsdienst zugeordnet. Es werden zunehmend zentralisierte, landesweite Sekundärtransportkonzepte aufgebaut.

24.3 Synonyme

- Sekundäreinsatz
- Interhospitaltransport
- Intensivtransport
- Konsiliarfahrt
- Notfallverlegung
- Intensivverlegung

24.4 Keywords

- Interhospitaltransport
- Notfallverlegung
- Intensivtransport
- Sekundäreinsatz
- Sekundärtransport

24.5 Definition

- Sekundäreinsatz: Die DIN 13-050 Rettungswesen-Begriffe beschreibt den Sekundäreinsatz in Abgrenzung von der Notfallrettung als einen „Einsatz zur Beförderung von Patienten von einer Gesundheitseinrichtung bzw. Krankenhaus unter sachgerechter Betreuung, auch unter Erhaltung und Überwachung der lebenswichtigen Körperfunktionen, zu weiterführenden medizinischen Versorgungseinrichtungen oder zurück, beginnend mit der Alarmierung und endend mit der erneuten Einsatzbereitschaft".
- Intensivtransport: Präzisierend wird der Intensivtransport als „Sekundäreinsatz zur Beförderung eines intensivüberwachungs- und behandlungspflichtigen Patienten, bei dem Notarzt und Rettungsassistent mit besonderer intensivmedizinischer Qualifikation sowie ein geeignetes Rettungsmittel erforderlich sind" definiert.

24.6 Indikationen

- Die Indikation für einen Sekundärtransport stellt grundsätzlich der behandelnde Arzt in der abgebenden Gesundheitseinrichtung.
  - Er entscheidet dabei über den geplanten Zeitpunkt sowie die Zieleinrichtung, in die der Patient verlegt werden soll.
  - Auch die Auswahl des geeigneten Rettungsmittels für den Transport wird zunächst von ihm getroffen, sollte aber in Abstimmung mit einer (zentralen) Koordinierungsstelle erfolgen.
- Die Indikation wird dabei vom Krankheitsbild bzw. Verletzungsmuster des Patienten, dem Zustand seiner Vitalfunktionen sowie dem Leistungsspektrum bzw. von den Kapazitäten der abgebenden Gesundheitseinrichtung bestimmt.
- Häufige Indikationen sind:
  - Verlegungen zur perkutanen Koronarintervention oder kardiochirurgischen Versorgung bei einem Myokardinfarkt
  - neurochirurgische oder -radiologische Behandlung nach einer intrakraniellen Blutung (ICB) oder einem Schädel-Hirn-Trauma (SHT)
  - intensivmedizinische Therapie bei einem Organversagen
  - Konsiliarfahrten z. B. aufgrund erforderlicher spezieller Bildgebung

24.7 Kontraindikationen

- Kontraindikationen für einen Transport ergeben sich, wenn der Patient vital instabil ist und der Transport seinen Krankheitsverlauf negativ beeinflussen könnte.
- Diese sind allerdings meist relativ, da situationsabhängig die Versorgung in der aufnehmenden Einrichtung für Outcome und Überleben des Patienten essenziell sein kann.

24.8 Aufklärung und spezielle Risiken

- Soweit möglich sollten der Patient selbst oder aber seine Angehörigen bzw. gesetzlichen Betreuer über einen anstehenden Sekundärtransport und die verursachenden Indikationen oder Notwendigkeiten aufgeklärt werden.
- Jeder Transport, sei er intra- oder interhospital, birgt für den (Intensiv-)Patienten, aber auch für das begleitende Team Risiken.
- Diese werden bezogen auf den Patienten als Transporttrauma zusammengefasst und unterliegen im Wesentlichen 4 Einflussgrößen:
  - Transportbedingungen (organisatorische Abläufe, Ausstattung und personelle Qualifikation)
  - Transportstress (Angst, Schmerz bei Lagerungsmaßnahmen, Erschütterungen, Beschleunigungskräfte, Temperaturwechsel und Lärmexposition), Missgeschicke, Fehlerquellen und Zwischenfälle
  - Spontanverlauf der Erkrankung
- Diese Risiken bestehen u. a. in:
  - Blutdruckschwankungen (Hyper- oder Hypotonie) durch Lagerungsmaßnahmen oder Perfusorwechsel (gerade bei Katecholamintherapie)
  - Beatmungsproblemen durch Abknicken oder Dislokation des künstlichen Atemweges, fehlerhafte Beatmungseinstellungen am Transportbeatmungsgerät oder ungenügende Sedierungstiefe
  - Abknicken, Diskonnektion oder Dislokation von Gefäßzugängen (zentraler Venenkatheter [ZVK], Arterie) oder Drainagen
  - Lagerungsschäden durch unsachgemäße Lagerung oder zu hohe Transportdauer

24.9 Präoperative/präinterventionelle Diagnostik

- Die Diagnostik sollte vor einem Sekundärtransport, insbesondere bei Intensivtransporten, so weit abgeschlossen sein, dass zusätzliche Risiken bei einem Transport ausgeschlossen bzw. antizipiert werden können.
  - So sollte z. B. nach der Anlage von Thoraxdrainagen oder eines ZVK ein Pneumothorax durch eine Röntgenaufnahme des Thorax ausgeschlossen werden.
  - Gleiches gilt für kritische Laborparameter
    - wie Kalium bei Intensivpatienten, die nach einem längeren Intensivaufenthalt verlegt werden sollen, oder
    - für den Gaswechsel bei beatmeten Patienten.

24.10 Material

- Sekundärtransporte können grundsätzlich mit und ohne Arztbegleitung durchgeführt werden. Hierfür stehen abhängig vom Patientenzustand verschiedene Rettungsmittel zur Verfügung.
  - Unkritische, vital stabile und spontan atmende Patienten können mittels Kranken- oder Rettungstransportwagen (KTW bzw. RTW) oftmals ohne Arztbegleitung verlegt werden.
- Für die Verlegung akut vital oder von schwerer Behinderung bedrohter Patienten (z. B. ST-Hebungsinfarkt, ICB), die einer sofortigen, notfallmäßigen Verlegung bedürfen, stehen folgende Möglichkeiten zur Verfügung:
  - RTW mit Arztbegleitung durch Krankenhausarzt
  - RTW mit Arztbegleitung durch Notarzt aus Verlegungsarzteinsatzfahrzeug (VEF)
  - RTW mit Arztbegleitung durch Notarzt aus einem regulären Notarzteinsatzfahrzeug (NEF)
  - Rettungshubschrauber (RTH) mit Notarzt
  - wenn in angemessener Zeit verfügbar, sollten spezialisierte Intensivtransportmittel (Intensivtransportwagen, ITW oder -hubschrauber, ITH) zum Einsatz kommen
- Disponible Sekundärtransporte kritisch kranker Patienten sollten mit RTW und VEF oder ITW bzw. ITH durchgeführt werden (▶ Abb. 24.1, ▶ Abb. 24.2, ▶ Abb. 24.3).
- Der ITW und der ITH müssen mit speziell geschultem Personal besetzt sein. Dabei müssen der Arzt und das Rettungsfachpersonal besondere Anforderungen erfüllen:
  - Nach den Vorgaben der Deutschen Interdisziplinären Vereinigung für Intensiv- und Notfallmedizin (DIVI) muss ein 20-Stunden-Kurs Intensivtransport absolviert werden.
  - Darüber hinaus muss der Arzt neben 3 Jahren klinischer Weiterbildung über Erfahrungen in Intensivtherapie (mindestens 6 Monate) und Notarztdienst (mindestens 1 Jahr) verfügen.
  - Das Rettungsfachpersonal muss ebenfalls 3 Jahre Berufserfahrung besitzen und darüber hinaus mindestens 14 Tage auf einer Intensivstation hospitiert haben.

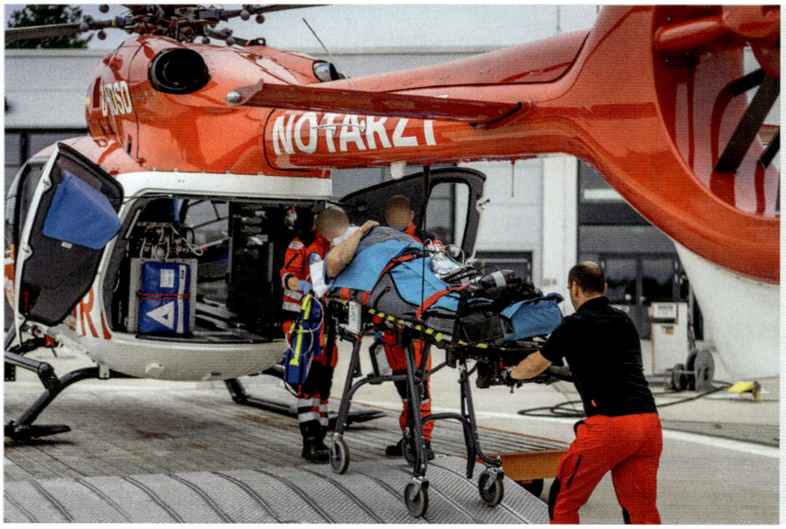

Abb. 24.1 Intensivtransporthubschrauber Airbus H145. (Quelle: DRF Stiftung Luftrettung)

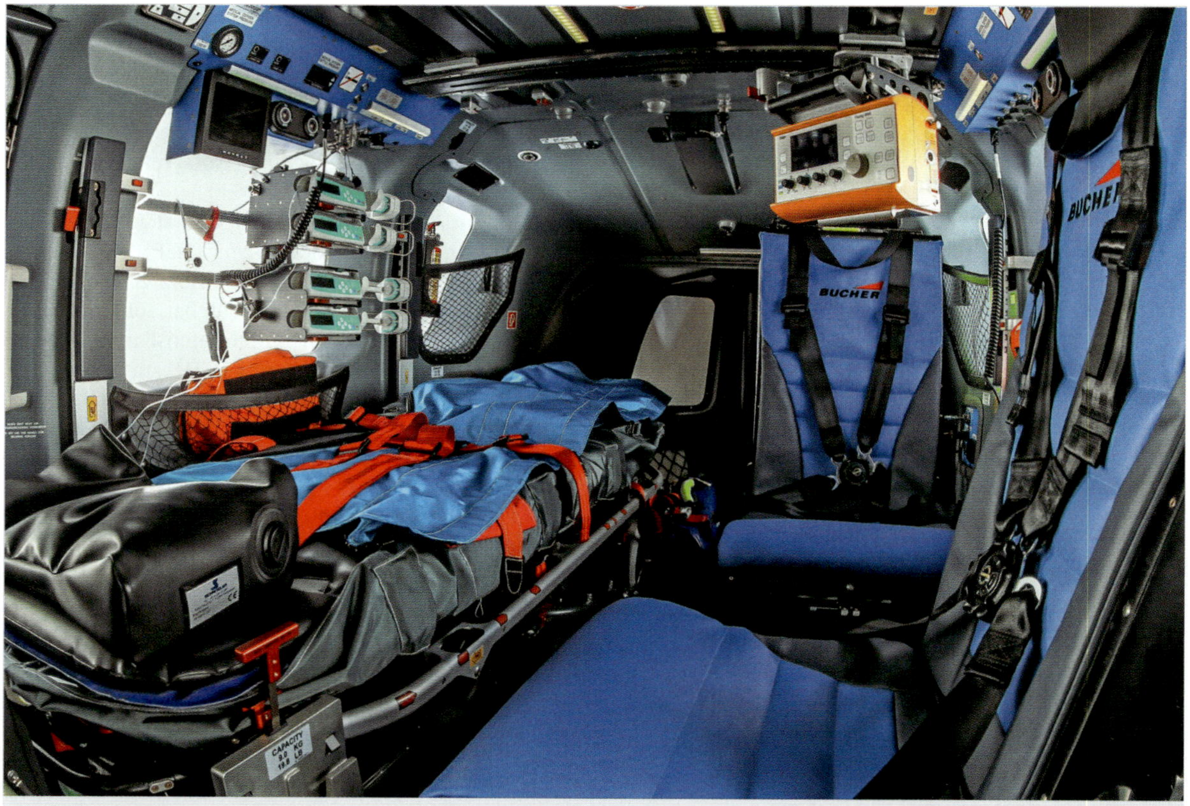

Abb. 24.2 Innenraum eines Intensivtransporthubschraubers Airbus H145. (Quelle: DRF Stiftung Luftrettung)

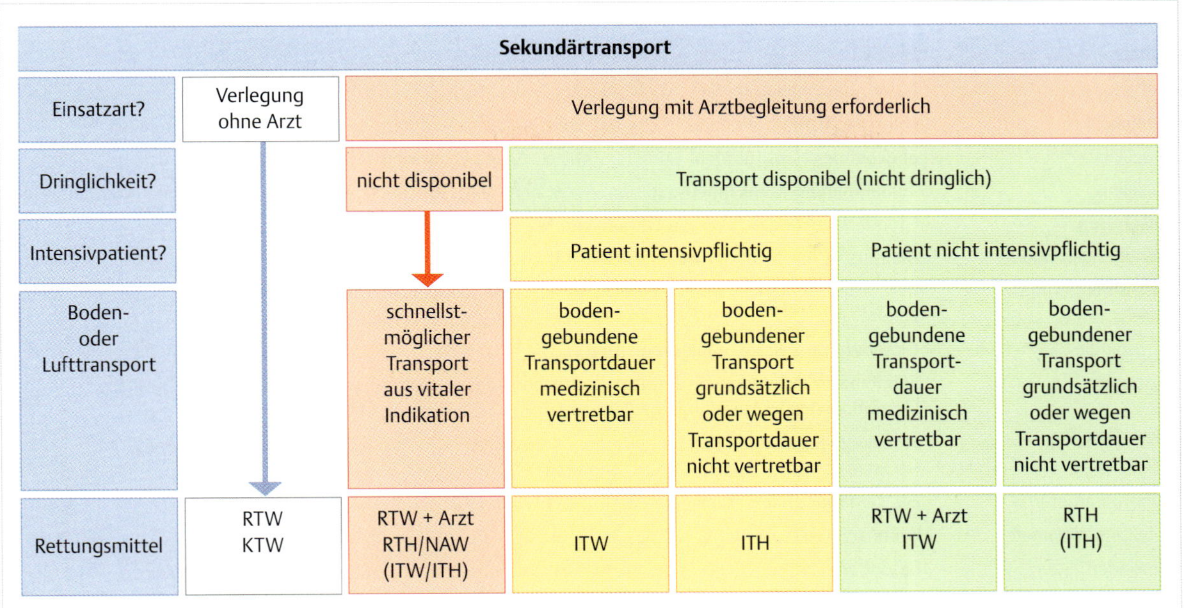

Abb. 24.3 Mögliches Dispositionsschema für Interhospitaltransporte.
Abk. ITH: Intensivtransporthubschrauber, ITW: Intensivtransportwagen, KTW: Krankentransportwagen, RTH: Rettungshubschrauber, RTW: Rettungstransportwagen. (Quelle: Reifferscheid F. Sekundäreinsatz. In: Scholz J, Sefrin P, Böttiger B et al., Hrsg. Notfallmedizin. 3. Auflage. Stuttgart: Thieme; 2013)

24.11 Durchführung

- Interhospitaltransporte können grundsätzlich von einer peripheren Versorgungseinrichtung in eine zentrale bzw. von einer niedrigen Versorgungsstufe in eine höhere erfolgen und umgekehrt. Ebenso kann es Zweck sein, den Patienten einer spezialisierten Versorgung zuzuführen oder ihn nach deren Abschluss zur weiteren Intensiv- oder Rehabilitationstherapie zu befördern.
- Die Finanzierung der Interhospitaltransporte ist, wenn sie medizinisch erforderlich sind (z. B. zur spezialisierten Versorgung) oder der Weiterversorgung dienen (z. B. Rehabilitation), Aufgabe der Kostenträger. In einzelnen Fällen (z. B. weitere intensivmedizinische Behandlung auf der gleichen oder niedrigeren Versorgungsstufe) kann dies die Aufgabe der abgebenden Einrichtung sein. In Zweifelsfällen und bei disponiblen Transporten sollte eine Kostenübernahmeerklärung beim zuständigen Kostenträger eingeholt werden.
- Um zu jeder Zeit ein möglichst hohes Maß an Patientensicherheit zu gewährleisten, gilt es, Risiken und Gefahrenquellen des Sekundärtransports zu kennen und so weit wie möglich zu reduzieren. Wesentliche Grundlage dafür sind eine sorgfältige Transportvorbereitung und gutes Team-Ressourcen-Management.

24.11.1 Vor Beginn des Transports

- Der behandelnde Arzt trifft die Entscheidung über Transportziel und Transportzeitpunkt. Zur Vorbereitung muss die Zieleinrichtung informiert und die weiterführende Therapie gebahnt werden.
- Für die Dispositionsentscheidung einer im Idealfall zentralen Koordinierungsstelle als Leitstelle für alle Sekundärtransporte eines Bereichs (z. B. eines Bundeslandes) werden in den meisten Bereichen Anforderungsformulare als Fax oder Webformular vorgehalten. In diesen werden bereits die wichtigsten Informationen zum Patienten, zu seiner Erkrankung, seinem aktuellen Zustand und seiner derzeitigen Therapie (Anzahl Spritzenpumpen, Beatmung, Organersatzverfahren etc.) erfragt.
- Nach der Disposition und Einsatzweitergabe an das Rettungsmittel sollte, insbesondere bei arztbegleiteten Verlegungen, ein Arzt-Arzt-Gespräch (zwischen dem abgebenden und dem transportbegleitenden Arzt) erfolgen. Hierzu empfiehlt sich ein standardisiertes Vorgehen anhand einer Checkliste, damit alle wesentlichen Punkte besprochen werden können. Unter Umständen sollte die Anfahrtszeit genutzt werden, um z. B. eine weitere Instrumentierung oder Atemwegssicherung durchzuführen.

Tab. 24.1 Inhalte des Arzt-Arzt-Gesprächs. Aus Reifferscheid F. Sekundäreinsatz. In: Scholz et al. Notfallmedizin. Stuttgart: Thieme; 2012.

Inhalt	Details
Patientendaten	Name, Geburtsdatum, Geschlecht, Größe, Gewicht
Dringlichkeit	sofort (< 30 min), dringend (< 2h), disponibel (< 24h), Folgetag, Wunschdatum, Wunschuhrzeit
Quellklinik	abgebendes Haus, Station, Adresse, Anfahrt, Ansprechpartner, Telefon
Zielklinik	aufnehmendes Krankenhaus, Station, Adresse, Anfahrt, Ansprechpartner, Telefon, geplante Übernahmezeit
Diagnosen	Grunderkrankungen, aktuelle Erkrankung, Krankheitsverlauf, bisherige Therapie
Verlegungsgrund	Diagnostik, Intervention, weiterführende Therapie, andere
Instrumentierung	ZVK, arterielle Kanüle, Blasenkatheter, Hirndrucksonde, Ventrikeldrainage, IABP, ECMO, Bülau-Drainagen, andere
Neurologie	Glasgow Coma Scale, Analgosedierung
Atmung	Spontanatmung, Atemweg (Intubation/Tracheostoma), Beatmung (Beatmungsform, FiO_2, PEEP, Inspirationsdruck, Atemfrequenz, I:E-Verhältnis, Tidalvolumen), aktuelle BGA
Hämodynamik	vasoaktive Substanzen (Spritzenpumpen, Konzentration, Laufrate), Herzrhythmus, Herzfrequenz, Herzschrittmacher (extern, intern, perkutan)
Laborparameter	Hb, Gerinnung, Retentionsparameter, Leberwerte, CRP
Infektionsparameter	Keimnachweise, resistente Keime, Antiinfektiva, Körpertemperatur
Besonderheiten	besondere Geräte (ECMO, IABP, Inkubator), spezielles Personal (Kardiotechniker, Pädiater)

BGA: Blutgasanalyse, CRP: kardiopulmonale Reanimation, ECMO: extrakorporale Membranoxygenierung, Hb: Hämoglobin, IABP: intraaortale Ballonpumpe, PEEP: positiver endexpiratorischer Druck, ZVK: zentraler Venenkatheter

- Nach dem Arzt-Arzt-Gespräch sollte eine Rückmeldung an die disponierende Stelle sowie ein Briefing für das Transportteam erfolgen.
- Ggf. sollte eine Überprüfung der auf dem Rettungsmittel vorhandenen Ausrüstung und der Vorräte erfolgen. Spezielle Materialien (Druckluft, Spannungswandler o. Ä.) müssen eingerüstet werden.

24.11.2 Patientenübernahme

- Vor der eigentlichen Übernahme des Patienten sollte eine ärztliche und pflegerische Übergabe an das Transportteam erfolgen, idealerweise am Patientenbett. Bei beatmeten Patienten ist es ratsam, im Rahmen der Übernahme eine körperliche Untersuchung des Patienten durchzuführen, ihn zu auskultieren und die eingestellten Parameter am Beatmungsgerät in Augenschein zu nehmen.
- Bevor Lagerungs- oder andere Maßnahmen am Patienten durchgeführt werden, sollte ein Briefing im Transportteam stattfinden. Hier sollten die relevanten Angaben zum Patienten, sein Zustand und der Verlegungszweck besprochen werden. Ferner gilt es abzustimmen, wie die Übernahme geplant ist und mit welchen Risiken bzw. Komplikationen gerechnet werden muss. Ziel ist es, die Mitglieder des Transportteams auf den gleichen Informationsstand zu bringen und Fehler im Ablauf zu vermeiden (▸ Abb. 24.4).
- Die eigentliche Übernahme des Patienten muss so erfolgen, dass zu jeder Zeit zumindest eine minimale Überwachung sichergestellt ist. Das heißt, dass ein Parameter nach dem anderen auf die Transportüberwachung zu übernehmen ist.
- Ist das Monitoring vollständig gewechselt und sichergestellt, folgt die Übernahme der laufenden Medikation in die mitgebrachten Spritzenpumpen. Dabei muss sichergestellt werden, dass es nicht zu akzidentellen Bolusgaben, Injektion von Luft oder unbeabsichtigten Veränderungen der Laufrate kommen kann:
  - Vorhandene Dreiwegehähne sollten geschlossen und nach dem Umspannen der Spritze wieder geöffnet werden.
  - Mögliche Fehlerquellen sind Inkompatibilitäten zwischen Spritze und Spritzenpumpe oder falsch ausgewählte Spritzentypen in den Einstellungen der Pumpe, die dann zu einer veränderten Laufrate führen können.
  - Hochdosierte kreislaufwirksame Medikamente (Verdünnung beachten!) müssen ggf. überlappend gewechselt werden.
  - Insgesamt ist zu beachten, dass der Medikamentenvorrat in der Spritze möglichst für die Transportdauer ausreichend ist.
- Anschließend erfolgt unter stabilen Kreislaufverhältnissen der Wechsel der Beatmung auf das Transportbeatmungsgerät:
  - Zunächst müssen die eingestellten Parameter vom Intensivrespirator auf das Transportgerät übernommen werden.
  - Um die eigenen Sauerstoffreserven zu schonen, sollte für die Zeit auf der Intensivstation die vorhandene Sauerstoffwandversorgung genutzt werden. CAVE: Beim Wechsel der Sauerstoffleitung von der Wandversorgung hin zu einer Transportflasche kann es, je nach eingesetztem Gerätetyp, zu einer Unterbrechung

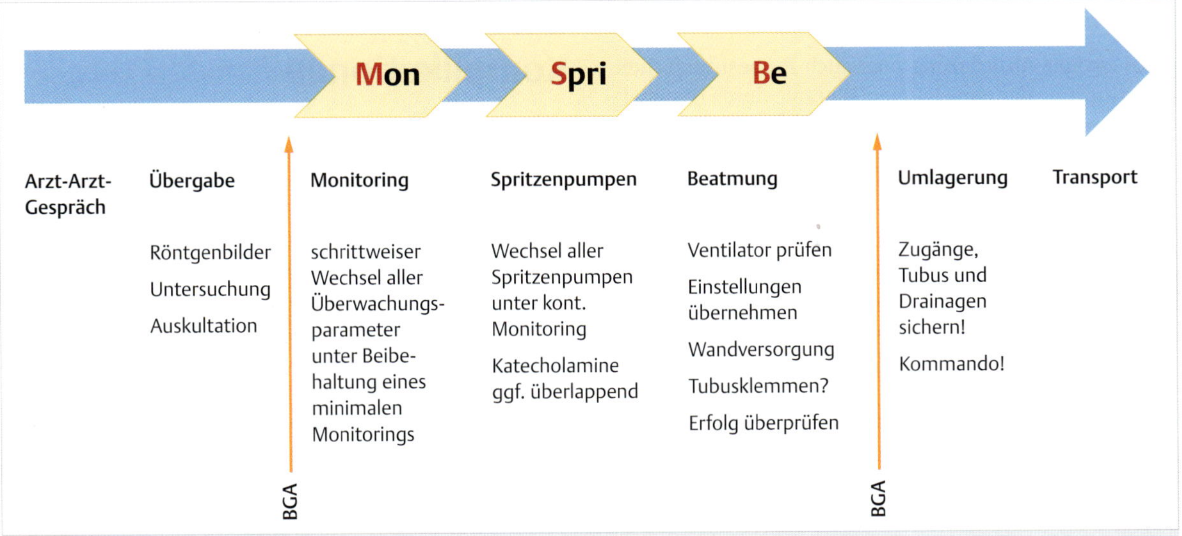

Abb. 24.4 MSB-Schema als Handreichung für eine strukturierte Patientenübernahme im Intensivtransport. Abk. BGA: Blutgasanalyse.

des positiven endexpiratorischen Drucks (PEEP-Verlust!) kommen.
  - Um eine Derekrutierung und damit einhergehende respiratorische Verschlechterung des Patienten zu vermeiden, sollte der Tubus bei einem PEEP > 10 cmH_2O während des Gerätewechsels mit einer armierten Klemme abgeklemmt werden. Nach dem Wechsel sollte die Beatmung erneut überprüft werden. Dies kann ggf. zusätzlich mittels Blutgasanalyse komplettiert werden.
- Die eigentliche Umlagerung des Patienten auf die Trage muss im Anschluss koordiniert erfolgen.
  - Um akzidentelle Dislokationen von Tubus, Gefäßzugängen oder Drainagen zu vermeiden, sollten diese gesichert werden. Der Helfer am Kopf sichert Kopf, Tubus und ZVK und gibt das Kommando, sobald alle anderen einen sicheren Griff haben.
  - Um das Risiko für den Patienten und die Belastung für das Personal gering zu halten, sollten weitere Helfer hinzugezogen werden.
- Nach der Umlagerung des Patienten folgt eine letzte Überprüfung:
  - Vitalfunktionen stabil?
  - Spritzenpumpen gesichert?
  - Leitungen frei?
  - Beatmung suffizient?

24.11.3 Transportbeginn

- Vor dem Verlassen der abgebenden Intensivstation sollte mit dem aufnehmenden Haus Kontakt aufgenommen und die ungefähre Ankunftszeit sowie Besonderheiten oder Veränderungen gegenüber dem angemeldeten Zustand mitgeteilt werden. Erfolgt der Transport mittels Hubschrauber, sollten bereits jetzt der Brandschutz und evtl. Zwischentransporte im aufnehmenden Haus organisiert werden.
- Während des Transports innerhalb des abgebenden Hauses sollte das Transportteam zumindest eine minimale Notfallausstattung mitführen, um bei Komplikationen rasch handeln zu können.
- Nach dem Einladen in das Transportmittel müssen noch einmal Vitalfunktionen, Leitungen, Beatmung und Lagerung des Patienten überprüft werden.

24.11.4 Transport

- Während des Transports sollten 2 Helfer beim Patienten sein, um sich bei eventuellen Komplikationen, aber auch bei routinemäßig erforderlichen Maßnahmen gegenseitig unterstützen zu können.
- Die Überwachung der Vitalfunktionen muss, ebenso wie die kontinuierliche Beatmung und Medikation des Patienten, unterbrechungsfrei sichergestellt werden.

24.11.5 Übergabe

- Die Übergabe des Patienten in der Zieleinrichtung erfolgt analog zur Übernahme.
- Es ist zu beachten, dass jedes Umlagerungsmanöver ein zusätzliches Risiko für den Patienten darstellt und der Patient daher so wenig wie möglich umgelagert werden sollte.

24.11.6 Dokumentation

- Zur eigenen Absicherung, aber auch zur bestmöglichen Fortführung der eingeleiteten Therapie durch das übernehmende Personal muss eine sorgfältige Dokumentation erfolgen.
- Zur Dokumentation des Arzt-Arzt-Gesprächs eignen sich die entsprechenden, auf den meisten Sekundärtransportmitteln vorgehaltenen Protokolle. Es muss im Nachgang, insbesondere bei einer Transportablehnung, nachvollziehbar sein, warum ein Transport nicht sicher durchgeführt werden konnte. Denn es gibt immer wieder Fälle, bei denen dann dem Transportteam Fehler vorgeworfen werden.
- Der eigentliche Transport sollte auf einem speziellen Sekundärtransportprotokoll (z. B. nach den Vorgaben der DIVI) erfolgen. Hier sind neben den Angaben zum Patienten und einsatztaktischen Daten auch Angaben zum Arzt-Arzt-Gespräch, dem Übernahme- und Übergabezustand sowie zum Transportverlauf möglich. Daneben sind Angaben zu Medikation und Instrumentierung vorgesehen.
- Die Transportdokumentation muss einerseits dem weiterbehandelnden Team übergeben werden, andererseits müssen die Angaben zum Zweck des Qualitätsmanagements gesichert und ausgewertet werden.

24.12 Mögliche Komplikationen

- Die Summe aller Faktoren, die während des Transports auf den Patienten einwirken und den Krankheitsverlauf negativ beeinflussen können, wird als Transporttrauma beschrieben. Dabei handelt es sich um ein multifaktorielles Geschehen, in das Missgeschicke, ungünstige Transportbedingungen, Transportstress (z. B. durch ungenügende Information oder Sedierung des Patienten), aber auch der Spontanverlauf der Erkrankung einfließen können.
- Um ein Transporttrauma zu vermeiden, sollten die Grundzüge des Team-Resource-Managements berücksichtigt und der Transport zwar in der gebotenen Eile, aber nach sorgfältiger Planung und ohne Hast durchgeführt werden.

24.12.1 Komplikationen im Einzelnen

- Komplikationen die Beatmung betreffend sind gut dem DOPES-Schema zu entnehmen (▶ Tab. 24.2).
- Ungenügende Sedierung oder Information des Patienten können bei diesem Stress verursachen und so den Krankheitsverlauf negativ beeinflussen.
- Durch ungenügende Lagerung des Patienten können, gerade bei langen Interhospitaltransporten und sediertem Patienten, Lagerungsschäden eintreten.

24

Tab. 24.2 DOPES-Schema.

	Erklärung	Ursache	Fragestellung	Maßnahme
D	Dislokation	akzidentelle Lageänderung des Atemweges	Lageänderung des Atemweges? Nebenluft?	visuelle Kontrolle am Mundwinkel und im Mund, Lage korrigieren
O	Obstruktion	Atemweg ist verlegt	Abknickung? Sekret/Blut im Atemweg? Zubeißen? Cuff-Hernie?	Inspektion endotracheal absaugen entblocken/blocken
P	Pulmo	einseitige Ventilation, Bronchospasmus, Pneumothorax	Seitengleiches Atemgeräusch? Rasselgeräusch? Giemen? CO_2-Abfall?	Auskultation, Kapnografiekurve? Blähen der Lunge PEEP erhöhen ggf. Drainage (s. u.)
E	Equipment	Gerätefehler	Undichtigkeiten? Mechanische Fehler? Kalibrierungsfehler?	Handbeatmung optische Kontrolle Gerätetest
S	Stomach (Magen)	Compliance-Störung der Lunge (Zwerchfellhochstand)	Luft im Magen? Hoher abdomineller Druck?	Magensonde legen und absaugen, Relaxierungsgrad prüfen und optimieren Beatmungsdrücke anpassen permissive Hyperkapnie?

PEEP: positiver endexpiratorischer Druck

- Im Zusammenhang mit den eingesetzten Spritzenpumpen sind vielfältige Fehlerquellen und Komplikationen denkbar:
  - So kann es durch hastiges Vorbereiten der Spritze oder Spritzenleitung zu Lufteinschlüssen und -injektionen kommen.
  - Ferner sind unbeabsichtigte Veränderungen der Laufrate oder versehentliche Bolusgaben durch zu rasches Anheben, Anstoßen oder das Herunterfallen der Spritzenpumpe möglich.
  - Auch die Auswahl einer inkompatiblen Spritze kann zu falschen Laufraten führen.
  - Dreiwegehähne müssen beim Spritzenwechsel geschlossen und im Anschluss geöffnet werden.
  - Je nach eingestellter Druckalarmschwelle kann es lange dauern, bis ein entsprechender Alarm z. B. auf eine blockierte Spritzenleitung hinweist.
  - Spritzenpumpen müssen während des Transports so gelagert werden, dass sie gesichert sind, das Display jederzeit zu sehen und die Bedienung möglich ist. Alle Leitungen müssen frei sein.
- Rasche Beschleunigung, Bremsvorgänge, aber auch die Fußtieflagerung können instabile Patienten in ihrer Kreislauffunktion kompromittieren.

25 Einsatz der Luftrettung

Jürgen Knapp, Daniel Kiefl

25.1 Steckbrief

Die Luftrettung ist in Deutschland ein zentraler Bestandteil der flächendeckenden notärztlichen Versorgung der Bevölkerung. Für schwer verletzte und polytraumatisierte Patienten konnte ein Überlebensvorteil durch den Einsatz der Luftrettung nachgewiesen werden. Der Zeitvorteil sowie der direkte Transport in hochspezialisierte Zentren und die i. d. R. größere Erfahrung der in der Luftrettung eingesetzten Teams in der Behandlung schwer verletzter bzw. erkrankter Patienten dürften der Grund dafür sein.

25.2 Aktuelles

- Der primäre Einsatz der Luftrettung beim polytraumatisierten/schwerverletzten Patienten wurde in den aktuellen S 3-Leitlinien von GoR 0 („Kann“-Empfehlung) auf GoR B aufgewertet (GoR: grade of recommendation). D.h., die Luftrettung sollte bei diesen Patienten zum Einsatz kommen. Hintergrund ist zum einen, dass zahlreiche Studien auf einen Überlebensvorteil für Traumapatienten hindeuten, die primär durch ein Team eines Rettungshubschraubers (RTH) versorgt und transportiert werden. Zum anderen müssen schwerverletzte Patienten entsprechend den Leitlinien in ein Traumazentrum transportiert werden. Hierfür sind häufig längere Transportwege notwendig, sodass durch den Einsatz des RTH ein relevanter Zeitvorteil erzielt werden kann.
- Die Bedeutung der Luftrettung wird in Zukunft noch weiter zunehmen:
  - da Notfallpatienten häufiger direkt zu spezialisierten Behandlungszentren (z. B. Traumazentrum, Stroke-Zentrum, Cardiac-Arrest-Zentrum) transportiert werden müssen,
  - da ein Mangel an gut ausgebildeten Notärzten besteht und weiter zunehmen wird,
  - da es in Deutschland immer mehr dünn besiedelte Gebiete gibt, die weder wirtschaftlich noch medizinisch sinnvoll durch ein bodengebundenes Notarztsystem abgedeckt werden können,
  - da nur bei entsprechender Fallzahl schwer und lebensbedrohlich verletzter oder erkrankter Patienten, die der einzelne Notarzt behandelt, eine entsprechende Routine und klinische Erfahrung sichergestellt werden kann.

25

25.3 Synonyme

- luftgestützter Rettungsdienst
- RTH
- Rettungshubschrauber
- Flugrettung

25.4 Keywords

- helicopter emergency medical services (HEMS)
- air rescue

25.5 Definition

- Einsatz von Rettungsmitteln über den Luftweg, i. d. R. eines Rettungshubschraubers.
- Dieser kann entweder nur als „Notarztzubringer“ oder auch als Transportmittel für den Patienten genutzt werden.

25.6 Indikationen

- Alternative zum bodengebundenen Rettungsdienst mit den identischen Indikationen
- Zeitersparnis durch schnelleres Erreichen des Einsatzortes (z. B. in ländlichen Regionen)
- Einsatzort durch bodengebundenen Rettungsdienst nicht erreichbar (z. B. alpines Gelände, Off-Shore-Anlagen)
- Zeitersparnis durch schnellen Patiententransport (z. B. Transport ins Traumazentrum, Cardiac-Arrest-Zentrum)
- Die Transportdistanz, ab der von einem relevanten Zeitvorteil durch den luftgestützten Transport auszugehen ist, hängt von zahlreichen Faktoren ab:
  - der Notwendigkeit eines Zwischentransports vom Einsatzort zum Landeplatz bzw. vom Landeplatz zur Notaufnahme,
  - der Zugänglichkeit des Einsatzgebietes für bodengebunde Rettungsmittel,
  - der aktuellen Verkehrslage,
  - der aktuellen Wetterlagen etc.

  und muss daher entsprechend der regionalen Versorgungs- und Infrastruktur sowie den topografischen und meteorologischen Verhältnissen abgeschätzt und definiert werden.
- schonender Transport (z. B. bei Wirbelsäulenverletzungen)

25.7 Kontraindikationen

- Nicht sedierte Patienten mit Platz- oder Flugangst können nicht im RTH transportiert werden.
- Sehr adipöse Patienten (je nach Typ des RTH > 120 kg bzw. > 180 kg) können aus Gewichtsgründen und aufgrund der beengten räumlichen Verhältnisse nicht im RTH transportiert werden.
- Bei eingeschränkten räumlichen Verhältnissen sind Interventionen während des Transports im RTH kaum möglich. Insbesondere bei reanimationspflichtigen oder drohend reanimationspflichtigen Patienten ist daher an den Einsatz von mechanischen Thoraxkompressionsgeräten zu denken. Eine endotracheale Intubation oder Thoraxdrainagen-Anlage sollte vorausschauend vor Transportbeginn durchgeführt werden, falls der Patient ohne diese Maßnahmen nicht sicher bis zum Zielkrankenhaus transportiert werden kann.
- Wetterverhältnisse: Gewisse Mindestsichtweiten müssen erfüllt sein, sog. Sichtflug-Bedingungen
- In Deutschland gibt es aktuell nur wenige RTH im Nachtbetrieb, sodass die Luftrettung meist nur von Sonnenaufgang bzw. 7:00 Uhr bis zu einer halben Stunde nach Sonnenuntergang zur Verfügung steht.

25.8 Aufklärung und spezielle Risiken

- keine Angaben möglich

25.9 Material

- keine Angaben möglich

25.10 Durchführung

- keine Angaben möglich

25.11 Mögliche Komplikationen

- keine Angaben möglich

25.12 Wichtige Internetadressen

- www.rth.info
- www.drf-luftrettung.de
- www.stiftung.adac.de/luftrettung
- www.projekt-primair.de

III

26 Technisch-medizinische Rettung

Tim Heyne, Rüdiger Knoll

26.1 Steckbrief

Die notfallmedizinische Versorgung eines schwerverletzten Patienten, welcher nach einem Verkehrsunfall in einem Fahrzeug eingeklemmt ist, stellt an die eingesetzten Einsatzkräfte hohe Anforderungen (▸ Abb. 26.1). Neben den handwerklichen notfallmedizinischen Fähigkeiten, wie Atemwegs- oder Kreislaufmanagement, Analgesie etc. unter widrigen Bedingungen, sind einsatztaktische Kenntnisse sowie das Wissen über die Einsatzmöglichkeiten der anderen Fachdienste für einen schnellen Einsatzerfolg notwendig. Dieses Kapitel stellt die einsatztaktischen Besonderheiten in den Vordergrund, beschreibt die notwendigen Maßnahmen und gibt strukturierte Hinweise für einen sicheren Einsatzerfolg. Darüber hinaus werden die Möglichkeiten der technischen Rettung, die Gerätschaften der Feuerwehr, Rettungsmethoden sowie Standards der Einsatzstellenorganisation beschrieben und Entscheidungshilfen für das Rettungsfachpersonal dargestellt.

26.2 Aktuelles

- In der im Jahr 2016 veröffentliche und im März 2017 redaktionell überarbeitete S 3-Leitlinie „Polytrauma/Schwerverletzten Behandlung" findet die technische Rettung ausschließlich im Kapitel 1.6 (Wirbelsäule) kurze Erwähnung [1]. Aufgrund der dünnen Evidenzlage im Bereich technischer Rettung sowie der Immobilisation soll die Halswirbelsäule (HWS) bei der schnellen Rettung vor der eigentlichen technischen Rettung immobilisiert werden. Die Notwendigkeit der Sofortrettung (z. B. Feuer/Explosionsgefahr) stellt eine Ausnahme dar.
- Neben der S 3-Leitlinie dient die Richtlinie 06/01 der Vereinigung zur Förderung des Brandschutzes (vfdb) als Grundlage aller Ausbildungsunterlagen der Feuerwehren und Rettungsdienste in Deutschland. Zum Zeitpunkt der Drucklegung befindet sich diese Richtlinie gerade in der vollständigen inhaltlichen Überarbeitung. Mit einer Veröffentlichung der überarbeiteten Richtlinie ist im Sommer 2019 zu rechnen.

26.3 Synonyme

- patientengerechte Rettung
- Sofortrettung
- schnelle Rettung
- große Seitenöffnung
- komplette Dachentfernung
- Kettenrettung
- Tunneln

26.4 Keywords

- technisch-medizinische Rettung
- Erkunden und Sichern
- Kommunikation
- Sofortrettung
- schnelle Rettung
- Organisation der Einsatzstelle
- Zeitmanagement
- raumschaffende Maßnahmen
- Rettungsmethode
- Traumazentrum

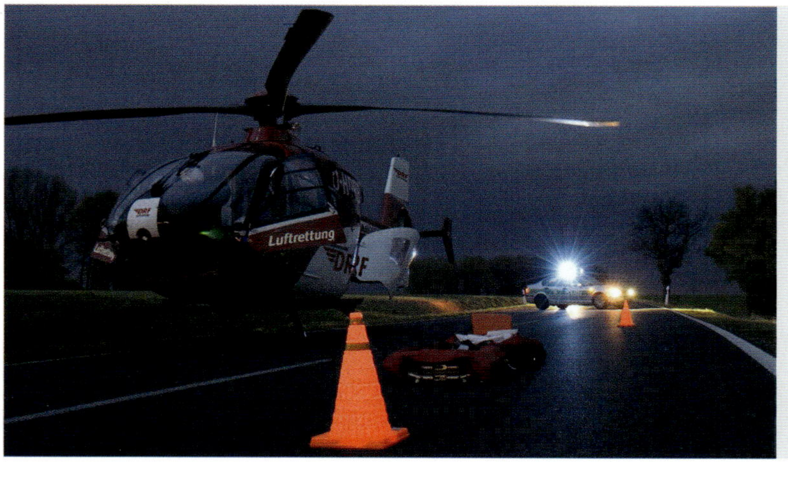

Abb. 26.1 Bei einem Verkehrsunfall mit eingeklemmten Personen ist gutes notfallmedizinisches sowie einsatztaktisches Wissen erforderlich. Häufig ist die reibungslose Zusammenarbeit zwischen boden- und luftgebundenem Rettungsdienst sowie anderen Fachdiensten der Schlüssel für eine patientengerechte Rettung! (Quelle: DRF Luftrettung)

26.5 Definition

- Unter dem Begriff „technisch-medizinische Rettung“ versteht man die kooperative Zusammenarbeit von Rettungsdienst und Feuerwehr sowie ggf. anderer Fachdienste, wie THW (Technisches Hilfswerk), Polizei, Bergungsdiensten, zur notfallmedizinischen Versorgung und Befreiung eines bei einem Unfall verletzten und eingeklemmten oder eingeschlossenen Patienten (▶ Abb. 26.2).
- Definitionsgemäß ist der Verletzte durch Bauteile, andere Gegenstände oder aufgrund seines Verletzungsmusters am eigenständigen Verlassen seiner Zwangslage gehindert.
- Der Verletzte kann aus seiner Lage erst nach raumschaffenden Maßnahmen mittels Rettungsgeräten oder Werkzeugen der Rettungsorganisationen befreit werden und muss oft in seiner Lage notfallmedizinisch versorgt werden.
- Im alltäglichen Sprachgebrauch wird auch der Begriff der patientengerechten Rettung verwendet, welcher letztlich für die an das Verletzungsmuster und die örtlichen Begebenheiten angepasste technisch-medizinische Rettung steht.
- Hierbei wird die Einsatztaktik sowie der Zeitansatz an die oben genannten Bedingungen angepasst, sodass auch eine sofortige Rettung mittels Rautek-Griff aus einem brennenden Fahrzeug eine patientengerechte Rettung darstellt.

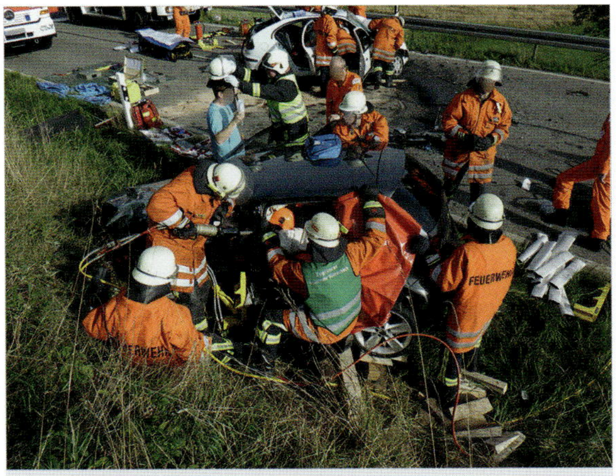

Abb. 26.2 Die notfallmedizinische Versorgung sowie technische Rettung von eingeklemmten Fahrzeuginsassen ist Teamarbeit! (Quelle: Sparrow)

26.6 Indikationen

- Das klassische Unfallszenario ist i. d. R. der Verkehrsunfall mit PKW oder LKW, bei dem aufgrund hoher Geschwindigkeiten mit Deformationen von Fahrzeugteilen oder der Fahrgastzelle zu rechnen ist.
- Andere Einsatzsituationen, wie Zugunfälle, Arbeitsunfälle, Maschinenunfälle etc., sind denkbar, aber deutlich seltener.
- Im Jahr 2017 starben in Deutschland 3177 Menschen bei Unfällen im Straßenverkehr. Damit erreichte die Zahl der Verkehrstoten den niedrigsten Stand seit Beginn der statistischen Zählung vor mehr als 60 Jahren. Auch die Zahl der Verletzten ging 2017 gegenüber dem Vorjahr zurück, und zwar um 2,1 % auf rund 388200 Personen. Die bisher vorliegenden detaillierten Ergebnisse zeigen, dass deutlich weniger Insassen von PKWs im Straßenverkehr tödlich verunglückten. Dagegen kamen mehr Insassen von LKWs ums Leben.
- Eine genaue Aussage über die Häufigkeit der Notwendigkeit einer technischen Rettung nach einem Verkehrsunfall ist schwierig und die Angaben in der Literatur schwanken stark. Bei knapp 10–15 % aller schweren Verkehrsfälle ist damit zu rechnen, dass technische Maßnahmen zur Befreiung der Insassen notwendig sind.

26.7 Aufklärung und spezielle Risiken

- Eine nicht zu unterschätzende Gefahr bei der technischen Rettung geht an den Einsatzstellen von dem noch fließenden Verkehr sowie von laufenden Maschinen aus.
- Generell besteht bei Einsätzen an Unfallstellen die Gefahr der Verletzung des Rettungsteams durch Glassplitter, scharfkantige Oberflächen sowie austretende Betriebsmittel.
- Darüber hinaus besteht die sehr unwahrscheinliche Möglichkeit der Verletzung der Rettungskräfte durch auslösende Rückhaltesysteme wie Gurtstraffer, Airbag-Systeme o. Ä., welche in nahezu allen aktuellen Fahrzeugen verbaut sind.
- Aktuelle Fahrzeuge sind im Bereich der Fahrgastzelle aus hochfesten Werkstoffen gefertigt, sodass für bestimmte Rettungsmethoden oft mehr Zeit für die technische Rettung der Insassen benötigt wird als noch vor einigen Jahren.
- Darüber hinaus sind die eingesetzten Feuerwehren aufgrund alternativer Antriebstechnologien und möglicher andere Gefahrenstellen in modernen Fahrzeugen gefordert. Durch die Nutzung von Informationen zum Umgang mit den verunfallten Fahrzeugen, z. B. mittels Rettungsdatenblättern, kann die Rettungszeit verkürzt werden. Über das Kennzeichen des Unfallfahrzeugs

kann das passende Rettungsdatenblatt schnell bereitgestellt werden und schnellstmöglich entsprechende Gefahren identifiziert sowie Lösungsmöglichkeiten erkannt werden. Rettungsdatenblätter der verschiedenen Fahrzeughersteller sind frei verfügbar z. B. auf der Webseite des Verbandes der Automobilindustrie (VDA) [2].

- Grundsätzlich sind aktuelle Fahrzeuge, dies gilt auch für Hybrid- sowie batterieelektrisch betriebene Modelle, eigensicher und stellen für die eingesetzten Rettungskräfte im Vergleich zu benzin-/dieselbetriebenen Fahrzeugen keine größere Gefahr dar.

26.8 Material

- Neben den notfallmedizinischen Standardausrüstungen, wie sie nach den entsprechenden DIN-Normen und örtlichen Vorgaben auf den Rettungsmitteln vorhanden sind, werden für die technische Rettung Hilfsmittel und Werkzeuge benötigt, die ausschließlich von entsprechend ausgerüsteten Feuerwehren vorgehalten werden. Zu diesen Gerätschaften zählen:
  - Sicherungs- und Unterbaumaterialien
  - Trenn- und Schneidwerkzeuge (hydraulische Schneidgeräte, Säbelsägen etc.)
  - Gerätschaften zum Spreizen und Bewegen von Bauteilen und Lasten (hydraulische Spreizer, Rettungszylinder, Kettensätze etc.)
- Aus rettungsdienstlicher Sicht ist die reguläre Schutzkleidung um
  - Schutzhelm,
  - Schutzbrille und
  - schnittfeste Handschuhe zu ergänzen.
- Jedem Mitglied des Rettungsteams sollte der Umgang mit einem Feuerlöscher sowie mit den vorhandenen Brechwerkzeugen vertraut sein.

26

26.9 Durchführung

26.9.1 Sichern und Erkunden

- Bereits auf der Anfahrt zum Einsatzort beginnt die Erkundung mit Hilfe der Notfallmeldung von der Einsatzleitstelle. Hier geben die Art der am Unfall beteiligten Fahrzeuge bereits erste Informationen über die Zahl der zu erwartenden verletzten Personen sowie über ein mögliches Unfallszenario.
- Bei und nach Ankunft am Unfallort erfolgt die Sicherung der Unfallstelle gegen den eventuell noch fließenden Verkehr durch:
  - Abstellen des Einsatzfahrzeuges mit eingeschaltetem Warnblinker und Blaulicht
  - Aufstellen von Warndreieck und Blitzleuchten
- Beim Abstellen der Einsatzfahrzeuge des Rettungsdienstes muss unbedingt auf einen ausreichenden Abstand zur Unfallstelle geachtet werden, um genügend Platz für die Fahrzeuge der Feuerwehr (Löschfahrzeug, Rüstwagen, ggf. Kranwagen) zu lassen und um ein zügiges Abrücken von der Einsatzstelle nach Befreiung des Patienten zu gewährleisten (▶ Abb. 26.3).
- Wenn bei Ankunft des Rettungsdienstes noch keine Kräfte der Feuerwehr vor Ort sind, sollte neben den notfallmedizinischen Gerätschaften auch an die Mitnahme eines Feuerlöschers gedacht werden!
- Neben der Sicherung gegen den fließenden Verkehr sowie der Vorbereitung auf einen Fahrzeugbrand beginnt die Erkundung der Unfallstelle bereits aus dem fahrenden Einsatzfahrzeug heraus. Bei der Annäherung an das Unfallfahrzeug erfolgt die Überprüfung des Unfallfahrzeugs auf einen sicheren Stand und ob Gefahren durch auslaufende Betriebsmittel bestehen.
- Sollten bereits andere Einsatzkräfte vor Ort sein, so melden sie sich bei den erkennbaren Führungskräften z. B. der Feuerwehr, fragen nach den bisherigen Erkenntnissen und vereinbaren eine erneute Rücksprache nach erfolgter Erkundung der Lage vor Ort.
- Anschließend erfolgt durch das Team des Rettungsdienstes die Erkundung und Einschätzung der medizinischen Lage anhand:
  - des Unfallmechanismus
  - der Art und Schwere der Fahrzeugdeformationen
  - der Verformungen von Lenkrad und Armaturenbrett
  - der ausgelöste Rückhaltesysteme
  - des Typs der beteiligten Fahrzeuge
  - der Zahl der betroffenen Personen
  - der Schwere der Verletzungen
  - der Art und Schwere der Einklemmung
  - der Zugangsmöglichkeiten zu den verletzten Insassen
- Nach bzw. während der Erkundung erfolgt das Sichern des Unfallfahrzeugs durch:
  - Ausschalten der Zündung
  - Einschalten des Warnblinkers (signalisiert den Rettungskräften, dass das Fahrzeug noch nicht spannungsfrei geschaltet wurde)
  - Betätigen der Feststellbremse und oder des Wahlhebels des Automatikgetriebes auf die Position P
- Nach der Erkundung erfolgt eine entsprechende Rückmeldung an die Einsatzleitstelle, um die zeitgerechte Nachforderung ausreichender Rettungskräfte zu organisieren. Bereits hier sollte an die frühzeitige Nachalarmierung von Rettungshubschraubern (RTH) gedacht werden, wenn diese einen Zeitvorteil beim Transport der Patienten ins nächste geeignete Traumazentrum bieten.

26.9.2 Organisation des Raumes

- Damit die Einsatzkräfte von Feuerwehr und Rettungsdienst reibungslos agieren können, ist es notwendig, Aufgabenbereiche rund um die Unfallfahrzeuge sowie im Inneren des Fahrzeugs zu definieren (▶ Abb. 26.4).
- Damit ist sichergestellt, dass sich Einsatzkräfte nicht gegenseitig behindern und eine parallele Arbeit möglich

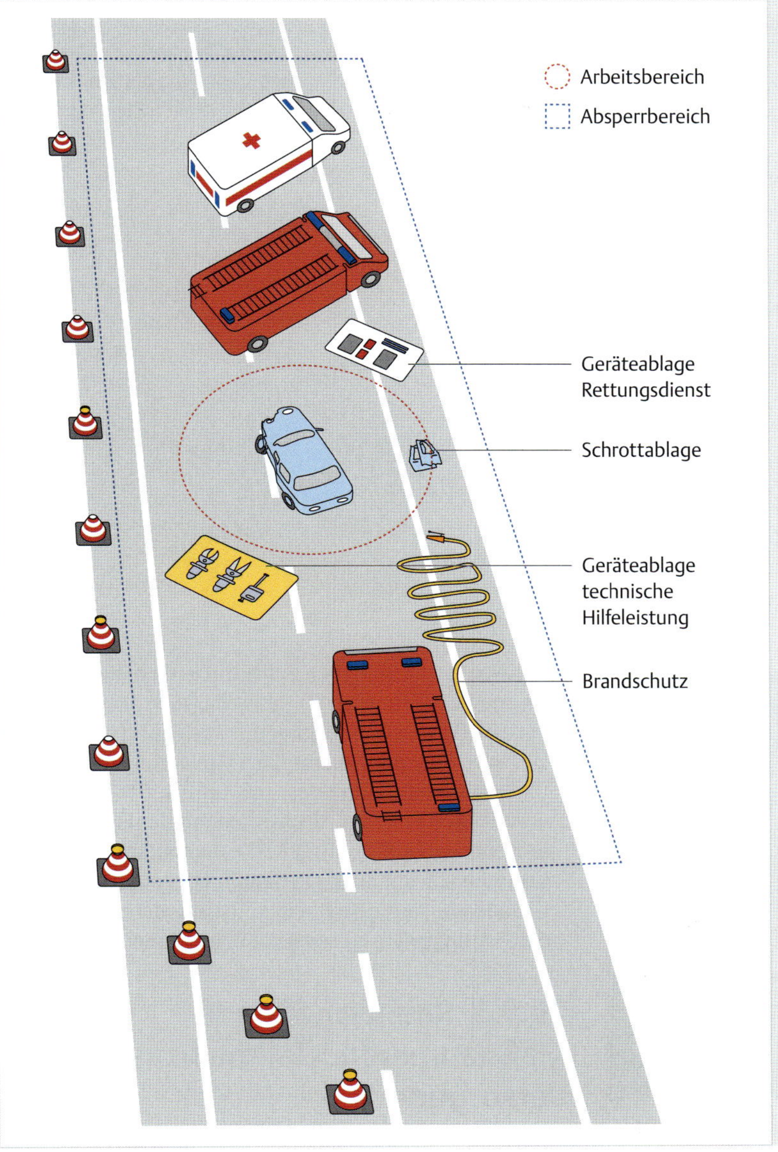

Abb. 26.3 Die frühzeitige Ordnung des Raumes stellt ein sicheres Arbeiten sowie An- und Abrücken der Einsatzkräfte sicher!

ist. Diese Definition erfolgt nach der Sicherung und Erkundung durch eine strukturierte Absprache zwischen dem Einsatzleiter der Feuerwehr sowie dem Rettungsteam, i. d. R. dem Notarzt. Rund um die Unfallstelle werden verschiedene Arbeitskreise festgelegt.

- Der direkte Bereich (etwa 5 m Radius) um das verunfallte Fahrzeug wird als Arbeitsbereich, der umliegende Bereich als Absperrbereich bezeichnet (▶ Abb. 26.3). Im sogenannten Arbeitsbereich halten sich nur die Einsatzkräfte auf, welche direkt am Fahrzeug benötigt werden. Material und Werkzeug wird an sogenannten Ablageplätzen für Feuerwehr und Rettungsdienst vorgehalten. Wenn es die Platzverhältnisse zulassen, sollte eine Arbeit von Rettungsdienst und Feuerwehr parallel möglich sein, ohne dass beide sich gegenseitig behindern. Notfallrucksäcke, Notfallkoffer o. Ä. dürfen nicht aufgeklappt in unmittelbarer Nähe zum Unfallfahrzeug abgelegt werden, um eine Beschädigung des Materials zu vermeiden. Ähnliches gilt auch für Monitore oder Beatmungsgeräte, welche an den Orten abgelegt werden, wo sie die Arbeit der Feuerwehr nicht stören, aber trotzdem vom Rettungsteam erreichbar sind. Hier bietet sich oft die Rücksitzbank des verunfallten Fahrzeugs an, während der Patient vom Beifahrersitz aus versorgt wird.
- Den Einsatzleiter der Feuerwehr erkennt der Rettungsdienst i. d. R. an einer gelben Weste bzw. am Schulterkoller oder an einer entsprechenden Helmkennzeichnung.
- Neben der groben Organisation des Raumes rund um die Unfallfahrzeuge muss eine Absprache zwischen Feuerwehr und Rettungsdienst über die Art und den

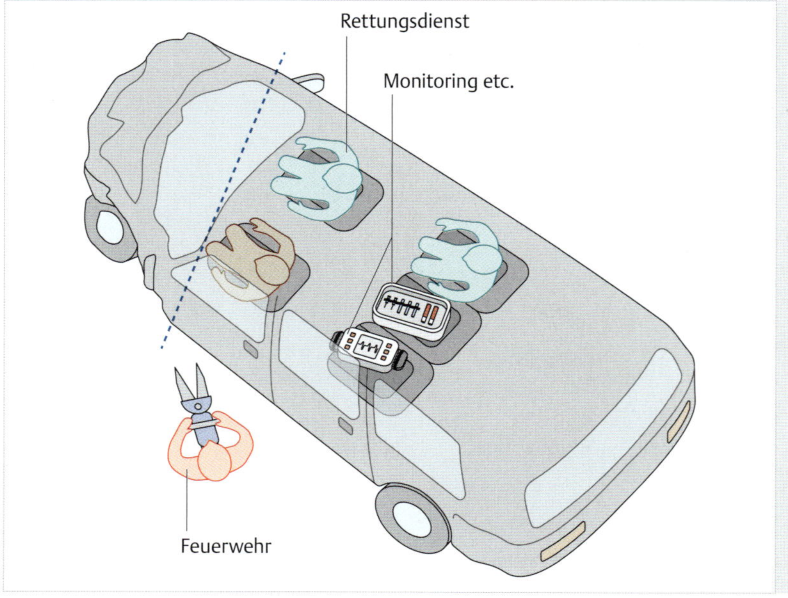

Abb. 26.4 Durch klare Festlegung der Zugangswege von Feuerwehr und Rettungsdienst ist eine parallele Arbeit, z. B. die notfallmedizinische Versorgung, ungehindert möglich.

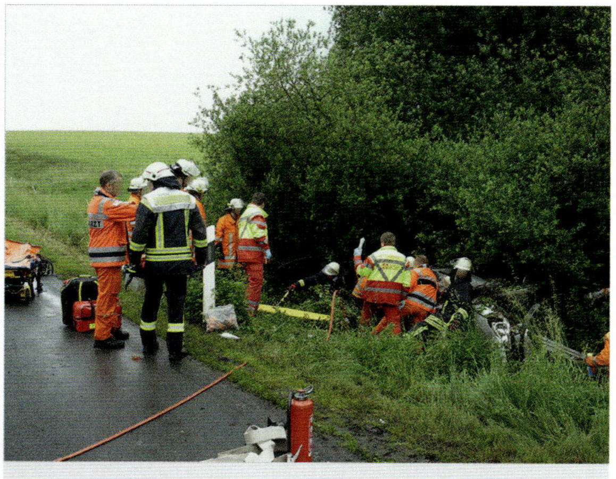

Abb. 26.5 Während der technischen Rettung hält der Notarzt regelmäßig Kontakt mit dem Einsatzleiter der Feuerwehr. (Quelle: T. Heyne)

Umfang der technischen Maßnahmen erfolgen. Je nach Verletzungsmuster und Zustand des Patienten definiert der Rettungsdienst ein Zeitfenster für die Befreiung des Patienten und macht aus medizinischer Sicht Vorgaben über die Art und den Weg der Befreiung. Hilfreich sind hier klare Zeitvorgaben in Minuten, sodass der Führer der technischen Rettung die Maßnahmen der Feuerwehr entsprechend dieser Vorgabe vorbereiten oder seine Bedenken im Hinblick auf das definierte Zeitfenster äußern kann.

- Während der technisch-medizinischen Rettung trägt der Notarzt die medizinische Verantwortung für den sicheren Einsatzablauf. Aus diesem Grund wird er sowohl notfallmedizinisch als auch organisatorisch gefordert.

Der Notarzt muss, neben der rettungsdienstlichen Versorgung des Patienten im Fahrzeug, auch als Ansprechpartner für den Einsatzleiter zur Verfügung stehen. Deshalb sollte der Notarzt nach Versorgung des Patienten im Fahrzeug zumindest zeitweise außerhalb des verunfallten PKW für Absprachen mit der Feuerwehr präsent sein (▶ Abb. 26.5). Sollte dies aufgrund des kritischen Zustands des Patienten oder aus ähnlichen Gründen nicht möglich sein, muss ein anderes Mitglied des Rettungsteams diese Rolle übernehmen.

26.9.3 Raumschaffende Maßnahmen/notfallmedizinische Versorgung

- Um eine adäquate Versorgung des eingeklemmten Fahrzeuginsassen sicherzustellen, muss ausreichend Platz für die Arbeit am Patienten und letztlich dessen Befreiung geschaffen werden (▶ Abb. 26.6).
- Für raumschaffende Maßnahmen wird oft der Einsatz von Rettungsgeräten der Feuerwehr benötigt. Einfache Handlungen, wie die Nutzung der Sitz- oder Lenkradverstellung, das Entfernen einer Kopfstütze sowie das Ausziehen eines Schuhs, können auch ohne die Hilfe der Feuerwehr erfolgen und so einen besseren Zugang ermöglichen.
- Im Fahrzeug sollten der Patient und das Rettungsteam zeitnah mit einer durchsichtigen Plastikfolie abgedeckt werden, um die Insassen vor Splittern und Glasstaub während der Rettungsarbeiten zu schützen. Darüber hinaus bietet die Folie einen gewissen Schutz vor Witterungseinflüssen und kann einer Hypothermie vorbeugen.

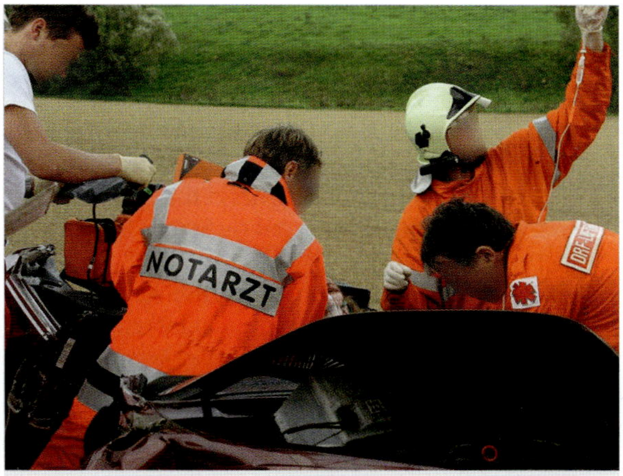

Abb. 26.6 Für eine notfallmedizinische Versorgung des Patienten im Fahrzeug muss möglicherweise das Fahrzeugdach entfernt werden. (Quelle: T. Heyne)

- Die schwierigste Entscheidung, welche das Rettungsteam vor Ort treffen muss, ist die Entscheidung über die Invasivität der notfallmedizinischen Maßnahmen. Zwar kann geschützt unter der Folie parallel zur technischen Rettung eine notfallmedizinische Versorgung stattfinden, aber welche Maßnahmen noch im Fahrzeug und welche erst nach Befreiung im Rettungswagen durchgeführt werden sollen, entscheidet sich letztlich anhand des Zustands des Verunfallten.
- Ist der Patient im Fahrzeug eingeklemmt, so ist der Einsatz von hydraulischen Rettungsgeräten wie Rettungszylindern oder Spreizern notwendig, um ausreichend Raum zur Befreiung zu gewinnen. Diese Werkzeuge müssen oft direkt in unmittelbarer Nähe des eingeklemmten Insassen verwendet werden; dabei können Plastik- oder Metallteile im Innenraum absplittern. Grundsätzlich können die Rettungsgeräte aber sehr feinfühlig bedient werden; hierzu muss der Gerätebediener eventuell in das Fahrzeuginnere, sodass die Betreuung durch das Rettungsteam zeitweise von außerhalb erfolgen muss.
- In den letzten Jahren wird im deutschsprachigen Raum wieder der Einsatz von Seilwinden in Kombination mit Zugketten zur Befreiung der eingeklemmten Insassen diskutiert.

26.9.4 Rettungsmethoden

- In der technisch-medizinischen Rettung werden 2 Rettungsmodi verwendet, um das Zeitraster für die Fachdienste klar zu kommunizieren. Man unterscheidet:
  - Sofortrettung und
  - Schnelle Rettung
- Diese Schlagworte vereinfachen die Kommunikation zwischen dem Einsatzleiter der Feuerwehr und dem Leiter der medizinischen Rettung.

Sofortrettung

- Man spricht von einer Sofortrettung, wenn aufgrund der medizinischen Situation oder unmittelbar drohender Gefahr für den Patienten eine sofortige Befreiung aus seiner Zwangslage notwendig ist.
- Dies bedeutet, dass nach der absolut notwendigen Sicherung des Fahrzeugs und der umgehenden Beseitigung der Einklemmung die Rettung des Patienten auf dem schnellstmöglichen Weg aus dem Fahrzeugwrack erfolgen muss, selbst wenn dafür die konsequente Immobilisation vernachlässigt oder gar mit weiteren Verletzungen, z. B. durch scharfe Kanten, zu rechnen ist.
- Alle Bemühungen fokussieren sich bei dieser Rettungsmethode auf die schnellstmögliche Befreiung.

Schnelle Rettung

- Unter der Schnellen Rettung, auch zeitkontrollierte Rettung genannt, versteht man die Rettung des eingeklemmten Insassen, bei der nicht nur die Zeit, sondern auch die Vermeidung von weiteren Traumen im Fokus der Bemühungen steht.
- Auch wenn alle Maßnahmen stets so schnell wie möglich erfolgen, sind umfangreichere technische Maßnahmen, z. B. eine konsequente Immobilisation oder eine ausführlichere notfallmedizinische Versorgung im Fahrzeug, Teil der Rettungsmaßnahmen.
- Jede der oben genannten Rettungsmethoden ist eine sogenannte patientengerechte, also dem Verletzungsmuster zeitlich angemessene Rettungsmethode.
- Neben der gemeinsamen Absprache des Rettungsmodus sollten noch der Platzbedarf für die notfallmedizinische Versorgung im Fahrzeug, der Befreiungsweg sowie ein konkretes Zeitfenster für die endgültige Befreiung festgelegt werden.

26.9.5 Rettungstechniken

Entfernen von Fahrzeugtüren

- Die Entfernung verklemmter Fahrzeugtüren gehört zu den häufigsten technischen Maßnahmen der Feuerwehr beim Verkehrsunfall. Das Öffnen der Türen dauert nur wenige Minuten und ermöglicht einen guten Zugang zum Patienten oder zur Erkundung einer Einklemmung im Fußbereich. Je nach Einsatzsituation kann die jeweilige Tür an der Schloss- oder Scharnierseite entfernt oder nur geöffnet und gesichert werden. Nach Beseitigung der Einklemmung bietet oft die Türöffnung ausreichend Platz für die Befreiung des eingeklemmten Insassen und ist i. d. R. die schnellste Rettungsmethode.

III

Große Seitenöffnung

- Als große Seitenöffnung bezeichnet man die komplette Entfernung der Seitentüren inklusive der B-Säule eines 5-türigen Fahrzeugs (▸ Abb. 26.7). Diese Rettungsmethode bietet einen sehr komfortablen Zugang zum Patienten und ermöglicht die nahezu achsengerechte seitliche Befreiung des Verunfallten auf das Spineboard oder die Schaufeltrage.
- Gerade in zeitkritischen Einsatzsituationen ist diese Rettungsmöglichkeit eine gute Alternative zur traditionellen Dachentfernung. Die große Seitenöffnung gelingt aber nur über eine Trennung der B-Säule vom Schweller mit ausreichend leistungsfähigen Rettungsgeräten und trainierter Mannschaft der Feuerwehr.

Dachentfernung

- Die komplette Dachentfernung beim Unfallfahrzeug bietet die Möglichkeit, von allen Seiten umfassend Zugang zum eingeklemmten Patienten zu bekommen.
- Hierzu werden mit einem Schneidgerät oder einer Säbelsäge alle Fahrzeugsäulen durchtrennt und anschließend, nach Entfernen der Fahrzeugverglasung, das komplette Dach vom Fahrzeug abgenommen (▸ Abb. 26.8).
- Während diese Methode in den vergangenen Jahren als Goldstandard der Rettung nach einem Verkehrsunfall angesehen wurde, muss jedoch bedacht werden, dass bei neueren Fahrzeugen die Entfernung des Daches 10–15 min dauern kann.
- Alternativ kann das Dach nach vorne oder hinten sowie zu einer Fahrzeugseite geklappt oder mit einem Rettungszylinder gedrückt werden.

Tunneln

- Unter der Rettungsmethode Tunneln versteht man die Befreiung des Insassen durch eine Art Tunnel, welcher durch die Beseitigung von Hindernissen im Fahrzeuginneren, wie Sitze, Hutablage o. Ä., entsteht.
- Der Vorteil dieser Methode ist, dass i. d. R. nicht das Fahrzeugdach, sondern nur weniger stabile Bauteile entfernt werden müssen.
- Die Befreiung des Verletzten kann achsengerecht erfolgen, jedoch ist aufgrund der eingeschränkten Platzverhältnisse im Innenraum der Einsatz der Rettungsgeräte etwas mühsamer.
- Ein schneller Einsatzerfolg wird auch durch die Verstellbarkeit der Sitzlehnen beeinflusst, da die Entfernung oder gewaltsame Beseitigung mit Rettungsgeräten zeitaufwändig sein kann und dadurch die Rettung verzögert wird.

Kettenzug

- In den letzten Jahren wird im deutschsprachigen Raum wieder der Einsatz von Seilwinden in Kombination mit Zugketten propagiert.
- Hier werden an der Front sowie am Heck des Unfallfahrzeugs stabile Ketten angeschlagen und das deformierte Fahrzeug mittels Seilwinden wieder in seine Ursprungsform oder teilweise darüber hinaus gezogen (▸ Abb. 26.9).
- Der Vorteil dieser im Jahr 2004 publizierten Methode ist die hohe Standardisierung der Rettungsmaßnahme sowie die resultierende Schnelligkeit der Befreiung [1].
- Allerdings ist der Einsatz von Seilwinden an engen Einsatzstellen nicht unkritisch und wird in Fachkreisen noch diskutiert.

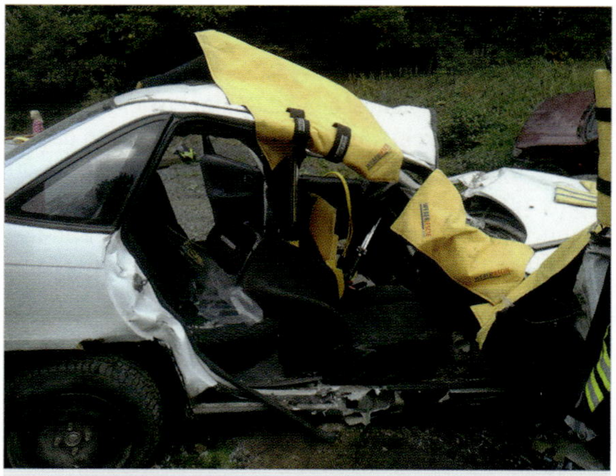

Abb. 26.7 Die Befreiungstechnik „Große Seitenöffnung" ermöglicht eine schnelle Möglichkeit zur nahezu achsengerechten Rettung. (Quelle: T. Heyne)

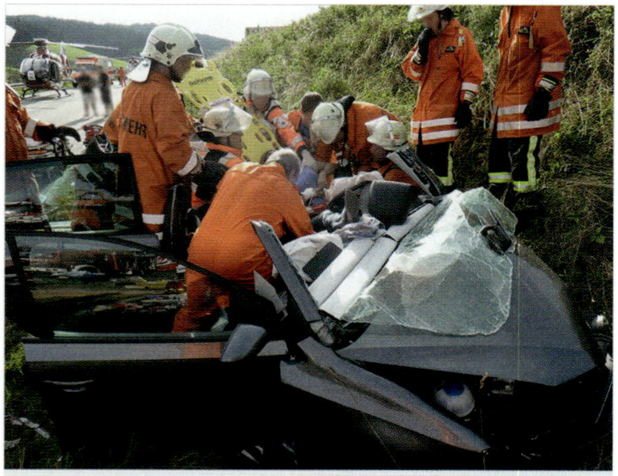

Abb. 26.8 Die vollständige Dachentfernung ist eine Rettungsmethode, welche bei modernen Fahrzeugen relativ viel Zeit in Anspruch nehmen kann. (Quelle: Sparrow)

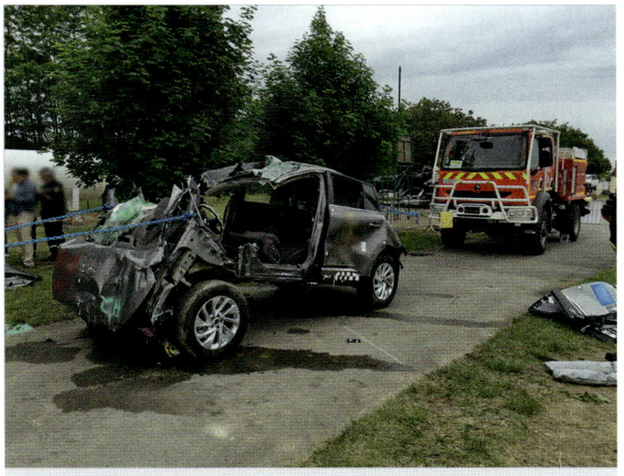

Abb. 26.9 Auch der Einsatz von speziellen Ketten in Verbindung mit Seilwinden kann eine Möglichkeit der zügigen Befreiung sein. (Quelle: T. Heyne)

26.9.6 Befreiung des Patienten aus dem Fahrzeug

- Nach der Beseitigung der Einklemmung und Herstellung des freien Zugangs zum Patienten ist das Herausheben des verunfallten Insassen aus dem Fahrzeugwrack erforderlich.
- Dieser Schritt ist oft durch einen schlechten Zugang sowie einer eventuellen Bewusstlosigkeit des Verletzten erschwert. Für die endgültige Befreiung sind daher meist viele Hände erforderlich; dies macht die Verwendung von Hilfsmitteln für die Rettung notwendig.
- Die oft noch genutzte Schaufeltrage erfüllt ihren Zweck, hat aber den Nachteil, dass durch die vielen Löcher und Kanten die Verwendung im Fahrzeugwrack oft erschwert und zeitaufwendig ist. Ein Spineboard ist aufgrund der glatten Oberflächen deutlich einfacher in der Anwendung, allerdings sollte für den Einsatz im oder am Unfallfahrzeug auf die Anwendung der Gurte zur Sicherung des Patienten initial verzichtet werden.
- Diese Hilfsmittel benötigen jedoch Platz. Steht er nicht zur Verfügung oder ist eine umgehende achsengerechte Rettung erforderlich, dann ist die Rettungs-Boa das Mittel der Wahl.

26.10 Mögliche Komplikationen

- Die technisch-medizinische Rettung ist definitionsgemäß das Zusammenspiel verschiedener Fachdienste. Nur die gemeinsame Teamleistung führt zum Erfolg.
- Aufgrund der unterschiedlichen Fach- und Sachkompetenzen der verschiedenen Disziplinen sind Komplikationen oft Folge einer nicht optimalen Kommunikation und nicht von mangelnder Kompetenz.
- Eine der häufigsten Komplikation, wenn man bei der technisch-medizinischen Rettung überhaupt von Komplikationen reden kann, sind unterschiedliche Vorstellung über die für die Rettung notwendige Zeit, die Rettungsmethode oder die Organisation des Raumes rund um das Unfallfahrzeug.
- Oft führt auch fehlender oder mangelhafter Informationsaustausch, z. B. bei Veränderungen des Zustands des Patienten, zu unterschiedlichen Erwartungshaltungen und wenig differenzierten Forderungen und Entscheidungen, welche letztlich zu einer Verzögerung der Rettung des Verunfallten führen.
- All diese Komplikation bedeuten für den Patienten eine nicht mehr seinem Verletzungsmuster angepasste, also nicht patientengerechte Rettung oder Befreiung und kann Einfluss auf das Überleben oder den weiteren Heilungsverlauf haben.

26.11 Quellenangaben

[1] Deutsche Gesellschaft für Unfallchirurgie e. V. (DGU) et al. S 3-Leitlinie Polytrauma/Schwerverletzten-Behandlung (01.07.2017). Im Internet: https://www.awmf.org/uploads/tx_szleitlinien/012–019l_S 3_Polytrauma_Schwerverletzten-Behandlung_2017–08.pdf; Stand: 14.02.2019

[2] Verband der Automobilindustrie. Retten und Bergen. Rettungsblätter für Feuerwehren. Im Internet: www.vda.de/de/themen/sicherheit-und-standards/retten-und-bergen/rettungsdatenblaetter.html; Stand: 14.02.2019

26.12 Literatur zur weiteren Vertiefung

[1] Wik L et al. Rapid extrication from a car wreck. Injury 2004; 35(8): 739–745

[2] Weniger P et al. Factors influencing the injury pattern and injury severity after high speed motor vehicle accident – A retrospective study. Resuscitation 2007; 75: 35–41

[3] Sanson G et al. Road traffic accidents with vehicular entrapment: incidence of major injuries and need for advanced life support. Eur J Emerg Med 1999; 12: 285–291

[4] Isenberg D et al. Motor vehicle intrusion alone does not predict trauma center admission or use of trauma center resources Prehosp Emerg Care 2011; 4: 203–207

[5] Westhoff J et al. Motor vehicle accidents with entrapment. A medical and technical investigation of crash mechanism, injury pattern and severity of entrapment of motor vehicle occupants between 1983 and 2003. Chirurg 2007; 3: 246–253

[6] Westhoff J et al. Entrapped motorists and air rescue services: analysis of tactical rescue approach, rescue techniques, and emergency medical services illustrated by a helicopter emergency medical service. Unfallchirurg 2008; 3: 155–161

[7] Watson LM. RTA, Persons trapped. Vehicle accident rescue. Halstead: Greenwave; 1990

[8] Südmersen J, Cimolino U, Heck Jet al Technische Hilfeleistung bei LKW-Unfällen. Ecomed Verlag; 2006

[9] Südmersen J, Cimolino U, Heck J et al. Technische Hilfeleistung bei PKW-Unfällen. Ecomed Verlag; 2008

[10] Vfdb-Richtlinie 06/01, 2018

III

26.13 Wichtige Internetadressen

- https://www.weber-rescue.com/de/rescue-days/index.php
- https://www.vda.de/de/themen/sicherheit-und-standards/retten-und-bergen/rettungsdatenblaetter.html
- https://www.vda.de/de/themen/sicherheit-und-standards/retten-und-bergen/unfallhilfe-und-bergen-bei-fahrzeugen-mit-hochvolt-systemen.html
- https://www.nfpa.org/Training-and-Events/By-topic/Alternative-Fuel-Vehicle-Safety-Training/Fire-service-training
- https://www.facebook.com/moditechrescue
- https://www.vfdb.de

27 Massenanfall von Verletzten und Erkrankten (MANV/E)

Godo Savinsky, Stefan Trümpler

27.1 Steckbrief

Im Gegensatz zu vielen in der Referenz Notfallmedizin beschriebenen Techniken und Therapien gibt es beim Massenanfall von Verletzten oder Erkrankten (MANV/E) zwar allgemeingültige Empfehlungen, aber auch deutliche regionale Unterschiede in den verwendeten Konzepten. Während man als Notarzt bei der Behandlung der Atemnot oder des Herzinfarkts im Rettungsdienst in Deutschland i. d. R. mit den vorhandenen Ressourcen eine vergleichbare Therapie beginnen kann, gilt es bei der Vorbereitung auf die Versorgung Mitwirkung beim MANV die lokalen Konzepte und Planungen zu kennen. Erste Informationen zur örtlichen MANV-Planung wird man beim Personal der Rettungswache oder des NEF (Notarzteinsatzfahrzeug) bzw. NAW (Notarztwagen) bekommen. Darüber hinaus gibt es in allen Bereichen Dienstanweisungen, Verordnungen und gesetzliche Regelungen, die das Vorgehen bei einem MANV beschreiben. Es gilt also, vor Antritt des Dienstes in einem neuen Rettungsdienst, die lokalen Planungen und Konzepte kennenzulernen.

27.2 Aktuelles

- Die Entwicklung von Konzepten zur Bewältigung eines MANV ist in den letzten Jahren stetig vorangeschritten und beinhaltet:
  - Vorbereitungen für die klassischen Szenarien, wie Bus- und Bahnunfälle sowie Massenpaniken
  - Vorplanungen für neuere Bedrohungslagen wie Amoklagen und Terror (Polizeilagen)

27.3 Synonyme

- MANV/E: Massenanfall von Verletzten und/oder Erkrankten
- MCI: mass casualty incident, multiple casualty incident, multiple casualty situation
- Großschadenslage
- Großunfall
- GröNo: Größeres Notfallereignis

27.4 Keywords

- MANV/E: Massenanfall von Verletzten und/oder Erkrankten
- GröNo: Größeres Notfallereignis
- Katastrophe, Katastrophenschutz
- Großschadensereignis
- Amok
- Anschlag
- Großunfall
- Erstversorgung
- Sichtung und Vorsichtung

27.5 Definition

- Unter einem MANV/E versteht man einen Notfall mit einer größeren Anzahl von Verletzten oder Erkrankten sowie anderen Geschädigten oder Betroffenen, der mit der vorhandenen und einsetzbaren Vorhaltung des Rettungsdienstes im Rettungsdienstbereich nicht bewältigt werden kann.
- Aus dieser Definition wird bereits deutlich, dass es große regionale Unterschiede gibt.
- Hiervon abzugrenzen ist die Katastrophe, bei der das Schadensausmaß größer ist und die Infrastruktur mit betroffen ist.

27.6 Indikationen

- Kernaufgaben des Rettungsdienstes sind:
  - lebensrettende Sofortmaßnahmen
  - Herstellung der Transportfähigkeit
  - Transport in eine geeignete Behandlungseinrichtung
  - Bemessung des Rettungsdienstes auf Basis dieser Aufgaben am einzelnen Notfallpatienten
  - Versorgung des Patienten durch einen Rettungswagen (RTW) und ein NEF
- Die Kliniken sind darauf ausgelegt, einzelne Patienten auch mit komplizierten Verletzungsmustern oder Krankheitsbildern nach Voranmeldung gemäß dem Stand von Wissenschaft und Technik adäquat zu behandeln (z. B. Herzkatheterlabor, Stroke-Unit, lokales, regionales oder überregionales Traumazentrum).
- Einsätze, bei denen eine große Anzahl von Menschen verletzt oder erkrankt ist, werden Massenanfall von Verletzten oder Erkrankten (MANV/E) genannt. Charakteristisch für eine solche Einsatzlage ist ein Missverhältnis zwischen den zur Verfügung stehenden Ressourcen (Personal und Einsatzmittel) und der Zahl der Notfallpatienten.
- Ab einer gewissen Anzahl von Patienten kann eine individualmedizinische Versorgung nicht mehr unmittelbar sichergestellt werden, weil die erforderlichen Rettungsmittel in der direkten Umgebung nicht ausreichen. Ent-

sprechendes gilt auch für die im Radius um die Einsatzstelle verfügbaren geeigneten Behandlungskapazitäten in Kliniken.
- Der Übergang von regulärem Rettungsdiensteinsatz zu einem MANV ist nicht pauschal definierbar. Die Rahmenbedingungen sind entscheidend.
- In ländlich geprägten Regionen stellt ein Schadensereignis mit 4 oder 5 Patienten bei lediglich einem verfügbaren RTW und einem NEF bereits ein MANV-Ereignis dar, weil hier ein Missverhältnis zwischen der Zahl der Patienten und den erforderlichen Ressourcen besteht und absehbar ist, dass die Heranführung weiterer Einsatzkräfte relativ lange dauern wird.
- Anders verhält es sich in Großstädten oder infrastrukturell hochentwickelten Regionen, in denen innerhalb kürzester Zeit problemlos beispielsweise 10 oder mehr RTW und 3 NEF an einer Einsatzstelle konzentriert werden können.
- Entsprechend sind die Behandlungskapazitäten zu betrachten. In Städten ist häufig die Klinikdichte deutlich höher, sodass wesentlich mehr Behandlungskapazitäten verfügbar und die Transportwege bis zum Erreichen der Kliniken kürzer sind als in ländlichen Regionen.
- Diese Situation zu erkennen ist der erste und wichtigste Schritt hin zur adäquaten Bewältigung einer MANV-Einsatzlage

27.7 Aufklärung und spezielle Risiken

- An die Aufklärung des einzelnen Betroffenen bei einem MANV können die gleichen Anforderungen wie bei einem individualmedizinischen Notfall gestellt werden. In Abhängigkeit von der Dringlichkeit ist der Patient über die anstehenden Maßnahmen aufzuklären. Dies unterstützt gleichzeitig die psychosoziale Betreuung des wachen Patienten.
- Man sollte die unverletzten Betroffenen frühzeitig aufklären, sobald belastbare Daten und Erkenntnisse vorliegen, die sonst eine gewisse Dynamik entwickeln können. Gerade an Schulen können sich, z. B. in der Folge von eingesetztem Tierabwehrspray oder Explosionen von Feuerwerkskörpern, Massenphänomene entwickeln, in deren Verlauf Menschen über Symptome klagen, die zum Tatzeitpunkt weit entfernt waren und sicher keinen Kontakt zum Spray oder zur Explosion gehabt haben.
- spezielle Risiken bei einem MANV:
  - Große, unübersichtliche Einsatzstellen beim MANV, mit einer Vielzahl von unbekannten Einheiten und einer ungewohnten Organisationsform mit neuen Zuständigkeiten, können gleichzeitig auch mit Gefährdungen verbunden sein, die man sonst in der Notfallmedizin nicht antrifft.
  - Ist der Bereich, in dem man sich aufhält, sicher?
  - Gibt es eine festgelegte Einteilung von Zonen (Rot, Gelb, Grün, sicher, teilsicher, unsicher)?
  - Gibt es Bereiche, die geräumt werden müssen, oder ist von einer dynamischen Lage auszugehen?
  - Gibt es Gefahrstoffe, welche die Nutzung einer speziellen persönlichen Schutzausrüstung (PSA) notwendig machen?
  - Wer ist zuständig und von wem bekommt man die Informationen?
- Diese Fragen sollte man auch in der häufig initial chaotischen Situation beantworten können, ohne die Versorgung der Patienten zu vernachlässigen. In nahezu allen Rettungsdienstbereichen gilt: Die Sicherheit der Einsatzkräfte geht vor. Die Kräfte der nicht polizeilichen Gefahrenabwehr agieren nur in Bereichen, für die sie die notwendige Schutzausrüstung, in deren Anwendung sie auch ausgebildet sind, angelegt haben.

27.8 Material

- Das benötigte Material zur Bewältigung eines MANV kann in 3 Kategorien eingeteilt werden:
  - Einheiten
  - Material zur direkten Versorgung der Patienten
  - Material (Strukturen) zur Kommunikation und Dokumentation
- Neben den bekannten Einheiten aus dem Regelrettungsdienst wie NEF und RTW mit ihrer definierten Besetzung kommen im Rahmen eines MANV Sonderkomponenten zum Einsatz, die nach den lokalen Konzepten alarmiert werden (siehe Kap. 27.9.3).
- Beim eingesetzten Material zur Versorgung von Patienten bei einem MANV werden in Abhängigkeit vom Grad der Individualmedizin zunächst einfache, schnell anwendbare Materialien und Maßnahmen, wie Lagerung der Patienten, einfache Atemwegssicherung und das Anlegen von Verbänden, eingesetzt. Im Verlauf werden komplexere und aufwändigere Verfahren genutzt.
- Unter MANV-Bedingungen werden für die direkte Versorgung des Patienten ggf. frühzeitig Materialien eingesetzt, die im Regelrettungsdienst selten zu finden sind, wie z. B. das Tourniquet.
- Die 3. Kategorie benötigten Materials stellt das örtlich vorgegebene Instrumentarium zur Dokumentation und Kommunikation dar. Mit diesem Material müssen alle Einsatzkräfte sicher umgehen können, um den Gesamterfolg nicht zu gefährden. Selbst wenn die Versorgung am Patienten optimal organisiert ist, der Transport in Krankenhäuser und die weitere klinische Versorgung bestmöglich erfolgte, stellt bei großen Schadenslagen die Dokumentation eine nicht zu vernachlässigende Herausforderung dar.
- Bei dem zu erwartenden medialen Interesse an einem MANV stellt die frühzeitige und genaue Erfassung der Anzahl der Patienten der verschiedenen Sichtungskate-

gorien für sich schon einen Qualitätsindikator in der Wahrnehmung der Medien dar.
- Für die häufig notwendige Kommunikation mit Angehörigen durch die Leitstelle oder einzurichtende Auskunftsstellen sind die Information über die Personalien und den Verbleib der Patienten und Betroffenen essenziell.
- Ferner kann nur bei einer guten Dokumentation über die eingesetzten Kräfte die notwendige Vorplanung erfolgen:
  - Wie viele Einheiten befinden sich im Bereitstellungsraum bzw. in Anfahrt?
  - Wie viele zu transportierende Patienten gibt es noch?
  - Wurden ausreichende Kräfte nachalarmiert und wann sind diese Kräfte verfügbar?
- Diese Fragen müssen für eine vorausschauende Planung aus der erstellten Dokumentation zu beantworten sein.

27.9 Durchführung

27.9.1 Einsatztaktik beim MANV

- Das folgende Zitat der Spitzenverbände der Feuerwehren in NRW beschreibt den aktuellen Stand der Einsatztaktik bei MANV-Einsätzen:
  - „Der MANV ist i. d. R. ein punktförmiges oder kleinflächiges Schadensereignis mit vielen Patienten. Dieses Schadensereignis ist in der Frühphase durch einen Ressourcenmangel (personell wie materiell) begrenzter Dauer gekennzeichnet, in der Spätphase durch eine Vielzahl zu koordinierender Einheiten. Gerade unter dem Aspekt des Ressourcenmangels und einer großen Anzahl von Patienten muss die Einsatzleitung zu jeder Zeit des Einsatzes sicherstellen, dass die richtigen Mittel zur richtigen Zeit am richtigen Ort eingesetzt werden."
- In Anlehnung an den Führungsvorgang gemäß Feuerwehrdienstvorschrift 100 (FwDV 100) ergibt sich hierfür der folgende Handlungsablauf:
  1. Erkundung der medizinischen Lage (Lagefeststellung)
  2. Beurteilung der medizinischen Lage und Priorisierung mit Festlegung des erforderlichen medizinischen Ressourcenbedarfs (Einsatzplanung)
  3. Erstversorgung und Delegation medizinischer Aufgaben in Auftragstaktik, Organisation von Soforttransporten und Erstversorgungsstruktur (Befehl)
- Bei Ressourcenmangel können zur Rettung möglichst vieler Verletzter oder Erkrankter die Qualitätsstandards der Individualmedizin anfänglich nicht für alle Patienten gleichzeitig gewährleistet werden. Priorität haben zunächst die konzentrierte Erstversorgung aller vital bedrohten Patienten durch lebensrettende Sofortmaßnahmen und der Sofort-Transport für Patienten mit der Indikation für lebenserhaltende klinische Interventionen" [1].
- Aus diesen Empfehlungen lassen sich 4 taktische Aufgaben ableiten, die an der Einsatzstelle zu erfüllen sind:
  1. Priorisierung/Sichtung der Patienten
     - Es ist logisch, dass genau die Patienten als erste versorgt werden müssen, die am schwersten verletzt bzw. erkrankt sind. Dazu müssen sich die Einsatzkräfte aber zunächst einen Überblick über die medizinische Lage verschaffen. Das bedeutet, dass die ersten Einsatzkräfte nicht direkt mit der Versorgung einzelner Patienten beginnen, sondern alle Patienten kurz in Augenschein nehmen. Bei Ärzten wird diese Maßnahme (ärztliche) Sichtung genannt.
     - Es ist allerdings geboten, auch nicht ärztliches Rettungsfachpersonal in die medizinische Erkundung einzubinden, um die Maßnahme zu beschleunigen. Hierbei wird von Vorsichtung oder Priorisierung gesprochen.
     - Für dieses von der Sichtungs-Konsensus-Konferenz des Bundesministeriums des Inneren empfohlene Vorgehen gibt es unterschiedliche Systeme und Algorithmen, die in Deutschland Anwendung finden. Das Ziel aller verwendeten Systeme ist es, die Patienten mit der höchsten Behandlungs- und Transportpriorität schnellstmöglich ausfindig zu machen. Häufig verwendete Systeme sind PRIOR und mSTaRT. Der auf Basis der Vorsichtung erfolgende medizinisch indizierte Ressourceneinsatz kann die Sterblichkeit der Opfer eines MANV nachweislich senken (▶ Abb. 27.1).
  2. Erstversorgung nach Priorisierungsergebnis
     - Nach Abschluss der Priorisierung/Sichtung kann mit der Erstversorgung begonnen werden. Hierbei ist zu beachten, dass die Erstversorgung erst beginnen sollte, wenn alle Patienten priorisiert/gesichtet wurden. Außerdem sollte grundsätzlich kein Personal und Material in Bereitstellungsräumen zurückgehalten werden, solange die Priorisierung und Erstversorgung nicht sichergestellt sind.
     - An der Einsatzstelle ist der Einsatzabschnitt „Medizinische Rettung" oder „Rettungsdienst" bei MANV-Einsätzen häufig der wichtigste. Daher ist es unerlässlich, dass die Einsatzabschnittsleitung mit der Einsatzleitung klar kommuniziert. Ein begriffliches Signal ist die „Sicherstellung der Erstversorgung". Mit diesem Signal kann die Einsatzabschnittsleitung der Einsatzleitung sehr einfach deutlich machen, ob die Lage unter Kontrolle ist, oder ob weitere Einsatzkräfte, Planungen oder Strukturen erforderlich sind. Dabei ist aber zu beachten, dass die Erstversorgung nicht erst dann sichergestellt sein muss, wenn jeder Patient individualmedizinisch betreut ist, sondern durchaus deutlich früher.
  3. Soforttransporte
     - Bei einigen Verletzungs- oder Erkrankungsmustern sind selbst die Möglichkeiten notärztlicher Versorgung präklinisch nicht ausreichend, um eine Stabi-

Checkliste ersteintreffendes Rettungsmittel

☐	Einsatzort stimmt mit Alarmierung überein	Datum/Uhrzeit:	Einsatznummer:
Eigene Funkkennung:			Alarmstichwort:

Einschätzung der Einsatzstelle		
Gefahren für: **- Betroffene** **- Patienten** **- Personal**	☐	Verletzung
	☐	Erkrankung
	☐	psych. Gefahr
	☐	Feuer/Rauch/Explosion
	☐	Wetter (Kälte/Hitze)
	☐	Einsturz
	☐	Elektrizität
	☐	Verkehr
	☐	Atemgifte
CBRN-Lage	☐	chemische (C)
	☐	biologische (B)
	☐	atomare (R/N)
Überblick Anzahl Patienten/Betroffene Ordnung des Raumes	☐	**Patientensammelplatz festlegen**
	☐	**Anfahrtswege & Räume bekanntgeben**
	☐	**Rückmeldung/Nachalarmierung**

Checkliste zur Vorsichtung		
CBRN-MANV	**Eigenschutz beachten**	
	Kontaminierte Personen entkleiden (lassen) & Kennzeichnen	
	Patient gehfähig? Pat. auffordern sich selbstständig an den Patientensammelplatz zu begeben	Ja → SK 3
	Tödliche Verletzungen?	Ja → ✝
A	**Offenhalten der Atemwege erforderlich?** Wendltubus wenn Atmung vorhanden, entsprechende Lagerung	Ja → SK 1
A	**Inhalationstrauma mit Stridor?**	Ja → SK 1
B	**Atemfrequenz über 30 oder unter 10 pro Minute?** 10 sec untersuchen	Ja → SK 1
C	**Unstillbare Blutung?** Anlage Tourniquet oder Druckverband	Ja → SK 1
C	**Fehlender Radialispuls?/Rekap Zeit > 2 sec?** 10 sec untersuchen/Rekap Zeit prüfen	Ja → SK 1
D	**Befolgt einfache Aufforderungen nicht?** z.B. „Heben Sie den Arm"	Ja → SK 1
	Keiner der oben genannten Punkte zutreffend	Ja → SK 2

angelehnt an mSTaRT

Abb. 27.1 Checkliste ersteintreffendes Rettungsmittel. (Quelle: Feuerwehr Hamburg)

lisierung des Zustands des Patienten zu erreichen. Für solche Patienten ist eine sofortige klinische Intervention erforderlich. Ein Beispiel hierfür ist eine Ruptur/Perforation oder sonstige Verletzung im Abdominalbereich (Blutgefäße, Organe) mit signifikantem innerem Blutverlust. Solche Patienten profitieren fast nur von einem schnellen Transport in eine geeignete Behandlungseinrichtung. Auch diese Patienten gilt es im Rahmen der Priorisierung/Sichtung zu identifizieren und dann schnellstmöglich zu transportieren. Soforttransporte sollen allerdings nicht zu Lasten der Erstversorgung durchgeführt werden.

  - Außerdem ist hier eine klare Differenzierung erforderlich. Nicht alle akut lebensbedrohlich Verletzten oder Erkrankten sind sofort transportpflichtig.
  - Es ist wichtig, dass jeder einzelne Transport von der Einsatzstelle in eine Klink (auch alle Soforttransporte) dokumentiert wird (siehe auch Punkt 4).

4. Transport und Behandlung aller weiteren Patienten
   - Mit der Sicherstellung der Erstversorgung und der Durchführung der notwendigen (üblicherweise sehr wenigen) Soforttransporte ist die medizinische Lage bei einem MANV-Einsatz häufig sehr gut unter Kontrolle. Das Erreichen dieses Punkts in der

Einsatzabwicklung hängt von vielen Rahmenbedingungen ab, z. B. der Anzahl der Patienten, der Verteilung auf die Kategorien und der Verfügbarkeit von Rettungskräften. Weitere schwere gesundheitliche Schädigungen oder Todesfälle sind akut nicht mehr zu befürchten und eine weiterführende Behandlung sowie der Transport aller noch an der Einsatzstelle befindlichen Patienten können durchgeführt werden.

  - Diese weitere Behandlung der Patienten kann und darf den Umfang der Erstversorgung deutlich übersteigen. Hierfür können auch weitergehende Strukturen geschaffen werden, sofern dies erforderlich ist.
  - Beim Transport der Patienten ist darauf zu achten, dass ereignisbedingt eine relativ große Zahl von Patienten in kurzer Zeit auf die umliegenden Kliniken verteilt werden muss. Ggf. sind auch Transporte zu weiter entfernt liegenden Behandlungseinrichtungen erforderlich. Insgesamt ist aber zu beachten, dass die Kliniken nicht überfordert werden dürfen. Aus den Erfahrungen der vergangenen Dekaden hat man gelernt, dass es sinnvoll ist, Vorplanungen für die Behandlungskapazitäten der Kliniken durchzuführen. Diese Vorplanungen können verschiedenster Art sein. Kern aller Vorplanungen ist aber, dass die Einsatzkräfte an der Einsatzstelle unmittelbar auf ein vorgefertigtes System der Behandlungskapazitäten zugreifen können und nicht für jeden Patienten einzeln die aus dem täglichen Betrieb bekannten Krankenhausanmeldungen durchführen müssen. Dieses Vorgehen würde im MANV-Einsatz zu einer Überlastung der Kommunikationswege und einer für die Patienten nicht tolerierbaren Verzögerung des Transports führen.
  - Darüber hinaus darf die Dokumentation der Transporte ebenfalls keine Verzögerung auslösen. Auch hierfür gibt es im Bundesgebiet diverse Systeme. Bewährt haben sich Varianten, die an der Einsatzstelle mit einem Minimum an Dokumentation auskommen, aber dennoch für alle Patienten eine eindeutige Kennzeichnung erlauben.
- Ethischer Aspekt
  - Die temporäre Abkehr von der Individualmedizin hin zu einer Erstversorgung nach Priorisierungsergebnis kann für die beteiligten Einsatzkräfte eine besondere Belastung darstellen, weil zu Beginn nicht jedem Patienten geholfen werden kann.
  - Dennoch ist die Erstversorgung nach Priorisierungsergebnis aus fachlicher Sicht zwingend erforderlich. Die ethischen Aspekte von Katastropheneinsätzen werden in [2] ausführlich erörtert.

27.9.2 Strukturen beim MANV

Führung

- Die Koordination der vielen Einsatzkräfte erfordert eine einheitliche Führung. Im Gegensatz zum Rettungsdienst sind Führungsstrukturen im Bereich der Feuerwehr und der Hilfsorganisationen seit langem etabliert, da sie grundsätzlich mit einer größeren Anzahl von Kräften im Einsatz sind.
- Als Basis dieser Führung dient die Feuerwehrdienstvorschrift 100 (FwDV 100) „Führung und Leitung im Einsatz“. Diese und andere Feuerwehrdienstvorschriften werden von Fachgremien auf Bundesebene erstellt und den Ländern zur Einführung empfohlen. Die FwDV 100 ist in nahezu allen Ländern der Bundesrepublik Deutschland eingeführt.
- „Die Einsatzleitung hat die Aufgabe, alle Maßnahmen zur Abwehr der Gefahren und zur Begrenzung der Schäden zu veranlassen. Insbesondere gilt es, die Einsatzkräfte möglichst wirkungsvoll [...] einzusetzen. [...] Der Einsatzerfolg hängt wesentlich vom reibungslosen Funktionieren der Einsatzleitung ab. Als Grundlage dient hierzu ein Führungssystem.“ [3]
- Das Führungssystem beschreibt den hierarchischen Aufbau und die Melde- und Kommunikationswege an der Einsatzstelle von der Einsatzleitung an der Spitze bis hinunter zu den Einsatzkräften ohne Führungsaufgaben.
- MANV-Einsätze weisen häufig begleitende Schadensereignisse (z. B. Brände, Verkehrsunfälle, andere technische Schadenslagen) auf, sodass die medizinische Versorgung der Verletzten oder erkrankten Personen bei weitem nicht die einzige Aufgabe der Einsatzkräfte ist.
- In diesen Fällen wird die Einsatzleitung häufig verschiedene Einsatzabschnitte bilden, in denen dann Teilaufgaben an der Einsatzstelle abgearbeitet werden. Solche Einsatzabschnitte können z. B. Brandbekämpfung und technische Rettung sein. Die medizinische Versorgung der Patienten wird üblicherweise einem Einsatzabschnitt medizinische Rettung oder Rettungsdienst übertragen. Meistens werden alle Kräfte des Rettungs- und Sanitätsdienstes diesem Einsatzabschnitt zugeteilt.
- Mit der Unterteilung der Einsatzstelle in Einsatzabschnitte ergeben sich Schnittstellen, die durch die Führungskräfte definiert und geregelt werden müssen. Beispielsweise werden Kräfte der Feuerwehr bei einem Brandeinsatz Menschen aus dem brennenden Gebäude retten und an einem durch die Führungskräfte zu definierenden Ort an die Kräfte des Rettungs- und Sanitätsdienstes übergeben. Dabei muss auch kommuniziert werden, wie viele Patienten zu welcher Zeit am Übergabepunkt zu erwarten sind.

Ordnung des Raumes

- Der zur Verfügung stehende Raum an der Einsatzstelle muss geordnet werden.
  - Dies beginnt bereits bei einfachen Einsätzen, wie z. B. dem Verkehrsunfall mit einer in einem Pkw eingeklemmten Person. Diese Fragen sind von der Einsatzleitung zu beantworten:
  - Von welcher Seite wird die technische Rettung vorgetragen?
  - Wo stehen die Kräfte des Rettungsdienstes bereit?
  - Wo werden welche Fahrzeuge abgestellt?
- Bei MANV-Einsätzen mit einer Vielzahl von Einsatzkräften und Fahrzeugen kann die Ordnung des Raumes unter Umständen sehr schwierig werden. Das hängt im Einzelfall vom Schadensereignis und den an der Einsatzstelle vorherrschenden räumlichen Gegebenheiten ab.
- Eine Kernaufgabe der Einsatzleitung bei einem MANV besteht darin, möglichst frühzeitig die erforderlichen Einsatzkräfte zu alarmieren und dann geordnet an die Einsatzstelle heranzuführen. Hierfür werden häufig für verschiedene Einsatzkräfte gesonderte Anfahrten vorgegeben oder sogenannte Bereitstellungsräume eingerichtet, in denen die alarmierten Kräfte nahe der Einsatzstelle auf ihren endgültigen Einsatzbefehl warten.
- Direkt am Schadensort legt die Einsatzleitung den Gefahrenbereich fest. Dies ist insbesondere dann relevant, wenn im Gefahrenbereich aufgrund des Schadensereignisses eine besondere persönliche Schutzausrüstung für die Einsatzkräfte erforderlich ist, wie es häufig z. B. bei Brand- oder Gefahrguteinsätzen der Fall ist.

Medizinische Fachkompetenz

- Führungskräfte der Feuerwehr sind dafür ausgebildet, in verschiedenen Einsatzlagen angepasste Führungsstrukturen aufzubauen. Bei Einsätzen, in denen bestimmte Fachkenntnisse erforderlich sind, werden entsprechende Fachberater hinzugezogen. Das können Vertreter von Bahnunternehmen oder anderen Verkehrsbetrieben sein, Energieversorger, Statiker oder Experten im Umgang mit bestimmten Gefahrstoffen.
- Bei MANV-Einsätzen ist medizinische Fachkompetenz in der Einsatzleitung erforderlich. Hierfür ist in Deutschland die Funktion des Leitenden Notarztes (LNA) vorgesehen. Diese Funktion ist in der Geschichte der Gefahrenabwehr noch relativ jung.
- In Nordrhein-Westfalen (NRW) ist die Funktion des LNA beispielsweise im Rettungsgesetz (RettG) festgeschrieben:
  - „Für Schadensereignisse mit einer Anzahl Verletzter oder Kranker bestellt der Träger des Rettungsdienstes Leitende Notärzte oder -ärztinnen und regelt deren Einsatz. [...] Im Einsatz können Leitende Notärzte oder -ärztinnen den mitwirkenden Ärzten und Ärztinnen in medizinisch-organisatorischen Fragen Weisungen erteilen." (Auszug aus § 7, Abs. 4 RettG NRW [4])
- In der Führungslehre gilt üblicherweise, dass es in jeder Funktion (Einsatzleiter, Einsatzabschnittsleiter) nur eine einzige Person gibt, die die Entscheidungen trifft. Damit wird in zeitkritischen Situationen unnötigen Diskussionen und Abstimmungen vorgebeugt.
- Im Bereich der medizinischen Rettung hat sich aber eine Führungsstruktur mit einer Doppelspitze als praktikabel erwiesen. Das bedeutet, dass hier eine einsatztaktische Führungskraft mit einer medizinischen Führungskraft zusammen die Einsatzabschnittsleitung bildet. Diese medizinische Führungskraft ist der z. B. im RettG NRW genannte LNA.
- Für die taktische Führung im Bereich der medizinischen Rettung hat sich die Qualifikation Organisatorischer Leiter Rettungsdienst (OrgL bzw. OrgL RD) etabliert.

Verhältnis von LNA und OrgL

- Die Besonderheit der Doppelspitze in den Führungsfunktionen des Einsatzabschnitts medizinische Rettung stellt die beteiligten Führungskräfte vor die Herausforderung, offen miteinander zu kommunizieren und die Aufgaben voneinander abzugrenzen:
  - Der OrgL ist nicht nur der Führungsassistent des LNA.
  - Der LNA ist nicht nur der Fachberater des OrgL.
- MANV-Einsätze sind komplexe Einsätze, die hohe Anforderungen an die Führungskräfte stellen. Hierbei sind taktische und medizinische Führungsaufgaben zu erledigen. Die Führung im Einsatzabschnitt medizinische Rettung erfordert daher ein für Führungskräfte ungewöhnliches Maß an Kooperation, damit gemeinsam zielgerichtet gearbeitet werden kann.

Besonderheiten bei Polizeilagen

- Wie am Anfang dieses Kapitels beschrieben, können die Strukturen und Prozesse beim MANV in den Ländern sehr unterschiedlich sein. Dies gilt auch für die Konzepte bei Polizeilagen, wie z. B. Terror- und Amoklagen.
- Allerdings geht in allen Bundesländern bei diesen Lagen die Einsatzleitung und damit die Verantwortung für den Schadensort auf die Polizei über, die beim „klassischen MANV" eher für das Umfeld zuständig ist (Absicherung der Unfallstelle und Klärung des Tathergangs hinsichtlich juristischer Fragestellungen).
- Die Herausforderung für die Kräfte der nicht polizeilichen Gefahrenabwehr besteht dann in der Identifikation von und Kommunikation mit der Schnittstelle zur polizeilichen Führung.
- Auch in der Frage, in welchen Bereichen die nicht polizeilichen Kräfte eingesetzt werden (nur im sicheren oder auch im teilsicheren Bereich unter polizeilichen Schutzmaßnahmen), gibt es regionale Unterschiede, die vorab geklärt sein müssen.

27.9.3 Besondere taktische Einheiten beim MANV

- Mit dem zunehmenden Fortschritt in der Notfallmedizin wurden auch die Einheiten für MANV-Einsätze stetig weiterentwickelt. Hierbei gaben insbesondere große Einsätze immer wieder Anlass zu besonderen Entwicklungssprüngen.
- Die Grundzüge der Konzepte, wie sie heute in vielen Ländern der Bundesrepublik vorgehalten werden, stammen aus den Jahren nach der Jahrtausendwende. Bei der Entwicklung, Ausstattung und Unterhaltung dieser Einheiten leisten die Länder als Katastrophenschutzbehörde den wichtigsten strukturellen Beitrag.
- Praktisch alle Länder der Bundesrepublik haben heutzutage eigene Konzepte für MANV-Einsätze. Diese orientieren sich immer an den lokalen Gegebenheiten und den Strukturen des Katastrophenschutzes im jeweiligen Land. Die ▶ Tab. 27.1 gibt einen Überblick über die sanitäts- und betreuungsdienstlichen Einheiten ausgewählter Flächenländer und Stadtstaaten.
- Aufgrund der Strukturierung und Multifunktionalität werden nachfolgend die Einheiten aus Nordrhein-Westfalen (NRW) näher erläutert (▶ Abb. 27.2):
    - Grundlage des Katastrophenschutzes im Sanitäts- und Betreuungsdienst ist die Einsatzeinheit NRW (EE NRW). Sie wird fast ausschließlich durch Hilfsorganisationen gestellt. Planerisch verfügt jeder Kreis und jede kreisfreie Stadt in NRW über 4 EE NRW. Diese Einheit beinhaltet 33 Funktionen und besteht aus einem Führungstrupp, einer Sanitätsgruppe, einer Betreuungsgruppe und einem Techniktrupp.
        - Die EE NRW ist multifunktional einsetzbar und bildet die Basis für die Konzepte der Behandlungsplatzbereitschaft 50 NRW (BHP-B 50 NRW) und der
        - Betreuungsplatzbereitschaft 500 NRW (BTP-B 500 NRW).
- Behandlungsplätze wurden insbesondere nach dem Flugzeugunglück von Ramstein 1988 entwickelt und galten einige Jahre als die universelle Antwort auf MANV-Lagen. Mit dem Fortschritt in der Medizin und Erfahrungen aus Einsätzen mit Behandlungsplätzen (BHP) (z. B. dem Zugunglück von Eschede 1999) wurde deutlich, dass diese großen sanitätsdienstlichen Verbände mit der gesamten Infrastruktur zu träge sind, um bei Spontaneinsätzen für die Versorgung von Patienten der Kategorie I hilfreich zu sein. Ihre volle Leistungsfähigkeit entfalten BHP heutzutage eher bei vorgeplanten Ereignissen.
- Bei Spontaneinsätzen ist es hilfreich, bestimmte Teileinheiten gezielt einzusetzen. Genau dies ist im Landeskonzept der überörtlichen Hilfe im Sanitätsdienst und Betreuungsdienst des Landes NRW [5] auch vorgesehen. Durch den klar strukturierten Aufbau der EE NRW ist es möglich, an Stelle einer gesamten BHP-B nur eine Einsatzeinheit oder die Schnelleinsatzgruppen Sanität (SEG San) oder Betreuung (SEG Bt) zu alarmieren. Hierbei ist zu beachten, dass kleinere Einheiten mit weniger Personal und Material zwar schneller, aber auch weniger leistungsfähig sind.

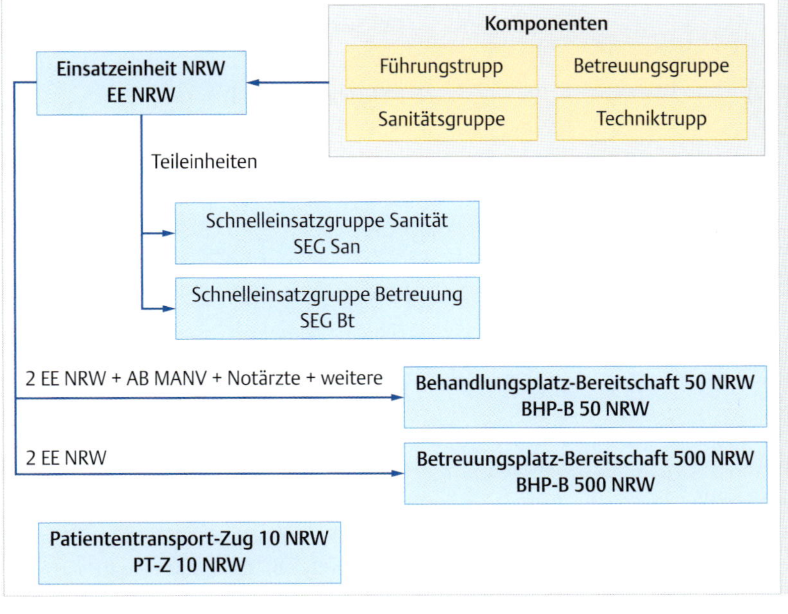

Abb. 27.2 Aufbau der Einheiten des Sanitäts- und Betreuungsdienstes in NRW. Die Einsatzeinheit (EE) NRW ist eine multifunktionale Basiseinheit. Sie besteht aus 4 Einzelkomponenten. Aus der EE NRW heraus können Teileinheiten für sanitätsdienstliche oder Betreuungsaufgaben herausgelöst werden. Die Kombination zweier EE NRW (ggf. mit weiteren Kräften) ergibt eine Behandlungsplatzbereitschaft (BHP-B) 50 NRW oder eine Betreuungsplatzbereitschaft (BTP-B) 500 NRW. Grundsätzlich haben kleinere (Teil-)Einheiten eine geringere Vorlaufzeit, sind aber auch weniger leistungsfähig.

Tab. 27.1 Übersicht über Einheiten des Sanitäts- und Betreuungsdienstes ausgewählter deutscher Länder. Die Aufgabe der medizinischen Erstversorgung findet sich in allen Konzepten wieder, wird in den Ländern aber unterschiedlich benannt (z. B. Erstversorgung, Patientenablage oder Behandlung). Weitere „klassische" Aufgaben sind der Patiententransport und die Betreuung unverletzt betroffener Personen. Auch diese sind in praktisch allen Konzepten zu finden. Die Aufgaben Technik, Logistik und Versorgung werden in den Ländern unterschiedlich gelöst. Einerseits sind in größeren Einheiten Trupps oder Gruppen für diese Aufgaben vorgesehen, andererseits gibt es hierfür eigenständige Einheiten. Anhand der Fahrzeuge und Personalstärken der einzelnen Einheiten können die taktischen Leistungsfähigkeiten miteinander verglichen werden.

Einheit	Personal	Fahrzeuge
Baden-Württemberg		
Einsatzeinheit Erstversorgung/Behandlung	32	k.A.
Modul Führung	6	Führungsfahrzeug
Modul Erstversorgung	9	GW San, MTW
Modul Transport	4	2 RTW/KTW B/KTW
Modul Betreuung und Logistik	9	Lkw, MTW
Modul Technik und Sicherheit	4	GW Technik
Hessen		
Sanitätszug (SanZ)	25	
Zugtrupp	4	Führungsfahrzeug
SEG[7] Behandlung	9	GW San, RTW/KTW B
Transportgruppe	12	2 KTW B, 2 RTW/KTW B
Betreuungszug (BtZ)	25	
Zugtrupp	4	Führungsfahrzeug
SEG Betreuung	9	GW Technik, Anh Strom, MTW Bt
SEG Versorgung	12	GW Bt, FKH[1], MTW Bt
Hamburg		
Modul Führung	3	Führungsfahrzeug
Modul Rettungsdienst	14	2 NEF, 5 RTW
Modul Unterstützung	8	HLF, GW MANV
Modul Medizinische Betreuung	4	RTW, GRTW
Modul Behandlungsplatz	k. A.	4 NEF, SEG Rettung, HLZ, GW RD
Modul Patiententransport Hilfsorganisationen	k. A.	Transport für 10, 25, 50 Patienten
Modul Patientenablage Hilfsorganisationen	12	2 GW San
Rheinland-Pfalz		
Führung	4	Führungsfahrzeug
Schnelleinsatzgruppe Sanitätsdienst (SEG-S)	12	GW San, RTW, 2 KTW
Schnelleinsatzgruppe Betreuungsdienst (SEG-B)	12	GW Bt, 2 MTW
Schnelleinsatzgruppe Verpflegungsdienst (SEG-V)	9	GW Verpfl, FKH, MTW
Behandlungsplatz 50 (BHP 50)	52	k. A.
1 Modul Führung	4	k. A.
3 Module SEG-S	36	k. A.
1 Modul SEG-B	12	k. A.
Nordrhein-Westfalen		
Einsatzeinheit NRW (EE NRW)	33	k. A.
Führungstrupp	4	Führungsfahrzeug
Sanitätsgruppe	10	GW San, 2 KTW
Betreuungsgruppe	15	Lkw Bt, 2 Kombi Bt, Anh Bt
Techniktrupp	4	Technik-Kombi mit Anhänger
Patiententransport-Zug 10 NRW (PT-Z 10 NRW)	20	Führungsfahrzeug 4 RTW, 2 NA, 4 KTW
Behandlungsplatzbereitschaft 50 NRW (BHP-B 50 NRW)	116	2 EE NRW + AB MANV + Weitere
Betreuungsplatzbereitschaft 500 NRW (BTP-B 500 NRW)	72	2 EE NRW + Führungseinheit

GW: Gerätewagen, San: Sanität, MTW: Mannschaftstransportwagen, B/KTW: Notfallkrankenwagen Typ B, NEF: Notarzteinsatzfahrzeug, RTW: Rettungstransportwagen, Anh: Anhänger, Bt: Betreuung, FKH: Feldkochherd, HLF: Hamburger Löschfahrzeug, GRTW: Großraumrettungswagen, HLZ: Hamburger Löschzug, Verpfl: Verpflegung

- Neben den großen Bereitschaften BHP-B 50 NRW und BTP-B 500 NRW verfügt der Katastrophenschutz in NRW auch über eine Einheit für den Transport von Notfallpatienten. Hierbei handelt es sich um den Patiententransportzug 10 NRW (PT-Z 10 NRW). Diese Einheit besteht aus jeweils 4 RTW und KTW, wobei 2 RTW zusätzlich mit einem Arzt besetzt sind. Außerdem gehört ein Führungsfahrzeug mit einem Gruppen- oder Zugführer dazu. Planerisch kann der PT-Z 10 NRW 10 Patienten (4 × Kategorie I, 2 × Kategorie II, 4 × Kategorie III) transportieren.
- Über den Katastrophenschutz der Länder hinaus hat der Bund seit 2002 im Rahmen seiner „Neuen Strategie zum Schutz der Bevölkerung in Deutschland“ u. a. die medizinischen Task Forces (MTF) ins Leben gerufen. Ziel dieser 61 im Bundesgebiet verteilten Einheiten ist die Unterstützung der Katastrophenschutzbehörden bei Schadensereignissen, die die Gefahrenabwehr der Länder überfordern (z. B. weitreichendem Infrastrukturversagen). Die MTF ist eine autark einsetzbare, multifunktionale Einheit mit planerisch 98 Funktionen. Zu ihren Leistungen gehören die Dekontamination von Verletzten, Aufbau und Betrieb eines Behandlungsplatzes, Patiententransport und Logistikaufgaben. Ähnlich der EE NRW ist die MTF modular aufgebaut und einsetzbar.

27.9.4 Ärztliche Aufgaben beim MANV

- Der dominierende Aspekt am Beginn der Abarbeitung eines MANV-Einsatzes ist fast immer der Ressourcenmangel. In dieser Situation müssen sich alle an der Erstversorgung der Patienten beteiligten Einsatzkräfte der Tatsache bewusst sein, dass eine medizinische Versorgung nach dem gewohnten individualmedizinischen Standard nicht für alle Patienten gleichzeitig zu leisten ist.
- Die mit der medizinischen Rettung beauftragten Einsatzkräfte müssen sich daher auf lebensrettende Sofortmaßnahmen bei akut lebensbedrohlich Verletzten oder Erkrankten und notwendige Soforttransporte für Patienten mit der Indikation einer unmittelbaren lebenserhaltenden klinischen Intervention beschränken.
- Unter den besonderen Gegebenheiten eines MANV werden Notärztinnen und Notärzte in unterschiedlichen Funktionen eingesetzt. Das Spektrum reicht von den organisatorischen Aufgaben des kommissarischen LNA (kLNA) über die Sichtung an Patientenablagen und Behandlungsplätzen (▶ Abb. 27.3), die individualmedizinische Versorgung in sicheren Bereichen der Schadensstelle, die Transportbegleitung für einen oder auch mehrere Patienten im Konvoi bis hin zur Funktion als Fachberater in der Leitstelle bzw. in der Einsatzleitung oder dem Stab.

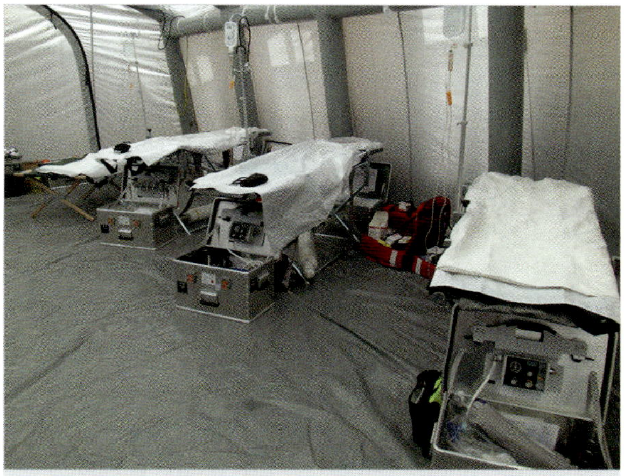

Abb. 27.3 Strukturierte Patientenablage im Zelt.

Kommissarischer LNA (kLNA)

- Bis zum Eintreffen des LNA ist der erste eingetroffene Notarzt in der Funktion des kLNA. Sollten mehrere notarztbesetzte Rettungsmittel zeitgleich eintreffen, müssen diese Einheiten untereinander die Aufgabe festlegen, um die Gefahr konkurrierender Strukturen zu vermeiden.
- Als kLNA übernimmt der Notarzt folgende Aufgaben bis zum Eintreffen des LNA:
  - Festlegung der Behandlungs- und Transportprioritäten
  - Verteilung der Ressourcen an der Einsatzstelle
  - Nachforderung von benötigten Ressourcen über den Einsatzleiter
  - Teilnahme an Lagebesprechungen
- Wenn der LNA eingetroffen ist, muss der kLNA zur Übergabe eine Darstellung der medizinischen Lage vornehmen. Im Anschluss wird der kLNA i. d. R. in der Nähe des LNA eingesetzt werden, um ggf. zum weiteren Informationsaustausch zur Verfügung zu stehen. Hierfür eignet sich eine Patientenablage, die Sichtung oder der Behandlungsplatz [6] .

Sichtung

- Neben der beschriebenen Vorsichtung zur schnellen medizinischen Lageeinschätzung und der daraus resultierenden Ressourcenverteilung sollen an großen Einsatzstellen alle Patienten auch ärztlich gesichtet werden.
  - Bei der Vorsichtung liegt das Hauptaugenmerk auf der schnellen Identifizierung der Patienten der Kategorie I, um diese vorrangig zu stabilisieren und ggf. zu transportieren. Befunde der Patienten der Kategorie II und Kategorie III müssen regelmäßig reevaluiert werden, da sich Einflüsse wie Blutungen, Atemwegsreizungen und Intoxikationen evtl. erst später zeigen und das Outcome negativ beeinflussen.

  - Bei der Sichtung soll der Arzt den Zustand des Patienten einschätzen und dabei den Unfallmechanismus bzw. die Erkrankung berücksichtigen. Hierbei kann er sich am bekannten ABCDE-Schema orientieren.
  - Aus dem Ergebnis der Sichtung und den aktuell zur Verfügung stehenden Ressourcen ergeben sich die vor Ort durchzuführenden Maßnahmen, die Zielklinik und die Transportdringlichkeit.
- Ein Nebenaspekt der Sichtung ist die Todesfeststellung, da bei der Vorsichtung lediglich Patienten der Kategorie I festgelegt werden, zu denen i. d. R. auch leblose Patienten ohne sichere Todeszeichen gehören. Die einzigen im Rahmen der Vorsichtung als tot klassifizierten Patientinnen und Patienten sind die, deren Verletzungsmuster nicht mit dem Leben vereinbar sind. Andere sichere Todeszeichen werden zu diesem frühen Zeitpunkt noch nicht vorliegen. Auch wenn die Vorsichtungssysteme dabei helfen, mit hoher Sicherheit die Patienten der Kategorie I zu identifizieren, so bleibt die Todesfeststellung auch aus juristischen Gründen den Ärzten vorbehalten (siehe Kap. 28).

Medizinische (Erst-)Versorgung

- Die medizinische Versorgung bei einem MANV richtet sich neben dem medizinisch Notwendigen hauptsächlich nach den aktuell zur Verfügung stehenden Ressourcen.
  - Das Ziel ist die schnellstmögliche Rückkehr zur individualmedizinischen Versorgung, ohne den Patienten eine lebensrettende Behandlung vorzuenthalten, weil sich wenige Ressourcen auf einen oder wenige Patienten konzentrieren.
  - Welche Maßnahmen durchgeführt werden sollen, richtet sich nach den Vorgaben des kLNA bzw. LNA. Damit dieser die Ressourcen entsprechend dem Bedarf zuteilen kann, sind regelmäßige Rückmeldungen an den LNA bzw. zuständigen Einsatzabschnittsleiter unverzichtbar.
- Die Maßnahmen lassen sich nach dem Motto „Treat first what kills first" nach dem ABCD-Schema einteilen:
  - Airway
    - Im Vordergrund sollte die Sicherung der Atemwege stehen, wenn sie im Rahmen der Vorsichtung noch nicht suffizient durchgeführt wurde. Auch wenn hier die endotracheale Intubation den Goldstandard darstellt, so bindet die Intubation Personal und Material stark. Der Zeitaufwand ist nicht unerheblich und die Patienten müssen im Anschluss beatmet und überwacht werden. Einfache Methoden der Atemwegssicherung stellen nasopharyngeale Tuben bei spontan atmenden Patienten und extraglottische Atemwege bei beatmeten Patienten dar.
  - Breathing
    - Nicht nur aus der Überdruckbeatmung, sondern auch aus dem Unfallmechanismus kann sich ein entlastungswürdiger Spannungspneumothorax entwickeln. Dieser kann zunächst durch eine Entlastungspunktion im 2. ICR (Interkostalraum) der Medioklavikularlinie versorgt werden, sollte dann aber möglichst durch eine Minithorakotomie und Einlage einer Thoraxdrainage längerfristig stabilisiert werden.
  - Circulation
    - Bei der Behandlung von Kreislaufstörungen steht zunächst die Blutstillung im Vordergrund („Stop the bleeding"). Hierbei wird i. d. R. alles unternommen, um erreichbare Blutungsquellen zu versorgen – von den schnell umsetzbaren Maßnahmen wie der Anlage eines oder mehrerer Tourniquets über die schnelle Stabilisierung einer Beckenfraktur mittels Beckenschlinge bis hin zu Druckverbänden. Sobald die Ressourcen es zulassen, sollten die Patienten dann mit periphervenösen Zugängen und kristalloiden Infusionen versorgt werden. Patienten mit unstillbaren Blutungen sollten schnellstmöglich in eine geeignete Klinik zur operativen Versorgung transportiert werden. Die Organisation des Transports im Rahmen eines MANV erfolgt über die dann etablierten lokalen Führungsstrukturen.
  - Disability
    - Zu den wiederkehrend durchzuführenden Untersuchungen gehört auch die neurologische Beurteilung. Je nach Verletzungsmuster, Ursache des MANV und aktuellen Ressourcen kann die Beurteilung von sehr schnellen Systemen, wie z. B. einfachen Aufforderungen (siehe Vorsichtung, CAVE: Gehörverlust nach Explosionen) und AVPU (alert, verbal, pain, unresponsive), bis hin zu orientierenden neurologischen Untersuchungen reichen.
- Sowohl bei der Vorsichtung, der ärztlichen Sichtung als auch bei der Versorgung und eingehenden Untersuchung kann sich die Indikation für einen dringend notwendigen Transport ergeben, da die therapeutischen Möglichkeiten präklinisch begrenzt sind und lebensrettende Operationen in entsprechenden Fachabteilungen durchgeführt werden können.

Transport

- Wenn sich aus der Lage an der Einsatzstelle und der medizinischen Indikation der Bedarf von ärztlich begleiteten Transporten ergibt, kann es sich hierbei sowohl um die Transporte mit der individualmedizinischen Betreuung eines Patienten als auch um die Begleitung des Transports mehrerer Patienten handeln.
- Wie auch beim Individualnotfall muss bei diesen Transporten im Rahmen eines MANV der Zielort vorab geklärt sein.
- Bei der Begleitung größerer Verbände im Konvoi muss die Kommunikation für die Dauer der Fahrt sichergestellt sein.

Medizinischer Fachberater

- Sollte die Leitstelle oder die Einsatzleitung einen ärztlichen Fachberater anfordern, so wird es sich i. d. R. um einen LNA oder den Spezialisten einer benötigten Fachdisziplin handeln (Pädiater, Amtsarzt u. a.).
- In Abhängigkeit von den örtlichen Strukturen kann es auch vorkommen, dass ein LNA in der Leitstelle eingesetzt wird, um die Patientenverteilung auf die Krankenhäuser zu koordinieren. Anhand der Rückmeldungen von der Einsatzstelle werden entsprechende Kliniken alarmiert und die zur Verfügung stehenden Kapazitäten an die Einsatzleitung rückgemeldet, damit von der Einsatzstelle aus die Verteilung erfolgt.

27.10 Mögliche Komplikationen

- Um in solchen Einsätzen die gesundheitlichen Schäden für die Patienten und den Verlust von Menschenleben zu begrenzen, müssen 2 Besonderheiten beachtet werden:
  1. Die in der Ausbildung von ärztlichem und rettungsdienstlichem Personal gelehrte Konzentration aller Ressourcen auf einen Patienten ist bei einem MANV nicht mehr zielführend. Einen Patienten maximal zu versorgen bedeutet, andere Patienten zu vernachlässigen. Daher muss sich die notfallmedizinische Erstversorgung auf ein Minimum beschränken. Eine Gefahr stellt hierbei die sog. Übertriage dar, durch die Patienten schwerer betroffen zu sein scheinen, als sie sind. Notärzte und Notfallsanitäter würden hierdurch unnötig gebunden werden.
  2. MANV-Einsätze erfordern viel Personal, Material und Koordinationsaufwand. Mit der Alarmierung entsprechender MANV-Stufen, die je nach Rettungsdienstbereich unterschiedlich sein können, müssen diese Ressourcen koordiniert werden. Sie müssen die Einsatzstelle gezielt erreichen und dort aufeinander abgestimmt handeln. Probleme bei der Kommunikation und Koordination können zu Verzögerungen führen, die zu vermeidbaren Schäden führen können.
- Bei einem MANV/E darf der Eigenschutz nicht vernachlässigt werden. Ist die Lage (noch) dynamisch? Gibt es unsichere oder teilsichere Bereiche, die evtl. noch nicht kenntlich gemacht wurden? Je nach Szenario ist eine Vielzahl potenzieller Gefahren für das eingesetzte Personal und Material denkbar.

27.11 Quellenangaben

[1] Verband der Feuerwehren in NRW und Arbeitsgemeinschaft der Leiter der Berufsfeuerwehren in NRW. Düsseldorf: Schutzziele, Organisation und Taktik der medizinischen Rettung bei Massenanfall von Verletzten oder Erkrankten (06.06.2012)

[2] Bundesamt für Bevölkerungsschutz und Katastrophenhilfe. Katastrophenmedizin. 5. Auflage. Paderborn: Bonifatius GmbH; 2010

[3] Feuerwehr-Dienstvorschrift 100 »Führung und Leitung im Einsatz«; Ausgabe März 1999

[4] Gesetz über den Rettungsdienst sowie die Notfallrettung und den Krankentransport durch Unternehmer (Rettungsgesetz NRW – RettG NRW); vom 24.11.1992, zuletzt geändert am 17.12.2015

[5] Landeskonzept der überörtlichen Hilfe NRW »Sanitätsdienst und Betreuungsdienst«; Ausgabe 1. Juli 2013

[6] Trümpler S, Hübner M, Bohn A. Massenanfall von Verletzten/Erkrankten (MANV) – die frühe Phase der Einsatzbewältigung. Notfallmedizin up2date 1/2018; 39–51

27.12 Literatur zur weiteren Vertiefung

[1] Adams HA, Hrsg. Patientenversorgung im Großschadens- und Katastrophenfall. 1. Aufl. Köln: Deutscher Ärzte; 2013

III

28 Feststellung des Todes und Leichenschau im Rettungsdienst

Class T. Buschmann, Benjamin Ondruschka

28.1 Steckbrief

Der Tod ist die gravierendste Diagnose, die getroffen werden kann. Todesfeststellung und Leichenschau sind nicht delegierbare ärztliche Maßnahmen und geschehen nach Feststellung von mindestens einem der 3 sicheren Todeszeichen: Totenflecke (Livores), Totenstarre (Rigor mortis) und Leichenfäulnis. Generell sollte die kardiopulmonale Reanimation lege artis unter Ausschöpfung aller gebotenen invasiven Maßnahmen und nach Ausschluss potenziell reversibler Ursachen für mindestens 30 min durchgeführt werden. Sichere Todeszeichen können nach erfolglosem Reanimationsabbruch initial noch nicht feststellbar sein. Auch wird der Rettungsdienst häufig bei beobachteten Herz-Kreislauf-Stillständen alarmiert und trifft dann so frühzeitig ein, dass sichere Todeszeichen noch nicht vorliegen. Selbstverständlich muss in diesen Fällen reanimiert werden. Unsichere und sichere Todeszeichen dürfen keinesfalls verwechselt werden.

28.2 Synonyme

- keine Angaben möglich

28.3 Keywords

- Tod
- Leichenschau
- Reanimationsabbruch
- sichere Todeszeichen
- unsichere Todeszeichen

28.4 Definition

- Todesfeststellung und Leichenschau sind nicht delegierbare ärztliche Maßnahmen. Sie geschehen nach Feststellung von mindestens einem der 3 sicheren Todeszeichen:
  - Totenflecke (Livores)
  - Totenstarre (Rigor mortis)
  - Leichenfäulnis

28.5 Indikationen

- Vorliegen von mindestens 1 sicheren Todeszeichen
- erfolglose Reanimation lege artis > 30 min

28.6 Aufklärung und spezielle Risiken

- keine Angaben möglich

28.7 Material

- Handschuhe
- Pinzette
- ggf. Lichtquelle

28.8 Durchführung

28.8.1 Unsichere Todeszeichen

- Es existieren zahlreiche sogenannte „unsichere" Todeszeichen (Atemstillstand, Pulslosigkeit, Atonie, („Leichen"-)Blässe, Abkühlung, Areflexie usw.). Diese können bei adäquater medizinischer Behandlung umkehrbar sein bzw. weisen auf mögliche diagnostische Fehlerquellen hin.
- Es wäre unzulässig, anhand solcher „unsicheren" Todeszeichen indizierte notfallmedizinische Maßnahmen zu unterlassen. Insbesondere gilt dies für Unterkühlungs- bzw. Ertrinkungsszenarien („nobody is dead, until he is warm and dead"), aber auch für die kontinuierliche Evaluation des Patienten hinsichtlich der potenziell reversiblen Ursachen eines Herz-Kreislauf-Stillstands (4 H + HITS):
  - 4 H: Hypoxie, Hypovolämie, Hypothermie, Hypo- bzw. Hyperkaliämie
  - HITS: Herzbeuteltamponade, Intoxikation, Thrombembolie, Spannungspneumothorax
- Kann nach Ausschluss dieser Ursachen kein Spontankreislauf etabliert werden, können die Reanimationsmaßnahmen durch einen Arzt abgebrochen werden. Zuvor muss die trotz Reanimationsmaßnahmen persistierende Asystolie durch Reevaluation kontinuierlich überprüft werden. Hierfür werden u. a. die elektrischen Verbindungen vom Patienten zum EKG-Gerät kontrolliert, die EKG-Ableitungen gewechselt und die Amplitudeneinstellung überprüft.

Do-Not-Resuscitate-Verfügung

- Das Vorliegen einer Do-Not-Resuscitate-Verfügung (DNR-Verfügung), z. B. in einem präfinalen Erkrankungsstadium, stellt bei Fehlen sicherer Todeszeichen eine notfallmedizinische Grenzsituation dar und bedarf jeweils einer gründlichen notärztlichen Würdigung der Gesamtumstände.
- So ist zu prüfen, ob die schriftlich niedergelegten Wünsche tatsächlich auf die aktuelle Lebens- und Behandlungssituation des Patienten zutreffen. Dies wird bei Antreffen eines reanimationspflichtigen, also akut behandlungsbedürftigen Patienten nicht möglich sein, sodass in letzter Konsequenz auch bei Vorliegen einer DNR-Verfügung zunächst reanimiert werden muss, sofern der Tod nicht sicher festgestellt werden kann.
- Weitere Informationen über den mutmaßlichen Patientenwillen können ggf. durch ein Angehörigengespräch und/oder telefonische Rücksprache mit dem behandelnden Arzt in Erfahrung gebracht werden.
- Im Zweifelsfall sollte auch bei Vorliegen einer DNR-Verfügung mindestens 30 min lang suffizient reanimiert werden.

Lazarus-Phänomen

- Als Lazarus-Phänomen wird die plötzliche Rückkehr einer spontanen Kreislauffunktion nach Beendigung von Reanimationsmaßnahmen und Todesfeststellung, allerdings ohne Vorliegen mindestens eines der 3 sicheren Todeszeichen, bei initial dokumentiertem Herz-Kreislauf-Stillstand bezeichnet.
- Dokumentiert sind derartige Ereignisse für Patienten mit Herzschrittmacher und unter Monitoring. Als mögliche Erklärungsansätze werden Elektrolytverschiebungen, Hyperventilation, Auto-PEEP (PEEP: positiver endexpiratorischer Druck) und eine verzögerte kardiale Katecholaminwirkung angegeben.
- Nach Reanimationsabbruch sollte deswegen mindestens 10 min lang ein weiteres EKG-Monitoring mit dauerhafter Asystolie durchgeführt werden. Sollte es darunter zu einer Rhythmusänderung kommen, muss umgehend mit abermaligen Reanimationsmaßnahmen reagiert werden.
- Letztlich existiert weder ein suffizientes pathophysiologisches Erklärungsmodell für das Phänomen noch Evidenz für Vermeidungsstrategien. Als retrospektiv weitaus wahrscheinlichere Erklärung erscheint schlicht die falsch positive Todesfeststellung in einem Scheintod-Zustand (Vita reducta, Vita minima). Potenzielle Ursachen der Vita reducta bzw. der Vita minima orientieren sich an der A-E-I-O-U-Regel (▶ Tab. 28.1). Diese Zustände müssen stets vor Beendigung der Reanimation ausgeschlossen bzw. erkannt und behandelt werden.

Tab. 28.1 Potenzielle Ursachen eines Scheintod-Zustands.

Regel	Ursachen
A	Anämie, Alkoholabusus, Hypoxie
E	Elektrizität, Strom
I	Injury (Hirn-, Thorax-, Abdominaltrauma)
O	Opiate, Drogen, Medikamente
U	Unterkühlung, Urämie, diabetisches Koma

Massenanfall von Verletzten (MANV)

- Gerade in einer MANV-Situation darf die definitive Todesfeststellung nicht voreilig erfolgen (siehe Kap. 27). Auch in einer primären Überforderungssituation wäre es ethisch hoch bedenklich, eine Sichtungskategorie IV – blau – abwartende-Behandlung leichtfertig zu vergeben.
- In den ersten Minuten ist eine komplette individualmedizinische Notfallbehandlung aller Patienten aufgrund der initial begrenzten Ressourcen sicher nicht möglich. Erfahrungen aus den letzten Großschadenereignissen in Deutschland haben jedoch gezeigt, dass recht schnell eine Vielzahl von Rettungsmitteln an den Einsatzort zu bringen sind.
- Die Sichtungskategorie IV wäre unterhalb der Katastrophenschwelle allenfalls dann zu vergeben, wenn Patienten ohne Überlebenschance angetroffen würden (z. B. nahezu vollständige Verbrennung).
- Im MANV-Fall müssen – wie bei jedem anderen Einsatz auch – beim leblosen Patienten so schnell wie möglich Reanimationsversuche unternommen werden, falls nicht initial mindestens ein sicheres Todeszeichen festgestellt werden kann, und zwar bis zum ggf. ärztlich angeordneten Abbruch.
- Bei der Reanimation nach Trauma muss der Patient hinsichtlich potenziell reversibler Ursachen des Herz-Kreislauf-Stillstands kontinuierlich evaluiert werden.

Nicht mit dem Leben vereinbare Verletzungen

- Die notärztliche Einschätzung der Verletzungsschwere ist teils fehlerbehaftet, was zu therapeutischen Konsequenzen führen kann.
- Insbesondere hinsichtlich der Einleitung von Reanimationsbemühungen nach Trauma ist von einer signifikanten präklinischen Irrtumshäufigkeit im Sinne einer Überschätzung der Verletzungsschwere (mit entsprechendem Unterlassen von Wiederbelebungsversuchen) auszugehen.
- Bekannt ist, dass tödliche Verletzungsmuster bei der äußeren Inspektion nicht nur leicht übersehen werden können, sondern teils äußerlich überhaupt nicht erkennbar sind. Im Zweifel muss reanimiert werden!

28.8.2 Sichere Todeszeichen

- Die Todesfeststellung im Rettungsdienst sollte ausschließlich anhand der 3 klassischen sicheren Todeszeichen erfolgen:
  - Totenflecke
  - Totenstarre
  - Leichenfäulnis
- Diese sicheren Todeszeichen können auch (in Abhängigkeit vom Todeszeitpunkt) einzeln auftreten.
- Alle Leichenveränderungen sind sehr stark temperaturabhängig, sodass die hier angegebenen Zeiträume stark variieren können.

Totenflecke (Livores mortis)

- Nach dem Stillstand des Herzens kommt es zu einem Absinken des Blutes. Das ehemals zirkulierende Blutvolumen folgt der Schwerkraft und stellt sich in den abhängigen Körperpartien durch Desoxygenierung als flächenhafte livide Verfärbung dar, wobei Aufliegeflächen und Bereiche enganliegender Textilstücke ausgespart bleiben (▶ Abb. 28.1).
- Spärlich ausgeprägte Totenflecke können z. B. auf einen größeren Blutverlust nach innen bzw. außen oder auf eine vorbestehende Anämie hinweisen. Es ist natürlich auch möglich, dass sich die Totenflecke gerade ausbilden und daher (noch) schwach ausgeprägt sind.
- Totenflecke treten bereits 15–30 min nach Herz-Kreislauf-Stillstand vereinzelt im Kopf- und Nackenbereich auf. Nach 1–4 h fließen sie zusammen und erreichen nach wenigen Stunden ihre maximale Ausdehnung.
- Bei längerer Agonie ist das Auftreten früher Totenflecke bei dem noch Lebenden (Kirchhofrosen) im Wangen- und Halsbereich bekannt.
- Totenflecken können prinzipiell sogar unter längerer Reanimation ohne Erreichen einer eigenen Herztätigkeit auftreten, da sich selbst durch eine korrekt ausgeführte externe Herzdruckmassage nur etwa 30 % der gesunden Herzleistung erreichen lassen.
- Unter der Einwirkung der Schwerkraft kann es zur Ausbildung von punktförmigen Berstungsblutungen (Vibices) in den Totenflecken kommen, wenn Blut nach dem Tod aus dem Gefäßsystem ins Gewebe austritt.
- Bei Kohlenmonoxid (CO)- oder Blausäurevergiftungen sowie bei Lagerung des Leichnams in der Kälte zeigen die Totenflecke eine hellrote Farbe. Bei Verstorbenen mit homogen hellroten Totenflecken, die in geschlossenen Räumen aufgefunden wurden, muss also immer – v. a. im Hinblick auf den Eigenschutz – eine CO-Vergiftung in Betracht gezogen bzw. ausgeschlossen werden.
- Braune oder grüne Totenflecke treten bei Intoxikationen mit Stoffen auf, die Methämoglobin bzw. Sulfhämoglobin bilden.

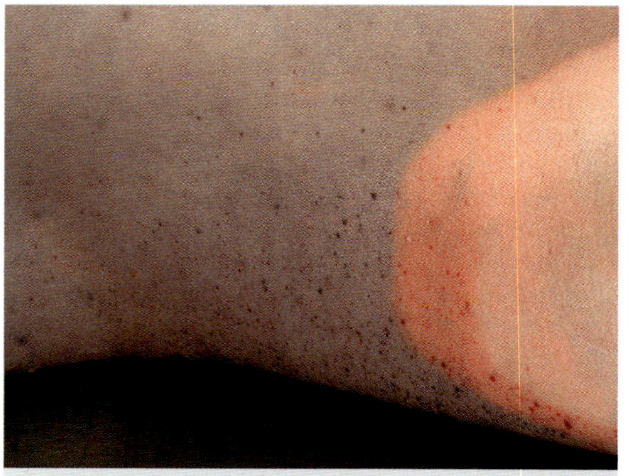

Abb. 28.1 Totenflecke (Livores mortis).

- Bis ca. 6 h post mortem (p. m.) lassen sich die Totenflecke vollständig umlagern: Wird die Position des Leichnams verändert, verlagern sich auch die Totenflecke vollständig entsprechend der Schwerkraft. In einem Zeitraum zwischen 6 und 12 h p. m. gilt dies noch partiell, ab einem Post-mortem-Intervall > 12 h sind Totenflecke nicht mehr umlagerbar. Innerhalb von 20 h p. m. sind Totenflecke auf Fingerdruck komplett wegdrückbar (ähnlich der Kapillarprobe), bis 36 h p. m. nur noch auf Kantendruck, z. B. mittels einer Pinzette.

Totenstarre (Rigor mortis)

- Sobald die Glykogen-Reserven p. m. im Muskel erschöpft sind, resultiert unter Rest-ATP eine „Verkrampfung" der Aktin- und Myosinfilamente, was sich in der Totenstarre (Rigor mortis, ▶ Abb. 28.2) zeigt.
- Die Ausbreitung folgt meist der Nysten'schen Regel: Beginnend nach 1–3 h mit der Muskulatur im Kiefergelenk und in der weiteren Folge zu den unteren Gliedmaßen absteigend, ist die Totenstarre nach 6–10 h voll ausgebildet.
- In den ersten Stunden nach dem Tod kann sich die Totenstarre nach Brechung erneut bilden. Die Lösung der Totenstarre geschieht temperaturabhängig nach 2–4 d in der gleichen Reihenfolge wie die Entstehung.
- Die Intensität der Totenstarre ist proportional zur Muskelmasse der verstorbenen Person und abhängig vom Schweregrad einer zuvor erfolgten körperlichen Anstrengung.
- Als potenzielle Fehlerquellen bei der Beurteilung der Totenstarre sind die Kältestarre (einseitig Starre bei Seitenlage auf kaltem Untergrund), das Paralysestadium bei Hypothermie sowie Arthrose bzw. Arthrodesen zu nennen.

28

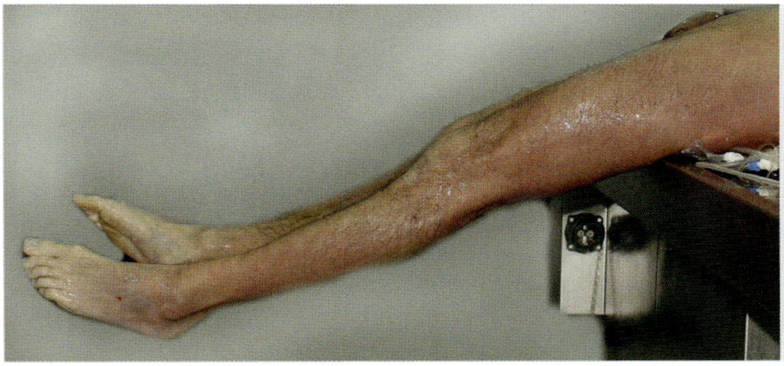

Abb. 28.2 Totenstarre (Rigor mortis).

Leichenfäulnis

- Die Zersetzung eines Leichnams geschieht als Kombination aus bakterieller Fäulnis und enzymatisch ausgelöster Autolyse.
- Als erstes sichtbares Zeichen kommt es etwa 2–3d p. m. (stark temperaturabhängig!) zur Grünverfärbung der Haut am rechten Unterbauch, wo der Blinddarm der Bauchwand dicht anliegt.
- Im weiteren Verlauf löst sich die Totenstarre vollständig und es kommt zu einer zunehmenden Grünverfärbung der Haut (▶ Abb. 28.3) mit sog. Durchschlagen des Venennetzes.
- Später bilden sich Fäulnisblasen in der Oberhaut, die Bauchdecke ist aufgetrieben und aus Mund und Nase rinnt rötliche Fäulnisflüssigkeit ab (hämolysebedingt, wird gelegentlich mit Blut verwechselt).
- Etwa 2–3 Wochen p. m. kommt es zur Ablösung der Haut in Fetzen, Haare und Nägel sind leicht ausziehbar.
- Unter besonderen klimatischen Bedingungen (niedriger Sauerstoffgehalt der Umgebung, Kälte) kann es Monate nach dem Tod zu einer wächsern-seifigen Gewebsumwandlung des Körpers kommen (sog. Fettwachsbildung, Adipocire). Dies ist v. a. bei aus dem Wasser geborgenen Leichen zu beobachten.

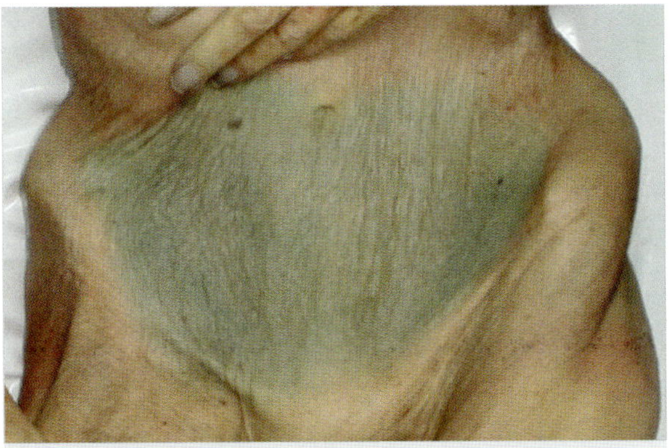

Abb. 28.3 Leichenfäulnis am Unterbauch mit zunehmender Grünfärbung der Haut.

- Auf weitere Leichenveränderungen, z. B. durch Tierfraß (nicht nur durch Wildtiere!) oder Mumifizierung kann im Rahmen dieses Beitrags nicht eingegangen werden.

28.8.3 Leichenschau

- Jeder Leichnam ist zur definitiven Feststellung des Todes, des Todeszeitpunkts, der Todesursache und der Todesart von einem Arzt unverzüglich zu untersuchen (ärztliche Leichenschau, § 159 Strafprozessordnung [StPO]).
- Dabei ist für den im Akuteinsatz befindlichen Arzt auf bundeslandspezifische Besonderheiten zu achten:
  - Alle erhobenen Befunde müssen nachvollziehbar dokumentiert werden.
  - Der Körper eines Verstorbenen darf erst nach der ärztlichen Feststellung des Todes wie eine Leiche behandelt werden (Transport, Lagerung etc.).
  - Auch die Ausstellung eines offiziellen Leichenschauscheines ist eine ärztliche Aufgabe.
- Eine sorgfältige äußere Leichenschau zur Ermittlung der Todesursache, insbesondere von äußeren Schadensursachen, ist für die Rechtssicherheit, die Hinterbliebenen und nicht zuletzt auch für die Qualitätskontrolle des Rettungsdienstes von entscheidender Bedeutung.
- In 14 von 16 Bundesländern (außer Thüringen und Niedersachsen) existiert in Deutschland die Regelung, dass sich der Notarzt bzw. erstuntersuchende Arzt nach einer erfolglosen Reanimation oder bei einer aufgefundenen Leiche auf die sichere Feststellung des Todes mit einer (grob orientierenden) Leichenschau beschränkt und eine vorläufige Todesbescheinigung ausstellt. Damit wäre die Einsatzbereitschaft möglichst schnell wiederhergestellt. Dies entbindet den erstuntersuchenden Arzt nicht von der Einhaltung seiner Meldepflichten!
- Daneben sollte die Durchführung der Leichenschau durch einen anderen Arzt sichergestellt werden.
- Die eigentliche Leichenschau erfolgt nach einem festgelegten Verfahren durch einen niedergelassenen Arzt, einen Arzt des kassenärztlichen Bereitschaftsdienstes oder im zuständigen rechtsmedizinischen Institut.

- Regelmäßig wird eine vollständige Leichenschau im Rettungsdienst nicht möglich sein (z. B. fäulnisveränderter Leichnam, öffentlicher Raum mit Schaulustigen, Angehörige, ungünstige räumliche Situation, schlechte Lichtverhältnisse). In diesen Fällen muss, nach Bescheinigung einer unklaren Todesursache und Todesart, die Kriminalpolizei informiert werden, um eine adäquate Leichenschau ggf. durch die lokale Rechtsmedizin zu gewährleisten.

Vollständige Leichenschau durch den Notarzt bzw. erstuntersuchenden Arzt

- Entschließt sich der Notarzt bzw. erstuntersuchende Arzt zur Durchführung einer vollständigen Leichenschau, sind Besonderheiten zu beachten. Zunächst ist gesetzlich festgelegt, dass die Leichenschau allseitig am vollständig entkleideten Körper unter Einbeziehung aller Körperöffnungen durchzuführen ist. Diese Forderung kollidiert zunächst häufig mit den Gegebenheiten im rettungsdienstlichen Alltag. Genauso wie es nur in der Minderzahl der klinischen Notfallbilder gelingt, ausschließlich durch eine körperliche Untersuchung eine zuverlässige Diagnose zu stellen, versagt die sichere Feststellung einer inneren Todesursache durch eine äußere Leichenschau insbesondere bei leerer Anamnese.
- Bei Vorliegen offensichtlicher, ggf. sogar todesursächlicher Verletzungen kann mit Vorsicht die Feststellung einer traumatischen Todesursache durch eine äußere Leichenschau möglich sein.
- Generell muss die äußere Leichenschau jedoch als unzuverlässiges diagnostisches Instrument bezeichnet werden, insbesondere bei Durchführung durch Ungeübte. Die Bescheinigung einer unklaren Todesursache darf nicht mit mangelndem Fachwissen gleichgesetzt werden!

Abbruch der Reanimation

- Starre zeitliche Grenzen für die Dauer einer Reanimation existieren nicht.
- Reanimationsmaßnahmen können bei Aussichtslosigkeit abgebrochen werden; dies ist idealerweise eine ärztlich geführte Teamentscheidung.
- Sollte die Reanimation erfolglos bleiben, ist die Festlegung des Todeszeitpunkts auf den Moment der Beendigung der Reanimation gerechtfertigt.
- Bemerkenswert ist die Tatsache, dass petechiale Stauungsblutungen gelegentlich auch unter Reanimation provoziert werden können, was dann bei der Leichenschau eventuell an eine todesursächliche Gewalteinwirkung gegen den Hals, jedenfalls aber an das Vorliegen einer venösen oberen Einflussstauung, denken lassen muss (▶ Abb. 28.4).

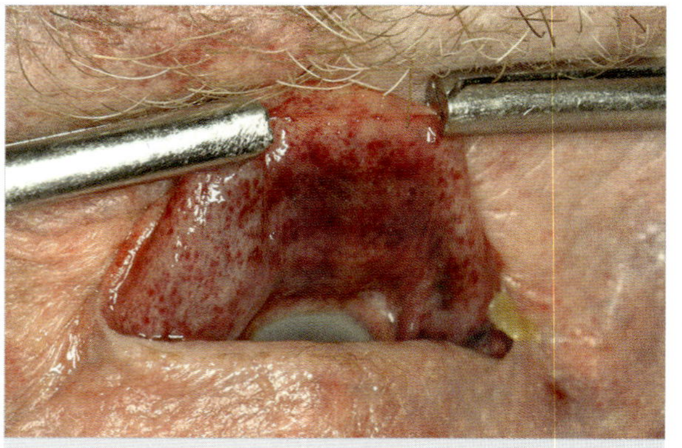

Abb. 28.4 Petechiale Stauungsblutungen können gelegentlich auch unter Reanimation provoziert werden.

- Dass jegliche Rettungsmaßnahmen zunächst ohne Rücksicht auf eine eventuelle Spurensicherung durchgeführt werden können und müssen, bedarf keiner weiteren Erläuterung. Dies gilt auch bei einem vermuteten suizidalen Geschehen.
- Steht allerdings der Tod zweifelsfrei fest, müssen bei jedem unklaren bzw. nicht natürlichen Todesfall Leiche und Leichenfundort für die kriminalpolizeiliche Spurensicherung unverändert belassen werden.

Aufgefundene Tote

- Prinzipiell hellhörig werden sollte der Arzt bei Leichen, die in speziellen Positionen vorgefunden werden, z. B. in Bauchlage (evtl. gewollte Überlagerung von ggf. strangulationsbedingten Petechien im Gesicht durch Vibices entsprechend der Schwerkraft), vollständig bedeckt (evtl. Undoing), im Wasser oder in einer Körperposition mit Behinderung der Atemexkursionen (evtl. positionelle Asphyxie).
- Das Rettungsdienstpersonal kann mit eigenen Beobachtungen an der Einsatzstelle und im Umfeld zur Beurteilung der Gesamtsituation beitragen.
- Vor der Leichenschau sind zunächst alle Auffälligkeiten am Leichenfundort zu registrieren (Situationsfehler). Hierfür ist kein rechtsmedizinisches Fachwissen, sondern gesunder Menschenverstand erforderlich.
- Generell von Bedeutung sind auch die Verschlussverhältnisse der Wohnung bei notfallmäßiger Türöffnung.
- Bei komplexen Einsatzszenarien kann die Anfertigung eines Gedächtnisprotokolls für spätere Ermittlungsverfahren sinnvoll sein.

Durchführung der Leichenschau

- Die Durchführung einer Leichenschau entspricht prinzipiell der körperlichen Untersuchung am Lebenden:
  - Der Untersucher trägt zum Eigenschutz Einmalhandschuhe.

- Bei guten Lichtverhältnissen wird der Leichnam zunächst komplett entkleidet.
- Im Idealfall sollte auf das Zerschneiden von Bekleidung zur Vermeidung von Trugspuren wann immer möglich verzichtet werden.
- Prinzipiell wird analog zum Bodycheck systematisch von Kopf bis Fuß vorgegangen und auf jegliche Auffälligkeiten geachtet (Checkliste in ▶ Tab. 28.2).

Tab. 28.2 Vorgehen bei der Leichenschau.

Bereich	Fragestellung
Körperrückseite	Wirbelsäule und Schulterblätter stabil? Verletzungen der Haut?
Kopf	Knöcherner Schädel stabil? Behaarte Kopfhaut unverletzt? Gesichtsschädel und Nasenskelett stabil? Gesichtshaut unverletzt? Stauungsblutungen im Kopf- und Halsbereich an typischer Lokalisation, d. h. • in den Augenbindehäuten und den Lidhäuten? • in der Gesichtshaut bzw. hinter den Ohren? • in den Schleimhäuten des Mundvorhofes?
Hals	Strangmarken, Würgemale, Schwellungen?
Brustbereich	Knöcherner Brustkorb stabil? Haut des Brustkorbs unverletzt?
Bauch- und Beckenbereich	Knöchernes Becken stabil? Haut des Bauches unverletzt? Genital- und Afterregion unverletzt?
Beine	Knöchern stabil? Haut der Beine und Füße unverletzt?
Arme	Knöchern stabil? Haut der Arme und Hände unverletzt? Insbesondere: • Injektionsstellen? Strommarken? • Abwehrverletzungen (OA medial, UA ulnar, Finger palmar)? • Pulsaderschnitte an den Innenseiten der Handgelenke?

Abk. OA: Oberarm, UA: Unterarm

- Insbesondere sind oberflächliche Haut- und Schleimhautbefunde von Bedeutung, die wichtige Hinweise auf die zugrundeliegende Todesursache und Todesart geben können:
  - punkt- oder fleckförmige Stauungsblutungen (Petechien) im Kopf- und Halsbereich v. a. in den Schleimhäuten (als Ausdruck einer oberen Einflussstauung bei Behinderung des venösen Abflusses, entweder aus innerer (z. B. kardialer) oder äußerer Ursache (z. B. durch Gewalt gegen den Hals), ▶ Abb. 28.4)
  - Injektionsstellen (als Hinweis auf fragliche Intoxikationen bzw. Suchterkrankung)
  - Strommarken v. a. an den Händen und Fingern (Nachweis auch zur Sicherheit weiterer Personen!)
  - Hämatome, Hautabschürfungen, Schwellungen (z. B. als Schlag-/Sturzfolge oder nach Strangulation)
- Aus der Auffindesituation und Umgebung sollten folgende Zeichen zur besonderen Achtsamkeit führen:
  - Kampfspuren
  - durchwühlte Schränke, umgestoßenes Mobiliar
  - Blutspuren
  - geleerte Tablettenblister
  - Abschiedsbrief o. Ä.
- Wenn bei der äußeren Leichenschau der Verdacht auf (ggf. sogar todesursächliche) Gewalteinwirkung aufkommt, wird die Leichenschau abgebrochen und die Polizei verständigt. An der Einsatzstelle und am Leichnam dürfen dann keine Manipulationen mehr vorgenommen werden.
- Sollte es bereits durch die äußere Leichenschau möglich sein, die Todesursache zu bestimmen, muss diese Todesursache durch den leichenschauenden Arzt einer entsprechenden Todesart zugeordnet werden.
- Auch bei offensichtlich todeswürdigen Befunden (z. B. Erhängen, Erschießen, Erstechen, Polytrauma) muss die definitive Festlegung, ob diese Verletzungen tatsächlich zu Lebzeiten entstanden sind bzw. ursächlich den Tod erklären, der rechtsmedizinischen Obduktion vorbehalten bleiben. So lassen beispielsweise kräftig ausgeprägte Totenflecke bei einem grob verstümmelten Leichnam nach Bahnüberrollung Zweifel an einem vitalen Geschehen aufkommen.

28.8.4 Differenzierung Todesursache und Todesart

- Terminologisch besteht im Einsatz oft Unsicherheit in der Verwendung der Begriffe „Todesursache" und „Todesart". Während sich unter der Todesursache die zum Tode führende(n) Krankheit(en) bzw. Verletzung(en) summieren, ist die Todesart die Schlussfolgerung hinsichtlich der Ätiologie des Todesmechanismus.
- Allein die ärztliche Feststellung der dem Sterbefall zugrundliegenden Todesart ist ausschlaggebend für die Meldung an Polizei oder Staatsanwaltschaft.

28.8.5 Feststellung der Todesart

- Die Feststellung der Todesart (nicht zu verwechseln mit der Todesursache!) soll klären, ob es sich um einen natürlichen oder einen nicht natürlichen Tod handelt.
- Ein natürlicher Tod ist nur dann zu bescheinigen, wenn gravierende und zum gegebenen Zeitpunkt plausibel erklärende Grunderkrankungen sicher vorgelegen haben und jegliche Hinweise auf einen Tod durch äußere Ursache fehlen – ein bloßer Verdacht auf eine Erkrankung rechtfertigt die Bescheinigung eines natürlichen Todes nicht.
- Entsprechende Leitsymptome (z. B. Ikterus, Leberversagen, urämischer Geruch, Nierenversagen, kaffeesatzartige Flüssigkeit an Mund/Nase, Varizen-/Ulkusblutung) können zur richtigen Diagnose hinführen.

- Unbedingt zu vermeiden ist die Angabe von funktionellen Endzuständen als Todesursache (z. B. Herzstillstand).
- Die Klassifikation der Todesart basiert auf einem naturwissenschaftlich begründeten Kausalitätsprinzip hinsichtlich der Frage, ob der Todeseintritt im Zusammenhang mit einem von außen verursachten oder beeinflussten Ereignis stattfand oder nicht. Hierbei ist es im Fall eines nicht natürlichen Todes irrelevant, ob ein Fremd- oder Eigenverschulden vorlag.
- Klassische nicht natürliche Sterbefälle im stationären Bereich sind Komplikationen einer medizinischen Behandlung (z. B. postoperative Nahtinsuffizienzen) oder Unfallfolgen (z. B. Lungenembolie nach Immobilisation bei sturzbedingtem Schenkelhalsbruch).

Todesart

- Die Klassifikation eines Todesfalles als nicht natürlich bedeutet also keinesfalls zwingend, dass jemand anders eine (ggf. sogar justitiable) Schuld daran trägt!
- In der Mehrzahl der Todesfälle im Rettungsdienst wird es allerdings kaum möglich sein, allein durch eine äußere Leichenschau die Todesursache (und damit die Todesart) zuverlässig zu bestimmen.
- Generell kann nur vor der leichtfertigen Bescheinigung einer natürlichen Todesart gewarnt werden, da diese Sterbefälle ohne Ermittlungsverfahren und regelhaft ohne Obduktion bestattet werden. In diesen Fällen muss die Todesursache dann mit „unklar" bescheinigt werden, die Todesart ebenso.
- Konsequenz bei unklarer Todesart am Einsatzort:
  - Es wird – wie auch bei unbekannter Identität des Toten und Hinweisen auf einen nicht natürlichen Sterbefall – die Polizei verständigt.
  - Am Leichnam dürfen dann keine Veränderungen mehr vorgenommen werden; dies gilt insbesondere für die Entfernung notfallmedizinischer Verbrauchsmaterialien vom Leichnam nach frustraner Reanimation.
  - Der Leichnam wird nun polizeilich beschlagnahmt.
- Die Identifizierung eines Toten ist eine polizeiliche, keine rettungsdienstliche Aufgabe! Die Identifizierung geschieht i. d. R. durch Vergleich eines Lichtbildausweises des Toten mit dem Leichnam oder durch Angaben von Angehörigen bzw. Dritten. Im Rahmen der notärztlichen Leichenschau kann aber bereits nach einem Lichtbildausweis zumindest gesucht werden, um einen orientierenden Vergleich vornehmen zu können.

Kausalkette

- Gefordert wird nicht nur die Angabe der Todesursache, sondern auch die Herleitung derselben aus einem medizinischen Gesamtzusammenhang, d. h. auf Basis ggf. vorbestehender Erkrankungen oder äußerer Einflüsse. Ist der Patient dem leichenschauenden Arzt bekannt, mögen dem Arzt solche Informationen durchaus vorliegen. Im Rettungsdienst ist dies regelmäßig nicht der Fall. Hier muss vor (not)ärztlicher Leichtgläubigkeit gewarnt werden.
- Der leichenschauhaltende Arzt sollte sich nicht auf fremdanamnestische Angaben verlassen, sondern ausschließlich objektivierbare Befunde am Leichnam oder Arztbriefe bzw. Medikamentenpläne der jüngeren Vergangenheit zur Beurteilung evaluieren.
- In den meisten Bundesländern besteht im Übrigen eine gesetzliche Auskunftspflicht gegenüber dem Leichenschauarzt! Damit ist ein Telefonat mit dem Hausarzt ebenso praktisch hilfreich wie juristisch zulässig.
- Kann die Kausalkette medizinisch nachvollziehbar hergeleitet werden, entscheidet der Beginn der Kausalkette über die Zuordnung zu einer Todesart. Auch bei Feststellung offensichtlicher todeswürdiger Befunde können nur diese Befunde im Leichenschauschein dokumentiert werden: die Kausalkette beginnt und endet also mit der festgestellten Todesursache unter Punkt Ia („unmittelbar zum Tode führende Krankheit").

28.8.6 Fazit für die Praxis

- Das Rettungsdienstpersonal muss über die regionalen Vereinbarungen zur Todesfeststellung und Leichenschau informiert sein. Eine definitive notärztliche Leichenschau bzw. Leichenschau durch den erstuntersuchenden Arzt stellt bundeslandabhängig die Ausnahme dar.
- Sollte eine Leichenschau durchgeführt werden, muss sie o. g. Qualitätskriterien entsprechen.
- Analog zur definitiven Leichenschau kann die Klärung der konkreten Todesursache und der Kausalitätskette nicht originäre Aufgabe des Rettungsdienstes sein. Deshalb sollte der im Einsatz befindliche Arzt als Todesart „unklar" oder „nicht natürlich" auf dem meist vorläufigen Leichenschauschein vermerken.

28.9 Mögliche Komplikationen

- Bei Beachtung des üblichen, auch beim lebenden Patienten zu beachtenden Eigenschutzes gibt es keine.
- Leichengift existiert nicht. Infektiöse Patienten sind auch nach dem Tod nicht ansteckender als zu Lebzeiten.
- Generell ist die Leichenschau allerdings kein sicheres diagnostisches Mittel, insbesondere bei unbekannter/leerer Anamnese und Durchführung durch Ungeübte.
- Goldstandard für die notfallmedizinische Qualitätskontrolle im Todesfall ist und bleibt die (rechtsmedizinische) Obduktion, ggf. unterstützt durch weitere Untersuchungen wie die Post-mortem-Bildgebung.

Teil IV

Respiratorische Notfälle

IV

29 Akute Exazerbation der COPD

Jörg Werner Walther

29.1 Steckbrief

Die akute Exazerbation der chronisch obstruktiven Lungenerkrankung (AECOPD) ist definiert als akute, mindestens 2d anhaltende Verschlechterung respiratorischer Symptome mit der Notwendigkeit einer Intensivierung der Therapie. Pathophysiologisch besteht eine vermehrte Bronchokonstriktion und/oder Hypersekretion mit Überblähung. Klinische Kennzeichen der Exazerbation sind die Zunahme von Dyspnoe, Husten, Sputumvolumen und Sputumpurulenz. Von der (prä) klinischen Ersteinschätzung ist abhängig, ob der Patient ambulant, stationär oder intensivmedizinisch behandelt werden muss. Neben der pharmakologischen Therapie haben auch apparative Therapieoptionen wie Sauerstofftherapie und (nicht)invasive Beatmung einen hohen Stellenwert. Die AECOPD ist für die Patienten „der Herzinfarkt der Pneumologie".

29.2 Synonyme

- AECOPD
- akute Exazerbation chronisch obstruktiver Atemwegserkrankung

29.3 Keywords

- AECOPD
- obstruktive Atemwegserkrankung
- akute Exazerbation
- pulmonale Insuffizienz
- ventilatorische Insuffizienz

29.4 Definition

- Die chronisch obstruktive Lungenerkrankung (COPD) ist durch eine persistierende und üblicherweise progrediente Atemwegsobstruktion mit gesteigerter Entzündungsreaktion in den Atemwegen charakterisiert.
- Eine akute Exazerbation einer COPD (AECOPD) ist charakterisiert durch das Auftreten von
  - Dyspnoe bzw. Zunahme einer vorbestehenden Dyspnoesymptomatik,
  - Änderung des Hustens und/oder
  - des Auswurfs mit vermehrter Sputummenge und Verfärbung, die eine Anpassung der Medikation erforderlich macht.

29.5 Epidemiologie

- Die COPD ist bezüglich Morbidität und Mortalität eine der führenden Erkrankungen und einer der häufigsten Gründe für eine notfallmäßige Krankenhausaufnahme.
- Während die Leitlinien die persönliche Exazerbationshistorie der Patienten als Ausdruck des klinischen Schweregrades berücksichtigen, ist eine exakte statistische Erfassung der Häufigkeit von Exazerbationen dadurch limitiert, dass leichte Exazerbationen oftmals von den Patienten selbst behandelt werden.
- Notfallmedizinisch relevant sind i. d. R. schwere Exazerbationen und insbesondere das Management von Komplikationen und Begleiterkrankungen.

29.5.1 Häufigkeit

- Die durchschnittliche altersadjustierte Einweisungsrate in Europa beträgt 200 pro 100000 Einwohner pro Jahr, wobei Deutschland und Österreich zu den Ländern mit den höchsten Raten gehören.

29.5.2 Altersgipfel

- Eine COPD tritt, anders als das Asthma bronchiale, üblicherweise ab dem 40. Lebensjahr mit einem Häufigkeitsgipfel ab dem 6. Lebensjahrzehnt auf. Entsprechend häufig finden sich Exazerbationen mit und ohne Begleiterkrankungen im mittleren bis höheren Lebensalter.

29.5.3 Geschlechtsverteilung

- Es besteht eine leichte Dominanz des männlichen Geschlechts, allerdings hat der Frauenanteil zugenommen.

29.5.4 Prädisponierende Faktoren

- Prädisponierende Faktoren sind, neben fehlender Therapieadhärenz, insbesondere vorausgegangene Exazerbationen in der persönlichen Patientenhistorie.
- Die Anzahl im vergangenen Jahr stattgehabter Exazerbationen ist nicht nur für die Klassifikation der Erkrankung relevant (siehe Kap. 29.7), sondern auch für die Prognose.
- Klinisch wird ein Sub-Typ des „Vielfach-Exazerbierers" beschrieben, bei dem aus unterschiedlichen pulmonalen und extrapulmonalen Ursachen häufiger Exazerbationen auftreten als in der Gesamtpopulation.

29.6 Ätiologie und Pathogenese

- Der akuten Exazerbation liegt eine entzündlich bedingte vermehrte Bronchokonstriktion und/oder Schleimproduktion mit Überblähung zugrunde.
- Die häufigste Ursache dafür sind virale und bakterielle Infekte.

29.7 Klassifikation und Risikostratifizierung

- Exazerbationen sind für die Schwere der Erkrankung und den Verlauf von wesentlicher Bedeutung. Klinisch wird die COPD im Versuch einer Phänotypisierung oft in den
  - emphysemdominierten, eher hyperventilierenden Pink Puffer und den
  - bronchitischen, zur Hypoventilation neigenden Blue Bloater unterschieden,

  auch wenn in der Realität eher Mischbilder aus beiden dominieren.
- Leitliniengerechte Klassifikation der COPD im stabilen Stadium nach:
  - dem Grad der lungenfunktionsanalytischen Einschränkung (Stadium 1–4 nach postbronchodilatatorischem FEV1: Einsekundenkapazität)
  - dem Ausmaß der klinischen Beschwerden
  - der persönlichen Exazerbationshistorie im vergangenen Jahr.
- Diese klinische Einteilung wird mit den Buchstaben A–D beziffert:
  - Patienten mit keiner oder einer mittelschweren, ambulant behandelten Exazerbation im Jahr werden in die Stadien A oder B eingeteilt.
  - Mindestens eine stationär behandelte (schwere) oder mindestens 2 ambulant behandelte mittelschwere Exazerbationen gelten als erhöhtes zukünftiges Risiko und werden den COPD-Stadien C oder D zugeordnet.
- Häufig korrespondiert der Schweregrad der COPD mit dem der akuten Exazerbation. Allerdings können auch Patienten mit leichteren Formen der Erkrankung schwere Exazerbationen entwickeln und umgekehrt.
- Relevante prädisponierende Faktoren für eine AECOPD:
  - fortgesetzte Expositionen gegenüber auslösenden Risikofaktoren/Schadstoffen (i. d. R. fortgesetztes Zigarettenrauchen)
  - höheres Lebensalter
  - Vorhandensein relevanter Begleiterkrankungen
  - schlechter Gesundheitsstatuts
  - niedriger Sozialstatus
- Die Leitlinien klassifizieren den Schweregrad der Exazerbation auf der Basis der Inanspruchnahme des Gesundheitswesens durch den Patienten. So werden leichte Exazerbation oftmals nur vom Patienten selbst mit zusätzlichen Gaben von kurz wirksamen Bronchodilatatoren behandelt und dem behandelnden Arzt vom Patienten nicht oder verspätet berichtet, während mittelschwere und schwere Exazerbationen regelhaft zur ambulanten oder stationären Behandlung führen. Diese Einteilung ist für eine retrospektive Betrachtung zum Zweck der Klassifizierung des Erkrankungsstadiums und für Ansätze zur Prävention künftiger Exazerbationen nützlich.
- Eine klinisch orientierte Einteilung der Schweregrade der AECOPD in der (präklinischen) Notfallmedizin wird in ▸ Tab. 29.1 aufgezeigt.

29.8 Symptomatik

- Die AECOPD ist klinisch gekennzeichnet durch die Leitsymptome:
  - zunehmende Atemnot (Dyspnoe)
  - vermehrter Husten
  - Zunahme von Menge und Viskosität des Sputums
  - Verfärbung des Auswurfs
- Weitere Symptome können sein:
  - thorakales Engegefühl
  - gelegentlich Fieber
  - Bewusstseinsstörungen

29.9 Diagnostik

- In der Notfallsituation ist die rasche klinische Einschätzung der Schwere der Exazerbation, die vitale Bedrohung, die Abwägung von Differenzialdiagnosen sowie das Erkennen und Beherrschen möglicher Komplikationen wichtig.
- Während der gesamten Akuttherapie sind die Patienten klinisch zu beobachten. Insbesondere die Entwicklung einer ventilatorischen Erschöpfung, das Auftreten von Komplikationen sowie das Vorhandensein von Komorbiditäten sind für das weitere diagnostische und therapeutische Management sowie für die Einstufung der Schwere der Exazerbation und der Wahl des Behandlungsortes (ambulant, stationär, intensivmedizinisch) von Relevanz.
- In der präklinischen Situation beruht die Festlegung des Schweregrades der Exazerbation zunächst allein auf der klinischen Einschätzung. Sobald wie möglich sollte zur weiteren Entscheidung über die Intensität und den Ort der Therapie eine Blutgasanalyse (BGA) erfolgen.

29.9.1 Diagnostisches Vorgehen

- Bei der Diagnose AECOPD sollte mindestens
  - eine (Notfall-)Anamnese,
  - eine körperliche Untersuchung inklusive Inspektion (Zyanose, Atmung, Ödeme),

- Auskultation von Herz und Lungen,
  - die Ermittlung der Atemfrequenz, der Kreislaufparameter sowie
  - die Ableitung von Sättigung und EKG erfolgen.
- Ziel des diagnostischen Vorgehens ist, rasch das Ausmaß der akuten Gefährdung zu erfassen (▶ Tab. 29.1) und eine adäquate Therapie einzuleiten.

29.9.2 Anamnese

- Viele Patienten sind bei akuter oder schwerer Dyspnoe agitiert, bei schwerem Verlauf aber auch benommen oder verwirrt.
- In einer orientierenden Notfallanamnese sollte mindestens erfragt werden:
  - Beginn und Verlauf der Beschwerden (perakut, akut, subakut)
  - Beschaffenheit und Farbe des Sputums
  - Begleitsymptome wie Fieber und Thoraxschmerzen
  - anamnestisch und klinisch Differenzierung zwischen Asthma und COPD (siehe Kap. 30)
  - Eigenanamnese von vorbestehenden (insbesondere kardiovaskulären) Begleiterkrankungen
  - Medikamentenanamnese, insbesondere Vormedikation inklusive Dosierung, Zeitdauer und Zeitpunkt der letzten Einnahme

29.9.3 Körperliche Untersuchung und klinisches Bild

- Inspektion:
  - Orthopnoe
  - Zyanose
  - Ödeme
  - Halsvenenstauung
  - Atmungstyp
  - Atemfrequenz
  - Agitation
  - Somnolenz
- Herz und Kreislauf:
  - Rhythmus
  - Frequenz
  - Blutdruck (RR)
- Lunge:
  - beidseits seitengleiches Atemgeräusch
  - Verlängerte Exspiration
  - Nebengeräusche (Giemen, Pfeifen und Brummen, Klopfschall beidseits seitengleich?)
- Auch sind anamnestische Hinweise und klinische Zeichen wichtiger Differenzialdiagnosen (akutes Koronarsyndrom/Angina pectoris, akute Linksherzdekompensation, Pneumothorax, Lungenarterienembolie, Pneumonie) zu erfassen.

Dyspnoe

- Die Dyspnoe kann zu Beginn nur leichtgradig sein, bei schwergradiger AECOPD liegt aber regelhaft eine Ruhedyspnoe vor. Da die schwere AECOPD teilweise rasch progredient und/oder therapierefraktär verlaufen kann, ist eine kontinuierliche klinische Beobachtung erforderlich.
- Klinische Zeichen der schweren Dyspnoe:
  - Patient kann nicht mehr flach liegen (Orthopnoe)
  - beugt sich nach vorne
  - Einsatz der Atemhilfsmuskulatur (z. B. Kutschersitz)
  - Unruhe

Tab. 29.1 Schweregradeinteilung der AECOPD.

Schweregrad der AECOPD	Kriterien	Weiteres Vorgehen
leicht bis mittelgradig	keines der u.g. Kriterien erfüllt	ambulante Therapie prinzipiell möglich, wenn adäquate ambulante Versorgung und Nachbehandlung sichergestellt sind
schwer	schwere Dyspnoe schlechter Allgemeinzustand rasch progrediente Symptomatik Versagen der ambulanten Initialtherapie Bewusstseinstrübung Entwicklung oder Zunahme von Ödemen oder Zyanose instabile Komorbiditäten	Indikation zur Hospitalisierung
sehr schwer	zusätzlich zu o. g. Kriterien der schweren AECOPD: schwere, nicht durch Akuttherapie beherrschbare Dyspnoe persistierende Hypoxämie trotz O_2-Gabe Entwicklung einer Hyperkapnie bzw. klinische Zeichen davon Somnolenz, Koma Kreislaufinsuffizienz	Indikation zur Intensivtherapie

Auskultation

- Als typischer Auskultationsbefund treten exspiratorisches Giemen und Brummen auf.
  - Diese können als Ausdruck einer Überblähung auch sehr leise sein oder sogar fehlen. Die Lautstärke der auskultierbaren Atem- und Nebengeräusche kann daher nicht als Indikator für die Schwere der Exazerbation herangezogen werden.
  - Bei schwerer Überblähung und insbesondere bei vorbestehenden emphysematösen bullösen Lungenparenchymschäden können Atem- und Nebengeräusche sogar fast oder vollständig aufgehoben sein, was zur Unterschätzung der klinischen Bedrohung des Patienten führen kann.
  - Ein anfänglich vorhandenes Giemen kann auch erst im Verlauf in ein auskultatorisch nicht mehr wahrnehmbares Atemgeräusch (Silent Lung) übergehen, da wegen der schweren Obstruktion nur noch geringe Atemgasmengen bei erniedrigtem Atemzugvolumen transportiert werden.
- Eine weitere Schwierigkeit durch leise oder aufgehobene Atemgeräusche bei schwerster Überblähung besteht in der differenzialdiagnostischen Abgrenzung von einem Pneumothorax, bei dem i. d. R. der hypersonore Klopfschall seitendifferent auftritt.
- Ein vorbestehendes bullöses Lungenemphysem kann bei heterogener Seitenverteilung zur Fehldiagnose eines Pneumothorax führen. Eine eindeutige Differenzierung ist in der präklinischen Situation ohne weitere Diagnostik in der Notfallaufnahme (Röntgen/CT-Thorax) oftmals nicht möglich.

Hypoxie

- Eine vorhandene Hypoxämie (paO_2 < 60 mmHg, SaO_2 < 90 %) führt zur Zyanose.
- Die Hypoxie führt in Verbindung mit gesteigerten atemsynchronen thorakalen Druckschwankungen durch Drucksteigerung im Lungenkreislauf zu einer vermehrten rechtsventrikulären Belastung und dadurch zur Rechtsherzdekompensation mit Halsvenen-, Leberstauung und/oder Unterschenkelödemen.
- Neben einer Sinustachykardie können durch die respiratorische Insuffizienz mit akuter Rechtsherzbelastung auch andere Herzrhythmusstörungen, wie eine Tachyarrhythmia absoluta, oder ventrikuläre Tachykardien auftreten.
- Ein Pulsus paradoxus, also ein inspiratorischer Blutdruckabfall, ist typisch, kann aber bei vollständiger Erschöpfung der Atmungspumpe auch fehlen.

Klinische Zeichen einer schweren bzw. bedrohlichen AECOPD

- neu aufgetretene oder progrediente zentrale Zyanose
- periphere Ödeme,
- gestaute Halsvenen
- palpatorisch Oberbauchschmerz als Zeichen der Leberstauung infolge der Rechtsherzdekompensation
- hämodynamische Instabilität (Tachykardie oder Wechsel einer Tachykardie in Bradykardie)
- Patienten mit einer AECOPD sind, neben einer gestörten Oxygenierung im Sinne einer pulmonalen Insuffizienz, insbesondere von einer Dekompensation der Atemmuskulatur in Form einer ventilatorischen Erschöpfung bedroht.

Klinische Zeichen der drohenden ventilatorischen Erschöpfung

- initial Atemfrequenz erhöht (≥ 25/min),
- inspiratorische Einziehungen der Zwischenrippenräume
- in fortgeschrittenen Fällen Abflachung oder Verlangsamung der Atmung
- paradoxer Atmungstyp
- Infolge der ventilatorischen Erschöpfung kommt es zu einer Hypoventilation mit CO_2-Retention, die im präklinischen Setting, ohne die Möglichkeit einer BGA oder Kapnometrie, nur durch klinische Beobachtung erkannt werden kann.

Klinische Zeichen einer manifesten CO_2-Retention

- Kopfschmerzen und Schwindel (durch CO_2-bedingte Vasodilatation)
- gerötete Augen (durch CO_2-bedingte Vasodilatation)
- Ödeme (durch CO_2-bedingte Vasodilatation)
- Hypotonie mit Kaltschweißigkeit
- Erschöpfung
- Bewusstseinsstörungen von Somnolenz bis hin zum Koma (CO_2-Koma)

29.9.4 Instrumentelle Diagnostik

- Sauerstoffsättigung zur Kontrolle der Oxygenierung
- Das EKG gehört zur Basisdiagnostik, um schwerwiegende kardiale Erkrankungen, wie z. B. einen akuten Myokardinfarkt oder hämodynamisch relevante Herzrhythmusstörungen, auszuschließen. Weiterhin können Zeichen der akuten oder chronischen Rechtsherzinsuffizienz erkannt werden, wobei das EKG allerdings wenig sensitiv ist.
- Zur Diagnose einer arteriellen Hypoxämie mit oder ohne Hyperkapnie ist schnellstmöglich eine BGA indiziert. Die Bestimmung der Blutgase aus hyperämisiertem Kapillarblut (Ohrläppchen) ist nur zuverlässig, wenn keine gleichzeitige Linksherzinsuffizienz mit peripherer Zyanose bzw. ein Präschock- oder Schockzustand besteht. In diesen Fällen muss die BGA über eine arterielle Punktion durchgeführt werden.
- Bei Exazerbationen ist die Bestimmung des Blutbildes und des CRP (C-reaktives Protein) im Serum sinnvoll.

- Bei klinischem Verdacht bzw. zum Ausschluss einer Lungenembolie oder eines akuten Koronarsyndroms, sollten D-Dimere, BNP (B-natriuretisches Peptid) und Troponin bestimmt werden.

29.10 Differenzialdiagnosen

- Husten, Auswurf und Atemnot können bei einer Reihe von Erkrankungen auftreten. Alle Erkrankungen mit:
  - Bronchialobstruktion (u. a. Bronchiektasie, Bronchiolitis obliterans, diffuse Lungenparenchymerkrankungen mit möglicher Obstruktion wie z. B. Sarkoidose),
  - chronischem Husten (u. a. Bronchialkarzinom, Tuberkulose, idiopathischer Husten oder chronische Rhinosinusitis),
  - Atemnot (u. a. Anämie, Linksherzinsuffizienz, pulmonale Hypertonie, Übergewicht, Trainingsmangel, Hyperthyreose, metabolische Azidose) sollten als Differenzialdiagnose oder auch als Komorbidität in Betracht gezogen werden (▶ Tab. 29.2).
- In der Akutsituation ist eine Exazerbation von einer dekompensierten Herzinsuffizienz, einem akuten Koronarsyndrom bzw. einer Lungenarterienembolie differenzialdiagnostisch abzugrenzen. Des Weiteren sind eine Pneumonie sowie ein Pneumothorax als Komplikationen auszuschließen.

29.11 Therapie

29.11.1 Therapeutisches Vorgehen

- Oberstes Ziel der präklinischen Akuttherapie ist die Sicherstellung einer ausreichenden Oxygenierung und hämodynamischen Stabilität bis zur weiteren medizinischen Versorgung.
- Das differenzialtherapeutische Vorgehen beschränkt sich nicht nur auf pharmakologische Therapieverfahren, sondern erfordert ganz besonders den Einsatz apparativer Therapieoptionen, wie der Sauerstofftherapie und der nichtinvasiven (NIV) bis hin zur invasiven Beatmung.
- ▶ Tab. 29.3 zeigt die Initialtherapie der AECOPD.

Tab. 29.2 Differenzialdiagnosen AECOPD.

Differenzialdiagnose	Bemerkungen
Asthma bronchiale	häufig jünger, (Allergie-)Anamnese, Nichtraucher
dekompensierte Herzinsuffizienz	CAVE: Giemen als Ausdruck einer stauungsbedingten Atemwegsobstruktion (Asthma kardiale) häufige kardiovaskuläre Komorbidität gerade in höherem Lebensalter
Pneumonie	häufig mit Fieber und Sputumpurulenz einhergehend
Lungenembolie	Risikofaktoren (z. B. Immobilität? Thrombose? Tumor?)
Pneumothorax	bei Silent Lung klinisch nicht eindeutig, Bildgebung erforderlich

Tab. 29.3 Initialtherapie der AECOPD.

Therapie	Leicht bis mittelschwer	Schwer	Lebensbedrohlich
Sauerstoff	i. d. R. nicht erforderlich	2–4 l O_2/min, Ziel-SpO_2 92–95 %, kontinuierliches (klinisches) Monitoring	
High-Flow-O_2	i. d. R. nicht erforderlich	20–60 l/min vorgewärmt/befeuchtet, spez. Nasensonde, Ziel pO_2 > 60 mmHg	
Beatmung	i. d. R. nicht erforderlich	bei Hyperkapnie/entsprechender Klinik bevorzugt NIV, Intubation vermeiden	
SABA	2–4 Hübe Salbutamol, 0,1 mg alle 10–15 min		
SAMA	4 Hübe oder 0,5 mg in Vernebler		
Prednisolon	40 mg oral, 50 –100 mg p. o. oder i. v.		
Lagerung	atemerleichternde Selbsthilfetechniken		atemerleichternde Lagerung
SABA parenteral	k.A.	k.A.	Terbutalin 0,25–0,5 mg s. c. Reproterol 0,09 mg langsam i. v. Reproterol-Infusion 0,018–0,09 mg/h
Theophyllin	akut nicht empfohlen	Ultima Ratio: 5 mg/kg als KI Erhaltungsdosis 0,5–0,7 mg/kgKG/h	
Diuretikum	initial bei Ödemen 40 mg Furosemid i. v.		
niedermolekulares Heparin	k.A.	im Krankenhaus bei Immobilität, Exsikkose, thrombembolischer Vorerkrankung	
Antibiotika	Entscheidung im Krankenhaus		

i. v.: intravenös, k.A.: keine Angaben, KI: Kurzinfusion, KG: Körpergewicht, NIV: nichtinvasive Beatmung (Ventilation), p. o.: per os, SABA: short acting beta agonist, SAMA: short acting muscarin antagonist, s. c.: subkutan

29

29.11.2 Allgemeine Maßnahmen

- Beruhigung (aber möglichst keine Sedierung) des Patienten
- atemerleichternde Lage
  - Oberkörperhochlagerung
  - Erlauben/Unterstützen der Atemhilfsmuskulatur
- Lippenbremse
- bei akuter respiratorischer Insuffizienz Sauerstoffgabe (Monitoring)
- bei fraglicher oder bekannter Hyperkapnie kontrollierte Sauerstofftherapie (Ziel-SpO_2 91–92 %)
- Bei klinischer Instabilität oder Nichtansprechen auf die ambulante Therapie ist eine Hospitalisierung anhand folgender Kriterien notwendig:
  - schwere Dyspnoe
  - schlechter Allgemeinzustand
  - rasch progrediente Symptomatik
  - Bewusstseinstrübung
  - (Zunahme von) Ödeme(n)
  - instabile Komorbidität(en)
  - Versagen der ambulanten Therapie
  - Fehlen einer adäquaten häuslichen Versorgung
- Kriterien für eine intensivierte Therapie sind:
  - schwere Dyspnoe, nicht korrigierbar durch Akuttherapie
  - persistierende Hypoxämie trotz Sauerstoffgabe
  - (klinische Zeichen der) Hyperkapnie
  - Kreislaufinsuffizienz

29.11.3 Pharmakotherapie

- Für die Akuttherapie der AECOPD stehen an erster Stelle kurzwirksame β2-Sympathomimetika (SABA) allein oder in Kombination mit kurzwirksamen Anticholinergika (SAMA).
  - Wenn Patienten wegen Kurzatmigkeit aus einem Dosieraerosol nicht effektiv inhalieren können, sollten Vernebler bevorzugt werden.
  - Unerwünschte Wirkungen sind v. a. Herzrhythmusstörungen (Vorhofflattern, ventrikuläre Extrasystolie, supraventrikuläre Tachykardien), in seltenen Fällen Angina pectoris sowie Palpitationen und Tremor.
- Systemische Steroide verkürzen die Dauer der Exazerbation, verbessern die Lungenfunktion und die Oxygenierung, reduzieren das Risikos eines Therapieversagens und die Hospitalisationsdauer. Eine intravenöse (i. v.) Applikation ist der oralen prinzipiell nicht überlegen, sofern der Patient nicht schwer kompromittiert ist. Hohe i. v. Dosen sind mäßigen oralen Dosierungen (z. B. 250 mg i. v. vs. 50 mg oral) in keinem Endpunkt überlegen, führen aber häufiger zu Hyperglykämien.
- Theophyllin bedingt eine Verminderung der subjektiv empfundenen Dyspnoe. Dies ist v. a. auf eine euphorisierende Wirkung (Pseudoverbesserung) und weniger auf die schwach broncholytische Wirkung zurückzuführen.
  - Aufgrund der engen therapeutischen Breite und der erhöhten Rate kardialer Nebenwirkungen sollte Theophyllin in der Akutmedizin nur bei theophyllinnaiven Patienten oder nach vorheriger Bestimmung des Serumspiegels gegeben werden.
  - CAVE: vorbestehende Theophyllinmedikation, Gefahr der Überdosierung
  - Wesentliche unerwünschte Effekte sind Übelkeit, Erbrechen, abdominelle Schmerzen, Schlafstörungen, Muskelkrämpfe, Hypokaliämie und mitunter lebensbedrohliche Herzrhythmusstörungen sowie zerebrale Krampfanfälle.
- Für Morphin liegen keine randomisierten Studien in der AECOPD vor, sodass eine fundierte Empfehlung nicht gegeben werden kann. Dennoch wird die parenterale Applikation auf der Intensivstation in Einzelfällen zur Kontrolle der luftnotbedingten Agitation zumindest zur Einleitung einer NIV unumgänglich sein.

29.11.4 Nicht medikamentöse Therapie

- Die Therapie der akuten pulmonalen Insuffizienz besteht primär in der Sauerstoffgabe. Eine Sauerstoffgabe kann grundsätzlich über Nasenbrillen oder Gesichtsmasken erfolgen. Gesichtsmasken dienen einer Reservoir-Erhöhung, was höhere FiO_2-Konzentrationen erlaubt, insbesondere bei Verwendung eines zusätzlich angehängten Rückatembeutels.
- Unter Sauerstoffinsufflation besteht bei AECOPD die erhöhte Gefahr einer Hyperkapnie. Eine kontrollierte Sauerstofftherapie strebt eine ausreichend Oxygenierung des Patienten ohne Unterdrückung des Atemantriebs an. Geeignet sind entweder ventilgesteuerte Sauerstoffmasken (Venturi-Maske) oder die Begrenzung der Sauerstoffzufuhr auf einen Zielwert der Sättigung von 90–92 % mit engmaschigem klinischem Monitoring. Die High-Flow-Sauerstofftherapie mit 20–60 l/min vorgewärmter und/oder befeuchteter Sauerstoffgabe über spezielle Nasensonden scheint nach neueren Untersuchungen zu einer geringeren CO_2-Retention zu führen.
- Sofern trotz Sauerstoffapplikation und medikamentöser Therapie keine ausreichende Besserung erreicht werden kann, muss eine NIV oder auch eine invasive Beatmung erwogen werden. Die Wirkung einer Beatmung bei AECOPD ergibt sich aus den pathophysiologischen Faktoren, die bei COPD zur akuten respiratorischen und/oder ventilatorischen Dekompensation führen. Im Wesentlichen wird der intrinsische PEEP durch Einsatz des externen PEEP antagonisiert und so durch maschinelle Druckunterstützung die diaphragmale Atemarbeit reduziert. Zusätzlich senkt der externe PEEP die inspi-

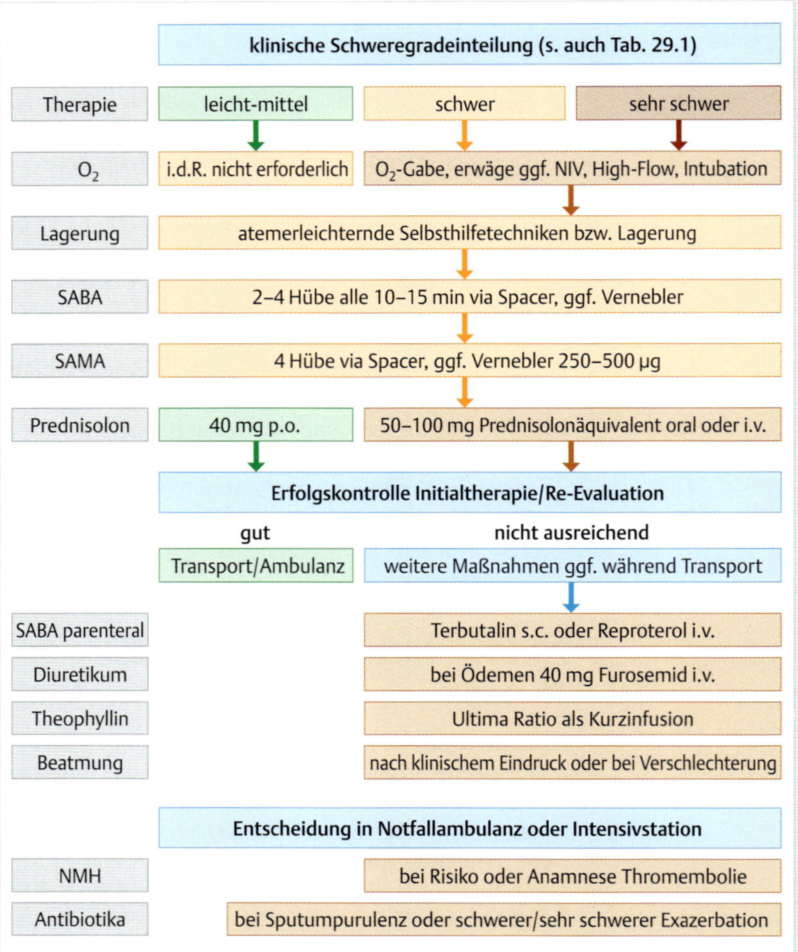

Abb. 29.1 Initialtherapie AECOPD. SABA: short acting beta agonist, SAMA: short acting muscarin antagonist. Dosierungen (▶ Tab. 29.3). Abk. NIV: nichtinvasive Beatmung, i.v.: intravenös, p.o.: per os, s.c.: subkutan.

ratorische Atemarbeit des Patienten, die erforderlich ist, um die Druckunterstützung zu triggern.

- Indikationskriterien für die Beatmungstherapie:
  - zunehmende respiratorische Erschöpfung mit einer weiteren Zunahme der Atemfrequenz
  - eine beginnende kardiovaskuläre Dekompensation
  - eine abnehmende Vigilanz, Zeichen der CO_2-Narkose
- Durch einen frühzeitigen Einsatz der NIV zusätzlich zur Standardtherapie wird die Intubationsrate sowie die Komplikationsrate gesenkt, die Krankenhausaufenthaltsdauer verkürzt und die Prognose verbessert.
- Prinzipiell ist auch im präklinischen Setting bei vorhandener Ausrüstung und Erfahrung eine NIV möglich. Als Beatmungszugänge werden i. d. R. Nasen- oder Mund-Nasen-Masken, seltener auch Helmsysteme verwendet. Das Monitoring ist während der initialen NIV im präklinischen Setting auf SpO_2, Atemfrequenz, EKG, nichtinvasiv gemessenen Blutdruck und ggf. Atemzugvolumen begrenzt. Daher spielt die permanente klinische Beobachtung des Patienten eine entscheidende Rolle.
- Bei beginnender hämodynamischer Instabilität sowie zunehmender Vigilanzminderung mit steigender Aspirationsgefahr muss die NIV zugunsten der endotrachealen Intubation abgebrochen werden. Einen Überblick über die Initialtherapie gibt der Algorithmus in ▶ Abb. 29.1.

29.12 Verlauf und Prognose

- Die COPD wird häufig von anderen Erkrankungen begleitet. Diese Komorbiditäten oder auch systemischen Manifestationen der COPD nehmen signifikant Einfluss auf die Morbidität und Mortalität der Patienten. COPD ist mit einem 2,5-fach höheren Gesamtrisiko für alle kardiovaskulären Erkrankungen assoziiert. Die Zeit während und nach einer Exazerbation erhöht das Risiko für das Auftreten kardiovaskulärer Ereignisse deutlich und wird als eine sehr vulnerable Periode angesehen.
- Durch die Einführung der NIV wurde die Krankenhaussterblichkeit infolge einer akuten COPD-Exazerbation erheblich reduziert; sie liegt aber immer noch bei etwa 5 %. Eine Studie aus dem Vereinigten Königreich zeigt für COPD-Exazerbationen eine Krankenhausmortalität von 7 % und eine 90-Tages-Mortalität von 15 %. Mehr

als 50 % der Patienten, die mit einer COPD-Exazerbation aus dem Krankenhaus entlassen werden, werden innerhalb eines Jahres wiederaufgenommen.

29.13 Literatur zur weiteren Vertiefung

[1] S 2k-Leitlinie zur Diagnostik und Therapie von Patienten mit chronisch obstruktiver Bronchitis und Lungenemphysem (COPD) herausgegeben von der Deutschen Gesellschaft für Pneumologie und Beatmungsmedizin e. V. und der Deutschen Atemwegsliga e. V., unter Beteiligung der Österreichischen Gesellschaft für Pneumologie. Im Internet: www.awmf.org/uploads/tx_szleitlinien/020–006l_S 2k_COPD_chronisch-obstruktive-Lungenerkrankung_2018–01.pdf; Stand: 14.02.2019

[2] S 3-Leitlinie Nichtinvasive Beatmung als Therapie der akuten respiratorischen Insuffizienz herausgegeben von der Deutschen Gesellschaft für Pneumologie und Beatmungsmedizin. Im Internet: https://www.pneumologie.de/fileadmin/user_upload/2015_NIV.pdf; Stand: 14.02.2019

[3] Global Strategy for the Diagnosis, Management and Prevention of Chronic Obstructive Disease (GOLD) Report 2018. Im Internet: http://goldcopd.org/wp-content/uploads/2017/11/GOLD-2018-v6.0-FINAL-revised-20-Nov_WMS.pdf; Stand: 14.02.2019

29.14 Wichtige Internetadressen

- www.pneumologie.de
- www.atemwegsliga.de
- www.goldcopd.org
- www.awmf.org

30 Akute Asthmaexazerbation

Jörg Werner Walther

30.1 Steckbrief

Ein schwerer Asthmaanfall ist durch eine rasch entstehende Atemwegsobstruktion charakterisiert. Klinisch besteht akut zunehmende Dyspnoe ggf. in Kombination mit Husten und pfeifenden Atemgeräuschen. Der lebensbedrohliche Status asthmaticus ist definiert als eine trotz adäquater Therapie schwer zu durchbrechende Asthmaexazerbation, die mindestens 24 h anhält, meist mit der Notwendigkeit einer Krankenhauseinweisung und ggf. auch intensivmedizinischer Betreuung. Neben der pharmakologischen Therapie haben auch apparative Therapieoptionen wie Sauerstofftherapie und (nicht)invasive Beatmung (NIV) einen hohen Stellenwert. Eine drohende ventilatorische Erschöpfung kann mit einer High-Flow-Sauerstofftherapie und/oder NIV abgefangen werden und ggf. eine Intubation vermieden werden.

30.2 Synonyme

- Asthmaanfall
- Status asthmaticus
- acute severe asthma
- akutes Asthma
- Exazerbation (entspricht dem akuten Asthma und schließt den Asthmaanfall ein)

30.3 Keywords

- Asthma bronchiale
- Asthmaanfall
- Exazerbation
- Asthma bronchiale
- Status asthmaticus
- acute severe asthma

30.4 Definition

- Asthma ist eine heterogene, multifaktorielle, meist chronisch entzündliche Erkrankung der Atemwege, die durch eine bronchiale Hyperreagibilität und/oder variable Atemwegsobstruktion charakterisiert ist.
- Asthma äußert sich klinisch durch respiratorische Symptome wie
  - Luftnot,
  - Brustenge,
  - Giemen und
  - Husten in wechselnder Intensität und Häufigkeit.
- Typisch für einen Asthmaanfall ist die kurze Zeitdauer. Selten entsteht er auch allmählich bzw. infolge einer zunehmenden Atemwegsobstruktion, die mit akut zunehmender Luftnot sowie ggf. Husten und Giemen einhergeht.
- Der per se lebensbedrohliche Status asthmaticus ist definiert als ein trotz adäquater Therapie schwer zu durchbrechender Asthmaanfall, der mindestens 24 h anhält.

30.5 Epidemiologie

30.5.1 Häufigkeit

- In Deutschland ist Asthma eine der häufigsten chronischen Erkrankungen, die bei ca. 10 % der kindlichen und ca. 5 % der erwachsenen Bevölkerung vorkommt.
- Die in den letzten Jahrzehnten zunehmende Prävalenz von Asthma scheint in den westlichen Ländern zum Stillstand gekommen zu sein.
- Auch die Asthmamortalität in Deutschland hat in den letzten Jahren, offensichtlich als Folge der verbesserten therapeutischen Optionen, abgenommen.
- Eine exakte Erfassung der Prävalenz von Asthmaexazerbationen ist schwierig, da viele leichte Exazerbationen von den Patienten selbst behandelt werden.
- Insgesamt führt das Asthma bronchiale deutlich seltener zu stationärer und intensivmedizinischer Behandlung als die COPD.

30.5.2 Altersgipfel

- Asthma kommt in jedem Lebensalter vor, sodass es keine Angaben zum Häufigkeitsgipfel gemacht werden können.

30.5.3 Geschlechtsverteilung

- Während Asthma im Kindesalter etwas häufiger bei Jungen zu finden ist, dominiert im späteren Erwachsenenalter das weibliche Geschlecht.

30.5.4 Prädisponierende Faktoren

- endogene Ursachen
  - genetisch
  - Körpergewicht
  - Geschlecht
  - psychosoziale Faktoren

- exogene Ursachen
  - allergisch
  - inhalative Noxen inklusive Tabakrauch
  - rezidivierende Infekte
- Asthmaanfälle sind sowohl durch nicht allergische als auch allergische Trigger auslösbar.

30.6 Ätiologie und Pathogenese

- „Asthma bronchiale" ist der Oberbegriff für eine in ihrer Ätiologie ausgesprochen heterogene und multifaktorielle chronisch-entzündliche Veränderung der Atemwege mit dem gemeinsamen Charakteristikum einer bronchialen Hyperreagibilität bzw. variablen Atemwegsobstruktion.
- Die Limitierung des Atemflusses wird wesentlich durch 4 Mechanismen verursacht:
  - neuromuskulärvermittelte Bronchokonstriktion
  - Ödem der Atemwegswände
  - Verdickung der Atemwegswände durch Atemwegsumbau (remodeling)
  - Verlegung der Atemwege durch ein hochvisköses Sekret
- Klinische Asthmaformen sind:
  - allergisches (extrinsisches) Asthma bronchiale
  - nicht allergisches (intrinsisches) Asthma bronchiale
  - eosinophiles Asthma bronchiale
  - Analgetikaasthma
  - Anstrengungsasthma
  - Cough-variant-Asthma (Husten als einziges Asthmasymptom)
- Bei einem Asthmaanfall kommt es durch verschiedene Auslöser zu einer meist akut auftretenden, inflammatorisch vermittelten Atemwegsobstruktion. Die auslösenden Faktoren sind entweder nicht allergisch (z. B. körperliche Belastung beim Anstrengungsasthma, virale oder bakterielle Atemwegsinfekte) oder allergisch (z. B. nach Allergenexposition).

30.7 Klassifikation und Risikostratifizierung

- Der Schweregrad der Erkrankung wird unabhängig von der Genese des Asthma bronchiale durch den Grad der erreichten klinischen Asthmakontrolle (Häufigkeit von Symptomen und Exazerbationen) in Verbindung mit der dafür erforderlichen Therapie (Stufentherapie 1–5) ausgedrückt.
  - CAVE: Auch ein vermeintlich leichtgradiges Asthma bronchiale kann, insbesondere bei mangelnder Therapieadhärenz, zu einer schwergradigen Exazerbation führen.
- Der Schweregrad einer Asthmaexazerbation richtet sich dagegen nach der klinischen Ersteinschätzung sowie körperlichen und apparativen Untersuchungsbefunden (siehe Kap. 30.9).
- Klinische Zeichen einer lebensbedrohlichen Asthmaexazerbation sind:
  - Sprechdyspnoe
  - Hypoxämie
  - Zyanose
  - Agitation
  - Konfusion
  - Zeichen der ventilatorischen Erschöpfung
- Prädiktoren für einen schwer verlaufenden Asthmaanfall und ein erhöhtes Mortalitätsrisiko sind:
  - die Vorgeschichte eines beinahe letal verlaufenen Asthmaanfalls (near fatal asthma)
  - notfallmäßige oder stationäre Behandlung des Asthmas im zurückliegenden Jahr
  - vorherige Intubation und mechanische Beatmung wegen Asthma
  - laufende systemische Glukokortikosteroid-Medikation oder kürzliches Absetzen einer systemischen Glukokortikosteroid-Therapie
  - übermäßiger Einsatz von β_2-Sympathomimetika zur Symptomlinderung
  - psychosoziale Probleme oder Negation von Asthma oder seines Schweregrades
  - mangelnde Therapietreue in der Vergangenheit

30.8 Symptomatik

- Klinisch präsentiert sich das Asthma bronchiale in Intensität und Häufigkeit mit variabel auftretenden respiratorischen Symptomen wie Luftnot, Brustenge, Giemen oder Husten.
- Die Verschlechterung der respiratorischen Situation kündigt sich vor dem Asthmaanfall meist durch einen Abfall der Peak Flow- und der FEV_1- Werte (FEV_1: Einsekundenkapazität) an.
- Die Beschwerden im Rahmen von Exazerbationen können nur gering ausgeprägt, aber auch schwergradig sein und führen ohne adäquate Behandlung bis zum Tode.
- Typischerweise findet sich eine Symptom-Trias aus:
  - (akut zunehmender) Luftnot,
  - Husten
  - und pfeifenden/giemenden Atemgeräuschen.
- CAVE: Bei schwerer Überblähung können die Atemgeräusche fehlen (Silent Lung)!
- Weitere mögliche Symptomatik:
  - thorakales Engegefühl
  - vermehrte Sputumproduktion
  - ggf. Fieber
  - Angst, Agitation oder Konfusion

Tab. 30.1 Schweregradeinteilung des akuten Asthmaanfalls.

Symptome/Befund	Leicht bis mittelschwer	Schwer	Lebensbedrohlich
Auskultation	Spastik/Giemen		ggf. stille Lunge
Peak Flow*	> 50 % PBW	< 50 % PBW	< 33 % PBW
Sprechen	normal	Sprechdyspnoe (keine ganzen Sätze)	Konfusion, Erschöpfung
Atemfrequenz	< 25/min	> 25/min	flache, frustrane oder paradoxe Atmung
Atmung	Dispnoe ohne Orthopnoe	Dispnoe ohne Orthopnoe	Einsatz der Atemhilfsmuskulatur, Orthopnoe
Herzfrequenz	< 110/min	> 110/min	ggf. Bradykardie, Blutdruckabfall
SpO_2/SaO_2	normal	> 92 %	< 92 % Zyanose
$PaCO_2$	unauffällig	unauffällig	normal oder > 45 mmHg

$paCO_2$: arterieller Kohlendioxidpartialdruck, PBW: persönlicher Bestwert, SaO_2: arterielle Sauerstoffsättigung, SpO_2: periphere Sauerstoffsättigung
* falls verfügbar

30.9 Diagnostik

- In der Notfallsituation ist die rasche klinische Einschätzung der Schwere der Exazerbation, die vitale Bedrohung, die Abwägung von Differenzialdiagnosen sowie das Erkennen und Beherrschen möglicher Komplikationen wichtig.
- Für das therapeutische Management müssen leichte und mittelschwere Asthmaexazerbationen von schweren Asthmaexazerbationen grundsätzlich hinsichtlich Symptomatik und notwendiger Therapie unterschieden werden.
- Während der gesamten Akuttherapie sind die Patienten klinisch zu beobachten, insbesondere das Ansprechen auf die Initialtherapie ist relevant für das weitere therapeutische Management sowie die Einstufung der Schwere der Exazerbation und die Wahl des Behandlungsortes (ambulant, stationär, intensivmedizinisch).

30.9.1 Diagnostisches Vorgehen

- Bei der Diagnose einer akuten Asthmaexazerbation sollte mindestens
  - eine (Notfall-)Anamnese,
  - eine körperliche Untersuchung inklusive Inspektion (Zyanose, Atmung, Ödeme),
  - die Auskultation von Herz und Lungen,
  - die Ermittlung der Atemfrequenz und der Kreislaufparameter,
  - die Ableitung von Sättigung und EKG sowie
  - eine Bestimmung des Peak-Flow-Wertes erfolgen.
- Diese Parameter dienen der Klassifikation des Schweregrades der Asthmaexazerbation (▶ Tab. 30.1), von der wiederum das weitere therapeutische Prozedere abhängt.

30.10 Anamnese

- Viele Patienten sind bei akuter oder schwerer Dyspnoe agitiert, bei schwerem Verlauf aber auch benommen oder verwirrt. Das Ausmaß der Anamnese muss dem klinischen Zustand angemessen sein. In einer orientierenden Notfallanamnese sollten mindestens erfasst werden:
  - der Beginn und Verlauf der aktuellen Beschwerden (perakut, akut, subakut)
  - Begleitsymptome wie Fieber und Thoraxschmerzen
  - anamnestische und klinische Unterscheidung zwischen Asthma und COPD (siehe Kap. 30.11):
    - Erstmanifestation
    - Häufigkeit von Atemnotanfällen
    - Begleiterkrankungen
  - Medikamentenanamnese
    - Vormedikation inklusive Dosierung
    - Zeitdauer und Zeitpunkt der letzten Einnahme

30.10.1 Körperliche Untersuchung

- Die Basis der klinischen Untersuchung in der Notfallsituation umfasst:
  - Inspektion:
    - Orthopnoe
    - Zyanose
    - Ödeme
    - Halsvenenstauung
    - Atmungstyp
    - Atemfrequenz
    - Agitation
    - Somnolenz
  - Herz und Kreislauf:
    - Rhythmus
    - Frequenz
    - Blutdruck (RR)

  - Lunge:
    - beidseitig seitengleiches Atemgeräusch
    - verlängerte Exspiration
    - Nebengeräusche (Giemen, Pfeifen und Brummen)
    - Klopfschall beidseitig seitengleich
  - Auch sind anamnestische Hinweise und klinische Zeichen wichtiger Differenzialdiagnosen (akutes Koronarsyndrom/Angina pectoris, akute Linksherzdekompensation, Pneumothorax, Lungenarterienembolie, Pneumonie) zu erfassen.
- Als typischer Auskultationsbefund treten exspiratorisches Giemen und Pfeifen auf.
  - Diese können als Ausdruck einer Überblähung auch sehr leise sein oder sogar fehlen. Die Lautstärke der auskultierbaren Atem- und Nebengeräusche kann daher nicht als Indikator für die Schwere der Exazerbation herangezogen werden.
  - Bei schwerer Überblähung können Atem- und Nebengeräusche sogar vollständig aufgehoben sein, was zur Unterschätzung der klinischen Bedrohung des Patienten führen kann.
  - Ein anfänglich vorhandenes Giemen kann auch erst im Verlauf in ein auskultatorisch nicht mehr wahrnehmbares Atemgeräusch (Silent Lung) übergehen, da wegen der schweren Obstruktion nur noch geringe Atemgasmengen bei erniedrigtem Atemzugvolumen transportiert werden.

30.10.2 Instrumentelle Diagnostik

- Sauerstoffsättigung zur Kontrolle der Oxygenierung
- kontinuierliche Überwachung der Hämodynamik (RR, HF: Herzfrequenz)
- Das EKG gehört zur Basisdiagnostik, um schwerwiegende kardiale Erkrankungen wie einen akuten Myokardinfarkt oder hämodynamisch relevante Herzrhythmusstörungen auszuschließen. Weiterhin können Zeichen der akuten oder chronischen Rechtsherzinsuffizienz erkannt werden, wobei das EKG allerdings wenig sensitiv ist.
- Sofern in der Akutsituation möglich und verfügbar, hat die Bestimmung des Peak Flow eine diagnostische und therapeutische Relevanz.
- In der Notfallaufnahme sollte eine Blutgasanalyse (BGA) aus dem hyperämisierten Kapillarblut oder arteriell bestimmt werden.

30.11 Differenzialdiagnosen

- Die wichtigste Differenzialdiagnose stellt die AECOPD dar (siehe Kap. 29)
- Es sollte nach dem Alter bei Erstmanifestation gefragt werden, da aufgrund der hohen Lebenserwartung und guten Prognose unter moderner Asthmatherapie auch viele ältere Asthmapatienten existieren.
- Mögliche Differenzialdiagnosen sind in ▶ Tab. 30.2 dargestellt.

Tab. 30.2 Differenzialdiagnosen des akuten Asthmaanfalls.

Differenzialdiagnose	Bemerkungen
AECOPD	häufig ältere Patienten, (Ex-)Raucher oder andere inhalative Schadstoffe, oft chronische Dyspnoe
dekompensierte Herzinsuffizienz	CAVE: Giemen als Ausdruck einer stauungsbedingten Atemwegsobstruktion (Asthma cardiale) häufige kardiovaskuläre Komorbidität gerade in höherem Lebensalter
Pneumonie	typischerweise mit Fieber und Sputumpurulenz einhergehend
Laryngitis (Pseudokrupp)	meist Kinder, meist virale Infekte, inspiratorischer Stridor
Lungenembolie	Risikofaktoren (z. B. Immobilität, Thrombose, Tumor)
Pneumothorax	bei Silent Lung klinisch nicht eindeutig feststellbar, Bildgebung erforderlich
Fremdkörperaspiration	akutes Auftreten, Kinder, Ältere, Demenzkranke und Alkoholiker; meist einseitiger Stridor

AECOPD: akute Exazerbation der chronisch obstruktiven Lungenerkrankung

30.12 Therapie

- Oberstes Ziel der präklinischen Akuttherapie ist die Sicherstellung einer ausreichenden Oxygenierung und hämodynamischen Stabilität bis zur weiteren medizinischen Versorgung.

30.12.1 Therapeutisches Vorgehen

- Die ▸ Tab. 30.3 zeigt die Initialtherapie bei Erwachsenen.
- Bei einem lebensbedrohlichen Anfall: Krankenhauseinweisung mit Notarztbegleitung.
- Nach Initialtherapie ohne entscheidende klinische Besserung (Definition des Status asthmaticus) erfolgt die weitere Therapie gemäß ▸ Tab. 30.4.
- Zur Behandlung des Asthmaanfalls sollten **nicht** eingesetzt bzw. möglichst vermieden werden:
  - Sedativa und Anxiolytika wirken atemdepressiv und vermindern das Dyspnoe-Empfinden ohne objektive Besserung
  - Mukopharmaka sind kontraindiziert
  - große Gaben von Flüssigkeit führt zu einer kardialen Belastung
  - Antibiotika sind im Regelfall nicht indiziert und sollten nur eingesetzt werden, wenn der begründete Verdacht auf einen bakteriellen Auslöser der Exazerbation besteht.
- Die ▸ Tab. 30.5 zeigt die Initialtherapie bei einem Asthmaanfalls bei Kindern.

Tab. 30.3 Initialtherapie Asthmaanfall bei Erwachsenen.
CAVE: Bei der schweren Asthmaexazerbation kann die Kombination eines Anticholinergikums und eines β_2-Sympathomimetikums besonders wirksam sein, während die alleinige Therapie mit einem Anticholinergikum unzureichend ist!

Therapie	Leicht bis mittelschwer	Schwer	Lebensbedrohlicher Anfall (Status asthmaticus)
Sauerstoff	i. d. R. nicht erforderlich	2–4l O_2/min über eine Nasensonde, Ziel-SpO_2 92–95 %, kontinuierliches (klinisches) Monitoring	
SABA, ggf. via Spacer	2–4 Hübe Salbutamol 0,1 mg alle 10–15 min	2–4 Hübe Salbutamol 0,1 mg alle 10 min	
SAMA*	k.A.	4 Hübe (= 80 µg) aus einem Dosieraerosol oder 0,5 mg in Vernebler	
Prednisolon	20–25 mg p. o.	50–100 mg p. o. oder i. v.	1–2 mg/kgKG p. o. oder i. v., z. B. bei 50–100 mg i. v. alle 4–6h
Lagerung	atemerleichternde Selbsthilfetechniken (z. B. Kutschersitz, Lippenbremse)		atemerleichternde Lagerung bzw. Körperposition Selbsthilfetechniken zur Atemerleichterung

i. v.: intravenös; k.A.: keine Angaben, KG: Körpergewicht, p. o.: per os, SABA: short acting beta agonist, SAMA: short acting muscarin antagonist
* keine Monotherapie, kann in Kombination mit SABA besonders wirksam sein.

Tab. 30.4 Therapieeskalation bei Nichtansprechen auf Initialtherapie/während des Transports (Erwachsene).
CAVE: Theophyllin (oder Aminophyllin) hat sehr wahrscheinlich keine zusätzliche bronchodilatatorische Wirkung im Vergleich zur oben beschriebenen Standardtherapie mit inhalativen Bronchodilatatoren und Glukokortikosteroiden. Es sollte daher nur bei Patienten mit lebensbedrohlichem Asthma und fehlender Besserung durch die initiale Therapie als Einzelfallentscheidung gegeben werden.

Therapie	Dosierung
SABA parenteral	Terbutalin 0,25–0,5 mg s. c. alle 4h oder Reproterol 0,09 mg langsam i. v., ggf. nach 10 min wiederholen oder Reproterol 0,018–0,09 mg/h als Infusion ggf. via Perfusor
Magnesiumsulfat	2 g/20 min i. v. als Kurzinfusion
Bikarbonat	Ausgleich einer metabolischen Azidose mit Bikarbonat bei pH < 7,2
Theophyllin (CAVE: Vortherapie/unbekannter Serumspiegel; Einzelfallentscheidung)	initial 5 mg/kgKG Erhaltungsdosis 0,5–0,7 mg/kgKG/h als Kurzinfusion bei vorheriger Theophyllintherapie zuerst Bestimmung der Serumkonzentration, dann Dosisanpassung (CAVE: Intoxikation)

i. v.: intravenös, KG: Körpergewicht, SABA: short acting beta agonist, SAMA: short acting muscarin antagonist, s. c.: subkutan
* keine Monotherapie, kann in Kombination mit SABA besonders wirksam sein.

Tab. 30.5 Initialtherapie Asthmaanfall bei Kindern.

Therapie	Leicht bis mittelschwer	Schwer	Lebensbedrohlich
Sauerstoff	i. d. R. nicht erforderlich	2–4 l O_2/min, Ziel-SpO_2 92–95 %, kontinuierliches (klinisches) Monitoring	
SABA, ggf. via Spacer	2–4 Hübe Salbutamol 0,1 mg alle 10–15 min	2–4 Hübe Salbutamol 0,1 mg alle 10 min	
SAMA*	k.A.	4 Hübe oder 0,5 mg in Vernebler	4 Hübe oder 0,5 mg in Vernebler
Prednisolon	0,5–2 mg/kgKG/d; 0–2 Jahre maximal 20 mg/d 3–5 Jahre maximal 30 mg/d (bei Kleinkindern ggf. rektal)		
Lagerung	atemerleichternde Selbsthilfetechniken		atemerleichternde Lagerung

k.A: keine Angaben, SABA: short acting beta agonist, SAMA: short acting muscarin antagonist
* keine Monotherapie, kann in Kombination mit SABA besonders wirksam sein.

- Besonderheiten des schweren Asthmaanfalles beim Kind.
  - Weil insbesondere Kleinkinder nicht fähig sind zu kooperieren, kann die Therapie schwierig sein. Agitation kann zur respiratorischen Dekompensation führen, daher:
    - anstelle von Infusionen inhalative, orale oder rektale Deposition und
    - bei der Applikation von Dosieraerosolen Inhalierhilfen oder Spacer verwenden.
    - Durch Dauerinhalation (Verneblermaske und Sauerstoff) eines β_2-Sympathomimetikums, werden bei Kindern kurzfristig Serumspiegel wie bei i. v. Kurzinfusionen erreicht!
    - Besonders Kleinkinder reagieren in einzelnen Fällen gut auf die Kombination aus β_2-Sympathomimetika und Ipratropiumbromid.
    - Bei Kleinkindern mit mangelnder Besserung unter β_2-Symptahomimetika ist ein Versuch mit Adrenalin zur Inhalation gerechtfertigt.
- Dosisempfehlungen für parenterale Therapie bei Kindern:
  - Reproterol (ab dem 3. Lebensmonat zugelassen):
    - Kurzinfusion (initial): 1 µg Reproterolhydrochlorid/kgKG/min über 10 min
    - Dauerinfusion: 0,2 µg Reproterolhydrochlorid/kgKG/min über 36–48 h
  - Magnesiumsulfat 25–50 mg/kg/Dosis (max. 2g) über 20–30 min i. v., dann ggf. 15–25 mg/kg/h (CAVE: Bradykardie)
  - Theophyllin: nach Loading Dose 0,5 mg–1 mg/kg/h, Spiegelkontrolle 30 min nach Ende der Loading Dose, Spiegel 10–20 mg/l
- Bei Beatmung ist eine tiefe Sedierung und/oder Muskelrelaxierung oft nicht zu umgehen.
- Einen Überblick über die Initialtherapie gibt der Algorithmus in ▸ Abb. 30.1.

30.12.2 Intensivmedizinischen Überwachung oder Behandlung

- Das Ansprechen auf die Initialtherapie sollte nach 30–60 min erfolgen.
- Für Indikation zur intensivmedizinischen Überwachung oder Behandlung sollten jeweils
  - der klinische Befund,
  - die angegebenen Symptome,
  - der Peak Flow und
  - die Sättigung (evtl. BGA: Blutgasanalyse) bestimmt werden.
- Eine mechanische Beatmung ist zu erwägen bei
  - Verschlechterung der Peak Flow-Werte trotz Therapie
  - persistierender oder zunehmender Hypoxämie
  - Hyperkapnie
  - fallendem arteriellem pH-Wert (Azidose)
  - Erschöpfung (paradoxe Atemexkursionen = inspiratorische Einziehungen des Abdomens und Vorwölbung bei Exspiration); Einziehungen über dem Jugulum, supraklavikulär und interkostal; respiratorisches Alternans
  - Bewusstseinsstörung/Konfusion
  - Koma oder Atemstillstand
- Zur Intubation sollte bevorzugt Ketamin appliziert werden bzw. S-Ketamin zur Sedierung (vermutlich direkt relaxierender Effekt auf die Bronchialmuskulatur und endogene Katecholaminstimulation).
- Die Beatmung ist wegen der hochgradigen Atemwegsobstruktion schwierig. Generelle Empfehlungen:
  - Vermeiden hoher Inspirationsdrücke (Gefahr von Barotrauma, Hypotonie, Pneumothorax), stattdessen:
    - permissive Hyperkapnie
    - auf ausreichende Exspirationsdauer achten (Vermeidung von Hyperinflation)
    - möglichst großen Tubusdurchmesser wählen (= geringerer Atemwegswiderstand)
- Prinzipiell ist beim akuten Asthmaanfall auch eine NIV analog zur AECOPD möglich. Allerdings existiert hier keine umfassende Datenlage, insbesondere nicht im präklinischen Setting. Wichtig für die erfolgreiche Anwendung der NIV beim schweren Asthmaanfall ist neben der Anwendung bei geeigneten Patienten eine ausreichende Erfahrung des behandelnden Teams in dieser Therapieform. Klinische Erfolgskriterien der NIV sind die Abnahme der Dyspnoe, eine Besserung der Vigilanz, eine Reduktion von Atem- sowie Herzfrequenz und ein ansteigender pH-Wert.

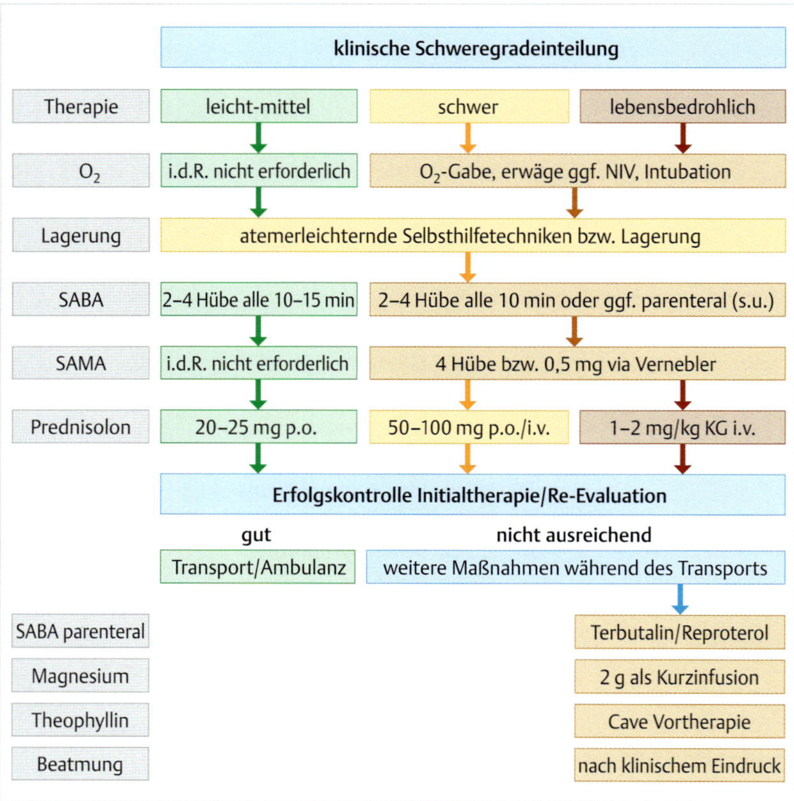

Abb. 30.1 Initialtherapie Asthmaanfall. Dosierungen (siehe ► Tab. 30.3, ► Tab. 30.4 und ► Tab. 30.5).
Abk. i. v.: intravenös, KG: Körpergewicht, NIV: nichtinvasive Beatmung, p. o.: per os,
SABA: short acting beta agonist,
SAMA: short acting muscarin antagonist.

- Die NIV darf eine ggf. notwendige Intubation nicht verzögern. Eine Intubation muss unverzüglich erfolgen, wenn eine Besserung innerhalb der ersten 2 h ausbleibt, der Zustand des Patienten sich verschlechtert oder Kontraindikationen auftreten.
- Kontraindikationen für die Durchführung einer NIV sind:
  - Herz-Kreislauf- oder Atemstillstand
  - mechanisches Hindernis der oberen Atemwege
  - schwere Enzephalopathie
  - erhöhtes Aspirationsrisiko bzw. fehlende Möglichkeiten des Atemschutzes
  - akute gastrointestinale Blutung

30.13 Verlauf und Prognose

- Die Asthmamortalität in Deutschland hat in den letzten Jahren dank der verbesserten therapeutischen Optionen und Versorgung abgenommen.
- Die durch das statistische Bundesamt veröffentlichte Zahl (Jahr 2008: 1500 Tote) der Asthmasterbefälle, die auf Totenschein-Diagnosen beruhen, überschätzt wahrscheinlich die reale Zahl der Asthmatoten in Deutschland erheblich, da es vermutlich zu einer Vermischung von COPD und anderen Krankheiten (siehe Kap. 30.11) gekommen ist.

30.14 Literatur zur weiteren Vertiefung

[1] S 2k-Leitlinie zur Diagnostik und Therapie von Patienten mit Asthma herausgegeben von der Deutschen Gesellschaft für Pneumologie und Beatmungsmedizin e. V. und der Deutschen Atemwegsliga e. V. und unter Beteiligung der Gesellschaft für Pädiatrische Pneumologie e. V. und der Österreichischen Gesellschaft für Pneumologie. Im Internet: www.awmf.org/uploads/tx_szleitlinien/020–009l_S 2k_Asthma_Diagnostik_Therapie_2017–11_1.pdf; Stand: 14.02.2019

[2] S 3-Leitlinie Nichtinvasive Beatmung als Therapie der akuten respiratorischen Insuffizienz herausgegeben von der Deutschen Gesellschaft für Pneumologie und Beatmungsmedizin. doi: http://dx.doi.org/10.1055/s-0034–1393309

[3] Global Initiative for Asthma (GINA) 2018 Report: Global Strategy for Asthma Management and Prevention: http://ginasthma.org/download/832/; Stand: 14.02.2019

30.15 Wichtige Internetadressen

- www.pneumologie.de
- www.atemwegsliga.de
- www.goldcopd.org
- www.awmf.org

31 Spontanpneumothorax

Jost Schnell, Jens Gottlieb

31.1 Steckbrief

Beim Spontanpneumothorax handelt sich um ein akutes Krankheitsbild, das mit einer Häufigkeit von etwa 15/100000 Einwohnern pro Jahr in Deutschland auftritt und mit dem sich Patienten in Notfallambulanzen von Krankenhäusern oder in Arztpraxen vorstellen. Die Unterscheidung zwischen primärem und sekundärem Spontanpneumothorax ist wesentlich. Da der sekundäre Spontanpneumothorax mit einer zugrundeliegenden Lungenerkrankung einhergeht, besteht hier eine deutlich höhere Gefährdungslage, die zügige diagnostische und therapeutische Maßnahmen notwendig macht. Im Gegensatz dazu verursacht selbst der Totalkollaps einer Lunge beim primären Spontanpneumothorax häufig keine gravierende Dyspnoe. Ein durch einen Spontanpneumothorax ausgelöster Spannungspneumothorax ist ein seltenes, aber vital bedrohliches Ereignis: Es muss umgehend eine Thoraxdrainage angelegt werden.

31.2 Aktuelles

- Die 2018 veröffentliche S 3-Leitlinie zum Spontanpneumothorax bietet einen guten Überblick über die Diagnostik und Therapie des Spontanpneumothorax [1].

31.3 Synonyme

- spontaneous pneumothorax
- idiopathischer Pneumothorax
- primärer Spontanpneumothorax (primary spontaneous pneumothorax)
- sekundärer Spontanpneumothorax (secondary spontaneous pneumothorax)
- Spannungspneumothorax (tension pneumothorax)

31.4 Keywords

- spontaneous pneumothorax
- primärer Spontanpneumothorax
- sekundärer Spontanpneumothorax
- Spannungspneumothorax
- Thoraxdrainage (chest tube)
- VATS (video assisted thoracic surgery)

31.5 Definition

- Der **Spontanpneumothorax** bezeichnet die Luftansammlung in der Pleurahöhle, die unvermittelt ohne ein vorausgehendes Ereignis oder eine Verletzung beim spontanatmenden Patienten auftritt.
- **primärer Spontanpneumothorax** (PSP):
  - unvermittelt auftretender Pneumothorax ohne vorausgehende Thoraxintervention oder Verletzung
  - beim spontanatmenden Patienten < 45 Jahre
  - ohne vorbestehende Lungenerkrankung
  - unauffällige gegenseitige Lunge in der Röntgenübersichtsaufnahme (▶ Abb. 31.1)
- **sekundärer Spontanpneumothorax** (SSP):
  - unvermittelt auftretender Pneumothorax ohne vorausgehende Thoraxintervention oder Verletzung
  - Lungenerkrankung in der Vorgeschichte
  - pulmonale Symptome vor Auftreten des Pneumothorax
  - pathologische Lungenstruktur in der Röntgenübersichtsaufnahme auf der nicht befallenen Seite
  - Alter > 45 Jahre

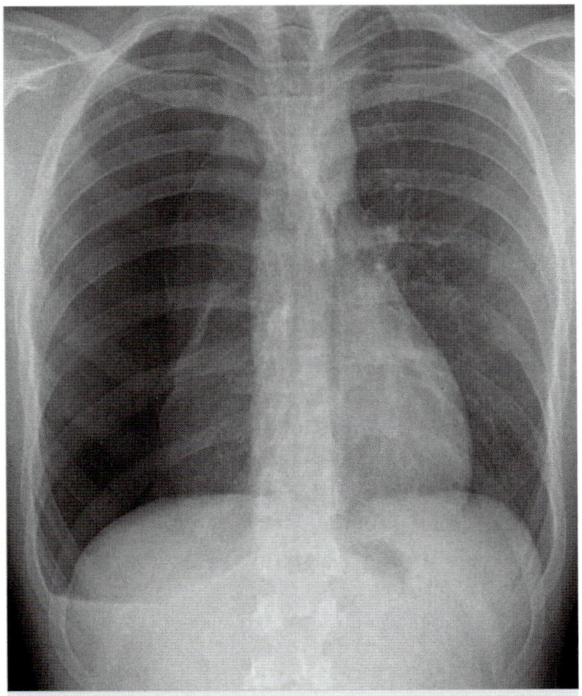

Abb. 31.1 Röntgen-Thorax: primärer Spontanpneumothorax (PSP).

IV

31.6 Epidemiologie

31.6.1 Häufigkeit

- In Deutschland treten etwa 10 000 Fälle von Spontanpneumothorax pro Jahr auf.
- Inzidenz:
  - Männer 22 Fälle/100 000
  - Frauen 6,7 Fälle/100 000

31.6.2 Altersgipfel

- Die Darstellung der alters- und geschlechtsdifferenzierten Häufigkeit des Spontanpneumothorax zeigt einen zweigipfligen Verlauf bei Männern:
  - 1. Häufigkeitsgipfel mit 25 Jahren (PSP)
  - 2. Häufigkeitsgipfel um das 75. Lebensjahr (SSP)
- Bei Frauen besteht eine eher ausgeglichene Verteilungskurve mit einem Maximum der Inzidenz im 30. Lebensjahr.

31.6.3 Geschlechtsverteilung

- Geschlechtsverteilung: m : w = 3,3 : 1

31.6.4 Prädisponierende Faktoren

- Der häufigste begünstigende Faktor für einen Spontanpneumothorax ist das Rauchen. Gesunde rauchende Männer haben mit 12 % ein eindeutig erhöhtes Risiko, einen Pneumothorax zu erleiden, im Gegensatz zu 0,1 % bei Nichtrauchern.
- Auch erleiden eher junge Patienten mit schnellerem Wuchs einen primären Spontanpneumothorax, was auf eine höhere elastische Spannung des Lungengewebes in der Lungenspitze bei diesen Patienten zurückgeführt wird.
- Keine prädisponierenden Faktoren sind körperlicher Aktivität und Sport, Fliegen, Bergsteigen oder Aufenthalt in großen Höhen, Klimaeffekte und Wetter sowie psychischer Stress und Ärger.

31.7 Ätiologie und Pathogenese

- Obwohl beim PSP keine Lungenerkrankung besteht, finden sich bei bis zu 90 % der Patienten in der Thorakoskopie oder in der CT-Bildgebung subpleurale Bläschen und Bullae im Lungengewebe.
- Der SSP wird durch verschiedene Lungenerkrankungen verursacht, am häufigsten durch COPD.

31.8 Klassifikation und Risikostratifizierung

- Pneumothoraxgröße: Die Leitlinie zum Spontanpneumothorax schlägt vor, die Pneumothoraxgröße am Röntgen-Thorax nach der Formel von Collins [4] zu bestimmen, wobei der intrapleurale Abstand am Lungenapex und lateral an den Mittelpunkten der oberen und unteren Hälfte der kollabierten Lunge gemessen wird. Ergibt sich eine Summe ≤ 4 cm, handelt es sich um einen kleinen, bei einer Summe > 4 cm um einen großen (> 20 % des Hemithoraxvolumens) Pneumothorax.
- Risikostratifizierung:
  - Epidemiologische Untersuchungen zeigen, dass bis zum 45. Lebensjahr die Krankenhaussterblichkeit des Spontanpneumothorax gering ist (kumulativ unter 0,1 %).
  - Auch in der Todesursachenstatistik ist die Letalität bis zu diesem Alter gering (0,03 %).
  - Ab dem 45. Lebensjahr besteht jedoch ein zunehmend deutlicher Anstieg der Gefährdung durch einen Spontanpneumothorax, was den Ursachen des SSP sowie anderen Komorbiditäten geschuldet ist.
  - Die Krankenhaussterblichkeit erreicht in der Spitze 16 % in der Altersklasse > 90 Jahre. Auch in der Todesursachenstatistik ist ein deutlicher Anstieg zu verzeichnen.
  - Somit ist ein junger Patient mit Spontanpneumothorax vital nur wenig gefährdet, im Gegensatz zu Patienten ab dem 45. Lebensjahr [6].
- Präklinisch lässt sich ein Spontanpneumothorax sonografisch nachweisen, die Pneumothoraxgröße kann aber mangels durchführbarer Röntgendiagnostik häufig nicht abgeschätzt werden. Hier kann nur mittels Anamnese, Symptomatik und einer genauen klinischen Untersuchung (s. u.) zwischen PSP, SSP und spontanem Spannungspneumothorax unterschieden werden.

31.9 Symptomatik

- Während beim PSP nur geringe Symptome vorhanden sein können, die sich eher in Form von thorakalen Schmerzen und weniger als Luftnot äußern, sind die klinischen Symptome des SSP schwerwiegender. Die Patienten leiden häufig unter Luftnot, die oft nicht mit der Größe des Pneumothorax korreliert.
- Insgesamt sind die Symptome keine verlässlichen Indikatoren für das Ausmaß eines Pneumothorax.
- Das Symptom Luftnot ist bei der Entscheidung für eine Intervention wichtiger als Schmerzsymptome.
- Bei gravierender Atemnot, Schocksymptom oder Halsvenenstauung besteht in seltenen Fällen ein spontaner Spannungspneumothorax (▸ Abb. 31.2). Dieser muss umgehend entlastet werden, da hier eine lebensbedrohliche Situation droht.

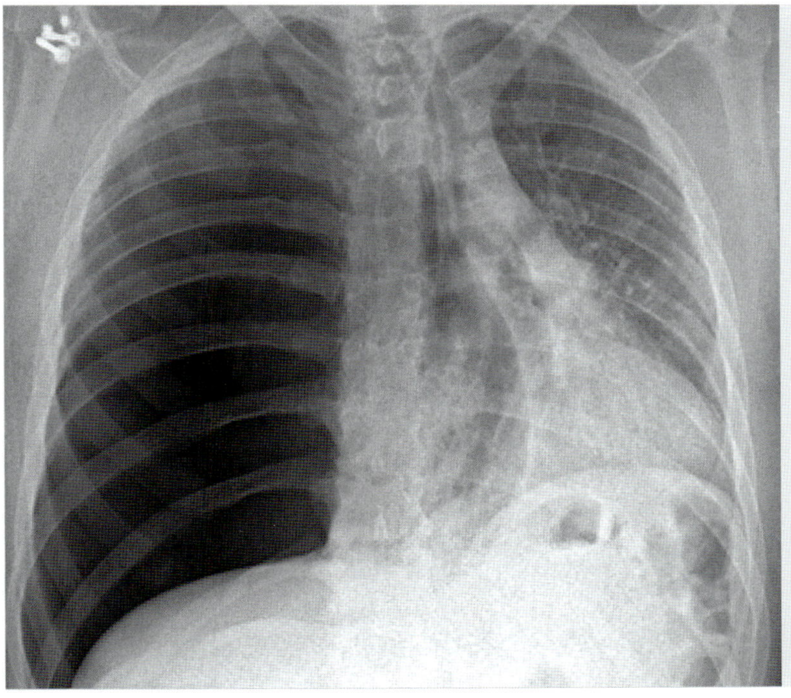

Abb. 31.2 Röntgen-Thorax: spontaner Spannungspneumothorax.

31.10 Diagnostik

31.10.1 Diagnostisches Vorgehen

- Der Verdacht eines Spontanpneumothorax mit Atemnot, Thoraxschmerz, fehlendem Atemgeräusch und hypersonorem Klopfschall wird i. d. R. durch eine Röntgenthoraxaufnahme posterior-anterior (p. a.) im Stehen in Inspiration bestätigt.
- Ein Ausschluss kann bei geübtem Untersucher auch sonografisch erfolgen, dies ggf. auch präklinisch. Dennoch bleibt die Röntgenthoraxaufnahme unverzichtbar.
- Bei unklaren Befunden ist ein Thorax-CT indiziert. Lassen die Beurteilung des Lungenparenchyms, die Anamnese oder ein Alter von über 45 Lebensjahren an einen SSP denken, sollte (vor oder nach Drainageanlage) ein Thorax-CT angefertigt werden.
- Ein kleiner PSP ohne Drainageanlage sollte nach 24 h radiologisch kontrolliert werden, nach Drainageanlage sollte ebenfalls eine Röntgenkontrolle am folgenden Tag erfolgen (▶ Abb. 31.3).

31.10.2 Anamnese

- Leitsymptom PSP: thorakaler Schmerz, der allerdings nur gering ausgeprägt sein kann
- Leitsymptom SSP: zunehmende Dyspnoe

31.10.3 Körperliche Untersuchung

- Bei der körperlichen Untersuchung fällt das abgeschwächte Atemgeräusch bei hypersonorem Klopfschall auf der erkrankten Thoraxseite auf.
- Tachykardie, Tachypnoe oder Hypotonie können Zeichen eines seltenen spontanen Hämatopneumothorax oder eines spontanen Spannungspneumothorax sein.

31.10.4 Labor

- Laboruntersuchungen zur Diagnostik eines Spontanpneumothorax existieren nicht.
- Bei SSP sollte eine arterielle oder kapilläre Blutgasanalyse durchgeführt werden.
- Vor Anlage einer Thoraxdrainage sind Gerinnungsanalysen sinnvoll.

31.10.5 Bildgebende Diagnostik

- Der klinische Verdacht eines Spontanpneumothorax wird durch bildgebende Verfahren validiert.

Sonografie

- In der Hand des Geübten ist die Sonografie der Röntgenthoraxaufnahme zum Nachweis oder Ausschluss eines Pneumothorax gleichwertig oder sogar überlegen, insbesondere beim liegenden Patienten.
- Das Ausmaß eines Pneumothorax kann allerdings schlecht bestimmt werden.

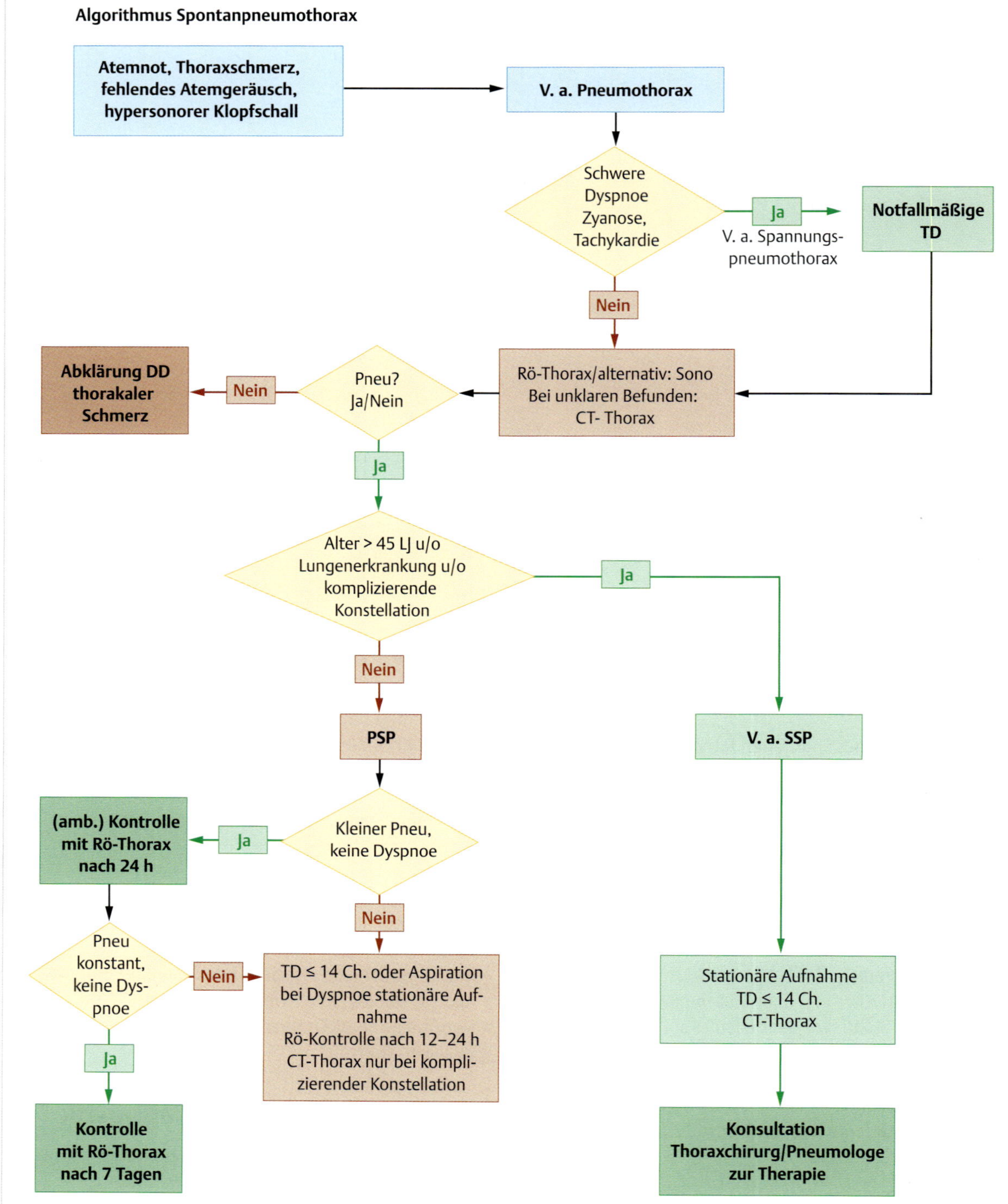

Abb. 31.3 Algorithmus Spontanpneumothorax.
Abk. Ch: Charrière, DD: Differenzialdiagnose, PSP: primärer Spontanpneumothorax, Rö: Röntgen, SSP: sekundärer Spontanpneumothorax, TD: Thoraxdrainage.

Röntgen

- Die Röntgenthoraxübersicht im Stehen (p. a.) in Inspiration ist die wesentliche Röntgenuntersuchung in der initialen Diagnosestellung für den Spontanpneumothorax.
- Die seitliche Aufnahme bringt i. d. R. wenig zusätzliche Informationen.
- Die Röntgenthoraxaufnahme im Liegen ist weniger sensitiv für die Diagnose eines Pneumothorax, insbesondere ein ventraler Pneumothorax kann sich z. T. schlecht darstellen.

CT

- Die CT zeigt differenziert das Lungenparenchym und auch einen Pneumothorax. Hier kann genau das Ausmaß bestimmt werden.
- In jüngerem Lebensalter ist die CT-Untersuchung bei PSP nur in komplizierten Fällen indiziert und die Strahlenbelastung der CT-Untersuchung ist zu berücksichtigen.
- Die CT-Untersuchung ist bei älteren Patienten eine sehr gute Methode, sowohl kleinere Pneumothoraces als auch eine möglicherweise zugrundeliegende Lungenerkrankung darzustellen.
- Die aktuelle Leitlinie zum Spontanpneumothorax [1] empfiehlt, bei einem Alter von < 45 Jahren die CT nur beim Verdacht auf einen SSP oder bei komplizierten Konstellationen (z. B. initiales Weichteilemphysem, initialer Hämatopneumothorax, schwere Begleiterkrankungen, thorakale Voroperationen oder Pneumothoraxrezidiv) durchzuführen. Bei einem Alter > 45 Jahren soll regelmäßig eine CT-Untersuchung durchgeführt werden. Eine Kontrastmittelgabe ist für die Beurteilung des Lungenparenchyms nicht erforderlich.

31.10.6 Instrumentelle Diagnostik

Spirometrie

- Lungenfunktionsdiagnostik ist bei einem bestehenden Pneumothorax nicht indiziert.

31.10.7 Histologie, Zytologie und klinische Pathologie

Histologische Diagnostik der OP-Präparate

- Bei Operation eines Spontanpneumothorax sollte immer eine repräsentative Probe des Lungengewebes entnommen werden und zur Histologie eingesendet werden, damit eine mögliche zugrundeliegende Lungenerkrankung nicht übersehen wird.
- Auch die im Rahmen der Pleurektomie entnommene Pleura sollte zur histologischen Aufarbeitung eingeschickt werden.

31.10.8 Mikrobiologie und Virologie

Kulturen

- Bei thorakoskopischer Operation und dem Verdacht eines infektiös bedingten Spontanpneumothorax sollten spezifische und unspezifische bakteriologische Untersuchungen durchgeführt werden.

31.11 Differenzialdiagnosen

Tab. 31.1 Differenzialdiagnosen.

Differenzialdiagnose	Bemerkungen
Herzinfarkt	kein abgeschwächtes Atemgeräusch, positives Infarkt-Labor/-EKG
Lungenembolie	Labor: D-Dimere, Echokardiografie: Rechtsherzbelastung, i. v. KM-CT-Thorax
akute Exazerbation einer COPD oder ILD	Auskultationsbefund: Giemen/Brummen bzw. Sklerosiphonie Röntgenthoraxbefund, CT-Thorax
Aortendissektion	perakuter Thoraxschmerz, i. v. KM-CT-Thorax

ILD: idiopathische Lungenfibrose, KM: Kontrastmittel

31.12 Therapie

31.12.1 Therapeutisches Vorgehen

- Die Indikation zu einer rein konservativen Therapie mit Beobachtung, zur Drainagenanlage und zur ambulanten/stationären Patientenführung ist in ▶ Abb. 31.3 dargestellt:
  - Ein kleiner PSP kann konservativ, ggf. ambulant behandelt werden.
  - Ein großer PSP bedarf einer Aspiration durch Punktion oder einer kleinlumigen Drainage.
  - Ein SSP sollte stationär aufgenommen werden und mit Drainage versorgt werden.
- Die Indikation zur Operation des PSP sollte anhand des Rezidivrisikos, der Lebensumstände, der Patientenpräferenzen und des prozeduralen Risikos abgeschätzt werden.
- Eine klare Indikation zur Operation besteht beim spontanen Hämatopneumothorax.
- Die aktuelle Leitlinie empfiehlt die Operation bei persistierendem Luftleck oder unvollständiger Reexpansion unter Sogtherapie sowie bei Rezidivpneumothorax nach Aspiration oder Thoraxdrainage.

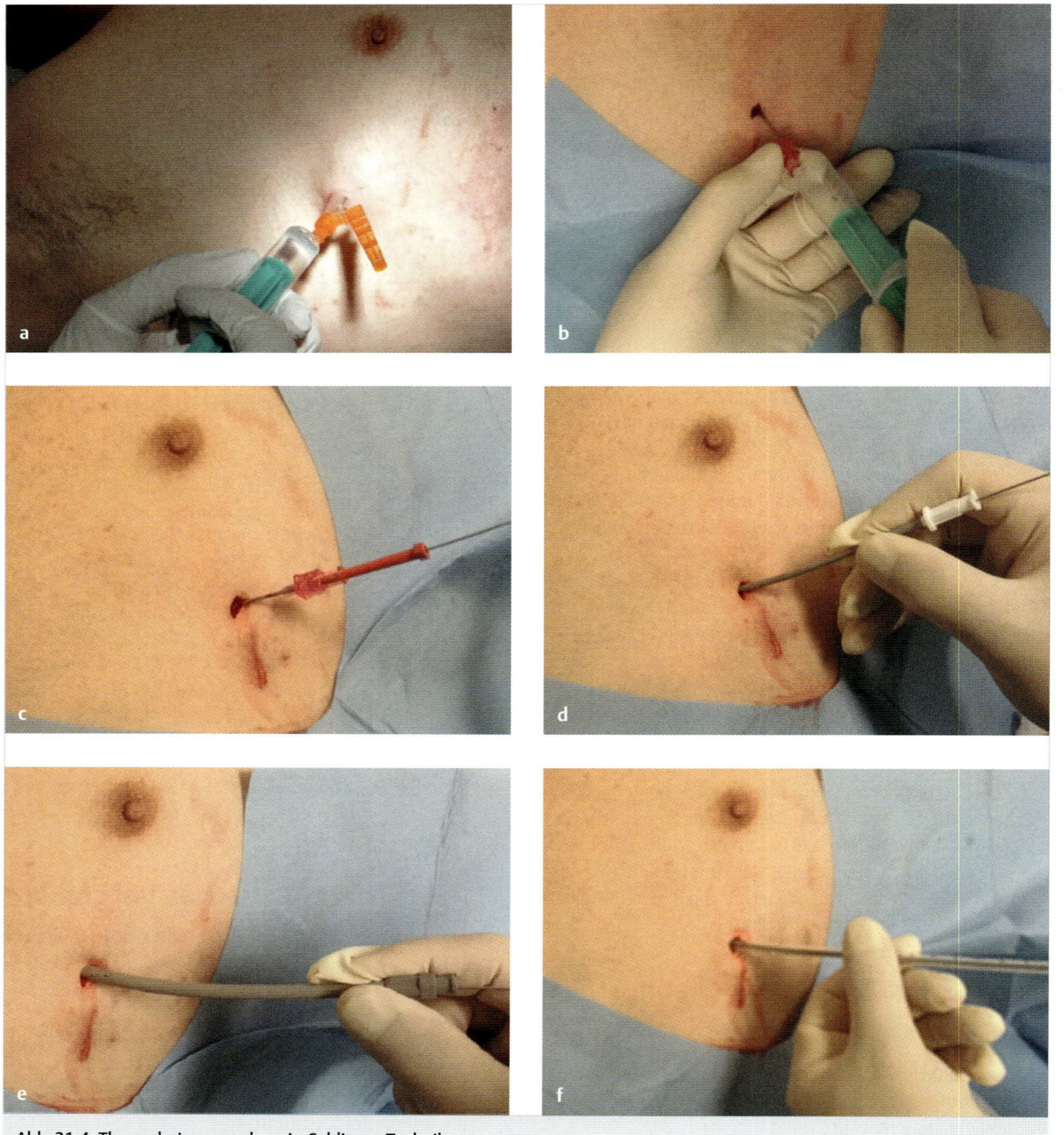

Abb. 31.4 Thoraxdrainagenanlage in Seldinger-Technik.
a Anlegen einer Lokalanästhesie.
b Punktion des Pleuraraumes durch Seldingerkanüle mit Luftaspiration.
c Vorschieben des Seldingerdrahtes über Seldingerkanüle.
d Dilatation über Seldingerdraht.
e Dilatation über Seldingerdraht.
f Vorschieben der 14-Charriere-Drainage über Seldingerdraht.

- Das Rezidivrisiko beim PSP erhöht sich beim großen Pneumothorax sowie radiologisch/pathologischen Veränderungen von Lunge oder Pleura.
- Die Indikation zur Operation muss individuell mit dem Patienten besprochen werden.
- Bei Patienten, die nicht für eine Operation infrage kommen oder diese ablehnen, ist die Pleurodese über die Thoraxdrainage mit verschiedenen Substanzen (Povidon-Jod, Talkum, Tetrazyklin, Eigenblut) möglich.

31.12.2 Allgemeine Maßnahmen

- O_2-Gabe bei Hypoxämie, Vorsicht bei Hyperkapnierisiko (SSP bei COPD)

31.12.3 Pharmakotherapie

- Schmerzmittelgabe vor und nach Anlage einer Thoraxdrainage in Lokalanästhesie

31.12.4 Interventionelle Therapie

Drainage/Punktion

- Bei Verdacht auf einen spontanen Spannungspneumothorax mit schwerer Dyspnoe, Tachykardie, Zyanose bei fehlendem Atemgeräusch und hypersonorem Klopfschall ist ohne Zeitverzug eine Entlastungspunktion notwendig, besser noch eine Thoraxdrainagenanlage in Bülau-Position (4./5. Interkostalraum (ICR) lateral) bzw. Monaldi-Position (2./3. ICR/MCL: Medioklavikularlinie).
- Bei einem großen PSP ist die Punktion mit Aspiration oder eine dünnlumige Thoraxdrainagenanlage (≤ 14 Charrière) indiziert [3].
- Bei einem SSP kommt nur die Drainagenanlage in Betracht. Die Anlage sollte in Seldinger-Technik (▶ Abb. 31.4) oder in offener Technik (▶ Abb. 31.5) erfolgen, jedoch nicht in Trokar-Technik oder mit innerer (spitzer Führungsstab) oder äußerer (geschliffene Hohlnadel) Führung, weil die Gefahr besteht, benachbarte Organe zu verletzen.
- Eine Röntgenkontrolle nach Drainagenanlage unter Sog zeigt die Lungenausdehnung und die Lage der Drainage intrathorakal. Eine Pleurodese kann über die Drainage durchgeführt werden (siehe Kap. 31.12.1).

31.12.5 Operative Therapie

- Die operative Versorgung des Pneumothorax erfolgt minimalinvasiv per VATS. Ziel ist die Resektion bullöser Veränderung und die Verklebung der Pleura visceralis mit der Thoraxwand im apikalen Thorax durch Resektion der Pleura parietalis.

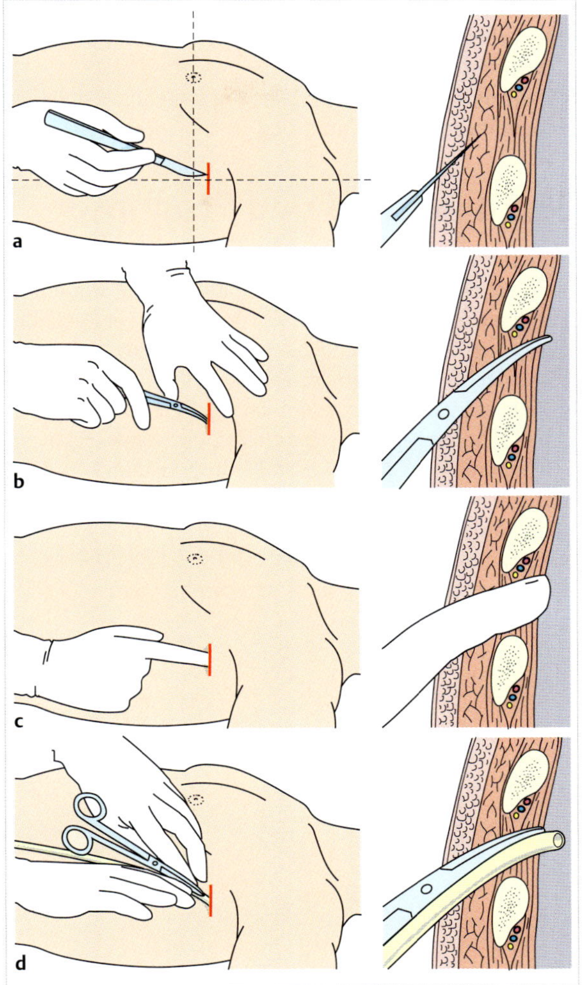

Abb. 31.5 Thoraxdrainage in offener Technik. In Lokalanästhesie Inzision mit Skalpell im „muskelarmen Dreieck" in vorderer Axillarlinie (a), schrittweise Präparation mit spreizender Schere in den Pleuraraum (b), Ertasten der freien Pleurahöhle mit dem Finger (c), Einführung und Plazierung der Drainage in den Pleuraraum mithilfe einer Klemme (d). (Quelle: Secchi A, Ziegenfuß T, Hrsg. Checkliste Notfallmedizin. 4. Auflage. Stuttgart: Thieme; 2009)

31.13 Nachsorge

- Nach behandeltem Spontanpneumothorax ist ein Rezidiv möglich. Dem Patienten wird daher empfohlen, sich im Falle von erneuter Atemnot oder Thoraxschmerzen umgehend wieder dem Arzt vorzustellen.
- Ein Patient ist nach Spontanpneumothorax flugtauglich, wenn eine vollständige Wiederausdehnung der Lunge mittels Röntgen-Thorax gesichert werden konnte.

- Der Patient kann nach Rückbildung der Symptome wieder arbeitsfähig werden und mit normaler körperlicher Arbeit fortfahren.
- Sport und extreme körperliche Anstrengung sollten bis zur völligen Lungenentfaltung gemieden werden.

31.14 Verlauf und Prognose

- Die Häufigkeit des Pneumothoraxrezidivs wird unterschiedlich beziffert. Große epidemiologische Studien zeigen ein Rezidiv in etwa 26 % der Fälle im ersten Jahr [2], eine dänische Studie konnte eine Rezidivrate von 54 % nach 3 Jahren aufzeigen [5].
- Die Rezidivrate wird wesentlich von den Behandlungsmaßnahmen bestimmt: bis zu 50 % nach konservativer Behandlung, bis zu 30 % nach Pleurodese und 5–10 % nach operativer Therapie [1].
- Die Komplikationsrate nimmt mit der Intensität der Behandlung zu. Aus diesem Grund sollte das Therapiekonzept mit dem Patienten abgestimmt werden (siehe Kap. 31.12.1).

31.15 Prävention

- Rauchabstinenz

31.16 Quellenangaben

[1] AWMF, S 3- Leitlinie: Diagnostik und Therapie von Spontanpneumothorax und postinterventionellem Pneumothorax. Im Internet: www.awmf.org/leitlinien/detail/ll/010–007.html; Stand: 14.02.2019

[2] Bobbio A, Dechartres A, Bouam S et al. Epidemiology of spontaneous pneumothorax: gender-related differences. Thorax 2015; 70(7): 653–658

[3] Carson-Chahhoud K, Wakai A, Agteren J et al. Simple aspiration versus intercostal tube drainage for primary spontaneous pneumothorax in adults. Cochrane Database Syst Rev 2017; 9: CD004479

[4] Collins C, Lopez A, Mathie A et al. Quantification of pneumothorax size on chest radiographs using interpleural distances: regression analysis based on volume measurements from helical CT. AJR Am J Roentgenol 1995; 165(5): 1127–1130

[5] Olesen W, Lindahl-Jacobsen R, Katballe N et al. Recurrent Primary Spontaneous Pneumothorax is Common Following Chest Tube and Conservative Treatment. World J Surg 2016; 40(9): 2163–2170

[6] Schnell J, Koryllos A, Lopez-Pastorini A et al. Spontaneous Pneumothorax. Dtsch Arztebl Int 2017; 114(44): 739–744

32 Hyperventilation

Sonja Römer, Sebastian Küpper

32.1 Steckbrief

Als Hyperventilation bezeichnet man eine unphysiologisch vertiefte und/oder beschleunigte Atmung. Sie führt zu einer Abnahme des Kohlenstoffdioxid-Partialdrucks ($paCO_2$) und einem Anstieg des pH-Wertes im Blut (respiratorische Alkalose). Eine Hyperventilation kann Ausdruck von körperlich oder psychisch bedingten Störungen der Atemregulation sein oder einer mangelnden Sauerstoffversorgung. Ferner kann sie bei kontrollierter Beatmung auftreten.

32.2 Synonyme

- Hyperventilation
- Hyperventilationstetanie
- Hyperventilationssyndrom

32.3 Keywords

- Hyperventilationssyndrom
- Hypokalzämie
- Karpopedalspasmen
- Pfötchenstellung

32.4 Definition

- Als **Hyperpnoe** wird die reine Steigerung der Atmung über das Volumen oder die Frequenz bezeichnet. Diese tritt physiologisch bei vermehrter CO_2-Produktion auf (z. B. bei Fieber oder bei erhöhtem Energieumsatz).
- Eine **Hyperventilation** ist definiert als Steigerung der Ventilation über den metabolischen Bedarf hinaus. Hierdurch wird vermehrt CO_2 abgeatmet, was zu einer respiratorischen Alkalose führt. Eine milde Hyperventilation kann bei einer kontrollierten Beatmung kurzfristig therapeutisch genutzt werden (z. B. bei einem Schädel-Hirn-Trauma).
- Ein **Hyperventilationssyndrom** ist definiert als Hyperventilation mit auf der Alkalose basierenden körperlichen Symptomen.

32.5 Epidemiologie

32.5.1 Häufigkeit

- Da viele Patienten mit Hyperventilation keine medizinische Hilfe in Anspruch nehmen, ist die genaue Inzidenz nicht bekannt. Es wird geschätzt, dass eine Hyperventilation bei 5–10 % der Erwachsenen einmalig auftritt.

32.5.2 Altersgipfel

- Meistens sind Jugendliche oder junge Erwachsene betroffen.
- Im höheren Lebensalter tritt diese Störung nur noch selten zum ersten Mal auf.

32.5.3 Geschlechtsverteilung

- Frauen sind häufiger betroffen als Männer.

32.5.4 Prädisponierende Faktoren

- Eine Hyperpnoe aufgrund von psychischen oder metabolischen Ursachen erhöht die Wahrscheinlichkeit für das Auftreten einer Hyperventilation.

32.6 Ätiologie und Pathogenese

- Eine Hyperventilation ist psychisch oder organisch bedingt (▶ Abb. 30.1).
- Ein Hyperventilationssyndrom ist fast immer psychisch bedingt. Durch die körperlichen Beschwerden aufgrund der **Hypokapnie** verstärkt sich häufig die psychische Stresssituation, was wiederum die Symptomatik verschäft.

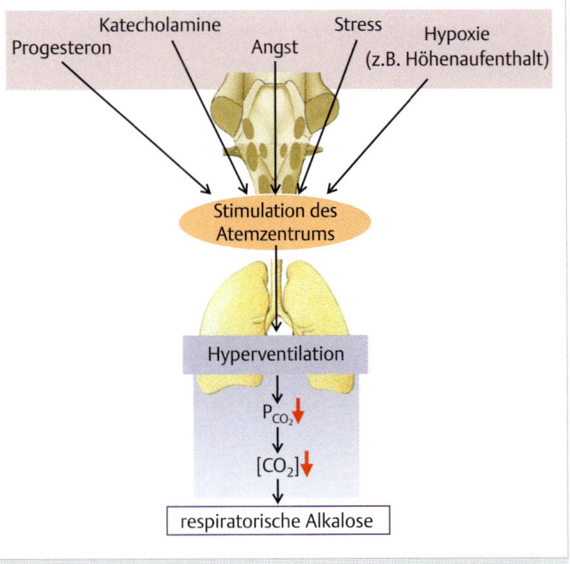

Abb. 32.1 Übersicht über einige zur Hyperventilation führende Faktoren. (Quelle: Burckhardt G. Respiratorische Alkalose. In: Pape H, Kurtz A, Silbernagl S, Hrsg. Physiologie. 8., unveränderte Auflage. Stuttgart: Thieme; 2018)

- In Stresssituationen wird das limbische System aktiviert, was wiederum das Atemzentrum erregen kann. Hierdurch werden die für die Hyperventilation pathognomonischen tiefen und häufigen Atemzüge gesteuert. Folglich wird vermehrt CO_2 abgeatmet und der $paCO_2$ im Blut sinkt. Als Folge sinken auch die H^+-Ionen im Blut. Kompensatorisch strömen H^+-Ionen von intra- nach extrazellulär. Um den Ionengradienten aufrechtzuerhalten, strömen jedoch zeitgleich Natrium- und Kaliumionen in die Zelle ein. Das führt zu einer milden Hypokaliämie und Hyponatriämie.
- Bei ausgeprägter **Alkalose** reichen diese Kompensationsmechanismen nicht aus. H^+-Ionen spalten sich dann vom Albumin ab und die frei werdenden Bindungsstellen werden von freien Kalziumionen besetzt (► Abb. 32.2). Dies führt zu einer relativen Hypokalzämie. Kalzium hat eine membranstabilisierende Wirkung. Durch den relativen extrazellulären Kalziummangel führt dies zu einer Übererregbarkeit des Nervensystems und der Muskulatur und damit zu den typischen neuromuskulären Symptomen.

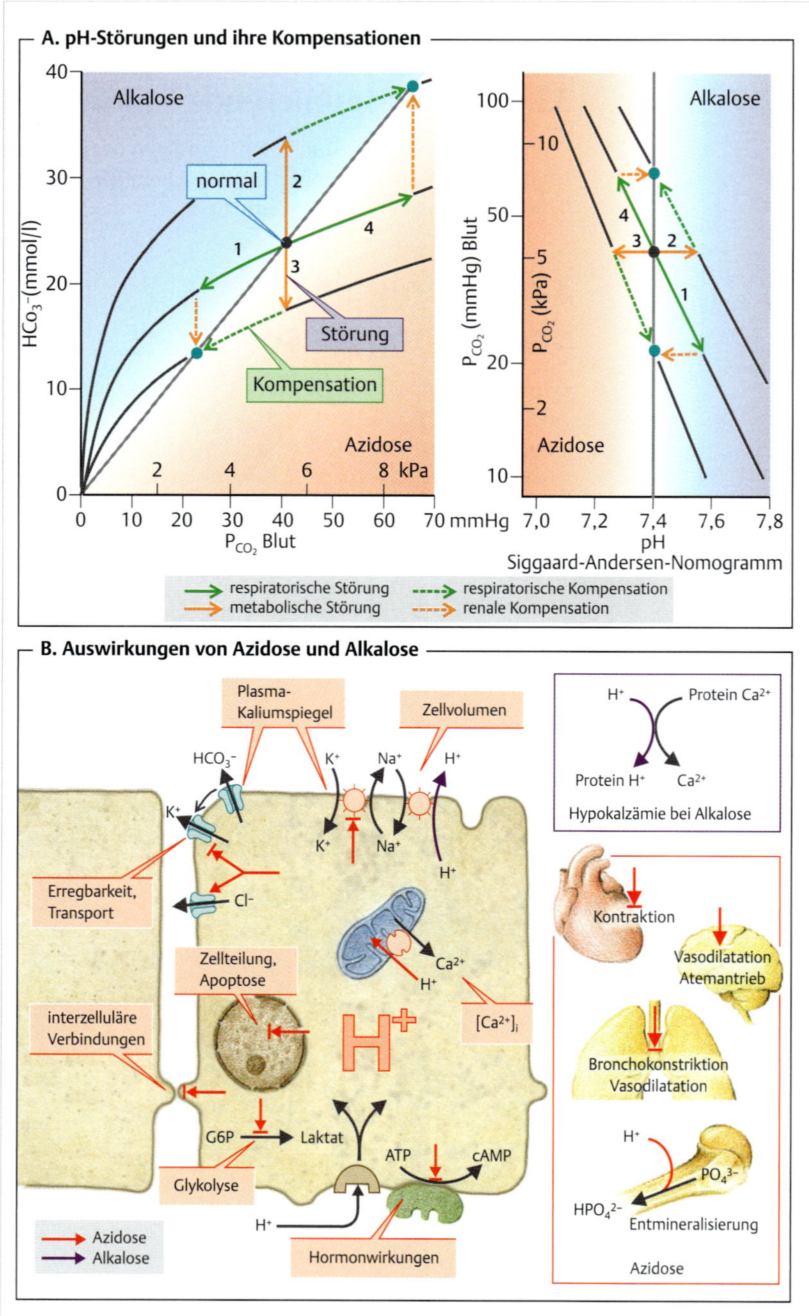

Abb. 32.2 Folgen der Azidose und Alkalose. (Quelle: Lang F. Auswirkungen von Azidosen und Alkalosen. In: Silbernagl S, Lang F, Hrsg. Taschenatlas Pathophysiologie. 4. aktualisierte und erweiterte Auflage. Stuttgart: Thieme; 2013)

- Bei **somatischer Ursache** der Hyperventilation liegt meistens ein Kompensationsversuch einer **metabolischen Azidose** vor (z. B. bei Urämie oder diabetischem Koma). Die Hyperventilation führt zu einer respiratorischen Alkalose, die der metabolischen Azidose entgegenwirkt und zu einer Stabilisierung des pH-Wertes führt.

32.7 Symptomatik

- Die Patienten zeigen eine vertiefte und/oder **beschleunigte Atmung** und klagen über subjektiv empfundene schwere **Luftnot**.
- Weitere mannigfaltige Symptome können von dem Patienten angegeben werden, da der $paCO_2$ Einfluss auf den gesamten Organismus hat. Häufig geben die Patienten **Schwindel** an, welcher durch die Konstriktion zerebraler Arterien bedingt ist.
- Auch Beschwerden wie **Tachykardie** oder **pektanginöse Beschwerden** können durch eine Hyperventilation auftreten, da sich die Koronararterien bei Hypokapnie analog zu den zerebralen Arterien ebenfalls eng stellen.
- Tetanische Beschwerden wie **Kribbel-Parästhesien** der Finger bis hin zu **Karpopedalspasmen** (Fixierung der Hände oder Füße in maximaler Beugung, „Pfötchenstellung") werden durch die Hypokalzämie ausgelöst.
- Die Muskeleigenreflexe können aufgrund des relativen Mangels als Kalzium sehr lebhaft sein und die Muskeln können bei Beklopfen intensive Zuckungen zeigen. Das **Chvostek**- und das **Trousseau-Zeichen** sind positiv.

32.8 Diagnostik

- Das Hyperventilationssyndrom lässt sich aufgrund der typischen Klinik und häufig vorangegangenen psychischen Stresssituationen i. d. R. einfach diagnostizieren.
- Eine psychisch Ursache der Hyperventilation sollte jedoch stets eine Ausschlussdiagnose sein.
- Organische Ursachen sollten – insbesondere beim ersten Auftreten der Hyperventilation – ausgeschlossen werden.

32.8.1 Diagnostisches Vorgehen

- Das Vorgehen ist in ▶ Abb. 32.3 dargestellt.

32.8.2 Anamnese

- Häufig ist eine Eigenanamnese des Patienten aufgrund der Hyperventilation nicht möglich. Hier sollte auf die Fremdanamnese (Angehörige, Freunde) zurückgegriffen werden. Insbesondere (psychische) Auslöser der Hyperventilation und vorherige ähnliche Episoden sind von Interesse.

32.8.3 Körperliche Untersuchung

- In der allgemeinen körperlichen Untersuchung muss insbesondere auf mögliche somatische Ursachen der Hyperventilation geachtet werden. Hierfür ist besonderes Augenmerk auf die Auskultation der Lunge und des Herzens zu legen. Ferner muss eine Zyanose ausgeschlossen werden. Die Muskeleigenreflexe können gesteigert sein.

32.8.4 Labor

- In einer **Blutgasanalyse** wird typischerweise eine Erhöhung des pH-Wertes sowie eine Erniedrigung des $paCO_2$ (< 35 mmHg) und des Bikarbonats dokumentiert.

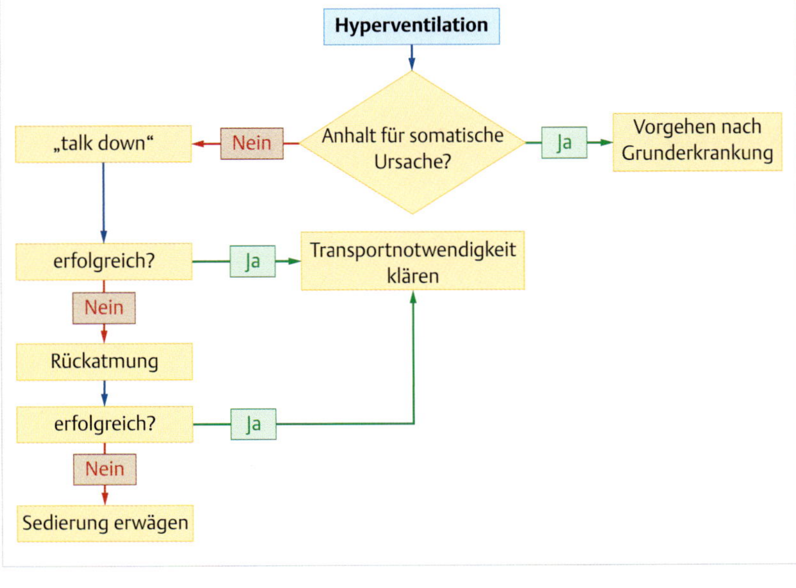

Abb. 32.3 Vorgehen bei Hyperventilation.

32.8.5 Bildgebende Diagnostik

- Bildgebende Diagnostik ist i. d. R. nicht erforderlich und nur bei dringendem Verdacht auf somatische Ursache zu erwägen (z. B. bei Verdacht auf Pneumothorax).

32.8.6 Instrumentelle Diagnostik

- Die Sauerstoffsättigung (SpO_2) des Patienten befindet sich in der Norm.

32.9 Differenzialdiagnosen

- Zahlreiche von Erkrankungen führen zu einer Hyperpnoe und können leicht mit einer Hyperventilation verwechselt werden (► Tab. 32.1).
- Insbesondere ist auf pulmonale Ursachen wie einen **Pneumothorax**, eine **Pneumonie** oder eine **Lungenarterienembolie** zu achten.
- Aber auch somatische Ursachen der Hyperventilation müssen erkannt werden. So führen **diabetische Ketoazidose**, **Salizylatintoxikation**, **Sepsis** oder **Urämie** zu einer metabolischen Azidose, die durch die respiratorische Alkalose der Hyperventilation kompensiert wird.

Tab. 32.1 Differenzialdiagnosen.

Differenzialdiagnose	Bemerkungen
Pneumothorax	Auskultation, ggf. Röntgen-Thorax
Pneumonie	Auskultation, ggf. Röntgen-Thorax
Lungenarterienembolie	D-Dimere, Echokardiografie, CT-Thorax, Perfusions-/Ventilationsszintigrafie
Ketoazidose	Blutzucker, Urinanalyse, Blutgasanalyse
Urämie	Labor (Erhöhung der Retentionswerte)
Infektion/Sepsis	Körpertemperatur, Labor (Infektparameter), Blutkulturen
Salizylatintoxikation	Anamnese, Labor (Salizylatspiegel im Blut)

32.10 Therapie

32.10.1 Therapeutisches Vorgehen

- Bei einer psychisch bedingten Hyperventilation ist es wichtig, eine ruhige, **vertrauensvolle Atmosphäre** zu schaffen. Durch **Beruhigen** des Patienten und durch die **Aufklärung** über die Harmlosigkeit der Symptome kann meistens bereits eine Besserung erzielt werden. Ferner kann durch eine Anleitung des Patienten zur langsamen Atmung CO_2 im Blut angereichert werden. Die Beschwerden können hierdurch deutlich gelindert werden, da die körperlichen Symptome im Wesentlichen durch die Hypokapnie verursacht werden.
- Führen diese Maßnahmen nicht zum gewünschten Erfolg, kann eine **Rückatmung** des ausgeatmeten CO_2 versucht werden. Dazu sollte der Patient in einen Papier- oder Plastikbeutel ausatmen und die ausgeatmete, CO_2-reiche Luft wieder einatmen. Durch die vermehrte Aufnahme von CO_2 wird die Hypokapnie therapiert. Diese Therapie ist nur möglich, wenn der Patient Vertrauen hat, da er subjektiv Atemnot verspürt.
- Die Gabe von medikamentösen Sedativa sollte die absolute Ausnahme bleiben.
- Bei gesicherter psychischer Ursache der Hyperventilation kann der Patient im häuslichen Umfeld verbleiben, wenn er beschwerdefrei ist und die häusliche Situation nicht Auslöser der Symptomatik war.
- Bei Verdacht auf eine somatische Ursache muss immer eine Abklärung im Krankenhaus erfolgen. Die Therapie richtet sich dann nach der zugrundeliegenden Erkrankung.

32.11 Verlauf und Prognose

- Ist die Hyperventilation psychisch verursacht, ist die Prognose gut.
- Handelt es sich um eine somatische Ursache, ist die Prognose abhängig von der Grunderkrankung.

32.12 Prävention

- Bei häufigem Auftreten eines psychogenen Hyperventilationssyndroms kann das Erlernen von Entspannungsübungen (z. B. Yoga, progressive Muskelentspannung, Meditation) oder eine Psychotherapie hilfreich sein.

32.13 Literatur zur weiteren Vertiefung

[1] Herrmann JM, Ragvila A. Funktionelle Atemstörungen: Das Hyperventilationssyndrom. Deutsches Ärzteblatt 1999; 96(11): 694–697

33 Hämoptoe

Harald Ittrich, Hans Klose

33.1 Steckbrief

Bei der Hämoptoe, beim Bluthusten bzw. bei Hämoptysen handelt es sich um einen lebensbedrohlichen pulmonalen Notfall mit hoher Mortalität. Die Hämoptoe ist ein Symptom einer schwerwiegenden pulmonalen Grunderkrankung und erfordert eine sofortige Diagnostik und Therapie [1], [2], [3]. Massive Hämoptysen zeigen bei konservativer Therapie eine hohe Mortalität (50–100 %) durch Asphyxie (nicht Blutverlust!). Als diagnostische Verfahren werden der Röntgen-Thorax, das KM-MSCT (Kontrastmittel-Mehrzeilen-CT und die Bronchoskopie (BSK) zur Abklärung pulmonaler Erkrankungen, der Seitenlokalisation sowie der Bronchialarterien-Gefäßanatomie (BA: Bronchialarterie) eingesetzt. Die BSK dient zudem zur Materialgewinnung, Therapie und Therapieplanung. Therapeutisch kann eine milde Hämoptyse oft konservativ behandelt werden. Bei massiven und rekurrierenden Hämoptysen und vor Elektiv-Operation wird die BA-Embolisation zur Therapie eingesetzt [4]. Bei Traumen und therapieresistenten Aspergillomen ist meist eine operative Therapie notwendig [5].

33.2 Synonyme

- Hämoptysen
- Hämoptoe
- hemoptysis

33.3 Keywords

- Hämoptysen
- Hämoptoe
- Bronchoskopie
- Embolisation
- Hämostase
- Bronchialarterien

33.4 Definition

- Hämoptysen sind Expektorationen von Blut aus den unteren Luftwegen [6].

33.5 Epidemiologie

33.5.1 Häufigkeit

- Prävalenz: etwa 10 % aller chronisch Lungenerkrankten
- Inzidenz/Jahr: 0,1 % ambulante, 0,2 % hospitalisierte Patienten

33.5.2 Altersgipfel

- 6. Lebensdekade
- Rarität bei Kindern

33.5.3 Geschlechtsverteilung

- m : w = 1 : 2

33.5.4 Prädisponierende Faktoren

- pulmonale und kardiovaskuläre Erkrankungen

33.6 Ätiologie und Pathogenese

- weltweit ist Tbc führend
- westliche Welt: 50 % kryptogen
- entzündliche (chronisch/obstruktiv) Atemwegserkrankungen 25,8 %
- Bronchialkarzinome, Metastasen 17,4 %
- Bronchiektasen 6,8 %
- kardiovaskulär (Lungenödem/Mitralstenose 4,2 %, Lungenarterienembolie (LA) 2,6 %, pulmonal arterielle Hypertension [PAH])
- iatrogen 3,5 % (Lungenbiopsien, Rechtsherzkatheter)
- Antikoagulations-/Thrombolysetherapien, Koagulopathien 3,5 %
- traumatisch/Fremdkörper 0,8 %
- Vaskulitiden 0,2 % (Morbus Behçet, GPA (Granulomatose mit Polyangiitis), Goodpasture-Syndrom)
- vaskuläre Malformationen 0,2 %
  - pAVM (pulmonale arteriovenöse Malformation)
  - Aorten-Aneurysma
  - Pulmonalarterien-Aneurysma (PA-Aneurysma)
  - BA-Aneurysma
  - Morbus Osler
- Hämoptysenquelle
  - 90 % BA
  - 5 % PA
  - 5 % systemische Arterien
- BA versorgen Mediastinum, Trachea, Ösophagus, Bronchien, PA, PV (Pulmonalvenen), Myelon (rechte BA in 5–10 % auch ASA-Versorgung [ASA: A. spinalis anterior])
- Einschränkungen der pulmonalarteriellen Zirkulation (LAE, Vaskulitiden, chronisch-entzündliche/neoplastische Lungenerkrankungen) → Neoangiogenese-Faktoren → BA-Proliferationen
- pathologische BA: dünnere, fragilere Gefäßwandungen → Rupturen, Blutungen in die Luftwege (Hämoptysen)

33.7 Klassifikation und Risikostratifizierung

- milde/moderate vs. massive Hämoptysen (Hämoptoe) mit 300–600 ml/24 h [7]

33.8 Symptomatik

- Bluthusten
- gestörter Gasaustausch (Zyanose, Dyspnoe, Tachypnoe, erhöhte Atemarbeit)
- Bewusstseinsstörungen

33.9 Diagnostik

- siehe ▸ Tab. 33.1

33.9.1 Anamnese

- Ersteinschätzung:
  - Erkennen einer vitalen Gefährdung
  - Blutungsintensität
  - Oxygenierung → zentrales Kriterium
- Erstmaßnahmen:
  - Aufrechterhaltung des Gasaustausches
    - Sauerstoffgabe
    - Lagerung auf der Blutungsquellenseite
- außerklinische massive Hämoptysen: notärztliche Versorgung bei progredienter Gasaustauschstörung
  - endotracheale Intubation
- Wichtige Fragen nach:
  - Erstereignis
  - Rezidiv
  - Blutungsmenge
  - pulmonalen Infektionen (Fieber, Husten)
  - Malignomen (B-Symptomatik)
  - kardialen Erkrankungen
  - Vaskulitiden
  - Kollagenosen
  - Gerinnungsstörungen
  - Medikamenten (Antikoagulanzien)
  - Nikotin
- Reise-/Herkunftsanamnese, Familienanamnese

33.9.2 Körperliche Untersuchung

- Vitalparameter
  - NIBP (nichtinvasive Blutdruckmessung)
  - EKG
  - Atemfrequenz
  - SpO_2
- Blutgasanalyse (BGA)
  - Informationen über Gasaustausch/Hämodynamik
  - Risikoabschätzung vor BSK, Angiografie, medikamentöser Therapie
    - CAVE: Sedierung/Anxiolyse: Beeinträchtigung des Atemantriebs, der Atemwegs-Blut-Clearance, der Kooperations-/Kommunikationsfähigkeit
- vollständige körperliche Statuserhebung
  - Blutungsquelle
- Inspektion des Nasen-Rachen-Raums
  - Hämoptysen vs. Pseudohämoptysen
    - Hämoptysen (aus Respirationstrakt): alkalisches, hellrot schäumendes Blut, Atembeschwerden, thorakales Wärmegefühl
    - Pseudohämoptysen (aus Gastrointestinaltrakt): hämatinisiertes Blut, saurer pH-Wert, Speisereste, abdominelle Schmerzen, Übelkeit

33.9.3 Labor

- Primär:
  - Blutbild
  - Gerinnungsstatus (Quick/INR (international normalized ratio), PTT (partielle Thromboplastinzeit)
  - Entzündungsparameter (CRP: C-reaktives Protein)
- Sekundär:
  - immunologische (vaskulitische) Ursachen
    - c-ANCA, p-ANCA (zytoplasmatische/perinukleäre anti-neutrophile zytoplasmatische Antikörper)
    - ANA-AK (antinukleärer Antikörper)
    - ds-DNA-AK (Doppelstrang-DNA-Antikörper)
    - ABM-AK (Anti-Basalmembran-Antikörper)

33.9.4 Bildgebende Diagnostik

Röntgen

- konventionelle Röntgenthoraxuntersuchung in 2 Ebenen
- bei milden Hämoptysen, eindeutiger Anamnese und Klinik
  - auf der Blutungsseite
  - Ursache (Pneumonien, Bronchiektasen, Lungenabszesse, Malignome, Tbc-Kavernen, Herzfehler) ermitteln

Mehrzeilen-CT (MSCT)

- generell bei massiven Hämoptysen, bei milden Hämoptysen mit unklarer Röntgenthoraxuntersuchung
- Kontrastmittel-unterstützte Thorax-MSCT mit CTA (CT-Angiografie)
- Seiten-/Lappenlokalisation
- Ursache (Bronchiektasen, Malignome, Aspergillom, pAVM, thorakale Aorten-/PA-Aneurysmen)

33.9.5 Instrumentelle Diagnostik

Bronchoskopie

- Lokalisation der Blutungsquelle (Seite, Lappen, Segment zentral vs. peripher)
- Therapieplanung (BAE: Bronchialarterienembolisation), Operation, lokale Blutstillung/APC [Argon-Plasma-Koagulation])
- Materialgewinnung (Mikrobiologie, Zytologie, Histologie)

Tab. 33.1 Diagnostische Methoden und Ergebnisse.

Methode	Analyseergebnis	Information
Laborchemie	primär: Entzündungsparameter, Blutbild, Gerinnung sekundär: Autoimmundiagnostik	abhängig von der Ursache
Vitalparameter, BGA	Gasaustausch, Hämodynamik	abhängig von der Ursache
Thorax-Röntgen	Blutungslokalisation/-ursache	Seitenlokalisation: 33–82 % Ursache: 35–50 %
KM-MSCT + CTA	Blutungslokalisation/-ursache BA-Anatomie	Lokalisation: 63–100 % Ursache: 60–77 %
BSK	Blutungslokalisation/-ursache, Materialgewinnung, Therapie oder -planung (lokale Blutstillung, BAE, OP)	Lokalisation: 73–93 % Ursache: 2,5–8 %

BA: Bronchialarterie, BAE: Bronchialarterienembolisation, BGA: Blutgasanalyse, BSK: Bronchoskopie, CTA: CT-Angiografie, KM-MSCT: Kontrastmittel-Mehrzeilen-CT

33.10 Differenzialdiagnosen

Tab. 33.2 Differenzialdiagnosen.

Differenzialdiagnose	Bemerkungen
akute Bronchitis	oft virusbedingt (z. B. Influenza), intensiver Husten, gelegentlich Hämoptysen
Pneumonie	oft bakteriell (Husten, Auswurf, Fieber, Dyspnoe, AZ ↓), milde Hämoptysen
COPD	Raucher, chron. Bronchitis, infektiöse Exazerbation, chron. Husten/Auswurf
Bronchiektasen	irreversible Bronchiendilatation, chron. Bronchialwandinflammation, voluminöse Expektorationen
Tuberkulose	weltweit führend, migrationsbedingt in westlicher Welt zunehmend, Erregernachweis (mikroskopisch, kulturell, molekularbiologisch)
Malignome	Bronchialkarzinome, Metastasen (Gewichtsverlust, Hämoptysen, Thoraxschmerz, Heiserkeit), lebensbedrohlich bei Blutverlegung der Atemwege (Asphyxie)
Lungenödem	meist kardial (akute Linksherzinsuffizienz bei Myokardinfarkt), Ruhedyspnoe/Tachypnoe, Husten, brodelnde Atmung, grobblasige RG, Atemhilfsmuskulatur
Lungenembolie	Dyspnoe, Thoraxschmerzen, Präsynkope/Synkope, gelegentlich Hämoptysen
Fremdkörper	Kinder, Erwachsene mit kognitiver Beeinträchtigung, Husten, Dyspnoe, Zyanose, Atemwegsobstruktionen, reaktive Bronchialsekretion
Pseudohämoptysen	Blutungsquelle: Mund-Nasen-Rachen-Raum, oberer Gastrointestinaltrakt

AZ: Allgemeinzustand, RG: Rasselgeräusche

33.11 Therapie

33.11.1 Therapeutisches Vorgehen

- Ziel bei massiven Hämoptysen:
  - Kontrolle der BA-Blutung
  - Therapie der Ursache
- keine definierten Leitlinien/Metaanalysen

33.11.2 Konservative Therapie

- milde oder moderate Hämoptysen:
  - häufig nur konservative Therapie der zugrundeliegenden Pathologie (z. B. antiinfektiöse/-inflammatorische Therapie)
- Optimierung des Gerinnungsstatus (Antikoagulationstherapie)

33.11.3 Interventionelle Therapie

Bronchoskopie

- Ziel:
  - Aufrechterhaltung des suffizienten Gasaustausches durch Befreiung/Freihaltung der Atemwege von Blut
- Durchführung:
  - Lokaltherapie (Laser-/Argon-Plasma-Koagulation)
  - Blutentfernung (Absaugen, Koagel-/Fremdkörperentfernung, ggf. Kryosonde)
  - Blutstillung (kalte NaCl-verdünnte Katecholaminlösungen)
- bei peripherer Lungenblutung:
  - gezielte Bronchusokklusion (Tamponaden/Ballonkatheter)

Minimalinvasive endovaskuläre Therapie

- BAE bei massiven und rezidivierenden milden/moderaten Hämoptysen malignen Ursprungs (Bronchialkarzinom, Metastasen)
- Ziel:
  - Senkung des BA-Perfusionsdrucks
  - Blutungsstillung
- Vorbereitung:
  - ausreichende Sauerstoffversorgung
  - ggf. BSK-Okklusion des blutenden Bronchus und/oder Intubation

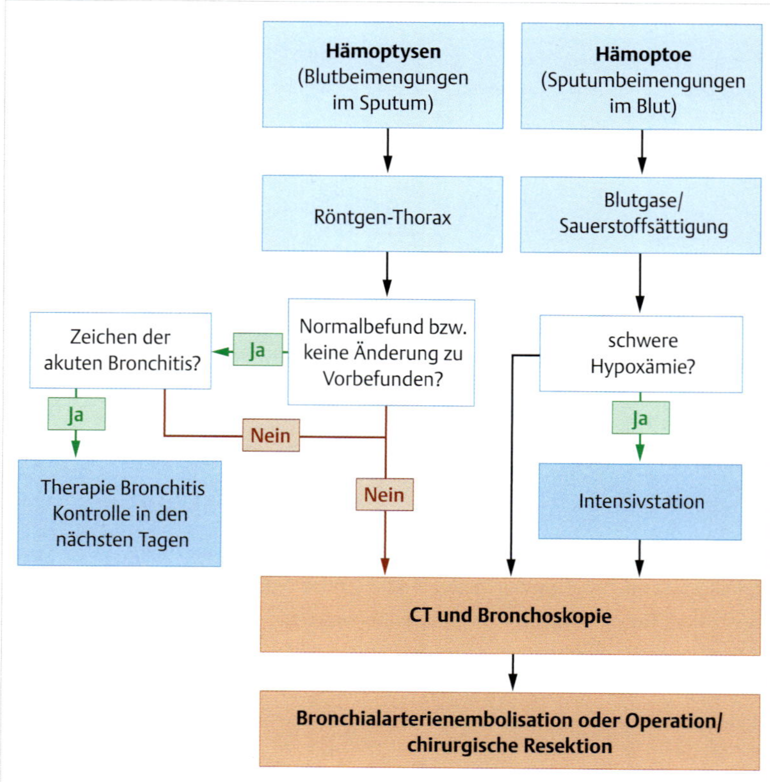

Abb. 33.1 Algorithmus zum Vorgehen bei Hämoptysen bzw. bei Hämoptoe.

- Durchführung:
  - Identifikation pathologisch veränderter BA
  - Ausschluss einer ASA-Versorgung und von BA-PV/-PA Shunts
  - Embolisation (Mikropartikel, Embolisationsspiralen, Flüssigembolisate)

33.11.4 Operative Therapie

- bei traumatischen/iatrogenen Lungengefäßverletzungen, PA-Blutungen durch nekrotisierende Tumorleiden, Tbc-Kavernen, therapieresistenten Aspergillomen, Erfolglosigkeit der BAE
- Mortalität bei primärer Operation 4–19 %
- siehe ▶ Abb. 33.1

33.12 Verlauf und Prognose

- 10–55 % Rezidive innerhalb von 2 Jahren
- Blutungskontrollrate benigner > maligner Erkrankungen
- Blutungsfreiheit benigner vs. maligner Grunderkrankung nach 1 Jahr 94 % vs. 34 %
- Aspergillome:
  - Rezidiv-Blutungsrate 30–100 %
  - mehrfache BAE und aggressive infektiologisch-chirurgische Sanierung
- chirurgische Resektion: kuratives Verfahren, Rezidivraten 2,2–3,4 %

33.13 Quellenangaben

[1] Jeudy J, Khan AR, Mohammed TL et al. ACR Appropriateness Criteria hemoptysis. J Thorac Imaging 2010; 25: 67–69
[2] Costabel U, Kroegel C. Klinische Pneumologie: Das Referenzwerk für Klinik und Praxis. Stuttgart: Thieme; 2013
[3] Abdulmalak C, Cottenet J, Beltramo G et al. Haemoptysis in adults: a 5-year study using the French nationwide hospital administrative database. Eur Respir J 2015; 46: 503–511
[4] Ittrich H, Klose H, Adam G. Radiologic management of haemoptysis: diagnostic and interventional bronchial arterial embolisation. Rofo 2015; 187: 248–259
[5] Jean-Baptiste E. Clinical assessment and management of massive hemoptysis. Crit Care Med 2000; 28: 1642–1647
[6] Ittrich H, Bockhorn M, Klose H et al. The Diagnosis and Treatment of Hemoptysis. Dtsch Arztebl Int 2017; 114: 371–381
[7] Ferris EJ. Pulmonary hemorrhage. Vascular evaluation and interventional therapy. Chest 1981; 80: 710–714

33.14 Literatur zur weiteren Vertiefung

[1] Deutsche Gesellschaft für Pneumologie udn Beatmungsmedizin. Akuter und chronischer Husten, Diagnostik und Therapie von erwachsenen Patienten. AWMF-Leitlinie Nr. 020-003, Stand 2010. Im Internet: www.awmf.org/leitlinien/detail/II/020-003.html. Stand: 11.03.2019
[2] Deutsche Gesellschaft für Angiologie – Gesellschaft für Gefäßmedizin e. V. (DGA). Venenthrombose und Lungenembolie: Diagnostik und Therapie. AWMF-Leitlinie Nr. 065-002, Stand 2015. Im Internet: www.awmf.org/leitlinien/detail/II/065-002.html. Stand 11.03.2019
[3] Deutsche Gesellschaft für Allgemeinmedizin und Familienmedizin (DEGAM). Husten. AWMF-Leitlinie Nr. 053-013, Stand 2014. Im Internet: www.awmf.org/leitlinien/detail/II/053-013.html. Stand: 11.03.2019

34 Toxisches Lungenödem

Ulf Harding

34.1 Steckbrief

Das toxische Lungenödem zählt zu den nicht kardialen Lungenödemen. Es handelt es sich um ein akutes Lungenversagen nicht kardialer Ursache. Gekennzeichnet ist es durch einen akuten Beginn infolge einer Exposition gegenüber Giften (z. B. Inhalation von Chlorgas, Stickoxiden, Phosgen, Nitrosegasen etc.), die zu einem Schaden der alveolär-kapillaren Membran führt. Klinisch imponiert es durch akute Hypoxämie. Die Symptome können zeitverzögert (bis zu 48 h) nach Exposition auftreten, was eine klinische Überwachung erforderlich macht. Die Therapie ist vergleichbar der eines ARDS (Acute-Respiratory-Distress-Syndrom) und besteht aus der Gabe von Sauerstoff, bei Bedarf erfolgt eine nichtinvasive oder invasive Beatmung. Bei fortschreitendem Lungenversagen sollte eine extrakorporale Membranoxygenierung (ECMO) erwogen werden.

34.2 Synonyme

- nicht kardiales Lungenödem
- ARDS
- toxic pulmonary edema

34.3 Keywords

- akutes Lungenversagen
- alveolär-kapillarer Membranschaden
- Giftexposition
- akute Hypoxämie

34.4 Definition

- nicht kardiales Lungenödem
- akuter Beginn
- zeitverzögerter Beginn möglich
- akute Hypoxämie
- Veränderung der Permeabilität der alveolär-kapillaren Membran durch chemische Reizung

34.5 Epidemiologie

- Zur Inzidenz des toxischen Lungenödems liegen keine genauen Zahlen vor.
- Es tritt auf:
  - nach beruflicher Exposition gegenüber reizenden Gasen (z. B. bei Schweißarbeiten)
  - bei Unfällen mit Freisetzung toxischer Gase oder bei Bränden
  - im privaten Umfeld (aggressive Reinigungsmittel, Spezialreiniger, Chlorreiniger für Schwimmbäder)
- häufig in Zusammenhang mit unsachgemäßem Umgang oder akzidenteller Exposition

34.5.1 Häufigkeit

- Der Anteil toxischer Lungenödeme an allen Formen der Lungenödeme ist gering.
- Bedingt durch eine Herzinsuffizienz ist das Auftreten kardialer Lungenödeme deutlich häufiger.

34.5.2 Altersgipfel

- keine Angaben möglich

34.5.3 Geschlechtsverteilung

- keine Angaben möglich

34.5.4 Prädisponierende Faktoren

- Neben der erforderlichen Exposition gegenüber einer schädigenden Noxe stellen eine vorbestehende Herzinsuffizienz sowie Nikotinabusus Risikofaktoren für die Ausbildung eines toxischen Lungenödems dar.
- Bei beruflicher Exposition ergibt sich ein Risiko aus der Arbeit mit toxischen Stoffen.

34.6 Ätiologie und Pathogenese

- Die unterschiedlichen Noxen führen über unterschiedliche Pathomechanismen, die teilweise noch nicht vollständig verstanden sind, zu einer Schädigung der Membran zwischen Alveolen und Kapillaren. In der Folge gelangen Proteine aus dem intravaskulären in den intrakapillaren Raum. Durch die so entstandene erhöhte interstitielle Proteinkonzentration kommt es zur Ausbildung eines Ödems.

34.7 Symptomatik

- Zyanose
- Hypoxämie
- Unruhe
- Tachypnoe
- Einsatz der Atemhilfsmuskulatur

- seltener Stridor (bei Schwellungen der Atemwege)
- feinblasige Rasselgeräusche (fehlen initial meist)

34.8 Diagnostik

34.8.1 Diagnostisches Vorgehen

- Vordringliches Ziel der Diagnostik stellt die Differenzierung zwischen kardialem und nicht kardialem Lungenödem dar. Die diagnostischen Maßnahmen finden parallel zur Therapie statt und dürfen diese nicht verzögern. Die in der Klinik initial erforderliche apparative Diagnostik kann bettseitig auch unter Beatmung erfolgen.
- Vor Beginn der Diagnostik wird die Situation an der Einsatzstelle mit besonderem Fokus auf die Frage nach der Sicherheit überprüft (▸ Abb. 34.1). Unter Umständen kann die Einsatzstelle nur von Kräften der Feuerwehr unter Atemschutz erreicht werden. Der Patient muss zunächst aus dem Gefahrenbereich gerettet werden. Mit Blick auf die Auslöser eines toxischen Lungenödems spielt der Eigenschutz der Helfer eine zentrale Rolle.
- Die weiteren Untersuchungen folgen dem ABCDE-Schema
- Noch an der Einsatzstelle ist zu klären, ob weitere Personen der auslösenden Substanz exponiert waren, die aktuell keine Symptome zeigen. Da Beschwerden mit zeitlicher Latenz auftreten können, sind alle exponierten Patienten zu untersuchen und über das weitere Verhalten aufzuklären (siehe Kap. 27).
- Sind mehrere Personen betroffen, muss der eigene Kräfteeinsatz überprüft werden. Bei Bedarf müssen weitere Rettungsmittel nachalarmiert werden.

34.8.2 Anamnese

- Wichtig ist die Frage nach dem Beginn der Beschwerden und einem möglichen Zusammenhang mit einer Exposition. Bei verzögertem Beginn der Beschwerden kann der Zusammenhang mit der Exposition ggf. erst durch gezieltes Nachfragen ermittelt werden.
- Kann eine auslösende Noxe identifiziert werden, so ist die weiterbehandelnde Klinik darüber zu informieren.
- Im Bereich der Industrie stehen regelhaft technische Datenblätter zur Verfügung, die weitergehende Informationen zur Versorgung nach Exposition bieten. Sie werden vom verarbeitenden Betrieb bereitgestellt.

34.8.3 Körperliche Untersuchung

- Die körperliche Untersuchung fokussiert sich auf die Inspektion der oberen Atemwege sowie die Auskultation von Herz und Lunge:
  - Schwellung
  - Stridor
  - Rasselgeräusche
  - Klopfschall
- Die für ein Lungenödem typischen Rasselgeräusche können anfangs jedoch fehlen. Dies sollte nicht zu einem leichtfertigen Ausschluss der Diagnose führen.
- Periphere Ödeme können bei der Differenzierung zu einem kardialen Lungenödem oder einer vorbestehenden Herzinsuffizienz hilfreich sein.

34.8.4 Labor

- Eine Blutgasanalyse (BGA) erlaubt im Rahmen des Point-of-Care-Testing (POCT) eine schnelle Aussage zur respiratorischen Insuffizienz.
- Laborchemisch erfolgt zur differenzialdiagnostischen Abklärung:
  - kleines Blutbild
    - Infektion
    - Anämie
  - Serumkreatinin
    - Niereninsuffizienz
  - kardiale Enzyme
    - myokardiale Ischämie
  - Plasma-BNP (brain natriuretic peptide)
    - Herzinsuffizienz

34.8.5 Bildgebende Diagnostik

- Die initiale Bildgebung kann bettseitig bzw. im Rettungsdienst erfolgen und bietet durch die einfache Verfügbarkeit der Sonografie erste richtungsweisende Hilfen.

Sonografie

- Die fokussierte Sonografie von Herz und Lunge erfolgt zur Differenzierung zwischen kardialem und nicht kardialem Lungenödem:
  - regionale Wandbewegungsstörungen
  - Klappeninsuffizienzen
  - Ejektionsfraktion

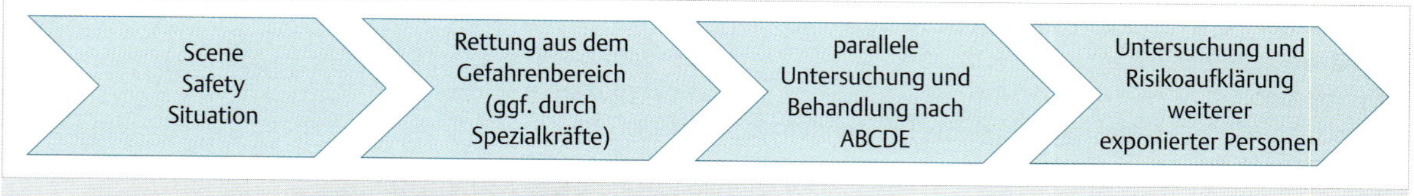

Abb. 34.1 Diagnostisches Vorgehen beim toxischen Lungenödem.

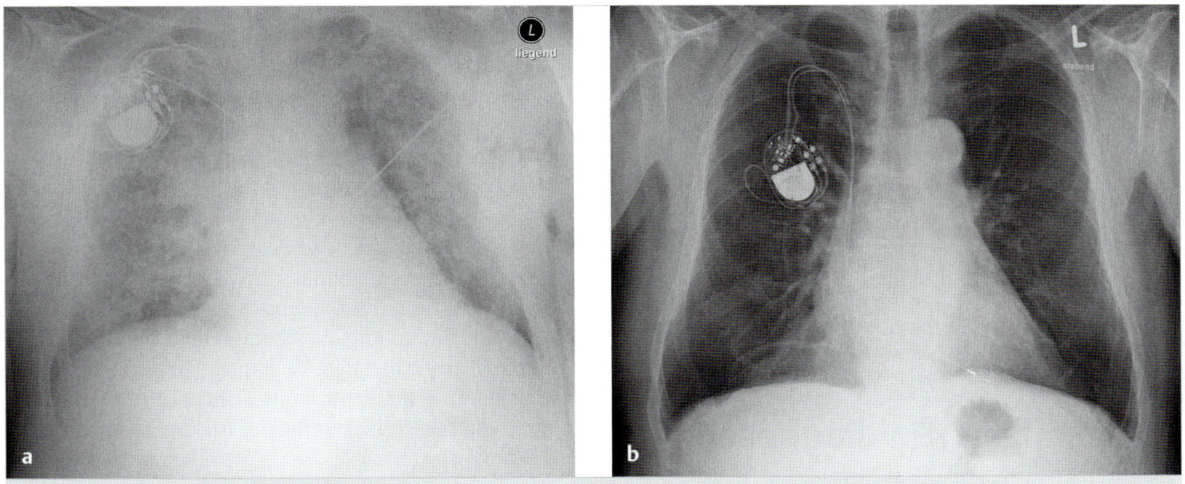

Abb. 34.2 Röntgenübersichtsaufnahme eines Patienten mit toxischem Lungenödem nach Chlorgasexposition.
a Röntgenübersichtsaufnahme eines Patienten mit toxischem Lungenödem nach Chlorgasexposition durch unsachgemäßes Hantieren mit Chlortabletten für ein Schwimmbad im Privathaushalt. (Quelle: Klinik für bildgebende Diagnostik und interventionelle Radiologie, Klinikum Wolfsburg)
b Voraufnahme aus einem zurückliegenden Aufenthalt desselben Patienten. (Quelle: Klinik für bildgebende Diagnostik und interventionelle Radiologie, Klinikum Wolfsburg)

  - diastolische Funktionsstörung
  - Pleuraerguss
  - Perikarderguss
  - differenzialdiagnostischer Ausschluss eines Pneumothorax.

Röntgen

- Nach Stabilisierung erfolgt eine posterior-anterior (p. a.)-Röntgenübersicht des Thorax. In Abhängigkeit vom Patientenzustand erfolgt die Aufnahme bettseitig. Die typischen Zeichen (vergrößerte Hili, zentral betonte, fleckförmige Verschattungen) treten erst nach mehreren Stunden auf und können in einer unmittelbar nach Krankenhausaufnahme gefertigten Aufnahme (noch) fehlen.
- Bei verzögert auftretenden oder sich verstärkenden Beschwerden ist bei Abfall der Sauerstoffsättigung eine erneute Röntgenaufnahme indiziert.

Fallbeispiel

- Bei der Wartung eines Schwimmbades in einem Privathaushalt fällt einem 81-jährigen Mann ein nahezu vollständig gefüllter 3-kg-Eimer mit Chlorreiniger in ein Waschbecken und setzt Gas frei. Nach etwa 3 min verlässt der Mann den Raum. Er stellt sich 2d später mit zunehmender Atemnot beim Hausarzt vor, der den Patienten mit dem Rettungswagen in das Krankenhaus einweist.
- Die initiale BGA zeigt eine respiratorische Partialinsuffizienz mit einem pO_2-Wert von 42,5 mmHg. Es wurde mit einer nichtinvasiven Ventilation über Gesichtsmaske mit einem PEEP von 5mbar begonnen, der zügig auf 8mbar gesteigert wurde. Es erfolgte eine Druckunterstützung der Inspiration mit 5mbar, FiO_2 = 0,5. Hierunter stiegt der paO_2 auf 114 mmHg an.
- Die bei Aufnahme angefertigte Röntgenübersicht des Thorax zeigt ▶ Abb. 34.2a und ▶ Abb. 34.2b.
- Noch in der Notfallaufnahme erfolgte die Gabe von 500 mg Prednisolon intravenös (i. v.).
- Da die Gesichtsmaske nicht akzeptiert wurde, musste die nichtinvasive Beatmung (NIV-Beatmung) nach 90 min beendet werden. Der Patient blieb in der Folge unter Sauerstoffinsufflation mit einem Fluss von 6 l/min kardiorespiratorisch stabil und konnte zur weiteren Überwachung auf die Intensivtherapiestation verlegt werden.
- Echokardiografisch zeigte sich eine leichtgradig eingeschränkte linksventrikuläre Pumpfunktion bei leichter Dyssynchronie unter Schrittmacherstimulation.
- Der weitere stationäre Aufenthalt verlief unauffällig und der Patient konnte beschwerdefrei entlassen werden.

34.8.6 Instrumentelle Diagnostik

- Parallel zur Versorgung des Patienten beginnt unmittelbar am Einsatzort die kontinuierliche Überwachung des Patienten, die bis zur erfolgten Übergabe lückenlos fortgeführt wird.

EKG

- Ein 12-Kanal-EKG sollte bereits am Einsatzort abgeleitet werden. Hierdurch wird eine Abgrenzung vom kardialen Lungenödem erleichtert und es können akute Infarktzeichen erkannt werden.
- Im Rahmen der weiteren Überwachung erfolgt ein kontinuierliches Monitoring des EKG.

Pulsoxymetrie

- Zur kontinuierlichen Überwachung und um die Dyspnoe zu objektivieren, erfolgt die Pulsoxymetrie.

34.9 Differenzialdiagnosen

Tab. 34.1 Differenzialdiagnosen.

Differenzialdiagnose	Bemerkungen/Fragen
kardiales Lungenödem	zunehmende Luftnot seit Tagen, periphere Ödeme, Pleuraergüsse
akute Myokardischämie	Brustschmerz, Ischämiezeichen im EKG, linksventrikuläre Funktion im TTE?
ARDS anderer Ursache	Sepsis, qSOFA-Score, SOFA-Score
Klappenvitium	dekompensierte Aortenklappenstenose, Auskultationsbefund, TTE
Pneumonie	Infektparameter (Temperatur, Labor), Aspiration
Volumenüberladung	akute oder chronische Niereninsuffizienz, Dialysepatient
akute Lungenembolie	Rechtsherzbelastung
Asthma bronchiale	entsprechende Anamnese, Giemen, Brummen
Heroinüberdosierung	klinische Untersuchung, Umfeld
Unterdrucködem	nach Extubation oder schneller Entlastung eines Pneumothorax oder Pleuraergusses

ARDS: Acute-Respiratory-Distress-Syndrom, (q)SOFA: (quick) sequential organ failure assessment
TTE: transthorakale Echokardiografie

34.10 Therapie

- Die Therapie beginnt beim toxischen Lungenödem zur Bekämpfung der Hypoxämie unmittelbar parallel zu Anamneseerhebung und Diagnostik. Dyspnoe und Hypoxie werden unmittelbar behandelt.

34.10.1 Therapeutisches Vorgehen

- Das Vorgehen am Einsatzort richtet sich zunächst nach einer möglichen Gefährdung des Patienten und der Rettungskräfte. Bei weiterbestehender Gefahr durch toxische Produkte erfolgt eine Rettung aus dem Gefahrenbereich ggf. unter Atemschutz durch Kräfte der Feuerwehr. Liegt ein Kontakt mit einer Noxe vor, so werden die betroffenen Haut- und Haarpartien noch am Einsatzort mindestens 15 min mit Wasser gespült.
- Liegt ein technisches Datenblatt für die auslösende Noxe vor, so sind ihm die weiteren Informationen zur Therapie zu entnehmen. Bei Exposition gegenüber Chemikalien (z. B. Reinigungsmittel) im häuslichen Umfeld bieten die Giftnotrufzentren der Bundesländer Hilfestellung.
- Dem Leitsymptom der Dyspnoe und Hypoxämie folgend wird der Patient zunächst adäquat gelagert und mit Sauerstoff versorgt.
- Bei weiter anhaltender Hypoxämie ist eine weitere Unterstützung der Atmung indiziert, die mittels CPAP (continuous positive airway pressure) erfolgt. Eventuell sind der Einsatz einer NIV oder bei Vorliegen von Kontraindikationen nach Narkoseinduktion die Intubation und kontrollierte Beatmung erforderlich.

34.10.2 Allgemeine Maßnahmen

- Gelagert wird der Patient sitzend mit erhöhtem Oberkörper.

34.10.3 Pharmakotherapie

- Eine Sedierung des Patienten kann mit Morphin i. v. (z. B. 2–5 mg alle 10–15 min) erfolgen. Zusätzlich werden die Atemarbeit und der zentrale Sympathikotonus reduziert.
- Im Gegensatz zum kardialen Lungenödem ist die Gabe von Furosemid zur Vorlastsenkung nicht indiziert.
- In Abhängigkeit von der auslösenden Noxe erfolgt eine Behandlung mit einem Kortikoid, z. B. Prednisolon 250 mg i. v., ggf. sind die Dosierungen nach den Empfehlungen der technischen Merkblätter in Abhängigkeit von der Expositionsdauer auch höher.
- Wurde die Noxe durch Einatmen aufgenommen, wird Beclometason inhalativ appliziert, z. B. 8 Sprühstöße (800 µg Beclomethasondipropionat) initial und dann 4 Sprühstöße alle 2 h. Der Stellenwert der inhalativen Kortikoidgabe beim toxischen Lungenödem wird kontrovers diskutiert. Für eine prophylaktische Gabe nach Reizgasexposition fehlt eine klare Evidenz.
- Weitere pharmakologische Behandlungsansätze bestehen in der Gabe von Surfactant im Rahmen einer Bronchoskopie sowie der Beatmung mit Stickstoffmonoxid (NO) im Rahmen der ARDS-Behandlung.

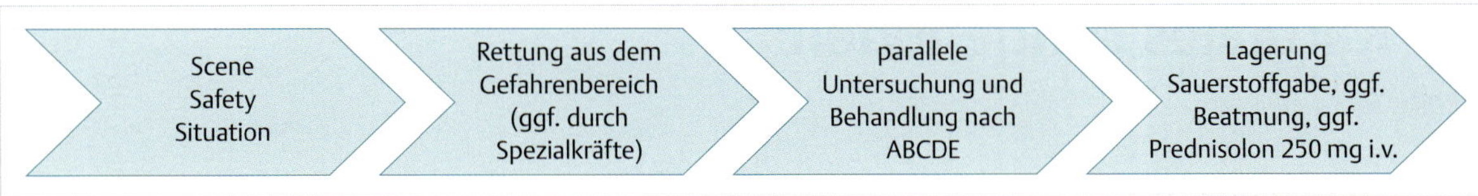

Abb. 34.3 Therapeutisches Vorgehen beim toxischen Lungenödem.

34.10.4 Interventionelle Therapie

Sauerstoffgabe und NIV

- Über eine Gesichtsmaske mit Reservoir wird Sauerstoff mit hohem Fluss appliziert. Das Ziel sollte eine periphere Sauerstoffsättigung (SpO_2) von > 90 % sein. Lässt sich diese nicht erreichen, erfolgt eine Unterstützung der Atmung über CPAP mit einem Druck von 5mbar, der im Verlauf gesteigert werden kann.
- Ggf. ist eine NIV erforderlich. Die inspiratorische Sauerstoffkonzentration wird je nach Bedarf bis auf 1,0 gesteigert.

Invasive Beatmung

- Kommt es unter CPAP bei bestehender oder anhaltender Hypoxämie trotz erwarteter Hyperventilation zu einer Erschöpfung, so ist nach Narkoseinduktion eine Intubation und Beatmung erforderlich.

Extrakorporale Membranoxygenierung

- Lässt sich die Hypoxämie unter maschineller Beatmung nicht beherrschen, so ist eine extrakorporale Membranoxygenierung (ECMO) zu erwägen.
- Für die Diskussion und Planung einer möglichen ECMO-Behandlung sollte bei progredientem Lungenversagen frühzeitig Kontakt mit einem Zentrum aufgenommen werden.

34.11 Nachsorge

- Da sich die Folgen eines toxischen Lungenödems bis zu 48 h nach Exposition ausbilden können, sollten gefährdete Patienten mindestens 24 h stationär überwacht werden.
- Beim Fehlen von Risikofaktoren kann eine ambulante Behandlung erwogen werden.
- Eine ambulante Nachsorge des Patienten muss sichergestellt werden. Dokumentiert werden muss die Aufklärung über eine jederzeitige sofortige Wiedervorstellung bei Auftreten von akuten Beschwerden sowie eine (erneute) Alarmierung des Rettungsdienstes.

34.12 Verlauf und Prognose

- Überlebt der Patient die ersten 48h, normalisiert sich die Lungenfunktion bei adäquater Behandlung in Abhängigkeit vom auslösenden Agens i. d. R. innerhalb der nächsten 7–14d.
- Pulmonale Schäden können jedoch lebenslang fortbestehen und sich in einer bronchialen Hyperreaktivität äußern.
- Unklar ist bislang, ob ein früher Beginn der Beatmung einen positiven Einfluss hat.

34.13 Literatur zur weiteren Vertiefung

[1] BASF SE, Occupational Medicine & Medical Department, Health Protection: Medizinische Leitlinien bei akuten Einwirkungen von chemischen Substanzen. Formaldehyd (HCHO). Ludwigshafen; 2012

34.14 Wichtige Internetadressen

- www.gischem.de/index.htm
- www.giz-nord.de

IV

35 Kardiales Lungenödem

Matthias Lutz, Norbert Frey

35.1 Steckbrief

Das kardiale Lungenödem ist ein potenziell lebensbedrohliches Krankheitsbild, das sehr plötzlich auftreten kann. Die Ursache ist ein Anstieg des pulmonalvenösen Drucks, meist bedingt durch eine systolische und/oder diastolische Funktionsstörung des linken Ventrikels. Auch Erkrankungen der Mitral- und Aortenklappe können zu einem kardialen Lungenödem führen. Die Therapie besteht hauptsächlich in der Behandlung einer Volumenüberladung des pulmonalen Kreislaufs durch diuretische Maßnahmen bzw. eine medikamentöse Vor- und Nachlastsenkung. Nicht selten ist auch eine künstliche Beatmung erforderlich. Anschließend steht die Therapie der Grunderkrankung im Vordergrund.

35.2 Synonyme

- pulmonary edema
- Lungenstauung
- Asthma cardiale

35.3 Keywords

- Lungenödem
- Dyspnoe
- Lunge
- Ödeme
- Herzinsuffizienz
- Vorlastsenkung
- Diuretikum
- nichtinvasive Beatmung (NIV-Beatmung)

35.4 Definition

- Austritt von Flüssigkeit aus dem Kapillarbett in das Lungenparenchym oder die Alveolen aufgrund einer Erhöhung des pulmonalvenösen Drucks mit konsekutiver Behinderung des Gasaustausches.
- Ursache kann eine systolische oder diastolische Herzinsuffizienz bzw. eine Herzklappenerkrankung sein.

35.5 Epidemiologie

- Die häufigste Ursache eines kardialen Lungenödems ist die akute oder chronische Linksherzinsuffizienz.
- häufige Ursachen eines Lungenödems:
  - Myokardinfarkt
  - hypertensive Krise
  - Kardiomyopathien
  - Mitral- oder Aortenklappenvitien
  - Herzrhythmusstörungen

35.5.1 Häufigkeit

- Mit ca. 445000 stationären Aufnahmen in Deutschland ist die Herzinsuffizienz eine der häufigsten Indikationen für einen Krankenhausaufenthalt.
- Die Häufigkeit eines Lungenödems ist stark mit dem Auftreten einer Herzinsuffizienz verknüpft.

35.5.2 Altersgipfel

- keine Angaben möglich

35.5.3 Geschlechtsverteilung

- keine Angaben möglich

35.5.4 Prädisponierende Faktoren

- Linksherzinsuffizienz (sowohl systolische als auch diastolische)
- Überwässerung
- Herzklappenerkrankungen
- Herzrhythmusstörungen
- arterielle Hypertonie

35.6 Ätiologie und Pathogenese

- Systolisches Pumpversagen oder eine diastolische Funktionseinschränkung des linken Ventrikels führen zu einem Rückstau des Blutes über den linken Vorhof in die Pulmonalvenen und in das Kapillarbett.
- Durch den erhöhten intravaskulären hydrostatischen Druck tritt Flüssigkeit in das perivaskuläre Gewebe aus.
- Wenn die Kapazität des Lymphabflusses erschöpft ist, kommt es zu einer Ansammlung der Flüssigkeit im Lungengewebe bis hin zu einem Übertritt in die Lungenalveolen.
- Durch das interstitielle Ödem wird die Diffusionsstrecke für Sauerstoff erhöht und führt zur Hypoxie mit konsekutiver Dyspnoe.
- Typische Ursachen des kardialen Lungenödems, die berücksichtigt werden müssen:
  - hypertensive Entgleisung
  - akute Myokardischämie
  - Kardiomyopathie
  - Herzrhythmusstörungen
  - Dekompensation bei Mitral- und Aortenklappenvitien

35.7 Klassifikation und Risikostratifizierung

- Es besteht keine einheitliche klinische Klassifizierung des kardialen Lungenödems. Allerdings kann der Schweregrad des Lungenödems wie folgt unterschieden werden:
  - Stadium I: interstitielles Lungenödem
    - Ödem auf das Interstitium beschränkt
  - Stadium II: alveoläres Lungenödem
    - Übertritt der Flüssigkeit in die Alveolen und in die Bronchien
  - Stadium III: Schaumbildung
    - fortschreitende Flüssigkeitsansammlung in die Bronchien hinein mit einer weißlichen Schaumbildung
  - Stadium IV: Asphyxie
    - unzureichende Sauerstoffversorgung des Körpers führt zum Atem- und Kreislaufstillstand

35.8 Symptomatik

- schwerste Atemnot (Dyspnoe)
- Unruhe
- Erstickungsangst
- Blässe
- Kaltschweißigkeit

35.9 Diagnostik

35.9.1 Diagnostisches Vorgehen

- Um rasch eine zunächst symptomatische Therapie beginnen zu können, genügen für die Diagnostik eines akuten Lungenödems i. d. R. die klinischen Symptome und der Auskultationsbefund.
- Nach den ersten stabilisierenden Maßnahmen muss die erweiterte Diagnostik stattfinden, um die Ursache des Lungenödems bzw. der Dyspnoe herauszufinden.
- Hierbei gilt v. a. dem akuten Myokardinfarkt besonderes Augenmerk, da durch eine rasche Reperfusionsstrategie auch das linksventrikuläre Pumpversagen behoben werden kann.
- Demzufolge stehen das EKG zur Detektion von Infarkt und Rhythmusstörungen, die Echokardiografie für die Beurteilung der Klappenfunktion und Ventrikelfunktion sowie das Labor im Vordergrund.

35.9.2 Anamnese

- Die Anamnese sollte auf das Vorliegen einer relevanten kardialen Grunderkrankung ausgerichtet sein, bzw. die Differenzialdiagnose einer obstruktiven Lungenerkrankung (COPD) mit einschließen.
- Angina-pectoris-Symptome: Hinweis auf ein ACS (akutes Koronarsyndrom) als Ursache der Beschwerden
- Kardiomyopathien in der Vorgeschichte
- akuter Beginn der Beschwerden
- auslösende Faktoren (Blutdruckeinstellung?)
- Medikamenteneinnahme

35.9.3 Körperliche Untersuchung

- Klinische Symptome:
  - zentrale Zyanose
  - Sitzen mit aufrechtem Oberkörper
  - Orthopnoe mit Einsatz der Atemhilfsmuskulatur
  - Tachypnoe
  - Hustenreiz
  - weißlich (ggf. blutig tingiertes) schaumiges Sputum
  - pulmonale Rasselgeräusche
  - Tachykardie
  - Hypertonie, aber auch Hypotonie (CAVE: kardiogener Schock)
- Auskultationsbefund:
  - in- und exspiratorisch feuchte Rasselgeräusche (anfangs feinblasig) und Brodeln
  - verlängertes Exspirium
  - Pfeifen und Giemen
  - exspiratorischer Stridor (Asthma cardiale)
- Blutdruckmessung:
  - Hypertonie weist auf das Vorliegen einer hypertensiven Krise mit Lungenödem hin.
  - Hypotonie kann ein Hinweis auf einen kardiogenen Schock sein.

35.9.4 Labor

- arterielle Blutgasanalyse (BGA: pO_2, pCO_2, O_2-Sättigung): Objektivierung der Dyspnoe
- kardiale Nekrosemarker wie hochsensitive Troponine zur Diagnostik eines Myokardinfarkts
- Brain-natriuretisches Peptid (BNP) zur Diagnostik einer Herzinsuffizienz
- C-reaktives Protein (CRP) zur Diagnostik einer infektiösen Ursache (Pneumonie)
- Blutbild
- Kreatinin und Harnstoff zur Beurteilung der Nierenfunktion, insbesondere eines Nierenversagens, das als Ursache in Form einer Überwässerung möglich wäre
- D-Dimere zum Ausschluss einer Lungenembolie

35.9.5 Bildgebende Diagnostik

- Bei den bildgebenden Verfahren dient vorrangig die Echokardiografie der Eingrenzung kardialer Ursachen.
- Ein Röntgen-Thorax kann sinnvoll zum Ausschluss von Differenzialdiagnosen sein.

Echokardiografie

- Einschätzung der globalen Pumpfunktion und Abgrenzung von regionalen Wandbewegungsstörungen bei akutem Myokardinfarkt
- Beurteilung der Hypertrophie des linken Ventrikels (LV) und Größe der Herzhöhlen (LA: linkes Atrium)
- Bestimmung der Parameter zur Beurteilung einer diastolischen Funktionseinschränkung
- Klappenfehler (v. a. Mitralklappe)
- Rechtsherzbelastungszeichen
- Perikarderguss

Röntgen

- Standard-Röntgen-Thorax (p. a.: posterior-anterior):
  - zur Beurteilung von Herz- und Lungenstatus
- Herz:
  - Herz-Thorax-Quotient zur Beurteilung der Kardiomegalie
  - Veränderung der randgebenden Strukturen als Ausdruck von Vergrößerungen bestimmter Kompartimente
- Lunge:
  - Zeichen der pulmonalen Kongestion:
    - Verteilung der Gefäßzeichnung
    - Kerley-Linien (interstitielles Ödem)
    - alveoläres Ödem (diffuse, inhomogene Verschattung)
    - Pleuraerguss
  - Bei (Begleit-)Pneumonie lassen sich Infiltrate abgrenzen.
  - Befunde bei chronischen Lungenerkrankungen
    - Überblähung
    - Emphysem bei COPD

35.9.6 Instrumentelle Diagnostik

EKG

- Zum schnellen Ausschluss bzw. zur Bestätigung verschiedener akuter kardialer Ursachen muss ein EKG angefertigt werden. Hierzu gehören:
  - akuter Myokardinfarkt (ST-Strecken-Hebungen und Senkungen, Blockbilder)
  - tachykarde Rhythmusstörungen (Vorhofflimmern, Schmal- und Breitkomplex-Tachykardien, Kammertachykardien)
  - bradykarde Rhythmusstörungen (Vorhofflimmern, sinuatriale (SA-) und AV-Blockierungen)
  - hypertrophe Zeichen des linken Ventrikels
  - Hinweise auf abgelaufene Infarkte (Q-Zacken)

Herzkatheter

- Die Koronarangiografie mit anschließender perkutaner Intervention (PCI) ist bei Hinweisen auf einen akuten Myokardinfarkt indiziert, um ggf. durch eine schnelle Reperfusion das ventrikuläre Pumpversagen einzudämmen.
- Daher sollte bei entsprechenden prähospitalen Hinweisen vom Rettungsdienst immer ein Zentrum mit der Möglichkeit zur Koronar-Intervention angefahren werden.
- Rechtsherzkatheter zur Quantifizierung und Steuerung der kardialen Füllungsdrücke

35.10 Differenzialdiagnosen

Tab. 35.1 Differenzialdiagnosen.

Differenzialdiagnose	Bemerkungen
Obstruktion der Atemwege	Asthma bronchiale im jüngeren Alter, exazerbierte COPD im höheren Alter bzw. bei entsprechender Anamnese, eher trockene RG, exspiratorischer Stridor, verlängertes Exspirium, Überblähung
Pneumothorax	einseitiger hypersonorer Klopfschall, fehlendes Atemgeräusch
Lungenembolie	unauffällige Auskultation, Zeichen der Rechtsherzbelastung in EKG und Echokardiografie, ggf. CT-Thorax
Pneumonie	Infektionszeichen, Fieber, Infiltrat im Röntgen-Thorax
Reizgasinhalation	Anamnese, Röntgen-Thorax
Thoraxtrauma	Anamnese, klinische Untersuchung, Röntgen-Thorax

RG: Rasselgeräusche

35.11 Therapie

35.11.1 Therapeutisches Vorgehen

- Die Therapie des Lungenödems sollte unverzüglich nach Diagnoseverdacht beginnen, damit eine Aggravierung und ggf. weitere invasive Maßnahmen (Intubation) verhindert werden können.
- Prinzipiell unterscheidet man bei der Akuttherapie Maßnahmen, die eine Volumenverschiebung, Entlastung des linken Ventrikels, Symptombekämpfung und Volumenentzug herbeiführen.

35.11.2 Allgemeine Maßnahmen

- Oberkörperhochlagerung mit Tieflagerung der Beine bei hypertensiver oder normotensiver Blutdrucklage
- Gabe von Sauerstoff bei Hypoxämie (sO_2 < 90 %): 2–10 l/min über Nasensonde oder Maske

35.11.3 Pharmakotherapie

- Schleifendiuretika zum Volumenentzug, bei Blutdruckwerten (RR) < 100 mmHg:
  - 20 mg Furosemid, ggf. repetitiv, ansonsten bis zu 120 mg Furosemid als Bolus, danach weitere Einzelgaben oder Perfusortherapie
  - CAVE: Kalium-Ausschwemmung
- Nitrate zur Blutdrucksenkung und Pooling des Blutvolumens (Senkung der Vorlast):
  - Spray, Kapseln oder intravenös (i. v.) als Perfusor (1–6 mg/h)
  - CAVE: bei Aortenstenose
- Sedierung und Analgesie:
  - Morphin 5 mg i. v. oder subkutan (s. c.), ggf. wiederholt
  - senkt auch den myokardialen Sauerstoffverbrauch sowie den pulmonalen Druck
- Vasopressoren:
  - z. B. Noradrenalin als Perfusor bei Hypotonie (RR < 100 mmHg) und eingeschränkter Diurese
- Kalziumantagonisten:
  - z.B Nifedipin (auch als Phiole)
  - bei hypertensiven RR-Werten
- Betablocker:
  - bei tachykarden Herzrhythmusstörungen
  - wenn RR > 100 mmHg
- Weitere Antiarrhythmika:
  - falls eine Rhythmusstörung zugrunde liegt
  - Adenosin bei Schmalkomplextachykardie
  - Amiodaron bei Breitkomplextachykardie
- Inotropika:
  - bei kardiogenem Schock (Levosimendan, Dobutamin, Adrenalin)

35.11.4 Apparative Therapie

Nichtinvasive Beatmung (NIV)

- Indikation:
  - fortbestehende Hypoxie und pO_2 < 55 mmHg,
  - dann Masken-Überdruck-Beatmung mit PEEP (positive endexpiratory pressure) 5–10 cmH_2O.
    - führt zusätzlich zu einer Druckentlastung des linken Ventrikels (Vorlastsenkung)
    - CAVE: bei bestehender Rechtsherzinsuffizienz, da der rechte Ventrikel vermehrt belastet werden kann
- ggf. leichte Sedierung zur NIV-Beatmung
- falls nicht beherrschbar, Intubation und kontrollierte Beatmung
- Beatmungsformen sollten nur so lange angewendet werden bis die Pharmakotherapie greift.

Hämodialyse/Hämofiltration

- Sollte aufgrund einer Niereninsuffizienz die Diurese nicht ausreichend zum Volumenentzug sein, kann dies durch eine Dialyse bzw. Hämofiltration überbrückt werden.

35.12 Verlauf und Prognose

- Das Lungenödem ist i. d. R. beherrschbar, sofern es rechtzeitig erkannt wird.
- Die Prognose ist durch die zugrundeliegende kardiale Erkrankung limitiert.

IV

36 High-altitude pulmonary edema

Peter Bärtsch, Marc Moritz Berger

36.1 Steckbrief

Das HAPE (high-altitude pulmonary edema) ist ein druckinduziertes, nicht kardiales Lungenödem, das nach schnellem Aufstieg und bei unzureichender Vorakklimatisation in Höhen > 3000 m auftreten kann. Ursächlich ist eine überschießende, inhomogene hypoxische pulmonale Vasokonstriktion. Typische Symptome stellen ein inadäquater Leistungsabfall, Dyspnoe und Husten dar. Die wichtigste therapeutische Maßnahme besteht in der Zufuhr von Sauerstoff (Abstieg in niedrigere Höhenlagen, Gabe von 2–4 l/min Sauerstoff) oder Behandlung in einem portablen Überdrucksack (Certec oder Gamow Bag) zur Senkung des pulmonalen Gefäßwiderstands und zur Verbesserung des Gasaustausches. Zusätzlich können oral Nifedipin retard 20 mg alle 6 h oder Tadalafil 10 mg alle 12 h verabreicht werden. Unter Therapie kommt es innerhalb einer Stunde zur deutlichen Besserung der Symptomatik. Unbehandelt liegt die Mortalität des HAPE bei ca. 50 %.

36.2 Synonyme

- Höhenlungenödem (HLÖ)

36.3 Keywords

- Höhenkrankheit
- hypoxische pulmonale Vasokonstriktion
- Lungenödem
- Nifedipin
- Phosphodiesterase-5-Hemmer
- Sauerstoff

36.4 Definition

- Das HAPE ist ein druckinduziertes, nicht kardiales Lungenödem, das innerhalb von 1–5 d nach einer akuten Höhenexposition (> 3000 m Höhe) bei unzureichender Akklimatisation auftritt.

36.5 Epidemiologie

- Das HAPE gehört zusammen mit der akuten Bergkrankheit und dem Höhenhirnödem zum Formenkreis der akuten Höhenkrankheiten. Diese 3 Krankheitsbilder können isoliert oder aber in Kombination miteinander auftreten.
- Die Prävalenz des HAPE nimmt mit steigender Aufstiegsgeschwindigkeit, erreichter Höhe sowie individueller Anfälligkeit zu [10].
- Der Grad der individuellen Anfälligkeit ergibt sich am besten aus der bisherigen Höhenanamnese. Prädiktive Tests besitzen eine geringe prognostische Aussagekraft.
- Wenn ein HAPE in geringer Höhe auftritt (< 3000 m), muss nach vorbestehenden Erkrankungen (z. B. Linksherzinsuffizienz, Lungenembolie, Anomalien der Lungenzirkulation) gesucht werden.
- Die Mortalität des unbehandelten HAPE wird auf ca. 50 % geschätzt [3].

36.5.1 Häufigkeit

Tab. 36.1 Prävalenz des HAPE in Abhängigkeit von der erreichten Höhe, Aufstiegsgeschwindigkeit und individuellen Anfälligkeit (modifiziert nach [12]).

Situation	Höhe	Aufstieg innerhalb von	Häufigkeit
Alpen (Bergsteiger)	4559m	2–4 d	< 0,8 %
Himalaya (Trekking)	5450m	6 d	2,3 %
Alpen (ohne HAPE-Anfälligkeit)	4559m	22 h	6 %
Himalaya (Soldaten)	5400m	< 10 h	15,5 %
Alpen (HAPE-Anfällige)	4559m	22 h	62 %

HAPE: high-altitude pulmonary edema

36.5.2 Altersgipfel

- Kann ab dem 2. Altersjahr in jedem Alter auftreten, wobei in höherem Alter andere Ursachen eines Lungenödems, wie z. B. eine Linksherzinsuffizienz, ausgeschlossen werden müssen.

36.5.3 Geschlechtsverteilung

- Männer scheinen häufiger ein HAPE zu erleiden als Frauen.

36.5.4 Prädisponierende Faktoren

- fehlende Höhenakklimatisation
- schneller Aufstieg in Höhen über 3000 m
- Ein vorbestehender Atemwegsinfekt kann durch eine inflammationsbedingte Erhöhung der alveolokapillären Permeabilität ein HAPE begünstigen.

36.6 Ätiologie und Pathogenese

- Eine zentrale Rolle in der Pathophysiologie des HAPE stellt eine inhomogene, überschießende hypoxische pulmonale Vasokonstriktion dar, die in Gebieten mit hoher Perfusion zu einem erhöhten Kapillar- und Pulmonalarteriendruck mit Austritt von Flüssigkeit aus den Lungengefäßen führt [6].
- Im beginnenden HAPE finden sich in der bronchoalveolären Lavage Erythrozyten und hohe Eiweißkonzentrationen ohne Entzündungsmarker, was die hämodynamische Genese des HAPE belegt [14].
- Ursächlich für den überschießenden pulmonalarteriellen Druckanstieg ist eine hypoxieinduzierte endotheliale Dysfunktion, die mit einer verminderten Bioverfügbarkeit des Vasodilatators Stickstoffmonoxid (NO) sowie einer gesteigerten Endothelin-1- und Sauerstoffradikalproduktion einhergeht [4], [5].
- Bei Rechtsherzkatheteruntersuchungen von Personen mit HAPE zeigen sich ein erhöhter pulmonalarterieller Druck (35–115 mmHg), ein erhöhter Kapillardruck (mittels Single-occlusion-Technik) und ein normaler Wedge-Druck [8]. Diese Befunde schließen eine Beteiligung des linken Herzens in der Pathogenese des HAPE aus. Die Bedeutung der pulmonalvaskulären Hypertonie zeigt sich weiterhin dadurch, dass Medikamente zur Senkung des pulmonalen Gefäßwiderstands (Sauerstoff, Nifedipin, Tadalafil) in der Prävention und Therapie des HAPE wirksam sind.
- Eine sekundäre inflammatorische Reaktion kann zur Progredienz des HAPE beitragen [11], spielt in der Initialphase des Krankheitsgeschehens jedoch keine Rolle [14].
- Die Rate der alveolären Flüssigkeitsresorption über epitheliale Natriumkanäle scheint bei HAPE-anfälligen Personen in Hypoxie vermindert zu sein [9]. Dies könnte ebenfalls zur Pathogenese des HAPE beitragen.

36.7 Symptomatik

- beginnendes HAPE:
  - Anstrengungsdyspnoe
  - inadäquater Leistungsabfall
  - Husten
- fortgeschrittenes HAPE:
  - Ruhedyspnoe
  - Orthopnoe
  - Tachypnoe
  - Tachykardie
  - Abhusten von farblosem oder blutig tangiertem Sekret

36.8 Diagnostik

36.8.1 Diagnostisches Vorgehen

- Das diagnostische Vorgehen ist in den folgenden Abschnitten beschrieben.

36.8.2 Anamnese

- akute Höhenexposition einer nicht an die Höhe (> 3000 m) akklimatisierten Person

36.8.3 Körperliche Untersuchung

- Dyspnoe
- Zyanose
- kardiopulmonal:
  - feuchte Rasselgeräusche
  - akzentuierter Pulmonalton
- Arterieller Sauerstoffpartialdruck (pO2) und Sauerstoffsättigung zeigen bei Personen mit einem HAPE auf 4559 m Höhe Werte um 25 mmHg bzw. < 50 % (versus 35–35 mmHg bzw. 70–85 % bei gesunden Kontrollpersonen) [13]. Bei beginnendem HAPE kann die Sauerstoffsättigung in Ruhe jedoch noch normal sein. Bei Zentralisation kann die Pulsoxymetrie falsch niedrige Werte liefern.

36.8.4 Bildgebende Diagnostik

Echokardiografie

- Zeichen der Rechtsherzbelastung, erhöhter Druckgradient an der Trikuspidalklappe

Röntgen

- Thorax-Röntgen
  - fleckförmige, zufällig verteilte Transparenzminderung
- Ausschluss einer anderen Ursache als der Höhenexposition für ein Lungenödem (siehe Kap. 36.9)

CT

- Thorax-CT (siehe Kap. Röntgen)

IV

36.9 Differenzialdiagnosen

Tab. 36.2 Differenzialdiagnosen.

Differenzialdiagnose	Bemerkungen
dekompensierte Linksherzinsuffizienz	Meist im Rahmen einer vorbestehenden koronaren Herzerkrankung. In der Echokardiografie zeigt sich eine reduzierte linksventrikuläre Pumpfunktion.
Lungenarterienembolie	Verstärkt regionale Überperfusion, imponiert in der Höhe als Lungenödem. Verdacht bei atypischem Auftreten und Verlauf des Lungenödems (Höhe, geringes Ansprechen auf HAPE-Therapie), D-Dimere sind auch beim fortgeschrittenen HAPE erhöht [2].
Atemwegsinfekt	Pneumonie (gelblich grüner Auswurf), Infektion der oberen Luftwege (höheres Fieber). Kann die Entstehung eines HAPE auch begünstigen.
periodische Atmung im Schlaf	Erwachen mit Erstickungsgefühl nach Apnoephasen, tagsüber auch bei körperlicher Belastung beschwerdefrei
Hyperventilation	k.A.

HAPE: high-altitude pulmonary edema, k.A.: keine Angaben

36.10 Therapie

36.10.1 Therapeutisches Vorgehen

- sofortiger Abstieg um mindestens 1000 Höhenmeter
- Wenn ein Abstieg nicht möglich ist, sollte ein Abtransport (Hubschrauber) veranlasst werden.
- Wenn Abstieg und Abtransport nicht möglich sind, stehen folgende Therapieoptionen zur Verfügung:
  - Sauerstoffgabe (2–4 l/min)
  - Behandlung im portablen Überdrucksack (wiederholte 1–2-stündige Expositionen bei 140–200 mbar Überdruck (entspricht je nach Ausgangshöhe einem simulierten Abstieg von 2000–3000 m)
  - zusätzlich: oral Nifedipin retard 20 mg alle 6 h oder Tadalafil 10 mg alle 12 h [3]
  - In einem touristischen Umfeld mit guter medizinischer Infrastruktur (Rocky Mountains, Anden) genügt in leichten Fällen Bettruhe und Sauerstoffgabe bei gleichzeitigem Verbleib in der Höhe.
- Diuretika spielen in der Therapie des HAPE keine Rolle, zumal viele Patienten in der Höhe volumendepletiert sind.
- Morphine sind wegen der Gefahr der Atemdepression nicht indiziert.

36.11 Verlauf und Prognose

- Die Zufuhr von Sauerstoff führt i. d. R. innerhalb der ersten Stunde zur deutlichen Besserung der Symptomatik. Im Tiefland besteht in Ruhe meist Beschwerdefreiheit.
- In fortgeschrittenen Fällen kann eine Hospitalisierung notwendig werden.
- Ein Übergang in ein ARDS (Acute-Respiratory-Distress-Syndrom) ist extrem selten beschrieben worden.
- Eine Anstrengungsdyspnoe kann über mehrere Tage bestehen bleiben.
- Innerhalb von 5–7d kommt es meist zur vollständigen Genesung und Restitutio ad integrum.
- Die positive Anamnese eines HAPE stellt keine Kontraindikation für einen erneuten Höhenaufenthalt dar. Vor einem erneuten Höhenaufstieg sollten jedoch einige symptomfreie Tage ohne therapeutische Medikation vergangen sein. Weiterhin sollte auf einen langsamen Höhenaufstieg sowie auf das erneute Auftreten erster Symptome eines HAPE streng geachtet werden. Es empfiehlt sich, im Falle eines erneuten Höhenaufstiegs einen pulmonalen Vasodilatator zur Therapie eines HAPE-Rezidivs mitzuführen.

36.12 Prävention

- langsamer Aufstieg:
  - Dieser sollte bei bekannter HAPE-Anamnese besonders langsam sein.
  - Ab einer Höhe von 2500 m sollte die tägliche Schlafhöhe um maximal 300–350 m pro Tag gesteigert werden [1].
  - Die Einhaltung dieser Empfehlung ist aufgrund geografischer Gegebenheiten oftmals nicht möglich, daher sollten die Werte eher als Grundlage für die durchschnittliche Aufstiegsgeschwindigkeit während der gesamten Bergtour dienen.
- wenn ein langsamer Aufstieg nicht möglich ist:
  - orale Prophylaxe mit Nifedipin retard 3 × 20 mg pro Tag, Tadalafil 2 × 10 mg pro Tag oder Dexamethason 2 × 8 mg pro Tag, beginnend am Aufstiegstag [3], [7]

36.13 Quellenangaben

[1] Bärtsch P. High altitude pulmonary edema. Med Sci Sports Exerc 1999; 31: 23–27

[2] Bärtsch P, Haeberli A, Franciolli M, et al. Coagulation and fibrinolysis in acute mountain sickness and beginning pulmonary edema. J Appl Physiol 1989; 66: 2136–2144

[3] Bärtsch P, Swenson ER. Clinical practice: Acute high-altitude illnesses. N Engl J Med 2013; 368: 2294–2302

[4] Berger MM, Dehnert C, Bailey DM, et al. Transpulmonary plasma ET-1 and nitrite differences in high altitude pulmonary hypertension. High Alt Med Biol 2009; 10: 17–24

[5] Berger MM, Hesse C, Dehnert C, et al. Hypoxia impairs systemic endothelial function in individuals prone to high-altitude pulmonary edema. Am J Respir Crit Care Med 2005; 172: 763–767

[6] Dehnert C, Berger MM, Mairbaurl H, et al. High altitude pulmonary edema: A pressure-induced leak. Respir Physiol Neurobiol 2007; 158: 266–273

[7] Luks AM, McIntosh SE, Grissom CK, et al. Wilderness Medical Society practice guidelines for the prevention and treatment of acute altitude illness: 2014 update. Wilderness Environ Med 2014; 25: 4–14

[8] Maggiorini M, Melot C, Pierre S, et al. High-altitude pulmonary edema is initially caused by an increase in capillary pressure. Circulation 2001; 103: 2078–2083

[9] Sartori C, Duplain H, Lepori M, et al. High altitude impairs nasal transepithelial sodium transport in HAPE-prone subjects. Eur Respir J 2004; 23: 916–920

[10] Schneider M, Bernasch D, Weymann J, et al. Acute mountain sickness: influence of susceptibility, preexposure, and ascent rate. Med Sci Sports Exerc 2002; 34: 1886–1891

[11] Schoene RB, Swenson ER, Pizzo CJ, et al. The lung at high altitude: bronchoalveolar lavage in acute mountain sickness and pulmonary edema. J Appl Physiol 1988; 64: 2605–2613

[12] Schommer K, Bartsch P. Basic medical advice for travelers to high altitudes. Dtsch Arztebl Int 2011; 108: 839–847

[13] Swenson ER, Bärtsch P. High-altitude pulmonary edema. Compr Physiol 2012; 2: 2753–2773

[14] Swenson ER, Maggiorini M, Mongovin S, et al. Pathogenesis of high-altitude pulmonary edema: inflammation is not an etiologic factor. JAMA 2002; 287: 2228–2235

Teil V

Kardiale Notfälle

V

37 Akutes Koronarsyndrom

Hans-Jörg Hippe, Norbert Frey

37.1 Steckbrief

Beim akuten Koronarsyndrom (ACS) handelt sich um eine Arbeitsdiagnose bei Patienten mit akutem Thoraxschmerz und einer möglichen myokardialen Minderperfusion. Ein ACS kann ein Myokardinfarkt mit oder ohne ST-Streckenhebungen (STEMI: ST-Hebungsmyokardinfarkt, NSTEMI: Nicht-ST-Hebungsmyokardinfarkt) sein oder eine instabile Angina pectoris (IAP). Der STEMI-Patient und der hämodynamisch instabile Patient werden unmittelbar einer PCI (Perkutane Koronarintervention) zugeführt – die Logistik ist hier entscheidend. Bei Patienten mit NSTEMI oder IAP wird innerklinisch (CPU: Chest Pain Unit) eine Risikostratifizierung vorgenommen und der Zeitpunkt der invasiven Diagnostik festgelegt. Die präklinische Behandlung umfasst die analgetische bzw. anxiolytische und antiischämische Therapie sowie die Thrombozytenhemmung und Antikoagulation.

37

37.2 Aktuelles

- Wichtige Orientierungshilfe und Grundlage dieses Beitrages bilden die aktuellen Leitlinien der Europäischen Gesellschaft für Kardiologie (ESC) zum NSTE-ACS (2015) und zum STEMI (2017)[1],[2].

Neue 2017-ESC-STEMI-Leitlinie

- Die wesentlichen Neuerungen der Leitlinien zum Management des STEMI der Europäischen Gesellschaft für Kardiologie (ESC-Leitlinien von 2017) für die Notfallmedizin:
- STEMI-Diagnose
  - Geschlecht und Alter entscheiden über die Signifikanz einer ST-Streckenhebung in den Ableitungen V_2 und V_3.
  - Der Linksschenkelblock (LSB) alleine wird nicht mehr als STEMI-Äquivalent angesehen. Bei typischer Ischämie-Symptomatik sollten, unabhängig davon, ob der LSB neu oder alt ist, zudem die Sgarbossa-Kriterien (Kap. Sgarbossa-Kriterien) (Infobox 2) erfüllt sein.
  - Auch der Rechtsschenkelblock (RSB) wird als STEMI-Äquivalent betrachtet, wenn persistierende Ischämie-typische Symptome vorliegen und die Wahrscheinlichkeit für einen Myokardinfarkt hoch ist.
- optimales präklinisches Zeitmanagement
  - Der Zeitpunkt der STEMI-Diagnose (≤ 10 min nach medizinischem Erstkontakt) ist der Beginn des Zeitmanagements und Referenzwert für die Zielzeiten (▶ Tab. 37.2).
- präklinische Therapie
  - Die Gabe von Sauerstoff ist nur noch bei einer arteriellen Sauerstoffsättigung (SaO_2) von < 90 % indiziert.
  - Bei der Schmerztherapie mit Morphin sollte berücksichtigt werden, dass die Wirkung von P2Y12-Inhibitoren wie Clopidogrel abgeschwächt werden können. Zur Sedierung und Anxiolyse werden Benzodiazepine empfohlen.
  - Fibrinolyse: Tenecteplase wird gewichtsadaptiert dosiert. Für Patienten > 75 Jahre wird jetzt die halbe gewichtsadaptierte Dosis empfohlen (Kap. Medikamentöse Therapie).
  - Für die präklinische Gabe von P2Y12-Inhibitoren gibt es nach wie vor keine Studie, die einen Vorteil dieser Strategie zeigen konnte. Dennoch besteht die Empfehlung, frühestmöglich Ticagrelor 180 mg oder Prasugrel 60 mg als orale Loading-Dosis zu verabreichen (CAVE: Kontraindikationen für Prasugrel).

37.3 Synonyme

- acute coronary syndrome, ACS
- akutes Koronarsyndrom (AKS)
- Herzinfarkt
- instabile Angina pectoris (IAP)
- myocardial infarction (MI)
- Myokardinfarkt mit ST-Streckenhebung (STEMI)
- Myokardinfarkt ohne ST-Streckenhebung (NSTEMI)
- Nicht-ST-Strecken-Hebungs-ACS (NSTE-ACS)
- non-ST-elevation myocardial infarction (NSTEMI)
- ST-elevation myocardial infarction (STEMI)
- unstable angina pectoris (UAP)

37.4 Keywords

- akutes Koronarsyndrom (ACS)
- Myokardinfarkt
- STEMI
- NSTEMI
- instabile Angina pectoris (IAP)
- Thoraxschmerz
- Revaskularisation
- Reperfusion

37.5 Definition

- Das ACS ist eine Arbeitsdiagnose bei Patienten mit akutem Thoraxschmerz und dem Verdacht auf eine myokardiale Ischämie als Ursache der Beschwerden.

- Das ACS umfasst:
  - STEMI
  - NSTE-ACS:
    - NSTEMI mit Troponin-Erhöhung/Troponin-Dynamik
    - IAP ohne Troponin-Erhöhung/Troponin-Dynamik
- Die Diagnose „ACS“ sollte nur bis zur Klärung des tatsächlichen Krankheitsbildes verwendet werden.

37.6 Epidemiologie

37.6.1 Häufigkeit

- Das ACS ist die häufigste Todesursache weltweit.
- Das ACS ist mit bis zu 25 % die häufigste Ursache für einen Notarzteinsatz in Deutschland.
- Thoraxschmerz, das Leitsymptom des ACS, ist einer der häufigsten Vorstellungsgründe in Notambulanzen.
- Bei 10–15 % dieser Patienten lässt sich abschließend ein akuter Herzinfarkt diagnostizieren.
- Inzidenz des STEMI in Europa und Amerika: ca. 50–70 pro 100 000 Einwohner und Jahr.
- Die STEMI-Inzidenz fällt in den letzten Jahren stetig und hat sich in 10 Jahren um beinahe 40 % reduziert.
- Inzidenz des NSTEMI: ca. 132 pro 100 000 Einwohner und Jahr.
- Etwa 20 % aller Herzinfarkte treten als „stumme Infarkte“ auf.

37.6.2 Altersgipfel

- Ein STEMI tritt häufiger bei jüngeren Patienten, ein NSTE-ACS häufiger bei älteren Patienten auf.
- Männer entwickeln Herzinfarkte im Vergleich zu Frauen in jüngeren Jahren (mittleres Alter: Männer 64,5 Jahre, Frauen 70,3 Jahre)

37.6.3 Geschlechtsverteilung

- Die Gesamtzahl der Herzinfarkte ist bei Männern etwas höher als bei Frauen.
- Frauen haben dagegen häufiger eine untypische Angina pectoris (AP) und werden in Europa und Amerika bei gleichen Beschwerden seltener als Männer einer Koronarangiografie unterzogen.
- In Industrieländern sterben 25 % der Männer über 65 Jahre innerhalb des ersten Jahres nach Herzinfarkt, bei Frauen beträgt die Einjahresmortalität 30 %.

37.6.4 Prädisponierende Faktoren

- atherogene kardiovaskuläre Risikofaktoren:
  - Hypercholesterinämie
  - Diabetes mellitus
  - arterielle Hypertonie
  - vermehrtes Viszeralfett
  - Nikotinabusus
  - positive Familienanamnese
  - bekannte koronare Herzerkrankung (KHK)
  - vorausgegangene Myokardinfarkte (MI)

37.7 Ätiologie und Pathogenese

- Pathophysiologisch stehen 2 Ursachen für ein ACS im Vordergrund:
  - instabile atherosklerotische Plaque mit Erosion oder Ruptur und begleitender Entzündung (Typ-1-Myokardinfarkt)
  - myokardiale Ischämie infolge eines verminderten Sauerstoffangebots oder erhöhten Bedarfs, wie bei einer atherosklerotischen Koronarstenose, einem Koronarspasmus oder auch ohne relevante Koronarstenosen (Typ-2-Myokardinfarkt)
- Fourth Universal Definition of Myocardial Infarction (2018) [5], [8].

37.8 Symptomatik

- Leitsymptom ist der Thoraxschmerz (AP), der
  - typischerweise als retrosternaler Druck oder als thorakales Engegefühl (Angina pectoris),
  - mit Ausstrahlung in den linken Arm, Hals oder Kiefer und
  - plötzlich in Ruhe oder bei geringer körperlicher Belastung auftritt.
- In etwa 80 % der ACS-Fälle handelt es sich um eine anhaltende AP in Ruhe von über 20 min Dauer, in ca. 20 % der Fälle um eine De-novo-Angina bzw. Crescendo-Angina.
- Begleitet werden diese Beschwerden oft von vegetativen Symptomen wie
  - Kaltschweißigkeit,
  - Übelkeit,
  - Unruhe, Angst-, Panikgefühlen und
  - Kollaps bzw. Synkope.
- Auch atypische Symptome können auftreten, nämlich
  - epigastrische Beschwerden,
  - Erbrechen,
  - stechende oder ziehende pleuritische Brustschmerzen und
  - Dyspnoe.
- Das atypische klinische Erscheinungsbild ist besonders häufig bei Patienten > 75 Jahre, bei Frauen und bei bestehenden Komorbiditäten wie Diabetes mellitus, chronischer Niereninsuffizienz oder Demenz.
- CAVE: Das Fehlen einer AP schließt ein ACS nicht aus (20 % „stumme Infarkte“).

37.9 Diagnostik

37.9.1 Diagnostisches Vorgehen

- Die präklinische Notfalldiagnostik und -versorgung des ACS sollte sich im Rahmen von Infarktnetzwerken nach abgestimmten Behandlungspfaden und SOP der beteiligten Rettungsdienste und Kliniken richten (▶ Abb. 37.1).
- Die wichtigste diagnostische Maßnahme ist das Ableiten eines 12-Kanal-EKG.
- Eine fokussierte Anamnese und körperliche Untersuchung dienen der Identifizierung von Hochrisikopatienten und dem Ausschluss der wichtigsten Differenzialdiagnosen.
- Die Diagnose STEMI sollte innerhalb der ersten 10 min nach medizinischem Kontakt gestellt und damit die wesentliche Entscheidung für die weitere Versorgung des ACS-Patienten getroffen werden.
- Zeigen sich im 12-Kanal-EKG ST-Streckenhebungen oder äquivalente Veränderungen, bedarf es keiner weiteren diagnostischen Schritte und der Transport in das nächstgelegene PCI-Zentrum kann unverzüglich nach Initialtherapie begonnen werden.
- Fehlt eine ST-Strecken-Hebung, sind bei stabilen Patienten zusätzliche diagnostische Maßnahmen erforderlich, allerdings erst nach der Ankunft in der Klinik (CPU). Insbesondere die Bestimmung kardialer Biomarker (Troponin) und bildgebende Verfahren, wie die Echokardiografie, sind für die innerklinische Risikostratifizierung essenziell.
- Auch Patienten mit der Arbeitsdiagnose NSTE-ACS müssen sofort vom Rettungsdienst stationär eingeliefert werden, allerdings nicht zwingend primär in ein PCI-Zentrum (möglichst aber in eine CPU). Liegt jedoch eine kardiorespiratorische Instabilität vor oder persistieren die Beschwerden, sollte der Patient in ein PCI-Zentrum eingeliefert werden.

37.9.2 Anamnese

- Die fokussierte Anamnese umfasst:
  - klinische Symptomatik (Thoraxschmerz, Angina, vegetative Symptomatik)
  - differenzialdiagnostische Fragen (siehe ▶ Tab. 37.1)
  - kardiovaskuläre Risikofaktoren, vorbekannte KHK, Zustand nach (Z. n.) Herzinfarkt
  - CAVE: Aufgrund der Sedierung oder kardiorespiratorischer Instabilität sind diese Antworten möglicherweise die einzigen Angaben des Patienten für den weiteren Behandlungsverlauf.

37.9.3 Körperliche Untersuchung

- Die fokussierte klinische Untersuchung umfasst:
  - Auskultation
    - Herz: Aortenstenose, Mitralklappeninsuffizienz
    - Lunge: feuchte Rasselgeräusche
  - Blutdruckmessung (Seitendifferenz ausschließen)
  - Zeichen der akuten Herzinsuffizienz:
    - Dyspnoe
    - Lungenstauung
    - Halsvenenstauung
    - Zentralisierung
    - CAVE: Das sind Hinweise auf die Entwicklung eines lebensbedrohlichen kardiogenen Schocks.

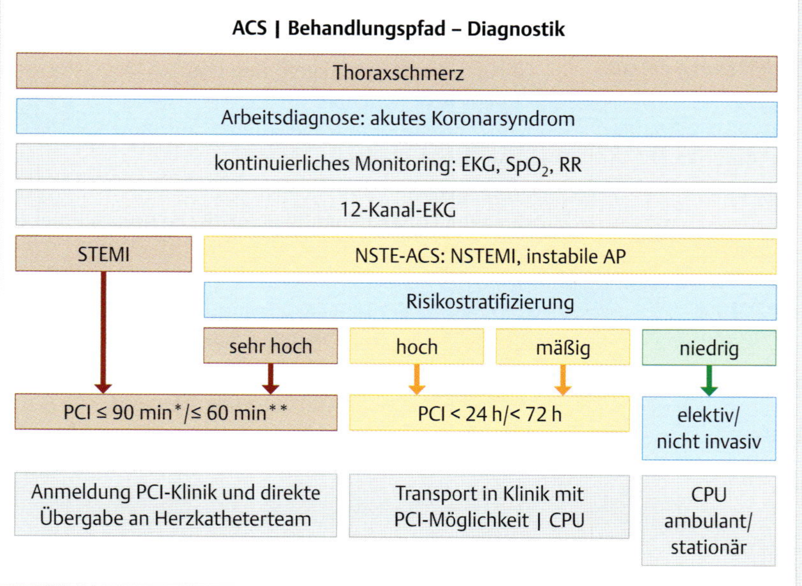

Abb. 37.1 Beispiel eines präklinischen Behandlungspfads (Diagnostik) * außerhalb bzw. ** innerhalb der PCI-Klinik. Abk. ACS: akutes Koronarsyndrom, AP: Angina pectoris, CPU: Chest Pain Unit, (N)STEMI: (Nicht)-ST-Hebungsmyokardinfarkt, PCI: perkutane koronare Intervention, SpO_2: pulsoxymetrisch gemessene Sauerstoffsättigung. (Quelle: Roser M, Landmesser U. Akutes Koronarsyndrom. Notfallmed up2date 2016; 11: 87–96)

37.9.4 EKG

- 12-Kanal-EKG: frühestmöglich, auf jeden Fall innerhalb der ersten 10 min des Patientenkontakts:
  - Das Vorliegen von ST-Hebungen liefert den Hinweis auf einen ST-Hebungsinfarkt, damit sind die Weichen für den weiteren Behandlungsablauf gestellt.
  - ST-Streckensenkungen bzw. Veränderungen der T-Welle sind häufig bei einem NSTEMI zu finden.
  - Horizontale oder deszendierende ST-Senkungen von mehr als 0,1 mV und in benachbarten Ableitungen deuten auf eine myokardiale Ischämie hin.
  - Die rechts präkordialen ($rV_3 + rV_4$) und posterioren Ableitungen (V_7–V_9) sollten bei Verdacht auf einen inferioren bzw. posterioren Infarkt ebenfalls immer abgeleitet werden.
  - CAVE: Finden sich keinerlei EKG-Veränderungen, ist ein NSTEMI dennoch nicht ausgeschlossen.

STEMI

Ein STEMI wird im EKG wie folgt erkannt:

- ST-Hebungen (0,1 mV ≅ 1 mm) in mindestens 2 benachbarten Ableitungen von:
  - 2,5 mm bei Männern < 40 Jahre in V_2–V_3
  - 2,0 mm bei Männern > 40 Jahre in V_2–V_3
  - 1,5 mm bei Frauen in V_2–V_3
  - und/oder 1 mm in allen anderen Ableitungen

STEMI-Äquivalente:

- EKG-Kriterien für einen posterioren Infarkt:
  - ST-Senkung ≥ 0,5 mm und positiver T-Welle in V_1–V_3 und ST-Hebung ≥ 0,5 mm in V_7–V_9
- EKG-Kriterien für eine hochgradige Hauptstamm-Läsion:
  - ST Hebung ≥ 1,0 mm in aVR und/oder V_1 und ST Senkungen ≥ 1,0 mm in mindestens 6 Ableitungen (meist inferolateral, insgesamt müssen 8 Ableitungen betroffen sein)
  - Linksschenkelblock (LSB) oder Rechtsschenkelblock (RSB):
    - neu aufgetreten oder vorbekannt, sofern anhaltende Ischämie-typische Symptome vorliegen
  - Für den LSB sollten die Sgarbossa-Kriterien (Kap. Sgarbossa-Kriterien) erfüllt sein:
    - ST-Hebung konkordant zum QRS-Komplex oder
    - ST-Hebung extrem diskordant (≥ 5 mm bei negativem QRS-Komplex)
- Falls die Interpretation des prähospitalen EKG vor Ort nicht möglich ist, kann eine computergestützte Auswertung genutzt werden oder die Daten des EKG können an eine PCI-Klinik (CPU) bzw. den diensthabenden Kardiologen (Smartphone) übertragen werden.

Sgarbossa-Kriterien

- ST-Hebung ≥ 1 mm konkordant zum QRS-Komplex in Ableitungen mit positivem QRS-Komplex
- ST-Senkung ≥ 1 mm konkordant zum QRS-Komplex in V1–V3
- ST-Hebung ≥ 5 mm extrem diskordant in Ableitungen mit negativem QRS-Komplex
- Die Sgarbossa-Kriterien gelten auch bei RV-stimuliertem Schrittmacher-EKG (CAVE: geringe Spezifität).

37.9.5 Echokardiografie

- Die transthorakale Echokardiografie (TTE) ist neben der Bestimmung der Troponin-Werte die zentrale diagnostische Maßnahme nach Aufnahme des ACS-Patienten in der Klinik bzw. CPU.
- Die Echokardiografie trägt zur Risikostratifizierung und zum Ausschluss der Differenzialdiagnosen bei.
- Beurteilung der globalen links- und rechtsventrikulären Funktion
- Erkennen von regionalen Wandbewegungsstörungen
- Ausschluss wichtiger Differenzialdiagnosen (Vitien, Lungenembolie, hypertrophe Kardiomyopathie)
- Nachweis von Infarktkomplikationen (Mitralklappeninsuffizienz (Papillarmuskelabriss), Perikarderguss, Ventrikelseptumdefekt)

37.9.6 Labor

- Initiallabor (CPU, Notambulanz):
  - hochsensitives Troponin-T oder Troponin -I, Kreatinin, Thyreotropin (TSH), kleines Blutbild (Hämoglobin, Leukozyten, Thrombozyten), Gerinnung (INR), Elektrolyte
- Nach 3 h (bzw. nach 1 h):
  - hochsensitives Troponin-T oder Troponin-I
- Bei entsprechender klinischer Symptomatik zeigt ein über die 99. Perzentile erhöhter Troponin-Wert zusammen mit einer Kinetik das Vorliegen eines akuten Myokardinfarkts an.

37.9.7 Röntgen-Thorax

- Bei Patienten mit ACS ist ein routinemäßiges Thorax-Röntgenbild nicht erforderlich.
  - ggf. zur weiteren Abklärung von Differenzialdiagnosen (Pneumothorax oder Pneumonie) oder beim komplizierten ACS (Lungenödem)

37.10 Differenzialdiagnosen

Tab. 37.1 Differenzialdiagnosen.

Akuter Thoraxschmerz	Bemerkungen Hinweise und diagnostische Maßnahmen (→)
Angina pectoris	Druck- bzw. Engegefühl, ausstrahlend in li. Arm oder Kiefer, länger als 20 min andauernd, vegetative Begleitsymptomatik, Angstgefühl → EKG, Troponin, Koronarangiografie
Lungenarterienembolie	Dyspnoe, Tachykardie → Angio-CT, D-Dimere
Aortendissektion	reißender bzw. schneidender Schmerz, ausstrahlend in den Rücken, Blutdruckdifferenz re./li. Arm, Pulsdefizit, fokal neurologisches Defizit, hypertensive Entgleisung → Angio-CT
Spontanpneumothorax	Dyspnoe, Einflussstauung → Röntgen-Thorax
Mediastinitis/Ösophagusruptur	vorausgehendes Erbrechen, Hautemphysem (Krepitationen), Mackler's Trias → Röntgen-Thorax/CT-Thorax
hypertensive Krise	Blutdruckwerte
hypertrophe Kardiomyopathie	Echokardiografie
Aortenklappenstenose	Auskultationsbefund (Systolikum mit Fortleitung in die Karotiden) → Echokardiografie
(Peri-)Myokarditis	vorangegangener/aktueller Infekt, ST-Hebungen (konkav) über allen Ableitungen, Troponin-Erhöhung → Echokardiografie, HK-Untersuchung mit Biopsie, Kardio-MRT (Kontrast)
Tako-Tsubo-Kardiomyopathie	Stressereignis (emotional, physisch), EKG-Veränderungen ohne Bezug zur Koronarversorgung → Echokardiografie, Koronarangiografie mit LV-Angiografie
Pleuritis	atemabhängig, pulmonaler Infekt → Röntgen-Thorax
Refluxösophagitis	belastungsunabhängig, lageabhängig → Ösophagogastroskopie
gastroduodenale Ulzera	belastungsunabhängig, abhängig von der Nahrungsaufnahme/Zusammensetzung, Ansprechen auf PPI → Duodenogastroskopie
muskuloskelettale Beschwerden (Interkostalneuralgie, vertebragener Schmerz)	bewegungsabhängig, auf Druck manuell auslösbar, atemabhängig, jüngere Patienten → Ausschlussdiagnose
MINOCA (Myocardial Infarction with Non-Obstructive Coronary Arteries)	Myokardinfarkt ohne obstruktive Koronarstenose → Ausschlussdiagnose nach der Koronarangiografie, Echokardiografie, Kardio-MRT

HK: Herzkatheter, LV: linker Ventrikel, PPI: Protonenpumpen Inhibitor

37

37.11 Therapie

37.11.1 Therapeutisches Vorgehen

Logistik der Therapie des ACS

- siehe ▸ Abb. 37.2 und ▸ Abb. 37.3
- Die Therapie des ACS ist mittlerweile stark standardisiert. Sie sollte auf abgestimmten Behandlungspfaden, idealerweise im Rahmen eines regionalen Herzinfarktnetzes, in Zusammenarbeit mit Hausärzten, Rettungsdiensten und Kliniken mit und ohne Interventionsmöglichkeit basieren.
- Die wichtigste Aufgabe des Notarztes ist zunächst hauptsächlich organisatorischer Natur:
  - Welche Zielklinik hat eine 24/7-Herzkatheterbereitschaft?
  - Wie erfolgt die Kontaktaufnahme mit dem diensthabenden Kardiologen?
  - Kann der Patient direkt an das Herzkatheterlabor übergeben werden?
- Entscheidend ist, dass innerhalb von 90 min, nachdem die Diagnose STEMI gestellt wurde, eine PCI mit Wiedereröffnung des Infarktgefäßes (wire crossing) durchgeführt sein muss.
- Unnötige präklinische Transportverzögerungen sollten unbedingt vermieden werden. Die prähospitale Alarmierung des Herzkatheterpersonals optimiert nicht nur die organisatorischen Abläufe, sondern reduziert auch die Mortalität (▸ Tab. 37.2).

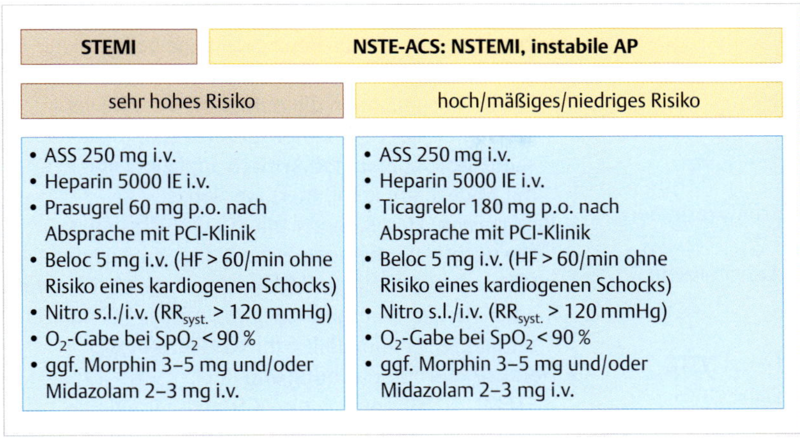

Abb. 37.2 Beispiel eines präklinischen Behandlungspfads (Therapie).
Abk. ACS: akutes Koronarsyndrom, IAP: instabile Angina pectoris, (N)STEMI: (Nicht)-ST-Hebungsmyokardinfarkt, SpO_2: pulsoxymetrisch gemessene Sauerstoffsättigung. (Quelle: Roser M, Landmesser U. Akutes Koronarsyndrom. Notfallmed up2date 2016; 11: 87-96)

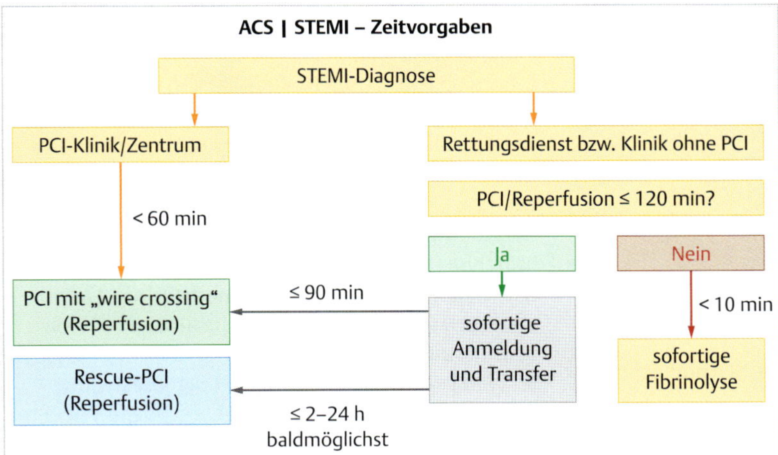

Abb. 37.3 ACS/STEMI-Versorgung und Zeitvorgaben.
Abk. ACS: akutes Koronarsyndrom, STEMI: ST-Hebungsmyokardinfarkt [4].

Tab. 37.2 ACS/STEMI-Versorgung und Zeitvorgaben.

Zeitintervalle	Zeitvorgaben
maximales Zeitintervall vom ersten medizinischen Kontakt bis zur EKG-Diagnose	≤ 10 min
maximales Zeitintervall bis zur PCI (wire crossing) nach STEMI-Diagnose, andernfalls Fibrinolyse	≤ 120 min
maximales Zeitintervall bis zur PCI (wire crossing) nach STEMI-Diagnose bei Aufnahme in einer PCI-Klinik	≤ 60 min
maximales Zeitintervall bis zur PCI (wire crossing) nach STEMI-Diagnose bei Patienten, die von außerhalb kommen	≤ 90 min
maximales Zeitintervall bis zum Beginn der Fibrinolyse nach STEMI-Diagnose	≤ 10 min
Zeitintervall bis zur Evaluation des Lyse-Erfolgs	60–90 min
Zeitintervall bis zur Koronarangiografie nach Beginn der Fibrinolyse	2–24h

- Sind beim ACS keine ST-Streckenhebungen nachzuweisen, wird die Entscheidung über die Indikation und Zeitpunkt einer Herzkatheteruntersuchung meist erst innerklinisch nach weiterer Diagnostik getroffen.
- Liegt jedoch eine kardiorespiratorische Instabilität vor oder persistieren die Beschwerden, muss ein PCI-Zentrum informiert und angesteuert werden.
- Neben der Erledigung der organisatorischen Aufgaben sind die folgenden Maßnahmen zur Akuttherapie des ACS zu beachten (siehe ▶ Abb. 37.2).

Monitoring

- Jeder Patient mit der Diagnose ACS muss bis zur Übergabe ständig monitorüberwacht (EKG, SpO_2) sein.
- Gefahren: maligne Arrhythmien, Kammerflimmern, Bradykardien, Hypotension, Hypoxie

Medikamentöse Therapie

- Antiischämische Therapie
  - Sauerstoff
    - keine routinemäßige Gabe von Sauerstoff
    - nur bei einer SaO_2 von < 90 %
  - Nitroglyzerin
    - kein routinemäßiger Einsatz von Nitroglyzerin bei ACS
    - nur zur Blutdrucksenkung oder bei Lungenödem (2 Hübe sublingual, 0,1–0,2 mg i. v.)
  - Betablocker
    - Bei hämodynamisch stabilen STEMI- und NSTE-ACS-Patienten wird die frühzeitige Gabe eines Betablockers empfohlen: z. B. Metoprolol 5 mg i. v.
    - CAVE: AV-Blockierungen, z. B. bei Hinterwandinfarkt
- Thrombozytenaggregationshemmung
  - Die auf eine Plaqueruptur folgende Thrombozytenaktivierung und Thrombozytenaggregation sind zentrale Mechanismen des ACS. Die antithrombozytäre Therapie ist demzufolge eine grundlegende Form der Behandlung des ACS, mit oder ohne ST-Segment-Hebung sowie mit oder ohne Reperfusions- bzw. Revaskularisierungsbehandlung.
  - ASS (Azetylsalizylsäure)
    - Jeder ACS-Patient sollte 250 mg ASS i. v. erhalten.
  - P2Y12-Hemmer
    - Studien zeigen bisher keinen Vorteil einer prähospitalen P2Y12-Hemmer-Gabe.
    - Die Entscheidung über den Einsatz eines P2Y12-Antagonisten sollte mit der behandelnden Klinik oder im Infarktnetz der Region abgestimmt werden.
    - Die aktuellen Leitlinien empfehlen – allerdings ausschließlich aufgrund der Pharmakokinetik – beim STEMI die möglichst frühe Gabe eines P2Y12-Inhibitors, bevorzugt Ticagrelor 180 mg oder Prasugrel 60 mg. Die Kontraindikationen für Prasugrel (Alter ≥ 75 Jahre, KG < 60 kg, Z. n. TIA (transitorische ischämische Attacke/Schlaganfall) müssen beachtet werden. Im Falle von Kontraindikationen (insbesondere Z. n. Hirnblutung, Therapie mit oralen Antikoagulanzien) sollte alternativ Clopidogrel 600 mg (oral) gegeben werden.
- Antikoagulation
  - Standardtherapie: unfraktioniertes Heparin (UFH) i. v. (70–100 IU/kgKG), meist 5000 IU i. v.
  - Alternative: niedermolekulares Heparin Enoxaparin 30 mg i. v.
  - Fondaparinux 2,5 mg s. c. ist innerklinisch das Mittel der Wahl beim NSTE-ACS.
  - CAVE: Blutungen verschlechtern die Prognose von Patienten mit ACS.
- Schmerztherapie und Anxiolyse
  - fraktioniertes Morphin (3–5 mg i. v.), dazu ein Antiemetikum
  - Patienten, bei denen Aufregung und Angst im Vordergrund stehen, sollten Benzodiazepine bekommen, z. B. fraktioniert Midazolam 2–3 mg i. v.
  - CAVE: Morphin kann die Aufnahme der oral verabreichten P2Y12-Inhibitoren verzögern. Deshalb sollte Morphin nicht unkritisch appliziert und ggf. mit Midazolam kombiniert werden.
- Reperfusion: Herzkatheter mit PCI und Fibrinolyse
  - Die wichtigste therapeutische Maßnahme ist die Wiederherstellung der Myokardperfusion im Rahmen einer Herzkatheteruntersuchung mittels PCI oder in seltenen Ausnahmefällen mittels Fibrinolyse.
- Herzkatheteruntersuchung und PCI
  - STEMI, STEMI-äquivalente ACS oder hämodynamische Instabilität erfordern eine sofortige Wiedereröffnung des mutmaßlich verschlossenen Herzkranzgefäßes mittels PCI im Rahmen einer Herzkatheteruntersuchung.
  - Innerhalb von 90 min (außerklinisch) bzw. 60 min (innerklinisch), nachdem die Diagnose STEMI gestellt wurde, sollte eine Wiedereröffnung des Infarktgefäßes (wire crossing) erfolgt sein.
  - Der radiale Zugangsweg ist dabei aufgrund der Reduktion von Blutungskomplikationen zu bevorzugen.
- Fibrinolyse (siehe Kap. Lyse-Kontraindikationen)
  - Sollte ein PCI-Zentrum nicht innerhalb von 120 min erreicht werden können, sieht die aktuelle STEMI-Leitlinie eine Lysetherapie vor. Die Gabe der Lyse sollte dann spätestens 10 min nach Diagnosestellung STEMI erfolgen, um eine möglichst schnelle Wiedereröffnung zu gewährleisten (▶ Abb. 37.3).
  - Angesichts der hohen Dichte an PCI-Zentren mit entsprechender Netzwerkbildung und auch der guten Verfügbarkeit von Rettungshubschraubern ist die Lyse im deutschsprachigen Raum beim STEMI nur in Ausnahmefällen notwendig.
  - Verwendet wird Tenecteplase (Metalyse) in gewichtsadaptierter Dosis. Patienten mit einem Alter ≥ 75 Jahre erhalten die halbe gewichtsadaptierte Dosis.
  - Nach der Lyse wird in jedem Fall ein PCI-Zentrum angefahren, um das Ergebnis im Rahmen einer Koronarangiografie zu überprüfen und ggf. eine Rescue-PCI durchzuführen.
  - Die Fibrinolyse wird begleitet von der Gabe von UFH (Dosierung 5000 I.E. i. v. Bolus, dann Ziel-PTT 50–70 s) oder Enoxaparin (Dosierung < 75 Jahre: 30 mg i. v. Bolus und 15 min später 1 mg/kg s. c. und dann alle 12h, ≥ 5 Jahre: kein Bolus, 0,75 mg/kg s. c. und dann alle 12 h) und Clopidogrel (300 mg oral < 75 Jahre bzw. 75 mg ≥ 75 Jahre) zusammen mit ASS (250 mg i. v.).

NSTE-ACS: Risikostratifizierung in der Klinik (CPU)

- Empfehlungen zur Herzkatheteruntersuchung bei NSTE-ACS-Patienten siehe ▶ Tab. 37.3

Tab. 37.3 Risikokriterien für den Zeitpunkt der Koronarangiografie von NSTE-ACS (Nicht-ST-Strecken-Hebungs-Infarkt und instabile Angina pectoris)-Patienten [5].

Risiko	Kriterien	Timing der Koronarangiografie
sehr hohes Risiko	refraktäre Angina-pectoris-Beschwerden, assoziierte Herzinsuffizienz oder kardiogener Schock, lebensbedrohliche ventrikuläre Arrhythmien, hämodynamische Instabilität	dringend ≤ 2h
hohes Risiko	Grace Score > 140 und/oder dynamische ST-Strecken- oder T-Wellen-Änderungen, und/oder relevanter Anstieg oder Abfall des Troponins (Dymamik)	frühzeitig ≤ 24h
mäßiges Risiko	GRACE Score < 140, aber mindestens eines der folgenden Kriterien: Diabetes mellitus, Niereninsuffizienz (GFR < 60 ml/min), reduzierte LV-Funktion (EF < 40 %), vorangegangene Koronarintervention oder Bypass-Operation, frühe Post-Infarkt-Angina	verzögert ≤ 72h
niedriges Risiko	kein wiederkehrender Thoraxschmerz, keine klinischen Zeichen der Herzinsuffizienz, keine pathologischen Veränderungen im EKG (initial und im Verlauf), keine Troponinerhöhung/-dynamik, keine induzierbare Ischämie und niedriger GRACE-Score (< 108)	elektiv od. nichtinvasiv

EF: Ejektionsfraktion, GFR: glomuläre Filtrationsrate, LV: linksventrikulär, Grace Score: www.gracescore.org

- Die Indikation und der Zeitpunkt der invasiven Diagnostik mittels Koronarangiografie richten sich beim NSTE-ACS nach der Risikostratifizierung (▶ Tab. 37.3).
- Eine differenzierte Herangehensweise ist wichtig, weil eine Akutkoronarangiografie in dem heterogenen Kollektiv der NSTE-ACS-Patienten im Gegensatz zum STEMI keinen Vorteil bringt.
  - Für NSTE-ACS wird unterschieden zwischen der dringenden Koronarangiografie (bei sehr hohem Ischämierisiko), der frühzeitigen (bei hohem kardiovaskulären Risiko) und der verzögerten Koronarangiografie (bei mittlerem Risiko).
  - Bei Patienten mit IAP, die keine EKG-Veränderungen sowie keine Troponinkinetik aufweisen und die im Verlauf ohne weitere Maßnahmen beschwerdefrei sind, ist eine elektive invasive oder nichtinvasive Abklärung zu empfehlen.
- Auch für den NSTEMI bzw. NSTE-ACS gilt, dass der radiale Zugangsweg zu bevorzugen ist.
- NSTEMI-Patienten, die 80 Jahre und älter sind, profitieren nachweislich von einer invasiven Abklärungsstrategie.
- Die duale Anti-Plättchen-Therapie (DAPT; www.dapt-info.com) ist etablierter Standard in der Therapie des ACS, um sekundäre ischämische Ereignisse zu vermeiden [9]).

Lyse-Kontraindikationen

- In Deutschland mit seiner guten Infrastruktur für die Infarktbehandlung spielt die Fibrinolyse eine untergeordnete Rolle. Sie sollte demnach bei weiterer Optimierung von Netzwerken besonderen Situationen mit sehr langen Transportzeiten vorbehalten bleiben.

Absolute Kontraindikationen

- Hirnblutung oder Schlaganfall unklarer Genese in der Anamnese
- ischämischer Schlaganfall in den letzten 6 Monaten
- ZNS-Trauma oder ZNS-Tumor
- gastrointestinale Blutung im letzten Monat
- Trauma oder Operation in den letzten 3 Wochen
- nicht komprimierbare Punktionsstelle
- Gerinnungsstörung
- Aortendissektion

Relative Kontraindikationen

- TIA in den letzten 6 Monaten
- orale Antikoagulation
- Schwangerschaft oder erste Woche post partum
- hypertensive Entgleisung (RRsys > 180 mmHg oder RRdia > 110 mmHg)
- fortgeschrittene Lebererkrankung
- infektiöse Endokarditis
- aktives Magenulkus
- protrahierte Reanimation

37.12 Verlauf und Prognose

- Wo sterben die Patienten mit Herzinfarkt?
  - 10–20 % sterben vor Erreichen des Krankenhauses
  - 10–20 % sterben nach Entlassung innerhalb des ersten Monats
- Einjahresmortalität nach ACS in Deutschland (2011):
  - STEMI 15,5 %
  - NSTEMI 14 %
  - IAP 5,0 %
- In Industrieländern sterben 25 % der Männer über 65 Jahre innerhalb des ersten Jahres nach Herzinfarkt, bei Frauen beträgt die Einjahresmortalität 30 %.

37.13 Quellenangaben und Literatur zur weiteren Vertiefung

[1] 2017 ESC Guidelines for the management of acute myocardial infarction in patients presenting with ST-segment elevation

[2] 2015 ESC Guidelines for the management of acute coronary syndromes in patients presenting without persistent ST-segment elevation

[3] Akutes Koronarsyndrom, Mattias Roser, Ulf Landmesser, Notfallmed up2date 11; 2016

[4] Notfallbehandlung bei akutem Koronarsyndrom unter dem Blickwinkel der aktuellen STEMI-Leitlinien, Holger Thiele, Notfallmed up2date 8; 2013

[5] Das akute Koronarsyndrom, Matthias Totzeck, Tienush Rassaf, Klinikarzt; 2015

[6] Das akute Koronarsyndrom, Sebastian Reith, Nikolaus Marx, Alexander Kersten, Dtsch Med Wochenschr 2015

[7] Sgarbossa EB, Pinski SL, Barbagelata A. Electrocardiographic diagnosis of evolving acute myocardial infarction in the presence of left bundle-branch block. GUSTO-1 (Global Utilization of Streptokinase and Tissue Plasminogen Activator for Occluded Coronary Arteries) Investigators. N Engl J Med 1996; 334(8): 481–487

[8] Fourth Universal Definition of Myokardial Infarction (2018)

[9] 2017 ESC Focused Update on Dual Antiplatelet Therapy in Coronary Artery Disease

37.14 Wichtige Internetadressen

- www.escardio.org
- www.dgk.org
- www.dapt-info.com
- www.gracescore.org
- www.escardio.org/Guidelines

37

38 Entzündliche Herzerkrankungen: Myokarditis und Endokarditis

Mark Lüdde, Norbert Frey

38.1 Steckbrief

Die Myokarditis und die bakterielle Endokarditis sind entzündliche Erkrankungen des Herzens. Die Myokarditis ist v. a. eine Erkrankung des Myokards, meist hervorgerufen durch eine Infektion mit kardiotropen Viren. Die Endokarditis betrifft v. a. die Herzklappen und wird meist durch eine bakterielle Infektion verursacht. Beide Erkrankungen können sich als Notfallsituation präsentieren und tödlich verlaufen. So kann bei der Myokarditis eine Pumpfunktionseinschränkung auftreten und diese zu einem kardiogenen Schock führen. Außerdem sind die Patienten durch Herzrhythmusstörungen gefährdet. Die Endokarditis kann durch Destruktion befallener Herzklappen ebenfalls zu einer akuten Herzinsuffizienzsymptomatik führen. Zudem sind embolische Komplikationen gefürchtet.

38.2 Synonyme

- Myokarditis (myocarditis)
- Herzmuskelentzündung
- Perimyokarditis
- Pankarditis
- inflammatorische Kardiomyopathie
- Endokarditis (endocarditis)
- Herzinnenhautentzündung

38.3 Keywords

- Myokarditis
- bakterielle Endokarditis
- inflammatorische Kardiomyopathie

38.4 Definition

- Myokarditis: entzündliche Erkrankung des Herzmuskels, meist viral bedingt
- Endokarditis: Entzündung der Herzinnenhaut (Endokard), die meist die Herzklappentaschen bzw. Herzklappensegel mitbetrifft und häufig bakteriell bedingt ist.

38.5 Epidemiologie

38.5.1 Häufigkeit

- Myokarditis
  - Die genaue Epidemiologie ist aufgrund einer häufig nur uncharakteristischen Beschwerdesymptomatik nicht bekannt.
  - Die Inzidenz wird auf 1:10 000 bis 1:100 000 geschätzt.
  - Bei 1–5 % der Patienten mit einem viralen Infekt wird eine myokardiale Beteiligung angenommen.
- Endokarditis
  - Inzidenz 3–10:100 000

38.5.2 Altersgipfel

- Die Myokarditis kann in jedem Alter auftreten.
- Für die Endokarditis ist ebenfalls kein klarer Altersgipfel bekannt.

38.5.3 Geschlechtsverteilung

- keine geschlechtliche Prädisposition bekannt

38.5.4 Prädisponierende Faktoren

- Myokarditis
  - Ein nicht ausgeheilter Virusinfekt (v. a. Erkältungskrankheit) ist als wichtigster prädisponierender Faktor zu nennen. Aber auch ein gastrointestinaler Infekt kommt infrage.
  - Eine genetische Prädisposition wird angenommen, ist aber bisher nicht sicher durch Assoziationsstudien belegt.
- Endokarditis
  - Eine Prädisposition besteht insbesondere bei morphologischen Veränderungen des Endokards.
  - hohes Endokarditisrisiko bei:
    - künstlichen Herzklappen
    - Herzfehlern, die mit einer Zyanose einhergehen
    - Zustand nach durchgemachter Endokarditis
    - aortopulmonalem Shunt
    - hypertrophischer obstruktiver Kardiomyopathie (HOCM)
- Weitere prädisponierende Faktoren sind eine vorbestehende Immundefizienz, eine Bakteriämiequelle, intravenöser (i. v.) Drogenabusus sowie ein Diabetes mellitus.

38.6 Ätiologie und Pathogenese

38.6.1 Myokarditis

- Hauptursache ist eine Infektion des Myokards mit folgenden Viren:
  - kardiotrope Viren v. a. Coxsackieviren
  - bestimmte Erythroviren (Parvovirus B19)
  - Humanes Herpesvirus 6 (HHV-6)
  - Humanes Immundefizienz-Virus (HIV)
  - Cytomegalievirus (CMV)
  - Herpes-simplex-Virus Typ 2 (HSV-2)
  - Hepatitis-C-Virus (HCV)
  - zu einem geringeren Maß mit Adenoviren
- Nach Eintritt des Virus und nach dem Beginn der Replikation kommt es akut zum nekrotischen Untergang von Kardiomyozyten und einer z. T. ausgeprägten Entzündungsreaktion.
- Die Entzündungsreaktion ist gekennzeichnet durch eine Invasion natürlicher Killerzellen und Makrophagen, gefolgt von T-Lymphozyten. Insbesondere bei fehlender Viruselimination kommt es in einer 2. chronischen Phase zu einer (Auto-)Immunreaktion. Diese subakute Phase ist durch aktivierte virusspezifische T-Lymphozyten gekennzeichnet, die vermutlich durch molekulare Mimikry Autoimmunprozesse in Gang setzen, welche das Herz weiter schädigen. Die Folge sind ein negatives kardiales Remodelling, kardiale Fibrose und eine eingeschränkte Pumpfunktion des Herzens.

38

38.6.2 Endokarditis

- Insbesondere auf vorgeschädigten Herzklappen kommt es zu endothelialen Schäden mit Ablagerung von Thrombozyten und Fibrin. Hier bildet sich eine Matrix, die bei einer Bakteriämie (durch Eintrittspforten, wie Verletzung, iatrogene Eingriffe) die Adhärenz von Bakterien begünstigt. Weitere Virulenzfaktoren, wie eine bestehende Immunsuppression, können zur Vermehrung der Bakterien führen.
- Häufige auslösende Bakterien sind: Staphylokokken, Streptokokken, Enterokokken, Brucella melitensis sowie Bakterien der sogenannten HACEK-Gruppe, d. h. gramnegative Erreger, die aufgrund besonderer Wachstumsbedingungen im Labor erst nach längerer Inkubationszeit nachweisbar sind (Aggregatibacter aphrophilus, Aggregatibacter actinomycetemcomitans, Cardiobacterium hominis, Eikenella corrodens, Kingella kingae).
- Der weitere Verlauf ist auch bedingt durch die Pathogenität der Bakterienspezies:
  - Staphylokokken sind häufig mit einem perakuten Verlauf der Infektion mit rasch progredienter Destruktion der Herzklappe assoziiert.
  - Infektionen mit (α-hämolysierenden) Streptokokken verlaufen eher subakut (Endokarditis lenta).
- Eine wichtige Komplikation des Krankheitsverlaufs sind Embolien, ausgelöst durch Konglomerate von Bakterien und Fibrin, die sich von der betroffenen Herzklappe lösen können, sowie Abszesse, die zu einer Destruktion der Klappen und des umgebenden Myokards führen können.

38.7 Klassifikation und Risikostratifizierung

38.7.1 Myokarditis

Klassifikation nach Ursachen:

- infektiös
  - viral
  - bakteriell (z. B. Brucellen, Corynebacterium diphtheriae)
  - Protozoen (Trypanosoma cruzii in Südamerika)
  - selten Spirochäten, Pilze
- toxisch
  - Medikamente, insbesondere Chemotherapeutika
  - Alkohol
  - Kokain
- autoimmun
  - Sakoidose
  - Lupus erythematodes
  - Vaskulitiden
  - Riesenzellmyokarditis

Dallas-Klassifikation der Myokarditis nach Histopathologie [1]:

- akute Myokarditis: leukozytäre Infiltrate mit Nekrose der Myozyten
- Borderline-Myokarditis: wenige Lymphozyten, keine Nekrose der Myozyten

38.7.2 Endokarditis

Klinische Klassifikation:

- infektiös
  - bakterielle Endokarditis
    - akut
    - subakut (lenta)
  - (selten) mykotische Endokarditis
- abakteriell
  - Karzinoid
  - Endocarditis parietalis fibroplastica Löffler
  - Endokarditis Libman-Sacks (bei Lupus erythemathodes)
  - Endocarditis verrucosa rheumatica (bei rheumatischem Fieber)

38.8 Symptomatik

38.8.1 Myokarditis

- oft 1–2 Wochen vor Beginn der kardialen Beschwerden Atemwegsinfekt oder Magen-Darm-Infekt
- Müdigkeit, Abgeschlagenheit, Gliederschmerzen, Fieber (fakultativ)
- neu aufgetretene Zeichen der Herzinsuffizienz (periphere Ödeme, Belastungsdyspnoe)
- Palpitationen, Herzrhythmusstörungen
- evtl. thorakales Engegefühl

38.8.2 Endokarditis

- B-Symptomatik: Fieber, Nachtschweiß
- neues bzw. verändertes Herzgeräusch
- neu aufgetretene Herzinsuffizienz
- Symptomatik infolge septischer Embolien:
  - Schlaganfall
  - Osteomyelitis
  - petechiale Blutungen, z. B. Osler-Splits (schmerzhafte Knötchen an den Akren)
  - retinale Blutungen
  - Janeway-Läsionen (subkutane Blutungen an Händen und Füßen)
  - Arthralgien
- Spezialfall Rechtsherzendokarditis:
  - Zeichen der Rechtsherzinsuffizienz (periphere Ödeme, Aszites)
  - Pneumonie mit wechselnden Infiltraten
- Endocarditis lenta:
  - nur milde, unspezifische Symptomatik

38.9 Diagnostik

38.9.1 Diagnostisches Vorgehen

Myokarditis

- Wichtig ist, dass durch die meisten diagnostischen Maßnahmen die Diagnose „Myokarditis“ nur wahrscheinlich gemacht werden kann bzw. wichtige Differenzialdiagnosen ausgeschlossen werden können.
- Die Diagnose sichernd ist v. a. die Myokardbiopsie.

Infektiöse Endokarditis

- Die Diagnose einer infektiösen Endokarditis kann mithilfe der modifizierten DUKE-Kriterien sichergestellt werden. Diese berücksichtigen die 3 Säulen der Diagnostik:
  - Klinik,
  - Nachweis von positiven Blutkulturen und
  - Echokardiografie.
- Hervorzuheben ist die Bedeutung des Keimnachweises zur optimalen Therapieplanung. Auch wenn, insbesondere bei den notfallmedizinisch relevanten perakuten Krankheitsverläufen, eine empirische Antibiotikatherapie immer vor dem endgültigen mikrobiologischen Nachweis des krankheitsverursachenden Keims begonnen wird, ist die Bedeutung des Keimnachweises für die Therapieoptimierung sehr groß.

38.9.2 Anamnese

Myokarditis

- Sehr häufig ist der Bericht über einen vorangegangenen grippalen bzw. gastrointestinalen Infekt.
- Unspezifische Symptome wie Müdigkeit und Gliederschmerzen werden ebenfalls oftmals berichtet.
- Die Beschwerden werden vom Patienten oft als besondere Ausprägung des grippalen Infekts gedeutet („Diese Erkältung fesselt mich seit 2 Wochen ans Bett“).
- Später werden auch Symptome der Herzinsuffizienz (Belastungsdyspnoe bis zur Orthopnoe) und Palpitationen geschildert.

Endokarditis

- Sehr häufig werden Fieber und Schüttelfrost berichtet, mit wechselnder Ausprägung über längere Zeit, auch Nachtschweiß und Gewichtsverlust (sog. B-Symptomatik).
- Dazu kommen unspezifische Symptome wie Arthralgien und Gliederschmerzen, Müdigkeit, eingeschränkte körperliche Leistungsfähigkeit.
- Es können Symptome eines zerebralen Insults auftreten (z. B. Halbseitensymptomatik, Ataxie).
- In fortgeschrittenem Stadium des Herzklappenbefalls können in der Anamnese auch Herzinsuffizienzsymptome geschildert werden.

38.9.3 Körperliche Untersuchung

Myokarditis

- körperliche Untersuchung häufig unspezifisch, bei deutlicher Beeinträchtigung der linksventrikulären Pumpfunktion
- Zeichen der Herzinsuffizienz:
  - periphere Ödeme
  - Aszites
  - Pleuraergüsse
  - Halsvenenstauung
  - periphere Zyanose
- kardiale Auskultation
  - selten 3. Herzton
  - bei Mitbeteiligung des Perikards (Perimyokarditis) gelegentlich Perikardreiben: meist an der Herzbasis, kratzendes, reibendes Geräusch ohne feste Beziehung zu den Herztönen

Endokarditis

- häufig (aber nicht zwingend) Fieber (Temperatur ≥ 38 °C)
- ein neu festgestelltes Herzgeräusch
  - Insuffizienzgeräusch: Systolikum bei Mitralklappeninsuffizienz
  - Diastolikum und ggf. auch Systolikum bei Aortenklappeninsuffizienz
- Zeichen der Herzinsuffizienz
- in der akuten Notfallsituation Zeichen des zerebralen Insults (Halbseitensymptomatik, Ataxie, Aphasie, Dysarthrie)

38.9.4 Labor

Myokarditis

- häufig moderat erhöhtes C-reaktives Protein (CRP) bei normalem Prokalzitonin (PCT)
- leichte Leukozytose, erhöhtes Troponin-T und erhöhte Kreatinkinase (CK)
- häufig erhöhtes (N-terminales pro-)BNP (BNP: brain natriuretic peptide)

Endokarditis

- erhöhtes CRP und Prokalzitonin
- Leukozytose
- gelegentlich Anämie
- gelegentlich erhöhtes (N-terminales pro-)BNP und Troponin-T
- bei Nierenbeteiligung erhöhtes Serum-Kreatinin und Serum-Harnstoff

38.9.5 Mikrobiologie und Virologie

Kulturen

- Die Bedeutung von Blutkulturen in der Diagnostik der bakteriellen Endokarditis kann nicht überschätzt werden.
- Empfohlen wird die separate Abnahme von 3 × 2 Paaren (anaerobe und aerobe Kultur aus venösem Blut) innerhalb von 24 h vor Therapiebeginn. Bei klinisch fulminantem Verlauf sollte eine Abnahme von 3–5 venösen Blutkulturen innerhalb von 1–2 h vor Therapiebeginn erfolgen.
- In der frühen Phase des Klinikaufenthaltes kann bei bestehendem Verdacht eine gute Übergabe zwischen Rettungsdienst und Klinikpersonal bereits den frühzeitigen Beginn der Blutentnahme ermöglichen.
- Die Abnahme von Blut für Kulturen sollte jeweils durch eine frische venöse Punktion erfolgen. Über einen liegenden Venenverweilkathetern kann ggf. auch zusätzliches Blut für die Anlage der Kulturen gewonnen werden.
- Blutkulturen sind nicht nur im Fieberschub positiv.
- CAVE: Einleitung einer Antibiotikatherapie vor Entnahme der Blutkulturen
- Häufige auslösende Bakterien sind: Staphylokokken, Streptokokken, Enterokokken, Brucella melitensis sowie Bakterien der sogenannten HACEK-Gruppe, gramnegative Erreger, die aufgrund besonderer Wachstumsbedingungen im Labor erst nach längerer Inkubationszeit nachweisbar sind (Aggregatibacter aphrophilus, Aggregatibacter actinomycetemcomitans, Cardiobacterium hominis, Eikenella corrodens, Kingella kingae).

Serologie

- Eine Serologie bei Myokarditis kann hinweisgebend sein, ist aber nicht beweisend und von geringerer Bedeutung als der molekularbiologische Nachweis einer Myokardbiopsie.
- Viren, deren Antikörper nachweisbar sind:
  - Adenoviren
  - Coxsackieviren
  - CMV
  - Echo-Viren
  - Influenza-A- und -B-Viren
  - Parainfluenza-Viren
  - HIV

Molekularbiologie

- Insbesondere bei der diagnostischen Aufarbeitung von Myokardbiopsien in der Myokarditis-Diagnostik gewinnen molekularbiologische Methoden zunehmend an Bedeutung.
- Insbesondere die Polymerase-Kettenreaktion (PCR) zum quantitativen Nachweis von Virus-DNA bzw. Virus-RNA ist hier zu nennen.

38.9.6 Bildgebende Diagnostik

Sonografie

- In der **Myokarditis**-Diagnostik ist die Sonografie von untergeordneter Bedeutung.
- In der **Endokarditis**-Diagnostik ist in ca. 30 % der Fälle eine Splenomegalie nachweisbar. Typisch ist auch der Nachweis von septischen Herdembolien in der Milz.

Echokardiografie

Myokarditis

- Nachweisbar können Wandbewegungsstörungen des linken Ventrikels (LV) sein, die z. T. auch auf bestimmte Areale des LV begrenzt sein können.
- Weiterhin nachweisbar bei schwerem Verlauf sind:
  - Ventrikeldilatation und sekundäre Mitralklappeninsuffizienz
  - bei Perimyokarditis ggf. zusätzlich ein Perikarderguss.

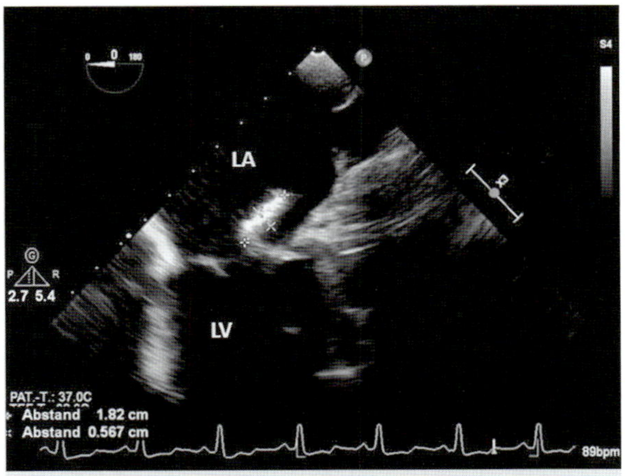

Abb. 38.1 Akute bakterielle Endokarditis: Nachweis einer Vegetation in der transösophagealen Echokardiografie.

Endokarditis

- Obwohl die transthorakale Echokardiografie (TTE) eine geringere Sensitivität als die transösophageale Echokardiografie (TEE) aufweist (ca. 70 % vs. > 90 %), ist sie eine wichtige Untersuchung aufgrund der schnellen Verfügbarkeit, der gefahrlosen Durchführbarkeit sowie der hohen Spezifität für den Nachweis von Vegetationen (98 %). Die endgültige Diagnosestellung gelingt häufig jedoch erst in der TEE, sodass die Indikationsstellung zur TEE, bei begründetem klinischem Verdacht einer Endokarditis, daher niedrigschwellig sein sollte. Die Bedeutung des echokardiografischen Befundes ist nicht nur für die Diagnosestellung hoch (▶ Abb. 38.1), sondern auch für die weitere Therapieplanung (z. B. chirurgisch vs. konservativ) (S. 265).
- Typische echokardiografische Befunde bei bakterieller Endokarditis:
  - eigenbewegliche Fremdstrukuren (Vegetationen), mit systolischen/diastolischen Flatterbewegungen, oft hypodens und unscharf begrenzt
    - Die Vegetationen können hinsichtlich ihrer Länge, Beweglichkeit sowie ihres Ansatzpunkts beurteilt werden (▶ Abb. 38.1).
  - Destruktion von Herzklappen mit folgender Klappeninsuffizienz, die in der Duplexsonografie beurteilt und quantifiziert werden kann
  - perivalvuläre Bezirke mit umschriebener verringerter oder fehlender Echogenität (Abszesse)
  - Chordarupturen
  - strukturelle und hämodynamische Auswirkungen der Klappeninsuffizienzen, z. B. Dilatation des LV

Röntgen

Myokarditis

- ggf. Herzverbreiterung und pulmonale Stauung im Röntgen-Thorax

Endokarditis

- klassischer Befund bei Rechtsherzendokarditis ist der Nachweis wechselnder pulmonaler Infiltrate (septische Herdembolien) im Röntgen-Thorax.

CT

Endokarditis

- Insbesondere bei zerebralen Insulten als Komplikation einer Endokarditis ist die CT ein wichtiger Baustein der Notfalldiagnostik.
- Die CT kann zudem in der Diagnostik septischer Embolien anderer Organe (Milz, Niere) oder auch zum Nachweis einer Spondylodiszitis hilfreich sein.

MRT

Myokarditis

- Die kardiale Magnetresonanztomografie (MRT) hat in den letzten Jahren eine hohe Bedeutung in der Diagnostik der Myokarditis gewonnen.
- Mit dieser nichtinvasiven Untersuchungstechnik können myokardiale Inflammation, Ödem und kardiale Fibrose dargestellt werden (▶ Abb. 38.2).

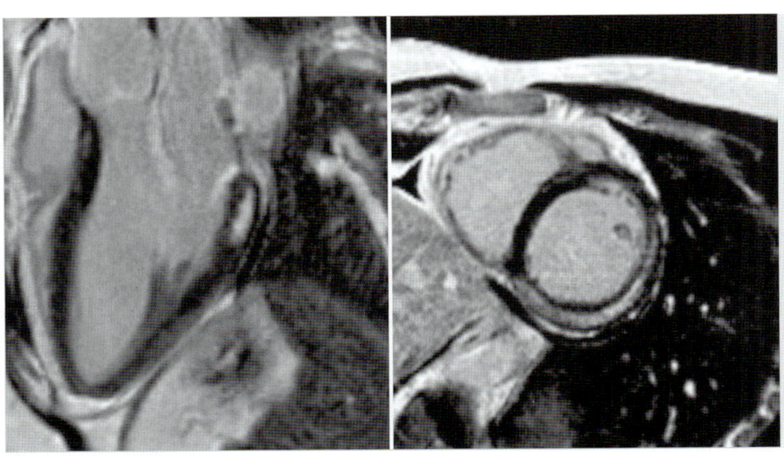

Abb. 38.2 Kardiale MRT bei akuter viraler Myokarditis: Nachweis von myokardialem Ödem/Inflammation der lateralen Wand des linken Ventrikels mittels Late Gadolinium Enhancement.

- Der Einsatz des Kontrastmittels Gadolinium in der späten Phase (Late Gadolinium Enhancement, LGE) und T2-gewichtete Sequenzen ermöglichen die Visualisierung eines myokardialen Ödems und Gewebshyperämie, die als Surrogat myokardialer Inflammation gelten.
- Wenn auch weiterhin die myokardiale Biopsie als der Goldstandard in der Diagnosesicherung der Myokarditis gilt, so kann die kardiale MRT einen Überblick über das Ausmaß der kardialen Schädigung geben.

PET/PET-CT

Endokarditis

- Studienergebnisse legen nahe, dass bei infektiöser Endokarditis mittels PET-CT periphere Embolien, kleine periphere Abszesse und ein Befall von Schrittmachermaterialien mit hoher Sensitivität detektiert werden können.
- Umgekehrt kann bei unklaren Fieberzuständen manchmal erst das PET-CT den entscheidenden Hinweis auf eine floride Endokarditis geben.

38.9.7 Instrumentelle Diagnostik

EKG

Myokarditis

- häufig Sinustachykardie, Endstreckenveränderungen, die auch infarkttypischen Veränderungen ähneln können
- Im Unterschied zur akuten Myokardischämie sind die Veränderungen oft in allen Ableitungen nachweisbar: AV-Block I°–III°, jede Art von supraventrikulären und ventrikulären Extrasystolen, auch ventrikuläre Tachykardien, die in Kammerflimmern übergehen können.
- bei Perimyokarditis und Perikarderguss ggf. Niedervoltage

Endokarditis

- EKG-Veränderungen v. a. bei Komplikationen wie Abszessen, z. B. AV-Block
- selten auch Infarkt-EKG bei Embolisation von Vegetationen in die Koronarien

Herzkatheter

Myokarditis

- Die Herzkatheteruntersuchung und die Koronarangiografie dienem dem sicheren Ausschluss der wichtigen Differenzialdiagnose akute Myokardischämie.
- Außerdem ist die Gewinnung von Myokardbiopsien möglich (siehe Kap. Pathohistologische Myokarddiagnostik).

Endokarditis

- Die Koronarangiografie dient bei älteren Patienten mit koronarem Risikoprofil v. a. dem präoperativen Ausschluss einer koronaren Herzerkrankung (KHK) bzw. der Planung der Operation bei indiziertem operativem Herzklappenersatz (siehe Kap. 38.11.4)

38.9.8 Histologie, Zytologie und klinische Pathologie

Ergussdiagnostik

Myokarditis

- Bei Perimyokarditis mit Entwicklung eines Perikardergusses ist ggf. eine diagnostische Punktion und Ergussdiagnostik sinnvoll (Kultur, Zytologie, Blutbild aus Punktat)

Pathohistologische Myokarddiagnostik

Myokardiale Biopsie:

- Die LV- oder RV-Biopsie gilt weiterhin als Goldstandard zur Diagnosesicherung der Myokarditis.
- Schwerwiegende Komplikationen treten bei RV-Biopsien bei ca. 0,12 % der Untersuchungen auf, bei Biopsien aus dem LV seltener.
- Bei akut entzündlichen Krankheitsverläufen finden sich in den histologischen und immunhistologischen Präparaten häufig fokale oder diffuse Zellinfiltrate aus Lymphozyten und/oder Makrophagen, seltener auch Eosinophile oder Riesenzellen.
- Bei der akuten lymphozytären Myokarditis sind außerdem mit Entzündungszellen assoziierte Myokardzelluntergänge (Nekrosen) nachweisbar (▶ Abb. 38.3).

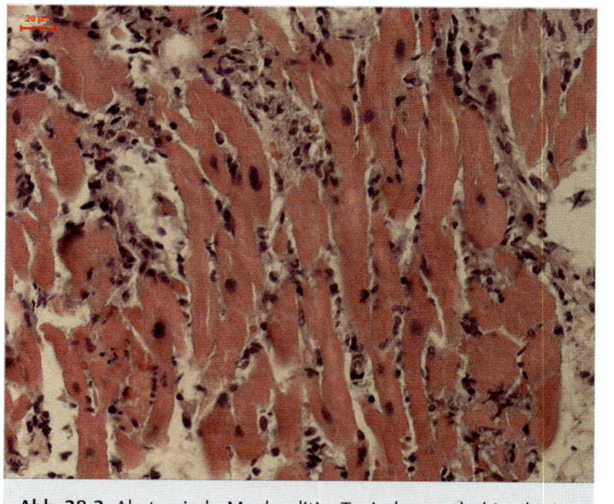

Abb. 38.3 Akute virale Myokarditis. Typisches pathohistologisches Bild mit lymphozytärem Infiltrat und nekrotischem Zelluntergang von Kardiomyozyten. (Quelle: Institut Kardiale Diagnostik und Therapie, Berlin)

38

- Die molekularbiologische Erregerdiagnostik mittels PCR erfasst hochsensitiv relevante Infektionserreger. Die qualitative Virusdiagnostik wird durch quantitative Bestimmung der Viruslast (Realtime PCR) ergänzt.

38.10 Differenzialdiagnosen

38.10.1 Myokarditis

Tab. 38.1 Differenzialdiagnosen Myokarditis.

Differenzialdiagnose	Bemerkungen
Myokardinfarkt	Kardiovaskuläres Risikoprofil vorhanden? Typisches Alter für Myokardinfarkt? Unterschiede: Schmerz bei (Peri-)Myokarditis eher linksthorakal stechend, ggf. atemabhängig, vs. typische Angina bei Myokardinfarkt; ST-Senkungen oder ST-Elevation bei Myokarditis eher über allen Ableitungen, bei Myokardinfarkt lokalisiert. CAVE: regionale Wandbewegungsstörungen im Echo auch bei Myokarditis möglich; im Zweifel zeitnah Koronarangiografie anstreben, ggf. mit Myokardbiopsie
dilatative Kardiomyopathie (DCM)	Familienanamnese für DCM? (CAVE: Auch für Myokarditis besteht eine bisher nicht aufgeklärte genetische Prädisposition.) Kardio-MRT: kardiales Ödem/Inflammation? Herzkatheter mit Biopsie
postinflammatorische Kardiomyopathie	nur mittels Biopsie zu sichern: fehlender Nachweis von akuten Entzündungszellinfiltraten und Nekrosen

Tab. 38.2 Differenzialdiagnose Endokarditis

Differenzialdiagnose	Bemerkungen
akute Infektionen anderer Genese, Sepsis, Pneumonie	TEE, ggf. Wiederholung innerhalb einer Woche
malignome, Lymphome, Leukämien	im fortgeschrittenen Lebensalter eine wichtige DD, Sono-Abdomen, ggf. CT, Differenzial-BB
vegetationsartige Befunde in der Echokardiografie	ausgeheilte Vegetationen, Lambl-Exkreszenzen, thrombotische Auflagerungen: Verlaufskontrolle in der Echokardiografie; Entzündungskonstellation? Fieber in der Anamnese?
Tuberkulose	Quantiferon-Test

BB: Blutbild, CT: Computertomografie, DD: Differenzialdiagnose, TEE: transösophageale Echokardiografie

38.10.2 Endokarditis

- Bei der akuten bakteriellen Endokarditis bleibt bei Berücksichtigung der typischen Befunde nur wenig diagnostische Unsicherheit.
- Bei subakuten Verläufen sind alle Erkrankungen differenzialdiagnostisch zu bedenken, die mit Fieber und/ oder B-Symptomatik einhergehen.

38.11 Therapie

38.11.1 Therapeutisches Vorgehen

- Sowohl die Myokarditis als auch die Endokarditis können sich als unmittelbar lebensbedrohliche Notfälle präsentieren, so dass eine möglichst frühe Initiierung einer Therapie – unter Umständen bereits vor Ende der diagnostischen Maßnahmen – wichtig ist.

38.11.2 Allgemeine Maßnahmen

Myokarditis

- körperliche Schonung und Rhythmusüberwachung

Endokarditis

- körperliche Schonung
- Überwachungsmaßnahmen nach Krankheitsverlauf

38.11.3 Pharmakotherapie

Myokarditis

- Eine spezifische pharmakologische Therapie der viralen Myokarditis ist oftmals nicht möglich.
- Bei eingeschränkter linksventrikulärer Pumpfunktion und dem Auftreten einer Herzinsuffizienzsymptomatik sollte eine Herzinsuffizienztherapie entsprechend den aktuell gültigen Leitlinien der Deutschen Gesellschaft für Kardiologie (European Society of Cardiology) begonnen werden [5].
- Bei Auftreten eines kardiogenen Schocks gelten die dort aufgeführten Therapieempfehlungen (siehe Kap. 54).
- Trotz bisher nicht sicher geklärter Datenlage bezüglich der mittel- und langfristigen Prognose kann die akute Implantation eines Herzunterstützungssystems (z. B. Impella, ECMO, LVAD), erwogen werden. Langfristig kann bei inflammatorischer Kardiomyopathie auch eine Listung zur orthotopen Herztransplantation erwogen werden.

- Erste Studienergebnisse zur Therapie mit β-Interferon bei inflammatorischer Kardiomyopathie zeigen positive Ergebnisse bezüglich der Herzinsuffizienzsymptomatik.
- Außerdem ist auch eine 6-monatige immunsuppressive Therapie möglich (Prednisolon 1 mg/kgKG/d, Azathioprin (100 mg/d), zusätzlich Pantozol 20 mg/d sowie Calcium/Vitamin D).
- Spezialfall Riesenzellmyokarditis:
  - Bei dieser Erkrankung, die nur bioptisch gesichert werden kann, ist ein spezielles Therapieregime möglich, bestehend aus Anti-CD3-Antikörpern (OKT 3, Dosierung: 5 mg/d intravenös (i. v.) über 7d; CAVE: initiale Hypotension), Ciclosporin (angestrebter Talspiegel: 100–120 µg/ml) und Methylprednisolon (1 mg/kgKG (1 Woche); Reduktion: 10 mg/4 Wochen).
  - Um möglichen Nebenwirkungen vorzubeugen, sollte ggf. zusätzlich Pantoprazol (20 mg/d) sowie orales Kalzium gegeben werden (1 × 1 g/d).

Bakterielle Endokarditis

- Für die Therapie der bakteriellen Endokarditis gelten die Leitlinien der Deutschen Gesellschaft für Kardiologie (European Society of Cardiology, [2]). Hier wird empfohlen, die Patienten frühzeitig durch ein multidisziplinäres Endokarditisteam in einem Referenzzentrum behandeln zu lassen. Dies gilt insbesondere für Patienten mit komplizierter Endokarditis, die zusätzlich
  - einen kardialen Abszess,
  - eine embolische oder neurologische Komplikation oder
  - eine akute Herzinsuffizienz zeigen.
- Patienten mit unkomplizierter Endokarditis können zunächst in einer Klinik behandelt werden, eine regelmäßige Kommunikation mit einem Referenzzentrum wird jedoch empfohlen.
- Die Therapie der bakteriellen Endokarditis beruht auf einer lang andauernden Antibiotikatherapie, die ggf. mit einer chirurgischen Entfernung des infizierten Gewebes (erforderlich bei etwa der Hälfte der Patienten) kombiniert wird.
- Die medikamentöse Therapie von Patienten mit einer Klappenprotheseninfektion sollte länger dauern (mindestens 6 Wochen) als bei Patienten mit Nativklappeninfektionen (2–6 Wochen).
- Wann immer auf Aminoglykoside nicht verzichtet werden kann, ist eine besonders ausführliche Patientenaufklärung über Nutzen und Risiken der Therapie geboten.
- Wichtig ist auch das Prinzip der erregerspezifischen Therapie.
  - Die Antibiotikatherapie sollte möglichst erst nach dem Keim- und Resistenznachweis erfolgen.
  - Die erregerspezifischen Therapieschemata können in den aktuellen Leitlinien nachgelesen werden [2].
  - Bei akut schwerkranken Patienten sollte in der notfallmedizinisch hochrelevanten Situation, nach Abnahme der entsprechenden Blutkulturen, eine Antibiotikatherapie unmittelbar begonnen werden. Im Verlauf sollte nach dem Nachweis des auslösenden Erregers evtl. eine Anpassung erfolgen.

38.11.4 Operative Therapie

Endokarditis

- Eine chirurgische Therapie erfolgt bei schweren Komplikationen. Dies betrifft etwa die Hälfte der Patienten. Die Identifizierung dieser Patienten ist eine gemeinsame kardiologisch-herzchirurgische Aufgabe. Dabei kann auch in der Akutsituation eine Notfallindikation zur Operation binnen 24 h bestehen.
- Die 3 wichtigsten Indikationen für einen frühen chirurgischen Eingriff sind die Hauptkomplikationen der bakteriellen Endokarditis:
  - höhergradige Klappeninsuffizienzen mit der Folge einer Herzinsuffizienz
  - unkontrollierte Infektion
  - Prävention der endokarditisbedingten embolischen Ereignisse

38.12 Verlauf und Prognose

38.12.1 Myokarditis

- häufig folgenloser Verlauf und Ausheilung
- Bei perakutem Verlauf ist eine akute Herzinsuffizienz bis zum letalen kardiogenen Schock möglich.
- Fatale ventrikuläre Herzrhythmusstörungen sind möglich, daher sollte bei akuter Myokarditis immer eine Rhythmusüberwachung erfolgen.
- Bei chronischem Verlauf, insbesondere bei fehlender Viruselimination, (post-)inflammatorische Kardiomyopathie

38.12.2 Endokarditis

- Das Spektrum reicht von fulminantem Verlauf mit Klappendestruktion binnen weniger Tage (oft durch Staphylokokkus aureus) bis zu schleichendem Verlauf über mehrere Monate (Streptokokkus viridans).
- Unbehandelt droht ein tödlicher Verlauf.
- Auch unter optimaler Therapie liegt die Letalität im Krankenhaus zwischen 15 % und 30 %.
- Patienten, die 48–72 h nach Beginn der Antibiotikatherapie noch anhaltend positive Blutkulturen aufweisen, haben eine schlechte Prognose.

38.13 Prävention

38.13.1 Myokarditis

- körperliche Schonung bei grippalen und gastrointestinalen Infekten

38.13.2 Bakterielle Endokarditis

- Eine Antibiotika-Prophylaxe der bakteriellen Endokarditis erfolgt grundsätzlich bei Risikoeingriffen an Patienten mit prädisponierenden kardialen Faktoren. Allerdings wird diese aktuell auf Höchstrisikopatienten v. a. bei zahnärztlichen Risikoeingriffen beschränkt. Dabei weisen die Leitlinien explizit auf die Bedeutung guter Mundhygiene und regelmäßiger zahnärztlicher Kontrollen hin.

38.14 Quellenangaben

[1] Aretz HT 1, Billingham ME, Edwards WD. Myocarditis. A histopathologic definition and classification. 1987; 1(1): 3–14

[2] Frantz, S, Buerke,M, Horstkotte, D et al. Kommentar zu den 2015 Leitlinien der Europäischen Gesellschaft für Kardiologie zur Infektiösen Endokarditis. Der Kardiologe 2016; 10: 142–147

[3] Deutsche Gesellschaft für Kardiologie- Herz- und Kreislaufforschung e. V. (DGK): ESC Pocket Guidelines Infektiöse Endokarditis, Version 2015

[4] Kühl U, Schultheiß HP. Myocarditis – early biopsy allows for tailored regenerative treatment. Dtsch Arztebl Int 2012; 109(20): 361–368

[5] Ponikowski P, Voors AA, Anker SD et al. 2016 ESC Guidelines for the diagnosis and treatment of acute and chronic heart failure: The Task Force for the diagnosis and treatment of acute and chronic heart failure of the European Society of Cardiology (ESC) Developed with the special contribution of the Heart Failure Association (HFA) of the ESC. European Heart Journal 2016; 37: 2129–2220

[6] Deutsche Gesellschaft für Kardiologie – Herz- und Kreislaufforschung e. V. (DGK): ESC Pocket Guidelines Infektiöse Endokarditis, Version 2017

[7] Haldar SM, O'Gara PT. Infective endocarditis: Diagnosis and management. Nature Clinical Practice Cardiovascular Medicine 2006; 3: 310–317. doi:10.1038/ncpcardio0535

38.15 Literatur zur weiteren Vertiefung

[1] Halib G, Lancelotti P, Antunes MJ et al. 2015 ESC Guidelines for the management of infective endocarditis: The Task Force for the Management of Infective Endocarditis of the European Society of Cardiology (ESC). Endorsed by: European Association for Cardiothoracic Surgery (EACTS), the European Association of Nuclear Medicine (EANM). European Heart Journal 2015; 36:3075–3128

[2] Pollack A, Kontorovich AR, Fuster V et al. Viral myocarditis – diagnosis, treatment options, and current controversies Nat.Rev. Cardiol 2015; 12: 670–680

38.16 Wichtige Internetadressen

- www.dgk.org
- www.escardio.org

V

39 Bradykardie

Hendrik Bonnemeier

39.1 Steckbrief

Unter dem Begriff der Bradykardie fasst man verschiedene Herzrhythmen mit Frequenzen von unter 60/min zusammen. Nur symptomatische Bradykardien sollten in der Notfallmedizin behandelt werden. Für eine schnelle und differenzierte notfallmedizinische Therapie sollte vorher eine Elektrokardiografie (EKG) abgeleitet und ein kontinuierliches Monitoring angelegt werden. Da Bradykardien multiple Ursachen haben können, sollte sich der Notarzt bei noch ansprechbaren und kompensierten Patienten einen Überblick verschaffen und versuchen, eine genaue Anamnese zu erheben. Ein beginnender Schockzustand sollte schnell erkannt und je nach Ursache der Bradykardie therapiert werden. Die Therapie einer symptomatischen Bradykardie ist präklinisch meist nur transient mittels überbrückender Medikamente möglich. Hierfür ist die sichere Anlage eines periphervenösen Zugangs unbedingt erforderlich. Ferner sollte eine transkutane Herzschrittmacherstimulation vorbereitet werden.

39.2 Synonyme

- Bradykardie
- Bradyarrhythmie

39.3 Keywords

- Bradykardie
- Sinusbradykardie
- Bradyarrhythmie
- AV-Block (atrioventrikulärer Block)
- SA-Block (sinuartrialer Block)
- Sick-Sinus-Syndrom

39.4 Definition

- Eine Bradykardie liegt bei einer Herzfrequenz (HF) von < 60/min vor.
- Eine symptomatische Bradykardie liegt bei einer Herzfrequenz von < 60/min und/oder bei Herzfrequenzen vor, die zur Aufrechterhaltung eines hämodynamischen Status nicht ausreichen.
- Man unterscheidet:
  - Sinusbradykardien
  - Bradyarrhythmien bei zugrundeliegendem Vorhofflimmern
  - höhergradige sinuatriale (SA) Leitungsstörungen
  - atrioventrikuläre (AV) Leitungsstörungen

39.5 Epidemiologie

39.5.1 Häufigkeit

- Symptomatische Bradykardien spielen in der Notfallmedizin häufig als sekundäre Bradykardien, die z. B. im Rahmen eines Myokardinfarkts entstanden sind oder ursächlich durch die Einnahme kardial wirksamer Medikamente, eine Rolle.

39.5.2 Altersgipfel

- Patienten > 60 Jahre haben die höchsten Inzidenzraten.

39.5.3 Geschlechtsverteilung

- Männer und Frauen sind in etwa gleich häufig betroffen.

39.5.4 Prädisponierende Faktoren

- Alter (Degeneration des Reizleitungssystems)
- akutes Koronarsyndrom, akuter Myokardinfarkt
- Hypoxämie (z. B. im Rahmen einer Therapie mit Opioiden oder Benzodiazepinen)
- Intoxikationen
- Zustand nach (Z. n.) Herzoperationen (v. a. Klappenvitien/Transkatheter-Aortenklappen-Implantation [TAVI])
- kardiale Medikation: Betarezeptorblocker, Kalziumantagonisten, Digitalisglykoside, Amiodaron, Ivabradin
- Z. n. kardialer Ablationstherapie
- kardiale Luftembolie (z. B. im Rahmen einer Anlage eines zentralen Venenverweilkatheters)
- Borreliose mit kardialer Beteiligung (sehr selten)
- Neurokardiogen/reflektorisch
- starker Vagusreiz (z. B. Bolusaspiration, vagale Manöver etc.)
- Hypothermie
- Elektrolytstörungen (z. B. Hyperkaliämie)
- Azidose
- Schlaganfall
- erhöhter Hirndruck

39.6 Ätiologie und Pathogenese

- Sinusbradykardie (▶ Abb. 39.1):
  - bei Herzgesunden v. a. nachts physiologisch
  - oft reflektorisch (z. B. neurokardiogen nach vagalen Manövern)

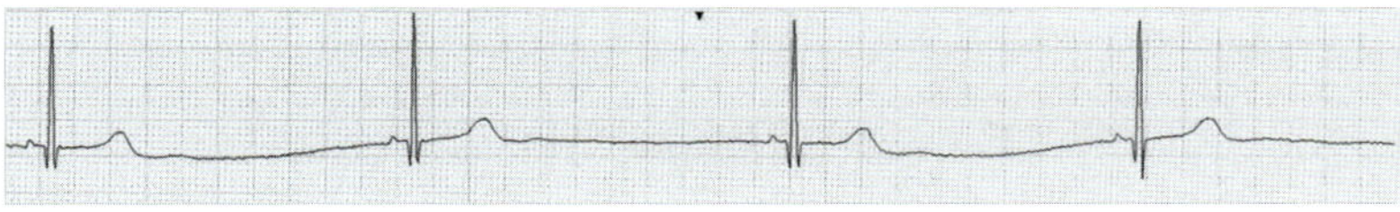

Abb. 39.1 Sinusbradykardie.

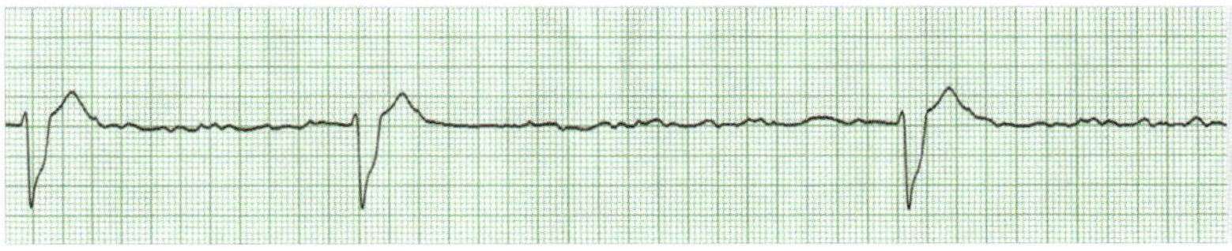

Abb. 39.2 Bradyarrhythmie bei Vorhofflimmern.

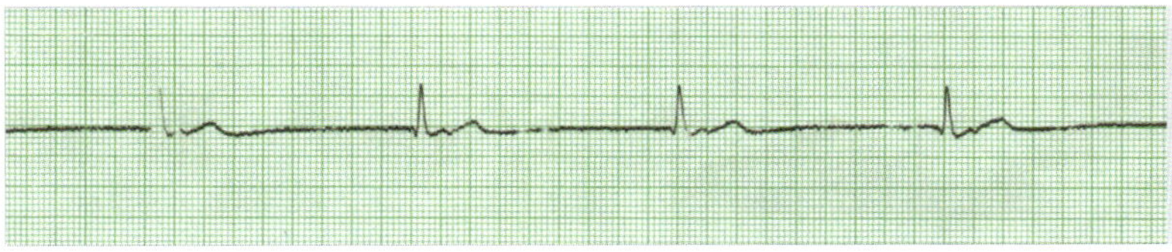

Abb. 39.3 Sinusarrest mit Ersatzrhythmus (die retrograde Vorhoferregung deutet auf den Sinusknotenstillstand hin).

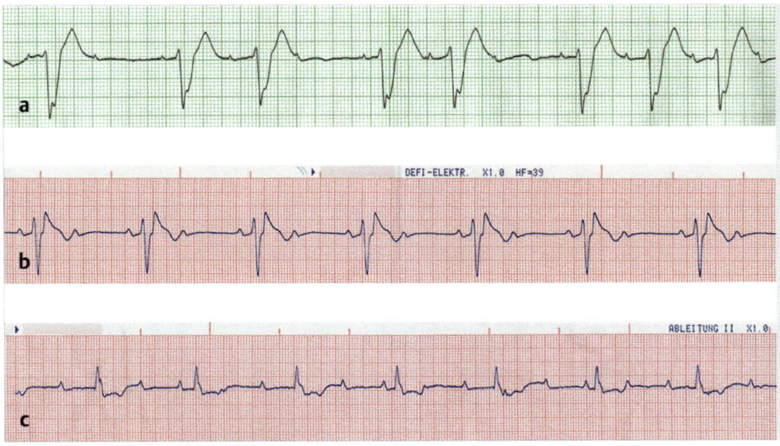

Abb. 39.4 Höhergradige AV-Blockierungen.
a AV-Block II° Typ II (Wenckebach) mit 3:1-Überleitung.
b AV-Block II° Typ II (Mobitz) mit 2:1-Überleitung.
c AV-Block III° mit Ersatzrhythmus.

  - bei einer Sinusknotenerkrankung einhergehend mit einer chronotropen Inkompetenz
- Bradyarrhythmie bei Vorhofflimmern (► Abb. 39.2):
  - häufig unter einer frequenzkontrollierenden Therapie (Betablocker und/oder Digitalisglykoside und/oder Kalziumantagonisten) bei Patienten mit permanentem Vorhofflimmern durch Verlangsamung der Überleitung am AV-Knoten
- SA-Blockierungen/Sinusarrest (► Abb. 39.3):
  - Im Rahmen eines Sick-Sinus-Syndroms kommt es entweder zu einer fehlenden Überleitung vom Sinusknoten in den Vorhof, oder es kommt zu einem kompletten Ausfall der Sinusknotenerregung (Sinusarrest).
- Höhergradige AV-Blockierungen (► Abb. 39.4a–c):
  - Der AV-Block II° Typ I (Wenckebach) (► Abb. 39.4a) ist ein AV-Block oberhalb des His-Bündels (suprahisär). Er ist häufig benigne und wird oft durch AV-Knoten-verlangsamende Medikamente (s. o.) hervorgerufen.
  - Der AV-Block II° Typ II (Mobitz) (► Abb. 39.4b) ist ein infrahisärer Block. Er ist immer pathologisch und resultiert aus einer vorbestehenden Erkrankung mindestens eines Tawaraschenkels. Deshalb ist im Ruhe-EKG ein Schenkelblock/faszikulärer Block evident.
  - Beim AV-Block III° (► Abb. 39.4c) besteht eine vollständige atrioventrikuläre Dissoziation, die häufig mit einem Kammerersatzrhythmus einhergeht. Auch diese AV-Blockierung ist immer pathologisch.
- Alle bradykarden Herzrhythmusstörungen können auf dem Boden
  - einer akuten Herzerkrankung (Myokardinfarkt (► Abb. 39.5),
  - eines akuten Koronarsyndroms (ACS), Myokarditis etc.) oder
  - einer chronischen strukturellen Herzerkrankung (koronare Herzerkrankung [KHK], Herzinsuffizienz, hypertensive Herzerkrankung etc.) vorkommen.

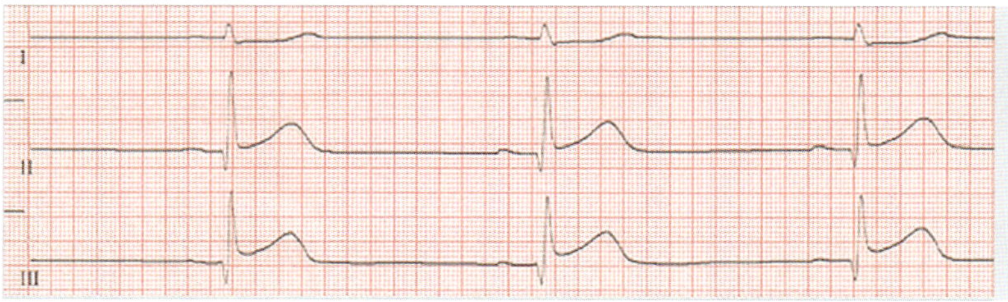

Abb. 39.5 Sinusbradykardie im Rahmen eines akuten ST-Strecken-Elevationsinfarkts der Hinterwand.

39.7 Symptomatik

- Die klinische Präsentation einer Bradykardie hängt von der zugrundeliegenden Ursache und den möglichen Begleiterkrankungen (Myokardinfarkt, Intoxikation etc.) ab.
- Folgende mannigfaltigen Symptome können bei einer Bradykardie auftreten:
  - Unwohlsein, Schwindel, Übelkeit, Dyspnoe, Kollaps, Bewusstseinseintrübung, Synkope, kardiogener Schock
  - Weitere Symptome sind der zugrundeliegenden Ursache geschuldet (z. B. Angina pectoris bei einem Myokardinfarkt).
  - kardiogene zerebrale Krampfanfälle (Adam-Stokes-Anfälle)

39.8 Diagnostik

39.8.1 Diagnostisches Vorgehen

- Wird eine Bradykardie diagnostiziert und elektrokardiografisch sicher dokumentiert, gilt es zunächst festzustellen, ob akute Lebensgefahr besteht. In diesem Fall muss unverzüglich mit der kardiovaskulären Stabilisierung begonnen werden. Ansonsten bleibt Zeit für weitere Untersuchungen (4 H: Hypoxie, Hypovolämie, Hypothermie, Hypo- bzw. Hyperkaliämie) und differenzialdiagnostische Überlegungen.
- Das 12-Kanal-EKG spielt in diesem Zusammenhang eine essenzielle Rolle, da sich das weitere Vorgehen nicht nur nach der Therapie der Bradykardie, sondern auch nach der Therapie der zugrundeliegenden Ursache richtet (▶ Abb. 39.5). Ein Patient mit einer symptomatischen Bradykardie muss kontinuierlich mittels EKG-Monitoring überwacht werden.
- Oft stellt eine symptomatische Bradykardie eine vitale Bedrohung für den Patienten dar und erfordert ein schnelles und sicheres Handeln des Notarztes. V. a. bei Patienten mit einer Herzinsuffizienz und/oder einem akuten Koronarsyndrom kann es innerhalb kurzer Zeit zu einer Myokarddekompensation mit Hypotonie und Bewusstseinsstörung kommen.

39.8.2 Anamnese

- aktuelle Anamnese:
  - Symptomatik
  - Begleitumstände
  - zeitlicher Ablauf
  - Begleitsymptome
  - Progredienz
  - Qualität, Intensität, Lokalisation und Ausstrahlung der Symptome
  - intensivierende oder lindernde Faktoren
- medizinische Vorgeschichte:
  - Vorerkrankungen
  - Operationen
  - Krankenhausaufenthalte (Arztbrief vorliegend)
  - Allergien
  - bekannte Schilddrüsenerkrankung
  - implantierter Herzschrittmacher
- vegetative Anamnese
- Medikamentenanamnese:
  - Dauermedikation
  - aktuell eingenommene Medikamente
    - Betarezeptorblocker
    - Kalziumantagonisten
    - Digitalisglykoside
    - Amiodaron
    - Thrombozytenaggregationshemmer
    - Antikoagulanzien
  - Zeitpunkt der letzten Einnahme
- Genussmittelanamnese
- Familienanamnese
- soziale Anamnese

39.8.3 Körperliche Untersuchung

- Erfassung der Glasgow Coma Scale (GCS:)
  - initial
  - im weiteren Verlauf
- Inspektion:
  - Zentralisation
  - Kaltschweißigkeit
  - Dyspnoe
- Herz:
  - Halsvenenfüllung (Stauung/Kollaps)
  - schwacher Puls
  - langsamer Rhythmus

39

- Herzfrequenz
- Herzgeräusch

- Lunge:
  - seitengleiches Atemgeräusch
  - Rasselgeräusche
- Extremitäten:
  - Beinödeme
- Neurologie:
  - Sensibilität/Motorik der Arme und Beine

39.8.4 Instrumentelle Diagnostik

- 12-Kanal-EKG obligat
- Blutdruck (RR)
- kontinuierliches EKG-Monitoring
- Pulsoxymeter (SpO_2: periphere Sauerstoffsättigung)
- Temperaturmessung
- Blutzuckermessung (BZ)

39.9 Differenzialdiagnosen

Tab. 39.1 Differenzialdiagnosen.

Differenzial-diagnose	Bemerkungen
zerebraler Krampfanfall	Nach einem Krampfanfall besteht meist noch eine anhaltende Verwirrtheit im Anschluss an das Ereignis. Weitere Symptome wie ein Zungenbiss oder Einnässen sollten kontrolliert werden.
Elektrolyt-störungen	Dauermedikation, Exsikkosezeichen, Diarrhö, Erbrechen, Nierenversagen?
Intoxikationen	Medikamentenverpackungen sollten in die Klinik mitgebracht werden (ggf. Antidot geben).
Synkope	Unter Synkope versteht man eine kurz andauernde Bewusstlosigkeit, welche meist ohne besondere Maßnahmen vorübergehend ist. Eine Abklärung der Ursachen ist meist ohne initiale Stabilisierung möglich.

39.10 Therapie

- Eine Bradykardie sollte nur dann therapiert werden, wenn der Patient bei einer langsamen Herzfrequenz auch symptomatisch ist (siehe Kap. 39.4).
- Bei der Notfalltherapie einer Bradykardie handelt es sich immer um eine transiente überbrückende Therapie, die die Organperfusion und die Gewebsoxygenierung sicherstellen soll. Es sollte ein adäquater arteriellen Mitteldruck von i. d. R. > 65 mmHg erzielt werden.
- Ungünstige Symptome, die die Initialisierung einer Notfalltherapie erfordern:
  - elektrokardiografisch dokumentierte Herzfrequenzen < 40/min
    - CAVE: Eine rein pulsoxymetrisch gemessene niedrige Herzfrequenz sollte immer elektrokardiografisch verifiziert werden.
  - und/oder eine klinisch relevante Hypotension (systolischer Blutdruck < 90 mmHg)
  - und/oder klinische Zeichen einer kardialen Dekompensation
- Sollte der Patient mit einer symptomatischen Bradykardie behandelt werden müssen, ist ein rückläufiger peripherer Venenzugang notwendig, welcher durch eine kristalloide Spüllösung (Ringer-Laktat, NaCl 0,9 %, Glukose 5 % etc.) perfundiert wird. Initial kann Atropin (0,5 mg) appliziert werden.
  - Das Parasympatholytikum Atropin wirkt fast ausschließlich auf den Sinusknoten, sodass v. a. Sinusbradykardien auf dieses Medikament ansprechen (▸ Abb. 39.6a u. ▸ Abb. 39.6b).
  - Da es bei SA-Blockierungen zu einem frequenzabhängigen Ausfall der Sinusknotenerregung/-überleitung kommt, wird die Herzfreqzuenz bei bradykarden Herzrhythmusstörungen durch Atropingabe i. d. R. nicht erhöht.
  - Da Atropin – wenn überhaupt – eine sehr schwache Wirkung auf die Überleitung am AV-Knoten hat, ist die Applikation bei Bradyarrhythmia absoluta bei Vorhofflimmern und v. a. bei höhergradigen AV-Blockierungen ohne klinische Wirkung.
  - Bei höhergradigen AV-Blockierungen kann aufgrund des deutlichen Anstiegs der Sinusknotenaktivität nach Atropingabe eine Reduktion der AV-Überleitung auftreten (z. B. von einer 4:1-Überleitung auf eine 5:1-Überleitung). Infolgedessen kann es zu einer paradoxen Verlangsamung der ventrikulären Herzfrequenz kommen.
- Katechalamine (Suprarenin) sollten (fraktioniert) – wenn überhaupt – nur bei schwerer Hypotension und/oder kardiogenem Schock appliziert werden. Auch Katecholamine wirken sowohl auf den Sinusknoten als auch auf die AV-Überleitung und haben bei AV-Blockierungen i. d. R. ebenfalls keinen ausreichenden Effekt auf die Herzfrequenz. Entsprechend ist sie die Therapie der Wahl bei symptomatischen und hämodynamisch relevanten AV- und SA-Blockierungen die transkutane Herzschrittmacherstimulation, welche unter einer leichten Analgosedierung (z. B. Midazolam 2–5 mg und Fentanyl 0,1 mg) durchgeführt werden sollte (▸ Abb. 39.7).

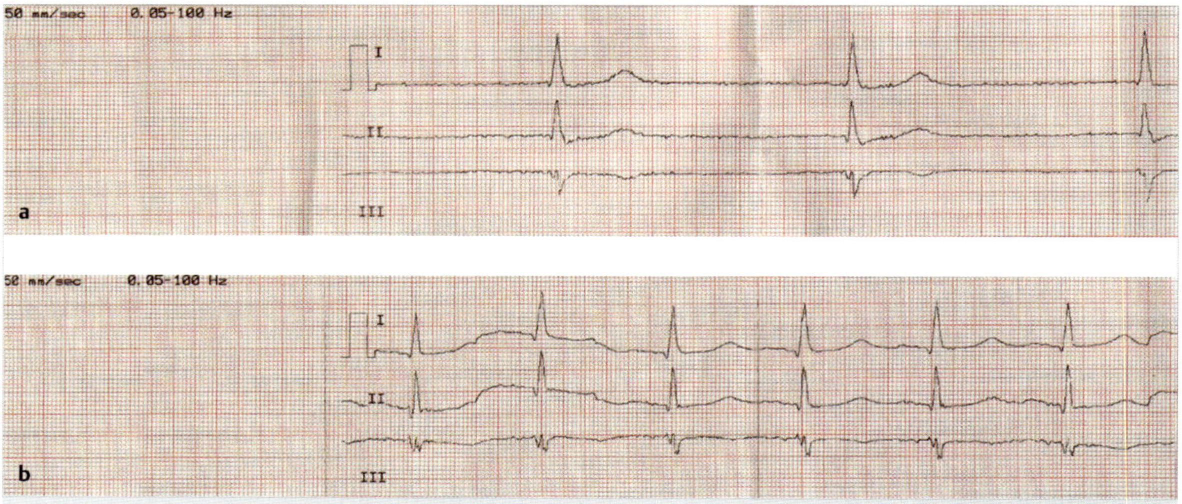

Abb. 39.6 Elektrokardiografische Herzfrequenz nach Atropingabe.
a Sinusbradykardie vor intravenöser Gabe von 0,5 mg Atropin bei einem symptomatischen Patienten.
b Normofrequenter Sinusrhythmus nach intravenöser Gabe von 0,5 mg Atropin.

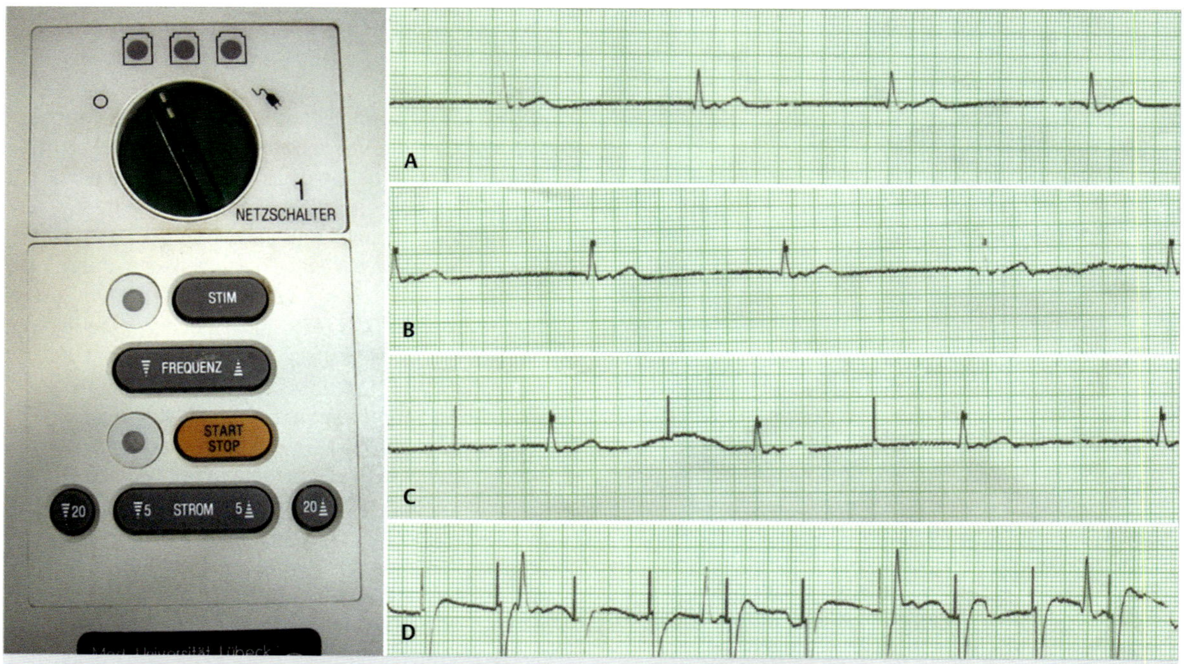

Abb. 39.7 Transkutane Herzschrittmacherstimulation mittels eines Defibrillators mit Schrittmachermodul (A). Bei einem Patienten mit symptomatischem Sinusknotenarrest (B) wird nach Anlage der transkutanen Schrittmacherelektroden das Stimulationsmodul aktiviert. Das Schrittmachermodul erkennt im Demand-Modus die intrinsischen Eigenaktionen und markiert diese auf dem Display/dem Ausschrieb (C). Anschließend wird die Stimulationsfrequenz gewählt und die transkutane Stimulation aktiviert (D). Die Stimulationsamplitude wird so lange erhöht, bis eine effektive Stimulation (Pulsmessung, Pulsoxymeter, Blutdruckmessung) erfolgt.

39.10.1 Therapeutisches Vorgehen

Nach initialer Stabilisierung erfolgt das weitere Vorgehen basierend auf den Ursachen. Im Verlauf ist es entscheidend, den Status des Patienten und die Herzfrequenz immer wieder zu überprüfen und die Therapie entsprechend zu adaptieren (▶ Abb. 39.8).

- Schritt 1 – Stabilisierung des Patienten:
  1. Lagerung: Ziel ist es, die Vorlastsituation mittels reversibler Lagerungsmanöver zu verbessern. Ob Oberkörperhochlagerung oder Schocklage angezeigt sind, entscheidet sich anhand der klinischen Kriterien:
     - situativ
     - Halsvenenfüllung
     - Auskultation von Lungen und Herz
  - Schocklage
    - Ausnahme kardiogener Schock: Trendelenburg-Lagerung als Ganzkörperschräglage oder Beine anheben (passive leg raising)
  1. periphervenöser Zugang (i. v.)
  2. Vitalfunktionen (kontinuierliches EKG-Monitoring, RR, HF, SpO_2, Atemfrequenz, Temperatur) erheben
  3. ggf. Volumenersatztherapie (nach zugrundeliegender Ursache für die Bradykardie)
  4. signifikante Bradykardie mit Hypotension im Rahmen eines kardiogenen Schocks:
     - Katecholamintherapie
  5. ggf. O_2-Zufuhr via Sonde oder Maske
     - bei hämodynamischer Instabilität, auch nach medikamentöser Therapie und transkutaner Herzschrittmacherstimulation, Intubation erwägen
- Schritt 2 – diagnostischer Blick:
  - Ursachen abklären
  - Anamnese erheben
  - körperliche Untersuchung
  - apparative Diagnostik ergänzen (kontinuierliches EKG-Monitoring, 12-Kanal-EKG, BZ)

39.11 Verlauf und Prognose

- Bei jüngeren Patienten ist die Ursache für eine symptomatische Bradykardie häufig eine orthostatische Dysfunktion bzw. neurokardiogene Dysfunktion mit einer i. d. R. guten Prognose. Eine strukturierte Abklärung und Therapieempfehlung sollten immer in einer geeigneten Klinik erfolgen.
- Bei Patienten mit höhergradigen AV- und SA-Blockierungen liegt häufig eine strukturelle Herzerkrankung vor. Der Verlauf und die Prognose richten sich dann entsprechend nach der Grunderkrankung (KHK, Herzinsuffizienz, hypertensive Herzerkrankung, Klappenvitium etc.).
- Unabhängig von den zugrundeliegenden Herzerkrankungen ist die Therapie der bradykarden Herzrhythmusstörungen in der überwiegenden Zahl der Fälle eine Implantation eines permanenten Herzschrittmachers – eine bezüglich der bradykarden Herzrhythmusstörung kurative Therapie.
- Bei Patienten mit Bradykardien im Rahmen eines kardiogenen Schocks (Myokardinfarkt, dekompensierte Herzinsuffizienz) hängt die Prognose – unabhängig von der effektiven antibradykarden Notfalltherapie – von der zugrundeliegenden Erkrankung ab.

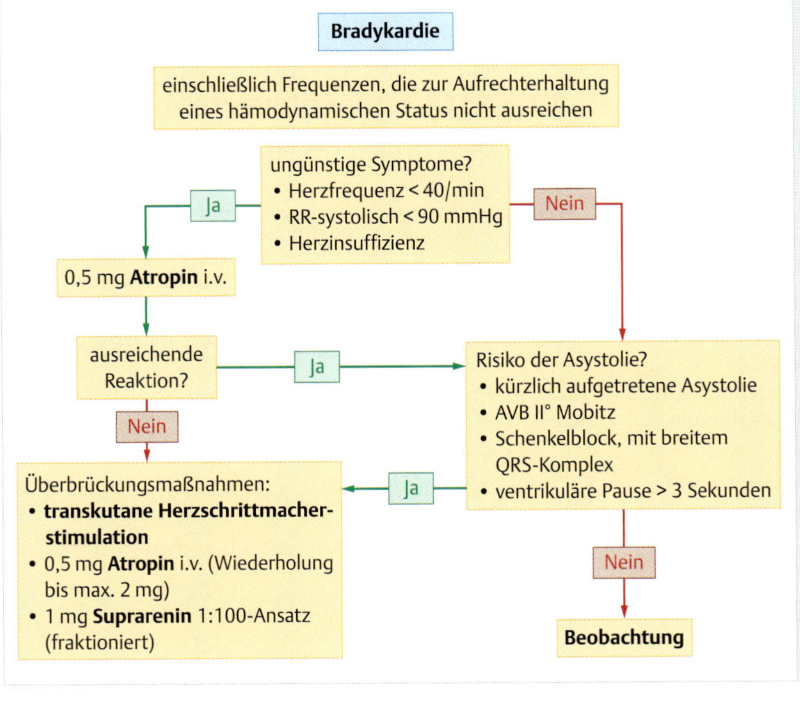

Abb. 39.8 Ablaufdiagramm zur Therapie der Bradykardie.

40 Supraventrikuläre Tachykardien

Hendrik Bonnemeier

40.1 Steckbrief

Als supraventrikuläre Tachykardie (SVT) wird eine heterogene Gruppe von Herzrhythmusstörungen zusammengefasst, die ihren Ursprung in den Vorhöfen des Herzens haben. Diese Gruppe von unterschiedlichen Herzrhythmusstörungen ist definiert als unangemessene Tachykardie mit einer regelmäßigen oder unregelmäßigen Überleitung in die Kammer. Oft liegt eine entsprechende Tachykardie mit schmalen QRS-Komplexen vor. Es kann aber auch eine Tachykardie mit breiten QRS-Komplexen aufgrund eines vorbestehenden Schenkelblocks oder einer transienten Refraktärität der Faszikel (Aberration) vorliegen. Regelmäßige Schmalkomplextachykardien (allgemein als SVT bezeichnet) haben das gleiche Erscheinungsbild, sodass die Unterscheidung i. d. R. schwer ist. Allerdings haben die zugrunde liegenden Arrhythmien eine unterschiedliche prognostische Relevanz, und sowohl der anschließende diagnostische als auch der therapeutische klinische Pfad unterscheiden sich jeweils signifikant.

40.2 Synonyme

- supraventrikuläre Tachykardie (SVT)
- atriale Tachykardie

40.3 Keywords

- supraventrikuläre Tachykardie (SVT)
- atriale Tachykardie
- Vorhofflimmern
- AV-Knoten-Reentry-Tachykardie
- Wolff-Parkinson-White-Syndrom (WPW-Syndrom)

40.4 Definition

- Als supraventrikuläre Tachykardie (SVT) wird eine heterogene Gruppe von Herzrhythmusstörungen bezeichnet, die durch eine schnelle Vorhoferregung zu einer entsprechend schnellen Kammererregung führen. Hierbei werden SVT mit regelmäßiger und mit unregelmäßiger ventrikulärer Überleitung unterschieden.
  - SVT mit unregelmäßiger Überleitung
    - Tachyarrhythmia absoluta bei **Vorhofflimmern**
    - **Vorhofflattern** mit unregelmäßiger Überleitung (2:1, 3:1, 4:1)
    - multiforme **ektope atriale Tachykardie**
  - SVT mit regelmäßiger Überleitung
    - AV-Knoten-Reentry-Tachykardie
    - orthodrome AV-Reentry-Tachykardie bei WPW-Syndrom
    - ektope atriale Tachykardie
    - Vorhofflattern mit 1:1- oder 2:1-Überleitung
    - pseudorhythmisches Vorhofflimmern

40.5 Epidemiologie

40.5.1 Häufigkeit

- Die Inzidenz von SVT ist in der Allgemeinbevölkerung recht hoch. Etwa jeder 10. Mensch im Alter von > 80 Jahren leidet unter Vorhofflimmern.
- Von den regelmäßigen SVT ist die AV-Knoten-Reentry-Tachykardie die häufigste Herzrhythmusstörung. Diese tritt vorwiegend bei Frauen und während hormoneller Veränderungen (Pubertät, Schwangerschaft, Klimakterium) auf.
- Auch SVT im Rahmen eines WPW-Syndroms können in jedem Lebensalter auftreten. Die Erstmanifestation findet sich allerdings zwischen dem 15. und 30. Lebensjahr. Die Prävalenz liegt bei etwa 0,3 % der Bevölkerung.

40.5.2 Altersgipfel

- Patienten > 70 Jahre zeigen die höchsten Inzidenzraten von Vorhofflimmern, Vorhofflattern und ektopen atrialen Tachykardien.
- Von AV-Knoten-Reentry-Tachykardien und AV-Reentry-Tachykardien bei WPW-Syndrom sind Patienten aller Dekaden betroffen. Die Erstmanifestation findet sich allerdings i. d. R. im jungen Erwachsenenalter.

40.5.3 Geschlechtsverteilung

- Vorhofflimmern und Vorhofflattern: w = m (risikofaktorbedingt).
- AV-Knoten-Reentry-Tachykardie: w > m (Verhältnis 4:1).
- andere SVT: w = m

40.5.4 Prädisponierende Faktoren

- Vorhofflimmern/Vorhofflattern/ektope atriale Tachykardie
  - Lebensalter
  - koronare Herzerkrankung (KHK)
  - Kardiomyopathie
  - Herzklappenerkrankungen (Aortenklappenstenose, Mitralklappeninsuffizienz)
  - arterieller Hypertonus
  - Adipositas

- Schlafapnoe
- Rechtsherzbelastung (COPD, Lungenarterienembolie)
- angeborene Herzfehler
- andere SVT
  - idiopathisch

40.6 Ätiologie und Pathogenese

- Vorhofflimmern ist die häufigste SVT.
  - Diese Herzrhythmusstörung entsteht v. a. bei älteren Patienten mit einer Vorhofbelastung (arterieller Hypertonus, hypertensive Herzerkrankung, Herzklappenerkrankung, strukturelle Herzerkrankung).
  - Vorhofflattern ist zu über 90 % mit einer strukturellen Herzerkrankung assoziiert.
- Ektope atriale Tachykardien sind mit dem Lebensalter assoziiert und kommen häufig bei Patienten unter Digitalismedikation (erhöhte atriale Automatizität) vor.
- AV-Knoten-Reentry-Tachykardien und AV-Reentry-Tachykardien bei WPW-Syndrom sind angeborene supraventrikuläre Tachykardien.

40.7 Symptomatik

- Vorhofflimmern und Vorhofflattern gehen bei vielen Patienten mit Palpitationen einher. Oft fühlen die betroffenen Patienten einen zu schnellen und/oder unregelmäßigen Herzschlag. Bei älteren Patienten können diese Herzrhythmusstörungen allerdings auch tagelang oder sogar wochenlang unbemerkt bleiben.
- Viele dieser Patienten äußern eher eine Dyspnoe und zeigen Symptome einer Herzinsuffizienz. Gelegentlich kommt es im Rahmen einer Spontankonversion des Vorhofflimmerns zu einer präautomatischen Pause mit Kollaps oder Synkope.
- Patienten mit AV-Knoten-Reentry-Tachykardien oder AV-Reentry-Tachykardien schildern häufig ein im Thorax und Hals wahrgenommenes Gefühl eines plötzlich auftretenden, schnellen Herzklopfens und Beklemmungsgefühls.
- Nach Terminierung der Herzrhythmusstörung besteht oft Harndrang (durch die Vorhofbelastung wird das diuretisch wirkende ANP [atriales natriuretisches Peptid] ausgeschüttet).

40.8 Diagnostik

40.8.1 Diagnostisches Vorgehen

- Bei einer anhaltenden SVT ist die Differenzialdiagnose in den meisten Fällen unklar. Die Ableitung eines **12-Kanal-EKG** zur Differenzialdiagnose (▶ Abb. 40.1 bis ▶ Abb. 40.7) ist obligat.
- Ferner sollte der Patient kontinuierlich mittels EKG überwacht werden. Der weitere Verlauf des diagnostischen Vorgehens kann sich dynamisch entwickeln und muss immer wieder der Situation angepasst werden (▶ Abb. 40.7).
- Eine STV stellt in den meisten Fällen keine vitale Bedrohung des Patienten dar, sie ist allerding häufig mit einer signifikanten Verschlechterung der Hämodynamik und des Wohlbefindens des Patienten assoziiert. Somit erfordert eine SVT das rasche und v. a. richtige Handeln des Notarztes.
- Da die Differenzialdiagnosen mannigfaltig sind und sich hinsichtlich Prognose und weiterführender Differenzialtherapie deutlich unterscheiden (siehe ▶ Abb. 40.1 bis ▶ Abb. 40.7), ist die Ableitung
  - eines 12-Kanal-EKG der initialen Herzrhythmusstörung,
  - die Ableitung eines 12-Kanal-EKG während einer medikamentösen oder elektrischen Intervention (Adenosingabe zur Differenzialdiagnose der SVT, siehe ▶ Abb. 40.2 bis ▶ Abb. 40.6)
  - und eines 12-Kanal-EKG nach Terminierung der SVT obligat.

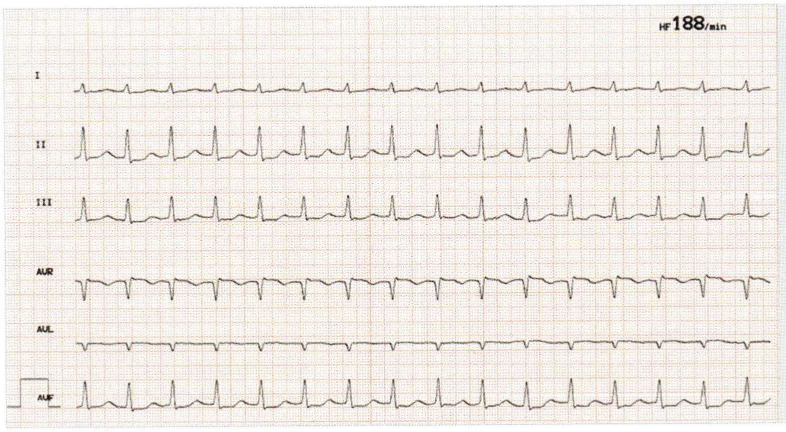

Abb. 40.1 Supraventrikuläre Tachykardie (SVT).

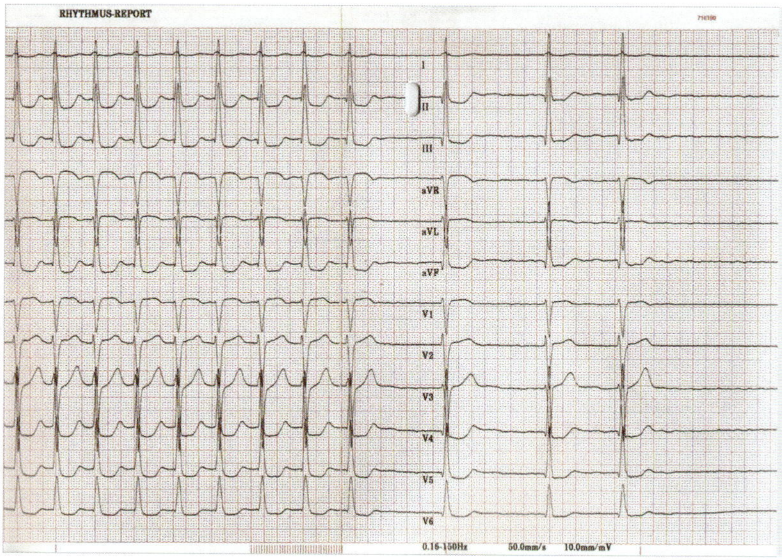

Abb. 40.2 Adenosingabe bei pseudorhythmischem Vorhofflimmern.

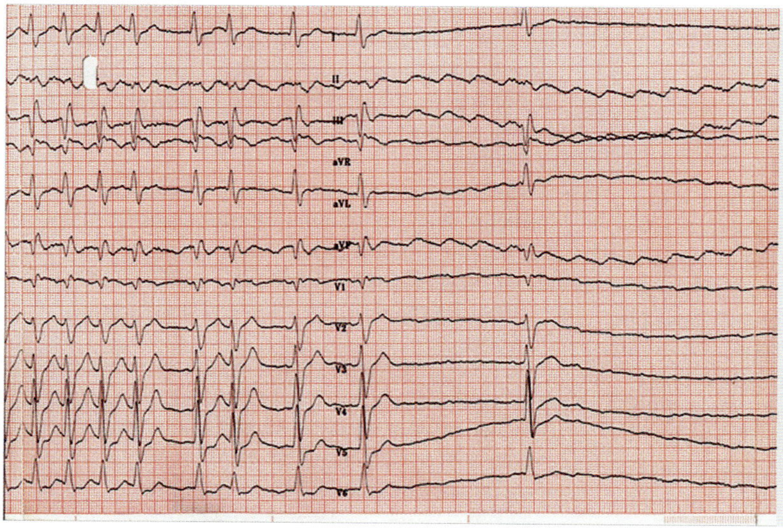

Abb. 40.3 Adenosingabe bei 1:1 übergeleitetem typischem Vorhofflattern.

- Durch die Adenosingabe können Reentry-Tachykardien, die über den AV-Knoten kreisen (AV-Knoten-Reentry-Tachykardie (▶ Abb. 40.4), und orthodrome AV-Reentry-Tachykardien bei WPW-Syndrom (▶ Abb. 40.5) terminiert werden.
- Bei weiteren SVT wie Vorhofflimmern (▶ Abb. 40.2), Vorhofflattern (▶ Abb. 40.3) oder ektopen atrialen Tachykardien (▶ Abb. 40.6) kann durch den adenosininduzierten transienten AV-Block die Grundlinie des EKG beurteilt werden und somit die entsprechende Diagnose gestellt werden.

40.8.2 Anamnese

- aktuelle Anamnese:
  - Symptomatik
  - Begleitumstände
  - zeitlicher Ablauf
  - Begleitsymptome
  - Progredienz
  - Qualität/Intensität/Lokalisation und Ausstrahlung (bei entsprechender Symptomatik)
- medizinische Vorgeschichte:
  - Vorerkrankungen
  - kardiale Interventionen
  - Krankenhausaufenthalte in der Vergangenheit (Arztbrief vorliegend?)
  - Allergien

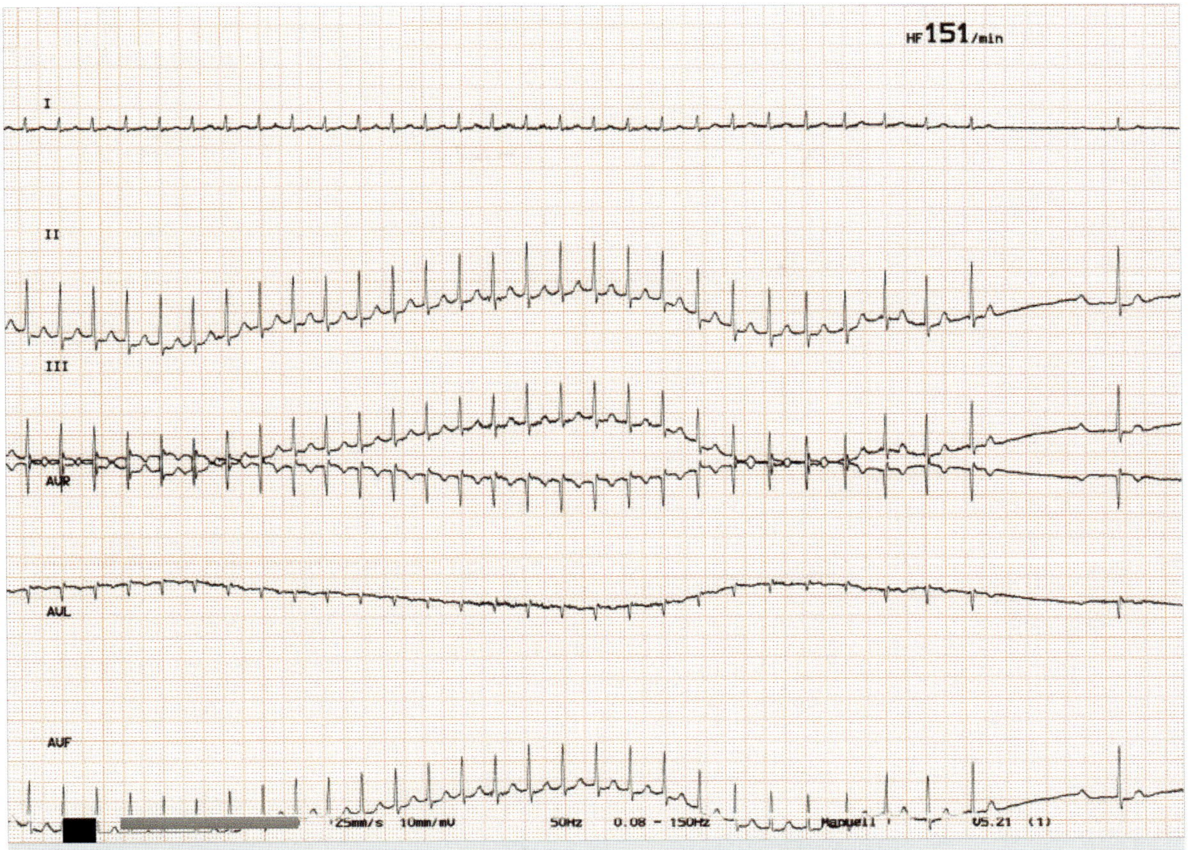

Abb. 40.4 Adenosingabe bei AV-Knoten-Reentry-Tachykardie. Terminierung in den Sinusrhythmus.

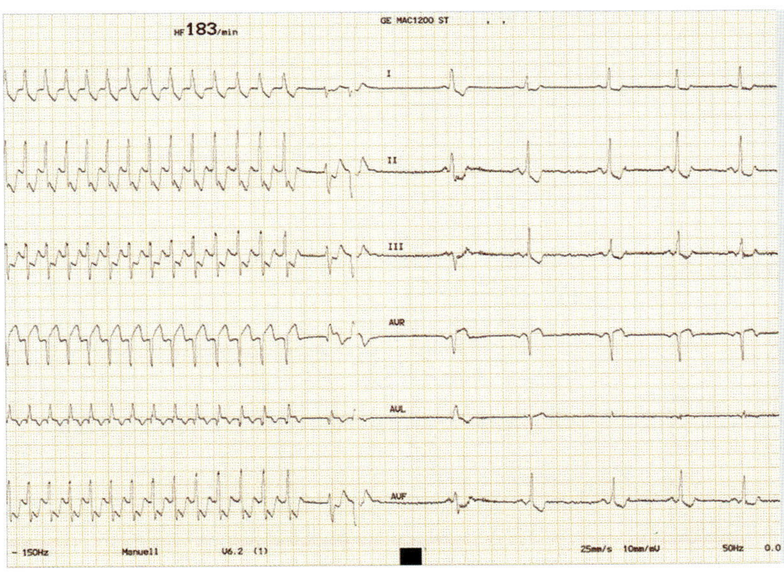

Abb. 40.5 Adenosingabe bei orthodromer AV-Reentry-Tachykardie bei einem WPW-Syndrom. Terminierung in den Sinusrhythmus (kurze PQ-Zeit und Deltawelle in Ableitungen II, III und aVF).

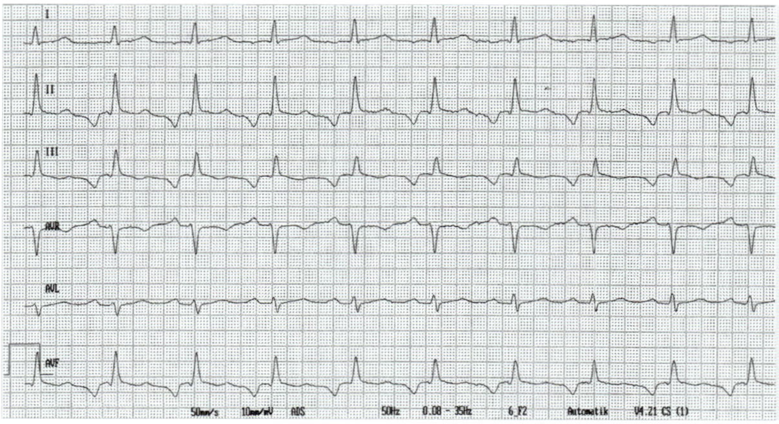

Abb. 40.6 Ektope atriale Tachykardie (negative P-Wellen in Ableitungen I, II, III, aVF).

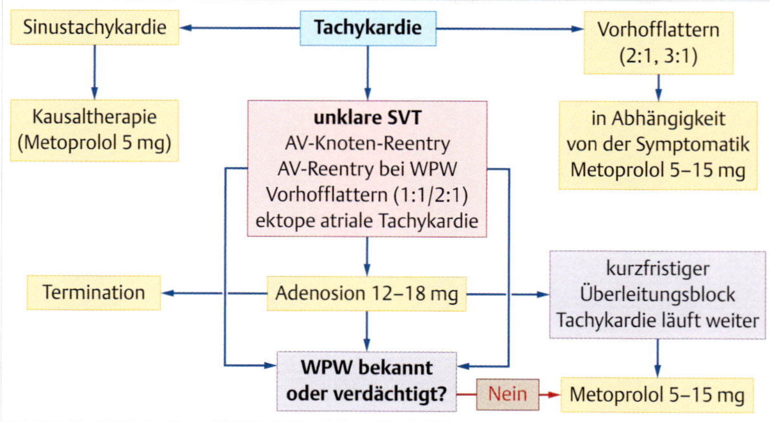

Abb. 40.7 Algorithmus zur Behandlung von Schmalkomplextachykardien. Abk. supraventrikuläre Tachykardie, WPW: Wolff-Parkinson-White

- Medikamentenanamnese:
  - Dauermedikation
  - aktuell eingenommene Medikamente
  - Medikamente, die die Repolarisation verlängern
  - Zeitpunkt der letzten Einnahme
- Genussmittelanamnese
- Familienanamnese
- soziale Anamnese

40.8.3 Körperliche Untersuchung

- Erfassung der Glasgow Coma Scale (GCS):
  - initial
  - im weiteren Verlauf
- Inspektion:
  - Zentralisation
  - Zyanose
  - Temperatur der Akren
  - verlängerte kapilläre Füllungszeit (regelmäßige Evaluation!)
  - Exsikkosezeichen
- Herz:
  - Halsvenenfüllung (Stauung/Kollaps)
  - schwacher Puls (Rhythmus, Frequenz)
  - Herzgeräusch
- Lunge:
  - seitengleiches Atemgeräusch
  - Rasselgeräusch
- Abdomen:
  - Druckschmerz
  - Resistenzen
  - Abwehrspannung
- Extremitäten:
  - Beinödeme
  - Thrombosezeichen
  - infektiöse Foci
- Neurologie:
  - Sensibilität/Motorik der Arme und Beine

40.8.4 Instrumentelle Diagnostik

- apparative Diagnostik in der Notfallsituation:
  - 12-Kanal-EKG (**obligat**)
  - kontinuierliches EKG-Monitoring (**obligat**)
  - Blutdruck (RR)
  - Pulsoxymeter
    - periphere Sauerstoffsättigung (SpO_2)
    - Herzfrequenz (HF)
  - Temperatur
  - Blutzuckermessung (BZ)

40.9 Differenzialdiagnosen

Tab. 40.1 Differenzialdiagnosen.

Differenzialdiagnose	Bemerkungen
Vorhofflimmern	• häufigste SVT mit oft unregelmäßiger, manchmal aber auch pseudorhythmischer Überleitung in die Kammer • im EKG undulierende Grundlinie (▶ Abb. 40.2) • v. a. ältere Patienten (>50 Jahre) und Patienten mit einer strukturellen Herzerkrankung betroffen • Vorhofflimmern mit einer erhöhten Schlaganfallwahrscheinlichkeit assoziiert
Vorhofflattern	• häufige SVT bei Patienten mit einer strukturellen Herzerkrankung • Im EKG sägezahnartige Grundlinie (▶ Abb. 40.3) • Wie das Vorhofflimmern ist auch das Vorhofflattern mit einer erhöhten Schlaganfallwahrscheinlichkeit assoziiert.

ektope atriale Tachykardie	• regelmäßige Schmalkomplextachykardie – auch als fokale atriale Tachykardie bezeichnet
	• Tachykardie aus einem ektopen Zentrum im rechten oder linken Vorhof
	  ◦ geht mit einer Konfiguration des P-Wellen-Vektors einher
	  ◦ unterscheidet sich von der Sinuskonfiguration (▶ Abb. 40.6)
	• oft bei Patienten mit Sinusknotenerkrankung und/oder Digitalismedikation

AV-Knoten-Reentry-Tachykardie	• regelmäßige SVT (▶ Abb. 40.4) mit einer höheren Inzidenz bei Frauen • Symptome sind u. a. das „Froschzeichen“ (herzfrequenzsynchrone Pulsationen der Halsvenen) und Harndrang nach Beendigung der Tachykardie.
orthodrome AV-Reentry-Tachykardie bei Wolff-Parkinson-White-Syndrom	• regelmäßige SVT • Patienten mit einer akzessorischen Leitungsbahn können bereits im Kindesalter betroffen sein. • Kinder können Palpitationen nicht beschreiben und fallen eher durch Blässe, Unwohlsein und Adynamie auf. • Im 12-Kanal-EKG finden sich eine Delta-Welle und ein entsprechend kurzes PQ-Intervall (▶ Abb. 40.5).

SVT: supraventrikuläre Tachykardie

40.10 Therapie

- Eine regelmäßige Schmalkomplextachykardie ist i. d. R. kein lebensbedrohlicher Notfall, sollte allerdings bei hochsymptomatischen oder hämodynamisch instabilen Patienten schnellstmöglich adäquat behandelt werden.
- Nach Ableitung eines 12-Kanal-EKG und unter kontinuierlichem EKG-Monitoring sollte die Initiierung der Therapie begonnen werden.
- Bei bewusstlosen und kreislaufinstabilen Patienten sollten Basisreanimationsmaßnahmen durchgeführt werden (u. a. Herzdruckmassage, intravenöser (i. v.) Zugang, Intubation, Defibrillation/Kardioversion etc.).
- Bei kreislaufstabilen Patienten ist eine ausreichende Oxygenierung sinnvoll.
- Bei kreislaufstabilen Patienten sollte unter kontinuierlicher EKG-Dokumentation Adenosin (12–24 mg) im „Schuss“ und mit schneller Nachspülung (z. B. NaCl 0,9 %, Ringer Laktat, Glukose 5 %) über einen herznahen Venenzugang (z. B. V. mediana cubiti) appliziert werden.
  - Terminiert die Herzrhythmusstörung, handelt es sich differenzialdiagnostisch entweder um eine AV-Knoten-Reentry-Tachykardie oder um eine AV-Reentry-Tachykardie bei einem WPW-Syndrom (▶ Abb. 40.4, ▶ Abb. 40.5).
  - Bei Vorliegen von Vorhofflimmern, Vorhofflattern oder einer ektopen atrialen Tachykardie kann die nach einigen Sekunden wiedereinsetzende Herzrhythmusstörung sicher diagnostiziert werden. Diese Diagnostik/Dokumentation ist bei kreislaufstabilen Patienten von besonderer Bedeutung, da bei Vorhofflimmern und Vorhofflattern ein Schlaganfall durch eine rhythmisierende Therapie (elektrische Kardioversion, Amiodaron) induziert werden kann. Deshalb sollten hämodynamisch stabile Patienten mit einem frequenzkontrollierenden Betarezeptorblocker (z. B. Metoprolol 2,5–5 mg) und, falls nicht bereits orale Antikoagulanzien gegeben worden sind, 60iE/kg Heparin behandelt werden; anschließend sollten bei ihnen in einer entsprechenden Klinik vor einer Kardioversion mittels einer transösophagealen Ultraschalluntersuchung linksatriale Thromben ausgeschlossen werden.
- Die Kardioversion ist die effektivste Therapie zur Terminierung einer hämodynamisch instabilen SVT. Hier sollte jeweils initial die höchstmögliche Joulezahl des entsprechenden Defibrillators gewählt werden. Nach entsprechender Analgosedierung (z. B. mit Etomidate 10–20 mg, Fentanyl 0,1 mg + Midazolam 3–5 mg) sollte eine R-Zacken-synchrone Kardioversion durchgeführt werden.

V

40.10.1 Therapeutisches Vorgehen

- Nach EKG-Dokumentation sollte bei kreislaufinstabilen Patienten eine zeitnahe Terminierung der SVT erfolgen. AV-Knoten-Reentry-Tachykardien und AV-Reentry-Tachykardien terminieren regelmäßig nach Adenosingabe.
- Bei einer hämodynamisch relevanten SVT, die nicht durch Adenosingabe terminiert werden kann, sollte eine Kardioversion in Analgosedierung erfolgen. Die Terminierung kann während einer bestehenden SVT bei Kreislaufstabilität mittels Adenosin erfolgen. Bei offensichtlich vorliegendem Vorhofflimmern oder Vorhofflattern kann eine Frequenzkontrolle mit einem Betarezeptorblocker (Metoprolol 2,5–5 mg i. v.) durchgeführt werden. Anschließend sollte ein direkter Transport unter ärztlicher Begleitung in ein geeignetes Krankenhaus mit rhythmologischer Expertise und der Möglichkeit einer transösophagealen Echokardiografie (TEE) veranlasst werden.
- Nach initialer Stabilisierung erfolgt das weitere Vorgehen basierend auf der Ursache. Es ist entscheidend, im Verlauf immer wieder den Status des Patienten zu überprüfen und die Therapie danach anzupassen.

40.11 Verlauf und Prognose

- Die Prognose von AV-Knoten-Reentry-Tachykardien ist sehr gut. Die Katheterablation dieser Herzrhythmusstörung ist ein kurativer Therapieansatz.
- Die Prognose einer AV-Rentrytachykardie bei einem WPW-Syndrom ist ebenfalls nach einer kurativen Katheterablation hervorragend. Ohne Ablationstherapie beträgt die Lebzeitwahrscheinlichkeit der Patienten, an einem plötzlichen Herztod zu versterben, 1–2 %.
- Die Prognose von Vorhofflimmern und Vorhofflattern ist abhängig von der zugrundeliegenden Erkrankung, da diese Herzrhythmusstörungen i. d. R. mit einer strukturellen Herzerkrankung assoziiert sind. Beide Herzrhythmusstörungen sind mit einem erhöhten Schlaganfallrisiko assoziiert, deshalb sollte eine Antikoagulation erwogen werden. Auch diese Herzrhythmusstörungen können durch eine Ablation (Vorhofflimmern – symptomatischer Therapieansatz, Vorhofflattern – kurativer Therapieansatz) behandelt werden.
- Patienten mit reduzierter linksventrikulärer Pumpfunktion und/oder antiarrhythmischer Therapie haben bei Vorhofflattern ein erhöhtes Risiko für eine 1:1-Überleitung der atrialen Flatterwellen und somit für eine kardiale Dekompensation bis hin zum kardiogenen Schock. Bei diesen Patienten ist eine Ablationstherapie unbedingt notwendig

41 Ventrikuläre Tachykardien

Hendrik Bonnemeier

41.1 Steckbrief

Als ventrikuläre Tachykardie (VT) werden Herzrhythmusstörungen zusammengefasst, die ihren Ursprung in den Herzkammern haben und potenziell lebensbedrohlich sind. Diese Herzrhythmusstörungen gehen typischerweise mit einem breiten, schenkelblockartigen QRS-Komplex einher und können sowohl monomorph (Kammerkomplex erscheint immer gleichartig) als auch polymorph (Kammerkomplex variiert von Schlag zu Schlag) sein. Häufig liegt bei Patienten mit einer VT eine strukturelle Herzerkrankung als Substrat für die Herzrhythmusstörung vor. Seltener sind angeborene Ionenkanaldefekte (z. B. Long-QT-Syndrom, Brugada-Syndrom etc.) die Ursache. Bei einem nicht unerheblichen Anteil von Patienten liegt allerdings eine idiopathische oder ektope VT vor.

41.2 Synonyme

- ventrikuläre Tachykardie (VT)
- Kammertachykardie

41.3 Keywords

- ventrikuläre Tachykardie (VT)
- Kammertachykardie

41.4 Definition

- Eine ventrikuläre Tachykardie (VT) ist eine potenziell lebensbedrohliche Herzrhythmusstörung, die aus den Herzkammern entspringt.
- Bei monomorphen VT handelt es sich am häufigsten um Reentry-Tachykardien, die um ein Substrat (Narbengewebe nach Myokardinfarkt, Myokarditis etc.) „kreisen".
- Bei polymorphen VT handelt es sich in der Mehrzahl der Fälle um repolarisationsbedingte Kammerrhythmusstörungen, welche sowohl bei angeborenen Ionenkanaldefekten und bei Ischämie als auch medikamenteninduziert auftreten.
- Bei idiopathischen-, faszikulären- oder Ausflusstrakt-VT handelt es sich häufig um prognostisch gutartige Herzrhythmusstörungen.

41.5 Epidemiologie

41.5.1 Häufigkeit

- Die Inzidenz der VT ist in der Ära der primären Koronarrevaskularisation deutlich gesunken.
- Bei etwa 2–5 % der Patienten werden monomorphe Kammertachykardien nach Myokardinfarkt beobachtet.

41.5.2 Altersgipfel

- Patienten > 60 Jahre haben die höchsten Inzidenzraten.

41.5.3 Geschlechtsverteilung

- Männer sind häufiger als Frauen (risikofaktorbedingt) betroffen.

41.5.4 Prädisponierende Faktoren

- monomorphe Kammertachykardie
  - akuter Myokardinfarkt/akutes Koronarsyndrom
  - chronisches Stadium nach Myokardinfarkt/ischämische Kardiomyopathie
  - Zustand nach (Z. n.) Myokarditis
  - Z. n. Herzoperation (Bypassoperation, Klappenoperation, Operation von angeborenen Herzfehlern)
  - Digitalisintoxikation
  - arrhythmogene rechtsventrikuläre Kardiomyopathie
  - idiopathisch
- polymorphe Kammertachykardie
  - akute Myokardischämie
  - Kardiomyopathie
  - Stromunfall
  - Ionenkanaldefekte (Brugada-Syndrom, Early-Repolarization-Syndrom, katecholaminerge polymorphe VT etc.)
- Torsade-de-pointes-Tachykardie
  - repolarisationsverlängernde Medikamente (Klasse-III-Antiarrhythmika, Makrolidantibiotika, Antihistaminika etc.)
  - Ionenkanaldefekte (Long-QT-Syndrom, Short-QT-Syndrom)

41.6 Ätiologie und Pathogenese

- Die häufigste Ursache von Kammertachykardien ist myokardiales Narbengewebe oder minderperfundiertes Myokard, welches als Substrat für einen ventrikulären Reentry-Mechanismus dient. Somit treten anhaltende monomorphe Kammertachykardien (▸ Abb. 41.1a u. ▸ Abb. 41.1b) am häufigsten bei Patienten in der chronischen Phase nach einem Myokardinfarkt oder nach einer Herzoperation auf.

- Ventrikuläre Ausflusstrakttachykardien (▸ Abb. 41.2) werden durch ektope Foci im rechts- oder linksventrikulären Ausflusstrakt induziert. Diese Form der monomorphen Kammertachykardie ist häufig idiopathisch und bei Patienten ohne strukturelle Herzerkrankung vorzufinden.
- Faszikuläre VT sind ebenfalls monomorphe Kammertachykardien (▸ Abb. 41.3). Diese Form der monomorphen Kammertachykardie basiert auf einem Reentry-Mechanismus, der einen Tawaraschenkel (meist den linksposterioren Faszikel) miteinbezieht. Auch diese Form der Kammertachykardie ist oft idiopathisch und daher bei Patienten ohne strukturelle Herzerkrankung vorzufinden. In einigen Fällen wird eine faszikuläre VT allerdings auch bei Patienten mit Kardiomyopathie beobachtet.
- Bei polymorphen Kammertachykardien (▸ Abb. 41.4a u. ▸ Abb. 41.1b) verändert sich der QRS-Komplex von Herzschlag zu Herzschlag. Diese i. d. R. hämodynamisch relevanten Kammertachykardien werden häufig in der akuten Phase eines Herzinfarkts bzw. einer Myokardischämie beobachtet. Auch bei Patienten mit signifikanten Elektrolytstörungen oder bei Patienten nach einem Stromunfall können polymorphe Kammertachykardien auftreten.

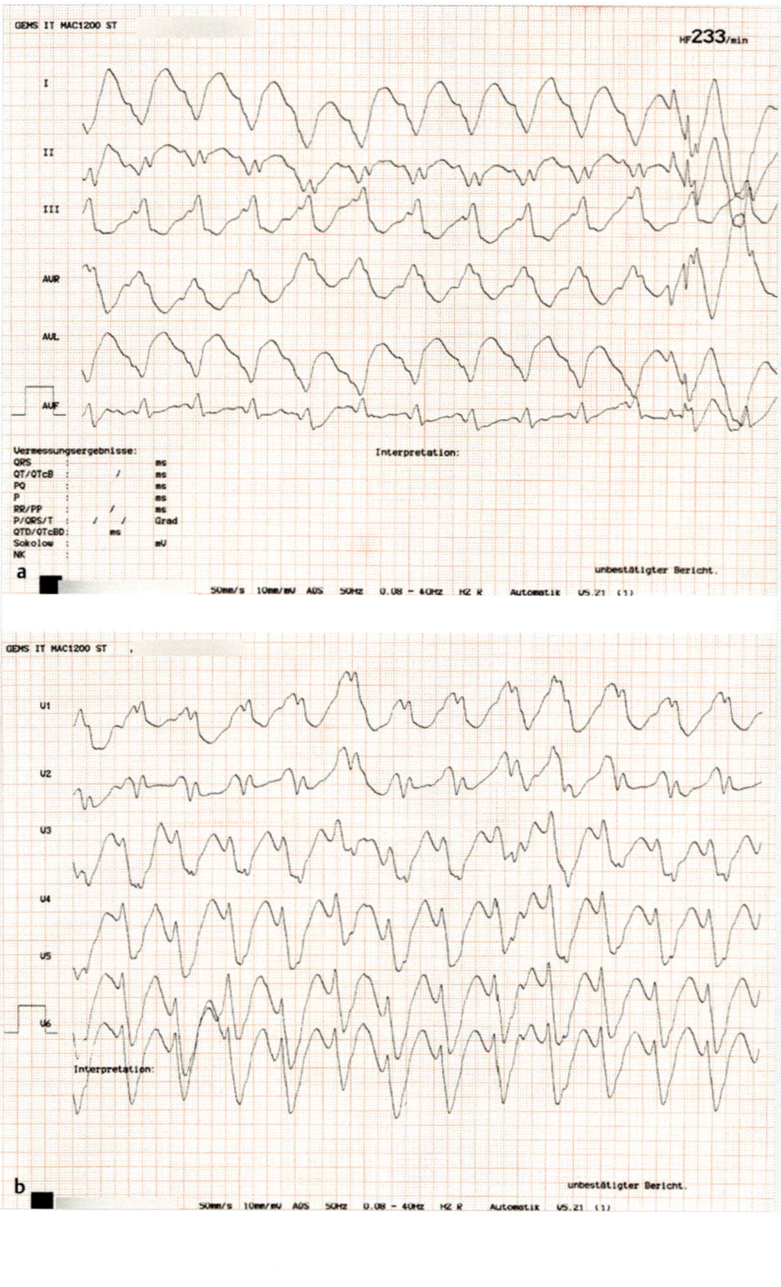

Abb. 41.1 Beispiele für Kammertachykardien.
a Monomorphe Kammertachykardie bei ischämischer Kardiomyopathie (Extremitätenableitung).
b Monomorphe Kammertachykardie bei ischämischer Kardiomyopathie (Brustwandableitung).

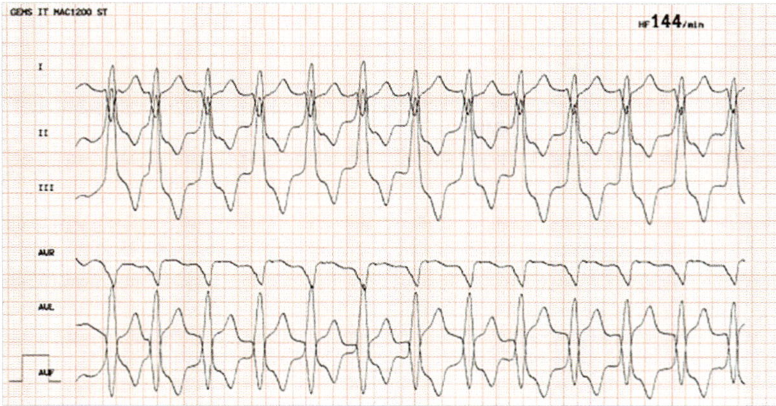

Abb. 41.2 Monomorphe Kammertachykardie aus dem rechtsventrikulären Ausflusstrakt.

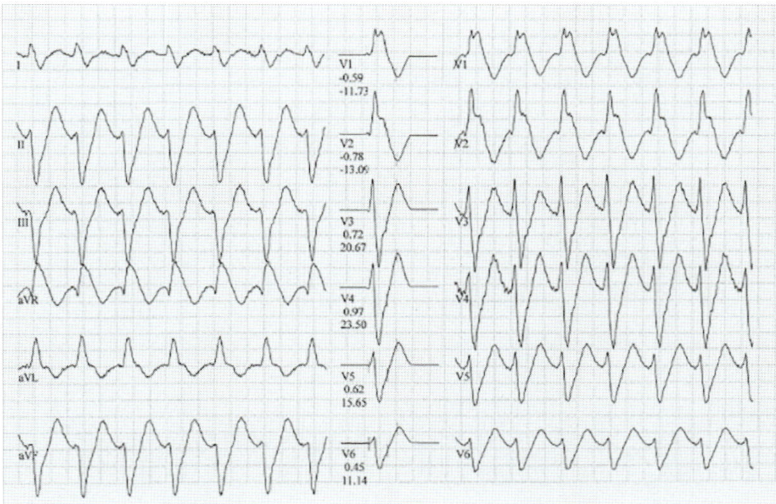

Abb. 41.3 Monomorphe idiopathische faszikuläre ventrikuläre Tachykardie.

- Torsade-de-pointes-Tachykardien (▶ Abb. 41.5) sind eine besondere Form der polymorphen Kammertachykardie. Diese sind durch eine höhere Herzfrequenz als bei polymorphen Kammertachykardien, einen spindelförmigen QRS-Vektor („Spindel-Spitzen-Torsaden") und häufig eine spontane Terminierung gekennzeichnet. Letzteres unterscheidet eine Torsade-de-pointes-Tachykardie vom Kammerflimmern, das nicht spontan terminieren kann. Torsade-de-pointes-Tachykardien werden durch eine Repolarisationsverlängerung (QT-Intervall-Verlängerung) verursacht, die durch angeborene (Long-QT-Syndrom) oder medikamentös erworbene Ionenkanaldefekte (Klasse-III-Antiarrhythmika, Makrolidantibiotika, Antihistaminika, trizyklische Antidepressiva etc.) verursacht werden.

41.7 Symptomatik

- Eine Kammertachykardie ist ein lebensbedrohlicher Notfall und geht i. d. R. mit einer klinisch signifikanten Symptomatik einher.
- Folgende Symptome können im Allgemeinen auftreten:
  - Kreislaufstillstand
  - Synkope
  - Kollaps
  - Agitiertheit, Verwirrtheit, ggf. Bewusstseinseintrübung infolge zerebraler Hypoxie
  - Palpitationen
  - Dyspnoe
  - Angina pectoris
  - Hautblässe und Kaltschweißigkeit
  - Tachypnoe und Hyperventilation
  - signifikante Hypotonie
  - Oligurie infolge renaler Minderperfusion
  - Lungenödem
  - kardiogener Schock

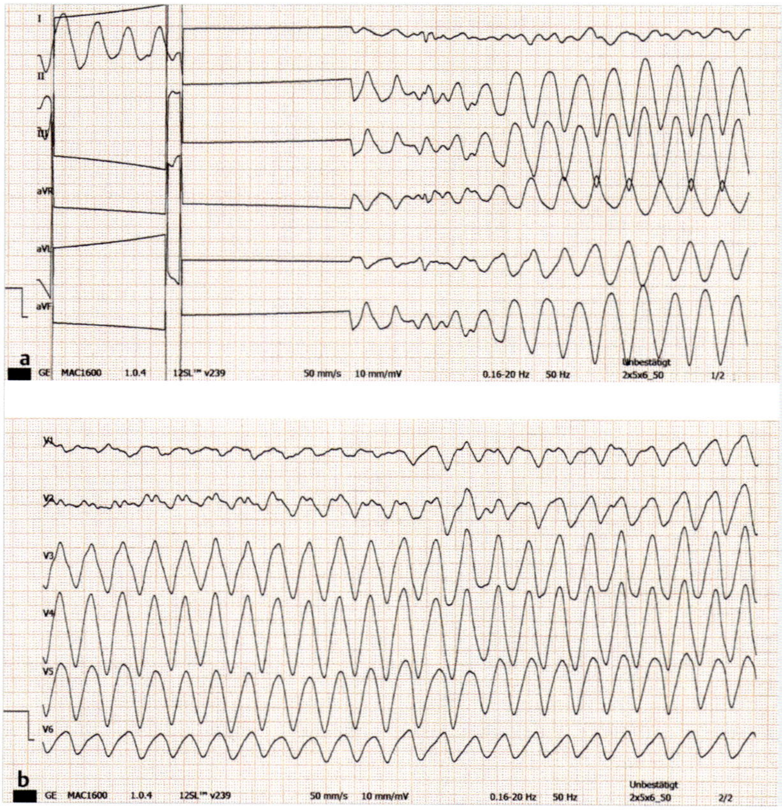

Abb. 41.4 Polymorphe ventrikuläre Tachykardie.
a Polymorphe ventrikuläre Tachykardie.
b Polymorphe ventrikuläre Tachykardie.

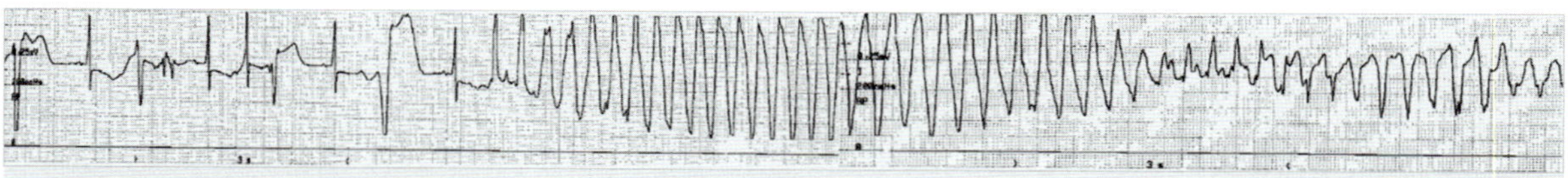

Abb. 41.5 Torsade-de-pointes-Tachykardie.

41.8 Diagnostik

41.8.1 Diagnostisches Vorgehen

- Wird eine Kammertachykardie diagnostiziert, besteht immer akute Lebensgefahr und es muss unverzüglich mit der kardiovaskulären Stabilisierung begonnen werden (s. Kap. 58.11.1).
- Die Ableitung eines **12-Kanal-EKG** zur Differenzialdiagnose (siehe ▶ Abb. 41.1 bis ▶ Abb. 41.8) ist obligat. Ferner sollte der Patient mittels eines kontinuierlichen EKG überwacht werden.
- Der weitere Verlauf des diagnostischen Vorgehens kann sich dynamisch entwickeln und muss immer wieder der Situation angepasst werden (▶ Abb. 41.9).
- Eine Kammertachykardie stellt immer eine vitale Bedrohung des Patienten dar und erfordert das rasche Handeln des Notarztes. Bei bewusstlosen Patienten sind Basisreanimationsmaßnahmen immer die initiale Therapie.
- Die Differenzialdiagnosen sind mannigfaltig und unterscheiden sich deutlich hinsichtlich Prognose und weiterführender Differenzialtherapie (siehe ▶ Abb. 41.1 bis ▶ Abb. 41.8). Daher sind die folgenden Maßnahmen obligat:
  - Ableitung eines 12-Kanal-EKG der initialen Herzrhythmusstörung
  - Ableitung eines 12-Kanal-EKG während einer medikamentösen oder elektrischen Intervention (z. B. Adenosingabe zur Differenzialdiagnose Kammertachykardie vs. supraventrikuläre Tachykardie (siehe ▶ Abb. 41.8)
  - 12-Kanal-EKG nach Terminierung der Kammertachykardie
- Beweisend für eine Kammertachykardie sind eine vollständige Dissoziation von Vorhöfen und Kammern (AV-Dissoziation) sowie der Nachweis von Fusions- oder Capture-Schlägen (▶ Abb. 41.6).

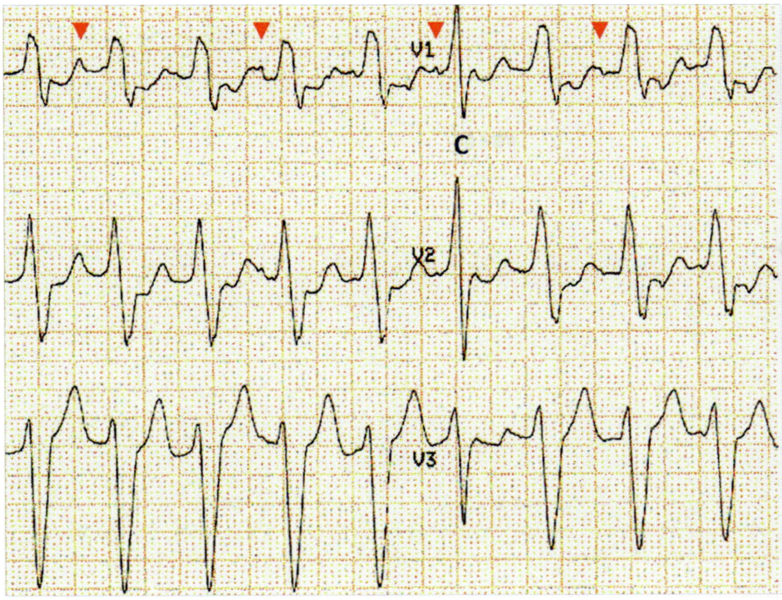

Abb. 41.6 Beweisende Kriterien für eine Kammertachykardie: atrioventrikuläre Dissoziation (rote Pfeile) und Fusions-/Capture-Schläge (C).

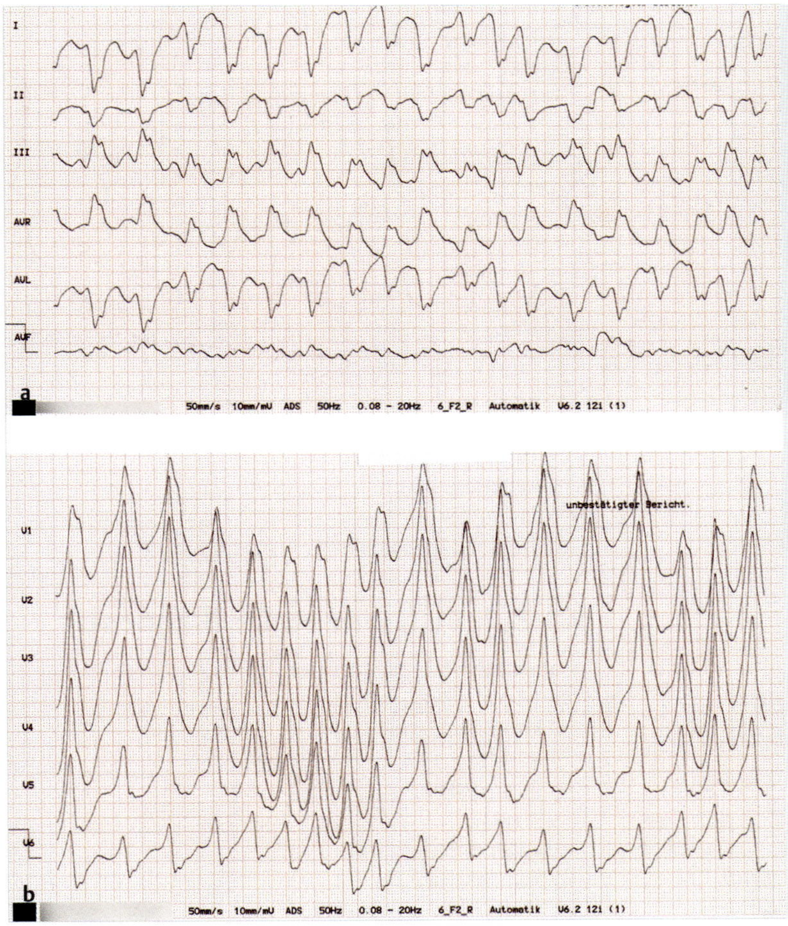

Abb. 41.7 „FBI"-Tachykardie (fast broad irregular) bei Vorhofflimmern und ventrikuläre Überleitung durch eine akzessorische Leitungsbahn (Wolff-Parkinson-White-Syndrom).

- **a** „FBI"-Tachykardie (fast broad irregular) bei Vorhofflimmern und ventrikuläre Überleitung durch eine akzessorische Leitungsbahn (Wolff-Parkinson-White-Syndrom) (Extremitätenableitung).
- **b** „FBI"-Tachykardie (fast broad irregular) bei Vorhofflimmern und ventrikuläre Überleitung durch eine akzessorische Leitungsbahn (Wolff-Parkinson-White-Syndrom) (Brustwandableitung).

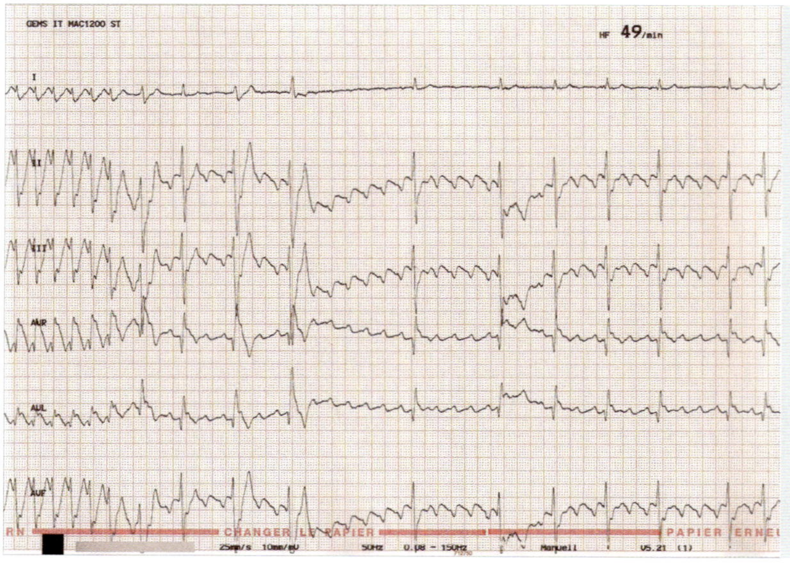

Abb. 41.8 Transiente Unterbrechung einer regelmäßigen Breitkomplextachykardie bei 1:1 übergeleitetem Vorhofflattern mit Aberration.

41.8.2 Anamnese

- aktuelle Anamnese:
  - Symptomatik
  - Begleitumstände
  - zeitlicher Ablauf
  - Begleitsymptome
  - Progredienz
  - Qualität/Intensität/Lokalisation und Ausstrahlung bei entsprechender Symptomatik
- medizinische Vorgeschichte:
  - Vorerkrankungen
  - kardiale Interventionen
  - Krankenhausaufenthalte in der Vergangenheit (Arztbrief vorliegend?)
  - Allergien
- Medikamentenanamnese:
  - Dauermedikation
  - aktuell eingenommene Medikamente
  - repolarisationsverlängernde Medikamente
  - Zeitpunkt der letzten Einnahme
- Genussmittelanamnese
- Familienanamnese
- soziale Anamnese

41.8.3 Körperliche Untersuchung

- Vorgehen nach ABCDE-Schema (airway, breathing, circulation, disability, environment)
- Erfassung der Glasgow Coma Scale
  - initial
  - im weiteren Verlauf
- Inspektion:
  - Zentralisation
  - Zyanose
  - Temperatur der Akren
  - verlängerte kapilläre Füllungszeit (regelmäßige Evaluation!)
  - Exsikkosezeichen
- Herz:
  - Halsvenenfüllung (Stauung/Kollaps)
  - schwacher Puls (Rhythmus, Frequenz)
  - Herzgeräusch
- Lunge:
  - seitengleiches Atemgeräusch
  - Rasselgeräusch
- Abdomen:
  - Druckschmerz
  - Resistenzen
  - Abwehrspannung
- Extremitäten:
  - Beinödeme
  - Thrombosezeichen
  - infektiöse Foci
- Neurologie:
  - Sensibilität/Motorik der Arme und Beine

41.8.4 Instrumentelle Diagnostik

- apparative Diagnostik in der Notfallsituation:
  - 12-Kanal-EKG (**obligat**)
  - kontinuierliches EKG-Monitoring
  - Blutdruck (RR)
  - Pulsoxymeter
    - SpO_2
    - Herzfrequenz (HF)
  - Temperatur
  - Blutzuckermessung (BZ)

41.9 Differenzialdiagnosen

Tab. 41.1 Differenzialdiagnosen.

Differenzialdiagnose	Bemerkungen
supraventrikuläre Tachykardie (SVT) mit Aberration	Alle SVT (siehe Kap. 40) weisen eine hohe Herzfrequenz im Vorhof auf, die mit hoher Frequenz über den AV-Knoten und die Tawaraschenkel in die Kammer geleitet wird. Eine Aberration ist eine funktionelle und frequenzabhängige Blockierung der Reizleitung (Tawaraschenkel/Faszikel), die mit einer schenkelblockartigen Verbreiterung des QRS-Komplexes einhergeht (▶ Abb. 41.8).
supraventrikuläre Tachykardie (SVT) mit bestehendem Schenkelblock	Bei einem vorbestehenden Schenkelblock ist der QRS-Komplex während einer SVT ebenfalls verbreitert und kann somit – wie eine Aberration – eine Kammertachykardie vortäuschen.
Vorhofflimmern mit Leitung über eine akzessorische Leitungsbahn in den Ventrikel („FBI"-Tachykardie: fast broad irregular)	Bei Patienten mit einer akzessorischen Leitungsbahn kann ein Vorhofflimmern eine schnelle Überleitung in die Kammer bewirken. Es besteht dann eine unregelmäßige Breitkomplextachykardie (▶ Abb. 41.7). Diese lebensbedrohliche und oft zum plötzlichen Herztod führende Situation kann die Erstmanifestation eines Wolff-Parkinson-White-Syndroms (WPW-Syndrom) sein.

41.10 Therapie

- Alle regelmäßigen Breitkomplextachykardien werden zunächst wie eine VT behandelt.
- Eine VT ist ein lebensbedrohlicher Notfall und sollte schnellstmöglich adäquat behandelt werden.
- Die Initiierung der Therapie sollte nach Ableitung eines 12-Kanal-EKG und unter kontinuierlichem EKG-Monitoring begonnen werden.
- Bei bewusstlosen Patienten mit Kreislaufstillstand unter VT sollten Basisreanimationsmaßnahmen durchgeführt werden (u. a. Herzdruckmassage, intravenöser (i. v.) Zugang, Intubation, Defibrillation/Kardioversion etc.).
- Bei kreislaufstabilen Patienten ist eine ausreichende Oxygenierung sinnvoll.
- Die effektivste Therapie zur Terminierung einer Kammertachykardie ist die Kardioversion (monomorphe Kammertachykardien) oder Defibrillation (polymorphe Kammertachykardien). Hier sollte jeweils initial die höchstmögliche Joulezahl des entsprechenden Defibrillators gewählt werden und nach entsprechender Analgosedierung (z. B. Etomidate 10–20 mg, Fentanyl 0,1 mg + Midazolam 3–5 mg) eine Defibrillation/Kardioversion durchgeführt werden.
- Die Therapie von Breitkomplextachykardien mit Antiarrhythmika ist sehr komplex und sollte gut überlegt sein.
  - **Niemals** sollten 2 verschiedene Antiarrhythmika zusammen appliziert werden (z. B. Amiodaron und Ajmalin), da hierunter Patienten eine fatale elektromechanische Entkopplung erleiden können.
  - Ist z. B. Amiodaron bei monomorphen Kammertachykardien Mittel der Wahl, ist es bei einigen polymorphen Kammertachykardien kontraindiziert.
  - Für Ajmalin oder andere Klasse-I-Antiarrhythmika gibt es in der notfallmedizinischen Behandlung von Kammertachykardien keine Indikation (▶ Abb. 41.9).

41.10.1 Therapeutisches Vorgehen

- Nach EKG-Dokumentation und Terminierung der Herzrhythmusstörung (durch Defibrillation, Kardioversion oder Amiodaron) sollte im anschließenden EKG nach Zeichen einer Ischämie oder eines Infarkts gesucht werden. Falls der Verdacht auf ein akutes Koronarsyndrom (ACS) vorliegt, sollte ein direkter Transport unter Sonderrechten und mit ärztlicher Begleitung in ein Krankenhaus mit 24/7-Herzkatheterbereitschaft durchgeführt werden (Kap. 37).
- Nach initialer Stabilisierung erfolgt das weitere Vorgehen basierend auf der Ursache. Es ist entscheidend, im Verlauf immer wieder den Status des Patienten zu überprüfen und die Therapie danach anzupassen.

41.11 Verlauf und Prognose

- Die Prognose ist abhängig von der zugrundeliegenden Ursache der Kammertachykardie.
- Patienten mit akutem Myokardinfarkt oder Herzinsuffizienz haben v. a. bei polymorpher Kammertachykardie eine schlechte Prognose. Die Prognose dieser Patienten hängt von der schnellen Diagnose, einer schnellen Notfalltherapie und v. a. von der schnellen und effektiven Revaskularisationstherapie ab. Die Mehrzahl der Patienten wird nach erfolgreicher Notfalltherapie von einer Implantation eines Defibrillators (ICD: implantierbarer Kardioverter-Defibrillator) profitieren.
- Patienten mit idiopathischen Kammertachykardien (Ausflusstrakttachykardie, faszikuläre Tachykardie) können durch eine Ablation kurativ behandelt werden.
- Bei Patienten mit genetisch bedingten Ionenkanaldefekten sollte nach der initialen stabilisierenden Notfalltherapie und klinischen Versorgung ein Familien-Screening erfolgen.

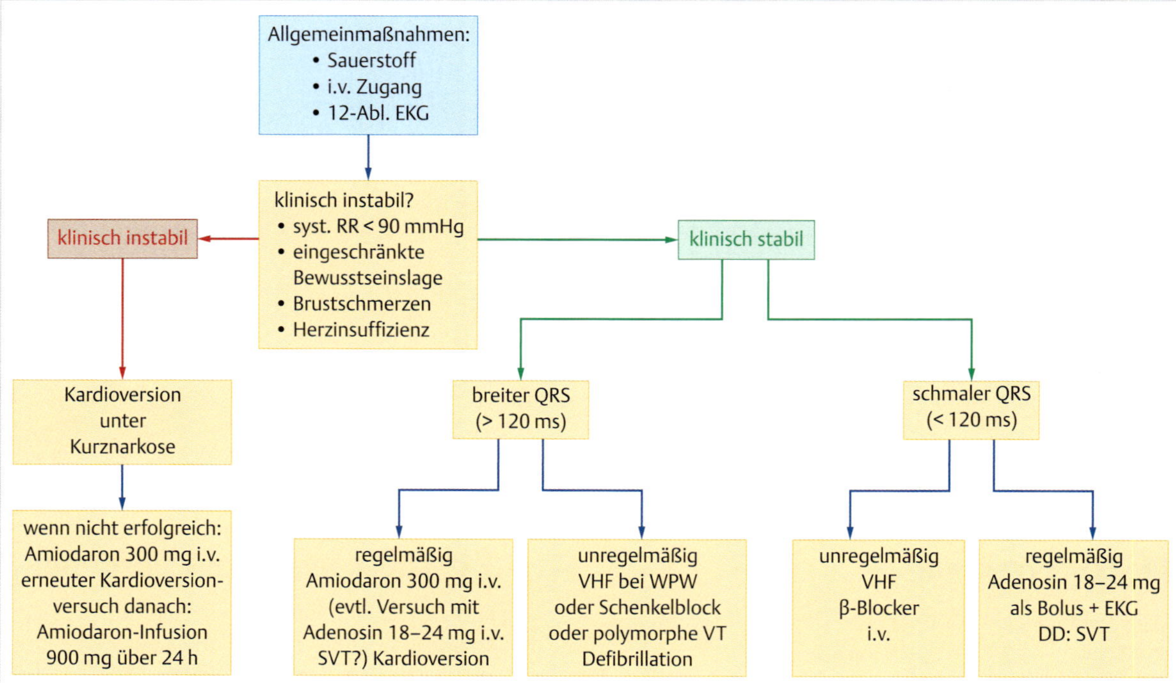

Abb. 41.9 Algorithmus zur Behandlung von Breitkomplextachykardien.
Abk. DD: Differenzialdiagnose, i. v.: intravenös, RR: Blutdruck, VHF: Vorhofflimmern, WPW: Wolff-Parkinson-White-Syndrom.

41

42 Notfälle bei Patienten mit implantierten kardialen Devices (CIED)

Hendrik Bonnemeier

42.1 Steckbrief

Implantierbare Herzschrittmacher (HSM) und implantierbare Kardioverter-Defibrillatoren (ICD) sind seit Jahrzehnten etablierte Therapieformen zur Behandlung bradykarder bzw. tachykarder ventrikulärer Herzrhythmusstörungen. In den letzten Jahren sind weitere implantierbare kardiale Devices (CIED) in die klinische Versorgung von Patienten mit Herzrhythmusstörungen und/oder Herzinsuffizienz eingeführt worden. Hierzu zählen die kardiale Resynchronisationstherapie (CRT), die kardiale Kontraktionsmodulation (CCM) und die Baroreflexmodulation (CVRx). Somit sind Notfallsituationen bei Patienten mit CIED äußerst komplex und haben als oberstes Ziel den Transport des Patienten in ein spezialisiertes Zentrum mit der sofortigen Möglichkeit einer Kontroll- und Abfrage-Programmierung des CIED. Deshalb sind Informationen über den Typ, den Hersteller und das Zentrum, das das CIED implantiert hat, unerlässlich. Diese Informationen können über den Herzschrittmacherausweis, ICD-Ausweis oder Herstellerpass gewonnen werden. Auf diesem Dokument sind i. d. R. auch die Spezifikationen des implantierten Systems (1-, 2- oder 3-Kammer-HSM, 1-, 2- oder 3-Kammer-ICD, subkutaner ICD [s-ICD] etc.), die Hauptdiagnose des Patienten und die Indikation für die CIED-Implantation vermerkt. Abhängig vom zugrundeliegenden Notfall sollte eine entsprechende Therapie eingeleitet werden. ICD-Schockauslösungen können adäquat sein (z. B. bei einem Kammerflimmern oder einer Kammertachykardie). Schockauslösende Herzrhythmusstörungen sind allerdings häufig durch eine zugrundeliegende somatische Erkrankung (z. B. akute Ischämie, Hyperkaliämie etc.) verursacht, sodass diese Zustände bevorzugt behandelt werden sollten. Fehlfunktionen von Aggregaten oder Elektroden, die zu inadäquaten Schockabgaben führen, sind selten und können oft nur durch einen Spezialisten differenzialdiagnostisch evaluiert und behandelt werden. Vom Versuch einer Modifikation des CIED mithilfe einer Magnetauflage sollte abgesehen werden. Bei jedem Patienten mit ICD-Schockauslösung oder bei Verdacht auf Herzschrittmacher- bzw. ICD-Dysfunktion muss obligat ein 12-Kanal-EKG abgeleitet und ein kontinuierliches EKG-Monitoring initialisiert werden. Jeder Patient, der über eine Schockabgabe durch sein ICD-System berichtet, sollte auch bei stabilem Kreislaufzustand zeitnah in ein Zentrum mit Abfrage-/Programmiermöglichkeit transportiert werden. Medizinische Probleme bei CIED-Patienten können durch das CIED-System selbst (z. B. inadäquate Schockabgaben), durch die zugrundeliegende Erkrankung (z. B. progrediente Herzinsuffizienz) oder durch extrakardiale Erkrankungen entstehen.

42.2 Synonyme

- Herzschrittmacher (HSM)
- implantierbarer Kardioverter-Defibrillator (ICD)
- kardiale Resynchronisationstherapie (CRT)
- kardiale implantierbare Devices (CIED)

V

42.3 Keywords

- adäquate Schockabgabe
- inadäquate Schockabgabe
- „elektrischer Sturm“
- Exitblockierung
- Wahrnehmungsverlust
- „Oversensing“
- Elektrodendefekt
- Elektrodendislokation
- Diaphragmastimulation
- Infektion

42.4 Definition

- Unterschieden werden 1-, 2-, und 3-Kammer-HSM-Systeme und 1-, 2-, und 3-Kammer-ICD-Systeme.
  - Die 1-Kammer-HSM-Systeme (VVI-Systeme) werden i. d. R. bei Patienten mit einer Bradyarrhythmie implantiert.
  - Patienten mit einem Sick-Sinus-Syndrom oder einem höhergradigen AV-Block werden mit 2-Kammer-HSM versorgt. Diese Systeme sind bei etwa 70 % aller HSM-Patienten implantiert.
  - Zunehmend werden allerdings auch Patienten bei zugrundeliegendem Schenkelblock und einer Herzinsuffizienz mit einem 3-Kammer-HSM zur kardialen Resynchronisationstherapie (CRT-Therapie) versorgt.
  - Bei Patienten mit ICD-Therapie sind 2- und 3-Kammer-Systeme am häufigsten.
  - Zunehmend werden aber auch subkutane ICD (s-ICD) implantiert, bei denen keine Elektroden mit dem Herzen verbunden sind.
- Die implantierten transvenösen HSM- und ICD-Systeme werden i. d. R. linksseitig (z. T. aber auch rechtsseitig) subkutan, subfaszial oder subpektoral implantiert. Bei s-ICD wird das Aggregat links medioaxillär positioniert.

Manchen Patienten weisen nach Operationen bei angeborenen Herzfehlern eine abdominelle Positionierung des Aggregats auf.
- HSM werden zur chronischen Behandlung bradykarder Herzrhythmusstörungen eingesetzt, ICD hingegen zur Überstimulations- und Schocktherapie tachykarder Herzrhythmusstörungen aus den Herzkammern.
- Bei Patienten mit Herzinsuffizienz und einer schenkelblockbedingten ventrikulären Dyssynchronie werden sowohl 3-Kammer-HSM als auch 3-Kammer-ICD zur CRT eingesetzt.

42.5 Epidemiologie

42.5.1 Häufigkeit

- In Deutschland werden pro Jahr mehr als 1000 HSM-Systeme je 1 Million Einwohner und mehr als 400 ICD-Systeme je 1 Million Einwohner implantiert.

42.5.2 Altersgipfel

- Der Altersgipfel bei HSM-Implantationen liegt für Frauen bei 78 Jahren und für Männer bei 75 Jahren.
  - Weniger als 6 % der mit einem HSM versorgten Patienten sind < 60 Jahre alt.
- Bei Frauen und Männern liegt der Altersgipfel der ICD-Implantation bei 66 Jahren.
  - Weniger als 26 % der mit einem ICD-System versorgten Patienten sind < 60 Jahre alt.

42.5.3 Geschlechtsverteilung

- HSM-Implantationen: m : w = 54 % : 46 %
- ICD-Implantationen: m : w = 78 % : 22 %

42.5.4 Prädisponierende Faktoren

- Sick-Sinus-Syndrom
- sinuatriale Blockierungen
- Sinusarrest
- präautomatische Pausen
- Bradyarrhythmia absoluta bei Vorhofflimmern
- atrioventrikuläre Blockierungen
- Synkopen
- ventrikuläre Tachykardien
- höhergradige Schenkelblockierungen
- progrediente Linksherzinsuffizienz
- linksventrikuläre Ejektionsfraktion < 35 %

42.6 Ätiologie und Pathogenese

- Die Ätiologie und Pathogenese ist vielfältig und das Patientenkollektiv hinsichtlich der zugrundeliegenden strukturellen Herzerkrankungen inhomogen.
- Für Bradykardien, die eine Indikation für eine HSM-Implantation darstellen, verweisen wir auf Kap. 39.
- Indikationsstellung für eine ICD-Implantation zur Sekundärprävention:
  - erfolgreiche Reanimation einer schnellen Kammertachykardie (siehe Kap. 41)
  - erfolgreiche Reanimation von Kammerflimmern (sog. überlebter plötzlicher Herztod)
- Indikationsstellung für eine ICD-Implantation zur Primärprävention:
  - Mehrzahl der Patienten mit einer Herzinsuffizienz, die eine linksventrikuläre Ejektionsfraktion von < 35 % zeigen

42.7 Symptomatik

- Synkope
- Schwindel
- Wahrnehmung von Schockabgaben
- Luftnot
- Bewusstlosigkeit
- Palpitationen
- siehe ▶ Abb. 42.1a

42.8 Diagnostik

42.8.1 Diagnostisches Vorgehen

- Es gilt zunächst festzustellen, ob akute Lebensgefahr besteht und unverzüglich mit der kardiovaskulären Stabilisierung bzw. Reanimation begonnen werden muss oder ob noch Zeit für differenzialdiagnostische Untersuchungen bleibt, die über die 4 H (Hypoxie, Hypovolämie, Hypothermie, Hypo- bzw. Hyperkaliämie) hinausgehen.
- Das 12-Kanal-EKG spielt hier eine essenzielle Rolle, da sich das weitere Vorgehen nicht nur an der Therapie der Herzrhythmusstörung, der HSM-Funktionsstörung bzw. der ICD-Funktionsstörung orientiert, sondern auch an der Therapie der zugrundeliegenden Ursache. Alle Patienten mit CIED müssen obligat kontinuierlich mittels EKG-Monitoring überwacht werden.
- Sowohl eine symptomatische Bradykardie (z. B. bei HSM-Dysfunktion) als auch eine hämodynamisch relevante ventrikuläre Tachyarrhythmie (bei Patienten mit einem ICD) stellen eine vitale Bedrohung des Patienten dar und erfordern ein schnelles und sicheres Handeln des Notarztes. Insbesondere bei Patienten mit einer Herzinsuffizienz und/oder einem akuten Koronarsyn-

42

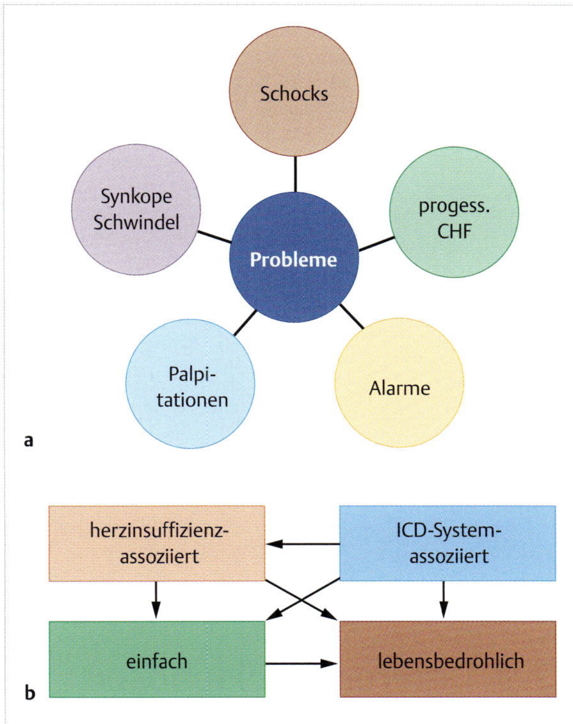

Abb. 42.1 Symptomatik.
a Probleme bei Patienten mit einer CIED-Therapie in der Notfallmedizin.
Abk. CHF: congestive heart failure (kongestive Herzinsuffizienz).
b Mögliche Problemursachen und potenzielle Gefahren für ICD-Patienten in der Notfallmedizin.
Abk. ICD: implantierbarer Kardioverter-Defibrillator.

drom kann es innerhalb kurzer Zeit zu einer Myokarddekompensation mit Hypotonie und Bewusstseinsstörung kommen.

- Entscheidend ist somit auch die schnelle Anforderung des HSM-Ausweises, des ICD-Ausweises oder des Herstellerpasses (▸ Abb. 42.2a u. ▸ Abb. 42.2b). Oft wird dieser vom Patienten ausgehändigt, von Angehörigen vorgezeigt oder vom Patienten im Portemonnaie mitgeführt. Auf diesem Dokument sind in i. d. R. das CIED-System, der Hersteller, das implantierende Zentrum, die Spezifikationen des implantierten CIED-Systems, die Hauptdiagnose und die Indikation für die CIED-Implantation vermerkt.

42.8.2 Anamnese

- Die Anamnese richtet sich nach dem jeweiligen Notfall.
- Die meisten CIED-Patienten (häufig auch ihre Angehörigen) können genauere Angaben zur kardialen Grunderkrankung, der Art des CIED, zum implantierenden Zentrum, zum Implanteur, zur Herzschrittmacherambulanz, zum betreuenden Kardiologen und zum Krankheitsverlauf machen.
- Viele Patienten halten auch Arztbriefe/Entlassungsbriefe vor.
- Bei Patienten mit einem implantierbaren Defibrillator sind nach Schockabgabe folgende Informationen wichtig:
  - einmalige oder mehrfache Schockabgabe („elektrischer Sturm")
  - assoziierte Symptome (Angina pectoris, Dyspnoe etc.)
  - aktuelle antiarrhythmische Therapie
  - erste Schockabgabe des ICD
- Die ▸ Abb. 42.3 zeigt mögliche Ursachen für eine Schockabgabe mit einem ICD-System.

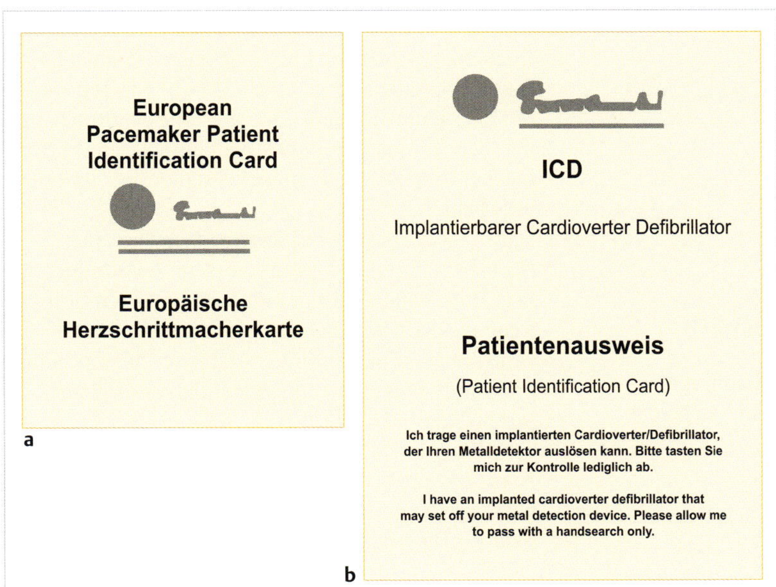

Abb. 42.2 Herzschrittmacherausweis und ICD-Ausweis.
a Europäische Herzschrittmacherkarte.
b Patientenausweis.

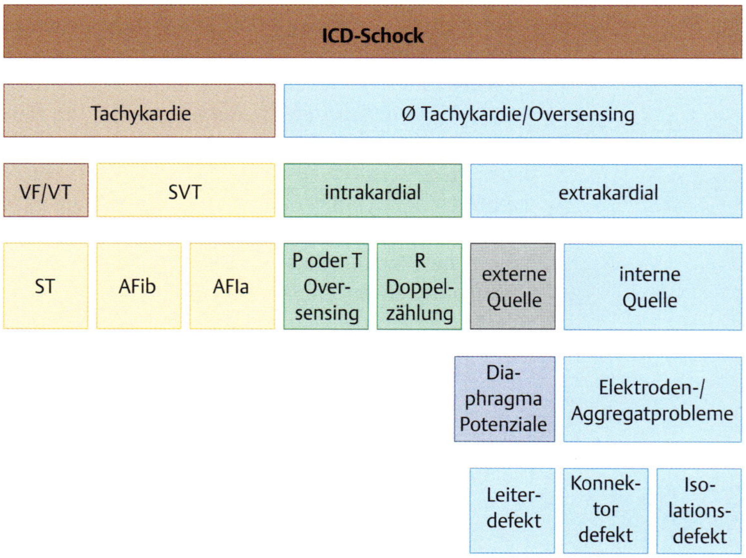

Abb. 42.3 Ursachen für ICD-Schockabgaben.
Rot: adäquate Schocktherapie bei Kammertachykardie/Kammerflimmern
Gelb: inadäquate Schockabgabe bei Sinustachykardie (ST), Vorhofflimmern (VF), Vorhofflattern
Blau und Grün: inadäquate Schockabgabe durch intra- und extrakardiale Störfelder.
Abk. AFia:, AFIb:, ICD: implantierter Konverter-Defibrillator, SVT: supraventrikuläre Tachykardie, VT: ventrikuläre Tachykardie.

42.8.3 Körperliche Untersuchung

- Vorgehen nach ABCDE-Schema (airway, breathing, circulation, deficit, environment)
- Erfassung der Glasgow Coma Scale (GCS)
  - initial
  - im weiteren Verlauf
- Inspektion:
  - Zentralisation
  - Kaltschweißigkeit
  - Dyspnoe
- Herz:
  - Halsvenenfüllung (Stauung/Kollaps)
  - schwacher Puls
    - langsamer bzw. schneller Rhythmus
    - regelmäßig bzw. unregelmäßig
  - Herzfrequenz
  - Herzgeräusch
- Lunge:
  - seitengleiches Atemgeräusch
  - Rasselgeräusche
- Extremitäten:
  - Beinödeme
- Neurologie:
  - Sensibilität/Motorik der Arme und Beine
- Lage des Herzschrittmacher- bzw. ICD-Aggregats
- Wundverhältnisse
- Zwerchfellzucken (kein Notfall, sondern diaphragmatische Stimulation durch die linksventrikuläre Elektrode eines CRT-Systems)

42.9 Differenzialdiagnosen

- Bei elektrokardiografischer differenzialdiagnostischer Abklärung:
  - Die Stimulation von CIED kann unipolar oder bipolar erfolgen. Bei einer unipolaren Stimulation sind die typischen Stimulationsartefakte als klassischer Spike zu erkennen (▶ Abb. 42.4a), wohingegen bei einer bipolaren Stimulation das Stimulationsartefakt häufig kaum zu erkennen ist (▶ Abb. 42.4b) und sich die EKG-Diagnostik somit deutlich anspruchsvoller gestaltet.
  - Bei unipolarer Stimulation kann es zu Zählfehlern des EKG-Geräts und/oder des Monitorings kommen, da QRS-Komplexe mit Schrittmacherartefakten verwechselt werden können. Hierdurch wird die Herzfrequenz fälschlich zu hoch angezeigt (▶ Abb. 42.5). Dieses Phänomen ist v. a. bei HSM-abhängigen Patienten mit einem Exitblock und Asystolie gefährlich, da hier der Monitor die ineffektiven unipolaren Schrittmacherartefakte mit den intrinsischen Herzaktionen verwechselt.
- Bei antibradykarder Herzschrittmacher-Therapie:
  - Die elektrokardiografisch gemessene Herzfrequenz liegt unterhalb der programmierten unteren Grenzfrequenz des CIED (siehe HSM-Ausweis).
  - ventrikuläres Oversensing (durch eine zu empfindlich programmierte Elektrode oder durch Störsignale) (▶ Abb. 42.6)
  - ventrikulärer Exitblock (durch Elektrodendislokation, zu niedrig programmierte Stimulationsamplitude, nach Aufsättigung mit Amiodaron, Myokardinfarkt, Azidose, Hyperkaliämie) (▶ Abb. 42.7)

42

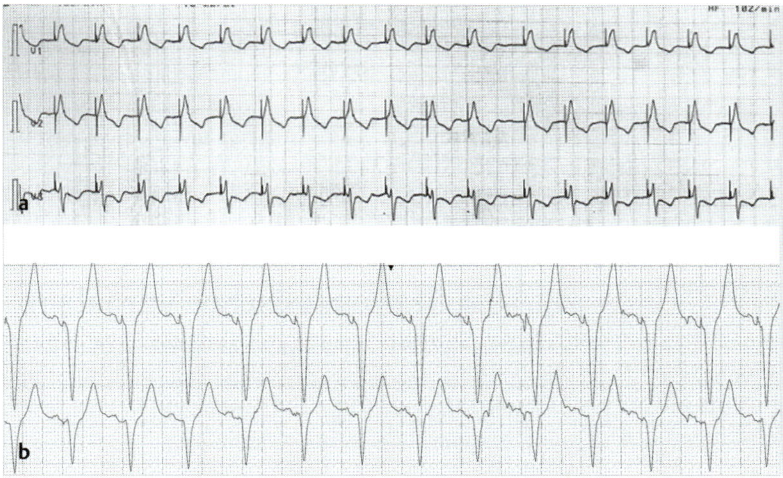

Abb. 42.4 Differenzialdiagnostische elektrokardiografische Abklärung.
- **a** Unipolare Ventrikelstimulation. Der Stimulationsspike vor der Kammererregung ist deutlich zu erkennen.
- **b** Bipolare Ventrikelstimulation. Der Stimulationsspike vor der Kammererregung ist schwer zu erkennen.

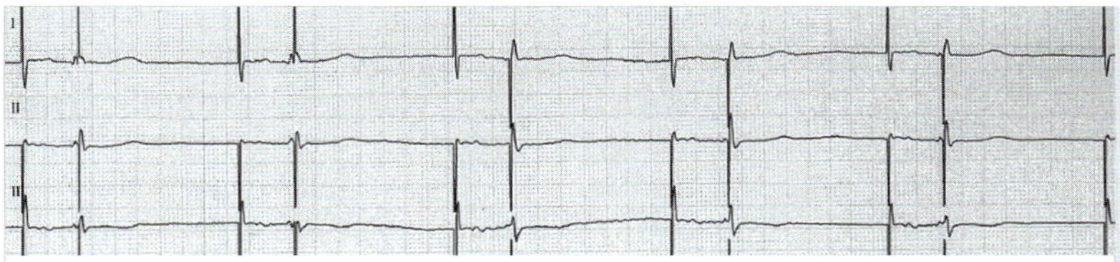

Abb. 42.5 Falsche Kalkulation der Herzfrequenz im EKG-System durch Doppelzählung der unipolaren Stimulationsartefakte bei einem Patienten mit einem 2-Kammer-Herzschrittmachersystem. Hierdurch wird fälschlich eine verdoppelte Herzfrequenz auf dem EKG-System angezeigt.

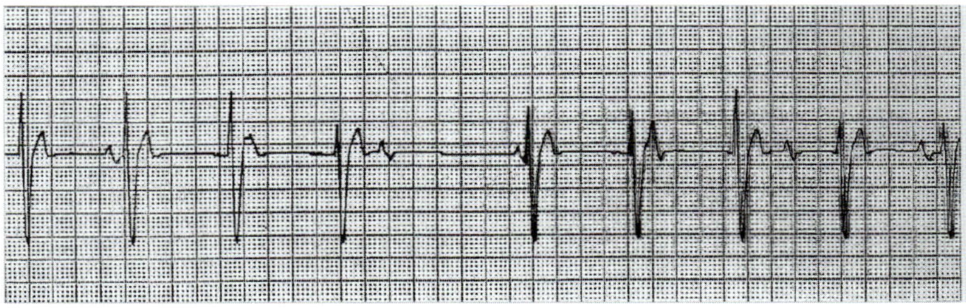

Abb. 42.6 Oversensing der Ventrikelelektrode: regelrechte Ventrikelstimulation, die nach dem 4. Herzschlag durch Artefakt-Oversensing transient inhibiert wird.

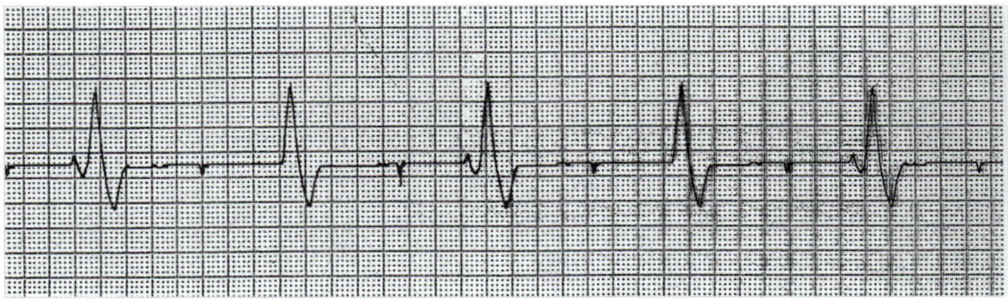

Abb. 42.7 Exitblock der Ventrikelelektrode: stabiler ventrikulären Ersatzrhythmus mit durchgehend ineffektiven ventrikulären Stimulationsartefakten.

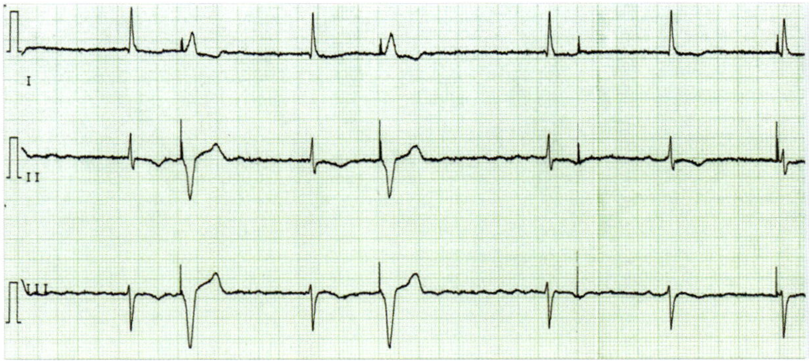

Abb. 42.8 Undersensing der Ventrikelelektrode mit intermittierender ventrikulärer Stimulation in die T-Welle (5. Herzschlag).

- ventrikuläres Undersensing (mit der Gefahr eines Stimulation-auf-T-Phänomens und der Induktion einer polymorphen Kammertachykardie) (▶ Abb. 42.8)
- Tachykardie durch eine im Vorhof getriggerte Ventrikelstimulation an der programmierten oberen Grenzfrequenz (nur bei 2- und 3-Kammer-HSM, siehe HSM-Ausweis)
- Totalausfall des CIED-Systems (Stromschlag, externe Defibrillation und anderes) auf das CIED-Aggregat, starke elektromagnetische Einwirkung (z. B. MRT), nach Bestrahlung)

- Bei antitachykarder ICD-Therapie:
  - erfolgreiche adäquate Schockauslösung oder antitachykarde Überstimulation bei regelmäßiger Breitkomplextachykardie, Kammertachykardie bzw. Kammerflimmern
  - rezidivierende erfolgreiche adäquate Schockauslösungen bei Kammertachykardie bzw. Kammerflimmern (> 3 Schockabgaben/24h = „elektrischer Sturm" = akute Lebensgefahr!).
  - ineffektive Schockabgaben durch den ICD bei Kammertachykardie bzw. Kammerflimmern (Undersensing der Schockelektrode, Nicht-Defibrillierbarkeit des Herzens bei Ischämie oder Hyperkaliämie = akute Lebensgefahr)
  - keine Schockabgaben des ICD trotz laufender Kammertachykardie (Kammertachykardie langsamer als die programmierte Therapiezone des ICD, ventrikuläres Undersensing der Schockelektrode, Therapieinhibition durch programmierte Detektionsalgorithmen)
  - inadäquate Schockauslösung bei schnell übergeleiteter Vorhoftachykardie (Vorhofflimmern, Vorhofflattern, supraventrikuläre Tachykardie, Sinustachykardie etc.)
  - inadäquate Schockauslösung bei intra- oder extrakardialem Artefakt-Sensing (▶ Abb. 42.3).

42.10 Therapie

42.10.1 Therapeutisches Vorgehen

- HSM-Notfälle mit einhergehender symptomatischer Bradykardie werden wie Patienten ohne implantierten HSM behandelt (passagerer transkutaner Herzschrittmacher, siehe Kap. 39 und ▶ Abb. 42.9)
- Notfälle bei ICD-Patienten werden wie Notfälle bei Patienten ohne ICD behandelt (siehe Kap. 41). Es besteht keine Gefährdung des Rettungspersonals durch die internen Schockabgaben des ICD. Bei keiner oder nicht erfolgreicher interner Schockabgabe muss eine externe Kardioversion (bei Kammertachykardie) oder Defibrillation (bei Kammerflimmern) durchgeführt werden. Diese sollten mit maximaler Energie erfolgen und der Strompfad sollte 10–20 cm vom ICD-Aggregat entfernt sein.

42.11 Verlauf und Prognose

- abhängig vom jeweiligen Notfall

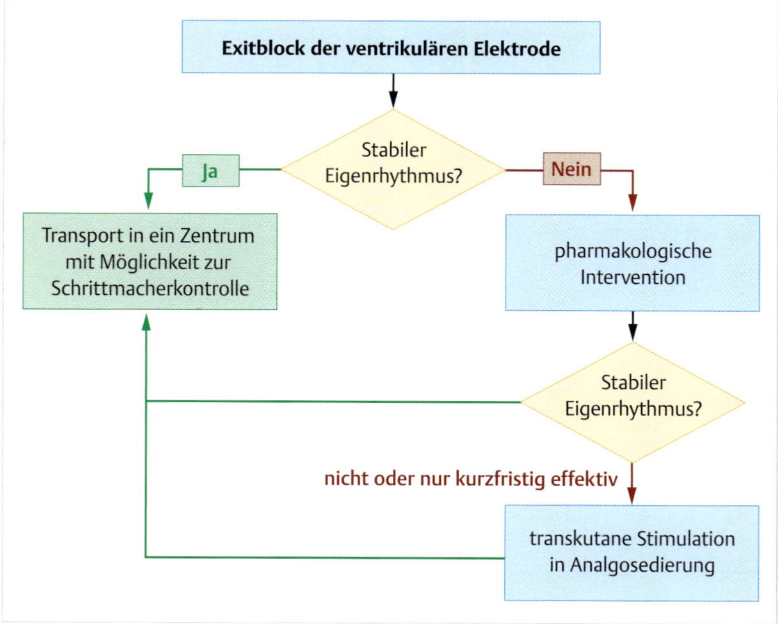

Abb. 42.9 Differenzielle Notfalltherapie bei Exitblock der ventrikulären Stimulationselektrode.

43 Notfälle bei Patienten mit implantierten ventrikulären Unterstützungssystemen

Alexander Reinecke

43.1 Steckbrief

Eine stetig wachsende Zahl von Patienten hat ein implantiertes ventrikuläres Unterstützungssystem (ventricular assist device, VAD). Die Behandlung solcher Patienten wird zunehmend auch für die Notfallmedizin relevant. Die meisten VAD-Patienten sind über ihre Grunderkrankung gut informiert und in ihrem Gerinnungsmanagement und der Handhabung ihres VAD gut geschult. Sie sollten i. d. R. die Kontaktdaten ihres betreuenden VAD-Zentrums oder, falls in ihrem Zentrum vorhanden, ihrer betreuenden VAD-Koordinatoren griffbereit haben. Auch für VAD-Patienten gilt in Notfallsituationen das Vorgehen nach dem ABCDE-Schema, allerdings sind für Punkt C (circulation) einige Besonderheiten zu beachten.

43.2 Synonyme

- ventricular assist device (VAD)
- ventrikuläre Unterstützungssysteme
- linksventrikuläre Unterstützungssysteme (LVAD)
- Herzunterstützungssystem
- Kunstherz
- HeartWare
- Thoratec

43.3 Keywords

- ventricular assist device
- ABCDE-Schema
- Vulnerabilität durch Herzdruckmassage
- VAD-Pumpe
- Herzrhythmusstörung
- Blutung
- Antikoagulation
- Alarmsignale
- Stromversorgung
- betreuendes Zentrum

43.4 Definition

- Bei den heute gebräuchlichen und für den Rettungsdienst relevanten Systemen von ventrikulären Unterstützungssystemen (VAD), die irreführenderweise häufig auch als Kunstherzen (total artificial hearts) bezeichnet werden, handelt es sich – bis auf wenige Einzelfälle, in denen der rechte Ventrikel unterstützt wird – um Zentrifugalpumpen, die in den Apex des linken Ventrikels implantiert werden und von dort aus den Blutfluss mittels einer Dacron-Prothese in die Aorta ascendens als überwiegend kontinuierlichen Fluss weiterleiten [1].
- Die im Thorax implantierten Pumpen sind durch ein Verbindungskabel (Driveline) für die Stromversorgung und Funktionssteuerung, das aus der Bauchdecke ausgeleitet wird, mit einer externen, austauschbaren Steuereinheit (Controller) verbunden.
- Dieser wiederum ist über gesicherte Steckverbindungen mit 1–2 Akkus verbunden. Statt Akku-Betrieb kann auch eine direkte Verbindung mit dem Stromnetz hergestellt werden (▶ Abb. 43.1 und ▶ Abb. 43.2).
- In Deutschland werden fast ausschließlich die Produkte der beiden Marktführer (Thoratec, HeartWare) verwendet. Weitere Hersteller (BerlinHeart, JarvikHeart) kommen nur sehr vereinzelt vor.

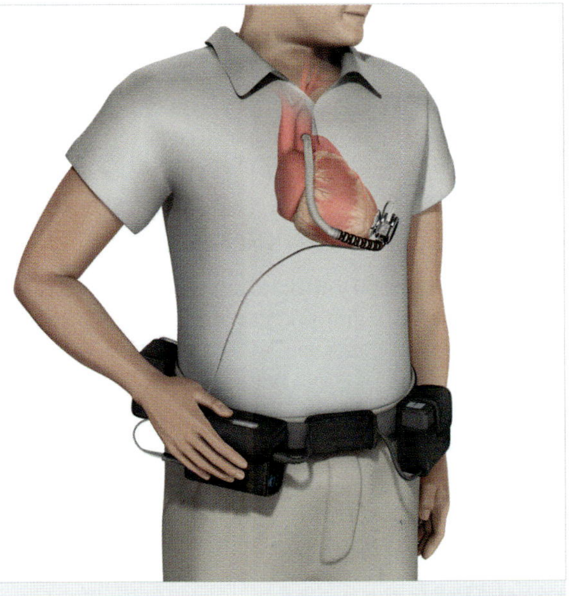

Abb. 43.1 Schematische Darstellung eines HeartWare-VAD-Systems mit im Apex des linken Ventrikels implantierter Zentrifugalpumpe, die über eine Dacron-Prothese Blut in die Aorta ascendens pumpt. Eine abdominell ausgeleitete Driveline stellt die Verbindung zum Controller her, der mit 2 Akkus verbunden ist.
Abk. VAD: ventrikuläres Unterstützungssystem. (Quelle: HeartWare GmbH)

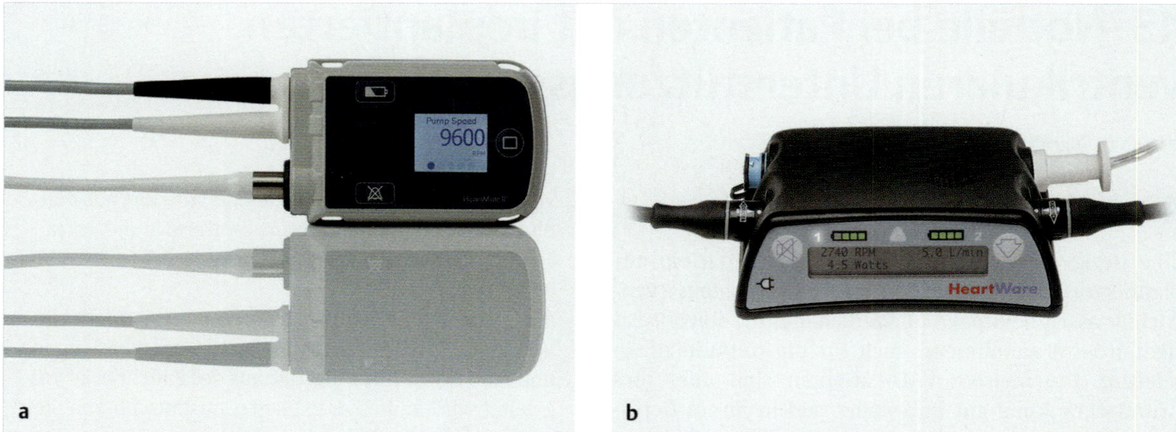

Abb. 43.2 TVAD-Controller. Zu sehen sind jeweils das Display der Steuereinheit mit Informationen über die Pumpendrehzahl, die Batterieanzeigen und die Alarmtaste.
a Thoratec-Controller, passend zu dem VAD HeartMate II™. VAD: ventrikuläres Unterstützungssystem. (Quelle: Reprinted with permission by Thoratec Corporation)
b HeartWare-Controller, passend zu dem VAD HeartWare™. (Quelle: HeartWare GmbH)

43.5 Epidemiologie

43.5.1 Häufigkeit

- In Deutschland wurden 2016 ca. 1000 VAD implantiert. Derzeit gibt es keine verlässlichen Daten zur Häufigkeit von Notfällen bei VAD-Patienten.

43.5.2 Altersgipfel

- In Deutschland wurden 2016 ca. 1000 VAD implantiert. Derzeit gibt es keine verlässlichen Daten zur Altersverteilung von Notfällen bei VAD-Patienten.

43.5.3 Geschlechtsverteilung

- Bei derzeit ca. 1000 VAD-Implantationen in Deutschland im Jahr 2016 gibt es keine verlässlichen Daten zur Geschlechtsverteilung von Notfällen bei VAD-Patienten.

43.5.4 Prädisponierende Faktoren

- terminale Herzinsuffizienz mit Implantation eines VAD

43.6 Ätiologie und Pathogenese

- Seit etwa 2006 werden in Deutschland mit wachsender Zahl regelmäßig VAD implantiert.
- Noch immer ist eine Herztransplantation in Hinsicht auf Lebensqualität und Überlebensrate (ca. 60 % über 10 Jahre) der Goldstandard in der Therapie der terminalen Herzinsuffizienz. Da jedoch in den letzten Jahren – v. a. wegen des medizinischen Fortschrittes und der damit einhergehenden verbesserten Überlebensrate bei der terminalen Herzinsuffizienz – die Warteliste deutlich höher ist als die Anzahl der Spenderorgane, stellt die VAD-Implantation eine Behandlungsalternative dar [2]. Die VAD-Implantation hat auch in die internationalen Leitlinien Einzug gehalten [3] und findet immer weitere Verbreitung [4].
- So konnten in Deutschland im Jahre 2016 erneut nur < 300 Herztransplantationen gegenüber > 1000 VAD-Implantationen realisiert werden.
- Die stetig wachsende Zahl der VAD-Patienten wird somit zusehends auch für die Notfallmedizin relevant [5].

43.7 Symptomatik

- Die Symptomatik bei Patienten mit implantierten VAD-Systemen ist nicht einheitlich, sondern hängt von der jeweiligen Notfallsituation ab.

43.8 Diagnostik

43.8.1 Diagnostisches Vorgehen

- Grundsätzlich liegen noch keine dezidierten Empfehlungen der Fachgesellschaften zum diagnostischen Vorgehen in Notfallsituationen bei Patienten mit implantierten ventrikulären Unterstützungssystemen vor.
- Entscheidend in einer Notfallsituation ist es, zunächst zu erkennen, dass beim betroffenen Patienten ein VAD-System implantiert ist, da dies Bedeutung für das weitere Vorgehen hat.

- Das Vorhandensein eines VAD als relativ großes und zum Teil extrakorporal befindliches mechanisch-elektronisches Unterstützungssystem mit seiner aus dem Abdomen ausgeleiteten Driveline sowie dem hiermit verbundenen Controller und den Akkus sollte schnell, offensichtlich und ohne Verwechslungsgefahr erkennbar sein.
- Für das weitere Vorgehen ist es entscheidend, einzuschätzen, ob in der gegebenen Notfallsituation ein vermutlich störungsfrei arbeitendes VAD-System vorhanden ist oder offensichtlich (Diskonnektion von der Driveline, Durchtrennung der Driveline, Diskonnektion der Stromversorgung) bzw. möglicherweise (VAD-Alarme) eine Funktionsstörung oder gar ein völliger Funktionsverlust des VAD vorliegt. Es gilt schnell zu beurteilen, ob für die jeweilige Notfallsituation eine Funktionsstörung eines potenziell lebenserhaltenden Systems verantwortlich ist, die ggf. noch vor Ort behoben werden kann, oder ob dem eine andere Ursache zugrunde liegt.
- Aber auch ein vermutlich störungsfrei arbeitendes VAD-System hat Auswirkungen auf die weiteren Notfallmaßnahmen.
- Noch vor oder zeitgleich mit der Diagnostik nach dem ABCDE-Schema ist die Funktionstüchtigkeit des VAD-Systems einzuschätzen.
- Bei der Diagnostik nach ABCDE-Schema (▸ Abb. 43.3) ist zu beachten, dass bei den meisten VAD-Patienten aufgrund des laminaren Blutflusses keine Pulswelle palpabel ist. Auch können Herztöne durch das kontinuierlich Maschinengeräusch überlagert werden, eine Pulsoxymetrie kann fehlerhafte Werte liefern und eine nichtinvasive Blutdruckmessung ist in den meisten Fällen nicht möglich. Insofern gestaltet sich die Beurteilung der Kreislaufsituation häufig schwierig.

43.8.2 Anamnese

- Die Anamnese erfolgt grundsätzlich gemäß dem jeweiligen Notfall.
- Die meisten VAD-Patienten (häufig auch ihre Angehörigen) sind über ihre Grunderkrankung gut informiert und im Gerinnungsmanagement und der Handhabung ihres VAD gut geschult. Sie sollten i. d. R. die Kontaktdaten ihres betreuenden VAD-Zentrums oder ihrer betreuenden VAD-Koordinatoren griffbereit haben.

43.8.3 Körperliche Untersuchung

- Auch für VAD-Patienten gilt in Notfallsituationen das Vorgehen nach dem ABCDE-Schema des ALS (Advanced Life Support) [6]. Allerdings sind für Punkt C (circulation) einige wichtige Besonderheiten zu beachten.
- Die aktuelle ERC-Guideline (ERC: European Resuscitation Council) geht auch kurz auf VAD-Patienten ein (siehe Kap. 43.8.1).
- Ein VAD gibt im Betrieb ein permanentes Pumpengeräusch ab, sodass dessen Auskultation keine sicheren Rückschlüsse auf den Funktionszustand zulässt. So kann sich auch bei hochgradig eingeschränkter VAD-Pumpleistung, etwa bei Pumpenthrombosen, weiterhin ein dauerhaftes Geräusch auskultieren lassen.

43.8.4 Laminarer Blutfluss

- Patienten mit VAD haben keine oder nur minimale Pulswellen, sodass meist kein Puls tastbar und kein Korotkoff-Geräusch auskultierbar ist, wodurch indirekte Blutdruckmessungen nach Riva-Rocci oder der Palpitation der Pulswelle nicht anwendbar sind. Ein mittlerer Blutdruck kann lediglich mittels Druckmanschette und des in Notfallsituationen meist nicht zur Verfügung stehenden Dopplerverfahrens sowie anhand von Änderungen des pulsoxymetrischen Signals abgeschätzt werden.
- Neben dem Bewusstseinszustand des Patienten müssen weitere indirekte klinische Parameter wie Hautkolorit, Temperatur und Nagelbettprobe zur Bestimmung der Rekapillarisierungszeit zwecks Abschätzung der Kreislaufsituation herangezogen werden.
- Bei meist praktisch völlig fehlender Pulswelle ist somit auch die arterielle Punktion zur Etablierung einer direkten Blutdruckmessung anspruchsvoller.
- Aufgrund der stark abgeschwächten bis fehlenden Pulskurve können auch die Messwerte der Pulsoxymetrie ungenau sein [7].

43.9 Differenzialdiagnosen

- VAD-Patienten können Bewusstseinsverluste aufgrund zerebraler Minderperfusion, Hypotonie oder aufgrund anderer Ursachen erleiden. In Abhängigkeit vom jeweiligen Notfall ist bei VAD-Patienten das Abschätzen der Kreislaufsituation als Ursache für eine Bewusstlosigkeit mitunter anspruchsvoll.
- Als weitere Besonderheit muss eine Funktionsstörung des VAD-Systems als mögliche, ggf. rasch behebbare Ursache für eine Kreislaufdepression zu Beginn einer Notfallversorgung abgeschätzt werden.

43.10 Therapie

43.10.1 Therapeutisches Vorgehen

- Die aktuelle ERC-Guideline [8] empfiehlt grundsätzlich zwar den gleichen Algorithmus wie für kardiopulmonale Reanimation (CPR) nach Herzoperation, also Rhythmusanalyse mit entsprechenden Therapiemaßnahmen. Jedoch wird auch erwähnt, dass zum einen ein Kreislaufstillstand schwieriger zu beurteilen sei und zum anderen einige Patienten, trotz anhaltender maligner Tachyarrhythmien oder Asystolie wegen der suffi-

V

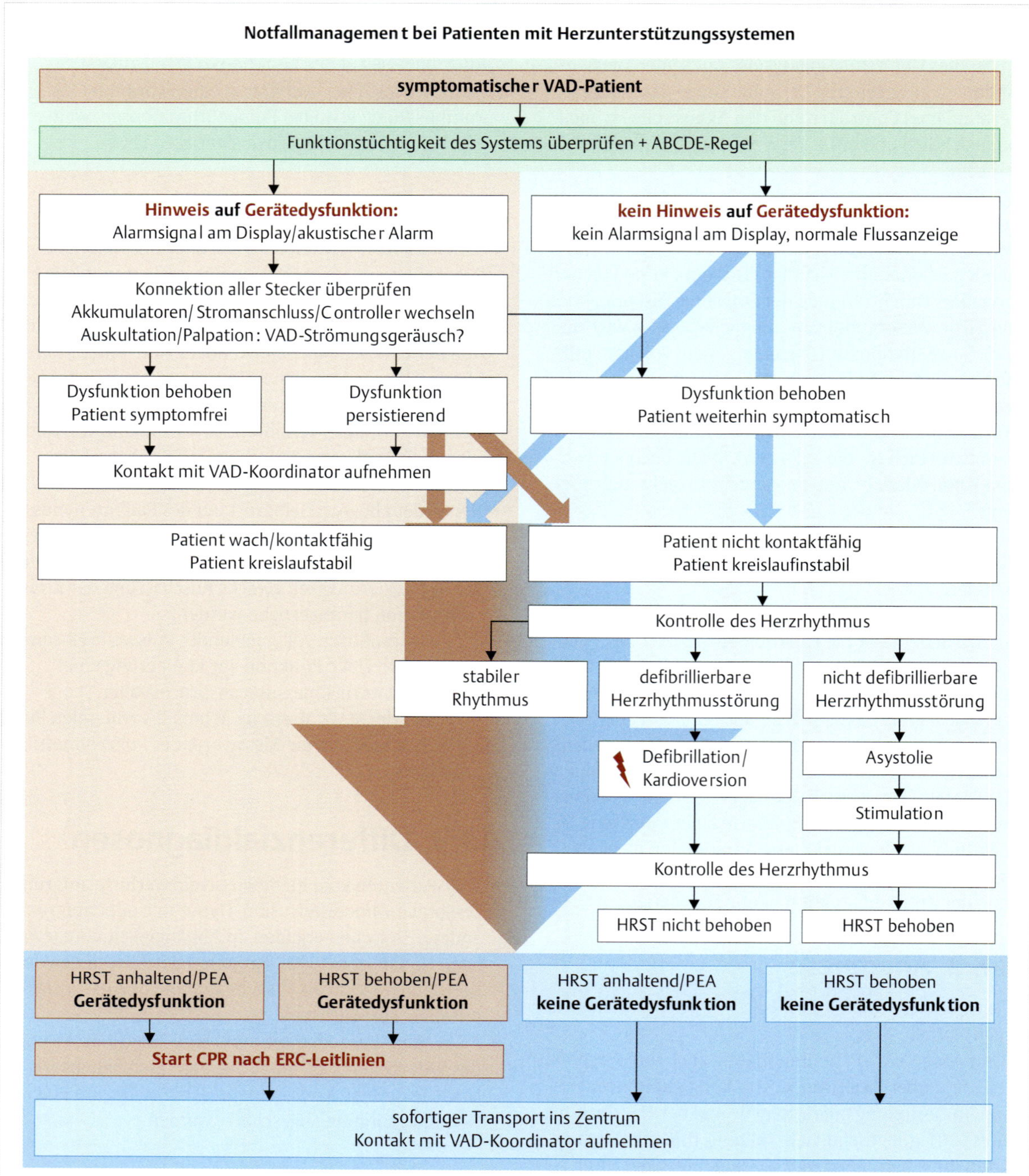

Abb. 43.3 Vorgeschlagener Algorithmus für das Notfallmanagement bei Patienten mit Herzrhythmusstörungen.
Abk. CPR: kardiopulmonale Reanimation, ERC: European Resuscitation Council, HRST: Herzrhythmusstörung PEA: pulslose elektrische Aktivität. (Quelle: Panholzer B, Haneya A. Kunstherzpatienten im Rettungswesen. Notf.med. up2date 2017; 12: 63-76)

zienten Hirnperfusion durch den VAD-Pumpenfluss, weiterhin bei Bewusstsein und ansprechbar seien. In diesem Fall sei mehr Zeit für die Einleitung rhythmusstabilisierender Maßnahmen vorhanden. Diese Zeit sollte möglichst für einen zügigen Transport in das nächstgelegene VAD-Zentrum genutzt werden.

- Eine Herzdruckmassage wird empfohlen, wenn bei fehlendem Erfolg einer Rhythmustherapie weiterhin kein Kreislauf aufrechterhalten werden kann. Grundsätzlich wird für eine Reanimation gemäß ALS-Guideline empfohlen, bei Kreislaufstillstand zum einen diesen möglichst schnell festzustellen, zum anderen auch möglichst zeitnah mit der Durchführung einer Herzdruckmassage zu beginnen [9]. Jedoch wurde auch durch die Auswertung einer Serie von gut dokumentierten Reanimationen von VAD-Patienten innerhalb eines Krankenhauses berichtet, dass relativ häufig wertvolle Zeit bis zum Beginn suffizienter Wiederbelebungsmaßnahmen verstreicht, da bei der Beurteilung des Kreislaufs von VAD-Patienten aufgrund ihrer Pulslosigkeit erhebliche Unsicherheiten bestehen [10].
- Es sind bisher mehrere Empfehlungen für Notfallsituationen bei VAD-Patienten publiziert worden [10], [11]. Die ▶ Abb. 43.3 zeigt einen weiteren Algorithmus, der auch dem wohlüberlegten Einsatz der Herzdruckmassage wegen der Gefahr mechanischer Verletzungen Rechnung trägt.

43.10.2 Besonderheiten für die Notfallmedizin bei VAD-Patienten

Fehlende Pulswelle und erschwerte Beurteilung der Kreislaufsituation

- Wie in Kap. 43.8.1 und Kap. 43.8.4 beschrieben, kann sich die genaue Beurteilung der Kreislaufsituation schwierig gestalten.

Blutungsneigung

- Es liegt eine ausgeprägte Blutverdünnung und somit Blutungsneigung vor. Um Pumpenthrombosen zu vermeiden, müssen VAD-Patienten immer orale Antikoagulanzien einnehmen. Fast ausschließlich wird hierbei Phenprocoumon verwendet, da dieses durch INR-Testung (idealerweise durch den geschulten Patienten selbst) engmaschig überwacht und eingestellt werden kann. Der angestrebte INR liegt zwischen 2 und 3. Neue Antikoagulanzien, die ambulant oder in Selbstmessung nicht kontrolliert werden können, kommen deswegen kaum zum Einsatz. Zusätzlich wird meist eine Thrombozytenaggregationshemmung mit ASS (Azetylsalizylsäure) eingenommen.
- Des Weiteren liegt bei allen VAD-Patienten ein erworbenes Von-Willebrand-Syndrom vor. Durch die hochfrequente Drehzahl der Pumpe ist eine mechanische Belastung der korpuskulären Blutbestandteile und auch des multimeren Glykoproteins Von-Willebrand-Faktor unvermeidlich. Somit wird durch seine mechanische Fraktionierung die primäre Hämostase signifikant verlangsamt [12].
- Diese Blutungsneigung ist bei akuten Geschehen wie Verletzungen, Unfällen und Traumen problematisch. Sie erfordert neben besonderer Eile auch besondere Sorgfalt bei blutstillenden Maßnahmen.
- Aber auch chronische Blutungskomplikationen, v. a. gastrointestinale aufgrund von VAD-assoziierten Angiodysplasien, können rezidivierende Beschwerden verursachen, die von der Anämie bis hin zum hämorrhagischen Schock reichen können [13], [14].

Erhöhte hämodynamische Toleranz bei Herzrhythmusstörungen

- Ein linksventrikulär implantiertes VAD hält seine Pumpleistung unabhängig von der systolischen Pumpleistung des Ventrikels über den gesamten Herzzyklus kontinuierlich aufrecht. Deshalb können bradykarde und insbesondere tachykarde Herzrhythmusstörungen, wie ventrikuläre Tachykardien oder gar Kammerflimmern, bei einigen Patienten auch über mehrere Stunden mit nur geringer Symptomatik toleriert werden [15].
- Limitierend hierbei ist häufig die rechtsventrikuläre Funktion, da der rechte Ventrikel (RV) ebenfalls von den Herzrhythmusstörungen in seiner Funktion kompromittiert ist, jedoch selbständig weiterarbeiten muss, ohne von einem kontinuierlichen Pumpenfluss entlastet zu werden wie der linke Ventrikel (LV). Dennoch wird auch der RV, sofern die pulmonalen Widerstände nicht zu hoch sind, durch die VAD-bedingte Absenkung der rechtsventrikulären Nachlast stark entlastet.
- So kann bei Gefäßwiderständen des Lungenkreislaufs bei einigen Patienten das pulmonale Stromgebiet ebenso wie die rechte Herzhälfte durch eine gewisse Sogwirkung des VAD sogar mitunter fast vollständig passiv durchflossen werden. Daher kann man auch im RV (wenn auch nicht so ausgeprägt wie im LV) eine erhöhte Toleranz gegenüber Herzrhythmusstörungen beobachten.
- Insofern kann man im individuell abzuschätzenden Einzelfall bei hämodynamisch stabilen Patienten mit der mechanisch belastenden Herzdruckmassage oder der elektrischen Kardioversion bzw. Defibrillation oft warten, falls ein zeitnaher Transport in ein VAD-Zentrum realisierbar ist.
- Eine Herzdruckmassage sollte nur bei Kreislaufversagen mit Bewusstseinsverlust angewendet werden, da hierbei durch das starre implantierte VAD erhebliche myokardiale Verletzungen bis hin zur Ventrikelruptur resultieren können [16].

Abhängigkeit der suffizienten Kreislauffunktion von einer funktionierenden VAD-Einheit

- Ein VAD wird immer aufgrund einer schweren Herzinsuffizienz implantiert. Durch einen Ausfall dieses Systems reduziert sich schlagartig das Herzzeitvolumen des Patienten, verbunden mit einem sofortigen Anstieg der linksventrikulären Nachlast.
- Je nach zugrundeliegender kardialer Pathologie kann hieraus ein sofortiger kardiogener Schock resultieren oder aber eine noch ausreichende Kreislaufsituation aufrechterhalten werden. Trotz einer solchen aufrechterhaltenen Kreislauffunktion können sich die kardialen Kompensationsmechanismen potenziell jederzeit erschöpfen, sodass eine schwere Funktionsstörung oder ein Systemausfall stets als hoch instabile Situationen anzusehen sind, die eine möglichst zeitnahe Verlegung in ein spezialisiertes VAD-Zentrum erfordern.
- Hierbei sollte auch bedacht werden, dass bei Kreislaufversagen und anhaltendem Funktionsverlust des VAD-Systems ggf. die Möglichkeit zur extrakorporalen Kreislaufunterstützung bzw. ECMO-Therapie (ECMO: extrakorporale Membranoxygenierung) vorhanden sein sollte.
- Als Ultima Ratio ist ein herzchirurgischer Austausch des Systems vorzunehmen.
- Bei einem VAD ist mit Driveline, Controller und Akkus eine erhebliche Menge technischer Geräte extrakorporal direkt mit dem Patienten verbunden. Neben dem Umstand, dass es hierbei zu primären Fehlfunktionen kommen kann (infolge von Defekten oder Diskonnektionen), muss auch die Vermeidung sekundärer Beschädigungen im Notfalleinsatz beachtet werden. Je nach Auffindesituation und Ablauf der Notfallversorgung muss man sowohl die mechanische Beschädigung der Driveline beim Öffnen der Kleidung als auch Erschütterungen und Diskonnektion der übrigen Komponenten vermeiden. Auch ist strikt zu beachten, dass die Komponenten zwar spritzwassergeschützt, aber nicht wasserdicht sind. Daher ist der direkte akzidentielle Kontakt mit Flüssigkeiten wie Infusionen zu vermeiden.

Hohe Vulnerabilität kardialer Strukturen bei Herzdruckmassage

- Aus dem intrakardial implantierten metallenen Pumpenkörper resultiert im Falle einer Herzdruckmassage ein erhebliches Risiko für schwere Verletzungen, sodass hier generell mit besonderer Vorsicht vorgegangen werden sollte.
- Andererseits liegen bisher nur wenige Daten zu Thoraxkompressionen bei VAD-Patienten vor. Einige Veröffentlichungen berichten von einer guten Sicherheit, sodass die Gefahr, durch eine Herzdruckmassage in einer Notfallsituation mehr Schaden als Nutzen zu verursachen, sich in der Praxis wohl relativieren dürfte [17] (Algorithmus siehe ▶ Abb. 43.3).

43.10.3 Technische Störungen des VAD

Alarmsignale des VAD

- Je nach Hersteller geben die sich außerhalb des Körpers befindlichen Controller bei Störungen verschiedene, sich in ihrer Intensität zumeist steigernde Signal- bzw. Alarmtöne ab. Die Alarmsignale sind oft auch farblich nach Intensität abgestuft. Darüber hinaus werden auf einem kleinen Display Zusatzinformationen wie z. B. „niedriger Batteriestand" angezeigt. Ein rotes Signal verbunden mit einem anhaltenden durchdringenden Gerätealarm weist auf eine potenziell lebensbedrohliche Fehlfunktion des VAD bzw. einen Systemausfall hin. Sollten sich Hinweise auf eine unterbrochene Stromzufuhr finden, muss versucht werden, diese wiederherzustellen. Der Austausch oder die Rekonnektion von Akkus oder direkter Stromversorgung kann häufig intuitiv durchgeführt werden. Der Austausch eines Controllers hingegen sollte durch geschultes Personal erfolgen.
- Die meisten Patienten sind (wie ihre Angehörigen) geschult und können oft wichtige Angaben zu den Fehlermeldungen machen. Bei jedweder Fehlermeldung sollte umgehend mit dem nächsten VAD-Zentrum Kontakt aufgenommen werden. Häufig kann beim Patienten oder über das VAD-Zentrum auch die Telefonnummer einer speziell geschulten VAD-Bereitschaft erfragt werden, über die das weitere Vorgehen koordiniert werden kann.
- Die in der Praxis häufig auftretende Fehlermeldung „niedriger Fluss" kann, bedingt durch eine gewisse Vorlastabhängigkeit, durch Ansaugphänomene des VAD im LV hervorgerufen werden. Eine solche Alarmmeldung bei relativem Volumenmangel kann somit im individuellen Einzelfall mittels bilanzierter Volumensubstitution zügig behoben werden und stellt per se meist keine akut bedrohliche Situation dar, zumal sich die niedrige Flussrate meist durch eine konsekutive Ventrikelfüllung wieder zurückbildet. Oft erscheinen solche Patienten klinisch peripher eher trocken und es kann z. T. auch eine passende Anamnese zu der geringen Flüssigkeitszufuhr erhoben werden.
- Sollten jedoch gleichzeitig Zeichen einer schweren rechtsventrikulären Insuffizienz wie venöse Stauungszeichen, periphere Ödeme oder Aszites vorliegen, kann auch ein RV-Versagen ursächlich für eine geringe Füllung bzw. Vorlast des LV sein. In einem solchen Fall sollte die Volumengabe vermieden werden. Der Patient sollte schnellstmöglich in ein VDA-Zentrum transportiert werden, da eine intravenöse (i. v.) Gabe von Inotropika oder des Kalzium-Sensitizers Levosimendan oder

im Einzelfall auch der Einsatz einer extrakorporalen Kreislaufunterstützung erfolgen muss.

Diskonnektion, Pumpenthrombose, Funktionsverlust

- Sollten Controller und/oder Batterien diskonnektiert sein, müssen die Komponenten schnellstmöglich wieder funktionsfähig verbunden werden. Bei jedwedem Pumpenstopp besteht bereits nach kurzer Zeit die erhebliche Gefahr von Thrombenbildung des nicht zirkulierenden Blutes (HeartMate). Auch nach erfolgreicher Rekonnektion sollte zur Überprüfung der einwandfreien Funktion der Komponenten der Transport in ein VAD-Zentrum erfolgen. Dort können auch noch im Nachhinein spezielle Daten ausgelesen und an die Herstellerfirma weitergeleitet werden, womit unter Umständen wertvolle Informationen über die Dauer und Ursache einer Funktionsstörung gewonnen werden können.
- Sollte das VAD auch nach Rekonnektion oder davon unbeeinflusst weiterhin nicht funktionieren, kann neben der temporären Kreislaufstabilisierung mittels extrakorporaler Zirkulation auch ein operativer Austausch des Systems notwendig werden.
- Eine Pumpenthrombose ist eine potenziell lebensbedrohliche Komplikation mit variabler klinischer Ausprägung [18], die zu VAD-Dysfunktion, Hämolyse, peripheren Embolisationen, thrombembolischen zerebralen Schlaganfällen, Kreislaufinstabilität und auch zum Tod führen können [19], [20], [21]. Je nach Ausprägung und Lokalisation innerhalb des VAD (Inflow-/Outflow-Kanüle, Pumpenkörper) können hämodynamisch linksventrikulär der Abfall der Vorlast oder der Anstieg der Nachlast im Vordergrund stehen [11]. Eine Pumpenthrombose kann bei VAD-Anzeigen vermutet werden, die einen Anstieg der Leistungsaufnahme, einen Abfall des Pumpenflusses oder Änderungen des Pulsatilitätsindex anzeigen [6], [13], [18], [20]. Die endgültige Diagnose einer Pumpenthrombose kann jedoch erst nach dem Auslesen weiterer Zusatzinformationen im VAD-Zentrum, Laboruntersuchungen auf Hämolysezeichen, ggf. transösophagealer Echokardiografie [18] und unter zusätzlicher CT-Diagnostik erfolgen [22]. Eine MRT-Diagnostik muss jedoch strikt vermieden werden, da nicht alle VAD-Systeme hierfür geeignet sind [23].
- Die Indikation zu einer Lysetherapie sollte hierbei aufgrund der drohenden Blutungskomplikation sehr streng gestellt werden. Mitunter kann hierdurch jedoch ein gewisser Pumpenfluss oder auch die vollständige Funktionstüchtigkeit und vollständige Thrombolyse wiederhergestellt werden [24], [25], [26]. Dennoch muss bei einer Vielzahl von VAD-Pumpenthrombosen trotz des erhöhten perioperativen Risikos ein herzchirurgischer Austausch angestrebt werden [19]. Bei Verdacht auf Pumpenthrombose sollte initial eine ausreichende Heparingabe erfolgen und der Patient zur weiteren Diagnostik und Therapie in ein VAD-Zentrum gebracht werden [18]. Unter suffizienter Heparinisierung sollte dann im Verlauf die medikamentöse orale Antikoagulation nicht weiter eingenommen werden. Je nach hämodynamischer Stabilität ist dann zwischen weiterer medikamentöser Stabilisierung mittels Gabe von Inotropika oder auch Diuretika, Einleitung einer Thrombolyse oder chirurgischer Therapie abzuwägen [18], [20].
- Bei hämodynamisch instabilen, bewusstlosen Patienten muss der Transport in die nächste Klinik dann unter kardiopulmonaler Reanimation mit Herzdruckmassage erfolgen. Dort muss ggf. eine Kreislaufstabilisierung mittels ECMO-Therapie erfolgen [20], aber auch notfallmäßige herzchirurgische Eingriffe mit VAD-Austausch können eine Option darstellen [18].
- In Einzelfällen wurde bei Thrombosen der Dacron-Outflow-Prothese auch über erfolgreiche Stentimplantationen mittels radiologisch-interventioneller transaortaler Intervention berichtet [27].

43.10.4 Notfälle unter laufender VAD-Therapie

Blutungskomplikationen

- Die häufigsten durch das VAD bedingten Komplikationen, die zu Noteinsätzen führen, sind Blutungskomplikationen v. a. im gastrointestinalen Bereich [4], [12] sowie thrombembolische Geschehnisse, wobei hier Schlaganfälle bei weitem im Vordergrund stehen.
- Bei VAD-Patienten treten Blutungen meist durch eine Überdosierung von Phenprocoumon mit konsekutiv entsprechend hohen INR-Werten auf oder infolge einer vorbestehenden blutungsanfälligen Pathologie wie Angiodysplasien, Gefäßektasien, Polypen, Ulcera oder Tumoren [14].
- Unabhängig von der Antikoagulation und einer gestörten primären Hämostase prädisponiert die Therapie mit einem VAD mit kontinuierlichem Fluss die Blutungsneigung auch durch die Bildung arteriovenöser Malformationen, besonders in der Mukosa des Gastrointestinaltrakts [13], [14].
- Je nach Blutungsintensität kann die Klinik von chronischen Blutungsanämien bis hin zu Kreislaufinstabilität und Schock führen [13]. Insbesondere bei zu hohen Mitteldrücken, (als ideal gelten 70–80 mmHg, 90 mmHg sollten nicht überschritten werden) [28], steigt auch die Inzidenz intrazerebraler Blutungskomplikationen [7], [29], [30].
- Die suffiziente Primärversorgung blutender VAD-Patienten unterscheidet sich nicht von der anderer Patienten. Jedoch gilt auch hier für die Folgeversorgung, dass diese mit einem VAD-Zentrum abgestimmt werden muss, da sich das weitere Gerinnungsmanagement insofern komplex gestaltet, als trotz ggf. erheblicher

Blutungsneigung eine ausreichende Antikoagulation unbedingt durchgehend aufrechterhalten werden muss, um Pumpenthrombosen zu vermeiden. Ein hierbei oft gewähltes, eher empirisches Vorgehen besteht in einer zügigen Antagonisierung der Phenprocoumon-Wirkung bei gleichzeitiger PTT-kontrollierter (partielle Thromboplastinzeit: ideal 50–60s), kontinuierlicher i. v. Gabe von Liquemin bzw. unfraktioniertem Heparin. Aufgrund seiner kurzen Halbwertszeit ist dieses zwar gut steuerbar, aber auch sehr anfällig für eine potenziell lebensbedrohliche Unterbrechung der Antikoagulationstherapie. Ein Stoppen bzw. unkontrolliertes Pausieren der kontinuierlichen Infusion muss im klinischen Alltag daher unbedingt vermieden werden.
- Gleiches gilt generell für schwere Verletzungen und Traumen aller Art, da sich hier eine Blutstillung besonders anspruchsvoll gestaltet.

Herzrhythmusstörungen

- Da bei Patienten mit VAD-Therapie eine schwere Herzinsuffizienz und stets eine relevante kardiale Pathologie zugrunde liegen, ist die Prävalenz von Herzrhythmusstörungen in diesem Patientenkollektiv innerhalb der ersten 30d nach VAD-Implantation erhöht [31]. Bei der überwiegenden Mehrzahl der VAD-Patienten ist auch ein ICD (implantierbarer Kardioverter-Defibrillator) implantiert, sodass, auch aufgrund der erhöhten Toleranz gegenüber tachykarden Herzrhythmusstörungen [15], mitunter mehrfache ICD-Schockabgaben bei noch wachen und ansprechbaren Patienten zu beobachten sind. Dies kann die Patienten psychisch erheblich belasten, sodass eine ausreichende Analgesie und Anxiolyse notwendig ist.
- Die medikamentöse Therapie bei Patienten mit ventrikulären Tachykardien oder Kammerflimmern unterscheidet sich ansonsten nicht von der bei Patienten ohne VAD. Allerdings sollten bei erhaltenem Bewusstsein und aufgrund der bereits beschriebenen erhöhten hämodynamischen Toleranz gegenüber tachy- und bradykarden Herzrhythmusstörungen bis zum Erreichen einer erfahrenen Klinik externe elektrische Kardioversionen und Defibrillationen nur bei Kreislaufversagen oder nicht unterdrückbaren rezidivierenden ICD-Schockabgaben durchgeführt werden. Bei hämodynamisch instabilen Patienten sollte jedoch so schnell wie möglich eine elektrische Kardioversion gemäß dem Protokoll für Advanced Cardiac Life Support durchgeführt werden [29]. Auch an dieser Stelle sei nochmals betont, dass Herzdruckmassagen zwar effizient durchgeführt werden können [10], [17], [30], aber laut Herstellerangabe mit einem gesteigerten Risiko für Verletzungen bis hin zum Ausriss der Pumpe aus dem linken Ventrikel einhergehen können [32].
- Neben primären, durch die myokardiale Pathologie hervorgerufenen ventrikulären Herzrhythmusstörungen können Herzrhythmusstörungen auch sekundär durch das VAD, meist infolge von Ansaugphänomenen, ausgelöst werden [6]. Hier kann durch einen raschen Volumenbolus häufig eine verbesserte linksventrikuläre Füllung erreicht werden und die mechanische Irritation des Myokards durch die angesaugte Inflow-Kanüle als arrhythmogener Trigger beseitigt werden.
- Wie bei allen Patienten mit Herzrhythmusstörungen müssen des Weiteren Störungen des Elektrolythaushaltes ausgeglichen werden und bei Hinweisen für eine myokardiale Ischämie eine Koronarangiografie veranlasst werden.

Infektionen

- Lokale Infektionen, insbesondere an der Austrittsstelle der Driveline, sind die häufigsten Komplikationen nach VAD-Implantation [1], [33]. Jedoch handelt es sich hierbei meistens um chronische und relativ langsam progrediente Geschehnisse, sodass sie selten die Ursache akuter Notfallsituationen sind. Es können aber tiefer lokalisierte Infektionen und Abszesse auch zu akuten Schmerzereignissen bis hin zum akuten Abdomen führen. Des Weiteren können schwere Infektionen zu einer Sepsis führen. Hierbei persistieren dann hypovoläme Kreislaufverhältnisse, die zu einer länger anhaltenden Minderung des VAD-Flusses mit konsekutiv weiterer Aggravierung der Kreislaufinstabilität führen. Hier ist eine zügige Volumengabe angezeigt.
- Da VAD-Infektionen mit der erhöhten Wahrscheinlichkeit einer systemischen Infektion und einer Endokarditis einhergehen, empfiehlt sich die zeitnahe Gewinnung von 3 Blutkulturen.
- Falls im Rahmen von Notfallsituationen ein Kontakt mit Patienten mit chronischer oder akuter Infektionssymptomatik der Driveline entsteht, sollte immer bedacht werden, dass aufgrund der oft chronischen Symptomatik, der wiederholten Krankenhausaufenthalte und vielfachen stattgehabten Antibiotikagaben die Prävalenz von multiresistenten Keimen besonders hoch ist.
- Neben einer ggf. erforderlichen Analgesie ist auch hier wieder die zügige Verlegung in ein VAD-Zentrum von grundlegender Bedeutung.

43.11 Verlauf und Prognose

- Da es sich bei diesen Patienten, die unter einer schweren und terminalen Herzinsuffizienz leiden und die Implantation eines VAD benötigen, um ein sehr heterogenes Kollektiv handelt, das sich nicht nur hinsichtlich der zugrundeliegenden und den späteren Krankheitsverlauf mitbestimmenden Pathomechanismen unterscheidet, sondern auch seiner prognoselimitierenden Komorbiditäten, sind genaue Aussagen zum Verlauf und zur Prognose nach Implantation eines VAD derzeit noch schwierig. Eine aktuelle Publikation von Register-

Daten zeigt für Patienten, bei denen in jüngerer Zeit (2013–2016) ein VAD implantiert worden ist, ein mittleres Zweijahresüberleben von 66 % und bei Patienten mit einer Destination-Therapy von 77 % [34].

- Verlässliche Daten zu Überlebenszeiten über längere Zeiträume bestehen für diese relativ junge Therapieform noch nicht. Vereinzelte Überlebenszeiten von über 10 Jahren wurden berichtet.

43.12 Quellenangaben

[1] Sayer G, Naka Y, Jorde UP. Ventricular assist device therapy. Cardiovasc Ther 2009; 27:140–150

[2] Givertz MM. Ventricular assist devices: important information for patients and families. Circulation 2011; 124(12): e305–e311

[3] Ponikowski P, Voors, A, Anker S et al. 2016 ESC Guidelines for the diagnosis and treatment of acute and chronic heart failure. The Task Force for the diagnosis and treatment of acute and chronic heart failure of the European Society of Cardiology (ESC). Developed with the special contribution of the Heart Failure Association (HFA) of the ESC. European Heart Journal 2016; 37: 2129–2200

[4] Kirklin JK, Naftel DC, Kormos RL et al. Fith intermacs annual report: risk factor analysis from more than 6,000 mechanical circulatory support patients. J Heart Lung Transplant 2013; 32: 141–156

[5] Devine A, Knapp B, Harbin E et al. Characteristics and frequency of emergency department visits of patients with continuous flow left ventricular assist devices Ann Emerg Med 2012; 60(45): 142

[6] Greenwood JC. Mechanical circulatory support. Emerg Med Clinical North Am 2014; 32(4): 673–682

[7] Slaughter MS, Pagani FD, Rogers JG et al. Clinical management of continuous flow left ventricular assist devices in advanced heart failure. J Heart Lung Transplant 2010; 29(4): 1–S 39

[8] Monsieurs KG, Nolan JP, Bossaert LL et al. Reanimation 2015. Leitlinien kompakt. 1. Aufl. 2015. Im Internet: www.grc-org.de/downloads/Leitlinien-2015-Kompakt.pdf; Stand: 14.02.2019

[9] Berg RA, Hemphillm R, Abella BS et al. Part 5: adult basic life support: 2010 American Heart Association guidelines for cardiopulmonary resuscitation and emergency cardiovascular care. Circulation 2010; 122: S 685–705

[10] Garg S, Ayers CR, Fritzsimmons C et al. In-hospital cardiopulmonary arrests patients with left ventricular assist devices. J Card Fail 2014: 20: 899–904

[11] Robertson J, Long B, Koyfman A. The emergency management of ventricular assist devices. Am J Emerg Med 2016; 34: 1294–1301

[12] Meyer AL, Malehsa D, Budde U et al. Acquired von Willebrand syndrome in patients with a centrifugal or axial continuous flow left ventricular assist device. J Am Coll Cardiol 2014; 2: 141–145

[13] Eckman PM, Ranjit J. Bleeding and thrombosis in patients with continuous-flow left ventricular assist devices. Circulation 2012; 125: 3038–3047

[14] Suarez J, Patel CB, Felker M et al. Mechanisms of bleeding and approach to patients with axial-flow left ventricular assist devices. Circ Heart Fail 2011; 4:779–784

[15] Busch MC, Haap M, Busch AK et al. Asymptomatic sustained ventricular fibrillation in a patient with left ventricular assist device. Ann Emerg Med 2011; 57: 25–28

[16] Panholzer B, Haneya A. Kunstherzpatienten im Rettungswesen. Notfallmed up2date 2017; 12: 63–76

[17] Shinar Z, Bellezo J, Sahovich M et al. Chest compesion may be safe in arresting patients with left ventricular assist devices (LVADS). Resuscitation 2014; 85: 702–704

[18] Goldstein DJ, Ranjit J, Salerno C et al. Algorithm for the diagnosis and management of suspected pump thrombus. J Heart Lung Transplant 2013; 32: 667–670

[19] Stulak JM, Cowger J, Haft JW et al. Device exchange after primary left ventricular device implantation: indications and outcome. Ann Thorac Surg 2013; 95: 1262–1268

[20] Tchantchaleishvili V, Sagebin F, Ross RE et al. Evaluation and treatment of pump thrombosis and hemolysis. Ann Cardiothoracic Surg 2014; 3(5): 490–495

[21] Uriel N, Han J, Morrison KA et al. Device thrombus in HeartMate II continuous-flow left ventricular assist devices: a multifactorial phenomenon. J Heart Lung Transplant 2014; 33: 51–59

[22] Mishkin JD, Enriquez JR, Meyer DM et al. Utilization of cardiac computed tomography angiography for the diagnosis of left ventricular assist device thrombosis. Circ Heart Fail 2012; 5: e27–29

[23] Kapur NK, Jmean MF. Management of continuous flow left ventricular assist device patients in the cardiac catheterization laboratory. Cath Lab Digest 2014; 22(3)

[24] Birks EJ. Left ventricular assist devices. Heart 2010; 96: 63–71

[25] Lenneman AJ, Combs P, Rhode S et al. Management and outcomes of ventricular assist device patients with suspected pump thrombosis. J Heart Lung Translant 2013; 32(4): 186–187

[26] Webber BT, Panos AL, Rodriguez-Blanco. Intravenous thrombolytic therapy for patients with left ventricular assist device thrombosis. An attempt to avoid reoperation. Ann Card Anaesth 2016; 19(1): 192–196.

[27] AbrahamJ, Remick JD, Caulfield T et al. Left ventricular outflow cannula obstructed treated with percutaneous endovascular stenting. Circ Heart Fail 2015; 8: 229–230

[28] Feldman D, Pamboukian SV, Teuteberg JJ et al. The 2013 International Society for Heart and Lung Transplantation guidelines for mechanical circulatory support: executive summary. J heart lung Transplant 2013; 32(2): 157–187

[29] Salamonsen RF, Mason DG, Ayre PJ et al. Response of rotary blood pump to changes in preload and afterload at a fixed speed are unphysiological when compared with her natural heart. Artif Organs 2011; 35(3): 47–53

[30] Wilson SR, Gievertz MM, Steward GG et al. Ventricular assist devices: the challenges of outpatient management. J Am Coll Cardiol 2009; 54 (18): 1657–1659

[31] Cesario DA, Saxon LA, Cao MK et al. Ventricular tachycardia in the era of ventricular assist devices. J Cardiovasc Pharmcol 2011; 22: 359–362

[32] Heart Mate II® LVAS operating manual. Im Internet: www.accessdata.fda.gov/cdrh_docs/pdf6/P060040S 005c.pdf; Stand: 14.02.2019

[33] Nienaber JJC, Kusne S, Rias T et al. Clinical manifestations and management of left ventricular assist device-associated infections. Clin Infect Dis 2013; 57(10): 1438–1448

[34] Kirklin JK, Pagani FD, Kormos et al. Eighth annual INTERMACS report: Special focus on framing the impact of adverse events. J Heart Lung Transplant 2017; 36(10): 1080–1086

V

Teil VI

Zirkulatorische Notfälle

VI

44 Akute Verschlüsse von peripheren Arterien

Michael Möllmann, Mona Brune

44.1 Steckbrief

Der akute Extremitätenverschluss ist ein vaskulärer Notfall mit hoher Mortalität und Morbidität und bedarf der sofortigen Diagnostik und Therapie mit dem Ziel des Extremitätenerhalts. Ätiologisch stehen kardiale Erkrankungen (v. a. Vorhofflimmern) und vorbestehende Arteriosklerose im Vordergrund. Die Symptomatik ist charakterisiert durch die 6 P: Pain, Pallor, Pulselessness, Paresthesia, Paralysis und Prostration. Die Diagnostik erfolgt in erster Linie klinisch und wird durch die Doppler- und Duplexsonografie ergänzt. Die Therapie richtet sich nach dem Schweregrad und kann sowohl interventionell kathetergestützt als auch offen chirurgisch erfolgen. Eine nicht mehr vitale Extremität muss i. d. R. einer Majoramputation unterzogen werden.

44.2 Synonyme

- akuter Extremitätenverschluss
- akute Extremitätenischämie
- acute peripheral arterial ischemia
- acute peripheral arterial occlusion
- acute limb ischemia

44.3 Keywords

- akuter Extremitätenverschluss
- akute Extremitätenischämie
- Arterienverschluss
- arterieller Verschluss

44.4 Definition

- Akute Extremitätenverschlüsse sind gekennzeichnet durch eine plötzliche Minderung der Durchblutung, die einer sofortigen Rekanalisation bedarf. Ansonsten besteht die Gefahr eines Extremitätenverlustes.
- Demgegenüber steht die chronische kritische Extremitätenischämie als ein fortgeschrittenes Stadium der peripheren arteriellen Verschlusserkrankung (pAVK) mit Ruheschmerz und/oder bereits eingetretenem Gewebeverlust (Nekrose, Gangrän) [5].

44.5 Epidemiologie

44.5.1 Häufigkeit

- Die akute Extremitätenischämie tritt mit einer jährlichen Inzidenz von 1,5 pro 10 000 Personen auf.
- In 85 % der Fälle ist eine der unteren Extremitäten betroffen [3].

44.5.2 Altersgipfel

- Aufgrund der Genese (hauptsächlich Vorhofflimmern und vorbestehende Arteriosklerose) steigt die Inzidenz mit dem Lebensalter.

44.5.3 Geschlechtsverteilung

- Bezüglich der Geschlechtsverteilung des akuten Verschlusses von peripheren Arterien gibt es in der Literatur keine eindeutigen Angaben.

44.5.4 Prädisponierende Faktoren

- Vorhofflimmern (VHF)
- kürzlicher Myokardinfarkt
- andere kardiale Morbiditäten (Endokarditis, Klappenerkrankung, Vorhofmyxom, Klappenersatz)
- Atherosklerose der Aorta
- prothetischer Aortenersatz
- Aorten-/Poplitealaneurysmen
- Zustand nach (Z. n.) Revaskularisation (PTA: perkutane transluminale Angioplastie, Stent, Bypass)
- arterielles Trauma (Unfall, iatrogen)
- Hyperkoagulabilität
- tiefe Venenthrombose (TVT) bei persistierendem Foramen ovale [4]

44.6 Ätiologie und Pathogenese

- Ein akuter arterieller Verschluss kann durch eine Embolie aus dem Herzen oder der Aorta (ca. 70 %), durch eine akute Thrombose (30 %, auch als In-Stent-Thrombose) oder durch einer Ruptur eines arteriosklerotischen Plaque ausgelöst werden. Weitere mögliche Ursachen sind z. B. arterielle Dissektion, direktes Trauma oder Kompartmentsyndrom [5].
- Die arterielle Emboliequelle ist in den meisten Fällen kardial lokalisiert (80–90 %).
- Ursächlich können sein:
    - kardiale Thromben bei VHF (am häufigsten)

- Myokardinfarkt
- linksventrikuläre Dysfunktion
- embolische Absprengungen von künstlichen Herzklappen
- septische Emboli ausgehend von einer infizierten Klappe
- Diese Emboli bleiben dann dort hängen, wo eine Arterie sich verjüngt, also an Gefäßabzweigungen und an Stellen arteriosklerotischer Verkalkung.
- Die häufigsten Lokalisationen sind femoral (28 %), obere Extremität (20 %), aortoiliakal (18 %) und popliteal (17 %).
- Arterielle Embolisationen nicht kardialer Genese gehen von sich lösenden Thromben bzw. Plaques in Aneurysmen oder atherosklerotischen Läsionen aus und sind für ca. 20 % der peripheren arteriellen Embolien verantwortlich.
- Eine akute lokale Thrombose findet sich meist an Stellen arteriosklerotischer Verkalkung, in Aneurysmen und in bereits revaskularisierten Bereichen. Sie basiert dann entweder auf einer fortwährenden Progression der Verengung mit reduziertem Blutfluss und Stase mit konsekutiver kompletter Thrombosierung oder auf einer Plaqueruptur. Bei chronischer Arteriosklerose ist die Symptomatik aufgrund von Kollateralkreisläufen i. d. R. milder als bei Gefäßgesunden. Seltener ist die arterielle Thrombose in gesunden Gefäßen zu finden, die dann meist aufgrund einer schweren Thrombophilie auftritt.
- Immer häufiger sind auch arterielle Traumen ursächlich für einen akuten Gefäßverschluss. Diese treten v. a. im Rahmen der interventionellen endovaskulären Diagnostik und Therapie sowie der Koronarangiografie auf [4].

44.7 Klassifikation und Risikostratifizierung

- Anhand der Einteilung der akuten Extremitätenischämie nach der modifizierten SVS/ISCVS-Klassifikation (ISCVS: International Society for Cardio Vascular Surgery) kann die Prognose ermittelt werden:
  - **Stadium I:** Extremität vital, nicht unmittelbar gefährdet, Sensibilität und Motorik erhalten, arterielles und venöses Doppelsignal vorhanden
  - **Stadium IIa:** Extremität gefährdet, bei schneller Rekanalisation gute Prognose, Sensibilität überwiegend (ggf. leicht reduziert an den Akren) und Motorik vollständig erhalten, arterielles Dopplersignal oft und venöses regelhaft vorhanden
  - **Stadium IIb:** Extremität unmittelbar bedroht, bei unverzüglicher Rekanalisation rettbar, Sensibilität und Motorik eingeschränkt, arterielles Dopplersignal nicht vorhanden und venöses regelhaft vorhanden
  - **Stadium III:** Extremität irreversibel geschädigt, Amputation i. d. R. erforderlich, Sensibilität und Motorik aufgehoben (Anästhesie und Paralyse), weder arterielles noch venöses Dopplersignal vorhanden [3], [7]

44.8 Symptomatik

- Die Kardinalsymptome eines akuten arteriellen Gefäßverschlusses sind charakterisiert durch die 6 P nach Pratt. Diese treten plötzlich auf und sind am ausgeprägtesten bei zuvor gefäßgesunden Patienten:
  - **P**ain (Schmerz)
  - **P**allor (Blässe)
  - **P**ulselessness (Pulslosigkeit)
  - **P**aresthesia (Sensibilitätsstörung)
  - **P**aralysis (Lähmung)
  - **P**rostration (Schock)
- Die Ausprägung der Symptomatik kann je nach Ausmaß der Ischämie individuell variieren und ist bei pAVK-Patienten geringer.

VI

44.9 Diagnostik

- Die Diagnosestellung des akuten peripheren arteriellen Verschlusses erfolgt klinisch.
- Es handelt sich um einen Notfall, da die Prognose unmittelbar von der Dauer der Ischämie abhängt.
- Die im Folgenden aufgeführten Maßnahmen basieren auf den Empfehlungen der DGG (Deutsche Gesellschaft für Gefäßchirurgie) und den S 3-Leitlinien pAVK [1], [3].

44.9.1 Diagnostisches Vorgehen

- Ein möglicher diagnostischer Algorithmus bei Verdacht auf eine akute Extremitätenischämie wird in ▸ Abb. 44.1 dargestellt.

44.9.2 Anamnese

- Hier steht v. a. der zeitliche Verlauf der entsprechenden Symptomatik (6P) im Vordergrund.
- Daneben sollten relevante Vorerkrankungen (VHF, pAVK, Aneurysmen, andere kardiale oder Gefäßpathologien) und eventuelle Interventionen in der Vergangenheit (Gefäß-OP, Angiografien und Koronarangiografien) erfragt werden.

44.9.3 Körperliche Untersuchung

- Basis der Diagnostik einer akuten Extremitätenischämie ist die klinische Untersuchung, die immer im Seitenvergleich stattfinden sollte.
- Der Fokus liegt neben der Betrachtung von Hautkolorit und der Temperatur der Extremität auf einer Erhebung des Pulsstatus sowie einer neurologischen Untersuchung in Hinblick auf sensomotorische Defizite.

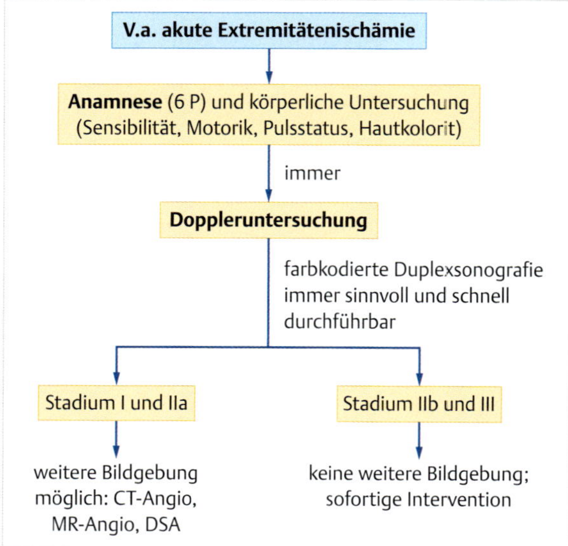

Abb. 44.1 Diagnostischer Algorithmus.
Abk. MR-Angio: Magnetresonanz-Angiografie, DSA: Digitale Subtraktionsangiografie.

44.9.4 Labor

- Bei akuter Extremitätenischämie sollten zur Abschätzung der Schwere und als Verlaufsdiagnostik die Ischämieparameter Laktat, Myoglobin und Kreatininkinase (CK) bestimmt werden.
- Darüber hinaus ist die reguläre Bestimmung von Blutbild, Gerinnung, Elektrolyten und Kreatinin empfehlenswert.

44.9.5 Bildgebende Diagnostik

Doppler- und Duplexsonografie

- Aufgrund der Subjektivität einer Pulspalpation sollte bei allen Patienten zur Objektivierung eine Doppleruntersuchung erfolgen. Hiermit kann der Schweregrad und damit die Prognose klassifiziert und die Dringlichkeit einer Intervention eingeschätzt werden.
- Mittel der Wahl zur Darstellung eines Gefäßverschlusses ist die farbkodierte Duplexsonografie. Hiermit lässt sich ein Verschluss unmittelbar und bettseitig lokalisieren.

Digitale Subtraktionsangiografie (DSA)

- Vorteil der DSA ist die Möglichkeit, die Diagnostik unmittelbar mit einer interventionellen Therapie zu verbinden.
- Bei Verdacht auf eine arterioarterielle Thrombose sollte die DSA zur Therapieplanung in jedem Fall erfolgen, damit über eine Darstellung des gesamten Gefäßsystems die Gesamtsituation beurteilt werden kann.

CT- und MR-Angiografie

- Auch CT-grafisch und mittels MRT kann ein Gefäßverschluss detektiert werden.
- Dies hat aber in der akuten Notfallsituation aus zeitkritischen Gründen i. d. R. keine Relevanz und die DSA mit direkter Interventionsmöglichkeit wird vorgezogen.

44.10 Differenzialdiagnosen

- In der folgenden Tabelle sind mögliche Differenzialdiagnosen der akuten Verschlüsse peripherer Arterien dargestellt (► Tab. 44.1).

Tab. 44.1 Differenzialdiagnosen.

Differenzialdiagnose	Bemerkungen
TVT mit Phlegmasia coerulea dolens	i. d. R. anamnestische Hinweise auf TVT, geschwollene Extremität
Kompartmentsyndrom	bretharte Extremität, geschwollene Weichteile, glänzende Haut
Aortendissektion	bei Beteiligung der Iliakalgefäße begleitende Ischämie möglich
neurologische Erkrankungen: BSV, Neuritis, akutes Nervenkompressionssyndrom	Pulse palpabel und Dopplersignale ableitbar, rein sensorisches und/oder motorisches Defizit
systemischer Schock	systemische Schockzeichen mit Hypotonie und Tachykardie als führenden Symptomen

BSV: Bandscheibenvorfall, TVT: tiefe Venenthrombose

44.11 Therapie

- Die Dringlichkeit der interventionellen oder operativen Versorgung einer akuten Extremitätenischämie ist abhängig vom Schweregrad.
- In Stadium I sollte innerhalb von 6–24 h eine Revaskularisierung erfolgen, in Stadium IIa und b innerhalb von 6 h [2].
- Die im Folgenden aufgeführten therapeutischen Strategien basieren auf den Empfehlungen der DGG, der AHA (American Heart Association), der TASC II- und der S3-Leitlinie pAVK [1], [2], [3], [6].

44.11.1 Therapeutisches Vorgehen

- Die Entscheidung darüber, ob primär ein chirurgisches oder interventionelles Verfahren gewählt werden sollte, muss für jeden Patienten individuell nach sorgfältiger Nutzen-Risiko-Analyse erfolgen und sollte auch die lokalen strukturellen Gegebenheiten und die Expertise miteinbeziehen.

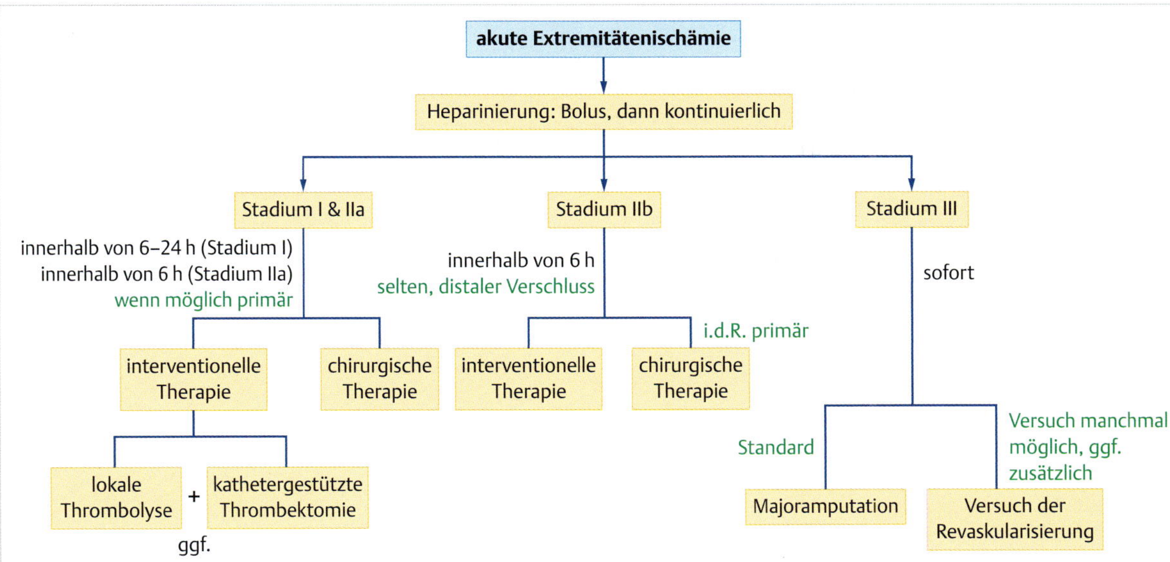

Abb. 44.2 Therapie der akuten Extremitätenischämie.

VI

Tab. 44.2 Verfahrenswahl [3].

Stadium	Verfahren	Indikation für das jeweilige Verfahren
I	primär chirurgisch primär interventionell	bei Verdacht auf arterielle Embolie bei zentralem Verschluss ohne Einbezug der Femoralisgabel, langstreckigem (> 20 cm) Verschluss der A. femoralis superficialis
IIa	primär chirurgisch primär interventionell	bei Verdacht auf arterielle Embolie bei zentralem Verschluss ohne Einbezug der Femoralisgabel, langstreckigem (> 20 cm) Verschluss der A. femoralis superficialis und distalem Verschluss
IIb	primär chirurgisch	bei Verdacht auf arterielle Embolie, zentralen arteriellen Verschluss (Beckenarterien bis Femoralisgabel), langstreckigem (> 20 cm) Verschluss der A. femoralis superficialis
	primär interventionell	bei distalem Verschluss
III	primär chirurgisch	Bei Verdacht auf arterielle Embolie, zentralen arteriellen Verschluss (Beckenarterien bis Femoralisgabel), langstreckigem (> 20 cm) Verschluss der A. femoralis superficialis,
	Majoramputation	bei eindeutig irreversibel geschädigter Extremität
	primär interventionell	bei distalem Verschluss

- Noch wichtiger als die Wahl des Verfahrens ist der Faktor Zeit. Bei nicht erfolgreicher Ersttherapie ist es essenziell, auf ein anderes Verfahren zu wechseln.
- Es kann sinnvoll sein, an eine Ersttherapie unmittelbar eine lokale Lysetherapie anzuschließen [3].
- Die möglichen Therapieverfahren, je nach Schweregrad, können der ▶ Abb. 44.2 entnommen werden.
- Die folgende Tabelle beruht auf den Empfehlungen der DGG (▶ Tab. 44.2) [3].

44.11.2 Allgemeine Maßnahmen

- Zu den Allgemeinmaßnahmen bei akuter Extremitätenischämie gehören die Tieflagerung der betroffenen Extremität, ihre Polsterung sowie die Immobilisation.

44.11.3 Pharmakotherapie

- Zur pharmakologischen Basistherapie gehört zunächst eine adäquate Analgesie.
- Darüber hinaus ist eine sofortige Heparinisierung mit 5 000–10 000 I. E. Heparin zur Verhinderung eines appositionellen Thrombuswachstums erforderlich. Danach sollte eine kontinuierliche Heparinisierung mit einer Ziel-PTT (partielle Thromboplastinzeit) von 60–80 s erfolgen.
- Eine präklinische Therapie mit Azetylsalizylsäure wird nicht explizit empfohlen, sollte jedoch postinterventionell begonnen werden.

44.11.4 Interventionelle Therapie

Lokale Thrombolyse

- Patienten mit einer noch kompensierten (Stadium I und IIa), akuten Ischämie können initial mit einer lokalen Thrombolyse behandelt werden. Auch bei Patienten mit hoher Komorbidität stellt sie eine Alternative zur Operation dar [2], [3]. Bei diesem Verfahren wird ein Lysekatheter perkutan in den Verschluss eingebracht, über den sich kontinuierlich z. B. Alteplase (= rt-PA = Actilyse) verabreichen lässt, um den Thrombus aufzulösen.
- Eine lokale Thrombolyse ist häufig nicht ausreichend und muss dann um ein weiteres Verfahren ergänzt werden, das dann aber weniger komplex ausfällt, sodass es häufig zu einer kombinierten Therapie kommt.
- Lyseschema:
  - 1 mg/h Actilyse/24 h sowie 5000 I.E. Heparin/24 h über den Lysekatheter und
  - 10000 I.E. Heparin/24 h über einen arteriellen Katheter
  - erste Lysekontrolle i. d. R. nach 24h
- Aufgrund der erhöhten Blutungsgefahr bis hin zur intrazerebralen Blutung ist für die Dauer der Lysetherapie eine kontinuierliche Überwachung auf der Intensivstation (intermediate care) erforderlich [5].
- Vorteile der lokalen Lyse gegenüber der Thrombektomie sind das geringere Risiko für ein Trauma der Gefäßwand, die Möglichkeit Gefäße, die für den Katheter zu klein sind, wieder zu eröffnen sowie die langsamere Reperfusion im Vergleich zur Thrombektomie [2].
- Bezüglich des Extremitätenerhalts scheint eine lokale Thrombolyse der chirurgischen Therapie gleichwertig zu sein, jedoch bei möglicherweise geringerer Mortalität [1], [2], [6].

Kathetergestützte Thrombektomie

- Auch die kathetergestützte Thrombektomie wird i. d. R. bei Ischämien in den Stadien I und IIa eingesetzt. Es stehen folgende Verfahren zur Verfügung (siehe ▶ Tab. 44.2):
  - Aspirationsthrombektomie
  - mechanische Fragmentation (z. B. Rotarex)
  - hydrodynamische Systeme (z. B. Angio Jet)
- Die initiale Wiedereröffnungsrate dieser kathetergestützten Verfahren ist hoch und liegt bei der Aspirationsthrombektomie bei über 80 %.
- In Kombination mit anderen Verfahren, wie z. B. der lokalen Thrombolyse, erhöht sich die Rate nochmals.
- Ein weiterer Vorteil ist die niedrige Mortalitätsrate im Vergleich zu offenen Verfahren (2,2–3,9 %) [3].

44.11.5 Operative Therapie

- Höhergradige Ischämien (Stadium IIb und III) sollten i. d. R. initial offen chirurgisch versorgt werden. Insbesondere bei suprainguinalen Verschlüssen wird ein offenes Verfahren favorisiert.
- Auch im Rahmen der konventionellen operativen Verfahren sollte jedoch immer die Möglichkeit zur intraoperativen Durchführung einer Angiografie bestehen, um das Endergebnis zu verifizieren.
- Eine nicht mehr lebensfähige Extremität in Stadium III kann i. d. R. nur noch einer Majoramputation unterzogen werden, die in 75 % der Fälle oberhalb des Kniegelenks erfolgt. Die Amputationsgrenze wird anhand des Ausmaßes der Gewebeschädigung festgelegt. Teilweise sind oberhalb der Amputation weitere Reperfusionsmaßnahmen erforderlich.

Thrombektomie

- Die Thrombektomie ist das Standardverfahren bei akuten Verschlüssen.
- Hierbei wird das betroffene Gefäß ausgeklemmt, gefolgt von einer queren Arteriotomie.
- Anschließend wird ein Fogarty-Katheter durch den Verschluss vorgebracht, an dessen Ende sich ein mit NaCl gefüllter Ballon befindet, der zurückgezogen wird. Aus der Arteriotomie lassen sich so die Thromben bergen [5].

Thrombendarteriektomie

- Die Thrombendarteriektomie (TEA) ist ein offenes Verfahren, bei dem eine thrombosierte Arterie freigelegt und i. d. R. längs eröffnet wird, um den Verschluss in toto entfernen zu können.
- Die Arteriotomie wird meistens mittels einer Patch-Plastik verschlossen. Dieser Patch kann aus Kunststoff (Dacron oder PTFE), Perikard (equin, bovin oder porcin) oder einer autologen Vene bestehen.
- Bei Gefäßverschlüssen in der Leiste, also in der A. femoralis communis, die in einem Bewegungssegment liegt, wird dieses Verfahren gegenüber endovaskulären Eingriffen bevorzugt [5].

Bypass-Operation

- Langstreckige arterielle Verschlüsse können durch Anlage von Bypässen behandelt werden. Hierbei existieren verschiedene Varianten abhängig von der Lokalisation des Verschlusses, wobei der 1. Teil der Bezeichnung eines Bypasses den Ursprungsort und der 2. Teil den Zielort charakterisiert.
- Als Bypass-Material lassen sich zum einen körpereigene Venen verwenden, wie z. B. die V. saphena magna. Aber auch Kunststoffmaterialien, wie Dacron oder PTFE oder eine Kombination aus beiden, finden ihre Anwendung.

Ringarmierte Gefäßprothesen werden bei extraanatomischen Bypass-Verläufen verwendet.

- Venen-Bypässe werden meist zum Überbrücken von femorocruralen Verschlüssen verwendet, da die Offenheitsrate dieser langen Bypässe mit kaliberschwachem Empfängergefäß deutlich über der von Prothesenbypässen liegt.
- Bei schwer erkrankten Patienten wird bei Verschlüssen der Iliakalgefäße eine extraanatomische Bypass-Anlage bevorzugt, wie z. B. ein femorofemoraler Cross-Over-Bypass, wenn ein Iliakalgefäß betroffen ist, oder ein axillofemoraler Bypass, wenn die Spenderseite nicht optimal ist [5].

44.12 Nachsorge

- Im unmittelbar postoperativen Verlauf muss zur Detektion eines Reperfusionssyndroms mit konsekutivem Kompartmentsyndrom eine engmaschige klinische Untersuchung erfolgen.
- Die Therapie besteht in der zügigen Fasziensspaltung ab einem Gewebedruck von 20–30 mmHg.
- Nach Gefäßinterventionen ist i. d. R. eine lebenslange Hemmung der Thrombozytenaggregation erforderlich [3].

44.13 Verlauf und Prognose

- Ein Extremitätenerhalt bei akuter Ischämie kann in 67–95 % der Fälle erreicht werden.
- Für die operative Versorgung wird eine Mortalitätsrate von 8–25 % und für die interventionellen Verfahren von 2,2–3,9 % beschrieben [3].

44.14 Quellenangaben

[1] AWMF. S 3-Leitlinie zur Diagnostik, Therapie und Nachsorge der peripheren arteriellen Verschlusskrankheit. AWMF-Register N. 065–003. https://www.awmf.org Stand: 12.02.2019

[2] Gerhard-Herman MD, Gornik HL, Barrett C et al. 2016 AHA/ACC Guideline on the management of patients with lower extremity peripheral artery disease. J Am Coll Cardiol 2017; 69: 1465–1508

[3] Hennig G. Leitlinien der Deutschen Gesellschaft für Gefäßchirurgie (DGG). Der akute periphere Arterienverschluss. Vorstand der Deutschen Gesellschaft für Gefäßchirurgie 2008

[4] Mitchell ME, Carpenter JP. Overview of acute arterial occlusion of the extremities (acute limb ischemia). Im Internet: https://www.uptodate.com/contents/overview-of-acute-arterial-occlusion-of-the-extremities-acute-limb-ischemia?source=search_result&search=acute%20peripheral%20arterial%20acute%20limb%20ischemia&selectedTitle=1~150; Stand: 12.02.2019

[5] Möllmann M, Hemping-Bovenkerk A. Anästhesie in der Gefäßchirurgie. Stuttgart: Thieme; 2016: 164–168

[6] Norgren L, Hiatt WR, Dormandy JA et al. Inter-Society Consensus for the Management of Peripheral Arterial Disease (TASC II). J. Vasc. Surg 2007; 45: 5–67

[7] Rutherford, RB, Baker, JD, Ernst, C, et al. Recommended standards for reports dealing with lower extremity ischemia: Revised version. J Vasc Surg 1997; 26: 517–538

44.15 Literatur zur weiteren Vertiefung

[1] DGG-Leitlinie Leitlinien der Deutschen Gesellschaft für Gefäßchirurgie (DGG). Der akute periphere Arterienverschluss 2008

[2] AWMF. S 3-Leitlinie zur Diagnostik, Therapie und Nachsorge der peripheren arteriellen Verschlusskrankheit. AWMF-Register N. 065–003. https://www.awmf.org; Stand: 12.02.1019

[3] Gerhard-Herman MD, Gornik HL, Barrett C et al. 2016 AHA/ACC Guideline on the management of patients with lower extremity peripheral artery disease. J Am Coll Cardiol 2017; 69: 1465–1508

45 Akute Verschlüsse abdomineller Arterien

Michael Möllmann, Mona Brune

45.1 Steckbrief

Die akute intestinale Ischämie ist aufgrund der hohen Letalität von 60–80 % immer ein vaskulärer Notfall, der einer sofortigen Diagnostik und Therapie bedarf. Ursache sind meist thrombembolische Verschlüsse, häufig auf dem Boden vorbestehender arteriosklerotischer Veränderungen, Vorhofflimmern oder Endokarditiden. Seltener sind auch Aortenaneurysmen und -dissektionen sowie eine Aortitis ursächlich, wobei in 85 % der Fälle die A. mesenterica superior betroffen ist. Therapeutisch steht bei Zeichen einer Peritonitis die Laparotomie mit offener Revaskularisation und Resektion avitalen Gewebes im Vordergrund. Insbesondere bei leichteren Verläufen werden zunehmend Hybridoperationen mit kathetergestützter Thrombektomie und lokaler Thrombolyse eingesetzt.

45.2 Synonyme

- Mesenterialischämie
- Mesenterialinfarkt
- intestinale Ischämie

45.3 Keywords

- Mesenterialischämie
- Mesenterialinfarkt
- intestinale Ischämie

45.4 Definition

- Ein akuter Verschluss einer abdominellen Arterie aufgrund eines Embolus oder einer akuten Thrombose führt zur kritischen Minderversorgung des entsprechenden Darmabschnitts mit konsekutiver Infarzierung und Nekrotisierung des Interstitiums.
- Die Folge sind Peritonitis, Perforation und Sepsis.
- Es ist immer ein vaskulärer Notfall.
- In ca. 85 % der Fälle ist die A. mesenterica superior betroffen.

45.5 Epidemiologie

45.5.1 Häufigkeit

- Bei 1–2 % aller Patienten mit einem akuten Abdomen liegt eine Mesenterialischämie vor. In der Gruppe der über 70-Jährigen sind es sogar 10 %.
- In Europa ist die Mesenterialischämie für jede tausendste ungeplante Krankenhausaufnahme ursächlich. Aufgrund der hohen Dunkelziffer schwanken die jährlichen Inzidenzangaben stark zwischen 0,63 pro 100 000 Personen in Großbritannien und 12,9 pro 100 000 Personen in Schweden [5].

45.5.2 Altersgipfel

- Die Inzidenz nimmt mit steigendem Lebensalter exponentiell zu, das mittlere Lebensalter liegt bei 70 Jahren [5].

45.5.3 Geschlechtsverteilung

- Männer und Frauen scheinen gleich häufig betroffen zu sein [5].

45.5.4 Prädisponierende Faktoren

- Herzinsuffizienz
- Vorhofflimmern (VHF)
- koronare Herzerkrankung (KHK)
- arterielle Hypertonie
- periphere arterielle Verschlusskrankheit (pAVK)
- Diabetes mellitus
- Niereninsuffizienz
- stattgehabte (Koronar-)Angiografie

45.6 Ätiologie und Pathogenese

- Akute Verschlüsse abdomineller Arterien sind in ca. ⅔ der Fälle die Ursache einer Mesenterialischämie (andere Ursachen: nicht okklusive mesenteriale Ischämie (NOMI) und venöse mesenteriale Thrombosen). In etwa der Hälfte der Fälle liegt ein embolisches bzw. ein thrombotisches Geschehen zugrunde.
- Embolische Verschlüsse sind i. d. R. kardialer Genese und können auf VHF oder Endokarditiden zurückgeführt werden.
- Akute Thrombosen entstehen auf dem Boden einer Arteriosklerose. Selten sind andere Grunderkrankungen wie ein Aortenaneurysma, eine Aortendissektion oder eine entzündliche Erkrankung der Aorta (Aortitis) ursächlich.
- In 85 % der Fälle ist die A. mesenterica superior betroffen. Eine Einmündung von Kollateralgefäßen ist aufgrund ihrer Anatomie und der Mobilität des Mesenteriums nur in ihrem zentralen Gefäßabschnitt möglich, sodass sie als funktionelle Endarterie anzusehen ist.

Daher ist sie im Gegensatz zum Truncus coeliacus und zur A. mesenterica inferior für eine akute Hauptstammokklusion besonders prädisponiert [4].

45.7 Symptomatik

- Typischerweise verläuft die mesenteriale Ischämie in 3 Phasen:
    - Initialstadium (0–6 h): akute abdominelle Schmerzen ggf. mit Schockzeichen, Übelkeit/Erbrechen und Diarrhö
    - stilles Intervall bzw. „fauler Frieden" (7–12 h): dumpfe Bauchschmerzen oder Beschwerdefreiheit, Darmparalyse, Verschlechterung des Allgemeinzustands (AZ)
    - Endstadium (12–24 h): ohne Therapie Ileus, Peritonitis mit Sepsis und konsekutivem Multiorganversagen [3]
- Diese Symptomatik ist allerdings initial recht unspezifisch, weswegen bei jedem akuten Abdomen die Ischämie zu den auszuschließenden Differenzialdiagnosen gehört.

45.8 Diagnostik

- Entscheidend in der Diagnostik der intestinalen Ischämie ist der Faktor Zeit. Die Diagnose muss so schnell wie möglich gestellt werden, um Morbidität und Mortalität möglichst gering zu halten.

45.8.1 Diagnostisches Vorgehen

45.8.2 Anamnese

- Aufgrund der initial unspezifischen Symptomatik ist es entscheidend, eine mesenteriale Ischämie in die Differenzialdiagnostik miteinzubeziehen. Hierzu sollten kardiovaskuläre Risikofaktoren erfragt sowie Zeichen der chronischen Mesenterialischämie eruiert werden.

45.8.3 Körperliche Untersuchung

- In der Initialphase zeigt sich ein extrem schmerzhaftes Abdomen insbesondere im periumbilikalen Bereich, jedoch ohne Zeichen einer Peritonitis.
- Die subjektive massive Schmerzsymptomatik ist zu diesem Zeitpunkt in der klinischen Untersuchung nicht objektivierbar.
- Der typische peritonitische Schmerz und Ileuszeichen finden sich erst im Endstadium.

45.8.4 Labor

- Im Rahmen einer Mesenterialischämie finden sich häufig eine Leukozytose und Laktatazidose, die als unspezifische Parameter zu bewerten sind.
- Bei jedem 4. Patienten ist außerdem okkultes Blut im Stuhl nachweisbar [1].

45.8.5 Bildgebende Diagnostik

Sonografie

- Die Duplexsonografie ist häufig in der Diagnostik eines intestinalen Gefäßverschlusses nicht hilfreich, da die Darstellung der tief liegenden Gefäße anspruchsvoll ist und diese bei distendiertem Darm von Gas und ggf. Flüssigkeit überlagert sind.

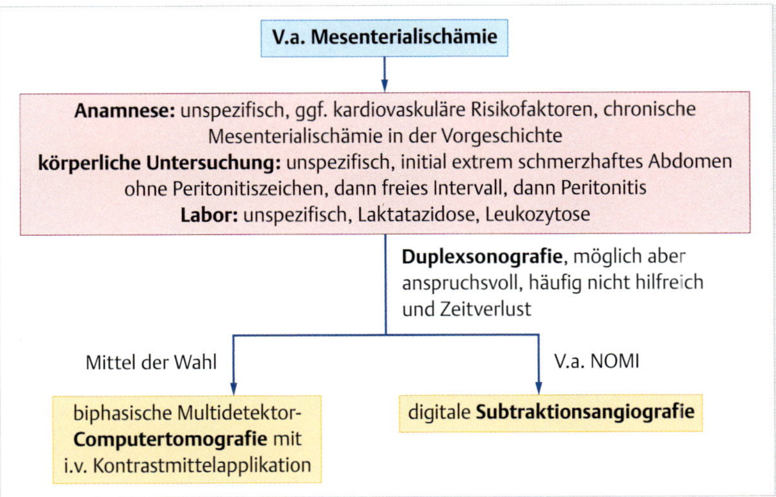

Abb. 45.1 Diagnostischer Algorithmus bei Verdacht auf Mesenterialischämie.
Abk. NOMI: nicht okklusive mesenteriale Ischämie, i. v.: intravenös, KM: Kontrastmittel.

- Insbesondere im Rahmen der Umfelddiagnostik zum Ausschluss andere Differenzialdiagnosen kann sie aufgrund ihrer hohen Verfügbarkeit und schnellen Durchführbarkeit eingesetzt werden, wird aber in der ACC/AHA-Leitlinie (ACC: American College of Cardiology, AHA: American Heart Association) aus zeitkritischen Gründen nicht empfohlen [1], [3].

CT

- Die biphasische Multidetektor-CT mit intravenöser (i. v.) Kontrastmittelapplikation ist aufgrund ihrer hohen Sensitivität und Spezifität bei Verdacht auf eine mesenteriale Ischämie das diagnostische Mittel der Wahl. Hiermit können außerdem andere Differenzialdiagnosen ausgeschlossen werden.
- Arterielle Verschlüsse werden spezifisch dargestellt. Unspezifische Zeichen wie Darmwandverdickung, Pneumatosis intestinalis und portalvenöse Gasnachweise sind hinweisgebend [5].

Digitale Subtraktionsangiografie

- Der frühere Goldstandard bei Verdacht auf eine mesenteriale Ischämie war die digitale Subtraktionsangiografie (DAS). Sie ermöglicht die exakte Darstellung der viszeralen Gefäße mit gleichzeitiger Interventionsmöglichkeit. Die DSA ist inzwischen aber vom CT abgelöst worden [3].
- Im Rahmen einer NOMI ist sie weiterhin indiziert.

45.9 Differenzialdiagnosen

Tab. 45.1 Differenzialdiagnosen.

Differenzial-diagnose	Bemerkungen
Mesenterial-venenthrombose	Symptomatik oft unspezifisch, biphasisches CT mit Kontrastmittel als Diagnostikum der Wahl
NOMI	Minderperfusion aufgrund eines Vasospasmus, DSA ist Diagnostikum der Wahl

DSA: digitale Subtraktionsangiografie, NOMI: nicht okklusive mesenteriale Ischämie

45.10 Therapie

- Entscheidend in der Behandlung der mesenterialen Ischämie ist die schnelle Therapie, die aus einer Revaskularisation und, wenn erforderlich, einer Resektion der avitalen Darmabschnitte besteht, wobei immer zuerst eine Revaskularisation erfolgen sollte.
- Die Therapie sollte also interdisziplinär durch Gefäß- und Viszeralchirurgie durchgeführt werden.

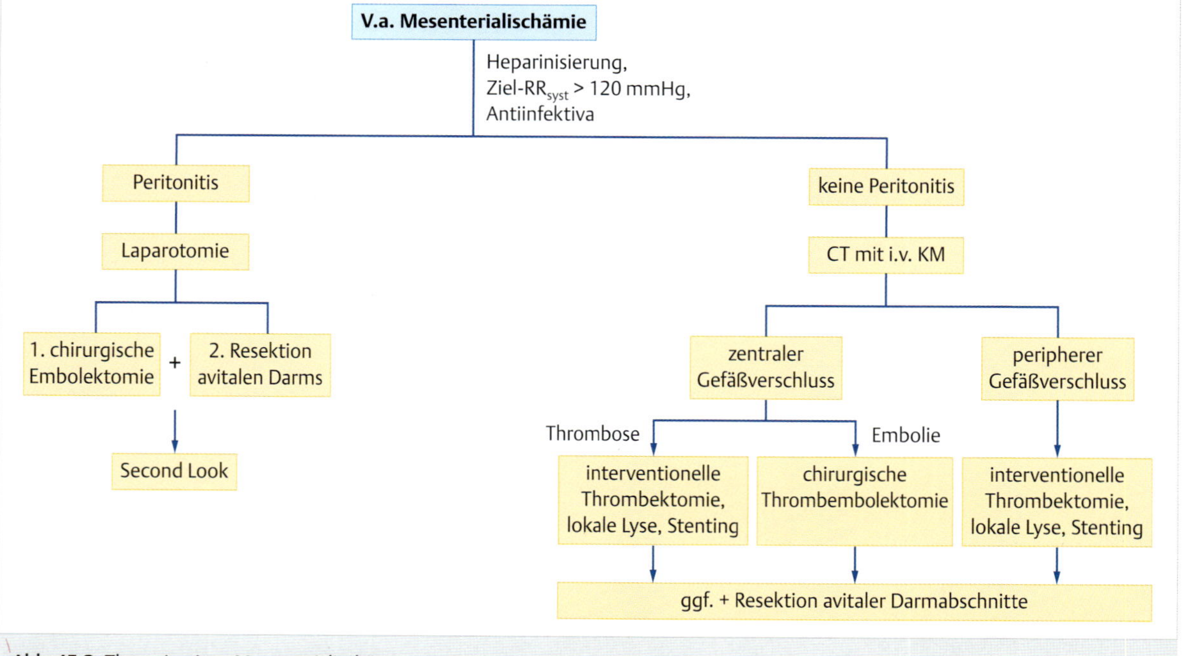

Abb. 45.2 Therapie einer Mesenterialischämie.
Abk. i. v.: intravenös, KM: Kontrastmittel.

45.10.1 Therapeutisches Vorgehen

Tab. 45.2 Verfahrenswahl.

Klinische Erscheinung	Lokalisation	Verfahren	Indikation für das jeweilige Verfahren
Peritonitis	jede Lokalisation	Laparotomie mit Embolektomie und ggf. Resektion	klinische Zeichen einer Peritonitis
keine Peritonitis	zentraler thrombotischer Verschluss	interventionelle Embolektomie, lokale Thrombolyse	k.A.
keine Peritonitis	zentraler embolischer Verschluss	operative Embolektomie	k.A.
keine Peritonitis	peripherer Verschluss	interventionelle Embolektomie, lokale Thrombolyse	k.A.

k.A.: keine Angaben

45.10.2 Allgemeine Maßnahmen

- Patienten mit Verdacht auf eine mesenteriale Ischämie bedürfen einer intensivmedizinischen Überwachung und Therapie mit dem Ziel, die viszerale Perfusion schnellstmöglich wiederherzustellen.
- Zu den Basismaßnahmen gehört die kristalloide Volumensubstitution kombiniert mit der Applikation von Sauerstoff, um einen systolischen Zielblutdruck von 120–140 mmHg aufrechtzuerhalten.
- Vasoaktive Substanzen sollten möglichst gemieden werden, da sie eine Vasokonstriktion des Splanchnikusgebietes bewirken [1], [2], [3].

45.10.3 Pharmakotherapie

- Pharmakologisch steht bei Fehlen von Kontraindikationen (akute Blutung) die therapeutische Antikoagulation von Beginn an im Vordergrund, um einen Progress des thrombembolischen Geschehens zu verhindern.
- Hierzu sollte ein Bolus von 5000 I. E. Heparin, gefolgt von 20 000 I.E./24 h via Perfusor, appliziert werden.
- Darüber hinaus sollte aufgrund der bakteriellen Translokation eine breite i. v. antiinfektive Therapie begonnen werden, die sowohl das grampositive als auch das gramnegative Keimspektrum umfasst. Hierzu können Cephalosporine der 2. und 3. Generation oder Penicilline jeweils plus Metronidazol eingesetzt werden.
- Auch eine ausreichende Analgesie sollte sichergestellt werden [1], [2], [3].

45.10.4 Interventionelle Therapie

- Insbesondere in weniger fortgeschrittenen Fällen thrombotischer Gefäßverschlüsse und fehlender Peritonitis steht die endovaskuläre Revaskularisation im Vordergrund.
- Auch periphere Embolien werden primär interventionell versorgt.

Thrombektomie

- Thrombotische Gefäßverschlüsse können im Rahmen einer kathetergestützten Aspirationsthrombektomie wiedereröffnet werden.

Lokale Thrombolyse

- Die kathetergestützte lokale Thrombolyse kann sowohl alleine als auch in Kombination mit einer interventionellen oder auch offenen chirurgischen Thrombektomie bzw. Embolektomie zur Förderung einer Spontanlyse und zur Erhöhung der Ischämietoleranz eingesetzt werden. Hierzu kann beispielsweise ein Bolus von 20 mg rt-PA (rekombinanter Plasminogenaktivator) appliziert werden. Anschließend erfolgt die Applikation via Perfusor (1 mg/h).
- Alternativ oder ergänzend kann eine lokale Pharmakospülperfusion mit Prostavasin eingesetzt werden (Ringerlösung + Heparin 10 000 I.E./l Basismedium + PGE1 Alprostadil 20 µg als Bolus), gefolgt von 60–80 µg Alprostadil/24 h via Perfusor [3], [4].
- Bei alleiniger Lysetherapie sollte der Erfolg alle 1–2 d angiografisch kontrolliert werden.

Stent-PTA

- Werden nach Revaskulisation Stenosen nachgewiesen, können diese mittels Stents versorgt werden (STENT-PTA: perkutane transluminale Angioplastie).

45.10.5 Operative Therapie

- Bei klinischen Zeichen einer Peritonitis ist immer die notfallmäßige Laparotomie indiziert.
- Im ersten Schritt sollte eine offene Revaskularisation als Thrombembolektomie erfolgen. Auch zentrale Gefäßverschlüsse embolischer Genese ohne Peritonitis werden i. d. R. offen chirurgisch versorgt.
- Erst nach der Revaskularisation erfolgt die Resektion avitaler Darmabschnitte. Eine Revitalisierung ist nach ca. 20 min anhand der Rotfärbung der Darmserosa, des

Wiedereinsetzens der Darmperistaltik und der nachweisbaren Pulsatilität der mesenterialen Arkaden zu erkennen.

- Da das Ausmaß der Schädigung der mukosalen Innenschicht äußerlich nicht erkennbar ist, sollte die Resektionsgrenze 10–15 cm in den sicheren vitalen Bereich hineinreichen. Aufgrund der unsicherer Resektionsgrenzen und des Risikos einer Anastomoseninsuffizienz erfolgt häufig initial eine Diskontinuitätsresektion mit Second-Look-Operation nach 12–24 h [1], [2], [3], [5].

45.11 Nachsorge

- In der Frühphase nach Versorgung einer mesenterialen Ischämie ist die engmaschige Kontrolle des Laktats wegweisend. Bei persistierend hohen Werten oder einer Progredienz liegt eine weiterbestehende Ischämie nahe und es sollte eine Second-Look-Operation erfolgen.

45.12 Verlauf und Prognose

- Die Letalität der mesenterialen Ischämie liegt bei 60–80 % und steigt mit der Länge der Ischämiedauer exponentiell an.
- Der Darm kann eine Reduktion seiner Perfusion auf 75 % des Blutflusses 12 h kompensieren, bevor er substanziellen Schaden nimmt [4].

45.13 Quellenangaben

[1] Hirsch AT, Haskal ZJ, Hertzer NR et al. ACC/AHA 2005 Practice Guidelines for the Management of Patients With Peripheral Arterial Disease (Lower Extremity, Renal, Mesenteric, and Abdominal Aortic). Circulation 2006; 113: e463–654. doi: 10.1161/CIRCULATIONAHA.106.174526

[2] Klar E, Rahmanian PB, Bücker A et al. Acute mesenteric ischemia: a vascular emergency. Dtsch Arztebl Int 2012; 109: 249–256. doi: 10.3238/arztebl.2012.0249

[3] Luther B. Leitlinien der Deutschen Gesellschaft für Gefäßchirurgie (DGG). Akuter Intestinalarterienverschluss. Vorstand der Deutschen Gesellschaft für Gefäßchirurgie 2008

[4] Möllmann M, Hemping-Bovenkerk A. Anästhesie in der Gefäßchirurgie. Stuttgart: Thieme; 2016: 145

[5] Tilsed JVT, Casamassima A, Kurihara H. ESTES guidelines: acute mesenteric ischemia. Eur J Trauma Emerg Surg 2016; 42: 253–270. doi: 10.1007/s00068-016-0634-0

45.14 Literatur zur weiteren Vertiefung

[1] Hirsch AT, Haskal ZJ, Hertzer NR et al. ACC/AHA 2005 Practice Guidelines for the Management of Patients With Peripheral Arterial Disease (Lower Extremity, Renal, Mesenteric, and Abdominal Aortic). Circulation 2006; 113: e463–654. doi: 10.1161/CIRCULATIONAHA.106.174526

[2] Luther B. Leitlinien der Deutschen Gesellschaft für Gefäßchirurgie (DGG). Akuter Intestinalarterienverschluss. Vorstand der Deutschen Gesellschaft für Gefäßchirurgie 2008

[3] Tilsed JVT, Casamassima A, Kurihara H. ESTES guidelines: acute mesenteric ischemia. Eur J Trauma Emerg Surg 2016; 42: 253–270. doi: 10.1007/s00068-016-0634-0

46 Akute Verschlüsse thorakaler Arterien

Michael Möllmann, Mona Brune

46.1 Steckbrief

Die häufigsten Verschlüsse thorakaler Arterien sind die supraaortalen Verschlüsse der A. carotis interna (ACI), der A. subclavia und der A. vertebralis. Sie können entweder embolischer oder lokal thrombotischer Genese sein. Im Falle des akuten Karotis- und Vertebralisverschlusses stehen neurologische Ausfallerscheinungen im Vordergrund. Die Folge können Schlaganfälle mit persistierenden neurologischen Defiziten sein. Die Diagnostik erfolgt immer mittels bildgebender Verfahren und die Therapie kann interventionell oder offen chirurgisch erfolgen.

46.2 Synonyme

- Verschlüsse supraaortaler Arterien
- Karotisverschluss, Karotisstenose
- Subklaviaverschluss, Subklaviastenose
- Vertebralisverschluss, Vertebralisstenose

46.3 Keywords

- Karotisverschluss
- Schlaganfall
- TIA (transitorische ischämische Attacke)
- Subklaviaverschluss
- Subklavian-Steal-Phänomen
- Vertebralisverschluss
- Vertebralisabgangsstenose

46.4 Definition

- Bei einem akuten kompletten oder partiellen Verschluss einer supraaortalen Arterie handelt es sich i. d. R. um ein „symptomatisches" Geschehen, das durch neurologische Ausfallerscheinungen manifest wird. Auch Stenosen mit Nachweis stummer Ischämien werden als „symptomatisch" klassifiziert. Wird ein Verschluss zufällig im Rahmen von Screening-Untersuchungen detektiert, handelt es sich um eine „asymptomatische" Stenose, die i. d. R. chronisch über einen längeren Zeitraum auf dem Boden einer Arteriosklerose erwachsen ist und suffiziente Kollateralkreisläufe aufweist [6].
- Aufgrund der hohen Prävalenz der prädisponierenden Faktoren in der Bevölkerung, die einen entsprechenden Verschluss bedingen können, ist insbesondere die **Karotisstenose** ein häufiges Krankheitsbild.
  - Die Karotisstenose ist i. d. R. an der Bifurkation lokalisiert und betrifft die ACI.
- Ein Verschluss der A. vertebralis findet sich zumeist am Abgang aus der A. subclavia und wird dann auch als **Vertebralisabgangsstenose** bezeichnet. Seltener finden sich Verschlüsse im Verlauf des knöchernen Kanals aufgrund von Einengungen durch knöcherne Strukturen.
- Stenosen der **A. subclavia** sind typischerweise vor dem Abgang der A. vertebralis lokalisiert.
- Im schlimmsten Fall kann ein kompletter oder partieller Verschluss einer supraaortalen Arterie einen manifesten Schlaganfall mit persistierenden neurologischen Defiziten bis hin zum Tod zur Folge haben.

VI

46.5 Epidemiologie

46.5.1 Häufigkeit

- Ca. 20 % aller ischämischen Schlaganfälle sind auf Stenosen der extrakraniellen hirnversorgenden Arterien zurückzuführen, wobei am häufigsten die A. carotis betroffen ist. Daraus ergibt sich eine Inzidenz von ca. 30000 karotisassoziierten Schlaganfällen in Deutschland pro Jahr [3].

46.5.2 Altersgipfel

- Die Inzidenz supraaortaler Verschlussprozesse nimmt mit steigendem Lebensalter zu. Supraaortale Verschlussprozesse treten typischerweise zwischen dem 60. und 80. Lebensjahr auf [7].

46.5.3 Geschlechtsverteilung

- Männer sind je nach Gefäß ca. doppelt so häufig betroffen wie Frauen [4].

46.5.4 Prädisponierende Faktoren

- Hauptursache für eine Stenose der supraaortalen Arterien ist die Arteriosklerose. Prädisponierend sind die folgenden Risikofaktoren [6]:
  - arterielle Hypertonie
  - Diabetes mellitus
  - Hyperlipidämie und Hypercholesterinämie
  - Nikotinabusus
  - Vorhofflimmern

46.6 Ätiologie und Pathogenese

- Akute Verschlüsse supraaortaler Arterien können
  - embolischer Genese (kardial im Rahmen eines Vorhofflimmerns) oder
  - lokal thrombotischer Genese sein. So kann die Ruptur einer arteriosklerotischen Plaque eine arterioarterielle Embolie auslösen.
  - Selten sind auch Dissektionen, Traumen, Aneurysmen, fibromuskuläre Dysplasie oder die Takayasu-Arteriitis ursächlich.
- Höhergradige Stenose können aber auch ohne vollständigen Verschluss aufgrund des verminderten Blutflusses neurologische Symptome zur Folge haben. Dies wird dann v. a. in Phasen hämodynamischer Kompromittierung manifest.
- Auf der anderen Seite können auch akute Verschlüsse asymptomatisch bleiben, wenn auf dem Boden einer vorbestehenden Arteriosklerose bereits eine suffiziente Kollateralisierung besteht [6].

46.7 Symptomatik

- Symptomatische Stenosen können sich mit unterschiedlichen neurologischen Defiziten variablen Ausmaßes manifestieren.

46.7.1 Karotisstenose

- Symptome:
  - Sprach-/Sprech-/Wortfindungsstörungen
  - einseitige Sehstörungen
  - motorische und/oder sensorische Ausfälle einer Körperhälfte
- Häufig geht einem entsprechenden Infarkt bereits eine TIA (TIA: transitorische ischämische Attacke, siehe Kap. 59) voraus, also ein sogenannter flüchtiger Insult mit vollständiger Regredienz der Symptomatik innerhalb von 24 h.
  - Klinisches Korrelat ist häufig die Amaurosis fugax als kurzfristiger Visusverlust eines Auges bei Verschluss der A. ophthalmica, aber auch Sprach-/Sprechstörungen und andere vorübergehende neurologische Defizite können im Rahmen einer TIA auftreten [6], [7].

46.7.2 Vertebralisstenose

- Aufgrund ihres Versorgungsgebietes (Kleinhirn, Stammhirn, Pons, Sehrinde, Innenohr) kann ein Verschluss der A. vertebralis folgende Symptome der vertebrobasilären Insuffizienz zur Folge haben, die z. T. durch Kopf- und Halsbewegungen auslösbar sind:
  - Lage- und Drehschwindel
  - sogenannte „Drop Attacks“ (plötzliches Sturzereignis aufgrund eines Tonusverlustes der unteren Extremität bei erhaltenem Bewusstsein)
  - Blitzsynkopen mit und ohne Bewusstseinsverlust
  - Doppelbilder, Augenmuskelparesen, Gesichtsfeldausfälle
  - Ohrgeräusche
  - unsicheres, taumelndes Gehen
- Einseitige Verschlüsse der A. vertebralis sind i. d. R. jedoch asymptomatisch, da die Versorgung des Basilarisstromgebietes durch die Gegenseite kompensiert wird [6], [7].

46.7.3 Subklaviaverschluss

- Bei dem am häufigsten auftretenden Verschluss vor dem Abgang der A. vertebralis kommt es zu einer Umkehr des Blutflusses in der entsprechenden Vertebralarterie, um die ipsilaterale obere Extremität zu perfundieren. Dieses sogenannte Subclavian-Steal-Phänomen manifestiert sich mit den Zeichen der vertebrobasiliären Insuffizienz.
- Darüber hinaus können folgende Symptome auftreten:
  - fehlende oder abgeschwächte Armpulse ipsilateral
  - Blutdruckdifferenz [6], [7]

46.8 Diagnostik

- Akute Verschlussprozesse sind immer vaskuläre Notfälle und bedürfen daher einer zeitnahen Diagnostik.
- Insbesondere zur Therapieplanung ist dabei ein bildgebendes Verfahren erforderlich.
- Der diagnostische Algorithmus bei akutem Verschluss der supraaortalen Gefäße ist in ▶ Abb. 46.1 dargestellt.

46.8.1 Diagnostisches Vorgehen

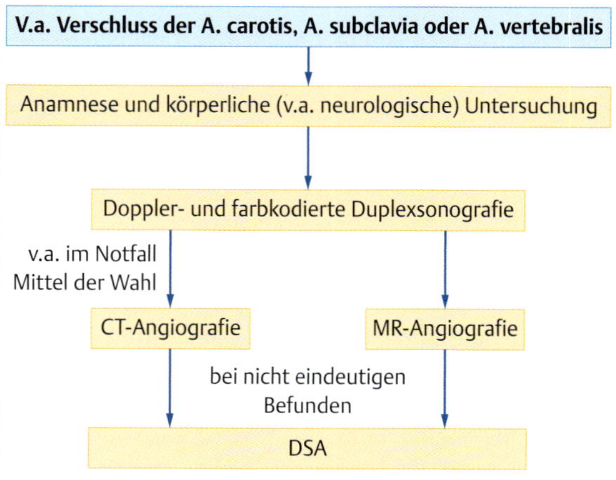

Abb. 46.1 Diagnostik bei Verdacht auf Verschluss der A. carotis, der A. subclavia oder der A. vertebralis.
Abk. MR: Magnetresonanztomografie, DSA: Digitale Subtraktionsangiografie.

46.8.2 Anamnese

- Im Rahmen der Anamnese sollten neben bestehenden oder stattgehabten neurologischen Defiziten auch die kardiovaskulären Risikofaktoren abgefragt werden.

46.8.3 Körperliche Untersuchung

- Eine neurologische Untersuchung zur Detektion der entsprechenden neurologischen Defizite ist essenziell.
- Bei der **Karotisstenose** kann ein Strömungsgeräusch über dem entsprechenden Gefäß hinweisgebend sein, ist aber unspezifisch.
- Im Rahmen der Diagnostik einer **Subklaviastenose** sollten Puls und Blutdruck an beiden Armen gemessen werden, um eine Differenz zu detektieren. Darüber hinaus kann ein Armbelastungstest durchgeführt werden. Hierbei wird der Arm aktiv unter repetitivem Faustschluss angehoben:
  - Schmerzen und Abblassen sind die Zeichen einer Belastungsischämie.
  - Symptome einer vertebrobasilären Insuffizienz wie Schwindel beweisen das Vorliegen eines Steal-Phänomens [6], [7].

46.8.4 Bildgebende Diagnostik

Sonografie

- Die Grundlage der bildgebenden Diagnostik bilden die Dopplersonografie und die farbkodierte Duplexsonografie. Damit lassen sich Stenosen teilweise darstellen und Flussprofile mit veränderter Fließgeschwindigkeit können Hinweise auf Verschlussprozesse geben. So ist beispielsweise bei einem Subclavian-Steal-Phänomen eine Flussumkehr der ipsilateralen A. vertebralis darstellbar [7], [8].

CT

- Diagnostisches Mittel der Wahl im Rahmen akuter Verschlussprozesse ist die CT-Angiografie.
- Ihre hohe und schnelle Verfügbarkeit, geringe Invasivität und objektive Darstellung qualifizieren sie für die Notfalldiagnostik [7], [8].

MRT

- Die MR-Angiografie hat ebenfalls einen hohen Stellenwert in der Darstellung von supraaortalen Gefäßverschlüssen, ist aber aus zeitkritischen Gründen im Rahmen der Notfalldiagnostik der CT-Angiografie unterlegen.

Digitale Subtraktionsangiografie (DSA)

- Die invasive DSA kommt nur dann zum Einsatz, wenn die anderen Verfahren keine eindeutigen Befunde liefern [7].

46.9 Differenzialdiagnosen

Tab. 46.1 Differenzialdiagnosen.

Differenzialdiagnose	Bemerkungen
intrazerebrale Blutung, Subarachnoidalblutung	Ein hämorrhagischer Schlaganfall ist nur durch bildgebende Verfahren von einem ischämischen Schlaganfall im gleichen Stromgebiet zu unterscheiden.
Hirntumor	Auch Hirntumore können zu neurologischen Defiziten führen und können mittels bildgebender Verfahren differenziert werden.
peripher vestibuläre Funktionsstörungen	Einzelne Symptome der vertebrobasilären Insuffizienz können auch bei peripheren Vestibularisstörungen auftreten. Eine Bildgebung ist zum Ausschluss einer Stenose erforderlich. Ein HNO-Konsil zur Differenzierung ist sinnvoll.
Epilepsie	Eine postiktale Hemiparese (Todd'sche Lähmung) ist nach epileptischen Anfällen möglich. Hier ist v. a. die Anamnese entscheidend.

46.10 Therapie

- Patienten mit akutem symptomatischem Verschluss der **ACI** sollten unter folgenden Umständen einer offenen Notfallrevaskularisierung unterzogen werden, um das Risiko eines bleibenden neurologischen Defizits zu reduzieren:
  - bei akut einsetzendem schwerem Schlaganfall (siehe Kap. 59)
  - bei akutem progredientem Schlaganfall (siehe Kap. 59)
  - bei hochgradiger Karotisstenose oder flottierendem Thrombus mit Crescendo-TIA (rezidivierende TIA mit Zunahme von Frequenz, Dauer und Schweregrad) [1], [3], [5]
- Kontraindikationen sind Bewusstlosigkeit, primäre Hirnblutung und ein ischämischer Infarkt mit einer Ausbreitung > ⅓ des Mediastromgebiets [1], [3], [5].
- Folgende Indikationen bestehen für eine frühe/dringliche Karotisdesobliteration innerhalb von 14 d nach Ereignis:
  - nicht invalidisierender Schlaganfall
  - TIA mit Halbseitensymptomatik bei > 90 %iger Karotisstenose [1], [3], [5]
- Die ▸ Abb. 46.2 legt das therapeutische Vorgehen bei einem akuten Karotisverschluss dar.

VI

- Die Datenlage zur Therapie einer symptomatischen **Vertebralisstenose** ist gering. Es stehen sowohl konservative, interventionelle als auch offen chirurgische Verfahren zur Verfügung, wobei die Evidenz gering ist und derzeit kein Verfahren als überlegen gilt [2].
- Zunächst wird i. d. R. eine konservative Therapie begonnen. Die Indikation für eine interventionelle oder operative Therapie besteht nur bei Patienten mit symptomatischen beidseitigen Stenosen oder einseitiger Stenose bei Verschluss der Gegenseite, sofern keine suffiziente Kollateralisierung über die Karotiden besteht [6].

46.10.1 Therapeutisches Vorgehen

46.10.2 Pharmakotherapie

- Im Mittelpunkt der konservativen Therapie supraaortaler Stenosen steht die Reduktion der Risikofaktoren: Thrombozytenaggregationshemmung, Blutdrucksenkung, Nikotinverzicht, Gewichtsabnahme, körperliche Aktivität, Therapie von Fettstoffwechselstörungen [6].
- Auch periprozedural sollte schon vor einer Operation eine plättchenhemmende Therapie mit ASS (Azetylsalizylsäure) begonnen werden [3].

46.10.3 Interventionelle Therapie

Stent-PTA

- Ein Stenting der **A. carotis** erfolgt i. d. R. über einen femoralen Zugangsweg in Lokalanästhesie. Indiziert ist eine Rekanalisation via Stent bei Kontraindikationen für ein offen chirurgisches Verfahren oder bei chirurgisch komplizierten Verhältnissen:
  - anästhesiologische Kontraindikationen für eine offene Karotis-OP
  - Rezidiv-Stenose nach Thrombendarteriektomie (TEA) bzw. Eversionsendarteriektomie (EEA)
  - stattgehabter Halseingriff wie Neck Dissection, Laryngektomie
  - Zustand nach Radiatio im Kopf-/Halsbereich
  - hochzervikale Stenose
  - liegendes Tracheostoma
  - kontralaterale Stimmbandparese
  - Tandemstenose im extra- und gleichzeitig im intrakraniellen Bereich
- Die Komplikationsrate innerhalb der ersten 30 d ist im Vergleich zur konventionellen Operation höher als bei vergleichbaren Langzeitergebnissen. Ein Karotis-Stenting gilt allerdings nicht als Standardverfahren zur Therapie einer symptomatischen Karotisstenose [6].
- Auch **Vertebralisabgangsstenosen** können interventionell transfemoral oder transbrachial mit einem Stent versorgt werden [6].
- Akute embolische **Subklaviaverschlüsse** können zunächst durch eine Embolektomie mittels Fogarty-Katheter versorgt werden. Darüber hinaus steht auch hier die Stent-PTA zur Verfügung.

46.10.4 Operative Therapie

A. carotis

- Die offen chirurgische Versorgung ist das Standardverfahren bei einer symptomatischen Karotisstenose und kann entweder als EEA oder als TEA erfolgen, wobei keines der beiden Verfahren überlegen ist.
- Bei der EEA wird die ACI nach Klemmen der Gefäße aus dem Karotisbulbus quer abgesetzt. Dann wird die Adventitia nach außen gestülpt und die Plaque kann entfernt werden. Nach anschließender Desobliteration des Karotisbulbus wird die ACI reinseriert. Dieses Verfahren wird gewählt, wenn kurzstreckige Plaques vorliegen oder die ACI elongiert ist.

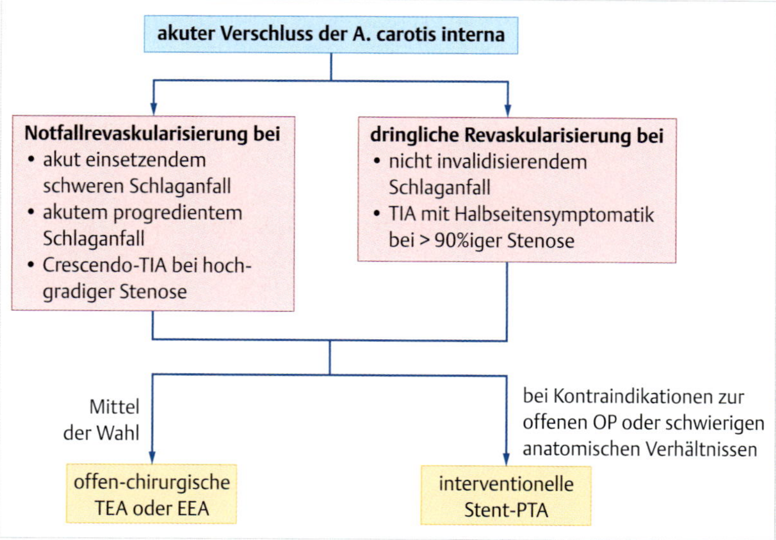

Abb. 46.2 Therapie eines akuten Verschlusses der A. carotis interna (ACI). Abk. TIA: transitorische ischämische Attacke, EEA: Eversionsendarteriektomie, TEA: Thrombendarteriektomie, PTA: perkutane Transluminale Angiografie.

- Hingegen wird bei der TEA die ACI nicht abgesetzt, sondern längs inzidiert und so desobliteriert. Es folgt eine Patch-Erweiterungsplastik der offenen Karotis aus autologem Venenmaterial (V. saphena magna), bovinem oder equinem Material oder Dacron. Dies vermag die Restenosierungsrate und das Schlaganfallrisiko im Gegensatz zur direkten Gefäßnaht zu reduzieren. Die TEA ist Verfahren der Wahl bei langstreckigen Plaques [6].

A. vertebralis

- Die operative Versorgung der A. vertebralis erfolgt i. d. R. von supraklavikulär. Meist erfolgt eine TEA. In seltenen Fällen kann auch eine Transposition der Vertebralarterie auf die A. carotis communis durchgeführt werden [6].

A. subclavia

- Zur offen chirurgischen Versorgung einer Subklaviastenose stehen die folgenden Verfahren zur Verfügung:
  - Bypass von der A. carotis communis zur A. subclavia,
  - Transposition der A. subclavia auf die A. carotis communis sowie
  - kombinierte extrathorakale Verfahren wie ein Bypass von der kontralateralen A. subclavia oder ein axilloaxillärer Bypass [6].

46.11 Verlauf und Prognose

- Erfolgt die operative Versorgung einer symptomatischen Karotisstenose frühzeitig nach dem Auftreten neurologischer Ausfallserscheinungen, so reduziert sich das 5-Jahres-Risiko, einen Schlaganfall zu erleiden, um mehr als 20 % [4].
- Im Vergleich mit der operativen Endarteriektomie ist das periprozedurale Schlaganfallrisiko beim Karotis-Stenting etwas höher (4,4 % vs. 6,7 %). Dagegen ist das Risiko eines perioperativen Myokardinfarkts beim Stenting geringer als bei dem offen chirurgischen Verfahren (0,8 % vs. 1,7 %) [4].
- Im Falle einer erfolgreichen Versorgung gibt es jedoch keinen signifikanten Unterschied der beiden Verfahren hinsichtlich der Sekundärprävention [4].

46.12 Prävention

- Essenziell für die Prävention weiterer Ereignisse ist die Therapie der Risikofaktoren [6]:
  - Hemmung der Thrombozytenaggregation
  - Blutdrucksenkung
  - Nikotinverzicht
  - Gewichtsabnahme
  - körperliche Aktivität
  - Cholesterinsenkung

46.13 Quellenangaben

[1] Ärztekammer Nordrhein. Im Internet: https://www.aekno.de/cme/artikel.asp?id=83; Stand: 14.02.2019

[2] Antoniou GA, Murray D, Georgiadis GS et al. Percutaneous transluminal angioplasty and stenting in patients with proximal vertebral artery stenosis. J Vasc Surg 2012; 55: 1167–77. doi: 10.1016/j.jvs.2011.09.084

[3] AWMF Arbeitsgemeinschaft der Wissenschaftlichen Medizinischen Fachgesellschaften e. V. S3-Leitlinine zur Diagnostik, Therapie und Nachsorge der extrakraniellen Carotisstenose. AWMF-Register Nr. 004/028, 2012

[4] Eckstein HH, Kühnl A, Dörfler A et al. Clinical Practice Guideline: The diagnosis, treatment and follow-up of extracranial carotid stenosis – a multidisciplinary German-Austrian guideline based on evidence and consensus. Dtsch Arztebl Int 2013; 110: 468–476. doi: 10.3238/arztebl.2013.0468

[5] Horsch S, Torsello G. Gefäßchirurgie kontrovers: Empfehlenswertes und Nichtbewährtes. Darmstadt: Steinkopf; 2013: 31–35

[6] Möllmann M, Hemping-Bovenkerk A. Anästhesie in der Gefäßchirurgie. Stuttgart: Thieme; 2016: 72–92

[7] Schulte S. Leitlinien der Deutschen Gesellschaft für Gefäßchirurgie (DGG). Abgangsnahe Stenosen und Verschlüsse der Aortenbogenäste (Leitlinie zu Diagnostik und Behandlung der „zerbrovaskulären und der Armarterieninsuffizienz" bei abgangsnahen Stenose und Verschlüssen der Aortenbogenäste). Vorstand der Deutschen Gesellschaft für Gefäßchirurgie 2008

[8] Tendera M, Aboyans V. Bartelink ML et al. ESC Guidelines on the diagnosis and treatment of peripheral artery diseases. Eur Heart J 2011; 32: 2851–2906

47 Akute Aortendissektion

Michael Möllmann, Mona Brune

47.1 Steckbrief

Die akute Aortendissektion ist ein lebensbedrohlicher Notfall, der einer sofortigen Diagnostik und Therapie bedarf. Charakteristisches Symptom ist der plötzlich einsetzende Vernichtungsschmerz in Thorax, Rücken (zwischen den Schulterblättern) oder seltener Abdomen, der als stechend/reißend/schneidend/scharf beschrieben wird. Die sichere Diagnose ist nur mittels bildgebender Verfahren möglich, wobei die CT das Mittel der Wahl ist. Bei instabilen Patienten wird häufig die transösophageale Echokardiografie (TEE) präferiert. Eine Typ-A-Dissektion bedarf immer einer unmittelbaren offenen chirurgischen Therapie. Eine unkomplizierte Typ-B-Dissektion sollte konservativ durch konsequente Blutdrucksenkung behandelt werden und eine komplizierte Typ-B-Dissektion wird i. d. R. endovaskulär mittels TEVAR (thoracic endovascular aortic repair) versorgt.

47.2 Synonyme

- Aneurysma dissecans aortae
- aortic dissection

47.3 Keywords

- akute Aortendissektion
- Stanford-Klassifikation
- DeBakey-Klassifikation
- Typ-A-Dissektion
- Typ-B-Dissektion
- thoracic endovascular aortic repair (TEVAR)

47.4 Definition

- Eine Aortendissektion ist ein akut lebensbedrohlicher Einriss der Tunica intima und zum Teil der Tunica media mit Aufspaltung der Aortenwand. Dieser Einriss der intimalen Oberfläche führt zu einer Wühlblutung in die Tunica media und damit zur Ausbildung eines falschen Lumens, das durch die Dissektionsmembran vom wahren Lumen getrennt ist.
- Der initiale Defekt in der Intima wird als „Entry" bezeichnet und ein oder mehrere eventuelle Wiederanschlüsse an das wahre Lumen als „Reentry". Die Dissektion kann sich nach anterograd und seltener auch retrograd ausbreiten. Das falsche Lumen befindet sich also innerhalb der Aortenwand und hat einen um 10–25 mmHg höheren Druck als das wahre Lumen, womit die Progredienz mit Aneurysmabildung und Rupturgefahr erklärt ist.
- Die akute Dissektion ist definiert als eine Diagnosestellung innerhalb von 2 Wochen nach initialem Schmerzereignis.

47.5 Epidemiologie

47.5.1 Häufigkeit

- Die Inzidenz der akuten Aortendissektion beträgt 2,9–3,5/100000 Einwohner pro Jahr.
- Die akute Aortendissektion ist zu 65 % in der Aorta ascendens lokalisiert, in 25 % der Fälle in der deszendierenden Aorta und in 5–10 % im Aortenbogen und der abdominellen Aorta.

47.5.2 Altersgipfel

- Der Altersgipfel der Typ-A-Dissektion liegt im 5. Lebensjahrzehnt, jener der Typ-B-Dissektion 10 Jahre später.

47.5.3 Geschlechtsverteilung

- Männer sind 2–5-mal häufiger betroffen als Frauen.

47.5.4 Prädisponierende Faktoren

- Die arterielle Hypertonie ist mit 60–80 % der Hauptrisikofaktor und kommt häufiger bei der Typ-B-Dissektion als bei der Typ-A-Dissektion zum Tragen. Weitere prädisponierende Faktoren sind:
  - hereditäre Bindegewebserkrankungen: Marfan-Syndrom, Ehlers-Danlos-Syndrom
  - erbliche Vaskulopathien: bikuspide Aortenklappen, Aortenisthmusstenose
  - chromosomale Anomalien: Turner-Syndrom
  - inflammatorische Erkrankungen: Riesenzellarteriitis, Takayasu-Arteriitis, Morbus Behçet, systemischer Lupus erythematodes, Syphilis
  - familiäre Disposition
  - Schwangerschaft
  - Diabetes mellitus
  - Nikotinabusus
  - COPD
  - Kokain- und Amphetaminabusus
  - iatrogen nach Operationen und Katheterinterventionen
  - traumatisch (nach Dezelerationstrauma)
- Darüber hinaus liegt häufig eine Arteriosklerose zugrunde, jedoch deutlich seltener als bei den Bauchaortenaneurysmen. Ihre Rolle in der Genese einer Dissektion wird kontrovers diskutiert [8].

47.6 Ätiologie und Pathogenese

- Ursache von Dissektionen sind degenerative Veränderungen der Media mit Verlust und Desorganisation elastischer Fasern und glatter Muskelzellen, die durch Proteoglykane ersetzt werden ([6], S. 93–94) Dies führt zu einer Schwächung der Aortenwand mit konsekutiver Dilatation und schließlich zur Dissektion aufgrund von Wandstress.
- Prädilektionsstellen für ein Entry sind v. a. die Aorta ascendens und die proximale Aorta descendens, da dort ein hoher Druckgradient (steiler Pulskurve) aufgrund der kardialen Kontraktionsbewegungen und der Windkesselfunktion besteht, was zur konsekutiven Belastung der Aortenwand führt [3].

47.7 Klassifikation und Risikostratifizierung

- Die Aortendissektionen werden nach ihrer Lokalisation nach Stanford und DeBakey klassifiziert (▸ Tab. 47.1 und ▸ Abb. 47.1).

Tab. 47.1 Klassifikation der Aortendissektion nach Stanford und DeBakey [4].

Einteilung	Beschreibung
Stanford	
Typ A	alle Dissektionen, die die Aorta ascendens einbeziehen
Typ B	alle Aortendissektionen ohne Beteiligung der Aorta ascendens, distal des Abgangs der A. subclavia sinistra (Bogen, deszendierende thorakale und abdominelle Aorta)
DeBakey	
Typ 1	Einriss in der Aorta ascendens, Dissektion mindestens bis in den Bogen oder auch weiter distal
Typ 2	Einriss in der Aorta ascendens, Dissektion endet vor dem Bogen
Typ 3a	Einriss in der Aorta descendens, Dissektion endet oberhalb des Zwerchfells
Typ 3b	Einriss in der Aorta descendens, Dissektion bis unterhalb des Zwerchfells

47.8 Symptomatik

- Das Leitsymptom der Aortendissektion ist der plötzlich auftretende reißende, stechende thorakale Vernichtungsschmerz, der bei der Typ-A-Dissektion eher ventral und bei der Typ-B-Dissektion eher dorsal zwischen den Schulterblättern lokalisiert ist und sich häufig in kraniokaudaler Richtung ausbreitet.
- Weitere Symptome der Minderperfusion können sich je nach Lokalisation von Entry und Reentry manifestieren:
  - initiale Hypertonie (Typ A 25–35 %, Typ B 70 %) ist häufiger als Hypotonie (Typ A 25 %, Typ B < 5 %)
  - Synkope bei Perikardtamponade aufgrund der Kreislaufdepression (Typ A 15 %, Typ B < 5 %)
  - neurologische Ausfallerscheinungen bis zum zerebralen Insult bei Beteiligung der A. carotis (15–40 %)
  - Zeichen der Herzinsuffizienz aufgrund einer akuten Aortenklappeninsuffizienz (< 10 %)
  - Zeichen eines Myokardinfarkts aufgrund einer Mitbeteiligung der Koronarien (10–15 %)
  - Paraplegie bei Verlegung der Interkostalgefäße in Form eines Spinalis-anterior-Syndroms (2–10 %)

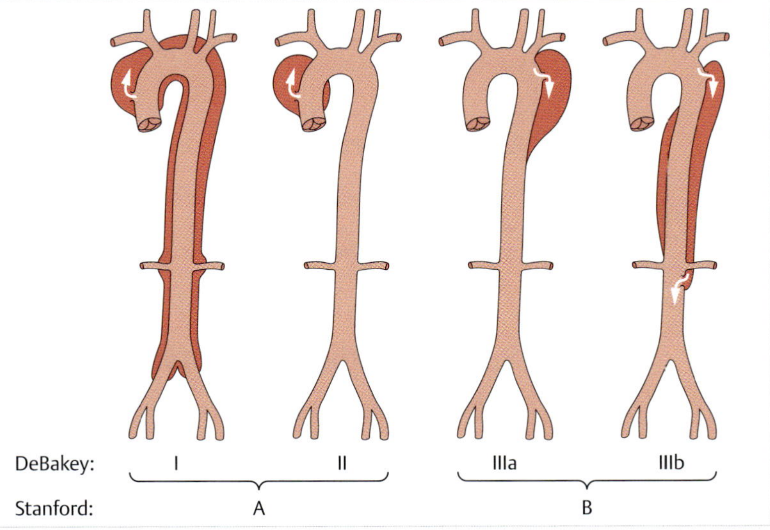

Abb. 47.1 Einteilung der Aortenaneurysmen nach Stanford und DeBakey.

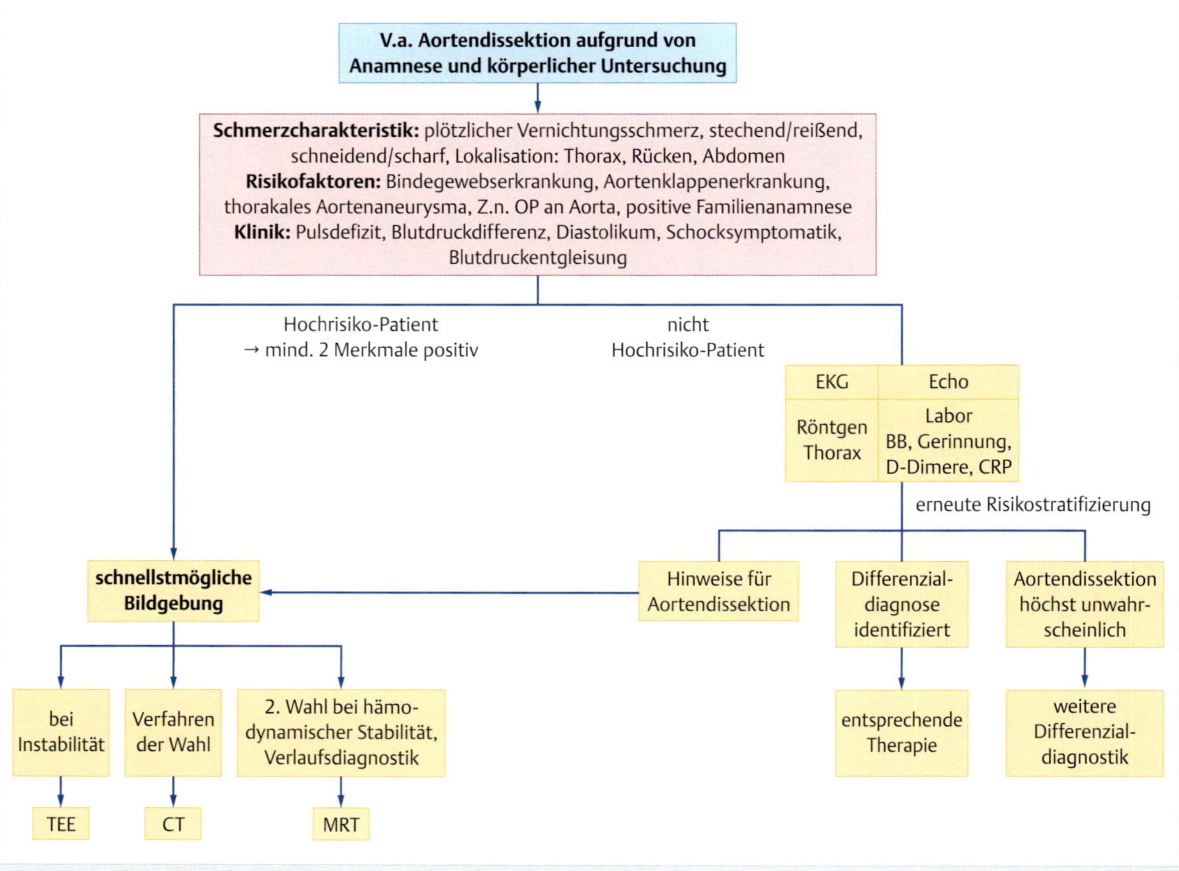

Abb. 47.2 Diagnostischer Algorithmus der akuten Aortendissektion.
Abk. BB: Blutbild, CRP: C-reaktives Protein, TEE: transösophageale Echokardiografie, Z. n.: Zustand nach.

- abdominelle Beschwerden bis zum akutem Abdomen bei Kompromittierung der Mesenterialgefäße (5 %)
- akutes Nierenversagen bei Mitbeteiligung der Nierenarterien (Typ A 20 %, Typ B 10 %)
- Pulsdefizit (30–50 % der Patienten mit Dissektion des Aortenbogen und/oder des thorakoabdominellen Übergangs) und Blutdruckdifferenz [1], [3], [8]

47.9 Diagnostik

- Das im Folgenden erläuterte diagnostischen Vorgehen basiert auf den Leitlinien der Deutsche Gesellschaft für Gefäßchirurgie (DGG) und der European Society of Cardiology (ESC) sowie den Ergänzungen der Task Force „Patientenpfade" der Kommission für Klinische Kardiologie der Deutsche Gesellschaft für Kardiologie (DGK) [1], [3], [5].

47.9.1 Diagnostisches Vorgehen

- Die akute Aortendissektion stellt einen lebensbedrohlichen Notfall dar und muss daher bei Verdacht aufgrund von Anamnese und körperlicher Untersuchung schnellstmöglich einer Diagnostik zugeführt werden. Ein möglicher diagnostischer Algorithmus ist in ▶ Abb. 47.2 dargestellt.

47.9.2 Anamnese

- Die akute Symptomatik tritt (siehe Kap. 47.8) tritt i. d. R. plötzlich auf.
- Ein gehäuftes Auftreten findet sich in den frühen Morgenstunden.

47.9.3 Körperliche Untersuchung

- Klinische Befunde in der körperlichen Untersuchung, die auf eine akute Aortendissektion hinweisen sind:
  - Pulsdefizit und Blutdruckdifferenz, je höher, desto schlechter die Prognose

- Diastolikum (frühdiastolisches Decrescendo-Geräusch mit Punctum maximum über dem Erb-Punkt) aufgrund einer Aortenklappeninsuffizienz
- gestaute Halsvenen und paradoxer Puls bei Perikardtamponade
- Hypertonie bzw. Hypotonie

47.9.4 Bildgebende Diagnostik

CT

- In der akuten Situation ist die CT-Untersuchung der Aorta mit Kontrastmittel aus Zeitgründen das Diagnostikum der Wahl.
- Sensitivität und Spezifität sind hoch und der Vorteil liegt in der schnellen und breiten Verfügbarkeit sowie der geringen Invasivität.
- Weitere Vorteile sind die Untersucherunabhängigkeit sowie die mögliche Therapieplanung anhand der rekonstruierten Daten.
- Eine gewisse Limitation liegt im Bereich der A. ascendens, diese kann aber mit modernen EKG-getriggerten Geräten überwunden werden.

Echokardiografie

- Die transthorakale Echokardiografie (TTE) hat im Gegensatz zur TEE keine ausreichende Sensitivität und Spezifität in der Diagnostik der Aortendissektion.
- Der besondere Vorteil der TEE liegt in der Möglichkeit der unmittelbaren bettseitigen Diagnostik beim instabilen Patienten.
- Das TEE vermag mit hoher Sensitivität und Spezifität das Entry, die beiden Lumina, die Schwere der Klappeninsuffizienz und einen möglichen Perikarderguss zu beurteilen.
- Die Limitation liegt im Bereich der distalen Aorta ascendens und des proximalen Aortenbogens aufgrund von Luftüberlagerungen sowie im Bereich der abdominellen Aorta.

MRT

- Auch das MRT bietet eine sehr gut Sensitivität und Spezifität in der Diagnostik der Aortendissektion.
- Von Nachteil sind jedoch der hohe Zeitaufwand, in dem nur eine limitierte Überwachung des Patienten möglich ist, die eingeschränkte Verfügbarkeit und mögliche kontraindizierende Implantate im Patienten.

Röntgen

- Bei einer Aortendissektion können sich im Röntgen-Thorax eine verbreiterte Aortensilhouette sowie Pleuraergüsse darstellen. Diese Befunde sind jedoch völlig unspezifisch.

Angiografie

- Die Angiografie war früher der Goldstandard in der Diagnostik der Aortendissektion.
- Sie ist aufgrund der hohen Invasivität, Kontrastmittelapplikation, falsch negativer Befunde bei thrombosiertem, falschen Lumen und der Zeitintensität von den anderen Verfahren abgelöst worden.

47.9.5 Labor

- Unspezifisch können bei einer Aortendissektion C-reaktives Protein (CRP), D-Dimere, Fibrinogen und die kardialen Biomarker erhöht sein.
- Die Bestimmung von Blutbild, klinischer Chemie, Gerinnung sowie die Abnahme von Kreuzblut sind ratsam.

47.9.6 Instrumentelle Diagnostik

EKG

- Eine EKG-Diagnostik ist unspezifisch, kann aber Differenzialdiagnosen identifizieren und eliminieren.
- Bei der Aortendissektion können sich unspezifische Ischämiezeichen demarkieren, aber auch ein völlig unauffälliges EKG ist möglich.

47.10 Differenzialdiagnosen

- Aufgrund der Überschneidungen der auftretenden Befunde bei einer Dissektion und den im Folgenden aufgeführten Differenzialdiagnosen ist der sichere Ausschluss einer Aortendissektion nur durch bildgebende Diagnostik (TEE, CT, MRT) möglich (▸ Tab. 47.2).

47.11 Therapie

- Das im Folgenden erläuterte therapeutische Vorgehen (siehe ▸ Abb. 47.3 und ▸ Tab. 47.3) basiert auf den deutschen (DGG) und internationalen (ESC) Leitlinien sowie den Ergänzungen der Task Force „Patientenpfade" der Kommission für Klinische Kardiologie der DGK (Deutsche Gesellschaft für Kardiologie) [1], [3], [5].

Tab. 47.2 Differenzialdiagnosen der akuten Aortendissektion.

Differenzialdiagnose	Bemerkungen
akutes Koronarsyndrom	ca. 200x häufiger als die Aortendissektion, aber unspezifische Ischämiezeichen im EKG auch bei Typ-A-Dissektion möglich, ebenso können bei der Dissektion auch kardiale Biomarker erhöht sein
Aortenaneurysma	i. d. R. nur bei Ruptur akute Schmerzsymptomatik, auch hier ist zur Diagnostik ein bildgebendes Verfahren erforderlich
Aortenklappeninsuffizienz	kann Manifestation einer Aortendissektion sein, kann aber auch allein auftreten; Detektion im TTE/TEE möglich, wobei die TTE keinen sicheren Ausschluss einer ursächlichen Dissektion erlaubt
Perikarditis	Diagnosestellung ist möglich, wenn 2 der folgenden Kriterien erfüllt sind: perikarditischer Brustschmerz, auskultatorisch perikardiale Reibegeräsche; entsprechende ubiquitäre ST-Hebungen im EKG, Perikarderguss; aber Befundüberschneidungen mit Dissektion
Lungenembolie	ca. 3 × häufiger, positive D-Dimere sind unspezifisch und können viele Ursachen haben, auch eine Aortendissektion
Pleuritis	unspezifische Befunde (schmerzhafte Atmung, auskultatorisch Pleurareiben, Pleuraerguss, Fieber und Entzündungsparameter) mit Überschneidungen mit der Aortendissektion
Pneumothorax	Bei einseitig fehlendem Atemgeräusch und positivem Röntgen-Thorax liegt bei Nicht-Hochrisikopatienten für eine Dissektion die Diagnose eines alleinigen Pneumothorax nahe.
Muskuloskelettaler Schmerz	Ausschlussdiagnose: nach Ausschluss aller anderen möglichen Differenzialdiagnosen
Cholezystitis	In der Sonografie typisch verdickte Gallenblase und Gallensteine, legen bei Nicht-Hochrisikopatienten für eine Dissektion die Cholezystitis nahe.
Ösophagusruptur	ebenfalls nur durch bildgebende Diagnostik diagnostizierbar

TEE: transösophageale Echokardiografie, TTE: transthorakale Echokardiografie

47.11.1 Therapeutisches Vorgehen

Tab. 47.3 Verfahrenswahl.

Bezeichnung der Klassifikation	Stadium	Verfahren	Indikation für das jeweilige Verfahren
Klassifikation nach Stanford	Typ A	notfallmäßige offene Operation	jede Typ-A-Dissektion (1B-Empfehlung)
		interventionelles Verfahren (TEVAR)	selten bei absoluten Kontraindikationen gegen offene Operation
	Typ B	konservatives Prozedere	unkomplizierte Typ-B-Dissektion (1C-Empfehlung)
		interventionelles Verfahren (TEVAR)	komplizierte Typ-B-Dissektion (1C-Empfehlung)
		offenes Verfahren	evtl. bei komplizierter Typ-B-Dissektion bei jungen Patienten mit Bindegewebserkrankung bzw. bei fehlender Möglichkeit der interventionellen Versorgung (2bC-Empfehlung)

TEVAR: thoracic endovascular aortic repair

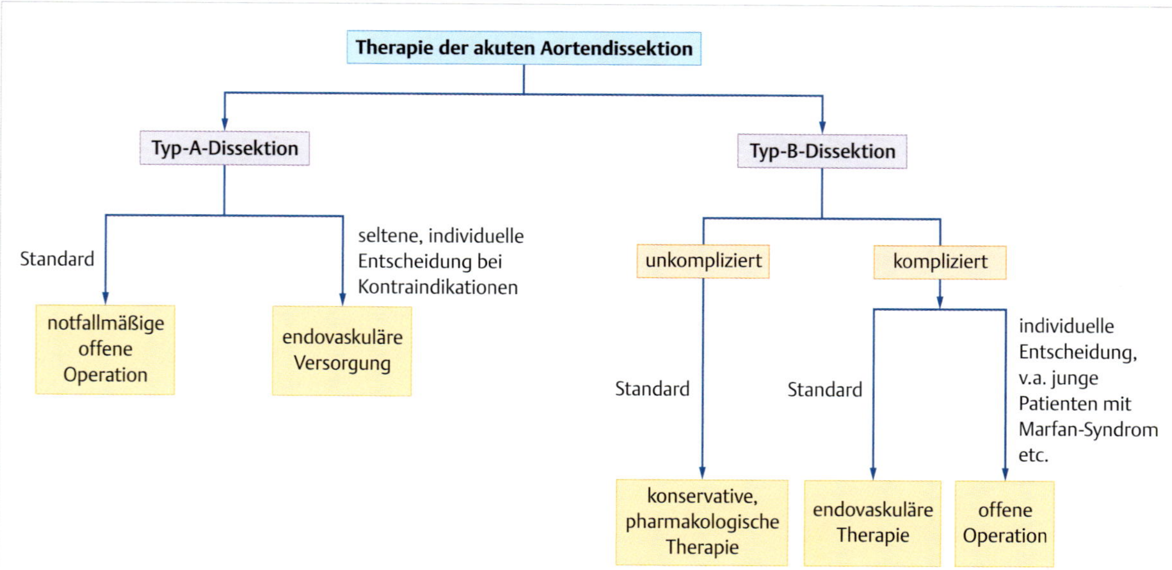

Abb. 47.3 Therapie der akuten Aortendissektion.

47.11.2 Allgemeine Maßnahmen

- Alle Patienten mit akuter Aortendissektion bedürfen einer intensivmedizinischen Überwachung mit der Etablierung großlumiger venöser Zugänge und arterieller Blutdruckmessung. Sie müssen unmittelbar in ein entsprechendes Zentrum der Maximalversorgung verlegt werden.

47.11.3 Pharmakotherapie

- Bei der akuten Aortendissektion steht die **Analgesie** und **Anxiolyse** mit **Opiaten** sowie ggf. Benzodiazepinen im Vordergrund.
- Des Weiteren ist eine pharmakologische **Blutdrucksenkung** und **Reduktion des kardialen Outputs** über eine Abschwächung der aortalen Pulsation zur Stabilisierung und Progressionsvermeidung sowie Senkung des Rupturrisikos erforderlich.
  - Geeignet sind **Betablocker** intravenös(i. v.) (Metoprolol oder Esmolol) mit dem Ziel, eine Herzfrequenz von 60–80bpm und einen systolischen Blutdruck von 100–120 mmHg zu erreichen. Bei Blutdruckdifferenz der Arme sind die höheren Werte zur Steuerung der Therapie entscheidend.
  - Bei Kontraindikationen gegen Betablocker (CAVE: Es besteht eine strenge Indikationsstellung bei Aortenklappeninsuffizienz, da eine kompensatorische Tachykardie unterdrückt und damit das Regurgitationsvolumen erhöht wird) können die Kalziumantagonisten Verapamil, Diltiazem oder Nifedipin eingesetzt werden.
  - In vielen Fällen ist eine Monotherapie nicht ausreichend, um den angestrebten Blutdruck zu erreichen. Dann sollten zusätzlich **Vasodilatatoren** kontinuierlich i. v. (z. B. Nitroglyzerin, Urapidil, Natriumnitroprussid) eingesetzt werden. Dies sollte jedoch immer erst nach einer Beta-Blockade erfolgen, um Reflextachykardien und Sympathikusaktivierungen zu vermeiden [5].
- Eine hämodynamische Instabilität sollte primär mit hochdosierter Volumensubstitution therapiert werden, da Katecholamine aufgrund der peripheren Vasokonstriktion zu einer Progression prädisponieren können [5].
- **Merke:** Primäres Ziel der präklinischen Notfallbehandlung ist ein schmerzfreier Patient mit normofrequentem Plus und grenzwertig hypotensivem Blutdruck.

47.11.4 Operative Therapie

Typ-A-Dissektion

- Aortendissektionen vom Typ A nach Stanford werden fast ausschließlich notfallmäßig offen kardiochirurgisch unter Einsatz der Herz-Lungen-Maschine versorgt.
- Bei Beteiligung der Aortenklappe wird diese rekonstruiert oder durch eine klappentragende Prothese unter Reimplantation der Koronararterien ersetzt.

Typ-B-Dissektion

- Typ-B-Dissektionen werden heutzutage, wenn erforderlich, eher endovaskulär versorgt.
- Junge Patienten mit hereditären Bindegewebserkrankungen profitieren allerdings nach wie vor von den guten Resultaten der konventionellen Operationsweise ([6], S. 111).
- Auch bei fehlender distaler Landungszone des zu implantierenden Stents kann ein offenes Verfahren erwogen werden.

47.11.5 Interventionelle Therapie

- Die endovaskuläre Therapie in Form einer TEVAR hat sich in den letzten Jahren zunehmend etabliert. Im Vergleich zur konventionellen Operation zeichnet sich TEVAR durch eine geringere perioperative Mortalität und Morbidität bei vergleichbaren Langzeitergebnissen aus.
- Die endovaskuläre Operationstechnik bietet einige Vorteile gegenüber der konventionellen Operationsweise: eine dramatische Reduktion des Zugangstraumas, ein reduziertes Risiko für spinale Ischämien und weniger postoperative Komplikationen (Myokardinfarkt, Pneumonie) ([6], S. 112).

Typ-A-Dissektion

- Die endovaskuläre Versorgung der Aorta ascendens ist eine Option insbesondere für multimorbide Patienten, die nicht konventionell versorgt werden können. Sie steckt allerdings noch in den Anfängen und ist nur dann möglich, wenn das Entry ausreichend weit von Aortenklappe und Koronarien entfernt ist, damit der Stentgraft eine adäquate proximale Landungszone hat.
- Häufiger sind hingegen die Hybrideingriffe, bei denen die Aorta ascendens offen und im selben Eingriff die deszendierende Aorta interventionell versorgt wird.

Typ-B-Dissektion

- Komplizierte Typ-B-Dissektionen werden i. d. R. endovaskulär versorgt. Ziel der Standgraft-Implantation ist eine Abdeckung des proximalen Entrys. Dies führt dazu, dass der Blutfluss nur noch ins wahre Lumen gerichtet ist, dieses dekomprimiert und das falsche Lumen damit komprimiert wird und thrombosieren kann.
- Die Indikation zur endovaskulären Versorgung einer subakuten oder chronischen Typ-B-Dissektion besteht bei Auftreten folgender Komplikationen/Risikofaktoren [1], [2], [3]:

VI

- maximaler thorakaler Aortendurchmesser von > 5,5 cm
- Zunahme des Aortendurchmessers von > 4 mm innerhalb eines Jahres
- Malperfusion der Seitenäste
- persistierende therapierefraktäre Hypertension trotz optimaler pharmakologischer Kombinationstherapie
- persistierende oder intermittierend auftretende Thorax-/Rückenschmerzen ohne andere Ursache
- Zeichen einer (drohenden) Ruptur

47.12 Nachsorge

- Aufgabe der Nachsorge ist auf der einen Seite die langfristige konsequente Blutdruckeinstellung auf Werte < 130/80 mmHg, auf der anderen Seite sind es die regelmäßigen Kontrolluntersuchungen mittels CT oder MRT. Diese sollten zunächst nach 1, 3, 6 Monaten und anschließend jährlich erfolgen [3].

47.13 Verlauf und Prognose

- Unbehandelt liegt die 30-Tage-Mortalität der Typ-A-Dissektion bei über 50 %, aber auch nach einer chirurgischen Therapie versterben ca. 20 % der Patienten innerhalb von 30d.
- Die Typ-B-Dissektion hat konservativ therapiert eine 30-Tage-Mortalität von 10 %. Bei Auftreten von Komplikationen, die zu einer operativen Therapie führen, steigt die Mortalität schon am 2. Tag auf 20 % und nach 30d auf 30 % [7].

47.14 Prävention

- Im Falle eines konservativen Therapieregimes steht die Prävention einer Progression bis hin zur Ruptur im Vordergrund. Auch hier ist die optimale Blutdruckeinstellung auf Werte unter 130/80 mmHg vorzugsweise mittels Betablockern oder, falls erforderlich, mit Kombinationstherapie essenziell.

47.15 Quellenangaben

[1] European Society of Cardiology. ECG Guidelines on the diagnosis and treatment of aortic diseases. European Heart Journal 2014; 35: 2873–2926. doi:10.1093/eurheartj/ehu281

[2] Fattori R, Cao P, De Rango P. Interdisciplinary Expert Consensus Document on Management of Type B Aortic Dissection. Journal of the American College of Cardiology 2013; 61 (16): 1661–1687

[3] Gawenda M, Aleksic M, Brunkwall J. Leitlinien der Deutschen Gesellschaft für Gefäßchirurgie (vaskuläre und endovaskuläre Chirurgie) (DGG). Aortale Dissektion – Leitlinie zur Diagnostik und Therapie von Typ-B-Dissektionen. Vorstand der Deutschen Gesellschaft für Gefäßchirurgie 2008

[4] Hiratzka LF, Bakris GL, Beckman JA et al. ACCF/AHA/AATS/ACR/ASA/SCA/SCAI/SIR/STS/SVM Guidelines for the diagnosis and management of patients with thoracic aortic disease: a report of the American College of Cardiology Foundation/American Heart Association Task Force on Practice Guidelines, American Association for Thoracic Surgery, American College of Radiology, American Stroke Association, Society of Cardiovascular Anesthesiologists, Society for Cardiovascular Angiography and Interventions, Society of Interventional Radiology, Society of Thoracic Surgeons, and Society for Vascular Medicine. Circulation 2010; 121: 266–369

[5] Leick J, Hamm C, Böning A et al. „Standard operating procedures" zur Diagnostik und Therapie des akuten Aortensyndroms. Kardiologe 2013; 7:326–345. doi: 10.1007/s12181-013-0511-6

[6] Möllmann M, Hemping-Bovenkerk A. Anästhesie in der Gefäßchirurgie. Stuttgart: Thieme; 2017: 93–112

[7] Nienaber CA, Eagle KA, Ince H et al. Diagnostik und Management der Aortendissektion – Orientierung zwischen Empfehlungen und Registerdaten. Kardiologie up2date 2015; 1(1): 63–76. doi 10.1055/s-2005-861201

[8] Weigang E, Nienaber CA, Rehders TC et al. Management von Patienten mit Aortendissektion. Dtsch Arztebl 2008; 105(38): 639–645. doi: 10.3238/arztebl.2008.0635

47.16 Literatur zur weiteren Vertiefung

[1] Leick J, Hamm C, Böning A et al. „Standard operating procedures" zur Diagnostik und Therapie des akuten Aortensyndroms. Kardiologe 2013; 7:326–345. doi: 10.1007/s12181-013-0511-6

[2] European Society of Cardiology. ECG Guidelines on the diagnosis and treatment of aortic diseases. European Heart Journal 2014; 35: 2873–2926. doi:10.1093/eurheartj/ehu281

[3] Leitlinie zur Diagnostik und Therapie von Typ-B-Aortendissektionen der Deutschen Gesellschaft für Gefäßchirurgie. Im Internet: www.gefaesschirurgie.de/gesellschaft/kommissionen/leitlinienkommission.html; www.awmf.org/uploads/tx_szleitlinien/004-034l_S2k_Typ_B_Aortendissektion_2018-09.pdf

[4] Clinical features and diagnosis of acute aortic dissection. Im Internet: https://www.uptodate.com/contents/clinical-features-and-diagnosis-of-acute-aortic-dissection?source=search_result&search=%20Clinical%20features%20and%20diagnosis%20of%20acute%20aortic%20dissection&selectedTitle=1~150.; Stand: 14.02.2019

[5] Management of acute aortic dissection. Im Internet: https://www.uptodate.com/contents/management-of-acute-aortic-dissection; Stand: 14.02.2019

[6] Surgical and endovascular management of type b aortic dissection: https://www.uptodate.com/contents/surgical-and-endovascular-management-of-type-b-aortic-dissection?source=see_link&sectionName=INDICATIONS%20FOR%20INTERVENTION&anchor=H534617607#H534617607; Stand: 14.02.2019

48 Venöse Thrombembolie

Michael Möllmann, Mona Brune

48.1 Steckbrief

Eine Thrombose ist ein Gefäßverschluss durch ein Blutgerinnsel, wobei am häufigsten die tiefen Becken- und Beinvenen betroffen sind. Pathophysiologisch liegt die Virchow-Trias aus venöser Stase, veränderter Blutzusammensetzung und Endothelschädigung zugrunde. Typische Symptome sind Schmerzen, Schwellung und Ödem der betroffenen Extremität. Die Diagnostik richtet sich nach dem Wells-Score: Bei niedrigem und mittlerem Risiko werden zunächst die D-Dimere bestimmt und bei hohem Risiko wird direkt eine Kompressionssonografie als bildgebende Methode durchgeführt. Therapeutisch steht die sofortige Antikoagulation im Vordergrund. In besonderen Fällen können zusätzlich interventionelle oder offen chirurgische rekanalisierende Verfahren wie lokale Thrombolyse und Thrombektomie eingesetzt werden.

48.2 Synonyme

- venöse Thrombembolie (VTE)
- venöse Thrombose
- tiefe Venenthrombose (TVT)

48.3 Keywords

- venöse Thrombose
- VTE
- TVT
- Phlegmasia coerulea dolens
- Paget-von-Schrötter-Syndrom
- Wells-Score

48.4 Definition

- Der Begriff der Thrombose beschreibt einen (in-)kompletten Verschluss eines venösen oder arteriellen Gefäßes durch ein Blutgerinnsel. Weitaus am häufigsten sind hierbei die tiefen Becken- und Beinvenen betroffen. Die am meisten gefürchtete Komplikation eines venösen Thrombus ist die embolische Verschleppung thrombogenen Materials in die pulmonale Strombahn mit der Folge einer Lungenarterienembolie (LAE). Seltener ist die Verschleppung über ein offenes Foramen ovale in den arteriellen Kreislauf.
- Der Begriff der venösen Thromb- oder Thrombembolie fasst die beiden Krankheitsbilder der TVT und LAE zusammen.
- Venöse Thrombosen können in allen Körpervenen auftreten. In diesem Kapitel werden die großen Krankheitsbilder der tiefen Becken-und Beinvenenthrombose sowie die Thrombosen der V. cava und Armvenen behandelt.
- Eine Extremform der TVT stellt die **Phlegmasia coerulea dolens** dar. Hierbei handelt es sich um den thrombotischen Verschluss eines gesamten Extremitätenquerschnitts mit Abflussstörung, steigendem Gewebedruck und konsekutiver Kompression der arteriellen Gefäße. Sie stellt eine Notfallsituation mit der Gefahr des Extremitätenverlustes dar.
- Als **Paget-von-Schrötter-Syndrom** werden die selten auftretenden Thrombosen der Vv. axillaris und subclavia bezeichnet. Häufig ist eine Kompression der Vene zwischen Klavikula und 1. Rippe bei Überlastung des Schultergürtels hierfür ursächlich (Thoracic-Inlet-Syndrom). Hierdurch entsteht eine Schädigung der Intima, die schließlich zur Thrombose führt.

48.5 Epidemiologie

48.5.1 Häufigkeit

- Die VTE tritt mit einer Inzidenz von 1–2 pro 1000 Personen auf, wobei ⅔ der Patienten nur an einer TVT erkranken und bei ⅓ komplikativ eine LAE diagnostiziert wird.

48.5.2 Altersgipfel

- Mit steigendem Alter steigt auch die Inzidenz einer VTE. Insbesondere bei den über 60-Jährigen liegt sie bereits bei 1–2 pro 100 Personen [3].

48.5.3 Geschlechtsverteilung

- Männer erleiden mit einem Faktor von 1,24 häufiger einer VTE als Frauen [3].

48.5.4 Prädisponierende Faktoren

- Die folgenden Faktoren prädisponieren zum Auftreten einer VTE:
  - aktive Krebserkrankung innerhalb der letzten 6 Monate (4–7-faches Risiko)
  - Lähmung, Parese oder kürzliche Immobilisation der Beine
  - Bettruhe (> 3d) bzw. große Chirurgie innerhalb der letzten 12 Wochen
  - Nikotinabusus

VI

- orale Antikontrazeptiva: relative Risikoerhöhung um das 2–5-Fache
- Adipositas
- ethnische Faktoren: Farbige > Weiße
- Blutgerinnungsstörungen:
  - höheres Risiko bei Antiphospholipid-Syndrom,
  - Protein-C- oder Protein-S-Mangel und Antithrombinmangel als bei
  - Faktor-V-Leiden-Mutation und Prothrombinmutation.
- Schwangerschaft und Wochenbett
- oberen Extremität [3]:
  - zentraler Venenkatheter (ZVK)
  - Schrittmacher
  - implantierbarer Kardioverter-Defibrillator (ICD)
  - Halsrippe
  - Klavikulafraktur

48.6 Ätiologie und Pathogenese

- Die pathophysiologischen Mechanismen der Thrombosen werden durch die **Virchow-Trias** abgebildet:
  - **venöse Stase**: Durch Immobilisation (Bettlägerigkeit, Gipsbehandlung, langes Sitzen u. a.) kommt es zu einer verminderten Strömungsgeschwindigkeit des Blutes.
  - **Veränderung der Blutzusammensetzung**: Medikamente, Tumorerkrankungen, Gerinnungsstörungen u. a. können eine Hyperkoagulabilität zur Folge haben. Auch ein Volumenmangel mit erhöhter Viskosität des Blutes hat Einfluss auf die Blutgerinnung.
  - **Endothelschädigung:** Durch Gefäßwandverletzungen oder Entzündungsprozesse können Mikrothromben an der Gefäßwand anheften.
- Die meisten TVT entstehen in den Muskelvenen des Unterschenkels und aszendieren dann in die proximal gelegenen Etagen mit möglicher Mitbeteiligung der **V. cava inferior.**
- Im Bereich der oberen Extremität (V. subclavia > V. axillaris > V. jugularis) sind zu über 50 % Fremdkörper wie ZVK, Schrittmacher- oder ICD-Kabel ursächlich.
- Zu fast 50 % sind TVT hier mit Tumorerkrankungen assoziiert [4].

48.7 Klassifikation und Risikostratifizierung

- Anhand des **Wells-Score** kann die klinische Vortestwahrscheinlichkeit einer TVT standardisiert bestimmt werden (▸ Tab. 48.1).

Tab. 48.1 Vortestwahrscheinlichkeit einer TVT anhand des Wells-Score [5].

Klinisches Merkmal	Punktzahl
aktive Krebserkrankung (innerhalb der letzten 6 Monate)	1,0
Lähmung, Parese oder kürzliche Immobilisation der Beine	1,0
Bettruhe (> 3d), große Chirurgie (innerhalb der letzten 12 Wochen)	1,0
Schmerz/Verhärtung entlang der tiefen Venen	1,0
Schwellung des gesamten Beines	1,0
Schwellung Unterschenkel > 3 cm gegenüber der Gegenseite	1,0
eindrückbares Ödem am symptomatischen Bein	1,0
oberflächliche Kollateralvenen	1,0
TVT in der Vorgeschichte	1,0
alternative Diagnose mindestens ebenso wahrscheinlich wie TVT	–2,0

TVT: Tiefe Venenthrombose
TVT-Wahrscheinlichkeit: Niedrig: < 1, Mittel: 1–2, Hoch: > 2

48.8 Symptomatik

- Symptome:
  - Schmerz/Verhärtung entlang der tiefen Venen
  - Schwellung des gesamten Beines, des Unterschenkels um > 3 cm gegenüber der Gegenseite
  - eindrückbares Ödem
  - oberflächliche Kollateralvenen
  - Spannungsgefühl
  - gerötete und gespannte Haut
  - Zyanose der betroffenen Extremität
- Insbesondere TVT der oberen Extremität verlaufen häufig asymptomatisch (33–60 %) [4].

48.9 Diagnostik

- Essenziell beim Auftreten einer VTE ist die frühe Diagnose mit Therapiebeginn.
- Die folgenden Angaben zum diagnostischen Vorgehen basieren auf der deutschen S 2k-Leitlinie „Diagnostik und Therapie der Venenthrombose und der Lungenembolie“ [1].

48.9.1 Diagnostisches Vorgehen

- Der folgende diagnostische Algorithmus sollte bei Verdacht auf TVT angewandt werden (▸ Abb. 48.1).
- Er eignet sich jedoch weniger für die **tiefen Armvenenthrombosen**, die primär sonografisch erfasst werden sollten (distal Kompressions- und proximal Doppler-/Duplexsonografie) [4].

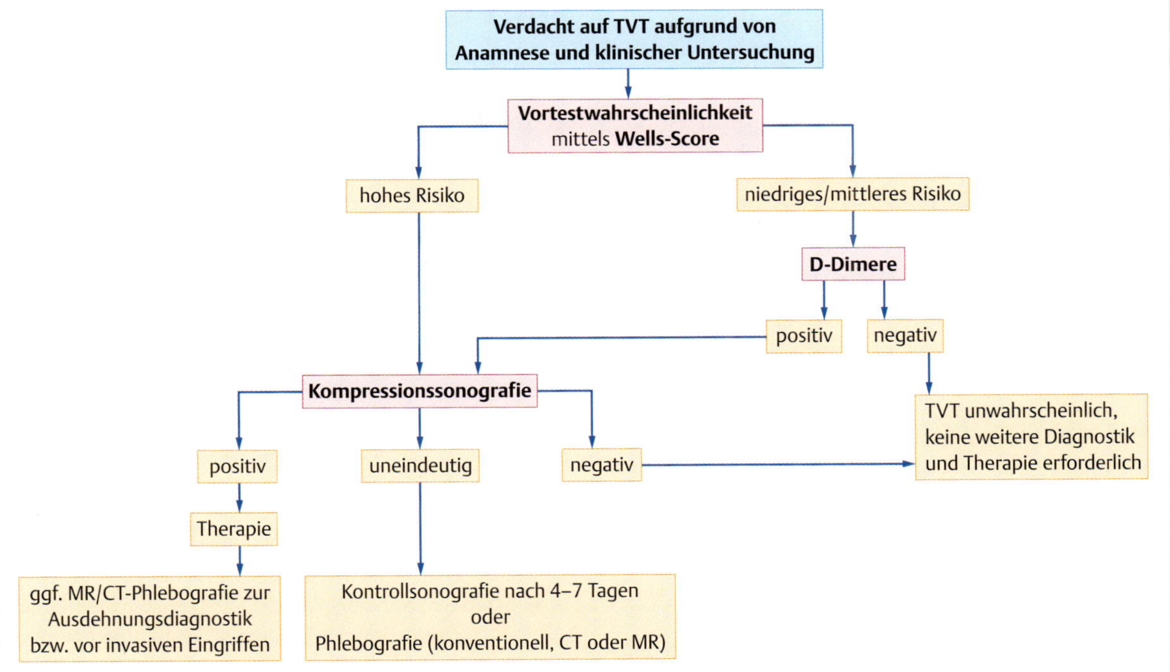

Abb. 48.1 Diagnostischer Algorithmus bei Verdacht auf eine TVT. Modifiziert nach der S2k-Leitlinie „Diagnostik und Therapie der Venenthrombose und der Lungenembolie" [1].
Abk. TVT: tiefe Venenthrombose.

48.9.2 Anamnese

- Zunächst sollte eine Anamnese mit Erfragung der oben genannten Risikofaktoren durchgeführt werden.

48.9.3 Körperliche Untersuchung

- Hier liegt der Fokus auf der Untersuchung der betroffenen Extremität in Hinblick auf mögliche Symptome einer TVT (siehe Kap. 48.8), immer im Vergleich zur Gegenseite.
- Klinische Zeichen wie Homans, Payr, Meyer u. a. können zwar durchgeführt werden, sind allerdings unspezifisch.

48.9.4 Labor

- Erst nach der Erfassung des Wells-Score und im Falle einer niedrigen/mittleren Risikostratifizierung wird die Bestimmung der D-Dimere durchgeführt.
  - Diese schließen bei negativem Ergebnis das Vorliegen einer VTE aus.
  - Positive D-Dimere hingegen beweisen aufgrund der niedrigen Spezifität alleine noch keine VTE, sondern erfordern weitere diagnostische Schritte.

48.9.5 Bildgebende Diagnostik

- Erst im Falle einer hohen Risikostratifizierung im Wells-Score bzw. positiver D-Dimere sollen bildgebende Methoden folgen.

Kompressionssonografie

- Methode der Wahl bei Verdacht auf TVT ist die Kompressionssonografie. Sie sollte primär durchgeführt werden und die komplette tiefe venöse Strombahn vom Leistenband bis zu den Knöcheln erfassen.

CT-Phlebografie

- Eine Schnittbilduntersuchung ist i. d. R. nicht erforderlich.
- In Notfallsituationen sollte jedoch eine CT-Phlebografie durchgeführt werden, um die Ausdehnung von Beckenvenenthrombosen und Thrombosen der V. cava zu detektieren, oder auch um eine invasive Therapie vorzubereiten.

MR-Phlebografie

- Alternativ kann bei gleichem Indikationsspektrum, insbesondere im Elektivfall, eine MR-Phlebografie durchgeführt werden, die ohne Strahlenbelastung auskommt.

Konventionelle Phlebografie

- Die konventionelle Phlebografie galt früher als Goldstandard, heute gehört sie nicht mehr zur Standarddiagnostik.
- Sie ist jedoch weiterhin bei nicht eindeutigem sonografischem Befund einer Rezidivthrombose nachrangig nach CT/MRT indiziert.

48.9.6 Exkurs: Schwangerschaft

- Da eine Schwangerschaft per se schon einen Risikofaktor für das Erleiden einer VTE darstellt (4-fach erhöhtes Risiko) und die VTE zu den häufigsten Todesursachen während der Schwangerschaft und des Wochenbetts zählt, wird die Bestimmung der D-Dimere übersprungen und sofort eine Kompressionssonografie durchgeführt.
- Alternativ steht die MR-Phlebografie zur Verfügung.

48.9.7 Exkurs: Tumorpatienten

- Auch Patienten mit aktiver Krebserkrankung haben bereits ein deutlich erhöhtes Risiko, eine VTE zu erleiden, mit regelhaft erhöhten D-Dimeren. Daher soll auch hier primär eine bildgebende Diagnostik angestrebt werden, beginnend mit der Kompressionssonografie.

48.10 Differenzialdiagnosen

Tab. 48.2 Differenzialdiagnosen.

Differenzialdiagnose	Bemerkungen
Lymphödem	positives Stemmer-Zeichen: Haut am Vorfuß kann nicht abgehoben werden
Erysipel	Rötung mit scharfem Rand
Lymphangitis	typischer roter Streifen, anamnestisch häufig zurückliegende Verletzung/Insektenstich
Thrombophlebitis	Thrombose und Entzündung der oberflächlichen Venen, harter Strang entlang der Vene tastbar, tiefe Venen durchgängig
Muskelriss/-zerrung	Anamnese: häufig vorausgegangene Aktivität/Sport, plötzlicher Beginn
postthrombotisches Syndrom	ähnliche Symptomatik wie TVT, daher TVT-Ausschluss durch Kompressionssonografie erforderlich
Kompartmentsyndrom	bretharte Extremität, ggf. neurologische Defizite

TVT: tiefe Venenthrombose

48.11 Therapie

- Die folgenden Angaben zur Therapie und zum therapeutischem Vorgehen bei VTE basieren auf der deutschen S 2k-Leitlinie „Diagnostik und Therapie der Venenthrombose und der Lungenembolie“ [1].

48.11.1 Therapeutisches Vorgehen

- Die Therapie einer VTE sollte unmittelbar beginnen, wobei die Antikoagulation den höchsten Stellenwert hat. Ihre Dauer hängt von unterschiedlichen Faktoren ab und wird in ▶ Abb. 48.2 erläutert.
- Parallel dazu sollten die allgemeinen Maßnahmen initiiert werden.

48.11.2 Allgemeine Maßnahmen

- In der Akutsituation sollte dringend eine **Immobilisation** erfolgen, der Patient sollte also auch nicht mehr selbst in den Rettungswagen (RTW) einsteigen. In dieser Phase sollte die betroffene Extremität über Herzniveau **hochgelagert** werden.
- Im kurzfristigen Verlauf, sobald die Wirkung der Antikoagulation vollständig ist, ist eine Immobilisation heute bei keiner Form der venösen Thrombose indiziert. Im Gegenteil kann die schmerzadaptiere Mobilisation sogar zur Besserung der Symptomatik führen.
- Die **Kompressionstherapie** der betroffenen Extremität (an den Armvenen ohne Evidenz) dient primär der Behandlung der Akutsymptomatik.
- Ist eine Thrombose Katheter-assoziiert, kann ein Langzeitkatheter belassen werden, sofern er funktionstüchtig ist, ein ZVK sollte hingegen gewechselt werden.

48.11.3 Pharmakotherapie

- Die **therapeutische Antikoagulation** sollte unmittelbar nach Diagnosestellung begonnen werden, um eine embolische Verschleppung zu verhindern, ein appositionelles Thrombuswachstum zu vermindern und die Schwere eines postthrombotischen Syndroms zu reduzieren.
- Im Rettungsdienst erfolgt sie **initial** standardmäßig als Bolusapplikation von unfraktioniertem Heparin (UFH) intravenös (i. v.) in einer Dosierung von 70–80 IE/kgKG.
- Zur Initialtherapie zugelassen und bei entsprechender Verfügbarkeit den UFH sogar vorzuziehen sind:
  - niedermolekulares Heparin (NMH): z. B. Certoparin 8000 I.E. subkutan (s. c.), 2 × täglich
  - Fondaparinux (FPX): 7,5 mg/d s. c. (< 50 kgKG: 5 mg, > 100 kgKG: 10 mg)
  - Rivaroxaban: 15 mg oral, 2 × täglich
  - Apixaban: 10 mg oral, 2 × täglich

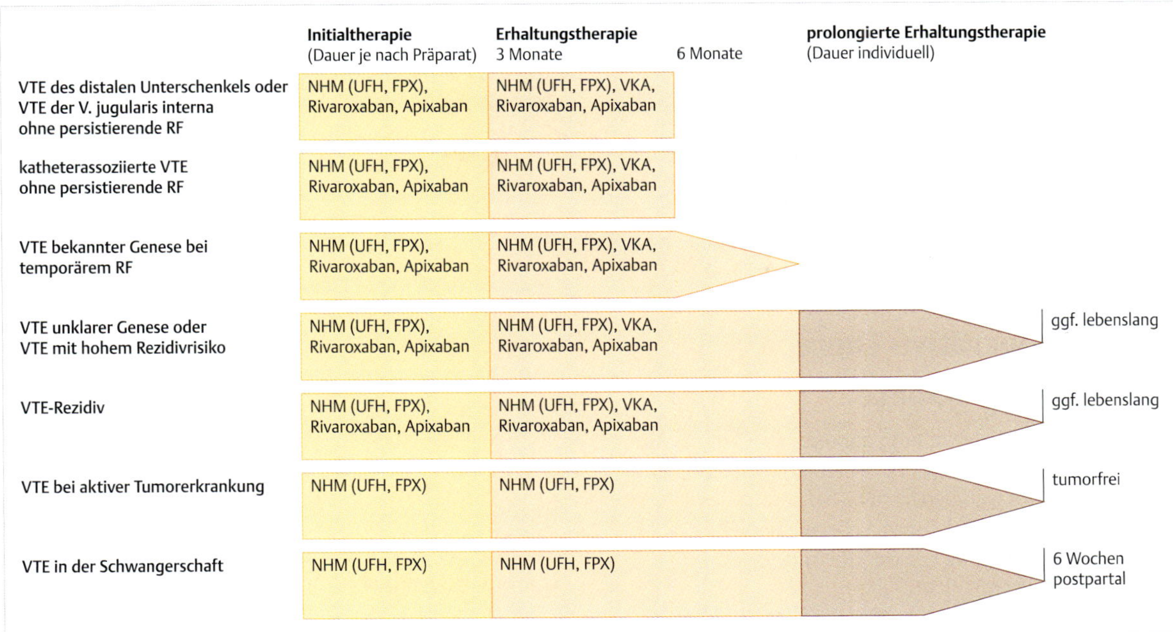

Abb. 48.2 Dauer der Antikoagulation nach VTE.
Abk. FPX: Fondaparinux, NMH: niedermolekulares Heparin, RF: Risikofaktor, UFH: unfraktioniertes Heparin, VKA: Vitamin-K-Antagonist; VTE: venöse Thrombembolie.

Exkurs: Schwangerschaft

- Auch in der Schwangerschaft ist die Antikoagulation die Therapie der Wahl bei VTE:
  - Mittel der Wahl: NMH, bei Kontraindikation FPX
  - Vitamin-K-Antagonisten (VKA) kontraindiziert (erlaubt in der Stillzeit)
  - direkte orale Antikoagulanzien (DOAC) kontraindiziert (auch in der Stillzeit)
- Die Dauer der Antikoagulation liegt auch hier bei mindestens 3 Monaten. Danach kann nach Nutzen-Risiko-Abwägung die Reduktion auf eine prophylaktische oder intermediäre (2 × prophylaktisch) Dosierung für den Rest der Schwangerschaft erfolgen und bis 6 Wochen postpartal durchgeführt werden.
- Aufgrund des hohen Rezidivrisikos bei einer erneuten Schwangerschaft wird eine prophylaktische Antikoagulation ab Beginn der Schwangerschaft empfohlen.

Exkurs: Tumorpatienten

- Aufgrund des nachweislich überlegenen Nutzen-Risiko-Verhältnisses wird bei **Tumorpatienten** sowohl initial als auch in der Erhaltung eine Therapie mit NMH den VKA vorgezogen.
- Nach 6 Wochen kann eine Reduzierung auf ¾ der Dosis erfolgen. Im Falle einer prolongierten Erhaltungstherapie können sowohl NMH als auch VKA oder DOAC eingesetzt werden.
- Eine Besonderheit bei Tumorpatienten ist die häufig unter Therapie auftretende Thrombozytopenie. Bis zu einer Thrombozytenzahl von 50 000/mm³ wird aufgrund des höheren Thromboserisikos im Vergleich zum Blutungsrisiko keine Dosisreduktion empfohlen. Bei geringeren Thrombozytenzahlen muss sie jedoch erfolgen. Eine Heparin-induzierte Thrombozytopnie (HIT) bei einer neu auftretenden Thrombopenie im Laufe der Therapie sollte ausgeschlossen werden.

48.11.4 Interventionelle Therapie

- Rekanalisierende Verfahren ersetzen keine Antikoagulation, sondern werden ergänzend dazu eingesetzt und sollten frühzeitig erfolgen.
- Sie werden v. a. im Bereich proximaler Thrombosen (iliofemoral, V. cava) sowie bei jungen Patienten mit niedrigem Blutungsrisiko angewandt. Insbesondere bei diesen Patienten sollte im Rettungsdienst daher eine Klinik mit entsprechender Interventionsmöglichkeit angefahren werden.

Thrombektomie

- Die Thrombektomie erfolgt mittels spezieller Katheter und kann entweder alleine oder in Kombination mit einer lokalen Thrombolyse eingesetzt werden.

Lokale Thrombolyse

- Die lokale Thrombolyse erfolgt kathetergestützt und kann entweder alleine eingesetzt oder mit einer mechanischen Thrombektomie kombiniert werden.
- Sind liegende Langzeitkatheter thrombotisch verschlossen, kann eine Wiedereröffnung mittels lokaler Thrombolyse versucht werden. Bei fehlendem Thrombusnachweis im Gefäßsystem ist danach keine therapeutische Antikoagulation erforderlich.

48.11.5 Operative Therapie

Offene Thrombektomie

- Auch die Indikationsstellung zur offenen Thrombektomie ist streng und erfolgt bei Beteiligung der Beckenvenen, der suprarenalen V. cava, bei septischen Thrombosen und bei der Phlegmasia coerulea dolens [5], i. d. R. nach Freilegung der Gefäße mithilfe eines Fogarty-Katheters.
- Bei der Phlegmasia coerulea dolens sollte eine offene Rekanalisation zum Extremitätenerhalt schnellstmöglich erfolgen.

48.12 Nachsorge

- Die Nachsorge sollte sonografisch nach 3 Monaten bzw. nach Beendigung der Antikoagulation erfolgen. Eventuelle Residualthromben können so detektiert und dokumentiert werden.
- Darüber hinaus können 4 Wochen nach Beendigung der Therapie die D-Dimere bestimmt werden, da diese bei Erhöhung für ein erhöhtes Rezidivrisiko sprechen.
- Optimal wären weitere Kontrolluntersuchungen alle 6–12 Monate.

48.13 Verlauf und Prognose

- Die 30-Tage-Mortalität der VTE liegt bei 6 % und bei einer TVT der oberen Extremität wohl höher [3], [4].
- Eine gefürchtete Komplikation ist die Entwicklung einer **Lungenembolie**. Diese entsteht in mindestens in ⅓ der Fälle, wobei die Dunkelziffer aufgrund von asymptomatischen Verläufen deutlicher höher ist.
- Die typische Folgeerkrankung der VTE ist das postthrombotische Syndrom, eine **Unterform der chronisch venösen Insuffizienz**, die sich i. d. R. erst viele Jahre nach der ursprünglichen Thrombose manifestiert. Ursächlich ist zum einen die Destruktion der Venenklappen durch die Rekanalisation des thrombosierten Gefäßlumens, zum anderen sind es mögliche fortbestehende Abflusshindernisse bei unzureichender Rekanalisation [5].

48.14 Prävention

- Die Indikationsstellung zur Primärprophylaxe einer VTE erfolgt individuell und risikoadaptiert.
- Zu den **Basismaßnahmen**, die bei allen hospitalisierten Patienten angewandt werden sollten, gehören die (Früh-)Mobilisation sowie die Durchführung aktiver Bewegungsübungen, um die Muskelpumpe zu aktivieren.
- Nach vorliegenden Risikofaktoren erfolgt eine Einteilung in 3 Gruppen (niedriges, mittleres und hohes Risiko) [2]:
  - Bei Patienten mit **niedrigem Risiko** sind die Basismaßnahmen ausreichend, eine zusätzliche physikalische Prophylaxe durch Thrombosestrümpfe kann erwogen werden. Eine medikamentöse Prophylaxe ist nicht indiziert.
  - Bei Patienten mit **mittlerem und hohem Risiko** sollte neben den Basismaßnahmen eine medikamentöse Prophylaxe durchgeführt werden. Zusätzlich können bei nicht eindeutiger Evidenz physikalische Maßnahmen erfolgen.

48.14.1 Medikamentöse Prophylaxe

- Eine medikamentöse Prophylaxe sollte stets nach Risiko-Nutzen-Abwägung erfolgen. Hierzu stehen unterschiedliche Wirkstoffe zur Verfügung (siehe ▶ Tab. 48.3).
- Die Dauer richtet sich nach bestehenden Risikofaktoren und nach Art der Operation, i. d. R. wird sie über 7 d fortgeführt.
  - Tumorchirurgie des Abdomens und Beckens: 28 d
  - Hüftgelenksoperationen: 28–35 d
  - Kniegelenksoperationen: 11–14 d
- Bei nicht chirurgischen akut kranken Patienten, die bettlägerig sind, sollte eine 6–14-tägige Prophylaxe erfolgen [2].

Tab. 48.3 Medikamentöse Thrombembolieprophylaxe.

Wirkstoff	Dosierung	Bemerkung
UFH	low-dose: 2–3 × 5000 oder 2 × 7500 I.E. s. c. oder kontinuierlich 10000 I.E./24 h i. v.	bevorzugt bei schwerer Niereninsuffizienz gegenüber NMH
NMH	Certoparin 1x 3000 I.E. s. c. oder Enoxaparin 1x 20–40 mg s. c. oder andere	sollte gegenüber UFH bevorzugt werden
Fondaparinux	1 × 2,5 mg s. c. bei GFR von 20–50 ml/min 1 × 1,5 mg s. c.	bei Kontraindikationen gegen Heparin/HIT
Marcumar	Ziel-INR 2,0–3,0	k.A.
Rivaroxaban	1 × 10 mg p. o.	nach elektiver Knie- und Hüftgelenksendoprothetik
Dabigatran	1 × 220 mg p. o. bei eingeschränkter GFR /Alter > 75 Jahren 1 × 150 mg p. o.	nach elektiver Knie- und Hüftgelenksendoprothetik
Apixaban	2 × 2,5 mg p. o.	nach elektiver Knie- und Hüftgelenksendoprothetik

GFR: glomuläre Filtrationsrate, HIT: Heparin-induzierte Thrombozytopenie, INR: international normalized ratio, i. v.: intravenös, NMH: niedermolekulares Heparin, s. c.: subkutan, UFH: unfraktioniertes Heparin, p. o.: per os

48.15 Quellenangaben

[1] AWMF. S 2-Leitlinine Diagnostik und Therapie der Venenthrombose und der Lungenembolie. AWMF-Register Nr. 065/002, https://www.awmf.org/uploads/tx_szleitlinien/065-002l_S 2k_VTE_2016-01.pdf Stand: 14.02.2019

[2] AWMF. S 3-Leitlinine Prophylaxe der venösen Thromboembolie (VTE). AWMF-Register Nr. 003/001, https://www.awmf.org/uploads/tx_szleitlinien/003-001l_S 3_VTE-Prophylaxe_2015-12.pdf; Stand: 14.02.2019

[3] Diehm C, Noppeney T, Nüllen H. Epidemiologie der venösen Thromboembolie. Gefässchirurgie 2012; 17: 275–279. doi 10.1007/s00772-011-0929-8

[4] Heil J, Miesbach W, Vogl T et al. Deep vein thrombosis of the upper extremity – systematic review. Dtsch Arztebl Int 2017; 114: 244–249. doi: 10.3238/arztebl.2017.0244

[5] Möllmann M, Hemping-Bovenkerk A. Anästhesie in der Gefäßchirurgie. Stuttgart: Thieme; 2017: 50–54

48.16 Literatur zur weiteren Vertiefung

[1] S 2-Leitlinie Diagnostik und Therapie der Venenthrombose und der Lungenembolie. Im Internet: www.awmf.org/leitlinien/detail/ll/065-002.html; Stand: 06.02.2019

[2] S 3-Leitlinie: Prophylaxe der venösen Thromboembolie (VTE): Im Internet: www.awmf.org/leitlinien/detail/ll/003-001.html; Stand: 06.02.2019

49 Hypertensiver Notfall

Elisabeth Adam, Patrick Meybohm

49

49.1 Steckbrief

Unter einem hypertensiven Notfall versteht man einen krisenhaften Blutdruckanstieg mit vitaler Gefährdung durch akute Organschädigung. Symptome können Seh- und Sprechstörungen, Bewusstseinsstörungen sowie Atemnot, Angina pectoris oder Herzrhythmusstörungen sein. Um Endorganschäden zu vermeiden, ist ein sofortiger Therapiebeginn durch Senkung des Blutdrucks und unverzügliche Klinikeinweisung erforderlich. Liegt keine klinische Symptomatik vor, handelt es sich um eine hypertensive Dringlichkeit. Alle Patienten können betroffen sein, jedoch ist häufig eine arterielle Hypertonie vorbestehend. Die nicht lebensbedrohliche hypertensive Dringlichkeit kann schleichend in einen hypertensiven Notfall übergehen und Organschäden verursachen (Apoplex, intrazerebrale Blutungen, akute Linksherzinsuffizienz, Myokardinfarkt, Aortendissektion).

49.2 Synonyme

- hypertensive emergency

49.3 Keywords

- arterielle Hypertonie
- hypertensive Dringlichkeit
- hypertensive Entgleisung
- hypertensive Krise
- hypertensiver Notfall

49.4 Definition

- Ein hypertensiver Notfall ist als krisenhafte, häufig plötzlich einsetzende Blutdruckerhöhung definiert, die eine akute Organschädigung verursacht und damit eine vitale Bedrohung darstellt.
- Die früher gängigen Bezeichnungen „hypertensive Krise" oder „hypertensive Entgleisung" sollten gemäß dem Joint National Committee on Prevention nicht mehr verwendet werden.
- Folge der Endorganschädigung können sein:
  - hypertensive Enzephalopathie
  - intrazerebrale Blutung (ICB)
  - Angina pectoris
  - Lungenödem
  - Myokardinfarkt
  - akute Linksherzinsuffizienz
  - retinale Blutung
- Die absolute Blutdruckhöhe spielt eine untergeordnete Rolle, wenn Zeichen für eine akute Organschädigung vorliegen [11].
- Eine akute Blutdruckerhöhung ohne Zeichen von Endorganschäden wird als hypertensive Dringlichkeit bezeichnet. Sie muss vom Krankheitsbild des hypertensiven Notfalls streng getrennt werden, da dabei keine lebensbedrohliche Situation vorliegt.

49.5 Epidemiologie

49.5.1 Häufigkeit

- Die arterielle Hypertonie ist ein weit verbreitetes Krankheitsbild.
- Zur Epidemiologie von hypertensiven Notfällen existieren nur sehr wenige Daten. Etwa 1 % aller Hypertoniker erleidet im Laufe des Lebens einen krisenhaften Blutdruckanstieg, in der Mehrzahl der Fälle handelt es sich dabei jedoch um eine hypertensive Dringlichkeit [7].
- Nach Studien aus internistischen Notaufnahmen liegt bei ca. 25 % aller Patienten mit krisenhaftem Blutdruckanstieg ein hypertensiver Notfall vor [1], [9].

49.5.2 Altersgipfel

- Die Prävalenz variiert abhängig vom Lebensalter und steigt ab dem 45. Lebensjahr deutlich an. Bei über 70-Jährigen liegt sie bei 50–70 % [10].

49.5.3 Geschlechtsverteilung

- Männer sind häufiger von hypertensiven Notfällen betroffen als Frauen.
- Ebenfalls treten hypertensive Notfälle bei Männern in einem früheren Lebensalter auf.

49.5.4 Prädisponierende Faktoren

- Alle Patienten können betroffen sein, häufig ist eine arterielle Hypertonie vorbestehend.

49.6 Ätiologie und Pathogenese

- Die häufigste Ursache für einen akuten Blutdruckanstieg ist die Entgleisung einer vorbestehenden primären arteriellen Hypertonie.
- Bei vielen Patienten besteht vor einer akuten Blutdruckentgleisung oftmals eine unzureichende Blut-

drucksenkung, meist aufgrund fehlender Treue bei der Einnahme der antihypertensiven Medikation.
- Auch Non-Compliance-Rebound-Phänomene bei abruptem Absetzen der Therapie können zu stark hypertensiven Werten führen.
- Weitere Ursachen für einen hypertensiven Notfall:
  - schwere renal bedingte Hypertonie
  - stressinduzierte vegetativer Reaktionen
  - (Prä-)Eklampsie
  - sekundärer Hypertonus aufgrund endokrinologischer Erkrankungen (selten)
    - primärer Hyperaldosteronismus
    - Phäochromozytom
- Als ursächlich für die ausgeprägte Vasokonstriktion mit stark gesteigerten Blutdruckwerten ist eine gesteigerte sympathische Aktivität mit erhöhter Noradrenalinausschüttung anzusehen:
  - psychische Krise
  - Entzugssyndrom
  - Phäochromozytom
  - gesteigerte Aktivität des Renin-Angiotensin-Aldosteron-Systems (renale, renovaskuläre und maligne Hypertonie)
- Die arterielle Vasokonstriktion führt zu einer Gewebeischämie und Schädigung des Endothels mit erhöhter Gefäßpermeabilität und Aktivierung des Gerinnungssystems.
- Durch Überschreiten der Autoregulationsbereiche in den betroffenen Organen (Gehirn und Niere) werden schwere Gefäßschäden getriggert.

49.7 Klassifikation und Risikostratifizierung

- Die Begriffe „hypertensive Krise“, „hypertensive Entgleisung“ und „hypertensiver Notfall“ werden im klinischen Alltag oftmals äquivalent verwendet. Das Joint National Committee on Prevention, Detection and Treatment of High Blood Pressure empfiehlt jedoch eine strikte Unterscheidung des hypertensiven Notfalls und der hypertensiven Dringlichkeit, da sich hieraus therapeutische Konsequenzen ableiten.
  - Der hypertensive Notfall stellt eine lebensbedrohliche Situation dar, die eine sofortige (aber nicht abrupte!) Blutdrucksenkung verlangt, um ein Fortschreiten hochdruckinduzierter Organschäden zu verhindern.
  - Im Gegensatz dazu ist bei der hypertensiven Dringlichkeit eine Blutdrucksenkung durch körperliche Ruhe und orale Gabe von Antihypertensiva oftmals ausreichend.
- Die sog. maligne Hypertonie stellt eine eigene Unterform dar. Sie ist besonders bedrohlich, da sie das Risiko einer dauerhaften Organschädigung durch
  - Erblindung (hypertensive Retinopathie mit Papillenödem, retinale Hämorrhagien und Exsudaten),
  - lebensbedrohliche Linksherzdekompensation und/oder
  - schwere Nierenschädigung (maligne Nephrosklerose) bis hin zum
  - akuten Nierenversagen sowie
  - ICB oder einer hypertensiven Enzephalopathie im Rahmen eines Hirnödems birgt.
  - Um die Nomenklatur zu vereinfachen, wurde der Begriff „maligne Hypertonie“ verlassen und die entsprechenden Organmanifestationen werden den einzelnen hypertensiven Notfällen zugeordnet. Dank der heutzutage guten Therapiemöglichkeiten bei der arteriellen Hypertonie treten maligne Verlaufsformen nur noch selten auf.

49.8 Symptomatik

- Die Symptomatik eines hypertensiven Notfalls kann stark variieren. Abhängig von der Manifestation der Endorganschädigung können jeweils organbezogene Symptome auftreten:
  - Brustschmerzen, Palpitationen (Myokardinfarkt, thorakale Aortendissektion)
  - Rückenschmerzen (abdominale Aortendissektion)
  - Atemnot (Linksherzdekompensation, Lungenödem)
  - Schwindel, Kopfschmerzen, Bewusstseinsänderungen
  - Epistaxis (hypertensive Enzephalopathie, zerebrale Ischämie oder Hämorrhagie)
- Die Schwere des hypertensiven Notfalls wird nicht durch die absolute Blutdruckhöhe bestimmt. Der Blutdruck (**an beiden Armen gemessen**) ist dabei systolisch meist auf > 180 mmHg, diastolisch auf ≥ 120 mmHg erhöht.
- Wenn eine entsprechende klinische Symptomatik vorliegt, sind auch geringere Blutdruckanstiege als hypertensiver Notfall zu betrachten.

49.9 Diagnostik

- Präklinisch sind eine ausführliche Anamneseerhebung und körperliche Untersuchung des Patienten zur Diagnosestellung eines hypertensiven Notfalls oft ausreichend.
- Ziel ist es, die Zeichen für eine akute Organschädigung rasch zu erkennen und die Ursache der Blutdrucksteigerung zu identifizieren.
- Der Blutdruck ist während der Diagnostik kontinuierlich zu kontrollieren.

49.9.1 Diagnostisches Vorgehen

- Die ausführliche Anamneseerhebung und körperliche Untersuchung des Patienten haben oberste Priorität für die Diagnostik eines hypertensiven Notfalls. Der Blutdruck muss nach der konventionellen Methode an bei-

VI

den Oberarmen mit einer für den Armumfang passenden Manschette wiederholt gemessen werden.
- Eine Seitendifferenz des Blutdrucks bzw. der Pulsqualität kann richtungsweisend für das Vorliegen einer Aortenisthmusstenose oder einer Aortendissektion sein.
  - Auch das Subclavian-Steal-Syndrom kann eine Seitendifferenz des Blutdrucks bewirken, geht jedoch fast nie mit einer Blutdrucksteigerung, sondern mit einem Blutdruckabfall einher.
- Es sollte die Pulsqualität an allen Extremitäten geprüft werden.

49.9.2 Anamnese

- Die Anamneseerhebung sollte insbesondere das Vorbestehen einer arteriellen Hypertonie erfragen. Zudem sollte der bisherige Schweregrad, die aktuelle Blutdruckeinstellung und die genaue antihypertensive Medikation erhoben werden.
- Wichtig ist es auch, die Einnahme von Sympathomimetika oder Drogenkonsum zu erfragen.
- Die genauen Symptome, die Hinweise auf einen Endorganschaden geben, müssen erfragt werden:
  - Brustschmerzen (Myokardinfarkt, thorakale Aortendissektion)
  - Rückenschmerzen (abdominale Aortendissektion)
  - Atemnot (Linksherzdekompensation, Nierenversagen)
  - Schwindel, Kopfschmerzen, Bewusstseinsänderungen (hypertensive Enzephalopathie, zerebrale Ischämie oder Hämorrhagie)
  - bestehende Schwangerschaft

49.9.3 Körperliche Untersuchung

- Die körperliche Untersuchung muss den kompletten Pulsstatus und die kardiopulmonale sowie neurologische Untersuchung umfassen.
- kardiopulmonaler Status:
  - Herzgeräusche (perikardiales Reibegeräusch)
  - Zeichen einer kardialen Dekompensation (pulmonale Rasselgeräusche, periphere Unterschenkelödeme, Jugularvenenfüllung)
  - periumbilikale Strömungsgeräusche (Aortendissektion)
  - peripheres Pulsdefizit (Aortendissektion)
  - Seitendifferenz in der Blutdruckmessung an beiden Oberarmen (> 20 mmHg Unterschied → Hinweis auf Aortendissektion!)
- neurologischer Status:
  - konsensuelle Lichtreaktion der Pupillen
  - Motorik
  - Kraft
  - Sensibilität
  - Hirnnervenfunktion
  - Glasgow Coma Scale (GCS)
  - Reflexstatus
  - Meningismuszeichen

49.9.4 Labor

- Blutbild mit Blutausstrich (Hämolyse?)
- Elektrolyte
- myokardiale Nekrosemarker
  - CK (Kreatinkinase)
  - CK-MB (muscle brain type CK)
  - Troponin T
- Nierenretentionsparameter (Kreatinin, Harnstoff)
- Gerinnungsstatus
- Blutgasanalyse (BGA)
- Urinanalyse
- evtl. ein Schwangerschaftstest

49.9.5 Bildgebende Diagnostik

Sonografie

- Eine Sonografie des Abdomens sollte zur Diagnostik bei Hinweisen auf eine Aortendissektion sowie bei Verdacht auf renovaskuläre Pathologien durchgeführt werden.

Echokardiografie

- Eine transthorakale Echokardiografie ist v. a. bei Patienten mit kardialer Symptomatik oder Hinweisen auf eine Aortendissektion unerlässlich.

Röntgen

- Liegen klinisch Zeichen einer linkskardialen Dekompensation oder Hinweise auf ein Lungenödem vor, ist eine Röntgen-Thorax-Untersuchung unerlässlich.

CT

- Sollte sich der Verdacht auf einen Endorganschaden erhärten, ist bei bewusstseinsgetrübten Patienten eine kraniale CT (cCT) zur genaueren Diagnostik durchzuführen.
- Finden sich Hinweise auf eine thorakale oder abdominelle Aortendissektion, sollte eine CT-Bildgebung erfolgen.

MRT

- Alternativ zum CT kann jeweils auch eine MRT-Bildgebung der zu untersuchenden Organe erfolgen.

Sonstiges

- Die Spiegelung des Augenhintergrunds zur Diagnostik eines Papillenödems oder retinaler Einblutungen ist im Rahmen eines hypertensiven Notfalls unerlässlich.

49.9.6 Instrumentelle Diagnostik

EKG

- Ein 12-Kanal-EKG ist bereits präklinisch, spätestens aber in der Klinik abzuleiten. Es kann Hinweise auf eine kardiale Ischämie oder Aortendissektion geben.

Herzkatheter

- Sind Zeichen einer myokardialen Ischämie vorhanden, muss in Rücksprache mit einer kardiologischen Abteilung die Indikation zur Herzkatheteruntersuchung besprochen werden.

49.10 Differenzialdiagnosen

- Keine Angaben möglich.

49.11 Therapie

- Oberstes Ziel der Therapie eines hypertensiven Notfalls ist die schonende Senkung der erhöhten Blutdruckwerte, um Endorganschäden zu vermeiden oder zumindest zu begrenzen.
- Kontrollierte Studien mit harten Endpunkten zur Therapie des hypertensiven Notfalls gibt es bisher nicht. Die Empfehlungen zur Therapie beruhen daher auf Expertenmeinungen und Konsensusempfehlungen.
- Im Gegensatz dazu besteht bei einer hypertensiven Dringlichkeit keine Indikation zur sofortigen Blutdrucksenkung. Oft kann eine orale medikamentöse Therapie unter regelmäßiger Kontrolle in diesen Fällen einen ausreichenden Erfolg bringen.

49.11.1 Therapeutisches Vorgehen

- Bei einem hypertensiven Notfall sollte unmittelbarer mit der Therapie begonnen werden, auch wenn noch nicht alle diagnostischen Ergebnisse verfügbar sind.
- Liegt als Endorganschaden eine akute Linksherzinsuffizienz oder eine Aortendissektion vor, ist die Blutdrucksenkung rasch anzustreben [4]. Der Blutdruck sollte dann bis zu systolischen Druckwerten von 100–120 mmHg titriert werden. Dies bedarf jedoch der Korrektur, falls eine Oligurie oder neurologische Symptome auftreten [3], [6].
- Bei der hypertensiven Enzephalopathie und der Retino- oder Nephropathie kann eine zu rasche Blutdruckabsenkung irreversible, ischämische Komplikationen nach sich ziehen [5], [8].
    - Die pathophysiologisch verschobenen Autoregulationsmechanismen führen bei zu rascher Blutdruckabsenkung zu einer Minderperfusion und nachfolgend lokaler Ischämie mit der möglichen Folge von zerebralen Insulten, Niereninfarkten oder Erblindung.
    - Patienten mit vaskulären Stenosen der extra- und/oder intrakraniellen hirnversorgenden Arterien sind besonders gefährdet.
- Eine Blutdrucksenkung auf unter 140 mmHg konnte in der INTERACT Studie [2] als sicher und machbar nachgewiesen werden und führte zu einer Verringerung von Nachblutungen nach akuter ICB.
- Nach Ausschluss einer akuten Linksherzinsuffizienz und einer Aortendissektion sollte der systemarterielle Blutdruck innerhalb von 60–90 min initial um 15–25 % des Ausgangswertes gesenkt werden.
- Bei Vorliegen einer hypertensiven Dringlichkeit ist eine langsame Blutdrucksenkung innerhalb von 24–48 h anzustreben.

49.11.2 Allgemeine Maßnahmen

- Während der antihypertensiven Therapie muss der Blutdruck regelmäßig kontrolliert und der Patient ggf. im Intensivbereich streng überwacht werden.
- Es sollte eine ruhige Umgebung geschaffen werden.
- Bei Vorliegen starker vegetativer Stresssymptomatik können ggf. sedierende Medikamente erwogen werden.

49.11.3 Pharmakotherapie

Kardiale Endorganschäden

- Der krisenhafte Blutdruckanstieg kann durch die akute Zunahme der myokardialen Nachlast ein akutes Koronarsyndrom und/oder eine akute Linksherzinsuffizienz herbeiführen.
- Therapeutisches Ziel ist es, durch Senkung der Vor- und Nachlast sowie durch koronare Vasodilatation eine Blutdrucknormalisierung zu erreichen.
- Die medikamentöse antihypertensive Therapie besteht daher aus Nitroglyzerin, Diuretika, Betablocker, Urapidil und ggf. auch Gabe von Nitroprussid-Natrium.
- Kalziumantagonisten vom Dihydropyridin-Typ (z. B. Nifedipin, Nitrendipin) sind kontraindiziert, da eine dadurch ausgelöste Reflextachykardie oder ein intrakoronares Steel-Phänomen eine Myokardischämie verstärken können.
- Medikamente und Dosierung:
    - Nitroglyzerin: 0,8–1,2 mg sublingual
    - ggf. Furosemid: 20–40 mg intravenös (i. v.)
    - Urapidil: 10–50 mg; fraktioniert i. v.
    - ggf. Metoprolol 50–100 mg p. o. (per os) bzw. i. v.
    - Clonidin: 75 µg–105 µg i. v.

Zerebrale Endorganschäden

- Charakteristisch für eine hypertensive Enzephalopathie ist eine gestörte zerebrale Autoregulation, die zu einem zerebralen Ödem und Minderperfusion führen kann.

VI

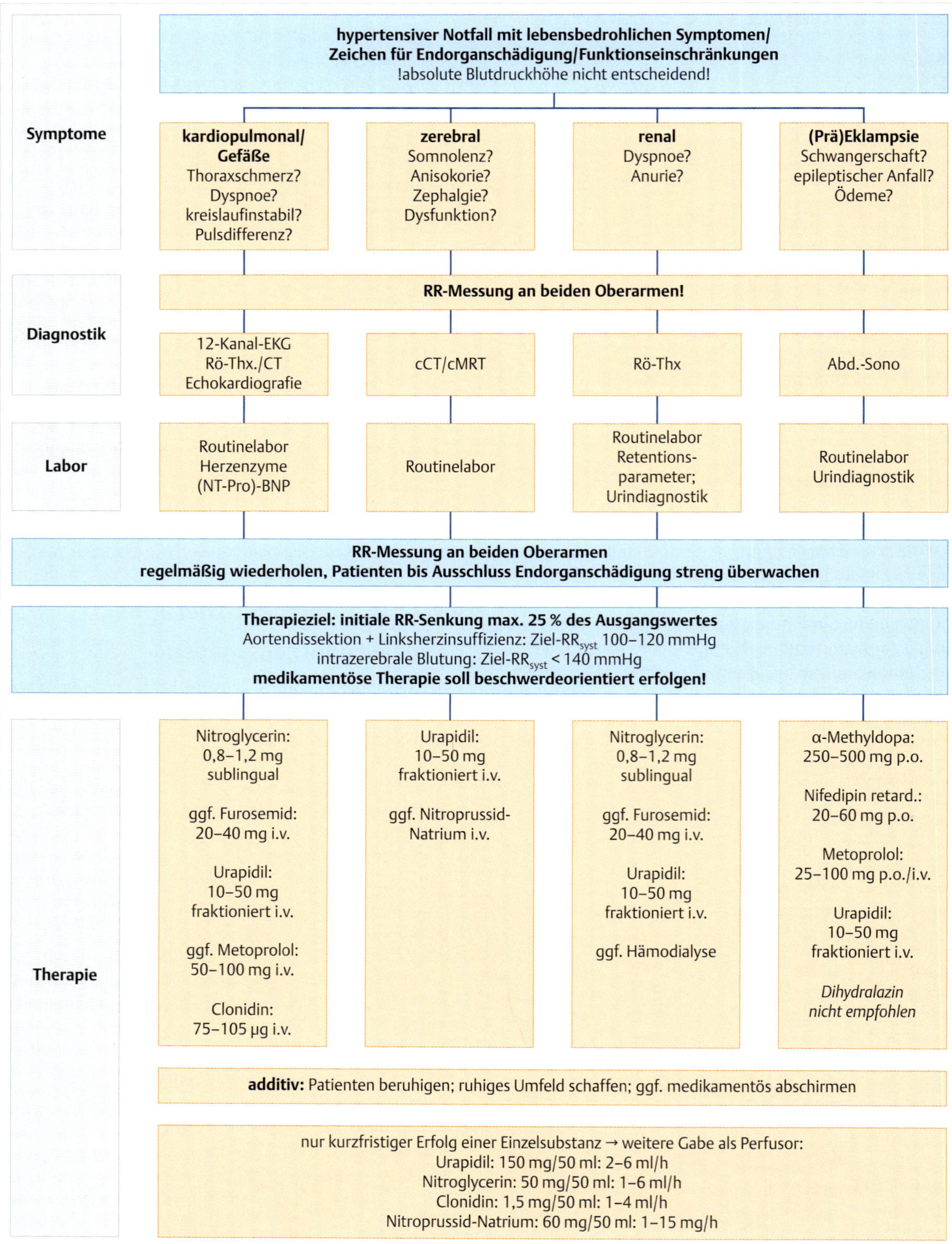

Abb. 49.1 Diagnostik und Therapie: Algorithmus hypertensiver Notfall.
Abk. Abd.: Abdomen, cCT: zerebrale Computertomografie, cMRT: zerebrale Magnetresonanztomografie, i. v.: intravenös, (NT-Pro)-BNP: N-terminal pro brain natriuretic peptide, p. o.: per os, Rö-Thx: Röntgen-Thorax.

- Eine vorsichtige Blutdrucksenkung muss unmittelbar angestrebt werden. Ein zu rasches Senken des Blutdrucks kann zerebrale Ischämien nach sich ziehen.
- Bei Patienten mit Hinweisen auf eine intracerebrale Blutung oder einen akuten Schlaganfall sollte ein erhöhter Blutdruck generell ausgesprochen vorsichtig gesenkt werden. Die hierzu verfügbaren Studien sind hinsichtlich eines klar anzustrebenden Zielwertes uneinheitlich. Es wird daher empfohlen, nur Patienten mit ausgeprägten hypertonen Werten (RRsys > 220 mmHg) zu therapieren. Eine aggressive Blutdrucksenkung soll nicht durchgeführt weden.
- Im Rahmen einer nachgewiesenen zerebralen Ischämie muss besondere Vorsicht und Aufmerksamkeit bei der Senkung des Blutdrucks gewahrt werden. Zu hohe Blutdruckwerte können zu sekundären Einblutungen führen, zu niedrige Werte können durch zerebrale Minderperfusion in einer Ausdehnung des Infarktareals resultieren.
- Vasodilatantien wie Nitroglyzerin und Nifedipin sollten gemieden werden, da eine Verstärkung des Hirnödems mit Anstieg des intrakraniellen Drucks und Verstärkung der zerebralen Minderperfusion folgen kann.
- Nitroprussid-Natrium sollte nur bei therapieresistentem Hypertonus erwogen werden.
- Medikamente und Dosierung:
  - Urapidil: 10–50 mg fraktioniert i. v. (Mittel der Wahl)
  - Clonidin: 75–150 µg i. v.
  - ggf. Betablocker
  - ggf. Nitroprussid-Natrium i. v.

Vaskuläre Endorganschäden

- Liegt eine akute Aortendissektion vor, ist eine sofortige und effektive Blutdrucksenkung erforderlich, um einen Progress der Dissektion zu vermeiden.
- Die Reduktion der aortalen Wandspannung kann durch Betablocker, Urapidil und Nitroprussid-Natrium erreicht werden.
- Dihydralazin sollte aufgrund einer reaktiven Erhöhung des Herzzeitvolumens nicht zur Anwendung kommen.
- Medikamente und Dosierung:
  - Betablocker: Metoprolol 50–100 mg p. o./i. v.
  - Urapidil: 10–50 mg; fraktioniert i. v.
  - Nitroprussid-Natrium i. v.
  - Clonidin: 75–105 µg i. v. (CAVE: initial RR-Anstieg möglich)

(Prä-)Eklampsie

- Kommt es während einer Schwangerschaft zu hypertensiven Blutdruckwerten > 170/110 mmHg, liegt eine hypertensive Dringlichkeit vor. Bestehen zudem Ödeme, eine Proteinurie, epileptische Anfälle oder ICB, liegt ein hypertensiver Notfall vor. In lebensbedrohlichen Situationen muss eine Therapie mittels Beendigung der Schwangerschaft durch Einleiten der Geburt erfolgen.
- Bei der medikamentösen antihypertensiven Therapie sollte eine orale Therapie mit α-Methyldopa als erstes Mittel der Wahl versucht werden [3]. Weiterhin können Nifedipin retard, β1-selektive Blocker und Urapidil zur Blutdrucksenkung eingesetzt werden.
- Dihydralazin ist wegen ausgeprägter maternaler Nebenwirkungen nicht zu empfehlen.
- Damit die uteroplazentare Perfusion nicht beeinträchtigt wird, muss eine zu abrupte Blutdrucksenkung unbedingt vermieden werden.
- Medikamente und Dosierung:
  - α-Methyldopa: 250–500 mg p. o.
  - Nifedipin retard: 20–60 mg p. o.
  - Metoprolol: 25–100 mg p. o./i. v.
  - Urapidil: 10–50 mg fraktioniert i. v.

49.11.4 Interventionelle Therapie

Perkutane koronare Intervention (PCI)

- Liegt eine akute Myokardischämie vor, muss eine kardiologische Abteilung konsultiert und die Möglichkeit einer Herzkatheteruntersuchung mit ggf. Therapie diskutiert werden.

Thrombektomie

- Im Falle eines akuten Schlaganfalls (s. Kap. 59) kann eine interventionelle Thrombektomie erforderlich sein. Eine Konsultation einer neurologischen Fachabteilung muss hierzu umgehend durchgeführt werden.

Hämodialyse/Hämofiltration

- Bei Nachweis eines akuten Nierenversagens ist eine Hämodialysetherapie zu erwägen und in Rücksprache mit einer nephrologischen Abteilung einzuleiten.

49.11.5 Operative Therapie

- Bei Nachweis einer akuten Aortendissektion (Kap. 47) muss eine sofortige operative Therapie in Rücksprache mit einer Herz-Thorax-Abteilung oder gefäßchirurgischen Abteilung erfolgen.
- Bei Nachweis einer ICB mit Einklemmungszeichen muss eine neurochirurgische Abteilung konsultiert und ggf. eine operative Therapie zur Entlastung erwogen werden.

49.12 Nachsorge

- Patienten, die sich mit einem hypertensiven Notfall vorstellen, sind ab dem Aufnahmezeitpunkt streng zu überwachen. Je nach klinischer Situation und Ursache der hypertensiven Blutdruckkrise kann die Aufnahme auf eine Intensivstation notwendig sein.

- Nach Erreichen von normotonen Blutdruckwerten und der Therapie möglicher Endorganschäden ist die weitere Behandlung, Blutdruckeinstellung und Überwachung immer in Abhängigkeit vom Zustand des Patienten individuell festzulegen.

49.13 Verlauf und Prognose

- Aufgrund der Vielzahl möglicher Endorganschäden im Rahmen eines hypertensiven Notfalls sowie ihrer unterschiedlichsten Schweregrade lässt sich keine pauschale Aussage zur Prognose treffen.
- Der klinische Verlauf ist ebenfalls, je nach Ausprägung eingetretener Endorganschäden und in Abhängigkeit von vorliegenden Komorbiditäten, extrem variabel.

49.14 Quellenangaben

[1] Adebayo O, Rogers RL. Hypertensive Emergencies in the Emergency Department. Emergency medicine clinics of North America 2015; 33: 539–551

[2] Anderson CS, Huang Y, Arima H et al. Effects of early intensive blood pressure-lowering treatment on the growth of hematoma and perihematomal edema in acute intracerebral hemorrhage: the Intensive Blood Pressure Reduction in Acute Cerebral Haemorrhage Trial (INTERACT). Stroke 2012; 41: 307–312

[3] Awmf (2013) Hypertensive Schwangerschaftserkrankungen: Diagnostik und Therapie – S 1. In: Dgk (2014) Aortenerkrankungen.

[4] ESC Pocket Guidelines: Leitlinie für das Management der arteriellen Hypertonie. Herausgegeben von Deutsche Gesellschaft für Kardiologie - Herz- und Kreislaufforschung e.v. und Deutsche Hochdruckliga e.V. DHL, Deutsche Gesellschaft für Hypertonie und Prävention. www.hochdruckliga.de. Stand: 12.02.2019

[5] Feldstein CA. Early treatment of hypertension in acute ischemic and intracerebral hemorrhagic stroke: progress achieved, challenges, and perspectives. Journal of the American Society of Hypertension. JASH 2014; 8: 192–202

[6] Hummel A, Empen K, Dörr M et al. Akute und akut dekompensierte chronische Herzinsuffizienz. Dtsch Arztebl International 2015; 112: 298–310

[7] Janke AT, Mcnaughton CD, Brody AM et al. Trends in the Incidence of Hypertensive Emergencies in US Emergency Departments From 2006 to 2013. Journal of the American Heart Association 2016; 5

[8] Mancia G, Fagard R, Narkiewicz K et al. 2013 ESH/ESC Guidelines for the management of arterial hypertension: the Task Force for the management of arterial hypertension of the European Society of Hypertension (ESH) and of the European Society of Cardiology (ESC). Journal of hypertension 2013; 31: 1281–1357

[9] Martin JF, Higashiama E, Garcia E et al. Hypertensive crisis profile. Prevalence and clinical presentation. Arquivos brasileiros de cardiologia 2004; 83: 125–130; 131–136

[10] Neuhauser H, Diederichs C, Boeing H et al. Bluthochdruck in Deutschland. Dtsch Arztebl International 2016; 113: 809–815

[11] Varon J, Marik PE. The diagnosis and management of hypertensive crises. Chest 2000; 118: 214–227

49.15 Wichtige Internetadressen

- www.hochdruckliga.de
- www.dgk.org
- www.escardio.org/guidelines

50 Hypotonie

Sabine Petersen, Patrick Meybohm

50.1 Steckbrief

Eine Hypotonie kann sich sowohl akut als auch über einen längeren Zeitraum entwickeln. Um sich schnell einen Überblick über die Situation zu verschaffen, ist es sinnvoll, eine Einteilung zu treffen und danach weiter vorzugehen: hämorrhagisch, kardial, distributiv, sonstige Ursachen. Wesentlich ist, dass der Notarzt einen beginnenden Schockzustand möglichst im noch kompensierten Zustand erkennt und therapiert. In der präklinischen Behandlung ist in vielen Fällen die Therapie der Hypotonie nur symptomatisch möglich. Hierzu gehören die korrekte Lagerung zur Verbesserung der Vorlastsituation, das Legen eines periphervenösen Zugangs zur Injektion und Infusion von Medikamenten und Volumenersatzlösungen sowie die O_2-Applikation.

50.2 Synonyme

- Hypotonus
- Hypotension

50.3 Keywords

- arterielle Hypotonie
- mittlerer arterieller Druck (MAP)
- Schock
- Gewebestoffwechsel
- kardiovaskuläre Stabilisierung

50.4 Definition

- Eine relevante Hypotonie liegt vor, wenn neben einem niedrigen Blutdruck (RR) eine entsprechende klinische Symptomatik besteht.
- Folgende Grenzwerte dienen als Anhalt für eine bedeutsame Hypotonie:
  - systolischer Blutdruck (RR) < 90 mmHg
  - MAP < 60 mmHg oder MAP ↓ > 30 % oder MAP ↓ > 40 mmHg
  - Schock-Index > 1 (= Herzfrequenz/systolischer RR)

50.5 Epidemiologie

50.5.1 Häufigkeit

- Die Inzidenz einer Hypotonie (isoliert oder als Begleitsymptom anderer Leitsymptome) im Notfallwesen beträgt etwa 10–20 %.

50.5.2 Altersgipfel

- Patienten > 65 Jahre haben die höchsten Inzidenzraten.

50.5.3 Geschlechtsverteilung

- Männer und Frauen in etwa gleich häufig betroffen.

50.5.4 Prädisponierende Faktoren

- Kardiovaskuläre Risikofaktoren wie Diabetes mellitus, Nikotinabusus, erhöhte Cholesterinwerte oder eine positive Familienanamnese sind prädisponierend für kardiovaskuläre Ereignisse, die mit einer Kreislaufdysregulation einhergehen.
- Bei traumatologischen Ereignissen gibt es in diesem Sinne keine prädisponierenden Faktoren.

VI

50.6 Ätiologie und Pathogenese

- Kardiovaskuläre und traumatologische Ereignisse sind die häufigsten Ursachen einer Hypotonie in der Notfallmedizin.
- Neurologisch oder metabolisch bedingte Hypotonien sind seltener und unterscheiden sich von den kardial bedingten Ereignissen durch eine meist anhaltende Verwirrtheit der Patienten im Anschluss an das Ereignis.
- Bei akutem Volumenmangel ist neben der Makrozirkulation, auch die Mikrozirkulation beeinträchtigt, und damit der Gewebestoffwechsel. Die Störung der Mikrozirkulation mit Gewebehypoxie führt zur Aktivierung des Gerinnungs-, Fibrinolyse-, Komplement- und Kallikrein-Kinin-Systems und somit zur Freisetzung zahlreicher Mediatoren. Die Folgen sind Schäden des Kapillarendothels sowie inflammatorische Reaktionen mit konsekutiver Organdysfunktion entsprechend einem SIRS (systemic inflammatory response syndrome).
- Man unterscheidet den hypovolämen Schock, distributiven Schock, kardiogenen Schock und andere Ursachen. Die Unterscheidung der Schockzustände wird in ▶ Abb. 50.1 dargestellt.
  - Beim Volumenmangelschock kommt es direkt zum Blutverlust.
  - Beim distributiven Schock kommt es aufgrund von Kapillarschäden zu einem Flüssigkeitsverlust aus den Gefäßen.
- hypovolämer Schock:
  - Blutung
  - Exsikkose

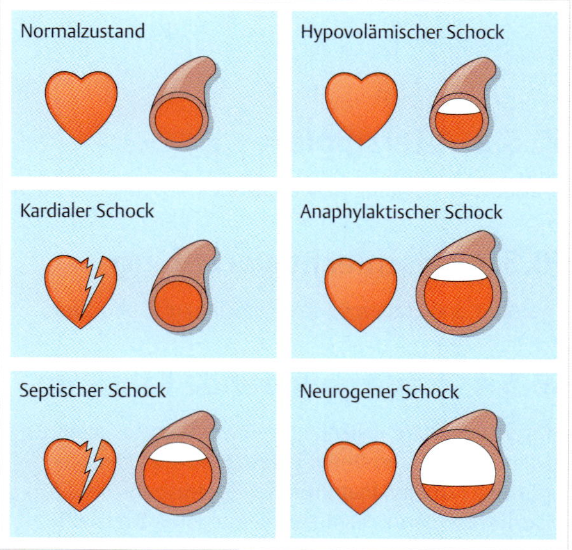

Abb. 50.1 Hypovolämischer vs. kardiogener Schock vs. distributiver Schock.
Hypovolämischer Schock: Volumenmangelschock durch Blutverlust; kardiogener Schock; distributiver Schock (anaphylaktischer, septischer, neurogener Schock): distributiver Verteilungsschock mit Weitstellung der Blutgefäße

 - ◦ Ödembildung
 - ◦ Verlust: renal, transkutan, gastrointestinal
- distributiver Schock:
  - Sepsis
  - Anaphylaxie
  - neurogene Störung
- kardiogener Schock:
  - akuter Infarkt
  - Rhythmusstörungen
  - akute Myokarditis
  - dekompensiertes Vitium
  - dekompensierte Insuffizienz anderer Genese
- andere Ursachen:
  - Spannungspneumothorax
  - Lungenembolie
  - Perikardtamponade
  - Hypoxie
  - Kompression
  - Myxödem
  - Addison-Krise
  - Intoxikationen

50.7 Symptomatik

- Wie sich die Hypotonie klinisch präsentiert, hängt von der Pathogenese, der Ursache und Begleiterkrankungen ab.
- Folgende allgemeine Symptome können auftreten:
  - Agitiertheit, Verwirrtheit, Bewusstseinseintrübung infolge zerebraler Hypoxie
  - Hautblässe und Kaltschweißigkeit infolge einer Vasokonstriktion bei sympathoadrenerger Aktivierung, ggf. mit Zyanose infolge vermehrter Sauerstoffausschöpfung
  - Tachypnoe und Hyperventilation infolge von Hypoxie und metabolischer Azidose
  - Hypotonie und Tachykardie infolge von Hypovolämie und sympathoadrenerger Aktivierung
  - Oligurie infolge renaler Minderperfusion
- Außerdem können weitere wegweisende Begleitsymptome auftreten:
  - Fieber oder Hypothermie (z. B. bei Sepsis, thyreotoxische Krise, Cholera)
  - Exsikkose-Zeichen (im Sinne eines protrahierten Volumenmangels) sind
    - trockene Schleimhäute,
    - eingefallene Bulbi,
    - verminderter Hautturgor,
    - stehende Hautfalten und
    - häufig Elektrolytstörungen, insbesondere Hypokaliämie und Hypernatriämie.

50.8 Diagnostik

50.8.1 Diagnostisches Vorgehen

- Wird eine Hypotonie diagnostiziert, gilt es zunächst festzustellen, ob akute Lebensgefahr besteht und unverzüglich mit der kardiovaskulären Stabilisierung begonnen werden muss. Ist das nicht der Fall, bleibt noch Zeit für weitere Untersuchungen und für über die 4 H (Hypoxie, Hypovolämie, Hypothermie, Hypo- bzw. Hypokaliämie) hinausreichende differenzialdiagnostische Überlegungen.
- Sollte eine ersichtliche Blutung bestehen, ist die erste Maßnahme der Schocktherapie die Unterbindung eines weiteren Blutverlustes. Der weitere Verlauf des diagnostischen Vorgehens kann sich dynamisch entwickeln und muss immer wieder an die Situation angepasst werden (siehe ▶ Abb. 50.2).
- Die Hypotonie stellt eine vitale Bedrohung des Patienten dar und erfordert das rasche Handeln des Notarztes. Es ist wichtig, bereits erste Zeichen einer Dekompensation zu erkennen, um therapeutisch eingreifen zu können, bevor ein manifestes Schocksyndrom mit Hypotonie, Tachykardie, Tachypnoe, Kreislaufzentralisation und neurologischen Symptomen auftritt.
- Es ist zu beachten, dass junge gesunde Patienten 10–15 % Volumenverlust über eine Zentralisierung des Kreislaufs klinisch inapparent kompensieren können.
- Bei Patienten mit höhergradiger Herzinsuffizienz, mit stenosierenden Vitien und bei Patienten, die unter sympatholytischer (z. B. β-Rezeptorblocker) oder antihypertensiver Therapie stehen, sind diese Kompensationsmechanismen oft eingeschränkt.

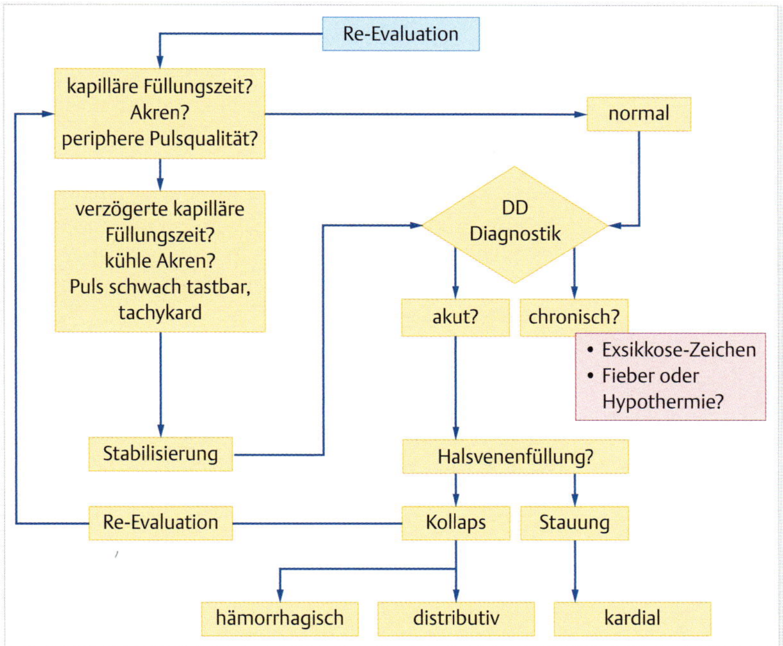

Abb. 50.2 Ablaufdiagramm zur Diagnostik der Hypotonie.

50.8.2 Anamnese

- aktuell:
  - Symptomatik
  - Begleitumstände
  - zeitlicher Ablauf
  - Begleitsymptome
  - Progredienz, bei entsprechender Symptomatik (Qualität, Intensität, Lokalisation und Ausstrahlung, intensivierende oder lindernde Faktoren)
- medizinische Vorgeschichte:
  - Vorerkrankungen, Voroperationen, Krankenhausaufenthalte in der Vergangenheit (Arztbrief)
  - Allergien
  - Impfungen
  - Auslandsaufenthalte
- vegetative Anamnese:
  - Blutdruck (RR)
  - Herzfrequenz (HF)
  - periphere Sauerstoffsättigung (SpO_2)
  - Atemfrequenz (AF)
  - Temperatur
- Medikamentenanamnese
  - Dauermedikation
  - aktuell eingenommene Medikamente
    - Thrombozytenaggregationshemmer
    - Antikoagulanzien
    - Zeitpunkt der letzten Einnahme
- Genussmittelanamnese
- Familienanamnese
- soziale Anamnese

50.8.3 Körperliche Untersuchung

- Erfassung der Glasgow Coma Scale (GCS): initial und im weiteren Verlauf
- Inspektion:
  - Zentralisation
  - Zyanose
  - Temperatur der Akren
  - Verlängerte kapilläre Füllungszeit (regelmäßige Evaluation!)
  - Exsikkosezeichen
- Herz:
  - Halsvenenfüllung (Stauung/ Kollaps)
  - schwacher Puls
  - Rhythmus
  - Frequenz
  - Herzgeräusch
- Lunge:
  - beidseitiges seitengleiches Atemgeräusch
  - Rasselgeräusch
- Abdomen:
  - Druckschmerz
  - Resistenzen
  - Abwehrspannung
- Extremitäten:
  - Beinödeme
  - Thrombosezeichen
  - infektiöse Foki
- neurologisch:
  - Sensibilität und Motorik der Arme und Beine

50.8.4 Instrumentelle Diagnostik

- apparative Diagnostik in der Notfallsituation:
  - Blutdruck
  - Pulsoxymeter (SpO_2, HF)
  - 12-Kanal-EKG
  - Temperatur
  - Blutzuckermessung

50.9 Differenzialdiagnosen

Tab. 50.1 Differenzialdiagnosen.

Differenzialdiagnose	Bemerkungen
Hypo-/Hyperglykämie	Klinisch kann sich eine Blutzuckerentgleisung mit sympathischen oder parasympathischen Reaktionen sowie zentralnervösen Zeichen manifestieren. Der Blutzucker sollte unbedingt gemessen werden.
Krampfanfall	Im Anschluss an einen Krampfanfall besteht meist noch eine anhaltende Verwirrtheit. Weitere Symptome wie ein Zungenbiss oder Einnässen sollten kontrolliert werden.
Elektrolytstörungen	Dauermedikation, Exsikkosezeichen, Diarrhö, Erbrechen, Nierenversagen?
Intoxikationen	Medikamentenverpackungen sollten in die Klinik mitgebracht werden, ggf. Antidot geben.
Synkope	Unter einer Synkope versteht man eine kurz andauernde Bewusstlosigkeit, welche meist ohne besondere Maßnahmen vorübergehend ist. Eine Abklärung der Ursachen ist meist ohne initiale Stabilisierung möglich.

50.10 Therapie

- Bei der Therapie der Hypotonie geht es um den Erhalt der Organperfusion und der Gewebeoxygenierung. Es sollte ein adäquater MAP von > 65 mmHg erzielt werden.
- Bei akut blutenden Traumapatienten besteht das Dilemma, einerseits eine adäquate Gewebeperfusion mit ausreichendem Perfusionsdruck gewährleisten zu müssen und andererseits die Nebenwirkungen einer zu aggressiven Volumentherapie zu vermeiden.
  - Eine frühzeitige und aggressive Volumengabe kann den hydrostatischen Druck im Wundgebiet erhöhen und damit bereits gebildete Gerinnsel entfernen, außerdem zur Verdünnung von Gerinnungsfaktoren führen und darüber hinaus eine unerwünschte Auskühlung des Patienten bewirken.
- Dabei ist ein Ziel-Blutdruck systolisch von 80–100 mmHg empfohlen, bis die Ursache behoben ist.
  - Bei Schädel-Hirn-Trauma (SHT) sollte der RRsys nicht < 90 mmHg liegen.
- Durch das Konzept der permissiven Hypotension beim hämorrhagischen Schock werden die Nebenwirkungen einer aggressiven Volumentherapie vermieden, während die Gewebedurchblutung für kurze Zeit noch ausreichend ist.
- Das Konzept der „Small Volume Resuscitation" (SVR) ist allerdings bei Patienten mit gleichzeitig bestehendem SHT und Rückenmarksverletzungen kontraindiziert, da ein adäquater Perfusionsdruck für die Gewebeoxygenierung des geschädigten zentralen Nervensystems entscheidend ist.
  - Dabei entspricht der zerebrale Perfusionsdruck (CPP) der Differenz von MAP und intrazerebralem Druck (CPP = MAP – ICP; Zielwert CPP > 70 mmHg).
- Auch bei älteren Patienten sowie Patienten mit bekannter arterieller Hypertonie sollte das Konzept der permissiven Hypotension vorsichtig angewendet werden.

50.10.1 Therapeutisches Vorgehen

- Nach initialer Stabilisierung erfolgt das weitere Vorgehen anhand der Ursache.
- Es ist entscheidend, im Verlauf immer wieder den Status des Patienten zu überprüfen und die Therapie danach anzupassen.

Schritt 1 – Stabilisierung des Patienten

1. Lagerung: Ziel ist es, die Vorlastsituation mittels reversibler Lagerungsmanöver zu verbessern.
   - Ob Oberkörperhochlagerung oder Schocklage angezeigt sind, entscheidet sich anhand der klinischen Kriterien:
     - situativ
     - Halsvenenfüllung
     - Auskultation der Lungen/des Herzens
   - Schocklage (Ausnahme kardiogener Schock!):
     - Trendelenburg-Lagerung als Ganzkörperschräglage
     - passives Beineanheben (passive leg raising)
   - CAVE: Beim aortokavalen Kompressionssyndrom der Schwangeren ist die Linksseitenlage anzustreben.
2. periphervenöser Zugang
3. Vitalfunktionen (RR, HF, SpO_2, AF, Temperatur) erheben
4. Volumenersatztherapie
   - Es gibt keine Evidenz für die Art der Volumentherapie. Empfohlen werden balancierte Infusionslösungen, sodass auch größere Mengen keine signifikanten Veränderungen im Säure-Basen-Haushalt verursachen.
   - Entscheidend für die Wahl der Volumenlösung ist die Frage, ob es sich um einen absoluten oder relativen Mangel an intravasalem Volumen handelt (siehe ▶ Abb. 50.3).
     - Vollelektrolytlösungen führen zur kurzfristigen Vermehrung des intravasalen Flüssigkeitsvolumens gefolgt von einer Verschiebung nach inter- und intrazellulär.

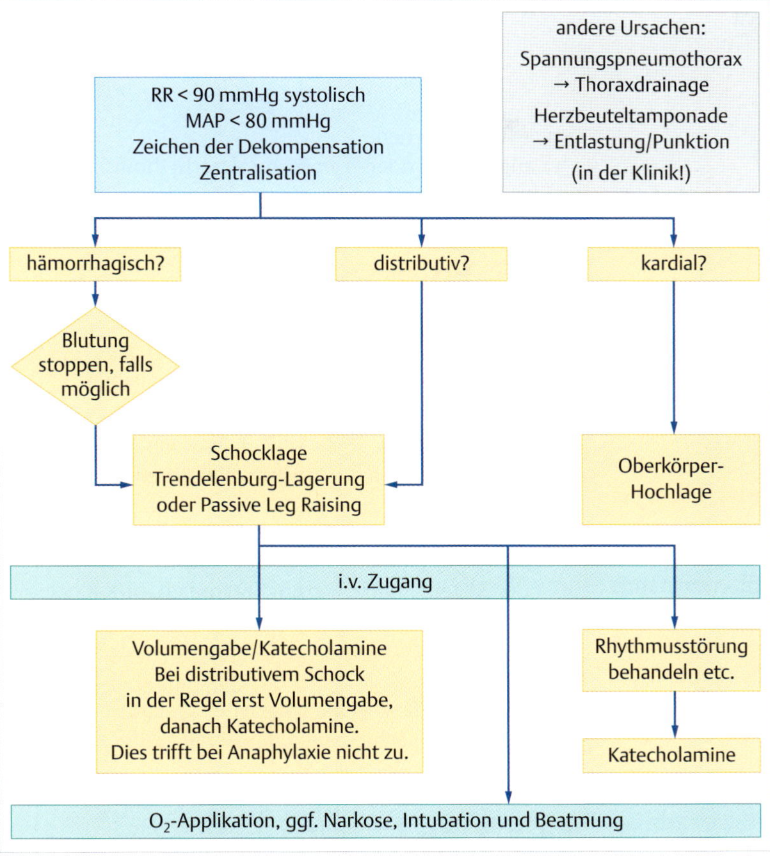

Abb. 50.3 Ablaufdiagramm für die Therapie der Hypotonie.

  - Kolloidale Lösungen (z. B. Hydroxyethylstärke (HES), Gelatine) vergrößern das intravasale Volumen. Gelatine hat im Vergleich zu HES ein deutlich höheres Risiko anaphylaktischer Reaktionen. Im Jahr 2013 kam es zu Anwendungsbeschränkungen von HES. Es gilt, die Tageshöchstdosis zu beachten.
5. Bei schwerer Hypotension sollte eine Katecholamintherapie erfolgen:
   - Erzielt die Volumengabe im Notarztdienst nicht den gewünschten Effekt, ist Noradrenalin das Medikament der Wahl.
   - Eine feste Dosierung kann nicht angegeben werden, da sie sich bei fraktionierter Gabe bis zur Stabilisierung des Patienten von selbst ergibt.
   - Als Ultima Ratio der Kreislauftherapie steht Adrenalin zur Verfügung.
6. ggf. O_2-Zufuhr via Sonde oder Maske, bei hämodynamischer Instabilität Intubation erwägen

Schritt 2 – diagnostischer Blick

- Ursachen abklären
- Anamnese erheben
- körperliche Untersuchung
- apparative Diagnostik ergänzen (Blutzucker, 12-Kanal-EKG)

50.11 Verlauf und Prognose

- Trotz maximaler präklinischer und klinischer Therapie versterben heute immer noch bis zu 40 % der Patienten im septischen und bis zu 60 % im kardiogenen Schock.

50.12 Quellenangaben

[1] AGNN-Therapieempfehlungen für die Notfallmedizin Lübeck: Arbeitsgemeinschaft in Norddeutschland tätiger Norärzte e. V.; 2019
[2] Spahn DR, Cerny V, Coats TJ. Management of bleeding following major trauma: a European guideline. Critical care 2007, 11: R17
[3] S 3-Leitlinie Polytrauma/Schwerverletzten-Behandlung. AWMF Register-Nr. 012/019. Im Internet: www.awmf.org/uploads/tx_szleitlinien/012-019l_S 3_Polytrauma_Schwerverletzten-Behandlung_2017-08.pdf. Stand: 11.03.2019
[4] Ellinger K, Genzwürker H. Kursbuch Notfallmedizin. Köln: Deutscher Ärzteverlag; 2007
[5] Holler JG, Henriksen DP, Mikkelsen S et al. Increasing incidence of hypotension in the emergency department. Scandinavian Journal of Trauma, Resuscitation and Emergency Medicine 2016; 24: 20
[6] Adams HA, Baumann G, Cascorbi I et al. Empfehlungen zur Diagnostik und Therapie der Schockformen der IAG Schock der DIVI. Intensivmedizin und Notfallmedizin 2005; 42(1): 96–109
[7] Perel P, Roberts I, Ker K. Colloids versus Crystalloids for fluid resuscitation in critically ill patients; Cochrane Database Syst. Rev. 2013 (2); CD000567

51 Kardiale Synkope

Thomas Demming, Norbert Frey

51.1 Steckbrief

Synkopen sind ein häufiges Krankheitsbild in der Allgemeinbevölkerung, sie führen jedoch eher selten zur Konsultation eines Arztes oder sogar des Rettungswesens. Die Mehrzahl der Synkopen ist gutartig. Jedoch können strukturelle Herzerkrankungen und insbesondere Herzrhythmusstörungen ebenfalls zu Synkopen führen. Das frühzeitige Erkennen der zugrunde liegenden kardialen Erkrankung und die zielgerichtete Therapie sind in diesen Fällen von übergeordneter Priorität. Die Differenzierung zwischen einer prognostisch eher harmlosen Synkope und einer Bewusstlosigkeit bei schwerwiegender, möglicherweise lebensbedrohlicher Grunderkrankung stellt die besondere Schwierigkeit dar. Die genaue Dokumentation des Auffindezustands des Patienten, der initial abgeleiteten Vitalparameter und auffälligen Untersuchungsbefunde sowie die Fremdanamnese von Beobachtern der Synkope wird, neben der gezielten Erstversorgung, durch die Mitarbeiter des Rettungsdienstes geleistet und ist von hoher klinischer Relevanz.

51.2 Synonyme

- Adam-Stokes-Anfall
- Bewusstseinsverlust
- syncope
- Ohnmacht
- transient loss of consciousness (T-LOC)

51.3 Keywords

- Herzrhythmusstörungen
- kardiale Synkope
- Risikostratifikation
- strukturelle Herzerkrankungen
- T-LOC

51.4 Definition

- transienter Bewusstseinsverlust, der sich auszeichnet durch:
  - plötzlichen Beginn (prodromale Phase fakultativ)
  - kurze Dauer (etwa 20 s Bewusstseinsverlust, längere Verläufe möglich)
  - spontane komplette Erholung (Amnesie besonders bei älteren Personen möglich)
- Folge einer kurzzeitigen globalen zerebralen Hypoperfusion
- kardiale Ursachen:
  - angeborene oder erworbene Herzrhythmusstörungen
  - strukturelle Herzerkrankung

51.5 Epidemiologie

51.5.1 Häufigkeit

- Synkopen sind ein sehr häufiges Krankheitsbild.
- Ein erheblicher Teil der Patienten sucht nach einer Synkope keine medizinische Hilfe auf (Framingham Offspring Study 44 %). Junge Menschen tun dies noch seltener.
- Kardiale Synkopen sind nach Reflexsynkopen der zweithäufigste Grund für eine Synkope.
- In der Allgemeinbevölkerung (Framingham-Kohorte) sind 9,5 % aller Synkopen kardial bedingt (Reflexsynkope 21 %, andere Ursachen 9 %, unerklärte Synkope 37 %).
- Unter den Patienten, die wegen der Synkope eine Notaufnahme aufsuchten, liegt der Anteil kardialer Synkopen in verschiedenen Studien zwischen 5 % und 21 %.

51.5.2 Altersgipfel

- Der Altersgipfel der Synkopen ist zweigipfelig und äußerst charakteristisch.
- sehr hohe Prävalenz der 1. Synkope im Alter von 10–30 Jahren mit einem Gipfel im 15. Lebensjahr (Männer 31 %, Frauen 47 %)
  - sehr geringer Anteil kardialer Synkopen (1 %)
- Der 2. Altersgipfel liegt bei Menschen > 65 Jahre mit nochmals deutlichem Anstieg ab dem 70. Lebensjahr:
  - deutlich zunehmender Anteil kardialer Synkopen (ab 60. Lebensjahr 11–34 %, ab 75. Lebensjahr 16 %)

51.5.3 Geschlechtsverteilung

- Die typische Geschlechtsverteilung der Reflexsynkope ist bei der kardial verursachten Synkope nicht nachweisbar.

51.5.4 Prädisponierende Faktoren

- Für die kardiale Synkope gibt es mehrere prädisponierende Faktoren:
  - bekannte kardiale Erkrankung
  - Therapie mit Antiarrhythmika
  - Vorhandensein eines aktiven kardialen Aggregates (interner Kardioverter-Defibrillator [ICD], Schrittmacher)
  - hohes Patientenalter

51.6 Ätiologie und Pathogenese

- Ist die Diagnose einer Synkope nach differenzialdiagnostischer Abwägung definitionsgemäß erfolgt, können 3 wesentliche Ursachen erwogen werden:
  - Reflexsynkope
  - orthostatische Hypotonie
  - kardiogene/kardiovaskuläre Synkope
- Diese übergeordnete Kategorisierung hat einen hohen diagnostischen Stellenwert, da sie äußerst bedeutsam für die Prognose der Patienten ist.
- Ein erheblicher Teil von Synkopen kann nach ausführlicher Anamnese, klinischer Untersuchung und Basisdiagnostik zugeordnet werden.
- Dies macht die besondere Bedeutung der Rettungsmedizin deutlich, denn die Anamnese unter Berücksichtigung der Auffindesituation ist direkt nach dem Ereignis am wenigsten verfälscht.

51.7 Klassifikation und Risikostratifizierung

- Übergeordnete Einteilung der kardialen Synkopen in:
  - Herzrhythmusstörungen
  - strukturelle Herzerkrankung
  - Medikamentenwirkung (siehe ► Abb. 51.1)
- Allen Unterformen der kardialen Synkope ist gemeinsam:
  - in der Akutsituation bedrohlichste Form der Synkope
  - sofortige Notfalltherapie häufig erforderlich
  - häufig schwerere Verletzungen als bei orthostatischen- und Reflexsynkopen

51.7.1 Herzrhythmusstörungen

- häufigste Ursache für kardiale Synkopen
- Unterscheidung in bradykarde und tachykarde Herzrhythmusstörungen
- Intermittierende bradykarde Herzrhythmusstörungen sind mit Abstand die häufigste Ursache von kardialen Synkopen:
  - intermittierender AV-Block III°
  - intermittierender Sinusarrest
  - sinuatrialer Block III°
  - präautomatische Pause bei Konversion einer Vorhofrhythmusstörung in einen Sinusrhythmus
  - Vorhofflimmern mit langen Pausen (intermittierender AV-Block III° bei Patienten mit Vorhofflimmern)
- Tachykarde Herzrhythmusstörungen führen weitaus seltener zu klassischen Synkopen, da viele tachykarde Herzrhythmusstörungen zum plötzlichen Herztod führen oder, trotz der Tachykardie, weiterhin ein Auswurf und somit eine zerebrale Perfusion gewährleistet wird.
- Möglich sind Synkopen bei
  - tachykardem Vorhofflimmern,
  - Torsade-de-pointes-Tachykardien und
  - nicht anhaltenden ventrikulären Tachykardien.

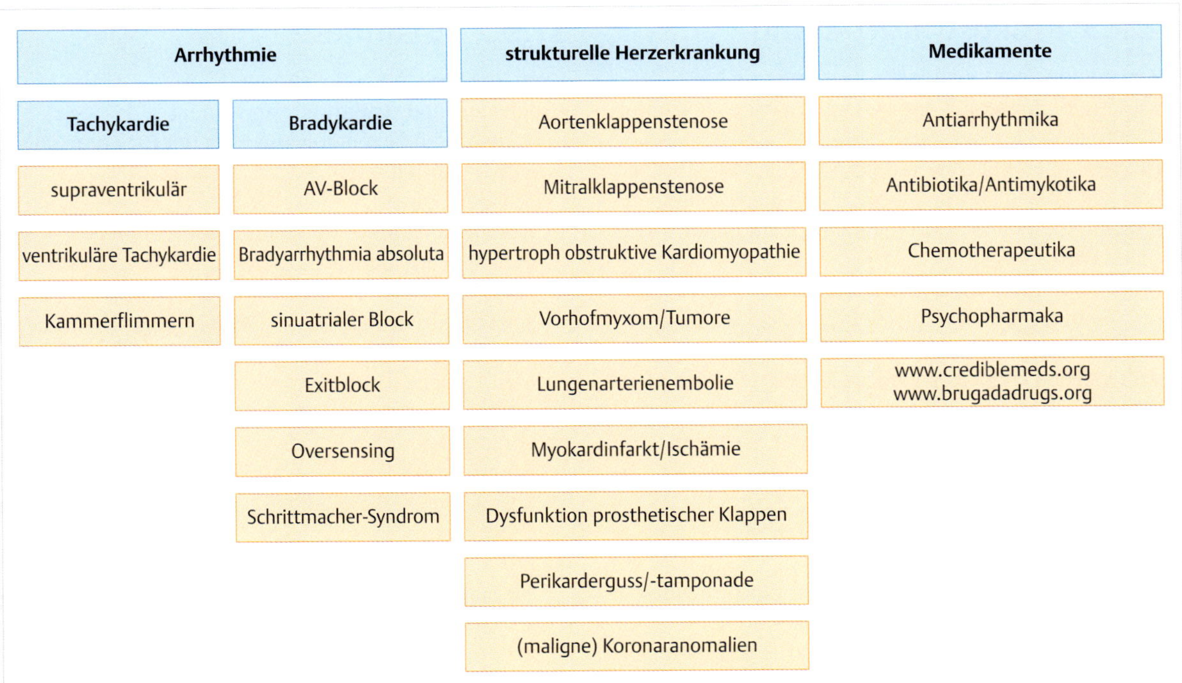

Abb. 51.1 Ursachen für kardiogene Synkopen.

51.7.2 Synkopen bei Patienten mit aktiven Rhythmusimplantaten

- Bei Trägern von Herzschrittmachern ist im Falle einer Synkope an ein Schrittmachersyndrom und an eine Fehlfunktion des Schrittmacheraggregates zu denken.
  - Schrittmachersyndrom: Synkope durch Pfropfungswelle am Karotissinus
    - bedingt durch asynchrone Stimulation im Sinusrhythmus mit gleichzeitiger Erregung von Ventrikel und Vorhof, dadurch Vorhofkompression gegen geschlossene AV-Klappen → Pfropfungswelle → Verlust des peripheren Gefäßtonus durch vagalen Reflex → Synkope
  - Fehlfunktionen:
    - Oversensing von Artefakten mit inadäquater Inhibition des Stimulus
    - unterschwellige Stimulation der Elektrode ohne Erregung des Myokards (Exit-Block)
    - fehlerhaftes Schrittmacher-Timing mit resultierender Inhibition
- Bei Trägern von ICD ist bei Synkopen an eine Herzrhythmusstörung mit adäquater Terminierung durch das Gerät und an eine Fehlfunktion des Aggregates zu denken
  - Fehlfunktionen: siehe oben
  - Herzrhythmusstörungen
    - insbesondere ventrikuläre Herzrhythmusstörungen mit adäquater Erkennung und Terminierung durch das Aggregat
  - Der Patient ist bei zeitlich gehäuften Episoden in akuter Lebensgefahr.

51.7.3 Risikostratifizierung

- Abschätzung des individuellen Patientenrisikos
- Die Grunderkrankung und nicht die Synkope bestimmt die Prognose der Patienten.
- Der weit überwiegende Teil der Synkopen ist harmlos, aber mit fatalen Konsequenzen, wenn insbesondere in jungem Alter eine schwerwiegende Diagnose übersehen wird.
- Im höheren Alter wird eine zugrunde liegende kardiale Erkrankung deutlich wahrscheinlicher und kann zu einer Beeinträchtigung der Lebensqualität und der persönlichen Freiheit (z. B. keine Fahreignung mehr) führen.
- **„Red Flags" für Synkopen infolge einer kardialen Grunderkrankung:**
  - bekannte strukturelle Herzerkrankung
  - positive Familienanamnese für plötzlichen Herztod
  - EKG-Veränderungen
  - Symptome einer Herzinsuffizienz (reduzierte linksventrikuläre Pumpfunktion)
  - Synkope im Liegen oder nach körperlicher Anstrengung

51.8 Symptomatik

- plötzlicher, kompletter und kurz anhaltender Bewusstseinsverlust mit spontaner kompletter Erholung
- keine Prodromi bei kardialer Synkope
  - Palpitationen
  - nach bzw. während körperlicher Belastung
  - Synkope im Liegen oder Sitzen
- Sturz durch Verlust des Muskeltonus
- Motorische Entäußerungen sind als Folge der globalen Hirnperfusionsstörung für kurze Zeit möglich bzw. kommen häufig vor (kein alleiniges diagnostisches Kriterium für einen epileptischen Anfall).
- Schnelle Reorientierung nach dem Erwachen, jedoch ist eine gewisse Verwirrung und Abgeschlagenheit besonders bei älteren Patienten möglich.
- Urinabgang möglich

51.9 Diagnostik

51.9.1 Diagnostisches Vorgehen

- Der Verdacht auf eine kardiale Synkopenursache ergibt sich meist aus der Auffindesituation und der Anamnese.
- In der Akutsituation sind eine kardiopulmonale Auskultation, ein 12-Kanal-EKG und das Monitoring von Blutdruck und Herzfrequenz erforderlich.
- ggf. Direktversorgung von Verletzungen und Reanimationsmaßnahmen inklusive Gabe von Katecholaminen (Adrenalin), externer Schrittmacherstimulation und/oder Kardioversion/Defibrillation

51.9.2 Anamnese

- von übergeordneter Bedeutung
- gegliedert und strukturiert notwendig
- erschwert mit zunehmendem Alter der Patienten oder durch Komorbiditäten wie z. B. Demenz
- vor der Synkope:
  - Familienanamnese zum plötzlichem Herztod, Synkope und familiären Arrhythmien (wichtigste Frage zur Bewertung des individuellen Risikos)
  - spezifisches Erfragen kardialer, neurologischer und metabolischer Vorerkrankungen
  - Medikamente (insbesondere Veränderungen erfragen)
  - vorausgehende Synkopen (mit Situation, Ähnlichkeiten, Anzahl)
  - Körperlage, Aktivität, prädisponierende Triggerfaktoren direkt vor Synkope
  - Prodromi
  - Palpitationen
- während der Synkope:
  - Art des Sturzes, Einsetzen der Bewusstlosigkeit (Erinnerung an Sturz)
  - Dauer der Bewusstlosigkeit

  - Hautfarbe
  - Atemmuster
  - motorische Entäußerungen mit Dauer und Zeitpunkt des Auftretens
- nach der Synkope:
  - Fehlwahrnehmungen, Übelkeit
  - Müdigkeit (Dauer), Orientierung
  - Lähmungen

51.9.3 Körperliche Untersuchung

- Die klinische Untersuchung erfordert einen erfahrenen Untersucher und sollte einen kompletten internistischen und neurologischen Status umfassen. Hierzu zählen:
  - Blutdruck, Herzfrequenz, Atemfrequenz
  - peripherer Pulsstatus mit Auskultation der Karotiden (Strömungsgeräusch, ggf. erforderlicher Karotis-Sinus-Druck-Versuch)
  - Auskultation des Herzens (Herzgeräusch, Rhythmik) und der Lunge (Infekt, Volumenstatus)
  - Prüfung des Hautturgors (Volumenstatus)
  - Prüfung von:
    - Hirnnerven
    - peripherer Motorik (Zeichen für Parkinson, Paresen)
    - Sensibilität (Erkrankungen des peripheren Nervensystems)

51.9.4 Labor

- Für die Diagnose wird ein internistisches Routinelabor empfohlen. Hierzu gehören:
  - Elektrolyte
  - Entzündungswerte
  - kleines Blutbild
- Abhängig von der Anamnese und der körperlichen Untersuchung sollten kardiale Marker, insbesondere hochsensitives Troponin-T/I und (NT-)proBNP (N-terminales brain natriuretic peptide), bestimmt werden.
- Sollte sich aus dem klinischen Bild ein Verdacht auf eine Lungenarterienembolie ergeben, empfiehlt sich die Bestimmung der D-Dimere. In diesem Rahmen sei auf die geringe Spezifität dieses Tests hingewiesen, aber auch auf die Tatsache, dass bei älteren Patienten mit unerklärter Synkope eine Lungenarterienembolie (LAE) zu den häufig übersehenen Differenzialdiagnosen gehört.

51.9.5 Bildgebende Diagnostik

Echokardiografie

- Verschiedene Autoren empfehlen die echokardiografische Untersuchung aller Patienten nach erfolgter Synkope.
- Eine Synkopenursache kann echokardiografisch nur in wenigen Fällen festgestellt werden (Aortenstenose, Mitralstenose, Myxome, HOCM: hypertrophische obstruktive Kardiomyopathie). Sollte sich in der klinischen Untersuchung oder anamnestisch der Verdacht auf diese Krankheitsbilder ergeben, muss die Echokardiografie zu einem frühen Zeitpunkt in der diagnostischen Aufarbeitung erfolgen.

Röntgen

- Konventionelle Röntgenuntersuchungen sind ggf. notwendig, um schwerwiegende Verletzungen infolge des Sturzes auszuschließen.

CT

- Bei schweren Verletzungen bzw. Kopfverletzungen ist ggf. eine CT-Untersuchung des Knochenapparats notwendig.
- Ebenso hat die CT-Angiografie einen übergeordneten Stellenwert bei Verdacht auf eine LAE.
- Zusätzlich kann eine notfallmäßige CT-Untersuchung bei Verdacht auf eine Synkope infolge eines akuten inneren Blutverlustes oder einer Aortendissektion angezeigt sein.

MRT

- Alternativ zum CT sind auch MRT-Untersuchungen möglich, z. B. bei Verdacht auf eine LAE oder eine Kontrastmittelallergie oder bei bekannter Hyperthyreose.

51.9.6 Instrumentelle Diagnostik

- In diesem Abschnitt werden wesentliche Untersuchungen im Rahmen der Synkopendiagnostik beschrieben. Diese sind anhand des klinischen Verdachts, Alter und individuellen Risikos des Patienten durchzuführen.

EKG

- Das EKG ist die wesentliche Basisuntersuchung bei Patienten nach Synkope.
- Die Patienten sollten nach einer Synkope, die zur Alarmierung des Rettungsdienstes führt, mit einer kontinuierlichen EKG-Monitor-Überwachung transportiert werden.
- Ein 12-Kanal-EKG ist spätestens nach Aufnahme in der Notaufnahme notwendig.
- Für das EKG gilt ausdrücklich der Leitspruch „Man sieht nur, was man kennt“. Daher sollte das EKG, insbesondere wenn es sich um eine Erstdiagnostik handelt, von einem Kardiologen begutachtet werden.
- Das Augenmerk liegt auf der Herzfrequenz und dem zugrundeliegenden Rhythmus mit dem Wissen, dass intermittierende Rhythmusstörungen hier natürlich nicht ausgeschlossen werden können.

- Weiterhin wird nach Zeichen für eine kardiale Ischämie und nach unspezifischen Erregungsrückbildungsstörungen (z. B. bei LAE oder linksventrikulärer Hypertrophie) gesucht.
- Selten, aber diagnostisch bedeutsam sind Hinweise auf Ionenkanalerkrankungen:
  - Brugada-Syndrom (Saddle-Back oder Coved-Type ST-Strecken-Hebung in V_1 und V_2 bei [inkomplettem] Rechtsschenkelblock)
  - Long-/Short-QT (Veränderungen der frequenzabhängigen QT-Zeit und Morphologieänderung der T-Welle)
- Zeichen für strukturelle Herzerkrankungen mit erhöhtem Risiko für einen plötzlichen Herztod:
  - arrhythmogene rechtsventrikuläre Kardiomyopathie (Epsilon-Wellen)
  - HOCM (Veränderungen von ST-Strecke und T-Welle)
- Zeichen für eine akzessorische Leitungsbahn (Delta-Welle)

51

Langzeit-EKG

- Basisdiagnostik zur Dokumentation intermittierender Herzrhythmusstörungen als Ursache der Synkope
- bei allen Patienten nach Synkope zu empfehlen
- ambulante Durchführung möglich bzw. sogar wünschenswert (Alltagssituationen)
- Aufzeichnungszeit > 20h–7 d problemlos technisch möglich
- Der Erfolg ist höher bei häufig auftretenden intermittierenden Herzrhythmusstörungen.

Eventrecorder

- subkutan implantierte Aggregate zur Aufzeichnung von Herzrhythmusstörungen
- automatische Aufzeichnung prädefinierter Ereignisse und patienteninitiierter Aufzeichnung bei Symptomen
- Indikation:
  - unklare Synkope nach kompletter diagnostischer Aufarbeitung (insbesondere Hochrisikopatienten)
  - häufige Synkopen mit Verletzungsfolge
- Die Kosten eines Eventrecorders sind derzeit höher als die Kosten für ein komplettes Zweikammerschrittmachersystem.
- In Zukunft werden sicherlich sog. Wearables und Apps im Rahmen der allgemeinen Selbstvermessung eine zunehmende Rolle spielen.

Elektrophysiologische Untersuchung

- invasives katheterbasiertes Verfahren zur Ableitung der intrakardialen Ströme und zur gezielten Stimulation bestimmter anatomischer Regionen mit Möglichkeit der Verödungstherapie
- relativ geringe Spezifität und Sensitivität in der Synkopendiagnostik, daher eher abnehmende Bedeutung
- Indikation:
  - Patienten mit bekannter koronare Herzerkrankung (KHK) und Verdacht auf arrhythmogene Synkopen, falls keine ICD-Indikation besteht
  - Patienten mit Schenkelblock und unklaren Synkopen nach nichtinvasiver Abklärung

51.10 Differenzialdiagnosen

Tab. 51.1 Differenzialdiagnosen.

Differenzialdiagnose	Bemerkungen
epileptischer Anfall	unterschiedliche Altersverteilung beachten, Familienanamnese, sehr genaue Anamnese zum Vorfall, Zungenbiss (seitlich), Todd'sche-Parese, postiktaler Schlaf, Aura im Gegensatz zum Prodrom
funktioneller Krampfanfall	mit motorischen Entäußerungen, psychiatrische Grunderkrankung, genaue Fremd- und Eigenanamnese CAVE: Synkopen als Nebenwirkung psychiatrischer Medikamente
Pseudosynkope	ohne motorische Entäußerungen, meist längere Dauer als klassische Synkope
Subclavian-Steal-Syndrom	meist TIA-Symptomatik, sehr selten Synkopen (vertebrobasiläres Steal oder Karotis-Steal bei Obliteration aller anderen Gefäße)
Kataplexie/Narkolepsie	keine Amnesie, Tagesmüdigkeit, durch Emotionen getriggert (meist Lachen)

TIA: transitorische ischämische Attacke

51.11 Therapie

51.11.1 Therapeutisches Vorgehen

- Die Therapie von Synkopen ist häufig einfach, wenn sich eine behandelbare (meist kardiale) Ursache finden lässt.
- Bei bradykarden Herzrhythmusstörungen erfolgt eine Schrittmachertherapie.
- Bei tachykarden Herzrhythmusstörungen wird i. d. R. medikamentös therapiert. Je nach Art der Herzrhythmusstörung kommen entweder ablative elektrophysiologische Verfahren und/oder eine zusätzliche Therapie mit einem ICD als Schutz vor einem plötzlichen Herztod zum Einsatz.
- Strukturelle Herzerkrankungen, wie z. B. eine Aortenklappenstenose oder eine hypertroph obstruktive Kardiomyopathie, werden ebenfalls gezielt behandelt.

51.12 Verlauf und Prognose

- Die Prognose ist abhängig von der Grunderkrankung

51.13 Literatur zur weiteren Vertiefung

[1] Brignole M, Moya A, de Lange FJ et al. 2018 ESC Guidelines for the diagnosis and management of syncope. European Heart Journal 2018; 39(21): 1883–1948

[2] Scheidt, Seidel, Dahm et al. Kommentar zu der Leitlinie zur Diagnostik und Therapie von Synkopen der Europäischen Gesellschaft für Kardiologie 2009. Der Kardiologe 2011; 5: 5–11

51.14 Wichtige Internetadressen

- http://leitlinien.dgk.org/files/2011_Kommentar_Synkopen.pdf
- https://www.escardio.org/Guidelines/Clinical-Practice-Guidelines/Syncope-Guidelines-on-Diagnosis-and-Management-of
- www.escardio.org
- www.dgk.org

VI

52 Orthostatische Synkope

Katharina Schöne, Philipp Sommer

52.1 Steckbrief

In der Notaufnahme werden 1,5 % der Patienten aufgrund einer Synkope vorgestellt. Erfahrungsgemäß wird im klinischen Alltag die Bezeichnung „Synkope" jedoch zu großzügig gebraucht. Da es sich begrifflich lediglich um ein Symptom handelt, ist die sich dahinter verbergende Ätiologie enorm vielfältig. Der größte diagnostische Nutzen liegt hier in einer gezielten Anamnese. Das Ziel dieses Kapitels ist es, die orthostatische Synkope als Unterform der Synkope vor dem Hintergrund einer definierten Nomenklatur und Pathophysiologie zu erörtern sowie einen praxisnahen Leitfaden zur Diagnostik, Differenzialdiagnostik und Therapie zu vermitteln.

52

52.2 Synonyme

- Orthostase
- Kreislaufkollaps
- orthostatic hypotension
- orthostatic intolerance syndrome

52.3 Keywords

- Synkope
- Orthostase
- orthostatische Hypotension (OH)
- Ohnmacht
- Kollaps

52.4 Definition

- Eine **orthostatische Synkope** ist charakterisiert durch vorübergehenden **Bewusstseinsverlust** infolge einer transienten globalen zerebralen Hypoperfusion, z. B. nach dem Aufstehen, nach langem Stehen oder nach körperlicher Belastung. Sie zeichnet sich durch rasches Einsetzen, eine kurze Dauer und spontane, vollständige Erholung aus.
- Orthostase/orthostatische Hypotension (OH)/ Prä-Synkope
  - Symptome ohne Synkope:
    - Benommenheit, Leere im Kopf, Schwindel
    - Antriebslosigkeit
    - Schwitzen, Übelkeit
    - Sehstörung, akustische Störungen
    - Palpitationen, beschleunigter Herzschlag
- Die Synkope ist von anderen Formen des Bewusstseinsverlustes klar abzugrenzen.
- Synkopen werden unterteilt in:
  - orthostatische
  - kardiale
  - neurokardiogene (Reflexsynkope)

52.5 Epidemiologie

52.5.1 Häufigkeit

- Bis zu 40 % aller Menschen erleben in ihrem Leben eine Synkope.
- Synkopen machen 1,5 % der Vorstellungen in der Notaufnahme in Deutschland aus [1].
- 5–24 % der Synkopen sind orthostatisch bedingt [2].

52.5.2 Altersgipfel

- Synkopen zeigen 2 Häufigkeitspeaks: um 15. Lebensjahr und ab 70. Lebensjahr
- orthostatisch bedingt vornehmlich bei älteren Patienten > 70 Jahre [3]
- Synkope im jungen Alter zumeist als Reflexsynkope

52.5.3 Geschlechtsverteilung

- Prävalenz bei Frauen höher als bei Männern [4]

52.5.4 Prädisponierende Faktoren

- ältere, multimorbide Patienten
- Polyneuropathien
- Einnahme von Antihypertensiva, Diuretika, trizyklische Antidepressiva, Neuroleptika
- geringe Flüssigkeitszufuhr oder hoher Flüssigkeitsverlust (Schwitzen, Diarrhö, Blutung)
- Konstitution Astheniker
- Varikosis

52.6 Ätiologie und Pathogenese

- Lagewechsel → passagere zerebrale Minderperfusion → orthostatische Synkope (▶ Abb. 52.1)
- bei pathologischem autonomem Nervensystem:
  - baroreflexvermittelte gegenregulatorische Vasokonstriktion und Zunahme der Chronotropie versagt
- bei gesundem autonomem Nervensystem:
  - Volumenmangel, niedriger peripherer Widerstand

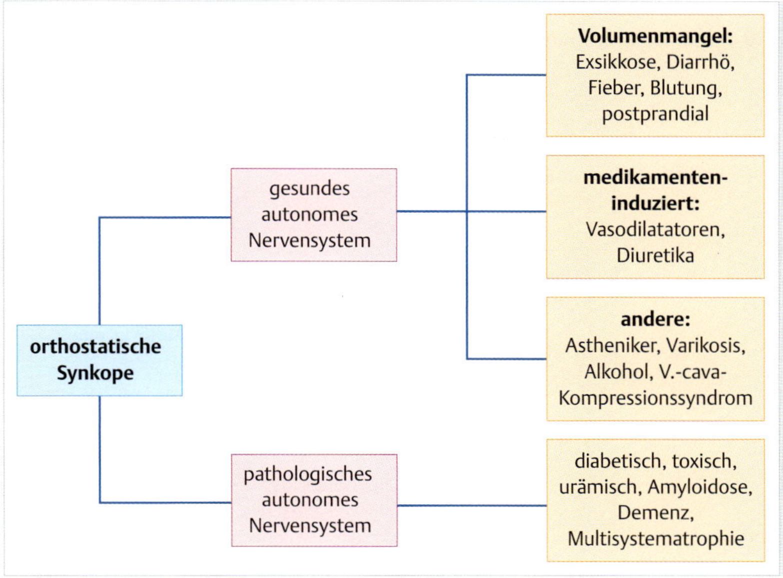

Abb. 52.1 Pathogenese der orthostatischen Synkope.

52.7 Symptomatik

- **Vor Bewusstlosigkeit**: oft wellenartig auftretende Prodromi, wie z. B.
  - Schwindel
  - aufsteigende innere Wärme, Schwitzen
  - Leere im Kopf
  - Sehstörung, akustische Störungen
  - Übelkeit, Speichelfluss
  - beschleunigter Herzschlag
- **Während der Bewusstlosigkeit**: (ca. 30 s anhaltend)
  - Gesichtsblässe
  - Kopfreklination und Blickdeviation nach oben (offene Augen)
  - arrhythmische Myoklonien bei 80 % der Patienten
  - Zungenbiss und Einnässen sind selten.
- **Nach der Bewusstlosigkeit**:
  - rasche Reorientierung
  - selten Verletzungsfolgen

52.8 Diagnostik

52.8.1 Diagnostisches Vorgehen

- Wegweisender diagnostischer Schlüssel ist eine suffiziente Anamnese.
- Stufendiagnostik in Abhängigkeit von Risikostratifizierung und Häufigkeit des Ereignisses (► Abb. 52.2)
- Bei 30 % bleibt Ursache unklar.

52.8.2 Anamnese

- wichtigstes diagnostisches Mittel mit 50 % Ursachenklärung
- typische Angaben:
  - nach Lagewechsel oder nach langem Stehen in überfüllter heißer Umgebung
  - im Stehen nach körperlicher Belastung
  - nach Änderung vasoaktiver Medikation (Diuretika, Neuroleptika, Antidepressiva)
  - insuffiziente Flüssigkeitsaufnahme oder erhöhter Verlust (Fieber, Diarrhö, Erbrechen)
- im Falle einer Neuropathie mit Schlüsselsymptomen (Impotenz, Miktionsstörung, Ataxie, Parkinsonsymptomatik) → neurologische Vorstellung

52.8.3 Körperliche Untersuchung

- In ► Abb. 52.3 sind die Eckpunkte der körperlichen Untersuchung dargestellt.
- **Basis**: Bestimmung von Blutdruck (RR), Herzfrequenz, Sauerstoffsättigung und Temperatur
- Augenmerk nicht nur auf Ursachen für Synkope, sondern auch auf mögliche Verletzungsfolgen, insbesondere unter Antikoagulationstherapie

52.8.4 Labor

- Anämie und Elektrolytentgleisungen ausschließen
- bei Verdacht auf Infekt → Entzündungsparameter

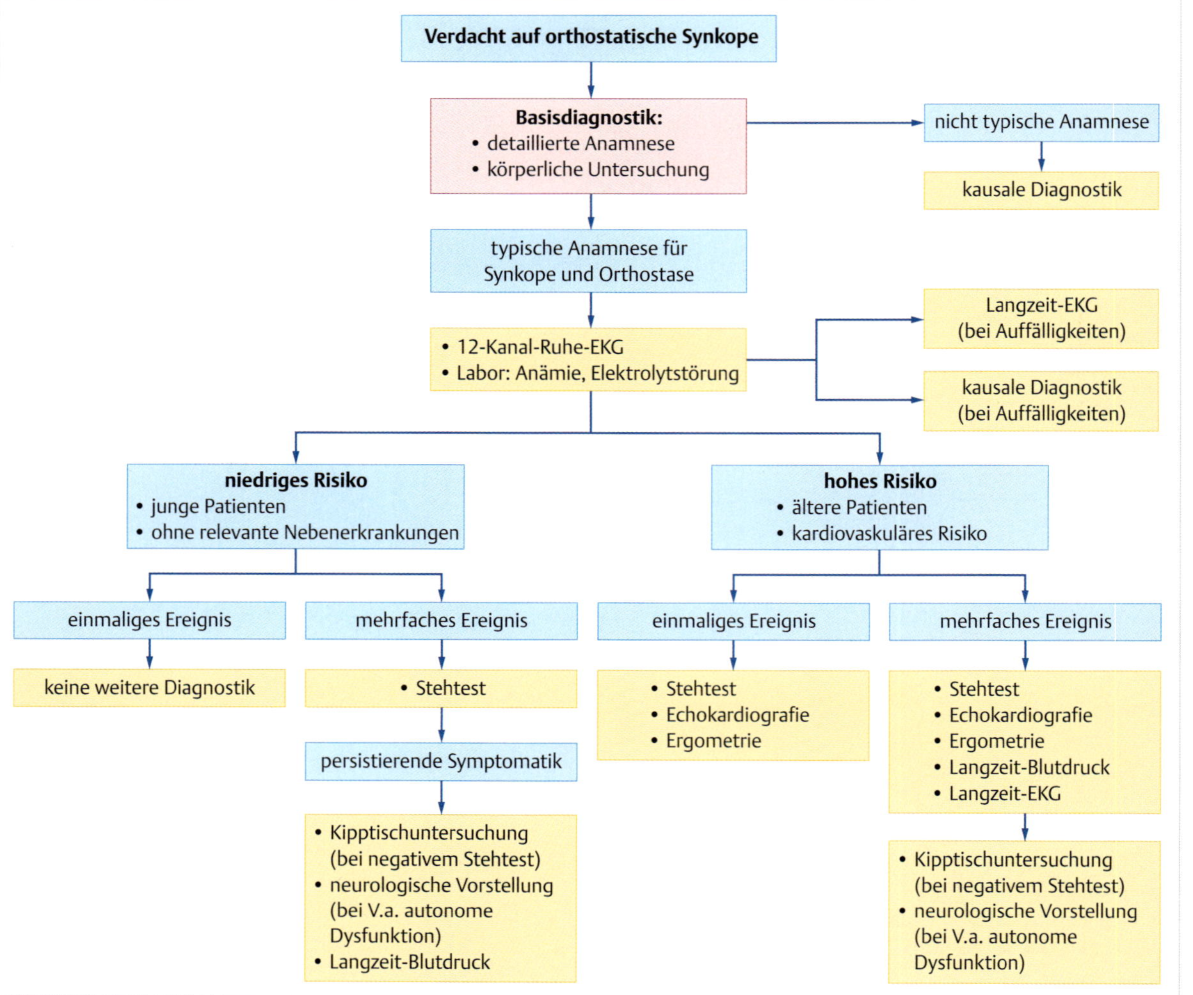

Abb. 52.2 Flussdiagramm zur Diagnostik bei orthostatischer Synkope.

52.8.5 Bildgebende Diagnostik

Echokardiografie

- transthorakale Echokardiografie (TTE)
  - LVEF (linksventrikuläre Ejektionsfraktion), Ausflusstraktobstruktion, relevante Vitien, Perikarderguss
  - bei Patienten mit struktureller Herzerkrankung oder mit hohem kardiovaskulärem Risikoprofil

52.8.6 Instrumentelle Diagnostik

12-Kanal-Ruhe-EKG

- Basisdiagnostikum
- hinweisende EKG-Auffälligkeiten:
  - Linksschenkelblock, Rechtsschenkelblock, bifaszikulärer Block
  - QRS-Dauer > 120 ms
  - AV-Block I–III°
  - Sinusbradykardie bis Sinusarrest
  - gehäufte ventrikuläre Extrasystolie
  - Kammertachykardien
  - supraventrikuläre Tachykardien
  - QRS-Komplex mit Präexzitation
  - frühe Repolarisation
  - Long-QT-Intervall (QTc > 500 ms), Short-QT-Intervall (QTc < 340 ms)
  - rechtsschenkelblockartiger QRS-Komplex mit ST-Streckenhebung in V_1–V_3 (Brugada-Syndrom)
  - Epsilon-Welle und T-Negativierung in V_1–V_3 (arrhythmogene rechtsventrikuläre Kardiomyopathie)
  - pathologische Q-Zacken bei Zustand nach (Z. n.) Myokardinfarkt

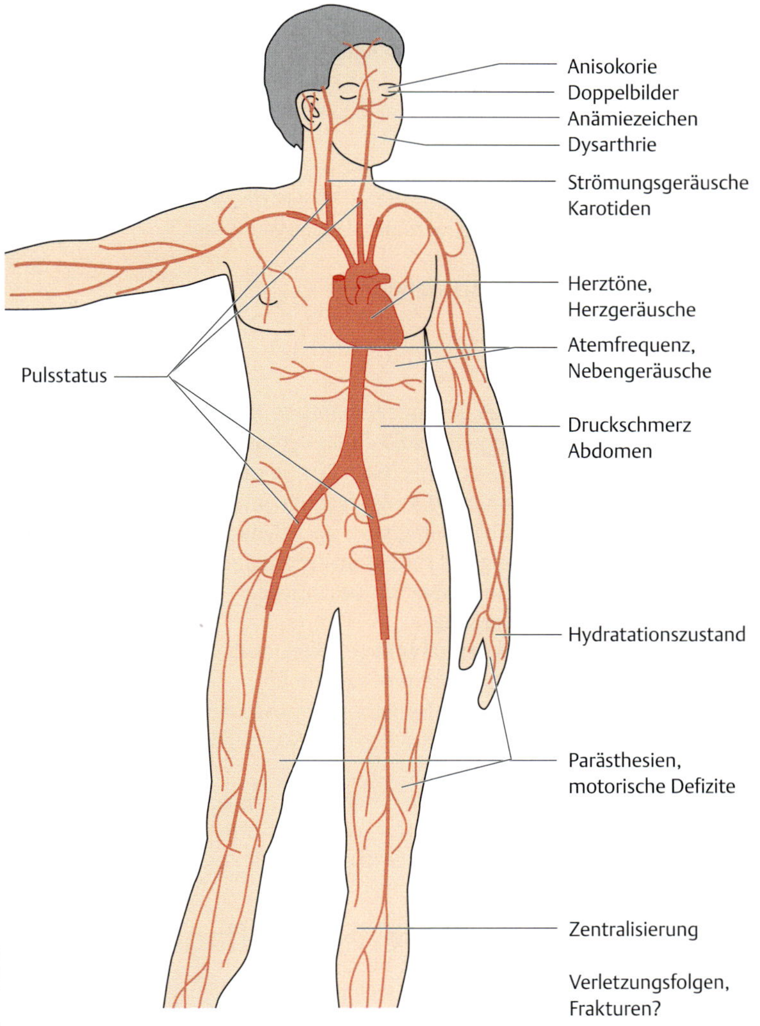

Abb. 52.3 Eckpunkte der körperlichen Untersuchung bei Synkope. (Quelle: Schöne K, Roth C, Alexander Pega J. Synkope – das Chamäleon in der Notfallmedizin. Notfallmedizin up2date 2014; 9: 77-94)

Langzeit-EKG

- 24-Stunden-Registrierung
- Patiententagebuch zur Rhythmus-Symptom-Korrelation
- bei auffälligem Ruhe-EKG oder hohem kardiovaskulärem Risiko

Belastungs-EKG

- bei Patienten mit Synkope nach körperlicher Belastung zur Blutdruckevaluierung in der Postbelastungsphase
- bei Patienten mit möglicher kardialer Synkope

24-Stunden-Blutdruckmessung

- diagnostisch: Patiententagebuch zur Blutdruck-Symptom-Korrelation
- therapeutisch: zur Optimierung des Blutdruckprofils und Reduktion der Symptomatik

Stehtest (vereinfachter Schellong-Test)

- **Indikation:**
  - bei Verdacht auf orthostatische Genese
  - zur Klassifizierung der orthostatischen Hypotonie
- **Durchführung:**
  - 4 min Liegen, RR-Messung
  - Aufstehen und RR-Messung nach 1, 2 und 3 min Stehen
  - zur Klassifizierung kontinuierliche nichtinvasive RR-Messung über 3 min
  - möglichst vormittags
  - Vorteil: einfache Durchführbarkeit
  - Nachteil: Wadenpumpe bei aktiven Stehen
- Ergebnis und Klassifikation: siehe ▶ Tab. 52.1

Tab. 52.1 Klassifikation der orthostatischen Hypotension in Abhängigkeit vom Stehtest.

Art	Ergebnis Stehtest	Mechanismus
klassische OH	während 3-min Stehen: Abfall der Systole ≥ 20 mmHg oder der Diastole ≥ 10 mmHg	pathologisches autonomes Nervensystem, Hypovolämie
initiale OH	während 0–30 s Stehen: Abfall der Systole ≥ 40 mmHg, danach Anstieg auf Ausgangswert	medikamenteninduziert junge Astheniker
verzögerte OH	nach 3–30 min Stehen: Abfall der Systole ≥ 20 mmHg oder der Diastole ≥ 10 mmHg	altersbedingte Abnahme der Kompensationsmechanismen (Vasokonstriktion, Chronotropie, Inotropie)
POTS	während 3 min Stehen: Anstieg der Herzfrequenz um mehr als 30bpm oder > 120bpm	junge Frauen mit Neigung zu Hypotonie

Bpm: beats per minute, OH: orthostatische Hypotension, POTS: posturales Tachykardiesyndrom

- **Bewertung**:
  - Test ist diagnostisch wegweisend, wenn symptomatischer RR-Abfall ≥ 20 mmHg systolisch oder ≥ 10 mmHg diastolisch (in Bezug auf Ausgangswert) oder Abfall systolisch ≤ 90 mmHg (bei fehlender Symptomatik)
  - CAVE: Sensitivität < 50 % → bei negativem Ergebnis und Verdacht auf verzögerten Typ der OH → Kipptischuntersuchung

52

Kipptischuntersuchung

- **Mechanismus**:
  - aufrechte Körperhaltung → venöses Blut-Pooling in unterer Extremität und Splanchnikus → Schlagvolumen- und RR-Abfall → kompensatorische Reduktion Vagotonus und Steigerung Sympathikotonus → Zunahme des periphereren Gefäßwiderstands/Herzfrequenz/Inotropie → Aktivierung kardialer Mechanorezeptoren → Aktivierung des Vagotonus mit Bradykardie und Vasodilatation (Bezold-Jarisch-Reflex)
  - bei orthostatischer Hypotonie: langsamer RR-Abfall bei
    - 46 % innerhalb von 3 min Stehen
    - 15 % innerhalb von 3–10 min Stehen
    - 39 % nach 10 min Stehen [5]
- **Indikation:**
  - zur Unterscheidung von orthostatischer Synkope und Reflexsynkope (Spezifität ca. 93 %, Sensitivität ca. 60 %)
  - nicht zur Therapiekontrolle
- **Kontraindikationen**:
  - Patienten mit ischämischer Herzerkrankung, obstruktiver Kardiomyopathie, Aortenklappenstenose
- **Durchführung**:
  - nüchterner Patient
  - EKG- und RR-Monitoring, Pulsoxymetrie
  - Fixierung auf Kipptisch mit Gurten
  - periphervenöser Zugang, ruhige Umgebung, Notfallausrüstung
  - flach liegende Ruhephase 30 min → Aufstellen mit Kippwinkel 60–80 % → „passives" Stehen für 20–45 min → nach 20 min medikamentöse Provokation mit 0,4 mg Glyzeroltrinitrat Spray (entspricht 1 Hub) sublingual → nach Synkope sofortige Flachlagerung des Patienten, Reanimationsbereitschaft
  - keine Todesfälle beschrieben
- **Bewertung:**
  - bei Reflexsynkope: defektes Zusammenspiel mit übersteigertem Vagotonus
    - primär Hypotonie: vasovagaler Typ
    - primär Bradykardie/Asystolie: kardioinhibitorischer Typ
    - Hypotonie + Bradykardie: gemischter Typ
  - bei verzögerter Form der orthostatischen Hypotension: langsamer RR-Abfall mit Prä-Synkope/Synkope

52.9 Differenzialdiagnosen

Tab. 52.2 Differenzialdiagnosen.

Differenzialdiagnose	Bemerkungen
neurokardiogene Synkope (Reflexsynkope)	• Häufigkeit: 21 % der Synkopen, besonders junge Patienten [4] • Trigger/Situation (Stress, Wärme, Schmerzen, nach Miktion/Husten/Niesen/Hyperventilation) • Anamnese und Kipptischuntersuchung wegweisend
kardiogene Synkope	• Häufigkeit: 10 % der Synkopen [4] • oft ohne Prodromi, ggf. vorher plötzliches abrupt einsetzendes Herzrasen • besonders Patienten mit bekannten kardiovaskulären Erkrankungen • Anamnese und EKG-Auffälligkeiten wegweisend • Ruhe-EKG/LZ-EKG-Auffälligkeiten (siehe Kap. 12-Kanal-Ruhe-EKG) • Echokardiografie: Perikarderguss, Aortendissektion, Myokarddyskinesien, Myokardhypertrophie, hochgradige Vitien • Aggregatabfrage, falls Schrittmacher/ICD implantiert (Dysfunktion, Tachykardien?)

Tab. 52.2 Fortsetzung

Differenzialdiagnose	Bemerkungen
	• CAVE: mit 30 % hohe 1-Jahres-Mortalität [2]
generalisierter epileptischer Anfall	• Dauer Anfall: 1–5 min • offene Augen, Blickdeviation nach lateral • Gesichtsfarbe, Zyanose • Verletzungsfolgen/Einnässen/Zungenbiss (dann lateral!) häufig • langsame Reorientierung, postiktale Müdigkeit bis Stunden anhaltend • Schlafmangel/Blitzlicht als Auslöser • Anamnese und neurologische Diagnostik/EEG wegweisend
dissoziativer Anfall	• Dauer Anfall: über 5 min, immer vor „Publikum" • geschlossene/zugekniffene Augen, bizarres Muskelkontraktionsmuster • Gesichtsfarbe normal • Reorientierung schlagartig mit Staunen/Augenreiben • selten Verletzungsfolge (mittiger Zungenbiss) • 90 % weisen psychiatrische Komorbidität auf • Anamnese und neurologische/psychiatrische Diagnostik wegweisend

EEG: Elektroenzephalografie, ICD: implantierbarer Kardioverter-Defibrillator, LZ-EKG: Langzeit-EKG

52.10 Therapie

52.10.1 Therapeutisches Vorgehen

- Therapie richtet sich nach Ursache der Synkope (▶ Abb. 52.4).
- typische Orthostase generell nicht vital bedrohlich
- Ziel: Verbesserung der Lebensqualität und Abwendung von Verletzungsfolgen im Rahmen der Synkopen

52.10.2 Allgemeine Maßnahmen

Präventiv

- Patienten über Mechanismen aufklären
- schnelles Aufstehen vermeiden, zunächst Wadenpumpe betätigen
- gekreuzte Beinstellung beim Stehen
- bei Prodromi hinsetzen, Wadenpumpe betätigen und 250 ml Wasser trinken
- ausreichende Flüssigkeits (2l)- und Salzzufuhr (Klasse-I-Empfehlung [6])
- Kohlenhydratmenge einer Mahlzeit reduzieren (Vasodilatation durch pankreatische Peptide)
- Optimierung der Blutdruckeinstellung und ggf. Anpassung der Antihypertensiva (Langzeit-RR-Messungen)
- Diuretikaindikation und Diuretikadosis regelmäßig reevaluieren
- Schlafen mit erhöhtem Oberkörper (10 %) zur Volumenretention
- Reduktion Sedativa

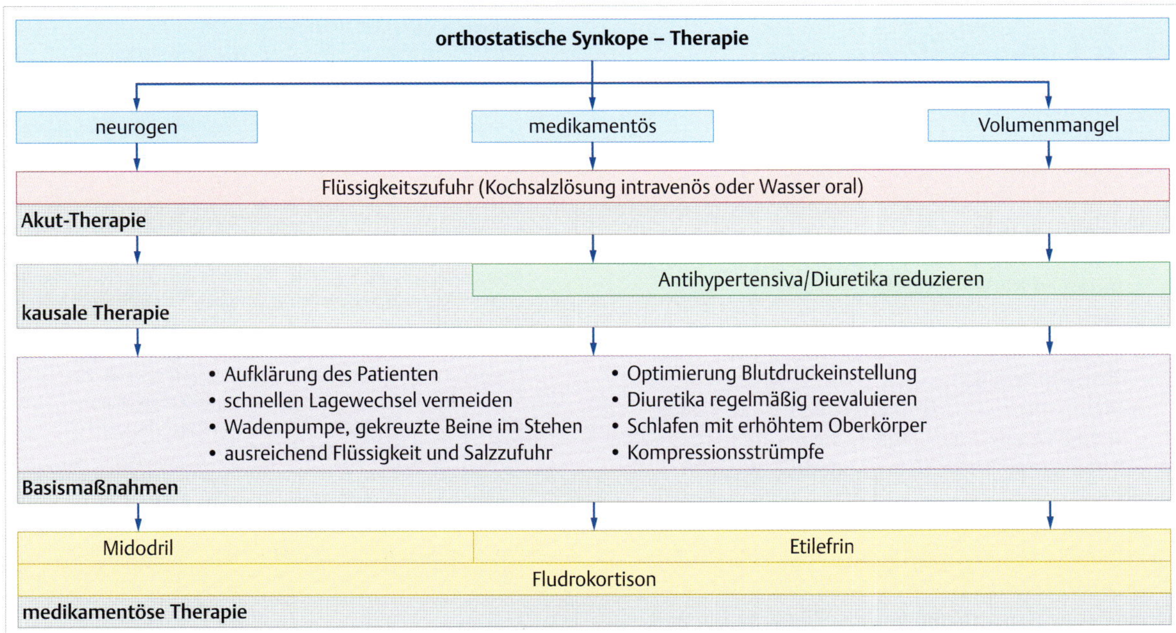

Abb. 52.4 Stufen-Schema der Therapie bei orthostatischer Synkope.

- Kompressionsstrümpfe mit 30–40 mmHg an den Knöcheln (morgens vor dem Aufstehen anziehen, alle 6 Monate neu anpassen)

Im Akutfall

- Patienten hinlegen, Beine hochlagern (Vorsicht bei Herzinsuffizienz)
- intravenöser Zugang, Infusion von 500–1000 ml isotoner Kochsalzlösung (Klasse-I-Empfehlung [6])
- Überwachung mit nichtinvasiver Blutdruckmessung und EKG-Monitoring
- weitere spezifische Therapie kausal
- Da meist morbide Patienten betroffen sind, ist eine Vorstellung in einer Notaufnahme ratsam.
- **Kriterien für Vorstellung im Krankenhaus**:
  - erstmalige Synkope
  - rezidivierende Synkopen in kurzer Zeit
  - Synkope mit bisher nicht erfolgter diagnostischer Abklärung
  - Synkope während körperlicher Belastung
  - Fortbestehen von Symptomatik nach Synkope
  - multimorbide und alte Patienten
- **Versorgung am Einsatzort im Rettungsdienst ist zu erwägen bei**:
  - jungen gesunden Patienten ohne strukturelle Herzerkrankung
  - typischer Anamnese für neurokardiogene Genese mit rezidivierendem Auftreten (z. B. getriggert durch Schmerz, Wärme, Stehen)
  - fehlenden relevanten Verletzungsfolgen und postsynkopal asymptomatischem Patienten
  - unauffälligem 12-Kanal-EKG

52

52.10.3 Pharmakotherapie

- Indikation nur bei bereits ausgeschöpften allgemeinen Maßnahmen
- **Midodril** (Klasse-IIa-Empfehlung [3]):
  - Wirkung: α_1-Rezeptoragonist → arterielle und venöse Vasokonstriktion
  - Indikation: insbesondere bei chronischer Störung des autonomen Nervensystems
  - Dosierung:
    - Beispiel Gutron (Vorteil: Tropfen → einfache Dosisanpassung)
    - Beginn mit 2–3 × 7 Tropfen (entspr. 2–3 × 2,5 mg Midodril), alle 3 d ist Steigerung bis auf max. 3 × 28 Tropfen (entspr. 3 × 10 mg Midodril) möglich
- **Etilefrin**:
  - Wirkung: direkt und indirekt wirkendes Sympathomimetikum auf α- und β-Rezeptoren, Effekt schwächer als bei Midodril
  - Indikation: bei intakten postganglionären sympathischen Efferenzen für Vasokonstriktoren
  - Dosierung:
    - Beispiel Effortil Tropfen
    - 3 × 10–20 Tropfen (entspr. maximaler Tagesdosis 15–30 mg Etilefrin)
    - zu beachten: Alkoholanteil, letzte Gabe mind. 4 h vor dem Schlafen; Risiko Harnverhalt, daher nicht bei koronarer Herzerkrankung oder Herzinsuffizienz
- **Fludrocortison** (Klasse-IIa-Empfehlung [3]):
  - Mineralokortikoid → Natrium- und Flüssigkeitsretention
  - Dosierung:
    - Beispiel Astonin H Tabletten 0,1 mg
    - Beginn 1 × 0,1 mg morgens (bei ausgeprägter Symptomatik auch initial 0,3–0,5 mg)
    - Erhaltungsdosis nach 3d 1 × 0,1–0,2 mg morgens
    - zu beachten: Gefahr der Hypokaliämie

52.11 Verlauf und Prognose

- 10-Jahres-Mortalität 29 % bei verzögerter OH, 50 % bei Progress von verzögerter OH in klassische OH [7]
- Die Pocket-Leitlinie der deutschen Gesellschaft für Kardiologie von 2018 gibt bei rezidivierenden Hypotonie-bedingten Bewusstlosigkeiten sowohl für Privat- als auch für Berufsfahrer eine Fahrtauglichkeit an, wenn die Blutdruckwerte durch eine entsprechende Therapie stabilisiert sind [8].

52.12 Quellenangaben

[1] Patienten mit Synkope in einer deutschen Notaufnahme. Dtsch Arztebl Int 2012; 109: 58–65

[2] Soteriades ES, Evans JC, Larson MG et al. Incidence and prognosis of syncope. N Engl J Med 2002; 347: 878–885

[3] Writing Committee Members, Shen WK, Sheldon RS et al. 2017 ACC/AHA/HRS guideline for the evaluation and management of patients with syncope: A report of the American College of Cardiology/American Heart Association Task Force on Clinical Practice Guidelines and the Heart Rhythm Society. Heart Rhythm 2017; 14: e155–e217

[4] Strickberger SA, Benson DW, Biaggioni I et al. American Heart Association Councils on Clinical Cardiology, Cardiovascular Nursing, Cardiovascular Disease in the Young, and Stroke; Quality of Care and Outcomes Research Interdisciplinary Working Group; American College of Cardiology Foundation; Heart Rhythm Society. AHA/ACCF scientific statement on the evaluation of syncope. J Am Coll Cardiol 2006; 47: 473–484

[5] Gibbons CH, Freeman R. Delayed orthostatic hypotension: a frequent cause of orthostatic intolerance. Neurology 2006; 67: 28–32

[6] Claydon VE, Hainsworth R. Salt supplementation improves orthostatic cerebral and peripheral vascular control in patients with syncope. Hypertension 2004; 43: 809–813

[7] Gibbons CH, Freeman R. Clinical implications of delayed orthostatic hypotension: a 10-year follow-up study. Neurology 2015; 85: 1362–1367

[8] Leitlinie der Deutschen Gesellschaft für Kardiologie. Im Internet: https://leitlinien.dgk.org/2010/positionspapier-fahreignung-bei-kardiovaskularen-erkrankungen Stand: 15.04.2019

52.13 Literatur zur weiteren Vertiefung

[1] https://www.escardio.org/Guidelines/Clinical-Practice-Guidelines/Syncope-Guidelines-on-Diagnosis-and-Management-of

[2] http://leitlinien.dgk.org/files/2010_Pocket-Leitlinien_Synkopen_Update.pdf

[3] http://leitlinien.dgk.org/files/2011_Kommentar_Synkopen.pdf

[4] http://leitlinien.dgk.org/2010/positionspapier-fahreignung-bei-kardiovaskularen-erkrankungen/

[5] http://circ.ahajournals.org/content/early/2017/03/09/CIR.0000000000000499

[6] https://www.aerzteblatt.de/archiv/8866/Orthostatische-Hypotonie-Pathophysiologie-Differentialdiagnose-und-Therapie

52.14 Wichtige Internetadressen

- https://dgk.org
- https://www.escardio.org
- https://www.heart.org

VI

53 Lungenembolie

Peter Brinkrolf

53.1 Steckbrief

Bei einer Lungenembolie kommt es zum Verschluss eines arteriellen Gefäßes der Lungenstrombahn. Häufigster Ursprung ist ein Embolus einer Venenthrombose, i. d. R. in den tiefen Beinvenen. Risikofaktoren, die eine vermehrte Koagulationsneigung des Blutes bedingen, sind neben Immobilität u. a. Tumorerkrankungen, intravasale Katheter sowie das Vorliegen einer Sepsis. Die Diagnostik der Lungenembolie erfolgt mittels klinischer Untersuchung, Bildgebung (CT-Angiografie) und Bestimmung der D-Dimere. Zur Festlegung der risikoadaptierten Therapie wird anhand der hämodynamischen Auswirkung und einer Risikoabschätzung mittels validierter Scores stratifiziert. Bei hämodynamischer Instabilität erfolgt i. d. R. eine systemische Lyse, andernfalls ist eine Antikoagulation ausreichend. Diese sollte zur Vermeidung von Frührezidiven mindestens für 3–6 Monate fortgeführt werden.

53.2 Synonyme

- Lungenarterienembolie (LAE)
- Lungenthrombembolie
- Pulmonalarterienembolie
- pulmonary embolism

53.3 Keywords

- tiefe Venenthrombose (TVT)
- Gefäßverschluss
- Rechtsherzbelastung
- Dyspnoe
- Lysetherapie
- systemische Lyse

53.4 Definition

- Bei der Lungenembolie oder Lungenarterienembolie (LAE) handelt es sich um einen partiellen oder vollständigen Verschluss eines arteriellen Gefäßes der Lungenstrombahn durch einen Embolus, meist im Rahmen eines thrombembolischen Ereignisses.

53.5 Epidemiologie

53.5.1 Häufigkeit

- Die Angaben zur Inzidenz der Lungenembolie schwanken aufgrund unerkannter kleiner Embolien und unterschiedlicher Einschlusskriterien in epidemiologischen Studien stark.
- Es kann von etwa 20–65 Fällen pro 100 000 Einwohnern und Jahr ausgegangen werden.
- Die Inzidenz ist u. a. durch die Verbreitung einer standardisierten Prophylaxe bei Immobilisation nach chirurgischen Eingriffen rückläufig.

53.5.2 Altersgipfel

- Die Inzidenz der Lungenembolie ist altersabhängig. Das Risiko einer Lungenembolie steigt etwa ab dem 60. Lebensjahr deutlich an.
- Junge Patienten sind nur selten betroffen.

53.5.3 Geschlechtsverteilung

- Männer sind im Vergleich zu Frauen etwas häufiger von einer Lungenembolie betroffen.

53.5.4 Prädisponierende Faktoren

- Bei etwa 90 % aller Lungenembolien besteht eine TVT, i. d. R. der unteren Extremität.
- Das Risiko einer Lungenembolie wird daher v. a. durch die Risikofaktoren einer TVT bedingt:
  - Einnahme oraler Kontrazeptiva
  - Schwangerschaft
  - Immobilisation, z. B. nach chirurgischen Eingriffen
  - Tumorerkrankung
  - Gerinnungsstörungen, die zu einer Hyperkoagulabilität führen (z. B. Prothrombinmutation, Antiphospholipid-Syndrom, Mangel an Gerinnungsinhibitoren)
- Zu den prädisponierende Faktoren einer Lungenembolie ohne Vorliegen einer TVT gehören:
  - chirurgische Eingriffe, insbesondere bei Gelenkersatz und Frakturen von Becken und großen Röhrenknochen
  - intravasales Fremdmaterial, wie z. B. zentrale Venenkatheter (ZVK) oder Schrittmachersonden
  - Sepsis

53.6 Ätiologie und Pathogenese

- Eine Lungenembolie entsteht durch einen in die Lungenstrombahn eingeschwemmten Embolus.
- In der überwiegenden Mehrzahl der Fälle handelt es sich um ein thrombembolisches Geschehen.
- Zur Lungenembolie führende Thrombembolien stammen mehrheitlich aus Thrombosen aus dem Bereich der unteren Extremitäten.
- Sofern in seltenen Fällen das Stromgebiet der V. cava superior verantwortlich ist, sind meist Thromben ursächlich beteiligt, die sich an ZVK, Schrittmachersonden oder an anderem in die Gefäßbahn eingebrachtem Fremdmaterial gebildet haben.
- Deutlich seltenere Ursachen einer Lungenembolie sind Fettembolien, septische Embolien, Knochenmarksembolien, Luftembolien sowie Embolien durch eingeschwemmtes Fremdmaterial.
- Durch die embolische Verlegung eines arteriellen Gefäßes der Lungenstrombahn kommt es – je nach Größe des betroffenen Gefäßes – zu einem Anstieg des pulmonalarteriellen Widerstands und der Nachlast des rechten Herzens sowie zu einem Sinken der linksventrikulären Vorlast mit konsekutivem Abfall des Herzzeitvolumen.
- Aufgrund der Ventilation nicht perfundierter Lungenareale verschlechtert sich das Ventilations-Perfusions-Verhältnis. Dies führt bei ausgeprägten Embolien zu einer verminderten Oxygenierung, welche das Risiko eines akuten Myokardinfarkts der belasteten rechten Herzkammer erhöht.

53.7 Klassifikation und Risikostratifizierung

- Angesichts des zeitlichen Verlaufs wird zwischen akuten und chronischen Lungenembolien unterschieden. Eine chronische Lungenembolie entwickelt sich, wenn sich bei einer akuten Lungenembolie der Embolus nicht auflöst, was in etwa 1 % der Fälle vorkommt.
- Die klinische Einteilung erfolgt anhand des Ausmaßes und der hämodynamischen Auswirkungen in 4 Schweregrade:
  - Grad I: hämodynamisch stabil ohne RV-Dysfunktion (RV: rechtsventrikulär)
  - Grad II: hämodynamisch stabil mit RV-Dysfunktion
  - Grad III: hämodynamisch instabil
  - Grad IV: Reanimationspflichtigkeit
- Die European Society of Cardiology (ESC) klassifiziert die Lungenembolie anhand von Frühsterblichkeit in 3 Gruppen:
  - niedrig mit einem Sterblichkeitsrisiko < 1 %
  - mittel mit einem Sterblichkeitsrisiko von 3–15 %
  - hoch mit einer Frühsterblichkeit > 15 %
- Die Stratifizierung zur risikoadjustierten Therapie erfolgt anhand verschiedener Scoring-Systeme wie beispielsweise des sPESI (simplified pulmonary embolism severity index, siehe Kap. 53.11.1)

53.8 Symptomatik

- plötzlich beginnende Dyspnoe/Tachypnoe
- thorakale Schmerzen
- Präsynkope oder Synkope
- Tachykardie
- Zyanose
- Husten
- Hämoptysen

53.9 Diagnostik

53.9.1 Diagnostisches Vorgehen

- Die Basisdiagnostik umfasst Anamnese, Vitalparameter, Röntgen-Thorax sowie die Durchführung einer Blutgasanalyse (BGA).
- In der prä- und innerklinischen Praxis ist es wichtig, an das Vorliegen einer Lungenembolie als Differenzialdiagnose zu denken, um eine gezielte Anamnese und Diagnostik zu betreiben. Nach Hinweisen auf eine bestehende TVT (siehe Kap. 48) soll gesucht werden.
- Die Maßnahmen der Basisdiagnostik sind in ihrer Zusammenschau geeignet, die Verdachtsdiagnose Lungenembolie zu erhärten, Anamnese und körperliche Untersuchung allein reichen nicht aus.
- Es konnte gezeigt werden, dass standardisierte diagnostische Algorithmen die Letalität einer Lungenembolie senken.
- Nach der Basisdiagnostik sollte die Ermittlung der klinischen Wahrscheinlichkeit anhand validierter Scores durchgeführt werden, um darauf das weitere diagnostische Vorgehen aufzubauen. Hierzu sind v. a. der Wells-Score (siehe Kap. 48) sowie der revidierte Genf-Score geeignet.
- Die Erhebung dieser Scores ist auch präklinisch durch Anamnese und klinische Untersuchung möglich.
- Bei hohen Score-Punktwerten, hoher Wahrscheinlichkeit sowie hämodynamisch instabilen Patienten wird unmittelbar eine CT-Bildgebung empfohlen. Ist diese nicht sofort möglich, sollte eine Echokardiografie zur Beurteilung der RV-Belastung durchgeführt werden. Im Rettungsdienst sollten entsprechend eingeschätzte Patienten nach Möglichkeit in eine Klinik mit verfügbarer CT-Diagnostik eingewiesen werden.
- Bei mittlerer oder geringer Wahrscheinlichkeit einer Lungenembolie sollten zunächst die D-Dimere bestimmt werden. Nur bei erhöhten Werten sollte noch eine Bildgebung zur Lungenemboliediagnostik angeschlossen werden.

53.9.2 Anamnese

- Eigen- und Fremdanamnese des Patienten, um das Vorliegen von Risikofaktoren abzuklären: Hinweise auf bestehende TVT?
- Erfragung des Schmerzcharakters: Typisch ist ein schlagartig beginnender, stechender, durch Inspiration zunehmender sogenannter pleuristischer Schmerz

53.9.3 Körperliche Untersuchung

- Der Bestimmung der Vitalwerte kommt eine große Bedeutung zu.
- Bei einer LAE kann es zu Hypotension, Tachykardie, Hypoxie und Tachypnoe kommen. Durch die gestiegene Totraumventilation liegt typischerweise ein erniedrigter exspiratorische CO_2-Wert bei erhöhtem arteriellem CO_2-Wert vor.
- Eine Kombination aus respiratorischen und zirkulatorischen Akutsymptomen (Luftnot plus Schock) sollte immer auch an eine LAE denken lassen.
- Inspektion des Patienten:
  - Dyspnoe
  - Zyanose
  - gestaute Halsvenen
  - Schweißausbruch
  - Blässe
  - Hämoptysen
- Untersuchung auf klinische Zeichen einer verminderten Organperfusion
- Auskultation von Herz und Lunge

53.9.4 Labor

- Zum Ausschluss der Verdachtsdiagnose Lungenembolie ist die Messung der D-Dimere heranzuziehen.
- Als Grenzwert der D-Dimere hat sich 500 µg/l als Standard etabliert. Unter Verwendung eines altersadaptierten Grenzwertes (Alter x10 µg/l) für Patienten, die älter als 50 Jahre sind, kann die Spezifität des Tests ohne relevante Auswirkungen auf die Sensitivität erhöht werden.
- Ein D-Dimer-Test sollte bei hämodynamisch stabilen Patienten mit niedriger oder mittlerer klinischer Wahrscheinlichkeit für eine LAE eingesetzt werden.
- Sind die D-Dimere bei Patienten mit niedriger oder mittlerer klinischer Wahrscheinlichkeit für das Vorliegen eine Lungenembolie nicht erhöht, gilt diese als ausgeschlossen. Eine weitere Diagnostik ist nicht erforderlich.
- Bei erhöhten D-Dimeren in dieser Patientengruppe muss die Diagnose durch eine Bildgebung bestätigt werden, da der positive prädiktive Wert des Tests zu gering ist, um die Diagnose sicher zu stellen.
- Bei Patienten mit hoher klinischer Wahrscheinlichkeit wird der D-Dimer-Test nicht empfohlen. Hier ist direkt eine Bildgebung anzustreben.
- Prinzipiell stehen Point-of-Care-Tests zur Verfügung. Diese spielen für die präklinische Notfallmedizin jedoch keine Rolle, zumal einem positiven Test keine unmittelbare therapeutische Konsequenz, sondern eine apparative Diagnostik folgt.

53.9.5 Bildgebende Diagnostik

- Bildgebung der Wahl zur Diagnose oder dem Ausschluss einer Lungenembolie stellt im klinischen Setting die CT-Angiografie (CT-A) der pulmonalarteriellen Gefäße unter Verwendung jodhaltiger Kontrastmittel dar.
- Sonografische Untersuchungen werden v. a. genutzt, um TVT zu detektieren.
- Sowohl prä- als auch innerklinisch können durch Echokardiografie die kardiale Belastung bzw. Dysfunktion des rechten Herzens quantifiziert und differenzialdiagnostisch abgeklärt werden.
- Als alternative Verfahren zur CT-A kommen unter spezifischen Voraussetzungen die Szintigrafie, Angiografie und auch die MRT infrage.

Sonografie

- Die Sonografie der Beinvenen im Kompressionsultraschall mit standardisierter Darstellung wird bei Verdacht auf Lungenembolie genutzt, um eine TVT zu diagnostizieren.
- Die Sonografie ist bei hämodynamisch stabilen Patienten sinnvoll, um eine Bestätigung der Verdachtsdiagnose herbeizuführen, insbesondere dann, wenn auf Kontrastmittelgabe oder Strahlenbelastung durch CT-A/ Szintigrafie verzichtet werden soll.
- Bei Vorliegen einer TVT und hoher klinischer Wahrscheinlichkeit gilt eine Lungenembolie als bestätigt (► Abb. 53.1).

Echokardiografie

- Bei hämodynamisch instabilen Patienten sollte eine Echokardiografie durchgeführt werden, falls eine CT-A nicht unmittelbar verfügbar ist. Dies kann bei Verfügbarkeit geeigneter Geräte durch erfahrene Untersucher bereits präklinisch durchgeführt werden.
- Die transthorakale Echokardiografie (TTE) ermöglicht den Nachweis bzw. Ausschluss wichtiger Differenzialdiagnosen, wie die eines linksventrikulären Pumpversagens, Klappenvitiums oder Perikardergusses.
- Die Beurteilung der rechtsventrikulären Druckbelastung und Dysfunktion ermöglicht eine Einschätzung des Akutrisikos sowohl bei hämodynamisch instabilen als auch bei stabilen Patienten.

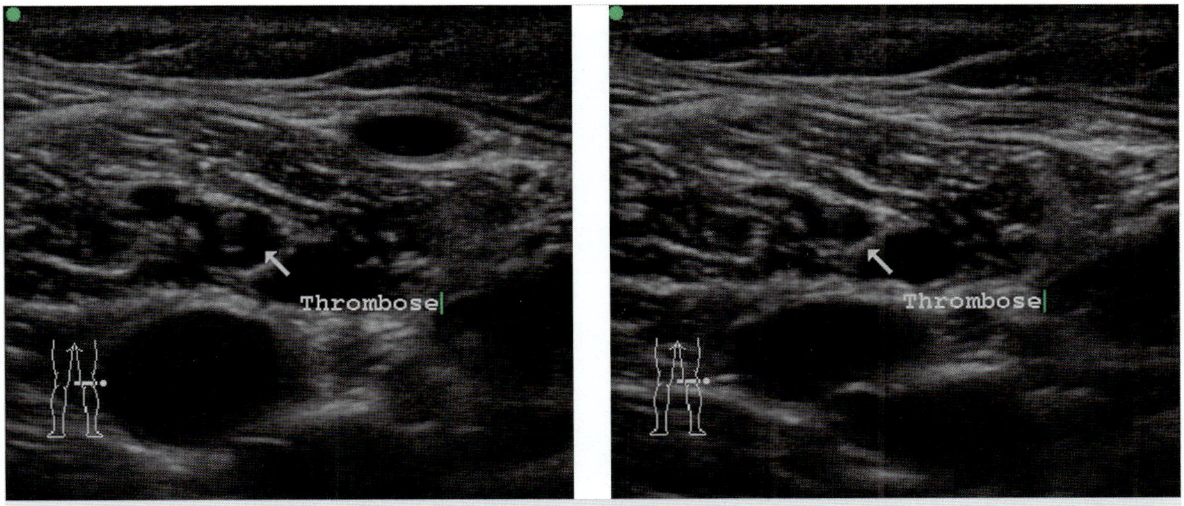

Abb. 53.1 Thrombose einer tiefen Beinvene. Links ohne, rechts mit Kompression.
Die Vene ist nicht vollständig komprimierbar. Im Gefäßlumen zeigt sich ein inhomogener echoreicher bis isoechogener Thrombus. Entscheidendes Kriterium ist die fehlende Komprimierbarkeit, da einige echoarme Thromben im B-Bild nicht vom fließenden Blut abgegrenzt werden können. (Quelle: Metelmann B, Metelmann C, Brinkrolf P. Lungenarterienembolie. Notfallmedizin up2date 2018; 13(04): 411–426)

- Bei unauffälligem echokardiografischem Befund kann eine vital bedrohliche Lungenembolie mit hoher Sicherheit ausgeschlossen werden.

CT

- Die CT-A der pulmonalarteriellen Gefäße in Mehrschicht-Spiraltechnik weist eine hohe Sensitivität und Spezifität auf. Sie stellt derzeit faktisch das Standardverfahren zur Diagnostik einer Lungenembolie dar (▶ Abb. 53.2).
- Der Schweregrad einer Lungenembolie kann in der CT-A anhand der prozentualen Verlegung der Strombahn sowie anhand indirekter Rechtsherzbelastungszeichen, wie beispielsweise eines Kontrastmittelrückstaus, abgeschätzt werden.
- Durch die hohe Auflösung moderner MSCT (Mehrzeilen-CT) werden in der CT-A häufig subsegmentale Emboli mit fraglicher klinischer Relevanz entdeckt.

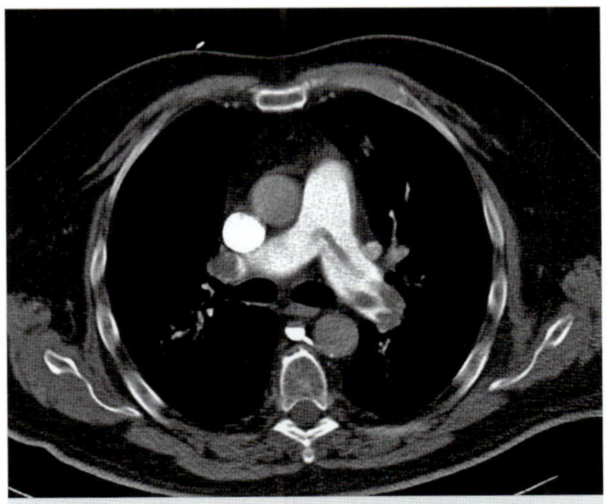

Abb. 53.2 Akute zentrale Lungenarterienembolie (LAE).
Kontrastmittelaussparungen aufgrund okkludierenden Thrombusmaterials in beiden Pulmonalarterienhauptstämmen. Zudem zeigt sich ein sogenannter reitender Thrombus auf der Bifurkation des Truncus pulmonalis. Die primär bildgebende Diagnostik der LAE erfolgt mittels kontrastmittelgestützter CT-Angiografie der pulmonalateriellen Gefäße. (Quelle: Marc Veiler, Institut für Klinische Radiologie, Universitätsklinikum Münster. In: Metelmann B, Metelmann C, Brinkrolf P. Lungenarterienembolie. Notfallmedizin up2date 2018; 13(4): 411-426)

MRT

- MR- und MR-Angiografie-Untersuchungen sind zur Diagnostik der Lungenembolie mit hochmodernen MR-Scannern prinzipiell geeignet, werden aktuell aber bei eingeschränkter Studienlage noch nicht routinemäßig eingesetzt.
- An entsprechend erfahrenen Zentren kann die Lungenemboliediagnostik per MRT im Einzelfall eine Alternative für hämodynamisch stabile Patienten darstellen.

Szintigrafie

- Eine Ventilations-/Perfusionsszintigrafie dient als Alternative zur CT-Angiografie der pulmonalarteriellen Gefäße, sofern diese nicht durchgeführt werden kann.
- Durch die Nutzung definierter Kriterien (mindestens 1 segmentaler Befund oder 2 subsegmentale Ventilations-Perfusions-Mismatch-Befunde) wird eine hohe Sensitivität und Spezifität für die Diagnostik der Lungenembolie erreicht
- Die Kombination aus Ventilations-/Perfusionsszintigrafie und CT erhöht die Spezifität auf 100 %. Aktuell fehlen aber noch große Studien, um den Mehrwert valide beurteilen zu können.

Angiografie

- Die selektive Pulmonalisangiografie ist der historische Goldstandard zur Diagnostik der Lungenembolie.
- Durch die Verbreitung aktuellerer Verfahren (CT-A) ist die klinische Bedeutung der Pulmonalisangiografie nur noch gering.
- Das Verfahren ist weiterhin indiziert bei hämodynamisch instabilen Patienten, bei denen eine absolute Kontraindikation für eine Lysetherapie besteht, um eine Aspiration oder Fragmentation des Thrombus durch einen Pulmonaliskatheter anzustreben.

53

53.9.6 Instrumentelle Diagnostik

EKG

- Die bei einer Lungenembolie auftretenden EKG-Veränderungen sind häufig unspezifisch, sodass die EKG-Diagnostik nur ergänzenden Charakter hat.
- Typische EKG-Veränderungen können aber in der präklinischen Notfallmedizin angesichts eingeschränkter apparativer und laborchemischer Diagnostik wegweisend sein, um die Verdachtsdiagnose Lungenembolie in Betracht zu ziehen.
- Aufgrund der Rechtsherzbelastung ist oft ein Rechtstyp zu finden, zudem die S I/QIII-Konfiguration, T-Negativierungen und v. a. in den Ableitungen V_1-V_3 ein P-pulmonale.
- Auch ein (neu aufgetretener) Rechtsschenkelblock (RSB) kann Hinweis auf eine Lungenembolie sein.

53.10 Differenzialdiagnosen

Tab. 53.1 Differenzialdiagnosen.

Differenzialdiagnose	Bemerkungen
Myokardinfarkt	betrifft ähnliche Patientengruppen, Schmerzcharakter jedoch oft anders (atemunabhängig, ausstrahlend); im Labor durch CK-MB-Bestimmung und Troponin differenzierbar
Lungenödem	ebenfalls oft (sub)akute Dyspnoe, häufig durch Auskultation gut abgrenzbar, i. d. R. nicht schmerzhaft
Asthmaanfall	Atemgeräusche und Anamnese geben häufig typische Hinweise
Pneumonie	geht i. d. R. mit (hohem) Fieber einher, kann jedoch auch gemeinsam mit Lungenembolie auftreten
(spontaner) Pneumothorax	Patientenkollektiv meist anders, in Bildgebung gut differenzierbar, Auskultation, Perkussion
Aortendissektion	Symptomatik z. T. ähnlich, Schmerzcharakter wird eher als „reißend“ beschrieben, Schmerz oft eher rückennah lokalisiert. Labor und Bildgebung ermöglichen Differenzialdiagnostik.

CK-MB: Muscle-Brain-Typ-Kreatinkinase

53.11 Therapie

- Während eine medikamentöse oder mechanische Reperfusion die kausale Therapie einer LAE darstellt, muss die präklinische und frühe innerklinische Notfalltherapie im Wesentlichen auf den Erhalt der Oxygenierung und die Stabilisierung der kardialen Funktion ohne Überlastung des rechten Ventrikels fokussiert sein.
- Über den Euler-Liljestrand-Mechanismus kann durch die Erhöhung des Sauerstoffpartialdrucks mittels Sauerstoffinsufflation eine pulmonale Vasodilatation erreicht werden.
- Bei zunehmender respiratorischer Einschränkung kann eine nichtinvasive Beatmung mit CPAP (continuous positive airway pressure) eingesetzt werden. Jedoch sollte bedacht werden, dass bei eingeschränkter Pumpfunktion (low cardiac output) eine Beatmung mit PEEP (positive endexpiratory pressure) kontraindiziert ist.

53.11.1 Therapeutisches Vorgehen

- Klinisch instabile Patienten werden prä- und innerklinisch von Beginn an intensivmedizinisch überwacht, respiratorisch und hämodynamisch supportiv therapiert und sind schnellstmöglich der Antikoagulation und Reperfusionstherapie zuzuführen.

Tab. 53.2 Verfahrenswahl.

Bezeichnung der Klassifikation/ Einteilung	Einteilung/Stadium	Verfahren	Indikation für das jeweilige Verfahren
Risikostratifizierung durch sPESI, hämodynamische Stabilität, Beurteilung der RV-Dysfunktion und möglicher Erhöhung von Troponin oder natriuretischen Peptiden	niedriges Risiko	Antikoagulation	indiziert
		Thrombolyse	nicht indiziert
		mechanische Reperfusion	nicht indiziert
	intermediär niedriges Risiko	Antikoagulation	indiziert
		Thrombolyse	nicht indiziert
		mechanische Reperfusion	nicht indiziert
	intermediär hohes Risiko	Antikoagulation	indiziert
		Thrombolyse	ggf. im Verlauf indiziert
		mechanische Reperfusion	ggf. im Verlauf indiziert
	hohes Risiko	Antikoagulation	indiziert
		Thrombolyse	indiziert
		mechanische Reperfusion	ggf. indiziert

sPESI: simplified Pulmonary Embolism Severity Index, RV: rechtsventrikulär

- Bei hämodynamisch stabilen Patienten sollte nach Diagnosestellung eine Risikoabschätzung durchgeführt werden, um die optimale Therapie festzulegen. Hierzu stehen klinische Scores wie der einfach durchführbare sPESI zur Verfügung
- sPESI. Je 1 Punkt für:
  - Alter > 80 Jahre
  - Tumorerkrankung
  - chronische Herzinsuffizienz oder Lungenerkrankung
  - Herzfrequenz mindestens 110/min
  - systolischer Blutdruck < 100 mmHg
  - arterielle Hämoglobinsättigung < 90 %
- Nach klinischem Bild und sPESI-Wert werden 4 Risikogruppen stratifiziert:
  - niedriges Risiko: sPESI = 0
  - intermediär niedriges Risiko: sPESI ≥ 1 ohne RV-Dysfunktion oder ohne Erhöhung von Troponin oder natriuretischen Peptiden
  - intermediär hohes Risiko: sPESI ≥ 1 in Kombination mit RV-Dysfunktion und Erhöhung von Troponin oder natriuretischen Peptiden
  - hohes Risiko: sPESI ≥ 1 bei hämodynamischer Instabilität

53.11.2 Pharmakotherapie

Antikoagulation

- Eine Antikoagulation in therapeutischer Dosierung soll sofort nach Diagnose einer Lungenembolie begonnen werden.
- Für die initiale Antikoagulation hat sich innerklinisch eine Therapie mit niedermolekularen Heparinen (NMH) oder Fondaparinux (FPX) als Standard etabliert.
- Bei Kontraindikationen (u. a. deutlich eingeschränkte Nierenfunktion) und im Rettungsdienst kann unfraktioniertes Heparin (UFH) eingesetzt werden.
- Aus der Gruppe der direkten oralen Antikoagulanzien (DOAK) sind (derzeit) Rivaroxaban und Apixaban für die initiale Antikoagulation bei Lungenembolie zugelassen.
- Hämodynamisch instabile Patienten mit Lungenembolie sollten initial Heparin, bevorzugt UFH, erhalten.
- Die initiale Antikoagulation sollte möglichst früh erfolgen. Bei hoher klinischer Wahrscheinlichkeit einer Lungenembolie sollte der Abschluss der Diagnostik nicht abgewartet werden. Insbesondere bei hämodynamisch instabilen Patienten sollte eine Antikoagulation mit UFH bereits präklinisch begonnen werden, wenn eine Lungenembolie vermutet wird.
- Um ein Rezidiv einer Lungenembolie zu verhindern, schließt sich eine 3–6-monatige Erhaltungstherapie an. Diese kann mit Vitamin-K-Antagonisten (VKA), NMH, FPX, UFH oder DOAK durchgeführt werden. Als Standardtherapie hat sich die Gabe von VKA mit einem Ziel-INR von 2,0–3,0 etabliert.
- Die Entscheidung, die Erhaltungstherapie über diesen Zeitraum hinaus zu verlängern, ist in kritischer Abwägung der individuellen Rezidiv-Risikofaktoren gegen das Blutungsrisiko durch die Antikoagulation und den Wunsch des Patienten zu treffen.

Thrombolyse

- Bei hämodynamisch instabilen Patienten bzw. hohem klinischem Risiko ist eine systemische thrombolytische Therapie indiziert.
- Je instabiler der Patient ist, desto frühzeitiger sollte – auch präklinisch im Sinne einer kalkulierten Verdachtsdiagnose – der Entschluss zur medikamentösen Thrombolyse getroffen werden.
- Bei hämodynamisch stabilen Patienten mit intermediär hohem Risiko sollte eine systemische Thrombolyse nicht initial, sondern nur bei hämodynamischer Dekompensation im Verlauf eingesetzt werden. Patienten

mit intermediär hohem Risiko sind 2–3d intensivmedizinisch zu überwachen.
- Eine Thrombolyse sollte vorzugsweise mittels rekombinanter Gewebe-Plasminogenaktivator (rt-PA) durchgeführt werden. Alternativ stehen Streptokinase und Urokinase zur Verfügung.
- Eine begleitende Antikoagulation mit UFH soll durchgeführt werden.
- Für Patienten mit flottierenden Thromben in den rechten Herzhöhlen ist der Wert einer Thrombolyse im Vergleich zur chirurgischen Embolektomie umstritten.

Kreislauftherapie

- Eine LAE kann zu einer erheblichen hämodynamischen Instabilität führen. Für deren Behandlung ist die kontinuierliche Gabe von Katecholaminen mittels Spritzenpumpe indiziert.
- Noradrenalin ist im Rahmen einer LAE-bedingten hämodynamischen Instabilität das Katecholamin der Wahl. Eine rasche Volumengabe ist meist nicht indiziert. Eventuell kann eine zusätzliche Gabe von Dobutamin sinnvoll sein.

53

53.11.3 Interventionelle Therapie

Mechanische Reperfusion

- Kathetergestützte Verfahren zur mechanischen Reperfusion werden v. a. für hämodynamisch instabile Patienten mit hohem Blutungsrisiko, Kontraindikationen einer systemischen Thrombolyse oder bei deren unzureichendem Erfolg eingesetzt.
- Die Katheterintervention erfolgt mechanisch über Rotations- oder Aspirationsverfahren, eine gleichzeitige lokale Thrombolyse ist möglich.
- In Studien konnte eine klinische Erfolgsrate von insgesamt 87 % gezeigt werden.

53.11.4 Operative Therapie

- Die Indikation zur Implantation eines (temporären) Vena-cava-Filters ist Einzelfällen vorenthalten. Eine Implantation kann bei rezidivierenden Lungenembolien unter therapeutischer Antikoagulation sowie bei einer Kombination aus akutem hohem Blutungsrisiko und hohem Lungenembolierisiko vorteilhaft sein. Die Studienlage hierzu ist jedoch uneinheitlich.

53.12 Nachsorge

- Eine seltene (Inzidenz: ca. 5 Fälle/1 Million und Jahr) Komplikation nach Lungenembolie stellt die chronisch thrombembolische pulmonale Hypertonie (CTEPH) dar.
- Bei Patienten, die unter mindestens dreimonatiger Antikoagulation nach Lungenembolie weiterhin über Dyspnoe und reduzierte Belastbarkeit klagen oder sogar neue lungenembolietypische Symptome entwickeln, sollte eine CTEPH ausgeschlossen werden.
- Ein routinemäßiger Ausschluss einer CTEPH ist angesichts der sehr niedrigen Inzidenz nicht empfohlen.

53.13 Verlauf und Prognose

- Die Mortalität der Lungenembolie ist stark vom Schweregrad abhängig. Bei mindestens 1 Punkt im sPESI-Score liegt die 30-Tage-Mortalität bei 9–11 %. Von den Patienten mit 0 Punkten im sPESI-Score verstirbt lediglich 1 % innerhalb von 30d.
- Nach Absetzen der Antikoagulation besteht in den ersten 2 Jahren ein erhöhtes Rezidivrisiko. Dieses liegt bei etwa 10 % Prozent pro Jahr, nimmt jedoch im Verlauf der weiteren Jahre deutlich ab.

53.14 Quellenangaben

[1] Elias A, Mallett S, Daoud-Elias M et al. Prognostic models in acute pulmonary embolism: a systematic review and meta-analysis. BMJ Open 2016; 6:e010324

[2] Encke H, Haas S, Kopp I et al. S3-Leitlinie Prophylaxe der venösen Thrombembolie (VTE). 2. komplett überarbeitete Auflage, https://www.awmf.org/uploads/tx_szleitlinien/003-001l_S3_VTE-Prophylaxe_2015-12.pdf Stand: 14.02.2019. AWMF Leitlinien-Register Nr. 003/001

[3] Goldhaber SZ, Bounameaux H. Pulmonary embolism and deep vein thrombosis. Lancet 2012; 379: 1835–1846

[4] Hach-Wunderle V, Gerlach H, Konstantinides S et al. S2k-Leitlinie Diagnostik und Therapie der Venenthrombose und der Lungenembolie, https://www.awmf.org/uploads/tx_szleitlinien/065-002k_S2k_VTE_Venenthrombose-Lungenembolie_2017-04.pdf; Stand: 14.02.2019. AWMF Leitlinien-Register Nr. 065/002

[5] Kalra R, Bajaj NS, Arora P et al. Surgical Embolectomy for Acute Pulmonary Embolism: Systematic Review and Comprehensive Meta-Analyses. Ann Thorac Surg 2017; 103: 982–990

[6] Schellong SM. Diagnostik der venösen Thrombose und Lungenembolie. Internist 2010; 51: 325–334

[7] Sista AK, Kuo WT, Schiebler M et al. Stratification, Imaging, and Management of Acute Massive and Submassive Pulmonary Embolism.Radiology 2017; 284(1): 5: 24

[8] Tapson VF. Diagnosis, prognosis and therapeutic management of acute pulmonary embolism, Hospital Practice 2016.

54 Kardiogener Schock

Matthias Eden, Norbert Frey

54.1 Steckbrief

Der kardiogene Schock ist definiert als Zustand der kritisch eingeschränkten Endorganperfusion, bedingt durch ein reduziertes Herzzeitvolumen, bei gleichzeitig adäquatem intravasalem Volumenstatus. Hierbei umfasst der kardiogene Schock ein Kontinuum von milder Hypoperfusion („Prä-Schock"), dem manifesten Schock bis zu einem therapierefraktären Schockgeschehen. Der akute Myokardinfarkt ist das mit 75–80 % häufigste auslösende Ereignis. Weitere Ursachen sind die akute Myokarditis, die akute Verschlechterung einer chronischen Herzinsuffizienz, das Postkardiotomiesyndrom, die Takotsubo-Kardiomyopathie, die hypertrophe Kardiomyopathie mit Obstruktion und eine akute Klappenpathologie [1], [2].

54.2 Synonyme

- Herzschock
- akutes Herzversagen

54.3 Keywords

- kardiogener Schock
- Reperfusion
- Radialiszugang
- mechanische Herzkreislaufunterstützung
- ECLS (extrakorporale Lebenserhaltung)
- ECMO (extrakorporale Membranoxygenierung)
- Impella
- Cardiac-Arrest-Zentrum

54.4 Definition

- Im 1999 publiziertem „Shock Trial" wurden bis heute gültige Kriterien für die Definition des kardiogenen Schocks etabliert.
- Parameter für einen manifesten Schock:
  - systolischer Blutdruck < 90 mmHg länger als 30 min
  - Bedarf an Vasopressoren, um diesen Blutdruck zu erreichen
  - Lungenstauung oder erhöhte linksventrikuläre Füllungsdrücke (Lungenkapillaren-Verschlussdruck (PCWP) > 15 mmHg)
- weitere Schock-Kriterien [3]:
  - erniedrigtes Herzzeitvolumen < 1,8 l/min/m^2
  - Zeichen der Endorganhypoperfusion
    - kalte Extremitäten
    - Oligurie < 30 ml/h
    - Serumlaktat > 2 mmol/l
  - Zeichen mentaler Dysfunktion

54.5 Epidemiologie

54.5.1 Häufigkeit

- Der kardiogene Schock tritt bei etwa 5–15 % aller Infarktfälle auf (5–8 % ST-Elevationsmyokardinfarkte, 2,5 % Nicht-ST-Elevationsmyokardinfarkte).
- Dies bedeutet, dass in den USA jährlich 40 000–50 000, in Europa jährlich 60 000–70 000 Patienten eine infarktassoziierten Schock erleiden [2].

54.5.2 Altersgipfel

- Der Altersgipfel des kardiogenen Schocks liegt um das 65. Lebensjahr.

54.5.3 Geschlechtsverteilung:

- Frauen sind zu 35 % betroffen, Männer etwa zu 65 %.

54.5.4 Prädisponierende Faktoren

- fortgeschrittenes Lebensalter
- Vorhandensein eines akuten Vorderwandinfarkts
- ST-Elevation im EKG oder das Vorhandensein eines neuen Linksschenkelblocks
- arterieller Hypertonus
- Diabetes mellitus
- Mehrgefäß-Koronare-Herzerkrankung
- Myokardinfarkt in der Vergangenheit
- vorbestehende Herzinsuffizienz
- Nierenversagen [2]

54.6 Ätiologie und Pathogenese

- Die Entwicklung des kardiogenen Schocks entspricht einer teufelskreisähnlichen Abwärtsspirale, in der das durch einen Myokardschaden reduzierte Herzzeitvolumen den enddiastolischen Ventrikeldruck und die linksventrikuläre Wandspannung steigen lässt. In Verbindung mit einer Hypotonie und Tachykardie führt dies zu einer weiteren Einschränkung der Koronarperfusion.
- In Verbindung mit einer zunehmenden diastolischen Versteifung des Ventrikels kommt es zur progredienten pulmonalen Kongestion mit Reduktion des Sauerstoffaustausches.

- Die kompensatorische Aktivierung des Sympatikotonus mit gesteigerter Freisetzung endogener Katecholamine erhöht die Herzfrequenz und den Sauerstoffverbrauch des Myokards. Hingegen führt eine gesteigerte Renin-Angiotensin-Aldosteron-Aktivität zu einer Flüssigkeits- und Elektrolytretention, weiterer Vasokonstriktion und Vorlasterhöhung.
- Hieraus folgt die Entwicklung eines SIRS-artigen Aktivierungszustands (SIRS: systemic inflammatory response syndrome) des gesamten Kreislaufsystems:
  - Die systemische Freisetzung von Zytokinen und die Aktivierung von NO-synthetisierenden Enzymen (eNOS und iNOS) führen zu einer Abnahme des arteriellen Gefäßwiderstands und konsekutiver Hypotonie und Kardiodepression.
  - Diese Störungen der gesamten Mikroperfusion führen in der Folge zu einer erhöhten Kapillarpermeabilität und reduzierter Kapillardichte.
  - Sie können so, ähnlich wie beim septischen Schock, zu einer deutlichen Umverteilung des intravasalen Volumens führen (capillary leak).
- Viele der sonst verfügbaren Autoregulationssysteme im mikrovaskulären Gefäßbett versagen unter der Einwirkung von NO, was zu reduzierter Sauerstoffaufnahme, arteriovenösen Shuntöffnungen, fortschreitenden Endothelschäden und auch Mikrothrombenbildung führen kann.
- Alle diese Veränderungen schreiten zu einer stetigen Abwärtsspirale mit progressivem Multiorganversagen voran [1], [2], [4].

54.7 Symptomatik

- klinische Symptome eines kardiogenen Schocks:
  - blasse, kalte und marmorierte Haut
  - systemische Hypotonie
  - Thoraxschmerz
  - Tachykardie
  - Atemnot mit pulmonalen Rasselgeräuschen
  - ggf. gestaute Halsvenen
- Zudem kann es im Rahmen der Endorganhypoperfusion zu deutlichen neurologischen Affektionen mit Unruhe, Verwirrtheit und Somnolenz des Patienten kommen.
- Im fortgeschrittenen Schock tritt eine Oligurie/Anurie auf.

54.8 Diagnostik

- Jedwede (prähospital oder stationär) durchgeführte Diagnostik sollte generell darauf abzielen, den drohenden oder manifesten Schock schnellstmöglich zu erkennen, potenziell reversible Ursachen zu ermitteln und unmittelbar zu behandeln.
- Der Erkennung des drohenden oder manifesten kardiogenen Schocks durch den Rettungsdienst kommt hierbei in der Initialphase eine entscheidende Bedeutung zu.

54.8.1 Diagnostisches Vorgehen

54.8.2 Anamnese

- Fragen in der initialen (Fremd-)Anamnese:
  - Thoraxschmerz
  - Dyspnoe
  - Verwirrung
  - Palpitationen
  - Bewusstseinsverlust
- Wichtig ist hierbei die Frage nach Beginn und Progression der Symptome.

54.8.3 Körperliche Untersuchung

- In der initialen klinischen Untersuchung sollte neben der Erhebung der Vitalparameter (Blutdruck, Herzfrequenz, periphere Sättigung) das Hautkolorit auf Marmorierung und Zyanose sowie die Hauttemperatur überprüft werden.
- Typischerweise kommt es im kardiogenen Schock (im Gegensatz zur Sepsis) zu einer Hyperhidrose.
- Bei der Auskultation der Lunge werden Rasselgeräusche als Zeichen der Lungenstauung gefunden.
- Bei der Auskultation des Herzens sollte auf einen 3. Herzton und pathologische Geräusche als Korrelat zu schweren Klappenvitien geachtet werden.

54.8.4 Labor

- Ein zügiges Basislabor (inklusive myokardialer Nekroseparameter) ist obligat, allerdings erst in der stationären Versorgung verfügbar.

54.8.5 Bildgebende Diagnostik

Echokardiografie

- Der zeitnahen transthorakalen Echokardiografie (TTE) kommt im kardiogenen Schock eine zentrale Bedeutung zu, wobei eine konsequente Verfügbarkeit in der prähospitalen Notfallversorgung selten ist.
- Mit der TTE lassen sich spätestens während der Erstversorgung im Schockraum bettseitig schnellstmöglich Informationen über die Ventrikelkontraktilität, den Füllungsstatus, etwaige Klappenvitien oder infarktassoziierte Komplikationen sammeln.

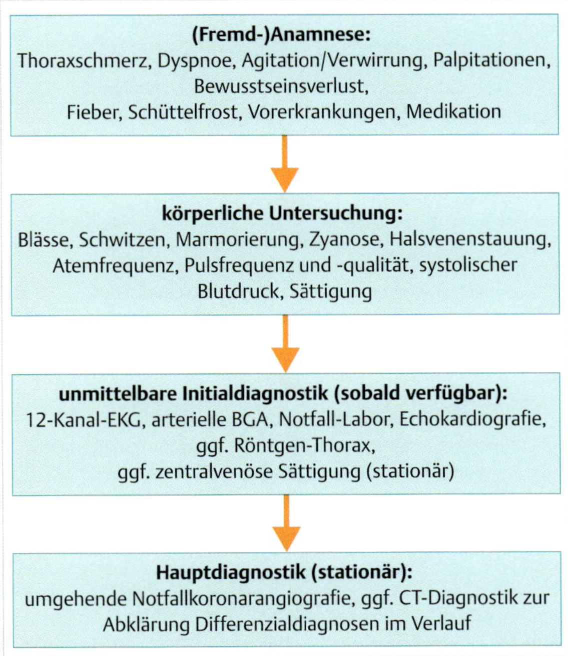

Abb. 54.1 Flussdiagramm zum diagnostischen Vorgehen im kardiogenen Schock.
Abk. BGA: Blutgasanalyse.

54.8.6 Instrumentelle Diagnostik

EKG

- Ein unmittelbares 12-Kanal-EKG sollte bereits durch das erstversorgende Rettungspersonal in der Initialphase erstellt und interpretiert werden.
- Durch die erstversorgenden Notfallmediziner sollte möglichst frühzeitig ein Transport in ein für die weitere Therapie spezialisiertes Zentrum (Cardiac-Arrest-Zentrum) erwogen werden.

54.9 Differenzialdiagnosen

Tab. 54.1 Differenzialdiagnosen.

Differenzialdiagnose	Bemerkungen
septischer/distributiver Schock	Anamnese, Klinik, Infektion, Anaphylaxie?
hypovolämer Schock	Blutungsquelle
obstruktiver Schock	Lungenembolie, Tamponade, Pneumothorax

54.10 Therapie

54.10.1 Therapeutisches Vorgehen

Zeitnahe Revaskularisierung

- Da ein überwiegender Teil des kardiogenen Schocks durch einen akuten Myokardinfarkt ausgelöst wird, hat sich die schnellstmögliche Revaskularisierung durchgesetzt.
- Im kürzlich publizierten CUPLRIT SHOCK Trial konnte zudem belegt werden, dass bei Patienten mit Mehrgefäßerkrankung im kardiogenen Schock die initiale alleinige Versorgung des Infarktgefäßes (culprit lesion) der unmittelbaren Mehrgefäßversorgung überlegen scheint [5]. Die Versorgung der übrigen Stenosen erfolgt dann erst nach Stabilisierung.
- Der transradiale Zugang zur perkutanen koronaren Intervention (PCI) scheint sich gegenüber dem transfemoralen Zugang aufgrund seiner geringeren Mortalität und Blutungshäufigkeit sowie einer selteneren Transfusionspflicht als überlegen zu etablieren.
- Eine Notfall-Bypass-Operation bleibt im Setting eines akuten Koronarsyndroms (ACS) mit kardiogenem Schock und Mehrgefäßerkrankung eine diskutable Option, wird allerdings in der klinischen Realität aufgrund des zusätzlichen Zeitverlustes im Wesentlichen nur bei Patienten mit mechanischen Komplikationen durchgeführt.

Hämodynamische Stabilisierung: Inotropika, Vasopressoren und Flüssigkeitsmanagement

- Das initiale Flüssigkeitsmanagement bei Patienten im manifesten kardiogenen Schock ist anspruchsvoll und die meisten Daten gehen davon aus, dass zumindest eine unmittelbare Euvolämie anzustreben ist. Sowohl eine Flüssigkeitsüberladung wie auch eine Flüssigkeitsrestriktion sind nachteilig. Eine moderate Volumengabe erscheint somit bereits in der prähospitalen Versorgung sinnvoll, sofern keine direkten klinischen Anzeichen einer Volumenüberladung vorliegen.
- Ein erweitertes hämodynamisches Monitoring (Swan-Ganz-Katheter, PICCO: pulse contour cardiac output) erscheint im weiteren intensivmedizinischen Verlauf als ein sinnvolles Tool, wobei ein prognostischer Nutzen der Anlage in beiden Verfahren nie überzeugend gezeigt werden konnte.
- Über eine Euvolämie und eine adäquate Anhebung des arteriellen Mitteldrucks (65–75 mmHg) sollte einem Multiorgandysfunktionssysndrom entgegengewirkt werden.
- Weitere anzustrebende Werte sind: ein Herzzeitvolumen von 2,5 $l/min/m^2$ sowie systemische Widerstände zwischen 800 und 1000 dyn × cm × cm^{-5} [1], [2].

- Neben der Volumengabe werde hierfür typischerweise Vasopressoren und Inotropika eingesetzt, obwohl ein prognostischer Nutzen nie belastbar gezeigt werden konnte. Ihre Anwendung in der prähospitalen Initialphase ist aufgrund der fehlenden invasiven Blutdrucküberwachung nicht unkritisch. Auch die Wahl der einzelnen verfügbaren Substanzen ist nach wie vor nicht abschließend geklärt. Lediglich in einer großen Arbeit aus dem Jahr 2010 wurden Gabe von Noradrenalin mit der von Dopamin verglichen. Es konnte gezeigt werden, dass aufgrund der proarrhythmischen Effekte und des erhöhten myokardialen Sauerstoffverbrauchs Noradrenalin Dopamin signifikant überlegen scheint [6].
- Oft wird in der klinischen Praxis Dobutamin als erste positiv inotrope Substanz ergänzt. Weitere Inotropika wie Levosimendan werden jedoch zunehmend häufiger auch im kardiogenen Schock eingesetzt, da sie aufgrund ihres Wirkmechanismus keinen erhöhten myokardialen Sauerstoffverbrauch bewirken. Bisher konnte weder für Levosimendan noch für Phosphodiesterase-Hemmer wie Milrinon oder Enoximon ein Überlebensvorteil für Patienten gezeigt werden. Auch ein Vorteil gegenüber der Gabe von Dobutamin ist bisher nicht evident.

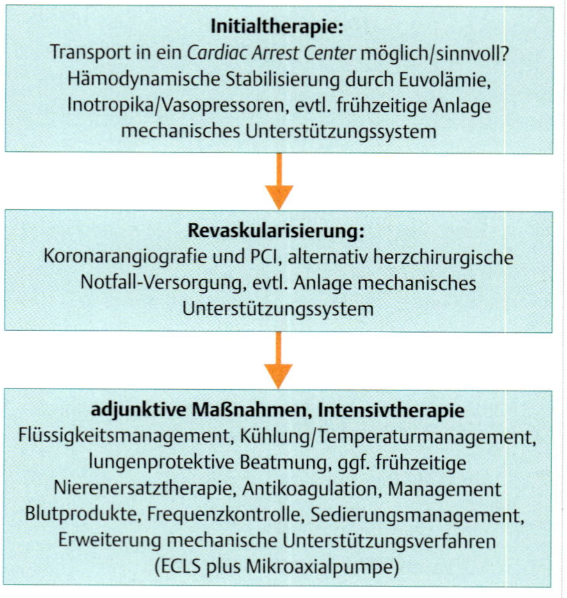

Abb. 54.2 Flussdiagramm zum therapeutischen Vorgehen im kardiogenen Schock.
Abk. ECLS: extrakorporale Lebenserhaltung, PCI: perkutane koronare Intervention.

Mechanische Kreislaufunterstützungssysteme, ventrikuläres Unloading

- Neben der Verwendung von Vasopressoren und Inotropika hat sich in den letzten Jahren zunehmend die Verwendung mechanischer Herzunterstützungssysteme im kardiogenen Schock durchgesetzt.

Extrakorporale Kreislaufunterstützungssysteme (ECLS: extracorporeal life support)

- Dieses Verfahren ist in der Lage, durch je eine venöse und arterielle großlumige (bis 23Fr) Kanüle sowie durch die Verwendung einer Blutpumpe und eines Oxygenators sowohl eine Herzzeitvolumen-Unterstützung (HZV-Unterstützung) von bis zu 6 l/min als auch eine zusätzliche Oxygenierung des Patienten sicherzustellen.
- Beide Kanülen können durch eine perkutane Punktion beider Femoralgefäße bettseitig eingebracht werden. Der Patient ist anschließend nahezu unmittelbar transportfähig.
- Wesentlicher Nachteil dieses Verfahrens ist die deutliche Nachlasterhöhung durch den retrograd in Richtung auf die Aortenklappe gerichteten Blutfluss, welcher zur erhöhten Ventrikelspannung, Ventrikeldilatation und zur Steigerung der pulmonalen Kongestion führen kann. Die massive Entleerung des venösen Systems hingegen führt zu einer reduzierten venösen Kongestion.
- Weitere Probleme der ECLS-Therapie sind kritische Extremitätenischämien (bis zu 17 %), das Kompartmentsyndrom (10 %), nachfolgende Amputation (5 %), Apoplex (5 %), Majorblutungen (40 %) und schwere Infektionen (30 %).
- Relative Kontraindikationen zur mechanischen Kreislaufunterstützung sind:
  - ethische Bedenken (z. B. nahezu infauste Prognose)
  - schwere periphere arterielle Verschlusserkrankung (pAVK)
  - schwere Aorteninsuffizienz
  - Aortendissektion
  - linksventrikulärer Thrombus
  - schwere, unkontrollierbare Blutung (aufgrund der nötigen Antikoagulation)[7]

Verwendung von Mikroaxialpumpen

- Das alternativ oder komplementär zur ECLS-Therapie genutzte Konzept des Unloadings des linken Ventrikels basiert hingegen auf der Verwendung von Mikroaxialpumpen, die ebenfalls über eine arterielle Punktion und eine großlumige Schleuse (14Fr) in den linken Ventrikel eingebracht werden.
- Über den Einlass der Pumpe kann Blut aus dem linken Ventrikel abgesaugt werden, das anschließend oberhalb der Aortenklappe antegrad in den systemischen Kreislauf abgegeben wird. HZV-Unterstützungen von bis zu 4 l/min sind so möglich, wobei hierdurch keine zusätzliche Oxygenierung und keine Temperaturkontrolle erfolgt.

- Limitationen ergeben sich aus dem vaskulären Zugang mit der Gefahr einer Extremitätenischämie oder Blutung, neurologischer Ereignisse, systemischer Infektionen sowie intravasaler Hämolyse.
- Einen signifikanten Überlebensvorteil konnte für die Mikroaxial-Pumpe bisher nicht belegt werden [8]. Auch der simultane Gebrauch beider Systeme wird diskutiert und sogar schon praktiziert.
- Ziel der Therapie sollte es somit sein, durch eine frühestmögliche Intervention ein adäquates HZV und eine adäquate Oxygenierung sicherzustellen und den Teufelskreis aus kardiogenem Schock und Multiorgandysfunktionssyndrom rechtzeitig zu durchbrechen.

54.10.2 Adjunktive Medikamentöse und weitere Therapie im kardiogenen Schock

- Eine medikamentöse Therapie mit gerinnungsaktiven Substanzen ist typischerweise im kardiogenen Schock zwingend notwendig. Dies gilt natürlich insbesondere für die duale Plättchenhemmung nach Stentimplantation, aber auch für eine Antikoagulation begleitend zum Betreiben eines mechanischen ECLS.
- Nach PCI erfolgt in Abhängigkeit vom Befund eine Therapie mit Azetylsalizylsäure (ASS) und Ticagrelor oder Prasugrel. Die intravenöse (i. v.) Gabe von GIIb/IIIa-Antagonisten kann trotz des höheren Blutungsrisikos ebenfalls beim akuten Myokardinfarkt sinnvoll sein.
- Das Vorliegen einer Tachykardie ist auch im Schock mit einem schlechteren Outcome assoziiert, mutmaßlich über eine Erhöhung des myokardialen Sauerstoffverbrauchs. Die frühzeitige Gabe von Betablockern, noch vor der kompletten Rückbildung der Schocksymptome, ist in diesem Setting allerdings zumindest kritisch zu sehen, erhöht u. U. sogar die Mortalität. Die alternative Gabe von Ivabradin erscheint hingegen möglich, da vorläufige Arbeiten mit kleinen Populationen ein positives Outcome erwarten lassen.

54.11 Verlauf und Prognose

- Insgesamt wird deutlich, dass Patienten mit drohendem oder manifestem kardiogenem Schock idealerweise in speziellen Cardiac-Arrest-Zentren behandelt werden sollten. Dies konnte für eine Patientenkohorte nach kardiopulmonaler Reanimation als prognostisch signifikant belegt werden.
- Aktuelle Daten suggerieren eine generelle Sterblichkeit zwischen 45 und 55 % für den kardiogenen Schock nach Myokardinfarkt.
- Die 5-Jahres-Überlebensrate wird je nach Datenquelle mit 59 % angegeben.
- Bekannte ungünstige Faktoren im Rahmen eines kardiogenen Schocks sind das Lebensalter, die Vorgeschichte eines Myokardinfarkts oder eine koronaren Bypass-Operation, neurologische Veränderungen, reduzierte Nierenfunktion sowie hohe Laktatspiegel.
- Insbesondere in Verbindung mit komplizierenden Verläufen, wie Papillarmuskelabriss, Infarkt-Ventrikelseptumdefekt (VSD) oder der Entwicklung einer Ruptur der freien Ventrikelwand, ist die Prognose des kardiogenen Schocks nochmals deutlich verschlechtert (Letalität: Infarkt-VSD bis zu 87 %, Papillarmuskelabriss 55 %) [1], [2].

54.12 Quellenangaben

[1] Reyentovich A, Barghash MH, Hochman JS. Management of refractory cardiogenic shock. Nat Rev Cardiol 2016; 13: 481–492. doi:10.1038/nrcardio.2016.96

[2] Thiele H, Ohman EM, Desch S et al. Management of cardiogenic shock. Eur Heart J 2015; 36: 1223–1230. doi:10.1093/eurheartj/ehv051

[3] Hochman JS, Sleeper LA, Webb JG et al. Early revascularization in acute myocardial infarction complicated by cardiogenic shock. SHOCK Investigators. Should We Emergently Revascularize Occluded Coronaries for Cardiogenic Shock. N Engl J Med 1999; 341: 625–634. doi:10.1056/NEJM199908263410901

[4] Prondzinsky R, Unverzagt S, Lemm H et al. Acute myocardial infarction and cardiogenic shock: prognostic impact of cytokines: INF-gamma, TNF-alpha, MIP-1beta, G-CSF, and MCP-1beta. Med Klin Intensivmed Notfmed 2012; 107: 476–484. doi:10.1007/s00063-012-0117-y

[5] Thiele H, Akin I, Sandri M et al. PCI Strategies in Patients with Acute Myocardial Infarction and Cardiogenic Shock. N Engl J Med 2017; 377: 2419–2432. doi:10.1056/NEJMoa1710261

[6] De Backer D, Biston P, Devriendt J et al. Comparison of dopamine and norepinephrine in the treatment of shock. N Engl J Med 2010; 362: 779–789. doi:10.1056/NEJMoa0907118

[7] Napp LC, Kuhn C, Bauersachs J. ECMO in cardiac arrest and cardiogenic shock. Herz 2017; 42: 27–44. doi:10.1007/s00059-016-4523-4

[8] Ouweneel DM, Schotborgh JV, Limpens J et al. Extracorporeal life support during cardiac arrest and cardiogenic shock: a systematic review and meta-analysis. Intensive Care Med 2016; 42: 1922–1934. doi:10.1007/s00134-016-4536-8

55 Hypovolämischer Schock

Thomas Wurmb

55.1 Steckbrief

Ein Schock ist durch eine unzureichende Versorgung lebenswichtiger Organe mit Sauerstoff gekennzeichnet. Neben der Störung der Vitalfunktionen findet man als zusätzliche Symptome entsprechende Organdysfunktionen. Allen Schockformen gemein ist das unzureichende Sauerstoffangebot. Beim hypovolämischen Schock ist das verminderte Angebot auf eine kritische Reduktion der Vorlast zurückzuführen. Eine solche Reduktion des zirkulierenden Blutvolumens kann durch atraumatische oder traumatische Verluste verursacht sein. Wichtigstes Ziel ist die Diagnose und Kenntnis der Ursache, die Beseitigung der Ursache und die Wiederherstellung einer adäquaten Vorlast.

55.2 Synonyme

- Schock
- Volumenmangelschock
- hämorrhagischer Schock
- Kreislaufschock
- Blutungsschock

55.3 Keywords

- shock therapy
- shock
- hemorrhagic shock
- hypovolemic shock

55.4 Definition

- Der hypovolämische Schock ist definiert als eine unzureichende Durchblutung vitaler Organsysteme mit nachfolgender Gewebehypoxie als Folge des Missverhältnisses zwischen Sauerstoffangebot (DO_2) und Sauerstoffbedarf auf dem Boden einer kritisch verminderten kardialen Vorlast [1].
- Die Verminderung der Vorlast kann durch nicht traumatische Flüssigkeitsverluste oder durch traumatische Volumenverluste verursacht sein. Dies spielt für die Diagnose und die Therapie eine wichtige Rolle.

55.5 Epidemiologie

- Da es sich beim hypovolämischen Schock um die Auswirkung unterschiedlicher Erkrankungen und/oder Verletzungen auf den Organismus handelt, ist eine klassische epidemiologische Erfassung nicht möglich.

55.5.1 Häufigkeit

- keine Angaben möglich

55.5.2 Altersgipfel

- keine Angaben möglich

55.5.3 Geschlechtsverteilung

- keine Angaben möglich

55.5.4 Prädisponierende Faktoren

- keine Angaben möglich

55.6 Ätiologie und Pathogenese

55.6.1 Schock allgemein

- Für das Verständnis der Ätiologie und der Pathogenese des Schocks ist die Betrachtung des Sauerstoffangebots von Bedeutung:

$$DO_2 = HZV \times CaO_2$$

- DO_2: Sauerstoffangebot
- HZV: Herzzeitvolumen
- CaO_2: arterieller Sauerstoffgehalt
- Das HZV setzt sich aus Schlagvolumen (SV) und Herzfrequenz (HF) zusammen.
- Der arterielle Sauerstoffgehalt setzt sich aus dem Hämoglobingehalt (Hb), der Hüfner'schen Zahl, der Sättigung des Hb mit Sauerstoff und dem physikalisch gelösten Sauerstoff (paO_2) zusammen.

$$HZV = Hf \times SV$$

$$CaO_2 = Hb \times 1,34 \times SaO_2 + (paO_2 \times 0,003)$$

- SaO_2: Sättigung des Hämoglobins mit Sauerstoff im arteriellen Blut
- Jede dieser Komponenten des Sauerstoffangebots kann gestört sein und dadurch bei kritischem Ausmaß die Sauerstoffversorgung unter die Hypoxieschwelle einzelner Organe sinken lassen. Die Rolle des arteriellen Sauerstoffpartialdrucks (paO_2) ist bis auf wenige Situationen vernachlässigbar. Erstaunlicherweise wird diesem Wert dennoch im klinischen Alltag eine hohe Bedeutung zugemessen.

- Eine Reduktion des HZV (d. h. eine massive Verminderung des Herzzeitvolumens) kann durch die Störung folgender Komponenten verursacht sein:
  - Reduktion der Vorlast durch einen Volumenmangel (siehe Kap. 55.6.2) – v. a. bei hypovolämischem Schock
  - Reduktion der Herzleistung durch Verminderung der Kontraktilität (z. B. Herzinfarkt, Myokarditis, septische Kardiomyopathie), durch Herzrhythmusstörung oder durch ein mechanisches Hindernis (z. B. Perikardtamponade) – v. a. bei kardiogenem Schock
  - Erhöhung der Nachlast – als Kompensationsmechanismus
  - obstruktive Ursachen – z. B. Lungenembolie, Spannungspneumothorax
  - Nachlastsenkung – schwere allergische Reaktion, Sepsis
- Eine Reduktion des CaO_2 und die damit verbundene Verminderung des Sauerstoffangebots kann durch folgende Störungen verursacht sein:
  - Eine schwere Blutung verursacht einen kritischen Hb-Abfall und damit eine kritische Reduktion des Sauerstoffangebots. Blutungen können traumatischer und atraumatischer Genese sein und stellen eine Sonderform des hypovolämischen Schocks dar (siehe Kap. 55.6.2).
  - Durch eine schwere Störung der Oxygenierung kommt es zu einer kritischen Verminderung der Sättigung des Hb mit Sauerstoff und damit zu einer kritischen Reduktion der DO_2.

55.6.2 Der hypovolämische Schock

- Aufgrund der Ätiologie lassen sich nach den Beschreibungen der interdisziplinären Arbeitsgruppe Schock der Deutschen Interdisziplinären Vereinigung Intensivmedizin folgende Gruppen unterteilen [1]:
  - hypovolämischer Schock durch die Abnahme des Plasmavolumens ohne akute Blutung
  - hämorrhagischer Schock durch eine starke Blutung ohne Trauma
  - traumatisch-hämorrhagischer Schock
  - traumatisch-hypovolämischer Schock durch Verlust von zirkulierendem Plasmavolumen bei ausgedehnter Gewebeschädigung

Der hypovolämische Schock ohne Trauma und ohne Blutung

- Ursachen:
  - Erbrechen
  - Durchfall
  - massives Schwitzten
  - Polyurie oder auch Wasserverluste in das Peritoneum
- typische Krankheitsbilder:
  - Infektionskrankheiten
  - Diabetes insipidus
  - Leberzirrhose
  - schwere ödematöse Pankreatitis

Der hypovolämische Schock mit Blutung ohne Gewebeschädigung

- Eine starke Blutung verursacht eine kritische Reduktion des Blutvolumens und der Sauerstoffträger.
- typische Krankheitsbilder:
  - gastrointestinale Blutung
  - Arrosion von großen Gefäßen (Tumore, Pankreatitis)
  - atone postpartale Nachblutung
  - rupturiertes Aortenaneurysma

Der hypovolämische Schock mit Blutung und traumatischer Gewebeschädigung

- Durch ein schweres Trauma mit entsprechender Gewebeschädigung kommt es zu einem massiven Blutverlust, der die Ursache eines hämorrhagischen Schocks darstellt. Ein typisches Beispiel ist das Polytrauma.

Der traumatisch-hypovolämische Schock mit traumatischer Gewebeschädigung ohne Blutung

- Durch eine traumatische Gewebeschädigung kommt es zu einer Extravasation von Plasma.
- Je nach Ausmaß der Gewebeschädigung kann es hierdurch zu einer kritischen Reduktion der Vorlast und zu einem Schock kommen.
- Typisches Beispiel ist die Verbrennung.

55.6.3 Pathogenese des hypovolämischen Schocks

- Die Pathogenese des hypovolämischen Schocks wird durch die kompensatorischen Mechanismen des Organismus als Reaktion auf den Volumenmangel auf mehreren Ebenen bestimmt:
  - Als Akutreaktion kommt es zu einer ausgeprägten sympathoadrenergen Reaktion, um lebenswichtige Organe wie das Herz und das Gehirn weiter mit Sauerstoff zu versorgen. Es werden v. a. Adrenalin und Noradrenalin aus dem Nebennierenmark freigesetzt. Noradrenalin bewirkt im Wesentlichen eine Vasokonstriktion in der Haut, der Muskulatur, den Nieren und auch im Splanchnikusgebiet.
  - Zusätzlich werden Stresshormone freigesetzt und das Renin-Angiotensin-System aktiviert [1].
  - Letztlich bewirken all diese Reaktionen eine Volumenretention, eine positive Inotropie und Chronotropie sowie eine Kreislaufzentralisation.

- Den Kompensationsmechanismen sind jedoch Grenzen gesetzt. Bleibt die Hypovolämie bestehen oder verschlechtert sich, führt eine progrediente Gewebehypoxie zur Aktivierung verschiedener Kaskaden, welche im weiteren Verlauf eine systemische Inflammation bewirken. Die Folgen sind Organdysfunktion und Organversagen [1].
- Bei den hämorrhagisch-hypovolämen Schockformen kommt agravierend der progrediente Verlust von Sauerstoffträgern hinzu. Dies verschlechtert das Sauerstoffangebot erheblich und erschwert die kompensatorischen Reaktionen des Organismus [1].
- Beim traumabedingten hämorrhagisch-hypovolämischen Schock wird die Situation durch die Auswirkungen des Traumas erheblich verschärft. Bei einem Trauma kommt es zu einer Zytokinfreisetzung, die zu einer Aktivierung des Immunsystems führt. Diese Immunreaktion kann als systemisches Entzündungssyndrom (SIRS) in Erscheinung treten und an der Entstehung eines Multiorganversagens (MOV) wesentlich beteiligt sein [1].
- Beim traumatisch bedingten hypovolämischem Schock ohne Blutung (z. B. schwere Verbrennungen) addieren sich die systemischen Auswirkungen des Traumas und der hypovlämisch bedingte Schock zu einer schweren systemischen Erkrankung, die zu MOV führt und akut lebensbedrohlich ist [1].

55.7 Symptomatik

- Die Symptomatik des hypovolämischen Schocks zeigt sich zum einen in den Kompensationsmechanismen und zum anderen in den direkten Auswirkungen auf die Organe.
  - Seitens der Atmung zeigt sich eine Tachypnoe.
  - Auf Seiten des Kreislaufs findet man eine Tachykardie und eine Hypotonie.
- Patienten im hypovolämischen Schock können schwere Bewusstseinsstörungen von Verwirrtheit bis hin zur Bewusstlosigkeit aufweisen.
- Je nach Ursache und Ausprägung der Hypovolämie können
  - blasse Schleimhäute und Konjunktiven,
  - trockene Schleimhäute,
  - ein reduzierter Hautturgor,
  - eine verlängerte kapillare Rezirkulation,
  - kalte und schweißige Haut sowie
  - kühle Akren/Extremitäten in Erscheinung treten.
- Im Rahmen der Kompensation kommt es zu Oligurie oder Anurie.
- Außerdem können sich Hinweise auf eine nicht traumatische Blutung wie blutiges Erbrechen oder Teerstuhl darstellen.
- Traumabedingte Blutungen zeigen sich entweder durch die offensichtlichen Verletzungsfolgen (Extremitäten, Becken, Schädel) oder, bei entsprechender Anamnese, durch thorakale oder abdominelle Befunde, die auf eine innere Blutung hinweisen (z. B. gespanntes Abdomen bei intraabdomineller Blutung).

55.8 Diagnostik

55.8.1 Diagnostisches Vorgehen

- Das diagnostische Vorgehen richtet sich nach einem prioritätenorientierten Algorithmus.
- An oberster Stelle steht das Ziel, diejenigen Störungen als Erstes zu entdecken, die am schnellsten zum Versterben des Patienten führen würden. Hierbei hat sich seit vielen Jahren das ABCDE-Schema bewährt (siehe Kap. 55.8.3).

55.8.2 Anamnese

- Bei jedem Notfallpatienten ist die Anamnese von großer Bedeutung. Sie besteht aus allgemeinen Fragen nach Vorerkrankungen, Medikamenten und Allergien sowie dem Erfragen des zeitlichen Ablaufs des Akutgeschehens und der Hauptbeschwerden.
- Bei Verdacht auf einen hypovolämischen Schock ist Hinweisen auf eine mögliche Ursache nachzugehen, wie:
  - Trauma
  - Blutverlust nach außen (blutiges Erbrechen, Durchfall)
  - Flüssigkeitsverlust nach außen (Erbrechen, Durchfall, Polyurie)
  - Leberzirrhose (Flüssigkeitsverluste durch Aszitesbildung)
  - mangelnde Flüssigkeitsaufnahme (v. a. bei älteren Patienten)
  - Fieber
- Diese Fragen können wertvolle Hinweise auf das Vorliegen einer schweren Hypovolämie geben.
- Wichtiger Hinweis auf das Vorliegen eines ausgeprägten Volumenmangels ist eine Oligurie oder Anurie bei anamnestisch unauffälliger Nierenfunktion.

55.8.3 Körperliche Untersuchung

- Die körperliche Untersuchung erfolgt orientierend nach dem ABCDE-Schema
- Airway (**A-Problem**)
  - Die Untersuchung des Atemweges beginnt mit der Inspektion.
  - Hierbei ist auf eine etwaige Verlegung des Atemweges durch Erschlaffung des Mundbodens infolge einer Bewusstseinstrübung oder durch Erbrochenes, z. B. bei einer gastrointestinalen Blutung, zu achten.
- Breathing (**B-Problem**)

- ◦ Wesentliche Elemente der klinischen Untersuchung des Thorax sind die Auszählung der Atemfrequenz, das Vorliegen einer Dyspnoe und die Auskultation.
- ◦ Bei einem hypovolämischen Schock wird v. a. eine Tachypnoe auffallen, die im Rahmen der Kompensationsmechanismen auftritt.
- ◦ Bei der Auskultation ist besonders auf das Vorhandensein, die Verteilung und die Qualität der Atemgeräusche zu achten. Auch wird festgestellt, ob der knöcherne Thorax sich symmetrisch hebt und senkt. Besteht der Verdacht auf ein Trauma, ist es wichtig, auf Schmerzen zu achten.
- ◦ Bei der Palpation muss außerdem nach Krepitationen gesucht werden, die Rippenfrakturen anzeigen. Auf Hautemphyseme ist ebenso zu achten wie auf Instabilitäten des Thorax.
- ◦ Als apparative Diagnostik kommt die Messung der pulsoxymetrischen Sauerstoffsättigung und bei beatmeten Patienten zusätzlich die Kapnometrie bzw. Kapnografie zum Einsatz.

- Circulation (**C-Problem**)
  - ◦ Die Untersuchung des Kreislaufs und die Suche nach einem C-Problem beinhaltet die klinische Untersuchung des Pulses.
  - ◦ Die Beurteilung des Radialispulses hat hierbei eine besondere Bedeutung.
  - ◦ Sowohl die Frequenz als auch die Pulsqualität werden erfasst.
  - ◦ Bei Vorliegen eines hypovolämischen Schocks ergeben sich aus der Beurteilung der kapillären Rezirkulationszeit und der Inspektion der Konjunktiven wichtige Hinweise.
  - ◦ Als apparative Diagnostik kommen EKG, Blutdruckmessung und die Pulsoxymetrie zum Einsatz.
- Disability (**D-Problem**)
  - ◦ Die neurologische Untersuchung beginnt mit der Überprüfung des Bewusstseinszustands des Patienten. Zur standardisierten Darstellung hat sich die Erhebung der Glasgow Coma Scale (GCS) etabliert und bewährt.
  - ◦ Bei einem hypovolämischen Schock wird man am ehesten auf einen bewusstseinsgetrübten Patienten treffen, was als ein Zeichen der Organdysfunktion als Alarmzeichen zu werten ist.
  - ◦ Die Pupillen müssen auf Größe, Seitendifferenz und Lichtreaktion überprüft werden.
  - ◦ Neben der Untersuchung des Bewusstseins muss eine neurologisch orientierende Untersuchung durchgeführt werden.
- Environment (**E-Problem**)
  - ◦ Es schließt sich nun die Entkleidung des Patienten und eine orientierende Ganzkörperuntersuchung von Kopf bis Fuß an.
  - ◦ Zeichen des Schocks ist eine Zentralisation (kühle und feuchte Akren).
  - ◦ Bei Verdacht auf ein Trauma ist auf Verletzungen zu achten.
  - ◦ Auch indirekte Hinweise einer Gewalteinwirkung wie Prellmarken oder Gurtmarken sind zu beachten, zu werten und ggf. zu dokumentieren.
- Einen Algorithmus zur Differenzierung der unterschiedlichen Schockformen zeigt die ▶ Abb. 55.1.

VI

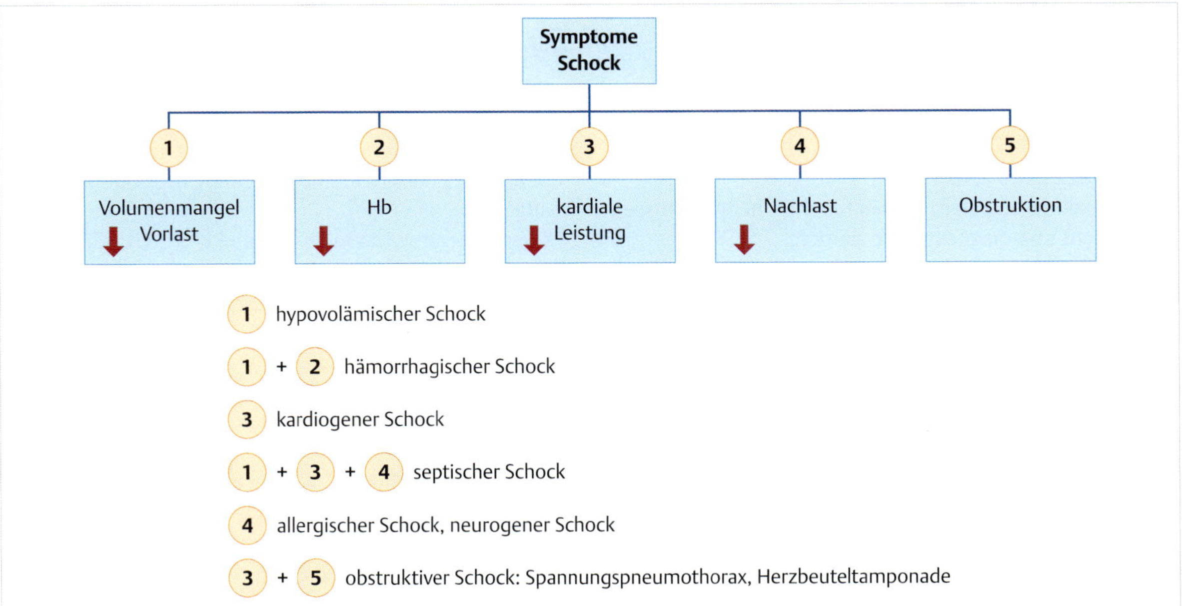

Abb. 55.1 Diagnostischer Algorithmus.
Abk. Hb: Hämoglobin.

55.8.4 Labor

- In der präklinischen Diagnostik sind Laboruntersuchungen kaum etabliert.
- Technisch ist es möglich, eine Bestimmung des Hb-Wertes als Point-of-Care-Diagnostik vorzunehmen:
  - Hb erniedrigt → grobe Abschätzung des Blutverlustes bei Trauma
  - Hb erhöht → bei nicht traumatischem und hypovolämischem Schock ohne Blutverlust
- Wichtige Parameter wie das Serumlaktat, der Base-Excess oder auch die zentralvenöse Sättigung stehen in der Präklinik i. d. R. nicht zur Verfügung.

55.8.5 Bildgebende Diagnostik

Sonografie

- Gerade zur Abgrenzung von anderen Schockformen, wie dem kardiogenen Schock, liefert die Sonografie einen wertvollen Beitrag.
- Die Anwendung der Sonografie als präklinische Point-of-Care-Diagnostik wird immer wieder diskutiert, ist aber derzeit flächendeckend nicht etabliert (siehe Kap. 70).

55.8.6 Instrumentelle Diagnostik

- Zur Diagnostik des hypovlämischen Schocks beim beatmeten Patienten dienen das EKG, die Pulsoxymetrie, eine nichtinvasive Blutdruckmessung und die Kapnometrie.

55

55.9 Differenzialdiagnosen

- Differenzialdiagnostisch müssen die anderen Schockformen ausgeschlossen werden.
- **kardiogener Schock**:
  - Hier ist insbesondere auf klinische Zeichen der Herzinsuffizienz zu achten.
  - Auch akute Auslöser, wie ein Myokardinfarkt, müssen bedacht und diagnostiziert werden.
  - Herzrhythmusstörungen, die eine akute kardiale Dekompensation verursachen, werden im EKG diagnostiziert.
- **septischer Schock**:
  - Es muss nach Hinweisen auf eine Infektion gesucht werden. Ein wichtiger Hinweis ist Fieber.
  - Aber auch die Anamnese und die körperliche Untersuchung können entscheidend zur Diagnose des septischen Schocks beitragen.
  - Der quick-SOFA-Score (sequential organ failure assessment score) stellt eine Screening-Methode zur Erkennung der Sepsis in der Präklinik dar.
  - Die 3 Kardinalsymptome Bewusstseinsstörung, erhöhte Atemfrequenz und Hypotonie sind aber nicht sepsisspezifisch und müssen im Gesamtzusammenhang bewertet werden.
- **anaphylaktischer Schock:**
  - Die Unterscheidung vom hypovolämischen Schock gelingt nach der Detektion der auslösenden Ursache und bei Vorhandensein weiterer allergietypischer Symptome (z. B. Bronchospasmus und Urtikaria).
  - Lässt sich der allergische Schock nicht sicher ausschließen, dann kann ex juvantibus eine antiallergische Therapie durchgeführt werden.
- **neurogener Schock:**
  - Die Abgrenzung vom hypovolämischen Schock gelingt durch die Anamnese und die körperliche Untersuchung.
- **obstruktiver Schock**:
  - Ein Spannungspneumothorax und die Herzbeuteltamponade sind mögliche mechanische Ursachen.

Tab. 55.1 Differenzialdiagnosen.

Differenzialdiagnose	Bemerkung
Neurogener Schock	Anamnese, z. B. Unfall oder Trauma
kardiogener Schock	Herzinfarkt, Herzinsuffizienz, Rhythmusstörungen
septischer Schock	Hinweis auf Infektion? Fokussuche!
allergischer Schock	auslösendes Agens? Im Zweifel Therapie!
obstruktiver Schock	Spannungspneumothorax und Herzbeuteltamponade bedenken!

55.10 Therapie

55.10.1 Therapeutisches Vorgehen

- Das therapeutische Vorgehen richtet sich zum einen nach der Ursache des Schocks und zielt zum anderen auf die Wiederherstellung einer adäquaten Organperfusion und damit eine Anhebung des Sauerstoffangebots.
- Die wichtigsten Maßnahmen sind in ▶ Abb. 55.2 dargestellt.
- Für die Volumentherapie müssen großlumige Gefäßzugänge angelegt werden.
- Bei respiratorischer Insuffizienz oder bei Bewusstlosigkeit müssen der Atemweg, die Oxygenierung und Ventilation gesichert werden.
- Der Einsatz von Katecholaminen kann vorübergehend bis zur Beseitigung der Ursachen und der ausreichenden Volumensubstitution indiziert sein. Am ehesten eignet sich hierfür die kontinuierliche Gabe von Vasopressoren wie Noradrenalin.
- Blutprodukte können in der Präklinik nur ausnahmsweise gegeben werden.

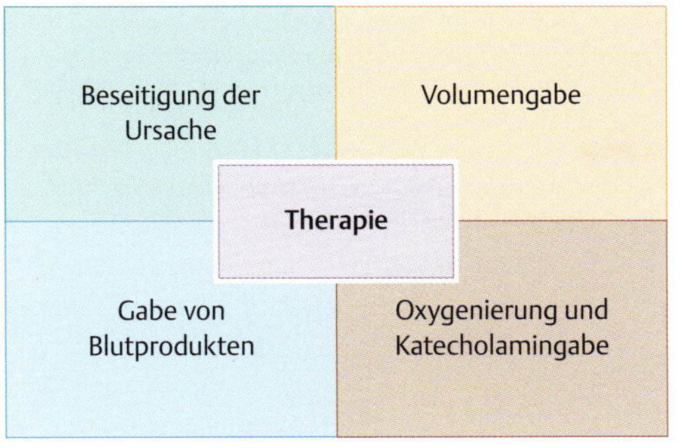

Abb. 55.2 Therapeutischer Algorithmus.

Hypovolämischer Schock ohne Trauma und ohne Blutung

- Die Ursache wird im Rahmen der präklinischen Therapie i. d. R. nicht zu beseitigen oder zu kontrollieren sein.
- Zumeist entsteht diese Form des hypovolämischen Schocks eher protrahiert, sodass für lange Zeit die Kompensationsmechanismen des Körpers greifen.
- Die Volumentherapie wird mit balancierten kristalloiden Vollelektrolytlösungen durchgeführt [1]. Das initial präklinisch applizierte Volumen richtet sich nach den Kreislaufparametern, nach dem geschätzten Verlust und dem zeitlichen Verlauf des Verlustes. Der Zielwert der präklinischen Therapie liegt bei einem arteriellen Mitteldruck von 65 mmHg.

Der hypovolämische Schock mit Blutung ohne Trauma und Gewebeschädigung

- Die Volumentherapie wird initial mit kristalloiden Lösungen durchgeführt. Hierbei sollten balancierte kristalloide, isotone Vollelektrolytlösungen verwendet werden.
- Die Indikation für HES-haltige Lösungen (HES: Hydroxyethylstärke) wurde vom Bundesinstitut für Arzneimittel und Medizinprodukte deutlich eingeschränkt [2]. Hier heißt es [3]:
  - „HES-haltige Infusionen sollen nur noch für die Behandlung einer Hypovolämie aufgrund eines akuten Blutverlustes verwendet werden, wenn die Gabe von Kristalloiden nicht als ausreichend betrachtet wird."
- Auf eine schwere, nicht kontrollierbare Blutung könnte dies durchaus zutreffen.

Der hypovolämische Schock mit Blutung und Trauma/traumatischer Gewebeschädigung

- Noch vor der Volumentherapie steht hier die Frage, ob die Blutung in der präklinischen Versorgung gestoppt werden kann.
- Blutungen an den Extremitäten oder infolge eines Beckentraumas können mit verhältnismäßig einfachen Maßnahmen (Kompression, Lagerung, Tourniquet, Beckenschlinge) präklinisch kontrolliert werden.
- Steht eine präklinisch prinzipiell zu stoppende und lebensbedrohliche Blutung im Vordergrund, kann das ABCDE-Schema zugunsten des „kritischen C" verlassen werden.
- Es wird dann nach dem C-AB[C]DE-Schema vorgegangen. Das heißt, die kritische Blutung wird noch vor einer möglichen Störung des Atemweges behandelt.
- Bei fehlendem Schädel-Hirn-Trauma wird nach dem Prinzip der permissiven Hypotonie vorgegangen.

Der traumatisch-hypovolämische Schock mit Gewebeschädigung ohne Blutung

- Das wichtigste Krankheitsbild aus dieser Gruppe ist die Verbrennung.
- Die Therapie der Verbrennung ist in Kap. 71 beschrieben und wird daher hier nicht weiter ausgeführt.

55.11 Verlauf und Prognose

- Entscheidend für den Verlauf und die Prognose sind:
  - Beseitigung/Kontrolle der Ursache
  - akute Stabilisierung des Kreislaufs
  - Wiederherstellung der Organperfusion und der Mikrozirkulation
  - Behandlung der Organdysfunktionen bzw. des Organversagens
- Eine fortgesetzte Störung der Organperfusion ist mit einem schlechten Outcome verbunden.
- Ein großes Problem bei der Therapiesteuerung und dem Monitoring der Kreislauffunktion ist die Schwierigkeit, die Organperfusion und die Mikrozirkulation zu messen.
- Die Therapie richtet sich v a. in der Präklinik daher nach Parametern der Makrozirkulation. Diese sind im Wesentlichen der Blutdruck und die Herzfrequenz.
- In der innerklinischen Behandlung kommen darüber hinaus invasive Verfahren zum Einsatz.
- Das Serumlaktat erlaubt Rückschluss auf die Organperfusion, ist allerdings nicht für den Einsatz in der Präklinik geeignet. Es ist bekannt, dass ein hoher Laktatspiegel trotz intensivierter Schocktherapie in der frühen Phase der Therapie mit einem schlechten Outcome assoziiert ist [4].

55.12 Quellenangaben

[1] Adams HA, Baumann G, Gänsslen A et al. Die Definition der Schockformen. Intensivmed. 201; 38: 541–553

[2] Bundesinstitut für Arzneimittel und Medizinprodukte, Rote-Hand-Brief zu HES-haltigen Infusionslösungen: Neue Kontraindikationen und Anwendungsbeschränkungen, in Rote Hand-Brief 2013, Bundesinstitut für Arzneimittel und Medizinprodukte

[3] S 3-Leitlinie Polytrauma/Schwerverletzten- Behandlung (AWMF Register-Nr. 012/019, Herausgeber: Deutsche Gesellschaft für Unfallchirurgie. Im Internet: www.awmf.org/uploads/tx_szleitlinien/012–019l_S 3_Polytrauma_Schwerverletzten-Behandlung_2017–08.pdf. Stand 29.12.2018

[4] Kiyatkin ME, Bakker J. Lactate and Microcirculation as suitable targets for hemodynamic optimization in resuscitation of circulatory shock. Curr Opin Crit Care. 2017; 23: 348–354

55

56 Anaphylaxie

Frank Sensen, Andreas Becht

56.1 Steckbrief

Die Anaphylaxie ist eine mediatorvermittelte, akute, systemische Reaktion des Körpers auf ein oder mehrere Allergene. Es können einzelne oder mehrere Systeme und Organe des gesamten Organismus betroffen sein. Die Reaktionen können gleichzeitig oder zeitlich versetzt eintreten und sind weder in ihrem Auftreten noch in ihrer Dynamik vorhersehbar. Jede Anaphylaxie muss als potenziell lebensbedrohlich angesehen werden. Die Einschätzung des Patienten und die Therapie müssen nach dem ABCDE-Schema erfolgen. Das Entfernen des Triggers ist obligatorisch. Adrenalin ist im Stadium II und III intramuskulär/inhalativ Mittel der ersten Wahl. Bei Herz-Kreislauf-Stillstand (Stadium IV) erfolgt die Gabe intravenös (i. v.) bzw. intraossär (i. o.). Bei kardiovaskulärer und/oder pulmonaler Manifestation ist hochdosierte Sauerstoffinhalation indiziert. Die Prophylaxe bei bekannter Allergie ist sehr wichtig.

56.2 Synonyme

- anaphylaktische/anaphylaktoide Reaktion
- anaphylaktischer/allergischer Schock
- anaphylaxis
- anaphylactic/allergic shock

56.3 Keywords

- Anaphylaxie
- Schock
- Stridor
- Larynxödem
- Urtikaria
- Pruritus
- Allergie

56.4 Definition

- Obwohl die Anaphylaxie seit über 100 Jahren bekannt ist, gibt es bisher keine weltweit einheitliche Definition.
- Anaphylaxie wird als eine schwere, potenziell lebensbedrohliche allergische Reaktion beschrieben, die akut (Minuten bis Stunden) nach Kontakt mit einem potenziellen Allergen auftritt.

56.5 Epidemiologie

- Da es keine einheitliche Definition und auch keine einzelne ICD-10-Kodierung für dieses Krankheitsbild gibt, sind die Studiendaten schwer vergleichbar.

56.5.1 Häufigkeit

- Die Inzidenzen in den verschiedenen Regionen sind teilweise deutlich different. So beschreiben Studien aus den USA, Australien und Europa Inzidenzen von 6–50/100 000 Einwohnern pro Jahr.
- Eine in Deutschland durchgeführte Datenerhebung ermittelte eine Inzidenz von 2–3/100 000 Einwohnern pro Jahr.
- Das europäische Anaphylaxie-Register fand, dass ca. 1,5 % der Patienten intensivmedizinisch versorgt werden müssen oder eine Grad-IV-Reaktion erleiden.
- Die Mortalität der Anaphylaxie liegt bei 1–3/1 000 000 Einwohnern pro Jahr.

56.5.2 Altersgipfel

- Anaphylaktische Reaktionen treten in allen Altersgruppen auf.
- Es gibt jedoch altersabhängige Unterschiede bezüglich der auslösenden Substanzen.

56.5.3 Geschlechtsverteilung

- Im Kindesalter sind Jungen häufiger betroffen. Annähernd ⅔ der anaphylaktischen Reaktionen finden sich in der Altersgruppe 0–17 Jahre bei männlichen Patienten.
- Die Daten zeigen bei Erwachsenen eine ausgeglichene Verteilung zwischen beiden Geschlechtern.

56.5.4 Prädisponierende Faktoren

- Nur ca. ⅓ der Patienten mit Anaphylaxie hatte bereits im Vorfeld eine anaphylaktische Reaktion, bei ⅔ liegt ein Erstereignis vor.
- Vorbestehende Erkrankungen können das Risiko insbesondere für schwere Verläufe erhöhen. Dazu gehören:
  - schwerwiegende Herz-Kreislauf-Erkrankungen
  - ein unzureichend therapiertes Asthma bronchiale
  - die Einnahme von Betablockern, ACE-Hemmern (ACE: angiotensin converting enzyme) und NSAR (nichtsteroidale Antirheumatika)

VI

- unabhängige Risikofaktoren:
  - höheres Lebensalter
  - Mastozytose
  - erhöhte basale Serumtryptase

56.6 Ätiologie und Pathogenese

- Der entscheidende pathophysiologische Faktor der Anaphylaxie ist die Freisetzung von Mediatoren aus Mastzellen und basophilen Granulozyten. Insbesondere Histamin spielt eine zentrale Rolle. Aber auch weitere Substanzen wie Bradykinin, Tryptase oder PAF (plättchenaktivierender Faktor) sind beteiligt.
- Diese Mediatoren führen über Vasodilatation, Bronchokonstriktion, Veränderung der Gefäßpermeabilität und Beeinflussung der neuronalen Systeme zu den Symptomen und Befunden der Anaphylaxie.
- Die Mediatorfreisetzung kann sowohl antikörpervermittelt als auch ohne nachweisbare immunologische Reaktion (nicht allergische Anaphylaxie) auftreten.
- Die häufigste Form ist eine IgE-vermittelte immunologisch bedingte Anaphylaxie.

56.7 Symptomatik

- Die klinische Symptomatik der Anaphylaxie ist sowohl intra- als auch interindividuell ausgesprochen variabel und nicht vorhersehbar. Dies bezieht sich sowohl auf den Ort der Manifestation als auch auf die dynamische Entwicklung der Symptome.
- Einen Überblick über die pathophysiologischen Effekte auf die verschiedenen Organsysteme gibt (▸ Abb. 56.1).

56.7.1 Manifestationsorte

- In folgenden Organsystemen können sich Symptome der Anaphylaxie zeigen:
  - Haut
  - obere und untere Atemwege, Lunge
  - Herz-Kreislauf-System
  - Gastrointestinaltrakt
  - ZNS/Psyche
- Symptome können in jedem Bereich singulär oder in beliebigen Kombinationen auftreten. Die meisten Zeichen sind unspezifisch.
- Allein die Haut- und Schleimhautmanifestation, die sich häufig findet, lenkt die differenzialdiagnostischen Überlegungen oft in die richtige Richtung und ist deshalb meist wegweisend.

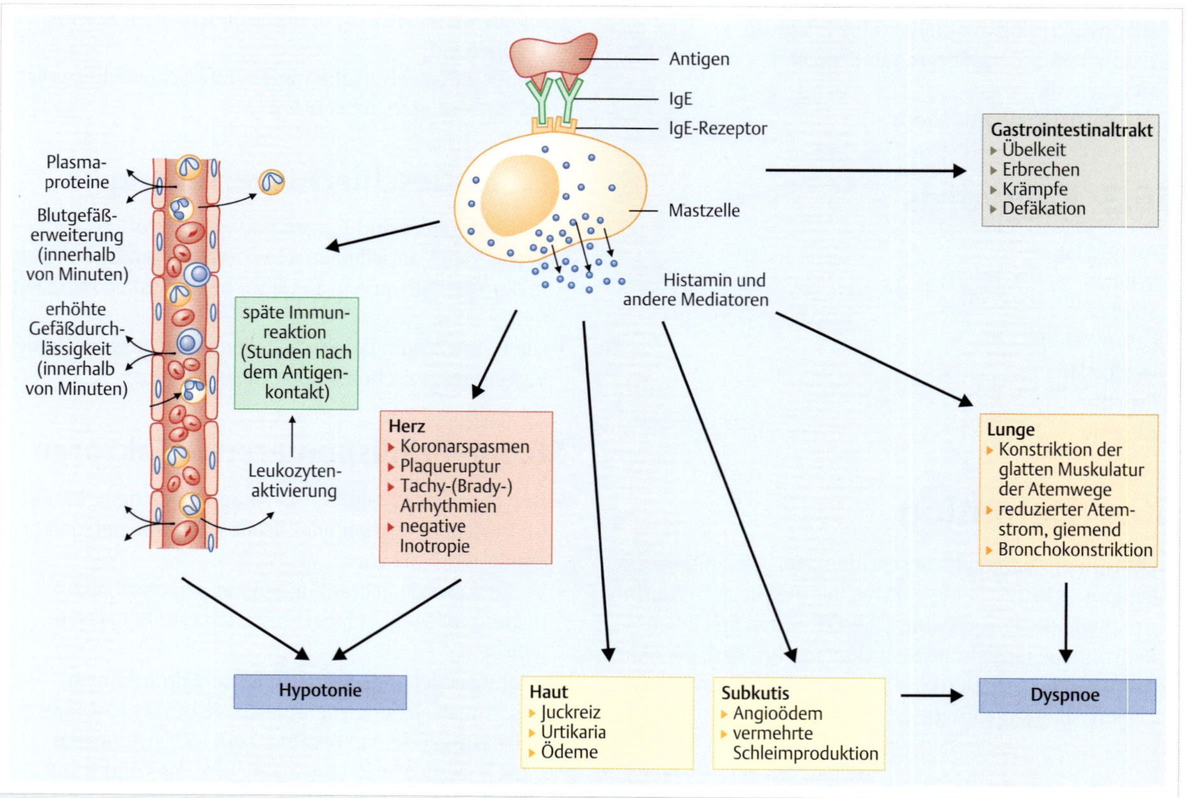

Abb. 56.1 Pathophysiologische Effekte einer Anaphylaxie auf die verschiedenen Organsysteme. (Quelle: Blumenstiel J, Bohn A. Anaphylaxie. Notfallmedizin up2date 2014; 9: 339-354)

- Bei Fehlen entsprechender Hautzeichen ist die Diagnosestellung herausfordernd. In diesem Fall ist die strukturierte Anamnese (vorbestehende Allergien, Allergiepass, Allergenaufnahme) besonders wichtig.
- Die hier aufgezeigten Symptome sind allesamt fakultativ. Im Weiteren wird zwischen subjektiven, vom Patienten berichteten Symptomen und objektiven, durch den Untersucher erhobenen Befunden unterschieden.

56.7.2 Prodromalzeichen

- **subjektiv:**
  - Vor der eigentlichen Organmanifestation können vom Patienten Vorboten wahrgenommen werden, wie taktile Sensationen wie Jucken oder Brennen an den Handinnenflächen, den Fußsohlen oder im Genitalbereich, metallischer Geschmack, Kopfschmerzen oder auch Angstgefühle und Orientierungsstörungen.
- **objektiv:**
  - bei Kindern gelegentlich motorische Unruhe oder auffälliges Rückzugsverhalten bzw. Aggressivität

56.7.3 Haut

- **subjektiv:**
  - im Bereich der Haut Missempfindungen, wie Juckreiz und Kribbelparästhesien
- **objektiv:**
  - als sichtbare Zeichen Urtikaria, Flush-artiges Erythem und Angioödeme
  - können sich auf die lokale Kontaktstelle mit dem Allergen beschränken oder im Sinne einer systemischen Ausbreitung auch andere Stellen betreffen

56.7.4 Obere Atemwege

- Fast alle möglichen Symptome an den oberen Atemwegen sind durch unterschiedlich starke Schwellung der Schleimhäute bedingt.
- **subjektiv:**
  - Schluckbeschwerden, kloßiges Gefühl im Rachen und Stimmveränderungen
  - Auch sind Kribbelparästhesien, Brennen und Jucken von Lippen, Zunge, Gaumen und Rachen oder eine akut einsetzende Rhinitis möglich.
- **objektiv:**
  - kloßige Sprache, Heiserkeit sowie Rhinitis und Speicheln
  - Eventuell sichtbare Symptome im Mund- und Rachenraum sind Rötung und Schwellung insbesondere von Uvula, Zunge und Rachenwand.
  - in der Folge Dyspnoe, Tachypnoe, inspiratorischer Stridor, Zyanose und bei vollständiger Verlegung schließlich Schaukelatmung mit jugulären Einziehungen und konsekutivem Atemstillstand
  - Im Rahmen einer eventuell notwendigen Intubation ist mit einem Larynxödem und subglottischer Passagebehinderung zu rechnen.

56.7.5 Untere Atemwege und Lunge

- **subjektiv:**
  - Luftnot und je nach Ausmaß auch Vernichtungsangst
- **objektiv:**
  - unspezifische Zeichen wie Dyspnoe, Tachypnoe und ggf. Zyanose, verlängertes Exspirium mit exspiratorischem Stridor
  - Terminal kann es zur Schnappatmung und zum Atemstillstand kommen.
  - Bei relevanter Permeabilitätsstörung im Lungenkreislauf kann sich ein Lungenödem bilden.

56.7.6 Herz-Kreislauf-System

- **subjektiv:**
  - Hypotensions- oder Dekompensationssymptome, Schwindel, Kollaps, Herzrasen oder – bei entsprechender Begleiterkrankung – Angina-pectoris-Beschwerden
- **objektiv:**
  - Erste Hinweise auf eine Hypotension können sich bei der Beurteilung des peripheren Pulses (flach und tachykard, verlängerte Rekapillarisierungszeit > 2 s) ergeben.
  - Der Blutdruck kann deutlich unter den Normalwerten des Patienten liegen.
  - Im EKG kann die Herzfrequenz über den sonst beim Patienten üblichen Werten liegen. Zudem können tachykarde Rhythmusstörungen und Ischämiezeichen zu sehen sein. In diesem Fall sind klinisch Zeichen der Zentralisation möglich.
  - Bradykarde Rhythmusstörungen sind i. d. R. Dekompensationszeichen.

56.7.7 Gastrointestinaltrakt

- **subjektiv:**
  - Übelkeit, Bauchkrämpfe, Erbrechen sowie Stuhl- und Harndrang
- **objektiv:**
  - erhöhte Darmmotorik, Stuhl und Harn können unwillkürlich abgegangen sein

56.7.8 ZNS/Psyche

- **subjektiv:**
  - unspezifische Beschwerden wie Unwohlsein, Kopfschmerzen
  - Orientierungsstörungen und Angstgefühle
- **objektiv:**
  - zerebrale Krampfanfälle und Bewusstseinsstörungen (Dekompensationszeichen)

56.7.9 Dynamik und Ausprägung

- Die Spannweite der Entwicklung und der Grad der Ausprägung sind enorm und zu keinem Zeitpunkt vorhersehbar.
- Typischer Verlauf ist die akute Reaktion in engem zeitlichem Zusammenhang (Minuten!) mit der Allergenaufnahme. Es werden aber auch primär verzögerte Verläufe beschrieben, die vermutlich auf einer protrahierten Verfügbarkeit der Allergene oder deren Bindungsstellen beruhen, vornehmlich bei Lebensmittelallergien. Gerade nach medikamentöser Intervention sind biphasische Verläufe möglich, bei denen sich nach initialer Besserung nach einem Tag eine 2. Symptomphase anschließt.
- Im zeitlichen Verlauf kann es innerhalb von Minuten zu einem fulminanten Fortschreiten bis hin zum Herz-Kreislauf-Stillstand kommen. Jedoch ist zu jedem Zeitpunkt auch ein Sistieren des Verlaufs möglich. Die Symptome können dann rückläufig sein, was wiederum keine Garantie dafür ist, dass sich die Situation nicht kurzzeitig wieder verschlechtert. Dies ist besonders bei leichten Beschwerden trügerisch, da der Verlauf nicht abschätzbar ist.
- Erschwerend kommt hinzu, dass die Entwicklung sich nicht in allen Organsystemen gleichzeitig und gleichsinnig darstellen muss. Einzelne Systeme können z. B. gänzlich ausgespart werden. So kann sich nach initial nur leichten Symptomen im kutanen Bereich und dem Fehlen von pulmonalen Beschwerden in kürzester Zeit eine Kreislaufinsuffizienz einstellen.

56.8 Diagnostik

56.8.1 Diagnostisches Vorgehen

- Die Diagnostik soll sich streng nach dem ABCDE-Schema (siehe Kap. 56.8.3) richten.
- So werden wichtige Symptome nicht übersehen und eine ggf. dringliche Handlungsnotwendigkeit systematisch erkannt.

56.8.2 Anamnese

- Die Anamnese ist v. a. bei unklarer kritischer Situation sehr wichtig.
- Bekannte Allergien und Anaphylaxieereignisse müssen konkret erfragt werden.
- Insbesondere müssen Auslösekontakte abgefragt werden.
  - Im Säuglings- und Kindesalter dominieren Nahrungsmittel, insbesondere Hühnerei, Kuhmilch und Nüsse.
  - Bei Erwachsenen finden sich v. a. Insektengifte (Wespe, Biene) und Arzneimittel als Auslöser. Nahrungsmittel rangieren an 3. Stelle. Auslösende Medikamente sind v. a. Schmerzmittel, Antibiotika und Lokalanästhetika.
- Kontaktart erheben: oral, parenteral, selten aerogen oder kutan
- Medikamentenanamnese:
  - ACE-Hemmer
  - NSAR
  - Betablocker
- begünstigende Faktoren erfragen:
  - verstärke Anstrengung (exercise induced anaphylaxis)
  - Alkohol
  - Stress
  - akuter Infekt
  - mehrere Allergene

56.8.3 Körperliche Untersuchung

- Die körperliche Untersuchung und die Erhebung von subjektiven Symptomen können Hand in Hand gehen, sollten aber immer gleichsinnig systematisch sein. Es sei auf die ausführliche Darstellung der Symptome verwiesen.
- **A**irway
  - zu untersuchen:
    - Mund-Rachen-Raum auf sichtbare Schwellung
    - Veränderung der Stimme
    - inspiratorischer Stridor
  - zu erfragen:
    - Schluckstörungen
    - Kloßgefühl im Hals
- **B**reathing
  - zu untersuchen:
    - alle Atmungsparameter (Tiefe, Frequenz, Muster)
    - Atemgeräusche: inspiratorischer bzw. exspiratorischer Stridor
    - Zyanose
    - sonstige Hypoxiezeichen
    - Sauerstoffsättigung
  - zu erfragen:
    - Dyspnoe
- **C**irculation
  - zu untersuchen:
    - Herzfrequenz
    - Pulsqualität
    - Rekapillarisierungszeit
    - Blutdruck
    - kutane Zentralisationszeichen
  - zu erfragen:
    - Thoraxschmerzen
    - Hypotoniezeichen (Schwindel, Palpitation)
- **D**isability
  - zu untersuchen:
    - grober neurologischer Zustand
  - zu erfragen:
    - Missempfindungen, Parästhesien

56

- Environment
  - zu untersuchen:
    - mögliche Stiche
  - zu erfragen
    - häufige Auslöser (siehe Kap. 56.8.2)

56.8.4 Labor

- Die Labordiagnostik ist nachrangig.
- Eine labortechnische Objektivierung erlaubt lediglich die Bestimmung der Serumtryptase, die möglichst bald nach Beginn (max. 3h) der Anaphylaxie abgenommen werden sollte und mit der basalen Serumtryptase im symptomfreien Intervall verglichen werden muss.

56.8.5 Instrumentelle Diagnostik

EKG

- Ein EKG-Monitoring ist obligatorisch. Es können sich tachy- oder bradykarde Rhythmusstörungen und Symptome der kardialen Ischämie zeigen.

Blutdruckmessung

- Eine intermittierende Blutdruckmessung in angemessenen Zeitabständen (3–5 min) ist zur frühzeitigen Erkennung einer Hypotonie obligatorisch.

Periphere Sauerstoffsättigung

- Eine kontinuierliche Pulsoxymetrie ist obligatorisch und bietet neben der klinischen Überwachung einen objektiven Parameter, um das Ausmaß einer möglichen Hypoxie zu beurteilen und die Entscheidung zu eskalierenden Interventionen zu stärken.

56.9 Differenzialdiagnosen

- Wegen der sehr vielfältig unspezifischen und überaus inkonstanten und variablen Symptomatik sind die möglichen Differenzialdiagnosen sehr herausfordernd und lassen sich nur lückenhaft aufzählen.
- Es sei erneut ausdrücklich auf die Bedeutung der Anamnese zur erfolgreichen Differenzialdiagnose hingewiesen. So ist den meisten Patienten mit hereditärem Angioödem (Quincke-Ödem) die Erkrankung bekannt oder die neuerliche Einnahme eines ACE-Hemmers lenkt den Verdacht auf diese Differenzialdiagnose.

56.10 Therapie

56.10.1 Therapeutisches Vorgehen

- Die Therapie der Anaphylaxie beinhaltet sowohl allgemeine, unspezifische Maßnahmen als auch die symptomspezifische Gabe von Medikamenten.
- Das therapeutische Vorgehen orientiert sich v. a. an der Schwere der Symptome und dem vorherrschend betroffenen Organsystem (▶ Abb. 56.2)

56.10.2 Allgemeine Maßnahmen

- Wenn möglich, sollte umgehend die weitere Allergenzufuhr gestoppt werden, z. B. durch die Entfernung des Insektenstachels oder die Unterbrechung einer Antibiotikainfusion.
- Bei Vorliegen eines Herz-Kreislauf-Stillstands (Stadium IV) wird mit Reanimationsmaßnahmen entsprechend den aktuellen Leitlinien der European Resuscitation Council (ERC) begonnen [2].
- Es soll frühzeitig Sauerstoff in höchstmöglicher Konzentration appliziert werden.
- Weitere körperliche Anstrengung (Gehen, Laufen) des wachen Patienten sollte vermieden werden, da sie als Kofaktor die Anaphylaxie verstärken kann.
- Die Lagerung erfolgt entsprechend der Symptomatik (z. B. Flachlagerung, Oberkörper-Hochlagerung).

Tab. 56.1 Differenzialdiagnosen.

Differenzialdiagnose	Bemerkungen
A: Atemwegsstörungen	Fremdkörper, akute Entzündungen im Mund-, Rachen- oder Larynx-/Trachealbereich
B: pulmonale Funktionsstörungen	Asthmaanfall, perakute Tracheobronchitis oder Pneumonie
C: zirkulatorische Störungen	von vasovagalen Synkopen über hypertone Zustände, verschiedene Schockformen und primär kardiogene Funktionsstörungen (HRST, Infarkt) bis hin zur Lungenembolie
D: neurologische/ psychiatrische Syndrome	Angststörungen, Psychosen, dissoziative Störungen, Hyperventilationssyndrom, Artefakte, Epilepsie, verschiedene Komata
endokrine Syndrome	Karzinoid, Phäochromozytom, thyreotoxische Krise, Hypoglykämie
primäre Hauterkrankungen	angioneurotisches Ödem, sonstige Urtikariaerkrankungen
toxische Reaktionen	Intoxikationen, Histaminosen, Opiatreaktionen, Hoigne-Syndrom

HRST: Herzrhythmusstörung

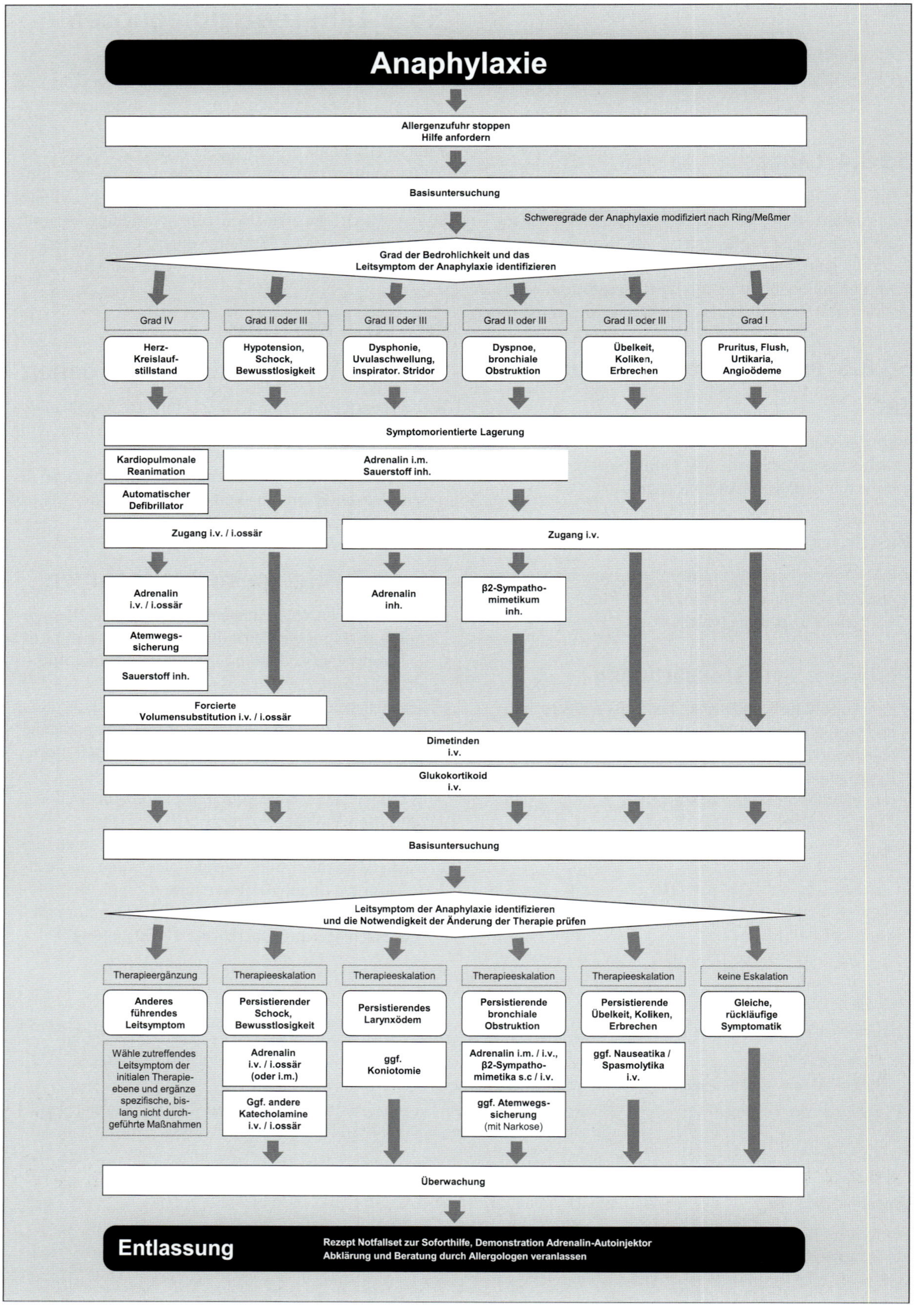
Anaphylaxie
Allergenzufuhr stoppen
Hilfe anfordern
Basisuntersuchung
Schweregrade der Anaphylaxie modifiziert nach Ring/Meßmer
Grad der Bedrohlichkeit und das Leitsymptom der Anaphylaxie identifizieren
Grad IV
Herz-Kreislauf-stillstand
Grad II oder III
Hypotension, Schock, Bewusstlosigkeit
Grad II oder III
Dysphonie, Uvulaschwellung, inspirator. Stridor
Grad II oder III
Dyspnoe, bronchiale Obstruktion
Grad II oder III
Übelkeit, Koliken, Erbrechen
Grad I
Pruritus, Flush, Urtikaria, Angioödeme
Symptomorientierte Lagerung
Kardiopulmonale Reanimation
Adrenalin i.m.
Sauerstoff inh.
Automatischer Defibrillator
Zugang i.v. / i.ossär
Zugang i.v.
Adrenalin i.v. / i.ossär
Adrenalin inh.
β2-Sympathomimetikum inh.
Atemwegs-sicherung
Sauerstoff inh.
Forcierte Volumensubstitution i.v. / i.ossär
Dimetinden i.v.
Glukokortikoid i.v.
Basisuntersuchung
Leitsymptom der Anaphylaxie identifizieren
und die Notwendigkeit der Änderung der Therapie prüfen
Therapieergänzung
Anderes führendes Leitsymptom
Wähle zutreffendes Leitsymptom der initialen Therapie-ebene und ergänze spezifische, bis-lang nicht durch-geführte Maßnahmen
Therapieeskalation
Persistierender Schock, Bewusstlosigkeit
Adrenalin i.v. / i.ossär (oder i.m.)
Ggf. andere Katecholamine i.v. / i.ossär
Therapieeskalation
Persistierendes Larynxödem
ggf. Koniotomie
Therapieeskalation
Persistierende bronchiale Obstruktion
Adrenalin i.m. / i.v., β2-Sympathomimetika s.c / i.v.
ggf. Atemwegs-sicherung (mit Narkose)
Therapieeskalation
Persistierende Übelkeit, Koliken, Erbrechen
ggf. Nauseatika / Spasmolytika i.v.
keine Eskalation
Gleiche, rückläufige Symptomatik
Überwachung
Entlassung
Rezept Notfallset zur Soforthilfe, Demonstration Adrenalin-Autoinjektor
Abklärung und Beratung durch Allergologen veranlassen

56

56.10.3 Pharmakotherapie

- **Adrenalin**
  - Adrenalin ist ab dem Anaphylaxie-Stadium II das bevorzugte Medikament.
  - Beim nicht reanimationspflichtigen Patienten ist die intramuskuläre (i. m.) Gabe empfohlen.
  - Anders als in vielen anderen Bereichen der Notfallmedizin ist die i. m. Injektion ausdrücklich der Applikationsweg der Wahl und soll primär und ohne weitere Verzögerung genutzt werden. Da nicht erst ein intravenöser (i. v.) Zugang gelegt werden muss, wirkt Adrenalin i. m. deutlich schneller. Zudem treten schwere kardiale Nebenwirkung wegen des fehlenden „Boluseffektes" sehr selten auf.
  - Die Dosis richtet sich nach dem Alter des Patienten (► Tab. 56.2). Adrenalin kann pur (1:1000) verabreicht werden.

Tab. 56.2 Dosierungsempfehlung Adrenalin intramuskulär (nach ERC-Leitlinien zur Reanimation 2015 [2]).

Alter	Dosis
0–6 Jahre	0,15 mg i. m. (entspricht 0,15 ml Adrenalin 1:1000)
6–12 Jahre	0,3 mg i. m. (entspricht 0,3 ml Adrenalin 1:1000)
ab 12 Jahre und Erwachsene	0,5 mg i. m. (entspricht 0,5 ml Adrenalin 1:1000)

i. m.: intramuskulär

- Als Injektionsort wird altersunabhängig der mittlere äußere Anteil des Oberschenkelmuskels (M. vastus lateralis) empfohlen (► Abb. 56.3). Eine subkutane Injektion sollte aufgrund der schlechteren Wirksamkeit vermieden werden.
- Die i. m. Adrenalingabe kann bei unzureichender Wirkung alle 5–10 min wiederholt werden.
- Sollte sich der Patient durch die i. m. Adrenalingabe nicht stabilisieren lassen, so kann Adrenalin auch i. v. verabreicht werden. Voraussetzung ist, dass der Anwender Erfahrung mit der i. v. Gabe von Katecholaminen außerhalb der Reanimation hat.
- Es wird empfohlen, Adrenalin i. v. unter Monitorkontrolle vorsichtig mit 10–50-µg-Boli nach Wirkung zu titrieren, alternativ via Perfusor (Dosisbereich 0,05–1 µg/kgKG/min).
- Beim Patienten im Stadium IV (reanimationspflichtig) soll Adrenalin i. v. verabreicht werden. Die Dosierung entspricht der Standarddosierung im Rahmen der Reanimation.

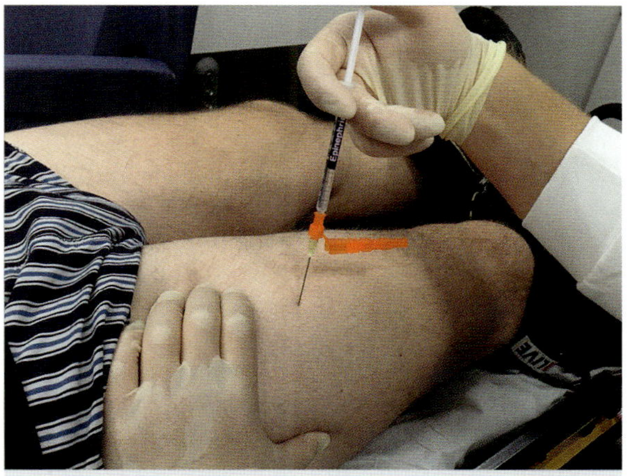

Abb. 56.3 Intramuskuläre Gabe von Adrenalin. (Quelle: Blumenstiel J, Bohn A. Anaphylaxie. Notfallmedizin up2date 2014; 9: 339-354)

- Bei Patienten mit Larynxödem ist zusätzlich zur i. m. Gabe auch die inhalative Gabe von Adrenalin empfohlen (z. B. altersunabhängig 3 mg pur über Verneblermaske).
- Auch bei schwerer Bronchoobstruktion, die auf inhalative β_2-Mimetika nur unzureichend reagiert, ist Adrenalin per Verneblermaske eine Therapieoption.
- **Volumentherapie**
  - Im Rahmen der Anaphylaxie kann sich durch histaminvermittelte Vasodilatation und erhöhte Gefäßpermeabilität ein intravasaler Volumenmangel mit nachfolgendem Schockzustand entwickeln. Sobald ein i. v./i.o. Zugang etabliert ist, soll deshalb eine Volumentherapie eingeleitet werden.
  - Für Erwachsene im anaphylaktischen Schock wird im Rahmen der ERC-Guidelines ein initialer Flüssigkeitsbolus von 500–1000 ml empfohlen [3]. Je nach Ansprechen auf die Therapie und Ausmaß des Schockzustands werden jedoch u. U. deutlich höhere Volumina (2–3l) benötigt.
  - Für Kinder wird die Gabe eines intitalen Flüssigkeitsbolus von 20 ml/kgKG empfohlen, die ggf. nach Reevaluation des Zustands mehrfach wiederholt werden kann.
  - Die Volumentherapie sollte mit kristalloiden Infusionslösungen (balancierte Vollelektrolytlösung) eingeleitet werden. Bei therapierefraktärem Schock kann die Gabe von kolloidalen Volumenersatzmitteln erwogen werden, allerdings ist kein Vorteil hinsichtlich der Reduktion der Mortalität belegt.

◄ Abb. 56.2 Schema zur Anaphylaxiebehandlung.
Abk. i. m.: intramuskulär, i. v.: intravenös, s. c.: subkutan. (Quelle: Ring J, Beyer K, Biedermann T et al. Guideline for acute therapy und management of anaphylaxis. S2 guideline of DGAKI, AeDA, GPA, DAAU, BVKJ, ÖGAI, SGAI, DGAI, DGP, DGPM, AGATE and DAAB. Allergo J Int 2014; 23: 96–112)

- **β_2-Sympathomimetika**
  - Die Gabe von β_2-Sympathomimetika ist bei Patienten mit bronchialer Obstruktion bzw. Bronchospasmus indiziert.
  - Es können sowohl inhalative (z. B. Salbutamol, Fenoterol) als auch parenterale β_2-Sympathomimetika (z. B. Terbutalin, Reproterol) angewandt werden.
  - mögliche Dosierungen siehe ▸ Tab. 56.3
- **Antihistaminika**
  - Aufgrund der zentralen Rolle des Histamins in der Pathophysiologie der Anaphylaxie ist die Gabe von Antihistaminika sinnvoll und die Wirksamkeit der Antihistaminika ist für leichtere Verlaufsformen der allergischen Reaktion/Anaphylaxie (Rhinokonjunktivitis, Urtikaria) belegt.
  - Die Wirkung auf lebensbedrohliche Symptome wie Bronchospasmus, Ödem der oberen Luftwege oder Kreislaufschock ist jedoch nicht eindeutig nachgewiesen. Da der Wirkungseintritt verzögert ist, werden sie bei schweren Verläufen (ab Stadium II) erst nach den initial durchzuführenden, lebensrettenden Maßnahmen verabreicht (siehe ▸ Abb. 56.2).
  - Es stehen sowohl H_1- als auch H_2-Antihistaminika für die i. v. Gabe zur Verfügung (siehe ▸ Tab. 56.3).
- **Glukokortikoide**
  - Im Rahmen der Akutbehandlung einer Anaphylaxie sind Kortikoide aufgrund ihres verzögerten Wirkeintritts (10–30 min) eher zweitrangig. Sie können jedoch den Verlauf der anaphylaktischen Reaktion positiv beeinflussen und biphasischen Reaktionen vorbeugen und sollten deshalb schon im Rahmen der Erstversorgung verabreicht werden. Sie haben bei Anwendung in höheren Dosierungen eine unspezifisch membranstabilisierende Wirkung.
  - Da Glukokortikoide selbst initial Histamin freisetzen können, sollten sie erst nach Gabe von Antihistaminika verabreicht werden.
  - Empfohlene Dosierung für Erwachsene sind 500–1000 mg Prednisolonäquivalent i. v., für Kleinkinder bietet sich die rektale Gabe an (100 mg Suppositorium)

56.11 Verlauf und Prognose

- Der Verlauf einer anaphylaktischen Reaktion ist nicht eindeutig vorhersagbar, insbesondere können sich in seltenen Fällen auch bei initial relativ unspektakulären Befunden lebensbedrohliche Verläufe entwickeln. Die Reaktion kann auch trotz adäquater Therapie fortschreiten. Patienten mit einer anaphylaktischen Reaktion sollten also klinisch überwacht werden, um biphasische Verläufe frühzeitig zu erkennen.
- Hauptursachen für letale Verläufe der Anaphylaxie sind Atemwegsverlegungen und Kreislaufversagen. In wenigen Fällen sind auch Adrenalinüberdosierungen als Ursache beschrieben.

56.12 Prävention

- Nach einer anaphylaktischen Reaktion sollte im Verlauf eine allergologische Abklärung erfolgen, um den Auslöser der Anaphylaxie möglichst eindeutig zu identifizieren und präventive Schritte einzuleiten (Patientenschulung, ggf. Hyposensibilisierung, ggf. Ausstattung mit medikamentösem Notfallset).
- Es sollte ein Allergie-/Anaphylaxiepass ausgestellt werden.

Tab. 56.3 Dosierungsempfehlung für weitere Medikamente (Auswahl).

Medikament	Dosis Erwachsener	Dosis Kind
β_2-Sympathomimetika		
Salbutamol p. i.	1,25–2,5 mg p. i.	(ab 4 Jahre) 1–2 mg p. i.
Reproterol i. v.	0,09 mg langsam i. v.	(ab 6 Monate) 1,2 µg/kgKG langsam i. v.
Terbutalin s. c.	0,25–0,5 mg s. c.	unter 12 Jahren nicht empfohlen
Antihistaminika		
Clemastin (H1) i. v.	2 mg langsam i. v.	0,03 mg/kgKG langsam i. v.
Dimetinden (H1) i. v.	4 mg langsam i. v.	nicht empfohlen
Ranitidin (H2) i. v.	50 mg langsam i. v.	2 mg/kgKG über 10 min. i. v.
Glukokortikoide		
Prednisolon i. v./supp.	500–1000 mg i. v.	250 mg i. v., alternativ 100 mg supp.
Dexamethason i. v.	40–100 mg i. v.	40 mg i. v.

kgKG: Kilogramm Körpergewicht, µg: Mikrogramm, mg: Milligramm, p. i.: per inhalationem, s. c.: subkutan, supp.: Suppositorium

56.13 Quellenangaben

[1] Ring J, Beyer K, Biedermann T et al. Guideline for acute therapy and management of anaphylaxis. S 2 guideline of DGAKI, AeDA, GPA, DAAU, BVKJ, ÖGAI, SGAI, DGAI, DGP, DGPM, AGATE and DAAB. Allergo J Int 2014; 23: 96–112

[2] European Resuscitation Council: Guidelines for Resuscitation 2015; Resuscitation 95 (2015)

[3] European Resuscitation Council: Guidelines for Resuscitation 2015 Section 4. Cardiac arrest in special circumstances; Resuscitation 95 (2015)

56.14 Wichtige Internetadressen

- www.anaphylaxieschulung.de
- www.anaphylaxie.net
- www.daab.de
- www.mastozytose.de

57 Sepsis

Hartwig Marung

57.1 Steckbrief

Das Krankheitsbild Sepsis ist in der außerklinischen Notfallmedizin lange vernachlässigt worden. Septische Zustände wurden häufig mit Verdachtsdiagnosen wie Allgemeinzustandverschlechterung, Pneumonie oder unklare Synkope fehlgedeutet. Das lag u. a. an der unzureichenden Kommunikation zwischen Grundlagenforschern und Notärzten bzw. Rettungsfachpersonal. In den letzten Jahren hat hier eine Trendwende eingesetzt, nicht zuletzt bedingt durch die Hervorhebung dieses Krankheitsbildes als Tracer-Diagnose im „Eckpunktepapier 2016 zur notfallmedizinischen Versorgung der Bevölkerung". Zukünftig sollte das Augenmerk auf die Zusammenarbeit zwischen Rettungsdienst und Notaufnahmen gerichtet werden, um Zeitverluste zu minimieren und die Überlebensrate bei diesem potenziell lebensbedrohlichen Krankheitsbild zu erhöhen.

57.2 Aktuelles

- Mit Publikation der sogenannten „Sepsis-3"-Definition im Jahr 2016 [1] hat weltweit eine intensive Diskussion unter den Experten eingesetzt.
- Kern der Debatten ist die Frage, inwieweit die neue Begriffsbestimmung (siehe Kap. 57.5) der alten Sepsis-2-Definition überlegen ist. Diese Diskussion wird über die Publikation des vorliegenden Kapitels hinaus anhalten.
- Zukünftige Entwicklungen mit Auswirkungen auf die Notfallversorgung werden bei der regelmäßigen Aktualisierung berücksichtigt werden.

57.3 Synonyme

- Sepsis
- septischer Schock
- septic shock

57.4 Keywords

- Sepsis
- septischer Schock
- septic shock
- Mediatoren
- systemic inflammatory response syndrome (SIRS)
- Multiorganversagen
- Tracer-Diagnose
- Eckpunktepapier

57.5 Definition

- Der Begriff „Sepsis" beschreibt eine lebensbedrohliche Organdysfunktion aufgrund einer inadäquaten Wirtsantwort auf Infektionen.
- Der septische Schock ist definiert als infusionsrefraktäres kardiovaskuläres Versagen mit einem laborchemisch bestimmten Serumlaktatwert > 2 mmol/l als Ausdruck der schweren zellulären und metabolischen Dysfunktion.
- Der Begriff „schwere Sepsis" soll gemäß den aktuellen Empfehlungen nicht mehr verwendet werden.

57.6 Epidemiologie

57.6.1 Häufigkeit

- In Deutschland erkranken jedes Jahr etwa 200 000 Menschen an einer Sepsis.
- Die Sterberate beträgt ca. 30 %.
- Die Sepsis steht damit an 3. Stelle der Todesursachen in Deutschland.
- Weltweit wird von jährlich mindestens 1 500 000 Erkrankungen mit 500 000 Todesfällen ausgegangen.

57.6.2 Altersgipfel

- Der Altersgipfel liegt zwischen 70 und 75 Jahren.

57.6.3 Geschlechtsverteilung

- Männer sind etwas häufiger von Sepsis betroffen als Frauen.

57.6.4 Prädisponierende Faktoren

- Diabetes mellitus
- größere operative Eingriffe (z. B. Laparotomie, Thorakotomie)
- Unfälle (Polytrauma), Verbrennungen
- Fremdmaterial (z. B. zentraler Venenkatheter, Portkatheter, Gefäßimplantate)
- Malignome
- Pankreatitis
- Leberzirrhose
- medikamentöse Immunsuppression
- Niereninsuffizienz

57.7 Ätiologie und Pathogenese

- Die Mehrzahl der Erkrankungen wird ausgelöst durch:
  - gramnegative Erreger, z. B. Enterobakterien (E. coli), Pseudomonas aeruginosa
  - grampositive Erreger, z. B. Streptokokken, Staphylokokken
  - (seltener) Pilzinfektionen (v. a. Candida)
- Für die hoch komplexe Pathogenese des septischen Schocks existiert noch kein abschließend gültiges Modell.
- Die per definitionem inadäquate Wirtsantwort (siehe Kap. 57.5) kann durch Bakterientoxine in Gang gesetzt werden.
- Entzündungsmediatoren wie Interleukin-6 (IL-6) und Tumor-Nekrose-Faktor (TNF) führen zu einer vermehrten Dilatation und Durchlässigkeit der Blutgefäße im Bereich des Infektionsherds. Dadurch können Leukozyten verstärkt in das betroffene Gewebe eindringen.
- Es kommt zu einer Gerinnungsaktivierung und Ausbildung von Mikrothromben, zuerst lokal, später auch systemisch.
- Dadurch drohen Organdysfunktionen, typischerweise beginnend mit Niere und Lunge, die sich zu einem schwer beherrschbaren Multiorganversagen ausweiten können.
- In der Frühphase steigt das Herzzeitvolumen (HZV) bedingt durch einen Anstieg der Herzfrequenz bei gleichzeitiger Abnahme des peripheren Widerstands (Nachlast).
- Unbehandelt und bei schweren Verlaufsformen fällt der Blutdruck bis zum infusionsrefraktären Versagen stark ab, das nach neuer Definition den septischen Schock konstituiert.
- In diesem Stadium ist der Einsatz von Vasopressoren für die Erreichung eines mittleren arteriellen Blutdrucks (MAP) von ≥ 65 mmHg unumgänglich.

57.8 Klassifikation und Risikostratifizierung

- Die nach neuer Definition geforderte Organdysfunktion liegt vor einer akuten Veränderung des SOFA-Scores (sequential organ failure assessment) um mindestens 2 Punkte vor.
- Zur Berechnung des SOFA-Scores werden allerdings klinische Laborparameter wie der Serum-Bilirubin-Spiegel benötigt, auf die in der außerklinischen Notfallmedizin nicht zugegriffen werden kann.
- Stattdessen sollte in der außerklinischen Notfallmedizin bei Patienten mit vermuteter Infektion der quick-SOFA-Score (qSOFA) eingesetzt werden. Dieser hat einen hohen prädiktiven Wert für die Krankenhausmortalität. Er umfasst die folgenden 3 Kriterien:
  - Bewusstseinsveränderung (Glasgow Coma Scale: GCS < 15)
  - Tachypnoe (Atemfrequenz ≥ 22)
  - Hypotonie (Blutdruck: RRsys ≤ 100 mmHg)

57.9 Symptomatik

- häufig:
  - unklare Verschlechterung des Allgemeinzustands (AZ)
  - Blutdruckabfall
  - Bewusstseinsstörungen, Verwirrtheit
  - Tachypnoe, Dyspnoe, Husten, z. T. mit Auswurf
  - Tachykardien
  - (hohes) Fieber (> 38 °C)
  - Blutzuckerentgleisungen bis 500 mg/dl, z. T. weit darüber
  - trüber, flockiger Urin
  - im Verlauf Oligurie (< 0,5 ml/kg/h für mehr als 2 h)
- gelegentlich:
  - Hypothermie (< 36 °C)
  - Schwindel
  - Übelkeit, Erbrechen

57.10 Diagnostik

57.10.1 Diagnostisches Vorgehen

- außerklinisch:
  - Daran denken! V. a. bei der Trias Vigilanzminderung, Hypotonie, Tachypnoe!
  - Anamnese (siehe Kap. 57.10.2) und körperliche Untersuchung (siehe Kap. 57.10.3)
  - Ersteinschätzung mittels qSOFA (siehe Kap. 57.8)
  - korrekt durchgeführte Temperaturmessung (obligat!) im Rettungsdienst z. B. mittels Ohrthermometer
- innerklinisch:
  - Anwendung des SOFA-Scores (▶ Tab. 57.1)
  - Laboruntersuchungen (siehe Kap. Serologie)
  - 12-Kanal-EKG
  - Röntgen-Thorax
  - Abnahme von Blut- und ggf. Urinkulturen (siehe Kap. Kulturen)
- Fokussuche:
  - Sonografie (siehe Kap. Sonografie)
  - Echokardiografie (transthorakal/transösophageal, siehe Kap. Echokardiografie)
  - CT, MRT

VI

Tab. 57.1 SOFA-Score: Parameter und Bewertung zur Berechnung der Wahrscheinlichkeit eines Organversagens [1].

Organ	Parameter	1 Punkt	2 Punkte	3 Punkte	4 Punkte
Herz/Kreislauf	MAP (mmHg) Katecholamine (KTC) Dopamin (DOP), Dobutamin (DOB), Epinephrin (E), Norepinephrin (NE)	<70	KTC-Dosis: niedrig DOP ≤ 5 µ oder DOB (jede Dosis) für ≥ 1h	KTC-Dosis: mittel DOP > 5 µ oder E/NE ≤ 0,1 µ	KTC-Dosis: hoch DOP > 15 µ oder E/NE > 0,1 µ
Lunge	Horowitz-Index (mmHg) paO_2/FiO_2	<400	<300	<200 (maschinelle Beatmung)	<100 (maschinelle Beatmung)
Niere	Serumkreatinin (mg/dl)	1,2–1,9	2,0–3,4	3,5–4,9	≥5
	Urinausfuhr (ml/d)	k.A.	k.A.	<500	<200
Leber	Serumbilirubin (mg/dl)	1,2–1,9	2,0–5,9	6,0–11,9	≥12
Blut	Thrombozyten ($10^3/mm^3$)	<150	<100	<50	<20
ZNS	Glasgow Coma Scale	14–13	12–10	9–6	<6

– k.A.: keine Angaben, µ: g/kg/min, MAP: mittlerer arterieller Blutdruck, FiO_2: inspiratorische Sauerstoffkonzentration, paO_2: arterieller Sauerstoffpartialdruck, SOFA: sequential organ failure assessment

57.10.2 Anamnese

- Suche nach Hinweisen auf:
  - Immunsuppression (z. B. Diabetes mellitus, chronische Niereninsuffizienz, rheumatologische Erkrankungen, Malignome)
  - operative Eingriffe in den Tagen oder Wochen vor der AZ-Verschlechterung
  - akute Pankreatitis
  - Traumen, Verbrennungen

57.10.3 Körperliche Untersuchung

- anhand des ABCDE-Schemas:
  - **A**irway (Atemweg)
  - **B**reathing (Atmung)
  - **C**irculation (Kreislauf)
  - **D**isability (neurologische Beeinträchtigung)
  - **E**nvironment (besondere Krankheitsumstände: z. B. Auffindesituation mit längerer Liegedauer, allgemeine Anamnese, bisherige Pharmakotherapie)

57

57.10.4 Labor

- Blutgasanalyse (BGA), bevorzugt arteriell
- Differenzialblutbild (Leukozytose > 12000 oder Leukopenie < 4000; Thrombozytopenie < 100 000)
- Elektrolyte
- Transaminase, Bilirubin
- Nierenretentionswerte, glomeruläre Filtrationsrate (GFR)
- Blutgerinnung
- C-reaktives Protein (CRP)
- Prokalzitonin
- Laktat

57.10.5 Mikrobiologie und Virologie

Kulturen

- Mindestens 2 Paar Blutkulturen (aerob/anaerob) schnellstmöglich *vor* Beginn der Antibiotikatherapie (Evidenzgrad Ic) anlegen [2].
- ggf. Urinkulturen

57.10.6 Bildgebende Diagnostik

Sonografie

- Mittel der Wahl zur Suche eines intraabdominellen Fokus (Evidenzgrad Ic) [2]

Echokardiografie

- bei Verdacht auf Endokarditis und zur Bestimmung des Volumenstatus des Herzens

Röntgen

- Die Durchführung eines Röntgen-Thorax ist das Standardverfahren bei Verdacht auf eine Pneumonie.

CT

- nach erfolgloser Fokus-Suche mittels Abdomen-Sonografie empfohlen (Evidenzgrad Ic) [2].

57.10.7 Instrumentelle Diagnostik

EKG

- Das 12-Kanal-EKG ist obligat zum Ausschluss kardialer Ischämien und zur Detektion gravierender Herzrhythmusstörungen.

Bronchoskopie

- bei Verdacht auf pneumogene Sepsis mit nachfolgender mikrobiologischer Untersuchung des Bronchialsekretes

Punktion verdächtiger Areale

- ultraschallgeschützt oder unter radiologischer Kontrolle
- anschließend mikrobiologische Untersuchung des Punktats

Serologie

- bei Candida-Infektion

57.11 Differenzialdiagnosen

Tab. 57.2 Differenzialdiagnosen.

Differenzialdiagnose	Bemerkungen
Pneumonie	diagnostische Abgrenzung anhand des qSOFA und nach Schwere des vorliegenden Krankheitsbildes
Harnwegsinfekt, Pyelonephritis Laktatazidose anderer Ursache, z. B. nach Metformin-Einnahme, bei ausgeprägter Hypoxie	diagnostische Abgrenzung anhand des qSOFA und nach Schwere des vorliegenden Krankheitsbildes
Divertikulitis	ggf. explorative Laparotomie durchführen

qSOFA: quick-SOFA-Score, SOFA: sequential organ failure assessment

57.12 Therapie

57.12.1 Therapeutisches Vorgehen

Tab. 57.3 Verfahrenswahl.

Bezeichnung der Klassifikation/ Einteilung	Einteilung/ Stadium	Verfahren	Indikation für das jeweilige Verfahren
Sepsis-3-Definition	Sepsis	1. Beginn einer **antibiotischen Therapie** innerhalb der 1. Stunde nach Diagnosestellung **2. Volumengabe** Kristalloide 30 ml/kgKG zügig im Rahmen der Erstversorgung Zielwerte: MAP > 65 mmHg, ersatzweise RRsys > 100 mmHg, Diurese > 0,5 ml/kg/h **3. Optimierung der Oxygenierung:** AZV 6 ml/kgKG PEEP in Abhängigkeit von FiO_2 (z. B. 0,5 > 8–10, 0,7 > 10–14 cmH_2O) Zielwert: Sättigung > 90 % **4. Blutzuckereinstellung** Zielwert ca. 150 mg/dl	Auswahl der geeigneten Substanzen schnellstmöglich an den Ergebnissen der mikrobiologischen Diagnostik orientieren; bei ambulant erworbener Pneumonie Kombination von Betalaktam-Antibiotika und Makrolid (Evidenzgrad Ib)
	septischer Schock	**Katecholamingabe:** derzeit keine eindeutige Evidenz für einen bestimmten Vasopressor; Noradrenalin gilt als erste Substanz der Wahl (Evidenzgrad IIb)	bei volumenrefraktärem MAP < 65 mmHg und Laktatanstieg > 2 mmol/l

AZV: Atemzugvolumen, MAP: mittlerer arterieller Blutdruck, FiO_2: inspiratorische Sauerstoffkonzentration, PEEP: positive endexpiratory pressure

57.12.2 Allgemeine Maßnahmen

- Schnelligkeit der Diagnostik und Therapie rettet Leben:
  - Patienten mit Verdacht auf Sepsis sollen spätestens 60 min nach Notrufeingang und nach erfolgter telefonischer Vorankündigung in einem geeigneten Krankenhaus eintreffen.
- Die Eignung zur Behandlung septischer Patienten setzt folgende Infrastruktur voraus:
  - rund um die Uhr (24/7) einsatzbereite Notaufnahme
  - Intensivstation mit Hämodialysemöglichkeit
  - Blutbank
  - rund um die Uhr (24/7) einsatzbereites CT und Labor
  - Möglichkeiten zur Sanierung des Infektfokus mit entsprechender fachspezifischer Qualifikation
- in Abhängigkeit vom Patientenzustand ggf. Schockraumanmeldung
- adäquate Oxygenierung:
  - z. B. 6–8 l/min mittels Gesichtsmaske
  - bei erhaltener Kooperationsfähigkeit ggf. als nichtinvasive Ventilation (NIV)
  - CAVE: Aspirationsrisiko
- Kontrolle des Blutzuckerspiegels

VI

57.12.3 Pharmakotherapie

- Gabe von Antibiotika:
  - zunächst Betalaktam-Antibiotika und Makrolid
  - im Verlauf schnellstmöglich angepasst an Antibiogramm
- kristalloide Lösungen:
  - 30 ml/kgKG zügig infundieren
  - CAVE: bestehende Herz- und/oder Niereninsuffizienz
- Gabe von Katecholamin:
  - bevorzugt Noradrenalin
    - außerklinisch 1 mg Noradrenalin in 100 ml NaCl 0,9 % lösen, dann in 10-µg-Schritten (entsprechend jeweils 1 ml der Lösung) als intravenöser (i. v.) Bolus verabreichen
    - in Abhängigkeit von der Wirkung wiederholen
    - CAVE: NaCl-Flasche mit der Lösung unbedingt auffällig beschriften, um Verwechselungen (z. B. versehentlicher Einsatz als Kurzinfusion) zu vermeiden.
  - Dobutamin
    - v. a. bei Zeichen der myokardialen Dysfunktion (low output, Linksherzinsuffizienz)
    - Dosierung 1–10 µg/kgKG/min
  - Vasopressin
    - Nutzen des Einsatzes nicht belegt, daher derzeit nicht empfohlen
  - bei Versagen der Katecholamintherapie:
    - Einsatz von 200 mg Hydrocortison i. v. über 24 h erwägen
    - keine Bolusgaben, keine höheren Dosierungen
- Gabe von Bikarbonat:
  - zurückhaltender Einsatz!
  - bei Laktatazidose: nur bei gesichertem pH < 7,15 erwägen
  - setzt Verfügbarkeit eines BGA-Gerätes (z. B. auf Intensivtransportwagen) voraus

57.12.4 Interventionelle Therapie

Hämodialyse/Hämofiltration

- kontinuierliche vs. intermittierende Nierenersatzverfahren gleich wirksam im Hinblick auf Kurzzeitüberleben
- bei hämodynamisch instabilen Patienten eher kontinuierliche Verfahren

57.12.5 Operative Therapie

- wenn realisierbar und in Abhängigkeit von klinischer Verdachtsdiagnose:
  - schnellstmöglich Suche nach Fokus und Herdsanierung
  - z. B. explorative Laparotomie, Abszess-Ausräumung

57.13 Verlauf und Prognose

- Sterberate behandelt in Deutschland ca. 30 %
- Letalität mehr als doppelt so hoch wie beim Polytrauma
- unbehandelt bzw. bei verzögerter Behandlung deutlich höher

57.14 Prävention

- bei Patienten mit unklarer Verschlechterung des AZ frühzeitig Verdacht auf Sepsis aussprechen und adäquat reagieren
- Hierbei haben insbesondere Hausärzte und Pflegekräfte (ambulante und stationäre Pflege) eine Schlüsselrolle.
- Zuweisung in geeignete Klinik veranlassen
- Durchführung der allgemeine und speziellen Maßnahmen (s. o.) einleiten

57.15 Quellenangaben

[1] Katsounas A. SOFA-Score. In: Canbay A, Gerken G, Hrsg. Gastroenterologie für Intensivmediziner. 1. Auflage. Stuttgart: Thieme; 2017

[2] Singer M, Deutschmann C, Seymour CW et al. The Third International Consensus Definitions for Sepsis and Septic Shock (Sepsis-3). JAMA, 2016. 315(8)

58 Herz-/Kreislaufstillstand bei Erwachsenen

Jan Wnent, Holger Maurer

58.1 Steckbrief

Herz-Kreislauf-Erkrankungen gehören zu den häufigsten Todesursachen in der westlichen Welt. Im Rettungsdienst ist der Herz-Kreislauf-Stillstand mit einer Inzidenz von 50–70 Reanimationen pro 100000 Einwohner und Jahr ein gängiges Krankheitsbild. Darüber hinaus ist er aber auch eine der zeitkritischsten Entitäten in der Notfallmedizin. Nach 3–5 min eines Herz-Kreislauf-Stillstands sind bleibende zerebrale Schäden wahrscheinlich, daher ist hier schnelles Handeln und die Verkürzung des reanimationsfreien Intervalls unerlässlich. Eine wesentliche Maßnahme sind qualitativ hochwertige Thoraxkompression und die weiteren Maßnahmen des Basic Life Support (BLS) und des Advanced Life Support (ALS). Die bestmögliche Versorgung folgt den aktuellen Leitlinien des European Resuscitation Council (ERC). Diese Leitlinien werden im folgenden Kapitel dargestellt.

58.2 Aktuelles

- Die Therapie des Herz-Kreislauf-Stillstands folgt den Leitlinien des ERC. Diese wurden letztmalig im Jahr 2015 aktualisiert. Neben der Aktualisierung der Leitlinien im 5-Jahrs-Zyklus werden hier die aktuellen wissenschaftlichen Erkenntnisse aus der Reanimationsforschung dargestellt.

58.3 Synonyme

- Herz-Kreislauf-Stillstand
- Herzstillstand
- Kreislaufstillstand
- Reanimation
- OHCA (out-of-hospital cardiac arrest)
- Resuscitation
- Wiederbelebung
- Herz-Lungen-Wiederbelebung (HLW)
- Herzmassage

58.4 Keywords

- OHCA (out-of-hospital cardiac arrest)
- Herz-Kreislauf-Stillstand
- Reanimation

58.5 Definition

- Gemäß den Leitlinien des ERC aus dem Jahr 2015 ist ein Herz-Kreislauf-Stillstand durch Bewusstlosigkeit und nicht normale Atmung im Sinne einer agonalen Atmung oder aber durch das Vorliegen einer Apnoe sowie der Abwesenheit weiterer Lebenszeichen, z. B. eines nicht palpablen zentralen Pulses, definiert.

58.6 Epidemiologie

- Nach wie vor ist der plötzliche Herz-Kreislauf-Stillstand eine der führenden Todesursachen in Europa und den USA mit einer Inzidenz von 55–113 pro 100000 Einwohnern pro Jahr [1]. Der weitaus überwiegende Teil dieser Ereignisse ist kardial bedingt. Ursachen wie z. B. schwere Traumen, speziell die penetrierenden Traumen, sind eher nachrangig, sollten aber im Rahmen der Reanimation ausgeschlossen oder aber therapeutisch speziell bedacht werden.
- In der überwiegenden Anzahl der Fälle ist der 1. abgeleitete EKG-Rhythmus eine Asystolie oder eine pulslose elektrische Aktivität (PEA). In Deutschland sind es ca. 75 % der Patienten mit solch einem initial nicht defibrillierbaren Rhythmus in der 1. EKG-Ableitung und ca. 24 % mit einem primär schockbaren Rhythmus. In Deutschland wird der Herz-Kreislauf-Stillstand in über 50 % der Fälle durch einen Zeugen beobachtet, aber in nur 37 % der Fälle beginnt dieser auch mit den Reanimationsmaßnahmen [1].
- Ein großer Teil der Ereignisse ereignet sich in der häuslichen Umgebung der Patienten, nur ein geringer Anteil im öffentlichen Raum oder am Arbeitsplatz.
- Das Ergebnis der Reanimationsmaßnahmen zur Wiedererlangung eines Spontankreislaufs (ROSC: return of spontaneous circulation) ist in Deutschland im europäischen Vergleich mit einer ROSC-Rate von ca. 45 % gut. Der Anteil derer, die aus dem Krankenhaus entlassen werden können, bedarf mit 12 % aber noch einer deutlichen Verbesserung [2], [3].

58.6.1 Häufigkeit

- Die Inzidenz des OHCA beträgt 55–113/100000 Einwohner pro Jahr.
- Die Inzidenz der außerklinischen Reanimation liegt bei 50–70/100000 Einwohnern und Jahr.

VI

58.6.2 Altersgipfel

- Das Durchschnittsalter der im Jahr 2018 im Deutschen Reanimationsregister erfassten Patienten belief sich auf 69,5 Jahre (Median 72,4 Jahre).

58.6.3 Geschlechtsverteilung

- In einer Reanimationssituation wie auch bei den kardialen Erkrankungen sind generell mehr Männer als Frauen betroffen.

58.6.4 Prädisponierende Faktoren

- Wesentliche prädisponierende Faktoren für einen Herz-Kreislauf-Stillstand sind kardiale Vorerkrankungen:
  - koronare Herzkrankheit (KHK)
  - bekannte Herzrhythmusstörungen
  - strukturelle Herzerkrankungen:
    - Herzinsuffizienz, z. B. aufgrund einer dilatativen oder hypertroph-obstruktiven Kardiomyopathie
    - Klappenvitien
  - Hinzu kommt noch die breite Palette der nicht kardialen Ursachen eines Herz-Kreislauf-Stillstands.

58.7 Ätiologie und Pathogenese

- Die häufigste Ursache eines Herz-Kreislauf-Stillstands ist eine kardiale Erkrankung und hier v. a. das thrombembolische Ereignis.
- Weitere Ursachen:
  - Trauma (aufgrund Hypovolämie, Spannungspneumothorax, Perikardtamponade)
  - Hypoxie
  - Intoxikationen
  - Elektrolytentgleisungen
  - Hypothermie
- Die pathophysiologischen Abläufe während eines Herz-Kreislauf-Stillstands durchlaufen im Wesentlichen 3 Phasen:
  1. die elektrische Phase (0–4 min nach Eintritt), in der in einem hohen Prozentsatz Kammerflimmern vorliegt und das Herz von einer schnellen Defibrillation profitiert,
  2. die mechanische Phase (4–10 min nach Eintritt), in der für eine erfolgreiche Wiederbelebung, neben der eventuell indizierten Defibrillation, die Durchführung von Thoraxkompressionen von besonderer Bedeutung dafür ist, wieder eine Situation zu schaffen, in der das Myokard erfolgreich defibrillierbar ist,
  3. die metabolische Phase, welche ab 10 min nach Eintritt des Herz-Kreislauf-Stillstands beginnt und in der die Wahrscheinlichkeit einer erfolgreichen Reanimation sinkt. Die pathophysiologischen Abläufe der metabolischen Phase sind noch nicht vollständig verstanden (9).

58.8 Symptomatik

- plötzliche Bewusstlosigkeit
- Apnoe oder agonale Atmung (Schnappatmung)
- Pulslosigkeit
- evtl. durch Hypoxie bedingter, kurzer generalisierter Krampfanfall
- Zyanose

58.9 Diagnostik

- Die Diagnostik eines Herz-Kreislauf-Stillstands erfolgt rein klinisch. Neben der Prüfung des Bewusstseins stehen das Öffnen der Atemwege (durch Reklination des Kopfs oder den Esmarch-Handgriff) und die folgende Kontrolle der Atmung durch Hören, Sehen und Fühlen im Vordergrund.
- Wenn der Patient bewusstlos ist und keine normale Atmung, z. B. agonale Atmung/Schnappatmung, oder eine Apnoe zeigt, ist die Diagnose des Herz-Kreislauf-Stillstands gestellt.
- Die Palpation des zentralen Pulses an der A. carotis ist additional und sollte keine Verzögerung der Reanimationsmaßnahmen verursachen.

58.9.1 Diagnostisches Vorgehen

- Das diagnostische Vorgehen orientiert sich an den o. g. Punkten. Die Diagnose eines Herz-Kreislauf-Stillstands ist rein klinisch zu stellen. Im weiteren Verlauf ist eine Analyse des EKG zwingend erforderlich, um zwischen einem nicht defibrillierbaren und einem defibrillierbaren Rhythmus zu differenzieren. Dies beeinflusst entscheidend das weitere Vorgehen. Zum besseren Verständnis ist in den beiden folgenden Abbildungen sowohl der Ablauf des BLS (▶ Abb. 58.1, siehe ERC-Leitlinie unter https://eref.thieme.de/EYR38) als auch der Ablauf des ALS (▶ Abb. 58.2, siehe ERC-Leitlinie unter https://eref.thieme.de/G5P8S) dargestellt.

58.9.2 Anamnese

- Eine Anamnese ist im Rahmen der Reanimation nur als Fremdanamnese zu erheben. Sie sollte sich v. a. auf die Ermittlung des mutmaßlichen Patientenwillens, eventuelle Vorerkrankungen und Medikation sowie eine kurze Beschreibung der Situation vor dem Eintritt des Ereignisses konzentrieren.
- Des Weiteren sollte das Vorliegen reversibler Ursachen eruiert werden, die vornehmlich in der Anamnese auffallen. Als Beispiel sei hier die Niereninsuffizienz als Hinweis auf eine Elektrolytentgleisung genannt.

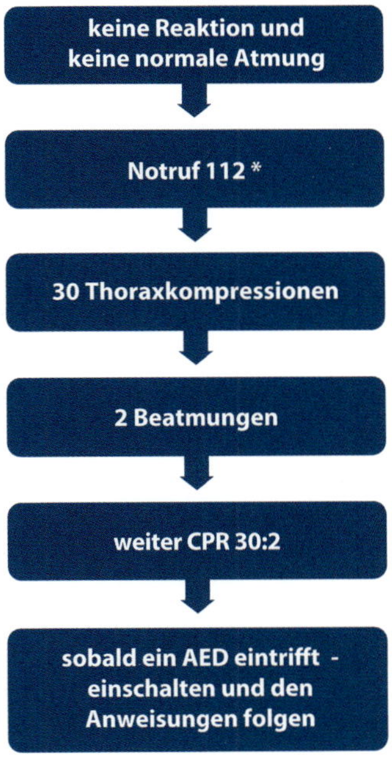

Abb. 58.1 Basic Life Support (BLS). Der Ablauf der Basismaßnahmen der Reanimation ist in chronologischer Reihenfolge dargestellt.
Abk. AED: automatischer externer Defibrillator, CPR: kardiopulmonale Reanimation. (Quelle: Perkins GD, Handley AJ, Koster RW et al. Basismaßnahmen zur Wiederbelebung Erwachsener und Verwendung automatisierter externer Defibrillatoren. Notfall Rettungsmed 2015; 18: 748–769. © German Resuscitation Council (GRC) und Austrian Resuscitation Council (ARC) 2015)

58.9.3 Körperliche Untersuchung

- Die körperliche Untersuchung beschränkt sich auf die o. g. Kontrolle des Bewusstseins und der Atmung sowie ggf. der Kontrolle des zentralen Pulses.
- Im Rahmen der Suche nach reversiblen Ursachen können im weiteren Verlauf der Reanimation verschiedene diagnostische Hilfsmittel Verwendung finden.

58.9.4 Bildgebende Diagnostik

Echokardiografie

- Im weiteren Verlauf der Reanimation kann eine orientierende echokardiografische Untersuchung sinnvoll sein, wenn dafür die laufenden Basismaßnahmen nicht wesentlich unterbrochen werden. Dieses Vorgehen erfordert einen erfahrenen Untersucher, kann aber z. B. eine Perikardtamponade als reversible Ursache ausschließen.

58.9.5 Instrumentelle Diagnostik

EKG

- Die Ableitung eines EKG ist eine essenzielle diagnostische Maßnahme im Rahmen des ALS-Ablaufs.
- Nach Erreichen eines ROSC ist die Ableitung eines 12-Kanal-EKG obligat, da sehr häufig eine kardiale Ursache für den Herz-Kreislauf-Stillstand vorliegt.

Herzkatheter

- Eine Herzkatheteruntersuchung ist in den Fällen mit einer vermuteten kardialen Ursache des Herz-Kreislauf-Stillstands nach Erreichen eines ROSC schnellstmöglich anzustreben. Bei einem koronaren Verschluss ist dies die definitive Therapie der Wahl. In Kap. Strukturierte Weiterbehandlung nach Reanimation (Post-Resuscitation Care) wird auf diesen Punkt noch genauer eingegangen.

Weitere

- Blutgasanalyse (BGA) zur Bewertung der metabolischen Ursachen des Kreislaufstillstands. Sie kann Auskunft über Elektrolyte (v. a. Kalium) geben.
- toxikologisches Screening

58.10 Differenzialdiagnosen

Tab. 58.1 Differenzialdiagnosen.

Differenzialdiagnose	Bemerkungen
Bewusstlosigkeit anderer Ursachen	Diese gehen nicht mit einer Apnoe, agonalen Atmung und Pulslosigkeit einher. Sollte irgendein Zweifel an dem Vorhandensein von Lebenszeichen bestehen, ist mit Reanimationsmaßnahmen zu beginnen.
starke Hypothermie	kann Ursache eines Herz-Kreislauf-Stillstands sein Sollte irgendein Zweifel an dem Vorhandensein von Lebenszeichen bestehen, ist mit Reanimationsmaßnahmen zu beginnen.

58.11 Therapie

- Das therapeutische Vorgehen wird in den folgenden Abschnitten, angefangen mit den Basismaßnahmen, über die erweiterten Maßnahmen bis hin zu speziellen Reanimationssituationen beschrieben.

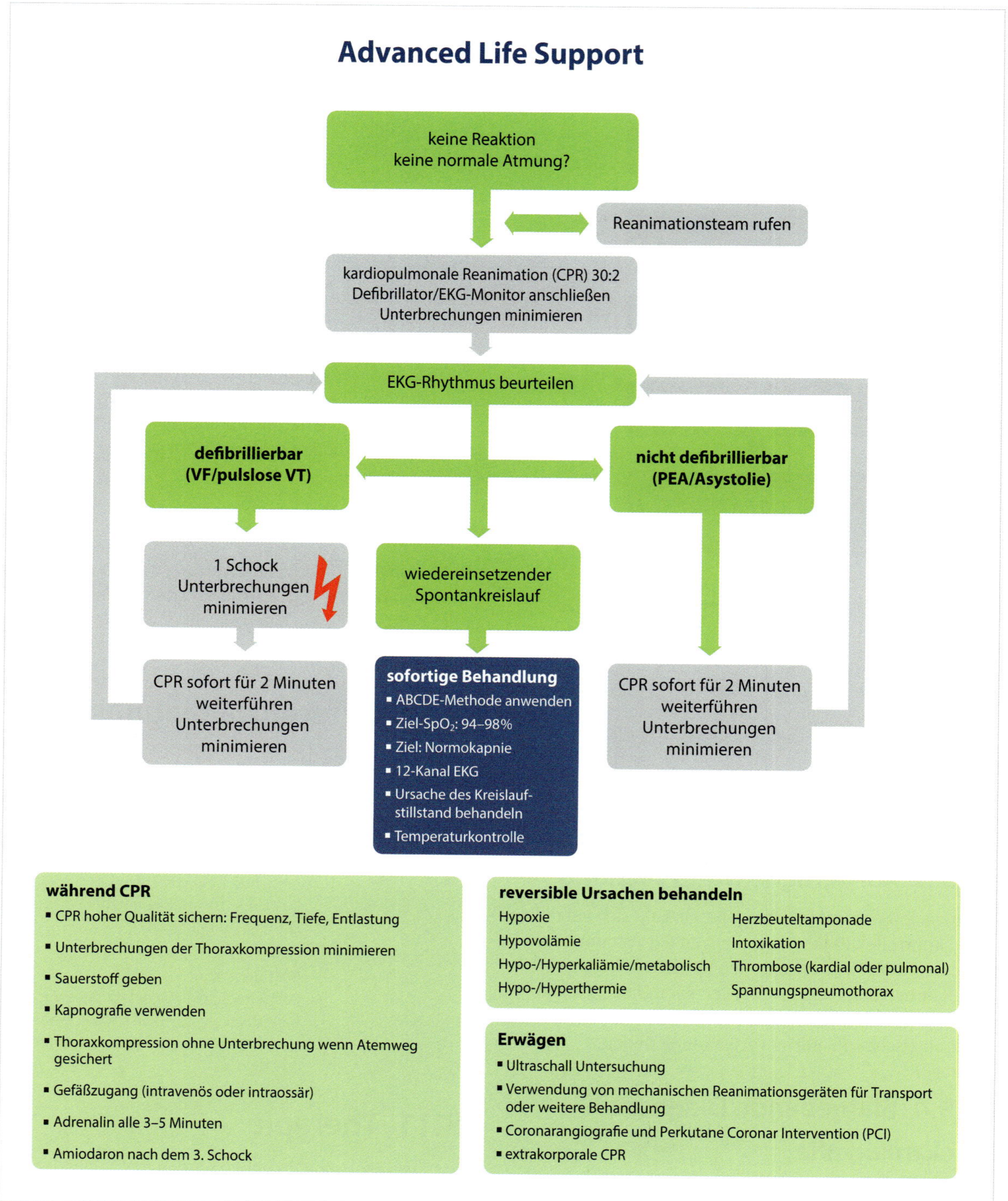

Abb. 58.2 Advanced Life Support (ALS). Hier sind der Ablauf und der Inhalt der erweiterten Reanimationsmaßnahmen dargestellt. Dieser Ablauf stellt den universellen Behandlungsablauf bei einem Herz-Kreislauf-Stillstand dar.
Abk. CPR: kardiopulmonale Reanimation, PEA: pulslose elektrische Aktivität, VF: Vorhofflimmern, VT: ventrikuläre Tachykardie. (Quelle: Soar J, Nolan JP, Böttiger BW et al. Erweiterte Reanimationsmaßnahmen für Erwachsene („adult advanced life support“). Notfall Rettungsmed 2015; 18: 770–832. © German Resuscitation Council (GRC) und Austrian Resuscitation Council (ARC) 2015)

58

58.11.1 Therapeutisches Vorgehen

Basismaßnahmen der Reanimation (Basic Life Support)

- In den Reanimationsleitlinien aus dem Jahr 2015 ist noch einmal die Wichtigkeit der Basismaßnahmen zur kardiopulmonalen Reanimation deutlich hervorgehoben worden. Wesentlich für eine erfolgreiche Wiederbelebung, v. a. im Hinblick auf ein gutes neurologisches Überleben, sind die qualitativ hochwertigen und möglichst unterbrechungsfrei durchgeführten Herzdruckmassagen. Diese und alle weiteren Maßnahmen des BLS sollen in diesem Abschnitt erläutert werden.
- In der „Chain of Survival" sind die wesentlichen Schritte einer erfolgreichen Reanimation zusammengefasst:
  - frühes bzw. sofortiges Erkennen eines kritischen Patientenzustands, der sich zu einem Herz-Kreislauf-Stillstand verschlechtern kann
  - unverzüglicher Beginn von qualitativ hochwertigen Thoraxkompressionen
  - frühzeitige Defibrillation
  - standardisierte Postreanimationsbehandlung, idealerweise in einem spezialisierten Zentrum (▶ Abb. 58.3, siehe ERC-Leitlinie unter https://eref.thieme.de/EYR38)
  - Die Kette ist nur so stark wie ihr schwächstes Glied.
- Von besonderer Bedeutung für ein gutes neurologisches Outcome, sowohl nach einem außerklinischen als auch nach einem innerklinischen Herz-Kreislauf-Stillstand, ist der möglichst schnelle Beginn der Reanimationsmaßnahmen und damit einhergehend ein möglichst kurzes reanimationsfreies Intervall. In den letzten Jahren sind diverse Maßnahmen zur Verkürzung des reanimationsfreien Intervalls und zur Erhöhung der Laienreanimationsquote unternommen worden. Dadurch konnte ein Anstieg dieser Quote in Deutschland von 17 % im Jahre 2007 auf 39,1 % im Jahr 2018 erreicht werden [2].
- Ein wesentlicher Baustein zur Verkürzung des reanimationsfreien Intervalls ist die konsequente Einführung und Durchführung der telefonischen Anleitung zur CPR durch die Rettungsleitstellen. Durch die Schulung der Bevölkerung, z. B. durch Reanimationsunterricht an weiterführenden Schulen oder in BLS-Maßnahmen, kann ein wesentlicher Beitrag zur Verbesserung des Outcomes geleistet werden. Ebenso hilfreich ist die Einführung von App-gestützten Alarmierungssystemen für freiwillige Helfer, die Ausweitung öffentlich zugänglicher Defibrillatoren (AED) und deren Registrierung in den Rettungsleitstellen – ähnlich eines Katasters – und die Vernetzung von Rettungsdiensten und Krankenhäusern. (▶ Abb. 58.4, siehe ERC-Leitlinie unter https://eref.thieme.de/EYR38). Ein einzelner Punkt aus diesem Maßnahmenkatalog kann schon einen großen Beitrag zum besseren Überleben leisten. Der größte Gewinn für die Patienten wird aber erst bei der Betrachtung und Verbesserung des Gesamtsystems erreicht werden können. Hierzu wurden auch die „10 Steps" zur Verbesserung des Reanimationserfolges entwickelt [4].
- Die erste Herausforderung vor dem Beginn der Maßnahmen stellt die korrekte Diagnosestellung eines Herz-Kreislauf-Stillstands dar. Sobald ein Patient nicht mehr auf Ansprache reagiert, also bewusstlos ist und keine normale Atmung zeigt, soll mit Reanimationsmaßnahmen begonnen werden. Dabei bietet gerade die agonale oder Schnappatmung, wie auch die durch Hypoxie bedingte neuronale Entladung im Sinne eines Krampfanfalls, Spielraum für eine Fehlinterpretation der Befunde. Zahlreiche Kreislaufstillstände können so als Krampfanfall fehlgedeutet werden. Die Pulskontrolle ist sowohl bei Laien als auch bei Profis mit einer hohen Fehlerwahrscheinlichkeit behaftet und wird deshalb nicht mehr zwingend empfohlen. Sie sollte den Beginn der Reanimation nicht verzögern.
- Die wesentlichen Maßnahmen des BLS sind die qualitativ hochwertigen, möglichst unterbrechungsfrei durchgeführten Herzdruckmassagen und ggf. die Defibrillation. Bei den Herzdruckmassagen ist höchster Wert auf eine korrekte Durchführung zu legen:
  - Sie sollten mit einer Tiefe von mindestens 5 cm, aber nicht mehr als 6 cm und einer Frequenz von 100–120 pro Minute ausgeführt werden.
  - Vor Beginn der Herzdruckmassagen ist der Patient auf eine harte Unterlage zu bringen (z. B. Fußboden) oder es ist ein Reanimationsbrett unterzulegen (z. B. im Krankenhausbett).

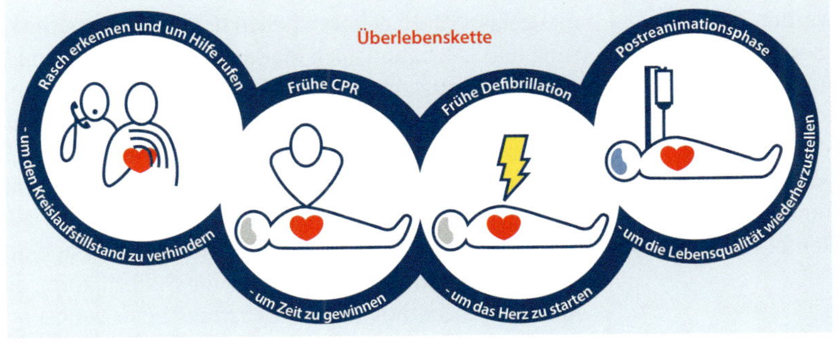

Abb. 58.3 Darstellung der wesentlichen Teile der Überlebenskette. Abk. CPR: kardiopulmonale Reanimation. (Quelle: Perkins GD, Handley AJ, Koster RW et al. Basismaßnahmen zur Wiederbelebung Erwachsener und Verwendung automatisierter externer Defibrillatoren. Notfall Rettungsmed 2015; 18: 748–769. © German Resuscitation Council (GRC) und Austrian Resuscitation Council (ARC) 2015)

VI

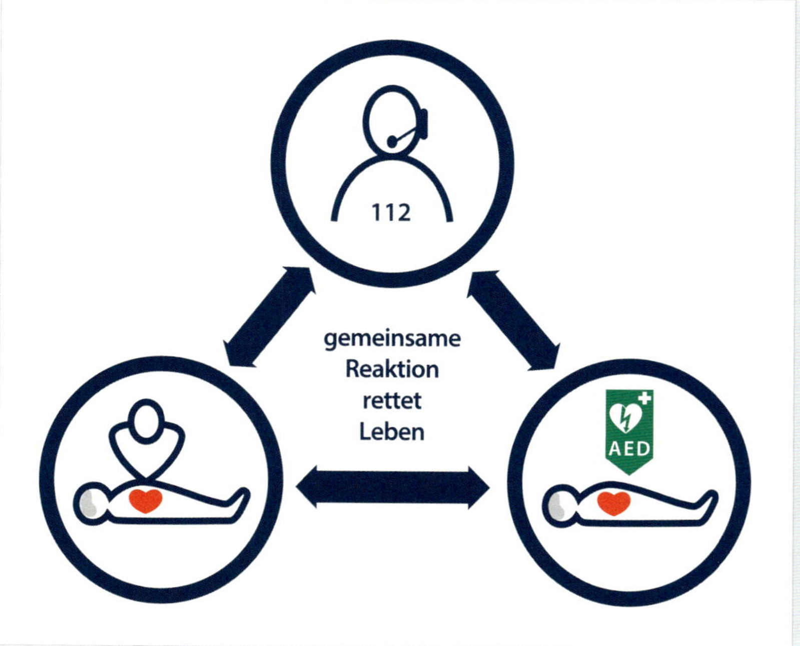

Abb. 58.4 Darstellung der wesentlichen Faktoren für ein kurzes reanimationsfreies Intervall und gutes Überleben. Abk. AED: automatischer externer Defibrillator. (Quelle: Perkins GD, Handley AJ, Koster RW et al. Basismaßnahmen zur Wiederbelebung Erwachsener und Verwendung automatisierter externer Defibrillatoren. Notfall Rettungsmed 2015; 18: 748–769. © German Resuscitation Council [GRC] und Austrian Resuscitation Council [ARC] 2015)

   - Des Weiteren ist darauf zu achten, den korrekten Druckpunkt aufzusuchen. Dieser befindet sich in der Mitte des Thorax bzw. des unteren Drittels des Sternums.
   - Der Drückende sollte sich dabei seitlich neben dem Patienten befinden und die Herzdruckmassagen nur mit dem parallel auf dem Sternum liegenden Handballen mit ausgetreckten Armen durchführen. Dabei ist auf eine komplette Entlastung des Thorax zwischen 2 Herzdruckmassagen zu achten, ohne aber den Hautkontakt zum Patienten zu verlieren. Durch diese komplette Entlastung kann eine möglichst gute diastolische Ventrikelfüllung und Koronarperfusion sichergestellt und damit die Effektivität der Thoraxkompressionen maximiert werden. Ein Aufstützen auf den Thorax des Patienten sollte unbedingt unterbleiben.
- Solange der Atemweg nicht gesichert ist, werden nach jeweils 30 Thoraxkompressionen 2 Beatmungen durchgeführt. Die Inspirationszeit der einzelnen Beatmung sollte bei ca. 1 s und das Atemzugvolumen (AZV) bei ca. 500–600 ml (6–7 ml/kgKG) liegen. Für die beiden Beatmungen sollten die Thoraxkompressionen so kurz wie möglich (für max. 10s) unterbrochen werden. Schlägt die Beatmung fehl, ist hier unverzüglich wieder mit Thoraxkompressionen zu beginnen, und die erneute Beatmung im nächsten Zyklus durchzuführen. Professionelle Helfer sollten, wenn möglich, die Beatmung mit einem Beatmungsbeutel und mit hoher inspiratorischer Sauerstoffkonzentration durchführen. Ein Guedel-Tubus kann zur Verbesserung der Beutel-Masken-Beatmung wertvolle Hilfe leisten.
- Nach 2 min (dies entspricht 5 Zyklen von 30 Thoraxkompressionen und 2 Beatmungen) sollte derjenige, der die Thoraxkompressionen durchführt, abgelöst werden. Nach diesem Zeitraum ist eine deutliche Abnahme der Qualität der Thoraxkompressionen nachweisbar. Es kann z. B. bei nur 2 Helfern abwechselnd der eine die Thoraxkompressionen und der andere die Beatmungen durchführen.
- Es sollte so schnell wie möglich weitere Hilfe angefordert und ggf. ein vorhandener AED oder Defibrillator angeschlossen werden [1]. Der BLS Ablauf ist auch in ▶ Abb. 58.1 in chronologischer Reihenfolge dargestellt. Sobald weiteres Personal und Material eintreffen, sollte mit den erweiterten Reanimationsmaßnahmen begonnen werden.

Erweiterte Maßnahmen zur Reanimation (Advanced Life Support)

- Unter den erweiterten Reanimationsmaßnahmen (ALS, siehe ▶ Abb. 58.2) werden alle über die Thoraxkompression, Beatmung mit einfachen Hilfsmitteln und Einsatz eines AED hinausgehenden Maßnahmen zusammengefasst. Dazu gehören neben der Atemwegssicherung und Intubation auch Maßnahmen zur Schaffung eines Gefäßzugangs und die medikamentöse Therapie sowie weitere spezielle Maßnahmen. Die Grundlage für eine erfolgreiche Anwendung der Maßnahmen des ALS und eine erfolgreiche Reanimation bilden die suffizient durchgeführten BLS-Maßnahmen.
- Nach Etablierung suffizienter BLS-Maßnahmen stehen die EKG-Rhythmusdiagnostik und die Defibrillation, die Atemwegssicherung und die Schaffung eines venösen

Zugangs zur Medikamentenapplikation im Vordergrund. Sobald dies möglich ist, sollte eine Rhythmusanalyse und ggf. die 1. Defibrillation erfolgen. Bei den EKG-Rhythmen während einer Reanimation wird im Wesentlichen in defibrillierbare (pulslose ventrikuläre Tachykardie [pVT] und Kammerflimmern [VF]) und in nicht defibrillierbare Rhythmen (Asystolie [Asy] oder PEA) differenziert.

- Bei der Energiewahl zur Defibrillation ist bei biphasischen Geräten nach den Angaben des jeweiligen Geräteherstellers vorzugehen. Bei monophasischen Geräten oder bei Unsicherheit hinsichtlich der empfohlenen Energie sollte die höchstmögliche Energiestufe gewählt werden. Nach der Defibrillation (oder der Rhythmusanalyse bei nicht defibrillierbaren Rhythmen) muss unmittelbar wieder mit den Thoraxkompressionen begonnen werden. Eine erneute Rhythmusanalyse erfolgt erst nach 2 min.
- Parallel zur oder aber kurz nach der ersten Rhythmusanalyse sollte die Sicherung der Atemwege entweder mittels eines supraglottischen Atemwegshilfsmittels (SGA), z. B. einem Larynxtubus oder einer Larynxmaske, oder durch die endotracheale Intubation (ETI) erfolgen. Es ist zu beachten, dass die ETI dem geübten Anwender vorbehalten bleibt. Zur Intubation sollten die Thoraxkompressionen einzig und maximal für die Passage des Tubus durch die Glottisebene unterbrochen und anschließend unverzüglich fortgesetzt werden. Die korrekte Tubuslage wird mittels Kapnografie und Auskultation verifiziert. Die Kapnografie dient weiterhin der Kontrolle der Qualität der Thoraxkompressionen und als Hilfestellung bei der Prognoseerstellung für den Reanimationserfolg sowie zur Detektion eines ROSC. Hier zeigt ein endtidales CO_2 ($etCO_2$) von 15 mmHg oder mehr eine suffiziente Thoraxkompression an. Ein $etCO_2$ anhaltend < 10 mmHg deutet eher auf eine schlechte Prognose der Reanimationsmaßnahmen hin. Ein Anstieg des $etCO_2$ unter laufender Reanimation kann ein Hinweis für einen ROSC sein. Diese Werte sind natürlich nur aussagekräftig, wenn das Atemminutenvolumen nicht verändert wird. Sobald die Atemwege gesichert sind, können ggf. Thoraxkompressionen und Beatmungen unabhängig voneinander durchgeführt werden.
- Sofern ausreichend Personal vorhanden ist, sollte parallel dazu ein venöser (i. v.) Zugang etabliert werden. In den Leitlinien wird empfohlen, einen intraossären (i.o.) Zugang zu etablieren, wenn ein i. v.-Zugang innerhalb von 2 min oder nach 2 Versuchen nicht gelingt und entsprechendes Equipment vorhanden ist.
- Die medikamentöse Therapie erfolgt im Wesentlichen mit Adrenalin und Amiodaron. 1 mg Adrenalin wird bei einem nicht defibrillierbaren EKG-Rhythmus unmittelbar nach Etablierung eines i. v. oder i.o. Zugangs appliziert. Die Adrenalingabe wird in gleicher Dosis alle 3–5 min, d. h. nach jeder 2. Rhythmusanalyse, wiederholt. Im Falle eines defibrillierbaren Rhythmus wird 1 mg Adrenalin unmittelbar nach der 3. Defibrillation appliziert, gefolgt von 300 mg Amiodaron. Anschließend erfolgt die Gabe von Adrenalin alle 3–5 min. Die Gabe von Amiodaron kann mit der Hälfte der Erstdosis (150 mg) noch einmal unmittelbar nach der 5. Defibrillation wiederholt werden. Adrenalin (1 mg) wird im Rahmen der Reanimation jeweils verdünnt auf 10 ml NaCl 0,9 % vorbereitet und die kompletten 10 ml werden appliziert. Amiodaron wird während der Reanimation ebenfalls als Bolus verabfolgt. Hierzu werden die 300 mg (2 Ampullen) üblicherweise mit 14 ml Glukose 5 % auf insgesamt 20 ml aufgezogen.
- Ein wesentlicher Bestandteil der erweiterten Reanimationsmaßnahmen ist die Identifikation und zielgerichtete Behandlung der reversiblen Ursachen eines Herz-Kreislauf-Stillstands. Hierzu zählen:
  - **4 H:** Hypoxie, Hypovolämie, Hypothermie, Hyperkaliämie (als Synonym für Elektrolytentgleisungen)
  - **HITS:** Herzbeuteltamponade, Intoxikation, thrombembolisches Ereignis, Spannungspneumothorax [5].
- Patienten, die aufgrund besonderer Umstände einen Herz-Kreislauf-Stillstand erlitten haben, werden teilweise abweichend von dem universalen Behandlungsablauf des ALS behandelt. Dies gilt u. a. für das schwere Trauma, für Schwangere und Patienten mit Elektrolytentgleisungen. Diese Entitäten werden in Kap. Besondere Umstände der Reanimation näher besprochen.

VI

Besondere Umstände der Reanimation

- Bestimmte Ursachen eines Herz-Kreislauf-Stillstands bzw. besondere Umstände, unter denen ein solches Ereignis eintritt, erfordern ein Abweichen von dem universalen Behandlungsablauf. In diesem Abschnitt sollen exemplarisch 4 besondere Situationen und deren spezielle Therapie erläutert werden.

Trauma

- Das schwere Trauma allein stellt eine Herausforderung für die Versorgung durch die Rettungskräfte dar. In Zusammenhang mit einem traumatisch bedingten Herz-Kreislauf-Stillstand wird die Versorgungssituation ungleich komplexer.
- Die Patienten mit einem traumatischen Out-of-Hospital Cardiac Arrest (OHCA), welche das Ereignis überlebt haben, waren in einem Patientenkollektiv aus Deutschland im Schnitt 15 Jahre jünger als die Überlebenden mit einer kardialen Ursache eines OHCA [6].
- Im Hinblick auf die Reanimationsmaßnahmen ergeben sich hier einige Abweichungen vom universalen Behandlungsablauf. Bei der Behandlung des traumatischen Herz-Kreislauf-Stillstands steht die Diagnose und Therapie von reversiblen Ursachen im Vordergrund. Zunächst sollte mit den BLS- bzw. ALS-Maßnahmen wir gewohnt begonnen werden. Da bei einer Hypovolämie, einer Perikardtamponade und einem Spannungspneu-

mothorax die Thoraxkompressionen nicht ihre volle Effektivität erreichen, müssen diese reversiblen Ursachen, genau wie die Hypoxie, adressiert und ggf. therapiert werden.

- In ca. 13 % der traumatischen Herz-Kreislauf-Stillstände ist eine Spannungspneumothorax die Ursache. Daher sollte dieser sicher ausgeschlossen werden. Bei Verdacht sollte eine Nadeldekompression, eine Thorakostomie oder im Optimalfall die Anlage einer Thoraxdrainage erfolgen.
- Bei penetrierenden Traumen des Thorax oder des Epigastriums kann in manchen Fällen die Erweiterung der beidseitigen Thorakostomie zu einer Clemshell-Thorakotomie die Möglichkeit der Entlastung einer Perikardtamponade und die Möglichkeit zur Blutungskontrolle mittels Kompression der proximalen Aorta geben. Dieses Vorgehen bleibt aber speziell ausgebildeten und ausgerüsteten Teams vorbehalten.
- Vor dem Einstellen der Reanimationsmaßnahmen bei einem traumatischen OHCA sollte zumindest ein Spannungspneumothorax mittels beidseitiger Thoraxentlastungspunktion oder besser beidseitiger Thorakostomie ausgeschlossen werden [7]. Eine Übersicht über den Ablauf liefert ▸ Abb. 58.5 (siehe ERC-Leitlinie unter https://eref.thieme.de/V26JM).

Schwangere

- Ein Herz-Kreislauf-Stillstand bei einer schwangeren Patientin ist in Deutschland und Europa zum Glück ein sehr seltenes Ereignis. Die emotionale Belastung für das Behandlungsteam ist häufig sehr hoch. Bei der Behandlung sind sowohl das Leben der Mutter als auch das Leben des Ungeborenen zu berücksichtigen, wobei der Grundsatz, dass das Leben der Mutter Vorrang hat, weiterhin gilt.
- Besonders zu beachten sind die physiologischen Änderungen während der Schwangerschaft. Hier sind sowohl das erhöhte Blutvolumen und Herzzeitvolumen als auch das Atemminutenvolumen und der Sauerstoffverbrauch zu erwähnen.
- Des Weiteren kann durch den graviden Uterus ein signifikanter Druck auf die großen abdominellen Gefäße aufgebaut werden, sodass es zu einer reduzierten Vorlast im Sinne eines Vena-cava-Kompressionssyndroms kommen kann. Dies kann auch den Reanimationserfolg signifikant beeinflussen. Im Wesentlichen unterscheiden sich die Reanimationsmaßnahmen nicht von denen an anderen Patienten. Die folgenden Besonderheiten sind zu beachten:
  - Ab der 20. Schwangerschaftswoche (SSW) ist der Uterus manuell auf die linke Patientenseite zu drücken, um eine effektive Thoraxkompression zu ermöglichen.
  - Ab dem 3. Trimenon der Schwangerschaft ist bei einigen Patientinnen der Druckpunkt ein wenig weiter kranial auf dem Sternum zu wählen.
  - Es ist so früh wie möglich Expertenrat einzuholen. Die Patientin sollte ggf. unter Reanimation in ein Zentrum verbracht werden, wo auch eine Not-Sectio durchgeführt werden kann.
  - Aufgrund des erhöhten Aspirationsrisikos in der fortgeschrittenen Schwangerschaft sollte eine frühzeitige Intubation erfolgen, sofern entsprechend geschultes Personal vor Ort ist. Hierbei ist die Tubusgröße tendenziell 0,5 bis 1,0 cm kleiner als bei einer nicht schwangeren Patientin zu wählen, da es in der Schwangerschaft, zu einer vermehrten Ödembildung kommen kann. Dies kann auch die Schleimhäute des Tracheobronchialsystems betreffen.
- Alle weiteren Maßnahmen unterscheiden sich nicht von denen des universalen Behandlungsablaufs [7].

Hypothermie

- Eine Hypothermie ist definiert als ein Abfall der Körperkerntemperatur unter 35 °C. Die Einteilung erfolgt z. B. gemäß dem Swiss Staging System in folgende Stufen (▸ Tab. 58.2).
- Sollte ein hypothermer Patient reanimationspflichtig werden, so sind in dem Ablauf der Reanimation Besonderheiten zu beachten.
- Bei Patienten mit einer Hypothermie Stadium 4 und dem Verdacht auf einen Herz-Kreislauf-Stillstand sollte eine sorgfältige Suche nach Lebenszeichen erfolgen. Dies kann bis zu 1 min andauern. Neben der Palpation des Pulses und der Auskultation von Herztönen kann hier auch die Echokardiografie zur Detektion eines effektiven Herzschlages eingesetzt werden.

58

Tab. 58.2 Stadieneinteilung der Hypothermie: Einteilung der Hypothermie nach dem „Swiss Staging System". Gelegentlich wird auch noch „Hypothermie V" (Tod) angeführt [12].

Hypothermiegrad	Kennzeichen	Körpertemperatur
Hypothermie I (HT I)	Patient ist bei Bewusstsein, Frieren, Kältezittern	35–32 °C
Hypothermie II (HT II)	Patient ist schläfrig, kein Frieren, kein Kältezittern	32–28 °C
Hypothermie III (HT III)	Patient ist bewusstlos	28–24 °C
Hypothermie IV (HT IV)	Patient mit Atemstillstand oder Herz-Kreislauf-Stillstand	< 24 °C

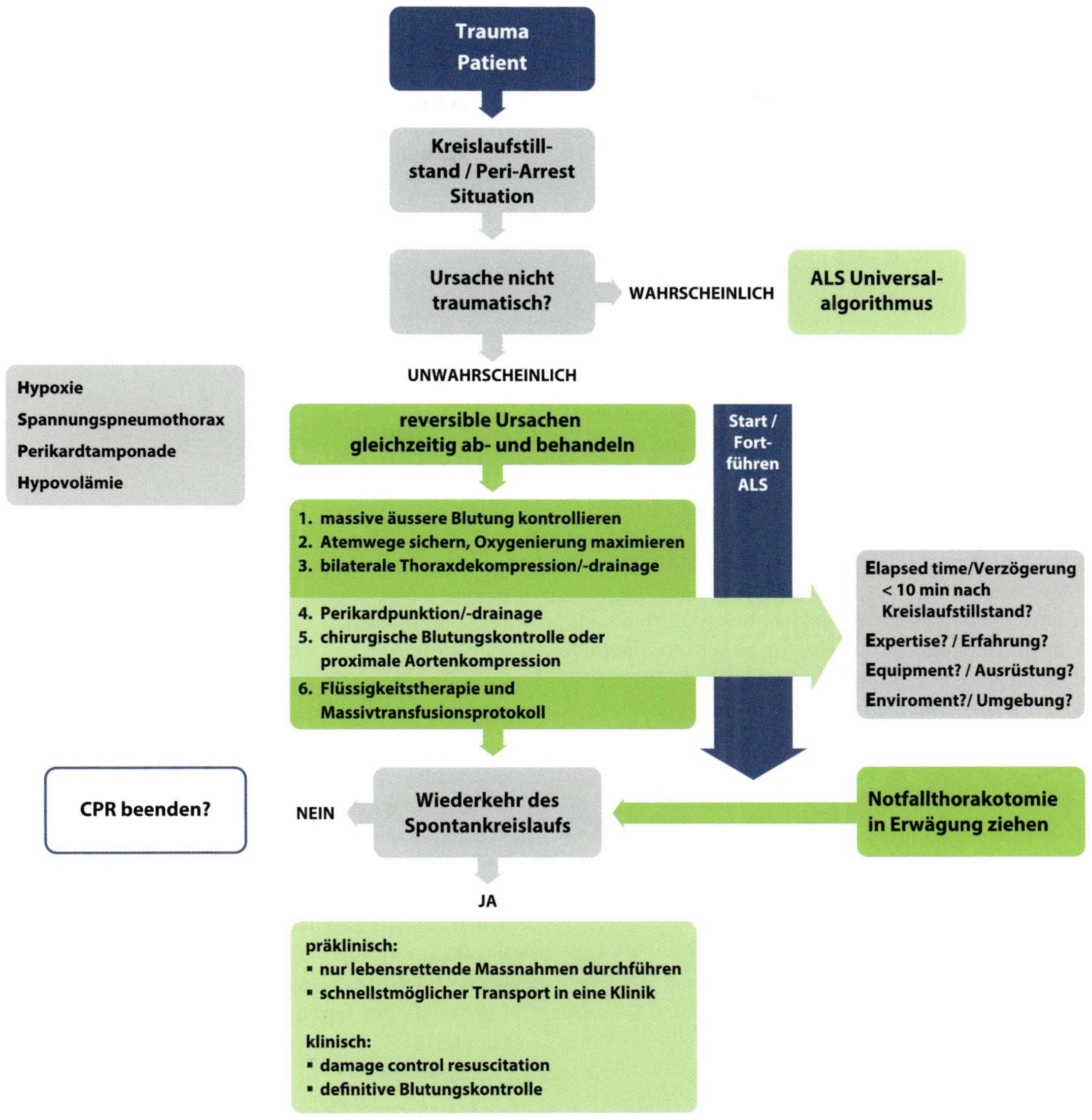

Abb. 58.5 Der Ablauf bei einer Reanimation traumatischer Genese unterscheidet sich vom normalen Ablauf des Advanced Life Support (ALS). Die Besonderheiten sind hier dargestellt. Abk. CPR: kardiopulmonale Reanimation. (Quelle: Truhlář A, Deakin CD, Soar J et al. Kreislaufstillstand in besonderen Situationen. Kapitel 4 der Leitlinien zur Reanimation 2015 des European Resuscitation Council. Notfall Rettungsmed 2015; 18: 833-903)

- Wird die Reanimation gestartet, so stehen v. a. die qualitativ hochwertig durchgeführten Basismaßnahmen und die Atemwegssicherung im Vordergrund. Wenn möglich, sollte nach Beginn der Reanimation die Körperkerntemperatur gemessen werden. Daraus ergeben sich Änderungen im Reanimationsablauf, weil bei einer besonders niedrigen Körperkerntemperatur sowohl der Defibrillationserfolg als auch das Ansprechen auf die Gabe von Adrenalin und Amiodaron deutlich reduziert ist. Bei einer Körperkerntemperatur < 30 °C sollten keine Defibrillation und keine Gabe von Medikamenten erfolgen. Sobald der Patient eine Körperkerntemperatur > 30 °C erreicht hat, können sowohl Adrenalin als auch Amiodaron appliziert werden, wobei sich die Intervalle der Applikation verdoppeln. Die Defibrillation kann normal erfolgen. Ab einer Körperkerntemperatur von 35 °C erfolgt die Reanimation analog dem universalen Behandlungsablauf.

- Neben den Reanimationsmaßnahmen sollte der Patient erwärmt werden. Dies ist im Rettungsdienst nur bedingt möglich, z. B. durch einen vorgeheizten RTW oder angewärmte Infusionen. Daher sollte frühzeitig über einen Transport unter laufender Reanimation in ein Zentrum mit der Möglichkeit zur extrakorporalen Wiedererwärmung wie der Herz-Lungen-Maschine oder ECMO (extrakorporale Membranoxygenierung) nachgedacht werden.
- Generell sollten die Reanimationsmaßnahmen so lange durchgeführt werden, bis der Patient eine Normothermie erreicht hat [7], [8].

Hyperkaliämie

- Die Hyperkaliämie ist eine reversible Ursache, die im Rettungsdienst i. d. R. nur aus der suffizienten Erhebung der Anamnese angenommen werden kann. Eine Messung des Kaliumspiegels ist in den meisten Fällen präklinisch nicht möglich.
- In der Therapie der Hyperkaliämie stehen 2 Ansätze im Vordergrund. Zum einen soll das Myokard geschützt werden, zum anderen muss versucht werden, den Kaliumspiegel temporär oder endgültig zu senken. Hierzu stehen verschieden Therapieansätze je nach Schweregrad der Hyperkaliämie zur Verfügung, die in einem Behandlungsalgorithmus zusammengefasst wurden (► Abb. 58.6, siehe ERC-Leitlinie unter https://eref.thieme.de/V26JM).

Strukturierte Weiterbehandlung nach Reanimation (Post-Resuscitation Care)

- Die standardisierte Weiterbehandlung nach einem Herz-Kreislauf-Stillstand leistet einen wesentlichen Beitrag an einem guten neurologischen Outcome. Es ist davon auszugehen, dass die Weiterbehandlung in dafür spezialisierten Zentren (Cardiac-Arrest-Zentrum) einen Überlebensvorteil zeigt. Hierzu wurden spezielle Zertifizierungskriterien entwickelt [10].
- Generell empfiehlt sich nach Erreichen eines ROSC ein strukturiertes Vorgehen nach dem ABCDE-Schema (► Abb. 58.7, siehe ERC-Leitlinie unter https://eref.thieme.de/YVMDY). Die wichtigen Punkte bezüglich des Atemweges und der Beatmung sind eine Sicherung des Atemweges, falls noch nicht geschehen, eine Normokapnie und ein SpO_2 von 94–98 %.
- Das Ableiten eines 12-Kanal-EKG und ein systolischer Blutdruck von 100 mmHg oder mehr sind anzustreben. Hierzu sind ggf. Katecholamine einzusetzen.
- Spätestens in der Klinik sollte mit dem Temperaturmanagement und der Prävention von Fieber begonnen werden. Hierzu ist die suffiziente Sedierung des Patienten sicherzustellen. Für eine bereits präklinische Induktion einer milden Hypothermie ist die momentane Datenlage nicht ausreichend.
- In der weiterversorgenden Klinik sind neben den allgemeinen intensivmedizinischen Standards v. a. die Diagnose und die Therapie der Ursache des Herz-Kreislauf-Stillstands von entscheidender Bedeutung. Sollte eine kardiale Ursache vermutet werden oder aufgrund des EKG-Befundes einer ST-Streckenhebung höchst wahrscheinlich sein, so ist zeitnah eine Koronarangiografie durchzuführen. Hieraus ist zu ersehen, dass die korrekte Auswahl einer geeigneten Zielklinik wesentlich für eine erfolgreiche Weiterbehandlung ist. Es ist indiziert, einen längeren Transportweg in ein geeignetes Zentrum in Kauf zu nehmen und den Patienten nicht in das nächstgelegene Krankenhaus zu transportieren [7].

Entscheidungen am Lebensende und ethische Aspekte

- Nicht alle Reanimationsbemühungen sind von Erfolg gekrönt. Es ist eine der ureigenen ärztlichen Aufgaben, auch über den Abbruch einer Therapie zu entscheiden. Bei der Entscheidung über den Abbruch oder den Verzicht auf Maßnahmen ist zu allererst der mutmaßliche oder konkrete Wille des Patienten zugrunde zu legen. Ist dieser nicht zu ermitteln, geht man davon aus, dass der Patient die maximale Therapie wünschen würde.
- Eine klare Vorgabe dafür, wann eine Reanimation abgebrochen werden sollte, kann nicht gemacht werden. Wenn aber nach 20 min suffizient durchgeführter ALS-Maßnahmen und persistierender Asystolie sowie dem Ausschluss aller reversiblen Ursachen kein ROSC erreicht werden konnte, kann durchaus über den Abbruch der Maßnahmen nachgedacht werden.
- Ein Transport unter laufender Reanimation in ein Krankenhaus sollte die absolute Ausnahme sein und den Fällen mit einer guten Therapieaussicht vorbehalten bleiben [5].

Register und Qualitätsmanagement

- Wesentlich für die Verbesserung des Reanimationserfolges ist, neben den exzellent durchgeführten Maßnahmen, auch eine kritische Betrachtung der eigenen Leistungen, am besten im Vergleich mit anderen, und das Lernen von anderen Rettungsdiensten und Krankenhäusern. Dies kann z. B. durch eine Erfassung und Auswertung der eigenen Daten in einem Reanimationsregister erfolgen. In Deutschland hat sich seit 2007 das Deutsche Reanimationsregister der Deutschen Gesellschaft für Anästhesiologie und Intensivmedizin etabliert. Mit mehr als 170 teilnehmenden Rettungsdiensten, mehr als 150 angeschlossenen Kliniken und insgesamt über 200 000 Datensätzen in der Datenbank sind sehr gute vergleichende Aussagen zur eigenen Performance möglich. Der Teilnehmer hat jederzeit die Möglichkeit, mehr als 720 Onlineauswertungen durch-

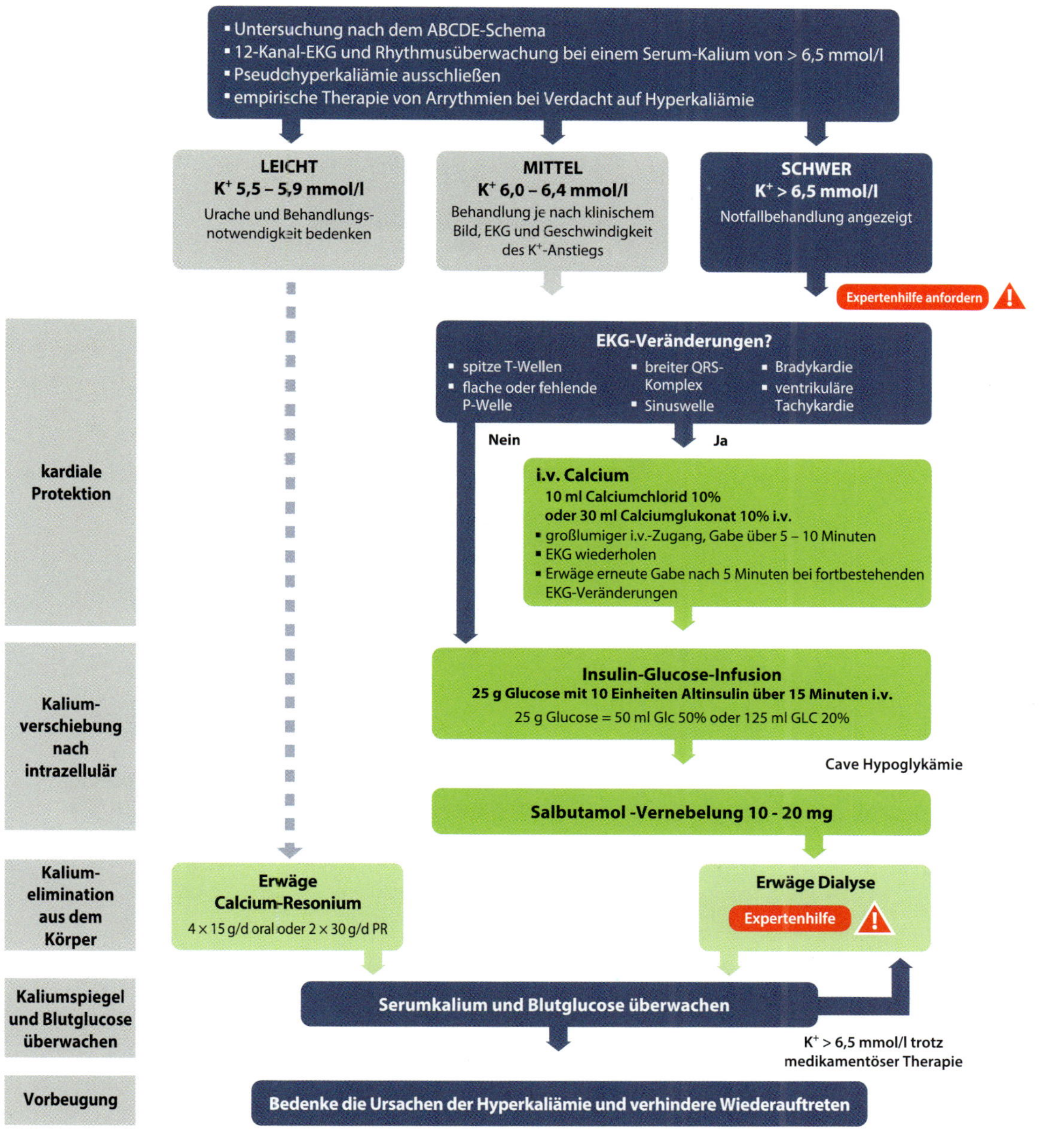

Abb. 58.6 Zur Behandlung der Hyperkaliämie ist dieser Behandlungsablauf entwickelt worden. So ist eine Behandlung je nach Schweregrad möglich. (Quelle: Truhlář A, Deakin CD, Soar J et al. Kreislaufstillstand in besonderen Situationen. Notfall Rettungsmed 2015; 18: 833-903. © German Resuscitation Council und Austrian Resuscitation Council 2015)

Patient mit Spontanzirkulation und Koma

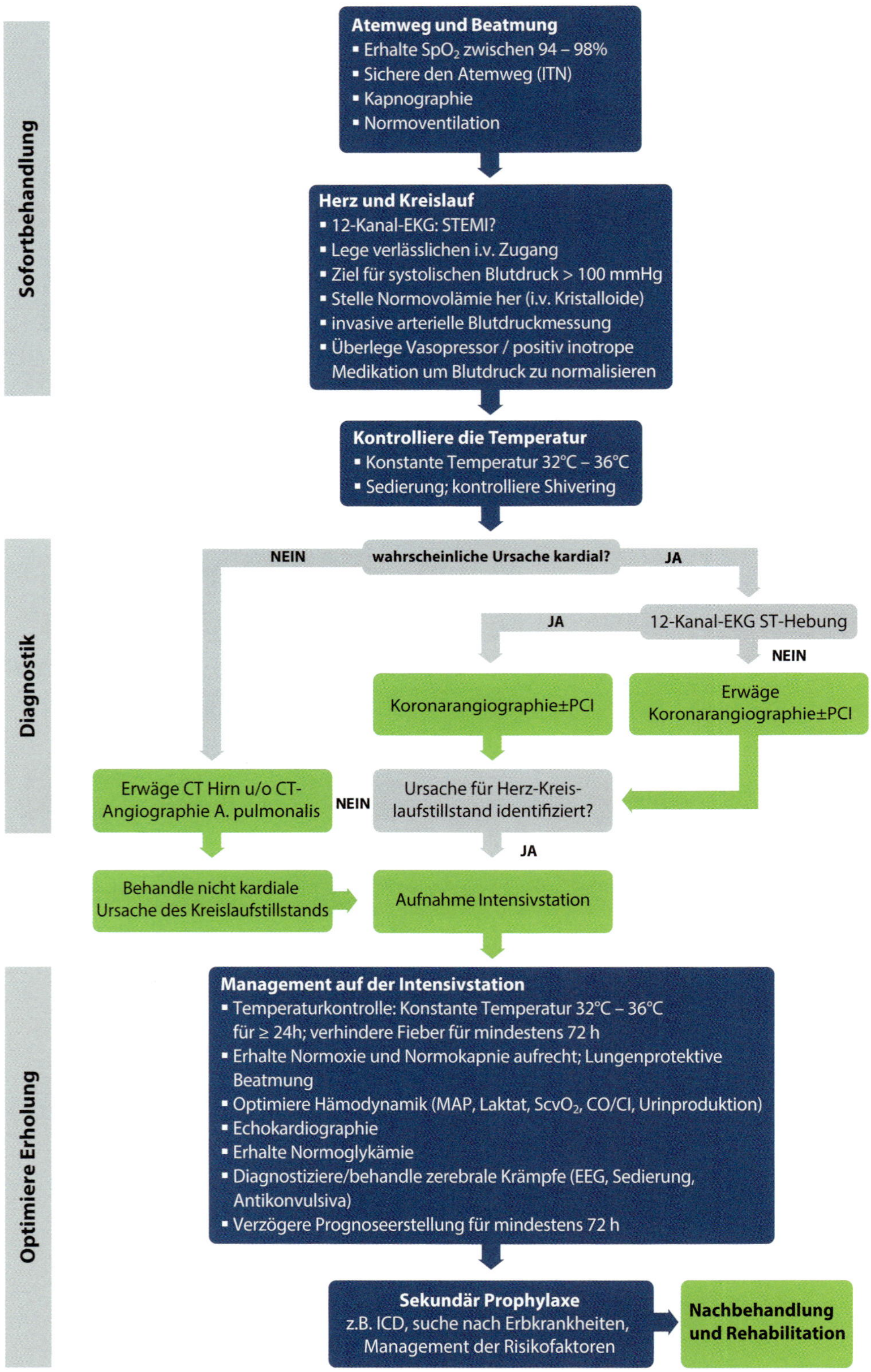

zuführen. Darüber hinaus gibt es einen strukturierten Jahresbericht bzw. zusätzlich eine Monats- bzw. Quartalsauswertung [2], [11].

58.11.2 Interventionelle Therapie

Extrakorporale Unterstützungssysteme

- Die extrakorporalen Unterstützungssysteme (ECLS) bleiben bisher speziellen Indikationen vorbehalten. Der Einsatz in der Präklinik ist derzeit auf wenige Studienzentren in Deutschland beschränkt. Auch hier ist die Auswahl der richtigen Patienten wichtig für den erfolgreichen Einsatz. Ein unreflektierter Einsatz für alle Reanimationspatienten scheint nicht sinnvoll zu sein. Bei korrekter Indikationsstellung kann das neurologische Outcome besser als bei einer prolongierten „normalen" Reanimation sein [5].

Einsatz von mechanischen Thoraxkompressionssystemen

- Bei den mechanischen Thoraxkompressionssystemen handelt es sich um Geräte, welche mittels verschiedener Techniken die Thoraxkompressionen übernehmen können. Hierzu stehen grundsätzlich 2 verschiedene technische Ansätze zur Verfügung:
  - die Stempeltechnologie, bei der die Thoraxkompressionen mittels eines Stempels auf dem Druckpunkt durchgeführt werden (je nach Hersteller und Gerät auch in Verbindung mit einer aktiven Dekompression)
  - die Load-Distributing-Band-CPR, bei der ein um den Thorax gelegter Gurt den Diameter des Thorax zirkulär verkleinert und so einen kardialen Auswurf generiert
- In den 3 wesentlichen großen randomisierten Studien (LINC, CIRC und PARAMEDIC-Trial) konnte für keine der Techniken eine Überlegenheit im Vergleich zur manuellen Thoraxkompression hinsichtlich des Lang- und Kurzzeitüberlebens oder des neurologischen Outcomes gezeigt werden [13], [14], [15]. Daher wird der routinemäßige Einsatz der Geräte nicht empfohlen.
- Wesentliche Einsatzmöglichkeiten sind aber der Transport unter Reanimation oder die Reanimation im Herzkatheterlabor, also Einsatzbereiche, bei denen ansonsten eine Gefährdung des Personals gegeben ist. Des Weiteren können die Systeme bei prologierten Reanimationen, z. B. bei hypothermen Patienten, zur Anwendung kommen [5].

58.12 Verlauf und Prognose

- Die Prognose nach einem Herz-Kreislauf-Stillstand ist determiniert durch das reanimationsfreie Intervall und durch die Vorerkrankungen des Patienten sowie die Ursache des Ereignisses. Aus den Zahlen des Deutschen Reanimationsregisters für das Jahr 2018 ist ersichtlich, dass in 44,6 % der Fälle ein ROSC erreicht werden konnte und 23,1 % der Patienten die ersten 24 h nach Ereignis überlebt haben [2]. Die Krankenhausentlassungsrate liegt in Deutschland bei ca. 13,2 %. Hier besteht noch dringender Optimierungsbedarf [3].

58.13 Quellenangaben

[1] Perkins GD, Handley AJ et al. European Resuscitation Council Guidelines for Resuscitation 2015Section 2. Adult basic life support and automated external defibrillation. Resuscitation 2015; 95: 81–99

[2] Gräsner JT, Wnent J et al. Jahresbericht Außerklinische Reanimation 2016 des Deutschen Reanimationsregisters. Anästh Intensivmed 2017; 58: 1–2

[3] Gräsner JT, Lefering R et al. EuReCa ONE—27 Nations, ONE Europe, ONE Registry A prospective one month analysis of out-of-hospital cardiac arrest outcomes in 27 countries in Europe. Resuscitation 2016; 105: 188–195

[4] Eisenberg MS. Resuscitate – How your community can improve survival from sudden cardiac arrest. Samuel and Althea Stroum books; 2009

[5] Soar J, Nolan JP et al. European Resuscitation Council Guidelines for Resuscitation 2015Section 3. Adult advanced life support. Resuscitation 2015; 95: 100–147

[6] Gräsner JT, Wnent J et al. Cardiopulmonary resuscitation traumatic cardiac arrest – there are survivors. An analysis of two national emergency registries. Critical Care 2011; 15: 276

[7] Truhlář A, Deakin CD et al. European Resuscitation Council Guidelines for Resuscitation 2015 Section 4. Cardiac arrest in special circumstances. Resuscitation 2015; 95: 148–201

[8] Wnent J, Maurer H et al. Wasserunfälle; Notfallmed up2date 2014; 9: 171–190

[9] Weissfeldt ML. A three phase temporal model for cardiopulmonary resuscitation following cardiac arrest. Trans Am Clin Climatol Assoc 2004; 115: 115–122

[10] Scholz KH, Andresen D, Böttiger BW et al. Qualitätsindikatoren und strukturelle Voraussetzungen für Cardiac-Arrest-Zentren – Deutscher Rat für Wiederbelebung/German Resuscitation Council (GRC). Notfall Rettungsmed 2017; 20: 234–236. doi 10.1007/s10049-017-0288-4

[11] Gräsner JT, Bohn A, Brenner S. 10 Jahre Deutsches Reanimationsregister Anfänge, Entwicklungen und Zukunftswünsche anlässlich eines Jubiläums. Anästh Intensivmed 2017; 58: 227–230

[12] Durrer B, Brugger H, Syme D. The medical on-site treatment of hypothermia: ICAR-MEDCOM recommendation. High Alt Med Biol 2003; 4: 99–103

◀ **Abb. 58.7** Ablauf des Post-Resuscitation-Care. Für die strukturierte Weiterbehandlung nach dem Erreichen eines ROSC wurde ebenfalls ein einheitlicher Behandlungsablauf erstellt.
Abk. ICD: implantierbarer Kardioverter-Defibrillator, i. v.: intravenös, ITN: endotracheale Intubation, STEMI: ST-Hebungsmyokardinfarkt, PCI: perkutane koronare Intervention. (Quelle: Nolan JP, Soar J, Carlou A et al. Postreanimationsbehandlung. Notfall Rettungsmed 2015; 18: 904–931. © German Resuscitation Council und Austrian Resuscitation Council 2015)

[13] Rubertsson S, Lindgren E, Snekal D et al. Mechanical Chest Compressions and Simultaneous Defibrillation vs Conventional Cardiopulmonary Resuscitation in Out-of-Hospital Cardiac Arrest. The LINC Randomized Trial. JAMA 2014; 311(1): 53–61

[14] Wik L, Olsen JA, Peresse D et al. Manual vs integrated automatic load-distributing band CPR with equal survival after out of hospital cardiac arrest. The randomized CIRC trial. Resuscitation 2014; 85(6): 741–748

[15] Perkins GD, Lall R, Quinn T et al. Mechanical versus manual chest compression for out-of-hospital cardiac arrest (PARAMEDIC): a pragmatic, cluster randomised controlled trial. Lancet 2015; 385: 947–55

58.14 Wichtige Internetadressen

- www.erc.edu
- www.grc-org.de
- www.reanimationsregister.de

Teil VII

Neurologische Notfälle

VII

59 Schlaganfall

Andreas Binder, Johannes Konrad Meyne

59.1 Steckbrief

Der Sammelbegriff „Schlaganfall" beinhaltet sowohl ischämische Hirn- und Rückenmarkinfarkte als auch Hirnblutungen. Eine klinische Differenzierung zwischen Ischämie und Blutung ist nicht möglich. Präklinisch dürfen keine gerinnungsaktiven Medikamente gegeben werden. Die präklinische Notfallversorgung richtet sich nach dem Eckpunktepapier zur Notfallversorgung [1]. Ziel ist die schnellstmögliche klinische Versorgung des Patienten. Geeignet ist eine Klinik mit zertifizierter Stroke-Unit, wo eine systemische Thrombolyse durchgeführt werden kann. Für Patienten mit schweren ischämischen Schlaganfällen und einem Verschluss großer hirnversorgender Gefäße ist eine (zusätzliche) mechanische endovaskuläre Rekanalisation („Thrombektomie") Behandlungsmethode der Wahl. Bei intrakraniellen Blutungen ist eine operativ-neurochirurgische, interventionell-neuroradiologische und/ oder konservativ-neurologische Therapie notwendig.

59.2 Synonyme

- Schlaganfall (stroke)
- Hirninfarkt
- Apoplex (apoplexy)
- transitorische ischämische Attacke (TIA)
- prolongiertes reversibles ischämisches neurologisches Defizit (PRIND)
- apoplektischer Insult
- zerebrovaskulärer Insult (cerebrovascular accident)
- ischämischer Insult
- intrakranielle Blutung
- intrazerebrale Blutung (ICB)
- Subarachnoidalblutung (SAB)
- Hirnblutung

59.3 Keywords

- Eckpunktepapier zur notfallmedizinischen Versorgung
- drip-and-ship oder mothership
- Leitlinientherapie
- Stroke-Unit
- Komplexbehandlung Schlaganfall
- systemische Thrombolyse
- endovaskuläre Rekanalisation/Thrombektomie

59.4 Definition

- akut auftretende klinische Symptome infolge einer:
  - Durchblutungsstörung (ischämisch)
  - Blutung im Gehirn oder Rückenmark
- Unterscheidung ischämischer Hirninfarkte in:
  - Hirninfarkt
    - Symptomdauer > 24 h oder
    - Nachweis einer frischen Ischämie im kraniellem CT (cCT) oder MRT
  - transitorisch ischämische Attacke (TIA)
    - Symptomdauer < 24h
    - ohne cCT/MRT-Infarktnachweis
- jede intrakranielle Blutung mit akutem Symptombeginn:
  - intrazerebrale Blutung (ICB)
  - Subarachnoidalblutung (SAB)

59.5 Epidemiologie

- Die Epidemiologie ist wesentlich durch die Herz-Kreislauf-Morbidität beeinflusst und variiert daher auch innerhalb Deutschlands.
- Die höchsten Raten finden sich in den östlichen Bundesländer und dem Saarland.

59.5.1 Häufigkeit

- Ca. 270 000 Schlaganfälle/Jahr in Deutschland, davon ca. 70 000 als erneuter Schlaganfall
- SAB: 2–22/100 000 Einwohner
- Verhältnis Ischämie : Blutung = 85 % : 15 %

59.5.2 Altersgipfel

- Ischämie
  - 80 % > 60 Jahre
  - 50 % > 73 Jahre
- Intrakranielle Blutungen:
  - ICB: < 40 Jahre
  - AV-Malformation: 40.–70. Lebensjahr
  - arterielle Hypertonie: > 70 Jahre
  - zerebrale Amyloidangiopathie: > 60. Lebensjahr
  - SAB: 60 % zwischen dem 40. und 60. Lebensjahr

59.5.3 Geschlechtsverteilung

- Männer haben ein höheres individuelles Schlaganfall-Risiko als Frauen.
- Jedoch erleiden aufgrund der längeren Lebenserwartung in Absolutzahlen jährlich mehr Frauen einen Schlaganfall.

59.5.4 Prädisponierende Faktoren

- ischämischer Hirninfarkt
  - höheres Lebensalter
  - stattgehabter Schlaganfall
  - arterielle Hypertonie
  - Diabetes mellitus
  - Hyperlipidämie
  - Tabakkonsum
  - regelmäßiger Alkoholkonsum
  - Vorhofflimmern
  - körperliche Inaktivität
  - Schlafapnoe-Syndrom
  - Thrombophilie
  - familiäre Disposition (familiäre Schlaganfall-anamnese).
- Blutungen
  - arterielle Hypertonie
  - orale Antikoagulation
  - Aneurysma
  - AV-Malformation
  - zerebrale Amyloidangiopathie
  - akutes Schädel-Hirn-Trauma (SHT)

59.6 Ätiologie und Pathogenese

59.6.1 Ischämischer Hirninfarkt

Ätiologie

- kardioembolisch in ca. 25 % der Fälle
  - Vorhofflimmern
  - strukturelle Herzerkrankung
  - paradoxe Embolie durch Foramen ovale persistens (PFO)
- arterioarteriell in ca. 20 % der Fälle
  - Stenose oder Dissektion hirnversorgender Gefäße
- mikroangiopathisch in ca. 20 % der Fälle
  - subkortikale vaskuläre Enzephalopathie
- unklare Ätiologie in ca. 20 % der Fälle
  - häufig Diagnose Vorhofflimmern erst im Verlauf
- seltene Ursachen in ca. 15 % der Fälle
  - Sinus- oder Venenthrombose
  - reversibles Vasokonstriktionssyndrom (RVCS)
  - Vaskulitis
  - hämatologische Erkrankungen
  - paraneoplastische Gerinnungsstörung

Pathogenese

- Hirngewebsschädigung durch Sauerstoffmangel infolge eines
  - extra- oder intrakraniellen Verschlusses der großen oder kleinen hirnversorgenden Gefäße oder
  - einer venöser Stauung durch Thrombose mit primärem zytotoxischem und sekundärem vasogenem Ödem.
- Dabei bilden sich 2 Bereiche aus:
  - ein bereits irreversibel geschädigter Infarktkern und
  - eine umgebende gefährdete Penumbra.

59.6.2 Blutung

Ätiologie

- SAB
  - Aneurysmaruptur (in 80 %–90 % der Fälle: A. carotis interna, A. cerebri anterior oder media)
  - Trauma
  - zerebrale Amyloidangiopathie
  - unklare Ätiologie (v. a. prepontin, kortikal)
- ICB
  - ICB loco typico (v. a. Stammganglien, Thalamus) durch hypertensive Entgleisung
  - subkortikale vaskuläre Enzephalopathie
- atypische ICB (kortikale oder infratentorielle ICB)
  - AV-Malformation
  - zerebrale Amyloidangiopathie
  - Sinus- oder Venenthrombose
- alle ICB
  - orale Antikoagulation in Kombination mit den vorgenannten Risikofaktoren
  - Epidural- und Subduralhämatom (Trauma)
  - orale Antikoagulation (mit bzw. ohne Trauma)

Pathogenese

- Eine Gefäß- bzw. Aneurysmaruptur führt durch intrakranielle Druckerhöhung zur Hirngewebsschädigung.
- Ein intrakranielles Hämatom führt zu einer lokalen Hypoxie und/oder Gewebsdestruktion.
- Bei SAB sind zusätzlich Hirninfarkte durch Vasospasmen (Risiko v. a. am 4.–14. Tag) möglich.

VII

59.7 Klassifikation und Risikostratifizierung

59.7.1 Klassifikation

MRC-Klassifikation der Parese

Tab. 59.1 MRC-Klassifikation der Parese. MRC: Medical Research Council.

Kraftgrad	Befund
0/5	keine muskuläre Aktivität, komplette Lähmung
1/5	sichtbare und/oder tastbare Kontraktion ohne Bewegung
2/5	Bewegung unter Ausschaltung der Schwerkraft möglich
3/5	Bewegung gegen die Schwerkraft gerade noch möglich
4/5	Bewegung gegen leichten Widerstand möglich
5/5	normale Kraft

TOAST-Klassifikation

Tab. 59.2 TOAST-Klassifikation des ischämischen Schlaganfalls nach Ätiologie [2]. TOAST: Trial of Org 10172 in Acute Stroke Treatment.

Ätiologie	Verteilung <55. Lebensjahr	Verteilung >55. Lebensjahr	Kriterien/Befund
Makroangiopathie	ca. 25 %	ca. 20 %	Makroangiopathie mit mindestens 50 %iger Stenose oder Verschluss eines hirnversorgenden Gefäßes
kardial embolisch	25 %	35 %	Vorhofflimmern, kardiale Wandbewegungsstörungen, offenes Foramen ovale, Herzklappenstenosen, kardiale Thromben, künstliche oder bioprothetischen Herzklappen, Endokarditis
Mikroangiopathie	20 %	25 %	subkortikale lakunäre Hirninfarkte, besonders infolge eines Diabetes mellitus und arterieller Hypertonie
andere Ätiologie	30 %	5 %	Vaskulitis, Dissektion, Thrombophilie, RVCS, paraneoplastisch
unklare Ätiologie	bis 50 %	bis 35 %	ESUS-Definition ist nicht in TOAST-Klassifikation enthalten

ESUS: embolic stroke of undetermined source, RVCS: reversibles Vasokonstriktionssyndrom, TOAST: Trial of Org 10172 in Acute Stroke Treatment

ESUS

- Definition ESUS (embolic stroke of undetermined source) [3]:
  - Vorliegen eines embolischen Schlaganfallmusters (im Gegensatz zu lakunären Ischämien)
  - Ausschluss einer höhergradigen vorgeschalteten Stenose der hirnversorgenden Gefäße
  - fehlender Nachweis einer kardialen Emboliequelle in Echokardiografie und EKG-Monitoring
  - Fehlen einer eindeutigen alternativen Ätiologie
- Bei Patienten > 50 Jahre mit einem „ESUS" besteht ein deutlich erhöhtes Risiko, dass ein paroxysmales Vorhofflimmern als Schlaganfallursache bisher nicht entdeckt wurde.

59

NIHSS

- Die „National Institute of Health Stroke Scale" (NIHSS) ist ein Bewertungssystem, bei dem für bestimmte Parameter, je nach Befund oder Stärke des Symptoms, zwischen 0 und 4 Punkte vergeben werden [4].
- Die Summe der Punkte (0–42) entspricht der Schwere des Schlaganfalls.

Verschiedene Webseiten bieten eine Online-Berechnung an (z. B. https://www.mdcalc.com/nih-stroke-scale-score-nihss).

FAST-Test

- Der FAST-Test basiert auf der Cincinnati Prehospital Stroke Scale [5]:
  - Face:
    - Bitten Sie die Person zu lächeln.
    - Ist das Gesicht einseitig verzogen? Dies deutet auf eine Halbseitenlähmung hin.
  - Arms:
    - Bitten Sie die Person, die Arme nach vorne zu strecken und dabei die Handflächen nach oben zu drehen.
    - Bei einer Lähmung können nicht beide Arme gleichzeitig gehoben werden, sie sinken oder drehen sich.

  - Speech:
    - Lassen Sie die Person einen einfachen Satz nachsprechen.
    - Ist sie dazu nicht in der Lage oder klingt die Stimme verwaschen, liegt vermutlich eine Sprachstörung vor.
  - Time:
    - Ereigniszeitpunkt?
- Wenn eines der oben genannten Symptome auftritt, besteht der Verdacht (V. a.) auf einen Schlaganfall und der Patient muss sofort in das nächste geeignete Krankenhaus gebracht werden.
- Ca. 80 % der zerebralen Ischämien können mit dem FAST korrekt identifiziert werden.
  - CAVE: mäßige Spezifität im Erkennen von Ischämien im vertebrobasilären Stromgebiet (z. B. Sehstörungen, Hirnnervenstörungen, insbesonders Doppelbilder, Parästhesien, Ataxie)

WFNS

- Die „World Federation of Neurosurgery Society" (WFNS) hat die folgende Klassifikation der SAB eingeführt [6] (Korrelation mit Krankheitsverlauf nach Schweregrad):
  - Grad 1: Glasgow Coma Scale (GCS) 15
  - Grad 2: GCS 13–14 (ohne fokale ZNS-Zeichen)
  - Grad 3: GCS 13–14 (mit fokalen ZNS-Zeichen)
  - Grad 4: GCS 7–12 (mit oder ohne fokale ZNS-Zeichen)
  - Grad 5: GCS < 7 (mit oder ohne fokale ZNS-Zeichen)

59.7.2 Risikostratifizierung des ischämischen Schlaganfalls

RACE

- Die RACE (Rapid Arterial Occlusion Evaluation Scale) ist ein diagnostischer Score für Hirninfarkte im vorderen Stromgebiet und umfasst [7]:
  - **Fazialisparese:** nein: 0, mild: 1, moderat bis schwer: 2
  - **Armparese:** volle Kraft bis milde Parese: 0, moderate Parese: 1, schwere Parese: 2
  - **Beinparese:** volle Kraft bis milde Parese: 0, moderate Parese: 1, schwere Parese: 2
  - **Kopf- oder Blickdeviation:** nein: 0, ja: 1
- wenn Hemiparese links, dann zusätzlich beurteilen, ob:
  - **Agnosie:**
    - nimmt Arm als eigenen wahr und bemerkt Funktionseinschränkung: 0
    - nimmt Arm nicht als eigenen wahr oder bemerkt Funktionseinschränkung nicht: 1
    - nimmt Arm nicht als eigenen wahr und bemerkt Funktionseinschränkung nicht: 2
- wenn Hemiparese rechts, dann zusätzlich beurteilen, ob:
  - **Aphasie** (Aufforderung Augenschluss und Faustschluss):
    - führt beide Aufforderungen korrekt aus: 0
    - führt nur eine Aufforderung korrekt aus: 1
    - führt keine der Aufforderungen aus: 2
- Bei einem Score von RACE > 5 ist der Verschluss eines großen hirnversorgenden Gefäßes wahrscheinlich (Sensitivität 0,85, Spezifität 0,68).
- Online-Berechnung z. B. unter: https://www.mdcalc.com/rapid-arterial-occlusion-evaluation-race-scale-stroke

LAMS

- Die LAMS (Los Angeles Motor Scale) ist ein diagnostischer Score für Hirninfarkte im vorderen Stromgebiet und umfasst [8]:
  - **Fazialisparese:** nein: 0, ja: 1
  - **Armhebung:** volle Kraft: 0, Absinken: 1, Arm fällt: 2
  - **Faustschluss:** volle Kraft: 0, schwach: 1, nicht möglich: 2
- Bei einem Score von LAMS ≥ 4 ist der Verschluss eines großen hirnversorgenden Gefäßes wahrscheinlich (Sensitivität 0,81, Spezifität 0,89).
- Online-Berechnung z. B. unter: https://www.mdcalc.com/los-angeles-motor-scale-lams

59.8 Symptomatik

59.8.1 Ischämischer Hirninfarkt

- Die Symptome sind i. d. R. unilateral ausgeprägt.
- Eine gekreuzte Symptomatik (ipsilaterale Hirnstammsymptome, kontralaterale Extremitätensymptome) weist auf eine Hirnstammbeteiligung hin.
- Bilaterale Symptome sind entweder Folge einer ausgeprägten Hirnstammläsion, eines bihemispheralen Embolieschauers oder einer spinalen Ursache.
- Die Symptome können einseitig auftreten, in ihrer Ausprägung fluktuieren und stetig zunehmen (progressive stroke), oder sie können wiederkehrend mit zwischenzeitlicher Symptomfreiheit auftreten (rezidivierende Symptomatik).
- häufig vorkommend:
  - Parese fazial (mundastbetont)
  - Parese Arm und/oder Bein
    - kann im Rahmen einer Hemiparese, einer brachiofazialen Parese oder einer Monoparese auftreten
  - Hypästhesie
  - Sprachstörung (= Aphasie) mit
    - Wortfindungsstörung
    - Paraphasien („Afpel" statt Apfel)
    - Sprachverarmung
  - keine Sprachproduktion (siehe RACE Score)

VII

  - Sprechstörung (= Dysarthrie) mit undeutlicher Sprache oder der Unfähigkeit zu sprechen (Anarthrie)
  - Sehstörung mit Amaurosis (fugax) oder homonymer Hemianopsie
  - Neglect (vornehmlich visuelle oder taktile Wahrnehmungsstörung in Bezug auf die betroffene Körperseite (siehe NIHSS/RACE Score)
- selten vorkommend:
  - Querschnittssyndrom infolge spinaler Ischämie oder einer Blutung
  - quantitative Bewusstseinsstörung
    - Hinweis auf einen schwerwiegenden Schlaganfall (Basilaristhrombose, schwerer Hemisphäreninfarkt oder Hemisphärenblutung)
  - Doppelbilder
  - systematischer Drehschwindel
  - Kopfschmerzen (häufig bei Posterior- und Kleinhirninfarkten, RVCS oder posteriorem reversiblem Enzephalopathie-Syndrom [PRES])
  - Übelkeit, Erbrechen (häufig bei Infarkten im vertebrobasilären Stromgebiet oder bei großen Hemisphäreninfarkten)
  - Anisokorie (z. B. Horner-Syndrom bei Dissektion der A. carotis, Hirnstamminfarkt)
- CAVE: Basilaristhrombose mit
  - akut anhaltender, fluktuierender oder über Stunden progredienter quantitativer Bewusstseinsstörung,
  - Hirnnervenstörung (insbesondere Okulomotorik),
  - zerebellären Symptomen,
  - bilateraler oder seitenwechselnder Hemiparese und
  - gekreuzten Symptomen (ipsilaterale Hirnnervenstörung, kontralaterale Arm- und Beinparese).

59.8.2 Intrakranielle Blutung

- Kopfschmerzen
  - bei SAB: akuter Vernichtungskopfschmerz, z. T. mit Meningismus und Photophobie
- Wachheitsstörung
- Übelkeit, Erbrechen
- fokale Defizite wie bei ischämischem Hirninfarkt
- Anisokorie (raumfordernde Kompression des N. oculomotorius)

59.9 Diagnostik

59.9.1 Diagnostisches Vorgehen

- Das diagnostische Vorgehen (siehe ▶ Abb. 59.1) hat mehrere Ziele, die nachfolgend dargestellt sind.

Präklinisch

- Verdachtsdiagnose Schlaganfall (anamnestisch und klinisch) und entsprechende Erstversorgung (S. 419)
- schnellstmöglicher Transport in das nächstgelegene geeignete Krankenhaus (Prähospitalzeit max. 60 min bis zur Übergabe des Patienten im Krankenhaus)
  - Definition „geeignetes Krankenhaus": ein Krankenhaus mit zertifizierter Stroke-Unit („Eckpunktepapier 2016 zur notfallmedizinischen Versorgung in der Prähospitalphase und in der Klinik")
- Es ist jedoch noch ungeklärt, wie mit Patienten mit schwerem Defizit (schwere Hemiparese mit Aphasie, schwerer Dysarthrie, Kopf- und/oder Blickwendung oder Bewusstseinsstörung) verfahren werden soll. Denn hier liegt häufig ein akuter Verschluss großer hirnversorgender Gefäße vor:
  - Die endovaskuläre mechanische Thrombektomie ist seit 2015 das Leitlinienverfahren in der Therapie von Patienten mit ischämischem Schlaganfall, der durch einen Verschluss der großen hirnversorgenden Gefäße bedingt ist. Sie muss in Kombination mit der systemischen Thrombolyse, oder bei Kontraindikation als primäres Therapieverfahren angewendet werden.
  - In Deutschland wenden jedoch nur ca. 140 der 300 Krankenhäuser mit zertifizierten Stroke-Units dieses Therapieverfahren an. Weiterhin verfügen nicht alle Krankenhäuser über eine 24/7-Bereitschaft. Die Folge sind Sekundärtransporte („Drip-and-ship"-Verfahren) mit einer entsprechenden Verzögerung des Beginns der Thrombektomie. Ob diese Verzögerung klinisch relevant ist, kann noch nicht abschließend beurteilt werden.
  - Einige Bundesländer haben unterschiedliche Regelungen für Sekundärtransporte getroffen. So gelten z. B. in Hessen Sekundärtransporte als primäre Notarzteinsätze. Im Saarland wird durch den Rettungsdienst ein präklinischer Score (siehe Kap. LAMS und https://www.zrf-saar.de/mediapool/161/4_2_2018_01_verfahrensanweisung_akuter_schlaganfall.pdf) eingesetzt.
  - Wenn die Wahrscheinlichkeit für einen Großgefäßverschluss hoch ist, wird der Patient direkt, ggf. auch unter Umgehung der nächstgelegenen Stroke-Unit, in ein Krankenhaus mit der Möglichkeit für eine Thrombektomie transportiert („Mothership"-Konzept). Als prospektiver validierter Score kann auch der RACE-Score verwendet werden (siehe Kap. RACE).

Innerklinisch

- Differenzierung zwischen ischämischem Hirninfarkt und intrakranieller Blutung (cCT oder MRT):
  - **ischämischer Hirninfarkt:**
    - Indikationsstellung zur systemischen Thrombolyse (siehe Kap. 59.12)
    - Indikationsstellung zur endovaskulären mechanischen Thrombektomie (CT-Angiografie [CT-A]/MR-Angiografie [MR-A])

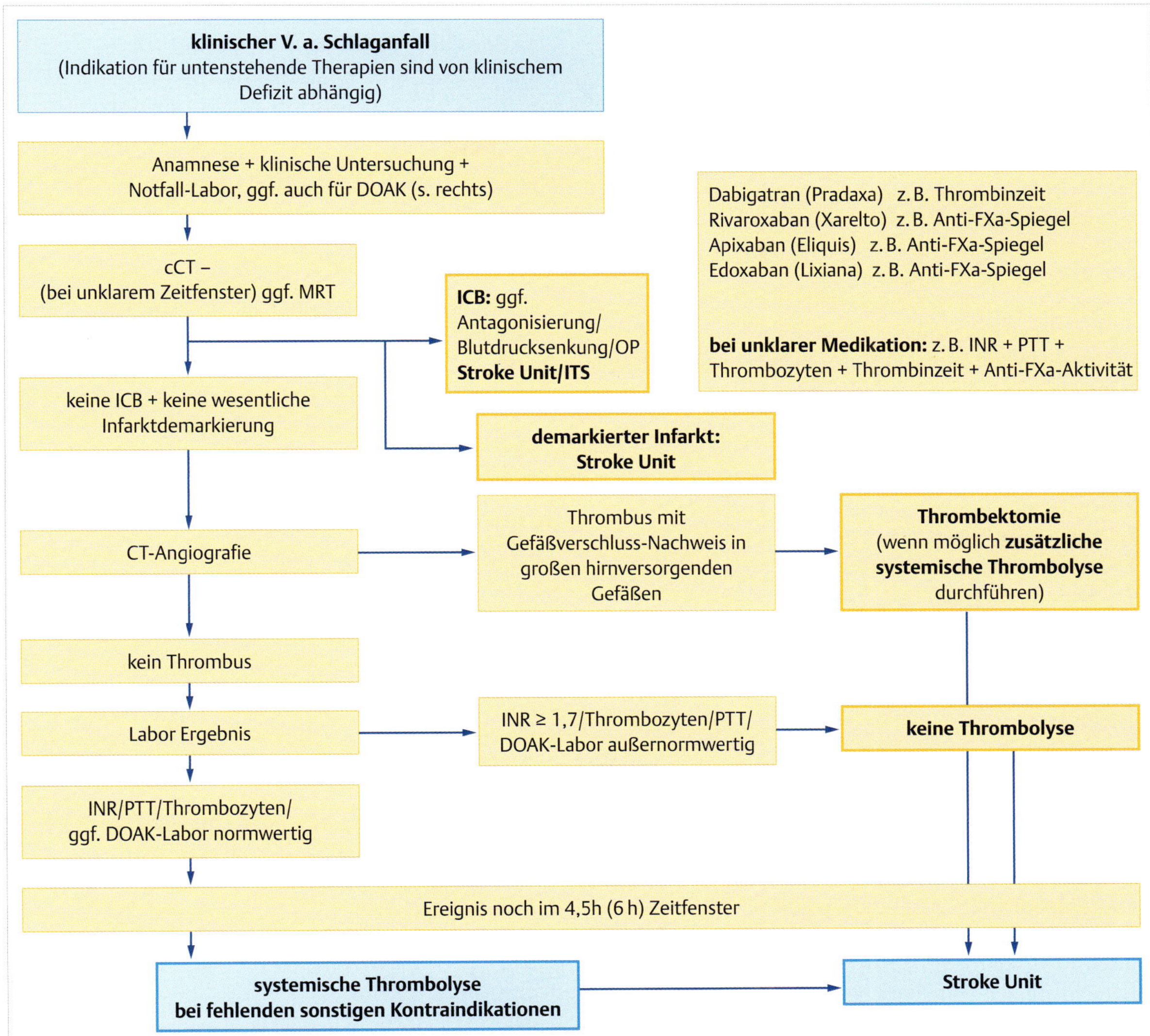

Abb. 59.1 Diagnostik-Algorithmus. Dargestellt ist das klinisch- und apparativ-diagnostische Vorgehen bei Verdacht auf Schlaganfall. Abk. cCT: kranielles CT, DOAK: direkte orale Antikoagulanzien, ICB: intrazerebrale Blutung, INR: international normalized ratio, ITS: Intensivstation PTT: partielle Thromboplastinzeit.

   - Indikationsstellung zur frühzeitigen dekompressiven Kraniektomie
- **intrakranielle Blutung:**
   - Nachweis bzw. Ausschluss einer akut zu behandelnden (operativ, neuroradiologisch-interventionell, konservativ-medikamentös), strukturell-vaskulären Ursache (v. a. Aneurysma, Gefäßmalformation, Sinus- oder Venenthrombose) mittels digitaler Subtraktionsangiografie (CT-A bzw. DSA)

59.9.2 Anamnese

Präklinisch

- Zeitpunkt des ersten Auftretens der Symptome („Zeitfenster“)
   - Wenn Symptome erst nach dem Erwachen aus dem Schlaf bemerkt werden oder der Patient mit Symptomen aufgefunden wird, jedoch keine Angaben zum Zeitpunkt des ersten Auftretens der Symptome machen kann, so ist der letzte Zeitpunkt zu ermitteln, an dem der Patient zuletzt symptomfrei gesehen worden ist („last time seen well“).

- Sturz (Schädel-Hirn-Trauma Kontraindikation für Thrombolyse)
  - bedeutsam für obligate Ausschlussdiagnostik einer Fraktur, insbesondere der Halswirbelsäule (HWS)
- Medikation
  - gesamte Vormedikation, insbesondere gerinnungsaktive Medikation
- Vorerkrankungen
  - Tumorerkrankung
  - kardiovaskuläre Erkrankungen
  - Zustand nach (Z. n.) Schlaganfall oder Hirnblutung
- medizinische Behandlungen
  - Eine OP in den letzten 3 Monaten kann eine Kontraindikation für eine Lysetherapie darstellen.
- klinischer Vorzustand
  - Demenz
  - Mobilität
  - Pflegebedürftigkeit
- Allergien oder Unverträglichkeiten
- Patientenverfügung und Vollmacht
- Telefonnummern von Angehörigen
  - Kontaktpersonen müssen durchgehend telefonisch erreichbar sein.

Klinisch

- Eine Übergabe direkt vom Rettungsdienst an die diensthabende Ärztin/den diensthabenden Arzt ist empfohlen.
- Überprüfung der Zeitangaben bezüglich des Ereigniszeitpunkts (klares oder unklares Zeitfenster, siehe Kap. Präklinisch
- Informationen über den Patienten (siehe Kap. Präklinisch)
- Komplikationen und klinischer Verlauf während des Transports

59.9.3 Körperliche Untersuchung

Präklinisch

- FAST-Test (siehe Kap. FAST-Test)
  - CAVE: Eine sichere klinische Differenzierung zwischen ischämischem Hirninfarkt oder Hirnblutung ist nicht möglich!
- Pupillomotorik – Anisokorie
  - CAVE: Eine Anisokorie kann Folge einer
    - Hirnblutung durch Kompression des N. oculomotorius oder
    - eines ischämischen Hirnstamminfarkts, einer Dissektion der A. carotis oder einer vorbestehenden Augenerkrankung sein.
- Vigilanz
- Blutzuckermessung
- Blutdruckmessung:
  - Zielkorridor systolisch > 110 mmHg/ < 220 mmHg, diastolisch < 120 mmHg
  - ggf. Senkung mit Urapidil
  - keine Gabe von Nitraten
- Messung der Sauerstoffsättigung:
  - wenn < 95 % oder klinische Zeichen einer Hypoxie → Gabe von 4 l/O_2
- Anlage eines großlumigen peripheren Venenzugangs
- kardiale Begleitsymptome
  - 12-Kanal-EKG
- Entscheidung über geeignete Zielklinik
  - Voranmeldung
  - Entscheidung, ob die Anmeldung als „Schockraum-Patient" oder als „schwerer Schlaganfall" notwendig ist
    - Regionale Verfahrensweisen der Zuweisung von Schlaganfallpatienten müssen in diesem Fall bekannt sein.

Innerklinisch

- Vitalparamater bei Eintreffen
- klinische Beurteilung mittels NIHSS (siehe Kap. NIHSS) und klinische Untersuchung auf Pyramidenbahnzeichen
- bei Sturzanamnese klinische Untersuchung auf mögliche Traumafolgen
- bei schwerer Vigilanzminderung oder bei Verdacht auf SAB Beurteilung mittels GCS bzw. WFNS (siehe Kap. WFNS)
- Prüfen, ob die Transportfähigkeit für eine Diagnostik innerklinisch gegeben ist oder ob eine sofortige Atemwegssicherung/Kreislaufstabilisierung vor der Diagnostik notwendig ist.

59.9.4 Labor

- obligate Laborparameter bei Verdacht auf Schlaganfall:
  - kleines Blutbild (Thrombozytopenie?)
  - INR und PTT (orale Antikoagulation?)
  - Glukose, Natrium, Kalium
  - Sinnvoll ist auch die Bestimmung von Kreatinin und TSH (Kontrastmittelgabe für CT-A) sowie der vaskulären Risikofaktoren (LDL, HbA_{1c}).
  - Die Laborabnahme kann präklinisch oder klinisch erfolgen. Klinisch müssen diese Parameter innerhalb von 40 min nach Blutentnahme vorliegen.
- Nach der Einnahme von direkten bzw. neuen oralen Antikoagulanzien (D/NOAK: Dabigatran [Pradaxa], Rivaroxaban [Xarelto], Apixaban [Eliquis], Edoxaban [Lixiana]) können die plasmatischen Gerinnungswerte (INR, PTT) normwertig sein, obwohl eine relevante Antikoagulation besteht. Wenn eine Indikation zur systemischen Thrombolyse besteht, muss bei Patienten nach DOAK-Einnahme, nach einer Injektionsbehandlung mit Heparinen/Heparinoiden oder bei fehlender Medikamentenanamnese eine Notfallbestimmung der Throm-

binzeit und/oder der Anti-Faktor-Xa-Aktivität (oder des Medikamentenspiegels) erfolgen.

- SAB:
  - Hyponatriämie im Rahmen eines Schwartz-Bartter-Syndroms (SIADH) oder Salz-Wasser-Verlust-Syndroms möglich
- Troponin-T-Erhöhung bei Schlaganfall/SAB (S. 418)

59.9.5 Bildgebende Diagnostik

Sonografie

- Die Duplex-Sonografie der hirnversorgenden extra- und intrakraniellen Gefäße hat aufgrund der Verfügbarkeit und Schnelligkeit der CT-A in der Notfallversorgung an Bedeutung verloren. Sie wird jedoch regelhaft nach Aufnahme auf der Stroke-Unit im Rahmen der ätiologischen Diagnostik oder zum Monitoring von pathologischen Gefäßbefunden durchgeführt, z. B. zur Beurteilung von Dissektionen oder zur Detektion von Vasospasmen bei SAB.
- Die sonografisch gestützte Thrombolyse ist kein empfohlenes Therapieverfahren.

Echokardiografie

- Die transthorakale Echokardiografie wird in der Diagnostik der Ätiologie (Wandbewegungsstörungen, Klappenstenose) regelhaft nach Aufnahme auf der Stroke-Unit durchgeführt.
- Notfallmäßig kann die Echokardiografie bei klinischem oder laborchemischem Verdacht auf ein akutes Koronarsyndrom (siehe Kap. 59.9.4) sinnvoll sein.
- Eine transösophageale Echokardiografie ist sinnvoll bei Verdacht auf Endokarditis oder ein persistierendes Foramen ovale mit aneurysmatischem Vorhofseptum und bei unklarer kardialer Emboliequelle.

Röntgen

- Nach Abschluss der Notfallversorgung kann bei Verdacht auf Aspiration oder klinischen und/oder laborchemischen Infekt ein Röntgen-Thorax sinnvoll sein.
- Die (Aspirations-)Pneumonie ist eine der häufigsten Komplikationen des Schlaganfalls.

CT

Ischämischer Hirninfarkt

- Ein natives cCT ist die erste und obligate bildgebende Diagnostik bei Verdacht auf Schlaganfall (soweit nicht ein Notfall-MRT mit MR-Angiografie Klinikstandard ist).
- Es dient v. a. dem Ausschluss einer relevanten Parenchymblutung.
- Ein ischämischer Hirninfarkt kann im cCT möglicherweise erst nach 4–6 h oder bei kleinen Embolien CT-morphologisch überhaupt nicht nachgewiesen werden. Somit sind häufig die cCT-Ergebnisse im frühen Zeitfenster trotz klinischer Zeichen eines Schlaganfalls ohne pathologischen Befund. Bei bereits deutlicher Infarktdemarkierung im cCT muss die zeitliche Angabe eines frühen Symptombeginns in Frage gestellt werden.
- Liegt ein (alltags-)hinderliches klinisches Defizit vor, wird ergänzend zum Ausschluss oder Nachweis eines akuten Verschlusses hirnversorgender Gefäße (Indikation zur Thrombolyse und/oder Thrombektomie, siehe Kap. 59.11) zusätzlich eine kontrastmittelgestützte arterielle CT-A der extra- und intrakraniellen hirnversorgenden Gefäße durchgeführt.
- Die venöse CT-A ist zur notfallmäßigen Diagnostik einer vermuteten Sinus- oder Hirnvenenthrombose geeignet.
- Durch eine ergänzende CT-Perfusion kann eine Nichtübereinstimmung (mismatch) zwischen bereits irreversibel geschädigtem Hirngewebe und bedrohtem Hirngewebe (tissue at risk) nachgewiesen werden. Ein großes Mismatch kann die Grundlage für die Indikationsstellung einer Thrombektomie bei Patienten außerhalb des 6–8 h Zeitfensters (bis 24h) sein.
- Die Kombination eines cCT mit CT-A mit/ohne CT-Perfusion oder eines MRT mit MR-A mit/ohne MR-Perfusion wird häufig als „multimodale Bildgebung" oder „advanced imaging" bezeichnet.

Blutung

- Der diagnostische Standard ist das native cCT.
- Eine Parenchymblutung und ein relevantes Subduralhämatom (SDH) bzw. Epiduralhämatom (EDH) können hiermit ausgeschlossen werden.
- Bei klinischem Verdacht auf eine SAB und fehlendem Nachweis im cCT ist eine notfallmäßige Liquordiagnostik zum Nachweis bzw. Ausschluss eines blutigen Liquors zwingend notwendig (Dreigläserprobe).
- Bei Nachweis einer SAB ist eine CT-A (Aneursyma?) zwingend notwendig.
- Eine CT-A ist ebenfalls bei eine atypisch lokalisierten ICB empfohlen, um eine strukturelle Ursache (z. B. Angiom) oder eine Sinus- oder Venenthrombose auszuschließen.

MRT

Ischämischer Hirninfarkt

- Ein Notfall-MRT mit MR-A wird in einigen Kliniken anstelle eines cCT bzw. einer CT-A durchgeführt.
- Bei Patienten mit unklarem Ereigniszeitpunkt (Zeitfenster) und lyserelevantem klinischem Defizit kann der Nachweis eines Mismatches in der FLAIR- und DWI-Gewichtung auf ein möglicherweise frühes Zeitfenster (< 4,5h) geschlossen werden. So kann eine systemische Thrombolyse auch bei unklarem Ereigniszeitpunkt durchgeführt werden.

Blutung

- Innerhalb der ersten 24(–48) h nach Eintritt der Blutung sollte ein Hirn-MRT v. a. bei atypisch gelegener ICB zum Nachweis oder Ausschluss einer strukturellen Ursache (Metastase, Gefäßmalformation) durchgeführt werden.
- Ansonsten kann im MRT wegen Blutabbauprodukten im Blutungsbereich erst 3 Monate später wieder eine Aussage über die Ätiologie getroffen werden.

Digitale Subtraktionsangiografie

- Die DSA ist (notfallmäßig oder dringlich) indiziert:
  - bei SAB mit in der CT-A nicht nachweisbaren Blutungsquelle
  - therapeutisch zum Coiling eines Aneurysmas
  - bei Behandlung von Vasopsasmen bei SAB
  - bei Stentimplantation in eine Stenose der hirnversorgenden Gefäße
  - zur Diagnosestellung einer Vaskulitis
  - zur endovaskulären Rekanalisation (Thrombektomie) bei ischämischem Hirninfarkt und akutem Verschluss eines großen hirnversorgenden Gefäßes (A. carotis interna, A. cerebri media, A. basilaris)

59.9.6 Instrumentelle Diagnostik

EKG und Langzeit-EKG

- Ein 12-Kanal-EKG ist obligat notfallmäßig präklinisch/klinisch abzuleiten (akuter Myokardinfarkt, Vorhofflimmern).
- Zusätzlich zeigen sich häufig bei Schlaganfällen im Rahmen einer neurokardialen Aktivierung Troponin-T-Erhöhungen. Diese müssen anhand der klinischen Symptome und des EKG-Befunds eingeordnet werden, da sie i. d. R. keinem akuten Koronarsyndrom entsprechen.
- Bei der SAB sind durch starke Katecholaminausschüttung Myokardnekrosen häufig:
  - ST-Strecken-Veränderungen mit klinischen Zeichen einer kardialen Dysfunktion
  - QT-Strecken-Verlängerungen
  - Arrhythmien
  - Zeichen einer pulmonalen Hypertension
  - klinisches Lungenödem
- Ein innerklinisches EKG-Monitoring über mindestens 24 h ist für jeden Schlaganfallpatienten obligatorisch.
- Die Detektion eines Vorhofflimmerns kann während des Monitorings mittels standardisierter EKG-Visiten und einer automatisierten EKG-Analyse sichergestellt werden.
- Eine Analyse des EKG im stationären Aufenthalt über insgesamt 72 h ist empfohlen. Hierzu kann nach der Beendigung der Monitoring-Phase wiederholt ein Langzeit-EKG abgeleitet werden.

EEG

- Ein Elektroenzephalogramm (EEG) wird nur dann abgeleitet, wenn differenzialdiagnostisch eine epileptische Ätiologie der akuten Symptome vermutet wird oder aber ein epileptischer Anfall im Rahmen des akuten Schlaganfalls aufgetreten ist.

24-Stunden-Blutdruckmessung

- Im Rahmen des obligaten, mindestens 24-stündigen kardiovaskulären Monitorings von Schlaganfallpatienten wird der Blutdruck mindestens alle 4 h gemessen.
- Da in den ersten 72 h nach einem Schlaganfall der Blutdruck reaktiv häufig erhöht ist, sollte eine weitergehende 24-h-Blutdruckmessung erst danach durchgeführt werden.

59.10 Differenzialdiagnosen

Tab. 59.3 Differenzialdiagnose.

Differenzialdiagnose	Bemerkungen
fokale Defizite nach epileptischem Anfall	• sogenannte „Todd'sche Parese/Symptomatik“ oder anhaltende Bewusstseinsstörung • klinisch nicht differenzierbar, erst über den klinischen Verlauf hinweg (teilweise über Stunden anhaltend) möglich • Bei Unklarheit muss eine multimodale Bildgebung (CT-Angiografie und -Perfusion/MRT) durchgeführt werden. • Differenzialdiagnostisch ist auch ein akuter symptomatischer epileptischer Anfall bei akutem Schlaganfall („Frühanfall“) möglich. Daher schließt ein stattgehabter epileptischer Anfall einen zusätzlich stattfindenden akuten Schlaganfall nicht aus.
Enzephalitis	• insbesondere Herpes-Enzephalitis • aufgrund einer Temporallappenbeteiligung „akute“ Aphasie oder bei anderer Lokalisation andere fokale Defizite • Patienten zeigen häufig Fieber, z. T. Verhaltensstörung, Delir oder einen epileptischen Anfall. • CAVE: Liquorstatus kann in frühem Krankheitsstadium noch unauffällig sein.
Aortendissektion/ Aortenaneurysmaruptur	• klinische Zeichen eines akuten Schlaganfalls + akute Brust- oder Rückenschmerzen: ○ bei aphasischen Patienten deutliche Unruhe als Zeichen der Schmerzen ○ mit fakultativen Zeichen eines ischämischen Hirninfarkts ○ im EKG Zeichen eines akuten Koronarsyndroms mit Troponin-T-Erhöhung

Tab. 59.3 Fortsetzung

Differenzialdiagnose	Bemerkungen
infektassoziierte bzw. metabolischbedingte Verschlechterung neurologischer Residualsymptome	Im Rahmen eines Infekts und/oder einer metabolischen Störung (z. B. Hyponatriämie, Hypoglykämie, Exsikkose, akute Niereninsuffizienz) ist die Zunahme von Residualsymptomen nach einem Schlaganfall möglich, ohne dass ein neuer Schlaganfall aufgetreten ist.
periphere Nervenläsion	• periphere Fazialisparese • Fallhand durch Druckläsion des N. radialis • klinisch nur zum Teil sicher diagnostizierbar • ggf. MRT/Neurophysiologie notwendig
psychogene Symptombildung	• spezielle neurologische Untersuchung notwendig • häufig MRT/Neurophysiologie als Ausschlussdiagnostik notwendig

59.11 Therapie

59.11.1 Therapeutisches Vorgehen

Tab. 59.4 Verfahrenswahl.

Bezeichnung der Klassifikation/ Einteilung	Einteilung/Stadium	Verfahren	Indikation für das jeweilige Verfahren
ischämischer Hirninfarkt	distaler Verschluss der A. carotis interna, A. cerebri media (M1/2), A. basilaris	endovaskuläre Rekanalisation (Thrombektomie)	akuter proximaler Verschluss hirnversorgender Gefäße mit klinischem Schlaganfall
ischämischer Hirninfarkt	k.A.	systemische Thrombolyse	akuter alltagsrelevanter Schlaganfall
ischämischer Hirninfarkt/TIA/ ICB/SAB	k.A.	Stroke-Unit-Behandlung	jeder nicht intensivstationspflichtige Patient
ischämischer Hirninfarkt	raumfordernder Mediainfarkt bzw. Kleinhirninfarkt	dekompressive Hemikraniektomie/ subokzipitale Kraniektomie	klinische Verschlechterung mit Zeichen eines raumfordernden Hemisphäreninfarkts bzw. Kleinhirninfarkts und drohender Einklemmung
Subarachnoidalblutung (SAB)	jede akute SAB mit Nachweis eines blutenden Aneurysmas	Coiling/Clipping	akute Aneurysmablutung

ICB: intrazerebrale Blutung, k.A.: keine Angaben, SAB: Subarachnoidalblutung, TIA: transiente ischämische Attacke.

- Das therapeutische Vorgehen ist als Algorithmus in ▶ Abb. 59.1 dargestellt.

59.11.2 Allgemeine Maßnahmen

Präklinisch

- Verdachtsdiagnose Schlaganfall (anamnestisch und klinisch) und entsprechende Erstversorgung (siehe Kap. Präklinisch)
- schnellstmöglicher Transport in das nächstgelegene geeignete Krankenhaus (Prähospitalzeit max. 60 min bis zur Übergabe des Patienten im Krankenhaus)
- **allgemeine Maßnahmen**
  - Oberkörperhochlagerung 30°, Aspiration vermeiden
  - keine orale Belastung, bis eine relevante Dysphagie ausgeschlossen ist (pflegerisch/logopädisch)
  - Temperatur: > 37,5 °C normalisieren:
    - physikalisch/antipyretisch unter Verzicht auf nichtsteroidale Antirheumatika (NSAID, z. B. Ibuprofen, Diclofenac), die die Thromboyztenfunktion hemmen
    - bei anhaltendem Fieber ätiologische Diagnostik obligat
  - Blutzucker (BZ): > 200 mg/dl normalisieren:
    - 4–6IE bei BZ > 200 mg/dl
    - 6–8IE bei BZ > 250 mg/dl
    - 8–12IE bei BZ > 300 mg/dl
    - kontinuierliche Insulingabe mittels Perfusor (1–4IE/h) nur bei mehr als 6 Bolusgaben/d
  - Elektrolyte: ggf. normalisieren
- ischämischer Hirninfarkt:
  - frühe Mobilisation und Rehabilitation
- intrakranielle Blutung:
  - Pressen und Würgen vermeiden (Laxanzien, Antiemetika)
  - Bettruhe

Stroke-Unit-Behandlung

- Jeder nicht intensivstationspflichtige Schlaganfallpatient sollte in einer Stroke-Unit im Rahmen einer „neurologischen Komplexbehandlung des akuten Schlaganfalls“ (OPS 8–891) betreut werden.

- Hierbei handelt es sich um eine multiprofessionelle frührehabilitative Behandlung durch ein in der Schlaganfallbehandlung erfahrenes Team.
- Struktur- und Überwachungsvoraussetzungen sowie eine pflegerische, logopädische, ergotherapeutische, physiotherapeutische, sozialdienstliche und ärztliche Betreuung müssen erfüllt sein.
- Aufgaben sind eine schnelle ätiologische Diagnostik sowie die Verhinderung eines Re-Infarkts und von Sekundärkomplikationen. Die Rehabilitation sollte bereits innerhalb der ersten 24 h nach Aufnahme beginnen.
- Verglichen mit einer Therapie auf der Normalstation reduziert die Behandlung auf einer Stroke-Unit in den ersten 3 Monaten die Mortalität und Morbidität (Nichterreichen einer selbständigen Lebensführung) um 20 %, in 5 Jahren um 40 %.

59.11.3 Pharmakotherapie

Systemische Thrombolyse („Lyse“)

- Indikation:
  - ischämischer Hirninfarkt mit alltagsrelevantem neurologischem Defizit innerhalb von 4,5 h nach Symptombeginn ohne obere Altersgrenze
  - nach multimodaler Bildgebung auch im Rahmen des individuellen Heilversuchs bis zu 6 h möglich
- Zeitziel:
  - Beginn 30 min (Mindestanforderung 60 min) nach Eintreffen in Klinik (door-to-needle-time)
- Kontraindikationen (für vollständige Liste siehe Fachinformation):
  - Blutdruck (RR) > 185 mmHg systolisch/ > 110 mmHg diastolisch
  - Thrombolyse ist jedoch möglich bei
    - wirksamer Antikoagulation (bei Einnahme von Vitamin-K-Antagonisten und einem INR-Wert bis 1,7) oder
    - bei Patienten mit DOAK, wenn die Thrombinzeit bzw. die Faktor-Xa-Bestimmung normal sind oder der Patient bei normaler Nierenfunktion in den letzten 48 h keines dieser Medikamente eingenommen hat.
  - Tumorerkrankung (Einzelfallentscheidung)
  - Z. n. intra- oder extrakranieller Blutung (Einzelfallentscheidung)
  - große Operation in den letzten 3 Monaten (Einzelfallentscheidung)
- Anwendung:
  - Alteplase (rtPA, Actilyse) intravenös (i. v.) mit 0,9 mg/kgKG, maximal 90 mg
    - 10 % der Gesamtdosis als Bolus, der Rest anschließend als 60-minütige Infusion
- Nebenwirkungen:
  - Zungenschwellung als allergische Reaktion (Medikamentengabe stoppen, Antihistaminikum, Kortison i. v.)
  - Blutung

Antagonisierung einer Antikoagulation

Ischämischer Hirninfarkt

- Eine Antagonisierung ist nicht regelhaft empfohlen.
- DOAK bzw. Vitamin-K-Antagonisten werden pausiert.
- Die medikamentöse frühe Sekundärprophylaxe kann nach Wirkende (DAOK 12/24h) oder Wirkungsverlust (INR < 1,3) begonnen werden.

Intrakranielle Blutung

- schnellstmögliche Normalisierung der plasmatischen Gerinnung:
  - Vitamin-K-Antagonisten: 10 mg Vitamin K i. v. für 3 Tage + Prothrombinkomplexkonzentrat (PPSB) 30 IU/kg i.v; Ziel INR < 1,4
  - DOAK: Dabigatran, Idaruzizumab je 2 × 2,5 mg i. v.; anti-Xa-Inhibitoren PPSB 30 IU/kg i.v

Sauerstoff

- Sauerstoffsättigung < 95 % oder klinische Zeichen einer Hypoxie → Gabe von 4 l/O_2

Blutdruck

Ischämischer Hirninfarkt

Hypertonie

- in den ersten 3 Tagen:
  - Ziel < 180/100 mmHg, tolerabel bis 220/120 mmHg
  - Senkung mittels Urapidil 10–50 mg i. v. langsam fraktioniert, Clonidin 0,15–0,3 mg subkutan (s. c.); ggf. jeweils als Perfusor
  - möglichst Verzicht auf Nitrate oder schnell wirksame Kalziumantagonisten
- ab dem 4. Tag:
  - normalisieren auf 120–140/70–90 mmHg
  - Medikation je nach Komorbidität wählen

Hypotonie

- < 120 mmHg systolisch
  - Volumengabe mittels Elektrolytlösung

ICB

- schnellstmögliche Senkung des Blutdrucks < 140 mmHg systolisch

SAB

- Ziel: MAD (mittlerer arterieller Druck) 60–90 mmHg

Sekundärprophylaxe

Ischämischer Hirninfarkt

Frühe Sekundärprophylaxe

- Azetylsalizylsäure (ASS) 100 mg/d
  - ggf. bei Dysphagie i. v.
  - bei Unverträglichkeit Clopidogrel 75 mg/d
- Thromboseprophylaxe s. c.
- Statingabe mit Ziel LDL < 100 mg/dl
- bei anammestischer Refluxerkrankung oder gastrointestinalem Ulkus
  - Gabe von Protonenpumpeninhibitor (PPI)

Langfristige Sekundärprophylaxe

- wie oben, jedoch orientierend an Ätiologie:
  - Vorhofflimmern
    - Antikoagulation
    - bei Kontraindikationen ggf. Vorhofohrverschluss
  - PFO ohne atriales Septumaneurysma (ASA) in Abhängigkeit von Alter bzw. Shuntgröße bzw. Thrombophilie
    - ASS oder PFO-Verschluss oder Antikoagulation
  - PFO mit ASA
    - Antikoagulation mit Vitamin-K-Antagonisten
    - PFO-Verschluss
  - Dissektion
    - ASS oder Clopidogrel
  - Mikroangiopathie
    - ASS oder Clopidogrel
  - Z. n. Stent bzw. Thrombendarteriektomie (TEA)
    - ASS + Clopidogrel für 1–3 Monate, dann Monotherapie mit ASS oder Clopidogrel
  - symptomatische intrakranielle Stenose
    - ASS + Clopidogrel + LDL < 70 mg/dl
  - Sinus- oder Venenthrombose
    - orale Antikoagulation
- CAVE: Der Beginn einer gerinnungsaktiven Medikation darf nach Thrombolyse frühestens 24 h nach Gabe und nach Ausschluss einer ICB als Komplikation erfolgen.

Intrakranielle Blutung

- Thromboseprophylaxe, ansonsten keine gerinnungsaktive Medikation
- Ausnahme: ICB durch Sinus- oder Venenthrombose
  - Antikoagulation mit Heparin i. v. nach PTT

Epileptischer Anfall

- Bei epileptischen Ereignissen, die in der ersten Woche begleitend zu einem Schlaganfall auftreten, handelt es sich um akute symptomatische Anfälle.
- Eine antikonvulsive Therapie ist fakultativ und hängt vom individuellen Rezidivrisiko ab.
- Behandlung der strukturell symptomatischen Anfälle:
  - Levetiracetam 2 × 500–1000 mg/d
  - Lacosamid 2 × 100–200 mg/d
  - Zonisamid 2 × 100–200 mg/d

Antiödematöse Therapie

- Mannitol (über zentralen Venenkatheter):
  - Tag 1–5: 100 ml (20 %), 6 × tgl.
  - Tag 6: 100 ml (20 %), 3 × tgl.
  - Tag 7: 100 ml (20 %), 2 × tgl.

Vasospasmen – Prophylaxe und Therapie

- ab Diagnose:
  - Nimodipin oral 60 mg alle 4 h
  - wenn orale Verabreichung nicht möglich, dann i. v.
  - tägliche intrakranielle sonografische Kontrollen (Hochrisikozeitraum: 4.–14. Tag)
- Hypovolämie, Hypotension, Hyponatriämie vermeiden
  - Gabe von isotoner Elektrolytlösung i. v.
- ggf. bei Vasospasmen interventionell-neuroradiologische Therapie

59.11.4 Interventionelle Therapie

Thrombektomie

- Indikation:
  - akuter ischämischer Schlaganfall mit klinisch relevantem neurologischem Defizit und großem arteriellem Gefäßverschluss im vorderen Kreislauf
    - bis zu 6 h nach Symptombeginn möglich (laut neuen Studien bis zu 24 h bei Mismatch in multimodaler Bildgebung)
  - Patienten mit Basilaristhrombose
  - bei fehlenden Kontraindikationen innerhalb eines 4,5-h-Zeitfensters, vorher systemische Thrombolyse (volle Dosis, Bridging-Therapie)
- Zeitziel:
  - Leistenpunktion < 70 min (Mindestanforderung: 90 min) nach Eintreffen in der Klinik
  - Thrombektomiebeginn innerhalb von 30 min nach Leistenpunktion
- Kontraindikationen:
  - keine
  - unter suffizienter Antikoagulation Methode der Wahl
- Anwendung:
  - in Sedierung oder Intubationsnarkose (arterielle Hypotonie vermeiden!)
  - mechanische Thrombusextraktion mittels Stent-Retrievern
    - neuerdings mittels Aspirationskathetern
- Nebenwirkungen:
  - akute Niereninsuffizienz
  - thyreotoxische Krise
  - Allergie durch Kontrastmittelgabe
  - klinisch relevante intrakranielle Blutungsrate durch Thrombolyse nicht erhöht

Lokale Thrombolyse

- Durch den Einsatz der Thrombektomie kommt die lokale Thrombolyse (intraarterielle Gabe von Alteplase (Actilyse) nur noch in Einzelfällen zum Einsatz.

Coiling

- Die Indikation zum Coiling eines blutenden Aneurysmas mit SAB muss interdisziplinär von der interventionellen Neuroradiologie und Neurochirurgie gestellt werden.

Externe Ventrikeldrainage

- Die Indikation zur Anlage einer externen Ventrikeldrainage (EVD) erfolgt von Seiten der Neurochirurgie am Aufnahmetag und dann engmaschig anhand des klinischen Zustands und des Verlaufs-cCT-Befundes bei Patienten mit Liquorzirkulationsstörungen infolge einer ICB in der hinteren Schädelgrube oder bei Ventrikeleinbruch, ggf. auch bei raumforderndem Kleinhirninfarkt.

59.11.5 Operative Therapie

- Die Indikation zur dekompressiven Hemikraniektomie bzw. subokzipitalen Dekompression erfolgt innerhalb der ersten 48 h anhand
  - des klinischen Verlaufs,
  - der cCT-Verlaufsbefunde,
  - des mutmaßlichen Willens des Patienten,
  - dessen prämorbiden klinischen Zustands und
  - des Lebensalters (Altersgrenze für OP im vorderen Stromgebiet 60.–70. Lebensjahr).
  - Die Entscheidung sollte interdisziplinär (neurologisch und neurochirurgisch) getroffen werden.
- Die Indikation zum Aneurysma-Clipping eines blutenden Aneurysmas mit SAB muss interdisziplinär von interventioneller Neuroradiologie und Neurochirurgie gestellt werden.
- Die Indikation zur Operation einer ICB erfolgt neurochirurgisch.

59.12 Nachsorge

- Kontrolle vaskulärer Risikofaktoren:
  - LDL < 100 mg/dl
  - bei intrakraniellen Stenosen < 70 mg/dl
  - RR 120–140/70–90 mmHg
  - optimierte Diabetestherapie
  - regelmäßiges Herz-Kreislauf-Training
  - Tabakverzicht
  - Reduktion des Alkoholkonsums
  - Behandlung Schlafapnoe
  - Stressreduktion
  - Reduktion spezifischer Risiken (z. B. Thrombophilie etc.).
  - Verlaufskontrolle von:
    - Gefäßstenosen
    - kardiovaskulären Komorbiditäten (koronare Herzerkrankung [KHK], periphere arterielle Verschlusskrankheit)
    - Herzrhythmus (Vorhofflimmern)
  - Sicherstellung der regelmäßigen Medikamenteneinnahme
  - Rehabilitation neurologischer Defizite
- ESUS-Patienten:
  - fortlaufende Diagnostik bezüglich eines Vorhofflimmerns notwendig
- ICB-Patienten:
  - Festlegung, ob – und falls ja – wann, eine Thrombozytenfunktionshemmung (z. B. bei KHK, Stenose A. carotis) oder Antikoagulation (z. B. Vorhofflimmern) begonnen werden kann.

59.13 Verlauf und Prognose

- TIA/Hirninfarkt:
  - Re-Infarktrisiko unterschiedlich in Abhängigkeit von Ätiologie und Geschlecht (z. B. Vorhofflimmern CHADS 2VASC, TIA ABCD2-Score)
- ischämischer Hirninfarkt:
  - Mortalität ca. 30 % nach Schlaganfall im Verlauf
  - häufigste Ursache für bleibende Behinderung im Erwachsenenalter
- Basilaristhrombose:
  - Mortalität 40–60 % (inkl. therapierter Patienten)
  - Rekanalisation der A. basilaris in 60 % der Fälle mit dann guter Prognose für ⅔ der Patienten
  - prognostisch ungünstig:
    - Koma > 3h
    - Tetraparese > 6h
    - in Erstdiagnostik bereits Infarktdemarkierung in Bildgebung
- dekompressive Hemikraniektomie im vorderen Stromgebiet:
  - Patienten bis zum 60. Lebensjahr:
    - Mortalität um 50 % reduziert (es verstarben 53–78 % der Patienten ohne Operation innerhalb von 12 Monaten)
  - intrakranielle Blutung:
    - bei allen innerhalb des 1. Jahres Letalität bis zu 60 %
    - 70 % Letalität bei GCS < 5
    - 13 % Letalität bei Ventrikeleinbruch
    - 53 % Letalität mit Ventrikeltamponade
- SAB:
  - Letaltät je nach WFNS-Score 13–72 %
  - 10–25 % der Patienten versterben sofort oder bei Eintreffen in der Klinik.
  - ⅓ der Patienten bleibt pflegebedürftig.
  - ⅓ der Patienten erreicht eine selbständige Lebensführung.

59.14 Quellenangaben

[1] Fischer M, Kehrberger E, Marung H et al. Eckpunktepapier 2016 zur notfallmedizinischen Versorgung der Bevölkerung in der Prähospitalphase und in der Klinik. Notfall + Rettungsmedizin 2016; 19: 387–395. Im Internet: https://link.springer.com/article/10.1007/s10049-016-0187-0; Stand: 14.02.2019

[2] Adams HP Jr, Bendixen BH, Kappelle LJ et al. Classification of subtype of acute ischemic stroke. Definitions for use in a multicenter clinical trial. TOAST. Trial of Org 10172 in Acute Stroke Treatment. Stroke 1993; 24: 35–41

[3] Hart RG, Diener HC, Coutts SB et al. Embolic strokes of undetermined source: the case for a new clinical construct. Lancet Neurol 2014; 13: 429–438

[4] National Institute of Health, National Institute of Neurological Disorders and Stroke. Stroke Scale. Im Internet: https://www.ninds.nih.gov; Stand: 14.02.2019

[5] Kothari RU, Pancioli A, Liu T et al. Cincinnati Prehospital Stroke Scale: Reproducibility and Validity. Ann Emerg Med 1999; 33: 373–378

[6] Drake CG. Report of World Federation of Neurological Surgeons Committee on a universal subarachnoid hemorrhage scale. J Neurosurg 1988; 68: 985–986

[7] Pérez de la Ossa N, Carrera D, Gorchs M et al. Design and Validation of a Prehospital Stroke Scale to Predict Large Arterial Occlusion. The Rapid Arterial Occlusion Evaluation Scale. Stroke 2014; 45: 87–91

[8] Llanes JN, Kidwell CS, Starkman S et al. The Los Angeles Motor Scale (LAMS): A new measure to characterize stroke severity in the field. Prehosp Emerg Care 2004; 8: 46–50

59.15 Literatur zur weiteren Vertiefung

[1] Leitlinien der Gesellschaft für Neurologie. Im Internet: https://www.dgn.org/leitlinien/inhalte-nach-kapiteln (Kapitel „Vaskuläre Erkrankungen")

[2] European Stroke Oraganization. Im Internet: https://eso-stroke.org/eso-guideline-directory/

59.16 Wichtige Internetadressen

- www.dgn.org
- www.dsg-info.de
- www.eso-stroke.org
- www.schlaganfall-hilfe.de

VII

60 Erregerbedingte entzündliche Erkrankungen des zentralen Nervensystems

Helge Roland Topka

60.1 Steckbrief

Entzündliche Erkrankungen des zentralen Nervensystems (ZNS) können erregerbedingt bei akuter oder chronischer Infektion und Autoimmunerkrankungen auftreten. Eine sichere Unterscheidung ist allein aufgrund klinischer Befunde nicht immer möglich. Wichtig ist die Beurteilung von anamnestischen Hinweisen und Begleitsymptomen, z. B. Fieber, Anfällen oder anderen Prodromalsymptomen. Akuter Beginn, Kopfschmerzen und Fieber ohne weitere neurologische Symptome sprechen für eine isolierte Meningitis, begleitende oder isolierte fokale neurologische Symptome (wie Paresen, Sensibilitäts-, Seh- oder Bewusstseinsstörungen) für eine begleitende oder isolierte Enzephalitis. Die bakterielle Meningitis ist eine lebensbedrohliche Erkrankung (geschätzte Mortalität 15–20 %). Die Sensitivität des klinischen Meningismuszeichens als Hinweis auf eine virale oder bakterielle Meningitis wird lediglich auf etwa 30–50 % geschätzt.

60.2 Synonyme

- Meningitis
- Enzephalitis
- Meningoenzephalitis
- autoimmune Enzephalitis

60.3 Keywords

- Meningitis
- Enzephalitis

60.4 Definition

- Entzündliche Erkrankungen des zentralen Nervensystems (ZNS) in der Notaufnahme sind meist erregerbedingt. Sie sind durch einen akuten Beginn, Kopfschmerzen, Photophobie eine rasche Entwicklung der Symptome und Fieber gekennzeichnet. Insbesondere bei einer begleitenden Enzephalitis kommt es außerdem zu einer Bewusstseinsstörung, epileptischen Anfällen oder fokalen neurologischen Zeichen.
- Klinisch kann sich ein meningeales Syndrom zeigen, das aus Meningismus, Photophobie und Kopfschmerzen besteht. Kommt Fieber hinzu, wird von einem meningitischen Syndrom gesprochen.
- Häufige Erreger bakterieller Meningitiden sind bei Erwachsenen Meningokokken und Streptokokken, bei Kindern eher Haemophilus influenzae (H. influenzae).
- Abgekapselte bakterielle Hirninfektionen führen zu einem Hirnabszess, der meist neben einer antibiotischen Therapie operativ behandelt werden muss.
  - Bakterielle Entzündungen im Bereich der Dura werden als Empyem bezeichnet.
  - Abszesse können postoperativ oder postinterventionell auch spinal auftreten.
- Die wichtigste behandlungsbedürftige virale Meningitis ist die Herpes-Enzephalitis.
- Seltener sind autoimmune Meningitiden oder Enzephalitiden, die meist einen eher subakuten Beginn ohne Fieber aufweisen. Fokale neurologische Zeichen können vorhanden sein. Nicht selten ist die klinische Symptomatik schwierig zu deuten, z. B. wenn psychiatrische Symptome bei einer limbischen Enzephalitis im Vordergrund stehen.
- Wichtig ist, dass die klinischen Zeichen eines Meningismus nicht zuverlässig sind. Die Sensitivität wird in Abhängigkeit vom Alter der Patienten und der Form der Entzündung lediglich auf 30–50 % eingeschätzt. Das Fehlen eines Meningismus schließt daher eine behandlungsbedürftige Meningitis nicht aus.
- Bei Auslandsreisen, insbesondere in malariagefährdete Regionen in Asien, Afrika, im Mittleren Osten und in Südamerika, kann eine Reihe von in Europa seltenen Erkrankungen erworben werden. Neben der Malaria sollte daher bei entsprechender Anamnese auch an eine Toxoplasmose, eine Neurozystizerkose, eine Echinokokkose und Trypanosomen gedacht werden.
- Infektionen mit Spirochaten zeigen in den letzten Jahren eine zunehmende Inzidenz. Hier ist v. a. die Syphilis zu nennen, nicht selten im Rahmen einer Koinfektion bei AIDS.

60.5 Epidemiologie

- Die epidemiologischen Daten zu den verschiedenen Formen entzündlicher ZNS-Erkrankungen hängen vom Alter und immunologischen Status des Patienten sowie vom Auslöser und von den Infektionsbedingungen ab.

60.5.1 Häufigkeit

- Die Inzidenz bakterieller Meningitiden wird in Europa auf etwa 2–6/100 000 Einwohner geschätzt.

  - In Deutschland ist die Pneumokokken-Meningitis mit 1–2/100 000 Einwohner im Erwachsenenalter am häufigsten.
  - Die Meningokokken-Meningitis ist mit 0,5–0,6/100 000 Einwohner (Robert Koch-Institut, 2011) etwas seltener. Die Erkrankung tritt überwiegend im Winter und Frühjahr auf und kann sich v. a. beim Serotyp A epidemisch ausbreiten.
- Meningitiden im Kindesalter sind v. a. durch H. influenzae ausgelöst, ihre Inzidenz ist mit Verbreitung der Impfung allerdings deutlich rückläufig. In Deutschland erkranken derzeit lediglich etwa 30 Kinder im Alter von unter 5 Jahren an dieser Form einer Meningitis, die überwiegende Mehrzahl davon mit unzureichendem oder fehlendem Impfschutz. Im Vergleich hierzu tritt die Meningokokken-Meningitis in Afrika (Nigeria, Kamerun) mit etwa 70 Erkrankungen/100 000 Einwohner deutlich häufiger auf.
- Etwa 5 % der bakteriellen Meningo(enzephalitiden) beruhen auf Listerieninfektionen.
- Infektionen mit Staphylokokken kommen v. a. bei Immunsupprimierten in Betracht.
- Zu den seltenen Auslösern einer Meningitis in Deutschland zählt gegenwärtig auch die Tuberkulose (28 Fälle in 2016 bei insgesamt 6165 gemeldeten Erkrankungen, Erhebung Robert Koch-Institut 2017, siehe Kap. 60.13).
- Die Inzidenz von Hirnabszessen wird in Deutschland mit etwa 0,3–1,3/100 000 Einwohner angegeben. Häufig sind immunsupprimierte Patienten betroffen. Häufige Erreger sind Streptokokken, Bacteroides-Spezies und Staphylokokken. Nicht selten geht ein anderweitiger bakterieller Infekt (Sinusitis, Pneumonie o. Ä.) voraus.
- Die Inzidenz der viralen Meningitis wird in Deutschland auf bis zu 12,6/100 000 Einwohner eingeschätzt, wobei die meisten der viralen Meningitiden ohne zerebrale Beteiligung sind und spontan ausheilen. Die wichtigsten Erreger dieser Erkrankungsform sind die Picorna- und Enteroviren. Weitere virale Meningo(enzephalitiden) oder Radikuloneuritiden werden durch Infektionen mit dem Herpes-simplex-Virus Typ 1 (HSV-1), dem Varizella-Zoster-Virus (VZV), dem Epstein-Barr-Virus (EBV), aber auch Mumps-, Masern- und Coxsackieviren hervorgerufen. Ebenfalls durch Fernreisen begünstigt sind Infektionen mit seltenen Erregern wie dem West-Nil-Virus, Nipah-Virus und Enterovirus 71.

60.5.2 Altersgipfel

- Die bakterielle Meningitis mit H. influenzae tritt überwiegend im Kindesalter auf.
- Infektionen mit Streptococcus pneumoniae und Meningokokken im Erwachsenenalter [1], [3].
- Die anderen genannten Infektionen können in jedem Lebensalter v. a. bei immunsupprimierten Patienten auftreten [3].

60.5.3 Geschlechtsverteilung

- Meningitiden treten bei Männern und Frauen etwa gleich häufig auf.
- Hirnabszesse sind bei Männern 4x häufiger, ebenso die Syphillis.

60.5.4 Prädisponierende Faktoren

- Immunsuppression im Rahmen immunologischer Therapien
- Dauertherapie mit Kortikoiden
- Tumorerkrankungen und ihre Chemotherapie
- immunologische Erkrankungen (z. B. HIV-Infektionen)

60.6 Ätiologie und Pathogenese

- Wichtig ist bei der Anamneseerhebung die Identifikation eines möglichen Infektionsweges oder -mechanismus.
- Die bakterielle Meningitis ist ein potenziell lebensbedrohlicher Notfall.
- Während die meisten anderen bakteriellen und auch viralen Erreger mit Meningitiden ohne begleitende Entzündungen des Cerebrums einhergehen, führen Meningoenzephalitiden und isolierte Enzephalitiden meist zu schwereren neurologische Funktionsausfällen und Begleitsymptomen. Letztere sind meist durch Viren verursacht.
- Zu den intrazellulären und daher besonders schwer behandelbaren Infektionen des ZNS zählen die Listerieninfektionen, die daher möglichst rasch erkannt werden müssen.
- Bei Älteren und Immunsupprimierten muss auch an Pilzinfektionen gedacht werden.

60.7 Symptomatik

Tab. 60.1 Anamnestische Hinweise und Leitsymptome.

Anamnese	Leitsymptome	Begleitsymptome	Verdachtsdiagnose
perakut, sehr rasche Verschlechterung, vorausgehender Infekt	Meningismus, Bewusstseinsstörung, Fieber, bei Herpes-Enzephalitis: Aphasie	Fieber, Kopfschmerzen, Anfälle, fokale neurologische Zeichen	bakterielle Meningitis, Herpes-Enzephalitis
subakut, vorausgehender Infekt	Fieber, Kopfschmerzen, Meningismus	Somnolenz, allgemeines Krankheitsgefühl	virale Meningitis
subakuter Beginn	fokale neurologische Zeichen	selten Kopfschmerzen, kein Fieber, Anfälle, evtl. psychiatrische Symptome	immunologisch vermittelte akute oder subakute Enzephalitis (z. B. limbische Enzephalitis, erster Schub einer Multiplen Sklerose)
subakuter Beginn, rezidivierende Episoden	fokale neurologische Zeichen	kein Fieber, Residuen früherer Episoden	erneuter Schub einer (bekannten) Multiplen Sklerose
Fernreise	Kopfschmerz, Fieber, Bewusstseinsstörung	Allgemeinsymptome, anderweitige Organmanifestationen, Standardlaborveränderungen	Malaria, Toxoplasmose u. a.

60.8 Diagnostik

60.8.1 Diagnostisches Vorgehen

- Wesentlich ist zunächst die diagnostische Sicherung einer Meningitis. Insbesondere die bakterielle Meningitis ist dringend behandlungsbedürftig, da die Prognose entscheidend von einem frühen Behandlungsbeginn abhängt. Subakute Kopfschmerzen, Fieber eine rasch zunehmende Bewusstseinsstörung legend den dringenden Verdacht auf eine bakterielle Meningitis nahe. Ist diese aufgrund der Anamnese und der klinischen Einschätzung wahrscheinlich, sollte unmittelbar der Behandlungsbeginn erfolgen.
- Fehlen bei Verdacht auf eine bakterielle Meningitis eine Bewusstseinsstörung, fokale neurologische Zeichen oder Hinweise auf epileptische Anfälle in den letzten Tagen, sollte nach der klinischen Untersuchung sofort die Lumbalpunktion erfolgen.
- Bei schwer bewusstseinsgestörten Patienten mit fokalen neurologischen Zeichen, wie einer Hemiparese, sollte unmittelbar nach einer Blutabnahme mit Blutkulturen eine Therapie mit Dexamethason und kalkulierte Antibiotikagabe intravenös (i. v.) erfolgen.
- Bei Verdacht auf eine bakterielle Meningitis muss auf Hautveränderungen wie petechiale Blutungen geachtet werden.
- Die Diagnostik muss prioritär erfolgen. Verzögerungen beim Beginn einer Antibiotikatherapie bei einer bakteriellen Meningitis sind unbedingt zu vermeiden.
- Fieber, fokale Zeichen wie eine Aphasie oder eine Hemiparese sowie epileptische Anfälle können auf eine Herpes-Enzephalitis hinweisen, die ebenfalls einer raschen antiviralen Therapie bedarf. Zur Diagnosesicherung ist eine Herpes-PCR (PCR: Polymerasekettenreaktion) erforderlich.
- Die erweiterte Diagnostik sollte eine rasche Fokussuche umfassen, um einen ggf. zugrundeliegenden Herd zu sanieren.
- Bei der bildgebenden Diagnostik (kraniales CT) sollte auf eine zerebrale Beteiligung geachtet werden.
- Darüber hinaus ist es wichtig, dass akute Komplikationen wie eine infektionsbedingte Sinusthrombose oder vaskulitische Ischämien nicht übersehen werden (ggf. CT-gestützte Angiografie).

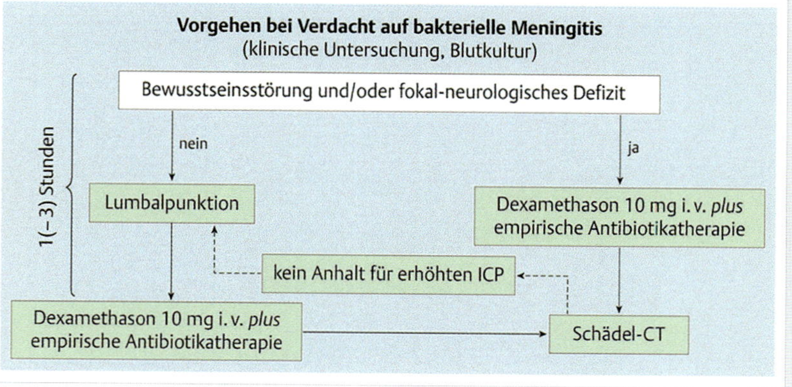

Abb. 60.1 Diagnostisches Vorgehen bei Verdacht auf bakterielle Meningitis. Abk. cCT: kraniales CT, DOAK: direkte orale Antikoagulanzien, ICB: intrakranielle Blutung, INR: international normalized ratio, ITS: Intensivstation, PTT: partielle Thromboplastinzeit. (Quelle: Klein M, Bühler R, Eiffert H et al. Ambulant erworbene bakterielle (eitrige) Meningoenzephalitis im Erwachsenenalter. AWMF Registriernummer 030/089. Akt Neurol 2016; 43: 358-368)

60.8.2 Anamnese

Tab. 60.2 Anamnestische Hinweise auf mögliche Erreger einer Meningitis oder Meningoenzephalitis.

Anamnese	Verdacht
keine Vorerkrankungen, keine Reisen	Meningokokken, Pneumokokken, Haemophilus influenzae, VZV, Enteroviren, Herpesviren
Immunsuppression	Staphylokokken, Streptokokken, Mykoplasmen, gramnegative Erreger, Listerien, Mykobakterien, HSV, VZV, CMV, EBV, HHV-6, JC-V, Adenoviren, Enteroviren, Toxoplasmose, Kryptokokken und andere Pilze
Reiseanamnese	Rickettsien, West-Nil-Virus, Dengue-Virus, Japanisches Enzephalitis-Virus, Nipah-Virus, Toskana-Virus, Polio-Virus, Rabies, Hantaviren, Naegleria (Süßwasser), Leptospirose (Wasser), Trypanosoma
Tierkontakte	Leptospiren, Toxoplasmen, Hantaviren
biphasischer Verlauf	HSV-Enzephalitis, FSME, Enteroviren

CMV: Cytomegalievirus, EBV: Epstein-Barr-Virus, FSME: Frühsommer-Meningoenzephalitis-Virus, HHV-6: Humanes Herpesvirus 6, HSV: Herpes-simplex-Virus, JC-V: Polyomavirus, VZV: Varizella-Zoster-Virus

60.8.3 Körperliche Untersuchung

- Nackensteifigkeit ist ein unspezifisches Symptom, das bei einer Reihe anderer Erkrankungen (Halswirbelsäulen-Veränderungen, Rigor, Subarachnoidalblutung [SAB], Infarkte oder Blutungen in der hinteren Schädelgrube u. a.) auftreten kann. Der Verdacht auf eine Meningitis ergibt sich durch das gleichzeitige Auftreten von Kopfschmerzen, die evtl. zusätzlich mit Bewusstseinsstörung und Fieber einhergehen. Auch in diesen Situationen erreicht die Prüfung des Meningismus mit dem Nackenbeugezeichen lediglich eine Sensitivität zwischen 30 und 50 %. Der Einsatz des Brudzinski-Zeichens oder des Kernig-Zeichens erhöht die Sensitivität nicht. Bei der Bewertung der körperlichen Untersuchungsergebnisse sollte daher das Fehlen eines Meningismus, wenn andere Zeichen einer Meningitis vorliegen, nicht als Ausschlusszeichen interpretiert werden.
- Etwa 10 % der Patienten weisen Hirnnervenläsionen, meist Läsionen des N. oculomotorius, N. abducencs, N. facialis oder des N. vestibulocochlearis auf. Hörstörungen kommen v. a. im Rahmen einer eitrigen Labyrinthitis vor.
- Während bei viralen Meningitiden und den meisten Enzephalitiden allgemeine körperliche Symptome fehlen, zeigt bis zu einem $^{1}/_{4}$ der Patienten mit einer Meningokokken-Meningitis bereits initial ein septisches Bild. Auf eine Meningokokkensepsis können auch petechiale Blutungen an den Fingern und Zehen hinweisen.

60.8.4 Labor

- Blutuntersuchungen bei der bakteriellen Meningitis können eine Leukozytose und eine Erhöhung des C-reaktiven Proteins (CRP) zeigen.
- Bei der Unterscheidung einer viralen von einer bakteriellen Meningitis kann in manchen Fällen die Bestimmung des Prokalzitonins hilfreich sein.
- Kritisch ist die Untersuchung des Liquors. ▶ Tab. 60.3 listet die Differenzialdiagnose des Liquors auf.
- Die Normwerte für Glukose, Laktat und Eiweiß müssen mit den Normwerten des hauseigenen Labors abgestimmt werden.

60.8.5 Mikrobiologie und Virologie

- Die ▶ Abb. 60.2 fasst das Vorgehen bei der Diagnostik hinsichtlich des Erregernachweises zusammen.

Kulturen

- Zum Nachweis des Erregers der bakteriellen Meningitis eignen sich Blut- und v. a. Liquorkulturen. Der Nachweis gelingt bei 70–90 % der Patienten, wenn die Diagnostik bereits vor oder spätestens mit Beginn der antibiotischen Therapie erfolgt.
- Bei negativen Kulturen kann auch eine universelle PCR (Polymerasekettenreaktion) in Liquor und Blut genutzt werden [5].
- Da bei mindestens der Hälfte der Patienten mit einer bakteriellen Meningitis positive Blutkulturen nachgewiesen werden, sollten entsprechende Untersuchungen vor der antibiotischen Therapie veranlasst werden.
- Der Liquor sollte lichtgeschützt innerhalb von maximal 2 h in ein mikrobiologisches Labor verbracht werden. Es wird empfohlen, außerhalb der Dienstzeiten zusätzlich eine aerobe Blutkulturflasche mit dem Liquor (mind. 1 ml) zu beimpfen und bei Raumtemperatur zu lagern.
- Der Nachweis von Listerien ist mit der PCR möglich, wenn die Kulturen negativ bleiben.
- Bei viralen Meningitiden und Enzephalitiden kann der direkte Erregernachweis mittels DNA- oder RNA-PCR aus dem Liquor erfolgen. Dies gilt v. a. für die Erreger aus der Herpesgruppe, für HIV, Mumps- und Arboviren einschließlich FSME.
- Die häufig selbstlimitierenden viralen Meningitiden durch Enteroviren (Coxsackie A und B, Echoviren) werden im Regelfall nicht untersucht, da keine therapeutischen Konsequenzen folgen. Der direkte Erregernachweis spielt hier keine Rolle.

Tab. 60.3 Differenzialdiagnose des Liquors.

Zellen/µl	Eiweiß (mg/dl) Albumin (Liquor-Serum-Quotient)	Glukose-Quotient Laktat-Wert (mmol/l)	Zusatzbefunde	Verdachtsdiagnose
10–500 lymphozytär, initial granulozytär	50–80 8–25	>0,6 <2,8	PCR, Serologie	virale Meningitis
<500 lymphozytär	50–200 8–25	>0,6 <2,8	PCR, ASI	Varizella-Zoster-Infektion
5–600 lymphozytär, initial granulozytär evtl. hämorrhagisch	50–200 8–25	>0,6 <2,8	PCR (90 %), Serologie	Herpes-Enzephalitis
500–6000 granulozytär	>100–500 >25	<0,6 >2,8	Kultur, Mikroskopie, Antigen-Schnelltest, PCR Liquorfarbe trüb, eitrig	bakterielle Meningitis
30–1000 lympho-monozytär, Plasmazellen	50–300 8–25	>0,6 <2,8	Serologie, ASI	Neuroborreliose
30–500 gemischt	50–300 8–25	<0,6 >2,8	PCR, Kultur	Neurotuberkulose
blutig in Dreigläserprobe			ggf. Nachweis von Siderophagen	SAB
0–100/µl, lymphozytär	meist normal	>0,6 <2,8	oligoklonale Banden (meist nicht schnell verfügbar)	autoimmune Enzephalitis

ASI: Antikörper-spezifischer Index, SAB: Subarachnoidalblutung, PCR: Polymerasekettenreaktion

Serologie

- In der Akutdiagnostik spielen serologische Untersuchungen bei der bakteriellen Meningitis keine wesentliche Rolle.
- Serologische Untersuchungen können bei viralen Meningitiden und Enzephalitiden eingesetzt werden, sie dienen aber v. a. der Diagnosesicherung im Verlauf und sind daher in der Notfallversorgung nicht hilfreich.

60.8.6 Bildgebende Diagnostik

CT

- Eine initiale kraniale CT (cCT), ggf. mit CT-Angiografie, dient dem Ausschluss anderweitiger Erkrankungen oder früher Komplikationen (Sinus- und Hirnvenenthrombose).
- Eine Meningitis oder Enzephalitis lässt sich mit der CT nicht gesichert nachweisen.
- Ein Hirnabszess kann sich als kontrastmittelaufnehmende Raumforderung darstellen.
- Bei ausgeprägter eitriger Meningitis kann der Befund in der cCT mit einer SAB verwechselt werden.
- Die cCT ist auch für die frühe Verlaufsdiagnostik relevant, um einen beginnenden Hydrozephalus, eine Zerebritis oder ein Empyem nicht zu übersehen.

MRT

- Sinnvoll ist eine nativ und mit Kontrastmittel durchgeführte MRT, die zum einen die Diagnose einer Meningitis durch den Nachweis einer meningealen Kontrastmittelaufnahme unterstützt, zum anderen aber eine enzephalitische Beteiligung belegen kann [7].
- Diese Untersuchungstechnik steht den meisten Kliniken in der initialen Notfallversorgung nicht zur Verfügung. Therapieentscheidungen werden daher aufgrund des klinischen Bildes, der Anamnese, der Laborbefunde und ggf. weiterer Informationen getroffen.

Sonografie

- Die Ultraschalldiagnostik der hirnversorgenden Gefäße, v. a. die transkranielle Doppler- und Duplex-Sonografie, kann den Nachweis früher Komplikationen wie z. B. einer Vaskulitis erbringen [8].

Echokardiografie

- Die Echokardiografie sollte bei entsprechenden weiteren klinischen Hinweisen, insbesondere bei positiven Blutkulturen und bei Hirnabszessen, erwogen werden, um eine zugrunde liegende oder begleitende Endokarditis nicht zu übersehen.

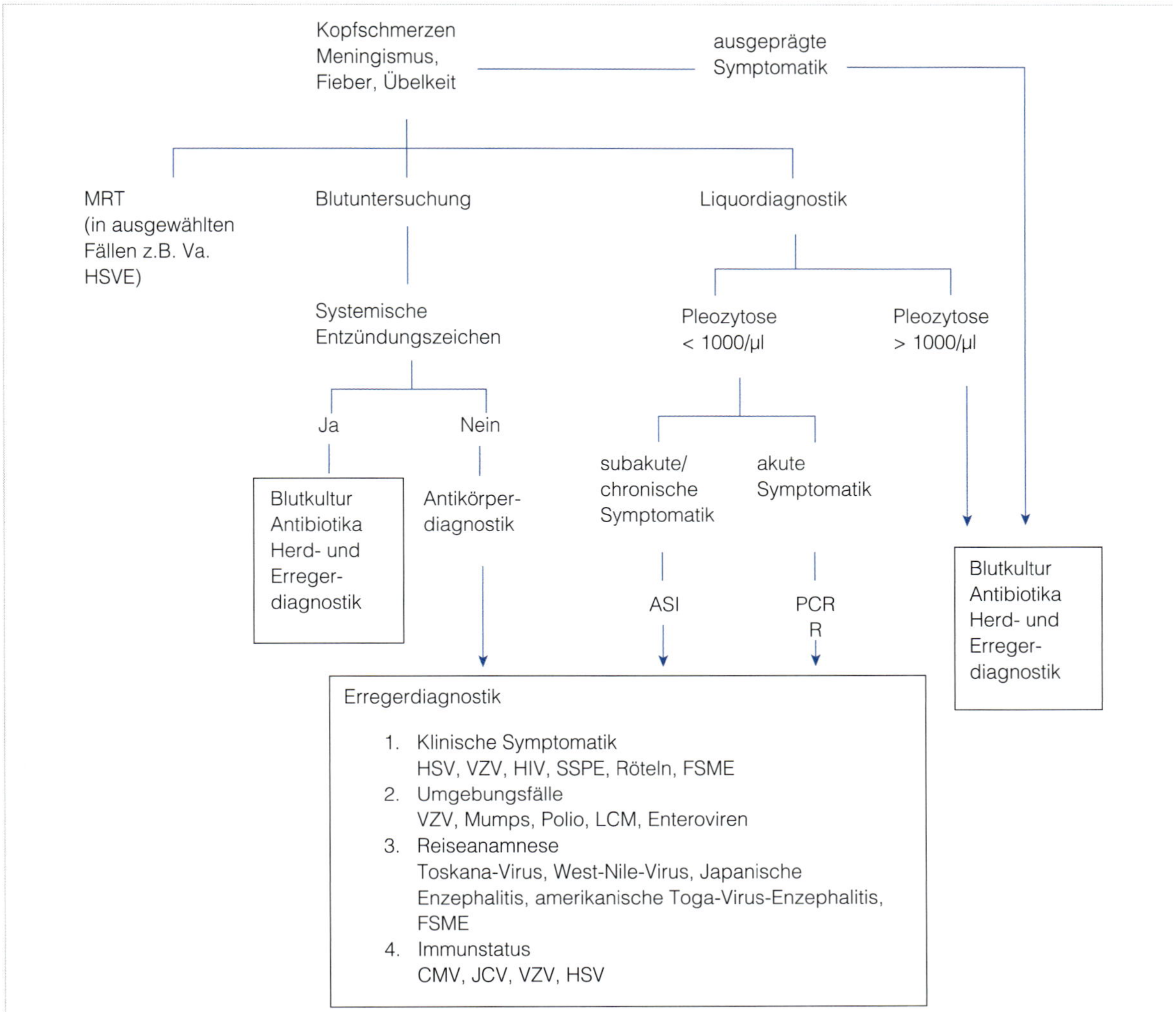

Abb. 60.2 Stufenschema in der Diagnostik entzündlicher ZNS-Erkrankungen.
Abk. ASI: Antikörper-spezifischer Index, CMV: Cytomegalievirus, FSME: Frühsommer-Meningoenzephalitis-Virus, HSV: Herpes-simplex-Virus, HSVE: HSV-Enzephalitis, JC-V: Polyomavirus, PCR: Polymerasekettenreaktion, SSPE: subakute sklerosierende Panenzephalitis, VZV: Varizella-Zoster-Virus. (Quelle: Leitlinien für Diagnostik und Therapie in der Neurologie: S1-Leitlinie Virale Meningoenzephalitis. AWMF-Registernummer: 030/100. http://www.awmf.org/leitlinien/detail/ll/030-100.html)

Weitere Diagnostik

- Die Akutphase der bakteriellen Meningitis ist oft von extrakraniellen Komplikationen begleitet, die ggf. weitere diagnostische und therapeutische Maßnahmen erfordern. Hierzu zählen:
  - septischer Schock
  - Verbrauchskoagulopathie
  - ARDS (Acute-Respiratory-Distress-Syndrom)
  - Elektrolytstörungen
  - SIADH (Schwartz-Bartter-Syndrom)
  - Rhabdomyolyse
  - Pankreatitis
  - Myelitis
  - spinale Vaskulitis
- Die bakterielle Meningitis kann von einer Otitis oder Mastoiditis ausgehen. In Verdachtsfällen sollte unmittelbar eine HNO-Untersuchung erfolgen und die Indikation für die operative Sanierung einer bakteriellen Otitis oder Mastoiditis geprüft werden.

60.8.7 Instrumentelle Diagnostik

EEG

- Bei der viralen Enzephalitis, besonders bei der Herpes-Enzephalitis, und bei bakteriellen Meningoenzephalitiden können epileptische Anfälle auftreten. Daher ist eine EEG-Untersuchung sinnvoll.

60.8.8 Meldepflicht

- Bereits der Verdacht auf eine Meningokokken-Meningitis ist nach § 6 der meldepflichtigen Erkrankungen im Infektionsschutzgesetz (IfSG) meldepflichtig.
- Vom feststellenden Arzt muss innerhalb von 24 h eine **namentliche** Meldung an das zuständige Gesundheitsamt erfolgen.
- Der Leiter des zuständigen Labors ist nach § 7 IfSG verpflichtet, den direkten Nachweis einer Infektion mit H. influenzae oder einer Listeria monzytogenes **namentlich** zu melden.

60.8.9 Isolationspflicht

- Bei Verdacht auf eine Meningokokken-Meningitis gilt für 24 h Isolationspflicht.

60.9 Differenzialdiagnosen

Tab. 60.4 Differenzialdiagnosen.

Differenzialdiagnose	Bemerkungen
Subarachnoidalblutung	ohne Fieber, schlagartig einsetzender Kopfschmerz, Klärung durch cCT und LP
akinetische Krise	vorbestehendes Parkinson-Syndrom, Fieber möglich, anamnestische Hinweise auf abrupte Unterbrechung der dopaminergen Therapie
akute Verschlechterung einer MS im Rahmen eines Infekts	vorbestehende Enzephalomyelitis disseminata, fieberhafter Infekt, Verschlechterung vorbestehender Symptome im Rahmen eines Uhthoff-Phänomens, i. d. R. kein Kopfschmerz
autoimmune Enzephalitiden: limbische E., akute demyelinisierende Enzephalomyelitis (ADEM)	kein Fieber, rasch auftretende fokale neurologische Symptome, Anfälle, pathologische Bildgebung (v. a. MRT)
degenerative HWS-Veränderungen	Nackensteifigkeit ohne Fieber, ggf. radikuläre Symptome
anderweitige Kopfschmerzsyndrome	Anamnese, Liquor

cCT: cranielles CT, E: Enzephalitiden, HWS: Halswirbelsäule, LP: Lumbalpunktion, MS: Multiple Sklerose

60.10 Therapie

60.10.1 Therapeutisches Vorgehen

- Bei V. a. eine bakterielle Meningitis sollte der Patient bis zur Klärung isoliert werden.
- Der therapeutische Erfolg hängt in erster Linie von einer raschen Diagnosestellung und unverzüglichen Therapieeinleitung ab. Patienten mit Verdacht auf eine bakterielle oder auch virale Meningitis müssen daher in der Notaufnahme prioritär versorgt werden. Bereits bei begründetem Verdacht sollte eine kalkulierte antibiotische oder antivirale Therapie eingeleitet werden. In Zweifelsfällen wird häufig eine initiale antibiotische (z. B. mit einem Cephalosporin der 3. Generation) mit einer virustatischen Therapie kombiniert.
- Zeigen sich Hinweise auf eine begleitende Enzephalitis oder eine vorbestehende Immunsuppression, kann auch eine zusätzliche Therapie mit Ampicillin erwogen werden, da Listerien als intrazelluläre Erreger v. a. bei spätem Behandlungsbeginn schwer behandelbar sind und nicht im Therapiespektrum der Cephalosporine liegen.
- Wissenschaftlich belastbare Evidenz für dieses Vorgehen liegt bislang nicht vor.
- Abgeraten wird von einer ungezielten Einleitung einer antibiotischen Therapie durch den Not- oder auch Hausarzt vor Diagnosestellung, da die Dexamethasontherapie bei Pneumokokken-Meningitis nur vor der ersten Antibiotikagabe wirksam ist.
- In seltenen Fällen kann bei hochgradigem Verdacht auf eine Meningokokken-Meningitis (z. B. bei typischen petechialen Einblutungen) ein Abweichen von diesem strukturierten Vorgehen gerechtfertigt sein.

60.10.2 Pharmakotherapie

- Bei Verdacht auf eine bakterielle (Meningo-)Enzephalitis sollte unmittelbar VOR und MIT Beginn der antibiotischen Therapie Dexamethason 10 mg. i. v. verabreicht werden. Diese Behandlung senkt (zumindest in Industrieländern) die Letalität bei der Pneumokokken-Meningitis und führt zu einer signifikanten Reduktion von Hörstörungen [9].
- Der Erfolg der Therapie der bakteriellen Meningoenzephalitis und auch der behandelbaren viralen Enzephalitiden ist entscheidend von einem frühen Behandlungsbeginn abhängig. Verzögerungen in der Einleitung der initialen Therapie sind daher unbedingt zu vermeiden.
- Die Auswahl des Antibiotikums in der initialen Therapie richtet sich nach dem mutmaßlichen Erregerspektrum (siehe ▶ Tab. 60.5). Ampicillin sollte eingesetzt werden, um eine frühzeitige Therapie einer Listerien-Meningitis oder Listerien-Enzephalitis zu ermöglichen.
- Ist in der initialen Einschätzung auch eine Herpes-Enzephalitis denkbar, wird häufig auch neben der antibiotischen eine antivirale Therapie mit Aciclovir eingeleitet, die bei negativer PCR oder einem anderen Erregernachweis beendet wird.

60

Tab. 60.5 Kalkulierte antibiotische Initialtherapie bei der bakteriellen Meningoenzephalitis.

Diagnose	Antibiotikum
„community-acquired", bisher gesund, ambulant erworben	Ceftriaxon (oder Cefotaxim) + Ampicillin
nosokomial (nach neurochirurgischer OP, aber auch nach Schädel-Hirn-Trauma)	Vancomycon + Meropenem oder Vancomycin + Ceftazidim (+ ggf. Metronidazol bei Schleimhautverletzung)
ältere, immunkompromittierte Patienten	Ceftriaxon (oder Cefotaxim) + Ampicillin
Shunt-Infektion, Ventrikulitis	Vancomycin + Meropenem oder Vancomycin + Ceftazidim

Tab. 60.6 Dosierungen wichtiger Antibiotika in der Initialtherapie der bakteriellen Meningoenzephalitis.

Antibiotikum	Dosierung
Ceftriaxon	1 × 4 g oder 2 × 2 g/die i. v.
Cefotaxim	3 × 2–4 g/die i. v.
Ampicillin	6 × 2 g/die i. v.
Meropenem	3 × 2 g/die i. v.
Vancomycin	2 × 1 g/die i. v.
i. v.: intravenös	

- Die weitere antibiotische Therapie richtet sich nach dem Erregernachweis. Die Therapiedauer beträgt bei gutem Ansprechen und unkompliziertem Verlauf bei Infektion mit Haemophilus influenzae und Meningokokken 7–10 d, wobei nach spätestens einer Woche die Liquorkontrolle mindestens eine Verminderung der Pleozytose um 50 % zeigen sollte.
- Infektionen mit Listerien und gramnegativen Enterobakterien erfordern eine Therapiedauer von mindestens 3 Wochen.
- Sollte innerhalb von 2 Tagen nach Beginn der kalkulierten Antibiose keine Besserung erkennbar werden, muss die Diagnose überprüft werden und nach einem nicht sanierten Fokus (Endokarditis, Spondylodiszitis u. a.) gesucht werden.
- Darüber hinaus können frühe intrakranielle Komplikationen behandlungsbedürftig werden. Daher ist i. d. R. eine initiale Betreuung auf einer Intensivstation erforderlich. Zu den behandlungsbedürftigen intrakraniellen Komplikationen zählen der erhöhte Hirndruck (Oberkörperhochlagerung, Osmotherapie mit 20 % Mannitol), die Arteriitis/Vaskulitis (ggf. Nimodipintherapie oral oder i. v.) und septische Sinus- bzw. Hirnvenenthrombosen (ggf. Heparintherapie; CAVE: Blutungsrisiko)
- Die prophylaktische antiepileptische Behandlung ist vermutlich nicht sinnvoll. Treten Anfälle auf, ist eine antiepileptische Therapie z. B. mit Levetiracetam indiziert.
- Die Allgemeinmaßnahmen bei der viralen Enzephalitis entsprechen denen der bakteriellen Meningoenzephalitis. Eine initiale Dexamethasontherapie wird jedoch nicht empfohlen.
- Enzephalitiden (E), die auf Infektionen mit Viren aus der Herpesgruppe (Herpes-E., VZV-E., Zoster-E.) beruhen, sollten unverzüglich mit Aciclovir i. v. 3 × 10 g/d behandelt werden. Im Verlauf müssen v. a. die Retentionswerte überprüft werden, da Aciclovir nierentoxisch ist. Die weitere antivirale Therapie richtet sich nach dem Erregernachweis.

Operative Therapie

- siehe Kap. Weitere Diagnostik

60.11 Verlauf und Prognose

- Bakterielle Meningitiden haben unbehandelt eine sehr hohe Letalität, die auch bei Behandelten aufgrund der oft verspäteten Diagnosestellung und der häufigen Komplikationen (vaskulitische Infarkte, Abszesse, Hydrozephalus u. a.) nicht leicht gesenkt werden kann.
- Bei der Pneumokokken-Meningitis kann die vorausgehende Dexamethasontherapie die Letalität von 34 % auf 14 % senken und die Häufigkeit bleibender neurologischer Folgen von 52 % auf 14 % vermindern.
- Die Einführung der Impfung gegen Haemophilus influenzae hat zu einer deutlichen Verringerung der Hämophilus-Meningitis v. a. bei Kindern geführt.
- Eine besonders ungünstige Prognose weisen Patienten mit einer Listerien- oder Cryptococcus-neoformans-Meningitis auf. Vermutlich auch, weil diese Erreger am häufigsten bei immunsupprimierten Patienten anzutreffen sind.
- Virale Meningitiden heilen dagegen i. d. R. nach einigen Tagen oder Wochen aus. Ausnahme ist die rezidivierende lymphozytäre Meningitis Mollaret, die auf rekurrenten Infektionen mit HSV-2 beruht. Virale Enzephalitiden (v. a. HSV oder VZV) können hingegen auch nach Ausheilung der akuten Infektion Folgeschäden mit einer strukturell-metabolischen Epilepsie oder persistierenden Gedächtnisstörungen hervorrufen. In seltenen Fällen entwickelt sich nach einer viralen Enzephalitis innerhalb weniger Wochen eine autoimmunvermittelte limbische Enzephalitis.

60.11.1 Chemoprophylaxe

- Bei Verdacht auf eine Meningokokken-Meningitis müssen enge Kontaktpersonen über die klinischen Symptome einer Meningoenzephalitis aufgeklärt und auf die Möglichkeit einer Chemoprophylaxe (Rifampicin, Ciprofloxacin, Ceftriaxon; vgl. Empfehlungen Robert Koch-Institut) hingewiesen werden.

- Ist der Indexfall an einer impfpräventablen Serogruppe erkrankt, kann eine postexpositionelle Meningokokkenimpfung mit dem jeweiligen Impfstoff (Serogruppen A, B, C, W und Y) erfolgen.

60.12 Quellenangaben

[1] Heckenberg SG, de Gans J, Brouwer MC et al. Clinical features, outcome, and meningococcal genotype in 258 adults with meningococcal meningitis: a prospective cohort study. Medicine (Baltimore) 2008; 87: 185–192. doi:10.1097/MD.0b013e318180a6b4

[2] Kastenbauer S, Pfister HW. Pneumococcal meningitis in adults: spectrum of complications and prognostic factors in a series of 87 cases. Brain 2003; 126: 1015–1025

[3] Domingo P, Pomar V, de Benito N et al. The spectrum of acute bacterial meningitis in elderly patients. BMC Infect Dis 2013; 13: 108. doi:10.1186/1471-2334-13-108

[4] Pfister W, Bühler R, Eiffert H et al. Ambulant erworbene (eitrige) Meningioencephalitis im Erwachsenenalter. In: Diener HC, Gerloff C eds, Leitlinien für Diagnostik und Therapie in der Neurologie: Deutsche Gesellschaft für Neurologie; 2016

[5] Meyding-Lamadé U, Korne B, Meylan P et al. Virale Meningoencephalitis. In: Diener HC, Gerloff C eds, Leitlinien für Diagnostik und Therapie in der Neurologie. Deutsche Gesellschaft für Neurologie; 2015. Im Internet: www.awmf.org/leitlinien/detail/ll/030-100.html; Stand: 17.04.2019

[6] Brouwer MC, Thwaites GE, Tunkel AR et al. Dilemmas in the diagnosis of acute community-acquired bacterial meningitis. Lancet 2012; 380: 1684–1692. doi:10.1016/S 0140-6736(12)61185-4

[7] Lummel N, Koch M, Klein M et al. Spectrum and Prevalence of Pathological Intracranial Magnetic Resonance Imaging Findings in Acute Bacterial Meningitis. Clin Neuroradiol 2016; 26: 159–167. doi:10.1007/s00062-014-0339-x

[8] Klein M, Koedel U, Pfefferkorn T et al. Arterial cerebrovascular complications in 94 adults with acute bacterial meningitis. Crit Care 2011; 15: R281. doi:10.1186/cc10565

[9] Brouwer MC, McIntyre P, Prasad K et al. Corticosteroids for acute bacterial meningitis. Cochrane Database Syst Rev 2015. doi:10.1002/14651858.CD004405.pub5: CD004405. doi:10.1002/14651858.CD004405.pub5

60.13 Wichtige Internetadressen

- www.rki.de
- www.awmf.org/leitlinien/leitlinien-suche.html

61 Epileptische Anfälle und Epilepsien

Randi von Wrede

61.1 Steckbrief

Epileptische Anfälle führen häufig zur Alarmierung des Notdienstes bzw. zu einer notfallmäßigen Vorstellung im Krankenhaus. Der folgende Überblick vermittelt Informationen, welche für die korrekte und leitliniengerechte Versorgung von Patienten mit epileptischen Anfällen notwendig sind.

61.2 Synonyme

- hirnorganisches Anfallsleiden
- seizures
- epilepsy

61.3 Keywords

- Epilepsie
- akut symptomatische Anfälle
- Semiologie
- EEG (Elektroenzephalografie)
- Antikonvulsiva
- „Krampfanfall"
- „Krampf"

61.4 Definition

- **Epileptischer Anfall:** pathophysiologisch exzessive hochsynchrone neuronale Entladungen kortikaler Neurone [10]
- **Akut symptomatischer Anfall:** epileptischer Anfall im Rahmen einer akuten Erkrankung, welche direkt oder indirekt das Gehirn involviert oder in deren engen zeitlichen Zusammenhang (i. d. R. innerhalb 1 Woche) steht [4].
- **Epilepsie:** klinisch definiertes Syndrom rezidivierender, unprovozierter Anfälle oder eines einmaligen Anfalls mit zusätzlichen Hinweisen auf eine erhöhte Rezidivgefahr (z. B. bei potenziell epileptogener intrazerebraler Läsion oder elektrophysiologisch erhöhter Anfallsbereitschaft). Zwei epileptische Anfälle innerhalb von 24 h werden wie ein Ereignis gewertet (ergeben somit per se noch nicht die Diagnose einer Epilepsie).

61.5 Epidemiologie

- Epidemiologische Daten zu epileptischen Anfällen bzw. Epilepsie sind kritisch zu werten, da hier ein Symptom bzw. eine Symptomkonstellation mit einer Erkrankung gleichgesetzt wird.

61.5.1 Häufigkeit

- Prävalenz von einmaligen epileptischen Anfällen 5 %, Prävalenz von Epilepsien 0,5–0,9 % [13], [27]
- Inzidenz von erstmaligen unprovozierten Anfällen 61/100 000 Einwohner pro Jahr
- Inzidenz von akut symptomatischen Anfällen 31/100 000 Einwohner pro Jahr
- Inzidenz von Fieberkrämpfen 2 %
- Inzidenz von Epilepsien 44/100 000 Einwohner pro Jahr [14]

61.5.2 Altersgipfel

- Inzidenz von Epilepsien und unprovozierten Anfällen: U-förmiger Verlauf mit den jeweils höheren Inzidenzen im Kindesalter und im Senium und geringere Inzidenz im Erwachsenenalter [27].
- Prävalenz mit einer ansteigenden Kurve und Plateauphase im Erwachsenenalter
- Prävalenz von 1,5 % für Patienten, die älter als 75 Jahre sind [14]
- akut symptomatische Anfälle: vermehrtes Auftreten bei sehr jungen und sehr alten Patienten [1]

61.5.3 Geschlechtsverteilung

- akut symptomatische Anfälle: Männer häufiger als Frauen, entsprechend Verteilung ätiologischer Faktoren [1]
- im Erwachsenenalter bei Epilepsien und unprovozierten epileptischen Anfällen: ausgewogene Geschlechtsverteilung
- bei Epilepsiesyndromen des Kindesalters teils mit Geschlechterpräferenz (z. B. Absencen-Epilepsie des Schulalters häufiger bei Mädchen, Rolando-Epilepsie häufiger bei Jungen)

61.5.4 Prädisponierende Faktoren

- fokale Epilepsien: Läsionen der Großhirnrinde, Fieberkrämpfe
- genetische Epilepsie: positive Familienanamnese

61.6 Ätiologie und Pathogenese

- Akut symptomatische Anfälle stehen in engem, auch zeitlichem Zusammenhang mit akuten Erkrankungen des Gehirns bzw. mit systemischen Veränderungen.

Tab. 61.1 Ätiologie.

Ätiologie des akut symptomatischen Anfalls [1]	%
vaskulär	16 %
Schädel-Hirn-Trauma	16 %
infektiös	15 %
Alkohol, illegale Drogen, prokonvulsive Substanzen	14 %
metabolisch/Elektrolytentgleisungen	9 %
übrige	30 %

- Wertung des Ausmaßes der systemischen Veränderung als ursächlich oder nicht für weitere Behandlungsentscheidung von großer Relevanz (Übersicht in [4]), da nur bei Zuordnung der systemischen Veränderung als ursächlich das Ereignis als akut symptomatisch gewertet werden und auf eine antikonvulsive Medikation verzichtet werden kann.

Ursachen von Epilepsien:

- auf Strukturebene, Zellebene und molekularer Ebene:
  - meist multifaktoriell
- potenziell epileptogene Schädigungen der Großhirnrinde:
  - benigne/maligne hirneigene Tumoren
  - vaskuläre Läsionen/Tumoren
  - angeborene/erworbenen Hirnfehlbildungen (insbesondere Migrationsstörungen)
  - posttraumatische, entzündliche oder postentzündliche Läsionen
- genetische Defekte:
  - teils klar definiert
  - Phänomenologie und Penetranz heterogen
- Provokationsfaktoren:
  - zeitlich vorgelagerte Alkoholexzesse
  - Absetzten antikonvulsiver Medikamente
  - Benzodiazepine
  - Fieber
- durch Schlafentzug ausgelöster Anfall:
  - wie unprovoziert zu werten, da das Wiederholungsrisiko dem von unprovozierten Anfällen entspricht [3]
- CAVE: Kausalitätsbedürfnis der Patienten, kontextgebundene Anfälle im Rahmen der Differenzialdiagnosen (z. B. Miktionssynkope, psychogene Anfälle, siehe Kap. 61.10)

61.7 Klassifikation und Risikostratifizierung

- Die Klassifikation von epileptischen Anfällen, Epilepsien und epileptischen Syndromen ist mehrfach überarbeitet, wird kontrovers diskutiert und ist bislang uneinheitlich umgesetzt [5], [11], [12], [25].
- Klassifikation epileptischer Anfälle/Epilepsien: notwendig für das Erfassen der Schwere und die Prognose der Erkrankung und für das medikamentöse Konzept

Tab. 61.2 Klassifikation von epileptischen Anfällen ILAE 1989 und 2015 [3], [17].

ILAE 1989	ILAE 2010/2015
Generalisierte Anfälle	**Generalisierte Anfälle**
○ tonisch-klonisch ○ tonisch ○ klonisch ○ myoklonisch ○ atonisch ○ Absencen	○ tonisch-klonisch ○ tonisch ○ klonisch ○ myoklonisch (Untergruppen) ○ Absencen (Untergruppen)
Lokalisationsbezogene Anfälle	**Fokale Anfälle**
○ einfach fokal/partiell (mit Untergruppen) ○ komplex fokal/partiell ○ sekundär generalisiert	○ fokale Anfälle werden mit den Beeinträchtigungen beschrieben: – ohne Einschränkungen des Bewusstseins – mit Bewusstseins- bzw. Aufmerksamkeitseinschränkung (dyskognitiv) – mit Entwicklung zu einem bilateral konvulsiven Anfall
Nicht klassifizierbar	**Unbekannt**
k.A.	○ epileptische Spasmen ○ andere

ILAE: International League Against Epilepsy, k.A.: keine Angaben

Tab. 61.3 Klassifikation von Epilepsien ILAE 1989 und 2015 [3].

ILAE 1989	ILAE 2015
symptomatisch	strukturell
	metabolisch
	immunologisch
	infektiös
kryptogen	unbekannt
idiopathisch	genetisch

ILAE: International League Against Epilepsy

- Ursachen der erhöhten Mortalität von Epilepsien (2–3-fach im Verhältnis zur Normalbevölkerung):
  - Grunderkrankung
  - Unfälle (insbesondere Ertrinkungsunfälle)
  - iatrogen
  - Suizid
  - SUDEP (sudden unexpected death in epilepsy patients)
- SUDEP (1,2/1000 Patientenjahre): wahrscheinlich bedingt durch anfallsassoziierte vegetative und kardiovaskuläre Dysfunktionen
- Risikofaktoren für SUDEP:
  - symptomatische Epilepsie
  - Epilepsie-Erstmanifestation in der Jugend
  - männliches Geschlecht
  - häufige generalisiert tonisch-klonische Anfälle [3], [28]

61.8 Symptomatik

- Diagnose eines epileptischen Anfalls bzw. einer Epilepsie: Anfallsbeschreibung
- Dauer:
  - i. d. R. bis zu 2 min
  - bei Eintreffen des Notarztes bzw. Rettungsdienstes meist in postiktaler Phase
- Semiologie (klinisch beobachtbare und/oder berichtbare Symptome), siehe Checkliste ▶ Tab. 61.4:
  - präiktal, iktal und postiktal auftretende klinische Phänomene
  - ermöglichen häufig syndromatische und bei fokalen epileptischen Anfällen lokalisatorische und/oder lateralisierende Zuordnung
  - grundsätzlich voneinander abgrenzbar positive Erregungsphänomene und negative Hemmungsphänomene
- präiktal: meist Positivphänomene (z. B. Geruchssensation)
- iktal: sowohl Positivphänomene (orale Automatismen, motorische Entäußerungen) als auch Negativphänomene (z. B. Bewusstseinseinschränkung)
- postiktal: häufiger Negativphänomene (Aphasie, Todd'sche Parese) als Positivphänomene (z. B. Fluchttendenzen, Aggressivität)
- postiktale Störungen: Fehlinterpretationen möglich:
  - längere Todd'sche Paresen als transitorische ischämische Attacken
  - komplexe, teils aggressive postiktale Verhaltensweisen als alkoholbedingte Verhaltensauffälligkeiten

Tab. 61.4 Checkliste Semiologie.

Symptome	Qualität	
Ansprechbarkeit	normal, eingeschränkt, erloschen	
Sprache	normal, Vokalisation, Verbalisierung, Wortfindungsstörung, Wortproduktionsstörung, komplette Aphasie	
motorische Phänomene	orale/manuelle Automatismen Kopf-, Blick-, Körperdrehung Tonisierung, Kloni komplexe Handlungsabläufe Parese/Plegie	zeitliche Abfolge unilateral, bilateral
Augen	geöffnet, nach oben verdreht, starrend, geschlossen, zugekniffen	
sensorische Phänomene	geschmackliche, olfaktorische, optische, akustische oder taktile Sensationen	
sensible Phänomene	Parästhesien, Dysästhesien, Hyperästhesie, Hypästhesie	
Verhalten/Affektivität	autistisch, aggressiv, Fluchttendenzen	
indirekte Zeichen	lateraler/apikaler Zungenbiss Wangenbiss Einnässen/Einkoten petechiale Einblutungen, insbesondere periokulär („Forellenaugenphänomenen“) Muskelkater	

- zeitliche Abfolge und Gesamtdauer: Parameter für Abgrenzung von Synkopen und psychogenen Anfällen
- Anfallsfolgen: teils schwerwiegend und im Vordergrund der Primärversorgung
- Frakturrisiko im Verhältnis zur Normalbevölkerung verdoppelt (durch Anfälle, medikamentös bedingte Knochendichtabnahme):
  - v. a. Hüfte und Oberschenkelknochen
  - thorakale Wirbelkörperfrakturen
- Weichteilverletzungen (Prellungen, Wunden und Abschürfungen)
- Verbrennungen und Verbrühungen (inadäquate Kontakte mit Hitze bei Bewusstseinsalteration oder komplexen Handlungsautomatismen) [29]

61.9 Diagnostik

61.9.1 Diagnostisches Vorgehen

- präklinische Diagnostik:
  - Kurzanamnese sowie Umfeldevaluation zur Einordnung des Ereignisses
  - orientierende neurologische Untersuchung für Hinweise auf Ursachen des epileptischen Anfalls
  - orientierende Überprüfung von Anfallskomplikationen
  - Vitalparameter
  - Glukosebestimmung
- klinische Diagnostik:
  - Sie dient dem genauen Erfassen des Anfallsereignisses, der Differenzial- und Syndromdiagnose, der Risikostratifizierung und der Therapieüberwachung.

61.9.2 Anamnese

- Vorrangig ist Erfassen der Semiologie des Anfallsverlaufs:
  - Eigenbeobachtung
  - möglichst Zeugen befragen und mit in die Klinik nehmen, um schnelle spezifische Fremdanamnese zu ermöglichen
  - „Krampfanfall" als einzige Angabe ist insuffizient
  - bei durch SOP getriggerte Versorgungsstrukturen Gefahr von Fehldiagnostik und Fehltherapie
- Erfassen von begünstigenden Vorerkrankungen und Therapieversuchen
- Folgende Fragen müssen erarbeitet werden:
  - Handelt es sich um einen epileptischen Anfall?
  - Handelt es sich um eine Epilepsie?
  - Ist die Epilepsie suffizient behandelt (gibt es Hinweise auf vermeidbare Provokationsfaktoren)?
  - Besteht Therapieadhärenz?
- Anfälle mit Bewusstseinsalteration oder postiktaler Amnesie:
  - Fremdanamnese häufig wegweisend für die differenzialdiagnostische und syndromatische Zuordnung
- Anfallsdokumentation:
  - subjektive Daten, Fehldokumentation durch Verschweigen, Vergessen, Nichtwahrnehmen
  - Nach Art und Zeitpunkt der Anfälle werden bis zu 85,5 % der Anfälle nicht bemerkt, daher basiert die ärztliche Behandlung ggf. auf Fehlannahmen [15].
- experimentell fehlende Korrelation zwischen den selbst dokumentierten und den im EEG aufgezeichneten Anfällen [9]
- Die Suche nach Biomarkern und alltagskompatiblen Anfallsdetektorsystemen ist aktuell Inhalt intensiver Studien [16].

Tab. 61.5 Checkliste Anamnese I.

Fragen	Bemerkungen
Semiologie	siehe ► Tab. 61.4
Dauer	CAVE: Differenzierung zwischen iktalem und postiktalem Verhalten
Provokationsfaktoren	z. B. Maladhärenz, Medikation, Fieber, Infektionen
tageszeitliche Bindung	morgens/tags/schlafgebunden?
bei vorbestehender Epilepsie	
Änderung früherer Semiologie?	Hinweise auf andere nicht-epileptische Ereignisse, auf weiteren epileptogen Herd?
frühere Anfallsfrequenz?	unklare Zunahme der Anfallsfrequenz als Hinweis auf Medikamenteninteraktionen, Maladhärenz etc.
Zeitpunkt letzter Anfall?	wichtig für Bestimmung Schwer der Epilepsie/Behandlungsoptionen
prädisponierende Faktoren	Hinweise auf potentiell anfallsauslösende Faktoren, ggf. nicht komplette Diagnostik notwendig.

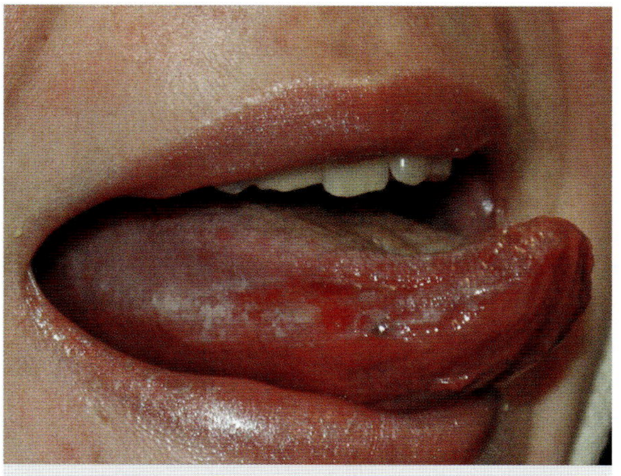

Abb. 61.1 Lateraler Zungenbiss als Zeichen eines abgelaufenen epileptischen Anfalls. (Quelle: Klinik für Epileptologie Bonn)

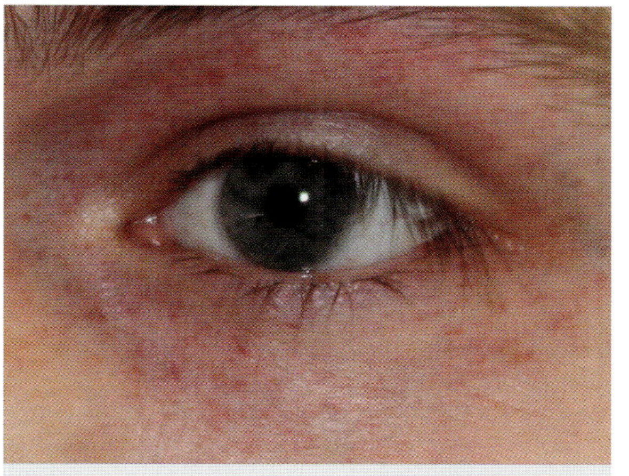

Abb. 61.2 Periokuläre petechiale Einblutungen als Zeichen eines abgelaufenen epileptischen Anfalls („Forellenaugenphänomen"). (Quelle: Klinik für Epileptologie Bonn)

Tab. 61.6 Checkliste Anamnese II – Ergänzung für Fremdanamnese.

Fragen	Bemerkungen
Semiologie	siehe ▶ Tab. 61.4
Dauer	CAVE: Differenzierung zwischen iktalem und postiktalem Verhalten
Augenstellung	offen, geschlossen, zugekniffen, nach oben verdreht, nach lateral verdreht

61.9.3 Körperliche Untersuchung

- Erfassen von Anfallsfolgen:
  - Knochen- und Weichteilverletzungen
  - Zahnverletzung und Zahnverlust
- Erfassen von Zeichen für stattgehabten epileptischen Anfall:
  - lateraler oder bilateraler Zungenbiss (▶ Abb. 61.1)
  - petechiale Einblutungen
  - insbesondere periokulär („Forellenaugenphänomen", ▶ Abb. 61.2)
  - nach epileptischen Anfall Tachykardie und Hypertension möglich
    - im Anfall Tachykardie bei bis zu 80 % der Temporallappenanfälle (diagnostisch ggf. wegweisend)
- detaillierte klinisch neurologische Untersuchung:
  - Verweis auf intrazerebrale Schäden (potenziell epileptogen)
  - Erfassen diskreter postiktaler Zustände (Todd'sche Parese, postiktale aphasische Störung)
- psychopathologischen Untersuchungsbefund (postiktal, interiktal)

61.9.4 Labor

Serologie

- Standardlabor: Natrium, Kalium, Kalzium, Glukose, CRP (C-reaktives Protein), Kreatinin, GGT (γ-Glutamyltranspeptidase), GOT (Glutamat-Oxalazetat-Transaminase), GPT (Glutamat-Pyruvat-Transaminase), CK (Kreatinkinase), Lipase und Blutbild zum Nachweis/Ausschluss einer systemischen Grunderkrankung
- CK:
  - Erfassen möglicher Komplikationen
  - kann nach Grand-mal-Anfall innerhalb der ersten 48 h deutlich ansteigen (> 1000 U/l)
  - ggf. forcierte Diurese erforderlich
- niedrige Blutzuckerwerte und eine leichte Leukozytose, möglicherweise Anfallsfolge
- bei Verdacht auf entzündliche Genese:
  - Liquordiagnostik inklusive Erregerbestimmung
  - CAVE: leichte Pleozytose im Liquor: möglicherweise Anfallsfolge

61.9.5 Bildgebende Diagnostik

CT

- in der Akutsituation: zum Ausschluss einer intrazerebralen Blutung
- in der Epilepsiediagnostik: Nachweis von Kalk in Fehlbildungstumoren

Zerebrale MRT

- Nachweis struktureller potenziell epileptogener Läsionen
  - Schichtdicke < 4 mm
  - Wichtung und Orientierung entsprechend Standardprogramm [3]
- potenziell epileptogene intrazerebrale Veränderungen ohne Indexanfall: keine Epilepsie

VII

61.9.6 Instrumentelle Diagnostik

EEG

- Elektroenzephalografie: Ableitung bioelektrischer Potenzialschwankungen von der Kopfhaut
- erstes diagnostischen Verfahren zur Messung funktioneller Störungen bei epileptischen Anfällen
- Das Erkennen typischer pathologischer Veränderungen, insbesondere in Abgrenzung von physiologischen Mustern und Artefakten, ist massiv von der Erfahrung des Arztes abhängig. Nach 4 EEG liegt die Sensitivität bei 70–80 % [2].
  - keine Zusatzinformationen durch weitere Routine-EEG
  - bei Diagnoseunschärfe intensivere Verfahren wie Langzeit-EEG-Untersuchungen sinnhaft
- bei auffälligen EEG-Befunden:
  - Abgleich mit erwartetem Muster bei vermuteten Epilepsiesyndrom
  - CAVE: epilepsietypische Potenziale auch bei nicht erkrankten Familienangehörigen Epilepsiekranker sowie bei Migränepatienten
- Isolierte EEG-Veränderungen ohne Indexanfall: keine Epilepsie
- EEG ist für die Verifizierung/Falsifizierung der Diagnose eines epileptischen Anfalls alleine nicht ausreichend.

61.10 Differenzialdiagnosen

Tab. 61.7 Differenzialdiagnosen.

Differenzialdiagnose [3]	Bemerkungen
psychogener, nicht epileptischer Anfall	• Dauer häufig länger als 2 min • Phänomenologie häufig verschiedenartig oder neuroanatomisch nicht zu erklären (z. B. Ausbreitung von motorischen Entäußerungen vom rechten in den linken Arm) • häufig appellativer oder stuporförmiger Charakter • Augen geschlossen oder zugekniffen • apikaler Zungenbiss • kontextgebunden, in Bezug auf spezifische Lebenssituationen • häufig in Beisein Dritter • diagnostisches Vorgehen: Videodoppelbildaufzeichnung
Synkope ggf. auch konvulsiv	• Dauer < 2 min • relativ kurze, meist asynchrone myokloniforme Bewegungen, teils auch Tonisierung • Einnässen möglich • Augen nach oben verdreht • typische präsynkopale Beschwerden, Blässe, Tachykardie, vermehrtes Schwitzen • teils kontextgebunden (Blutabnahme, Schmerz) • meist aus dem Stehen, aber auch aus dem Sitzen, Gehen und Liegen möglich • diagnostisches Vorgehen: kardiale Abklärung
REM-Schlaf-Verhaltensstörung	• zweite Nachthälfte, teils jede Nacht • komplexe Handlungen und Bewegungsmuster, Ausagieren der Träume aus dem REM Schlaf • Augen geschlossen • nach dem Wecken meist Erinnerung an Trauminhalt • diagnostisches Vorgehen: Schlaflabor • Abklärung neurodegenerative Erkrankung
Non-REM-Schlaf-Verhaltensstörung (z. B. Schlafwandeln)	• aus dem Tiefschlaf heraus • komplexe Handlungen und Bewegungsmuster • Augen geöffnet • diagnostisches Vorgehen: Schlaflabor
Transiente ischämische Attacke	• Verwechselung bei Todd´scher Parese oder postiktaler Aphasie • Fehlen iktaler Phänomene vor dem Defizit • diagnostisches Vorgehen: Schlaganfalldiagnostik
Transiente Globale Amnesie (in DD zu temporalen fokalen Anfällen und transienter epileptischer Amnesie)	• Dauer über mehrere Stunden • v. a. bei älteren Patienten auftretend • geringe Rezidivquote • Merkfähigkeit/Gedächtnisstörung bei erhaltenem Bewusstsein • erhaltene Fertigkeiten • Handlungsweise i.W. in der Norm • Irritation und repetitive Fragen • diagnostisches Vorgehen: Ausschlussdiagnostik (MRT, EEG)
Paroxysmale Bewegungsstörungen	• je nach Subtyp Dauer Minuten bis Stunden • je nach Subtyp Bewegungsmuster dyston, teils choreatisch, ballistisch • je nach Subtyp kinesiogen/nicht kinesiogen • keine Bewusstseinseinschränkung • je nach Subtyp 1–100-mal pro Tag • diagnostisches Vorgehen: Ausschlussdiagnostik • Gendiagnostik

DD: Differenzialdiagnose, EEG: Elektroenzephalografie, i.W.: im Wesentlichen, REM: rapid eye movement

Tab. 61.8 Differenzialdiagnostische Unterscheidung des epileptischen Anfalls von einem psychogenen (dissoziativen) Anfall.

Beobachtung	Epileptischer Anfall	Psychogener Anfall
Augen	offen, starr oder verdreht	geschlossen
Anfallsphänomene	oft konstant	häufig variabel
Anfallsdauer	2–3 min	meist länger
motorische Entäußerungen	symmetrisch (Grand mal)	asymmetrisch
an- und abschwellender Charakter der Symptome	selten (Frontallappenepilepsien)	typisch
Abwehrbewegungen	selten	häufig
iktales Weinen	Rarität	häufig
postiktales vertieftes Atmen	häufig	selten
Zungenbiss	oft vorhanden, meist lateral	fehlt bzw. an der Zungenspitze
Einnässen	möglich	möglich
Verletzungen	möglich	möglich

61.11 Therapie

61.11.1 Therapeutisches Vorgehen

- Der Notarzt wird die allgemeinen Maßnahmen (siehe Kap. 61.11.2) durchführen und über die Notwendigkeit einer Gabe von Benzodiazepin entscheiden.
- Vor Einleitung einer spezifischen antikonvulsiven Therapie (i. d. R. Facharzt Neurologie):
  - individuelle Vereinbarung von Behandlungszielen notwendig (initial meist Anfallsfreiheit wichtigstes Ziel)
  - bei Chronifizierung zunehmend Nebenwirkungssituation im Fokus
  - Einleitung antikonvulsiver Therapie mit weitreichenden Konsequenzen (Beruf, Kraftfahrzeugtauglichkeit)
- Auf Komorbiditäten (u. a. neuropsychologische Defizite, affektive Störungen) achten und diese therapieren, da sie für die Lebensqualität im Verlauf der Erkrankung relevanter sind als z. B. die Anfallsfrequenz.
- Leitbild der „Comprehensive Epilepsy Care“: den Patienten zum „Experten für seine Krankheit“ schulen (umfassende Informationen zum Krankheitsbild, Behandlung) steigert die Adhärenz und damit den Behandlungserfolg.

61.11.2 Allgemeine Maßnahmen

- Erstversorgung epileptischer Anfälle:
  - Minimieren der Verletzungsgefahr
  - Minimierung der Gefahr des Verschluckens (z. B. Zahnersatz)
  - Sauerstoffgabe (insbesondere bei generalisiert tonisch-klonischen Anfällen)
  - ggf. Ausgleich einer Hypoglykämie und Antipyrese
- bei Hinweisen auf ein erhöhtes Rezidivrisiko: intravenöser (i. v.) Zugang.
- Langzeithandlung einer Epilepsie:
  - regelmäßigen Tabletteneinnahme
  - Meiden allgemeiner Provokationsfaktoren
    - Einnahme prokonvulsiver Medikamente
    - Fieber (Antipyrese)
    - Meiden spezifischer Provokationsfaktoren (CAVE: meist von Patienten zugeordnet, Wertigkeit häufig fraglich, Berücksichtigung des Kausalitäts- und Autonomiebedürfnisses)
  - Für spezifische Epilepsiesyndrome sind Triggerfaktoren bekannt (Reflexepilepsien).

61.11.3 Pharmakotherapie

- epileptische Anfälle:
  - i. d. R. selbstlimitierend
  - bei Risikostratifizierung im präklinischen Bereich Ermittlung der Wahrscheinlichkeit weitere Anfälle bzw. einer Anfallskomplikation
- bei erhöhtem Anfallsrezidivrisiko:
  - vorbekannte Status- oder Serienneigung
  - mehr als 2 generalisiert tonisch-klonische Anfälle innerhalb von 24 h
  - Benzodiazepingabe in Akutsituation zur Sekundärprophylaxe
- bei Hinweisen auf eine schwere Anfallskomplikation:
  - Benzodiazepingabe in Akutsituation zur Sekundärprophylaxe
- postiktal agitierte Patienten: ggf. Benzodiazepingabe indiziert
- standardisierte Benzodiazepingabe bei allen Patienten mit abgelaufen Anfällen: nicht sinnvoll, da Phase der Überwachungspflichtigkeit und teils die postiktale Phase deutlich verlängert ist [3]
- CAVE: Der Großteil der in der präklinischen Behandlung epileptischer Anfälle eingesetzten Benzodiazepine hat keine Zulassung für diese Situation (Off-Label-Use).
- pragmatisch bei Indikation zur Behandlung mit Benzodiazepin: Gabe von lyophylisiertem Lorazepam oral, Wirkeintritt erst nach ca. 30 min
- zunehmend aufgrund der Praktikabilität: bukkales Midazolam (CAVE: zugelassen bis 18. Lebensjahr, Off-Label-Use, Kosten)

Tab. 61.9 Benzodiazepine in der Versorgung epileptischer Anfälle [24].

Substanz	Name	Darreichungsform	Dosierung (Erwachsene)	Zulassung in der Epileptologie
Clonazepam	Rivotril®	p. o., i. v.	0,015 mg/kgKG	Kinder: klinische Formen der Epilepsie Erwachsene: Epilepsie, i. v. für Status epilepticus
Diazepam	Faustan®-, Diazepam-Generika	p. o., i. v., rektal	0,15 mg/kgKG	Status epilepticus
Midazolam	Buccolam®	Lösung zu Anwendung in der Mundhöhle	5–10 mg (0,1 mg/kgKG)	länger anhaltende Krampfanfälle bei Kindern > 3 Monate bis < 18 Jahre
	Midazolam nasal	nasale Applikation mit MAD als Luer-Lock-Aufsatz	0,1 mg/kgKG	keine
	Dormicum®	i. v.	0,2 mg/kgKG	Sedierung (Prämedikation)
Lorazepam	Tavor®, Tavor expidet®	p. o.	1–2,5 mg (0,02 mg/kgKG)	Angst-, Spanungs- Erregungszustände, durch bedingte Schlafstörungen, Sedierung
	Tavor®	i. v.	0,05 mg/kgKG	Status epilepticus

i. v.: intravenös, p. o.: per os, MAD: Mucozal Atomization Device

- bei deutlich erhöhter Rezidivneigung: Gabe von Lorazepam i. v. (evidenzbasiert) oder Clonazepam
- im klinischen Alltag: nasales Midazolam, gute Wirksamkeit zur Reduktion von Folgeanfällen und gute Verträglichkeit belegt (Off-Label-Use) [18]
- Indikation zur antikonvulsiven Medikation gestellt:
  - zeitnahe Einleitung der Medikation
    - Behandlungsfehler bei erneutem Anfall mit Verletzungsfolge bei fehlender Einleitung und bestehender Indikation!
  - syndromorientierter Einsatz der Antikonvulsiva
- genetische Epilepsien:
  - Überlegenheit von Valproinsäure gegenüber Topiramat und Lamotrigin [22]
  - Valproinsäure Levetiracetam kaum überlegen
  - Levetiracetam keine Monotherapiezulassung bei genetischen Epilepsien
  - CAVE:
    - generell erhöhte Teratogenität, Hinweise auf „kognitive" Teratogenität bei Valproinsäure
    - Sicherheitsempfehlungen bei der Behandlung von Frauen im gebärfähigen Alter sind zu beachten [7].
- fokale Epilepsien:
  - Vielzahl zugelassener Substanzen nach klinischer Erfahrung in der Wirksamkeit ähnlich
  - Entscheidung aus der individuellen Behandlungssituation (pharmakologische Vor-und Nachteile, Komorbiditäten, mögliche Nebenwirkungen, Zulassungssituation, individuellen Behandlungsziele)
- Medikamente der ersten Wahl:
  - Lamotrigin und Levetiracetam
  - alternativ Oxcarbazepin, Lacosamid, Zonisamid, Topiramat und Valproinsäure (CAVE: Teratogenität)
- Leberenzyminhibitoren (z. B. Carbamazepin, Phenobarbital etc.) wegen der Wechselwirkungen meiden

Tab. 61.10 Favorisierte Antikonvulsiva mit Monotherapiezulassung für fokale Epilepsien (adaptiert nach [3]).

Favorisierte Antikonvulsiva	Empfohlene Dosierung	Vorteil	Nachteil
Lamotrigin (LTG)	100–600 mg	gute Verträglichkeit Einmalgabe möglich p. o.	langsame Aufdosierung
Levetiracetam (LEV)	1000–3000 mg	schnelle Aufdosierung p. o., i. v.	psychiatrische Nebenwirkungen
Oxcarbazepin (OXC) Eslicarbazepinacetat (ESL)	900–2400 mg 800–1600 mg	p. o. Einmalgabe möglich, p. o.	leichte Enzyminduktion Hyponatriämie Kosten
Lacosamid (LCM)	200–600 mg	schnelle Aufdosierung p. o., i. v.	Kosten
Zonisamid (ZNS)	200–500 mg	Gewichtsabnahme Einmalgabe möglich p. o.	kognitive Nebenwirkung langsame Aufdosierung Gewichtsabnahme
Valproat (VPA)	750–2000 mg	schnelle Aufdosierung p. o., i. v.	Leberenzyminhibition Gewichtszunahme Teratogenität
Topiramat (TPM)	100–400 mg	Gewichtsabnahme p. o.	kognitive Nebenwirkung langsame Aufdosierung Gewichtsabnahme

i. v.: intravenös, p. o.: per os

- Initiale Monotherapie ohne erwünschten Therapieerfolg: Vorgehen entsprechend den Algorithmen der Leitlinien [3](▸ Abb. 61.3).
- Kombinationstherapie:
  - CAVE: verstärkte Nebenwirkungen, Wechselwirkungen
  - keine ausreichenden evidenzbasierten Studien zur Überlegenheit bestimmter Kombinationen

Exkurs Status epilepticus

- generalisiert tonisch-klonische Anfälle länger als 5 min und fokale Anfälle bzw. Absencen länger als 20 min
- Notfallindikation mit zwingend notwendiger medikamentöser Intervention

Mögliche Komplikationen des generalisierten tonisch-klonischen Status (GTKS)

- Aspiration infolge fehlender Schutzreflexe
- Hypoxie aufgrund insuffizienter Spontanatmung (bis hin zum hypoxischen Herz-Kreislauf-Stillstand)
- metabolische Entgleisung
- Mortalität 10–20 %

Therapie des GTKS

nach [23]

- Minimieren von Verletzungsgefahr, Verschluckgefahr (z. B. Zahnersatz)
- i. v.-Zugang (möglichst außerhalb der Ellenbeuge), Gabe 0,9 %iger NaCl-Lösung
- Pulsoxymetrie, Blutdrucküberwachung
- Thiamin 100 mg i. v. bei Verdacht auf alkoholassoziierten GTKS
- Glukose 40 %, 60 ml i. v. bei Verdacht auf Hypoglykämie
- O_2-Gabe, ggf. frühzeitige Intubation
- ggf. Antipyrese (initial 1 g Paracetamol i. v.)
- schnelle Benzodiazepinbehandlung („time is brain“)
- bei fehlendem i. v.-Zugang: Diazepam rektal 10–20 mg oder Midazolam bukkal/nasal (s. o.)
- bei fehlendem Ansprechen nach 5 min: erneute Benzodiazepingabe
- bei fehlendem Ansprechen: nach weiteren 5 min Prüfung der Notwendigkeit einer Atemwegssicherung durch Narkose, um Transport in das Krankenhaus zu gewährleisten; ansonsten Transport unter Überwachung

VII

Tab. 61.11 Benzodiazepine in der intravenösen Behandlung des Status epilepticus [23].

Substanz	Dosierung (Erwachsene)	Geschwindigkeit	max. Dosis	Zulassung in der Epileptologie
Lorazepam*	0,05 mg/kgKG	2 mg/min	0,1 mg/kgKG	Status epilepticus
Clonazepam	0,015 mg/kgKG	0,5 mg/min	max. 3 mg	Status epilepticus
Diazepam	0,15 mg/kgKG	5 mg/min	30 mg	Status epilepticus

*Laut Fachinformation Kühlung notwendig; nach Studien bis 30°C bis zu 60 Tage ohne wesentlichen Wirkverlust haltbar

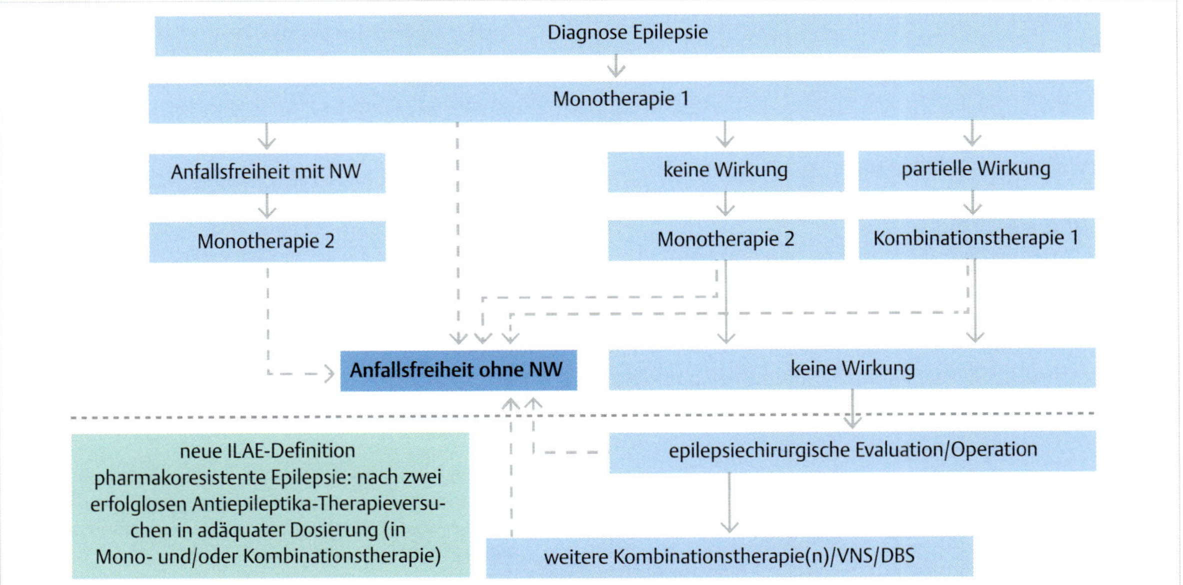

Abb. 61.3 Algorithmus zur Vorgehensweise bei fokaler Epilepsie (nach DGfE).
Abk. DBS: Deep Brain Stimulation: Tiefe Hirnstimulation, ILAE: International League Against Epilepsy, NW:, VNS: (Vagusnervstimulation) (Quelle: Bast T, Bauer J, Berkenfeld R et al. Erster epileptischer Anfall und Epilepsien im Erwachsenenalter. Aktuelle Neurologie 2017; 44 (09): 603-636)

61.11.4 Operative Therapie

- fokale Epilepsien: bei Pharmakotherapieresistenz Option eines epilepsiechirurgischen Vorgehens prüfen
- Neben resektiven Verfahren werden bei Pharmakotherapieresistenz Neurostimulationsverfahren (Vagusnervstimulation, tiefe Hirnstimulation des N. anterior thalami) eingesetzt.

61.12 Nachsorge

- epileptischer Anfall ohne Hinweise auf eine beginnende Epilepsie: keine weitere spezifische Nachsorge
- Epilepsie:
  - neurologisch fachärztliche Anbindung für Therapieüberprüfung und Therapieüberwachung (Monitoring möglicher Nebenwirkungen, subtile Erhebung der Anfallssituation für Therapieeskalation oder Therapiedeeskalation)
  - Beurteilung der Kraftfahrzeugtauglichkeit, beruflicher Einschränkungen, ggf. Einleitung/Begleitung entsprechender Hilfsstrukturen
- ambulante Behandlung bei bekannter Epilepsie:
  - Hierbei handelt es sich um eine notärztliche Entscheidung.
  - Eine ambulante Therapie kann erfolgen, wenn folgende Kriterien erfüllt sind:
    - bereits mehrere epileptische Anfälle in der Vorgeschichte,
    - keine Hinweise auf Statusneigung oder Serien von epileptischen Anfällen in der Vorgeschichte,
    - kardiopulmonal stabiler, normoglykämer Patient, kein Fieber,
    - neurologischer Status stabil wie vor dem Krampfanfall,
    - keine Hinweise auf behandlungswürdige Komplikationen,
    - Entäußerungen während des Anfalls gleichartig wie bei vorherigen Anfällen und
    - mit der Erkrankung vertraute Pflegekräfte bzw. Angehörige vor Ort.
    - Der Patient ist mit diesem Vorgehen durch mündliche Zustimmung (falls wieder geschäftsfähig) einverstanden. Das Einverständnis kann auch durch die glaubhafte Aussage von Angehörigen oder durch den schriftlich festgelegtem Patientenwillen erklärt werden.

61.13 Verlauf und Prognose

- Anfallsrezidivrisiko unprovozierter Anfälle:
  - in den ersten beiden Jahren nach dem Ereignis erhöht (21–45 %)
  - Rezidivrisiko erhöht bei Nachweis von
    - Hirnverletzungen
    - Hirntumoren
    - epilepsietypischen Potenzialen im EEG
    - nächtlichem Auftreten [19]
- Epilepsien: ca. 70 % mit den ersten beiden Therapieversuchen anfallsfrei [6]
- pharmakotherapieresistente Patienten:
  - Zugabe weiterer Antikonvulsiva mit einer Chance von 10–15 % auf zumindest vorübergehenden Anfallsfreiheit [8], [21]
- Absetzen der Antikonvulsiva bei Anfallsfreiheit:
  - kein einheitliches Schema
  - in der einzigen randomisierten doppelblinden Absetzstudie Rezidivrisiko 2,46-fach erhöht (keine Signifikanz) [20]
  - Das Risiko, keine Anfallsfreiheit bei Wiederaufnahme der Medikation zu erreichen, liegt bei ca. 19 % [26].
  - Risikostratifizierung inklusive eingehender Beratung zu möglichen sozialmedizinischen Konsequenzen unabdingbar (Facharzt, Epileptologe)

61.14 Quellenangaben

[1] Annegers JF, Hauser WA, Lee JR et al. Incidence of acute symptomatic seizures in Rochester, Minnesota, 1935–1984. Epilepsia 1995; 36 (4): 327–333

[2] Baldin E, Hauser WA, Buchhalter JR et al. Yield of epileptiform electroencephalogram abnormalities in incident unprovoked seizures: a population-based study. Epilepsia 2014; 1389–1398

[3] Bast T, Bauer J, Berkenfeld R et al. Erster epileptischer Anfall und Epilepsien im Erwachsenenalter. Akt Neurol 2017; 44: 603–636

[4] Beghi E, Carpiio A, Forsgren L et al. Recommendation for a definition of acute symptomatic seizure. Epilepsia 2010; 51(4): 671–675

[5] Berg AT, Berkovic SF, Brodie MJ et al. Revised terminology and concepts for organization of seizures and epilepsies: report of the ILAE Commission on Classification and Terminology, 2005–2009. Epilepsia 2010; 51(4): 676–685

[6] Brodie MJ, Barry SJE, Bamagous GA et al. Patterns of treatment response in newly diagnosed epilepsy. Neurology 2012; 78(20): 1548–1554

[7] Bundesinstitut für Arzneimittel und Medizinprodukte. Im Internet: www.bfarm.de/SharedDocs/Risikoinformationen/Pharmakovigilanz/DE/RHB/2014/rhb-valproat.html; Stand: 11.02.2019

[8] Callaghan B, Schlesinger M, Rodemer W et al. Remission and relapse in a drug-resistant epilepsy population followed prospectively. Epilepsia 2011; 52(3): 619–626

[9] Cook MJ, O'Brien TJ et al. Prediction of seizure likelihood with a long-term, implanted seizure advisory system in patients with drug-resistant epilepsy: a first-in-man study. Lancet Neurol 2013;12(6): 563–571

[10] Fisher RS, Acevedo C, Arzimanoglou A et al. ILAE official report: a practical clinical definition of epilepsy. Epilepsia 2014; 55(4): 475–482

[11] Fisher RS, Cross JH, D'Souza C et al. Instruction manual for the ILAE 2017 operational classification of seizure types. Epilepsia 2017; 58 (4): 531–542

[12] Fisher RS, Cross JH, French JA et al. Operationale Klassifikation der Anfallsformen durch die Internationale Liga gegen Epilepsie: Positionspapier der ILAE-Klassifikations- und Terminologiekommission. Zeitsch f Epileptologie 2018; 31: 272–281

[13] Hamer HM, Dodel R, Strzelczyk A et al. Prevalence, utilization, and costs of antiepileptic drugs for epilepsy in Germany – a nationwide population-based study in children and adults. J. Neurol. 2012; 259 (11): 2376–2384

[14] Hauser WA, Annegers JF, Rocca WA. Descriptive epidemiology of epilepsy: contributions of population-based studies from Rochester, Minnesota. Mayo Clin Proc. 1996; 71(6): 576–586

[15] Hoppe C, Poepel A et al. Epilepsy: accuracy of patient seizure counts. Arch Neurol 2007;64 (11):1595–1599

[16] Hoppe C, Feldmann M, Blachut B et al. Novel techniques for automated seizure registration: Patients' wants and needs. Epilepsy Behav. 2015; 52:1–7

[17] International League Against Epilepsy (ILAE). Proposal for revised classification of epilepsies and epileptic syndromes. Commission on Classification and Terminology of the International League Against Epilepsy. Epilepsia 1989; 30(4): 389–399

[18] Kay L, Reif PS, Belke M et al. Intranasal midazolam during presurgical epilepsy monitoring is well tolerated, delays seizure recurrence, and protects from generalizes tonic-clonic seizures. Epilepsia 2015; 56 (9): 1408–1414

[19] Krumholz A, Wiebe S, Gronseth G et al. Practice Parameter: evaluating an apparent unprovoked first seizure in adults (an evidence-based review): report of the Quality Standards Subcommittee of the American Academy of Neurology and the American Epilepsy Society. Neurology 2007; 69(21): 1996–2007

[20] Lossius MI, Hessen E, Mowinckel P et al. Consequences of antiepileptic drug withdrawal: a randomized, double-blind study (Akershus Study). Epilepsia 2008; 49(3): 455–463

[21] Luciano AL, Shorvon SD. Results of treatment changes in patients with apparently drug-resistant chronic epilepsy. Ann Neurol 2007; 62(4): 375–381

[22] Marson AG, Al-Kharusi AM, Alwaidh M et al. The SANAD study of effectiveness of valproate, lamotrigine, or topiramate for generalized and unclassifiable epilepsy: an unblinded randomized controlled trial. Lancet 2007; 369(9566): 1016–1026

[23] Rosenow F, Besser R, Hamer HM et al. Status epilepticus im Erwachsenenalter. In Hans-Christoph Diener, Christian Weimar, Hrsg. Leitlinien für Diagnostik und Therapie in der Neurologie, Herausgegeben von der Kommission „Leitlinien" der Deutschen Gesellschaft für Neurologie. Stuttgart: Thieme; 2012

[24] Rote Liste. Frankfurt /Main 2017

[25] Scheffer IE, Berkovic S, Capovilla G et al. ILAE classification of the epilepsies: Position paper of the ILAE Commission for Classification and Terminology. Epilepsia 2017; 58(4): 512–521

[26] Schmidt D 1, Löscher W. Uncontrolled epilepsy following discontinuation of antiepileptic drugs in seizure-free patients: a review of current clinical experience. Acta Neurol Scand 2005; 111(5): 291–300

[27] Sillanpää M, Lastunen S, Helenius H et al. Regional differences and secular trends in the incidence of epilepsy in Finland: a nationwide 23-year registry study. Epilepsia 2011; 52(11): 1857–1867

[28] Surges R, Thijs RD, Tan HL et al. Sudden unexpected death in epilepsy: risk factors and potential pathomechanisms. Nat Rev Neurol 2009; 5 (9): 492–504

[29] Wirrell EC. Epilepsy-relates Injuries. Epilepsia 2006; 47(S 1): 79–86

62 Delir

Simone Gurlit, Andreas Bohn

62.1 Steckbrief

Das Delir (lat. delirare – „aus der Spur geraten“) ist ein akutes Organversagen und ein medizinischer Notfall. Es handelt sich um eine schwere, potenziell lebensbedrohliche Funktionsstörung des Gehirns. Das Delir stellt keine eigene Krankheitsentität dar, sondern ist ein Syndrom, das als Vorbote oder Indikator weiterer zugrundeliegender Ursachen anzusehen ist und sofortiger Identifikation und Therapie bedarf. Insbesondere für ältere Patienten sowie Personen mit vorbestehenden kognitiven Einschränkungen ist das Delir von hoher Outcome-Relevanz. Typischerweise ist die potenziell reversible Symptomatik im Tagesverlauf stark fluktuierend, kann zwischen hypo- und hyperaktivem Typ wechseln und wird daher trotz hoher Inzidenz oft nicht diagnostiziert, oder als demenzielle Entwicklung oder Depression fehlgedeutet. Der Patient im Delir ist potenziell vital gefährdet. Das Delir als ätiologisch unspezifisches hirnorganisches Syndrom ist abzugrenzen vom Alkohol- und Benzodiazepin-Entzugsdelir.

62.2 Synonyme

- Durchgangssyndrom
- akutes Verwirrtheitssyndrom
- hirnorganisches Psychosyndrom (HOPS)
- akuter exogener Reaktionstyp
- akute zerebrale Insuffizienz
- akute organische Psychose
- toxische Psychose
- Die Autoren empfehlen unbedingt die Nutzung des Begriffs „Delir“.

62.3 Keywords

- Syndrom
- akute Verwirrtheit
- fluktuierende Symptomatik
- Aufmerksamkeitsstörung
- Bewusstseinsstörung
- Hyper- und Hypoaktivität

62.4 Definition

- Das Delir ist definiert als akute, organisch bedingte Störung kognitiver Funktionen sowie der Aufmerksamkeit und des Bewusstseins.
- Typischerweise manifestieren sich diese Kernsymptome akut innerhalb von Stunden bis Tagen, fluktuieren im Tagesverlauf und sind zunächst potenziell reversibel.
- Häufig finden sich Auffälligkeiten in der Psychomotorik, affektive Störungen sowie pathologische Veränderungen im Schlaf-Wach-Rhythmus der Patienten.

62.5 Epidemiologie

- Derzeit geht man davon aus, dass insgesamt mehr als 60 % der Delirien nicht diagnostiziert werden. So werden in der Inneren Medizin 33–72 % nicht erkannt, in den Notaufnahmen der Krankenhäuser rund 65 %.
- Damit ist das Delir nicht nur im Rettungsdienst, sondern auch bei Krankenhausaufnahme und Therapie massiv unterdiagnostiziert. Daher muss von einer hohen Dunkelziffer ausgegangen werden [1].

62.5.1 Häufigkeit

- Die Gesamtpopulation zeigt eine Prävalenz von 1–2 % für ein Delir, bei den über 85-Jährigen sind es etwa 14 %.
- In Pflegeheimen und geriatrischen Rehabilitationseinrichtungen liegt die Häufigkeit bei 40 % [10]. Etwa 25 % der Patienten über 65 Jahre sind bereits bei der Aufnahme ins Krankenhaus delirant, 30–50 % der älteren Patienten entwickeln das Delir erst im Rahmen des stationären Aufenthalts. Patienten mit Demenz sind oder werden in bis zu 89 % der Fälle im Krankenhaus delirant.
- Postoperativ liegen konkrete Daten zu Patienten mit hüftgelenksnaher Fraktur (44–61 %) sowie nach Herzoperationen (42 %) vor.
- Analgosedierte Patienten auf der Intensivstation sind bis zu 80 % delirant.
- In der Terminalphase zeigen schließlich bis zu 90 % der Patienten Symptome.

62.5.2 Altersgipfel

- Generell kann das Delir in jedem Alter auftreten.
- Das Delir tritt aber am häufigsten jenseits des 60. Lebensjahres auf.

62.5.3 Geschlechtsverteilung

- Männer sind häufiger als Frauen betroffen.

Tab. 62.1 Prädisponierende Faktoren [12].

Faktoren	Bemerkungen
neurophysiologische Störungen	Demenz, eingeschränkte Kognition, Delir in der Anamnese, Depression
Selbständigkeit	Abhängigkeit von institutioneller Pflege (Pflegeheimbewohner), Immobilität, geringe körperliche Belastbarkeit im Alltag (frailty), Sturz in der Anamnese
sensorische Einschränkungen	Seh- und Hörstörungen
Ernährung	Dehydratation, Malnutrition, Hypoalbuminämie
Medikamente	Polypharmazie (>5 Medikamente), psychoaktive Substanzen, Medikamente mit anticholinergem Wirkprofil, Medikamentenabusus
Vorerkrankungen	somatische Komorbidität, Herzinsuffizienz, COPD, Schlaganfall, Morbus Parkinson, Arteriosklerose, Diabetes mellitus, Anämie
perioperative Faktoren	(Notfall-)Operation, Fraktur, Trauma, Schmerz

62.5.4 Prädisponierende Faktoren

- Auf patientenimmanente Faktoren, die die Vulnerabilität des einzelnen Patienten bestimmen (v. a. hohes Lebensalter, Demenz), treffen neu hinzutretende Konstellationen als Delir auslösende Noxen.
- Nach dem Schwellenkonzept führt bei entsprechend hoher Vulnerabilität auf Seiten des Patienten bereits eine vermeintlich geringfügige Noxe zum Delir (z. B. die einmalige Gabe eines kontraindizierten Medikaments), während bei weniger vulnerablen Menschen erst das Zusammentreffen verschiedener Noxen bzw. eine hohe Noxe zum Delir führen (z. B. Sepsis).

62.6 Ätiologie und Pathogenese

- Das Delir als psychopathologisches Syndrom entsteht multifaktoriell. Neben der Prädisposition des Patienten (▸ Tab. 62.1) sollten folgende Risikofaktoren als Auslöser des Delirs erkannt werden [5]:
  - **situative, psychische, kognitive und umweltbedingte Risikofaktoren:**
    - Angst durch räumliche und/oder zeitliche Desorientierung (fremde Umgebung)
    - geistige Inaktivität
    - Intensivstationsaufenthalt
    - Immobilisierung
    - Stress durch Lärm und Licht
    - Schlafdeprivation
    - freiheitseinschränkende Maßnahmen
    - Dauerkatheter
  - **behandlungsassoziierte Risikofaktoren:**
    - Schmerzen
    - Fieber, Infektion, Sepsis
    - Invasivität der Therapie (operativ/intensivmedizinisch)
    - Gabe von potenziell delirogenen Medikamenten
    - Polypharmakotherapie
    - Störungen des Flüssigkeits- u. Elektrolythaushalts (v. a. Dehydratation, Hyponatriämie)
    - Malnutrition
    - Hypoxämie
    - Schockzustände
    - Hyper- oder Hypothermie
    - Anämie
- In aktuellen pathophysiologischen Hypothesen werden systematische inflammatorische Prozesse, Störungen auf Neurotransmitterebene, Stress sowie ischämische Mikroinsulte als delirogene Pathomechanismen diskutiert [11].
- Bislang unaufgeklärten Interaktionen zwischen cholinergen, dopaminergen, serotonergen und noradrenergen Systemen wird eine entscheidende Rolle zugesprochen. Die zentrale Bedeutung von Azetylcholin und Dopamin für kognitive Funktionen, Vigilanz und den Schlaf-Wach-Rhythmus erklären das hohe Lebensalter (Altern als Prozess führt zu sinkender cholinerger Reserve) sowie den Morbus Parkinson als Risikofaktoren. Hypoxie kann über eine Reduktion des Hirnmetabolismus und damit vermehrte Freisetzung von Dopamin ebenso zur Entstehung des Delirs beitragen wie Pharmaka mit anticholinergem Wirkprofil.
- Gerade für geriatrische Patienten sind delirogene Wirkungen von Medikamenten bei therapeutischer Anwendung im Sinne unerwünschter Arzneimittelwirkungen (UAW) bedeutend. Medikamentöse Ursachen stellen neben Infektionen und Elektrolytstörungen die häufigsten ätiologisch relevanten Faktoren für Delirien in dieser Patientengruppe dar.
- Alle anticholinerg und dopaminerg wirksamen Substanzen sind potenziell delirogen (▸ Tab. 62.2.).

Tab. 62.2 Substanzen mit nachgewiesenem delirogenem Potenzial.

Substanzgruppe	Beispiele
Psychopharmaka	Benzodiazepine (CAVE: Gabe, aber auch Entzug delirogen), Antipsychotika, trizyklische Antidepressiva (anticholinerg), Lithium
Analgetika	Opioide (v. a. Pethidin, Fentanyl), NSAR, ASS nur in hohen Dosen
Anticholinergika/Antihistaminika	Atropin, Dimenhydrinat, H_1- u. H_2-Blocker, Urologika
Antiinfektiva	Chinoloone, Gyrasehemmer, Makrolide
Antihypertensiva	α-Rezeptor-Blocker, Clonidin (CAVE: Elektrolytentgleisung unter Diuretika)
Antikonvulsiva	Carbamazepin, Phenytoin, Valproat
Antiparkinsonmedikamente	Amantadin, Dopa-Agonisten (L-Dopa geringste delirogene Potenz)

ASS: Azetylsalizylsäure, NSAR: nichtsteroidale Antirheumatika

- Pathophysiologisch bestehen grundlegende Unterschiede zum Substanzentzug. Bei Entzugsdelirien kommt es zu einem Ungleichgewicht zwischen exzitatorischen und inhibitorischen Transmittersystemen:
    - Bei Alkoholentzug finden sich Veränderungen der dopaminergen und noradrenergen Transmission, die auch die vegetative Symptomatik erklären.
    - Bei Benzodiazepinentzug kommt der verminderten GABA-ergen Transmission eine entscheidende Bedeutung zu.

62.7 Klassifikation und Risikostratifizierung

- Derzeit sind 2 Klassifikationssysteme in der klinischen Routine gebräuchlich:
    - DSM-V: Diagnostisches und Statistisches Manual Psychischer Störungen der Amerikanischen Psychiatrischen Gesellschaft (APA), 5. Version [2]
    - ICD-10: Internationale Klassifikation psychischer Störungen, aktuell in der 10. Version [6], vorgelegt von der Weltgesundheitsorganisation (WHO)
- Im Vergleich fasst die ICD-10-Klassifikation das Delir deutlich komplexer (es werden mehr Symptome aufgelistet). In der DSM-V-Klassifikation werden die Kernsymptome betont.
- Weder DSM-V noch ICD-10 unterscheiden zwischen verschiedenen Schweregraden.

62.8 Symptomatik

Nach **DSM-V** ist ein Delir folgendermaßen definiert:

- **A:** Störung der **Aufmerksamkeit** (reduzierte Fähigkeit, Aufmerksamkeit zu richten, zu fokussieren, aufrechtzuerhalten und zu verlagern) sowie des **Bewusstseins** (reduzierte Umgebungsorientierung).
- **B:** Entwicklung **innerhalb kurzer Zeit** (typischerweise innerhalb von Stunden bis wenigen Tagen), d. h. eine Veränderung des üblichen Aufmerksamkeits- und Bewusstseinsniveaus mit der Tendenz, im Tagesverlauf **in der Ausprägung möglicher Symptome zu fluktuieren**.
- **C:** Zusätzlich besteht eine **kognitive Störung** (Gedächtnisstörung, Desorientiertheit, Sprachstörung, Störungen der visuell-räumlichen Fähigkeiten oder der Wahrnehmung).
- **D.** Die Störungen in den Kriterien A und C können nicht besser durch andere vorher bestehende oder sich entwickelnde neurokognitive Störungen (Demenz) erklärt werden. Sie stehen nicht im Zusammenhang mit einer schweren Reduktion des Aktivitätsniveaus, wie dies bei einem Koma der Fall wäre.
- **E:** Aus der Anamnese, der klinischen Untersuchung oder aus Laborbefunden ergeben sich Hinweise darauf, dass die Störung **direkte Folge einer somatischen Erkrankung**, **einer Substanzintoxikation** oder eines **Substanzentzugs** (z. B. Suchtmittel oder Medikamente), einer **Toxinwirkung** oder **Folge multipler Ätiologien** ist.

Die ICD-10 beschreibt ein komplexeres Syndrom:

- Es wird die Kernsymptomatik des DSM-V beschrieben und zusätzlich die akzessorische Symptomatik erwähnt.
- Sie definiert das Delir als ein ätiologisch unspezifisches hirnorganisches Syndrom, das charakterisiert ist durch gleichzeitig bestehende Störungen des Bewusstseins und der Aufmerksamkeit, der Wahrnehmung, des Denkens, des Gedächtnisses, der Psychomotorik (hyperaktiv/hypoaktiv/gemischt), der Emotionalität und des Schlaf-Wach-Rhythmus.
- Entsprechend der Ausprägung psychomotorischer Störungen unterscheidet man folgende Formen des Delirs:
    - **hyperaktives Delir**: gekennzeichnet durch psychomotorische Unruhe und Erregungszustände, Agitiertheit (Nesteln, Manipulation an Kathetern etc.), erhöhte Irritabilität, Halluzinationen, Aggressionen und Ängste sowie vegetative Zeichen (z. B. hypertensive Blutdruckwerte).
    - **hypoaktives Delir**: gekennzeichnet durch Apathie, Somnolenz, fehlende Kontaktaufnahme, verlangsamte verbale und motorische Reaktion. Bei Nachfrage ängstigende Halluzinationen sowie Desorientierung.
    - Bei der **Mischform** wechseln sich hyperaktive und hypoaktive Phasen im Verlauf ab.

Tab. 62.3 Symptome nach ICD-10.

Störung	Symptom
kognitives Defizit	Aufmerksamkeit* (diagnostisch wegweisend!), Bewusstsein (Konzentrationsschwäche bis hin zum Koma), Orientierung (besonders situativ), Gedankengang, Gedächtnis, Visuokonstruktivität, Exekutivfunktionen
Denkstörungen	formal, assoziativ, inhaltlich (paranoid)
Sprachstörung	Wortfindung, Dysnomie, Paraphrasie, Semantik
Affektstörung	ängstlich-depressiv (häufig), ärgerlich, euphorisch
Psychomotorik	hyperaktiv (Unruhe; selten), hypoaktiv (Apathie; CAVE: häufig unerkannt), Mischform
Wahrnehmung	Halluzinationen (meist optisch), illusionäre Verkennung, erhöhte Suggestibilität
Schlaf-Wach-Rhythmus	fragmentiert, Umkehr, Schlafdefizit

* Die Aufmerksamkeit kann schnell durch eine Rechenoperation („100 – 7“, das sollte 3 × geschafft werden) oder das Rückwärtsbuchstabieren des Wortes RADIO getestet werden.

- Die hyperaktive Form hat im Alltag die beste Prognose, ist aber am seltensten.
- Die beim hochbetagten Patienten häufigste hypoaktive Form wird meist nicht diagnostiziert. Sie hat jedoch auch im Falle einer Diagnosestellung die schlechteste Prognose.
- Häufig werden Patienten mit vermeintlich „akuter“ Delir-Symptomatik in den frühen Abendstunden gefunden. Sie befanden sich tagsüber unentdeckt im hypoaktiven Delir und bieten dann im Wechsel zum hyperaktiven Delir die leichter erkennbaren Symptome.

62.9 Diagnostik

- Es gilt zunächst, das Syndrom Delir zu erkennen und ggf. von weiteren psychopathologischen Syndromen abzugrenzen und anschließend die Ursache des Delirs frühestmöglich zu identifizieren und zu behandeln.
- Häufig stehen im Erstkontakt die psychiatrischen Symptome im Vordergrund – dies kann leicht zum Übersehen signifikanter somatischer Befunde führen [8]. Insbesondere bei Patienten mit kognitiver Beeinträchtigung imponieren auch schwerwiegende somatische Erkrankungen, die häufig uncharakteristisch sind (schwere Pneumonie ohne Husten, Herzinfarkt ohne präkordialen Schmerz etc.), sodass das Delir hier als Leitsymptomatik gewertet werden sollte und immer eine sorgfältige Anamnese und klinische Befunderhebung erfordert.
- Im Rahmen des Erstkontakts sowie im weiteren stationären Verlauf sollte ein standardisiertes Delir-Screening mit einem validierten Instrument durchgeführt werden. Hierzu stehen diverse Skalen zur Verfügung wie beispielsweise die CAM (confusion assessment method) in einer Version für die prähospitale Phase und die Normalstation und einer Version für die Intensivstation (CAM-ICU), mit der auch analgosedierte Patienten gescreent werden können.
- Das mehrfach tägliche Delir-Screening aller Patienten gehört zum leitlinienkonformen Vorgehen auf der Intensivstation [3]. Abgefragt werden der akute Beginn und der fluktuierende Verlauf, Aufmerksamkeits- und Denkstörungen sowie eine veränderte Bewusstseinslage.

62.9.1 Diagnostisches Vorgehen

- Unterschieden werden muss zwischen der Basisdiagnostik (Anamnese, Vitalparameter, Labor) und einer erweiterten Diagnostik (Bildgebung, weiterführende Labordiagnostik etc.).
- Die Basisdiagnostik sollte im Regelfall unmittelbar durchgeführt werden, allerdings gelten auch hier bereits Einschränkungen für bestimmte Patientengruppen, z. B. ein Pflegeheimbewohner, für den eine Krankenhausaufnahme vermieden werden soll, und bei dem die delirauslösende Ursache wie Exsikkose oder unerwünschte Arzneimittelwirkung imponiert.
- Der Einsatz von Verfahren zur erweiterten Diagnostik richtet sich nach der Verdachtsdiagnose bei spezieller Indikation. Hier ist bei vulnerablen Patientengruppen kritisch abzuwägen, welcher therapierelevante Befund bei indizierter Zusatzdiagnostik zu erwarten ist. Eine weiterführende Diagnostik sollte stufenweise nach klinischer Ausprägung erfolgen. Zu beachten ist die Belastung z. B. im Rahmen einer kraniellen Bildgebung, die selbst als delirogen gewertet werden muss (unvermeidbare sedierende Prämedikation, angstbesetztes Setting).
- Bei etwa 20 % der Fälle lässt sich keine eindeutige ätiologische Zuordnung treffen.

VII

Tab. 62.4 CAM: confusion assessment method, Kurzversion nach [7], [9].

Confusion assessment method (CAM) Kurzversion				
I	**Akuter Beginn und fluktuierender Verlauf**			
	a)	Gibt es begründete Anzeichen für eine akute Veränderung im Grundzustand des mentalen Status des Patienten?	Nein	Ja
	b)	Fluktuierte das (veränderte) Verhalten während des Tages, d. h., hatte es die Tendenz aufzutreten und wieder zu verschwinden, oder wurde es stärker und schwächer?	Nein	Ja
II	**Aufmerksamkeitsstörung**			
	Hatte der Patient Schwierigkeiten, seine Aufmerksamkeit zu fokussieren, war er leicht ablenkbar oder hatte er Schwierigkeiten, dem Gespräch zu folgen?		Nein	Ja
III	**Formale Denkstörung**			
	War der Gedankenablauf des Patienten desorganisiert oder zusammenhanglos, wie z. B. Gefasel oder belanglose Konversation, unklarer oder unlogischer Gedankenfluss oder unerwartete Gedankensprünge?		Nein	Ja
IV	**Veränderte Bewusstseinslage**			
	Wie würden Sie die Bewusstseinslage des Patienten allgemein beschreiben: wach – alert (normal)?		Nein	Ja
	wenn „nein“: hyperalert (überspannt)? somnolent (schläfrig, leicht weckbar)? soporös – stuporös (erschwert weckbar)? Koma (nicht weckbar)?			
Werden Kriterien Ia, Ib und II als zutreffend angegeben und dazu zumindest III oder IV bzw. beide, kann auf die Diagnose eines Delirs geschlossen werden.				

62.9.2 Anamnese

- Zur Diagnose des Delirs sollten zunächst folgende Fragen geklärt werden:
  - Akuter Beginn?
    - Im Notfall häufig schwer zu beantworten, wenn der kognitive Ausgangsstatus nicht zuverlässig bekannt ist. Hier kommt der Fremdanamnese hohe Bedeutung zu.
  - Weitere somatische Erkrankungen?
  - Psychologische Faktoren oder psychosoziale Veränderungen?
    - sensorische Deprivation (zeitnaher Verlust des Partners), Ortswechsel (Umzug in ein Pflegeheim), Depression
  - Neue oder neu dosierte Medikamente?
    - Polypharmazie als iatrogene Noxe kann bei lückenhafter Anamnese leicht übersehen werden
    - Selbstmedikation „over the Counter“ wird häufig nicht berichtet.
- Generell gilt, dass im Delir die Fremdanamnese gute Hinweise liefern kann, da viele Fragen aufgrund der ohnehin vorbestehenden kognitiven Einschränkung oder der akuten Delirsymptomatik vom Patienten nicht beantwortet werden können: Fragen nach
  - vorbestehenden Leber- und Herzerkrankungen
  - chronischen Schmerzen
  - Alkohol- und Substanzmissbrauch
  - Eigenmedikation
- Es gilt daher, im Rahmen der notfallmäßigen Versorgung gezielt fremdanamnestische Informationen zu erfassen und zu dokumentieren.

62.9.3 Körperliche Untersuchung

- Dem Syndrom Delir liegt häufig eine lebensbedrohliche somatische Erkrankung zugrunde. Eine körperliche Untersuchung mit internistischem und neurologischem Status sowie der Kontrolle der Vitalzeichen (Vigilanz, Atmung, Puls, Blutdruck, Körpertemperatur, O_2-Sättigung) ist daher obligat.
- Ergibt die Messung der Körpertemperatur eine Hypothermie, ist bereits eine häufige und gut behandelbare Ursache gefunden.
- Gezielt sollte auf das Vorliegen von Zeichen für eine Exsikkose sowie Mangelernährung geachtet werden.
- Darüber hinaus erfolgt die Untersuchung des Abdomens (Harnverhalt und Ileus als häufige Delirursache).
- Frakturen und damit verbundene Schmerzen liegen häufig vor und werden bei Patienten mit Demenz leicht übersehen. Daher sind Knochen und Gelenke auf Zeichen eines Traumas (Sturz) zu untersuchen.
- Infolge des anticholinergen Defizits finden sich neben zentralnervösen auch periphere Symptome, auf die besonders zu achten ist:
  - trockene Haut und Schleimhäute
  - Mydriasis
  - Harnverhalt
  - Fieber
  - Obstipation
  - tachykarde Herzrhythmusstörung
  - Blutdruckabfall

62.9.4 Labor

- Es existiert kein pathognomonischer Laborparameter, der in der notfallmäßigen Routinediagnostik erhoben werden könnte.
- Im Rettungsdienst unverzichtbar ist die Messung der Blutglukosekonzentration.
- Klinisch sollten die Laborparameter in ▶ Tab. 62.5 beurteilt werden.

Tab. 62.5 Laborparameter.

Laborparameter	Hinweis auf
Blutbild	Leukozytenanstieg → Infekt (CAVE: kann beim geriatrischen Patienten trotz Infektgeschehen fehlen) Anämie → akuter Blutverlust?
Elektrolyte	Dysnatriämie (besonders Hyponatriämie!), Kalium, Kalzium, Magnesium
Kalzium	Hyperkalzämie
Blutgasanalyse	Hypoxie, Hyperkapnie, pH
Schilddrüsen-parameter	Hyper-/Hypothyreose
Nierenretentions-parameter	Nierenfunktionsstörungen (CAVE: Bewertung des Kreatinins bei Patienten mit wenig Muskelmasse, z. B. Sarkopenie)
C-reaktives Protein (CRP)	s. o. Leukozytenanstieg
Leberfunktions-parameter	Dosierung, Eigenmedikation
Medikamenten-spiegel	Lithium, Theophyllin, Digitalis
Tox-Screening, Blutalkohol	Substanz- bzw. Alkoholmissbrauch
Glukose	besonders Hypoglykämie
Gesamteiweiß	Malnutrition

62.9.5 Mikrobiologie und Virologie

- Lumbalpunktion:
  - Ausschluss einer Meningoenzephalitis (gelegentlich erforderlich)
    - stufenweise Diagnostik gemäß der Klinik
  - Invasive Untersuchungen können die Delirsymptomatik verschlechtern.
- Blut- und Urinkultur:
  - Keimgewinnung zur gezielten Antibiotikatherapie bei Infektionen

62.9.6 Bildgebende Diagnostik

- Bei neu aufgetretenem fokalneurologischem Defizit sollte eine zerebrale Bildgebung erfolgen.
- Auch bei fehlender Besserung der Symptomatik sollte eine zerebrale Bildgebung in Erwägung gezogen werden.

Sonografie

- Abdomen (Ileus/Harnverhalt)

Röntgen

- Thorax (Pneumonie)

CT

- zentralnervöse Ursache des Delirs

MRT

- siehe Kap. CT

62.9.7 Instrumentelle Diagnostik

EKG

- Herzrhythmusstörungen
- Myokardinfarkt

EEG

- nicht konvulsiver Status epilepticus

62.10 Differenzialdiagnosen

- Das Delir als Syndrom ist als Indiz für eine schwere zugrundeliegende somatische Erkrankung zu werten.
- Ziel ist daher die frühe Diagnostik der Delir-Ursache.
- Hilfestellung für die Suche möglicher Grunderkrankungen kann das Akronym „I WATCH DEATH" geben [13]:
  - **I**nfectious (Harnwege/Pneumonie)
  - **W**ithdrawal (Benzodiazepine, Opioide, Alkohol)
  - **A**cute metabolic Disorder (Elektrolyte, Nierenfunktion)
  - **T**rauma (Operation)
  - **C**NS Pathology (Schlaganfall, Perfusionsstörungen)
  - **H**ypoxia (Anämie, kardiales Versagen, Lungenversagen)
  - **D**eficiencies (Vit. B_{12}, Folsäure, Thiamin)
  - **E**ndocrine Pathologies (Schilddrüse, Glukose)
  - **A**cute vascular (Hypertonus, Hypotonus)
  - **T**oxins (Anästhetika, Anticholinergika)
  - **H**eavy Metals (selten)
- Differenzialdiagnostisch machen im Rettungsdienst besonders Psychosen (ungestörtes Bewusstsein, wenig Einschränkungen der Kognition und der Sprache) sowie die Abgrenzung von vorbestehenden Demenz (▶ Tab. 62.6) die richtige Einordnung der Symptome schwierig.
- Darüber hinaus sind Menschen mit Demenz besonders gefährdet, ein akutes Delir zu entwickeln.

VII

Tab. 62.6 Differenzialdiagnose Delir und Demenz.

Symptom	Delir	Demenz
Beginn	akut (Stunden/Tage)	schleichend
Aufmerksamkeit	gestört	kaum gestört
Bewusstsein	gestört	nicht gestört
Psychomotorik	hyper-/hypoaktiv	nicht gestört
vegetative Symptomatik	vorhanden	nicht vorhanden
Halluzinationen	häufig (v. a. optisch)	selten

62.11 Therapie

62.11.1 Therapeutisches Vorgehen

- Die unverzügliche konsequente Umsetzung nicht pharmakologischer Basismaßnahmen schafft eine effektive Grundlage für die Therapie des manifesten Delirs und ist dem Einsatz medikamentöser Substanzen überlegen. Beruhigung, Beobachtung und Begleitung des Patienten sind entscheidend [1], [3]. Daneben muss nach der zugrundeliegenden somatischen Erkrankung gesucht werden.

62.11.2 Allgemeine Maßnahmen

- Als interdisziplinäre und multiprofessionelle nicht pharmakologische Maßnahmen gelten:
  - Kommunikation:
    - für Sicherheit und ruhige Atmosphäre sorgen, Hektik vermeiden
    - dem Patienten alle Handlungen am Patienten ankündigen, dabei direkte Ansprache mit Augenkontakt und namentlicher Anrede
    - klare eindeutige Informationen in kurzen Abständen wiederholen
    - nicht auf Wortgefechte und Konfrontation einlassen, freundlich und gelassen bleiben
  - Orientierungshilfen:
    - Korrektur bestehender Seh- und Hörstörungen mittels Brille und Hörgerät
    - Kalender und Uhr in Sichtweite zwecks räumlicher und zeitlicher Reorientierung (im Rettungsdienst: Hilfsmittel mit in die Klinik bringen!)
  - Vermeidung von Dehydratation und Malnutrition
  - Überwachung der Medikamenteneinnahme, Absetzen potenziell delirogener Medikation
  - Förderung des Tag-Nacht-Rhythmus:
    - Aktivierung am Tage
    - Schlafförderung zur Nacht
  - frühe Mobilisierung
  - Sensibilisierung des Personals (Schulungen zu Delir-Risikofaktoren und -Therapie)
  - Fixierungsmaßnahmen vermeiden (diese sind selbst delirogen)
  - Monitoring, medizinische Materialien, nächtliche Interventionen kritisch hinterfragen
  - regelhafte Einbindung aufgeklärter Angehöriger in die Patientenbetreuung
  - Aufnahme in ein Krankenhaus und Verlegung auf die Intensivstation möglichst vermeiden

62.11.3 Pharmakotherapie

- Psychopharmakologische Maßnahmen sind zu minimieren, bestenfalls zu vermeiden.
- Sind nicht pharmakologische Maßnahmen nicht ausreichend effektiv, kann jedoch ihr Einsatz zur Symptomkontrolle bei Selbst- und Fremdgefährdung unumgänglich sein und ggf. eine weitere Behandlung der Grunderkrankung erst ermöglichen [3], [4].
- Die Evidenz der medikamentösen Therapie mit Antipsychotika ist begrenzt. Gleichzeitig ist die Gabe von Neuroleptika mit erheblichen, potenziell lebensbedrohlichen Nebenwirkungen (Herzrhythmusstörungen durch QT-Zeit-Verlängerung und extrapyramidale Symptome) verbunden.
  - Zum Einsatz kommen als typisches Antipsychotikum niedrigdosiert Haloperidol, alternativ atypische Antipsychotika wie Risperidon und Quetiapin (Off-Label-Use).
  - Bei psychomotorischer Unruhe kommen niederpotente Antipsychotika zum Einsatz.
  - Steht die Angstsymptomatik im Vordergrund, kann in Einzelfällen die Gabe eines kurzwirksamen Benzodiazepins erwogen werden.
- Alle genannten Substanzen haben eigenes delirogenes Potenzial und sollten daher niedrig dosiert sowie zeitlich limitiert gegeben werden.
- Für den Rettungsdienst gilt folgende Empfehlung zur Pharmakotherapie des hyperaktiven Delirs:
  - wann immer möglich: Verzicht auf psychopharmakologische Maßnahmen
  - falls Situation nicht beherrschbar: niedrigdosiertes Haloperidol (1–2 mg intramuskulär (i. m.))
  - bei starker Erregung in Kombination mit kurzwirksamen Benzodiazepinen (max. Wirkeintritt von Haloperidol erst nach Stunden zu erwarten!)
    - Lorazepam 1–2 mg per os (p. o.); Schmelzform hat den Vorteil, dass nicht geschluckt werden muss, z. B. bei Patienten mit extrapyramidalen Störungen
    - nötigenfalls intravenös (i. v.), niedrigdosierte Gabe von Benzodiazepin: Lorazepam 1–2 mg, Midazolam 2–2,5 mg

- Sonderfall Entzugsdelir:
  - bei Halluzination: Haloperidol 5 mg i.m (ausnahmsweise 5–10 mg i. v., dann ständige EKG-Überwachung notwendig)
  - bei Erregung: Lorazepam 2,5 mg p. o., alternativ Midazolam 2,5–5 mg i. v.
  - Häufig ist auch eine Volumensubstitution mit balancierten Elektrolytlösungen notwendig.
- Eine Empfehlung zur pharmakologischen Therapie des hypoaktiven Delirs gibt es nicht.

62.12 Verlauf und Prognose

- Das Delir ist prinzipiell reversibel, kann aber mit einem prolongierten Verlauf einhergehen und hat unbehandelt eine ähnlich hohe Mortalität wie der akute Myokardinfarkt oder die Sepsis.
- Es führt zu einer Verlängerung des stationären Aufenthaltes (auf der Intensiv- und auf der Peripherstation) sowie poststationär zu einer höheren Institutionalisierungsrate.
- Eine Demenz findet sich nach einem erlittenen Delir doppelt so häufig.
- Die Mortalität ist nach 6 Monaten 3-fach erhöht und ist auf typische Komplikationen wie nosokomiale Infektionen, Dekubiti, Stürze, Malnutrition, Inkontinenz sowie insgesamt ein vermindertes Funktionsniveau zurückzuführen.
- Nach einem Delir auf der Intensivstation ist das Mortalitätsrisiko mehr als verdoppelt.
- Aufenthalts- und Beatmungsdauer sind ebenso wie die Krankenhausverweildauer verlängert.
- Kognitive Beeinträchtigungen nach der Hospitalisierung finden sich häufiger.
- Damit wird die Bedeutung einer frühzeitigen Verdachtsdiagnose bereits im Rahmen der notfallmäßigen Versorgung deutlich.

62.13 Prävention

- Das Delir ist durch konsequentes Umsetzen der nicht pharmakologischen Interventionen präventiv beeinflussbar (siehe Kap. 62.11.2).
- Unnötige Hospitalisierungen sind bei delirgefährdeten Patienten zu vermeiden. Hierbei kommt Notärzten eine wichtige Rolle zu.
- Prodromalsymptome gilt es rechtzeitig zu erkennen (gesteigerte Nervosität, Schlaflosigkeit, Nesteln, ggf. passagere Halluzinationen).
- Die Gabe potenziell delirogener Substanzen sollte vermieden werden.
- Eine allgemeine Empfehlung zur pharmakologischen Prävention kann derzeit explizit nicht gegeben werden [3], [4].

62.14 Quellenangaben

[1] Aldecoa C et al. European Society of Anaesthesiology evidence-based and consensus-based guideline on postoperative delirium. Eur J Anaesthesiol 2017; 34: 192–214

[2] American Psychiatric Association. Diagnostic and statistical manual of mental disorders, 5th edn. American Psychiatric Association, Arlington; 2014

[3] Baron R, Binder A, Biniek R et al. Evidence and consensus based guideline for the management of delirium, analgesia and sedation in intensive care medicine. Revision 2015 (DAS-Guideline 2015) – short version. Ger Med Sci 2015; 13. doi: 10.3205/000223

[4] Barr J, Fraser GL, Puntillo K et al. Clinical Practice Guidelines for the Management of Pain, Agitation and Delirium in Adult Patients in the Intensive Care Unit. Crit Care Med 2013; 41: 263–306

[5] Braune S, Gurlit S: Management des Delirs auf der Intensivstation. DMW 2017; 24: 1820–1824

[6] Dilling H, Mombour W, Schmidt MH. Internationale Klassifikation psychischer Störungen ICD-10 Kapitel V (F), 8. Aufl. Bern: Huber Verlag; 2011

[7] Frühwald T; Weissenberger-Leduc M, Jagsch C et al. Delir – eine interdisziplinäre Herausforderung. CME Zertifizierte Fortbildung. Z Gerontol Geriat 2014: 47; 425–440. doi 10.1007/s00391-014-0613-1

[8] Hewer W, Thomas C, Drach LM. Delir beim alten Menschen. Grundlagen-Diagnostik-Therapie-Prävention. 1. Aufl. Stuttgart: Kohlhammer; 2016

[9] Inouye SK, van Dyck CH, Balkin S et al. Clarifying confusion: the confusion assessment method. A new method for detection of delirium. Ann Int Med 1990; 113: 941–948

[10] Inouye SK, Westendorf RG, Saczynski JS. Delirium in elderly people. Lancet 2014; 383: 911–922

[11] Pandharipande PP, Ely W, Arora RC et al: The intensive care delirium research agenda: a multinational, interprofessional perspective. Intensive Care Med 2017; 43(9): 1329-1339

[12] Singler K, Gurlit S. Delir (akute Verwirrtheit). In: Pantel J, Schröder J, Bollheimer C, Sieber C, Kruse A, Hrsg. Praxishandbuch Altersmedizin. Stuttgart: Kohlhammer; 2014; 275–298

[13] Wise, MG. Delirium. In: Hales RE, Yudolfsky SC (Eds) American Psychiatric Press Textbook of Neuropsychiatry. Washington D.C.; American Psychiatric Press Inc. 1986: 89–103

62.15 Wichtige Internetadressen

- www.europeandeliriumassociation.com
- www.delir-netzwerk.de
- www.icudelirium.org
- www.springermedizin.de/ecurriculum-geriatrie

Teil VIII

Trauma

VIII

63 Schädel-Hirn-Trauma

Markus Holling, Thomas Fortmann

63.1 Steckbrief

Im Rahmen von traumatischen Geschehen bedeutet die Existenz eines Schädel-Hirn-Traumas (SHT) nicht nur eine Verschlechterung der Prognose, sondern stellt auch spezielle Ansprüche an das Behandlungsteam. Die in der Notfallmedizin relevanten Pathologien können in primäre (nicht reversible, zum Zeitpunkt des Traumas erfolgte) und in resultierende sekundäre Hirnschäden (Gegenstand der medizinischen Therapie) eingeteilt werden.

Unabhängig von der Art der intrakraniellen Pathologie stellt eine Erhöhung des intrakraniellen Drucks (ICP) eine potenziell lebensbedrohliche Situation dar. Im Rahmen der notfallmedizinischen Versorgung kommt es dabei nicht auf eine kurative Therapie, sondern auf das Erkennen eines SHT, die entsprechende Dokumentation und die Einleitung von hirndrucksenkenden Maßnahmen an.

63.2 Aktuelles

- Im Rahmen des RESCUEicp-trails konnte erstmalig in einem multizentrischen und randomisierten Studiendesign die Überlegenheit der dekompressiven Kraniektomie bei erhöhten Hirndrücken zugunsten einer niedrigeren Mortalität unter Inkaufnahme einer höheren Rate mit funktionell schlechterem Outcome dargestellt werden [1].

63.3 Synonyme

- Hirnverletzung
- Commotio cerebri
- Contusio cerebri
- Compressio cerebri

63.4 Keywords

- traumatic brain injury
- intracranial pressure
- intracranial mass
- epidural hematoma
- subdural hematoma
- traumatic intracerebral hemorrhage
- traumatic subarachnoid hemorrhage

63.5 Definition

- Schädel-Hirn-Trauma (SHT):
  - temporäre oder dauerhafte Funktionsstörung der somatischen und/oder funktionellen Integrität von Gehirn, Hirnhäuten, Schädelknochen und/oder Kopfhaut aufgrund einer äußeren Gewalteinwirkung
  - Die Klassifikation in Commotio, Contusio und Compressio cerebri erbringt ebenso wenig Zusatzinformation wie die kaum noch übliche Einteilung in leichtes, mittleres und schweres SHT in Abhängigkeit von der Glasgow Coma Scale (GCS).
  - Der Schweregrad ergibt sich vielmehr aus den neurologischen Symptomen, dem radiologischen Bild und dem Verlauf.
  - Für die notfällige Beurteilung scheint die Würdigung des Traumageschehens, der Bewusstlosigkeit und der kurzfristigen Befunddynamik eher zielführend.
- Hirnödem:
  - Durch ein zytotoxisches Hirnödem schwellen die Astrozyten durch Retention von Natriumionen und Wasserinflux wegen einer defekten Natrium-Kalzium-Pumpe bei intakter Blut-Hirn-Schranke an.
- Hirndruckerhöhung:
  - nicht nur temporäres Abweichen des intrakraniellen Drucks (ICP) außerhalb des physiologischen Bereichs (Erwachsene 5–10 mmHg)
  - klinisch übliche Grenze des ICP: 20 mmHg – Level II B, Empfehlungen erst ab 22 mmHg
  - Somit wird die klinische Relevanz durch die numerische Messung und den klinisch bzw. radiologischen Hintergrund bestimmt.
  - Anatomiebedingt können Schäden durch eine Hernierung allerdings schon bei niedrigeren Hirndrücken auftreten.
- epidurale Blutung:
  - traumatische Zerreißung der A. meningea media, v. a. ihrer Äste bei Durchtritt durch die Schädelbasis
  - im Verlauf einer Kalottenfraktur mit Blutkollektion zwischen Knochen und Dura mater
  - Ein sogenanntes freies Intervall kann auftreten:
    - primäre Bewusstlosigkeit durch das Trauma, Bewusstseinsklarheit und sekundäre Eintrübung durch die zunehmende Raumforderung der Blutung
    - wird allerdings nur bei weniger als ⅓ der Fälle beobachtet
- akute subdurale Blutung:
  - Blutung zwischen Kortexoberfläche und Dura aus einem häufig kontusionierten Areal mit zerrissenen oberflächlichen Arterien und Venen
  - Durch die unmittelbare Beeinträchtigung des Kortex liegt häufig eine unmittelbare Bewusstlosigkeit vor.

- traumatische intrazerebrale Blutung:
  - Einblutungen in das Hirnparenchym, verursacht durch die Traumakinetik mit Anprall des Gehirns an die Schädelkalotte
  - Typischerweise „blühen“ diese jedoch erst im Intervall (bis zu mehrere Stunden) nach dem Trauma auf und sind auch erst dann in der Diagnostik nachweisbar.
- traumatische Subarachnoidalblutung (SAB):
  - Blutungen aus kleinen und kleinsten Arterien in den Subarachnoidalraum ohne Nachweis eines rupturierten Aneurysmas
  - häufig über der Konvexität lokalisiert, allerdings bei schweren Traumen auch basal
- offenes SHT:
  - unnatürliche, traumatisch geschaffene Direktverbindung zwischen Hautwunde und Hirnoberfläche mit Fraktur der Kalotte und Zerreißung der Dura mater
- Fremdkörper:
  - Eindringen eines Fremdkörpers (z. B. Projektil, Splitter, Messer) in die Schädelhöhle mit unterschiedlichen Verletzungsmodi (mechanisch, thermisch, infektiös)

63.6 Epidemiologie

63.6.1 Häufigkeit

- SHT allgemein: In den USA 823,7/100 000 Einwohner (17,1/100 000 tödlich). In Europa 262/100 000 (10,53/100 000 tödlich) [2]

63.6.2 Altersgipfel

- Die Patienten sind häufig jünger als 25 Jahre oder älter als 75 Jahre.

63.6.3 Geschlechtsverteilung

- keine Angaben möglich

63.6.4 Prädisponierende Faktoren

- häufigster Unfallmechanismus: Verkehrsunfall und Sturzereignisse

63.7 Ätiologie und Pathogenese

- Die Folge aller traumatischen Pathologien ist bei entsprechender Schwere eine Erhöhung des Hirndrucks (▶ Abb. 63.1).
- Von klinischer Relevanz sind die 2 Stadien der kompensierten (klinisch unspezifisch oder oligosymptomatisch) und der dekompensierten (Bewusstlosigkeit, Anisokorie, neurologisches Defizit) Hirndruckerhöhung. Hierbei ist zu beachten, dass die Ausprägung der intrakraniellen Raumforderung anhand der Symptomatik oder mittels Messwerten bisher nicht verlässlich eingeschätzt werden kann. Der Hirndruck steigt bei eintretender Dekompensation exponentiell an. Somit kommt dem alleinigen Verdacht auf einen erhöhten ICP eine sehr große Bedeutung zu.
- Die intrakranielle Erhöhung des Hirndrucks wirkt sich morphologisch durch Einklemmungen bzw. Hernierungen aus. Damit bezeichnet man die Verlagerung von Hirnanteilen nach kontralateral im Bereich der Falx cerebri, des Tentoriums und des Foramen magnum. Parafalxine und tentorielle Hernierungen werden auch als „obere“ Einklemmung, die durch das Hinterhauptsloch als „untere“ Einklemmung bezeichnet.
- Durch diese Hernierungen kommt es nicht nur zur Kompression von Hirnparenchym, sondern auch zum Verschluss von Arterien, sodass bei fehlender Intervention typischerweise Infarkte der A. cerebri anterior und A. cerebri posterior beobachtet werden.

63.8 Symptomatik

- Kopfschmerz, Übelkeit, Erbrechen
- Bewusstseinsveränderungen bis hin zur Bewusstlosigkeit
- Anisokorie (durch Affektion des ipsilateralen N. oculomotorius)
- Krampfanfall
- formal jedes neurologische Defizit (abhängig von der zugrundeliegenden Pathologie):
  - Amnesie
  - Paresen und Plegien
  - Aphasie
  - Visusverlust
- In jedem Fall sollte die bestehende Neurologie vor einer etwaigen Sedierung oder Intubation dokumentiert sein!
- Cushing-Trias:
  - Hypertonie
  - Bradykardie
  - pathologisches Atemmuster
- äußere Verletzungszeichen
  - Ein schweres SHT kann auch gänzlich ohne äußere Verletzungszeichen ablaufen!

63.9 Diagnostik

63.9.1 Diagnostisches Vorgehen

- Im Rahmen der Notfallversorgung lassen sich die Existenz eines erhöhten Hirndrucks bzw. dessen Ursachen nicht adäquat abklären.

VIII

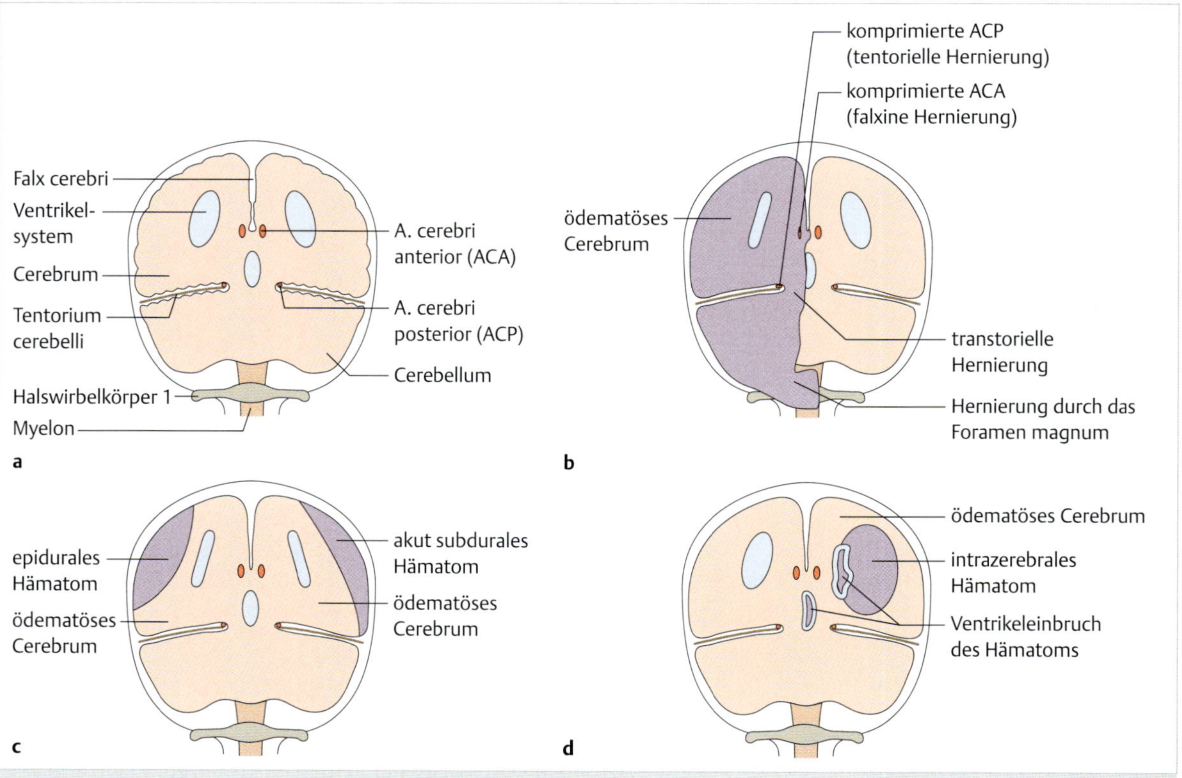

Abb. 63.1 Traumatische Pathologien beim Schädel-Hirn-Trauma. Im Einzelnen sind zu sehen:
a Normalbefund.
b Ödem.
c Epi- und subdurales Hämatom.
d Intrazerebrales Hämatom.

- Verschiedene Indikatoren sind aber für die Bewertung und den weiteren Verlauf in der Klinik von großer Bedeutung.

63.9.2 Anamnese

- Kurze Traumaanamnese
  - Darstellung des Traumamechansimus (z. B. Frontalzusammenstoß mit 60 km/h, Sturz aus 3 m Höhe)
- GCS bei Eintreffen
- initialer, grob orientierender, neurologischer Befund (z. B. Minderbeweglichkeit der rechten Körperhälfte)
- Fremdanamnese einer Bewusstlosigkeit

63.9.3 Körperliche Untersuchung

- Pupillenreaktion auf Lichteinfall (entgegen einer häufig geäußerten Vermutung lässt sich eine hirndruckassoziierte Mydriasis nicht mit Opioiden beeinflussen!)
- Reaktion auf Schmerzreize bei Bewusstlosigkeit
- Neben ABCDE-Schema (airway, breathing, circulation, disability, environment/exposure) und Bodycheck bei Verdacht auf Hirndruck genauere Inspektion des Schädels
- Instabilitäten?
- Blut-, Liquor- bzw. Hirnaustritt aus Nase, Mund oder Ohr
- offene Wunden der behaarten Kopfhaut

63.9.4 Bildgebende Diagnostik

Röntgen

- Röntgendiagnostik ist für die primäre Untersuchung bei Verdacht auf SHT weder spezifisch noch sensitiv
- Außer für Spezialfragestellungen in der Mund-Kiefer-Gesichts-Chirurgie sind Röntgen-Übersichtsaufnahmen obsolet.

CT

- Bedingt durch Schnelligkeit und Kompatibilität mit metallischen Fremdkörpern stellt die zerebrale CT (cCT) den Standard der Notfalldiagnostik dar.

- Da bei ca. 15 % der Patienten mit einem SHT ein Wirbelsäulentrauma koinzident ist, empfiehlt sich die Erweiterung der Bildgebung evtl. auf Wirbelsäule, Abdomen und Becken
- Indikation für ein cCT sind:
  - Bewusstlosigkeit oder beschriebene Phase der Bewusstlosigkeit
  - sich verschlechternde Vigilanz
  - neurologische Defizite
  - zunehmende Kopfschmerzen
  - Erbrechen
  - äußere Verletzungszeichen, Verdacht auf Fremdkörper
  - bei adäquatem Traumamechanismus (z. B. Hochrasanztrauma)
  - Einnahme von Gerinnungshemmern
  - abgelaufener Krampfanfall
  - Alkohol- bzw. Drogenmissbrauch
  - bei jedem Zweifel (z. B. unklarer Traumamechanismus)

MRT

- Ein MRT ist aufgrund des höheren organisatorischen Aufwands und der längeren Untersuchungsdauer derzeit v. a. bei Kindern oder bei Erwachsenen mit neurologischen Auffälligkeiten und unauffälligem cCT-Befund indiziert.

Angiografie

- Sollte die initiale Diagnostik den Verdacht auf eine Dissektion (z. B. A. carotis interna/A. vertebralis) oder eine Sinus-cavernosus-Fistel nahelegen, erscheint eine umgehende Angiografie angezeigt.
- Ebenso ist bei Existenz einer (traumatischen) SAB ein rupturiertes zerebrales Aneurysma auszuschließen.

63.10 Differenzialdiagnosen

Tab. 63.1 Differenzialdiagnosen.

Differenzialdiagnose	Bemerkungen
Intoxikationen	Alle Rauschmittel (inkl. iatrogene Sedierung!) können neurologische Symptome hervorrufen und/oder verschleiern.
Hypo-/Hyperglykämie	Hypoglykämien können neurologische Ausfälle imitieren.
Krampfanfall	Primäre Krampfanfälle sollten bildgebend abgeklärt werden und können ebenfalls zu Traumen führen – die Kausalität ist vor Ort nicht zweifelsfrei zu klären.
spontane Intrakranielle Blutungen	Sowohl intrazerebrale, intrazerebelläre als auch subarachnoidale Blutungen können ursächlich für Verkehrsunfälle sein und durch die dadurch erlittenen Traumafolgen verschleiert werden.

63.11 Therapie

- Präklinisch (z. T. auch intrahospital) steht die Therapie der Grunderkrankung nicht im Zentrum, sondern die Verringerung des sekundären Hirnschadens. Diese kann sowohl durch invasive als auch nichtinvasive Methoden erfolgen. Die Ausführungen beziehen sich allgemein auf den ausschließlichen Verdacht „Hirndruck".
- Die Standardtherapie des Hirndrucks in der Intensivmedizin bezieht sich auf den zerebralen Perfusionsdruck (CPP), der aus intrakraniellem Druck (ICP) und mittlerem arteriellen Druck (MAP) errechnet werden kann: CPP = MAP–ICP.
- Die Eskalation der Therapie sollte für jeden Einzelfall begründbar sein. Der hochgradige Verdacht auf einen erhöhten Hirndruck bzw. eine Hernierung ergibt sich anhand folgender Kriterien:
  - Anisokorie
  - unterschiedliche Pupillenreaktion auf Licht
  - fortschreitende neurologische Verschlechterung
  - Streck- oder Beugesynergismen
- folgende Parameter sollten grundlegend bedacht werden:
  - systolischer Blutdruck:
    - 15.–49. und > 70 Lebensjahr ≥ 110 mmHg
    - 50.–69. Lebensjahr ≥ 100 mmHg
  - Normoxie: (arterielle) Sauerstoffsättigung > 90 %
  - Normokapnie
  - Normoglykämie
  - keine Anwendung von Glukokortikoiden
    - Gabe von Kortisonderivaten bei zerebralem und spinalem Trauma nicht leitlinienkonform
  - keine prophylaktische Hypothermie

63.11.1 Therapeutisches Vorgehen

Nichtinvasives therapeutisches Vorgehen

- Oberkörperhochlagerung, Anti-Trendelenburg-Lagerung
  - ca. 30° Hochlagerung des Kopfes zur Verbesserung des venösen Abflusses
- medikamentöse, akut hirndrucksenkende Therapie
  - Mannitol 20 % (0,5–1 g/kgKG ~ 350 ml/70 kgKG)
    - Mannitol wirkt stark diuretisch, daher ist auf eine entsprechende Volumentherapie zur Verhinderung einer Hypotonie zu achten
  - NaCl 7,5–10 % (3 ml/kgKG ~210 ml/70 kgKG)
- Sofern es nicht aus internistischen Notfallgründen indiziert ist, sollen keine Glukoselösungen gegeben werden, da diese ins Hirnparenchym diffundieren und somit ein Hirnödem weiter verstärken können.

VIII

Invasives therapeutisches Vorgehen

Sicherung der Atemwege

- Die Indikation zur Sicherung der Atemwege (z. B. Intubation) ggf. in Narkose besteht in folgenden Situationen:
  - GCS ≤ 8
  - bei einer Verschlechterung der Vigilanz im Sinne eines Verlustes der Schutzreflexe
  - bei Hypoxämie unter bereits erfolgter O_2-Gabe (SpO2 < 90 %)
  - bei Hypoventilation mit Atemfrequenz < 6/min
- Bei Patienten mit Verdacht auf Halswirbelsäulen-Verletzungen (HWS-Verletzungen) ist die HWS-Orthese für die Dauer der Intubation nur unter strenger In-Line-Stabilisierung zu lösen.
- Ist der Patient bei Bewusstsein, ist der neurologische Status vor der Intubation zu dokumentieren.

Sedierung/Narkose

- Die Notwendigkeit einer Vertiefung der Sedierung oder der Narkose ist immer in Hinblick auf eine dadurch potenziell induzierte Hypotonie und Hypoxie abzuwägen.
- Empfehlungen zu Medikamentenauswahl und Narkosetechniken finden sich in Kap. 19.
- Sedierung
  - Midazolam
  - Propofol
  - Thiopental
  - Esketamin (die immer wieder geäußerte Vermutung, Esketamin würde den ICP erhöhen, wurde widerlegt, allerdings müssen Hypoxie und Hypotonie vermieden werden)
- Analgesie
  - Opioide (z. B. Fentanyl/Sufentanil)
  - Esketamin
- Relaxierung
  - Gängig vorgehaltene Muskelrelaxanzien können verabreicht werden (z. B. Rocuronium, Succinylcholin).
- Beatmung
  - Normoventilation
  - Die vielfach diskutierte Hyperventilation wird während der ersten 24 h kritisch bewertet und nicht empfohlen. Dennoch findet sie z. B. bei Einklemmungszeichen unmittelbar vor der operativen Versorgung weiterhin Anwendung.

Versorgung offener Kopfplatzwunden

- Durch die starke Durchblutung der Kopfhaut können auch kleine Wunden einen relevanten Blutverlust verursachen. Dies trifft v. a. für Kinder zu. Folglich empfiehlt es sich, deutlich erkennbar blutende Wunden bei längerem Transport ggf. zu übernähen.
- Kompressionsverbände sind nur mit Vorsicht anzuwenden, da eine Verschiebung von Knochenfragmenten präklinisch nicht auszuschließen ist. Nichtsdestotrotz sollte ein steriler Wundverband erfolgen.

Austritt von Hirngewebe

- keine Reposition
- lediglich steriles Abdecken ohne forcierte Kompression

Umgang mit Fremdkörpern

- unter keinen Umständen Fremdkörper entfernen oder mobilisieren
- Fremdkörper ggf. außerhalb des Schädels zum Transport kürzen
- Fremdkörper möglichst steril abdecken

63.11.2 Operative Therapie

- Für die Schnittstelle der Schockraumversorgung sind präklinische Angaben für das weitere diagnostische und operative Prozedere von großer Bedeutung.
- Dabei müssen folgende Kernfragen beantwortet werden:
  - cCT-Schädel?
  - externe Ventrikeldrainage/Hirndrucksonde?
  - Blutungsevakuation, Dekompression?
- Die Therapiestrategien sind für die einzelnen Pathologien operativ unterschiedlich. Da dies für die notfallmedizinische Versorgung eher unerheblicher erscheint, erfolgt die Beschreibung der Prozeduren hier nur knapp.
- Indikation für die Implantation einer externen Ventrikeldrainage/Hirndrucksonde:
  - unmittelbare Bewusstlosigkeit am Unfallort mit konsekutiver Intubation bei negativem cCT-Befund (ggf. vorab Aufwachversuch)
  - nicht operationspflichtige intrakranielle Traumafolgen, mit dem Potential, im Verlauf einen erhöhten Hirndruck zu verursachen („aufblühende Kontusionen“)
  - hohe Unfallkinetik und fehlende neurologische Beurteilbarkeit aufgrund der Notwendigkeit, die Beamtung aufrechtzuerhalten (z. B. Thoraxtrauma)
- weitere operative Prinzipien:
  - osteoplastische Kraniotomie:
    - Evakuation eines epiduralen Hämatoms mit Verschluss der Blutungsquelle und ggf. Rekonstruktion einer Kalottenfraktur
    - Die Dura mater wird nicht zwingend eröffnet.
    - Bei Hirnatrophie können so kleinere akute Subduralhämatome v. a. im Senium therapiert werden.
  - osteoklastische Kraniektomie:
    - Hemikraniektomie mit ausgedehnter Dauererweiterungsplastik und Hämatomevakuation bei akuten Subduralhämatomen, da hier die Schwellungsneigung gerade bei jüngeren Patienten sehr wahrscheinlich ist

  - Bei bestehender Bewusstlosigkeit wird häufig eine Hirndrucksonde für die intensivmedizinische Kontrolle und Therapie des Hirndrucks implantiert.

63.11.3 Organisatorisches Vorgehen

- Da die Prognose bei Patienten mit SHT ausgesprochen stark vom Zeitfaktor bis zur (operativen) Therapie abhängt, ist die Bestimmung eines adäquaten Zielkrankenhauses von hoher Bedeutung.
- Da ein SHT im Rahmen eines Unfallgeschehens vor Ort nie ausgeschlossen werden kann, sollte anhand der Symptomatik und unter Berücksichtigung der regionalen Versorgungsstrukturen wie folgt entschieden werden:
  - Verdacht auf SHT mit Bewusstlosigkeit → überregionales Traumazentrum
  - Verdacht auf SHT mit stattgehabter Bewusstlosigkeit (gleichgültig welcher Dauer) →Überregionales Traumazentrum
  - Verdacht auf SHT mit jeglicher Neurologie/progredienter Neurologie → überregionales Traumazentrum
  - Verdacht auf SHT mit Übelkeit, Erbrechen, äußere Verletzungszeichen → überregionales Traumazentrum
  - Verdacht auf SHT mit Übelkeit, Erbrechen, keine äußeren Verletzungszeichen → regionales Traumazentrum
  - Verdacht auf SHT ohne Neurologie, voll orientiert, keine Bewusstlosigkeit → regionales Traumazentrum

63.12 Nachsorge

- Die Nachsorge im Sinne des Phasenmodells richtet sich ausschließlich nach der Schwere der neurologischen Ausfälle.
- Im Rahmen einer Einzelfallentscheidung sollte über die Intensität der Maßnahme entschieden werden.

63.13 Verlauf und Prognose

- Selbst nach Durchlaufen der innerklinischen Diagnostik fällt eine eindeutige Aussage zu Verlauf und Prognose sehr schwer.
- Einfluss haben hier sowohl Art und Ausmaß der primären Verletzung, die Latenz bis zur erfolgten Therapie, das Ausmaß der Sekundärschäden, das Alter, Komorbiditäten und vieles mehr.
- Im präklinischen Bereich basiert die Verdachtsdiagnose ausschließlich auf den neurologischen Symptomen, die von einer Vielzahl intrakranieller Pathologien hervorgerufen werden können. Insofern sollte von einer übereilten Prognoseeinschätzung vor Ort abgesehen werden.

63.14 Quellenangaben

[1] Hutchinson PJ, Kolias AG, Timofeev IS et al. RESCUEicp Trial Collaborators. Trial of Decompressive Craniectomy for Traumatic Intracranial Hypertension. N Engl J Med 2016; 375: 1119–1130. doi: 10.1056/NEJMoa1605215

[2] Peeters W, van den Brande R, Polinder S et al. Epidemiology of traumatic brain injury in Europe. Acta Neurochirurgica 2015; 157: 1683–1696. doi: 10.1007/s00701-015-2512-7

63.15 Wichtige Internetatdressen

- https://braintrauma.org/uploads/03/12/Guidelines_for_Management_of_Severe_TBI_4th_Edition.pdf
- www.awmf.org/uploads/tx_szleitlinien/030105l_S 1_Intrakranieller_Druck_2012_verlaengert.pdf
- www.awmf.org/uploads/tx_szleitlinien/008-001l_S 2e_Schaedelhirntrauma_SHT_Erwachsene_2016-06.pdf
- www.awmf.org/uploads/tx_szleitlinien/001-030l_S 1_Praehospitale_Notfallnarkose_Erwachsene_2015-03.pdf
- www.awmf.org/uploads/tx_szleitlinien/012-019l_S 3_Polytrauma_Schwerverletzten-Behandlung_2017-03.pdf

VIII

64 Wirbelsäulentrauma

René Hartensuer, Oliver Riesenbeck

64

64.1 Steckbrief

Wirbelsäulenverletzungen sind schwerste Verletzungen des Achsenskeletts und können mit ausgeprägten neurologischen Schädigungen einhergehen. Die Aufgabe der präklinischen Diagnostik ist es, alle Patienten mit potenzieller Wirbelsäulenverletzung zu identifizieren und unter adäquater Immobilisierung in eine geeignete Klinik zu verbringen. Die klinische Diagnostik soll den präklinischen Verdacht entweder ausräumen oder durch eine bildgebend erfasste Diagnose ersetzen. Je nach Stabilität, neurologischen Defiziten und Begleitumständen reicht das Therapiespektrum von konservativer Therapie mit Analgesie und achsgerechter Mobilisation bis zur schnellstmöglichen operativen Versorgung. Das Therapieergebnis wird maßgeblich vom Ausmaß der neurologischen Schädigung bestimmt.

64.2 Synonyme

- Wirbelsäulenverletzung
- diskoligamentäre Instabilität
- Wirbelkörperfraktur
- traumatische Querschnittsverletzung
- spinal injury
- spinal instability
- spinal fracture
- spina cord injury

64.3 Keywords

- Wirbelsäulenverletzung
- Wirbelfraktur
- traumatischer Querschnitt
- Halswirbelsäule (HWS)
- Brustwirbelsäule (BWS)
- Lendenwirbelsäule (LWS)
- spinal injury
- spinal fracture
- spinal cord injury
- cervical spine
- thoracic spine
- lumbar spine

64.4 Definition

- Verletzung der knöchernen oder diskoligamentären Strukturen der Wirbelsäule mit oder ohne Schädigung der Spinalnerven oder des Rückenmarks

64.5 Epidemiologie

64.5.1 Häufigkeit

- HWS: Dens axis und Halswirbelkörper (HWK 5–HWK 7) am häufigsten betroffen
- BWS/LWS: thorakolumbaler Übergang am häufigsten betroffen
- ca. 10000 schwerwiegende Fälle pro Jahr in Deutschland

64.5.2 Altersgipfel

- schwerste Verletzungen mit Querschnittslähmung häufig in der 2.–4. Dekade
- einfache Frakturen von unterer BWS und LWS ab der 5. Dekade häufiger

64.5.3 Geschlechtsverteilung

- Männer häufiger in der 2.–4. Dekade betroffen
- Frauen häufiger ab der 5. Dekade betroffen

64.5.4 Prädisponierende Faktoren

- Osteoporose
- Morbus Bechterew
- diffuse idiopathische Skeletthyperostose
- metastasierende Malignome

64.6 Ätiologie und Pathogenese

- adäquates Trauma:
  - Hochrasanztrauma wie bei Verkehrsunfall, Sturz aus größerer Höhe, Sturz kopfüber, Sport-/Reitunfall
  - Polytraumatisierte Patienten weisen häufig eine Wirbelsäulenverletzung auf.
- inadäquates Trauma:
  - Bagatelltrauma, welches aufgrund vorbestehender Schwächung der Knochenstruktur (z. B. Osteoporose) zur Verletzung führt.
- Mechanismus:
  - axiale Stauchung
  - Extensionstrauma
  - Flexionstrauma
  - Translation

64.7 Symptomatik

- bewusstseinsklarer Patient:
  - Schmerzen (häufig)
    - spontane Angabe von Nacken-/Rückenschmerz
    - Verschlimmerung durch Bewegung/Veränderung der Lagerung
    - bei Mehrfachverletzung möglicherweise keine Schmerzangabe trotz Wirbelsäulenverletzung
  - fokalneurologisches Defizit (häufig)
    - Sensibilitätsstörungen
    - motorische Störungen (Parese, Plegie)
    - Blasen-/Mastdarmstörung mit spontanem Harn-/Stuhlabgang
  - neurogener Schock (selten)
  - Ateminsuffizienz bei HWS Verletzung (selten)
  - Schluckbeschwerden durch retropharyngeales Hämatom (selten)
- bewusstseinsgetrübter/bewusstloser Patient:
  - keine spezifischen Symptome

64.8 Diagnostik

64.8.1 Diagnostisches Vorgehen

- Im Rahmen der präklinischen Diagnostik sollte bei jedem Patienten überprüft werden, ob der Verdacht auf ein Wirbelsäulentrauma besteht.
- Beim bewusstseinsklaren Patienten gibt meist schon die Anamnese (Schmerzlokalisation, Unfallmechanismus, neurologische Symptome) entscheidende Hinweise auf das Vorliegen einer Wirbelsäulenverletzung. Dies kann durch eine gezielte körperliche Untersuchung unter achsgerechter Stabilisierung erhärtet werden.
- Sofern eine Analgesie, Sedierung bzw. Intubation geboten erscheint, sollte vor Einleitung die grobe neurologische Untersuchung erfolgen (Bewegung der Extremitäten, Sensibilität).
- Jeder bewusstseinsgetrübte oder bewusstlose Patient mit Trauma oder unklarer Auffindesituation gilt als wirbelsäulenverletzt (▶ Abb. 64.1).
- Im Rahmen der klinischen Diagnostik soll der präklinische Verdacht einer Wirbelsäulenverletzung ausgeräumt oder durch eine bildgebend erfasste Diagnose überprüft werden (▶ Abb. 64.2). Hierzu wird in geschützter Umgebung die Anamnese und die körperliche Untersuchung einschließlich einer neurologischen Untersuchung wiederholt.
- Beim wachen, bewusstseinsklaren Patienten ohne fokalneurologisches Defizit und ohne Schmerzen/Druckschmerzen über der Wirbelsäule oder Muskelhartspann sowie ohne weitere, potenziell die Schmerzen maskierenden Verletzungen kann auf eine HWS-Immobilisation verzichtet werden. Sollte der Patient bei der aktiven Rotation des Kopfes (45° rechts/links) keine Schmerzen verspüren, so ist eine HWS-Verletzung ohne radiologische Diagnostik sehr wahrscheinlich ausgeschlossen (Canadian-C-Spine-Rule).
- Beim wachen, bewusstseinsklaren Patienten mit Schmerzen ist dagegen eine Bildgebung anzustreben. Je nach Lokalisation der Beschwerden sind dies primär die Röntgen- oder CT-Diagnostik. Bei Auffälligkeiten oder unklarem Befund der Röntgenbilder muss in jedem Fall eine CT-Bildgebung ergänzt werden.
- Bei Patienten mit fokalem, neurologischem Defizit sind primär eine CT und ggf. anschließend eine MRT anzustreben.
- Bei Patienten mit Bewusstseinsstörung sollte zunächst eine Polytraumatisierung erwogen werden (Vorgehen nach Polytraumaalgorithmus). Ansonsten ist eine CT und, je nach Ergebnis, eine MRT oder ein Aufwachversuch anzustreben.
- Bei Patienten mit Morbus Bechterew ist eine Schichtbildgebung der gesamten Wirbelsäule anzustreben.
- Bis die Diagnostik vollständig abgeschlossen ist, müssen eine adäquate Immobilisierung und eine achsgerechte Lagerung gewährleistet sein.

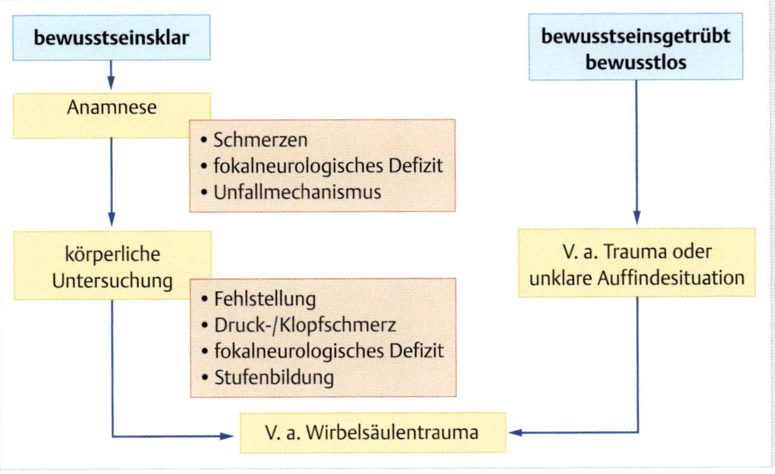

Abb. 64.1 Algorithmus zur präklinischen Diagnostik.

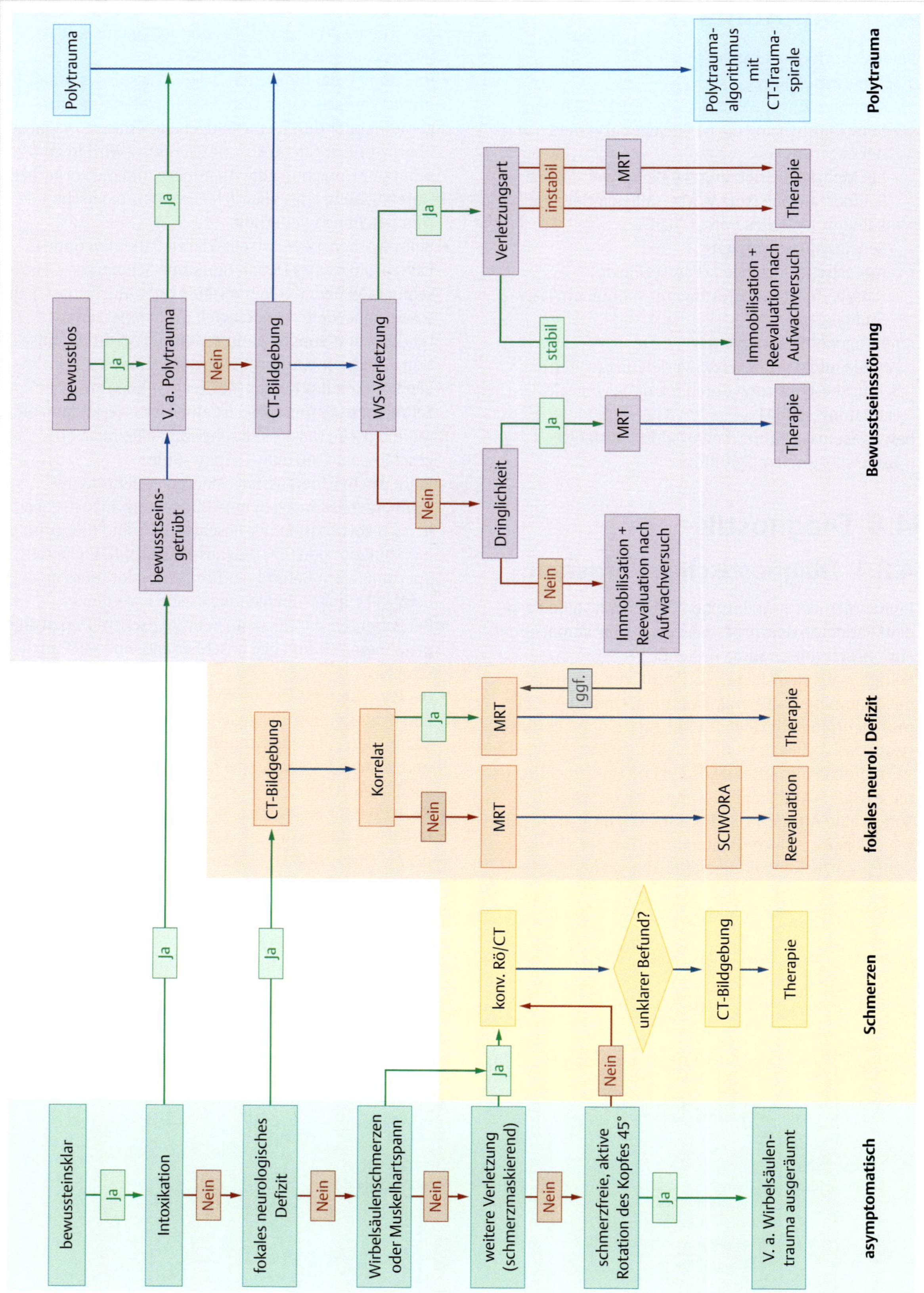

Abb. 64.2 Algorithmus zur klinischen Diagnostik. SCIWORA = spinal cord injury without radiographic abnormality. Abk. WS: Wirbelsäule.

64.8.2 Anamnese

- Symptome (siehe Kap. 64.7)
- Unfallmechanismus
- vorbestehende neurologische Defizite
- Medikation

64.8.3 Körperliche Untersuchung

- Inspektion
  - Hämatom über der Wirbelsäule
  - Kontusionen
  - Fehlstellung
- Palpation
  - Druck-/Klopfschmerz über den Dornfortsätzen
  - Stufenbildung Dornfortsätze
- neurologische Untersuchung (Verletzung des Rückenmarks → Lokalisation der Höhe)
  - Motorik
  - Sensibilität (Dermatome, siehe ▶ Abb. 64.3)
  - Blasen-/Mastdarmfunktion (spontaner Harn-/Stuhlabgang)
    - digital rektale Untersuchung zur Bestimmung des Sphinktertonus
  - Bei Rückenmarksverletzung erfolgt die Untersuchung und Dokumentation (in der Klinik) nach dem ASIA-Standard (American Spinal Injury Association: http://asia-spinalinjury.org/; Stand: 14.02.2019)

64.8.4 Bildgebende Diagnostik

Röntgen

- konventionelles Röntgen der HWS (anterior-posterior, lateral und Dens-Zielaufnahme) sowie der BWS und der LWS in 2 Ebenen, ggf. HWS-Schrägaufnahmen
- Schwimmeraufnahmen:
  - leicht verfügbar, kostengünstig
- Sensitivität und Spezifität stark von Bildqualität und Erfahrung des Befunders abhängig
- häufig keine ausreichende Darstellung des kraniozervikalen und zervikothorakalen Übergangs

CT

- Bei Verdacht auf Verletzung der A. vertebralis ist die CT, ggf. in Kombination mit CT-Angiografie der Kopf-Hals-Gefäße, die Diagnostik der Wahl.
- Beim bewusstlosen oder polytraumatisierten Patienten für die gesamte Wirbelsäule ist eine CT zu fordern!

MRT

- Zusatzdiagnostik
  - bei neurologischem Defizit zur Bestimmung des Ausmaßes einer intraspinalen Pathologie
  - zum Nachweis einer diskoligamentären Verletzung
  - bei speziellen Fragestellungen, wie z. B. der Abschätzung des Frakturalters

Dynamische Durchleuchtung der HWS

- Zusatzdiagnostik für erfahrene Untersucher zum Ausschluss einer diskoligamentären Instabilität.
- keine Routinediagnostik

64.9 Differenzialdiagnosen

Tab. 64.1 Differenzialdiagnosen.

Differenzialdiagnose	Bemerkungen
Rückenschmerzen ohne Trauma	Anamnese, klinische Untersuchung
Bandscheibenvorfall als Ursache von Schmerzen und/oder eines neurologischen Defizits	Anamnese, klinische Untersuchung, MRT
intrakranielle Blutung/Schlaganfall als Ursache eines neurologischen Defizits	CT-Schädel
Epilepsie als Ursache eines neurologischen Defizits	Anamnese, klinisch-neurologische Untersuchung (Todd'sche Parese)
Intoxikation als Ursache eines neurologischen Defizits	(Fremd-)Anamnese, klinische Untersuchung, Laborchemie

64.10 Therapie

64.10.1 Therapeutisches Vorgehen

- präklinische Therapie bei Verdacht auf Wirbelsäulentrauma (▶ Abb. 64.4):
  - Immobilisierung (Zervikalstütze, Vakuummatratze oder Spineboard mit Headblocks)
    - CAVE: keine vollständige Immobilisierung der HWS durch alleinige Zervikalstütze möglich
  - wenn möglich, schonende technische Rettung
  - bei Ateminsuffizienz: Intubation unter achsgerechter Stabilisierung der HWS (sog. In-Line-Immobilisation)
  - bei neurogenem Schock: Kreislaufmanagement, Volumengabe, ggf. Vasopressoren
  - Analgesie/Sedierung nach Erhebung des neurologischen Status
  - schonender Transport
  - Ziel: regionales oder überregionales Traumazentrum mit Wirbelsäulenchirurgie bzw. Level-1-Wirbelsäulenzentrum der DWG (Deutsche Wirbelsäulengesellschaft) für Verletzungen der Wirbelsäule
  - kein präklinischer Repositionsversuch!
- klinische Therapie (▶ Abb. 64.4):
  - Gliederung in stabile und instabile Verletzungen
  - stabile Verletzungen → konservative Therapie
    - HWS: freie Nachbehandlung oder Ruhigstellung mittels Orthese, Verlaufskontrolle mittels Röntgen, ggf. CT

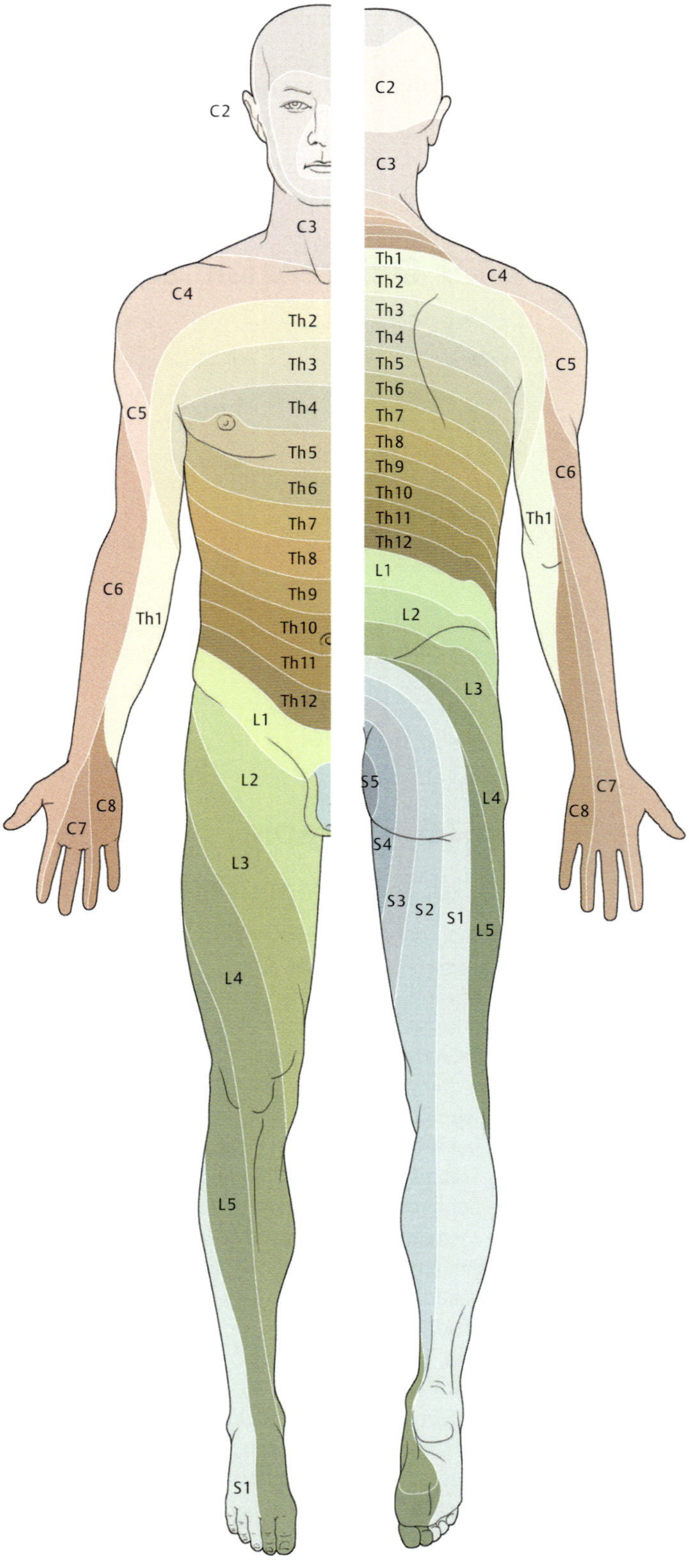

Abb. 64.3 Dermatome: Projektion der radikulären Innervation auf die Haut. Nach der Vereinigung der beiden Wurzeln zum Spinalnerv ziehen die in ihnen enthaltenen Nervenfasern in ihr Innervationsgebiet. Im Falle der sensiblen Innervation wird dies als Dermatom bezeichnet. Kennmuskeln zur Ersteinschätzung von motorischen Ausfällen:
C 5 – Ellengelenkflexion
C 6 – Handgelenkextension
C 7 – Ellengelenkextension
C 8 – Fingerflexion
T 1 – Fingerabduktion
L 2 – Hüftflexion
L 3 – Knieextension
L 4 – Fußextension
L 5 – Großzehenextension
S 1 – Fußflexion
(Quelle: Schünke M, Schulte E, Schumacher U et al., Hrsg. Prometheus LernAtlas – Kopf, Hals und Neuroanatomie. Illustrationen von M. Voll und K. Wesker. 4. Auflage. Stuttgart: Thieme; 2015)

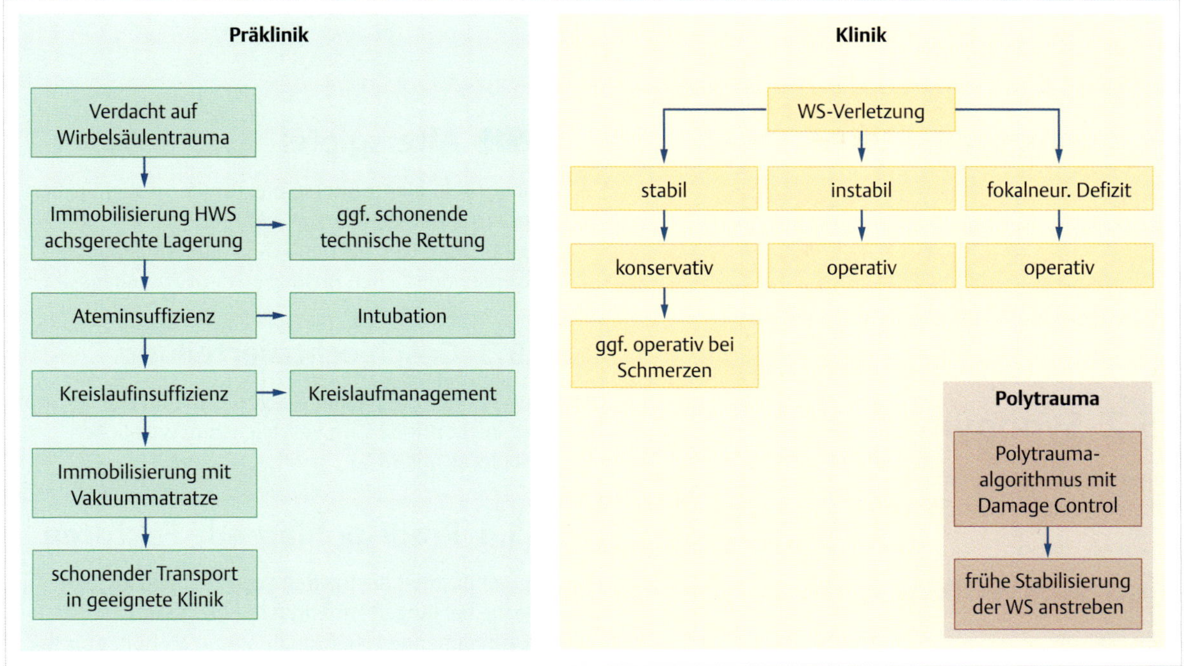

Abb. 64.4 Therapiealgorithmus.
Abk. WS: Wirbelsäule.

- BWS und LWS: Analgesie, achsgerechte Mobilisation, engmaschige Verlaufskontrolle mittels Röntgen im Stehen, ggf. CT
- bei dauerhaft immobilisierenden Beschwerden, ggf. operative Therapie

◦ instabile Verletzungen → operative Therapie
- dorsale Instrumentierung mittels Schrauben-Stab-System
- ggf. ventrale Gegenstabilisierung mittels monosegmentaler Fusion, Korporektomie und ggf. ventralen Plattensystems
- primär ventrales Vorgehen (z. B. bei diskoligamentärer Instabilität der HWS)
- bis zur operativen Versorgung achsgerechte Lagerung

- Verletzungen des Rückenmarks oder der Spinalnerven → operative Therapie
  - schnellstmögliche operative Aufhebung der Einengung von dorsal oder ventral
  - ggf. Rekonstruktion der Dura
- polytraumatisierte Patient:
  - frühe Stabilisierung der Wirbelsäule anstreben

64.10.2 Allgemeine Maßnahmen

- Alle instabilen HWS-Verletzungen müssen bis zur operativen Versorgung immobilisiert werden.
- Alle instabilen BWS/LWS-Verletzungen müssen bis zur Versorgung immobilisiert und achsgerecht gelagert werden.

64.11 Verlauf und Prognose

- Prognose abhängig vom Ausmaß der neurologischen Schädigung und Zeit bis zur operativen Versorgung.

64.12 Literatur zur weiteren Vertiefung

[1] Deutsche Gesellschaft für Unfallchirurgie S3-Leitlinie Polytrauma/Schwerverletzten-Behandlung AWMF Register-Nr. 012/019. https://www.awmf.org/uploads/tx_szleitlinien/012-019l_S3_Polytrauma_Schwerverletzten-Behandlung_2017-08.pdf; Stand: 14.02.2019
[2] Stiell IG, Wells GA, Vandemheen KL et al. The Canadian C-spine rule for radiography in alert and stable trauma patients. JAMA 2001; 286: 1841–1848
[3] Stiell IG, Clement CM, McKnight RD. The Canadian C-Spine Rule versus the NEXUS Low-Risk Criteria in Patients with Trauma. N Engl J Med 2003; 349(26): 2510–2518. doi: 10.1056/NEJMoa031375
[4] Vialle LR, Oner FC, Vaccaro AR. AOspine Masters Series Volume 5. Cervical Spine Trauma. New York: Thieme; 2015
[5] Vialle LR, Bellabarba C, Kandziora F. AOspine Masters Series Volume 6. Thoracolumbar Spine Trauma. New York: Thieme; 2016

64.13 Wichtige Internetadressen

- http://asia-spinalinjury.org/
- www.awmf.org/leitlinien/detail/ll/012-019.html
- www.aosurgery.org

65 Thoraxtrauma

Roman-Patrik Lukas

65.1 Steckbrief

Stumpfe oder penetrierende Gewalteinwirkung auf den Thorax kann multiple myokardiale, pulmonale und Gefäßverletzungen zur Folge haben. Dieses Kapitel gibt einen Überblick über die strukturierte Untersuchung und zielgerichtete Therapiemöglichkeiten.

65.2 Synonyme

- stumpfes Thoraxtrauma
- penetrierendes Thoraxtrauma

65.3 Keywords

- Thoraxtrauma
- thoracic trauma
- blunt chest trauma
- penetrating chest trauma

65.4 Definition

- stumpfe oder spitze Gewalteinwirkung auf den Thorax von außen oder innen
- Alle Organe oder Strukturen können verletzt sein.
- Eine prioritätsorientierte Behandlung nach dem ABCDE-Schema (siehe Kap. 65.7) wird empfohlen.

65.5 Epidemiologie

- In Deutschland und Europa überwiegt mit über 90 % die stumpfe Gewalteinwirkung durch Unfälle als Ursache für ein Thoraxtrauma.
- Penetrierende Stich- oder Schussverletzungen treten in Deutschland zwar nur selten auf, stellen aber einen unabhängigen Risikofaktor für das Versterben dar.
- Schwere Thoraxtraumen gehen mit einer hohen Morbidität und Mortalität einher.

65.5.1 Häufigkeit

- Eine aktuelle Abfrage der Sterbeziffern beim Statistischen Bundesamt ergibt, dass im Jahr 2015 40 % aller polytraumatisierten Patienten an einem Thoraxtrauma verstarben.
- Damit ist das Thoraxtrauma die zweithäufigste Todesursache nach dem Schädel-Hirn-Trauma (SHT) im Rahmen der Polytraumaversorgung.

65.5.2 Altersgipfel

- Es kann kein klarer Altersgipfel für die Sterbefälle bei Thoraxtrauma identifiziert werden.
- Es gibt Häufungen bei den 30–35-jährigen Patienten sowie einen deutlichen Anstieg ab dem 70. Lebensjahr.

65.5.3 Geschlechtsverteilung

- Beim Thoraxtrauma überwiegt das männliche Geschlecht mit 62 % im Vergleich zum weiblichen Geschlecht mit 38 %.

65.5.4 Prädisponierende Faktoren

- Allgemein steigt die Inzidenz von Unfällen als Todesursache bei jungen Patienten in Europa an.
- Die zunehmende Lebensqualität und Mobilität bis ins hohe Alter resultiert in einer weiteren Zunahme von schwersten Verletzungen bei älteren Patienten.

65.6 Ätiologie und Pathogenese

- Der Thorax wird den großen Körperhöhlen zugeordnet.
- Im Thoraxbereich liegen neben der Lunge mit ihrem luftleitendem System und dem Mediastinum mit Herz und Gefäßen auch die großen Hohlvenen, der Ösophagus, der Ductus thoracicus und die Wirbelsäule mit den knöchernen Rippen.
- Direkt angrenzend liegt das Zwerchfell mit den großen intraabdominellen Organsystemen wie Leber, Milz, Magen und Darm. Diese können bei hoher kinetischer Unfallenergie direkt mitbeteiligt sein.
- Aufgrund der engen anatomischen Lage von mehreren Organsystemen kann eine Gewalteinwirkung auf den Thorax schnell zur vitalen Bedrohung werden.

65.7 Klassifikation und Risikostratifizierung

- Eine Einteilung nach Prioritäten im ABCDE-Schema dient der besseren Orientierung und kann die präklinische Diagnostik erleichtern.
- Airway:
  - Verlegung der Atemwege durch Aspiration, Hämatom oder eingedrungene Fremdkörper
  - Verletzungen bis hin zur Ruptur von Trachea oder Bronchien

- Breathing:
  - Pneumothorax, Spannungspneumothorax
  - Hämatothorax, Lungenkontusion
  - Reduzierung der Lungenvolumina durch Enterothorax bei:
    - Zwerchfellruptur
    - abdominellem Kompartmentsyndrom
    - Rippen- oder Sternumfrakturen
  - paradoxe Atmung bei Rippenserienfrakturen
  - zentrale Atemstörung bei:
    - hoher Querschnittslähmung
    - Zwerchfellrupturen
    - Verletzungen des N. phrenicus
- Circulation:
  - Myokardkontusion bis hin zu Klappenabrissen
  - massive Hämorrhagie durch Verletzungen der Aorta, der Pulmonalgefäße, großen Hohlvenen, Subklaviagefäße, Interkostalarterien oder sonstiger thorakaler Arterien oder Venen
  - Reduzierung des venösen Rückflusses zum Herzen durch Spannungspneumothorax
  - Perikardtamponade
  - perforierende Verletzungen am Myokard
- Disability:
  - thorakolumbale Wirbelsäulenverletzungen mit neurologischen Symptomen
  - spinaler Schock
- Exposure/Environment:
  - vollständiges Entkleiden
  - vollständige Inspektion, auch der Rückseite Prellmarken?
  - Ein-Austrittswunden?

65.8 Symptomatik

- Leitsymptome eines Thoraxtrauma sind Dyspnoe und Zyanose
- Tachypnoe
- seitendifferente Atemgeräusche oder Exkursionen
- Hypoxämie
- thorakale Schmerzen
- Hautemphysem
- Stridor
- Heiserkeit
- Tachykardie
- Hypotonie
- obere Einflussstauung
- paradoxe Atmung
- Querschnittssymptomatik bei Verletzungen der Wirbelsäule
- Bauchschmerzen, Abwehrspannung bei Mitbeteiligung des Abdomens (Rippenfrakturen 5–12)

- CAVE: Auch ein initial stabiler Patient mit leichten Symptomen kann bei entsprechenden Unfallmechanismen im Verlauf dekompensieren, daher ist die genaue Anamnese des Unfallhergangs von entscheidender Bedeutung.

65.9 Diagnostik

- Eine aktuelle Veröffentlichung aus dem Traumaegister der DGU (Deutsche Gesellschaft für Unfallchirurgie) berichtet, dass das Thoraxtrauma die zweithäufigste Verletzungsart ist, es jedoch präklinisch unterschätzt oder oft gar nicht diagnostiziert wird. Die Analyse von über 30000 Traumapatienten zeigte, dass jedes 3. Thoraxtrauma und jedes 2. Abdominaltrauma durch den Rettungsdienst nicht erkannt wird.
- Dieses alarmierende Ergebnis bedeutet, dass die präklinische Diagnostik strukturiert geschult werden sollte und der Anamnese mit genauer Erfassung der Unfallmechanismen besondere Bedeutung zukommt.

65.9.1 Diagnostisches Vorgehen

- Neben dem Basismonitoring und der körperlichen Untersuchung kann eine schon präklinisch durchgeführte fokussierte Notfallsonografie helfen (Beispiel siehe ▶ Abb. 65.1), die zielgerichtete Schocktherapie zu beginnen.
- Die ▶ Abb. 65.2 zeigt ein modifiziertes Ablaufdiagramm, welches das diagnostische und therapeutische Vorgehen beim beatmeten Patienten mit Thoraxtrauma grafisch darstellt.

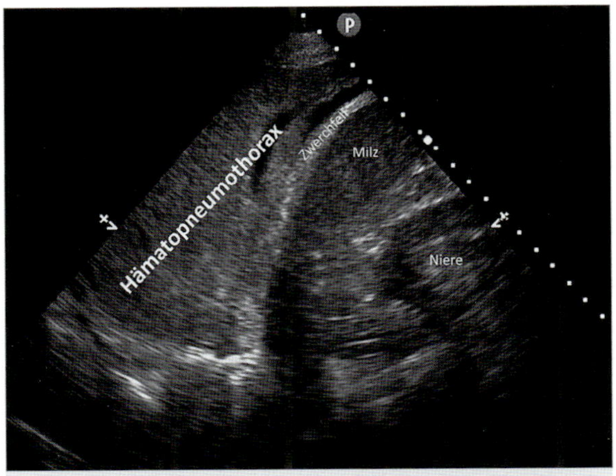

Abb. 65.1 Sonografischer Nachweis (eFAST-Protokoll) eines Hämatothorax auf der linken Seite.

VIII

65.9.2 Anamnese

- Die Anamnese ist Voraussetzung für das Einschätzen des Verletzungsmusters und die Schwere eines Thoraxtraumas.
- Der Unfallhergang beim Thoraxtrauma kann relevante Hinweise auf die Verletzungsart und -schwere geben.
- Unfallmechanismen mit Hochrasanztraumen gehen mit einem hohen Risiko für ein Thoraxtrauma einher:
  - Sturz aus über 3 m Höhe
  - PKW-Unfälle mit Fußgängern, Radfahrern und Kradfahrern
  - PKW-Unfälle mit Verschleuderung aus dem Fahrzeug
  - Druckwellen durch Explosionen
- Folgende PKW-Unfallmechanismen gehen insbesondere mit einer höheren Inzidenz für eine begleitende Aortenruptur einher:
  - Lateralaufprall mit über 30 km/h im Vergleich zum Frontalaufprall
  - Hochrasanztraumen mit über 100 km/h
  - Aufprall (Lenkradkontakt) des oberen Thorax mit Frakturen der 1.–4. Rippe

65.9.3 Körperliche Untersuchung

- Inspektion
  - Prellmarken, Gurtmarken
  - Fahrzeugdeformierung, Helm
  - Atemfrequenz, Seitendifferenz
  - inverse Atmung, paradoxe Atmung
  - Anzeichen für Dyspnoe
  - Schmerzangaben
- Palpation
  - Druckschmerz
  - Krepitationen
  - Hautemphysem
  - Instabilität des Thorax
- Perkussion
  - eingeschränkt möglich
  - hypersonorer Klopfschall
- Auskultation
  - Atemgeräusche, seitengleich?

65.9.4 Bildgebende Diagnostik

Sonografie

- Eine fokussierte Notfallsonografie, z. B. nach dem eFAST-Protokoll (eFAST: extended focused assessment with sonography for trauma), sollte bei jedem Patienten mit Thoraxtrauma durchgeführt werden.
- Die Entwicklung der mobilen Sonografie mit standardisierten Untersuchungsprotokollen wie eFAST oder RUSH (rapid ultrasound in shock and hypotension) führen auch in der prähospitalen Notfallmedizin zu einer schnellen Point-of-Care-Diagnostik.
- Gerade bei Traumapatienten und kritisch Kranken ist der sonografische Nachweis eines Pneumothorax hochspezifisch und sensitiver als das konventionelle Röntgen.
- Für die notfallmedizinische Praxis ist die Lungensonografie ein gutes bettseitiges Verfahren, denn es ist schnell verfügbar, gut erlernbar, sicher in der Diagnose und frei von ionisierender Strahlung.

Röntgen

- Mithilfe einer Röntgenaufnahme des Thorax in der 1. Schockraumphase kann zwischen Pneumothorax, Hämatothorax, Rippenserienfrakturen, Verletzungen im Mediastinum, tracheobronchialer Verletzungen oder Lungenkontusionen differenziert werden.

CT

- Der Goldstandard in der Schockraumphase ist das Spiral-CT mit Kontrastmittel, nach primärer Stabilisation des Patienten.

MRT

- Ist der Patient stabil und besteht der Verdacht auf eine Myelonkompression, kann auch hier ein MRT für die weitere klinische Versorgung indiziert sein.

65.9.5 Instrumentelle Diagnostik

- Zum Basismonitoring gehören ein EKG, Pulsoxymetrie, Kapnografie sowie die Kontrolle der Beatmungsdrücke.

EKG

- Erregungsrückbildungsstörungen über der Vorderwand, Blockbilder oder vermehrte ventrikuläre Extrasystolen im 12-Kanal-EKG, können Anzeichen für eine myokardiale Ischämie durch eine schwere Kontusion anzeigen.

65.10 Differenzialdiagnosen

Tab. 65.1 Differenzialdiagnosen.

Differenzialdiagnose	Bemerkungen
Lungenkontusion	Zyanose, Dyspnoe, meist kombiniert mit Thoraxwandverletzungen
Rippenserienfrakturen	instabiler Thorax, paradoxe Atmung
Hämatopneumothorax	seitendifferentes Atemgeräusch, Nachweis mit Lungensonografie möglich
Spannungspneumothorax	seitendifferentes Atemgeräusch, hämodynamische Instabilität, obere Einflussstauung
Perikardtamponade, Myokardverletzungen	penetrierendes Thoraxtrauma (cardiac box), Sternumfrakturen, schwere Hypotension auch bei evtl. seitengleichen Atemgeräuschen, Tachykardie, sonografisch gut nachweisbar, Low-Voltage im EKG
Aortenruptur, große Gefäßverletzungen	laterale Gewalteinwirkung, Hochrasanztrauma, kann initial symptomlos sein, seitendifferente Blutdruckmessungen, unterschiedliche Pulsqualitäten, „Dissektionsschmerz", neurologische Symptome, schwerste Hypotension, Tachykardie
penetrierendes Trauma	Gewaltverbrechen, Suizid, Stich- oder Schussverletzungen (Ein-/Austrittstellen), häufig Spannungspneumothorax oder Perikardtamponade als reversible Ursachen, ggfs. Notfallthorakotomie erforderlich, bei Unfällen Fremdkörper belassen, kurze Versorgungszeiten anstreben, Level-1-Traumazentrum mit Herz-Thorax-Chirurgie

65.11 Therapie

65.11.1 Therapeutisches Vorgehen

- prioritätsorientierte Behandlung nach dem ABCDE-Schema
- Besteht der Verdacht auf einen Spannungspneumothorax, muss sofort eine Entlastung durchgeführt werden.
- hochdosierte Sauerstoffgabe
- Analgesie
- falls indiziert, Volumentherapie
- Besteht keine Kontraindikation (z. B. SHT), kann eine permissive Hypotension bis zum Erreichen der Zielklinik durchgeführt werden.
- Falls indiziert, sollte eine Notfallnarkose durchgeführt werden.
- Besteht beim maschinell beatmeten Patienten der Verdacht auf einen Pneumothorax (Differenzialdiagnose: zu tiefe Intubation), sollte eine Thoraxdrainage angelegt werden.
- Handelt es sich um einen traumatisch bedingten Kreislaufstillstand, sollte eine bilaterale Thorakostomie erfolgen.
- Ist ein hämodynamisch instabiler Patient nicht volumenreagibel, muss auch an eine Perikardtamponade gedacht werden.
- Bei Nachweis oder Verdacht auf eine Perikardtamponade sollte eine Entlastungspunktion durchgeführt werden.
- Ein leicht organisiertes Hämatom kann mit einer Perikardiozentese (Punktionsnadel) nicht immer ausreichend entlastet werden.
- Im Schockraum oder ggf. präklinisch kann eine Notfallthorakotomie notwendig sein.
- Es gibt Ausbildungskonzepte wie die PERT(prehospital and emergency department resuscitative thoractomy)-Kurse und ausgewählte Regionen, in denen eine quere Thorakotomie im Clamshell-Zugang präklinisch durchgeführt wird. Es muss dafür klare Indikationen und Kontraindikationen geben.
- Die Empfehlungen für den traumatisch bedingten Kreislaufstillstand des ERC (European Resuscitation Council, 2015) fassen die Voraussetzungen für die Durchführung einer Notfallthorakotomie (resuscitative thoracotomy) in der 4E-Regel zusammen: ausreichend Erfahrung (inkl. Teamtraining), die richtige Ausrüstung, eine passende Umgebung und Zeitverzögerung (nicht länger als 10 min nach Kreislaufstillstand).
- Die ▶ Abb. 65.2 zeigt das Ablaufdiagramm zur Therapie beim beatmeten Patienten mit Thoraxtrauma.

65.12 Verlauf und Prognose

- Die Prognose ist abhängig von der Schwere der Verletzung und von den Grunderkrankungen des Patienten.
- Schwere Thoraxtraumen gehen mit einer hohen Morbidität und Mortalität einher.
- Die häufigsten Komplikationen bei Thoraxtrauma sind, neben Rippenserienfrakturen und Pneumothoraces, Lungenkontusionen unterschiedlichen Ausmaßes.
- Durch moderne lungenprotektive Therapie inklusive einer extrakorporalen Membranoxygenierung (ECMO/ECLS) können auch multiple Verletzungen mit schwerem ARDS (Acute-Respiratory-Distress-Syndrom) gute Prognosen erreichen.
- Zu den vermeidbaren Todesursachen bei einem Thoraxtrauma gehört der unerkannte und nicht therapierte Spannungspneumothorax.
- Verletzungen der Aorta oder anderer großer Gefäße weisen eine hohe Letalität noch am Unfallort auf.

VIII

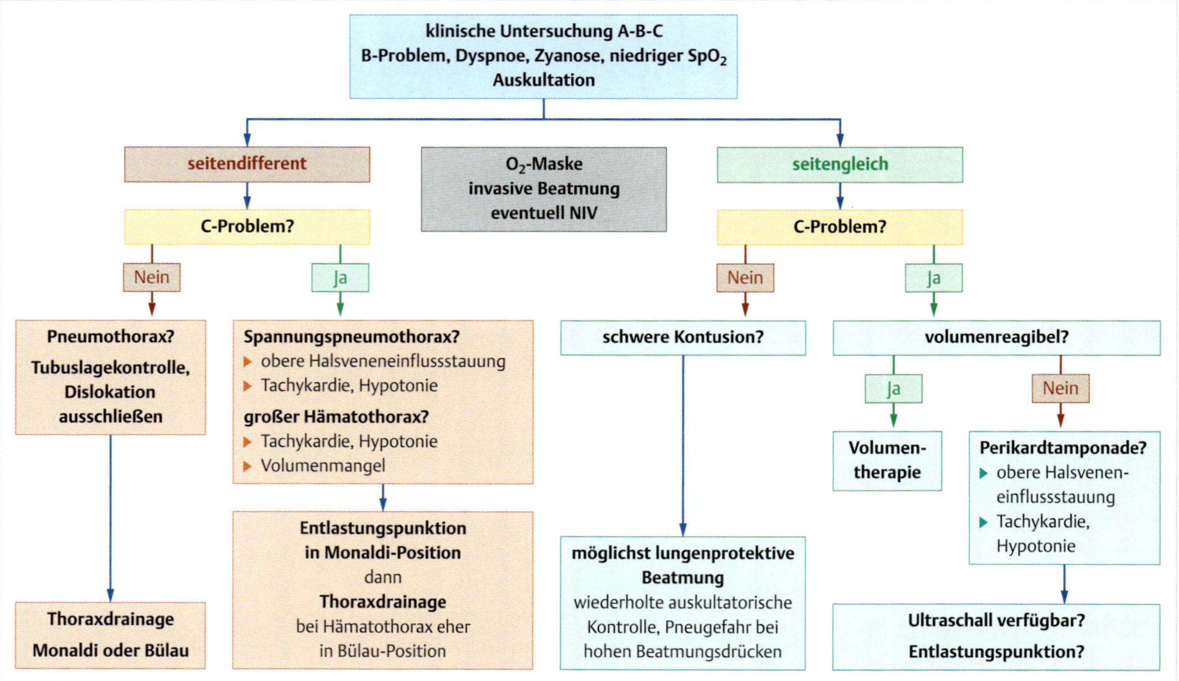

Abb. 65.2 Ablaufdiagramm beim beatmeten Patienten mit Thoraxtrauma.
Abk. NIV: nichtinvasive Beatmung. (Quelle: Hansen M, Hachenberg T. Der Patient mit Thoraxtrauma: präklinische Versorgung. Anästhesiol Intensivmed Notfallmed Schmerzther 2017; 52: 408-421)

65.13 Literatur zur weiteren Vertiefung

[1] S3 Leitlinie Polytrauma/Schwerverletzten-Behandlung. Im Internet: www.awmf.org/leitlinien/detail/ll/012-019.html; Stand: 06.02.2019

[2] Wafaisade A, Paffrath T, Lefering R et al. Patterns of early resuscitation associated with mortality after penetrating injuries. Br J Surg 2015;102: 1220–8

[3] Esmer E, Derst P, Lefering R et al. Prehospital assessment of injury type and severity in severely injured patients by emergency physicians: An analysis of the TraumaRegister DGU. Unfallchirurg 2017;120: 409–416

[4] Hammer N, Häske D, Höch A et al. Thoracostomy. A pictorial essay on approaches and potential pitfalls. Notfall Rettungsmed 2017. doi 10.1007/s10049-017-0315-5

[5] Tisherman SA. Salvage techniques in traumatic cardiac arrest: thoracotomy, extracorporeal life support, and therapeutic hypothermia. Curr Opin Crit Care 2013; 19: 594–598

[6] Bedeir K, Seethala R, Kelly E. Extracorporeal life support in trauma: Worth the risks? A systematic review of published series. J Trauma Acute Care Surg 2017; 82: 400–406

[7] Truhlář A, Deakin CD, Soar J et al. European Resuscitation Council Guidelines for Resuscitation 2015: Section 4. Cardiac arrest in special circumstances. Resuscitation 2015; 95:148–201

[8] Soar J, Nolan JP, Böttiger BW et al. European Resuscitation Council Guidelines for Resuscitation 2015: Section 3. Adult advanced life support. Resuscitation 2015; 95: 100–47

[9] Richards JR, McGahan JP. Focused Assessment with Sonography in Trauma (FAST) in 2017: What Radiologists Can Learn. Radiology 2017; 283: 30–48

[10] Mathis, Osterwalder, Blank. Kursbuch „Notfallsonographie". Stuttgart: Thieme; 2013

[11] Röhrig S et al. Anästhesie Fokussierte Sonografie. Anästhesiol Intensivmed Notfallmed Schmerzther 2011; 46: 772–780

65.14 Wichtige Internetadressen

- http://pie.med.utoronto.ca/POCUS/index.htm
- www.uptodate.com/contents/resuscitative-thoracotomy-technique
- www.gbe-bund.de
- https://www.facs.org/quality-programs/trauma/atls
- https://www.erc.edu/courses/european-trauma-course
- www.phtls.de/
- www.itls-germany.de/de/
- https://www.rcseng.ac.uk/education-and-exams/courses/search/prehospital-and-emergency-department-resuscitative-thoracotomy-pert/

66 (Spannungs-)Pneumothorax

Roman-Patrik Lukas

66.1 Steckbrief

Dieses Kapitel gibt einen Überblick über das Erkrankungsbild des Pneumothorax sowie die lebensbedrohliche Form eines Spannungspneumothorax. Es wird die aktuelle leitliniengerechte Notfalltherapie erläutert.

66.2 Synonyme

- Pneumothorax
- Spannungspneumothorax
- Ventilpneumothorax
- Lungenkollaps
- Pneu
- Spontanpneumothorax

66.3 Keywords

- Pneumothorax
- tension pneumothorax
- chest tube
- thoracostomy
- needle decompression
- thoracic tension

66.4 Definition

- **Pneumothorax:** Durch Eindringen von Luft in den Pleuraspalt kollabiert die Lunge. Man unterscheidet zwischen offenem, geschlossenem und spontanem Pneumothorax. Je nach Ursache wird zwischen idiopathisch, sekundär, iatrogen oder traumatisch bedingtem Pneumothorax unterschieden.
- **Spannungspneumothorax**: Pneumothorax, bei dem die in den Pleuraspalt eingedrungene Luft nicht mehr entweichen kann. Durch einen Ventilmechanismus dringt weiter Luft in die Thoraxhöhle ein, ohne dass diese wieder entweichen kann. Dadurch entsteht eine lebensbedrohliche Kompression aller im Thorax befindlichen Organe, die unbehandelt zum Tod führt.

66.5 Epidemiologie

- Die Epidemiologie unterscheidet sich je nach Form und Ursache des Pneumothorax.

66.5.1 Häufigkeit

- **Spontanpneumothorax:** Die Angaben schwanken bei männlichen Patienten zwischen 18 und 28 pro 100 000 Menschen/Jahr. Bei weiblichen Patienten zwischen 1 und 6/100 000 Menschen pro Jahr.
- **Sekundärer Pneumothorax:** In der Literatur schwankt die Inzidenz zwischen 10 und 15/100 000 Menschen pro Jahr mit chronischen Lungenerkrankungen.
- **Traumatischer Pneumothorax:** Die genaue Inzidenz eines traumatischen Pneumothorax ist unklar. Je nach Veröffentlichung tritt in 20–60 % aller schweren Thoraxtraumen eine Kombination von Hämato-/Pneumothorax auf.
- **Spannungspneumothorax:** Die Inzidenz ist nicht bekannt. Veröffentlichungen zeigen, dass bei ca. 5–10 % aller Polytraumapatienten ein Spannungspneumothorax auftritt. Eine deutsche Observationsstudie zu traumatisch bedingten Todesfällen zeigte, dass unbehandelte Spannungspneumothoraces einen wesentlichen Teil der vermeidbaren Todesursachen ausmachen.

66.5.2 Altersgipfel

- Spontanpneumothorax: 15–35 Jahre
- sekundärer Pneumothorax: meist Patienten über 50 Jahre mit struktureller Lungenvorerkrankung

66.5.3 Geschlechtsverteilung

- Spontanpneumothorax: vorwiegend männliche Patienten

66.5.4 Prädisponierende Faktoren

- Rauchen
- männliches Geschlecht
- großes Lungenvolumen (hochgewachsene, asthenische Patienten)
- evtl. erbliche Disposition
- alle strukturellen Lungenerkrankungen wie chronisch obstruktive Lungenerkrankungen, Asthma, Lungenemphysem, Mukoviszidose, kavernöse Lungeninfektionen
- Barotrauma der Lunge (z. B. Tauchunfall)
- Notwendigkeit der maschinellen Beatmung mit Überdruck (auch manuelle oder nichtinvasive Beatmung)
- iatrogenes Risiko durch Pleurapunktion oder Anlage eines zentraler Venenkatheters (ZVK an der V. subclavia, aber auch bei Anlagen an der V. jugularis interna)

VIII

66.6 Ätiologie und Pathogenese

- **Physiologie:**
  - Die Lunge wird von der Pleura visceralis umgeben und liegt der Thoraxwand an der Pleura parietalis an. Innerhalb der beiden Pleurablätter befindet sich ein flüssigkeitsgefüllter kapillärer Spalt.
  - In Atemruhelage am Ende der Exspiration entspricht der intrapleurale Druck ca. –4 mbar. Bei der Inspiration von spontanatmenden Patienten folgt die Lunge nun durch die Adhäsionskräfte den Thoraxwandbewegungen und der intrapleurale Druck sinkt dabei bis auf –40 mbar ab. Dadurch dehnt sich die Lunge aus und die Alveolen werden belüftet. Bei forcierter Exspiration steigt der intrapleurale Druck auf bis zu + 10 mbar an.
  - Tritt nun Luft, Blut oder Flüssigkeit in den Pleuraspalt ein, werden die Adhäsionskräfte aufgehoben und der Kontakt zwischen beiden Pleurablättern reißt ab. Das Lungengewebe kollabiert und ein Pneumothorax entsteht.
- **Ätiologie und Pathogenese:**
  - Ein geschlossener Pneumothorax tritt ohne äußere Verletzung auf.
  - Bei einem Spontanpneumothorax kommt es zu einer Alveolarruptur und damit zu Lufteintritt in den Pleuraspalt.
  - Bei einem sekundären Pneumothorax tritt die Alveolarruptur durch „Schwachstellen" wie große Emphysembullae oder andere Vorerkrankungen an der Lunge auf. Meist geschieht dies im Zusammenhang mit Husten, Pressen oder anderen intrapulmonalen Druckerhöhungen.
  - Ein offener Pneumothorax entsteht durch Verletzungen der Brustwand und der Pleura parietalis (z. B. Thoraxtrauma), sodass Luft von außen in den Pleuraspalt gelangt.
  - Ein traumatisch bedingter Pneumothorax ist meist eine Kombination aus Hämato- und Pneumothorax, da sich durch die Verletzungen neben Luft auch Blut im Pleuraspalt ansammelt.
  - Ein iatrogener Pneumothorax kann bei Pleurapunktionen, ZVK-Anlagen, intraoperativ oder durch maschinelle Beatmung entstehen.
    - Die maschinelle Beatmung ventiliert die Lungen bei der Inspiration mit Überdruck (ggf. bleibt ein positiver Druck am Ende der Exspiration).
    - Diese Überdruckbeatmung führt zu einer Umkehr des intrapleuralen Drucks auf dauerhaft positive Werte im Vergleich zu spontanatmenden Patienten. Dadurch steigt das Risiko für ein Spannungspneumothorax.
  - Bei einem Spannungspneumothorax dringt (Atem-) Luft bzw. Blut während der Inspiration in den Pleuraspalt ein und kann aufgrund eines Ventilmechanismus weder nach innen noch nach außen entweichen. Mit jeder Inspiration kommt es zu einem akuten progressiven Druckanstieg in der Thoraxhöhle. Der intrathorakale Druckanstieg führt neben der Kompression der Lunge auch zu einer Verdrängung des Mediastinums hin zur „gesunden" Seite (Mediastinal-Shift) und damit zu einer Einschränkung des venösen Rückstroms zum Herzen. Konsekutiv entwickelt sich eine vital bedrohliche Abnahme des Herzzeitvolumens mit dem Vollbild eines schweren Schocks. Erfolgt keine zügige Druckentlastung, führt der Spannungspneumothorax zum Tod.

66.7 Symptomatik

- meist plötzlicher Symptombeginn
- Husten
- Schmerzen
- Dyspnoe
- Tachypnoe
- Zyanose
- Hypoxie
- Tachykardie
- Hautemphysem (subkutane Luft kommt meist durch eine schwere Verletzung mit Eröffnung des luftleitenden Systems zustande)
- abgeschwächtes Atemgeräusch oder fehlendes Atemgeräusch auf der betroffenen Seite (CAVE: einseitige Intubation)
- hypersonorer Klopfschall auf der betroffenen Seite
- Prellmarken, Krepitationen beim Thoraxtrauma
- Der instabile Thorax (flail chest) bei Rippenserienfrakturen führt zu einer asynchronen Atemmechanik (paradoxe Atemexkursion).

Besonderheiten bei einem Spannungspneumothorax:

- hämodynamische Instabilität bis hin zum traumatisch bedingten Kreislaufstillstand
- rasche Progredienz des Schocks
- Blutdruckabfall
- Tachykardie
- obere Einflussstauung (fehlt bei gleichzeitiger Hypovolämie)
- schwere Zyanose
- Anstieg des zentralen Venendrucks
- Unter maschineller Beatmung steigt der Beatmungsdruck und das Tidalvolumen sinkt.

66.8 Diagnostik

66.8.1 Diagnostisches Vorgehen

- Den Nachweis in der CT zeigt ▶ Abb. 66.1.

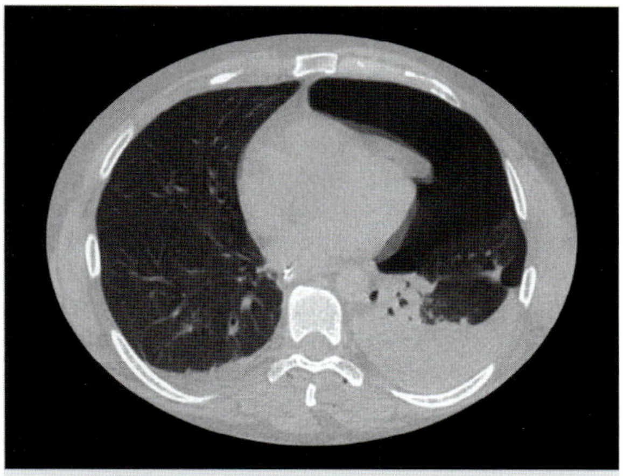

Abb. 66.1 Nachweis eines großen linksseitigen Pneumothorax in der Computertomografie.

66.8.2 Anamnese

- plötzlicher Symptombeginn nach Husten
- strukturelle Lungenvorerkrankungen
- hohe Gewalteinwirkung auf den Thorax
- Beginn nach maschineller Beatmung

66.8.3 Körperliche Untersuchung

- Inspektion
  - Thoraxprellmarken
  - offener Thorax
  - gestaute Halsvenen
  - paradoxe Atmung
- Palpation
  - Rippen(serien)frakturen
  - instabiler Thorax
  - Hautemphysem
- Perkussion (präklinisch eingeschränkt möglich)
- Auskultation
  - abgeschwächte oder aufgehobene Atemgeräusche
  - Seitendifferenz

66.8.4 Bildgebende Diagnostik

- In der prähospitalen Notfallmedizin sind die diagnostischen Möglichkeiten eingeschränkt, allerdings kann mit guter Anamnese und klinischer Erfahrung eine sichere Diagnose und Therapie begonnen werden.
- Der Spannungspneumothorax ist eine (fast) klinische Diagnose, da eine apparative Diagnostik die lebensrettende Entlastungstherapie verzögert.

Sonografie

- Die Entwicklung der mobilen Sonografie mit standardisierten Untersuchungsprotokollen wie eFAST (extended focused assessment with sonography for trauma) oder RUSH (rapid ultrasound in shock and hypotension) führen auch in der prähospitalen Notfallmedizin zu einer schnellen Point-of-Care-Diagnostik.
- Gerade bei Traumapatienten und kritisch Kranken ist der sonografische Nachweis eines Pneumothorax hochspezifisch und sensitiver als das konventionelle Röntgen.
- Für die notfallmedizinische Praxis ist die Lungensonografie ein gutes bettseitiges Verfahren, schnell verfügbar, gut erlernbar, sicher in der Diagnose und frei von ionisierender Strahlung.
- Für alle zeitkritischen oder prähospitalen Patienten eignet sich die Lungensonografie zur Diagnostik des Pneumothorax.

Röntgen

- Die Empfehlung für eine Pneumothorax-Diagnostik mit konventionellem Röntgen ist eine stehende Aufnahme in Exspiration mit einem Strahlengang von posterior nach anterior.
- Dies entspricht nicht der notfallmedizinischen Realität, bei der meist nur eine Liegendaufnahme in variabler Atemphase und mit einem Strahlengang von anterior nach posterior möglich ist. Daher kann z. B. ein ventral liegender Pneumothorax im Röntgenbild okkult bleiben.

CT

- Der Goldstandard zur Detektion und zur Beurteilung der Größe eines Pneumothorax ist die Computertomografie (► Abb. 66.1).

66.8.5 Instrumentelle Diagnostik

- Basismonitoring (Pulsoxymetrie, EKG, Blutdruck, Kapnografie)

66.8.6 Intraoperative Diagnostik

- Tritt während einer Allgemeinanästhesie oder eines operativen Eingriffes ein akuter Verdacht auf einen Pneumothorax auf, eignet sich auch hier der Einsatz der Lungensonografie. Die für die Diagnostik notwendigen Linearschallköpfe stehen häufig zeitnah zur Verfügung, da diese ebenso für die Regionalanästhesie genutzt werden.

66.9 Differenzialdiagnosen

Tab. 66.1 Differenzialdiagnosen.

Differenzialdiagnose	Bemerkungen
Pneumonie	schleichender Beginn, Allgemeinsymptome, Fieber, Auswurf
Pleuraerguss	Herzinsuffizienz? Diagnose mit Ultraschall
Lungenkontusionen	Traumaanamnese, Prellmarken, Diagnose mit Ultraschall
Lungenödem	Anamnese (kardial oder toxisch bedingt?), Auskultation, Diagnose mit Ultraschall
akutes Koronarsyndrom	Anamnese, Vorerkrankungen, EKG-Veränderungen, Herzenzyme, Echokardiografie
Aortendissektion	Qualität, Ausstrahlung und Intensität des Schmerzes (Thoraxschmerz plus ein weiteres Symptom?), Echokardiografie
Zwerchfellruptur mit abdominellen Organen in der Thoraxhöhle	schweres Trauma, CT-Diagnostik

66.10 Therapie

- Bei wachen spontanatmenden Patienten kann (wenn keine Kontraindikationen bestehen) eine vorübergehende Oberkörperhochlage die Dyspnoe lindern.
- Bei allen Patienten muss neben der spezifischen Therapie die hochdosierte Gabe von Sauerstoff erfolgen.
- Für die genauen Empfehlungen bei traumatisch bedingten Pneumothoraces empfiehlt sich ein Blick in die S3-Leitlinien zur Schwerverletztenbehandlung.
- Die Leitlinien zur Reanimation des ERC (European Resuscitation Council, 2015) geben in Kapitel 4 einen Behandlungsablauf für den traumatisch bedingten Kreislaufstillstand wieder.

66.10.1 Therapeutisches Vorgehen

- Für die notfallmedizinische Therapie ist entscheidend, ob der Patient stabil ist und somit eine abwartende Therapie indiziert ist oder ob eine sofortige Therapie begonnen werden muss (siehe ▶ Abb. 66.2).
- In der Schwerverletztenbehandlung gilt die Empfehlung, dass ein durch Auskultationsbefund diagnostizierter Pneumothorax bei nicht beatmeten Patienten engmaschig überwacht werden sollte.
- Bei beatmeten Patienten sollte ein durch Auskultationsbefund diagnostizierter Pneumothorax mit einer Thoraxdrainage dekomprimiert werden, da mit einer Progredienz eines Spannungspneumothorax gerechnet werden muss.
- Wird der Patient luftgebunden transportiert, ist die Indikation zur Thoraxdrainage großzügiger zu stellen.
- Ein klinisch vermuteter Spannungspneumothorax muss umgehend entlastet werden, z. B. durch eine Nadeldekompression (Notfallsanitäter) oder durch Minithorakotomie mit Anlage einer Thoraxdrainage (Notarzt).
- Ein offener Pneumothorax mit hämodynamischer Instabilität kann mit einer maschinellen Beatmung unter Allgemeinanästhesie und einer Thoraxdrainage versorgt werden. Es gelten die Indikationen für eine Notfallnarkose. Die Behandlung mit dem bloßen Verschluss der Thoraxwunde durch adhäsive Verbände birgt das Risiko eines Ventilmechanismus und damit eines Spannungspneumothorax.
- Der Algorithmus für den traumatisch bedingten Kreislaufstillstand (z. B. durch übersehene Spannungspneumothoraces) sieht vor, dass eine bilaterale Thorakostomie erfolgen sollte.
- Führt dies nicht zum Erfolg, kann eine quere Thorakotomie im Clamshell-Zugang erwogen werden. Die Voraussetzungen für die Durchführung einer resuscitative thoracotomy sind in der 4E-Regel zusammengefasst: ausreichend Erfahrung (inkl. Teamtraining), die richtige Ausrüstung, ein passende Umgebung und geringe Zeitverzögerung (nicht länger als 10 min nach Kreislaufstillstand).

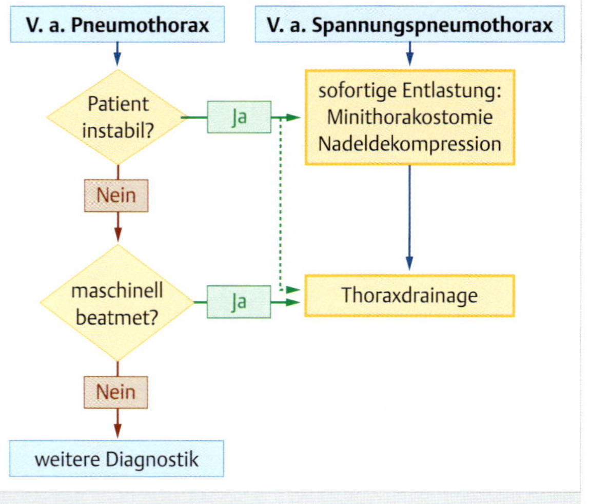

Abb. 66.2 Therapieentscheidung Pneumothorax. Indikation zur Anlage einer Thoraxdrainage in der Notfallmedizin.

66.10.2 Allgemeine Maßnahmen

- Für die Durchführung einer Nadeldekompression des Thorax und Thoraxdrainage wird auf die Kap. 15 und Kap. 16 verwiesen.

66.10.3 Pharmakotherapie

- Falls ausreichend Zeit ist, kann eine Lokalanästhesie für die Anlage einer Thoraxdrainage erfolgen.
- Zur Analgosedierung bei stabilen Patienten kann z. B. Morphin intravenös (i. v.) bis zur passenden Wirkung fraktioniert dosiert werden.
- Für kritisch Kranke und polytraumatisierte Patienten, bei denen die Schutzreflexe (noch) erhalten bleiben sollen, eignet sich die fraktionierte Gabe von Esketamin bis zur passenden Wirkung.
- Besteht die Indikation zur Notfallnarkose, sollte eine Kombination aus Analgetikum, Hypnotikum und Muskelrelaxans verwendet werden.

66.11 Nachsorge

- Damit die Lunge wieder die Möglichkeit hat, sich zu entfalten, empfiehlt es sich, ein komplettes Dreikomponenten-Drainagesystem mit Sogtherapie an die Thoraxdrainage anzuschließen.
- Ist in der prähospitalen Phase noch kein Drainagesystem vorhanden, kann ein Einwegventil mit Ablaufbeutel angeschlossen werden. Hierbei ist darauf zu achten, dass die entweichende Luft sich nicht staut, sonst entwickelt sich ein Spannungspneumothorax.
- Eine abgeklemmte Thoraxdrainage bei beatmeten Patienten birgt ebenfalls ein hohes Risiko für einen Spannungspneumothorax.

66.12 Verlauf und Prognose

- Der unerkannte oder nicht behandelte Spannungspneumothorax führt schnell zum Tod.
- Ein rechtzeitig erkannter und korrekt behandelter Pneumothorax hat eine gute Prognose, wobei diese natürlich auch von den Begleiterkrankungen abhängt.

66.13 Literatur zur weiteren Vertiefung

[1] Truhlář A, Deakin CD, Soar J et al. European Resuscitation Council Guidelines for Resuscitation 2015: Section 4. Cardiac arrest in special circumstances. Resuscitation 2015; 95: 148–201

[2] Soar J, Nolan JP, Böttiger BW et al. European Resuscitation Council Guidelines for Resuscitation 2015: Section 3. Adult advanced life support. Resuscitation 2015; 95:100–47

[3] Laan DV, Vu TD, Thiels CA et al. Chest wall thickness and decompression failure: A systematic review and meta-analysis comparing anatomic locations in needle thoracostomy. Injury 2016; 47:797–804

[4] Kleber C, Giesecke MT, Tsokos M et al. Trauma-related preventable deaths in Berlin 2010: need to change prehospital management strategies and trauma management education. World J Surg. 2013; 37: 1154–1161

[5] Volpicelli G, Elbarbary M, Blaivas M et al. International evidence-based recommendations for point-of-care lung ultrasound. Intensive Care Med 2012; 38: 577–591

[6] Alrajab S, Youssef AM, Akkus NI et al. Pleural ultrasonography versus chest radiography for the diagnosis of pneumothorax: review of the literature and meta-analysis. Crit Care 2013; 17: R208. doi: 10.1186/cc13016

[7] Weingart SD, Trueger NS, Wong N et al. Delayed sequence intubation: a prospective observational study. Ann Emerg Med. 2015; 65: 349–355

[8] Hammer N, Häske D, Höch A et al. Thoracostomy. A pictorial essay on approaches and potential pitfalls. Notfall Rettungsmed 2017. doi:10.1007/s10049-017-0315-5

[9] Michael Bernhard, Jan-Thorsten Gräsner. Notfalltechniken Schritt für Schritt. Stuttgart: Thieme; 2016

66.14 Wichtige Internetadressen

- www.awmf.org/leitlinien/detail/ll/012-019.html
- www.grc-org.de/leitlinien2015

67 Abdominaltrauma

Jens Peter Hölzen, Cédric R. D. Demtröder

67.1 Steckbrief

Etwa 20 % aller Polytraumen weisen eine abdominelle Beteiligung auf. Unterschieden werden das stumpfe und das penetrierende Bauchtrauma. Das Verletzungsmuster ist vital bedrohlich und erfordert ein strukturiertes Management mit dem Ziel einer raschen Diagnostik und Therapie. Am häufigsten werden parenchymatöse Organe verletzt. Dabei gilt es, zuerst die lebensbedrohlichen Blutungen und dann die septischen Komplikationen unter Kontrolle zu bringen. Die Therapie beginnt bereits an der Unfallstelle. Das Zeitintervall zwischen Trauma und Beginn chirurgischer Maßnahmen bestimmt neben der Volumenersatztherapie entscheidend die Prognose. Im Schockraum wird das Management fortgesetzt sowie Traumaausmaß und Prognose schnellstmöglich bestimmt. Die interdisziplinäre Festlegung der Prioritäten sowie der diagnostischen und therapeutischen Reihenfolgen stellt eine Herausforderung dar, die die Weichen für den weiteren Verlauf stellt.

67.2 Aktuelles

- Gegenwärtig erlebt Europa ein erhöhtes Maß an Aggressivität bis hin zum Terror. Gewaltverbrechen, besonders Stich- und Schussverletzungen, nehmen augenscheinlich zu. Hinzu kommen Sprengstoffanschläge. Rettungsdienste und Klinikärzte müssen sich daher auf andere Verletzungsmuster einstellen als bisher.
- Die Leitlinien zu den Erstmaßnahmen kommen aus der Katastrophen- und Kriegschirurgie. Daher sind sie qualitativ exzellent ausgewertet und angewendet worden.
- Die Fachgesellschaften reagieren auf das gestiegene Anschlagsrisiko auch abseits der Metropolen Europas und bieten entsprechende Seminare an.

67.3 Synonyme

- Abdominaltrauma
- Bauchtrauma
- Bauchverletzung
- abdominal trauma

67.4 Keywords

- Abdominaltrauma
- Bauchverletzung
- abdominal trauma
- stumpfes Bauchtrauma
- penetrierendes Bauchtrauma
- Milzverletzung
- Leberverletzung
- Pankreasverletzung
- Schussverletzung
- Stichverletzung
- Explosionsverletzung

67.5 Definition

- Beim Abdominaltrauma handelt es sich um die Gesamtheit aller abdominellen Verletzungen, die durch stumpfe, spitze und scharfe Gewalteinwirkungen, Akzelerations- bzw. Dezelerationstraumen oder Explosionstraumen hervorgerufen werden können.
- Klinisch wird zwischen dem stumpfen und dem penetrierenden Abdominaltrauma unterschieden. Beim stumpfen Bauchtrauma bleibt die Integrität der Bauchdecke erhalten, während beim penetrierenden Trauma die Bauchhöhle eröffnet ist.

67.6 Epidemiologie

67.6.1 Häufigkeit

- Mehr als 30000 Menschen erleiden jährlich in Deutschland ein Polytrauma. Die Versorgung dieser Patienten macht etwa 1 % aller Notarzteinsätze aus. Hauptunfallursachen sind Verkehrsunfälle, Stürze aus großer Höhe und zunehmend auch körperliche Gewalt.
- Die Inzidenz des Bauchtraumas bei polytraumatisierten Patienten beträgt etwa 20 %, wobei in 95 % der Fälle stumpfe Verletzungen vorzufinden sind.
- Bei stumpfen Traumen sind v. a. parenchymatöse Organe betroffen: Milz (32 %) und Leber (20 %).
- Verletzungen des Nephro- und Urogenitaltrakts werden bei bis zu 40 % der stumpfen Abdominaltraumen beobachtet.
  - Verkehrsunfälle stellen die häufigste Ursache (90 %) für stumpfe Harnblasenverletzungen dar.
  - Patienten mit stumpfen Harnblasenverletzungen weisen zu 70 % begleitende Beckenfrakturen und zu ca. 44 % mindestens eine intraabdominelle Verletzung auf [1].

67.6.2 Altersgipfel

- Erwachsene:
  - 1. Altersgipfel 18–35 Jahre
  - 2. Altersgipfel 50–65 Jahre

- Kinder und Jugendliche:
  - 1. Altersgipfel 6–8 Jahre (v. a. Verkehrsunfälle)
  - 2. Altersgipfel 14–16 Jahre (v. a. Verkehrs-und Sportunfälle)

67.6.3 Geschlechtsverteilung

- Der Anteil der Männer/Jungen mit einem Abdominaltrauma beträgt analog zur Geschlechtsverteilung beim Polytrauma zwischen 60 % und 80 %.

67.6.4 Prädisponierende Faktoren

- Gefährdet sind Ältere und Patienten nach Voroperationen mit potenziellen Verwachsungen oder Gefäßerkrankungen (abdominelles Bauchaortenaneurysma).

67.7 Ätiologie und Pathogenese

- Unfallarten:
  - häufig Verkehrsunfälle
  - Stürze aus großer Höhe
  - Sport- und Reitunfälle
  - körperliche Gewalt (ansteigend)
- Verkehrsunfälle und Stürze führen überwiegend zum stumpfen Abdominaltrauma mit intakter Bauchdecke und vorwiegend Verletzungen der parenchymatösen Organe (Milz und Leber).
- Verletzungen der Hohlorgane oder des Pankreas sind dagegen mit einer Häufigkeit von 0,5–2 % deutlich seltener.
- Schuss-, Stich- und Pfählungsverletzungen führen häufig zu einem penetrierenden Abdominaltrauma
  - Umschriebene Läsionen, aber auch komplexe Mehrfachverletzungen sind möglich.
- Schussverletzungen weisen durch Druckwelle und Projektilablenkung komplexere Verletzungsmuster als Stichverletzungen auf, wobei Darm und Leber am häufigsten verletzt werden.
- Abhängig von Gefäß- und Parenchymverletzungen kann es zu einer massiven vital bedrohlichen Blutung kommen. Hieraus resultiert ein hämorrhagischer Schock mit Hypotonie, Reflextachykardie und Zentralisation sowie verbrauchsbedingter Gerinnungsstörung → Hypoxie und Multiorganischämie mit Azidose und Organ- und Kreislaufversagen.

67.8 Symptomatik

67.8.1 Stumpfes Bauchtrauma

- Prellmarken, Schürfwunden und Hämatome (Lenkrad, Sicherheitsgurt etc.)
- Schmerzen bis hin zum akuten Abdomen
- Leitsymptome des akuten Abdomens:
  - heftige Bauchschmerzen (umschrieben oder diffus)
  - peritoneale Symptomatik/Peritonismus (Abwehrspannung)
  - Kreislaufstörung bis zum Kreislaufschock
  - Störung der Darmperistaltik (Meteorismus, Übelkeit, Erbrechen)

67.8.2 Penetrierendes Bauchtrauma

- Stichverletzung (scharfes Trauma mit relativ geringer Kinetik) → sichtbare Wunde
  - Verletzung abhängig von Tatwaffe, Einstichtiefe, Klingenbreite, Stichrichtung und -wucht, Selbst- oder Fremdbeibringung
    - Die Länge der Hautläsion lässt keinen Rückschluss auf die Klingenbreite zu!
    - Die Klingenlänge muss nicht direkt mit der Einstichtiefe korrelieren (abhängig von Stichwucht, Kleidung, Gewebetextur, Kulissen etc.)!
- Schussverletzung (stumpfes Trauma mit hoher Kinetik) sind deutlich schlechter in ihrer Gesamtwirkung zu beurteilen:
  - Die Einschussöffnung ist zumeist scharf begrenzt und weist einen nicht adaptierbaren Schürfraum auf. Suche nach einer Austrittsöffnung. Diese ist durch die Taumelbewegung des Projektils größer, adaptierbar und unregelmäßiger als der Projektileintritt.
  - Verletzung ist abhängig von Waffentyp, Munitionsform und Kaliber (Einzelprojektil vs. Schrotladung) sowie Schussentfernung, Geschossverlauf und Geschossenergie (Steck-, Streif-, Durch- oder Winkelschuss) und Gewebebeschaffenheit.
  - Informationen zu Schussentfernung:
    - aufgesetzter Schuss (absoluter Nahschuss) → größere Schmauchhöhle mit Pulverresten, ggf. Stanzmarke der Waffenmündung
    - relativer Nahschuss (ca. 30–150 cm) → Ablagerung von Pulverkörnchen, ggf. Schmauchhof
    - Fernschuss → keine Schmauch- oder Pulverzeichen
- Pfählungsverletzung (Sonderfall)
  - Gegenstand zumeist noch in situ (v. a. Anogenital- und Dammregion)
- Explosionsverletzung (komplexes Verletzungsmuster), i. d. R. den gesamten Körper betreffend:
  - Je näher das Opfer dem Sprengsatz war, umso verheerender ist das zu erwartende Trauma über die sichtbaren Verletzungen hinaus.
  - Druckwelle → Lungenkontusion, intestinale Ruptur, Trommelfellruptur
  - Fremdkörper → penetrierende Verletzungen von Thorax, Abdomen, Kopf, Auge, Extremitäten (Sprengsätze sind mit Schrapnellen, Schrauben, Stahlsplittern u. v. m. versehen)

  - Aufprall des Körpers → Prellungen, traumatische Amputationen, Frakturen (Gesicht, Becken, Rippen, Wirbelsäule)
  - Feuer und Rauch → Verbrennungen, Inhalationstrauma
  - sekundäre Schäden → Ödembildung des Darms, reaktiver paralytischer Ileus, abdominelles Kompartment, Wundinfektionen
  - Merke: An eine Trommelfellruptur denken, da der Patient Sie eventuell nicht verstehen kann.

67.8.3 Folgesymptomatik

- Blutung
- Schmerzen
- letale Trias: Koagulopathie, Hypothermie und Azidose
- Schock (multifaktoriell bedingt: v. a. Volumenmangel, Fehlen von Sauerstoffträgern, Schmerz)
- Kreislaufversagen

67.9 Diagnostik

- Die Diagnostik entspricht im Wesentlichen dem Management beim Polytrauma (siehe Kap. 70).
- Konzepte wie Prehospital Trauma Life Support und Advanced Trauma Life Support (PHTLS, ALS) können durch strukturierte Behandlungsabläufe und einheitliche Sprache die Prozesse automatisieren und verbessern.

67.9.1 Diagnostisches Vorgehen

Unfallort

- Beschränkung der Diagnostik auf ein Minimum! Das Zeitintervall bis zur (chirurgischen) Maßnahme in der Klinik bestimmt die Prognose!
- Überblick verschaffen:
  - schnelle Lageeinschätzung unter Beachtung der Gefahrenmatrix (Atemgifte, Angstreaktion, chemische Stoffe, Explosion, Einsturz, Elektrizität?)
- Primärcheck zur Erfassung akut bedrohlicher Verletzungen mit Fokus auf Vitalfunktionen gemäß ABCDE-Konzept:
  - **A**irway
  - **B**reathing
  - **C**irculation
  - **D**isability or neurologic Status
  - **E**xposure and Environment
- Sekundärcheck (während des Transports):
  - Bodycheck (abdominelle Untersuchung)
- Bei jedem penetrierenden Abdominaltrauma (inkl. Schuss- und Explosionsverletzung) sowie bei Verdacht auf intraabdominelle Blutung beim stumpfen Bauchtrauma muss sofort ein Schockraum aktiviert und schnellstmöglich angefahren werden.

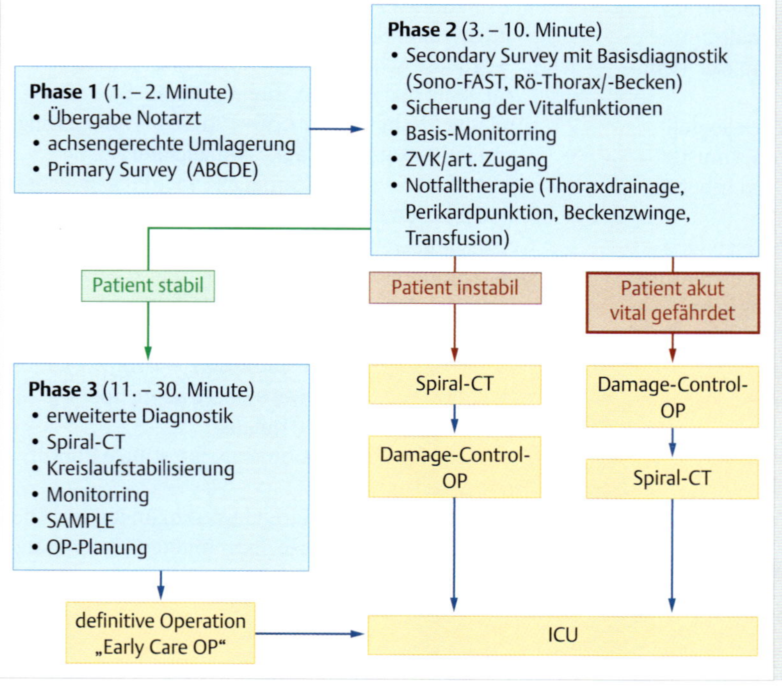

Abb. 67.1 Diagnostik-Algorithmus im Schockraum.
Abk. ICU: intensive care unit.

Schockraum

- feste Schockraumteams nach vorstrukturierten Plänen bzw. mit einem speziellen Training gemäß Leitlinie
- Traumaausmaß und Prognose sind schnellstmöglich unter erweiterten klinischen Untersuchungsmöglichkeiten zu bestimmen.
- Phasen:
  - orientierende Erstuntersuchung: ABCDE + zusätzliche Maßnahmen wie Sonografie (FAST: focused assessment with sonography for trauma), Röntgen-Thorax und Röntgen-Becken
  - eingehende Zweituntersuchung: von Kopf bis Fuß, darüber hinaus zusätzliche Maßnahmen wie CT, Röntgen-Extremitäten
- Schockraumalgorithmus (▶ Abb. 67.1)
- Verzögerungen sind in allen Phasen der Versorgung zu vermeiden.
- Präklinisch wie auch im Schockraum erfolgt eine permanente Reevaluation bzw. ein permanentes Monitoring.
- bei kreislaufinstabilen Patienten Beschränkung der präklinischen Diagnostik auf ein Minimum

67.9.2 Anamnese

- Auch bei traumatisierten Patienten ist eine effiziente Anamnese mit zielgerichteten Fragen ein wesentlicher Bestandteil der Diagnostik. Fremdanamnesen über Zeugen sind im Falle einer Bewusstlosigkeit, bei Sprachbehinderung und bei Sprachbarrieren einzuholen.
- Jeder Bauchschmerz gilt als ein Hinweis auf eine abdominelle Verletzung!
- Bewährt hat sich die Kurzanamnese nach dem SAMPLE-Schema:
  - Symptome: Hauptbeschwerde
  - Allergien
  - Medikation
  - Persönliche Anamnese/ Vorgeschichte und Risikofaktoren
  - Letzte Nahrungsaufnahme
  - Ereignisse, die zum Unfall führten

67.9.3 Körperliche Untersuchung

- Ein unauffälliger Befund schließt eine relevante intraabdominelle Verletzung selbst beim wachen Patienten nicht aus!
- **Vitalfunktionen**
  - Am Beginn steht die Überprüfung von Vitalfunktionen unter Beachtung des ABCDE-Konzeptes (Primärcheck): Puls, Blutdruck, Blutzucker, EKG und Atemfrequenz.
  - Anschließend erfolgt die symptomorientierte abdominelle Untersuchung im Rahmen des Bodychecks (Sekundärcheck).
- **Inspektion**
  - Der Patient wird bereits im Rettungswagen entkleidet und inspiziert (CAVE: Hypothermie!)
  - Allgemeinzustand
  - äußere Verletzungen (Prellmarken, Wunden, Öffnungen etc.)
  - Schonhaltung
  - Abdomen aufgetrieben? (Hinweise für intraabdominelle Blutung oder freie Luft)
  - Atembild
- **Palpation, Perkussion und Auskultation**
  - Sämtliche Areale des Abdomens einschließlich der Leisten und des Beckens werden palpiert.
  - Eine unwillkürliche Abwehrspannung, Erschütterungsschmerz oder ein Loslassschmerz sind als Zeichen eines Peritonismus zu werten.
  - Perkussion und Auskultation sind präklinisch bei widrigen Bedingungen kaum auswertbar und sollten nicht zu einer Verzögerung führen.

67.9.4 Labor

- Als minimales Untersuchungsprogramm gilt die Bestimmung von:
  - Blutbild (Leukozyten, Hämoglobin, Hämatokrit)
  - Blutgasanalyse
  - Blutgruppe
  - C-reaktivem Protein (CRP)
  - Lipase im Serum
  - Kreatinin
  - Elektrolyte
  - Blutzucker
  - Laktat
  - Urinstaus/-sediment
  - einer möglichen Schwangerschaft
  - Herzenzymen

67.9.5 Bildgebende Diagnostik

Sonografie

- Die abdominelle sonografische Untersuchung ist effektiv und kann im Schockraum direkt durchgeführt werden.
- Eine initiale fokussierte abdominelle Sonografie zum Screening freier Flüssigkeit (FAST, siehe Kap. 23) sollte entsprechend der Polytrauma-Leitlinie umgehend durchgeführt werden (▶ Abb. 67.2, ▶ Abb. 67.3, ▶ Abb. 67.4).
- Direkt im Anschluss sind auch die parenchymatösen Organe zu beurteilen, gefolgt vom Vierkammerblick (Herz) und der Beurteilung der Pleuraspalten.
- FAST-Untersuchungsbereiche:
  - perihepatisch
  - perisplenisch
  - kleines Becken/Douglas-Raum
  - perikardial

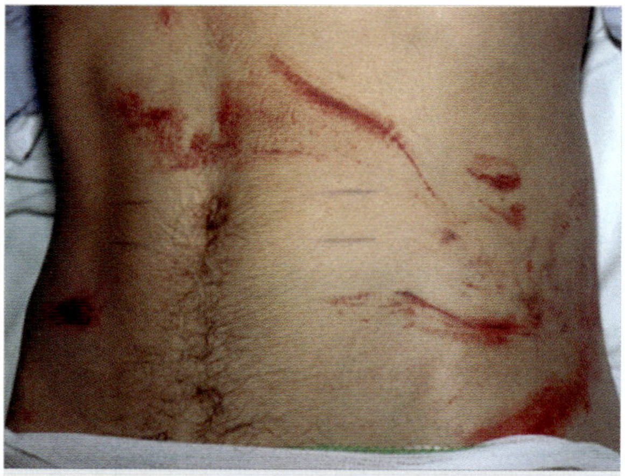

Abb. 67.2 Chirurgischer Patient mit Zustand nach abdominellem Trauma und Frage nach freier Flüssigkeit. (Quelle: Görg C. 5. Leitsymptom: Bauchumfangsvermehrung, Bauchschmerz und Nachweis von freier Flüssigkeit im Abdomen. In: Schmidt G, Görg C, Hrsg. Kursbuch Ultraschall. 6., aktualisierte und erweiterte Auflage. Stuttgart: Thieme; 2015)

Röntgen

- Die Nativröntgendiagnostik wie die Röntgen-Abdomen-Übersicht gilt heute in der Akutdiagnostik des Abdominaltraumas als ungeeignet. Sie ist durch Sonografie und CT abgelöst worden.
- Anwendung findet die Untersuchung nur noch zur Detektion von endoluminalen Flüssigkeitsspiegeln und freier Luft sowie zur Lokalisation von Fremdkörpern wie z. B. Projektilen.

CT

- Die Mehrschicht-Spiral-CT hat eine hohe Sensitivität und die höchste Spezifität im Erkennen intraabdomineller Verletzungen und soll deshalb gemäß der Leitlinie bei Patienten mit einem Abdominaltrauma durchgeführt werden.
- Ihre Vorteile bestehen in
  - der guten Darstellbarkeit von Parenchym- und Hohlorganverletzungen,
  - der Unterscheidung zwischen Blut und anderen Flüssigkeiten,
  - der Lokalisation von aktiven Blutungen durch Kontrastmittelaustritt bei gleichzeitiger Beurteilbarkeit
    - der Abdominalhöhle,
    - des Retroperitoneums und
    - des Knochenfensters zur Frakturdiagnostik (Wirbelsäule und Beckens).
- Die CT stellt beim Abdominaltrauma zwar die effektivste bildgebende Untersuchung dar, weist allerdings auch die höchste Strahlenbelastung auf. Insbesondere bei Kindern sollten möglichst alternative Methoden der Schnittbildgebung genutzt werden.
- Die CT-Diagnostik sollte erst bei adäquater Kreislaufstabilität erfolgen. Bei hämodynamischer Instabilität und dem Nachweis freier intraabdomineller Flüssigkeit oder Luft wird direkt notfallmäßig laparotomiert.

MRT

- Die MRT ist nicht in jedem Krankenhaus jederzeit verfügbar und der diagnostische Wert bei Abdominaltrauma ist noch nicht abschließend geklärt.
- Insbesondere bei hämodynamisch stabilen Kindern stellt die MRT allerdings eine Alternative zur CT mit ihrer hohen Strahlenbelastung dar.

Kontrastmitteldarstellung

- Bei Verdacht auf Hohlorganverletzungen, Anorektalverletzung (Pfählung) oder Harnröhrenabriss

67.9.6 Weitere Diagnostik

Proktorektoskopie

- bei Pfählungsverletzungen obligat

Laparotomie

- Nach wie vor wird bei freier abdomineller Flüssigkeit die Notfall-Laparotomie auch als kombiniert diagnostisch-therapeutisches Mittel eingesetzt.
- Bei Kreislaufinstabilität sofort operativ explorieren!

Laparoskopie

- Immer häufiger wird die Laparoskopie bei hämodynamischer Stabilität zur Exploration bei gleichzeitig bestehender Therapieoption genutzt.

Diagnostische Peritoneallavage

- Die diagnostische Peritoneallavage (DPL) ist überholt und soll gemäß Leitlinie nur noch in Ausnahmefällen eingesetzt werden.

67.10 Differenzialdiagnosen

- Im Rahmen eines Abdominaltraumas werden am häufigsten die großen parenchymatösen Organe verletzt.
- Milz und Leber machen zusammen mehr als 50 % der verletzten Organe aus.
- Merke: Bewusstlose Traumapatienten haben bis zum Beweis des Gegenteils ein Bauchtrauma.
- Folgende extraabdominelle Differenzialdiagnosen müssen berücksichtigt werden (▶ Tab. 67.2)

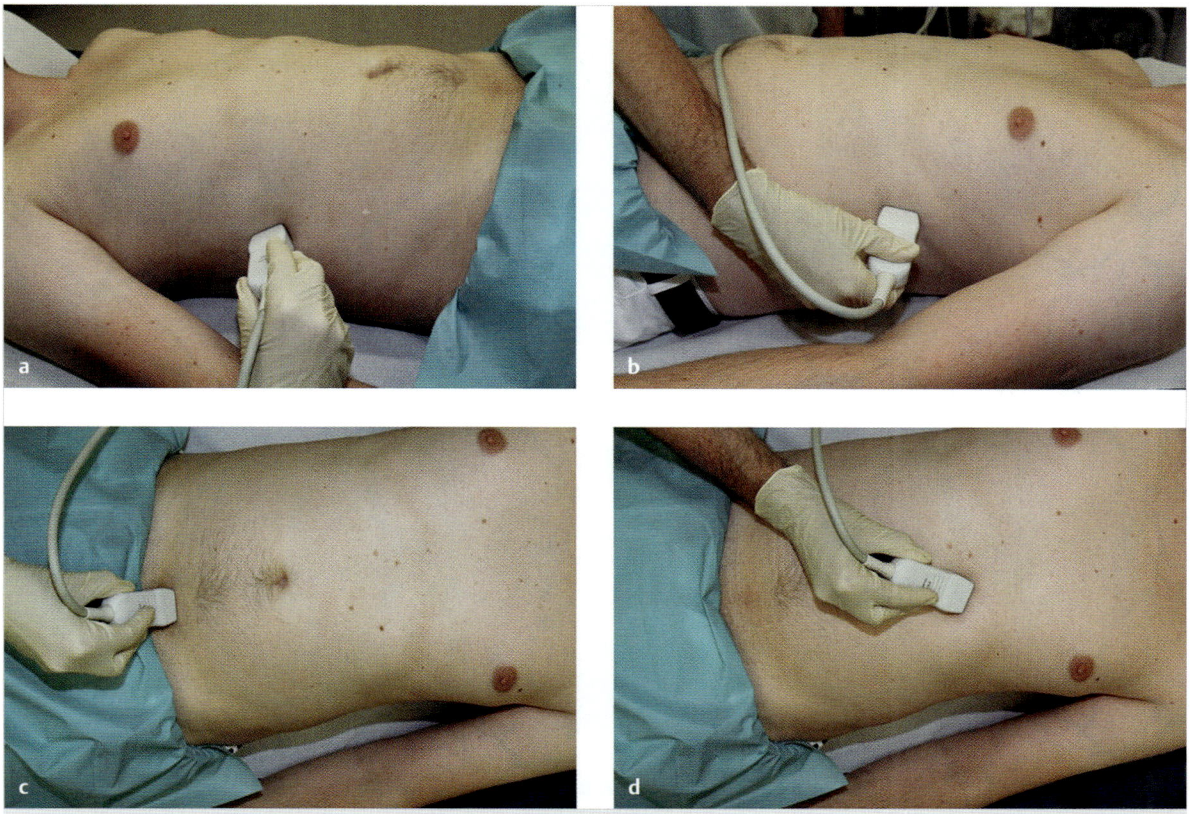

Abb. 67.3 Die 4 Standardschnitte bei der Frage nach freier Flüssigkeit.

a Rechts-laterale Schnittführung mit Frage nach subhepatischer freier Flüssigkeit und nach rechtsseitigem Hämatothorax. (Quelle: Görg C. 5. Leitsymptom: Bauchumfangsvermehrung, Bauchschmerz und Nachweis von freier Flüssigkeit im Abdomen. In: Schmidt G, Görg C, Hrsg. Kursbuch Ultraschall. 6., aktualisierte und erweiterte Auflage. Stuttgart: Thieme; 2015)

b Links-laterale Schnittführung mit Frage nach perilienaler freier Flüssigkeit und nach linksseitigem Hämatothorax. (Quelle: Görg C. 5. Leitsymptom: Bauchumfangsvermehrung, Bauchschmerz und Nachweis von freier Flüssigkeit im Abdomen. In: Schmidt G, Görg C, Hrsg. Kursbuch Ultraschall. 6., aktualisierte und erweiterte Auflage. Stuttgart: Thieme; 2015)

c Suprapubische Schnittführung mit Frage nach freier Flüssigkeit im Douglas-Raum. (Quelle: Görg C. 5. Leitsymptom: Bauchumfangsvermehrung, Bauchschmerz und Nachweis von freier Flüssigkeit im Abdomen. In: Schmidt G, Görg C, Hrsg. Kursbuch Ultraschall. 6., aktualisierte und erweiterte Auflage. Stuttgart: Thieme; 2015)

d Subdiaphragmale Schnittführung mit Darstellung des Herzens im 4-Kammer-Blick mit der Frage nach Perikarderguss. (Quelle: Görg C. 5. Leitsymptom: Bauchumfangsvermehrung, Bauchschmerz und Nachweis von freier Flüssigkeit im Abdomen. In: Schmidt G, Görg C, Hrsg. Kursbuch Ultraschall. 6., aktualisierte und erweiterte Auflage. Stuttgart: Thieme; 2015)

Tab. 67.1 Differenzialdiagnose.

Differenzialdiagnose	Bemerkungen
Milz	bei Verdacht CT → Kapsel intakt? bei Kapselläsion und freier Flüssigkeit Notfall-Laparotomie zur Diagnostik und Therapie
Leber	bei Verdacht CT
Intestinum/ Hohlorgane	Freie Luft? Freie Flüssigkeit?
Pankreas	Lipase, bei Verdacht CT
Mesenterium	Mit Schnittbildgebung kaum detektierbar → Laparotomie oder Laparoskopie
Nieren und Harnwege	Makrohämaturie? Blutung aus Harnröhre?
Zwerchfell	linke Seite → traumatischer Thoraxmagen → abgeschwächtes Atemgeräusch

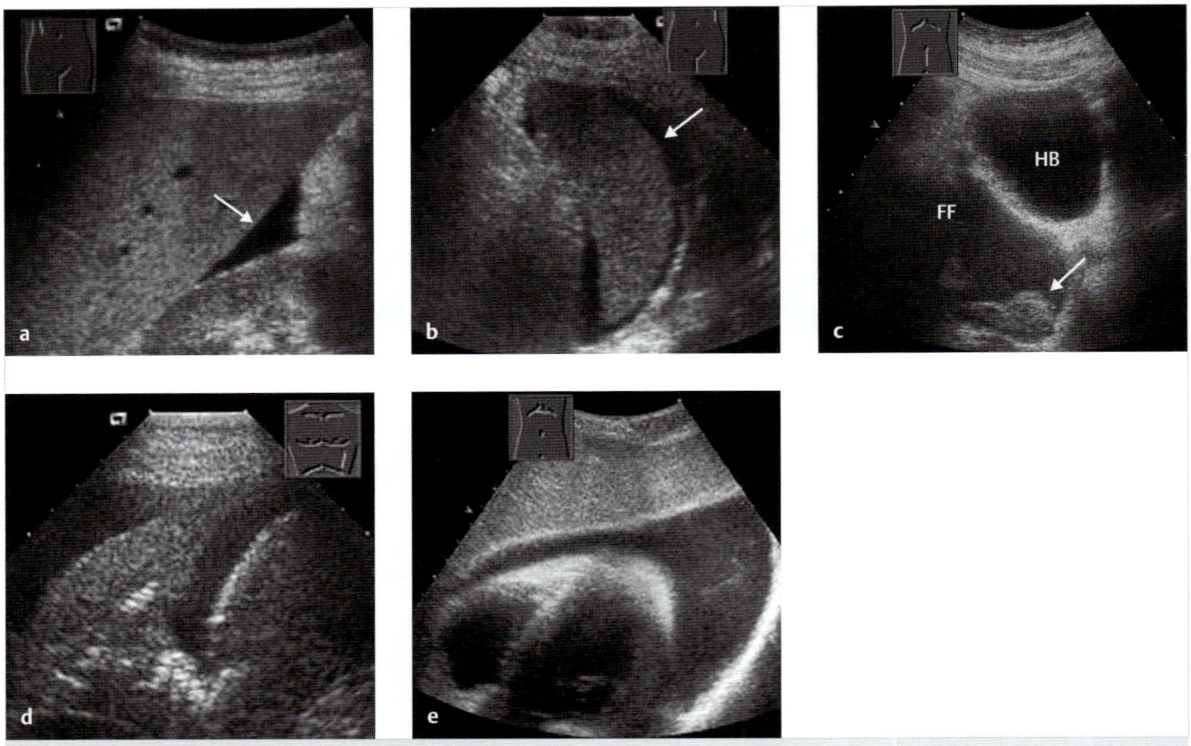

Abb. 67.4 Sonografie: freie Flüssigkeit.

a Subhepatische freie Flüssigkeit. (Quelle: Görg C. 5. Leitsymptom: Bauchumfangsvermehrung, Bauchschmerz und Nachweis von freier Flüssigkeit im Abdomen. In: Schmidt G, Görg C, Hrsg. Kursbuch Ultraschall. 6., aktualisierte und erweiterte Auflage. Stuttgart: Thieme; 2015)

b Perilienale freie Flüssigkeit. (Quelle: Görg C. 5. Leitsymptom: Bauchumfangsvermehrung, Bauchschmerz und Nachweis von freier Flüssigkeit im Abdomen. In: Schmidt G, Görg C, Hrsg. Kursbuch Ultraschall. 6., aktualisierte und erweiterte Auflage. Stuttgart: Thieme; 2015)

c Retrovesikuläre freie Flüssigkeit (FF). Der Pfeil kennzeichnet geronnenes Blut (Hb). (Quelle: Görg C. 5. Leitsymptom: Bauchumfangsvermehrung, Bauchschmerz und Nachweis von freier Flüssigkeit im Abdomen. In: Schmidt G, Görg C, Hrsg. Kursbuch Ultraschall. 6., aktualisierte und erweiterte Auflage. Stuttgart: Thieme; 2015)

d Pleurale freie Flüssigkeit. (Quelle: Görg C. 5. Leitsymptom: Bauchumfangsvermehrung, Bauchschmerz und Nachweis von freier Flüssigkeit im Abdomen. In: Schmidt G, Görg C, Hrsg. Kursbuch Ultraschall. 6., aktualisierte und erweiterte Auflage. Stuttgart: Thieme; 2015)

e Perikarderguss. (Quelle: Görg C. 5. Leitsymptom: Bauchumfangsvermehrung, Bauchschmerz und Nachweis von freier Flüssigkeit im Abdomen. In: Schmidt G, Görg C, Hrsg. Kursbuch Ultraschall. 6., aktualisierte und erweiterte Auflage. Stuttgart: Thieme; 2015)

Tab. 67.2 Extraabdominelle Differenzialdiagnosen.

Differenzialdiagnose	Bemerkungen
kardiale Verletzungen: Contusio cordis, Perikarderguss, Blutung/Hämatom (v. a. bei Stichverletzung)	EKG, Röntgen-Thorax und ggf. CT-Thorax transthorakale Echokardiografie Ultraschall (FAST)
thorakale Ursachen: Hämato-/Pneumothorax, Rippenfrakturen	Auskultation, Röntgen-Thorax, ggf. CT-Thorax, im Zweifel Thoraxdrainage
Wirbelsäulen- und Beckenfrakturen	Traumaanamnese, Blutverdünnung? CAVE: große Blutverluste bei Beckentrauma → CT-Diagnostik, Beckenzwinge
Hämatome der Bauchwand	Riss der epigastrischen Gefäße, CT erforderlich

FAST: focused assessment with sonography for trauma

67.11 Therapie

67.11.1 Therapeutisches Vorgehen

Präklinische Phase

- Eine kausale Therapie ist i. d. R. präklinisch nicht möglich.
- Trauma-Management ist Zeitmanagement. Handle schnell, aber überlegt und effektiv.
- Regelmäßiges Training und Konzepte wie ITLS (International Trauma Life Support) oder ATLS (Advanced Trauma Life Support) verbessern die Prognose.
- Checkliste Abdominaltrauma:
  - Atemwegssicherung
  - großlumiger intravenöser (i. v.) Zugang (optimal doppelt)
  - Standardmonitoring
  - achsengerechte Lagerung und Transport unter Immobilisation
  - restriktive Volumensubstitution
  - Sauerstoffgabe
  - Schmerztherapie
- Umgang mit Wunden:
  - Keine Exploration der Stichwunde!
  - Fremdkörper immer belassen (wirkt als Tamponade)
    - steriles Abdecken
    - in Position stabilisieren und ggf. Fremdkörperkürzung für Transport
    - CAVE: Bei Flex/Trennschleifer ist auf effektiven Splitterschutz und adäquate Kühlung, z. B. mit Kochsalzlösung, zu achten.
  - bei offenem Bauch:
    - Darm nicht reponieren und steril abdecken
    - Es dürfen keine Kompressen verwendet werden, denn Kompressen können bei offenen Abdominalverletzungen im Bauch verschwinden und schwere septische Komplikationen hervorrufen. Stattdessen müssen Goldfolien verwendet werden.
    - Selbst Kompressen mit röntgendichten Streifen sind nur schwer zu finden!
- Atemwegssicherung:
  - Bei polytraumatisierten Patienten mit Apnoe oder Schnappatmung (Atemfrequenz < 6/min) soll präklinisch eine Notfallnarkose, eine endotracheale Intubation (ETI) und eine Beatmung durchgeführt werden [1].
  - ETI und Beatmung leitliniengemäß auch bei [1]:
    - Hypoxie (SpO_2 < 90 %) trotz Sauerstoffgabe und nach Ausschluss eines Spannungspneumothorax
    - schweres Schädel-Hirn-Trauma (GCS < 9)
    - traumaassoziierte persistierende hämodynamische Instabilität (RRsys < 90 mmHg, altersadaptiert bei Kindern)
    - schweres Thoraxtrauma mit respiratorischer Insuffizienz (Atemfrequenz > 29, altersadaptiert bei Kindern)
  - Den Leitlinien ist eine Empfehlung speziell für das Abdominaltrauma nicht zu entnehmen.
- Volumensubstitution:
  - restriktive Flüssigkeitsgabe zur Vermeidung von Blutdruckerhöhung, Kompromittierung der Gerinnung und Verschlechterung des Outcomes
  - Ziel-RR 70–90 mmHg systolisch oder mittlerer arterieller Druck (MAD) 50–65 mmHg (permissive Hypotonie)
- Analgesie:
  - Fentanyl titrierend 0,05–0,1 mg beim Erwachsenen
  - Esketamin 10–20 mg beim Erwachsenen, beim Kind 0,125–0,25 mg/kgKG (1:8 bis 1:4 des Körpergewichts)
- Abklärung der Weiterversorgung:
  - ggf. Schockraumanmeldung über Leitstelle (▶ Abb. 67.1)
  - bei positivem Schockindex: schnellstmöglicher Transport in das nächste geeignete Traumazentrum
  - bei Kreislaufinstabilität: sofortiger Transport nach Intubation in die nächstgelegene Klinik
- Vollständige Informationsweitergabe im Schockraum an die weiterbehandelnden Kollegen.

Schockraum-Phase

- Zur Polytraumaversorgung sollen feste Teams (sog. Schockraumteams) nach vorstrukturierten Plänen arbeiten und/oder ein spezielles Training absolviert haben (Leitlinie Polytrauma Grade of Recommendation: GoR A) [1].
- ATLS-Prinzipien:
  - standardisiertes, prioritätenorientiertes Schockraummanagement
  - wiederholte Überprüfung der klinischen Befunde (reevaluate!)
  - die richtigen Prioritäten in der Therapie setzen („treat first what kills first")
  - keinen zusätzlichen Schaden hinzufügen
  - Sei vorbereitet!
  - Zeitverluste minimieren
- Atemwegsmanagement:
  - ETI sofern noch nicht erfolgt
  - ggf. Kontrolle des präklinisch intubierten Patienten
- Zugangsmanagement:
  - zentraler Venenkatheter (ZVK)
  - arterieller Zugang
  - ggf. großlumiger zentralvenöser Zugang (Schleuse)
  - Urin-Dauerkatheter-Anlage, sofern kein Verdacht auf Harnröhrenabriss besteht
- Volumen- und Kreislaufstabilisierung:
  - Ziel-RR 70–90 mmHg systolisch oder MAD 50–65 mmHg (permissive Hypotonie)
  - restriktive Flüssigkeitsgabe
  - balancierte kristalloide, isotone Vollelektrolytlösungen sollten verwendet werden

VIII

- frühzeitige Substitution von Blutprodukten (Volumen und Sauerstoffträger)
- Katecholamintherapie (z. B. Noradrenalin 1 mg/50 ml, Laufrate abhängig von MAD)
- Temperaturmanagement:
  - Warmhaltung (Wärmematten, Wärmedecken, Raumtemperatur)
  - vorgewärmte Infusionen
- Nicht vergessen, den Patienten in der Achse zu drehen und den Rücken zu inspizieren.
- möglichst schnelle Kausaltherapie
- bei hämodynamischer Instabilität und Nachweis von freier Flüssigkeit oder Luft notfallmäßige operative Blutstillung durch Damage-Control-OP

Damage Control Surgery

- Einsatz bei hämodynamischer Instabilität
- Ziel: schnellstmögliche Blutungskontrolle oder Fokusaufhebung (Sepsis)
- kein definitiver Bauchdeckenverschluss (Faszie bleibt offen, abdominelle Vakuumversiegelung)
- Eine programmierte Relaparotomie und definitive Versorgung soll erst nach Stabilisierung (24–48 h) erfolgen, nachdem die Gerinnungsfaktoren, Azidose und Hypothermie unter intensivmedizinischen Bedingungen ausgeglichen wurden.
- Methoden der Blutungskontrolle:
  - Kompression
  - Koagulation
  - Hämostyptika
  - Packing mit Bauchtüchern
  - Übernähung/Gefäßnaht/Ligatur
  - atypische Resektion
- Methoden der Sepsissanierung:
  - Lavage und Drainage des Abdomens
  - Darmübernähung
  - Darmresektion mit Blindverschluss
  - Stoma-Ausleitung
- Alternative: interventionelle Therapie (z. B. Embolisation)

Stumpfes Bauchtrauma

- Bis zu 80 % der Patienten können konservativ therapiert werden, da beim stumpfen Bauchtrauma überwiegend die parenchymatösen Organe betroffen sind und der Patient weniger durch septische Komplikationen auf dem Boden einer Hohlorganperforationen gefährdet ist.
- Bei hämodynamischer Instabilität und dem Nachweis freier intraabdomineller Flüssigkeit besteht die Indikation zur Notfalllaparotomie mit dem Ziel der operativen Blutungskontrolle (Damage Control Surgery).
- CAVE: „Letale Trias“!
  - Koagulopathie
    - massiver Blutverlust und Verlust von Gerinnungsfaktoren
    - massive Infusionstherapie
    - CAVE: auch Kühlung und Verdünnung
  - Hypothermie
    - Dysfunktion der Thrombozyten
    - reduzierte Enzymaktivität
    - erhöhte Blutungsgefahr und Mortalität
  - Azidose
    - Inadäquate Gewebeperfusion durch hämorrhagischen Schock führt zu anaeroben Metabolismus (Laktat ↑, metabolische Azidose).
- operativer Standardzugang: mediane Längslaparotomie
- Bei nicht offensichtlicher Blutungsquelle erfolgt zunächst ein 4-Quadranten-Packing mit Bauchtüchern und die anschließende Blutungssuche und Blutungskontrolle.
- bei konservativem Vorgehen an zweizeitige Rupturen denken → engmaschige Überwachung
  - CAVE: abdominelles Kompartment (Druck > 20 mmHg → Relaparotomie)
- Die Laparoskopie ist bei stabiler Hämodynamik und bei entsprechendem Ausbildungsstand des Chirurgen eine adäquate Alternative.
- Die ▸ Abb. 67.5 zeigt den therapeutischen Algorithmus beim stumpfen Bauchtrauma.

Penetrierendes Bauchtrauma

- Schuss- und Explosionsverletzungen: bis auf wenige Ausnahmen operative Exploration notwendig!
- Stichverletzungen
  - selektives Vorgehen möglich, z. B. diagnostische Laparoskopie, aber auch konservatives Vorgehen bei unauffälliger Schnittbilddiagnostik
  - engmaschige Kontrollen (klinisch, laborchemisch und bildmorphologisch)
- zwingende OP-Indikation bei:
  - Nachweis freier Flüssigkeit
  - hämodynamischer Instabilität
  - Peritonismus
  - Austritt von Magen-Darm-Inhalt über die Wunde
  - freiliegenden Darm- oder Netzanteilen
- Fremdkörper werden bis zur Operation belassen! Manipulationen sind strikt zu vermeiden.
- operativer Standardzugang: mediane Längslaparotomie (Option zur Erweiterung mit Sternotomie)
- Gabe eines Breitbandantibiotikums
- Die ▸ Abb. 67.6 zeigt den therapeutischen Algorithmus beim penetrierenden Bauchtrauma.

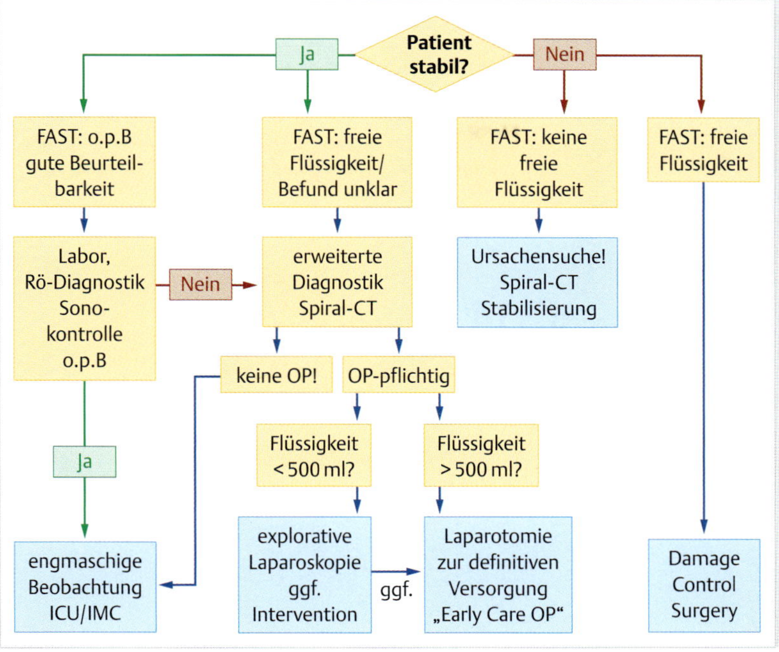

Abb. 67.5 Therapeutischer Algorithmus beim stumpfen Bauchtrauma.
Abk. FAST: focused assessment with sonography for trauma, ICU: intensive care unit, IMC: intermediate care, o. p. B.: ohne pathologischen Befund, Rö: Röntgen.

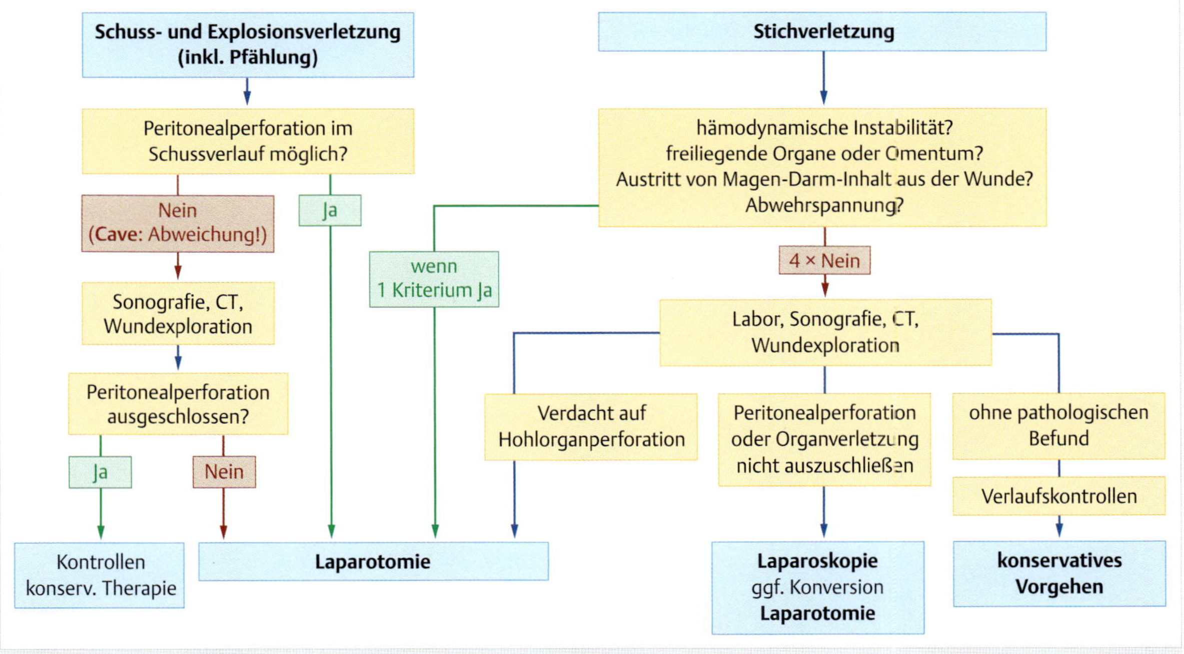

Abb. 67.6 Therapeutischer Algorithmus penetrierendes Bauchtrauma[2]).

67.12 Verlauf und Prognose

- In Abhängigkeit von der Lokalisation, der Beteiligung von Organen und Gefäßen sowie den begleitenden Verletzungen ist das Abdominaltrauma vital bedrohlich.
- Blutungskomplikationen zu Beginn und septische Komplikationen mit konsekutivem Multiorganversagen im Verlauf führen zu einer hohen Morbidität und Letalität.
- Da das Abdominaltrauma in den meisten Fällen im Rahmen eines Polytraumas auftritt, korreliert die Prognose mit dem Schweregrad des Gesamtverletzungsmusters.
- Das Zeitintervall zwischen dem Trauma und dem Beginn chirurgischer Maßnahmen bestimmt neben der Volumenersatztherapie entscheidend die Prognose.

67.13 Quellenangaben

[1] Arbeitsgemeinschaft der Wissenschaftlichen Medizinischen Fachgesellschaften (AWMF) unter Federführung der Deutschen Gesellschaft für Unfallchirurgie: S 3-Leitlinie Polytrauma / Schwerverletzten-Behandlung; AWMF Register-Nr. 012/019. Im Internet: https://www.awmf.org/uploads/tx_szleitlinien/012-019l_S 3_Polytrauma_Schwerverletzten-Behandlung_2017-08.pdf; Stand: 14.02.2019

[2] Hildebrand P, Hindel C, Kujath P et al. Abdominaltrauma – Teil 1. Allgemein- und Viszeralchirurgie up2date 2012; 163–175

67.14 Literatur zur weiteren Vertiefung

[1] AWMF-Leitlinie. Im Internet: https://www.awmf.org/uploads/tx_szleitlinien/012-019l_S 3_Polytrauma_Schwerverletzten-Behandlung_2017-08.pdf; Stand: 06.02.2019

68 Beckentrauma

Andreas Seekamp, Sebastian Lippross

68.1 Steckbrief

Beckenfrakturen lassen sich in knöcherne Verletzungen des Beckenrings und Verletzungen des Azetabulums einteilen. Sie können auch in Kombination auftreten. Verletzungen des Beckenrings mit einer Kontinuitätsunterbrechung des hinteren Beckenrings können zu lebensbedrohlichen Blutungen führen. Nach der AWMF-S3-Leitlinie Polytrauma (AWMF: Arbeitsgemeinschaft der Wissenschaftlich Medizinischen Fachgesellschaft) muss bei Verdacht auf eine komplexe Beckenfraktur eine Beckenübersichtsaufnahme oder ein CT mit Kontrastmittel erfolgen (Grade of Recommendation: GoR A). Bei einer Beckenfraktur mit Kreislaufinstabilität soll eine mechanische Notfallstabilisierung des Beckens erfolgen (GoR A). Persistiert die Kreislaufinstabilität, muss eine offene chirurgische oder angiografische Blutstillung erfolgen (GoR B).

68.2 Aktuelles

- In den letzten Jahren hat sich die Verwendung der PCCD (pelvic circumferential compression devices) in der Notfallmedizin etabliert. Diese nähern die dislozierten Beckenhälften einander an und schließen damit den Beckenring, wodurch das intrapelvine Volumen, in welches es ansonsten frei hineinblutet, verkleinert wird. Es resultiert somit eine Blutstillung über eine mechanische Stabilisierung des Beckenrings [1], [2].

68.3 Synonyme

- Beckenfraktur
- Azetabulumfraktur
- pelvic injuries acetabular fracture
- pelvic circumferential compression device (PCCD)
- pelvic bleeding

68.4 Keywords

- Beckenfraktur
- Azetabulumfraktur
- venöse Blutung
- Sakrumfraktur
- pelvic bleeding

68.5 Definition

- **Beckenfraktur**: mechanisch stabile und instabile Verletzungen des Beckens mit Unterbrechung der Kontinuität des vorderen und hinteren Beckenrings
- **Azetabulumfraktur**: Verletzung des Beckens unter Einbeziehung der Hüftgelenkpfanne, typischerweise ohne größere Blutung

68.6 Epidemiologie

68.6.1 Häufigkeit

- 3 % aller Skelettverletzungen [3], [3]
- lebensbedrohliche Blutung bis zu 40 % [5], [6]
- Mortalitätsrate für Azetabulumfrakturen 3 % [7]
- Mortalität offene Beckenfrakturen bis zu 45 % [8], [9]

68.6.2 Altersgipfel

- für lebensbedrohliche Verletzungen 20–55 Jahre
- für osteoporotische Frakturen über 65 Jahre

68.6.3 Geschlechtsverteilung

- 70 % Männer

68.6.4 Prädisponierende Faktoren

- Hochrasanztrauma
- Sturz aus großer Höhe (Suizid, Sport, Arbeit)

68.7 Ätiologie und Pathogenese

- direkte Krafteinwirkung
  - Sturz auf das Gesäß
  - Sturz auf die Seite
  - seitlicher Anprall im PKW (Seitenaufprall)
  - direkter Anprall am Motorradtank
- indirekte Krafteinwirkung
  - dashboard injury
  - Anprall bzw. Krafteinwirkung auf den Oberschenkel
  - Sturz auf die gestreckten Beine, typischerweise Azetabulumverletzungen mit Begleitverletzungen der unteren Extremitäten:
    - Kalkaneusfraktur
    - Unterschenkelfraktur
    - Oberschenkelfraktur

68.8 Klassifikation und Risikostratifizierung

68.8.1 Beckenfrakturen

- Klassifikation nach AO oder Tile:
  - Typ A: Verletzungen des vorderen oder hinteren Beckenrings ohne Instabilität
  - Typ B: Verletzungen des vorderen und hinteren Beckenrings mit horizontaler Instabilität
    - Aufklappbarkeit (open book oder closed book)
    - Innenrotationsverletzung
  - Typ C: Verletzung des vorderen und hinteren Beckenrings mit vertikaler Instabilität
    - z. B. transforaminale Sakrumfraktur und vordere Beckenringfraktur
    - Durch axiale Belastung kommt es zur Dislokation.
- Beckenfrakturen können zu schweren Blutungen führen, insbesondere arteriellen Blutungen am vorderen Beckenring und venösen Blutungen am hinteren Beckenring (sakraler Venenplexus).

68.8.2 Azetabulumfraktur

- klassische Einteilung nach Letournel (10 Typen)
  - 5 „einfache" Typen
    - hintere Wand, hinterer Pfeiler, vordere Wand, vorderer Pfeiler, Querfraktur
  - 5 weitere Typen als Kombinationsverletzung
    - Verletzung des hinteren Walls oder hinteren Pfeilers in typischer Weise durch axiales Extremitätentrauma (Hüftgelenkluxation möglich)

68.8.3 Sakrumfraktur

- Einteilung nach Denis: zentral, transforaminal, lateral und quer
- spezielle Form: Sakrumausbruch mit lateraler Fraktur beidseitig und Querfraktur
- typischerweise durch direkten Anprall oder axiale Krafteinwirkung bei Sakrumausbruch

68.9 Symptomatik

- Schmerzen
- Instabilität (Immobilität, Blutdruckabfall, Hämoglobinabfall durch Blutung, Schock, Fettembolie, urogenitale Verletzung, intraabdominelle Verletzung, akutes Abdomen, Harnröhrenblutung, rektale Blutung)
- neurologische Ausfälle
  - N. ischiadicus bei Azetabulumfrakturen
  - sakraler Plexus bei Sakrumfrakturen

68

68.10 Diagnostik

68.10.1 Diagnostisches Vorgehen

- Das klinische Vorgehen am Unfallort ist bestimmt durch die Kenntnis des Unfallmechanismus und der klinischen Untersuchung, da viele schwerverletzte Patienten keine zielführende Anamnese mehr geben können.
- Die Überprüfung der Beckenstabilität sowie die Erhebung des Sichtbefundes (z. B. offene Fraktur) sollen schonend und nur einmal erfolgen, um eine Verstärkung der Blutung aus dem Frakturbereich zu verhindern.
- Stets ist zu bedenken, dass eine mechanische Instabilität auch rasch zu einer hämodynamischen Instabilität führen kann.

Am Unfallort

- bei jedem Verdacht auf Beckenverletzung PCCD anlegen (► Abb. 68.1, siehe Kap. 68.11)

Im Schockraum

- Beckenübersichtsaufnahme oder CT mit anliegendem PCCD (► Abb. 68.2)

68.10.2 Anamnese

- Die Fremdanamnese zum Unfallhergang kann wegweisende Informationen geben.
- Werden primär starke Schmerzen im Beckenbereich angegeben, muss auch von einer Beckenverletzung ausgegangen werden.
- Die Einnahme von Antikoagulanzien (Marcumar) erhöht die Wahrscheinlichkeit einer hämodynamischen relevanten Blutung.

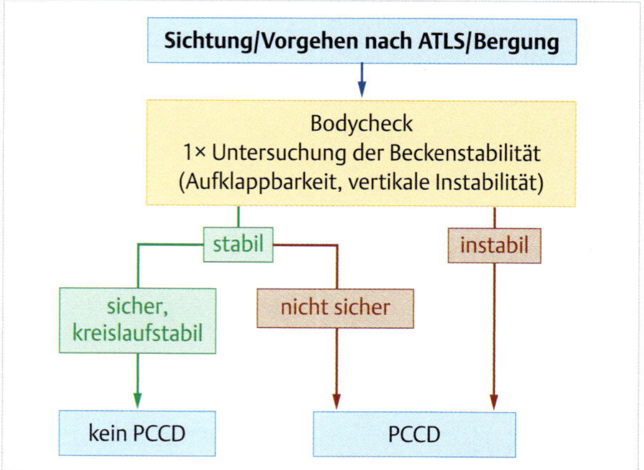

Abb. 68.1 Klinisches Vorgehen am Unfallort bei Verdacht auf Beckenverletzung.
Abk. ATLS: Advanced Trauma Life Support, PCCD: pelvic circumferential compression device.

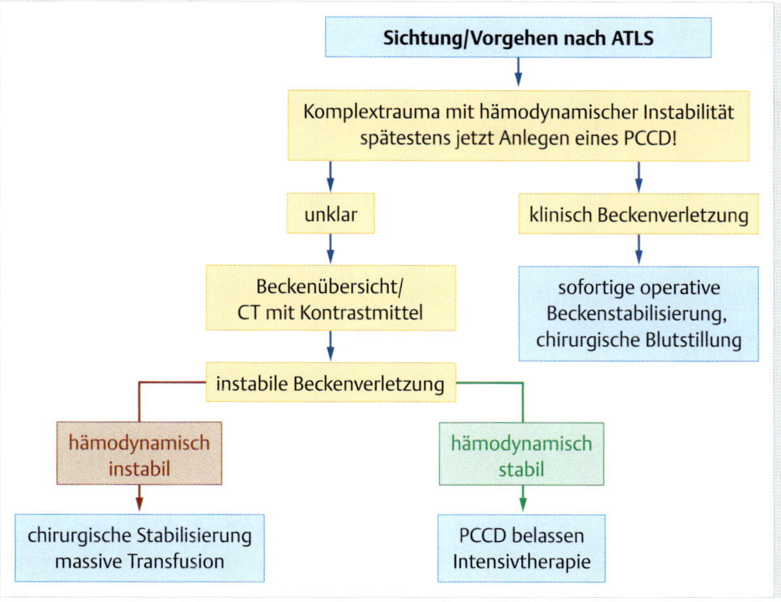

Abb. 68.2 Klinisches Vorgehen im Schockraum bei Verdacht auf Beckenverletzung. Abk. ATLS: Advanced Trauma Life Support, PCCD: pelvic circumferential compression device.

68.10.3 Körperliche Untersuchung

- äußerliche Verletzungszeichen:
  - Prellmarken, Hämatom im Flankenbereich (sog. Morel-Lavallée-Läsion)
  - tastbares fluktuierendes Hämatom über dem Beckenkamm
  - offene Verletzung
  - Beinlängendifferenz
  - schmerzhafte Bewegung im Hüftgelenk
  - Skrotalhämatom
  - Fehlstellung der Beckenkontur
  - blutiger Urin
- Vorsichtige Prüfung der Beckenstabilität:
  - Mit beiden Händen werden die Beckenkämme um die Spina iliaca anterior superior gelegt und vorsichtig nach außen und nach innen bewegt.
  - Bei stabilem Becken ist hier keine Bewegung möglich.
  - Ertasten der Symphyse
- Tasten der Leistenpulse
- Tasten der Poplitealpulse
- digitale rektale Untersuchung auf Blut

68.10.4 Labor

- Blutbild
- Gerinnung
- Blutgase
- Laktat
- Gerinnung (zum Ausschluss eines Kreislaufschocks)

68.10.5 Bildgebende Diagnostik

- Bei Eintreffen in der Klinik:
  - CT, CT Angiografie (wenn Kapazität vorhanden)
  - bei Alter < 16 Jahren MRT
  - Bei Nachweis einer aktiven Blutung und mechanischer Instabilität erfolgt primär ein chirurgisches Vorgehen mit notfallmäßiger Stabilisierung des Beckenrings und chirurgischer Blutstillung respektive Tamponade.
  - Bei mechanischer Stabilität und aktiver Blutung erfolgt zunächst nur eine Embolisation.

68.10.6 Angiografie

- Blutungssuche/Blutstillung:
  - Nach der S 3-Leitlinie Polytrauma/Schwerverletztenversorgung von 2016 ist eine interventionelle Blutstillung nach mechanischer Stabilisierung möglich, wenn die Kapazität zeitnah zur Verfügung gestellt werden kann [10].
  - Bei ausschließlicher Blutung ohne mechanische Instabilität des Beckens erfolgt eine Embolisation mit der Angiografie.

VIII

68.11 Differenzialdiagnosen

Tab. 68.1 Differenzialdiagnosen.

Verletzung	Symptome
proximale Femurfraktur	Schmerzen und Instabilität am Hüftgelenk, insbesondere in Kombination mit Femurschaftfraktur, Blutverlust um 2 l möglich, Becken klinisch stabil
stumpfes Bauchtrauma	Becken klinisch stabil, hoher Blutverlust möglich, Schmerzen im Beckenbereich, Hüftgelenke schmerzfrei beweglich und stabil
Pfählungsverletzung	sichtbare Eintrittspforte, sichtbare Blutung, klinisch stabiles Becken, hoher Blutverlust möglich
Penis-/Skrotumverletzung, vaginale Verletzung	sichtbare äußere Verletzung, Becken stabil, hoher Blutverlust möglich, Hüftgelenke klinisch stabil
Verletzung der LWS	Neurologie, Blutverlust möglich, Becken stabil, Hüftgelenke schmerzfrei beweglich, keine äußeren Verletzungszeichen am Becken

LWS: Lendenwirbelsäule

68.12 Therapie

68.12.1 Therapeutisches Vorgehen

- Notfallstabilisierung des Beckens durch korrektes Anlegen eines PCCD auf Höhe der Trochanteres majores, Innenrotation der unteren Extremitäten und sofortige Volumensubstitution
- Anlegen des PCCD führt zur Stabilisierung und zur Volumenreduktion des Beckens (▶ Abb. 68.3, ▶ Abb. 68.4)
- Transport in ein Level-1-Traumazentrum zur Diagnostik

68.12.2 Allgemeine Maßnahmen:

- Kreislaufunterstützung
- massive Volumengabe
- Behandlung von Begleitverletzungen (Pneumothorax, Extremitäten)

68.12.3 Interventionelle Therapie

- nach Eintreffen in einem Traumazentrum und nachgewiesener Blutung:
  - angiografische Versorgung am vorderen oder hinteren Beckenring nach temporärer Stabilisierung (bei Kreislaufstabilität)
  - bei erfolgloser Transfusion und instabilem Becken: operative Stabilisierung und Beckentamponade [10]

68.12.4 Operative Therapie

- Bei hämodynamischer Instabilität bleibt der PCCD angelegt.
- Nach Ausschluss einer aktiven Blutung erfolgt die intensivmedizinische Stabilisierung des Patienten.

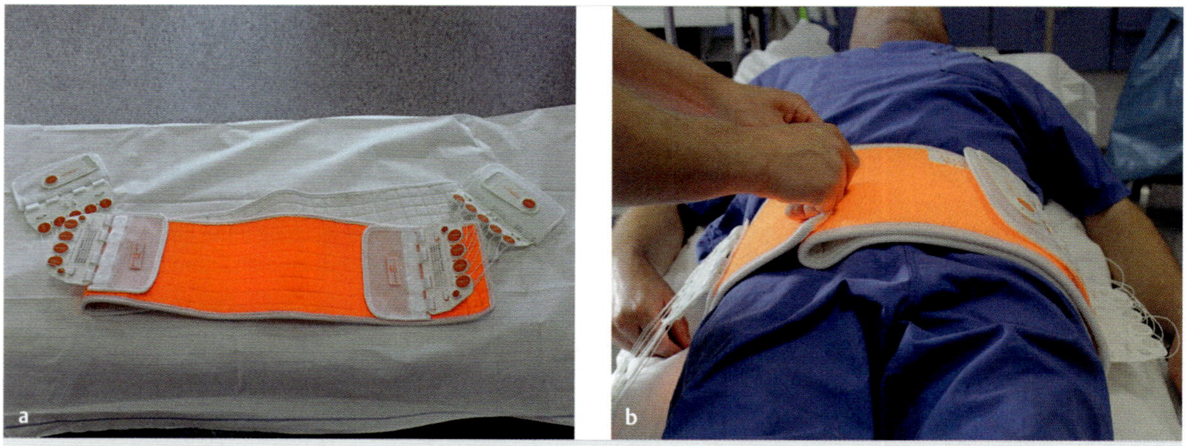

Abb. 68.3 PCCD (pelvic circumferential compression device) bei Verdacht auf instabile Beckenfraktur.
a Beispiel für PCCD (pelvic circumferential compression device).
b PCCD (pelvic circumferential compression device), SamSplint oder T-POD werden bei Verdacht auf eine instabile Beckenfraktur auf Höhe beider Trochanteres majores um das Becken gelegt und fest angezogen. Bis zur Diagnostik einer Becken- oder Azetabulumfraktur mit CT muss dieser geschlossen bleiben. Nach 24 h muss der Gurt wegen möglicher Weichteilkompromittierung geöffnet oder ganz abgenommen werden.

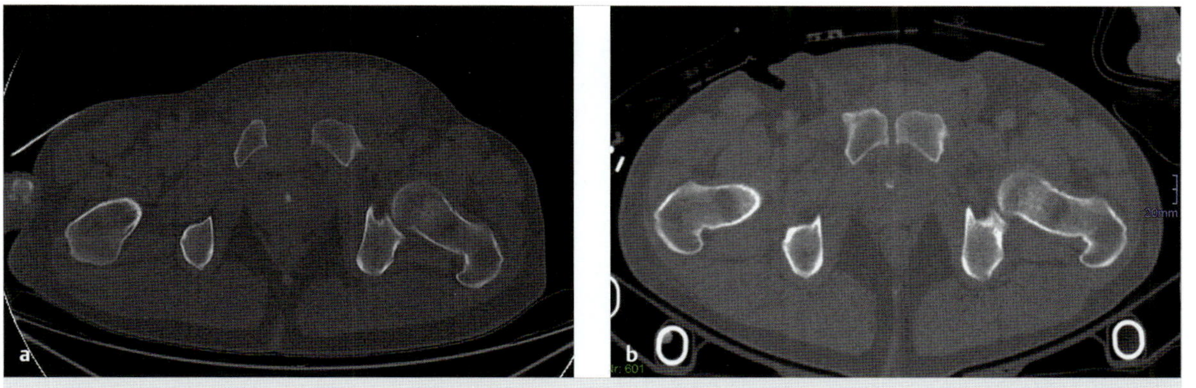

Abb. 68.4
a Open Book Verletzung im CT.
b Open Book Verletzung mit angelegtem PCCD im CT.

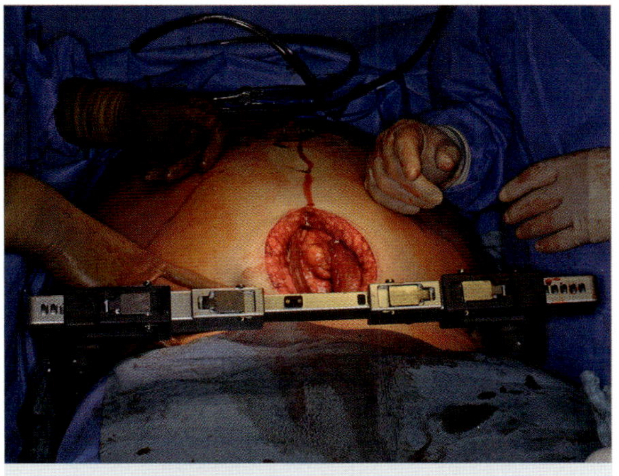

Abb. 68.5 Beckenzwinge: Zur Kompression des hinteren Beckenrings werden 2 Bohrdrähte in Höhe der Massa lateralis perkutan und durch Röntgen kontrolliert eingebracht. Anschließendwird die Beckenzwinge angelegt und der hintere Beckenring kontrolliert komprimiert.

- Wenn eine weitere Therapie von Begleitverletzungen wie intraabdominellen Verletzungen notwendig ist, sollte zunächst der hintere oder vordere Beckenring operativ stabilisiert werden.
- Im Falle einer C-Fraktur kann die Kompression des hinteren Beckenrings schwere Blutungen verringern, daher sollte ein PCCD durch eine Beckenzwinge ersetzt werden. Diese sollte vor einer allgemeinchirurgischen Intervention angelegt werden (▸ Abb. 68.5).
- Vordere Beckenringinstabilitäten können durch einen supraazetabulären Fixateur externe stabilisiert werden ▸ Abb. 68.6.
- Spätestens nach Anlegen der externen Stabilisierung muss auch die Kreislaufstabilität hergestellt werden.
- Wenn weiterhin eine schwere Blutung besteht, muss bei Verdacht auf eine venöse Blutung aus dem präsakralen Venenplexus eine operative Tamponade nach mittiger Laparotomie erfolgen (▸ Abb. 68.7).
- Zu beachten ist, dass komprimierende Bauchtücher nach 24 h entfernt bzw. gewechselt werden müssen.
- Nach Erreichen einer Kreislaufstabilität können anschließend Weichteileingriffe im Rahmen der allgemeinchirurgischen Versorgung erfolgen.
- Ist eine aktive arterielle Blutung bei stabilen Beckenringverhältnissen nachgewiesen, die Kreislaufsituation aber durch Transfusion kontrollierbar (partial responder), kann eine angiografische Blutstillung erfolgen, sofern diese zeitnah verfügbar ist.
- Bei Azetabulumfrakturen muss sichergestellt werden, dass der Hüftkopf nicht luxiert steht, ggf. ist primär eine geschlossene Reposition und Anlage einer Extension erforderlich.

68.13 Nachsorge

- Wenn die Kreislaufstabilität durch das Anlegen eines PCCD erreicht wurde, muss dieser nach 24 h geöffnet bzw. entfernt werden, ansonsten drohen Hautnekrosen über den Trochanteren.
- kontinuierliche Kreislaufüberwachung
- Kontrolle der Hautbefunde an den gefährdeten Regionen am Trochanter major nach Abnahme des PCCD
- Thromboseprophylaxe
- Zum Ausschluss einer tiefen Beckenbeinvenenthrombose kann im Verlauf ein MRT erwogen werden.
- Achtung: bei pulmonaler Verschlechterung muss auf Lungenembolie überwacht werden.

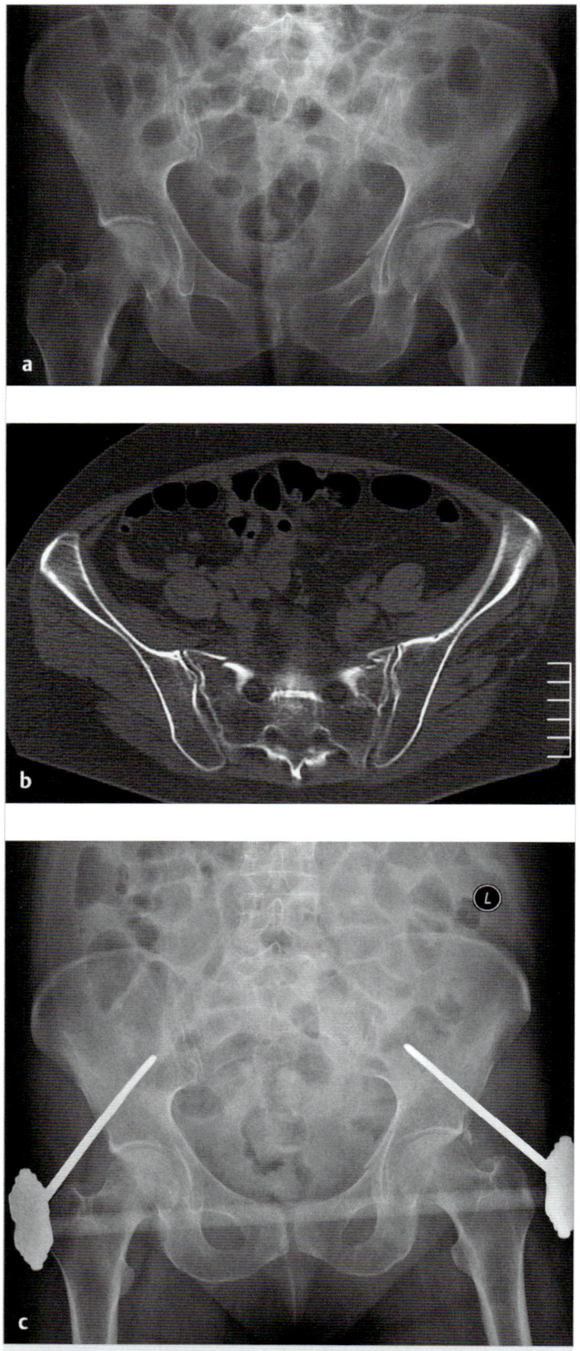

Abb. 68.6
a Beckenübersicht bei einer Becken-B-Verletzung. Die Verletzung des hinteren Beckenrings ist nicht unmittelbar zu erkennen (Röntgenaufnahme).
b CT-Ausschnitt. Es zeigt sich eine beidseitige Sakrumfraktur.
c Beckenübersicht nach Anlage eines supraazetabulären Fixateur externe. Röntgenaufnahme.

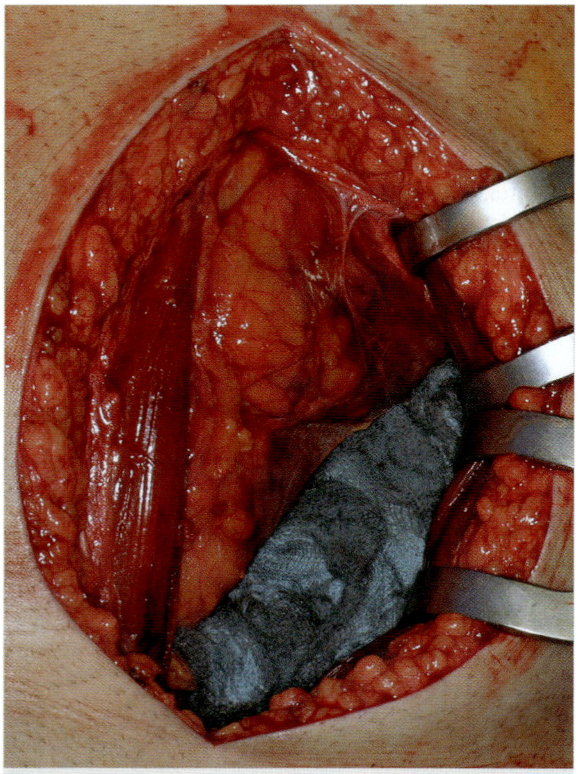

Abb. 68.7 Tamponade im kleinen Becken. Wenn nach Anlage der Beckenzwinge weiterhin eine Kreislaufinstabilität besteht, kann eine Tamponade des präsakralen Plexus über eine mediane Laparotomie erfolgen. CAVE: Bei Trümmerfraktur des Os sacrum kann die Kompression insuffizient sein und zur intrapelvinen Weichteilverletzung führen. Bei Vertikalverschiebung der Fraktur kann durch dosierten Zug am Bein eine Reposition erreicht werden, bevor Kompression in horizontaler Richtung ausgeübt wird.

68.14 Verlauf und Prognose

- Die Prognose ist abhängig von den Begleitverletzungen.
- Weichteilverletzungen
  - geschlossenes oder offenes Décollement
  - Verletzungen des Urogenitaltrakts
  - Verletzungen des sakralen Nervenplexus
- erhöhte Mortalität
  - bei Hypotonie und Hypovolämie am Unfallort
  - durch Multiorganversagen im Verlauf der intensivstationären Behandlung [11]

68.14.1 Zeitgerechte Versorgung von Frakturen

- Üblicherweise erfolgt die Versorgung von Frakturen nach der kardiopulmonaler Stabilisierung 3–5 d nach dem Unfall. Sie ist jedoch bis zu 14 d möglich.

- Die optimale Gelegenheit zur chirurgischen Versorgung ist gegeben bei
  - negativer Flüssigkeitsbilanzierung,
  - entschärfter maschineller Beatmung,
  - rückläufigen bzw. nicht vorhandenen pulmonalen Infiltraten,
  - Thrombozytenzahl > 80 000 sowie
  - Leukozytenzahl und Serumlaktat im Normbereich.
- hohes Risiko einer posttraumatischen Arthrose bei schweren azetabulären Verletzungen (hintere Wand, hinterer Pfeiler, Zwei-Pfeiler-Fraktur)

68.14.2 Die Prognose von Becken- und Azetabulumfrakturen

- Die Prognose von Beckenringfrakturen hängt von der initialen Schwere der Verletzung ab. Wird eine solche Verletzung überhaupt überlebt, spielen Spätfolgen kaum eine Rolle („pelvic ring fractures bleed to death").
- Azetabulumfrakturen dagegen stellen keine vitale Bedrohung dar, erfordern aber eine anatomische Rekonstruktion. Gelingt diese nicht, entwickelt sich rasch ein Gelenkverschleiß, der zu einer lebenslangen Behinderung führen kann („acetabular fractures limb to death").

68.15 Prävention

- Arbeitssicherheit
- Verkehrssicherheit

68.16 Quellenangaben

[1] American College of Surgeons. Advanced Trauma Life Support Student Manual; 2008

[2] Krieg JC, Mohr M, Ellis TJ et al. Emergent stabilization of pelvic ring injuries by controlled circumferential compression: clinical trial. J Trauma, 2005; 59: 659–664

[3] Grotz MR, Alami MK, Harwood P et al. Open pelvic fractures: epidemiology, current concepts of management and outcome. Injury 2005; 36(1): 1-13

[4] Yoshihara H, Yoneoka D. Demographic epidemiology of unstable pelvic fracture in the United States from 2000 to 2009: trends and in-hospital mortality. J Trauma acute care surgery 2014; 76: 380

[5] Croce MA, Magnotti LJ, Savage SA et al. Emergent pelvic fixation in patients with exsanguinating pelvic fractures. J Am Coll Surg 2007; 204(5): 935-9

[6] White CE, Hsu JR, Holcomb JB. Haemodynamic unstable pelvic fractures. Injury 2009; 40(10): 1023–1030

[7] Vaidya R, Scott AN, Tonnos F et al. Patients with pelvic fracture from blunt trauma: what is the cause of mortality and when? Am J Surg 2016; 211(3): 495-500

[8] Dente CJ, Feliciano DV, Rozycki GS et al. The outcome of open pelvic fractures in the modern era. Am J Surg 2005; 190: 831-7

[9] Hauschild O, Strohm PC, Culemann U et al. Mortality in patients with pelvic fractures: results from the German pelvic injury register. J Trauma 2008; 64: 449-55

[10] S 3-Leitlinie Polytrauma/Schwerverletzten- Behandlung (AWMF Register-Nr. 012/019, Herausgeber: Deutsche Gesellschaft fur Unfallchirurgie. Im Internet: https://www.awmf.org/uploads/tx_szleitlinien/012-019l_S 3_Polytrauma_Schwerverletzten-Behandlung_2017-08.pdf. Stand: 16.04.2019

[11] Gabbe BJ, de Steiger R, Esser M et al. Predictors of mortality following severe pelvic ring fracture: results of a population-based study. Injury 2011; 42(10): 985–991

VIII

68.17 Literatur zur weiteren Vertiefung

[1] Slater SJ, Barron DA. Pelvic fractures–A guide to classification and management. Eur J Radiol 2010; 74: 16–23

[2] Tan EC, van Stigt SF, van Vugt AB Effect of a new pelvic stabilizer on reduction of pelvic volume and haemodynamic stability in unstable pelvic fractures. Injury 2010; 41: 1239–43

[3] Scott I, Porter K, Laird C et al. The prehospital management of pelvic fractures: initial consensus statement. Emerg Med J 2013; 30: 1070–2

69 Extremitätentrauma

Rene Hartensuer, Helena Düsing

69.1 Steckbrief

Extremitätenverletzungen sind ein häufigen Einsatzgrund in der Notfallmedizin. Insbesondere bei starken Schmerzen und Fehlstellungen besteht die Indikation zum Notarzteinsatz oder zur Aufnahme in einer Notfallambulanz. Bereits die präklinische Versorgung der Extremitätenverletzungen legt den Grundstein für die erfolgreiche Behandlung des Patienten und die spätere Funktionsfähigkeit der Extremität. Sie ist somit essenziell für ein gutes subjektives Outcome. Dieses Kapitel behandelt sowohl die Notfallversorgung von offenen und geschlossenen Frakturen, Luxationen, Amputationen, Gefäßverletzungen als auch von Weichteilverletzungen an den Extremitäten.

69.2 Aktuelles

- Aktuelle Leitlinien bei AWMF (Arbeitsgemeinschaft der Wissenschaftlichen Medizinischen Fachgesellschaft)
  - Polytraumaversorgung
  - Schenkelhalsfraktur

69

69.3 Synonyme

- Extremitätenverletzungen

69.4 Keywords

- Extremitätenverletzung
- Frakturen
- Luxationen
- Amputationen
- Gefäßverletzungen
- Weichteilverletzungen
- Kompartmentsyndrom
- Nervenverletzungen
- Weichteilverletzungen
- Morel-Lavallée-Verletzungen
- hüftgelenksnahe Frakturen

69.5 Definition

- Bei einem Extremitätentrauma kommt es zu einer äußeren Gewalteinwirkung gegen eine Extremität. Hierbei kann es zu Frakturen, aber auch zu Gefäßverletzungen und Weichteilverletzungen kommen.

69.6 Epidemiologie

69.6.1 Häufigkeit

Extremitätenverletzung

- Laut DGU-Traumaregister (DGU: Deutsche Gesellschaft für Unfallchirurgie) erlitten von den in den Jahren 2014–2016 registrierten 98 000 Patienten 28,4 % eine Verletzung der oberen Extremitäten und 24,2 % der unteren Extremitäten.
- Hierbei handelt es sich jedoch um Patienten, die über einen Schockraum in eine Klinik aufgenommen wurden.
- Über die Häufigkeit von isolierten Extremitätenverletzungen sind keine Daten verfügbar.

Gefäßverletzungen

- Gefäßverletzungen sind mit einer Inzidenz von < 4 % bei den in Deutschland häufigen stumpfen Traumen eher selten.
- Bei polytraumatisierten Patienten ist die Inzidenz mit 10 % deutlich höher.
- Die höchste Inzidenz haben Gefäßverletzungen bei penetrierenden Verletzungen, die zuletzt auch in Deutschland häufiger geworden sind.
- Die präklinische Versorgung ist aufgrund der potenziell vitalen Bedrohung, die von Gefäßverletzungen ausgeht, von großer Bedeutung [2].

69.6.2 Altersgipfel

- Die häufigste Ursache für ein Extremitätentrauma stellen Unfälle dar.
  - der Altersgipfel für Unfälle: 15–24 Jahre

69.6.3 Geschlechtsverteilung

- Männer sind häufiger betroffen als Frauen, insbesondere bei den Hochrasanztraumen.

69.6.4 Prädisponierende Faktoren

- Osteoporose
- hohes Lebensalter
- Alkoholkonsum
- Nikotin

69.7 Ätiologie und Pathogenese

- Extremitätentraumen entstehen durch direkte oder indirekte Gewalteinwirkung auf die Extremität im Rahmen einer Monoverletzung oder als Verletzung im Rahmen einer Polytraumatisierung.
- Bei polytraumatisierten Patienten spielen Verletzungen der Extremitäten zwar in Hinblick auf potenziell lebensgefährliche Verletzungen nach dem ABCDE-Schema eine zunächst untergeordnete Rolle, sie können aber im Verlauf das Outcome maßgeblich beeinflussen.
- Weiterhin können Frakturen von langen Röhrenknochen, offene Frakturen und Amputationen zusätzlich zu größeren Blutverlusten führen und somit Ursache für eine C-Problematik (circulation) sein.
- Die Verletzungsmechanismen, die zu Extremitätenverletzungen führen, sind vielfältig. Häufige Ursachen sind Verkehrsunfälle, Stürze, Sportverletzungen und Arbeitsunfälle.

69.7.1 Frakturen

- Die folgende Tabelle zeigt den zu erwartenden Blutverlust bei verschiedenen geschlossenen Frakturen.

Tab. 69.1 Blutverlust bei geschlossenen Frakturen.

Lokalisation	zu erwartender Blutverlust bei geschlossenen Frakturen
Humerus	100–800 ml
Unterarm	50–400 ml
Femur	300–2000 ml
Tibia	100–1000 ml

69.7.2 Nervenverletzungen

- Isolierte und begleitende Nervenverletzungen haben für den Notfallmediziner nach Reposition einer vorliegenden Fehlstellung keine unmittelbare therapeutische Konsequenz.
- Das Vorliegen und das Ausmaß sollten jedoch dokumentiert werden und in die Auswahl der Zielklinik miteinbezogen werden. Für die nachbehandelnden Kollegen ist eine Information über den peripheren neurologischen Status vor der Durchführung einer Analgesie oder auch vor der Einleitung einer Notfallnarkose eine wichtige Information.

69.7.3 Kompartmentsyndrom

- Das Auftreten eines akuten Kompartmentsyndroms ist meist mit einem Trauma assoziiert.
- Grundsätzlich kann ein Kompartmentsyndrom in allen Kompartimenten des Körpers entstehen. Am häufigsten entsteht es jedoch am Unterschenkel und Unterarm. Besonders Tibiafrakturen sind für die Entstehung eines Kompartmentsyndroms prädisponiert.
- Auch offene Frakturen können zu einem Kompartmentsyndrom führen, da meist nicht alle Kompartimente eröffnet sind.
- Weiterhin kommt es relativ häufig bei einer Gefäßverletzung zu einem Kompartmentsyndrom. Dessen Ursache ist meist die Reperfusion.
- Risikofaktoren sind [4]:
  - Alter < 35 Jahre
  - Frakturen am Unterschenkel oder Unterarm
  - Hochenergietrauma mit offenen Frakturen und stark geschädigten Weichteilen
  - Weichteilverletzungen bei Vorliegen einer Gerinnungsstörung
  - Vorliegen eines Crush-Syndroms

69.7.4 Amputationen

- Amputationen stellen Extremitätenverletzungen dar, bei denen es zu einer kompletten (totalen) oder inkompletten (subtotalen) Durchtrennung des Weichteilmantels mit aufgehobener Gefäß- und Nervenversorgung des distal der Verletzungen gelegenen Anteils kommt.
- Aufgrund der Gefäßverletzungen ist die Therapie der begleitenden Blutungen für die Primärversorgung von entscheidender Bedeutung.

69.8 Klassifikation und Risikostratifizierung

69.8.1 Frakturen

- Frakturen bezeichnen die komplette oder inkomplette Kontinuitätsunterbrechung der Knochenkortikalis.
- Sie entstehen durch direkte oder indirekte Gewalteinwirkung.
- Die Stärke der Gewalteinwirkung kann je nach Knochenqualität variieren.
- Sichere Frakturzeichen sind:
  - abnorme Beweglichkeit der Extremität
  - Fehlstellung
  - Krepitationen
  - sichtbare Knochenfragmente bei offener Fraktur
- Entsteht eine Fraktur ohne adäquates Trauma, spricht man von einer pathologischen Fraktur.
  - Bei jüngeren Patienten kann auch bei ungewohnt starker Belastung eine sogenannte „Stressfraktur" entstehen.
  - Pathologische Frakturen und Stressfrakturen zeigen i. d. R. keinen begleitenden Weichteilschaden.
- Frakturen werden in offene und geschlossene Frakturen und nach Schweregrad des Weichteilschadens eingeteilt.

Tab. 69.2 Einteilung Weichteilschaden geschlossene Frakturen [3].

Grad	Beschreibung
0	keine oder unbedeutende Weichteilverletzung
I	oberflächlich Abschürfungen oder Fragmentdruck von innen, einfache bis mittelschwere Frakturformen
II	drohendes Kompartmentsyndrom, tiefe oder verschmutzte Abschürfungen, mittelschwere bis schwere Frakturformen
III	Kompartmentsyndrom, Zerstörung der Muskulatur, subkutanes Décollement, schwere Frakturformen

Tab. 69.3 Einteilung Weichteilschaden bei offenen Frakturen [3].

Grad	Beschreibung
I	Durchspießung der Haut, Kontamination, einfache Frakturformen
II	Durchtrennung der Haut, umschriebene Kontusionen, mittlere Kontamination, alle Frakturformen
III	ausgedehnte Weichteilverletzung, häufig mit begleitenden Nerven- oder Gefäßverletzungen, starke Kontamination
IV	subtotale und totale Amputationsverletzungen

Tab. 69.4 Einteilung offenen Frakturen nach Gustilo und Anderson [1].

Grad	Beschreibung
I	Hautläsion < 1 cm, Durchspießung von innen, geringe Kontamination
II	Hautläsion > 1 cm, Durchspießung von außen, mittlere Kontamination
III	ausgedehnte Hautläsion: A: noch intakte Knochendeckung B: freiliegender Knochen, Deperiostierung C: rekonstruktionspflichtige arterielle Gefäßverletzung

- Weitere Einteilungsmöglichkeiten sind Luxationsfrakturen, dislozierte und nicht dislozierte Frakturen. Eine systematische Einteilung der Frakturen ermöglicht die AO-Klassifikation (https://www.aofoundation.org).

69.8.2 Gefäßverletzungen

Tab. 69.5 Einteilung der Gefäßverletzungen [2].

Grad	Art	Folge/Klinik
I	Intimaeinriss	subintimales/intramurales Hämatom, Intimaeinriss
II	komplette Wanddefekte	Blutung, Pseudoaneurysma
III	komplette Durchtrennung	Blutung, Gefäßverschluss
IV	AV-Fistel	tastbares Schwirren
V	Gefäßspasmus	verminderte Durchblutung*

*Leicht zu übersehen sind Grad-I-Verletzungen (Intimaeinriss), z. B. der A. poplitea im Rahmen einer Knieluxation. Hier kann es auch zweizeitig nach der Gelenkreposition zu einem Gefäßverschluss kommen. Daher ist eine wiederholte oder gar kontinuierliche Kontrolle der peripheren Durchblutung erforderlich.

69.9 Symptomatik

- Schmerzen
- Schwellung
- Deformation
- Krepitation
- abnorme Beweglichkeit

69.10 Diagnostik

69.10.1 Diagnostisches Vorgehen

Frakturen

- Vor der Diagnostik von Frakturen sollten gemäß dem ABC-Schema akute vitale Bedrohungen ausgeschlossen werden. Stärkere aktive Blutungen der Extremitäten werden unter C (circulation) behandelt.

- Oft lässt bereits der Unfallmechanismus auf mögliche (kombinierte) Verletzungen der Extremität schließen. Dazu gehört bei Verkehrsunfällen die Sitzposition im Wagen, die Geschwindigkeit und der Ort des Aufpralls, ob ein Helm (Motorrad, Fahrrad) oder Schutzkleidung getragen wurde sowie bei Fußgängern und Fahrradfahrern die Frage, an welcher Körperstelle der Verletzte von einem Fahrzeug erfasst wurde.
- Bei Stürzen sollten die Sturzhöhe und die Art der Landung (führendes Körperteil, Untergrund) erfragt werden. Zusätzlich sollte die Unfallursache erfragt werden. Kam es aus einer inneren Ursache heraus zum Sturz, z. B. durch eine Synkope oder ein kardiales Ereignis, sind Alkohol oder Drogen involviert, oder wurde in suizidaler Absicht gehandelt?
- Bei offenen Frakturen sollte der Grad des Weichteilschadens erhoben und möglichst mit Fotos dokumentiert werden.

Gefäßverletzungen

- Je nach Ausprägung sind Gefäßverletzungen schwer zu diagnostizieren. Bei hämodynamisch instabilen Patienten ohne offene Verletzung sollte an eine Gefäßverletzung mit innerer Blutung gedacht werden.
- Im Rahmen der klinischen Untersuchung sollten externe Blutungen erkannt und gestoppt werden.
- Es sollte insbesondere auf Zeichen einer peripheren Durchblutungsstörung geachtet werden. Zur Orientierung können die „6 P“ nach Pratt (1954) verwendet werden:
  - Pain (Schmerz)
  - Paleness (Blässe)
  - Pulselessness (Pulslosigkeit)
  - Parasthesia (Parästhesien)
  - Palsy (Lähmung)
  - Prostration (Erschöpfung)
- zusätzliche Warnzeichen sind:
  - Polytrauma
  - penetrierende Verletzungen
  - schnell zunehmende Schwellung
  - Kompartmentsyndrom
  - tastbares Schwirren
- Neben der klinischen Untersuchung kann auch die Verwendung eines Handdopplers (falls vorhanden) Hinweise auf eine Gefäßverletzung geben.
- Gefäßverletzungen können zum einen die Extremität in ihrer Vitalität bedrohen, zum andern zu einem kreislaufrelevanten Blutverlust (C-Problem), abhängig vom Ort der Läsion, führen.
- Grad-I-Verletzungen können leicht übersehen werden und auch nach erfolgter Reposition noch zu einem Gefäßverschluss führen. Aus diesem Grund sollte die Durchblutung der Extremität, auch nach erfolgreicher Reposition, regelmäßig reevaluiert und ggf. die entsprechende Diagnostik durchgeführt werden.

Tab. 69.6 Typische Assoziation von Gefäßverletzungen mit Begleitverletzungen.

Gefäß	Verletzungen
A. subclavia	Fraktur der 1. Rippe, dislozierte Klavikulafrakturen, Plexus-brachialis-Verletzungen
A. axillaris	Schulterluxationen, Humeruskopffrakturen
A. brachialis	Humerusschaftfrakturen, distale Humerusfrakturen, Ellenbogenluxationen
A. iliaca	Becken- und Azetabulumfrakturen
A. femoralis	Femurfrakturen, Hüftgelenksfrakturen
A. poplitea	Kniegelenksluxationen, distale Femurfrakturen, proximale Tibiafrakturen
A. tibialis anterior/posterior	Unterschenkelfrakturen, Luxationen des oberen Sprunggelenks

Kompartmentsyndrom

- Bei Verdacht auf ein Kompartmentsyndrom sollte zunächst die klinische Untersuchung erfolgen. Hierbei ist auch auf den zeitlichen Verlauf der Symptome zu achten.
  - Zunächst tritt eine deutlich druckschmerzhafte Weichteilschwellung auf.
  - Im Anschluss kommt es zu passivem Muskeldehnungsschmerzen.
  - Bei weiterem Anstieg des Drucks kommt es zum Ischämieschmerz. Dieser ist überproportional stark im Verhältnis zur Verletzung und kann auch mit starken Analgetika nicht beherrscht werden.
  - Dieser überproportionale Schmerz zusammen mit dem Muskeldehnungsschmerz ist pathognomonisch für ein Kompartmentsyndrom und sollte zur Spaltung aller Kompartimente an der betroffenen Extremität führen.
- Liegen bereits Sensibilitätsstörungen vor (gut zu prüfen zwischen der 1. und der 2. Zehe), ist dies ein Spätzeichen für ein manifestes Kompartmentsyndrom. Dieser Zustand sollte nicht erreicht werden, er stellt einen akuten Notfall mit Indikation zur sofortigen chirurgischen Intervention dar.
- Eine weitere diagnostische Möglichkeit ist die Druckmessung in den Kompartimenten. Klare Grenzwerte für eine konservative oder operative Therapie liegen nicht vor. Im Allgemeinen wird von einem physiologischen Druck bei Werten < 30 mmHg ausgegangen.
- Bei einmaliger Messung von Werten zwischen 30–50 mmHg ist bereits von einer Minderperfusion des Gewebes auszugehen. Für die sich anschließenden Maßnahmen muss auch die Gesamtsituation des Patienten in die Entscheidung miteinbezogen werden.
- Bei Patienten im hämorrhagischen Schock kann der Schwellenwert deutlich niedriger liegen. Die Differenz zwischen diastolischem Blutdruck und Kompartmentdruck sollte beachtet werden. Beträgt diese weniger als 30 mmHg, geht man von einem drohenden Kompart-

mentsyndrom aus, bei weniger als 20 mmHg von einem manifesten Kompartmentsyndrom.

- Da kein linearer Zusammenhang zwischen dem gemessenen Druck und der Gewebeperfusion besteht und die Folgen eines übersehenen Kompartmentsyndroms für den Patienten gravierend sein können, sollte im Zweifel die Indikation zur Fasziotomie gestellt werden.
- Wird die konservative Therapie fortgesetzt, sollten weiterhin Druckmessungen vorgenommen werden. Bei Drücken > 30 mmHg über einen Zeitraum von 6 h ist von einer Minderperfusion auszugehen und die Kompartimente sollten operativ gespalten werden.
- Zusätzlich sollten alle Patienten mit einem hohen Risiko für die Entwicklung eines Kompartmentsyndroms alle 4 h und mindestens 24 h nach dem Trauma diesbezüglich klinisch oder mittels Druckmessung überwacht werden.
- Werte von über 50 mmHg sind in jedem Fall als pathologisch zu werten und sollten zur sofortigen Dekompression mittels Fasziotomie führen.

Amputation

- Untersuchung der verletzten Extremität
- Prüfung und Dokumentation der peripheren Durchblutung, Motorik und Sensibilität
- Bei subtotalen Amputationen sollten eventuell noch bestehende Hautbrücken möglichst belassen werden.

69

69.10.2 Anamnese

- Der Patient sollte nach Beschwerden gefragt werden. Eine kurze Anamnese nach dem AMPLE-Schema und eine anschließende körperliche Untersuchung sollen erfolgen, wenn die Verletzungsschwere sowie die Versorgungsprioritäten es zulassen.
- Eine sorgfältige Untersuchung der Extremitäten erfolgt erst beim stabilen Patienten nach dem ABCDE-Schema. Die Behandlung und der Transport eines vital bedrohten Patienten sollten hierbei nicht verzögert werden.
- Schmuck und Ringe sollten an den verletzten Extremitäten entfernt werden.
- Der Impfschutz gegen Tetanus sollte erfragt werden.
- Wenn möglich, sollte eine weitere Anamnese nach dem AMPLE-Schema erfolgen:
  - **A**llergien, Impfungen
  - **M**edikation (v. a. gerinnungshemmende Substanzen)
  - Schwangerschaft, Vorerkrankungen (**P**regnancy, **P**ass illness)
  - **L**etzte Mahlzeit
  - **E**reignisse/Umgebung, umfasst insbesondere bei hochbetagten Patienten alle Informationen über:
    - soziales Umfeld
    - prämorbiden Funktionszustand
    - Mobilität
    - kognitive Fähigkeiten
    - mentale Dysfunktion
    - Betreuung
    - zurückliegende Unfälle
    - Sturzneigung
    - multiresistente Keime
  - Abklärung der funktionellen und sozialen Situation vor dem Unfall
  - genaue Analyse des Verletzungsmechanismus (Stolpern über einen Teppich o. Ä., Stürze aus ungeklärter Ursache, Gleichgewichtsstörungen als Hinweis auf neurologische, kardiovaskuläre oder andere Ursachen)

69.10.3 Körperliche Untersuchung

- Bei der Untersuchung hat sich das Vorgehen vom Körperstamm über die proximalen Extremitäten nach distal bewährt.
- Hierbei sollte auf Umgebungsfaktoren (Außentemperatur, Intimsphäre etc.) geachtet werden. Die Kleidung sollte entfernt werden.
- Bei der Untersuchung sollten periphere Durchblutung, Motorik und Sensibilität erhoben und dokumentiert werden. Hierzu sollte auch der periphere Pulsstatus erhoben und dokumentiert werden.
  - Getastet werden soll an der oberen Extremität der Puls der
    - A. brachialis sowie der
    - A. radialis
  - an der unteren Extremität der Puls der
    - A. femoralis, der
    - A. poplitea, der
    - A. dorsalis pedis sowie der
    - A. tibialis posterior.
- Gelenke sollten im Seitenvergleich auf ihre Beweglichkeit, Schwellungen, offene Wunden, Prellmarken und Abschürfungen hin untersucht werden.
- Insbesondere auf sichere Frakturzeichen wie Krepitationen, abnorme Beweglichkeit, Achsfehlstellung und sichtbare Knochenfragmente sollte geachtet werden.
- Zusätzlich sollte nach Zeichen einer Gefäßverletzung oder eines Kompartmentsyndroms im Bereich der Extremitäten gesucht werden (siehe Kap. 69.12.1).

69.11 Differenzialdiagnosen

- Aufgrund der unterschiedlichen Verletzungsformen kommen prinzipiell sehr viele verschiedene Differenzialdiagnosen in Betracht.
- Auch bei unauffälligem Weichteilbefund sollte die Möglichkeit eines Extremitätentraumas in Betracht gezogen werden.

69.12 Therapie

69.12.1 Therapeutisches Vorgehen

Frakturen

- Das Ziel der präklinischen und notfallmäßigen Therapie von Frakturen sollte die Sicherstellung der lokalen und peripheren Durchblutung sowie die Vermeidung von Sekundärschäden sein (▶ Abb. 69.1).
- Jede auch nur vermutlich verletzte Extremität sollte vor dem Transport des Patienten und bis zum Ausschluss einer Fraktur ruhiggestellt sowie einer adäquaten Schmerztherapie zugeführt werden.
- Eine Schienung der frakturierten Extremität trägt zur Schmerzlinderung bei und verhindert weitere Weichteil- oder Nervenschädigungen. Bei der Ruhigstellung einer Verletzung sollte sowohl das proximal als auch das distal gelegene Gelenk miteinbezogen werden.
- Im Anschluss sollte die Extremität flach gelagert werden. Die Wahl der Schienung hängt von den im Rettungsdienst oder Notaufnahme vorhandenen Systemen ab. Weit verbreitet sind flexible Schienen (z. B. Sam-Splint) zur Schienung im Bereich der oberen Extremität. Die hohe Flexibilität der Schiene geht jedoch zu Lasten der Stabilität, diese kann z. B. durch Dopplung sowie durch spezielle Techniken erhöht werden.
- Zur Stabilisierung der Schulter kann beim sitzenden Patienten ein Dreiecktuch genutzt werden.

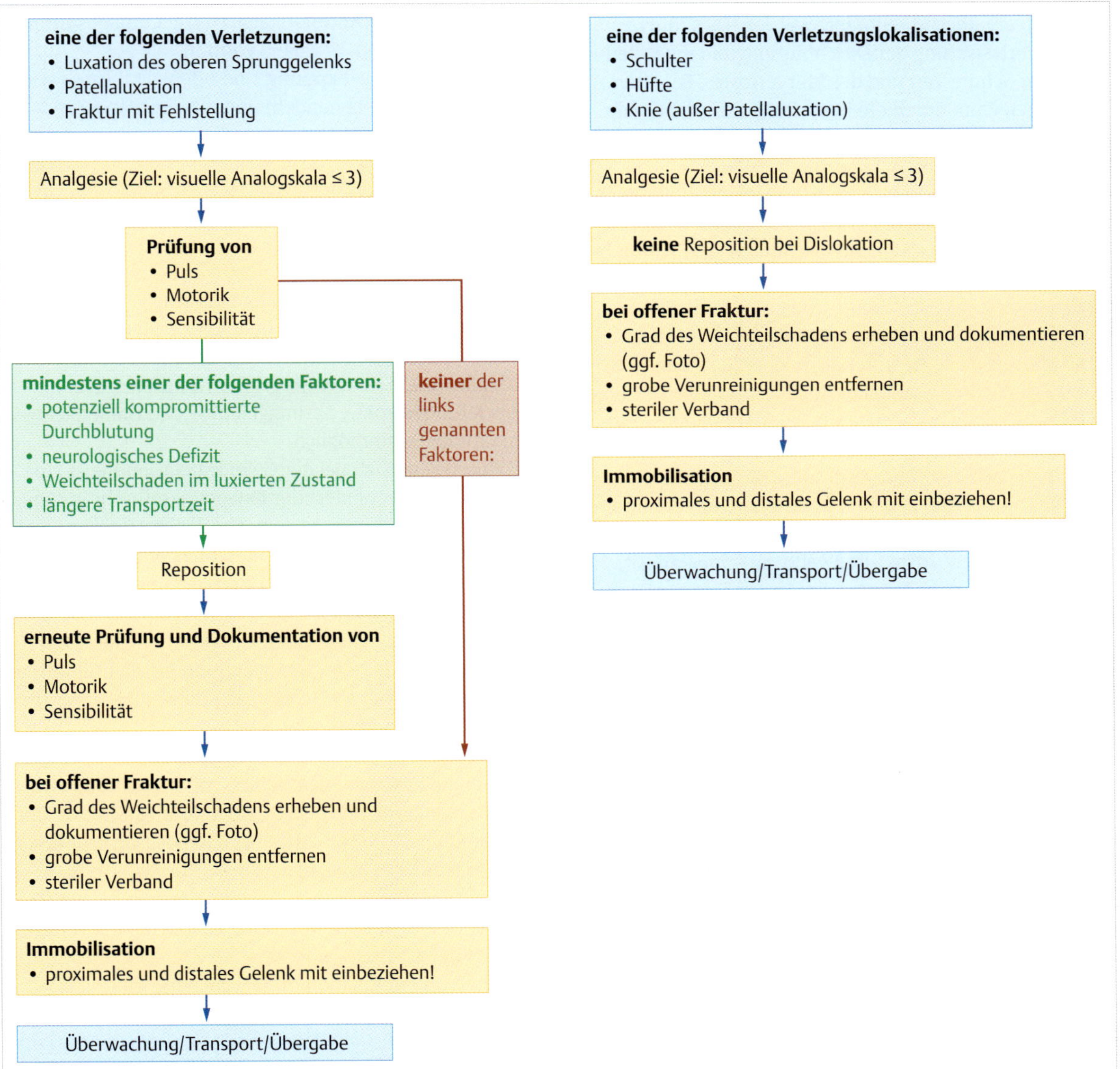

Abb. 69.1 Algorithmus zur Behandlung des Extremitätentraumas.

- Luftkammerschienen bieten eine große Stabilität, können aber durch Druck Weichteilschäden verursachen oder verstärken.
- Bei Vakuumschienen kommt es während des Absaugvorgangs häufig zu einem Repositionsverlust.
- Extensionsschienen eignen sich besonders für Frakturen des Oberschenkels.
- Die Vakuummatratze eignet sich zur Immobilisation von Mehrfachverletzten.
- Hinweise zum Transport von Patienten mit Wirbelsäulenverletzungen finden sich im Kap. 64.
- Bei der Schienung ist darauf zu achten, dass es nicht zu sekundären Schäden durch Druck, Zug oder zirkuläre Verbände kommt.
- Grob dislozierte (von außen sichtbare) Frakturen und Luxationen sollten, bei begleitender Ischämie der betroffenen Extremität und/oder langer Rettungszeit, präklinisch annähernd reponiert werden. Dies führt zu einer Verbesserung der Durchblutung und einer Reduktion der Schmerzen und des Blutverlustes. Bei älteren Patienten kann durch die Reposition auch die Gefahr von schweren Weichteilverletzungen und Nekrosen verringert werden.
- Hinweise auf eine kompromittierte Sensibilität oder Durchblutung distal der Fraktur sowie durch die Fehlstellung gefährdete Weichteile sind eine Indikation für einen sofortigen Repositionsversuch. Hierbei ist meist ein axialer Zug ausreichend, und es ist kein aufwendiges Repositionsmanöver notwendig.
- Die Reposition sollte unter ausreichender Analgesie mit axialem Zug und manueller Korrektur möglichst in die Neutralstellung erfolgen. Zum Halten der Reposition sollte im Anschluss die Schienung erfolgen. Sowohl vor als auch nach der Reposition sollte die periphere Durchblutung und Sensibilität erhoben und dokumentiert werden.
- Bei distalen Femurfrakturen sollte auf eine Reposition verzichtet werden, da es bei der Reposition zur Verletzung von Gefäßen kommen kann. Hier ist eine im Knie gebeugte (30–50°) Lagerung anzustreben.

Hüftgelenksnahe Frakturen

- Hüftgelenksnahe Frakturen sind ein häufiger Einsatzgrund.
- Ältere Patienten erleiden aufgrund der verminderten Knochenqualität bereits bei Traumen mit geringer Energie leicht Frakturen.
- Häufig handelt es sich hierbei um Frakturen des Schenkelhalses. Hierzu gibt es eine S 2-Leitlinie der DGU (Deutsche Gesellschaft für Unfallchirurgie) [4].
- Die Patienten mit hüftgelenksnahen Frakturen zeigen auf der betroffenen Seite häufig ein verkürztes und innenrotiertes Bein.
- Die Umlagerung des Patienten sollte schonend, unter ausreichender Analgesie und unter leichtem Längszug am betroffenen Bein erfolgen.
- Während des Transports sollte eine Lagerung mit leicht gebeugter Hüfte erfolgen.
- Repositionsversuche sollten nicht erfolgen.

Offene Frakturen

- Grobe Verunreinigungen (Kleidungsreste, Äste) sollten entfernt werden. Auf eine ausgedehnte Reinigung sollte verzichtet werden, jedoch sollte die Verletzung steril abgedeckt werden.
- Bei Vorliegen einer aktiven Blutung sollte nach dem in Kap. 22 beschriebenen Stufenschema vorgegangen werden.
- Bei verlängerter Rettungszeit (z. B. Bergrettung) sollte die präklinische Antibiotikagabe (z. B. Cephalosporin der 2. Generation) erwogen werden.
- Nach der Wundversorgung sind offene Frakturen wie geschlossene zu behandeln und die gleichen Grundsätze für die Reposition zu beachten.

Gelenkluxationen

- Gelenkluxationen finden sich häufig in den Schulter-, Ellenbogen- und Fingergelenken. Insbesondere Sportverletzungen sind eine häufige Ursache.
- Hüftgelenksluxationen sprechen für eine große Gewalteinwirkung und finden sich häufiger bei Verkehrsunfällen und Stürzen aus großer Höhe.
- Auch Kniegelenks-, Sprunggelenks- und Handgelenksluxationen sind möglich.
- Klinisch zeigt sich bei der Gelenksluxation meist eine Fehlstellung mit federnder Bewegungseinschränkung und starken Schmerzen. Je nach Lokalisation kann möglicherweise eine leere Gelenkpfanne getastet werden.
- Zeigt sich in der klinischen Untersuchung des Patienten kein Hinweis auf ein peripheres Sensibilitäts- oder Durchblutungsdefizit, ist eine präklinische Reposition nicht notwendig. Dies gilt insbesondere, da präklinisch eine Fraktur oder ein mögliches Repositionshindernis nicht auszuschließen sind.
- Bei peripheren Ausfallerscheinungen und/oder langer Rettungszeit kann eine präklinische Reposition erwogen werden. Die periphere Durchblutung, Motorik und Sensibilität sollte vor sowie nach Reposition erhoben und dokumentiert werden.
- Der Transport des Patienten sollte unter Ruhigstellung der betroffenen Extremität und ausreichender Analgesie erfolgen.
- Da eine Gelenkluxation immer auch mit einer Luxationsfraktur des Gelenks einhergehen kann, empfiehlt es sich möglichst ein Röntgenbild vor dem Repositionsmanöver anzufertigen. Eine Ausnahme stellt hier das obere Sprunggelenk dar, da eine Luxation zwar meist mit einer Fraktur, fast immer aber mit einer ausgepräg-

ten Kompromittierung der Weichteile einhergeht. Diese Weichteilschädigung ist umso größer, je länger der luxierte Zustand besteht.
- Ob z. B. eine luxierte Schulter ohne vorheriges Röntgenbild reponiert werden sollte, wird kontrovers diskutiert. Unstrittig hingegen ist, dass zumindest nach einem erfolglosen Repositionsversuch eine Bildgebung erfolgen sollte.

Gefäßverletzungen

- Akute äußere Blutungen könne schnell eine vitale Bedrohung darstellen, daher sollten sie möglichst zeitnah gestoppt werden. Die Blutstillung sollte nach dem folgenden Stufenschema erfolgen (siehe Kap. 22):
  1. manuelle Kompression und Hochlagerung der Extremität
  2. Kompressionsverband, ggf. 2. Druckverband
  3. Anlage eines Tourniquets
- Sollten diese Maßnahmen nicht erfolgreich sein, kann die Anwendung von Hämostyptika erwogen werden (siehe Kap. 22).
- Perforierende Gegenstände sollten für den Transport stabilisiert und belassen werden.
- Begleitende grobdislozierte Extremitätenverletzungen sollten wie zuvor beschrieben reponiert und geschient werden, um einen weiteren Blutverlust zu minimieren. Bei aktiver Blutung und fehlendem Neurotrauma sollte bei der Kreislauftherapie eine permissive Hypotension (systolischer Blutdruck ca. 90 mmHg) angestrebt werden, um den Blutverlust nicht weiter zu vergrößern.
- Nach aktuellen Erkenntnissen kommt bei einem Massenanfall von Verletzten mit penetrierendem Trauma, wie z. B. einem Amoklauf oder Terroranschlag, der Blutungskontrolle der Extremitäten eine zentrale Rolle zu. Hierbei wird die Kontrolle mittels Druckverband bzw. Tourniquet dem eigentlichen ABCDE-Algorithmus vorangestellt.
- Da die Maßnahmen zur Blutungskontrolle an den Extremitäten in den meisten Fällen relativ simpel sind, gibt es diesbezüglich in den USA ein großangelegtes Projekt zur Schulung von medizinischem Personal, Ersthelfern und Laien (www.bleedingcontrol.org).

Kompartmentsyndrom

- Bereits bei Verdacht auf ein drohendes Kompartmentsyndrom sollte eine chirurgische Kompartmentspaltung durchgeführt werden.
- Sollte dennoch zunächst ein konservatives Vorgehen indiziert sein, sollte die Extremität nicht über Herzniveau hochgelagert und regelmäßig kontrolliert werden.
- Eine Kühlung der Extremität kann zur Vasokonstriktion und zur weiteren Reduktion der Muskeldurchblutung führen.
- Die operative Therapie besteht in der notfallmäßigen Dermatofasziotomie aller Kompartimente der betroffenen Extremität.

Amputation

- Neben der Blutstillung sind die Sicherung und der korrekte Transport des Amputats sowie die Auswahl der geeigneten Zielklinik maßgeblich für die Prognose.
- Zunächst sollte die Blutstillung nach dem zuvor genannten Stufenschema erfolgen (siehe Kap. Gefäßverletzungen). Bei Vorliegen einer Hypovolämie muss sorgfältig zwischen der vitalen Bedrohung des Patienten und dem Auftreten erneuter Blutungen durch die Steigerung des systolischen Drucks abgewogen werden.
- Liegen keine vitale Bedrohung des Patienten und kein Neurotrauma vor, kann analog zur Gefäßverletzung die permissive Hypotension angestrebt werden, um den weiteren Blutverlust gering zu halten.
- Manipulationen am Stumpf und das Anbringen von Gefäßklemmen sollte nur bei vitaler Bedrohung des Patienten als Ultima Ratio erwogen werden.
- Das Amputat und Knochenteile sollten von grober Verschmutzung mittels kristalloider Lösung gereinigt, in eine feuchte Kompresse gewickelt und gekühlt werden. Anschließend erfolgt die Verpackung in einen geeigneten Amputatbeutel. Cave: Kein direkter Kontakt mit dem Eis! (► Abb. 69.2).
- Nach Auswahl einer geeigneten Zielklinik (regionales oder überregionales Traumazentrum) sollte diese frühzeitig informiert werden, um eine sofortige suffiziente Behandlung des Patienten mit einem Replantationsteam zu gewährleisten.
- Bei Amputationen im Bereich der Hand sollte eine Klinik mit Handchirurgie gewählt werden.
- Wenn möglich, sollte ein überregionales Traumazentrum angefahren werden, da Verzögerungen aufgrund von Weiterverlegungen das Outcome verschlechtern.

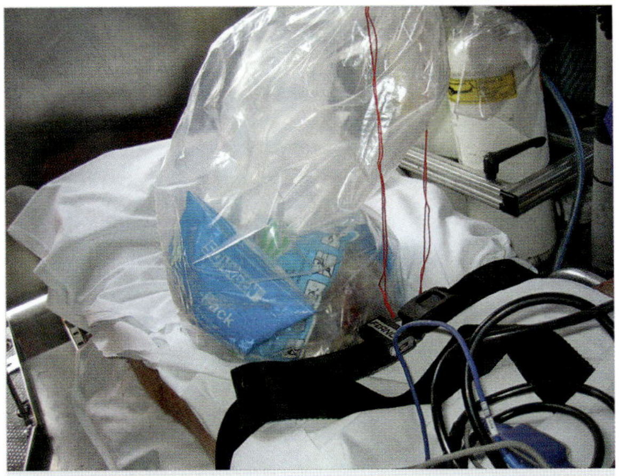

Abb. 69.2 Amputatbeutel. Das Amputat sollte vorsichtig in befeuchtetes, steriles Verbandmaterial eingewickelt werden. Lagerung und Transport erfolgen in einem doppelwandigen Replantatbeutel. Im inneren Beutel befindet sich das Replantat, im äußeren Beutel eine geeignete Kühlflüssigkeit. (Quelle: Peer-Gunnar Knacke)

- Für eine Replantation geeignet sind Finger, Hand, Unterarm, Unterschenkel, Fuß, Ohrmuschel, Nase, Penis, Skrotum und Skalp. In Einzelfällen können auch weiter proximal gelegene Amputate (Oberarm) replantiert werden. Die Entscheidung sollte der fachkundigen Klinik überlassen werden und das Amputat in jedem Fall asserviert werden.
- Bei subtotalen Amputationen ist auf eine spannungsfreie Lagerung zu achten, um weitere Weichteilschäden zu verhindern.
- Eine vitale Bedrohung des Patienten ist vorrangig zu behandeln!

Notamputationen

- Die Notamputation stellt aufgrund der zahlreichen Möglichkeiten der technischen Rettung ein extrem seltenes Szenario dar. Sollte die Rettung eines vital bedrohten und eingeklemmten Patienten jedoch nicht anders möglich sein, sollte die Notamputation erwogen werden.
- Eine nicht beherrschbare Blutung bei subtotaler Amputation kann ebenfalls eine Indikation zur Notamputation darstellen, wenn dann eine ausreichende Blutstillung erreicht werden kann.
- Die Amputationshöhe sollte möglichst distal gewählt werden. Zuvor sollte eine Blutdruckmanschette proximal der Amputationsstelle angelegt werden. Für eine ausreichende Analgesie des Patienten sollte gesorgt werden. Es sollten Skalpell, Gefäßklemmen, Verbandmaterial und ggf. eine Säge vorhanden sein.
- Sollte das Amputat später befreit werden können, ist ein unverzüglicher Transport in die Klinik zu organisieren.
- Die Notamputation sollte eine Ultima-Ratio-Entscheidung sein und nur unter Berücksichtigung aller Begleitumstände erfolgen („life before limb“).

69

Isolierte Weichteilverletzungen

- Größere Abschürfungen und offene Wunden können zu einem hämodynamisch wirksamen Blutverlust führen. Sie sollten von groben Verschmutzungen gereinigt und steril verbunden werden.
- Größere Blutungen sollten nach dem zuvor genannten Stufenschema gestoppt werden (siehe Kap. 22).

Morel-Lavallée-Verletzung

- Bei Einwirken von Scherkräften kann es zu ausgedehnten subkutanen Dekollementverletzungen kommen.
- Diese Verletzungen haben ein hohes Risiko für Infektionen und Nekrosen, da die Durchblutung der Kutis und Subkutis nachhaltig gestört sein kann.
- Die präklinische Versorgung sollte unter Schonung der Weichteile erfolgen.
- Eine derartige Weichteilverletzung ist immer das Ergebnis großer Gewalteinwirkung, die potenziell geeignet ist, weitere z. T. lebensbedrohliche Verletzungen zu verursachen.

69.13 Verlauf und Prognose

- Der Verlauf und die Prognose des Extremitätentraumas hängen stark von der Schwere der Verletzung sowie dem Vorliegen von Begleitverletzungen ab.
- Zur optimalen Behandlung stellt daher der Notfallmediziner mit der Auswahl der weiterbehandelnden Klinik die Weichen.

69.14 Quellenangaben

[1] Gustilo RB, Mendoza RM, Williams DN. Problems in the management of type III (severe) open fractures: a new classification of type III open fractures. J Trauma 1984; 24(8): 742–746

[2] Mavrogenis AF, Panagopoulos GN, Kokkalis ZT et al. Vascular Injury in Orthopedic Trauma. Orthopedics 2016; 39(4): 249–259

[3] Tscherne H, Oestern HJ. A new classification of soft-tissue damage in open and closed fractures (author's transl). Unfallheilkunde 1982; 85 (3):111–115

[4] DGU S2e-Leitlinie 012/001. Im Internet: www.awmf.org/leitlinien/detail/ll/012-001.html; Stand: 06.02.2019

[5] Wall CJ, Lynch J, Harris IA et al. Clinical practice guidelines for the management of acute limb compartment syndrome following trauma. ANZ J Surg 2010; 80(3): 151–156

[6] S3 Leitlinie Polytrauma/Schwerverletzten Behandlung 2016. Im Internet: www.awmf.org/leitlinien/detail/II/012–019.html; Stand: 06.02.2019

69.15 Literatur zur weiteren Vertiefung

[1] Weißbuch Schwerverletztenversorgung der DGU. Im Internet: www.dgu-online.de/qualitaet-sicherheit/schwerverletzte/weissbuch-schwerverletztenversorgung.html; Stand: 14.02.2019

69.16 Wichtige Internetadressen

- www.awmf.org
- www.bleedingcontrol.org, www.dgu-online.de
- www.dgu-online.de

70 Polytrauma und Schwerverletztenversorgung

Thomas Wurmb

70.1 Steckbrief

Das Management an der Unfallstelle hat primär die Rettung der Patienten und die Abwendung weiteren Schadens zum Ziel. Die Komplexität vor Ort beeinflusst die notfallmedizinische Versorgung, denn in kürzester Zeit müssen prioritätenorientiert die schwersten Verletzungsfolgen erfolgreich behandelt werden. Nach der präklinischen medizinischen Versorgung erfolgt die Auswahl eines geeigneten Krankenhauses und der schnellstmögliche Transport in die ausgewählte Klinik.

70.2 Synonyme

- Polytrauma
- multiples Trauma
- Schwerverletztenversorgung
- Polytraumaversorgung
- Polytraumamanagement

70.3 Keywords

- Multiple Trauma
- Polytrauma
- Injury
- Traumamanagement
- Multiple Injuries

70.4 Definition

- Der Begriff „Polytrauma" umfasst nach der „traditionellen" Definition die gleichzeitige Verletzung mehrerer Körperregionen und Organsysteme, wobei eine einzelne dieser Verletzungen oder die Kombination der Verletzungen für den Patienten lebensbedrohlich ist.
- Eine weitere Definition bezieht sich auf die Verletzungsschwere nach dem ISS (Injury Severity Score) mit Werten von 0–75. Hierbei wird eine nach ISS definierte Verletzungsschwere von ≥ 16 als Polytrauma bezeichnet. Die Bestimmung des ISS setzt eine genaue Kenntnis des Verletzungsmusters voraus und kann also erst nach Abschluss der Diagnostik vorgenommen werden.
    - Hierzu wird die Verletzungsschwere einer Körperregion anhand eines Schlüssels mit einem Zahlenwert versehen: Die Werte der 3 am schwersten betroffenen Körperregionen werden addiert und ergeben so den ISS.
    - Ein ISS von 75 beschreibt ein Verletzungsmuster, das mit dem Leben nicht vereinbar ist.
- Im Jahre 2014 wurde nach einem Konsensusprozess die sogenannte Berlin-Definition des Polytraumas festgelegt. Diese lautet: „Relevante Verletzungen von mindestens 2 Körperregionen mit einem AIS-Wert (abbreviated injury scale) von ≥ 3 und zusätzlich einer der folgenden Parameter: Alter > 70, Azidose, Hypotension, Koagulopathie und Bewusstlosigkeit" [5]. In dieser Definition wird schon die messbare und erkennbare Auswirkung des Traumas auf den Organismus mitberücksichtigt. Auch ein höheres Alter verschlechtert das Outcome [5].

70.5 Epidemiologie

70.5.1 Häufigkeit

- Weltweit sterben etwa 16000 Menschen täglich an den Folgen eines Traumas.
- Prognostiziert werden für das Jahr 2020 weltweit über 5 Millionen Traumatote pro Jahr.
- Bei Kindern und Jugendlichen stellt das Trauma in den Industrienationen die häufigste Todesursache dar [4].
- Im Jahr 2015 gab es in Deutschland 3459 Verkehrstote (davon 84 Kinder). Bei Verkehrsunfällen wurden 393432 Personen (davon 28235 Kinder) verletzt, davon wurden 67706 als schwer verletzt eingestuft [7].
- Aus dem Traumaregister der Deutschen Gesellschaft für Unfallchirurgie (DGU) geht hervor, dass im Jahr 2015 32338 schwer verletzte Patienten in den 636 aktiv teilnehmenden Kliniken behandelt wurden, wobei es sich in 96 % der Fälle um ein stumpfes Trauma handelte. Mit 21 % war insgesamt der Verkehrsunfall mit einem Auto die häufigste Traumaursache.

70.5.2 Altersgipfel

- Der Altersdurchschnitt lag bei in diesem Patientenkollektiv (schwer verletzte Patienten, die im Traumaregister registriert wurden) bei 51,2 Jahren.

70.5.3 Geschlechtsverteilung

- Unter den schwer verletzten Patienten, die im Traumaregister registriert wurden, waren Männer mit 69 % häufiger betroffen als Frauen.

70.5.4 Prädisponierende Faktoren

- keine Angaben möglich

70.6 Ätiologie und Pathogenese

70.6.1 Ätiologie

- Die Hauptursache für schwere Verletzungen sind Unfälle im Straßenverkehr. Die restlichen Ursachen sind Stürze, Suizide und Gewalttaten.
- Der Anteil der im Straßenverkehr bei PKW-Unfällen getöteten Personen liegt nach Daten des Statistischen Bundesamtes mit 46 % am höchsten, an zweiter Stelle finden sich die Motorradunfälle mit 20,3 %, die Unfälle mit Fußgängern liegen mit 15,5 % auf Platz 3.
- Jugendliche haben im Vergleich zu ihrem Bevölkerungsanteil ein vergleichsweise hohes Unfallrisiko. Junge Erwachsene stellen die gefährdetste Altersgruppe im Straßenverkehr dar. Laut amtlicher Statistik stellen sie 13,7 % aller im Straßenverkehr getöteten und 16,7 % aller im Straßenverkehr verletzten Personen.
- Als Unfallursachen bei Unfällen mit Personenschaden im Jahr 2015 waren Fahrfehler beim Abbiegen, Wenden und Rückwärtsfahren die häufigsten Ursachen. Obwohl die Zahl der Verkehrstoten durch Fahrten unter Alkoholeinfluss seit 1991 um 90 % abgenommen hat, und die Zahl der durch überhöhte Geschwindigkeit getöteten Personen nur um 75 % zurückgegangen ist, bleibt die überhöhte Geschwindigkeit mit 34 % unangefochten die häufigste Ursache für tödliche Verkehrsunfälle [8].

70.6.2 Pathogenese

70

- Die Pathogenese des Polytraumas hängt entscheidend von der Art, Schwere und Ausbreitung der Gewalteinwirkung auf den menschlichen Körper ab. So weist der Sturz aus großer Höhe ein anderes Verletzungsmuster und damit eine andere Pathogenese der Verletzungsfolgen auf als ein Sturz mit dem Fahrrad.
- Allen Traumaarten gemein ist die systemische Reaktion des Körpers auf ein Trauma. Bei einem Trauma kommt es zu einer massiven Zerstörung von Gewebe und anatomischen Strukturen. Durch diese Schädigung und die damit verbundene Ischämie, Hypoxie und Hämorrhagie werden von den Zellen Zytokine freigesetzt, die zu einer Aktivierung des Immunsystems führen. Diese Immunreaktion kann als systemisches Entzündungssyndrom (SIRS) in Erscheinung treten und an der Entstehung eines Multiorganversagens (MOV) wesentlich beteiligt sein.
- Für das Outcome relevante Auswirkung von schweren Verletzungskombinationen auf die Physiologie sind Störungen im Säure-Basen-Haushalt, der Gerinnung und dem Temperaturhaushalt.
- Es gilt, die sogenannte „letale Trias" aus Azidose, Hypothermie und Gerinnungsstörung von Beginn an im Blick zu haben und die therapeutischen Maßnahmen auf die Verhinderung der Entwicklung oder die Behebung der Störung zu richten.
    - Die traumainduzierte Koagulopathie (TIK) spielt ebenfalls eine wichtige Rolle. Multifaktorielle Auslöser können zu einer schweren Störung der Blutgerinnung führen. Das führt zu entsprechender Aggravierung des Blutverlustes. Dies stellt eine ernste Komplikation dar, die das Outcome negativ beeinflusst.

70.7 Symptomatik

- Die Symptomatik des Polytraumas hängt entscheidend von der Unfallart und der Kombination der einzelnen Verletzungsfolgen ab.
- Bei einem Schädel-Hirn-Trauma (SHT) ist das Leitsymptom die Bewusstseinsstörung bis hin zur Bewusstlosigkeit. Äußere Verletzungsfolgen wie Blutung oder Weichteilschaden sind ebenfalls typische Symptome eines SHT. Eine schwere Hirnschädigung mit beginnender Einklemmung kann beispielsweise durch eine Pupillendifferenz symptomatisch werden.
- Leitsymptome für die Verletzung des knöchernen Thorax oder der Lunge sind Schmerzen und Atemnot.
- Schwieriger sind Verletzungen des Mediastinums und seiner enthaltenen Strukturen zu erkennen.
    - Die hämodynamische Instabilität ist ein unspezifisches Leitsymptom für die Blutung aus einem der großen mediastinalen Gefäße.
    - Der Ab- oder Einriss eines großen Bronchus oder der Trachea geht mit Luftnot und einem Weichteilemphysem einher.
    - Herzrhythmusstörungen weisen auf eine Contusio cordis hin.
    - Eine obere Einflussstauung bei gleichzeitiger hämodynamischer Instabilität ist Symptom für eine Herzbeuteltamponade.
    - Ein dezentes Weichteilemphysem und eine mehrere Tage nach Trauma auftretende Mediastinitis können Symptome einer Ösophagusperforation sein.
- Leitsymptome einer intraabdominellen Traumafolge:
    - abdominelle Schmerzen
    - eine pralle Spannung des Abdomens
    - hämodynamische Instabilität
    - Diese Leitsymptome werden v. a. durch die Verletzung der parenchymatösen Bauchorgane oder der großen Gefäße verursacht.
    - Darmverletzungen (einschließlich des Meso) oder die Verletzung der Pankreas werden selten in der Frühphase apparent und müssen im weiteren Verlauf mit bedacht werden.
- Leitsymptome der Wirbelsäulenverletzung:
    - Schmerzen
    - neurologische Ausfälle
    - Diese Symptome sind insbesondere bei bewusstlosen oder bewusstseinsgetrübten Patienten schwer oder

gar nicht erkennbar. Daher muss bei einem entsprechenden Traumamechanismus immer mit einer Wirbelsäulenverletzung gerechnet werden.
- Symptome einer Beckenfraktur:
  - je nach Schweregrad Schmerzen und ein instabiler Beckenring
  - Hämodynamische Instabilität durch den Blutverlust ist ein sekundäres Zeichen einer schweren Beckenfraktur.
- Verletzungen der Extremitäten zeigen sich durch:
  - Schwellung
  - Blutung
  - Zerstörung von Weichteilgewebe
  - Instabilität
  - abnorme Beweglichkeit
  - Fehlstellung

70.8 Diagnostik

70.8.1 Diagnostisches Vorgehen

Tab. 70.1 Diagnostisches Vorgehen nach ABCDE-Schema.

Körperliche Störung	Untersuchung
A-Problem Verlegung oder Störung des Atemweges	Inspektion und Palpation
B-Problem Störung der Atmung	Inspektion, Palpation, Auskultation, Pulsoxymetrie, Kapnometrie
C-Problem Störung des Kreislaufs	Inspektion, Pulsuntersuchung, kapilläre Rezirkulation, Blutdruckmessung, EKG, Kapnometrie
D-Problem Störung des zentralen und/oder peripheren Nervensystems	Erhebung der Glasgow Coma Scale (GCS), Erhebung des Pupillenstatus orientierende neurologische Untersuchung
E-Problem (exposure) Auswirkungen des Traumas auf den Körperstamm und die Extremitäten, inklusive Wärmeverlust	orientierende Ganzkörperuntersuchung durch Inspektion und Palpation Achten auf Blutungen, Frakturzeichen, Weichteilschäden, Durchblutung, Motorik und Sensibilität Befund muss dokumentiert werden

- Die Polytraumaversorgung ist zeitkritisch. Das diagnostische Vorgehen richtet sich daher nach einem prioritätenorientierten Algorithmus. An oberster Stelle steht das Ziel, diejenigen Verletzungen und Verletzungsfolgen als Erstes zu entdecken, die am schnellsten zum Versterben führen würden.
- Hierbei hat sich das ABCDE-Schema seit vielen Jahren bewährt, welches ursprünglich aus dem ATLS-Kursformat (ATLS: Advanced Trauma Life Support) stammt. Bei der Anwendung dieses Schemas sucht man zuerst nach einer Schädigung/Störung im Bereich der Atemwege (A = Atemwege, airway), danach im Bereich einer gestörten Atmung/Beatmung (B = Atmung, breathing), um dann schließlich unter C = Zirkulation (circulation), ein Kreislaufproblem zu verifizieren oder auszuschließen. Unter D = Disability werden Störungen aus dem neurologischen Bereich identifiziert. Hierzu zählt dann auch die genaue Bestimmung der Glasgow Coma Scale (GCS). Unter E = Exposure (environment) erfolgt nach der Entkleidung eine orientierende Ganzkörperuntersuchung. Der Wärmeerhalt ist besonders wichtig, auf den explizit hingewiesen wird.
- Das beschriebene diagnostische Vorgehen gilt in dieser Weise auch für das klinische Vorgehen im Schockraum. Auch hier kommt es darauf an, diejenigen Verletzungen schnellstmöglich zu erkennen, die für den Patienten die größte Gefahr darstellen.
- Apparativ hat sich innerklinisch die Anwendung die Ganzkörper-CT in der frühen Phase der innerklinischen Polytraumaversorgung etabliert, sie wird in der S 3-Leitlinie Polytrauma mit einer Grad-A-Empfehlung aufgeführt.

70.8.2 Anamnese

- Die Anamnese beinhaltet den Unfallzeitpunkt, den Unfallhergang und die Rolle des Verletzten bei dem Unfall.
- Von Bedeutung sind darüber hinaus die Auffindesituation des Verletzten und die Beteiligung anderer Personen. Allein durch die Erfragung des Unfallhergangs können schon wichtige Hinweise auf die Art und Intensität der Krafteinwirkung und die Kinetik gewonnen werden, was wiederum Rückschlüsse auf die Risiken für gravierende Traumafolgen erlaubt.
- In der patientenbezogenen Anamnese müssen Vorerkrankungen, Medikamenteneinnahme, Allergien, Komplikationen bei früheren Operationen und der Zeitpunkt der letzten eingenommenen Mahlzeit erfragt werden [6].

70.8.3 Körperliche Untersuchung

- Die körperliche Untersuchung ist bei der Diagnostik des Polytraumas sehr wichtig. Sie ist die Voraussetzung für die Benennung von Verdachtsdiagnosen und bildet die essenzielle Grundlage der Therapieplanung. Dies gilt v. a. für die Versorgung in der Präklinik, ist aber auch für die klinische Versorgung im Schockraum und auf der Intensivstation ein unverzichtbarer Bestandteil der Diagnostik.
- Die körperliche Untersuchung gliedert sich in 2 Teile:
  1. Untersuchung nach dem ABCDE-Schema
  2. systematischer Ganzkörpercheck von Kopf bis Fuß
- Ein wesentliches Prinzip bei der körperlichen Untersuchung des polytraumatisierten Patienten ist die ständige Reevaluation der erhobenen Befunde. Nur so kann sichergestellt werden, dass eine Verschlechterung rechtzeitig auffällt und eine adäquate therapeutische Reaktion erfolgen kann.

Atemweg (A-Problem)

- Die Untersuchung des Atemweges beginnt mit der Inspektion. Hierbei ist auf Verlegung des Atemweges durch Blut, Zähne oder Fremdkörper zu achten.
- Durch die Inspektion und die Palpation kann die Verlegung des Atemweges durch die Erschlaffung des Mundbodens bei Bewusstlosigkeit und die dadurch nach hinten fallende Zunge festgestellt werden.
- Zur Palpation gehört außerdem die Untersuchung des Luftstroms, die Abtastung der Kieferknochen und beim bewusstlosen Patienten die vorsichtige Inspektion des Rachenraumes.

Atmung/Beatmung (B-Problem)

- Wesentliche Elemente der klinischen Untersuchung des Thorax sind die Auszählung der Atemfrequenz, die Überprüfung auf das Vorliegen einer Dyspnoe und die Auskultation.
- Bei der Auskultation ist besonders auf das Vorhandensein, die Verteilung und die Qualität der Atemgeräusche zu achten. Hierbei wird auch festgestellt, ob der knöcherne Thorax sich symmetrisch hebt und senkt. Ein einseitig abgeschwächtes Atemgeräusch hat gute negative und positive prädiktive Werte zur Diagnose des Pneumothorax. Die Auskultation ist damit ein wichtiges Diagnostikum in der präklinischen Untersuchung des Thorax.
- Außerdem ist es wichtig, sowohl auf spontane als auch auf durch die Palpation provozierte Schmerzen zu achten.
- Bei der Palpation muss außerdem nach Krepitationen gesucht werden, die Rippenfrakturen anzeigen.
- Auf das Vorhandensein eines Hautemphysems ist ebenso zu achten wie auf Instabilitäten des Thorax.
- Als apparative Diagnostik kommt die Messung der pulsoxymetrischen Sauerstoffsättigung und bei beatmeten Patienten zusätzlich die die Kapnometrie/Kapnografie zum Einsatz.

Kreislauf (C-Problem)

- Bei der körperlichen Untersuchung ist auf Blutungsquellen zu achten. Offensichtliche Blutungen nach außen sind dabei einfacher zu diagnostizieren als Blutungen in die großen Körperhöhlen. Die Untersuchung des Torsos gibt aber entsprechende Hinweise. Prellmarken an Thorax und Abdomen, Rippenfrakturen oder ein gespanntes Abdomen können Hinweise auf eine mögliche innere Blutung geben.
- Die Untersuchung des Kreislaufs und die Suche nach einem C-Problem beinhaltet die klinische Untersuchung des Pulses. Die Beurteilung des Radialispulses hat hierbei eine besondere Bedeutung. Sowohl die Frequenz als auch die Pulsqualität werden erfasst.
- Weitere Hinweise auf ein C-Problem ergeben sich aus der Beurteilung der kapillären Rezirkulationszeit und einer Inspektion der Konjunktiven.
- Als apparative Diagnostik kommen EKG, Blutdruckmessung und die Pulsoxymetrie zum Einsatz.

Neurologie (D-Problem)

- Die neurologische Untersuchung beginnt mit der Überprüfung des Bewusstseinszustands des Patienten. Zur standardisierten Darstellung hat sich die Erhebung der Glasgow Coma Scale (GCS) etabliert und bewährt. Hier werden die neurologischen Funktionen (Augenöffnen), verbale Reaktion und Motorik abgeprüft.
- Die Dokumentation der GCS sollte wiederholt erfolgen und immer mit einer entsprechenden Uhrzeit versehen werden. Die Pupillen müssen auf Größe, Seitendifferenz und Lichtreaktion überprüft werden.
- Bei der neurologisch orientierenden Untersuchung ist auf
  - Lähmungen,
  - Seitenunterschiede,
  - Unterschiede zwischen oberer und unterer Körperhälfte und
  - abnorme motorische Reaktionsmuster zu achten.

Exposure (E-Problem)

- Es schließt sich nun eine weitestgehend vollständige Entkleidung und eine orientierende Ganzkörperuntersuchung von Kopf bis Fuß an.
- Hierbei ist auf Verletzungen des Abdomens, des Beckens und der Extremitäten zu achten. Auch indirekte Hinweise auf eine Gewalteinwirkung, wie Prellmarken oder auch Gurtmarken, sind in diesem Untersuchungsgang zu beachten, zu werten und ggf. zu dokumentieren.
- Die Untersuchung des Beckens erfolgt durch Inspektion und Palpation.
- Spätestens in der Klinik müssen auch die Körperöffnungen (vaginal/rektal) des Beckens untersucht werden. Auch wenn die klinische Stabilisierung des Beckens zunehmend kritisch gesehen wird, ist sie in der S 3-Leitline nach wie vor empfohlen [6].
- Die Untersuchung der Extremitäten erfolgt ebenfalls durch Inspektion und Palpation. Es ist auf Blutungen, Frakturzeichen, Weichteilschäden, Durchblutung, Motorik und Sensibilität zu achten. Der Befund muss dokumentiert werden.

70.8.4 Labor

- In der präklinischen Diagnostik im Rahmen der Polytraumaversorgung sind Laboruntersuchungen kaum etabliert. Technisch ist es möglich, eine Bestimmung des Hämoglobinwertes (Hb-Wert) im Sinne einer Point-of-Care-Diagnostik vorzunehmen. Der Hb-Wert erlaubt

eine grobe Abschätzung des Blutverlustes und korreliert gut mit den Globaltests der Gerinnung, was eine grobe Abschätzung der Gerinnungssituation erlaubt.
- In der Klinik liegt der Fokus der Labordiagnostik auf der Bestimmung eines kleinen Blutbildes, den globalen Gerinnungstests, der Bestimmung des Fibrinogens und einer Blutgasanalyse mit Bestimmung des Säure-Basen-Haushalts.
- Hypothermie, Azidose und Gerinnungsstörung, die die „letale Trias" des Polytraums bilden, müssen detektiert und korrigiert werden. Hierbei wird der Diagnostik der TIK eine große Bedeutung beigemessen: Neben der Bestimmung des Quick-Wertes, der aPTT (aktivierte partielle Thromboplastinzeit), des Fibrinogens und der Thrombozytenzahl wird die Verwendung viskoelastischer Testverfahren empfohlen [6].

70.8.5 Bildgebende Diagnostik

- Die Bildgebung spielt bei der Diagnostik des Polytraumas eine entscheidende Rolle.
- Soll ein umfassender Therapieplan entworfen werden, muss zum einen das gesamte Ausmaß der Verletzungen bekannt sein, zum anderen müssen die lebensbedrohlichen Verletzungen schnell erkannt werden, was eine hohe Anforderung an die eingesetzten Verfahren stellt.
- Die Möglichkeiten zur präklinischen bildgebenden Diagnostik sind limitiert.
  - Die Anwendung der Sonografie als präklinische Point-of-Care-Diagnostik wird immer wieder diskutiert.
  - Um diese Technik präklinisch effektiv einzusetzen, bedarf es der Schulung der Anwender. Notwendig sind vor allem eine personelle Kontinuität und die Verwendung von standardisierten Untersuchungsprotokollen mit klaren prioritätenorientierten Fragestellungen.
  - Dass die Sonografie bei der bildgebenden Diagnostik des Polytraumas eine wichtige Rolle spielt, zeigt sich in der S 3-Leitlinie Polytrauma. Hier gibt es allerdings nur Empfehlungen zur Anwendung in der Schockraumphase. Für die präklinische Anwendung wurde aufgrund fehlender Evidenz auf eine Empfehlung verzichtet [6].
- Die bildgebende Diagnostik im Schockraum stützt sich auf 3 Verfahren, wie nachfolgend dargestellt wird.

CT

- Die CT ist die erste Säule bildgebender Verfahren im Schockraum.
- Der Einsatz der CT hat in den letzten 20 Jahren erheblich an Bedeutung gewonnen.
- Viele Kliniken wenden mittlerweile erfolgreich das Konzept „Ganzkörper-CT-First" an, bei dem nach einer kurzen Stabilisierungsphase sehr früh ein Ganzkörper-CT durchgeführt wird.
- Die S 3-Leitlinie Polytrauma empfiehlt mit dem Empfehlungsgrad A, im Rahmen der Diagnostik von Schwerverletzten eine zeitnahe Ganzkörper-CT mit traumaspezifischem Protokoll durchzuführen [6].

Röntgen

- Die 2. Säule der Diagnostik ist die konventionelle Radiografie.
- Sie wird nach S 3-Leitlinie immer dann empfohlen, wenn unmittelbar keine CT-Untersuchung durchgeführt wurde und es unklar bleibt, ob die entsprechende Körperregion verletzt ist [6].

Sonografie

- Die Sonografie ist schnell und einfach anwendbar.
- Indikation v. a. zur Untersuchung des Abdomens und des Thorax.
- Hier kommt die sogenannte eFAST (extended focused assessment with sonography in trauma) zur Anwendung.
- Der Zeitpunkt des Einsatzes liegt sehr früh im Rahmen der ersten Untersuchung (primary survey).
- Es wird ganz gezielt nach freier abdomineller Flüssigkeit, nach einem Hämatoperikard und nach einem Pneumothorax/Hämatothorax gesucht.
- Die einzustellenden Schnittebenen sind in der S 3-Leitlinie Polytrauma genau beschrieben und sollen als Grundlage für ein entsprechend zu definierendes Untersuchungsprotokoll dienen [6].

70.9 Differenzialdiagnosen

- Differenzialdiagnostisch liegt die Herausforderung nicht darin, ein Polytrauma an sich zu erkennen. Vielmehr müssen die verschiedenen Organmanifestationen und verletzten Körperregionen anhand der sich bietenden klinischen Symptome und Befunde entsprechend diagnostisch eingeordnet und prioritätenorientiert adressiert werden.
- Wichtig ist hierbei neben der schnellen Diagnostik der potenziell letalen Verletzungsfolgen und deren sofortiger Therapie die umfassende und komplette Diagnostik aller Verletzungsfolgen.
  - Bei einem mediastinalen Emphysem ist an eine Perforation des Ösophagus zu denken.
  - Über Tage zunehmende freie abdominelle Flüssigkeit sollte an eine Verletzung des Meso oder auch an eine Darmverletzung denken lassen.
  - Schmerzen bei der Mobilisation sollten an übersehene Frakturen denken lassen.

 - Eine eingeschränkte Motorik der Extremitäten kann eine bis dahin unerkannte Nervenläsion zur Ursache haben.
- Bei der Bewertung der Unfallursache darf nicht vergessen werden, dass möglicherweise eine vorhandene Grunderkrankung des Patienten zu dem Unfall geführt hat, z. B.
  - eine Hypoglykämie im Rahmen eines Diabetes mellitus,
  - ein Myokardinfarkt oder
  - eine neurologische Ursache (Krampfanfall, zerebraler Insult).

70.10 Therapie

70.10.1 Therapeutisches Vorgehen

- Das therapeutische Vorgehen richtet sich nach dem ABCDE-Schema (▶ Tab. 70.1).
- Man kann das therapeutische Prinzip der präklinischen Polytraumaversorgung kurz und prägnant zusammenfassen (▶ Abb. 70.1).
- Die Verletzung, die am schnellsten zu einem Versterben des Patienten führt, wird dabei zuerst behandelt. Steht eine präklinisch prinzipiell stoppbare und lebensbedrohliche Blutung im Vordergrund, kann das ABCDE-Schema zugunsten des „kritischen C“ verlassen werden. Es wird dann nach dem C-AB[C]DE-Schema vorgegangen. Das heißt, die kritische Blutung wird noch vor einer potenziellen Störung des Atemweges behandelt.
- Neben den medizinischen Prioritäten sind auch die Umgebungs- und Einsatzbedingungen von großer Bedeutung für das einsatztaktische und damit therapeutische Vorgehen. So muss beispielsweise entschieden werden, ob der Zustand eines im Fahrzeug eingeklemmten Patienten eine schonende technische Rettung zulässt oder ob aufgrund einer vitalen Gefährdung eine sogenannte Crash-Rettung erfolgen muss. In einer solchen Situation muss auch festgelegt werden, welche medizinischen Maßnahmen noch unmittelbar im Unfallfahrzeug erfolgen oder erst nach Befreiung und Verbringung in den Rettungswagen durchgeführt werden sollen. Ebenso muss entschieden werden, ob der Patient vor der Befreiung aus dem Fahrzeug eine Schmerztherapie oder eine Analgosedierung benötigt. Auf die gleiche Weise müssen sämtliche Einsatzsituationen erfasst und bewertet werden.

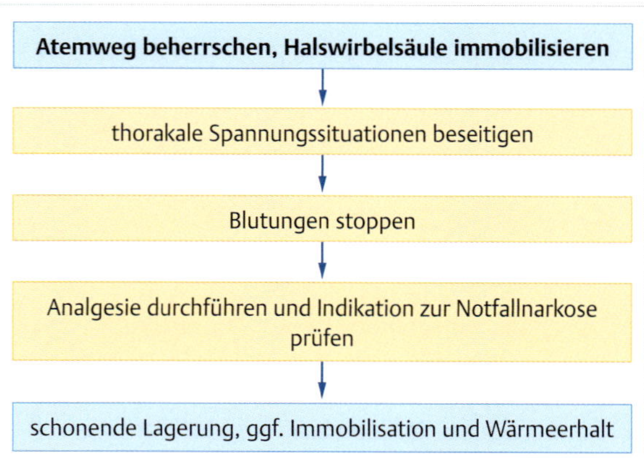

Abb. 70.1 Therapeutisches Prinzip der präklinischen Polytraumaversorgung.

- Bei dem Vorgehen nach ABCDE-Schema steht die Beherrschung des Atemweges an erster Stelle.
- Als Nächstes müssen thorakale Verletzungsfolgen mit Auswirkung auf die Atmung behandelt werden. Hier steht die Beseitigung einer thorakalen Spannungssituation (z. B. Spannungspneumothorax) im Vordergrund.
- Im Anschluss müssen alle Verletzungsfolgen mit Blutung und hämodynamischer Instabilität therapiert werden. Dies steht unter dem Motto „stopp the bleeding“. Neben dem Stoppen von Blutungen steht die Kreislauftherapie im Vordergrund. Diese muss mit Augenmaß und nach definierten Kriterien erfolgen (siehe Kap. Kreislauf).
- Wenn keine Notfallnarkose durchgeführt wird, ist eine ausreichende Analgesie durchzuführen.
- Die Lagerung und Immobilisation des Patienten muss mit Augenmaß und unter Berücksichtigung der Verdachtsdiagnosen durchgeführt werden.
- Da die Hypothermie das Outcome maßgeblich beeinflusst, ist auf einen Wärmeerhalt zu achten.
- Ein wichtiger Faktor für eine erfolgreiche Behandlung des polytraumatisierten Patienten ist die Zeit. So ist ein bedeutender Grundsatz der präklinischen Therapie, die notwendig indizierten Notfallmaßnahmen vor Ort durchzuführen und den Patienten dann schnellstmöglich in ein geeignetes Traumazentrum zu transportieren. Dies gilt v. a. für Patienten mit einem stumpfen Trauma. Bei penetrierendem Trauma des Thorax und/oder Abdomens wird der Transport in das nächstgelegene Traumazentrum empfohlen [6].
- Bei der Auswahl des Transportmittels ist der mögliche Einsatz eines Luftrettungsmittels frühzeitig in Erwägung zu ziehen. In der S 3-Leitinie wird der primäre Einsatz der Luftrettung zur präklinischen Versorgung schwer verletzter Patienten ausdrücklich empfohlen [6]. Gerade bei Vorliegen eines SHT sollte ein Traumazentrum mit neurochirurgischer Versorgungsmöglichkeit ausgewählt werden.

Atemweg

- Die Beherrschung des Atemweges ist eine elementare Komponente der Therapie des Polytraumas. Die dazu erforderlichen Maßnahmen sind obligat an die Durchführung einer Notfallnarkose geknüpft. Einzige Ausnahme ist der Patient mit Herz-Kreislauf-Stillstand.

- Nach der S 3-Leitlinie ist bei folgenden Voraussetzungen die Indikation zur endotrachealen Intubation (ETI) gegeben [6]:
  - Apnoe und Schnappatmung
  - Hypoxie (SpO_2 < 90 %) trotz Sauerstoffgabe und nach Ausschluss eines Spannungspneumothorax
  - Schweres SHT mit GCS < 9
  - traumaassoziierte persistierende hämodynamische Instabilität (RRsys < 90 mmHg)
  - schwereres Thoraxtrauma mit respiratorischer Insuffizienz (Atemfrequenz > 29)
- Durchführung der Notfallnarkose beim polytraumatisierten Patienten:
  - Die genaue Durchführung einer Notfallnarkose und sämtliche Rahmenbedingungen sind in den Handlungsempfehlungen zur prähospitalen Narkose der Deutschen Gesellschaft für Anästhesiologie und Intensivmedizin [2] ausführlich beschrieben und werden in Kap. 19. dargestellt. An dieser Stelle werden dementsprechend nur die Besonderheiten beim Polytrauma aufgeführt.
  - Nach einer kritischen Indikationsstellung, bei der der Zustand des Patienten, die eigenen Fähigkeiten, die Nähe zum Krankenhaus und die Situation an der Einsatzstelle mit bedacht werden müssen, muss die geplante Maßnahme an das gesamte Rettungsteam kommuniziert werden. Die Durchführung einer Notfallnarkose erfordert eine sorgfältige Vorbereitung. Bei polytraumatisierten Patienten müssen hierbei einige Besonderheiten beachtet werden [2]:
    - ungünstige Umgebungsbedingungen
    - schwieriger Atemweg u. a. durch Verletzungsfolgen
    - erhöhte Aspirationsgefahr durch fehlende Nüchternheit
    - Volumenmangel
    - hämorrhagischer Schock und Mangel an Sauerstoffträgern
    - potenziell verletzte Halswirbelsäule (HWS)
- Diesen Faktoren muss sowohl bei der Vorbereitung des Materials als auch bei der Ausführung der Maßnahme Rechnung getragen werden.
- Nach Einbringen und sicherer Fixierung von 2 großlumigen intravenösen (i. v.) Kanülen und nach Anschluss des Basismonitorings (EKG, Pulsoxymetrie, nichtinvasive Blutdruckmessung) wird der Patient gelagert. Im Idealfall gelingt eine Oberkörperhochlagerung. Hier ist eine kritische Risiko-Nutzen-Abwägung in Bezug auf die Kreislaufsituation und Wirbelsäulenverletzungen vorzunehmen.
- Anschließend erfolgt die Präoxygenierung des Patienten über eine dicht sitzende Maske und einen Beatmungsbeutel mit Sauerstoffreservoir. Nach 3–4 min erfolgt die Gabe der Medikamente. Die Dosierung ist an die Kreislaufsituation des Patienten anzupassen. Die Narkoseeinleitung erfolgt als RSI (rapid sequence induction) ohne Zwischenbeatmung. Eine mögliche Medikamentenkombination zur i. v. Gabe ist hier gezeigt [2]:
  - Thiopental (3–4 mg/kgKG) oder Propofol (1,5–2 mg/kgKG) plus
  - Esketamin (0,5–1 mg/kgKG) oder Fentanyl (3–5 µg/kgKG) oder Sufentanil (0,3–0,5 µg/kgKG) plus
  - Rocuronium (1 mg/kgKG) oder Succinylcholin (1,5 mg/kgKG)
- Nach Erreichen einer ausreichenden Narkosetiefe wird der Patient laryngoskopiert (idealerweise mit einem Videolaryngoskop). Es erfolgt die ETI und das Blocken des Cuffs. Während der Laryngoskopie wird die HWS durch einen Helfer „in-line" stabilisiert. Eine steife Halskrawatte wird geöffnet. Nach erfolgreicher Intubation wird diese wieder sicher angelegt. Sollte keine Intubation möglich sein, muss spätestens nach dem 2. Versuch eine ausreichende Oxygenierung und Ventilation gesichert werden. Dies kann zunächst durch eine Beutel-Maske-Beatmung erfolgen. Alternative Wege zur Atemwegssicherung kommen nun zum Einsatz. Hierzu zählen die supraglottischen Atemhilfen wie die Larynxmaske und der Larynxtubus. Sollte auch mit diesen Hilfen keine suffiziente Atemwegssicherung möglich sein, ist an die Durchführung einer Notkoniotomie zu denken. Weiterführende Literatur zum Thema Management des schwierigen Atemweges ist die DGAI-Handlungsempfehlung (Deutsche Gesellschaft für Anästhesiologie und Intensivmedizin) zum prähospitalen Atemwegsmanagement [9].
- Nach erfolgreicher Atemwegssicherung ist an die rasche Anpassung der Lagerung zu denken.
- Das Monitoring wird nun durch die Kapnometrie ergänzt.
- Die Narkose kann mit Midazolam, Esketamin, Fentanyl/Sufentanil und Rocuronium aufrechterhalten werden.

Atmung/Beatmung

- Bei der Behandlung von B-Problemen stehen die Folgen des Thoraxtraumas im Vordergrund. Häufig findet sich ein schweres stumpfes Thoraxtrauma, das bei entsprechender Symptomatik und Oxygenierungsstörung eine Indikation zur Durchführung einer Notfallnarkose mit Beatmung darstellt. Weitere präklinische Therapieoptionen sind die Entlastung eines Pneumothorax/Hämatothorax respektive eines Spannungspneumothorax/Hämatothorax und die Entlastung einer Perikardtamponade.
- Die Verdachtsdiagnose Spannungspneumothorax sollte bei einem einseitig abgeschwächten oder fehlenden Atemgeräusch und dem gleichzeitigen Auftreten einer schweren respiratorischen Insuffizienz und einer hämodynamischen Instabilität gestellt werden.
  - CAVE: korrekte Tubuslage bei intubierten Patienten
- Die leitliniengerechte Therapie besteht schon bei Verdacht in der Dekompression [6].

VIII

- Ein einfacher Pneumothorax ohne Spannungskomponente sollte bei beatmeten Patienten entlastet werden, während bei spontan atmenden Patienten die Situation unter engmaschiger Kontrolle beobachtet werden kann.
- Die Therapie des Spannungspneumothorax besteht in der sofortigen Dekompression. Dies kann entweder temporär durch eine Nadeldekompression oder permanent durch eine Thoraxdrainage erfolgen. Je nach Training und Erfahrung kann es sinnvoll sein, die Nadeldekompression zu übergehen und sofort den betroffenen Pleuraspalt chirurgisch zu eröffnen. Dies gilt v. a. für beatmete Patienten, da hier intrathorakal ein positiver Druck herrscht. Allerdings ist die Nadeldekompression die schnellere Variante und kann bei schwer zugänglichen Patienten und unter widrigen Umgebungsbedingungen angewendet werden. In jedem Fall muss nach Nadeldekompression im Verlauf eine Thoraxdrainage angelegt werden. Auf die Technik und andere Aspekte beider Interventionen wird in Kap. 15 bzw. Kap. 16 eingegangen.
- Die Therapie einer Perikardtamponade besteht in einer Entlastungspunktion, die subxiphoidal durchgeführt werden muss. Da es sich um eine sehr seltene Verletzungsfolge handelt, wird der einzelne Notarzt mit dieser Technik weniger vertraut sein. Eine andere Methode zur Entlastung einer Perikardtamponade ist die Clamshell-Thorakotomie. Hierbei handelt es sich um eine chirurgische Maßnahme, die bei traumatischem Herz-Kreislauf-Stillstand nach penetrierendem Trauma zu Anwendung kommen könnte. In der Breite der notfallmedizinischen Versorgung hat diese Methode derzeit keinen Platz und ist eventuell einer kleinen Gruppe von entsprechend trainierten Medizinern vorbehalten.
- Bei traumabedingtem Herz-Kreislauf-Stillstand muss beidseitig eine Entlastung des Thorax durch Minithorakotomie und Drainageneinlage erfolgen. Die hierzu notwendige Unterbrechung der Herzdruckmassage muss in Kauf genommen werden, da der Spannungspneumothorax eine gut therapierbare und reversible Ursache des traumabedingten Herz-Kreislauf-Stillstands darstellt [6].

Kreislauf

- Die Therapie der hämodynamischen Instabilität beim polytraumatisierten Patienten richtet sich nach der Ursache. Besteht eine thorakale Spannungssituation, muss diese behoben werden. Gleiches gilt für die Perikardtamponade.
- Die häufigste Ursache einer hämodynamischen Instabilität beim Polytrauma ist die Blutung und der daraus resultierende hämorrhagische Schock. Noch vor der Volumentherapie stellt sich die Frage, ob die Blutung in der präklinischen Versorgung gestoppt werden kann.
- Blutungen an den Extremitäten oder infolge eines Beckentraumas können mit verhältnismäßig einfachen Maßnahmen präklinisch kontrolliert werden (siehe Kap. Becken und Extremitäten).
- Bei einer kritischen Blutung haben Maßnahmen der Blutstillung die oberste Priorität.
- Anders verhält es sich bei Blutungen in die großen Körperhöhlen, die nur durch eine schnellstmögliche chirurgische Therapie in der Klinik gestoppt werden können.

Folgende Konstellationen sind benennbar:

- Unkontrollierte Blutungen ohne SHT:
    - In dieser Konstellation sollte die Kreislauftherapie so gesteuert werden, dass ein stabiles Niveau mit niedrigen Blutdruckwerten erreicht wird. Dieses Prinzip wird auch als permissive Hypotonie beschrieben. Es hat das Ziel, die Blutungen durch höhere Blutdruckwerte nicht noch weiter zu verstärken. Die Festlegung eines Zielwertes ist durch Studien nicht gut abgesichert. Aus den vorhandenen Daten lässt sich ein systolischer Blutdruck zwischen 70 und 90 mmHg bzw. ein mittlerer arterieller Druck von 50 mmHg als Zielwert nennen [6].
- Unkontrollierte Blutungen mit SHT:
    - Zur Aufrechterhaltung eines adäquaten zerebralen Perfusionsdrucks sollte die Kreislaufsituation so gesteuert werden, dass Normotension erreicht wird. Der systolische Blutdruck sollte nicht unter 90 mmHg abfallen.
- Kontrollierte Blutungen ohne oder mit SHT:
    - Bei Zeichen des Volumenmangels und des hämorrhagischen Schocks wird eine Volumentherapie mit dem Ziel durchgeführt, die klinischen Folgen des hämorrhagischen Schocks zu kontrollieren.
    - Bei fehlenden Zeichen des Volumenmangels kann auf eine Volumentherapie verzichtet werden.
    - Bei Patienten mit SHT sollte der systolische Blutdruck nicht unter 90 mmHg abfallen.
- Zur Volumentherapie bei polytraumatisierten Patienten sollten kristalloide Lösungen eingesetzt werden. Hierbei sollten balancierte kristalloide, isotone Vollelektrolytlösungen verwendet werden. Präparate, die Hydroxyethylstärke (HES) enthalten, sind in den letzten Jahren immer wieder intensiv und kritisch diskutiert worden. Letztlich wurde die Indikation durch das Bundesinstitut für Arzneimittel und Medizinprodukte deutlich eingeschränkt. Dazu heißt es: „HES-haltige Infusionen sollen nur noch für die Behandlung einer Hypovolämie aufgrund eines akuten Blutverlustes verwendet werden, wenn die Gabe von Kristalloiden nicht als ausreichend betrachtet wird." [1]. Die Autoren des entsprechenden Kapitels der S 3-Leitlinie Polytrauma raten aber ausdrücklich von der Verwendung von HES ab, wenn eine TIK vermutet wird. Andere kolloidale Infusionen wie Gelatine oder Albumin sind durch die Anwendungsbeschränkung von HES-haltigen Lösungen

wieder in den Vordergrund gerückt. Von der präklinischen Verwendung von Albumin wird aber dezidiert abgeraten [6].

Schädel-Hirn-Trauma (SHT)

- Das oberste Ziel bei der Therapie des SHT ist die Vermeidung von Sekundärschäden.
- Wichtig hierbei ist die Aufrechterhaltung einer adäquaten Versorgung des Gehirns mit Sauerstoff. Dies wird durch Sicherstellung einer suffizienten Perfusion des Gehirns mit sauerstoffgesättigtem Hb erreicht.
- Viele Faktoren aus der Pathophysiologie des SHT im Rahmen eines Polytraumas wirken diesem Ziel entgegen:
  - Ein erhöhter intrakranieller Druck (ICP) verschlechtert die Hirnperfusion.
  - Ein verlegter Atemweg bewirkt Hypoxie und Hypoventilation.
  - Hypoventilation wiederum bewirkt eine Hyperkapnie, was eine Erhöhung des intrakraniellen Blutvolumens und damit intrakranielle Druckerhöhung bewirkt.
  - Ein hämorrhagischer Schock bedeutet eine Senkung des Sauerstoffangebots sowohl durch eine Verschlechterung des Herzzeitvolumens (HZV) als auch durch die Blutungsanämie.
- Daraus ergeben sich automatisch die notwendigen Therapiemaßnahmen:
  - **Hirndrucksenkung:** Bei Verdacht auf einen erhöhten ICP können nach der S 3-Leitlinie Polytrauma folgende Maßnahmen angewandt werden [6]:
    - Hyperventilation
    - Gabe von hypertoner Kochsalzlösung
    - Mannitol
    - Verdacht auf eine akute Erhöhung des ICP mit drohender Einklemmung besteht insbesondere bei Vorliegen einer Pupillenerweiterung (seitengleich oder seitendifferent), Streck- und/oder Beugesynergismen und progredienter Bewusstseinstrübung. In solchen Fällen ist die Durchführung einer Hyperventilation gerechtfertigt. Durch die dadurch induzierte Hypokapnie kommt es zu einer zerebralen Vasokonstriktion und damit zu einer Verringerung des intrazerebralen Blutvolumens, was eine Hirndrucksenkung bewirkt. Zu beachten ist auch, dass die Hyperventilation neben dem gewünschten Effekt auch die zerebrale Perfusion verringert. Neben den genannten Maßnahmen ist die Hochlagerung des Oberkörpers im 30°-Winkel und die Neutralstellung des Kopfes zur Sicherstellung des venösen Abflusses aus dem Gehirn von großer Bedeutung.
  - **Sicherung des Atemweges und Beatmung:** Auf die Sicherung des Atemweges und die entsprechenden Indikationen wurde in Kap. Atemweg eingegangen.
    - Neue Daten belegen ein günstigeres Outcome für Patienten, die bei einer GCS < 9 eine Narkose, eine Intubation und eine kontrollierte Beatmung erhalten haben [3].
    - Durch die Sicherung des Atemweges und kontrollierte Beatmung wird zum einen die Oxygenierung sichergestellt, zum anderen kann die CO_2-Elimination gesteuert werden, wobei primär eine Normoventilation angestrebt werden soll.
    - Eine Hyperventilation sollte, wie oben erwähnt bei Verdacht auf eine akute ICP-Erhöhung angewandt werden. Die Steuerung der Ventilation erfolgt über den Einsatz der Kapnometrie.
  - **Therapie des hämorrhagischen Schocks:** Wie in Kap. Kreislauf ausgeführt steht das Stoppen der Blutungen und der adäquate Volumenersatz bei der präklinischen Therapie im Vordergrund.

Becken und Extremitäten

- Die klinische Untersuchung des Beckens und der Extremitäten gibt Aufschluss über das Ausmaß der Verletzungen. Schwere instabile Beckenfrakturen verursachen einen erheblichen Blutverlust, der initial bis zu 2 l betragen kann.
- Pelvine Massenblutungen stellen eine akut lebensbedrohliche Situation dar. Wichtigstes Ziel der präklinischen Therapie ist die Stabilisierung und Kompression des Beckens sowie der intrapelvinen Gefäßstrukturen. Die Stabilisierung des Beckens erfolgt präklinisch am besten durch die Anlage einer Beckenschlinge.
- Die weitere Therapie im Schockraum richtet sich nach dem genauen Befund und reicht von der operativen Behandlung bis hin zur radiologisch-interventionellen Therapie.
- Auch blutenden Extremitätenverletzungen können akut vital bedrohlich sein. Liegt eine solche Verletzung vor, dann kann die Versorgung der Blutung in der Reihenfolge der Prioritäten an die erste Stelle gesetzt werden.
- Stark blutende Extremitätenverletzungen sollen leitliniengerecht in einem Stufenschema versorgt werden durch [6]:
  - manuelle Kompression
  - einen Kompressionsverband
  - die Anlage eines Tourniquets
- Führen diese Maßnahmen nicht zum Erfolg, dann können hämostyptische Verbände oder Substanzen ergänzend angewendet werden.

70.11 Verlauf und Prognose

- Etwa 50 % der Verkehrstoten in Deutschland versterben am Unfallort.
- Im Krankenhaus gibt es bezüglich der Mortalität 3 Gipfel mit den entsprechenden Ursachen:
  - In den ersten 24 h steht die Blutung an erster Stelle.
  - Von Tag 2 bis 7 stehen das schwere SHT an erster Stelle.
  - Von Tag 7 bis 30 steht das Multiorganversagen an erster Stelle.
- Im TraumaRegister DGU® findet man eine Outcome- und Prognoseangabe nach dem RISC II (revised injury severity classification score). Hier wird die nach RISC-II-Berechnung erwartete Mortalität zu der tatsächlichen Mortalität ins Verhältnis gesetzt. Dies ergibt die sogenannte standardisierte Mortalitätsrate (SMR). Eine SMR von 1 bedeutet, dass genauso viele Patienten sterben wie nach RISC II erwartet. Eine SMR von 0,5 bedeutet, dass nur halb so viele Patienten sterben wie erwartet, und eine SMR von 2 bedeutet, dass doppelt so viele Patienten sterben, wie es nach RISC II prognostiziert wird.
- Die Gesamtsterblichkeit der Patienten (Daten von 2013 bis 2015) aus dem Traumaregister liegt bei 11 %, bei einer RISC-Prognose von 10,6 %. Es sterben also etwas mehr Patienten als erwartet.
- Eine besonders schlechte Prognose haben Patienten mit einem systolischen Blutdruck unter 90 mmHg bei Schockraumaufnahme.
- Die zweitschlechteste Prognose haben schwer verletzte Patienten (ISS > 15), auf die mindestens einer der folgenden Parameter zutrifft: Alter > 70, Azidose, Hypotension, Koagulopathie und Bewusstlosigkeit.

70.12 Quellenangaben

[1] Bundesinstitut für Arzneimittel und Medizinprodukte, Rote-Hand-Brief zu HES-haltigen Infusionslösungen: Neue Kontraindikationen und Anwendungsbeschränkungen. In Rote Hand-Brief 2013, Bundesinstitut für Arzneimittel und Medizinprodukte

[2] Handlungsempfehlung zur prähospitalen Notfallnarkose beim Erwachsenen (AWMF Register-Nr. 001/030/Klasse S 1) Arbeitsgruppe „Prähospitale Notfallnarkose“ des Wissenschaftlichen Arbeitskreises Notfallmedizin der Deutschen Gesellschaft für Anästhesiologie und Intensivmedizin. Im Internet: www.awmf.org/uploads/tx_szleitlinien/001030l_S 1_Praehospitale_Notfallnarkose_Erwachsene_2015-03.pdf; Stand: 29.12.2018

[3] Hoffmann M, Czorlich P, Lehmann W et al. The impact of prehospital intubation with and without sedation on outcome in trauma patients with a GCS of 8 or less. J Neurosurg Anaesthesiol 2017; 29: 161–167

[4] Lecky E, Bouamra O, Woodford M et al. Epidemiology of Polytrauma. In: Pape HC, Peitzman AB, Schwab CW, Giannoudis PV, Hrsg. Damage Control Management in Polytrauma Patient. Springer Science + Buisiness Media LLC; 2010

[5] Pape HC, Lerfering R, Butcher N et al. The definition of Polytrauma revisited.: An International Consensus Process and Proposal of the new Berlin Definition. J Trauma Acute Care Surg 2014; 77: 780–786

[6] S 3-Leitlinie Polytrauma/Schwerverletzten-Behandlung (AWMF Register-Nr. 012/019, Herausgeber: Deutsche Gesellschaft für Unfallchirurgie. Im Internet: www.awmf.org/uploads/tx_szleitlinien/012-019l_S 3_Polytrauma_Schwerverletzten-Behandlung_2017-03.pdf; Stand: 29.12.2018

[7] Statistisches Bundesamt. Im Internet: https://www.destatis.de/DE/PresseService/Presse/Pressekonferenzen/2016/Unfallentwicklung_2015/Pressebroschuere_unfallentwicklung.pdf?__blob=publicationFile; Stand: 29.12.2018

[8] Statistisches Bundesamt. Im Internet: https://www.destatis.de/DE/PresseService/Presse/Pressekonferenzen/2016/Unfallentwicklung_2015/Pressebroschuere_unfallentwicklung.pdf?__blob=publicationFile; Stand: 29.12.2018

[9] Timmermann A, Böttiger BW, Byhahn C et al. S1 Leitlinie Prähospitales Atemwegsmanagement 02/2019. Registernummer 001-040. Im Internet: https://www.awmf.org/uploads/tx_szleitlinien/001-040l_S1_Praehospitales-Atemwegsmanagement_2019-03_1.pdf; Stand: 17.06.2019

71 Verbrühung und Verbrennung

Hans Lemke, Lino Toomes

71.1 Steckbrief

Die Schwere einer Verbrennung wird nach der verbrannten Körperoberfläche (VKOF), der Verbrennungstiefe, begleitendem Inhalationstrauma und sonstigen Begleitverletzungen eingeschätzt. Die Prognose Brandverletzter lässt sich anhand des Lebensalters, der Verbrennungsschwere, der Begleiterkrankungen und des Geschlechts ermitteln. Die präklinische Notfallversorgung konzentriert sich auf den Erhalt der Vitalfunktionen, den Schutz vor Auskühlung und auf eine adäquate Schmerztherapie. Schwerbrandverletzte sollten zeitnah einem Zentrum für Schwerbrandverletzte, ggf. unter großzügigem Einsatz der Luftrettung, zugeführt werden. Die Primärversorgung und -stabilisierung sollte in jedem Akutkrankenhaus mit geeigneten Schockraummöglichkeiten möglich sein.

71.2 Aktuelles

- Die Behandlung von Verbrennungen ist so alt wie die Menschheit selbst. Das Bild schwerer Verbrennungen geht einher mit Schmerzen, Entstellungen und der Gefahr des tödlichen Ausgangs [6].
- Die Behandlung Schwerbrandverletzter stellt für die Behandelnden eine Herausforderung dar, die nur in entsprechender interdisziplinärer Teamarbeit zu bewältigen ist. Dabei kommt der Feuerwehr, dem Rettungsdienst, dem erstversorgenden Notarzt und Notfallsanitäter sowie der primär behandelnden Klinik bereits eine erhebliche Bedeutung in der Akutversorgung zu. Dass der Schweregrad der Verbrennung korrekt eingeschätzt wird, ist hierfür zwingend erforderlich.

71.3 Synonyme

- keine Angaben möglich

71.4 Keywords

- Verbrühung
- Verbrennung

71.5 Definition

- Verbrennungsverletzungen entstehen durch thermische, physikalische oder chemische Einwirkungen, wobei es zu Schäden der Haut in unterschiedlicher Tiefe mit nachfolgend teilweisem oder vollständigem Absterben der Haut kommt.

71.6 Epidemiologie

- Beim Erwachsenen überwiegen Verbrennungen durch offenes Feuer.
- Bei Kindern überwiegen in erster Linie Verbrühungen.
- Ca. 65 % der Unfälle geschehen im häuslichen und 20 % im beruflichen Umfeld. Knapp 5 % davon haben einen suizidalen Hintergrund [10].

71.6.1 Häufigkeit

- Die Inzidenz schwerer Brandverletzungen hat in den letzten Jahren durch Arbeitsschutzmaßnahmen, aber auch im Privatbereich durch zunehmende Aufklärungs- und Präventionsmaßnahmen stetig abgenommen.
- Dennoch erleiden in Deutschland jährlich ca. 20 000 Menschen thermische Verletzungen. Ca. 3000 davon müssen in einem Zentrum für Schwerbrandverletzte stationär behandelt werden.
- Flammeneinwirkung ist die Ursache für die Hälfte aller thermischen Traumen.
- Bei ca. 25 % handelt es sich um Verbrühungen. Im Kleinkindalter machen Verbrühungen mehr als 80 % der Fälle aus [10].
- Bei Explosionen sind 10 % der Verbrennungen durch Kontakt mit Feuer, ca. 7 % durch Strom und ca. 5 % durch Verbrühungen verursacht (Auszug aus der Jahresstatistik der Deutschen Gesellschaft für Verbrennungsmedizin [DGV]) [10].

71.6.2 Altersgipfel

- Der Altersgipfel liegt nach Zahlen des Deutschen Verbrennungsregisters der DGV zwischen dem 20. und 40. Lebensjahr.

71.6.3 Geschlechtsverteilung

- Prozentual verbrennen sich mehr Männer als Frauen.
- Nach den Zahlen der DGV liegt das Verhältnis bei ca. 70 % Männern und 30 % Frauen.

71.6.4 Prädisponierende Faktoren

- keine Angaben möglich

71.7 Ätiologie und Pathogenese

- Ein Großteil aller Verbrennungen, Verätzungen und Verbrühungen betrifft sozial Benachteiligte, psychisch Kranke, Kinder und Rentner sowie Opfer von Misshandlungen und Attentaten.
- Dabei überwiegen beim Erwachsenen Verbrennungen durch offenes Feuer, bei Kindern überwiegen in erster Linie Verbrühungen.
- Häusliche Unfälle kommen wesentlich häufiger vor als Arbeitsunfälle oder sonstige Unfälle.
- Eine Sonderstellung in der Behandlung nehmen dabei Verletzungen durch Hochspannung und chemische Substanzen ein.
- In der präklinischen Notfallmedizin kommen Verbrennungen mit weniger als 1 % relativ selten vor.
- Schwere Verbrennungen gehen mit unmittelbarer Lebensgefahr einher und resultieren häufig in dauerhaft entstellenden und funktionseinschränkenden Narbenbildungen, die eine lebenslange Behandlung erforderlich machen. Daher zählt jeder Quadratzentimeter gerettete Haut und jeder eingesparte Tag intensivmedizinischer Behandlung. Dies kann durch ein optimales präklinisches Regime erzielt werden.
- Mögliche Ursachen sind:
  - direkte Flammeneinwirkung
  - indirekte Flammeneinwirkung
  - heiße inerte Massen (Teer, Öl, Fett)
  - Verbrühungen
  - Elektroverbrennungen
  - chemische Verbrennungen
  - toxische Verbrennungen (Toxische Epidermale Nekrolyse (TEN) /Lyell-Syndrom)
  - Verbrennungen durch Strahlen

71

71.8 Klassifikation und Risikostratifizierung

- Verbrennungen werden in 4 Grade unterteilt (▶ Abb. 71.1)

Tab. 71.1 Gradeinteilung der Verbrennungen.

Einteilung	Klinisches Bild	Verbrennungstiefe
1. Grades	◦ Rötung ◦ Schwellung ◦ Schmerz	oberflächliche Epithelschädigung ohne Zelltod
Grad 2a	◦ Blasenbildung ◦ roter Untergrund ◦ stark schmerzhaft	Schädigung der Epidermis und oberflächlicher Anteile der Dermis mit Sequestrierung
Grad 2b	◦ Blasenbildung ◦ heller Untergrund ◦ schmerzhaft	weitgehende Schädigung der Dermis unter Erhalt der Haarfollikel und Drüsenanhängsel
3. Grades	◦ Epidermisfetzen ◦ Gewebe weiß ◦ keine Schmerzen	vollständige Zerstörung der Epidermis und Dermis
4. Grades	◦ Verkohlung ◦ Lyse	Zerstörung weitgehender Schichten mit Unterhautfettgewebe, eventuell Muskeln, Sehnen, Knochen und Gelenken

71.9 Symptomatik

- Bei einer thermischen Schädigung kommt es durch erhöhte Spiegel von Prostaglandinen, Leukotrienen und proinflammatorischen Zytokinen zur Vasodilatation und erhöhten Kapillarpermeabilität [10]. Man spricht von einem Kapillarleck, das für etwa 24 h bestehen bleibt. Dadurch kommt es zu Flüssigkeitsverschiebungen aus dem Intravasalraum in das Interstitium mit nachfolgender Hypovolämie und generalisierter Ödembildung.
- Der Pathomechanismus wird in Kap. 71.7 genauer beschrieben.

71.10 Diagnostik

71.10.1 Diagnostisches Vorgehen

- Bei allen thermischen Schädigungen muss immer der genaue Unfallmechanismus überprüft werden. Handelt es sich um ein isoliertes Verbrennungstrauma, kann die Erstdiagnostik mittels der Inspektion der Wunden erfolgen.
- Im Falle einer Kombinationsverletzung durch Explosion und zusätzliche Gewalteinwirkung gelten die gleichen Ausschlusskriterien wie bei einem Polytrauma.
  - Hier ist zunächst die FAST-Sonografie (FAST: focused echocardiographic evaluation in life support) indiziert, um bereits im Schockraum Verletzungen im Abdomen zu erkennen.
  - Danach müssen durch eine Traumaspirale Verletzungen des Kopfes und der anderen Körperhöhlen ausgeschlossen werden.
  - Eventuell ist danach eine weitere gezielte Röntgendiagnostik der Extremitäten erforderlich.
  - Polytraumaversorgung hat Vorrang vor der Versorgung von Brandverletzungen!

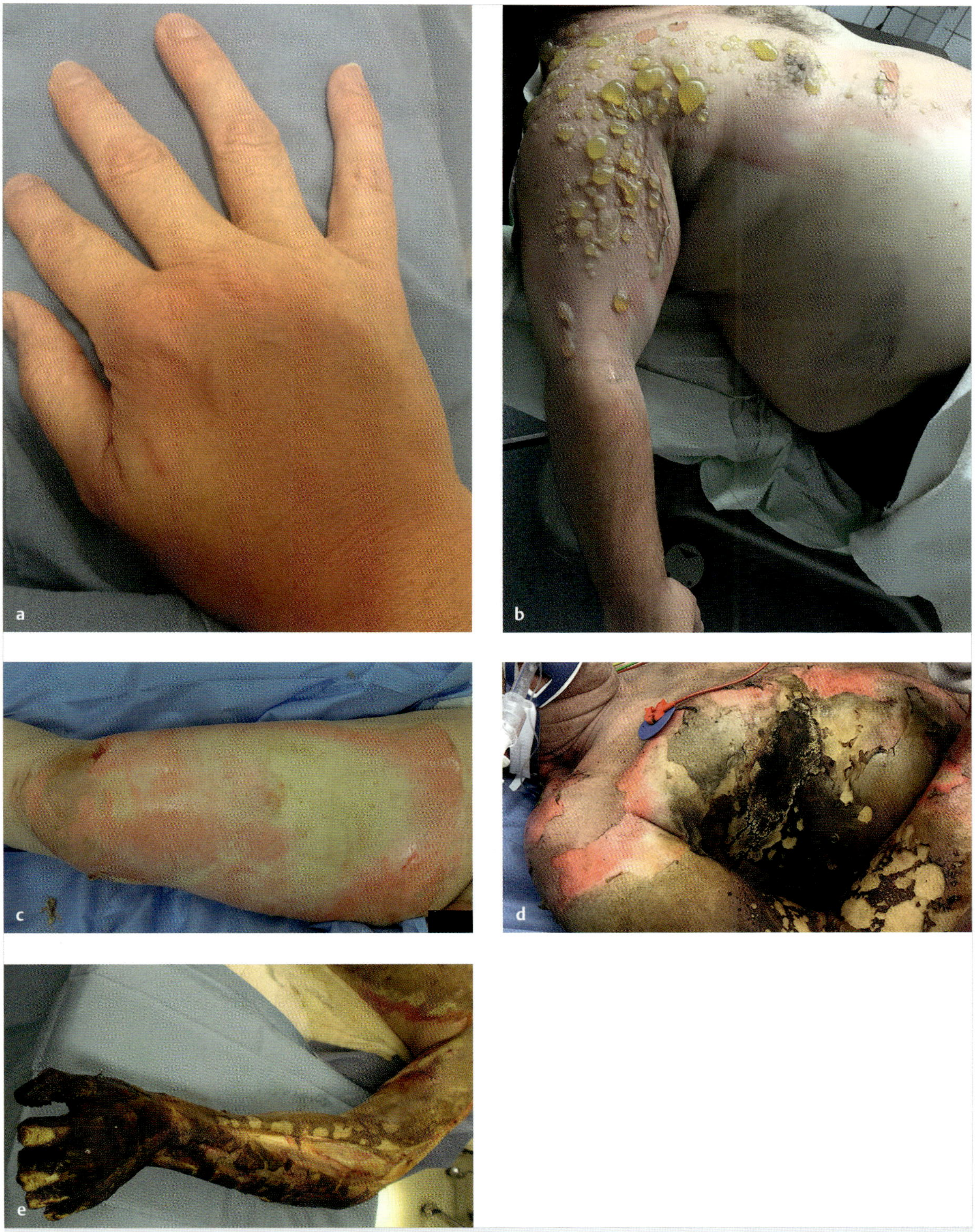

Abb. 71.1 Klassifikation von Verbrennungen in 4 Grade.
a 1.-gradige Verbrennungen
b 2a-Verbrennungen
c 2b-Verbrennungen
d 3.-gradige Verbrennungen
e 4.-gradige Verbrennungen

71.10.2 Anamnese

- Es ist wichtig, immer den Unfallhergang zu erfragen oder nachzuvollziehen. Nur so lässt sich abschätzen, welche freie Energie auf den Verletzten eingewirkt hat.
- Aufgrund des Unfallablaufs muss evtl. nach weiteren Verletzungen gefahndet werden:
  - Ersteindruck
  - Unfallmechanismus

71.10.3 Körperliche Untersuchung

- Erstuntersuchung nach der ABCD-Schema [12]:

A-Problem (airway)

- Atemwege frei
- Schnappatmung
- Mundöffnung möglich
- schnelle Inspektion des Mund-Rachen-Raumes
  - kritisch/nicht kritisch
- Halswirbelsäulen-Fixierung (HWS-Fixierung im Zweifel immer!)
  - bei Durchführung immer komplett: Halskrawatte einschließlich manueller Fixierung
  - immer Reevaluierung und Rückkopplung im Team

B-Problem (breathing)

- Inspektion
  - immer am entkleideten Patienten
- Auskultation
  - an 3 Stellen im direkten Seitenvergleich
- Palpation
  - Brustkorb seitlich
  - Sternum
- Perkussion
- immer Reevaluierung und Rückkopplung im Team
- **Bei folgenden Symptomen muss ein B-Problem angenommen werden**:
  - instabiler Thorax
  - Auskultation: abgeschwächtes Atemgeräusch
  - $SpO_2 < 90\,\%$
  - steigender Beatmungsdruck
  - Perkussion: hypersonorer Klopfschall
  - obere Einflussstauung
  - EKG-Niedervoltage

C-Problem (circulation)

- Rekapillarisierungszeit (RKZ)
- Pulsqualität
- Inspektion auf Prellmarken am Abdomen
- Abwehrspannung des Abdomens (beim wachen Patienten)
- Palpation des Beckens und Anlage des Beckengurtes bei Verdacht auf instabile Beckenverletzung (ohne Entkleidung!)
- Palpation der Oberschenkel (ohne Entkleidung!)
- bei kritischen Patienten sofortige Volumengabe über mindestens einen großlumigen Zugang
- einsatztaktische Überlegungen wie:
  - Nachforderung Notarzt, Rettungshubschrauber, Feuerwehr
  - Klinikauswahl
- Vitalparameter (Blutdruck (RR), Puls, Atemfrequenz, Blutzucker)
- EKG, Pulsoxymetrie
- immer Reevaluierung und Rückkopplung im Team
- **Bei folgenden Symptomen muss ein C-Problem angenommen werden:**
  - traumaassoziierte hämodynamische Instabilität
  - RKZ > 2s
  - RRsys < 90 mmHg

D-Problem (disability)

- Überprüfung der Bewusstseinslage (GCS: Glasgow Coma Scale)
- neurologische Defizite
- Pupillenreaktion
- Sensorik und Motorik der Extremitäten
- immer Reevaluierung und Rückkopplung im Team
- **Bei folgenden Symptomen muss ein D-Problem angenommen werden:**
  - Bei bewusstlosen Patienten soll bis zum Beweis des Gegenteils von einer Wirbelsäulenverletzung ausgegangen werden.
  - Akutschmerzen im Wirbelsäulenbereich sollten als Hinweis auf eine Wirbelsäulenverletzung gewertet werden.

71.10.4 Ermittlung des Schweregrades

- Der Schweregrad einer Brandverletzung bemisst sich nach:
  - Anteil der verbrannten Körperoberfläche
  - Verbrennungstiefe
  - Inhalationstrauma
  - Begleitverletzungen

Verbrannte Körperoberfläche

- Die verbrannte Körperoberfläche wird präklinisch am besten nach der „Neuner-Regel“ nach Wallace oder der „Handflächenregel“ abgeschätzt (▸ Abb. 71.2).
- Die Handfläche inklusive der Fingerfläche des Patienten entspricht etwa 1 % der Körperoberfläche (KOF) eines normalgewichtigen Patienten [8].

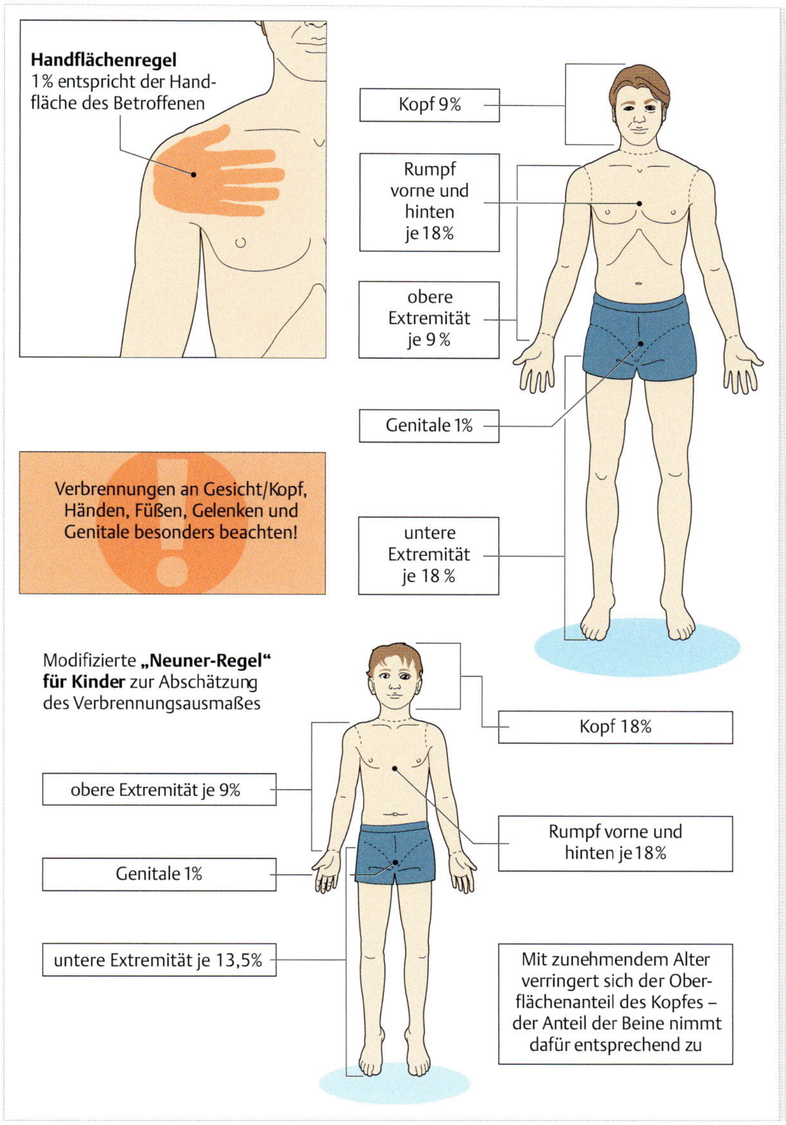

Abb. 71.2 „Neuner-Regel“ nach Wallace zur Abschätzung der Ausdehnung einer Verbrennung. Verbrennungen 1. Grades werden nicht berücksichtigt. (Quelle: Adams H, Flemming A, Friedrich L et al., Hrsg. Taschenatlas Notfallmedizin. 3. überarbeitete Auflage. Stuttgart: Thieme; 2016)

Verbrennungstiefe

- Für die Tiefe der Verbrennung sind die auf die Haut einwirkende Hitze, die daraus resultierende Oberflächentemperatur und deren Einwirkdauer entscheidend (▶ Tab. 71.1 und ▶ Abb. 71.1a-e).

Inhalationstrauma

- siehe Kap. 72

Begleitverletzungen

- Begleitverletzungen müssen durch eine sorgfältige Anamnese mit Erfassung des Unfallhergangs und des Umfeldes in Betracht gezogen werden und durch einen kompletten Traumacheck nach ABCDE-Regel ausgeschlossen werden.
- Explosionstraumen oder Verkehrsunfälle gehen häufig mit mechanischen Begleitverletzungen wie Frakturen oder Rupturen parenchymatöser Organe einher.
- Als Unfallursache können auch Vor- oder Nebenerkrankungen infrage kommen:
  - Myokardinfarkt
  - Synkopen
  - intrakranielle Blutung
  - Anfallsleiden
- Beim Explosionstrauma ist mit folgenden Kombinationsverletzungen zu rechnen:
  - Barotrauma durch die Druckwelle
  - Verletzungen durch Splitterwirkungen
  - Verletzungen durch Aufprall
  - Verbrennungen
- Die Prognose bzw. Überlebenswahrscheinlichkeit der Brandverletzten wird mithilfe des „abbreviated burn severity index“ (ABSI-Score) [17] ermittelt (▶ Tab. 71.2).

Tab. 71.2 ABSI-Score (abbreviated burn severity index).

Parameter	Punkte	Verbrannte KOF in %	Punkte
Mann	0	1–10	1
Frau	1	11–20	2
Alter:	k.A.	21–30	3
0–20	1	31–40	4
21–40	2	41–50	5
41–60	3	51–60	6
61–80	4	61–70	7
81–100	5	71–80	8
Inhalationstrauma	1	81–90	9
Verbrennungen 3. Grades	1	91–100	10
Zwischensumme		**Gesamtpunktzahl**	

k.A.: keine Angaben, KOF: Körperoberfläche

Tab. 71.3 Auswertung ABSI-Score (abbreviated burn severity index).

Gesamtpunktzahl	Sterbewahrscheinlichkeit
2–3	< 1 %
4–5	2 %
6–7	10–20 %
8–9	30–50 %
10–11	60–80 %
> 11	> 80 %

Volumenmangel bei schweren Verbrennungen

- In der Verbrennungswunde werden zelluläre und humorale Mediatoren freigesetzt. Bereits bei Verbrennungen > 15 % vKOF resultiert eine systemische Wirkung.
- Durch erhöhte Spiegel von Prostaglandinen, Leukotrienen und proinflammatorischen Zytokinen kommt es zur Vasodilatation und zu erhöhter Kapillarpermeabilität [10]. Man spricht von einem Kapillarleck, das für etwa 24 h bestehen bleibt. Dadurch kommt es zu Flüssigkeitsverschiebungen aus dem Intravasalraum in das Interstitium mit nachfolgender Hypovolämie und generalisierter Ödembildung. Durch Übertritt von Plasmaeiweißen in das Gewebe und die dadurch bedingten Änderungen im kolloidosmotischen Druckgradienten wird diese Situation noch verstärkt.
- Als Folgen sind eine Verminderung des Herzzeitvolumens, der Leber- und Nierenperfusion und ein Anstieg des Hämatokrits zu nennen.
- Die beschriebenen Abläufe stellen die 1. Phase der Verbrennungskrankheit dar.
- Bei Kindern besteht die Gefahr des Volumenmangels bereits ab einer verbrannten Körperoberfläche von 10 % [16].

71

71.11 Differenzialdiagnosen

- großflächige Hauterkrankungen

71.12 Therapie

71.12.1 Therapeutisches Vorgehen

- Die wichtigsten Erste-Hilfe-Maßnahmen beim Brandverletzten sind die Verhinderung eines weiteren thermischen Schadens, die situationsgerechte Analgesie mit Schutz vor Unterkühlung und der sachgerechte Wundverband zur Verhinderung einer Wundkontamination.

71.12.2 Verhinderung eines weiteren thermischen Schadens

- Es ist stets auf Eigensicherung zu achten, insbesondere bei Unfällen mit elektrischem Strom.
- Brennende Personen werden mit Wasser oder einem Feuerlöscher abgelöscht. Ist das nicht möglich, werden die Flammen durch eine Feuerlöschdecke, sonstige schwer entflammbare Decken oder durch Ausrollen der Person erstickt.
- Zur Minimierung des thermischen Schadens durch Hitzespeicher (Temperaturen < 50 °C) werden betroffene Kleidungsstücke und Schmuck unverzüglich entfernt. Fest eingebrannte Kleidungsteile (Synthetik) werden umschnitten.

71.12.3 Schmerzbekämpfung und Schutz vor Unterkühlung

Erstmaßnahmen durch den Laien

- Zur Schmerzbekämpfung kann eine Kühlung mit etwa 20 °C warmem Leitungswasser erfolgen. Dabei sind folgende Regeln zu beachten [11]:
  - Nachdem ein weiterer thermischer Schaden verhindert wurde, kann eine Kühlung der verbrannten Areale die Schmerzen bis zum Eintreffen des Rettungsdienstes lindern. Bei rettungsdienstlicher Versorgung ist im Anschluss an die Kühlung ggf. eine medikamentöse Analgesie erforderlich.
  - Die Kühlung soll nur bei Patienten erfolgen, die über deutliche Schmerzen im verbrannten Areal klagen. Sie ist daher bei bewusstlosen Patienten wegen der Gefahr der Unterkühlung zu unterlassen.
  - Eine anhaltende Kühlung mit Leitungswasser soll nur bei kleinflächigen Brandverletzungen erfolgen. Die anhaltende Kühlung großflächiger Brandverletzungen ist wegen der Gefahr der Auskühlung zu unterlassen [13].
  - Bei Kindern ist die Gefahr der Auskühlung besonders groß. Hier soll eine Kühlung nur im Bereich der Extremitäten (bei mehreren Arealen ggf. abwechselnd)

erfolgen, weil eine Kühlung im Bereich des Rumpfes oder des Kopfes nicht auf das verbrannte Areal begrenzt werden kann.
 - Oberflächliche Verätzungen werden ausgiebig mit Wasser gespült und das auslösende Agens sichergestellt.
- Es gibt keinen ausreichenden Nachweis dafür, dass durch anhaltende Kühlung eine relevante Hitzeableitung aus dem Gewebe mit Verminderung des Nachbrennens oder Nachtiefens erfolgt. Die Temperatur im Gewebe normalisiert sich auch ohne Kühlung rasch. Nach dem Ablöschen dient die Kühlung daher ausschließlich der Analgesie.
- Anhaltende Kühlmaßnahmen erhöhen jedoch bei Patienten in Narkose oder in Bewusstlosigkeit sowie bei Kindern die Gefahr der Hypothermie, zumal nach initialer Vasokonstriktion und Beendigung der Kältezufuhr eine reaktive Hyperämie eintritt.
- Insgesamt wird die Ödembildung durch die Kühlung nicht wesentlich vermindert und die Ödemresorption wird sogar verzögert.
- Das Aufbringen von Eiswürfeln oder Kühlelementen kann ein verbrühtes Areal zusätzlich schädigen [11].

Maßnahmen durch Notarzt und Rettungsdienst

- Das Verbrennungstrauma stellt immer eine Notarztindikation dar!
- Dem Notarzt und dem Notfallsanitäter obliegt die wesentliche Aufgabe, das Verbrennungs- und Verletzungsausmaß korrekt einzuschätzen. Dies ist besonders für die Auswahl des Krankenhauses und für die Voranmeldung in der Klinik wichtig, da hier entsprechende Vorbereitungen, z. B. im Rahmen des Polytraumamanagements, getroffen bzw. entsprechende Intensivkapazitäten geklärt oder geschaffen werden müssen.
- Neben der Durchführung der üblichen notfallmedizinischen Maßnahmen (ABCDE-Schema) mit Überprüfung und Sicherstellung der Vitalfunktionen muss daher auch der Unfallmechanismus sorgfältig erfasst und evtl. nach weiteren Verletzungen gefahndet werden [4].
- Aufgabe des Notarztes und des Rettungsdienstes sind [4]:
  - Erfassung des Unfallmechanismus
  - Stabilisierung der Vitalfunktionen nach der ABCDE-Regel
  - evtl. Sicherung der Atemwege
  - Legen eines intravenösen (i. v.) Zugangs
  - Erhebung des Verbrennungsausmaßes nach Fläche und Tiefe
  - Untersuchung auf Begleitverletzungen
  - Beendigung der Kühlung
  - adäquate Analgesie
  - Einleitung der Infusionstherapie
    - Dabei sollten bei Erwachsenen vom Unfallereignis bis zum Eintreffen in der erstversorgenden Klinik 1–2 l einer kristalloiden Vollelektrolytlösung pro Stunde i. v. verabreicht werden.
    - Beim Kind sollten aufgrund des höheren Flüssigkeitsbedarfs eine kristalloide Vollelektrolytlösung mit 15–20 ml/kgKG/h i. v. verabreicht werden.
  - Wärmeerhalt (z. B. chemische Heizdecken, warme Infusionen, Standheizung im Rettungswagen)
  - Lagerung und Transport in Abhängigkeit von Begleitverletzungen (z. B. Stiffneck, Vakuummatratze, Frakturreposition und Frakturschienung)
  - Auswahl des aufnehmenden Krankenhauses

Intubation und Akutbehandlung des Inhalationstraumas

- siehe Kap. 72

Analgesie und Analgosedierung

- Eine ausreichende Analgesie ist bei Brandwunden dringend erforderlich. Dies ist jedoch nicht zwingend an eine Narkoseeinleitung gebunden. Die Basisanalgesie kann zunächst mit Ibuprofen, Metamizol oder Paracetamol erfolgen. Bedarfsadaptiert können Opioide (z. B. Morphin oder Piritramid) i. v. gegeben werden.
- Die Analgosedierung kann mit Ketamin und Midazolam durchgeführt werden. Ziel der Analgosedierung sollte der schmerzfreie, schlafend erweckbare Patient sein [2].
- Bei Kleinkindern ist eine ausreichende Analgosedierung auch durch Paracetamol-Suppositorien oder durch die Anwendung von Midazolam über ein MAD-System (MAD: Mucozal Atomizaton Device) zu erreichen.

Schockbekämpfung durch Volumentherapie

- Besteht die Gefahr eines Volumenmangelschocks, erhält der Patient frühzeitig 2 großlumige Zugänge. Diese können auch durch verbrannte Hautareale gelegt werden. Hierbei ist jedoch zu beachten, dass subkutane Venen bei 2b- bis 3.-gradigen Verbrennungen thrombosiert sein können. Eventuell müssen die Zugänge an solchen Stellen durch eine Hautnaht fixiert werden, da Pflasterverbände häufig nicht halten.
- Richtwerte für die präklinische Volumentherapie bei Verbrennungen < 20 % vKOF sind [4]:
  - Erwachsene 500–1000 ml/h kristalloide Vollelektrolytlösung
  - Kinder 10–15 Jahre 500 ml/h kristalloide Vollelektrolytlösung (10 ml/kgKG/h)
  - Kinder 5–10 Jahre 250 ml/h kristalloide Vollelektrolytlösung (10 ml/kgKG/h)
  - Kinder < 5 Jahre keine Flüssigkeit
- Zur Kreislaufstabilisierung sollte die Volumengabe vor der Katecholamingabe stehen.

- In der Klinik findet zur Abschätzung des Volumenbedarfs meist die Parkland-Baxter-Formel Anwendung. Sie legt den Volumenbedarf der ersten 24 h fest. Die Hälfte der errechneten Infusionsmenge sollte dabei in den ersten 8 h nach Trauma verabreicht werden. Patienten mit einem Inhalationstrauma oder mit Elektroverbrennungen können einen bis zu 50 % höheren Flüssigkeitsbedarf haben.
- Die Parkland-Baxter-Formel lautet: 4–6 ml Vollelektrolytlösung × kgKG × %vKOF

71.12.4 Wundverband

- Brandwunden und Verätzungen werden mit einem sterilen metallbeschichteten Brandwundenverbandtuch abgedeckt, das locker fixiert wird [11].
- Es sind keine Spezialverbände erforderlich, da diese vielfach nur zur Auskühlung beitragen.
- Jede lokale Wundbehandlung sollte unterlassen werden.
- Weitere thermische Schäden sind zu verhindern
  - auf Eigensicherung achten
  - Ablöschen mit Wasser, Feuerlöscher oder Decke, ggf. Ausrollen
  - Hitzespeicher entfernen
- überbrückende Schmerzbekämpfung
  - Kühlung kleinflächiger schmerzhafter Areale mit Leitungswasser
  - keine Kühlung bei Bewusstlosigkeit
  - keine Kühlung großflächiger Verbrennungsareale

71.12.5 Transport des schwerbrandverletzten Patienten

- Nach Erstversorgung am Unfallort muss der Patient zügig kreislaufstabil und normotherm in eine geeignete chirurgische Klinik gebracht werden. Der Transport lässt sich grundsätzlich in 2 Phasen unterteilen:
  - Primärtransport in eine erstversorgende Klinik
  - Sekundärtransport in ein Zentrum für Schwerbrandverletzte [15]
- Rettungshubschrauber spielen beim Transport schwerbrandverletzter Patienten eine sehr wichtige Rolle. Insbesondere bei einer großen Entfernung des Unfallortes zu einer geeigneten Klinik sollte die Indikation zum Einsatz der Luftrettung großzügig gestellt werden [14].
- Die Behandlung Schwerbrandverletzter stellt höchste Anforderungen an die Versorgungsqualität. Zurzeit werden in Deutschland 38 Zentren mit 120 ausgewiesenen Brandverletztenbetten für Erwachsene und mit 45 Betten für Kinder vorgehalten. Diese Spezialkliniken zeichnen sich durch bauliche und personelle Voraussetzungen sowie das Vorhandensein moderner Hautersatzverfahren und Rehabilitationsmöglichkeiten aus.
- Die DGV hat in ihren Leitlinien die Kriterien für die Einweisung in ein Brandverletzungszentrum festgelegt. Diese orientiert sich an dem Verletzungsausmaß, den Begleitverletzungen, dem Alter des Patienten sowie der Verletzungslokalisation mit Augenmerk auf funktionelle und ästhetische Langzeitergebnisse.
- Kriterien für die Einweisung in ein Zentrum für Schwerbrandverletzte sind [11]:
  - Verbrennungen im Gesicht-Hals-Bereich, an Händen, Füßen, in der Anogenitalregion, der Achselregion, in Bereichen über großen Gelenken oder bei sonstiger komplizierter Lokalisation
  - 2.-gradige Verbrennungen: > 15 % der KOF, bei Kindern > 10 % KOF
  - 3.-gradige Verbrennungen: > 10 % der KOF, bei Kindern > 5 % KOF
  - Verbrennungstraumen mit mechanischen Begleitverletzungen
  - Inhalationstraumen
  - Kinder < 8. Lebensjahr und Patienten > 60. Lebensjahr
  - Patienten mit elektrischen Verletzungen
- Im Falle einer Kohlenmonoxidvergiftung (CO-Vergiftung) mit allenfalls geringfügigen Begleitverbrennungen (< 10 % vKOF) sollte bei entsprechenden CO-Hämoglobin-Werten eine hyperbare Therapie (HBO) erwogen werden (siehe Kap. 72). Bei großflächigen Verbrennungen und/oder schweren Begleitverletzungen (Gefahr der Hypothermie) muss die zeitliche Verzögerung durch eine HBO vermieden und direkt ein Trauma- bzw. ein Verbrennungszentrum angefahren werden [16]. Zu fordern ist eine HBO-Möglichkeit direkt an einem Verbrennungszentrum, da somit die gleichzeitige Therapie aller Probleme möglich wäre. Diese Möglichkeiten bestehen zurzeit leider nur an 2 der 38 Zentren.

Zentrale Anlaufstelle für Schwerbrandverletzte

- Seit 1999 wird von der Rettungsleitstelle Hamburg die zentrale Anlaufstelle für die Vermittlung freier Krankenhausbetten für Schwerbrandverletzte in Deutschland geführt. Hier kann rund um die Uhr (24/7) telefonisch das nächstgelegene freie Intensivbett abgefragt werden [16].
- Kontakt zur zentralen Anlaufstelle für Schwerbrandverletzte:
  - E-Mail: leitstelle@feuerwehr.hamburg.de
  - www.hamburg.de/feuerwehr/108006/brandbetten-vermittlung-feuerwehr-hamburg.html

71.13 Verlauf und Prognose

- Während des gesamten stationären Aufenthalts ist eine intensive Physio- und Ergotherapie erforderlich, die sich in der Rehabilitationsphase und in der ambulanten Weiterbehandlung fortsetzen muss.
- Weiterhin müssen transplantierte Verbrennungsareale für mindesten 1 Jahr mit einer speziellen Kompressi-

onsware nach Maß versorgt werden, da Verbrennungsnarben die Tendenz zeigen, aus dem Hautniveau hochzuschießen.

- Aufgrund der verbrennungsbedingten Pigmentstörungen sollte eine direkte Sonneneinwirkung in diesen Bereichen auf Dauer vermieden werden, da in den Verbrennungsarealen eine erhöhte Entartungsgefahr nicht ausgeschlossen werden kann.

71.14 Quellenangaben

[1] Adams HA, Hartmann B, Lehnhardt M et al. Erste Hilfe bei Brandverletzungen – eine Empfehlung der Deutschen Gesellschaft für Verbrennungsmedizin (DGV). Im Internet: https://www.verbrennungsmedizin.de/leitlinien-erste-hilfe-brandverletzungen.php; Stand: 14.02.2019

[2] Adams HA, Vogt PM. Die notfall- und intensivmedizinische Grundversorgung des Schwerbrandverletzten. Anästh Intensivmed 2010; 51: 90–112

[3] Adams HA. Volumen- und Flüssigkeitsersatz – Physiologie, Pathophysiologie, Pharmakinetik und klinischer Einsatz (Teil I). Anästh Intensivmed 2007; 48: 448–460

[4] Allison K, Porter K. Consensus on the pre-hospital approach to burns patient management. Injury 2004; 35(8): 734–738

[5] Berger A, Hierner R. Plastische Chirurgie, Heidelberg: Springer 2003.

[6] Koslowski L. In: Bruck JC, Müller FE, Stehen M, Hrsg. Handbuch der Verbrennungstherapie. 1. Aufl. ecomed. Zum Geleit S.6; 2002

[7] Giretzlehner M, Kamolz LP, Dirnberger J et al. The future of wound documentation: three-dimensional, evidence-based, intuitive and thorough. In: Kamolz LP, Jeschke MG, Horch RE Küntscher M, Brychta P, Hrsg. Handbook of Burns. Volume 2: Reconstruction and Rehabilitation. Heidelberg: Springer; 2012: 91–96

[8] Hettiaratchy S, Papini R. Initial management of a major burn: II Assessment and resuscitation. BMJ 2004; 29: 101–103

[9] Hoppe U, Klose R. Das Inhalationstrauma bei Verbrennungspatienten: Diagnostik und Therapie. Intensivmedizin 2005; 42: 425–439

[10] Deutsche Gesellschaft für Verbrennungsmedizin, Verbrennungsstatistik, Auszüge aus der Jahresstatistik 2011–2013. Im Internet: https://www.verbrennungsmedizin.de; Stand: 14.02.2019

[11] Kramer GC. Pathophysiology of burn shock and burn edema. In: Herndon DN, Hrsg. Total Burn Care. 4. Aufl. Philadelphia: Elsevier; 2012: 103–113

[12] Leitlinie der Deutschen Gesellschaft der Verbrennungsmedizin e. V. (DGV), AWMF-Leitlinien Register Nr.044/001-S 2k-Leitlinie Behandlung thermischer Verletzungen des Erwachsenen (08/2018).Im Internet: www.awmf.org/uploads/tx_szleitlinien/044-001l_S 2k_Thermische_Verletzungen_Erwachsene_2018-12.pdf; Stand: 16.04.2019

[13] Lemke H, Flake F, Little S, Schonau HG et al. Pyramiden-II-Prozess: Arbeitsgruppe Polytrauma; 2016; 1–8

[14] Lönnecker S, Schoder V. Hypothermie bei brandverletzten Patienten – Einflüsse der präklinischen Behandlung. Chirurg 2001; 72: 164–167

[15] Merkblatt 06/02 zur Zusammenarbeit Feuerwehr – Luftrettung; Vereinigung zur Förderung des deutschen Brandschutzes (vfdb); Stand: 16. 06.2014 www.vfdb.de/fileadmin/download/merkblatt/MB0602_Checkliste_Landung_Hubschrauber.pdf;

[16] Sander F, Beneker J. Transport des brandverletzten Patienten. In: Lehnhardt M, Hartmann B, Reichert B, Hrsg. Verbrennungschirurgie. Heidelberg: Springer; 2015

[17] Sander F, Hartmann B. Akut- und Erstversorgung von Brandverletzten. Notfall Rettungsmedizin 2015; 18: 529–543

[18] Tobiasen J, Hiebert JM, Edlich RF. The abbreviated burn severity index. Ann Emerg Med 1982; 11: 260–262

71.15 Wichtige Internetadressen

- E-Mail: leitstelle@feuerwehr.hamburg.de
- www.hamburg.de/feuerwehr/108006/brandbettenvermittlung-feuerwehr-hamburg.html
- www.verbrennungsmedizin.de
- www.dgu.de
- www.awmf.org/leitlinien/detail/ll/012-019.html
- https://www.aerzteblatt.de/pdf/93/27/a1836_40.pdf

72 Inhalationstrauma

Hans Lemke, Lino Toomes

72.1 Steckbrief

Patienten mit Inhalationstrauma (IHT) sollten immer einem Zentrum für Schwerbrandverletzte zugeführt werden. Bei unklarer Vigilanzstörung muss an eine Kohlenmonoxidintoxikation (CO-Intoxikation) gedacht werden. Eine hyperbare Therapie (HBO-Therapie) ist zur Vermeidung von Spätkomplikationen zu bedenken. Am häufigsten kommen Blausäureintoxikationen im Rahmen von Rauchgasvergiftungen vor. Dabei ist eine zusätzliche CO-Vergiftung zu berücksichtigen. Methämoglobinbildner (HbMet-Bildner) senken die Sauerstofftransportkapazität und sind daher als Antidote problematisch.

72.2 Synonyme

- keine Angabe möglich

72.3 Keywords

- Inhalationstrauma (IHT)
- Rauchgase

72.4 Definition

- Das IHT kommt bei etwa 30 % der Verbrennungen vor.
- Ursache ist die Inhalation von Rauchgasen, die verschiedene Schädigungen auslösen können.
- Die Symptomatik des IHT reicht von leichter Dyspnoe bis zu respiratorischer Globalinsuffizienz.
- Das IHT erhöht die Morbidität und die Mortalität erheblich [6].

72.5 Epidemiologie

72.5.1 Häufigkeit

- keine Angabe möglich

72.5.2 Altersgipfel

- keine Angabe möglich

72.5.3 Geschlechtsverteilung

- keine Angabe möglich

72.5.4 Prädisponierende Faktoren

- keine Angabe möglich

72.6 Ätiologie und Pathogenese

- Bei den Schädigungen durch Inhalation ist zu unterscheiden zwischen
  - einer chemischen Schädigung (smoke poisoning) des Tracheobronchialbaums durch Rauchgasgifte oder Rußpartikel,
  - einer systemischen Schädigung (systemic poisoning) mit Störung des Sauerstofftransports und der Zellatmung (z. B. durch Kohlenmonoxid) und
  - der direkten Hitzeschädigung (respiratory burn) der Schleimhaut der Atemwege.

72.7 Klassifikation und Risikostratifizierung

72.7.1 Kohlenmonoxid

- Bei Kohlenmonoxid (CO) handelt es sich um ein geruch- und farbloses Gas mit einer bis zu 300-fach höheren Bindungsaffinität für Hämoglobin (Hb) als Sauerstoff.
- Durch kompetitive Bindung an das Hb (Karboxyhämoglobin, HbCO) und die Zytochromoxidase kommt es
  - zu einer Linksverschiebung der Sauerstoffbindungskurve,
  - zu einer eingeschränkten Oxygenierung und
  - zur Hemmung des Zellstoffwechsels und der mitochondrialen Atmungskette.
- CO entsteht bei Verbrennungsprozessen ohne ausreichende Zufuhr von Sauerstoff.
- Ursächlich kommen meist defekte oder unzureichend gewartete Heizungsanlagen, Gasthermen oder Abluftwege, aber auch Suizidversuche infrage.
- Als Folge der Hypoxie können neurologische oder kardiale Symptome als Langzeitschäden verbleiben.
- Die herkömmliche Pulsoxymetrie (2-Wellenlängen-Absorptionstechnologie) ist zur Detektion einer CO-Intoxikation ungeeignet, da sie nicht zwischen HbCO und sauerstoffgesättigtem HbO_2 unterscheiden kann und so eine zu hohe Sauerstoffsättigung vortäuscht [5], [6], [15], [19], [25], [26], [27].
- Schon bei geringen CO-Werten sind schwere kardiale und neurologische Erkrankungen möglich.
- Zur CO-Intoxikation siehe auch Kap. 86.

72.7.2 Zyanid- oder Blausäurevergiftung

- Eine weitere Sonderform des Inhalationstraumas ist die Zyanid- oder Blausäurevergiftung (HCN).
- Diese ist präklinisch allerdings nur schwer zu diagnostizieren. Die Patienten weisen oft eine rosige Hautfarbe auf.
- Durch Komplexbildung mit einem 3-wertigen Eisen der Zytochromoxidase wird die Atmungskette blockiert.
- Zyanid entsteht v. a. bei Wohnungs- oder Hausbränden (Kunststoffe, Teppiche).
- Bei klinisch relevanter Rauchgasinhalation (▶ Abb. 72.1) liegt meist eine Mischintoxikation mit CO und HCN vor [19].
- Die Zyanidfreisetzung an den Brandherden ist als eine signifikante Ursache für mehr als 80 % der Intoxikationen belegt [18], [21].

72.7.3 Rauchgasvergiftung

Insbesondere bei Bränden in geschlossenen Räumen ist mit Rauchgasvergiftungen zu rechnen.

72.8 Symptomatik

- Kohlenmonoxid:
  - Sehschwäche
  - Kopfschmerzen
  - Schwindel (HbCO > 20 %)
  - Bewusstseinsstörungen
  - neurologische Ausfälle
  - Übelkeit
  - rosige Hautfarbe (HbCO > 40 %)
  - Bewusstlosigkeit (HbCO > 50 %)
  - Tod
- Zyanid- oder Blausäurevergiftung:
  - Dyspnoe
  - Erbrechen
  - Kopfschmerzen
  - Tinnitus
  - Krämpfe
  - Koma
  - Atemlähmung
- Rauchgasvergiftung:
  - unklare Bewusstlosigkeit
  - leichte Atemnot bis hin zu schwerster Atemnot mit respiratorischer Globalinsuffizienz

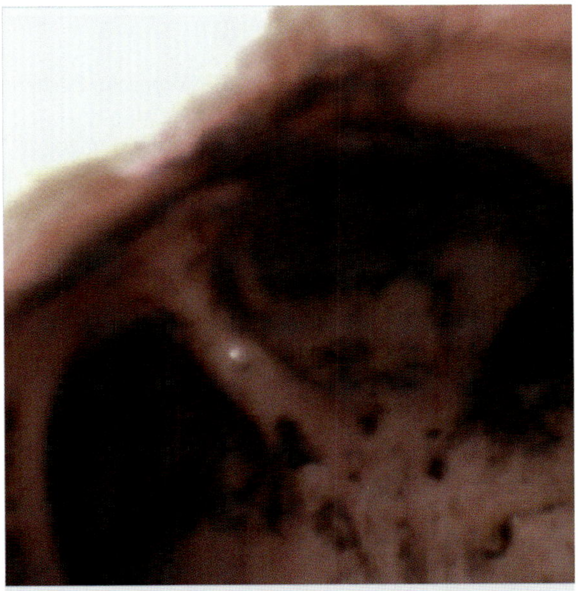

Abb. 72.1 Inhalationstrauma mit eingeatmeten Rußpartikeln.

72.9 Diagnostik

72.9.1 Diagnostisches Vorgehen

- Erhebung einer genauen Anamnese
- Inspektion des Nasen-Rachen-Raumes
- Blutgasanalyse (BGA) mit Bestimmung des COHb und des Methämoglobins (HbMet) meist erst in der Klinik möglich
- Bronchoskopie
- Röntgen-Thorax

72.9.2 Anamnese

- Anamnestische und klinische Kriterien des Inhalationstraumas sind:
  - Unfall in geschlossenen Räumen
  - Anwesenheit von giftigen Gasen oder Rauch
  - Verbrennungen im Gesichtsbereich
  - rußige Nasenostien, Mundhöhle, Sputum
  - Heiserkeit
  - inspiratorischer Stridor
  - Bronchospasmus
  - veränderte Bewusstseinslage

72.9.3 Körperliche Untersuchung

- Erstuntersuchung nach dem ABCD-Schema [12]:

A-Problem (airway)

- Atemwege frei
- Schnappatmung
- Mundöffnung möglich
- schnelle Inspektion des Mund-Rachen-Raumes
- kritisch/nicht kritisch
- Halswirbelsäulen-Fixierung (HWS-Fixierung im Zweifel immer!)
- bei Durchführung immer komplett: Halskrawatte einschließlich manueller Fixierung
- immer Reevaluierung und Rückkopplung im Team

B-Problem (breathing)

- Inspektion
  - immer am entkleideten Patienten
- Auskultation
  - an 3 Stellen im direkten Seitenvergleich
- Palpation
  - Brustkorb seitlich
  - Sternum
- Perkussion
- immer Reevaluierung und Rückkopplung im Team
- **Bei folgenden Symptomen muss ein B-Problem angenommen werden:**
  - instabiler Thorax
  - Auskultation: abgeschwächtes Atemgeräusch
  - SpO_2 < 90 %
  - steigender Beatmungsdruck
  - Perkussion: hypersonorer Klopfschall
  - obere Einflussstauung
  - EKG-Niedervoltage

C-Problem (circulation)

- Rekapillarisierungszeit (RKZ)
- Pulsqualität
- Inspektion auf Prellmarken am Abdomen
- Abwehrspannung des Abdomens (beim wachen Patienten)
- Palpation des Beckens und Anlage des Beckengurtes bei Verdacht auf instabile Beckenverletzung (ohne Entkleidung!)
- Palpation der Oberschenkel (ohne Entkleidung!)
- beim kritischen Patienten sofortige Volumengabe über mindestens einen großlumigen Zugang
  - einsatztaktische Überlegungen wie:
  - Nachforderung von Notarzt, Rettungshubschrauber, Feuerwehr
- Klinikauswahl
- Vitalparameter (Blutdruck (RR), Puls, Atemfrequenz, Blutzucker)
- EKG, Pulsoxymetrie
- immer Reevaluierung und Rückkopplung im Team
- **Bei folgenden Symptomen muss ein C-Problem angenommen werden:**
  - traumaassoziierte hämodynamische Instabilität
  - RKZ > 2s
  - RRsys < 90 mmHg

D-Problem (disability)

- Überprüfung der Bewusstseinslage (GCS: Glasgow Coma Scale)
- neurologische Defizite
- Pupillenreaktion
- Sensorik und Motorik der Extremitäten
- immer Reevaluierung und Rückkopplung im Team
- **Bei folgenden Symptomen muss ein D-Problem angenommen werden:**
  - Bei bewusstlosen Patienten soll bis zum Beweis des Gegenteils von einer Wirbelsäulenverletzung ausgegangen werden.
  - Akutschmerzen im Wirbelsäulenbereich sollten als Hinweis auf eine Wirbelsäulenverletzung gewertet werden.

72.10 Differenzialdiagnosen

- Kohlenmonoxidvergiftung (siehe Kap. 72.7.1)
- Zyanid- und Blausäurevergiftung (siehe Kap. 72.7.2)
- direkte Hitzeeinwirkung auf die Atemwege
- andere Intoxikationen mit der Gefahr eines toxischen Lungenödems

72.11 Therapie

72.11.1 Therapeutisches Vorgehen

- In Abhängigkeit von der Schwere der Verletzung ist zunächst bei Dyspnoe und Bronchospasmus die inhalative oder auch intravenöse (i. v.) Gabe von β_2-Sympathomimetika indiziert.
- Bei vorhandener oder zu erwartender respiratorischer Insuffizienz besteht die Indikation zur Intubation. Diese ist v. a. bei schweren Inhalationstraumen wegen der sich anschließenden Ödembildung frühzeitig angezeigt.
- Grundsätzlich sollte jeder Brandverletzte Sauerstoff (O_2) erhalten. Der intubierte Patient soll mit einer FiO_2 (inspiratorische Sauerstofffraktion) von 1,0 beatmet werden. Die Beatmung sollte mit einem PEEP (positive endexpiratory pressure) von 5–10 mbar erfolgen.
- Kriterien zur rechtzeitigen Intubation sind:
  - 3.-gradige Gesichtsverbrennungen
  - Schwellung der Atemwege
  - Verbrennungen > 20 % verbrannte Körperoberfläche (vKOF)
  - 2b- bis 3.-gradige zirkuläre Rumpfverbrennungen
  - Bewusstlosigkeit (GCS < 9)
  - relevantes Inhalationstrauma (Dyspnoe und Hypoxie)

72.11.2 Therapie der CO-Vergiftung

- Zusätzlich zu den allgemeinen Therapiehinweisen beim Inhalationstrauma sollte im Falle einer CO-Vergiftung möglichst noch an der Einsatzstelle eine HbCO-Bestimmung erfolgen [2], [3], [17], [25].
- Die Atmung von 100 % Sauerstoff ist dabei Hauptbestandteil der Therapie.
  - Sie sollte bis zu einem HbCO-Wert < 5 % durchgeführt werden [26].
  - Bereits unter normobaren Bedingungen kommt es durch den erhöhten O_2-Partialdruck zu einer Verkür-

zung der Halbwertszeit des HbCO von 4–6 h unter Raumluft auf 40–60 min.
- Mehrere Fachgesellschaften empfehlen unter bestimmten Voraussetzungen eine HBO, da diese u. a. zu einer Reduktion der Spätschäden führen kann [7], [8], [10], [11], [27].
- Um eindeutige Empfehlungen aussprechen zu können, fehlen bisher jedoch randomisierte, doppeltblinde, prospektive Multi-Center-Studien [25].
- Bei der HBO-Therapie geht nach dem Gesetz von Henry so viel O_2 im Plasma in Lösung, bis dies für eine Hb-unabhängige Oxygenierung der Organe ausreicht. Durch den 20-fach höheren O_2-Partialdruck wird das CO schneller aus seiner Bindung gelöst und die Halbwertszeit sinkt auf 23 min.
- Die für die Spätschäden mitverantwortliche Lipidperoxidation kann nur durch die HBO-Therapie gehemmt werden. Das Gleiche gilt für Reperfusionsschäden [6], [13].
- Die HBO-Therapie reduziert auch ein eventuell bestehendes Hirnödem [6], [23]. Daher sollte die Therapie möglichst rasch innerhalb von 4 h beginnen, da die Prognose bei späterem Beginn schlechter ist [8].
- Liegt die Exposition länger als 24 h zurück, wird eine HBO-Therapie bei asymptomatischen Patienten nicht empfohlen [7], [25].
- Die Gesellschaft für Tauch- und Überdruckmedizin (GTÜM) und der Verband der Druckkammer-Therapiezentren in Deutschland (VDD) empfehlen 3 Druckkammerfahrten. Die optimale Anzahl ist jedoch nicht bekannt [26].
- Zur CO-Intoxikation siehe auch Kap. 86

Indikation zur HBO-Therapie

- Die Indikation zur HBO-Therapie sollte im Wesentlichen anhand der klinischen Symptomatik gestellt werden.
- Bei folgenden Patienten sollte eine HBO-Therapie erwogen werden [7], [8], [26], [27]:
  - Patienten mit Vigilanzstörungen (auch kurzfristige Bewusstlosigkeit)
  - Patienten mit neurologischen Symptomen
  - Säuglinge und Kleinkinder
  - schwangere Patienten
  - evtl. Patienten mit koronarer Herzkrankheit
  - Patienten mit einem HbCO > 20 %

72.11.3 Therapie der Zyanidvergiftung

- Zusätzlich zu den allgemeinen Therapiehinweisen kann im Falle einer Zyanidvergiftung mit dem Antidot Hydroxokobalamin (Form des Vitamin B_{12}, Cyanokit) behandelt werden. Es wird von einigen Autoren heute generell als Antidot der Wahl angesehen [16] und besonders im französischen Sprachraum im begründeten Verdachtsfall empfohlen [14]. Die Evidenz zur klinischen Wirksamkeit, insbesondere bei Intoxikationen durch Brandgase, die qualitativ und quantitativ sehr unterschiedlich zusammengesetzt sein können, ist allerdings limitiert [24]. Auf der Basis der verfügbaren Datenlage kann derzeit keine Indikation für eine systemische prophylaktische Gabe von Hydroxokobalamin bei Patienten mit Brandgasintoxikation abgeleitet werden [22]. Auch gehört Hydroxokobalamin nicht zu den Antidoten, die nach Expertenmeinung obligat auf arztbesetzten Rettungsmitteln vorzuhalten sind [20].
- 4-Dimethylaminophenol (4-DMAP) ist aufgrund der HbMet-Bildung bei ohnehin bereits eingeschränktem Sauerstofftransport nicht indiziert.
- Prophylaktische Kortisongaben, inhalativ oder systemisch, kommen für die Behandlung des Inhalationstraumas ebenfalls nicht mehr infrage [19].

72.12 Verlauf und Prognose

- Bei kardial oder neurologisch vorgeschädigten Patienten können bereits geringe CO-Konzentrationen zu bleibenden kardialen und/oder neurologischen Schäden führen.
- Schwere thermische Schäden der Lunge verlaufen häufig letal.

VIII

72.13 Quellenangaben

[1] Annane D, Chadda K, Gajdos P et al. Hyperbaric oxygen therapy for acute domestic carbon monoxide poisoning: two randomized controlled trials. Intensive Care Med 2011; 37 (3): 486–492

[2] Barker SJ, Curry J, Redford D, Morgan S. Measurement of carboxyhaemoglobin and methaemoglobin by pulse oximetry: a human volunteer study. Anesthesiology 2006; 105(5): 892–897

[3] Ben-Eli D, Peruggia J, McFarland J et al. Detecting CO – FDNY Prehospital Assessment of COHb. JEMS 2007; 10: 36–37

[4] Buckley NA, Juurlink DN, Isbister G et al. Hyoerbaric oxygen for carbon monoxide poisoning. Cochrane Database Syst Rev 2011; (4): CD002031

[5] Erns A, Zibrak JD. Carbon monoxide poisoning – current concepts. N Engl J Med 1998; 339: 1603–1608

[6] Frey G, Lampl L, Radermacher P, Bock KH. Hyperbare Oxygenation. Ein Betätigungsfeld für den Anästhesisten? Anaesthesist 1998; 47: 269–289

[7] Gesell LB, Hrsg. Hyperbaric oxygen therapy indications, 12. Aufl. Durham NC: Undersea and Hyperbaric Medical Society; 2008

[8] Heiden C. Die Hyperbare Sauerstofftherapie im Therapiekonzept für CO-Vergiftung und Rauchgasintoxikation in Druckkammerzentren des Verbandes Deutscher Druckkammerzentren e. V. 2011. Im Internet: http://www.vdd-hbo.de/wp-content/uploads/2014/08/vdd_therapiekonzept_hbo_bei_co-vergiftung_und_rauchgasintoxikation_130415.pdf; Stand: 14.02.2019

[9] Hoppe U, Klose R (2005) Das Inhalationstrauma bei Verbrennungspatienten: Diagnostik und Therapie. Intensivmedizin 42: 425–439

[10] Jansing P, Kuepper T. Arbeit unter Einwirkungen von Kohlenoxid (Kohlenmonoxid). S1-Leitlinie der Deutschen Gesellschaft für Arbeitsmedizin und Umweltmedizin (2011) AWMF-Register Nr. 002/018

[11] Leischker AH. Hyperbare Sauerstofftherapie kann neurologische Spätschäden vermeiden. Notfallmedizin 2003; 29: 88–90

[12] Lemke H, Flake F, Little S, Schonau HG et al. Pyramiden II-Prozess: Arbeitsgruppe Polytrauma (2016): 1–8

[13] Mathieu D, Wattel F, Neviere R et al. Carbon monoxide poisoning: mechanism, clinical presentation and management. In: Oriani G, Marroni A, Wattel F, Hrsg. Handbook on hyperbaric medicine. Heidelberg: Springer; 1996

[14] Mégarbane B, Fortin JL, Hachelaf M. Manuel de toxicologie en réanimation. Masson, Issy-les-Moulineaux: Elvesier; 2001

[15] Mühlendahl KE von, Oberdisse U, Bunjes R et al. Vegiftung im Kindesalter, 4. Aufl. Stuttgart: Thieme; 2003

[16] Reade MC, Davies SR, Morley PT et al. Review article: management of cyanide poisoning. Emerg Med Australas 2012; 24(3): 225–238

[17] Roth D, Herkner H, Schreiber W et al. Accurancy of noninvasive multiwave pulse oximetry compared with carboxyhemoglobin from blood gas analysis in unselected emergency department patients. Ann Emerg Med 2011; 58(1): 74–79

[18] Rump A. Cyanid-Intoxikationen. Notfall Rettungsmedizin 2013; 16: 382–388

[19] Sander F, Hartmann B. Akut- und Erstversorgung von Brandverletzten. Notfall Rettungsmedizin 2015; 18: 529–543

[20] Schaper A, Banderner G, Callies A et al. Vorhaltung von Antidota im Notarztdienst. Notarzt 2012; 28(3): 114–118

[21] Schnepp R, Evans B, Patrick R et al. Cyanide in fire smoke (Abstract). 2006; JEMS 46

[22] Shepherd G, Velez LI. Role of hydroxocobalamin in acute cyanide Poisoning. Ann Pharmacother 2008; 42(5): 661–669

[23] Tetzlaff K, Bettinghausen E, Urbach W. Akute Kohlenmonoxid-Vergiftung – Indikation für hyperbaren Sauerstoff. Anästhesie Intensivmed 1995; 36: 336–342

[24] Thompson JP. Marrs TC. Hydroxocobalamin in cyanide poisoning. Clin Toxicol 2012; 50(10): 875–885

[25] Wagner F, Henze C, Baumann H et al. Vom Badezimmer in die Druckkammer. Notfall Rettungsmedizin 2013; 16: 377–381

[26] Weaver LK. Clinical practice. Carbon monoxide poisoning. N Engl J Med 2009; 360(12): 1217–1225

[27] Wolf SJ, Lavonas EJ, Sloan EP et al. American College of Emergency Physicians. Clinical policy: critical issues in the management of adult patients presenting of the emergency department with acute carbon monoxide poisoning. Ann Emerg Med 2008; 51(2): 138–152

72.14 Wichtige Internetadressen

- www.verbrennungsmedizin.de

73 Elektrounfälle

Ulf Harding

73.1 Steckbrief

Unfälle durch elektrischen Strom führen zu sehr unterschiedlichen Verletzungen. Die Folgen des Kontakts mit spannungsführenden Teilen können von kleineren Hautirritationen bis hin zu ausgeprägten Organschäden oder dem sofortigen Tod, z. B. nach Blitzschlag, reichen. Unterschieden wird zwischen Niederspannung (< 1000 V) und Hochspannung (> 1000 V) im Bereich der technischen Elektrizität. Bei der Versorgung nach Elektrounfällen hat der Eigenschutz der Helfer oberste Priorität. Stromführende Anlagen sind zunächst spannungsfrei zu schalten. Im Hochspannungsbereich erfolgt dies durch Fachkräfte (Mitarbeiter der Versorgungsgesellschaft, Feuerwehr). Die notfallmedizinische Behandlung orientiert sich am ABCDE-Algorithmus der Traumaversorgung.

73.2 Synonyme

- Stromunfall
- elektrischer Schlag
- Stromschlag
- Strommarke
- electric shock
- electrocution
- shock from electric current

73.3 Keywords

- Stromunfall
- Eigenschutz
- Verbrennung
- Herzrhythmusstörungen
- Kammerflimmern

73.4 Definition

- Der elektrische Strom schädigt die Gewebe des Körpers in unterschiedlichem Ausmaß.
- Knochen und Haut haben einen hohen elektrischen Widerstand.
- Muskeln, Nerven und Blutgefäße haben einen niedrigen elektrischen Widerstand und sind hierdurch stärker gefährdet.
- Die Schäden entstehen durch direkte Zellschädigung, Hitze, Elektrolyse und resultierender Hypoxie sowie Begleitverletzungen.

73.5 Epidemiologie

- Schwere Verletzungen durch elektrischen Strom sind dank guter Sicherungsmechanismen in Deutschland selten.
- Es besteht eine hohe Dunkelziffer, da nicht alle Unfälle gemeldet und erfasst werden.
- Die Zahl der beruflich bedingten tödlichen Stromunfälle ist über die letzten Jahre rückläufig.

73.5.1 Häufigkeit

- Gemeldete Stromunfälle aus dem Unfallregister der Berufsgenossenschaft Energie-Textil-Elektro-Medienerzeugnisse für 2016: 757, davon 5 tödlich.
- Die Unfälle entfallen hierbei zu nahezu 90 % auf den Niederspannungsbereich.
- Laut amtlicher Statistik starben im Jahr 2015 77 Menschen an den Folgen eines Stromunfalls, davon waren 23 Frauen und 54 Männer.

73.5.2 Altersgipfel

- Häufigkeitsgipfel im 3. Lebensjahrzehnt

73.5.3 Geschlechtsverteilung

- überwiegend Männer

73.5.4 Prädisponierende Faktoren

- In vielen Fällen sind Stromunfälle durch unvorsichtiges oder leichtsinniges Verhalten ausgelöst (z. B. Gebrauch elektrischer Geräte in Feuchträumen, Einsatz defekter Geräte).
- Intoxikationen mit Alkohol oder anderen Drogen begünstigen ein riskantes Verhalten in der Nähe von Stromquellen („Mutproben") (▶ Abb. 73.1).

73.6 Ätiologie und Pathogenese

- Durch Kontakt mit stromführenden Teilen oder einem Leiter sowie Erdschluss kommt es zu Verletzungen aufgrund des Stromflusses durch den Körper.
- Durch Feldspannungen oder Spannungsbögen bei Entladung kann es indirekt zu Verletzungen kommen.

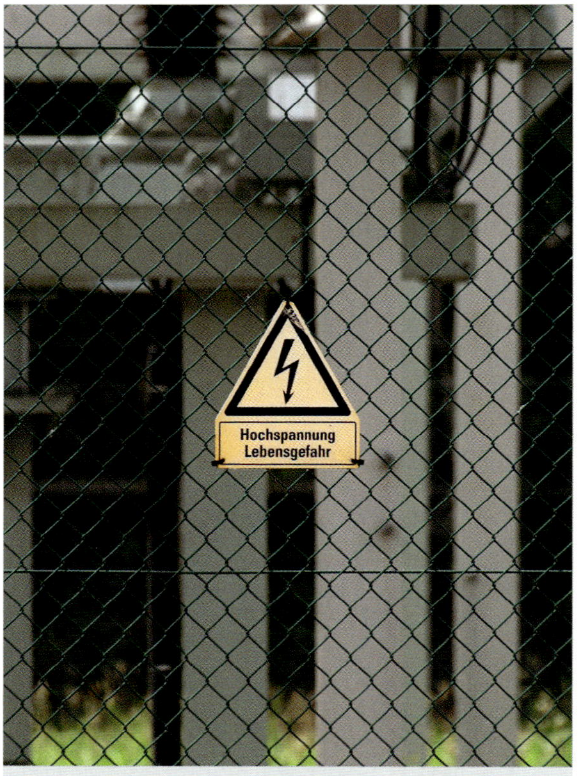

Abb. 73.1 Warnschild vor Hochspannung an einem Umspannwerk.

73.7 Klassifikation und Risikostratifizierung

- Merke: Unterschieden wird zwischen Niederspannung (< 1000 V) und Hochspannung (> 1000 V). Die Einteilung ist technischer Natur und steht in keinem eindeutigen Bezug zu möglichen Organschäden nach Verletzung.
- Eine Sonderform stellt der Blitzschlag dar, bei dem es zu einem Stromimpuls mit sehr hoher Spannung kommt.

73

73.8 Symptomatik

- Das Ausmaß der Schädigung hängt neben der einwirkenden Energie auch vom Gewebewiderstand und der Dauer ab.
- Kleinere Hautirritationen sind bei der Berührung einer Stromquelle häufig.
- Strom kann im Niederspannungsbereich zu Herzrhythmusstörungen führen (besonders Wechselspannung). Erfolgt der Fluss durch den Thorax oder über 2 Extremitäten, ist auch ein Kreislaufstillstand möglich. Rhythmusstörungen können bei unspezifischen Veränderungen im initialen EKG auch verzögert auftreten.
- Lichtbögen können zu einem thermischen Schaden durch hohe Temperaturen führen (3000–20 000 °C)
- Zu den einzelnen Organmanifestationen siehe ▶ Tab. 73.1.

Tab. 73.1 Organmanifestationen.

Organ	Symptomatik
Herz	Rhythmusstörungen (Sinustachykardie, supraventrikuläre Extrasystolen, Vorhofflimmern)
	Asystolie
	Kammerflimmern (R-auf-T-Phänomen bei 50–60 Hz Haushaltsstrom)
	Bradykardie
	Herzmuskelschaden (ischämisch oder nekrotisch)
	Koronarspasmus (selten)
ZNS	Bewusstlosigkeit
	Amnesie
	Lähmungen
	Krampfanfall
Lunge	respiratorisches Versagen (Lähmung der zentralen Atemregulation oder der Atemmuskulatur)
Bewegungsapparat	Muskelkontrakturen (Atemstillstand, Frakturen, Dislokationen)
	Begleitverletzungen durch Sturz
Haut und Schleimhäute	Verbrennungen
Niere	Nierenversagen durch Tubulusnekrose als Folge einer Freisetzung von Proteinen und Myoglobin
Gefäßsystem	Spasmen, Rupturen
	Thrombusbildung
Psyche	posttraumatische Belastungsreaktion

- **Fallbeispiel:** Ein Auszubildender in einem landwirtschaftlichen Betrieb berührt mit dem linken Handgelenk, an dem er eine Armbanduhr trägt, den stromführenden Teil einer Fahrzeugbatterie einer Landmaschine. Es kommt zu Verbrennungen mit Blasenbildungen im Bereich des linken Handgelenkes (▶ Abb. 73.2). Am Zeigefinger der rechten Hand findet sich eine Austrittsmarke (▶ Abb. 73.3).

73.9 Diagnostik

- **Achtung:** Zunächst ist die Sicherheit am Einsatzort zu überprüfen!
  - Stromführende Bereiche müssen spannungslos geschaltet sein:
    - Stecker ziehen
    - Sicherungskasten überprüfen
    - Freischaltung durch Fachkräfte

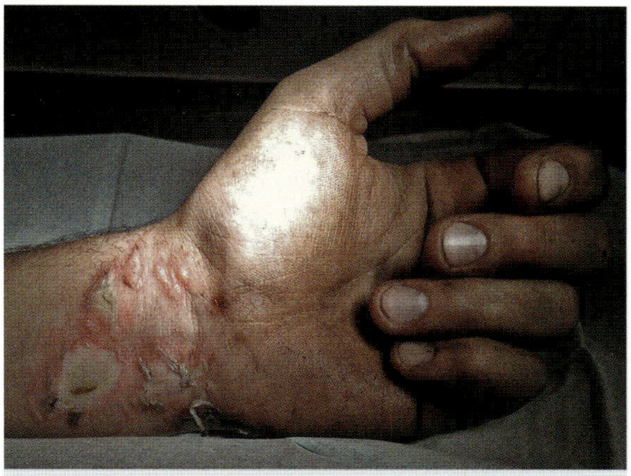

Abb. 73.2 Strommarke am linken Handgelenk.

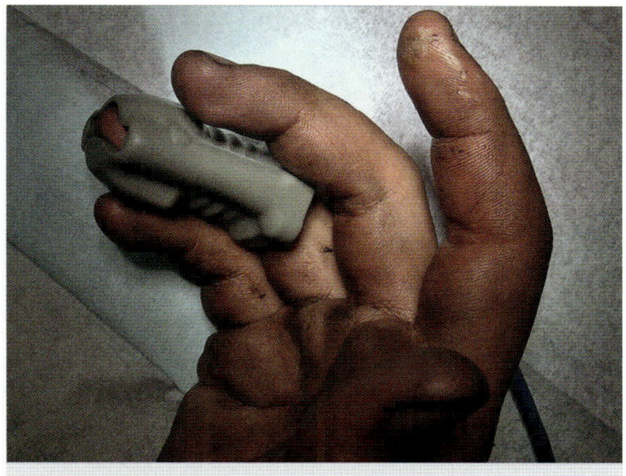

Abb. 73.3 Stromaustritt am rechten Zeigefinger.

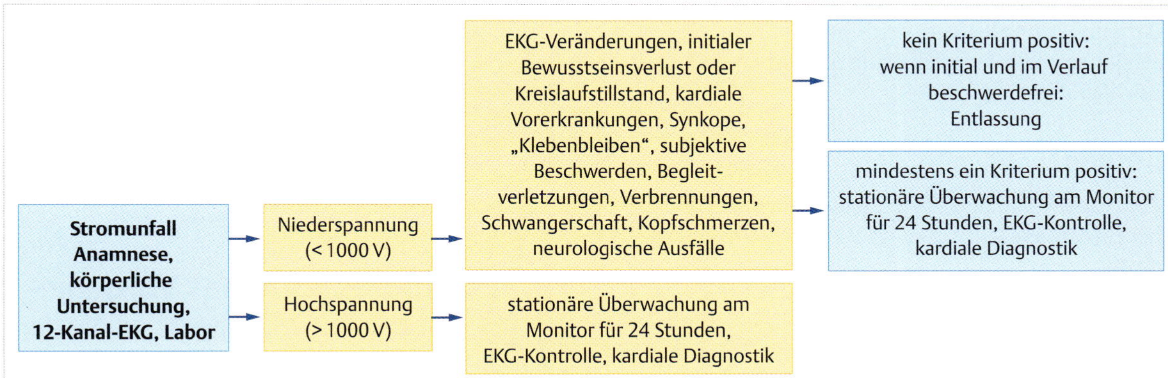

Abb. 73.4 Diagnostischer Ablauf nach Elektrounfall.

73.9.1 Diagnostisches Vorgehen

- Grundsätzlich erfolgt das diagnostische Vorgehen nach dem cABCDE-Schema der Notfallversorgung (▸ Abb. 73.4).
- Auch bei vermeintlich harmlosen Stromunfällen („Wischer“) empfiehlt sich eine ärztliche Vorstellung. Dies dient einerseits der Diagnostik eventueller Begleitverletzungen durch Abwehrreaktionen und andererseits der Erfassung möglicher lebensbedrohlicher Komplikationen. Im Bereich beruflich bedingter Unfälle erfolgt die Vorstellung beim D-Arzt.
- Nach Verletzungen im Hochspannungsbereich kann es auch mit zeitlicher Latenz zu Schäden durch thermische Wirkung kommen. Daher ist eine stationäre Überwachung indiziert.

73.9.2 Anamnese

- Beim ansprechbaren Patienten erfolgt die Befragung zum Unfallhergang, nach aktuellen Beschwerden sowie vorbestehenden, insbesondere kardiale Erkrankungen.

73.9.3 Körperliche Untersuchung

- Der Fokus der körperlichen Untersuchung liegt auf der Suche nach Strommarken und Verbrennungen.
- Da es zu Begleitverletzungen (auch innerer Organe) kommen kann, erfolgt eine Ganzkörperuntersuchung entsprechend anerkannter Traumaalgorithmen.

73.9.4 Labor

- kleines Blutbild
- Elektrolyte, Na^+, K^+, Ca^{2+},
- Gerinnung (Quick, PTT [partielle Thromboplastinzeit])
- Kreatinkinase (CK, CK-MB)
- Troponin

- Kreatinin
- ggf. Lipase, Transaminasen

73.9.5 Bildgebende Diagnostik

- Die bildgebende Diagnostik erfolgt in Abhängigkeit der erlittenen Verletzungen im Rahmen der Traumaalgorithmen sowie bei der gezielten Organdiagnostik.

Sonografie

- Es erfolgt eine fokussierte Sonografie gemäß Traumaalgorithmus im Rahmen der Schockraumdiagnostik mit der Frage nach abdominellen Verletzungen (freie Flüssigkeit?). Bei entsprechendem Verdacht erfolgt eine Kontrolluntersuchung im Intervall.

Echokardiografie

- Bei auffälligem EKG, Herzrhythmusstörungen sowie erhöhtem Troponin erfolgt eine transthorakale Echokardiografie.

Röntgen

- Zur Diagnostik möglicher Begleitverletzungen erfolgt bei Frakturverdacht die konventionelle Röntgendiagnostik.

CT

- Im Rahmen der Schockraumversorgung erfolgt bei Mehrfachverletzten eine CT-Diagnostik (Traumaspirale).

73.9.6 Instrumentelle Diagnostik

EKG

- Bereits am Einsatzort sowie nach Krankenhausaufnahme erfolgt die Ableitung eines 12-Kanal-EKG.

Monitorüberwachung

- Aus Sorge um verzögert auftretende Arrhythmien erfolgt in Deutschland vielfach eine kontinuierliche Monitorüberwachung über 24 h. Eine klare Evidenz hierfür fehlt jedoch.
  - Die Leitlinien des European Resuscitation Council (ERC) empfehlen eine Überwachung Überlebender nach Stromunfall bei Atem- oder Kreislaufproblemen, Bewusstlosigkeit, Kreislaufstillstand, EKG-Veränderungen, Weichteilschäden und Verbrennungen [3].
  - In der CHARITEM-Studie zeigten sich bei allen 268 Patienten nach Stromunfall im Monitoring über mehr als 12 h keine interventionsbedürftigen kardialen Arrhythmien [4].
  - Daten aus dem Universitätsklinikum Köln zeigen für 162 Patienten nach Niederspannungsunfall bei lediglich einem Patienten eine selbstlimitierende supraventrikuläre Tachykardie [5].
  - Somit scheint bei asymptomatischen Patienten ohne initiale EKG-Veränderungen eine ambulante Weiterbehandlung gerechtfertigt.

73.10 Differenzialdiagnosen

- Die Exposition gegenüber elektrischem Strom ergibt sich i. d. R. aus dem Umfeld und der Anamnese.
- Mögliche Organschäden und Begleitverletzungen sind differenzialdiagnostisch als Unfallfolgen zu betrachten.

73.11 Therapie

- Das therapeutische Vorgehen folgt dem strukturierten Vorgehen nach dem ABCDE-Algorithmus (airway, breathing, circulation, disability, environment/exposure) der Traumaversorgung.
- Nach Herz-Kreislauf-Stillstand erfolgt die Versorgung nach den Empfehlungen des ERC.
- An erster Stelle steht die Sicherheit von Patient und Helfer. Zur Spannungsfreiheit siehe Kap. 73.9.

73.11.1 Therapeutisches Vorgehen

- Bei Vorliegen eines Herz-Kreislauf-Stillstands erfolgen unmittelbar die Basismaßnahmen der Reanimation entsprechend den ERC-Empfehlungen. Darauf aufbauend erfolgen die erweiterten Maßnahmen unter Berücksichtigung der Ursache.
  - Nach Kontakt mit Hochvoltwechselstrom kommt es häufiger zu Kammerflimmern.
  - Nach Kontakt mit Hochvoltgleichstrom kommt es häufiger zur Asystolie.
  - Verbrennungen werden den entsprechenden Algorithmen folgend behandelt. Bei ausgedehnten Verbrennungen erfolgt nach der klinischen Diagnostik und der Erstversorgung eine Verlegung in ein Brandverletztenzentrum.
  - Bei Schwangeren erfolgt eine geburtshilfliche Mitbetreuung.

73.11.2 Allgemeine Maßnahmen

- Vergehen nach ABCDE-Schema
- Freimachen und Freihalten der Atemwege
- Entkleiden des Patienten
- Lagerung entsprechend den klinischen Beschwerden:
  - Oberkörperhochlage beim wachen Patienten mit Brustschmerz
  - Schocklage beim Mehrfachverletzten mit Kreislaufschwäche

- steriles Abdecken von Strommarken und Verbrennungen
  - Das Ausmaß von Verbrennungen wird initial nach der Neunerregel nach Wallace abgeschätzt (siehe Kap. 71.10.4).
  - Kühlung von Verbrennungen in den ersten Minuten nach dem Ereignis
- Schutz vor Auskühlung
- Wirbelsäulenimmobilisation bei gegebener Indikation

73.11.3 Pharmakotherapie

- Die Volumengabe erfolgt einerseits zur Prävention eines akuten Nierenversagens als Folge des Muskelzerfalls, andererseits zur Behandlung einer Verbrennung.
- Bei ausgedehnter Gewebeschädigung erfolgt eine großzügige Gabe balancierter Kristalloide zur Aufrechterhaltung einer ausreichenden Urinausscheidung ggf. unter Einsatz von Diuretika (forcierte Diurese).
- Die Analgesie bei Verletzungen oder Verbrennungen erfolgt mit Opioiden oder Esketamin.
- Eine Sedierung oder Anxiolyse erfolgt mit Benzodiazepinen (z. B. Midazolam).

73.11.4 Interventionelle Therapie

Hämodialyse/Hämofiltration

- Durch direkte Schädigung der Nieren oder durch Rhabdomyolyse kann es zu einem akuten Nierenversagen kommen, das mittels Hämodialyse behandelt werden muss.
- Ebenfalls stellt eine Hyperkaliämie eine Indikation zur Dialysebehandlung dar.

Ultraschall

- Neben der initialen Ultraschalldiagnostik ist bei Verdacht auf Läsion abdomineller Organe eine Verlaufskontrolle indiziert.

Atemwegssicherung

- Durch Verbrennungen im Bereich der oberen Atemwege kann die Atemwegssicherung erschwert sein. Ein alternatives Vorgehen sollte parallel zur Vorbereitung der endotrachealen Intubation geplant werden.

73.11.5 Operative Therapie

- Sollten Begleitverletzungen oder Verbrennungen vorliegen, erfolgt die operative Versorgung dem Verletzungsmuster entsprechend.

73.12 Verlauf und Prognose

- Verlauf und Prognose hängen maßgeblich vom initialen Ausmaß der Verletzung ab.
- Während Unfälle im Niederspannungsbereich oft folgenlos bleiben und ambulant behandelt werden können, haben Polytraumapatienten eine entsprechend eingeschränkte Prognose.
- Für überlebten Kreislaufstillstand gibt es Berichte über Langzeitüberleben, sodass der Beginn von Wiederbelegungsmaßnahmen initiale Behandlung indiziert ist.

73.13 Prävention

- Durch umsichtiges Verhalten im Umgang mit elektrischem Strom können Unfälle vermieden werden.
- Im Bereich der Niederspannung sollten Fehlerstromschutzschalter (FI-Schalter) verbaut werden.
- Für Kinder zugängliche Steckdosen können mit entsprechenden Schutzvorrichtungen abgesichert werden.
- Im Hochspannungsbereich können Anlagen baulich gesichert werden und auf die Gefahren durch entsprechende Schilder mit universell verständlichen Piktogrammen hingewiesen werden.

73.14 Quellenangaben

[1] Statistik der Stromunfälle. Im Internet: https://www.bgetem.de/arbeitssicherheit-gesundheitsschutz/institute/institut-zur-erforschung-elektrischer-unfaelle/statistik-der-stromunfaelle; Stand: 20.06.2017

[2] Todesursachen in Deutschland 2015. Statistisches Bundesamt. 2017. Im Internet: https://www.destatis.de/DE/Publikationen/Thematisch/Gesundheit/Todesursachen/Todesursachen2120400157004.pdf?__blob=publicationFile; Stand: 20.06.2017

[3] Truhlář A,Deakin CD, Soar J et al. Kreislaufstillstand in besonderen Situationen. Kapitel 4 der Leitlinien zur Reanimation 2015 des European Resuscitation Council. Notfall Rettungsmed 2015;18: 833–903

[4] Searle J, Slagman A, Maaß W et al: Cardiac monitoring in patients with electrical injuries—an analysis of 268 patients at the Charité hospital. Dtsch Arztebl Int 2013; 110(50): 847–53. doi: 10.3238/arztebl.2013.0847

[5] Krämer C, Pfister R, Boekels T et al. Cardiac monitoring always required after electrical injuries? Med Klin Intensivmed Notfmed 2016; 111: 708–714

73.15 Literatur zur weiteren Vertiefung

[1] Infografik zum Management nach Stromunfall. Im Internet: www.bmj.com/content/bmj/suppl/2017/04/12/bmj.j1418.DC1/walv035643.w1.pdf; Stand: 20.06.2017

[2] Stromunfall. Fachinformation der DGUV. Im Internet: www.dguv.de/medien/fb-erstehilfe/de/pdf/stromunfall-2016.pdf; Stand: 20.06.2017

73.16 Wichtige Internetadressen

- https://www.bgetem.de/arbeitssicherheit-gesundheitsschutz/institute/institut-zur-erforschung-elektrischer-unfaelle

VIII

74 Schuss- und Stichverletzungen

Thorsten Hauer, Steffen Grobert, Karl-Georg Kanz

74.1 Steckbrief

Im Gegensatz zu Verletzungen durch stumpfe Gewalt folgt das penetrierende Trauma eigenen Gesetzmäßigkeiten, die auch bei der Behandlung von Schuss- und Stichverletzungen eine Rolle spielen. Während Stichverletzungen – abhängig von der Klingenlänge des Stichwerkzeuges – meist lokal begrenzt bleiben, können durch Schusswaffen abgegebene Projektile auf ihrem Weg durch den Körper schwerwiegende Verletzungen mehrerer Körperhöhlen hervorrufen. Dabei respektieren weder Stich- noch Schussverletzungen anatomische Grenzschichten, wodurch sich insbesondere nach Gefäßverletzungen innere Blutungen ungehindert ausbreiten können. Hinzu kommt, dass bei Schussverletzungen mit Geschossen hoher Geschwindigkeit und mit Deformationsgeschossen durch Energieübertragung auch abseits des eigentlichen Geschossweges ein erheblicher Gewebeschaden entstehen kann.

74.2 Aktuelles

- Schuss- und Stichverletzungen sind in Deutschland selten.
- Vor dem Hintergrund einer zunehmenden terroristischen Bedrohung in Europa und wiederkehrender Amoktaten erscheint die Beherrschung penetrierender Verletzungen sowohl präklinisch als auch klinisch dringend geboten.

74.3 Synonyme

- Stichwunden
- Schusswunden
- ballistisches Trauma

74.4 Keywords

- penetrierende Verletzungen (penetrating trauma)
- Stichverletzung (stab wound)
- Schussverletzung (gunshot wound [GSW])
- Wundballistik (wound ballistics)

74.5 Definition

- Stichverletzungen:
  - Verletzungen durch Stichwerkzeuge
- Schussverletzungen:
  - Verletzungen durch Projektile, die aus Schusswaffen abgegeben wurden.
- Die Querschnittsbelastung beschreibt die Masse pro Querschnittsfläche (g/mm^2).
- Während schwere Geschosse mit kleinem Durchmesser eine hohe Querschnittsbelastung aufweisen, besitzen leichte und großflächige Geschosse eine geringe Querschnittsbelastung.
- Je geringer die Querschnittsbelastung, desto schwerer durchdringt ein Geschoss das Gewebe (geringe Penetrationsleistung) und desto mehr Energie wird an das umgebende Gewebe abgegeben (hohes wundballistisches Zerstörungspotenzial).

74.6 Epidemiologie

74.6.1 Häufigkeit

- Schuss- und Stichverletzungen kommen in Deutschland insgesamt selten vor. In der überwiegenden Mehrzahl der Fälle sind die Ursachen Gewaltverbrechen oder Suizide. Die polizeiliche Kriminalstatistik verzeichnet seit 2003 einen rückläufigen Trend bei der Verwendung von Schusswaffen [1].
- Im Jahresbericht 2018 des Traumaregisters der Deutschen Gesellschaft für Unfallchirurgie (DGU) wird der Anteil der penetrierenden Verletzungen mit 4,2 % aller innerhalb der letzten 10 Jahre in das Register eingegebenen Patienten angegeben [2].
- Erfasst werden im Traumaregister jedoch nur Patienten, die das Krankenhaus lebend erreichen. Eine bundesweite Statistik über Mortalität und Todesursachen, welche die Präklinik einschließt, existiert nicht. Seit 2009 werden Schuss- und Stichverletzungen neben dem Verletzungsmechanismus „perforierende Verletzung" im Traumaregister DGU als Verletzungsart separat erfasst.
- Die anatomische Verteilung des Verletzungsmusters unterscheidet sich zwischen den verschiedenen Entitäten. Während suizidale Schussverletzungen überproportional häufig am Kopf lokalisiert sind, werden beim Homizid eher gleichmäßig über den Körper verteilte Verletzungslokalisationen beobachtet [3].
  - Kopf und Thorax sind mit 25–50 % etwa gleich häufig betroffen,
  - die Bauchregion ist mit 2–20 % etwas seltener vertreten ([3], [4], [5])
- Penetrierende Kopfschussverletzungen weisen hohe Mortalitätsraten auf: 70–90 % der Patienten versterben innerhalb der ersten 24–48 h ([6], [7])
- Das Risiko, an einer Schussverletzung zu versterben, weist erhebliche geografische Unterschiede auf.
  - So liegt die Sterberate durch Schusswaffen in Deutschland mit 1,57 Fällen pro 100 000 Einwohner/Jahr im internationalen Vergleich sehr niedrig.

74

- In den USA ist die Sterberate nach Schusswaffengebrauch 15,22 Fälle/100 000 Einwohner/Jahr,
- in Brasilien 14,15 Fälle pro 100 000 Einwohner/Jahr und
- in Frankreich 6,35 Fälle pro 100 000 Einwohner/Jahr.
- In Japan hingegen beträgt sie lediglich 0,07 Fälle pro 100 000 Einwohner/Jahr ([8], [9])

- Der Suizid ist weltweit die häufigste gewaltsame Todesursache [10]. Allein in Deutschland handelt es sich jährlich um etwa 10 000 Fälle [11].

74.6.2 Altersgipfel

- Es liegen für Deutschland keine Daten vor.

74.6.3 Geschlechtsverteilung

- Es liegen für Deutschland keine Daten vor.

74.6.4 Prädisponierende Faktoren

- Es liegen für Deutschland keine Daten vor.

74.7 Ätiologie und Pathogenese

- Stichverletzungen entstehen durch die in Stichrichtung gerichtete Kraft mit einem spitzen Gegenstand, welcher die Haut und die darunterliegenden Gewebeschichten penetriert.
- Die Eindringtiefe wird durch die Länge der Stichwaffe bestimmt, wobei der Stichkanal länger sein kann als die reine Klingenlänge, wenn die Stichwaffe in den Körper gedrückt wird.
- Hinter der Einstichstelle der Haut resultiert ein potenzieller Verletzungskegel (▶ Abb. 74.1).
- Charakteristisch für Stichverletzungen sind glatt begrenzte Wundränder. Die Wundmorphologie ist abhängig von der Stichrichtung, dem Winkel der Klinge zur Haut, der Form der Stichwaffenspitze (spitz vs. stumpf), der Beschaffenheit der Klinge (Klingenbreite, ein- bzw. zweischneidig) sowie der Bewegung während der Stichausführung. Bei weniger scharfen Stoßwerkzeugen, wie z. B. Schraubenziehern, entsteht am Auftreffpunkt zunächst eine Gewebequetschung, die bei Überschreiten der Grenzenergiedichte des Stichwerkzeugs [J/mm^2] schließlich zur Hautzerreißung und zum Eindringen des Fremdkörpers in das Gewebe führt.
- Bei Schnitt- und Hiebverletzungen geschieht die Verletzung durch scharfe, halbscharfe oder spitze Gegenstände, welche Gewebedurchtrennungen verursachen und scharf begrenzte, mitunter ausgedehnte Verletzungen hinterlassen. Die Eindringtiefe und damit das Ausmaß der Gewebeschädigung hängen im Wesentlichen von der Kraft des Aufschlags ab. Trifft die Klinge einer Hiebwaffe im rechten Winkel auf einen Knochen, kann es zur sogenannten Parierverletzung mit Fraktur des Knochens kommen.

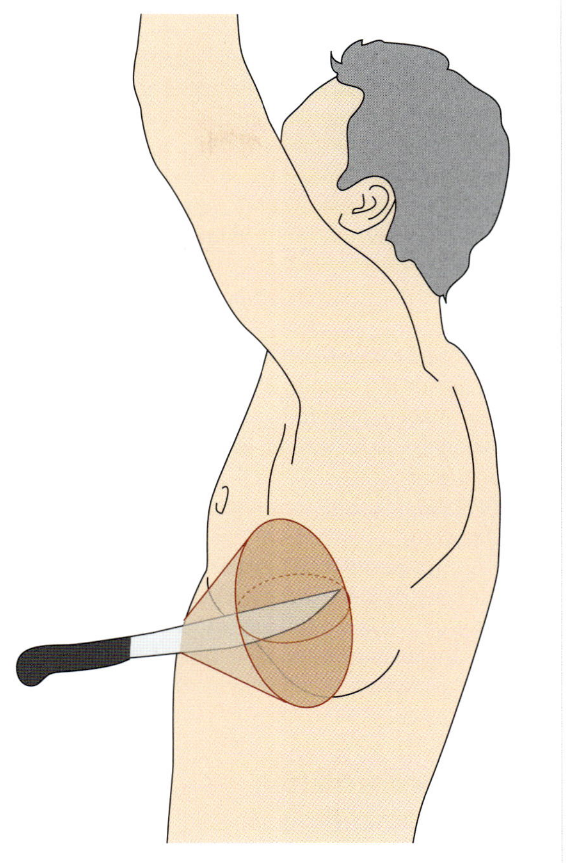

Abb. 74.1 Verletzungskegel bei Stichverletzungen.

- Schussverletzungen entstehen, wenn aus Schusswaffen abgegebene Projektile in den Körper eintreten. Während bei Stichverletzungen die Eindringtiefe auf die Länge der Klinge der Stichwaffe beschränkt bleibt, können sich Projektile durch den gesamten menschlichen Körper bewegen, bis sie entweder aus dem Körper austreten oder im Körperinneren zum Stillstand kommen. Dabei geben die Geschosse einerseits Energie an das umgebende Gewebe ab (Wundhöhle) und werden andererseits auch selbst durch das Gewebe beeinflusst (Richtungsänderung, Deformation).

74.7.1 Wundballistik

- Die Schwere von Schussverletzungen ist in erster Linie abhängig von der übertragenen Geschossenergie und dem Verlauf des Geschossweges innerhalb des Körpers. Klassische Vollmantelgeschosse aus Kurzwaffen (Pistolen, Revolver) geben aufgrund vergleichsweise geringer Geschossgeschwindigkeiten meist wenig Energie an

VIII

das Gewebe ab. Schädigungen außerhalb des Schusskanals treten nur in geringem Maße auf. Geschosse hoher Geschwindigkeiten, welche aus Langwaffen (Jagdgewehre, militärische Sturmgewehre) verschossen werden, besitzen signifikant höhere Wirksamkeiten. Der hochdynamische Energieeintrag durch das Überschlagen eines Geschosses sowie durch Verformungs- oder Zerlegungsprozesse, führt außerhalb des eigentlichen Geschossweges zur Ausbildung einer großvolumigen temporären Wundhöhle.

- Das Ausmaß der Gewebeschädigung hängt im Wesentlich ab von:
  - Kaliber und Masse des Geschosses
  - der Eintrittsgeschwindigkeit, abhängig von der Mündungsgeschwindigkeit und der Schussentfernung
  - Materialeigenschaften und konstruktivem Aufbau des Geschosses
  - dem Stabilitätsverlust vor und nach Eintritt in das Zielmedium
  - der Art des getroffenen Gewebes
- Die Wirkung im Ziel hängt darüber hinaus ganz wesentlich vom Verlauf des Schusskanals – also davon, welche Organe und vitalen Strukturen betroffen sind – sowie dem physischen und psychischen Zustand des Getroffenen ab.

Materialeigenschaften und Geschossaufbau

- Bei Vollmantelgeschossen (z. B. Militärmunition) ist der weichere Kern (meist Blei) an der Geschossspitze komplett mit einer Hülle aus einem härteren Metall (Kupfer, Messing oder Stahl) überzogen (▸ Abb. 74.2B).
- Bei Teilmantelgeschossen ist der Kern nicht vollständig von Mantelmaterial umhüllt, sondern liegt im Bereich der Geschossspitze frei (▸ Abb. 74.2C), was nach dem Eindringen zu einer Verformung des Projektils führen soll. Durch die Vergrößerung der Querschnittsfläche des Geschosses wird schon nach geringer Eindringtiefe mehr Geschossenergie auf das Ziel übertragen und so der Wundkanal vergrößert. Die meisten Jagdgeschosse sind Teilmantelgeschosse.
- Eine Sonderform ist das so genannte Hohlspitzgeschoss (▸ Abb. 74.2D), in dessen Aushöhlung der zur Deformation erforderliche Druck durch das eindringende Gewebe erzeugt wird. Teilmantelgeschosse sind nach Artikel 23 der Haager Landkriegsordnung („Verbot von Waffen und Geschossen, die unnötiges Leid verursachen") im militärischen Bereich verboten [12].
- Hartkerngeschosse besitzen aufgrund ihres besonders harten Kerns (z. B. gehärteter Stahl) eine hohe Durchschlagsleistung (▸ Abb. 74.2E).
- Panzerbrechende Geschosse („Armour Piercing Ammunition") besitzen einen Kern mit extrem hoher Werkstoffdichte (z. B. Wolframkarbid oder Uranlegierungen) und können dadurch Fahrzeugpanzerungen aus Stahl und ballistische Schutzwesten durchschlagen.

Schusskanäle

- Der Gewebeschaden entsteht durch Abbremsung des Projektils und die dadurch bedingten Energieabgabe an die Umgebung.
- Im unmittelbaren Verlauf des Geschossweges wird Gewebe durch das Projektil irreversibel zerstört. Dieses Areal bezeichnet man als permanenten Wundkanal (▸ Abb. 74.3). Das Volumen des zerstörten Gewebes ist bei energiereicheren Geschossen deutlich größer als der geometrische Schusskanal des Geschosses.
- Geschosse mittlerer und hoher Geschwindigkeiten verursachen nach dem Eindringen eine radialsymmetrische Beschleunigung des Gewebes. Diese dynamische Verdrängung wird als temporäre Wundhöhle bezeichnet (▸ Abb. 74.3). Das Gewebe dehnt sich zunächst aus,

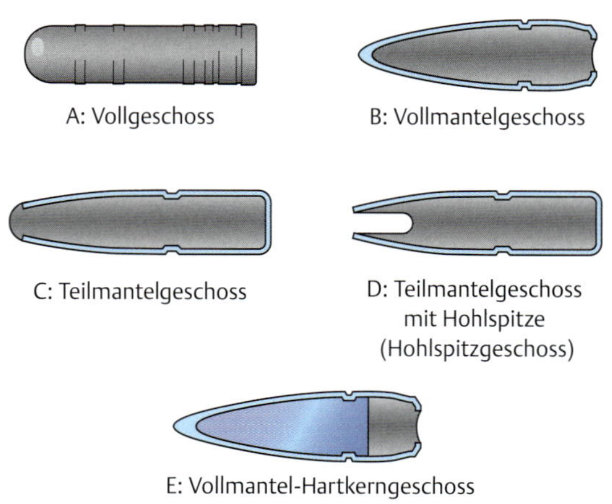

Abb. 74.2 Geschosskonzepte (i. d. R. aus Langwaffen verschossen).

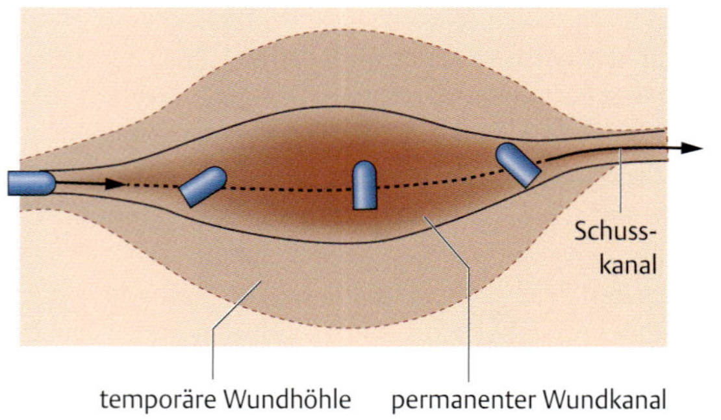

Abb. 74.3 Permanenter Wundkanal und temporäre Wundhöhle (schematisiert).

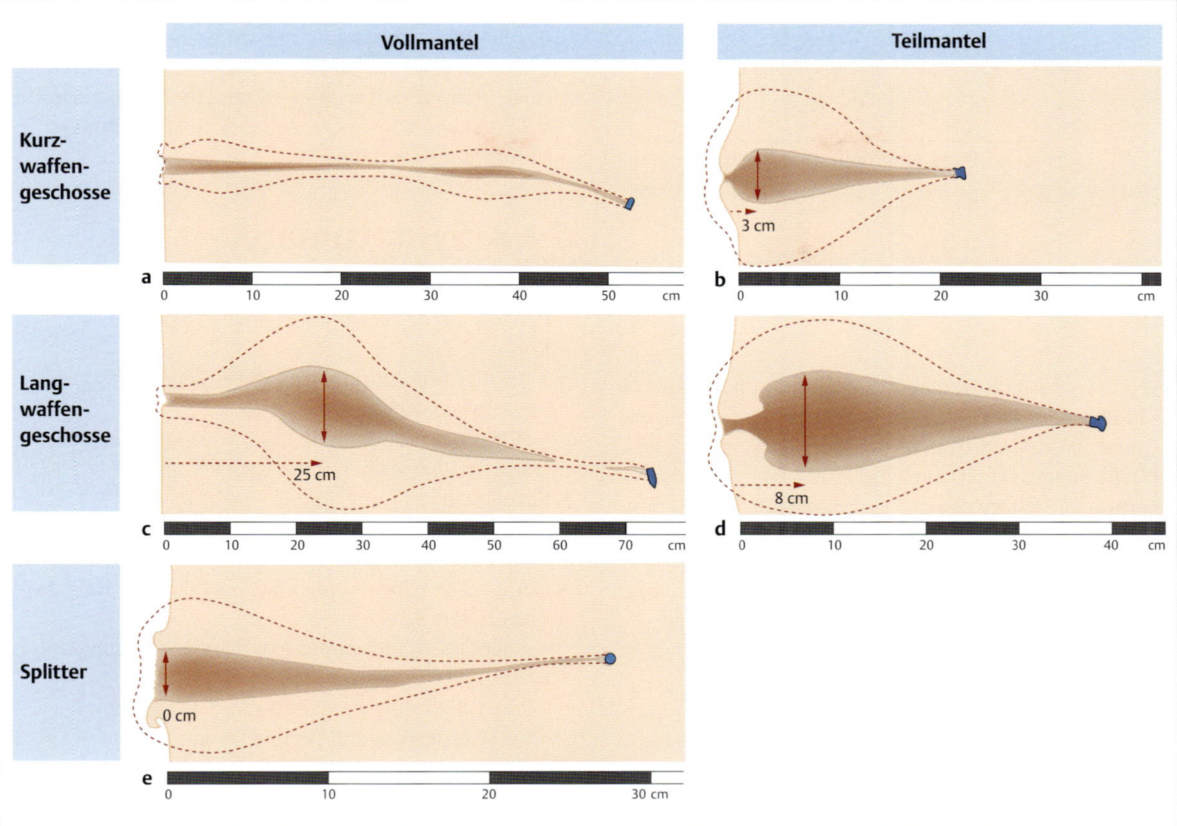

Abb. 74.4 Überblick über mögliche Schusskanäle (die Abbildungen sind annähernd maßstabsgetreu und angelehnt an Beschussversuche mit ballistischen Seifenblöcken). a: Vollmantel-Kurzwaffengeschoss, b: Teilmantel-Kurzwaffengeschoss, c: Vollmantel-Langwaffengeschoss, d: Teilmantel-Langwaffengeschoss, e: kugelförmiger (vorgeformter) Splitter.
Die rot gestrichelten Linien entsprechen den Ausdehnungen der maximalen temporären Wundhöhlen, wie sie beim Beschuss von ballistischer Gelatine entstehen würden. Beide Medien werden genutzt, um die potentielle Energieabgabe (Wirksamkeit) von Geschossen im biologischen Gewebe zu simulieren.

um danach wieder zusammenzufallen, wodurch ein erheblicher sekundärer Gewebeschaden (z. B. an Gefäßen und Nerven) entstehen kann. Die temporäre Wundhöhle ist umso größer, je höher die Energieabgabe an das Gewebe ist, und kann das 20–30-Fache des Volumens des permanenten Wundkanals einnehmen ([13], [14], [15]).

- Kurzwaffengeschosse, Langwaffengeschosse und Splitter können – abhängig von ihren Werkstoffeigenschaften und Formen – unterschiedliche Wundkanäle erzeugen. Die charakteristischen Wundkanäle sind in ▶ Abb. 74.4 dargestellt. Die rote gestrichelte Linie zeigt die maximale Ausdehnung der (ersten) temporären Höhle, wie sie in Gelatine gemessen wird und wie sie angenähert auch im biologischen Gewebe entstehen kann. Die Volumina der verbleibenden Schusskanäle in einem Seifenblock entsprechen ungefähr dem permanenten Wundkanal, der durch die irreversible Zerstörung des Gewebes gekennzeichnet ist.
- Aufgrund der vergleichsweise geringeren Energieabgabe tritt bei Vollmantelgeschossen aus Faustfeuerwaffen die Bedeutung der Höhlenbildung in den Hintergrund [16]. Ein- und Ausschusswunden sind relativ klein. Im Körperinneren sind außerhalb des eigentlichen Geschossweges nur geringe sekundäre Gewebeschäden zu erwarten.
- Vollmantelgeschosse, die aus Gewehren verschossen werden, bleiben nach ihrem Eintritt in das Gewebe auf einer gewissen Strecke zunächst stabil („Narrow Channel“). Die Länge des Narrow Channel ist abhängig vom Anstellwinkel des Geschosses im Moment des Auftreffens (▶ Abb. 74.5). Je größer der Anstellwinkel ist, desto eher tritt eine Instabilität ein. Die Folge ist ein vergleichsweise frühes Querstellen des Geschosses. Durch die somit vergrößerte Fläche kommt es unmittelbar nach dem Auftreffen zu hohen Energieabgaben. Die Folge sind große Gewebeschäden im Bereich des Einschusses.
- Bei geringem Geschossanstellwinkel wird nach dem Eindringen ins Gewebe zunächst nur die Geschosspitze angeströmt. Durch die Geschwindigkeitsabnahme im Gewebe und Erhöhung des Drucks auf die Geschoss-

VIII

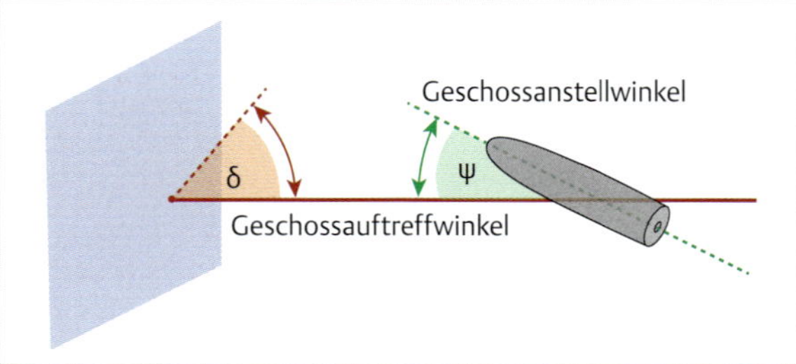

Abb. 74.5 Geschossauftreffwinkel δ, Geschossanstellwinkel Ψ.

spitze verliert das Geschoss an Stabilität und erfährt ein Kippmoment. Das Geschoss dreht sich um seine eigene Querachse und wird auf seiner kompletten seitlichen Fläche angeströmt. Dabei wird es rasch abgebremst, verdrängt das Gewebe und erzeugt dadurch die temporäre Wundhöhle.

- Bei Teilmantelgeschossen führt der Staudruck des Gewebes an der freiliegenden Geschossspitze zu einer Deformation des Bleikerns mit charakteristischem „Aufpilzen“ des Geschosses. Durch die unmittelbar nach Geschosseintritt entstehende Querschnittsvergrößerung wird das Geschoss rapide abgebremst. Der größte Teil der Energie wird (abhängig vom jeweiligen Geschoss) bereits nach 5–10 cm Eindringtiefe an die Umgebung abgegeben (▸ Abb. 74.6). Das Maximum der temporären Wundhöhle wird somit in der Nähe des Eintritts erreicht.
- Geschosse, die vor dem Auftreffen aus ihrer Flugbahn abgelenkt werden, nennt man Abpraller (stabil) oder Querschläger (instabil). Sie besitzen einen sehr hohen Anstellwinkel und erzeugen somit ähnlich massive Wunden wie schwere, energiereiche Splitter oder Verformungsgeschosse.

74.8 Symptomatik

- Die Symptome nach Schuss- oder Stichverletzung hängen von der betroffenen Körperregion ab.
- Kopf
  - Bewusstseinsstörung bis hin zur Bewusstlosigkeit
  - Atemwegsverlegung
  - Hirndrucksymptomatik bis hin zur Einklemmung
  - äußere Blutungen aus der Kopfschwarte
- Körperstamm (Torso)
  - lebensbedrohliche innere Blutungen
  - (Spannungs-)Pneumothorax
- stammnahe Körperregionen („Übergänge“): Hals, Axilla und Leistenregion
  - lebensbedrohliche innere und äußere Blutungen
- Extremitäten
  - lebensbedrohliche, meist äußere Blutungen
  - Gefäßverletzung mit peripherer Ischämie
  - Nervenverletzung mit Lähmungserscheinungen
  - Kompartmentsyndrom
  - Muskelnekrosen
  - Infektionen

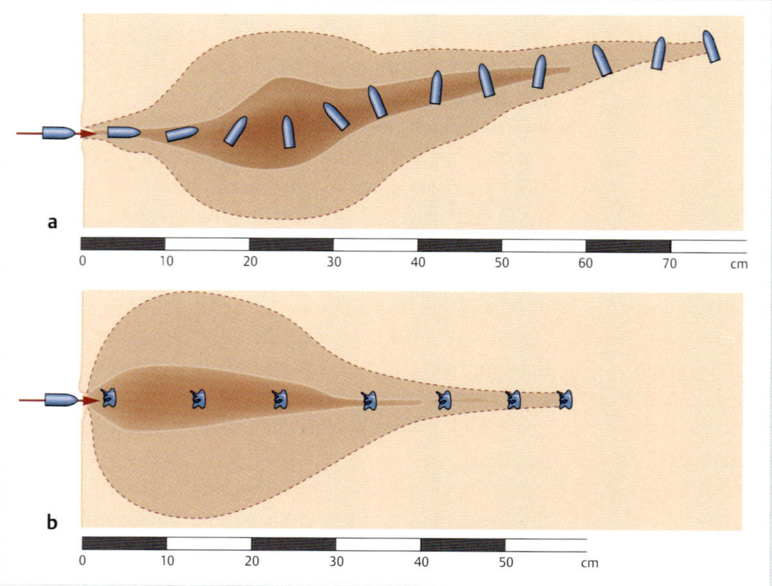

Abb. 74.6 Schusskanäle von Langwaffengeschossen in ballistischer Seife (schematische Darstellung). a) 7,62 mm-Vollmantelgeschoss. b) 7,62 mm-Teilmantelgeschoss (Jagdgeschoss). Deformation des Geschosses innerhalb weniger Zentimeter. Die rote gestrichelte Linie stellt die ungefähre Ausdehnung der temporären Wundhöhle in einem elastischen Medium (z. B. Gelatine) dar.

74

74.9 Diagnostik

74.9.1 Taktische Notfallmedizin

Eigenschutz und Vermeidung weiterer Opfer

- Schuss- und Stichverletzungen treten (ebenso wie Explosionsverletzungen, siehe Kap. 75) häufig in einem Umfeld auf, in dem auch für die Helfer mit potenziellen Gefahren gerechnet werden muss.
- Eintreffende Einsatzkräfte benötigen ein besonderes Situationsbewusstsein, um vorausschauend Gefahren und Bedrohungen zu erkennen und ggf. auf eine plötzliche Lageänderung reagieren zu können.
    - Dies beinhaltet bei Schussverletzungen die Frage, ob die Waffe, aus der der Schuss abgegeben wurde, gesichert ist.
    - Auch die Gefahr eines Angriffs auf Rettungskräfte muss in Betracht gezogen werden (second hit).
- Eigenschutz und Vermeidung weiterer Opfer besitzen oberste Priorität gebenüber jeder Behandlung.

Retten aus dem Gefahrenbereich

- Gehfähige Verletzte werden durch die eintreffenden Rettungskräfte aufgefordert, den Gefahrenbereich sofort zu verlassen und sich zu einer Verletztensammelstelle in sicherer Entfernung zum Schadensort zu begeben.
- Schwerer verletzte Patienten, die sich nicht selbst in Sicherheit bringen können, müssen so schnell wie möglich aus dem Gefahrenbereich gerettet werden.
- Patientenablagen bilden sich häufig spontan, sollten aber wenn möglich in ausreichendem Sicherheitsabstand eingerichtet und gekennzeichnet werden.
- Fahrzeuge (sofern nicht gepanzert) bieten lediglich Sichtschutz, keinen ballistischen Schutz.
- Bei polizeilichen Lagen wird der für den Rettungsdienst sichere Bereich durch den Polizeiführer vor Ort festgelegt.
- Vorrangiges Ziel bei der Behandlung von Schuss- und Stichverletzungen ist der unverzügliche und schnelle Transport des Patienten in das nächstgelegene geeignete Krankenhaus zur Diagnostik und chirurgischen Erstversorgung.
- Im Vordergrund der Behandlung am Unfallort stehen die Sicherstellung der Atemfunktion, die Dekompression eines Spannungspneumothorax und die Stillung von externen Blutungen.

74.9.2 Diagnostisches Vorgehen

- Art und Umfang der Diagnostik hängen neben der Verfügbarkeit diagnostischer Verfahren auch von der Verletzungsschwere des Patienten ab. Je instabiler der Patient ist, desto weniger bedarf es einer umfangreichen apparativen Diagnostik. ▶ Tab. 74.1 gibt einen Überblick über mögliche Mittel zur Diagnostik.

VIII

Tab. 74.1 Diagnostisches Vorgehen.

Region	Präklinik	Klinik instabiler Patient	Klinik stabiler Patient
Kopf	• klinische Untersuchung • GCS • Pupillen • Lateralisationszeichen	k.A.	cCT
Hals	• klinische Untersuchung äußere Blutung • Hämatome Weichteilemphysem • Seitverlagerung der Trachea	• Sonografie • chirurgische Exploration	• Angio-CT • direkte Pharyngo-Laryngoskopie • Tracheobronchoskopie • Ösophagografie
Thorax	• klinische Untersuchung • äußerliche Verletzung • Atemfrequenz • Auskultation	• Sonografie (eFAST) ggf. Röntgen Thorax • Thoraxdrainage (diagnostisch und therapeutisch) • ggf. explorative Thorakotomie	• CT mit i. v. KM • Bronchoskopie • Thorakoskopie
Abdomen	• klinische Untersuchung • äußerliche Verletzung abdominelle Schmerzen Peritonismus	• Sonografie (FAST) explorative Laparotomie	• CT mit i. v. KM • ggf. CT mit oraler Kontrastierung • ggf. CT mit rektaler Füllung, Laparoskopie oder explorative Laparotomie
Extremitäten	• klinische Untersuchung äußerliche Verletzung • Frakturzeichen Umfangvermehrung Ischämiezeichen • Zeichen eines Kompartmentsyndroms	• Exploration der Gefäßverletzung (nach proximaler und distaler Blutungskontrolle) • ggf. intraoperative Angiografie	• Doppler-/Duplexsonografie Röntgen • Angio-CT • Angiografie

cCT: kranielles CT, eFAST: focused echocardiographic evaluation in life support, FAST: focused assessment with sonography for trauma, k.A.: keine Angaben, KM: Kontrastmittel

74.9.3 Anamnese

- Penetrierende Verletzungen werden durch eine sorgfältige körperliche Untersuchung meist als solche erkannt. Die Eigen- und Fremdanamnese kann bei der Differenzierung zwischen Schuss- und Stichverletzungen helfen.
- Um bei Stichverletzungen die Tiefe des Stichkanals abzuschätzen und bei Schussverletzungen eine ungefähre Vorstellung von der abgegebenen Energie zu bekommen, sind Informationen über das verwendete Stichwerkzeug (Klingenlänge) bzw. die verwendete Tatwaffe (Kurzwaffe versus Langwaffe, ungefähre Schussentfernung) von Interesse. Diese Informationen sind an der Einsatzstelle schon aus Gründen des Eigenschutzes relevant.
- Sämtliche Tatwerkzeuge werden durch die Rettungskräfte vor Ort sichergestellt und der Polizei übergeben. Dabei hat die Patientenversorgung stets Vorrang vor der Beweissicherung.
- Eine Stichwaffe, die sich im Körper des Patienten befindet, wird dort belassen, bis diese in der Klinik unter kontrollierten Bedingungen (Operationsbereitschaft) entfernt werden kann.

74.9.4 Körperliche Untersuchung

- Präklinisch stehen meist nur die körperliche Untersuchung und das vorhandene Monitoring zur Verfügung.
- Beim Spannungspneumothorax handelt es sich um eine rein klinische Diagnose, die – auch in der Klinik – keiner weiteren Bildgebung bedarf.
    - Zeichen eines Spannungspneumothorax sind:
        - Tachypnoe
        - Tachykardie
        - Hypotonie
        - Abfall der Sauerstoffsättigung
        - gestaute Halsvenen
    - Als sicherstes diagnostisches Kriterium gilt die Auskultation [24], wobei aber bei einem einseitig abgeschwächten bzw. fehlenden Atemgeräusch beim intubierten Patienten immer eine einseitige Tubuslage ausgeschlossen werden muss.
- Bei allen hämodynamisch instabilen Patienten mit Schuss- oder Stichverletzung des Körperstamms muss bis zum Beweis des Gegenteils von einer aktiven Körperhöhlenblutung (Hämatothorax, Abdominalblutung) ausgegangen werden. In diesen Fällen besitzt die zügige Behandlung, die sich nur auf das zwingend Erforderliche beschränkt, und der schnelle Transport in das nächstgelegene (geeignete) Zielkrankenhaus oberste Priorität, da nur hier eine chirurgische Blutungskontrolle erreicht werden kann. Das Gleiche gilt für Patienten, deren Kreislaufsituation sich im Laufe der Behandlung oder während des Transports verschlechtert.
- In der Klinik können durch körperliche Untersuchung, Notfallsonografie (eFAST: focused echocardiographic evaluation in life support) und ein einfaches Röntgenbild des Thorax in anterior-posterior-Projektion die unmittelbar lebensbedrohlichen Verletzungsfolgen nach scharfer Gewalt – Spannungspneumothorax, Hämatothorax, Herzbeuteltamponade – zuverlässig erkannt werden.
- Durch Aufkleben röntgendichter Markierungen (z. B. einer aufgebogenen Büroklammer oder einer EKG-Elek-

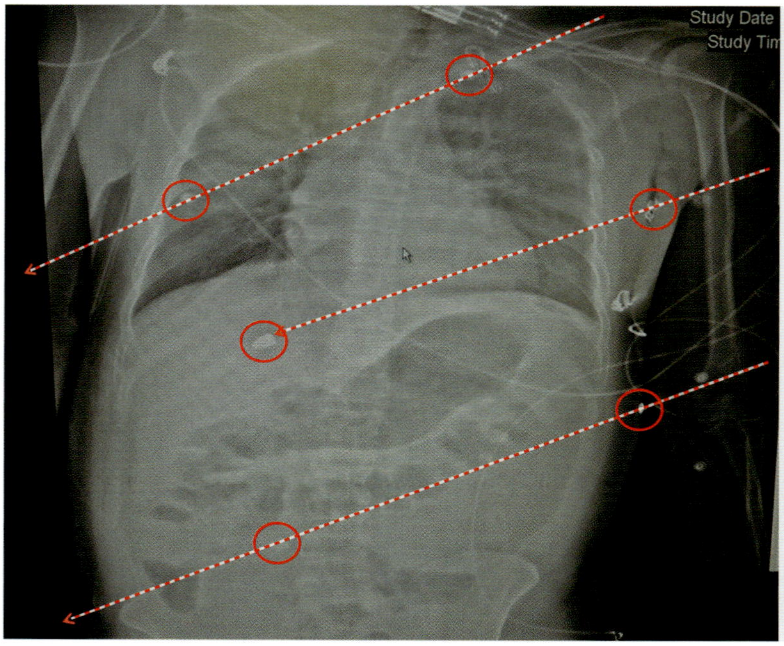

Abb. 74.7 Rekonstruktion des Geschossweges durch röntgendichte Markierungen (Bullet Marker), hier EKG-Elektroden, die von außen auf die verbundenen Schusswunden aufgebracht wurden. Häufig werden auch aufgebogene Büroklammern mit Pflasterstreifen fixiert, um die Ein- bzw. Austrittsverletzungen auf dem Röntgenbild zu markieren.

trode) auf sämtliche Schusswunden können diese im Röntgenbild sichtbar gemacht werden und zu den abgebildeten Geschossen oder Geschossteilen in Bezug gesetzt werden (▶ Abb. 74.7). Durch Rekonstruktion des angenommenen Geschossweges können Verletzungen antizipiert werden.

- Konnte in der äußerlichen Inspektion des Patienten eine Schusswunde gefunden werden, sollte im Röntgenbild auch ein korrespondierendes Projektil zu finden sein (Steckschuss).
- Zwei Schussverletzungen ohne Nachweis eines Projektils im Röntgenbild sprechen dafür, dass das Projektil den Körper verlassen hat (Durchschuss). Dies gilt insbesondere dann, wenn beide markierten Wunden annähernd linear zueinander liegen.
- Weist der Patient dagegen 3 Schusswunden auf und findet sich nur ein Projektil auf dem Röntgenbild, muss gefragt werden, ob nicht eine Wunde oder ein Projektil übersehen wurde.
- Selbstverständlich gibt es von dieser vereinfachten Regel auch Ausnahmen: Geschosse können von ihrem geradlinigen Geschossweg abgelenkt werden oder auseinanderbrechen, wodurch theoretisch auch eine ungerade Zahl von Schusswunden resultieren kann.
- Das Bewusstmachen des angenommenen Geschossweges soll dem Behandler lediglich dabei helfen, keine Verletzung zu übersehen.
- Bei Stich- und Schussverletzungen des Abdomens kann es zur Eviszeration von Bauchorganen, am häufigsten von Omentum majus oder Dünndarm kommen (▶ Abb. 74.8).

74.10 Differenzialdiagnosen

- Bei Schuss- und Stichverletzungen kommen nur wenige Differenzialdiagnosen infrage.
- Eine Stichverletzung kann möglicherweise für eine Schussverletzung gehalten werden, umgekehrt ist dies unwahrscheinlicher.
- Wird der Betroffene zufällig von einem Projektil getroffen, z. B. durch ein herabfallendes Geschoss nach vertikalen Schüssen („Freudenschüsse"), ist die Diagnosestellung deutlich erschwert.

74.11 Therapie

74.11.1 Therapeutisches Vorgehen

- Bei der Erstversorgung von Schuss- und Schnittverletzungen gelten die Prinzipien der prioritätenorientierten Schwerverletztenversorgung nach dem Konzept des Advanced Trauma Life Support (ATLS, [15]) und des Prehospital Trauma Life Support (PHTLS, [16]). Das wichtigste Ziel ist dabei, die unmittelbar lebensbedrohlichen Verletzungen zügig zu identifizieren und zielgerichtet zu behandeln („treat first what kills first"). Diagnostik und Therapie werden stets simultan durchgeführt.
- **X-ABCDE-Regel**
  - **EX**sanguinating hemorrhage: Kontrolle lebensbedrohlicher Blutungen
  - **A**irway: Atemwegsmanagement unter Schutz der Halswirbelsäule (HWS-Protektion)
  - **B**reathing: Oxygenierung und Ventilation
  - **C**irculation: Blutungskontrolle und Kreislauftherapie
  - **D**isability: Behandlung lebensbedrohlicher neurologischer Störungen
  - **E**xposure/Environment: Entkleiden und Wärmeerhalt

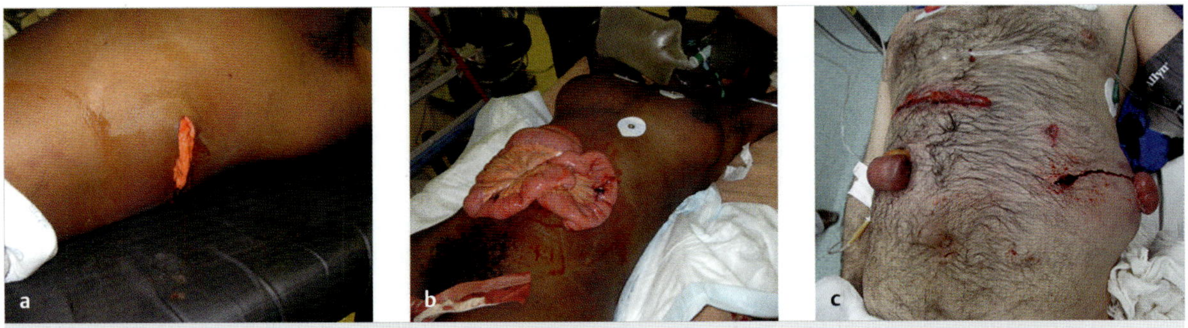

Abb. 74.8 **a** Eviszeration von Omentum majus nach abdomineller Stichverletzung mit kleiner Einstichstelle. **b** Langstreckige Eviszeration von Dünndarm nach abdomineller Stichverletzung mit großer Stich-Schnitt-Verletzung. **c** Eviszeration von Dünndarm nach abdomineller Schussverletzung aus einer Langwaffe mit beginnender Inkarzeration der prolabierten Darmschlingen.

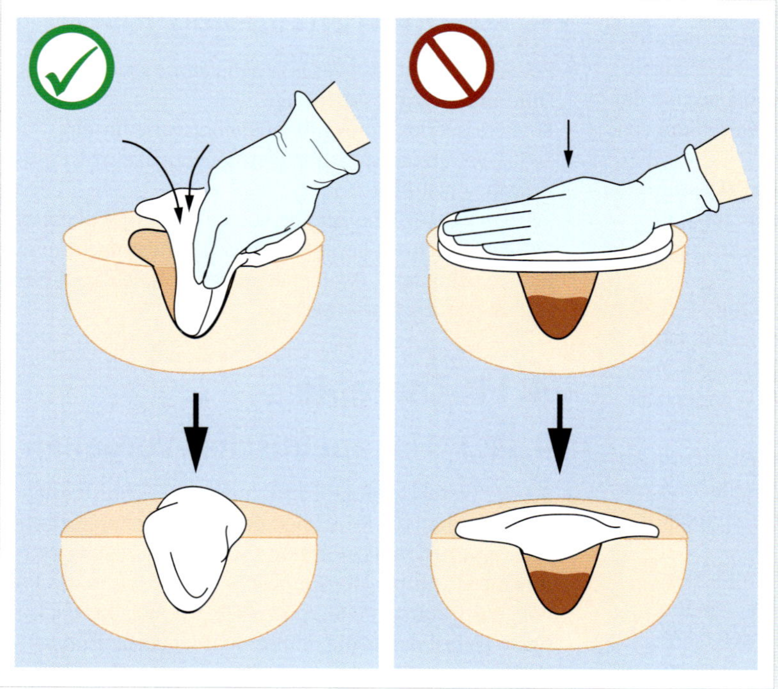

Abb. 74.9 Wundtamponade (wound packing) des Schuss- oder Stichkanals.

74.11.2 Exsanguinating Hemorrhage (Blutungskontrolle bei lebensbedrohlichen Blutungen)

- Die schwere Hämorrhagie stellt die häufigste potenziell verhinderbare Todesursache bei penetrierenden Verletzungen dar ([20], [21], [22], [23]).
- In den aktuellen bewaffneten Konflikten in Afghanistan und im Irak befanden sich die letalen Blutungen zu
  - 67,3 % im Bereich der Körperhöhlen,
  - 19,2 % der Verletzten verbluteten aus stammnahen Blutungen (junctional bleeding),
  - während bei 13,5 % eine Blutung der Extremitäten vorlag [23].
- Zur präklinischen Blutungskontrolle kommt meist ein eskalierendes Stufenschema zum Einsatz.
  - Befinden sich Patient und Helfer in einem noch nicht gesicherten Gefahrenbereich oder unter potenziellem oder tatsächlichem Beschuss, sollte bei Extremitätenblutungen zur temporären Blutungskontrolle zunächst eine möglichst proximale Abbindung mithilfe eines Tourniquets durchgeführt werden.
    - Dies erfolgt – in Abhängigkeit von der taktischen Situation und der Bedrohungslage – auch ohne exakte Darstellung der Blutungsquelle.
  - In geschützter Umgebung ohne Vorliegen einer unmittelbaren Bedrohung sollte die Wunde bei massiven äußeren Blutungen sofort manuell komprimiert werden.
    - Dies kann insbesondere bei tiefen Schuss- oder Stichwunden durch eine Tamponade des Wundkanals mit saugfähigem Verbandmaterial (Wound Packing) ergänzt werden (► Abb. 74.9).
    - Präklinisch einsetzbare Hämostyptika und stammnahe Kompressionsgurte (Junctional Tourniquets) werden in Kap. 74.11.5 besprochen.

74.11.3 Airway (Atemwegssicherung und HWS-Protektion)

Intubation

- Die endotracheale Intubation stellt den Goldstandard der definitiven Atemwegssicherung dar.
- Bei Schussverletzungen im Bereich des Gesichtes und des Halses ist immer mit einer durch Blut, Schwellung oder deformierte Anatomie erschwerten Intubation zu rechnen (► Abb. 74.10). Die Indikation zur chirurgischen Atemwegssicherung (Notfallkoniotomie) ist bei Obstruktion der Atemwege großzügig zu stellen.
- Bei erhaltener Spontanatmung kann der Patient in sitzender, ggf. leicht nach vorne geneigter Position transportiert werden.
- Bei Verlegung der Atemwege sollte eine endotracheale Intubation (siehe Kap. 4) versucht werden.
- Nach 2 erfolglosen Intubationsversuchen sollten alternativ extraglottische Atemwegshilfen (EGA) – gebräuchlich ist präklinisch v. a. der Larynxtubus – angewendet werden (siehe Kap. 2).

74

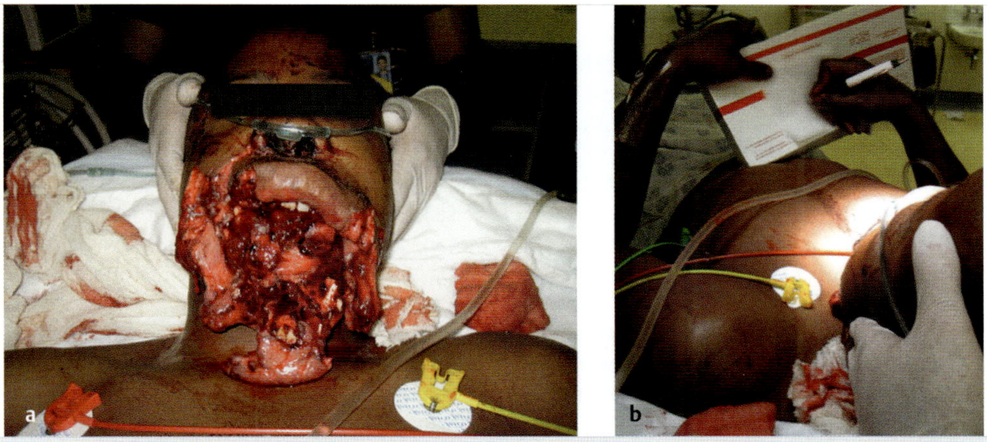

Abb. 74.10 Schussverletzung des Gesichtes durch ein R5-Sturmgewehr der südafrikanischen Polizei (Kaliber 5,56 × 45 mm, v_0 920 m/s) aus kurzer Schussdistanz durch eine Fahrzeugverglasung, a: erhebliche Zerstörung des Unterkiefers und der Weichteile, b: Trotz der erheblichen Gewebezerstörung hat der Patient einen intakten Atemweg und ist in der Lage, sich schriftlich zu artikulieren.

  - Bei penetrierenden Verletzungen des Halses lässt sich eine EGA infolge einer traumatisch verlagerten Position des Larynx oder einer starken Schwellung des Oropharynx möglicherweise nicht korrekt einlegen.
  - In diesem Fall ist die Indikation zur chirurgischen Atemwegssicherung mithilfe einer Notfallkoniotomie großzügig zu stellen.

HWS-Immobilisation

- Die Halswirbelsäule sollte bei entsprechender Indikation mittels einer Orthese stabilisiert werden.

74.11.4 Breathing (Oxygenierung und Ventilation)

- Patienten mit Schuss- und Stichverletzungen sollten eine Inhalation mit Sauerstoff erhalten.
- Oxygenierung und Ventilation müssen kontinuierlich über die Messung der Sauerstoffsättigung überwacht werden.
- Beim spontan atmenden Patienten ist neben der subjektiv empfundenen Dyspnoe v. a. die Atemfrequenz ein wichtiges Kriterium für die Verlaufsbeurteilung.
- Bei allen Patienten mit einer penetrierenden Verletzung des Thorax muss nach Anlage eines luftdichten Verbandes immer mit der Entwicklung eines Spannungspneumothorax gerechnet und eine engmaschige Überwachung sichergestellt werden. Dies gilt insbesondere bei beatmeten Patienten.
  - Verletzungen der Lunge können im Verlauf des Wundkanals einen Luftausstrom in den Thorax verursachen, wodurch die komplette Entfaltung der Lunge gehemmt wird (Pneumothorax).
  - Nimmt der intrathorakale Überdruck weiter zu, werden Lunge und intrathorakale Gefäße komprimiert.
  - Neben einer Störung der Ventilation und Oxygenierung kommt es zu einer lebensgefährlichen Reduktion des Herzschlagvolumens mit rascher Ausbildung eines Kreislaufschocks (Spannungspneumothorax).

Entlastungspunktion des Thorax/ Thoraxdrainage

- Ein präklinisch vermuteter Pneumothorax kann bei erhaltener Spontanatmung und gesicherter Überwachung ohne weitere Intervention belassen werden [25].
- Wird bei beatmeten Patienten ein Pneumothorax vermutet oder liegen klinische Zeichen eines Spannungspneumothorax vor, muss unverzüglich die betroffene Thoraxverletzung entlastet werden [25]. Dies kann entweder zunächst durch eine Entlastungspunktion oder gleich durch die Anlage einer Thoraxdrainage geschehen (siehe Kap. 16).
- Eine Entlastungspunktion erfolgt mit einer Nadel mit mindestens 14G Durchmesser in Monaldi- oder Bülau-Position. Als Erfolgskontrolle sollte das Entweichen von Luft zu verspüren sein. Weiterhin sollten sich die klinischen Parameter wie Dyspnoe und Tachykardie zusehends bessern. Mittlerweile sind spezielle Punktionsnadeln für die Durchführung der Entlastungspunktion verfügbar, die sich v. a. durch eine Länge von mindestens 8 cm auszeichnen. Diese Länge kann notwendig werden, um auch bei ausgeprägter Brustmuskulatur die Brusthöhle zu erreichen. Die Entlastungspunktion stellt in jedem Fall nur eine Behelfsmaßnahme dar, mit der die Zeit bis zur Anlage einer Thoraxdrainage überbrückt werden kann.

Luftdichter Verband

- Um zu verhindern, dass Luft durch eine offene Thoraxverletzung in die Brusthöhle gelangt, muss diese rasch detektiert und möglichst luftdicht verschlossen werden.
- Hierzu wurden verschiedene selbstklebende Verbände (chest seals) entwickelt, die besonders stark auf der Körperoberfläche haften und einen luftdichten Verschluss ermöglichen. Neuere Varianten dieser selbstklebenden Verbände sind mit einem von der Brusthöhle nach außen gerichteten Ventilmechanismus versehen, mit dessen Hilfe Luft aus der Thoraxhöhle entweichen kann, während gleichzeitig ein Ansaugen in das Innere des Brustkorbes verhindert wird [26].

Beatmung

- Wird ein Patient kontrolliert beatmet (siehe Kap. „Intubation"), hat dies unmittelbar eine Umkehr der Druckverhältnisse in den Atemwegen und der Lunge zur Folge. Dies kann bei Patienten, die unter Spontanatmung unauffällig waren, mit Beginn der Beatmung rasch zur Entwicklung eines progredienten Spannungspneumothorax führen. Neben den bereits beschriebenen Symptomen kommt es zu einem drastischen Anstieg des Beatmungsdrucks und/oder einer Reduktion des Atemzugvolumens.
- Damit eine solche gefährliche Veränderung schnell erkannt werden kann, sollte entweder eine druckkontrollierte Beatmung mit enger Alarmgrenze für das Atemzugvolumen oder eine volumenkontrollierte Beatmung mit entsprechenden Alarmgrenzen für den Beatmungsdruck gewählt werden. Davon unabhängig ist eine lungenprotektive Beatmung mit einem Atemzugvolumen von etwa 6 ml pro kgKG anzustreben [24].

Monitoring

- Oxygenierung und Ventilation müssen kontinuierlich über die Messung der Sauerstoffsättigung überwacht werden.
- Bei beatmeten Patienten ist die Nutzung der Kapnometrie zwingend erforderlich.
- Beim spontan atmenden Patienten ist neben der subjektiv empfundenen Dyspnoe v. a. die Atemfrequenz ein wichtiges Kriterium für die Verlaufsbeurteilung.

74.11.5 Circulation (Blutstillung und Kreislaufstabilisierung)

- Jeder Schock gilt bei Traumapatienten bis zum Beweis des Gegenteils als hämorrhagischer Schock.
- Besteht der Hinweis auf eine Schuss- oder Stichverletzung, ist der Patient auf äußerlich sichtbare Verletzungen abzusuchen („Blood Sweep").

Blutungskontrolle

- Blutungen aus Schusskanälen können mit Hilfe saugfähiger Verbandstoffe (z. B. Kerlix®) meist suffizient tamponiert werden. Hierzu wird der Verbandstoff mit dem Finger tief und mit ausreichendem Druck in die Wunde eingebracht. In seltenen Fällen kann es erforderlich sein, die Wunde zu eröffnen, um die eigentliche Blutungsquelle mit dem Packing besser zu erreichen.
- Das Auffinden blutender Gefäßstümpfe in der Tiefe der Wunde und deren Abklemmen mittels einer Gefäßklemme ist wenig erfolgversprechend und sollte unterlassen werden.
- Durch die Anwendung von Hämostyptika (z. B. QuikClot Gauze®, QuikClot ACS®, Celox Gauze®) kann die blutstillende Wirkung des Verbandes zusätzlich erhöht werden. Diese hämostatischen Verbandmittel besitzen neben dem pharmakologischen Effekt (z. B. Kontaktaktivierung der extrinsischen Gerinnungskaskade oder Konzentrierung von Gerinnungsfaktoren durch exotherme Reaktion) eine tamponierende Wirkung, wenn sie tief in die Wunde eingebracht werden. Nach Applikation des Hämostyptikums muss für mindestens 3 min eine direkte Kompression von außen aufgebracht werden. Anschließend erfolgt eine vorsichtige Erfolgskontrolle, bei der in den Randbereichen des Verbandes nach Rezidivblutungen Ausschau gehalten wird, ohne dass dabei das Verbandmaterial aus der Wunde entfernt wird. Über die tamponierte Wunde wird dann ein Druckverband angelegt, sofern dies anatomisch möglich ist.
- Bei stark blutenden Extremitätenverletzungen, bei denen aus taktischen Gründen ein Tourniquet zur schnellen temporären Blutstillung angelegt wurde, ist die Wunde darzustellen und mit einem hämostatischen Druckverband zu versorgen, bevor das Tourniquet geöffnet wird.
- Kann durch den angelegten Druckverband trotz dessen Korrektur und Verstärkung keine suffiziente Blutungskontrolle erreicht werden, muss die Abbindung erneuert werden, wobei sich in diesem Fall der bevorzugte Ort der Abbindung eine Handbreit oberhalb der Wunde befindet. Nach Anlage der Abbindung ist der Erfolg der Maßnahme zu kontrollieren. Hierzu zählt der Verlust der distalen Pulse und – noch wichtiger – das Sistieren der Blutung.
- Kann eine schwere Extremitätenblutung (z. B. am Oberschenkel) durch ein Tourniquet nicht vollständig zum Stillstand gebracht werden, muss umgehend ein zweites angelegt werden.
- Der Zeitpunkt der Abbindung ist sorgfältig zu dokumentieren und zusätzlich am Patienten kenntlich zu machen (z. B. auf dem Tourniquet oder auf der Stirn des Patienten).
- Schwieriger als bei einer blutenden Extremitätenverletzung stellt sich die Blutungskontrolle häufig bei massiven Blutungen in stammnahen Körperregionen dar.

Hierzu zählen Blutungen der Leistenregion, der Axilla und des Halses. Eine Abbindung ist hier aufgrund der anatomischen Gegebenheiten nicht möglich, und auch die Anlage eines suffizienten Druckverbandes gestaltet sich in diesen Regionen oft schwierig. Die wichtigste Erstmaßnahme bei stammnahen Blutungen stellt daher die direkte Kompression von außen dar. Neben einer vorübergehenden Blutungskontrolle oder Blutungsverlangsamung kann gleichzeitig versucht werden, die Blutungsquelle zumindest grob zu lokalisieren, um die weiteren blutstillenden Maßnahmen so zielgerichtet wie möglich einzusetzen. Im zweiten Schritt – nach Vorbereitung sämtlicher hierzu erforderlichen Verbandmaterialien durch einen weiteren Helfer – sollte die stammnahe Wunde mit geeigneten saugfähigen Verbandstoffen austamponiert werden. Darüber wird so effektiv wie möglich ein Druckverband platziert.

- In verzweifelten Situationen kann die manuelle Kompression durch einen Helfer die einzige wirkungsvolle Möglichkeit zur Blutungskontrolle darstellen. Unter den Bedingungen der zivilen Rettungsmedizin kann ein Transport auch unter Aufrechterhaltung der manuellen Kompression gelingen. Im Bereich der taktischen Medizin wurden verschiedene Kompressionsgurte (und -zwingen) für die Aufrechterhaltung des äußeren Drucks entwickelt, die mithilfe von pneumatischen oder mechanischen Druckaufnehmern eine kontinuierliche Kompression auf die Wunde ausüben (Junctional Tourniquets).

Kreislaufstabilisierung

- Jeder Traumapatient mit potenziellem Blutungsrisiko benötigt mindestens einen sicheren periphervenösen Gefäßzugang. Im Idealfall werden frühzeitig 2 großlumige Venenzugänge etabliert.
- Misslingt die Anlage eines Gefäßzugangs, stellt der intraossäre Zugang eine Alternative dar.
- Besteht der Verdacht auf eine unkontrollierte Körperhöhlenblutungen, sollte nach den Grundsätzen der permissiven Hypotonie ein systolischer Blutdruck von 80–90 mmHg toleriert werden, ehe eine Volumentherapie eingeleitet wird.
- Bei Vorliegen eines Schädel-Hirn-Traumas (SHT) muss zur Aufrechterhaltung eines ausreichenden zerebralen Perfusionsdrucks ein mittlerer arterieller Blutdruck von über 90 mmHG angestrebt werden.
- Eine indizierte Volumentherapie sollte beim hämorrhagischen Schock mit balancierten Vollelektrolytlösungen eingeleitet und ggf. mit einem Plasmaexpander ergänzt werden. Die Gabe von Vasopressoren kann zur Stabilisierung eines entsprechenden Mitteldrucks notwendig sein. Im hämorrhagischen Schock wird dazu Noradrenalin empfohlen [27].

Tranexamsäure

- Ergänzend wird bei Verletzten, bei denen ein starker Blutverlust vermutet wird, entsprechend den Ergebnissen der CRASH2-Studie die frühe Therapie mit Tranexamsäure empfohlen [28].
- Eine erste wissenschaftliche Studie von 40 verwundeten israelischen Soldaten, die bereits präklinisch mit Tranexamsäure behandelt wurden, ist kürzlich veröffentlicht worden. Dabei wurde v. a. die gute Verträglichkeit ohne aufgetretene Nebenwirkungen betont [29].

Reanimationsmaßnahmen

- Die Indikation zur Einleitung von Reanimationsmaßnahmen bei einem traumatisch bedingten Atem-/Kreislaufstillstand (siehe Kap. 58) im Zusammenhang mit einer Schuss- oder Stichverletzung wird indivduell vom Notarzt gestellt.
- Unabhängig vom EKG-Befund wie Kammerflimmern bzw. Asystolie oder geordneten Herzrhythmen ist die fehlende Herzauswurfleistung und damit die fehlende Ansprechbarkeit, Atemtätigkeit und Pulslosigkeit ausschlaggebend.
- Das Überleben bei einem traumatisch bedingten Atem-/Kreislaufstillstand korreliert direkt mit der präklinischen Versorgungs- und Transportzeit sowie der Dauer der Reanimationsmaßnahmen bis zur Wiederherstellung eines suffizienten eigenen Kreislaufs (return of spontaneous circulation [ROSC]).
- Der traumatisch bedingte Atem-/Kreislaufstillstand hat zwar insgesamt eine relativ hohe Mortalität, es werden jedoch für einzelne Untergruppen Überlebensraten von bis zu 71 % beschrieben.
- Für die Indikation zur Durchführung oder den Abbruch von Reanimationsmaßnahmen bei einem traumatisch bedingten Atem-/Kreislaufstillstand bestehen derzeit keine verlässlichen Prädiktoren für den Erfolg der Reanimation und des Überlebens. Wegen der nicht ausreichenden Datenlage können deshalb keine verbindlichen Empfehlungen für die Einleitung oder den Abbruch einer Reanimation ausgesprochen werden.
- Der Versuch einer Reanimation entsprechend der ABC-Prioritäten zum Ausschluss von einfach behebbaren Störungen wie Atemwegsverlegung, Spannungspneumothorax oder Kammerflimmern ist in jedem Fall gerechtfertigt.
- In der Klinik sollte bei beobachtetem Herz-Kreislauf-Stillstand nach penetrierendem Trauma in jedem Fall sofort mit Wiederbelebungsmaßnahmen begonnen werden. Kommt ein Patient nach penetrierendem Trauma unter Reanimation in die Klinik, empfehlen einige Leitlinien die Fortsetzung der Reanimationsmaßnahmen, wenn die Zeitspanne der präklinischen Reanimation weniger als 15 min beträgt [36].

- Im Unterschied zur Reanimation nach stumpfem Trauma wird beim penetrierenden Trauma die Indikation zur wiederbelebenden Sofort-Thorakotomie im Schockraum (emergency department thoracotomy, EDT) großzügig gestellt.

74.11.6 Disability (Störungen des ZNS)

- Bei jedem Verletzten muss ein orientierender neurologischer Status erhoben werden. Eine Einschränkung der Vigilanz kann entweder direkt durch ein SHT oder indirekt durch die zerebrale Minderperfusion infolge einer Hypotonie bedingt sein.
- Bei einer Glasgow Coma Scale (GCS) von ≤ 9 wird die definitive Sicherung des Atemwegs angestrebt.
- Eine suffiziente Analgosidierung gehört zwingend zu einer Traumaversorgung. Art und Intensität richten sich nach der Schwere des Traumas, der Schmerzintensität und möglichen Störungen der Vigilanz.

74.11.7 Exposure/Environment (Entkleiden und Hypothermieprophylaxe)

- Das Wärmemanagement muss vom Beginn der Versorgung an beachtet werden, um jeden weiteren Wärmeverlust zu verhindern. Dies gilt umso mehr bei penetrierenden Verletzungen, da jeder Patient im Rahmen der Inspektion vollständig entkleidet werden muss.
- Ein Abfall der Körperkerntemperatur kann dramatische Folgen mit schweren Störungen des Blutgerinnungssystems haben.
- Aktive und passive Wärmeerhaltungssysteme wie Rettungsfolien, Wärmedecken aber auch vorgeheizte Rettungsmittel müssen konsequent genutzt werden. Die Maßnahmen sind durch Messung der Körperkerntemperatur zu überwachen.

74.11.8 Weitere Behandlung im Rahmen des Secondary Survey

- Nach Abschluss des Primary Survey – nachdem akute Lebensgefahr entweder ausgeschlossen werden konnte oder sich die Vitalwerte nach Behandlung normalisiert haben – sollte im vorgeheizten Rettungswagen eine detaillierte Kopf-bis-Fuß-Untersuchung des Patienten durchgeführt werden. Hierzu gehört – gerade bei penetrierenden Verletzungen – immer auch die explizite Untersuchung des Rückens („check the back"), damit keine Einstich- oder Schussverletzungen übersehen werden.
- Schussfrakturen sind mit geeignetem Schienenmaterial zu immobilisieren, die periphere Durchblutung, motorische Funktion und Sensibilität müssen sorgfältig dokumentiert werden.

74.11.9 Forensische Aspekte und Spurensicherung

- Die Durchführung lebensrettender medizinischer Maßnahmen muss immer Vorrang vor sämtlichen Maßnahmen zur Beweis- und Spurensicherung haben.
- Gleichzeitig steht außer Frage, dass eine Rekonstruktion des Tathergangs ohne eine juristisch verwertbare Spurensicherung unmöglich ist. Kriminaltechnische Ermittlungsbeamte sind daher auf die Zusammenarbeit mit dem Rettungsdienst angewiesen. Zumindest sollte keine Spuren unbedacht vernichtet werden, außer dies geschieht durch zwingend medizinisch erforderliche Maßnahmen.
- Die Kleidung des Patienten sollte in einer sauberen Plastiktüte verwahrt, mit einem Patientenetikett versehen und der Polizei übergeben werden. Der Patient sollte bis zur Spurensicherung durch Rechtsmedizin oder Polizei nicht gesäubert werden, um Fremdblutanhaftungen, Speichel- oder Sekretspuren zu erhalten.
- In der klinisch-forensischen Medizin stellt die fotografische Befunddokumentation ein wichtiges Instrument für die Beweisaufnahme eines möglicherweise nachfolgenden Gerichtsverfahrens dar. Falls medizinisch vertretbar, sollten daher vor einer Wundversorgung mehrere Farbfotografien angefertigt werden. Dies sollte möglichst als Übersichtsaufnahme, die eine anatomische Orientierung ermöglicht, sowie als Detailaufnahme mit einem im Bild sichtbaren Maßstab (z. B. Lineal) erfolgen. Darüber hinaus sollte die Wundbeschaffenheit, z. B. bei Schusskanälen oder Stichwunden, möglichst exakt dokumentiert werden (Wundränder, Durchmesser, Tiefe, Verlauf etc.). Exzidate der Haut oder Fremdkörper, die aus Wunden entfernt wurden, sind in Plastikbeuteln zu asservieren, zu beschriften und der Polizei oder Rechtsmedizin für weitere forensische oder kriminaltechnische Untersuchungen zu übergeben. Schusswaffenprojektile sollte möglichst nicht mit metallischen Pinzetten angefasst werden, um das charakteristische Rillenmuster an deren Oberfläche nicht zu beschädigen, welches für spätere ballistische Vergleichsuntersuchungen von Bedeutung sein kann.

74.11.10 Operative Therapie

- Die operative Strategie richtet sich nach dem physiologischen Zustand des Verletzten. Ziel der chirurgischen Therapie ist stets eine frühe definitive Versorgung (early total care).
- Bei persistierender hämodynamischer Instabilität muss die chirurgische Therapie auf Maßnahmen zum unmittelbaren Lebenserhalt beschränkt werden.

- Um die Spirale der letalen Trias aus Koagulopathie, Azidose und Hypothermie zu durchbrechen, wird zur Schadensbegrenzung ein mehrstufiges Konzept verfolgt (damage control surgery) ([30], [31], [32]). Ziele sind eine Verkürzung der OP-Zeit (insbesondere der initialen Notfalloperation), die intermittierende Stabilisierung des Patienten auf der Intensivstation und die definitive Versorgung im Verlauf.
- Als Trigger-Faktoren für die Damage Control Surgery gelten [33]:
  - **kritische Faktoren (tödliche Trias)**
    - Hypothermie: Temp. < 34°C
    - schwere metabolische Azidose
    - pH < 7,2
    - Laktat > 5 mmol/l
    - Koagulopathie
    - massive Transfusion (> 10 Erythrozytenkonzentrate)
    - Prothrombinzeit (PT) > 16 s oder partielle Thromboplastinzeit (PTT) > 60 s, Thrombozyten < 50 %
  - **sekundäre Faktoren**
    - schwere Verletzungen, Multisystemtrauma
    - Injury Severity Score (ISS) ≥ 35, schweres Lebertrauma
    - erwartete OP-Zeit > 90 min
- Bei einem Massenanfall von Verletzten – z. B. bei einer Vielzahl von Schussverletzungen im Rahmen eines Terroranschlags – kann das Behandlungsteam gezwungen sein, aufgrund limitierter Ressourcen verkürzte oder improvisierte operative Eingriffe durchzuführen, um das Überleben möglichst vieler Opfer zu sichern (tactical abbreviated surgical care; [34], [35]). Hier kommt der präklinischen und innerklinischen Sichtung zur Festlegung der Behandlungsprioritäten eine besondere Bedeutung zu.

74.12 Verlauf und Prognose

- Je nach Art und Schwere der Verletzung unterschiedlich.
- Für Deutschland liegen keine Daten vor.

74.13 Quellenangaben

[1] Polizeiliche Kriminalstatistik Bundesrepublik Deutschland, Jahrbuch 2014. Bundeskriminalamt, Wiesbaden

[2] TraumaRegister der Deutschen Gesellschaft für Unfallchirurgie (DGU): Jahresbericht 2018. Sektion Intensiv- & Notfallmedizin, Schwerverletztenversorgung und AUC – Akademie der Unfallchirurgie GmbH

[3] Karger, B. In: Handbuch gerichtliche Medizin 1. Berlin, Heidelberg: Springer; 2004: 593–682. doi:10.1007/978-3-662-45345-2_9

[4] Canturk G, Canturk N, Odabasi A et al. Autopsy findings of suicidal deaths committed by firearms in Ankara, Turkey. Med Sci Law 2009; 49: 207–212

[5] Chapman J, Milroy CM. Firearm deaths in Yorkshire and Humberside. Forensic Sci. Int. 1992; 57: 181–191

[6] Karger B, Brinkmann B. Multiple gunshot suicides: potential for physical activity and medico-legal aspects. Int. J. Legal Med. 1997; 110: 88–192

[7] Karlsson T, Isaksson B, Ormstad K. Gunshot fatalities in Stockholm, Sweden with special reference to the use of illegal weapons. J. Forensic Sci. 1993; 38: 1409–1421

[8] Krug EG, Powell KE, Dahlberg LL. Firearm-related deaths in the United States and 35 other high- and upper-middle-income countries. Int J Epidemiol 1998; 27: 214–221

[9] Pereira C, Boyd JB, Dickenson B. Gunshot wounds to the face: level I urban trauma center: a 10-year level I urban trauma center experience. Ann Plast Surg 2012; 68: 378–381

[10] Krug, E. G., Mercy, J. A., Dahlberg, L. L. & Zwi, A. B. The world report on violence and health. The Lancet (2002). doi:10.1016/S0140-6736(02)11133-0

[11] Kunz SN, Meyer HJ, Kraus, S. Gerichtsmedizinische Aspekte suizidaler Schussverletzungen – eine Übersichtsarbeit am Beispiel Deutschlands. Wien Med Wochenschr 2013; 163: 541–548

[12] Shappo VV, Boiarintsev VV, Ozeretskovskiĭ LB. & Kholikov et al. Modern views on the wound ballistics and its humanitarian-legal aspects. Voen Med Zh 2008; 329, 4–13

[13] King KF. Orthopaedic aspects of war wounds in South Vietnam. J Bone Joint Surg Br 1969; 51: 112–117

[14] Albreht, M. et al. Experimental soft tissue wounds caused by standard military rifles. Acta Chir Scand Suppl 1979; 489: 185–198

[15] Oehmichen M, Meissner C, König HG et al. Gunshot injuries to the head and brain caused by low-velocity handguns and rifles. A review. Forensic Sci. Int. 2004; 146: 111–120

[16] Rich NM. Vietnam missile wounds evaluated in 750 patients. Mil. Med. 1968; 133: 9–22

[17] Surgeons A. C. O. ATLS, Advanced Trauma Life Support Program for doctors. Amer College of Surgeons 2004

[18] PHTLS: Prehospital Trauma Life Support. Jones & Bartlett Publishers; 2014

[19] Naemt National Association of Emergency Medical Technicians (NAEMT). Prehospital Trauma Life Support, Military Edition. Jones & Bartlett Publishers; 2014

[20] Holcomb JB, Caruso J, McMullin NR et al. Causes of death in Special Operations Forces in the global war on terrorism: 2001–2004. Ann Surg 2007; 245: 986-91

[21] Kauvar DS, Wade CE. The epidemiology and modern management of traumatic hemorrhage: US and international perspectives. Crit Care 2005; 9 Suppl 5: 1–9 (2005

[22] Cothren CC, Moore EE, Hedegaard HB et al. Epidemiology of urban trauma deaths: a comprehensive reassessment 10 years later. World J Surg 2007; 31: 1507–1511

[23] Eastridge BJ, Mabry RL, Seguin P et al. Death on the battlefield (2001–2011): Implications for the future of combat casualty care. Journal of Trauma and Acute Care Surgery 2012; 73: 431–437

[24] Hager DN, Krishnan JA, Hayden DL et al. ARDS Clinical Trials Network. Tidal volume reduction in patients with acute lung injury when plateau pressures are not high. Am. J. Respir. Crit. Care Med. 2005; 172: 1241–1245

[25] S3-Leitlinie Polytrauma /Schwerverletzten-Behandlung. AWMF-Register-Nr. 012/019. Hrsg: Deutsche Gesellschaft für Unfallchirurgie. Stand:07/2016

[26] Butler FK, Dubose JJ, Otten EJ et al. Management of Open Pneumothorax in Tactical Combat Casualty Care: TCCC Guidelines Change 13-02. J Spec Oper Med 2013; 13: 81–86

[27] Rossaint R, Bouillon B, Cerny V et al. The European guideline on management of major bleeding and coagulopathy following trauma: fourth edition. Crit Care 2016; 20: 100

[28] CRASH-2 collaborators, Roberts I, Shakur H et al. The importance of early treatment with tranexamic acid in bleeding trauma patients: an exploratory analysis of the CRASH-2 randomised controlled trial. Lancet 2011; 377 (9771): 1096–101

[29] Lipsky AM, Abramovich A, Nadler R et al. Tranexamic acid in the prehospital setting: Israel Defense Forces' initial experience. Injury 2014; 4: 66–70

VIII

[30] Rotondo, M. F. et al. 'Damage control': an approach for improved survival in exsanguinating penetrating abdominal injury. J Trauma 35, 375–382- discussion 382–383 (1993).
[31] Rotondo MF, Bard MR. Damage control surgery for thoracic injuries. Injury 2004; 35, 649–654
[32] Waibel BH, Rotondo MF. Damage control in trauma and abdominal sepsis. Crit. Care Med. 2010; 38: 421–430
[33] Boffard KD. Manual of Definitive Surgical Trauma Care 3E. CRC Press; 2011
[34] AG Einsatz-, Katastrophen- und Taktische Chirurgie der Deutschen Gesellschaft für Unfallchirurgie et al. Surgical care strategies for TerrorMASCAL situations. Notfall Rettungsmedizin 2017; 17: 541–11
[35] Franke A, Bieler D, Friemert B et al. Preclinical and intrahospital management of mass casualties and terrorist incidents. Chirurg 2017; 88: 830–840
[36] Seamon M, Haut ER, Van Arendonk K et al. An evidence-based approach to patient selection for emergency department thoracotomy: A practice management guideline from the Eastern Association for the Surgery of Trauma, J Trauma Acute Care Surg 2015; 79 (1): 159–173

74.14 Literatur zur weiteren Vertiefung

[1] Boffard KD. Manual of Definitive Surgical Trauma Care. 4th edition. Taylor & Francis Inc.; 2015
[2] Hirshberg A, Mattox KL. Top Knife: Kunst und Handwerk der Trauma-Chirurgie. Wien: Springer; 2006
[3] Mattox KL, Moore EE, Feliciano DV.Trauma. 8th edition. McGraw-Hill Education; 2017
[4] Velmahos GC, Degiannis E, Doll D. Penetrating Trauma: A Practical Guide on Operative Technique and Peri-Operative Management. 2. Aufl. Berlin, Heidelberg: Springer; 2016
[5] Kneubuehl B, Coupland RM, Rothschild MA, Thali M. Wundballistik. Grundlagen und Anwendungen., 3. Aufl. Berlin, Heidelberg: Springer; 2008

75 Explosionstrauma

Karl-Georg Kanz, Thorsten Hauer

75.1 Steckbrief

Das Explosionstrauma kann eine Reihe von Verletzungen beinhalten, die durch unterschiedliche Verletzungsmechanismen entstehen. Durch die Druckwelle kann es zu einer Schädigung v. a. der luftgefüllten Organe, wie der Lunge, des Gastrointestinaltrakts und des Innenohrs, kommen (primäre Explosionsverletzungen). Splitter, die aus dem Detonationszentrum beschleunigt werden, führen zu multiplen penetrierenden Verletzungen (sekundäre Explosionsverletzungen). Durch den Impuls des Druckstoßes können Explosionsopfer weggeschleudert oder aus Fahrzeugen herausgeschleudert werden. Außerdem können Personen von umherfliegenden Trümmerteilen getroffen oder unter einstürzenden Gebäuden verschüttet werden (tertiäre Explosionsverletzungen). Flammen und Hitze führen schließlich – abhängig von der Entfernung – zu Verbrennungen (quartäre Explosionsverletzungen).

75.2 Synonyme

- Explosionsverletzung
- blast injury

75.3 Keywords

- Explosionstrauma
- Explosionsverletzungen (blast injury)
- Explosion (explosion)
- Detonation
- blast-related injuries
- blast wave

75.4 Definition

- Explosionsverletzungen entstehen als unmittelbare Folge einer Explosion.
- Als Explosionstrauma bezeichnet man die Gesamtheit aller Verletzungen eines Explosionsopfers.

75.5 Epidemiologie

75.5.1 Häufigkeit

- Explosionen sind in Deutschland relativ seltene Ereignisse.
- Gewollte Explosionen werden meist mit dem Begriff Sprengung beschrieben und werden zu zivilen (Steinbrüche, Minen, Feuerwerkskörper, Tunnelbau) und militärischen Zwecken genutzt.
- Ungewollte Explosionen treten als Folge gestörter technischer Prozesse auf (Explosionsunglücke).
- Umfängliche Statistiken über Explosionsereignisse sind bislang in Deutschland nicht verfügbar.

75.5.2 Altersgipfel

- Es liegen für Deutschland keine Daten vor.

75.5.3 Geschlechtsverteilung

- Es liegen für Deutschland keine Daten vor.

75.5.4 Prädisponierende Faktoren

- Es liegen für Deutschland keine Daten vor.

VIII

75.6 Ätiologie und Pathogenese

- Die Auswirkungen einer Detonation hängen von der Art und Menge des Explosivstoffs ab sowie von der Geschwindigkeit, mit der sich die Druckwelle ausbreitet.
- Bei einer Detonation kann der Druck im Zentrum des Sprengstoffs 500kbar erreichen, die Temperatur 900–1200 °C. Durch die enorme Dichte und Temperatur breitet sich die Stoßfront mit Überschallgeschwindigkeit aus. Die Detonationsgeschwindigkeiten liegen zwischen 1500 und 10 000 m/s.
  - Sprengstoffe mit niedrigen Detonationsgeschwindigkeiten werden in Bergwerken und Steinbrüchen verwendet. Dort soll nicht der Nahbereich pulverisiert werden, sondern es sollen in einem größeren Bereich Risse entstehen.
  - Bei militärisch genutzten Sprengstoffen soll durch hohe Detonationsgeschwindigkeiten die Brechkraft erhöht werden.
- Die Brechkraft (Brisanz) ist eine Bezeichnung für die Zerstörungswirkung eines Sprengstoffs. Oft wird sie als TNT-Äquivalent angegeben. Die zerstörende Wirkung wird hauptsächlich durch den bei der Detonation auftretenden Druckstoß hervorgerufen, welcher (neben anderen Faktoren wie der Ladedichte, dem Schwadenvolumen und weiteren Kenngrößen) am stärksten von der Detonationsgeschwindigkeit abhängt.

Tab. 75.1 Explosivstoffe (exemplarisch).

Explosivstoff	Detonationsgeschwindigkeit (V_{Det}) bzw. Abbrandgeschwindigkeit [m/s]	Nutzung
Schwarzpulver	300–1000 m/s (je nach Verdämmung)	Treibladungspulver für pyrotechnische Munition
Ammoniumnitrat	2500	industrielle Sprengstoffe/Dünger
Dynamit	6350	weltweit keine Nutzung mehr
TNT (Trinitrotoluol)	6900	Sprengkörper, Granaten und Bomben
HMX (Oktogen)	9100	Hohlladungen, Granaten, Raketen, Gefechtsköpfe
HMTD	5000	Initialsprengstoff, Sprengkapsel
Torpex	+/–7200 (je nach Zusammensetzung)	Großladungsträger (Bomben und Unterwasserminen)
Hexogen (RDX)	8750	Gefechtsköpfe Panzerabwehr- und Flugabwehrkanonen-Lenkflugkörper
Semtex	k.A.	Sprengmasse formbar
PETN (Pentaerythrityltetranitrat, kurz: Nitropenta)	8400	Sprengmasse formbar, Handgranate

- Die chemische Umsetzung eines Explosivstoffs ist mit folgenden Wirkungen verbunden:
  - Luftstoßwirkung
  - Bodenstoß- und Kraterwirkung
  - Wirkung durch Spreng- und Wurfstücke
  - thermische Wirkung durch Flammen und Wärmestrahlung
  - Wirkung der Explosionsschwaden
- Das Explosionstrauma stellt für Rettungskräfte eine besondere Herausforderung dar. Einerseits kommen explosionsbedingte Verletzungen in Deutschland relativ selten vor. Andererseits kann in Abhängigkeit von der Entfernung zum Detonationszentrum eine ganze Reihe unterschiedlicher Verletzungen auftreten.

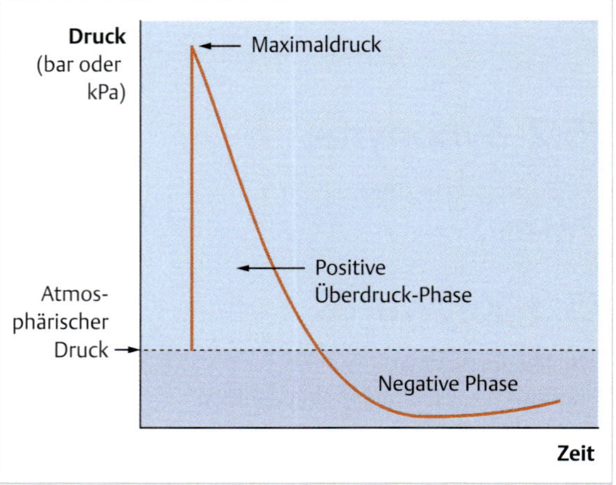

Abb. 75.1 Ausbreitung der Druckwelle im zeitlichen Verlauf. Die Druckwelle besteht aus der (positiven) Stoßwelle, auf die eine (negative) Unterdruckphase folgt. Die Amplitude des Stoßwelle nimmt mit zunehmendem Abstand vom Detonationszentrum ab.

75.6.1 Primäre Explosionsverletzungen

- Druckwelle:
  - Bei einer Explosion kommt es nach der Zündung des Sprengstoffs zu einer heftigen chemischen Reaktion, bei der Gas und Hitze schlagartig freigesetzt werden.
  - In Abhängigkeit von der chemischen Zusammensetzung und der freigesetzten Energie kommt es zur Ausbildung einer Luftstoßwelle, die sich mit sehr hoher Anfangsgeschwindigkeit vom Detonationsort ausbreitet.
  - Der Überdruck in der Stoßfront nimmt mit zunehmender Entfernung vom Detonationsort ab (► Abb. 75.1).
- Verletzungen, die durch die Stoßwelle hervorgerufen werden, bezeichnet man als primäre Explosionsverletzungen.
- Die Ausbreitungsgeschwindigkeit der Stoßwelle hängt von der Brisanz des verwendeten Sprengstoffs ab und reicht von 1000 m/s bei industriell verwendeten Sprengstoffen bis hin zu 5–7000 m/s bei militärischen Sprengstoffen (siehe ► Tab. 75.1).
- Der Überdruck kann im nahen Umfeld der Detonation 5–10 bar betragen und nimmt mit zunehmender Entfernung vom Detonationszentrum exponentiell ab.

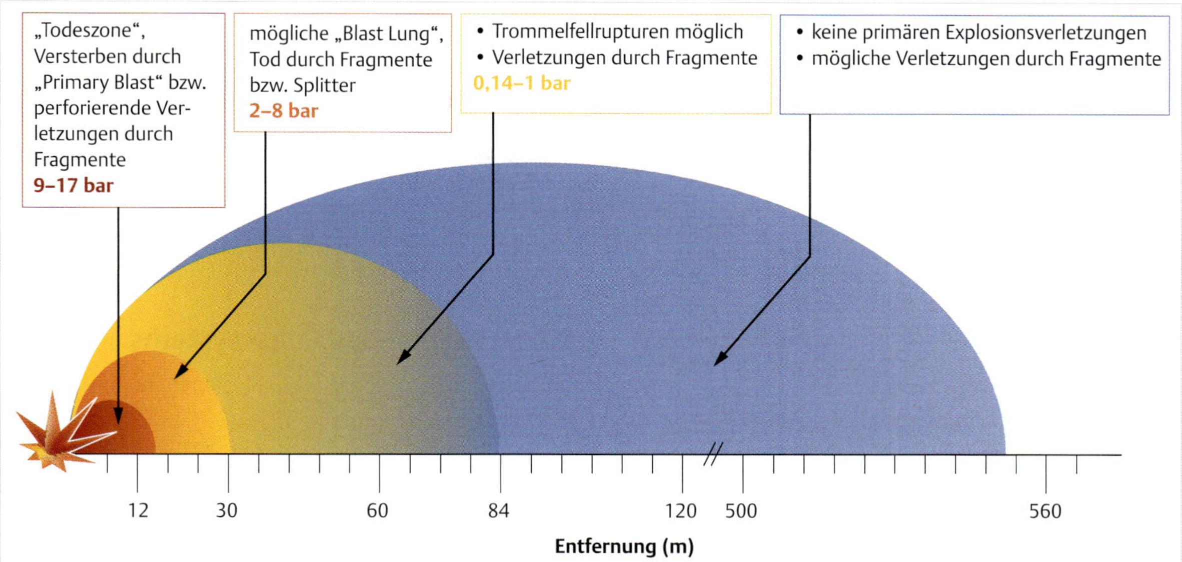

Abb. 75.2 Schematische Darstellung des maximalen effektiven Radius für primäre und sekundäre Explosionsverletzungen eines Kampfmittels mit Metallumhüllung (z. B. einer Mörsergranate) in freiem Gelände (stark idealisiert).

- Im unmittelbaren Nahbereich kann es alleine durch den explosionsartigen Druckanstieg zu tödlichen Verletzungen kommen. Da in dieser sogenannten „Todeszone“ (Bereich, in dem mit hoher Wahrscheinlichkeit ohne zusätzlichen Schutz kein Überleben möglich ist) gleichzeitig multiple Splitter unterschiedlicher Größe mit rasanten Geschwindigkeiten von bis zu 3000 m/s auf den Körper einwirken, sterben die meisten Opfer an Kombination aus Druck- und Splitterverletzungen (▸ Abb. 75.2).
- Auf die Überdruckphase folgt eine Phase des Unterdrucks, der zeitlich länger andauert und in seiner Intensität (Druck pro Zeiteinheit = Flächenintegral) über die Änderung der Zeit stets konstant ist (▸ Abb. 75.1).
- Während sich die Stoßwelle in freiem Gelände ungehindert ausbreiten kann und so an Geschwindigkeit verliert, wird sie an Grenzflächen wie Hauswänden reflektiert bzw. bei Detonationen in geschlossenen Räumen in das Rauminnere zurückgeworfen. Dadurch wird die Wirkung auf Personen erheblich verstärkt. Explosionsopfer erleiden deshalb mit einer höheren Inzidenz schwerste Verletzungen, wobei Zerreißungen der Lunge besonders im Vordergrund stehen [1]. In bebautem Terrain kann es zudem entlang von Straßenzügen durch die Kanalisation zu einer Verstärkung der Stoßwelle kommen.
- Das resultierende Barotrauma wird durch unterschiedliche Kräfte verursacht, die auf das Gewebe einwirken:
  - Durch die Druckerhöhung wirken Druckkräfte (Überdruck).
  - Der nachfolgende Unterdruck erzeugt Zugkräfte.
  - Durch den plötzlichen Druckwechsel entstehen Zugspannungen, die das Gewebe zusätzlich schädigen können [9].

Verletzungen der Lunge (Blast Lung)

- In Abhängigkeit von der Schwere der Explosion und dem verursachten Überdruck zerreißen innerer Organe, wobei die Lunge als luftgefülltes Organ am häufigsten betroffen ist. Durch die schnellen Druckwechsel kommt es zum Einreißen der Alveolen.
- Der Schädigungsmechanismus gleicht einer Lungenkontusion, wobei die Kontusionsareale durch die unterschiedlichen Energiedichten im Thorax inhomogen verteilt sind.
- Bei einem Überdruck von ca. 2,5 bar werden Lungenverletzungen mit einer Mortalität von 1 % beobachtet, bei einem Überdruck von mehr als 5 bar ist mit einer Mortalität von bis zu 50 % zu rechnen [2]. Die Detonation einer 25-kg-TNT-Bombe kann einen kurzfristigen (2 msec) Überdruck von bis zu 10 bar erzeugen.
- In der Lunge führt die Stoßwelle zu einer massiven Überdehnung der Alveolen mit Zerreißung der alveolären Septen und nachfolgender Ausbildung eines Lungenödems. Diese Veränderungen manifestieren sich klinisch mit Hypoxie und Hämoptoe, die häufig eine endotracheale Intubation und maschinelle Beatmung erfordern.

- Bei einer Verletzung bzw. Zerreißung der Pleura visceralis entwickelt sich zunächst ein Pneumothorax oder Hämatothorax, der sich zu einem lebensbedrohlichen Spannungspneumothorax entwickeln kann.

Luftembolien

- Ein weiteres Charakteristikum primärer Explosionsverletzungen ist das Auftreten von Luftembolien.
- Infolge des hohen Überdrucks im Bronchialsystem gelangen durch bronchiale und alveolare Läsionen relevante Luftmengen in die Pulmonalgefäße und führen dann zu dem Bild einer Luftembolie mit Kreislaufversagen.
- Kritische Gefäße im Gehirn- oder Koronarkreislauf können mit katastrophalen Folgen durch Luftblasen verschlossen werden.
- Luftembolien sind die häufigste Ursache für die frühen Todesfälle nach primären Explosionsverletzungen.

Atypisches Schockgeschehen

- Eine besondere Problematik bei Explosionsverletzungen stellt die Beurteilung des häufig beobachteten atypischen Schockgeschehens mit peripherer Vasodilatation, Bradykardie und konsekutiver Hypoxie dar.
- Dieses bislang nur nach Bombenexplosionen beschriebene Phänomen geht ohne ersichtliche äußere und innere Verletzungen einher, beginnt unmittelbar nach der Explosion und bildet sich nach 1–2 h wieder zurück.
- Obwohl die Symptome eine Hypovolämie, einen myokardialen Schaden oder ein Cor pulmonale vermuten lassen, wurde in tierexperimentellen Studien gezeigt, dass diese Trias auf einen vagalen Reflex in der Lunge zurückzuführen ist. Dieser wird zusätzlich durch das nach der Bombenexplosion auftretende alveoläre Ödem getriggert [3].

Verletzungen abdominaler Hohlorgane

- Verletzungen abdominaler Hohlorgane treten seltener als die Explosionsverletzungen der Lunge auf.
- Die durch den Druckwechsel von Stoßwelle und Unterdruckphase verursachten Zugspannungen an den anatomischen Organaufhängungen können zu einer Verletzung oder einer Ruptur von Parenchymorganen führen. Meist sind jedoch Organläsionen die Folge von tertiären Explosionsmechanismen im Sinne eines stumpfen Anpralls gegen feste Gegenstände.
- Häufig werden Milzrupturen beschrieben, die auch ohne direktes Trauma oder Perforation der Bauchwand auftreten können. Es wird vermutet, dass nach einem schnell auftretenden Lungenkollaps mit anschließender Lungenentfaltung relevante Scherkräfte entstehen, die zur Verletzung des Milzparenchyms an den Ligamenten führen [4].

Schädel-Hirn-Trauma

- Die Bewertung eines Schädel-Hirn-Traumas (SHT) gestaltet sich schwierig, da unmittelbar nach dem Explosionsereignis häufig psychomotorische Störungen mit retrograder Amnesie, Apathie, Unruhe und Angstzuständen vorliegen.
- Die Stoßwelle verusacht einen diffusen Axon- und Gliaschaden sowie eine Schwellung der Neurone, was diese reversible Symptomatik erklärt [5].

Verletzungen des Gehörsystems

- Das Gehörsystem wird bei Explosionen mit am häufigsten verletzt.
- Das Trommelfell ist eine einfache Membran, die das eine Ende des Gehörgangs vollständig verschließt, während das andere Ende zur Außenluft hin offen ist.
- Der Luftraum des Mittelohrs hinter dem Trommelfell kann die Drücke über die Eustachische Röhre nicht rasch genug ausgleichen.
  - Bei Drücken von 0,35 bar kann das Trommelfell des Menschen reißen (▶ Abb. 75.3).
  - Oberhalb von 1 bar kommt es fast ausnahmslos zur Trommelfellruptur.
  - Durch höhere Drücke kann das Trommelfell fast vollständig zerstört werden. Zudem kann es zu einer Luxation oder Fraktur der Gehörknöchelchen kommen. Die Funktion des Vestibularapparats ist gewöhnlich nicht beeinträchtigt.

75.6.2 Sekundäre Explosionsverletzungen

- Die meisten Verletzungen nach Bombenexplosionen sind sekundär durch Splitter und tertiär durch Wegschleudern und Aufprall bedingt [7].
- Splitter werden mit extrem hoher Geschwindigkeit (bis zu 3000 m/s) aus dem Detonationszentrum geschleudert, können aber aufgrund aerodynamischen Verhaltens über 100 m/s Geschwindigkeit pro Meter Flugweg verlieren.
- Allerdings bauen Splitter meist die gesamte Energie im Körper ab, was zu schwerwiegenden Verletzungen führen kann.
- **Wichtig**: Vor allem penetrierende Verletzungen können leicht übersehen oder in ihrem Schweregrad unterschätzt werden, da sich äußerlich oft nur eine kleine Eintrittspforte zeigt, jedoch die damit verbundenen inneren Verletzungen von Gefäßen und Organen erhebliche Läsionen verursachen können.
- Primärsplitter entfalten im Nahbereich der Detonation eine oft tödliche Wirkung und können auch im Umkreis von mehreren 100 Metern Verletzungen hervorrufen.
  - Natürliche Splitter entstehen typischerweise, wenn der Mantel einer Granate durch Detonation der Wirk-

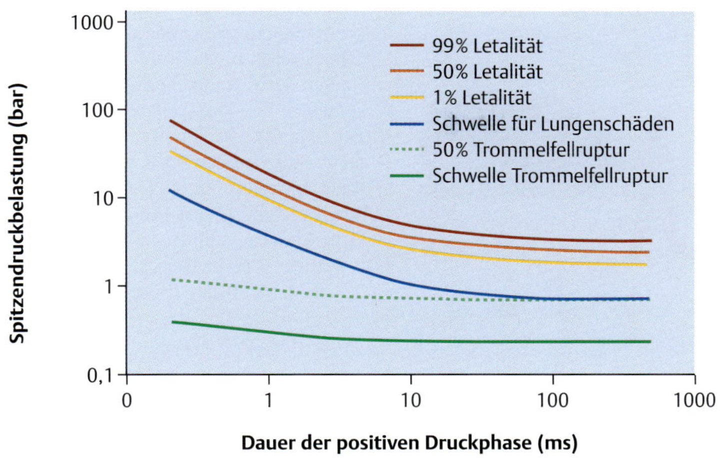

Abb. 75.3 Geschätzte Toleranzwerte für einzelne, steil ansteigende Druckwellen.

ladung in tausende Splitter unterschiedlicher Größe und Form zerrissen wird, wodurch die beabsichtigte Waffenwirkung erzielt wird.
   - Wird ein unkonventioneller Sprengsatz mit Nägeln, Schrauben(-muttern) oder Stahlkugeln versetzt, um diese als Geschosse in eine bestimmte Wirkrichtung zu beschleunigen, spricht man von vorgeformten Splittern.
- Sekundäre Splitter können auch außerhalb des eigentlichen Detonationszentrums z. B. durch zerberstende Fensterscheiben entstehen.
- Da auf Splitter im Flug keinerlei stabilisierende Kräfte einwirken, treffen sie in zufälliger Ausrichtung auf dem Körper auf. Erst nach der ersten Berührung stellt sich ein Stabilisierungsmechanismus ein. Da sich i. d. R. die größte Fläche in die Bewegungsrichtung stellt, ist die Querschnittsbelastung im Innern des Körpers ungefähr konstant. Typischerweise haben daher die Wundkanäle von Splittern den größten Durchmesser am Eintritt, nach dem Eindringen verjüngen sie sich kontinuierlich (▶ Abb. 75.4).

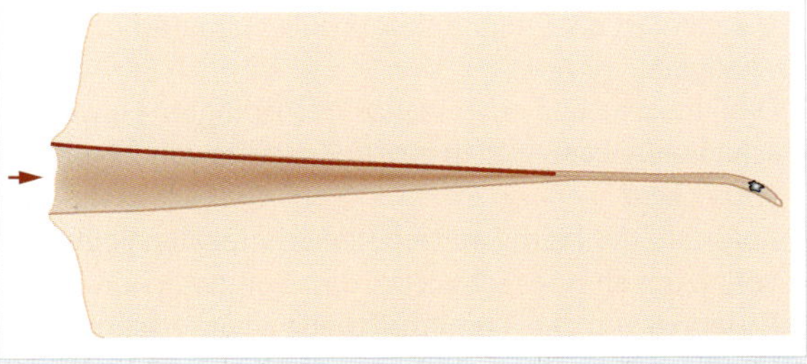

Abb. 75.4 Charakteristischer kegelförmiger Wundkanal eines Splitters (schematisiert).

- Abhängig von der Geschwindigkeit, der Masse und der Querschnittsfläche des Splitters kann die Wundhöhle ein Vielfaches der eigentlichen Splittergröße betragen.
   - Vergleicht man unterschiedlich geformte Splitter miteinander, so besitzen kugelförmige Splitter bei gleicher Masse und gleicher Auftreffenergie eine größere Eindringtiefe als längliche Splitter.
   - Längliche Splitter weisen dagegen größere Eintrittsöffnungen auf.

75.6.3 Tertiäre Explosionsverletzungen

- Durch die Wucht der Stoßwelle können Explosionsopfer weggeschleudert oder aus Fahrzeugen herausgeschleudert werden.
- Außerdem können Personen von umherfliegenden Trümmerteilen getroffen oder unter einstürzenden Gebäuden verschüttet werden.
- Die hierbei entstehenden stumpfen Verletzungen (Quetschungen, Frakturen etc.) werden als tertiäre Explosionsverletzungen zusammengefasst.

75.6.4 Quartäre Explosionsverletzungen

- Durch Feuer und Hitze treten als quartäre Explosionsverletzungen häufig Verbrennungen auf.
- Bei etwa einem Drittel handelt es sich um hochgradige Verbrennungen, die eine schnelle Versorgung in einem entsprechenden Zentrum für Schwerbrandverletzte erfordern.

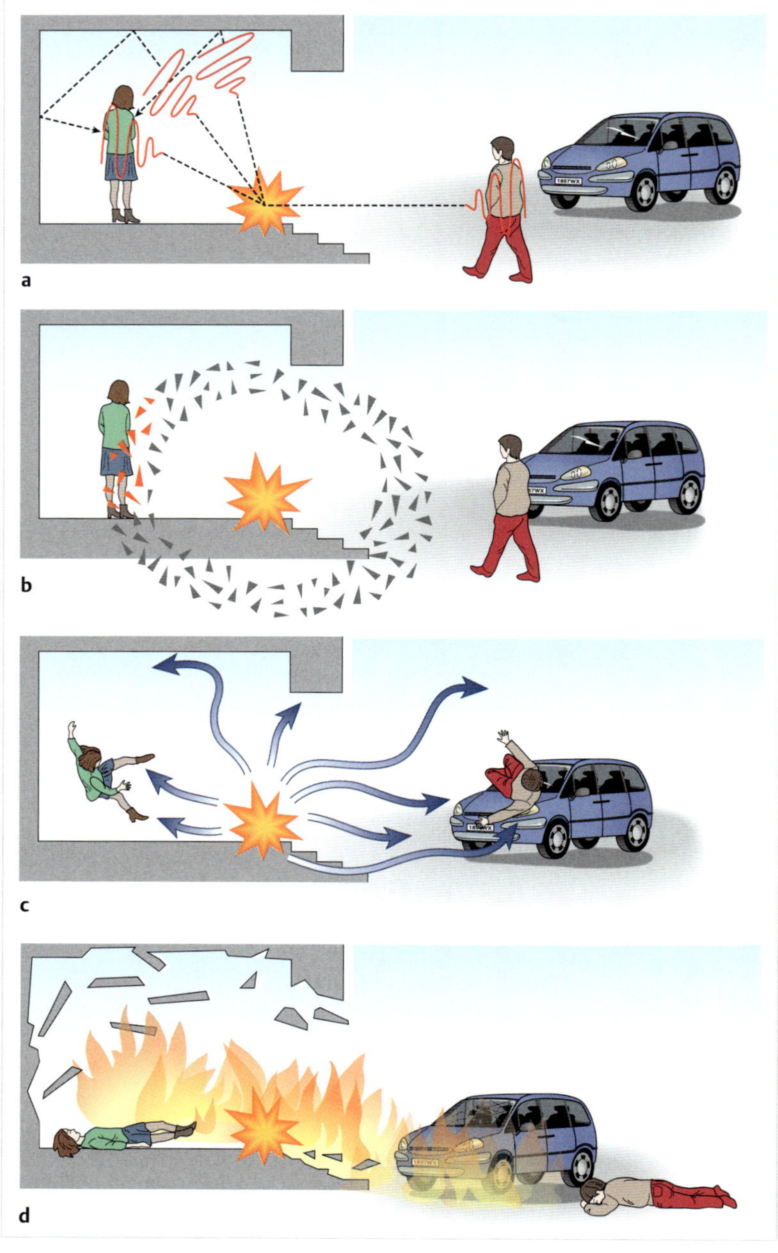

Abb. 75.5 Explosionsverletzungen.
a: primäre Explosionsverletzungen durch die Schockwelle; b: sekundäre Explosionsverletzungen durch Fragmente und Splitter; c: tertiäre Explosionsverletzungen durch den Anprall der Opfer an Gegenstände oder durch Sturz auf den Boden; d: quartäre Explosionsverletzungen durch Hitze, Feuer oder Giftstoffe. (Quelle: Kanz K. Schuss- und Explosionsverletzungen. In: Scholz J, Sefrin P, Böttiger B et al., Hrsg. Notfallmedizin. 3. Auflage. Stuttgart: Thieme; 2013)

75.7 Symptomatik

75.7.1 Primäre Explosionsverletzungen

- Die durch den Druckstoß bedingte primäre Explosionsverletzung der Lunge führt zu einem ähnlichen klinischen Bild wie die Lungenkontusion infolge eines stumpfen Thoraxtraumas, jedoch ohne Rippenfrakturen und Brustwandverletzungen.
- Zu den Symptomen zählen:
  - Luftnot, Schmerzen und Bluthusten
  - Zudem ist ein Pneumothorax oder Hämatothorax möglich.
- Das klinische Bild einer explosionsbedingten Lungenschädigung kann sich in einem Zeitraum von 24–48 h entwickeln.
- Aufgrund der häufig auftretenden thorakalen Begleitverletzungen ist es schwierig, das Atemnotsyndrom des Patienten von der Ateminsuffizienz zu unterscheiden. Letzteres ist alleine auf eine primäre Explosionsverletzung der Lunge (alveoläres Barotrauma durch schnellen Druckwechsel) zurückzuführen.
- Abdominelle Schmerzen und Abwehrspannung infolge einer peritonealen Reizung weisen auf ein Abdominaltrauma hin.

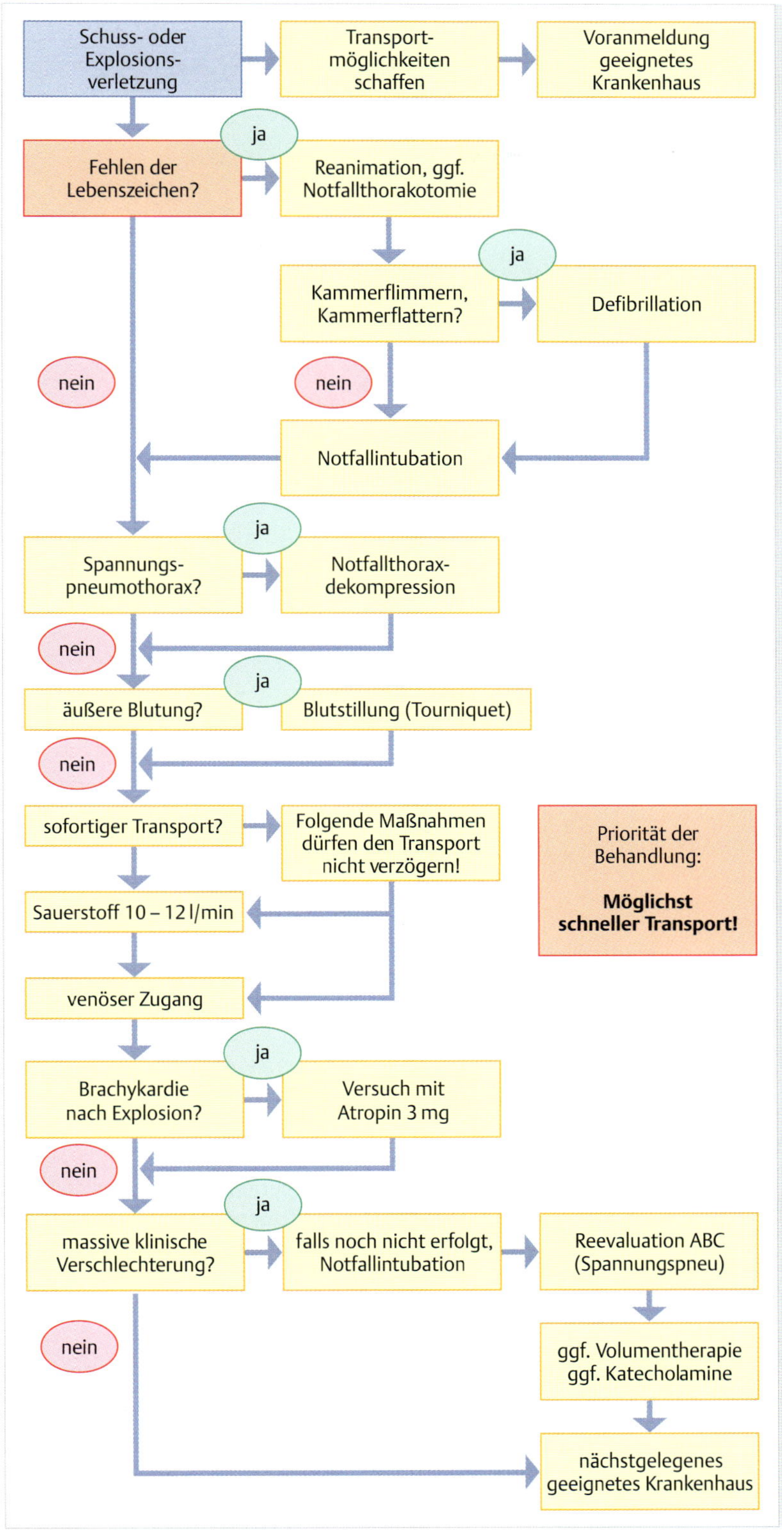

Abb. 75.6 Algorithmus für das präklinische Management bei Schuss- und Explosionsverletzungen. (Quelle: Kanz K. Schuss- und Explosionsverletzungen. In: Scholz J, Sefrin P, Böttiger B et al., Hrsg. Notfallmedizin. 3. Auflage. Stuttgart: Thieme; 2013)

VIII

75.8 Diagnostik

75.8.1 Diagnostisches Vorgehen

- Die Beurteilung des Patienten wird zunächst durch die Situation am Einsatzort und die verfügbaren Informationen zum Geschehen bestimmt.
- Falls verfügbar, kann eine prähospitale Sonografie wertvolle Hinweise auf entsprechende Pathologien im Thorax und Abdomen ermöglichen.
- In der Klinik wird bei schwerverletzten Patienten eine Ganzkörper-CT durchgeführt. Hier kann das Ausmaß der Lungenschädigung exakter als in der konventionellen Röntgenuntersuchung bestimmt werden.
- Diagnostik und Akutversorgung des Explosionstraumas gleichen in der initialen Phase der Schockraumversorgung anderer polytraumatisierter Patienten.
- Da sich der Druck mit zunehmender Entfernung vom Detonationszentrum exponentiell reduziert, während sich Splitter in großer Zahl und mit hoher Geschwindigkeit über weit größere Entfernungen ausbreiten, steht zunächst die Diagnostik und Behandlung der penetrierenden Verletzungen im Vordergrund.
  - Patienten, die sich nahe genug am Detonationszentrum aufgehalten haben, erleiden häufig ein klinisch relevantes Barotrauma der Lunge und sind oft mit Splitterverletzungen übersät.
  - Während die initiale Therapie der primären Explosionsverletzung der Lunge (Blast Lung) nicht wesentlich mehr als eine lungenprotektive Beatmung vorsieht, müssen durch Splitter hervorgerufene Blutungen zunächst ausgeschlossen werden.
  - Ein Pneumothorax kann sowohl druckbedingt entstehen als auch die Folge einer thorakalen Splitterverletzung sein.
- Bei leichter verletzten Patienten wird eine Röntgenaufnahme des Thorax durchgeführt.
  - Durch die anterior-posteriore Aufnahme des Thorax lassen sich Pneumothorax, Hämatothorax, Pneumomediastinum, subkutane Emphyseme und interstitielle Lungenemphyseme nachweisen.
  - Eine Kontusion kann sich im Verlauf von Stunden als lokales oder diffuses Infiltrat manifestieren.
  - Da der Druckstoß an knöchernen Strukturen der Brustwand und des Achsenskeletts reflektiert wird, kommt es im Inneren des Thorax zu einer inhomogenen Verteilung der Energiedichte und damit auch der Gewebeschädigung. Dies führt in der Röntgenaufnahme des Thorax zu dem charakteristischen White Butterfly Sign (▸ Abb. 75.7).

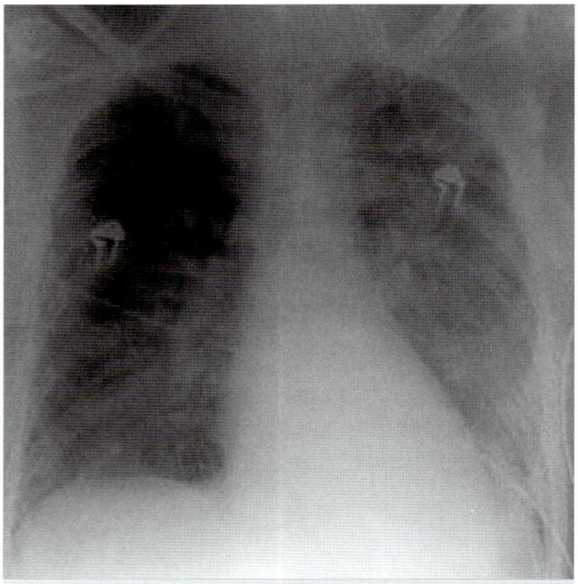

Abb. 75.7 White Butterfly Sign im Röntgenbild des Thorax als Zeichen einer primären Explosionsverletzung der Lunge (Blast Lung). (Quelle: Lippert H. Hrsg. Wundatlas. 3. Aufl. Stuttgart: Thieme; 2012)

75.8.2 Anamnese

- Je nach Verletzung Eigen- oder Fremdanamnese.
- Anamnese bei Verdacht auf Blast Lung (siehe Kap. Druckstoßbedingte Verletzung der Lunge (Blast Lung)):
  - offenes Gelände oder geschlossener Raum
  - Entfernung zum Detonationszentrum
  - Art und Größe des Sprengsatzes

75.8.3 Körperliche Untersuchung

- Das klinische Bild von Verletzungen des Magen-Darm-Trakts ist i. d. R. weniger dramatisch.
  - Abwehrspannung durch peritoneale Reizung, abdominelle Schmerzen und fehlende Darmgeräusche können auf eine Hohlorganruptur hinweisen.
  - Eine Kontusion der Darmwand kann nekrotisieren und einige Tage nach der initialen Verletzung perforieren.
  - Röntgenaufnahmen des Abdomens zeigen unter Umständen freie Luft unter dem Zwerchfell.
  - Im CT des Abdomens können extraluminal gelegene Luftansammlungen detektiert werden.
  - Bei Vorliegen eines akuten Abdomens ist nach entsprechender Druckexposition die explorative Laparotomie auch ohne Nachweis freier Luft indiziert.

- Die Zerreißung des Trommelfells ist eine Folge der mechanischen Kraft der Druckwelle und ein Indikator dafür, dass das Opfer der Druckwelle unmittelbar ausgesetzt war. Andere begleitende Verletzungen müssen daher ausgeschlossen werden.
  - Bei Hörstörungen sollte deshalb frühzeitig ein Auskultationsbefund erhoben und prinzipiell Röntgenaufnahmen des Thorax bzw. der Lungen angefertigt werden [8].
  - Umgekehrt schließt die Intaktheit der Trommelfelle eine explosionsbedingte Lungenverletzung keinesfalls aus.
  - Die häufig passagere Taubheit kann eine korrekte Bewertung des neurologischen Zustands erheblich erschweren.

75.9 Differenzialdiagnosen

- stumpfes Thoraxtrauma (z. B. mit Lungenkontusion)
- Abdominaltrauma infolge mechanischer Gewalteinwirkung (= tertiäres Explosionstrauma, siehe Kap. 75.6.3)

75.10 Therapie

75.10.1 Therapeutisches Vorgehen

Erstversorgung

- Die Erstversorgung von Explosionsopfern erfolgt in der präklinischen Phase nach den Behandlungsprinzipien des Prehospital Trauma Life Support (PHTLS) und in der frühen klinischen Phase des Advanced Trauma Life Support (ATLS).
- Die potenziellen Todesursachen hängen maßgeblich vom Abstand des Opfers zum Detonationszentrum ab.
  - Im absoluten Nahbereich (Todeszone) kann es alleine durch die enorme Druckwirkung – insbesondere in geschlossenen Räumen – durch Lungenzerreißung, Gefäßrupturen oder fulminante Luftembolien großer Gefäße zum sofortigen Eintritt des Todes kommen (▶ Abb. 75.2).
  - Mit zunehmendem Abstand vom Epizentrum kann zwar immer noch eine druckstoßbedingte Lungenschädigung vorkommen, in dieser Zone versterben allerdings die meisten Opfer infolge einer schweren Blutung durch Splittereinwirkung.
  - Da die in der Todeszone auftretenden infausten Lungenverletzungen mit den präklinisch zur Verfügung stehenden Mitteln nicht behandelt werden können, bleibt die oberste Priorität bei der Erstversorgung von Explosionsopfern eine schnelle und suffiziente Blutungskontrolle (Stoppe die Blutung!).

Druckstoßbedingte Verletzung der Lunge (Blast Lung)

- Dyspnoe und Hypoxie werden mit hochdosierter Sauerstoffgabe behandelt. Das Vorliegen eines Pneumothorax muss als Ursache für die Atemstörung ausgeschlossen und gegebenenfalls durch Anlage einer Thoraxdrainage therapiert werden. Reicht die Sauerstoffzufuhr über die Gesichtsmaske nicht aus, ist eine nichtinvasive CPAP-Therapie (CPAP: continuous positive airway pressure) oder kontrollierte Beatmung indiziert.
- Da ein Überangebot an Flüssigkeit eine Lungenverletzung verschlimmern kann, sollte die Flüssigkeitstherapie frühzeitig durch ein invasives hämodynamisches Monitoring (z. B. PiCCO: pulse contour cardiac output) kontrolliert werden.
- Luftembolien, die durch einen starken Druckstoß ausgelöst werden, können innerhalb von Minuten zum Tod führen. Kommen die Patienten frühzeitig in Behandlung, kann der Einsatz einer Druckkammer lebensrettend sein. Die Überdruckbehandlung führt zu einer Verringerung der Blasengröße und beschleunigt die Resorption. Steht keine Überdruckkammer zur Verfügung, ist die bei ZNS-Schädigungen und koronarer Minderperfusion übliche symptomorientierte Therapie einzuleiten.
- Druckstoß-bedingte Verletzungen des Magen-Darm-Trakts sind genau so zu behandeln wie stumpfe Traumen.
- Ein Schock ohne andere erkennbare Ursachen deutet auf eine Gefäßruptur hin und macht eine Laparotomie erforderlich. Wegen der Gefahr einer späteren Perforation ist der Patient mehrere Tage zu beobachten.
- Bei Patienten ohne offensichtliche Lungenverletzung und ohne äußerliche Verletzungszeichen sollte anhand der folgenden Kriterien zunächst das Risiko für das Vorliegen einer druckstoßbedingten Lungenschädigung abgeschätzt werden:
  - Anamnese
    - offenes Gelände oder geschlossener Raum
    - Entfernung zum Detonationszentrum
    - Art und Größe des Sprengsatzes
  - Symptome
    - Atemnot, Hämoptysis, Thoraxschmerz
    - subjektive Arrhythmien, Herzstolpern
    - Hörminderung bzw. -verlust
    - fokales neurologisches Defizit
- Wird ein relevantes Risiko angenommen, umfasst die klinische Untersuchung folgende Parameter:
  - Tachypnoe, pharyngeale Petechien
  - Hypoxie (SpO_2 < 90 % unter Raumluft)
  - pathologische Atemgeräusche
  - Palpation: Krepitation, Emphysem
  - EKG
  - Otoskopie
  - Augenuntersuchung

VIII

- Symptomatische Patienten erhalten zum Ausschluss einer druckstoßbedingten Lungenverletzung prinzipiell eine Röntgenuntersuchung des Thorax.

Trommelfellrupturen

- Trommelfellrupturen werden konservativ behandelt.
- Fremdkörper sind aus dem äußeren Gehörgang zu entfernen, es sollte jedoch keinesfalls der Versuch einer Spülung unternommen werden.
- Risse im Trommelfell heilen größtenteils spontan. Etwa ein Viertel bedarf eines chirurgischen Verschlusses, der jedoch auch Wochen später vorgenommen werden kann.

Wundversorgung

- Explosionswunden sind durch Eintrag von Fremdkörpern, Kleidungsresten und Hautpartikeln stets stark verunreinigt und hochgradig kontaminiert.
  - In der prähospitalen Phase sollte nach Möglichkeit zunächst eine grobe Reinigung und Spülung mit Trinkwasser oder 0,9 % Kochsalzlösung erfolgen.
  - Anschließend wird ein trockener, steriler Wundverband angelegt.
  - Durch das feucht warme Milieu der oft großen Wundflächen droht bereits nach wenigen Stunden eine lebensbedrohliche Wundinfektion.
  - Eine mechanische und antiseptische Wundreinigung (ohne Wasserstrahldruck) sollte daher möglichst früh in Narkose durchgeführt werden. Dabei werden Fremdkörper und totes Gewebe aus der Wunde entfernt.
- Da sich die druckbedingten Gewebeschäden im Verlauf stetig verändern können, werden diese Wunden auch als „developing wounds“ bezeichnet. Gewebe, das während der initialen Operation grenzwertig vital aussah, kann sich erholen oder sekundär nekrotisch werden. Es wird daher heute das Konzept des seriellen Wunddébridements empfohlen.
  - In der ersten Operation wird zunächst nur das offensichtlich avitale Gewebe entfernt, bei nachfolgenden Revisionsoperationen dann die Vitalität des Gewebes neu beurteilt.
  - Andererseits ist ein radikaleres chirurgisches Débridement immer dann gerechtfertigt, wenn der Patient systemisch schwer erkrankt ist oder die äußeren Umstände eine regelmäßige klinische Verlaufskontrolle erschweren.
  - Sämtliche Wunden werden mit antiseptischen Feuchtverbänden bedeckt.
  - Zur besseren Beurteilbarkeit der Wunden sollten hierzu ausschließlich farblose Antiseptika verwendet werden.
  - Aufgrund der Kontamination verbietet sich ein primärer Wundverschluss.
  - Alle Wunden, auch Amputationsverletzungen, bleiben unverschlossen.
  - Freiliegender Knochen muss bedeckt werden.
  - Frakturen werden nur durch externe Fixation stabilisiert, die definitive Frakturversorgung erfolgt erst nach der Infektkontrolle und der Konsolidierung der Weichteile.
- Bei drittgradigen umlaufenden (zirkulären) Verbrennungen ist eine Escharotomie der verbrannten Haut angezeigt, um sekundären Nerven- und Gewebeschäden durch äußere Konstriktion vorzubeugen.
- Bei großflächigen Verbrennungen des Thorax, die eine Atemexkursion oder gar eine Beatmung unmöglich machen, sind die Entlastungsschnitte notfallmäßig anzulegen.

75.11 Verlauf und Prognose

- Je nach Art und Schwere der Verletzungen unterschiedlich.
- Für Deutschland liegen keine Daten vor.

75.12 Quellenangaben

[1] Leibovici D, Gofrit ON, Stein M et al. Blast Injuries: bus versus open-air bombings – a comparative study of injuries in survivours of open-air versus confined-space explosions. J. Trauma 1996; 41 (06): 1030–1035

[2] Kluger, Y. Bomb explosions in acts of terrorism – detonation, wound ballistics, triage and medical concerns. Isr. Med. Assoc. J. 2003; 5: 235–240

[3] Irwin RJ, Lerner MR, Bealer JF et al. Shock after Blast Wave Injury Is Caused by a Vagally Mediated Reflex. J. Trauma 1999; 47: 105–110

[4] Cooper GJ, Taylor, DEM. Biophysics of Impact Injury to the Chest and Abdomen. J. R oyal Army Med Corps 1989; 135: 58–67

[5] Cernak I, Wang Z, Jiang J et al. Ultrastructural and Functional Characteristics of Blast Injury-Induced Neurotrauma. J. Trauma 2001; 50: 695–706

[6] Klapötke TM. Chemie der Hochenergetischen Materialien. Berlin: De Gruyter; 2009

[7] Peleg K, Aharonson-Daniel, Stein M et al. Gunshot and explosion injuries: characteristics, outcomes, and implications for care of terror-related injuries in Israel. Annals of Surgery 2004; 239: 311–318

[8] Leibovici D, Gofrit ON, Shapira SC. Eardrum perforation in explosion survivors: is it a marker of pulmonary blast injury? Ann Emerg Med 1999; 34: 168–172

[9] Wightmann JM, Gladish SL. Explosions and blast injuries. Ann Emerg Med 2001; 37(6): 664–78

75.13 Literatur zur weiteren Vertiefung

[1] Emergency War Surgery, 4th United States Revision. Borden Institute; 2013

[2] Elsayed NM, Atkins LJ. Explosion and Blast-Related Injuries. Effects of Explosion and Blast from Military Operations and Acts of Terrorism. Academic Pres; 2008

76 Kälteinduzierte Verletzungen

Frank Hildebrand, Hagen Andruszkow

76.1 Steckbrief

Äußere Kälteeinwirkungen können zu lokalen Gewebeschädigungen führen, die als kälteinduzierte Verletzungen zusammengefasst werden. Unter pathophysiologischen Aspekten wird eine Differenzierung in Erfrierungen oder sogenannte Kälteschäden (non-freezing cold injuries) vorgenommen. Die Prävalenz kälteinduzierter Verletzungen ist in Mitteleuropa sehr gering einzuschätzen. Die Klassifikation ähnelt der Graduierung der Verbrennungen. So wird ebenfalls eine Unterteilung in oberflächliche und tiefe Läsionen vorgenommen. Die Behandlungsoptionen der Erfrierungen und Kälteschäden divergieren aufgrund des unterschiedlichen Pathomechanismus erheblich. Wiedererwärmende, medikamentöse, chirurgische und experimentelle Behandlungsansätze werden in diesem Beitrag erläutert. Der klinische Verlauf und die potenzielle Prognose werden vom Primärschaden wie auch von den Begleitverletzungen beeinflusst.

76.2 Synonyme

- Erfrierungen
- Kälteschäden
- non-freezing cold injury
- freezing injury
- frostbite injury

76.3 Keywords

- Erfrierungen
- Kälteschäden
- non-freezing cold injury
- freezing injury
- frostbite injury

76.4 Definition

- Äußere Kälteeinwirkungen können zu lokalen Gewebeschädigungen führen, die als kälteinduzierte Verletzungen zusammengefasst werden.
- Unter pathophysiologischen Aspekten wird eine Differenzierung in Erfrierungen und sogenannte Kälteschäden (non-freezing cold injuries) vorgenommen (▶ Tab. 76.1).
- Beschränkt sich die Kälteexposition auf einzelne Körperareale, liegen lokale Schädigungen vor.
- Ist dagegen der gesamte Organismus betroffen, so kann es zum generalisierten Krankheitsbild der Hypothermie mit potenziell letaler Konsequenz kommen.

76.5 Epidemiologie

76.5.1 Häufigkeit

- Die Prävalenz kälteinduzierter Verletzungen ist in Mitteleuropa sehr gering einzuschätzen.
- In der internationalen Literatur werden bei besonderen Patientengruppen (Militär, Wintersport, Antarktisexpeditionen) Inzidenzen zwischen 0,2/100 000 und 65,6/100 000 aufgeführt [2], [3].

76.5.2 Altersgipfel

- Bei kälteinduzierten Verletzungen findet sich ein linearer Anstieg bei männlichen Patienten mit zunehmendem Alter [4], [5].
- Bei Frauen ist nur ein leichter Altersanstieg nachweisbar [5].

Tab. 76.1 Erfrierung und Kälteschaden modifiziert nach [1].

Erfrierung	Kälteschaden
Eiskristallbildung im Gewebe	langsamer Temperaturverlust im Gewebe mit Unterkühlung
unmittelbarer Eintritt des Gewebeschadens	wechselnde Phasen der Vasokonstriktion und -dilatation
direkte Schädigung durch Eiskristalle	unvollständige Gewebeschädigung, Nervenfasern werden zuerst geschädigt
Verlauf sehr langwierig, selten Restitutio ad integrum	Ablauf in 4 klinischen Phasen
Blasenbildung in Stadium II und III	Blasenbildung selten
Wiedererwärmung in warmem Wasser	langsame Wiedererwärmung
sterile Verbände, topische Antiseptika, Schienung der Extremität	keine Verbände notwendig, leichte Mobilisation möglich

VIII

76.5.3 Geschlechtsverteilung

- Die Prävalenz kälteinduzierter Verletzungen liegt bei Männern mit einem Verhältnis von 10:1 deutlich höher als bei Frauen [6]. Dies ist darauf zurückzuführen, dass in der internationalen Literatur besonders betroffene Patientenkollektive wie militärisches Personal, Antarktisexpeditionen und Wintersportgruppen analysiert wurden.

76.5.4 Prädisponierende Faktoren

- Unzureichende Kleidung wird als wesentlicher Risikofaktor für eine kälteinduzierte Verletzung angesehen [5]. So werden kälteinduzierte Verletzungen an Ohren und Wangen bei fehlendem Schutz durch Schals oder Mützen mit Ohrklappen beobachtet.
- Der Transport in offenen Fahrzeugen mit entsprechender Kälteexposition führt ebenfalls zu einer gesteigerten Inzidenz kälteinduzierter Verletzungen [5].
- Körperliche Anstrengung und Ermüdung verursachen eine gestörte Thermoregulation mit erhöhtem Risiko einer Hypothermie und lokaler Gewebeschädigungen [5].
- Diskutiert wird der Zusammenhang mit einer hypertonen Dehydratation im Hinblick auf eine potenziell gesteigerte Vasokonstriktion, was bei einer entsprechenden Kälteexposition zu einem erhöhten Risiko kälteinduzierter Verletzungen führen kann [5], [7].
- Der potenzielle Einfluss von Nikotinkonsum auf die Inzidenz kälteinduzierter Verletzungen wird ebenfalls diskutiert. International wurden Rauchern bisher sowohl präventive Einflüsse als auch Risikoaspekte zugesprochen [5]. Für die Bundesrepublik Deutschland ließen sich jedoch bisher keine Einflüsse des Nikotinkonsums auf die Inzidenz kälteinduzierter Verletzungen nachweisen [8].

76.6 Ätiologie und Pathogenese

Nach [1]

- Pathophysiologisch kommt es bei Erfrierungen zu einer Gewebeschädigung aufgrund der Bildung von Eiskristallen.
- Das Ausmaß der Gewebeschädigung kann hierbei von einfachen und oberflächlichen Hautläsionen bis hin zu tiefschichtigen Nekrosen reichen.
- Das klinische Bild ähnelt dem von Verbrennungen, jedoch gibt es deutliche Unterschiede:
  - Bei Erfrierungen wird ein deutlich schnelleres Einsetzen der Angiogenese beobachtet.
  - Der Entzündungsprozess ist bei Erfrierungen erheblich geringer ausgeprägt, hält jedoch länger an.
  - Im Gegensatz zu Verbrennungen wird bei Erfrierungen die extrazelluläre Matrix nicht vollständig geschädigt.
  - Extrazelluläre Eiskristalle schädigen die Zellmembranen. Aufgrund einer Dehydratation kommt es anschließend zur hyperosmalen Zerstörung der Zellen.
- Grundsätzlich sind exponierte Körperareale mit einem geringen Haut-/Weichteilmantel wie Nase, Ohren, Finger und Zehen am ehesten gefährdet.
- Bei Kälteschäden kommt es im Vergleich zu Erfrierungen zu einem langsameren Temperaturverlust im Gewebe ohne direkte Erfrierungen. Dadurch hat der Organismus die Möglichkeit, den Temperaturverlust durch eine Verbesserung der lokalen Durchblutung zu stoppen.
  - Zunächst zeigt sich klinisch ein Kältezittern mit peripherer Vasokonstriktion. Hierdurch wird die Empfindlichkeit des Gewebes erhöht. Das maximale Ausmaß der Vasokonstriktion ist bei einer Gewebetemperatur von 15 °C nachgewiesen.
  - Bei weiterem Absinken der Gewebetemperatur auf 10 °C wird die Vasokonstriktion durch Phasen der Vasodilatation unterbrochen (hunting response).
  - Bei anhaltender Kälteexposition zeigen sich nun Endothelschäden, welche zur Mikrothrombenbildung und somit zum Verschluss des Kapillarbettes führen. Die Folge ist eine lokale Ischämie mit Ödembildung.
  - Im Rahmen einer Erwärmung kommt es zu einem ischämischen Reperfusionsschaden.
  - Durch die lokale Inflammation und der Ausschüttung von Histamin, Prostaglandin F2α und Thromboxane A_2 dehnt sich das Ischämieareal weiter aus.
  - Als zentrale Ursache der Kälteschäden ist daher die Vasokonstriktion zu nennen.
  - Ab einer Gewebetemperatur von 10 °C resultieren bei einem Kälteschaden relevante Nervenschäden. Myelinisierte Fasern scheinen hierbei anfälliger auf niedrige Temperaturen zu reagieren als kleine, nicht myelinisierte Fasern.
  - Die Nervenläsionen werden für die Dauerfolgen im Rahmen eines Kälteschadens verantwortlich gemacht.

76.7 Klassifikation und Risikostratifizierung

- Die Klassifikation der kälteinduzierten Schäden ähnelt der Graduierung der Verbrennungen. So wird, je nach Ausmaß der betroffenen dermalen Schichten, ebenfalls eine Unterteilung in oberflächliche und tiefe Läsionen vorgenommen (▸ Tab. 76.2).

76.8 Symptomatik

- Die Einteilung der Erfrierungsverletzungen nach klinischem Erscheinungsbild in oberflächliche und tiefe Erfrierungen hat sich im klinischen Alltag bewährt [1] (▸ Tab. 76.2).

Tab. 76.2 Einteilung der Erfrierungsverletzungen nach klinischem Erscheinungsbild.

Schweregrad	Klinisches Bild	Morphologie	Therapie
I (oberflächlich)	Rötung, Schwellung, Hyperämie, Taubheit	unvollständige intradermale Erfrierung	Erwärmung
II (oberflächlich)	Rötung, Blasen mit klarer Flüssigkeit, oberflächliche Erosionen, Hyperalgesie bis Asensibilität	vollständige dermale Erfrierung	Anlage eines trockenen Schutzverbandes
III (tief)	livide Verfärbung, hämorrhagische Blasenbildung, Hautnekrosen, Asensibilität	vollständige Erfrierung von Haut und Subkutangewebe	Überweisung in Verbrennungszentrum
IV (tief)	gemustert dunkelrot bis schwarz-nekrotisch, kaum Ödem, Asensibilität	allschichtige Nekrose von Haut, Subkutangewebe, Muskeln und Knochengewebe	Überweisung in Verbrennungszentrum

Tab. 76.3 Kälteschäden (non-freezing cold injury): Verlauf in 4 Phasen.

Phase	Klinisches Bild
prähyperäme Phase	blassweißes Hautkolorit, Sensibilitätsstörungen, Verlust der Tiefensensibilität, selten Blasen
zyanotische Phase	Frühphase der Wiedererwärmung mit Einsetzen des Schmerzes
hyperäme Phase	Stunden nach der Erwärmung, Schmerzen, Schwellung, Rötung, petechiale Einblutungen
posthyperäme Phase	bis Monate lange anhaltende Kälteempfindlichkeit, Schmerzen und Hyperhidrosis, reduzierte Sensibilität

- Nach den Kälteschäden (non-freezing cold injury) wird der Verlauf in 4 Phasen eingeteilt [1] (▶ Tab. 76.3).

76.9 Diagnostik

76.9.1 Diagnostisches Vorgehen

- In der Prähospitalphase sollten zunächst schwere Begleitverletzungen ausgeschlossen werden. Insbesondere nach Verkehrs- oder Sturztraumen sollte dies explizit berücksichtigt werden [1].
- Anschließend ist der Patient in eine geschützte Umgebung zu verbringen, um weitere äußere thermische Einflüsse zu minimieren [1].
- Nach Entkleiden und Entfernen der nassen Kleidung kann orientierend eine Einteilung anhand des klinischen Bildes vorgenommen werden (▶ Tab. 76.2 und ▶ Tab. 76.3).
- Ein zügiges Verbringen des Patienten in das entsprechend gewählte Versorgungszentrum schließt sich der präklinischen Phase an.
- Im klinischen Setting wird entsprechend der potenziellen Mehrfachverletzung das diagnostische Vorgehen gewählt, das im Gesamtzusammenhang am sinnvollsten erscheint.

76.9.2 Anamnese

- Anamnestisch sind die Unfallsituation und die Umgebung zu berücksichtigen:
  - klassischer (Verkehrs-/Haushalts-)Unfall
  - besondere Umstände (Lawinen- oder Ertrinkungsunfall)
- Bei kälteassoziierten Verletzungen sind die Jahreszeit und die Wetterbedingungen in die Anamnese miteinzubeziehen.

76.9.3 Körperliche Untersuchung

- Der körperlichen Untersuchung kommt eine besondere Bedeutung zu, da die Klassifikation der Erfrierungen und Kälteschäden entsprechend der klinischen Morphologie erfolgt.
- Das jeweils klinisch divergierende Bild zwischen oberflächlichen und tiefen Erfrierungen ist der ▶ Tab. 76.1 zu entnehmen.
- Bei Kälteschäden wird eine Unterteilung in 4 Phasen entsprechend der klinischen Erscheinung vorgenommen (▶ Tab. 76.3).

76.10 Differenzialdiagnosen

- Kälteinduzierte Schäden werden häufig als isolierte Krankheitsbilder beschrieben. Im Rahmen einer Mehrfachverletzung sollte jedoch grundsätzlich das Krankheitsbild der Hypothermie mit in Betracht gezogen werden.
- Differenzialdiagnostisch sind der Kälteschaden und die Erfrierung voneinander zu unterscheiden. Wie bereits erwähnt, liegt diesen Entitäten eine divergente Pathophysiologie zugrunde. Die Unterscheidung gelingt anhand der klinischen Morphologie.

VIII

76.11 Therapie

76.11.1 Therapeutisches Vorgehen

Nach [1]

- Zunächst sollte eine weitere Kälteexposition vermieden werden.
- Nasse Kleidung muss unverzüglich entfernt werden.
- Ein Reiben der betroffenen Gliedmaßen zur Wiedererwärmung oder eine direkte Wärmeapplikation sind nicht indiziert.
  - Die Erwärmung sollte grundsätzlich erst dann erfolgen, wenn eine erneute Kälteexposition sicher ausgeschlossen werden kann. Dies ist darin begründet, dass wechselnde Erfrierungs- und Auftauprozesse zu schweren Thrombosen und Ischämien führen.
  - Die medikamentöse Thrombozytenaggregationshemmung (z. B. durch Aspirin) ist in diesem Zusammenhang weiterhin umstritten, da dadurch auch eine unselektive Hemmung der Prostaglandinsynthese erfolgt.
  - Vielmehr wird die Applikation von Ibuprofen empfohlen (Evidenzgrad 3), da hierbei eine selektive Hemmung des thrombogenen Effektes durch PGF2-α (Prostaglandin F2-α) und TXA2 (Thromboxan A2) vorliegt.

76.11.2 Wiedererwärmende, medikamentöse und chirurgische Maßnahmen

- Im klinischen Setting stehen wiedererwärmende Therapiemaßnahmen im Fokus [1].
- Zunächst sollte eine begleitende Hypothermie durch Anhebung der Körperkerntemperatur therapiert werden. Erst wenn diese über 34 °C beträgt, kann mit der lokalen Behandlung der Erfrierung begonnen werden [1].
- Bei Kälteschäden sollte dagegen eine schnelle Erwärmung der betroffenen Gliedmaßen unterbleiben, da es konsekutiv zu Reperfusionsschäden kommen kann [1].
  - Hierbei sind die Blutgefäße der betroffenen Region nicht in der Lage, verletzte Zellen mit Nährstoffen zu versorgen und umgekehrt schädliche Metaboliten abzutransportieren.
  - Daher steht bei Kälteschäden die langsame Wiedererwärmung der betroffenen Gliedmaßen im Vordergrund. Dies sollte durch einen Luftstrahl von 22–27 °C gewährleistet werden.
- In der Spätphase der Kälteschäden (▸ Tab. 76.2) ist eine Applikation von Amitriptylin zur Analgesie indiziert (10–25 mg zur Nacht als Anfangsdosis).
- Sollte eine akute Erfrierung vorliegen, so ist die betroffene Extremität 15–60 min in 37–39 °C warmes Wasser mit antibakteriellem Zusatz (z. B. Polyhexanid, Jodlösung) zu baden. In diesem Zusammenhang scheint eine schnelle Erwärmung einer langsamen Erwärmung klinisch überlegen zu sein (Evidenzgrad 2b).
- Klinisch zeigt sich bei Einstellung eines rot violetten Hautkolorits eine ausreichende Wiedererwärmung, die unabhängig von dem zuvor aufgeführten Zeitintervall ist.
- Chirurgisch sollte bei Erfrierungen ein Débridement offener und großflächiger Blasenbildungen erfolgen. Kleine, intakte Blasen können belassen werden.
- Bei Erfrierungen werden eine Schienung und Hochlagerung der betroffenen Extremität empfohlen. Bei Kälteschäden ist eine Verbandanlage hingegen nicht notwendig, eine leichte Belastung der betroffenen Extremität kann im frühzeitigen Verlauf möglich sein.
- Wie bei allen dermalen Schädigungen mit potenzieller Kontaminationsgefahr sollte grundsätzlich auch bei kälteassoziierten Verletzungen eine Tetanusprophylaxe entsprechend dem vorliegenden Impfstatus bedacht werden [9].
- Während der gesamten Therapiemaßnahmen muss eine ausreichende und bedarfsangepasste analgetische Medikation appliziert werden [9].
- Bei Erfrierungen sind tägliche warme und antiseptische Wasserbäder mit aktiver und passiver Mobilisation der betroffenen Extremitäten indiziert.
- Ein striktes Nikotinverbot sollte ausgesprochen werden.

76.11.3 Experimentelle Therapieansätze

- Bislang kann für die Anwendung einer hyperbaren Sauerstofftherapie im Rahmen kälteinduzierter Schäden keine eindeutige Empfehlung ausgesprochen werden. Tierexperimentelle Studien konnten keine Überlegenheit hinsichtlich des beschriebenen Zelluntergangs nachweisen [9].
- Die selektive Sympathektomie zeigt dagegen einen vielversprechenden Therapieansatz in der Behandlung von Erfrierungen [1]. Wurde sie innerhalb von 24 h vorgenommen, so konnte eine signifikante Zunahme der Hauttemperatur und der Fingerdurchblutung nachgewiesen werden [1], [10]. Zu demselben Ergebnis kamen tierexperimentelle Versuche an Hasenohren, die ein vermehrtes Überleben der geschädigten Zellen nachweisen konnten [11]. Wenngleich auch chirurgische oder medikamentöse Sympathektomien möglich sind, ist die Anlage eines Katheters zur selektiven Nervenblockade die Therapie der Wahl [1].
- Die Applikation von Heparin ist im Rahmen von Erfrierungen nur bei vorliegenden Thromboserisiken indiziert [1].
- Hinsichtlich einer Lysetherapie liegen nur wenig Erkenntnisse vor [1], [12], [13], [14]. Diese zeigen retrospektiv eine Reduktion der Amputationsraten, wenn die Lysetherapie mit einem Gewebeplasminogenaktivator innerhalb von 24 h nach Trauma durchgeführt wur-

de. Potenzielle Kontraindikationen stellen Begleitverletzungen wie Schädel-Hirn-Trauma, aber auch Thrombozytopenien, Gerinnungsstörungen und Schwangerschaft dar.

- Einen weiteren experimentellen Therapieansatz bietet die Applikation von Vasodilatatoren. Sowohl Prostaglandin E_1 und Prostaglandin I_2 als auch Isosorbiddinitrat wurden tierexperimentell untersucht [15], [16], [17], [18]. Überwiegend konnte eine Reduktion der Gewebeschäden in Tierexperimenten, aber auch in einer klinischen Fallstudie nachgewiesen werden. Eine evidenzbegründete generelle Empfehlung kann jedoch keineswegs ausgesprochen werden.

76.12 Verlauf und Prognose

- Die dargestellten Therapieansätze in der Behandlung von Kälteschäden und Erfrierungen entsprechen dem Evidenzgrad C. Zudem werden Verlauf und Prognose signifikant von potenziellen Begleitverletzungen und der Hypothermie beeinflusst.
- Eine Langzeitstudie mit 30 Jahren Follow-up eruierte, dass nach Erfrierung der oberen Extremitäten in 53 % der Fälle ein vermehrtes Kälteempfinden besteht, in 40 % der Fälle eine Taubheit der betroffenen Finger und in bis zu 33 % der Fälle ein reduziertes Tastempfinden [19] zurückbleibt.
- Am häufigsten sind chronische Schmerzsyndrome der betroffenen Extremitäten beschrieben, welche analgetikaresistent imponieren und zumeist lebenslang auftreten.
- Des Weiteren lassen sich eine lokale Osteopenie und ein subchondraler Knochenverlust als Ausdruck der Schädigung der Vaskularität nachweisen [9]. Nach Erfrierungen im Kindesalter zeigt sich gehäuft eine frühzeitige Arthritis der betroffenen Finger [20].
- Vergleichbar mit Verbrennungen kann es in narbigen oder chronisch-ulzerösen Arealen zum Auftreten eines Marjolin-Ulkus kommen, bei dem es sich um eine maligne Transformation ulzerösen Gewebes handelt [9]. Histopathologisch handelt es sich dabei zumeist um ein Plattenepithelkarzinom.

76.13 Quellenangaben

[1] Sachs C, Lehnhardt M, Daigeler A et al. The Triaging and Treatment of Cold-Induced Injuries. Dtsch Arztebl Int 2015; 112(44):741–747. doi:10.3238/arztebl.2015.0741

[2] Cattermole TJ. The epidemiology of cold injury in Antarctica. Aviation, space, and environmental medicine 1999; 70(2): 135–140

[3] DeGroot DW, Castellani JW, Williams JO et al. Epidemiology of U. S. Army cold weather injuries, 1980–1999. Aviation, space, and environmental medicine 2003; 74(5): 564–570

[4] Juopperi K, Hassi J, Ervasti O et al. Incidence of frostbite and ambient temperature in Finland, 1986–1995. A national study based on hospital admissions. International journal of circumpolar health. 2002; 61 (4): 352–362

[5] Heil K, Thomas R, Robertson G et al. Freezing and non-freezing cold weather injuries: a systematic review. British medical bulletin 2016; 117(1): 79–93. doi:10.1093/bmb/ldw001

[6] Murphy JV, Banwell PE, Roberts AH et al. Frostbite: pathogenesis and treatment. J Trauma 2000;48(1): 171–178

[7] O'Brien C, Young AJ, Sawka MN. Hypohydration and thermoregulation in cold air. J Appl Physiol (1985)1998; 84(1): 185–189

[8] Taylor MS. Cold weather injuries during peacetime military training. Mil Med 1992; 157(11): 602–604

[9] Handford C, Buxton P, Russell K et al. Frostbite: a practical approach to hospital management. Extreme physiology & medicine 2014; 3: 7. doi:10.1186/2046-7648-3-7

[10] Flatt AE. Digital artery sympathectomy. The Journal of hand surgery. 1980; 5(6):550–556

[11] Hardenbergh E, Miles JA, Jr. The effect of sympathectomy on tissue loss after experimental frostbite of the rabbit ear. J Surg Res 1972; 13 (3): 126–134

[12] Bruen KJ, Ballard JR, Morris SE et al. Reduction of the incidence of amputation in frostbite injury with thrombolytic therapy. Arch Surg 2007; 142(6): 546–551 (discussion 51–3). doi:10.1001/archsurg.142.6.546

[13] Johnson AR, Jensen HL, Peltier G. Efficacy of intravenous tissue plasminogen activator in frostbite patients and presentation of a treatment protocol for frostbite patients. Foot & ankle specialist 2011;4 (6): 344–348. doi: 10.1177/1938640011422596

[14] Twomey JA, Peltier GL, Zera RT. An open-label study to evaluate the safety and efficacy of tissue plasminogen activator in treatment of severe frostbite. J Trauma 2005; 59(6): 1350–1354; discussion 4–5

[15] Yeager RA, Campion TW, Kerr JC et al. Treatment of frostbite with intra-arterial prostaglandin E1. Am Surg 1983; 49(12): 665–667

[16] Poole A, Gauthier J. Treatment of severe frostbite with iloprost in northern Canada. Cmaj 2016; 188 (17–18): 1255–1258. doi: 10.1503/cmaj.151252

[17] Groechenig E. Treatment of frostbite with iloprost. Lancet 1994; 344 (8930): 1152–3

[18] Goertz O, Haddad H, von der Lohe L et al. Influence of ISDN, L-NAME and selenium on microcirculation, leukocyte endothelium interaction and angiogenesis after frostbite. Burns 2015; 41(1): 145–152. doi:10.1016/j.burns.2014.05.022

[19] Ervasti O, Hassi J, Rintamaki H et al. Sequelae of moderate finger frostbite as assessed by subjective sensations, clinical signs, and thermophysiological responses. International journal of circumpolar health 2000; 59(2): 137–145

[20] Carrera GF, Kozin F, Flaherty L et al. Radiographic changes in the hands following childhood frostbite injury. Skeletal radiology 1981; 6 (1): 33–37

VIII

Teil IX

Gynäkologische Notfälle

IX

77 Präeklampsie

Alexander Strauss, Carolin Strauss

77.1 Steckbrief

Die Präeklampsie ist eine der häufigsten Schwangerschaftserkrankungen, welche über maternale Hypertonie (milde Verlaufsform > 140/90 mmHg, schwere Verlaufsform > 160/110 mmHg) zu Plazentainsuffizienz führt und damit die Mutter wie den Fetus gefährdet. Mitunter akut verlaufende Komplikationen (renal, hepatisch, zerebral, pulmonal und hämatologisch) sind als mikroangiopathische Multiorganbeteiligung zu verstehen. Neben dem konservativem Krankheitsmanagement ist als einzig kausale Therapie die Entbindung des Kindes unabhängig vom Gestationsalter vorzunehmen.

77.2 Synonyme

- EPH-Gestose (EPH: edema proteinuria hypertension)
- Schwangerschaftsvergiftung (Laienbeschreibung)

77.3 Keywords

- Schwangerschaft
- Präeklampsie
- hypertensive Schwangerschaftserkrankung
- Eklampsie
- HELLP-Syndrom (hemolysis, elevated liver enzymes, low platelets)
- intrauterine Wachstumsrestriktion
- Mikroangiopathie

77.4 Definition

- **milde Gestationshypertonie** (> 20. Schwangerschaftswoche [SSW]):
  - Blutdruck (RR) ≥ 140/90 mmHg, 2x im Abstand von ≥ 4 h (< 150/100 mmHg, wöchentlich ambulante Kontrollen)
- **schwere Gestationshypertonie** (> 20. SSW):
  - RR ≥ 160/110 mmHg, 2 × im Abstand von ≥ 4 h
- **Präeklampsie**:
  - mütterliche Blutdruckerhöhung (mild oder schwer) nach der 20. SSW aus normotensiver Ausgangslage + Proteinurie + intrauterine fetale Wachstumsrestriktion (schwere Form)
- **(präexistente) chronische Hypertonie**:
  - präkonzeptionell oder bereits im der ersten Schwangerschaftshälfte diagnostizierte Hypertonie (RR ≥ 140/90 mmHg), welche ≥ 12 Wochen nach der Geburt noch persistiert
- **Pfropfpräeklampsie**:
  - Symptome der Präeklampsie, entstanden auf dem Boden einer vorbestehenden chronischen Hypertonie
- **Eklampsie**:
  - tonisch-klonische Krampfanfälle
  - Klinisch folgt der tonischen Krampfphase (ca. 15 s) zu Beginn des Anfalls eine klonische Anfallsphase (ca. 60 s), die meist von Apnoe begleitet ist.
  - Es schließt sich eine Bewusstseinseintrübung an, die einige Minuten bis mehrere Stunden dauern kann. Mitunter treten diese Anfälle wiederholt auf. Ein konvulsiver Status ist dagegen selten.
  - Prodromi (Kopfschmerzen, Sehstörungen, epigastrische Schmerzen) gehen einem Anfall in 60 % der Fälle voraus. Diese Krampfzustände können dabei antepartal (60 %), intrapartal oder, meist innerhalb von 48 h, postpartal (28–33 %) auftreten.
  - Auslösender Faktor für das Krampfgeschehen ist eine durch Arteriolenspasmen und Mikrothromben verursachte zerebrale Ischämie (ggf. mit Entwicklung eines Hirnödems). Eine Korrelation mit dem Schweregrad einer gleichzeitig bestehenden Hypertonie besteht nicht.
- Das **HELLP-Syndrom** wird laborchemisch definiert:
  - H: hemolysis
  - EL: elevated liver enzymes
  - LP: low platelets

77.5 Epidemiologie

77.5.1 Häufigkeit

- Präeklampsie:
  - Prävalenz: 3,4–4,6 % aller Schwangerschaften (69 % antepartal, 15 % im II. Trimenon, 30 % innerhalb 48 h post partum)
  - bei Nulliparae 1,5–2x häufiger, davon in 90 % als Late-onset-Verlaufsform (≥ 34. SSW)
  - bei Pfropfpräeklampsie 50 % als Early-onset Erkrankung (< 34. SSW)
- HELLP-Syndrom:
- 10 % aller Schwangeren mit Präeklampsie und 30 % der Frauen mit Eklampsie (0,03–0,1 % bzw. 1:2000–3500 Geburten)
- 14–34 % der Fälle verkomplizieren die Schwangerschaft ohne zeitgleiche Hypertonie bzw. 5–15 % ohne Proteinurie.
- 7–30 % manifestieren sich erst postpartal [3].
- Wiederholungsrisiken (Z. n. = Zustand nach):
  - Z. n. 1x Präeklampsie: 16 %
  - Z. n. 2x Präeklampsie: 32 %
  - Z. n. Eklampsie: 12 %
  - Z. n. HELLP-Syndrom: 12 % (> 60 % bei Manifestation < 28. SSW)

77.5.2 Altersgipfel

- Schwangere im höheren Lebensalter (> 40 Jahre) weisen im Vergleich zu jüngeren Schwangeren ein doppelt so hohes Erkrankungsrisiko auf.

77.5.3 Geschlechtsverteilung

- 100 % werdende Mütter/Wöchnerinnen

77.5.4 Prädisponierende Faktoren

Tab. 77.1 Prädisponierende Faktoren.

Risikofaktoren	relatives Risiko (rR)
Z. n. Präeklampsie	rR 7,0
Z. n. schwerer Präeklampsie < 28. SSW	rR 120,0
Mehrlingsschwangerschaft	rR 2,9
Aneuploidie (u. a. Trisomie)	rR 2,9
Hydrops fetalis	rR 5,0
IUGR	rR 5,0
pathologische Flussmuster in der Arteria uterina (Dopplersonografie)	rR 5,0
Mutter als IUGR geboren	rR 3,0
Präeklampsie bei der Geburt der Mutter	rR 3,0
Z. n. IUFT/IUGR/vorzeitiger Plazentalösung (Primipara < 18. Lj. und ≥ 40. Lj.)	rR 1,7
Z. n. IUFT/IUGR/vorzeitiger Plazentalösung (Multipara ≥ 40. Lj.)	rR 2,0
RR ≥ 130/80 mmHg im I. Schwangerschaftstrimenon	rR 1,9
RR ≥ 160/110 mmHg) im I. Schwangerschaftstrimenon	rR 3,2
präexistente (chronische) Hypertonie (Gefäßerkrankung)	rR 10,0
Vorbestehender Diabetes mellitus/ Gestationsdiabetes (GDM)	rR 3,5
BMI ≥ 26	rR 2,5
BMI ≥ 35	rR 4,0
Antiphospholipid-Antikörpersyndrom/systemischer Lupus erythematodes (SLE)	rR 9,7
Chronische Nierenerkrankung	rR 3,0
Alter der Mutter > 40	rR 2,0
Primiparität	rR 2,5
Nikotinabusus	k.A.
IVF/ICSI	k.A.
großer zeitlicher Abstand der Schwangerschaften	k.A.
neuer (wechselnde) Partner (spezifische Spermienexposition)	k.A.

BMI: Body-Mass-Index, ICSI: intrazytoplasmatische Spermieninjektion, IGUR: intrauterine Wachstumsretardierung, IUFT: intrauteriner Fruchttod, IVF: In-vitro-Fertilisation, Lj.: Lebensjahr, RR: Blutdruck, Z. n.: Zustand nach

77.6 Ätiologie und Pathogenese

- Eine Präeklampsie prägt sich kaskadenartig durch ein Unterbleiben der sekundären Trophoblastinvasion der Gefäßwand der plazentaren Spiralarterien aus. Ersatz bzw. Auflösung der Media unterbleiben.
- Das Fehlen des Remodelings der Arterienwand bzw. des maternalen Blutzuflusses zur plazentaren Austauschfläche resultiert in einer plazentaren Hypoperfusion (Ischämie). Zugrunde liegt eine systematische mütterliche Endotheldysfunktion, die durch die Beeinflussung angiogener Faktoren und ihrer Regelkreise (soluble fms-like tyrosine kinase 1 (sFlt-1) ↑, freier vascular endothelial growth factor (VEGF) ↓ bzw. placental growth factor (PlGF) ↓) zu Thrombosen in den Arteriolen, zu mütterlichem Hypertonus, Ödemen und Organdysfunktionen (Niere, Leber, ZNS) führt.
- Pathophysiologisch versteht man unter einem HELLP-Syndrom eine Multiorgan-Mikroangiopathie mit Zirkulationsstörung, die sich bevorzugt an den parenchymatösen Organen Leber und Niere sowie am ZNS manifestiert.

77.7 Klassifikation und Risikostratifizierung

Low-Risk-Kollektiv:

- Dopplersonografie (Aa. uterinae) zeigt die Widerstandserhöhung des Blutflusses:
  - Präeklampsie im II. Trimenon: Sensitivität 23 %, Spezifität 99 % (positive LHR [likelihood-ratio] 7,5; negative LR 0,59)
  - schwere Präeklampsie im II. Trimenon: Sensitivität 78 %, Spezifität 95 % (positive LHR 15,6, negative LHR 0,23)
- bilaterales Notching:
  - Sensitivität 65 %, Spezifität 95 % (positive LHR 13,4, negative LHR 0,37)

High-Risk-Kollektiv:

- Dopplersonografie (Aa. uterinae) zeigt die Widerstandserhöhung des Blutflusses:
  - Präeklampsie im II. Trimenon: Sensitivität 19 %; Spezifität 99 % (positive LHR 21, negative LHR 0,82)
  - schwere Präeklampsie im II. Trimenon: Sensitivität 80 %; Spezifität 78 % (positive LHR 3,7, negative LHR 0,26)

77.8 Symptomatik

77.8.1 Präeklampsie

Mütterliche Endorgandysfunktionsstörungen

- kardiovaskulär
  - Hypertonus
  - Verlust des normalen nächtlichen Blutdruckabfalls und erhöhter Blutdruck im Schlaf
- renal
  - Proteinurie (nicht selektiv)
  - verminderte renale Ausscheidung von Harnsäure, Kalzium und Kallikrein
  - Oligo-/Anurie (bei schwerer Nierenfunktionsstörung)
- hepatisch
  - hepatische Schwellungszustände
  - epigastrische Schmerzen (Leberkapselschmerz), Nausea, Emesis
  - Anstieg der Transaminasen (AST/ALT > 2 × Normwert)
  - subkapsuläres Leberhämatom (selten)
- pulmonal
  - Lungenödem und Linksherzinsuffizienz (Differenzialdiagnose: iatrogenes Lungenödem durch Infusionstherapie)
- zerebral
  - Photopsie
  - Augenflimmern
  - Photophobie-Skotom, Doppelbilder, kortikale Blindheit, retinale Vasospasmen
  - progrediente, therapieresistente Kopfschmerzen
  - Schwindel
  - Persönlichkeitsveränderungen
  - Hyperreflexie
  - Krampfanfall (Gefahr der Eklampsie)
- extrazellulär
  - Ödem (85 %), Aszites, Pleura- oder Perikarderguss
  - Gewichtszunahme > 1000 g/Woche oder ausgeprägtes Gesichtsödem (= typische Begleiterscheinung, aber kein obligates Symptom)
- Blutbild
  - Hämolyse
  - Thrombozytose < 100 000/µl
  - erhöhter Hämatokrit (Verminderung des Plasmavolumens bzw. Hämokonzentration)
  - erhöhte Harnsäure- und Kreatininwerte im Serum (häufig vor klinischer Symptomatik)
  - Serumkreatinin > 2 × Ausgangswert (> 1,1 mg/dl)
- Gerinnungssystem
  - gering verminderte Thrombozyten (100 000–150 000/µl)
  - gesteigerte plasmatische Gerinnung
  - erhöhte Plasmaspiegel für D-Dimere und Fibrinopeptid A
  - erniedrigte Werte für Antithrombin III und Protein C
- fetoplazentare Perfusionseinschränkung (30–50 %)
  - intrauterine Wachstumsrestriktion (IUGR)
  - Oligo-/Anhydramnion
  - intrauterine Hypoxie (pathologische fetoplazentare Dopplerparameter)
  - intrauteriner Fruchttod (IUFT): Plazentainsuffizienz
  - vorzeitige Plazentalösung
- neonatal
  - erhöhtes Risiko eines Atemnotsyndroms
  - Neutropenie
  - Thrombozytopenie
  - Anämie

77.8.2 HELLP-Syndrom

- allgemeines Unwohlsein (90 %)
- rechtsseitige Oberbauchschmerzen als Korrelat schwellungsbedingter Leberkapselspannung (90 %),
- Übelkeit oder Erbrechen (50 %)
- Proteinurie (85–95 %),
- schwere Hypertonie (> 160/110 mmHg) (50 %) oder milde Hypertonie (> 140/90 mmHg) (30 %)
- rasche bzw. übermäßige generelle Ödembildung (60 %), Lungenödem (6 %) oder Gewichtszunahme (> 13 kg bzw. > 1000 g/Woche)
- hämolytisch bedingten Anämie
- Ikterus
- hypoxisch verursachte Leberzellschädigung (histologisch: periportale Leberzellnekrosen), subkapsuläres Leberhämatom (1 %) und in der Folge eine Leberruptur (1,5–1,8 %)
- In Kombination mit vergleichbaren Veränderungen an den Nierengefäßen können Leber- und Nierenversagen (8 %, Oligurie) als Spätkomplikationen auftreten.
- neurologische Folgen:
  - Flimmerskotome, Kopfschmerzen
  - Ohrensausen
  - Krampfanfälle unterschiedlicher Genese (eklamptisch, seltener epileptisch) sind dagegen als Auswirkung eines Hirnödems bzw. von Spasmen intrazerebraler Arteriolen zu werten.
- Endothelzellschädigungen:
  - Gefahr verstärkter Blutungen (21 %) durch:
    - disseminierte intravasale Verbrauchskoagulopathie (DIC)
    - Antithrombinmangel
    - Thrombozytopenie durch Verbrauch der Blutplättchen
  - gesteigerte Thrombosegefahr durch
    - Vasokonstriktion
    - gesteigerte Thrombozytenaggregation
    - Mikrothrombenbildung durch DIC
    - Hämokonzentration
  - Durch mechanisch-hypoxische Schädigung der Erythrozyten entwickelt sich zusätzlich eine Hämolyse (u. a. Passage durch verengte Blutgefäße).

- Als spezifisch geburtshilfliche Komplikation kann es zudem zu einer vorzeitigen Plazentalösung (16 %) kommen [1], [2].

77.9 Diagnostik

77.9.1 Diagnostisches Vorgehen

- Ein aussagekräftiger Test zur treffsicheren Früherkennung der Präeklampsie im Low-Risk-Kollektiv steht bislang nicht zur Verfügung.
- 20 % aller Präeklampsiefälle treten ohne klinische Symptome (in der vorangehenden Woche) auf.
- Zur Risikostratifizierung können laborchemische (sFlt-1/PlGF-Ratio) und dopplersonografische Screening-Maßnahmen eingesetzt werden:
  - erhöhter Gefäßwiderstand
  - Persistenz einer frühdiastolischen Flusskurveninzisur in beiden Aa. uterinae, auch nach der 24. SSW; daraus folgt Risikosteigerung > 60 % für eine Präeklampsie und/oder eine IUGR [5].
- Einen Algorithmus zum Vorgehen zeigt ▶ Abb. 77.1.

77.9.2 Anamnese

- Parität
- Alter
- Mehrlingsschwangerschaft
- vorbestehende Hypertonie, Gefäß- oder Nierenerkrankungen, Diabetes mellitus, Adipositas
- hypertensive Erkrankungen in vorausgehenden Schwangerschaften oder in der Familie

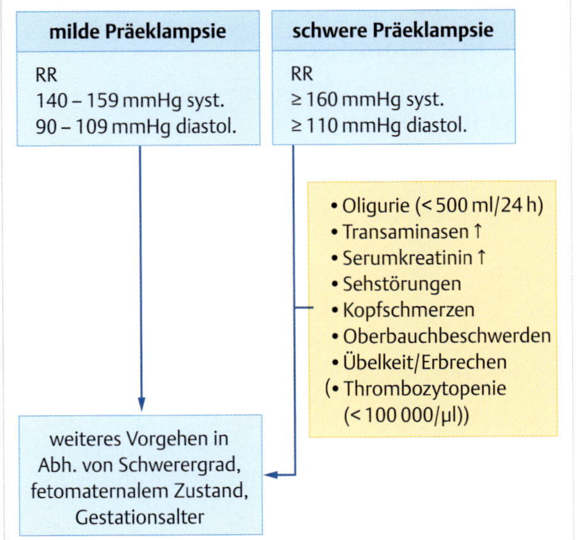

Abb. 77.1 Diagnostischer Algorithmus hypertensiver Schwangerschaftserkrankungen.
Abk. RR: Blutdruck.

77.9.3 Körperliche Untersuchung

- klinische Untersuchung (Abdomen, Neurologie)
- RR-Messungen bzw. 24-Stunden-Blutdruckprofil
- Urinstix- bzw. Urinsediment-Untersuchung (Protein)
- Sonografie (fetales Wachstum, Fruchtwassermenge, ggf. Spektraldopplersonografie) [9]
- Kardiotokografie (CTG), ggf. intensivierte Überwachung (bis zu 3x täglich, abhängig vom Erkrankungsschweregrad bzw. Gestationsalter)
- tägliche Gewichtskontrollen (abhängig vom Erkrankungsschweregrad)

77.9.4 Labor

- Laborwerte 2x pro Woche bis täglich prüfen, abhängig vom Erkrankungsschweregrad
- Blutbild
  - Thrombozyten
  - Hämoglobin
  - Hämatokrit
  - Haptoglobin
- Gerinnung
  - Fibrinogen
  - AT III (Antithrombin III)
  - D-Dimere
  - PTT (partielle Thromboplastinzeit)
  - Quick
- Serumchemie
  - Gesamteiweiß
  - CRP (C-reaktives Protein)
  - LDH (Laktatdehydrogenase)
  - AST
  - ALT
  - Bilirubin (indirekt)
  - Harnstoff
  - Kreatinin
  - Harnsäure
- Elektrolyte (Na^+, K^+, Cl^-)

77.10 Differenzialdiagnosen

- Als Differenzialdiagnosen eines HELLP-Syndroms kommen die intrahepatische Schwangerschaftscholestase und eine akute Schwangerschaftsfettleber infrage.

77.11 Therapie

77.11.1 Therapeutisches Vorgehen

Tab. 77.2 Geburtshilfliches Vorgehen bei Präeklampsie, Eklampsie und HELLP-Syndrom in Abhängigkeit vom Gestationsalter [8].

Diagnose	Vorgehen
Präklampsie	
≥ 37 + 0 SSW	• umgehende Einleitung der Entbindung, unabhängig vom Schweregrad der Präeklampsie
34 + 0 bis 36 + 6 SSW	• umgehende Entbindung bei schwerer Präeklampsie • umgehende Entbindung bei fetaler Wachstumsrestriktion < 5. Perzentile, Oligohydramnion und/oder höhergradiger Dopplerpathologie, auch unabhängig von mütterlichen Symptomen
24 + 0 bis 33 + 6 SSW	• antenatale Steroidprophylaxe • konservative Betreuung nur unter kontinuierlicher Überwachung von Mutter und Kind, solange hochgradige Zeichen der Plazentainsuffizienz fehlen • umgehende Schnittentbindung bei Verschlechterung der maternalen und/oder fetalen Symptome einer schweren Präeklampsie • Betreuung an einem Perinatalzentrum
< 24 + 0 SSW	• ungewöhnlich frühe Manifestation • aggressiver Krankheitsverlauf (hohe maternale und perinatale Morbidität/Mortalität) ist zu erwarten • individuelle Entscheidung, ggf. Beendigung der Schwangerschaft (maternale Indikation)
Eklampsie	
	• unmittelbare medikamentöse Durchbrechung des Krampfanfalls • umgehende (Schnitt-)Entbindung
HELLP-Syndrom	
≥ 34 + 0 SSW	• umgehende Beendigung der Schwangerschaft (in Abhängigkeit von der Symptomatik bzw. den geburtshilflichen Befunden: Einleitung der vaginalen Geburt oder Sectio caesarea)
< 34 + 0 SSW	• umgehende Schnittentbindung anstreben • ggf. antenatale Steroidprophylaxe (individuelle Entscheidung) • ggf. engmaschige Überwachung mit regelmäßigen Laborkontrollen (individuelle Entscheidung) • ggf. konservativer Therapieversuch mit Methylprednisolon 32 mg/d i. v. oder Dexamethason 2–3 × 10 mg/d i. v.

i. v.: intravenös, SSW: Schwangerschaftswoche

- Das Vorgehen zeigt auch der Algorithmus in ▶ Abb. 77.2.

77.11.2 Allgemeine Maßnahmen

- Verminderung des Sympathikotonus (Stressreduktion, ggf. Bettruhe)
- eiweißreiche Diät

77.11.3 Pharmakotherapie

- Sind trotz allgemeiner Maßnahmen erhöhte oder steigende Blutdruckwerte (RR wiederholt > 170/110 mmHg bzw. > 160/100 mmHg bei Pfropfkonstellation) nicht zu vermeiden, so ist eine medikamentöse Therapie zunächst unter stationärer Überwachung zu beginnen. Zu vermeiden ist dabei eine zu rasche und zu ausgeprägte Blutdrucksenkung (> 10 %/h) mit dem Risiko fetaler Gefährdung durch Plazentaminderperfusion oder durch vorzeitige Plazentalösung.

77.11.4 Schwangerschaftsbetreuung

Milde Präeklampsie

- Klinikaufnahme mit RR-Kontrollen alle 4–6 h (ab RR 150/100 mmHg)
- Körpergewichtskontrollen (täglich)
- Laborkontrollen (täglich)
- fetale Zustandsdiagnostik durch regelmäßige CTG-Überwachung (täglich)
- Ultraschalldiagnostik (Wachstum, Fruchtwassermenge, ggf. Dopplersonografie)

Schwere Präeklampsie

- Klinikaufnahme mit Blutdruckkontrollen alle 1–2 h (wenn ≥ 160/110 mmHg antihypertensive Medikation)
- (initiale) Blutdruckabsenkung um nicht mehr als 20 % anstreben
  - CAVE: Plazentaperfusionsalteration durch zu starke RR-Reduktion → pathologisches CTG (CTG-Muster)
- Flüssigkeitsbilanzierung (Ein-/Ausfuhr)
- Laborkontrollen (täglich)
- Körpergewichtskontrollen (täglich)

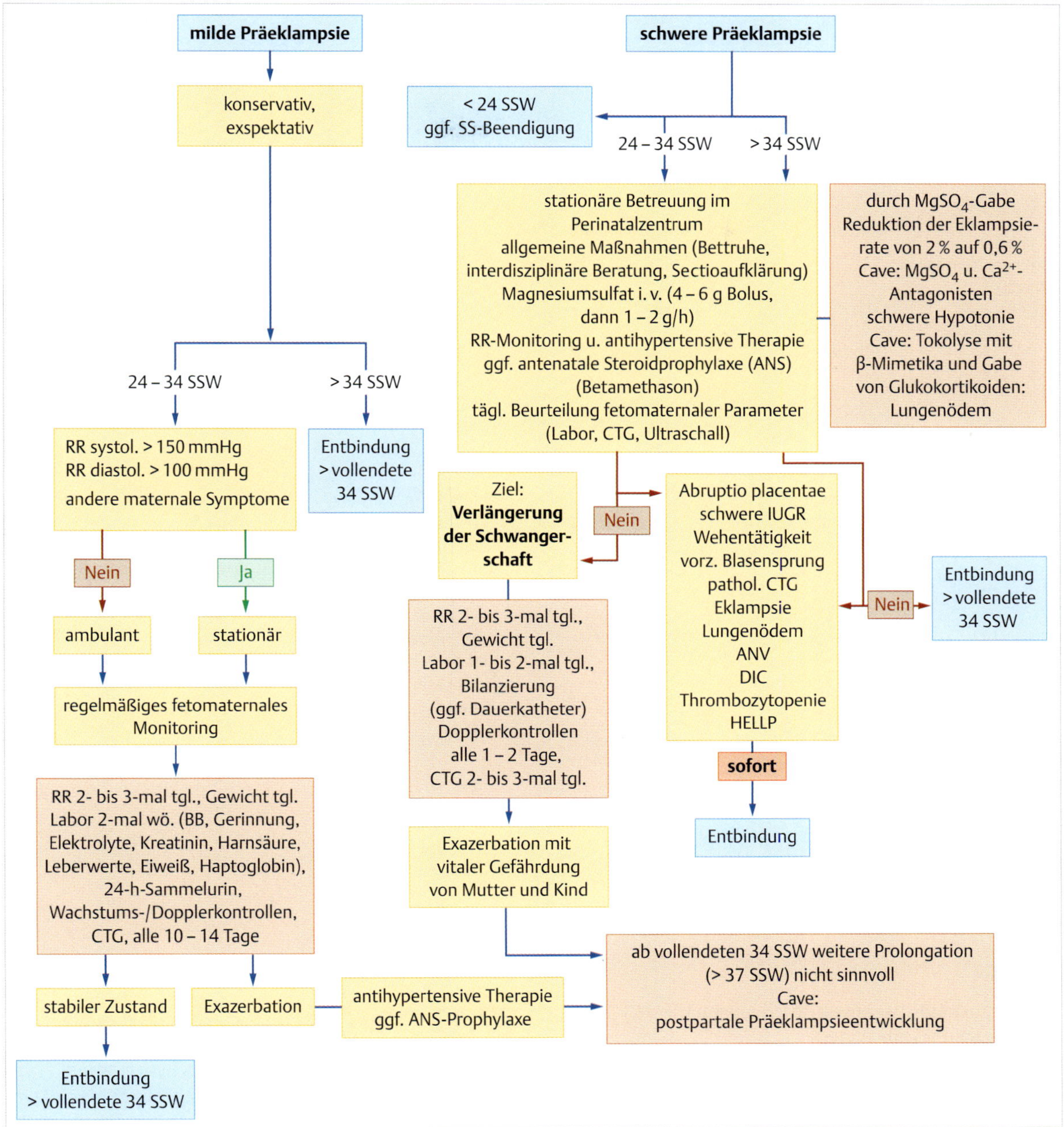

Abb. 77.2 Therapeutischer Algorithmus bei hypertensiven Schwangerschaftserkrankungen.
Abk. ANV: akutes Nierenversagen, BB: Blutbild, CTG: Kardiotokografie, DIC: disseminierte intravasale Koagulopathie, IUGR: intrauterine Wachstumsrestriktion, ANS: antenatale Steroidprophylaxe.

Tab. 77.3 Intravenöse Akuttherapie bei schwerer Präeklampsie, Eklampsie und HELLP-Syndrom.

Therapie	Medikamente	Wirkmechanismus	Dosierung	Nebenwirkung
antihypertensive Therapie	Nifedipin	Kalziumkanalblockade	initial 5 mg p. o., ggf. Wiederholung nach 20 min	∘ Kopfschmerzen, ∘ in Kombination mit Magnesium ausgeprägte Hypotonie und neuromuskuläre Blockade ∘ im I. Trimenon kontraindiziert (im Tierversuch teratogen)
	Urapidil	α_1-Rezeptorantagonismus	initial 6,25–12,5 mg i. v. als Bolus über 2 min, danach i. v. Erhaltungsdosis 3–24 mg/h	∘ Kopfschmerzen ∘ Übelkeit ∘ Übertritt in die Muttermilch 1:1 (in Stillperiode kontraindiziert)
	Dihydralazin	Vasodilatation	5 mg i. v. alle 20 min oder initial 5 mg i. v. als Bolus, danach i. v. Erhaltungsdosis 2–20 mg/h	∘ Kopfschmerzen ∘ Tachykardie ∘ Unruhe ∘ Unwohlsein ∘ Ödeme ∘ lange HWZ (2,5 h)
antikonvulsive Therapie	Magnesiumsulfat zur Anfallsprophylaxe	Antikonvulsion	initial 4–6 g i. v. über 15–20 min als Bolus, danach i. v. Erhaltungsdosis 1–2 g/h (angestrebter Blutspiegel: 2–3 mmol/l CAVE: Überdosierungsgefahr bei eingeschränkter Nierenfunktion	∘ Bei Intoxikation (> 5 mmol/l): Atemdepression (Atemfrequenz < 12/min) ∘ Verlust der Sehnenreflexe ∘ Herzrhythmusstörungen (> 7 mmol/l) ∘ Antidot: Kalziumglukonat 10 % (10 ml i. v. als Bolus über 3 min)
	Diazepam zur Anfallsbeendigung	Allosterische GABA-Rezeptormodulation	10–20 mg langsam i. v.	Vigilanzstörung
	Phenytoin zur Anfallsbeendigung	Antikonvulsion	250 mg i. v.	k.A.
Diuretika bei Oligurie und/oder Lungenödem	Furosemid	Diurese	10–20 mg i. v., ggf. Wiederholung mit erhöhter Dosis	Elektrolytentgleisungen (insbesondere Hypokaliämie)

GABA: γ-Aminobuttersäure, i. v.: intravenös, HWZ: Halbwertszeit, k.A.: keine Angaben

- fetale Zustandsdiagnostik durch regelmäßige CTG-Überwachung (alle 6–8 h)
- Ultraschalldiagnostik (Wachstum, Fruchtwassermenge, ggf. Dopplersonografie)
- antenatale Steroidprophylaxe (Betamethason 2 × 12 mg intramuskulär (i. m.) im Abstand von 24h)
- Krampfanfall-Prophylaxe/peripartale Neuroprotektion mit $MgSO_4$ i. v.
  - Bolus 5 g (4–6 g) über 15–20 min (oder 2 × 5 g i. m.) + Erhaltungsdosis 2 g/h (1–3 g/h) oder 5 g alle 4 h i. m.
  - Therapiekontrolle: regelmäßige Reflexüberprüfung
  - $MgSO_4$-Gabe 48 h postpartal fortführen

77.12 Verlauf und Prognose

- Die Prognose der Erkrankungen des hypertensiven Formenkreises in der Schwangerschaft hängt vom Ausprägungsgrad und der Dynamik ihrer Entstehung, dem Gestationsalter und der Organbeteiligung ab.
  - Chronischer und transienter Hypertonus in der Schwangerschaft sind als prognostisch günstig einzustufen.
  - Die (schwere) Präeklampsie trägt dagegen mit weltweit 50 000 Fällen/Jahr zahlenmäßig signifikant zu den Ursachen mütterlicher Todesfälle bei [6], [7].
- Hinzu kommt auf der mütterlichen Seite das Risiko der Entwicklung zentralnervöser Folgezustände (hypertensive Enzephalopathie, hämorrhagischer Hirninfarkt, kortikale Amaurosis), Netzhautablösung, Lungenödem). Beim HELLP-Syndrom besteht die Gefahr einer Leberruptur und/oder einer folgenschweren Veränderung der Blutgerinnung (DIC).

- Bei Eklampsie beträgt das mütterliche Sterblichkeitsrisiko 1,5–5 %, wohingegen die perinatale Mortalität 30 % beträgt.
- Mit einem HELLP-Syndrom sind ein maternales Sterblichkeitsrisiko von 1–3,5 % und eine perinatale Letalität von 10–60 % verbunden.
- Als Langzeitfolge einer schweren (Prä-)Eklampsie oder eines HELLP-Syndroms ist bei mehr als 90 % der Mütter nach 20–25 Jahren die Entwicklung einer chronischen Hypertonie zu erwarten (Aufklärung/Beratung).

77.13 Prävention

- prophylaktische Einnahme von Azetylsalizylsäure (75–100 mg per os täglich, perikonzeptionell bis längstens 34 + 0 SSW) [4]
- dadurch Risikoreduktion (rR) der Erkrankungsentstehung:
  - Präeklampsie gesamt: rR 0,47
  - schwere Präeklampsie: rR 0,09
- bei unauffälliger vorangehender Schwangerschaft
  - Fortführung der bestehenden Partnerschaft (Partnerwechsel = Risikofaktor)

77.14 Quellenangaben

[1] American College of Obstetricians and Gynecologists (ACOG). Diagnosis and management of preeclampsia and eclampsia. Practical Bulletin 2002; 33

[2] Deutsche Gesellschaft für Gynäkologie und Geburtshilfe (DGGG) – Arbeitsgemeinschaft Schwangerschaftshochdruck/Gestose: S 1-Leitlinie Diagnostik und Therapie hypertensiver Schwangerschaftserkrankungen. AWMF-Registernummer 015/018. 2013

[3] Kainer F. Facharzt Geburtsmedizin. 3. Auflage. München, Jena: Elsevier, Urban & Fischer Verlag; 2016

[4] Knight M, Duley L, Henderson-Smart GJ et al. Antiplatelet agents for preventing and treating preeclampsia. Cochrane Database Systematic Review 2000; 2: CD000492

[5] National Institute for Health and Care Excellence (NICE). Clinical guideline Hypertension in pregnancy: diagnosis and management. 2011

[6] Rath W, Gembruch U, Schmidt S. Geburtshilfe und Perinatologie. 2. vollständig überarbeitete und erweiterte Auflage. Stuttgart: Thieme; 2010

[7] Strauss A unter Mitarbeit von Heer IM, Schulze A, Bauerfeind I. Geburtshilfe Basics. Heidelberg: Springer; 2006

[8] Strauss A, Jonat W, Diedrich K. Behandlungspfade in der Gynäkologie und Geburtshilfe. Heidelberg: Springer; 2013

[9] Strauss A unter Mitarbeit von Müller-Egloff S, Müller T. Ultraschallpraxis in der Geburtshilfe und Gynäkologie. 3. Auflage. Heidelberg: Springer; 2016

78 Geburt im Rettungsdienst

Ulrich Pecks, Cordula Franz

78.1 Steckbrief

Ein Großteil der in Deutschland geborenen Kinder kommt in einer Geburtseinrichtung zur Welt. Die ungeplante außerklinische Geburt erfolgt meist so rasch und unkompliziert, dass eine Gefahr für Mutter und Kind unproblematisch abgewendet werden kann. Dennoch sollte der im Rettungsdienst tätige Ersthelfer mit den wichtigsten physiologischen sowie pathologischen Prozessen im Rahmen der Entbindung vertraut sein, um ein gutes peripartales Outcome für Mutter und Kind zu gewährleisten.

78.2 Synonyme

- Geburt (birth)
- Entbindung (labour)
- Partus (delivery)

78.3 Keywords

- Eröffnungsphase
- Austreibungsphase
- Nachgeburtsphase
- Blasensprung
- Schulterdystokie
- Neugeborenenversorgung
- Atonie
- postpartale Hämorrhagie

78.4 Definition

- **Geburt:** Zeitraum zwischen Einsetzen regelmäßiger Wehentätigkeit mit Muttermundseröffnung und der Ausstoßung der Plazenta
- **Termingeburt:** Geburt ab der abgeschlossenen 37. Schwangerschaftswoche (37 + 0 SSW)
- **Frühgeburt:** Geburt zwischen Erreichen der formalen Lebensfähigkeit (in Deutschland 24 + 0 SSW bzw. in Ausnahmefällen bereits ab 22 + 0 SSW: Graubereich) und 36 + 6 SSW
- **Totgeburt:** Geburt eines Kindes > 500 g ohne Lebenszeichen
- **Fehlgeburt (Abort):** Geburt eines Kindes < 500 g ohne Lebenszeichen

78.5 Epidemiologie

- Geburten in Deutschland: ca. 700 000/Jahr
- Der Anteil der Frühgeburten liegt in etwa bei 9 %, die Anzahl der Totgeburten bei 0,4 %.
- Die zunehmende Verlagerung der Geburt seit den 1960er- und 70er-Jahren in spezielle Geburteneinrichtungen hat zu einem deutlichen Rückgang der mütterlichen und kindlichen perinatalen Morbidität und Mortalität geführt.
- Die Evidenz für ein gesteigertes Risiko bei der (geplanten) Hausgeburt ist auch nach aktueller Studienlage hoch.
- Der Anteil, geplant oder ungeplant, außerklinisch geborener Kinder (Hausgeburten/ Rettungseinsatz) wird auf 10 000–12 500 pro Jahr geschätzt. Ca. 2 % aller Schwangeren beginnen die Geburt außerhalb einer Klinik.

78.5.1 Häufigkeit

- Die Häufigkeit der Geburt im Rettungsdienst ist nicht bekannt.

78.5.2 Altersgipfel

- nicht relevant

78.5.3 Geschlechtsverteilung

- nicht relevant

78.5.4 Prädisponierende Faktoren

- nicht relevant

78.6 Ätiologie und Pathogenese

- Die Geburt kann in Eröffnungs-, Austreibungs- und Nachgeburtsphase unterteilt werden.
- **Blasensprung:** Die Fruchtblase hat die Funktion, das Kind vor Einflüssen der Umwelt (Krankheitserreger) und vor mechanischer Krafteinwirkung zu schützen. Bei vorzeitigem Blasensprung ist in 70–90 % der Fälle mit dem Einsetzen der Geburtswehen innerhalb der nächsten 24 h zu rechnen. In der Geburtsterminologie wird zwischen vorzeitigem (vor Muttermundseröffnung), frühzeitigem (mit Muttermundseröffnung) und rechtzeitigem Blasensprung (bei vollständig eröffnetem Muttermund) unterschieden.

- **Eröffnungsphase**:
  - Einsetzen muttermundswirksamer Wehentätigkeit bis zu vollständig eröffnetem Muttermund (10 cm)
  - Die Wehenfrequenz liegt meist bei einer Wehe pro 5–10 min.
  - Die Dauer ist stark variabel (im Mittel 10h).
- **Austreibungsphase:**
  - ab vollständiger Muttermundseröffnung bis Geburt des Kindes
  - Wehenfrequenz erhöht sich auf etwa 2–3 pro 10 min
  - Die Dauer variiert stark, im Durchschnitt etwa 1–2 h.
- **Nachgeburtsphase**:
  - Ablösung und schließlich Ausstoßung der Plazenta sowie der Eihäute, i. d. R. innerhalb von 30 min nach Geburt des Kindes
  - ein Blutverlust von bis zu 500 ml ist physiologisch
- Geburtsmechanik und Höhenstand während der Austreibungsphase in zeitlicher Abfolge:
  - Köpfchen tritt in Beckeneingang (querovale knöcherne Strukturen von der Symphyse bis zum Promontorium), Köpfchen im queren Durchmesser
  - Flexion des Köpfchens, kleine Fontanelle kommt nach vorne
  - Die Beckenmitte wird durch die bei der vaginalen Untersuchung leicht palpablen Spinae ischiadicae, den Symphysenunterrand und das Steißbein definiert (Interspinalebene, ISE). Sie dient dem Geburtshelfer als wichtige Landmarke bei der Beurteilung des Geburtsfortschrittes und der Entscheidung zwischen vaginaler Geburt und Sectio, wenn eine unverzügliche Geburtsbeendigung durchgeführt werden muss. Der Höhenstand des Köpfchens wird in cm über (minus) oder unter (plus) Beckenmitte dokumentiert.
  - 1. Rotation. 90°-Drehung des Kopfes auf Beckenmitte. Physiologisch zeigt der kindliche Rücken hierbei zum Bauch der Mutter (dorsoanterior), vereinzelt kommt es zur dorsoposterioren Einstellung („Sterngucker").
  - Streckung des Kopfes, Hinterhaupt erscheint unter Symphyse.
  - Der Beckenausgang wird definiert durch Symphysenunterrand, Sitzbeinhöcker und Spitze des Steißbeines, sowie das Weichgewebe der Beckenbodenmuskulatur und Vulva.
  - Einschneiden von Scheitel, Stirn und Kopf am Damm
  - 2. Rotation und Geburt des Rumpfes. 90°-Drehung des Kindes mit Schultern am längsovalen Beckenausgang. Das kindliche Gesicht weist am Ende meist in die gleiche Richtung wie beim Eintritt ins Becken. Die Geburt des Rumpfes erfolgt meist erst mit der nächsten Wehe nach der Geburt des Kopfes.

78.7 Symptomatik

- regelmäßige Wehentätigkeit, schmerzhafte Kontraktionen des Uterus
- vaginaler Flüssigkeitsabgang (Blasensprung)
- vaginale Schmierblutung (Zeichnung)
- in der Eröffnungsphase meist Wehen von 30–60 s Dauer und wehenfreien Intervallen von 3–10 min
- In der Austreibungsphase nimmt die Wehenfrequenz zu (alle 2–3 min) und es entwickelt sich ein Druckgefühl in der Scheide und ein instinktiver Pressdrang der Mutter. Das Köpfchen wird in der Scheide sichtbar.

78.8 Diagnostik

78.8.1 Diagnostisches Vorgehen

Siehe (▶ Abb. 78.1).

78.8.2 Anamnese

- In Deutschland bietet der Mutterpass (Österreich: Mutter-Kind-Pass) eine rasche Übersicht über die SSW, vorbestehende Erkrankungen, Ereignisse, die die aktuelle Schwangerschaft betreffen, sowie etwaige Risikofaktoren für die Geburt. Der Mutterpass muss vom Ersthelfer eingesehen und in die Entbindungseinrichtung mitgenommen werden.
- **aktueller Zustand**:
  - Wann kam es zum Beginn der Wehentätigkeit?
  - Wie häufig?
  - Wie stark bzw. schmerzhaft?
  - Zeitpunkt des vaginalen Flüssigkeitsabgangs (Blasensprung)?
- **geburtshilfliche Anamnese zur aktuellen Schwangerschaft**:
  - Alter der Patientin
  - wievielte Schwangerschaft (Gravidität)
  - wievielte Geburt (Parität)
  - Schwangerschaftsalter
    - Darstellung des Gestationsalters erfolgt in SSW.
    - I.d.R. werden die vollendeten Wochen plus Einzeltage (0–6) post menstruationem genannt.
    - Errechneter Entbindungstermin (ET) liegt danach bei 40 + 0 SSW.
  - Liegt eine Mehrlingsschwangerschaft vor?
  - bisherige Vorsorge
  - Besonderheiten im Schwangerschaftsverlauf
- **geburtshilfliche Anamnese zu vorausgegangenen Schwangerschaften**:
  - Geburtsverlauf vorausgegangener Schwangerschaften
    - Eine rasche Geburt in der letzten Schwangerschaft lässt auch einen raschen Geburtsverlauf in der aktuellen Schwangerschaft erwarten. Der Ersthelfer sollte sich dann auf eine Notfallentbindung vor Ort bzw. im Rettungswagen vorbereiten.

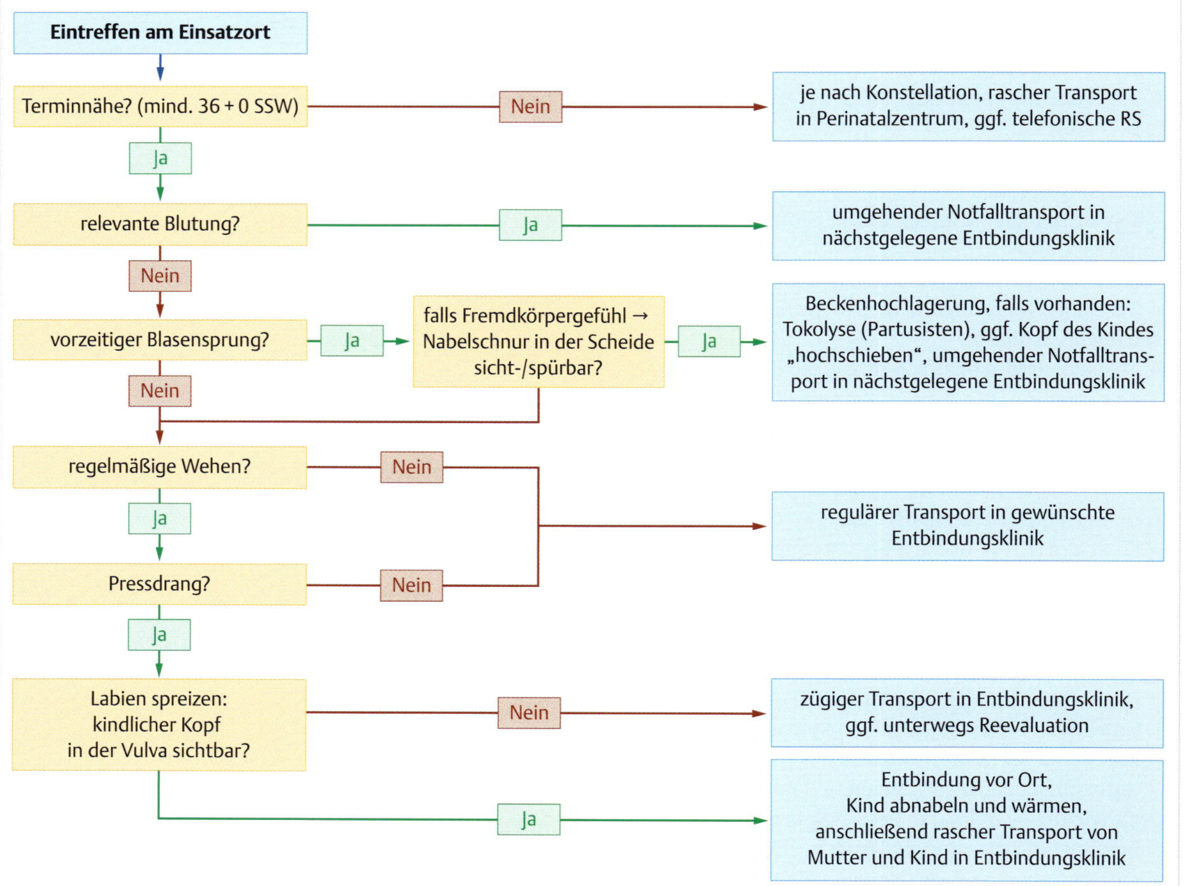

Abb. 78.1 Algorithmus zum Vorgehen bei Geburtsbeginn bzw. Geburt im Rettungsdienst.
Abk. RS: SSW: Schwangerschaftswoche.

  - Kaiserschnitt in vorausgegangener Schwangerschaft? Wenn ja, warum? Lag eine Notfallsituation vor? Kam es zu einer Schulterdystokie (Wiederholungsrisiko)?
  - Kam es im Rahmen einer vorausgegangenen Geburt zu einer verstärkten Blutung (Atonie des Uterus: Wiederholungsrisiko)?
- **allgemeine Anamnese**:
  - Begleiterkrankungen und Voroperationen
  - Medikation
  - Allergien
  - Blutungsneigung oder bekannte Gerinnungsstörung
  - frühere Bluttransfusionen

78.8.3 Körperliche Untersuchung

- Meist bieten die Anamnese, der klinische Blick und die Äußerungen der Patientin bereits ausreichend Informationen, um die Situation richtig einzuschätzen. Eine körperliche Untersuchung durch den Ersthelfer ist bei instabilen Vitalparametern oder bei Vorgängen, die nicht mit der Geburt im Zusammenhang stehen, indiziert und folgt dann den allgemeinen Regeln der Notfallmedizin.
- Die vaginale Palpation ist dem Geburtshelfer bzw. der Hebamme vorbehalten. Insbesondere bei vaginaler Blutung darf keine vaginale Untersuchung im Rahmen des Einsatzes durch den Notarzt bzw. das Rettungsdienstpersonal erfolgen, da so z. B. bei Vorliegen einer Placenta praevia die Forcierung einer plazentaren Blutung erreicht werden kann, was lebensbedrohliche Konsequenzen für Mutter und Kind hat.
- Gibt die Patientin Pressdrang und Druck in der Scheide an, reicht es ggf., die Labien ein wenig zu spreizen mit dem Ziel, den Höhenstand des Kindes (führendes Teil im Introitus vaginae und damit auf Beckenboden) abzuschätzen und sich auf die anstehende Kindsentwicklung vorzubereiten.

78.8.4 Labor

- Bei einer physiologisch verlaufenden Geburt und einer asymptomatischen Patientin ist im Rahmen der Notfallmedizin eine spezielle Laboranalyse nicht erforderlich.
- Bei einer vital gefährdeten Patientin folgt die Laboranalyse den allgemeinen Regeln der Notfallmedizin.
- Bei starker vaginaler Blutung ist die Bestimmung eines Ausgangshämoglobins sinnvoll.

78.8.5 Instrumentelle Diagnostik

Kardiotokografie (CTG)

- Die CTG ist eine dopplersonografische Untersuchungsmethode zur kontinuierlichen Überwachung der fetalen Herzaktionen und der mütterlichen Wehentätigkeit, welche in der Geburtsklinik oder durch eine Hebamme zum Einsatz kommt.
- Es lässt in gewissem Umfang einen Rückschluss auf das fetale Wohlbefinden zu.
- Im Rahmen der ungeplanten außerklinischen Notfallgeburt ist in Ermangelung operativer interventioneller Möglichkeiten (Sectio caesarea, vaginal-operative Entbindung) eine fetale Überwachung nicht sinnvoll.

78.9 Differenzialdiagnosen

- im Rahmen der Notfallmedizin nicht relevant

78.10 Therapie

78.10.1 Therapeutisches Vorgehen

- Entsprechend der Qualitätssicherungsrichtlinie Früh- und Reifgeborene (QFR-RL) des Gemeinsamen Bundesausschusses werden die Versorgungseinrichtungen in Deutschland in die Stufen I–IV nach folgenden Kriterien für die Aufnahme von Schwangeren unterteilt [6].

Versorgungsstufe I: Perinatalzentrum Level 1

1. Schwangere mit erwartetem Frühgeborenen mit einem geschätzten Geburtsgewicht unter 1250 g oder mit einem Gestationsalter < 29 + 0SSW
2. Schwangere mit Drillingen und mit einem Gestationsalter < 33 + 0 SSW sowie Schwangere mit mehr als 3 Mehrlingen
3. Schwangere mit allen pränatal diagnostizierten fetalen oder mütterlichen Erkrankungen, bei denen nach der Geburt eine unmittelbare spezialisierte intensivmedizinische Versorgung des Neugeborenen absehbar ist. Dies betrifft insbesondere den Verdacht auf angeborene Fehlbildungen.

Versorgungsstufe II: Perinatalzentrum Level 2

1. Schwangere mit erwartetem Frühgeborenen mit einem geschätzten Geburtsgewicht von 1250–1499 g oder mit einem Gestationsalter von 29 + 0 bis 31 + 6 SSW
2. Schwangere mit schweren schwangerschaftsassoziierten Erkrankungen, z. B. HELLP-Syndrom (hemolysis, elevated liver enzymes, low platelet count) oder Wachstumsretardierung des Fetus unterhalb des 3. Perzentils
3. Schwangere mit insulinpflichtiger diabetischer Stoffwechselstörung mit absehbarer Gefährdung für Fetus bzw. Neugeborenes

Versorgungsstufe III: Perinataler Schwerpunkt

1. Schwangere mit erwartetem Frühgeborenen mit einem geschätzten Geburtsgewicht von mindestens 1500 g oder mit einem Gestationsalter von 32 + 0 bis ≤ 35 + 6 SSW
2. Schwangere mit Wachstumsretardierung des Fetus (zwischen dem 3. und 10. Perzentil des auf das Gestationsalter bezogenen Gewichts)
3. Schwangere mit insulinpflichtiger diabetischer Stoffwechselstörung ohne absehbare Gefährdung für Fetus bzw. Neugeborenes

Versorgungsstufe IV: Geburtsklinik

- Schwangere ab 36 + 0 SSW ohne zu erwartende Komplikationen

78.10.2 Allgemeine Maßnahmen

Tab. 78.1 Apgar-Punkteschema zur Bewertung des Neugeborenen.

Kriterium	0 Punkte	1 Punkt	2 Punkte
Herzfrequenz	kein Herzschlag	unter 100/min	über 100/min
Atemanstrengung	keine	unregelmäßig, flach	regelmäßig, Kind schreit
Reflexe	keine	Grimassieren	kräftiges Schreien
Muskeltonus	schlaff	leichte Beugung der Extremitäten	aktive Bewegung der Extremitäten
(Haut-)Farbe	blau, blass	Stamm rosig, Extremitäten blau	gesamter Körper rosig

Bei Wertungen zwischen 5 und 7 gilt das Neugeborene als gefährdet, bei < 5 Punkten als akut lebensgefährdet.

- Die **hämodynamische Stabilisierung** der Mutter hat – wenn notwendig – höchste Priorität.
- Ein **venöser Zugang** ist bei ungeplanter außerklinischer Geburt obligat!
- **Information** der Entbindungseinrichtung zur bevorstehenden Ankunft der Patientin unter Nennung des Namens, des Geburtsdatums sowie der Beschreibung des Zustands der Patientin (SSW, Einlings- oder Mehrlingsgravidität, Parität)
- Hilfreich ist darüber hinaus die weitere geburtshilfliche **Anamnese** (siehe Kap. 78.8.2).
- **unverzüglicher Transport** in eine Entbindungseinrichtung, die der SSW bzw. den Umständen der Schwangerschaft und der Situation angemessen ist (siehe Kap. Versorgungsstufe I: Perinatalzentrum Level 1 ff.) und ▶ Tab. 78.1)

Blasensprung

- Durch den plötzlichen Verlust des Fruchtwassers kann es zu einem Nabelschnurvorfall bei gleichzeitigem Absinken des führenden Kindsteils kommen (Prävalenz: 0,1–0,6 %). Hierdurch kann die kindliche Zirkulation akut unterbrochen werden. Das sofortige Hinlegen der Patientin und manuelles Hochschieben des kindlichen Köpfchens könnte in einem solchen Fall lebensrettend für den Fetus sein. Ist die Nabelschnur nicht vor der Vulva sichtbar, wird allerdings der Nabelschnurvorfall ohne apparative Herztonüberwachung des Fetus kaum auffallen.
- Der generelle Nutzen des Hinlegens nach Blasensprung ist nicht erwiesen und wird zum Teil kritisch diskutiert. In der Praxis wird jedoch den Frauen bereits im Vorfeld, oft durch den betreuenden Frauenarzt oder durch die Hebamme, der Liegendtransport empfohlen.

Eröffnungsphase

- In der Eröffnungsphase ist ein zügiger Transport der Patientin in die Klinik vorzugsweise in Linksseitenlage (zur Vermeidung des Vena-cava-Kompressionssyndroms) meist problemlos möglich.
- Die Gabe von Tokolytika kann hilfreich sein (siehe Kap. 78.10.3).

Austreibungsphase

- Steht die Geburt des Kindes unmittelbar bevor (Einschneiden des Köpfchens im Bereich des Damms/Introitus vaginae) gilt es vor allem, **Ruhe zu bewahren!**
- Der Notfallhelfer sollte nach Möglichkeit sterile Materialien (sterile Unterlage für die Mutter, sterile Handschuhe für den Helfer, mindestens 2 Klemmen, Schere) und warme Tücher oder eine Wärmeschutzfolie für das Neugeborene bereithalten.
- Ein Helfer drückt zeitgleich mit dem Einschneiden des kindlichen Kopfes mit Daumen und Zeigefinger der einen Hand gegen den Damm. Gleichzeitig hält er die andere Hand gegen den kindlichen Kopf und dosiert so die Kraft des Durchtretens. Auf diese Weise werden Geburtsverletzungen weitgehend vermieden (▶ Abb. 78.2).

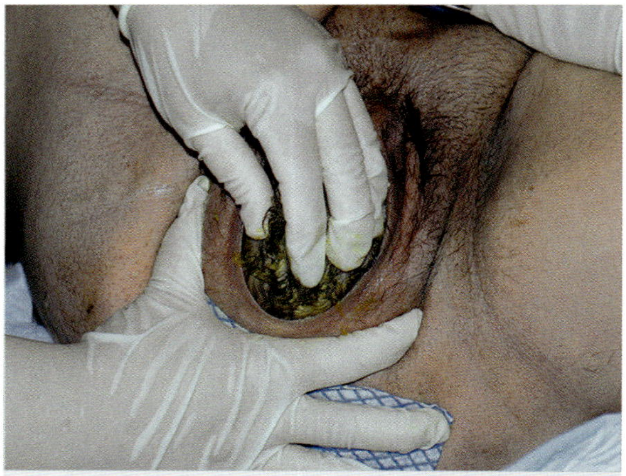

Abb. 78.2 Dammschutz: Die Wirksamkeit des Dammschutzes und der Dammschutztechniken (hands-on oder hands-off) ist umstritten. Es ist jedoch wahrscheinlich für die Mutter von Vorteil, wenn ein Dammschutz korrekt durchgeführt wird. Dies ist auch durch den Rettungsdienst/Notarzt praktizierbar. Hierbei gilt es, dem Druck des austreibenden kindlichen Kopfes mit der einen Hand entgegenzuwirken. Dabei kann die andere Hand den Damm umgreifen. (Quelle: Wagner S. Praxisanleitung: Spontangeburt–Kraftakt mit Happy End. Via medici 2009; 14: 36-40)

- Ist der Kopf geboren, kann mit vorsichtigem Druck nach dorsal erst die vordere, dann durch dosierten Zug nach ventral die hintere Schulter gelöst werden.
- Mit der nächsten Wehe wird das Kind ganz entwickelt.
- Die Nabelschnur wird anschließend durch 2 Klemmen unterbunden und zwischen beiden Klemmen durchtrennt. Das späte Abnabeln (1 min nach Geburt) ist dabei zu bevorzugen.

Schulterdystokie

- Die Schulterdystokie beschreibt die Geburt des kindlichen Köpfchens bei hinter der Symphyse feststehenden Schultern, dem hohen Schultergradstand.
- Risikofaktoren:
  - höheres geschätztes Kindsgewicht: bis 4000 g (Inzidenz ca. 2 %), bis 4500 g (Inzidenz ca. 10 %), bis 5000 g (Inzidenz ca. 40 %)
  - Zustand nach (Z. n.) Schulterdystokie
  - Diabetes mellitus
  - Übertragung
  - Adipositas der Mutter
  - exzessive Gewichtszunahme während der Schwangerschaft
  - Multiparität

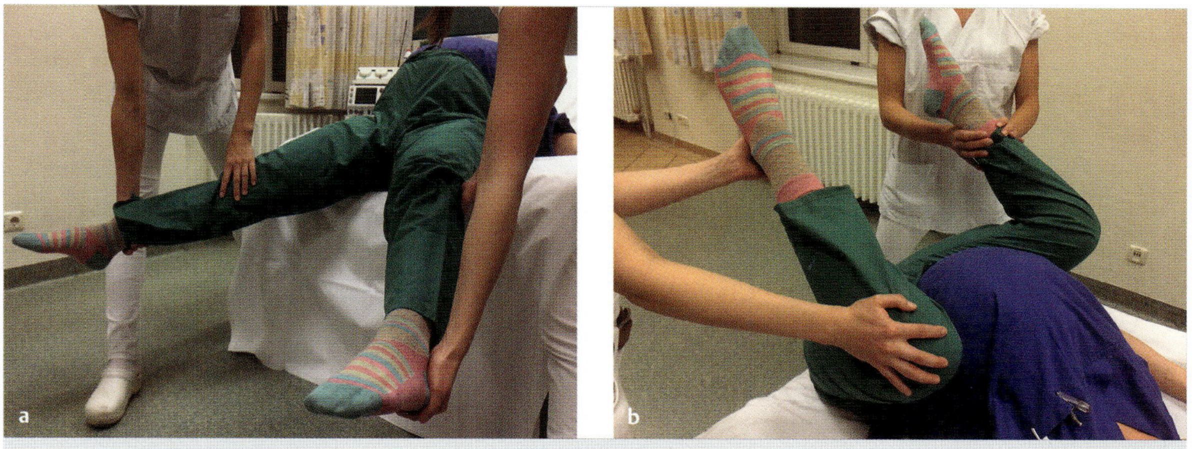

Abb. 78.3 Im Management der Schulterdystokie sollte nicht fest am Kopf/Kind gezogen werden. Für den Ersthelfer bietet sich das McRoberts-Manöver an.

a Beide Beine der Patientin werden zunächst gestreckt. (Quelle: Pecks U, Bauerschlag D. Notfälle in Gynäkologie und Geburtshilfe. Teil 2: Notfälle in der späten Schwangerschaft und Geburt. Notfallmedizin up2date 2016; 11: 243–259)

b Anschließend werden die Beine angewinkelt bauchwärts geführt. Dadurch kommt es zu einer leichten Anhebung der Symphysenachse. Das Vorgehen kann mit einem suprasymphysären Druck kombiniert werden. So gelingt es in den meisten Fällen, die Schulter zu lösen und das Kind zu entwickeln. (Quelle: Pecks U, Bauerschlag D. Notfälle in Gynäkologie und Geburtshilfe. Teil 2: Notfälle in der späten Schwangerschaft und Geburt. Notfallmedizin up2date 2016; 11: 243–259)

- Die Diagnose der Schulterdystokie wird beim sogenannten Turtle-Neck-Phänomen (Kopf zieht sich leicht zurück und wird auf die Vulva gepresst) gestellt. Diese Situation ist für den Fetus akut bedrohlich:
  - Das Hängenbleiben der Schulter kann zu Abriss oder Überdehnung des Plexus brachialis (typische Erb-Lähmung des Armes) führen.
  - Die Nabelschnurversorgung kann unterbrochen sein, ohne dass das Kind bereits die Möglichkeit zur Atmung hat (Gefahr der schweren Asphyxie und hypoxischen Hirnschadens, selten auch Tod des Kindes).
- Management:
  - McRoberts-Manöver anwenden. Beide Beine der Patientin werden zunächst gestreckt und anschließend angewinkelt bauchwärts geführt ▸ Abb. 78.4. Dadurch kommt es zu einer leichten Anhebung der Symphysenachse. Wiederholung des Manövers bei Bedarf mehrfach hintereinander. Hierdurch gelingt es in den meisten Fällen, die Schulter zu lösen und das Kind zu entwickeln. Bei zögerlicher Geburt kann das McRoberts-Manöver in jedem Fall durchgeführt werden.
  - Im Rettungswagen ebenfalls leicht durchführbar sind ein suprasymphysärer Druck zur Absenkung der Schulter unter die Symphyse und der Wechsel der Patientin in den Vierfüßlerstand.
  - Beide Verfahren haben sich im Management zur Lösung der Schulterdystokie bewährt.
  - Auf keinen Fall darf am Kind/Kopf gezogen werden.

Versorgung des Neugeborenen

- Aufgabe des Rettungsdienstpersonals ist es, das Kind warm und trocken zu halten. Am besten gelingt dies auf dem Bauch bzw. an der Brust der Mutter!
- Zur standardisierten Zustandsbeschreibung von Neugeborenen wird der **Apgar-Score** erhoben (▸ Tab. 78.1).
  - Die Zeit nach Geburt sollte dabei immer im Auge behalten und dokumentiert werden. Die Apgar-Scores nach 5 min und 10 min sind dabei prognostisch bedeutsamer als der 1-Minuten-Wert. Sie geben Aufschluss über die Effektivität ggf. eingeleiteter Maßnahmen.
  - Mittels des Apgar-Scores wird nur die Vitalität des Neugeborenen eingeschätzt.
  - Der Apgar-Score dient nicht als Grundlage für die Reanimationsentscheidung. Virginia Apgar selbst betrachtete die Herzfrequenz des Neugeborenen als wichtigsten Prädiktor für das Outcome. Die wiederholte Überprüfung von Herzfrequenz und Atmung sind geeignete Instrumente, eine Reanimationsindikation zu stellen. Dies erfolgt am besten unter Zuhilfenahme eines Pulsoxymeters. Die Auskultation und Palpation des Nabelschnuransatzes sind mögliche Alternativen. Bei der Versorgung des kritischen Kindes und der Neugeborenenreanimation sind die Leitlinien des European Resuscitation Council (ERC) zu beachten.

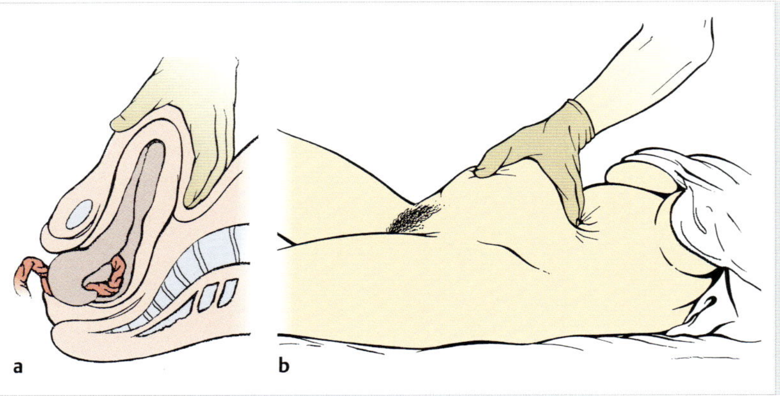

Abb. 78.4 Credé'scher Handgriff (b). Mit dem Handgriff nach Credé soll der Uterus bei postpartaler Blutung komprimiert werden (a), um die Blutung zu stoppen, bis eine gezielte Therapie möglich ist. Die Harnblase sollte zuvor entleert werden (Einmalkatheterisierung). Der Credé-Handgriff kann um die bimanuelle Kompression von vaginal ergänzt werden. (Quelle: Stumpfe M. Blutungen in der Schwangerschaft, unter und nach der Geburt. In: Weyerstahl T, Stauber M, Hrsg. Duale Reihe Gynäkologie und Geburtshilfe. 4. vollständig überarbeitete Auflage. Stuttgart: Thieme; 2013)

Nachgeburtsphase

- Die Plazenta folgt im Regelfall innerhalb der ersten halben Stunde nach Geburt.
- Sollte die Plazenta vor Eintreffen in der Entbindungseinrichtung bereits geboren sein, sollte sie zur Beurteilung auf Vollständigkeit in die Entbindungseinrichtung mitgenommen werden.
- Geburtsverletzungen sollten entsprechend den üblichen Regeln der Wundversorgung und Traumatologie zeitnah versorgt werden.
- In der Nachgeburtsphase ist auf verstärkte Blutung (> 500 ml) zu achten.
- Bei anamnestischem Risiko sollte eine Atonieprophylaxe (siehe Kap. 78.10.3) durchgeführt werden. Ein anamnestisches Risiko besteht z. B. bei Z. n. Uterusatonie in vorangegangener Schwangerschaft sowie bei einer Multipara (mehr als 3 Kinder) und bei Mehrlingen. Der Fundus des Uterus sollte am maternalen Bauchnabel fest zu tasten sein.

Postpartale Hämorrhagie (PPH) und Uterusatonie

- Die PPH zählt zu den Hauptursachen der maternalen Morbidität und Mortalität. Die Prävalenz liegt bei 2 % aller Geburten.
- Bei Blutverlusten von mehr als 1500 ml spricht man von einer schweren PPH. Andere Definitionen sind ein Blutverlust > 150 ml/min oder ≥ 50 % des zirkulierenden Blutvolumens innerhalb von 3 h.
- Der tatsächliche Blutverlust wird häufig unterschätzt.
- bei verstärkter Blutung vordringliche Ursache nach 4T-Regel beheben:
  - Trauma = Geburtsverletzung
  - Tissue = Plazentaretention/-rest
  - Thrombin = Blutgerinnungsstörung
  - Tonus = Uterusatonie
- Neben Maßnahmen zur Kontraktion oder Tamponade des Uterus müssen ggf. operative Therapieschritte eingeleitet werden.
- Im Rahmen der Notfallmedizin können bereits generelle Sofortmaßnahmen die Blutung gering halten. Das Überkreuzen der Beine der Patientin und der Handgriff nach Credé zur Kompression des Uterus stellen lebensnotwendige Sofortmaßnahmen dar (▶ Abb. 78.4), ggf. auch die bimanuelle Kompression von vaginal.
- zudem Gabe von Uterotonika (Oxytocin, Sulproston siehe Kap. 78.10.3)
- Ausgleich und Stabilisierung von pH-Wert, Temperatur, Kalzium
- frühzeitige Gabe von Tranexamsäure (sofort nach Diagnosestellung) und ggf. Fibrinogen (siehe Kap. 78.10.3)

78.10.3 Pharmakotherapie

- **Tokolytika** z. B. Fenoterol
  - 1 Amp. mit 1 ml = 25 µg in 4 ml Trägerlösung
  - Injektion von 5–10 µg langsam über 2–3 min intravenös (i. v.)
  - ggf. einmalige Wiederholung bei unzureichender Wirkung
  - Wegen der kardiogenen Wirkung des β-Sympathomimetikums ist Fenoterol bei vorbestehenden Herzerkrankungen wie Tachyarrhythmien, Mitralvitium, Myokarditis, Kardiomyopathie, Wolff-Parkinson-White-Syndrom (WPW-Syndrom), Herzinfarkt und Hypokaliämie kontraindiziert.
- **Atonieprophylaxe** bzw. Förderung der Ablösung und Ausstoßung der Plazenta
  - z. B. 3–6 I.E. Oxytocin als Infusion 30 × 10^{-3} I.E./min).
  - Wegen der antidiuretischen Wirkung von Oxytocin sollte eine isotonische Trägersubstanz (nicht Glukose) verwendet werden. Das Flüssigkeitsvolumen ist gering zu halten (Kontrolle des Elektrolytgleichgewichts).
  - Bei Patientinnen mit Nierenfunktionsstörung, Prädisposition für Myokardischämie sowie bei langem QT-Syndrom ist aufgrund der kardiogenen, hypotonen und antidiuretischen Wirkung besondere Vorsicht bei der Gabe von Oxytocin geboten.

- **Atonie/PPH-Therapie mit Uterotonika**:
  - Oxytocin: 3–5IE als Bolus
  - Sulproston (Nalador)
    - 1 Ampulle = 500 µg in 500 ml Infusionslösung initial: 100 ml/h
    - bei Bedarf bis maximal 500 ml/h
    - Maximaldosis 1000 µg/10 h (2 Ampullen) bzw. Tagesmaximaldosis 1500 µg (3 Ampullen)/24h
- **Atonie/PPH-Therapie** zum hämostaseologischen Management:
  - Tranexamsäure 2 g i. v.
  - Fibrinogen 2–4 g i. v.
  - ggf. Erythrozyten-, Thrombozytenkonzentrate und Fresh-Frozen-Plasma

78.11 Nachsorge

- Die elektive Nachsorge ist Aufgabe der Hebamme und des Gynäkologen.

78.12 Verlauf und Prognose

- Die rasche Notgeburt erfolgt meist problemlos.

78.13 Quellenangaben

[1] Pecks U, Bauerschlag D. Notfälle in Gynäkologie und Geburtshilfe Teil 2. Notfallmed up2date 2016; 11: 243–259

[2] Politi S, D'Emidio L, Cignini P et al. Shoulder dystocia: an evidence-based approach. J Prenat Med 2010; 4: 35–42

[3] Portz S, Schmidt M, Weitz M. Lying Down after Premature Rupture of the Membranes in Term Singleton Pregnancies: An Evidence-Based Recommendation? Z Geburtshilfe Neonatol 2016; 220(5): 200–206

[4] Rath W. Prävention lebensbedrohlicher peripartaler Blutungskomplikationen. Frauenarzt 2004; 45: 20–30

[5] Schlembach D, Mörtl MG, Girard T et al. Management der postpartalen Blutung (PPH). Anaesthesist 2014; 63: 234–242

[6] Gemeinsamer Bundesausschuss: Qualitätssicherungs-Richtlinie Früh- und Reifgeborene (QFR-RL). Im Internet: https://www.g-ba.de/downloads/62-492-1386/QFR-RL_2017-02-16_iK-2017-05-03.pdf; Stand 1.8.2017

78.14 Literatur zur weiteren Vertiefung

[1] AWMF. DGGG, OEGGG: Leitlinie Peripartale Blutungen, Diagnostik und Therapie (015/063). Im Internet: www.awmf.org/uploads/tx_szleitlinien/015-063l_S2k_Peripartale_Blutungen_Diagnostik_Therapie_PPH_2016-04.pdf; Stand 1.8.2017

[2] Wyllie J, Bruinenberg J, Roehr CC et al. European Resuscitation Council Guidelines for Resuscitation 2015: Section 7. Resuscitation and support of transition of babies at birth. Resuscitation 2015; 95: 249 – 263

Teil X

Pädiatrische Notfälle

X

79 Fremdkörperaspiration bei Kindern

Michael Laschat

79.1 Steckbrief

Als Fremdkörperaspiration bezeichnet man das Eindringen von festen Stoffen in den Larynx, die Trachea oder die Bronchien. Dies ist v. a. bei Kleinkindern ein potenziell lebensbedrohliches Ereignis, da aufgrund der Größenverhältnisse eine komplette Atemwegsobstruktion droht. Meist geht das Aspirationsereignis mit starker Luftnot, Zyanose und heftigen Hustenattacken einher. Nach relativ dramatischem Beginn folgt nicht selten ein symptomarmes Intervall. Mit zunehmender Verweildauer des Fremdkörpers im Bronchialsystem steigen Häufigkeit und Schwere von Komplikationen. Die flexible bzw. starre Bronchoskopie ist das diagnostische und therapeutische Verfahren der Wahl.

79.2 Aktuelles

- Im Jahr 2015 wurde eine S 2k-Leitlinie zur Interdisziplinären Versorgung von Kindern nach Fremdkörperaspiration und Fremdkörperingestion publiziert.

79.3 Synonyme

- Fremdkörperaspiration
- Bolusaspiration
- foreign body aspiration

79.4 Keywords

- Aspiration
- Fremdkörper (foreign body)
- Erstickungsanfall
- Atemwegsobstruktion
- Kinder
- airway
- choking
- pediatric
- extraction

79.5 Definition

- Der Begriff „Fremdkörperaspiration" bezeichnet das Eindringen von festen Stoffen in die unteren Atemwege (Larynx, Trachea, Bronchien).

79.6 Epidemiologie

79.6.1 Häufigkeit

- In den USA ist eine Fremdkörperaspiration bei Kindern unter 5 Jahren der vierthäufigste Grund für die Aufnahme in einer Notfallambulanz und eine der häufigsten Todesursachen im Kleinkindesalter.
- Das Risiko für ein Kleinkind, an einer Fremdkörperaspiration zu versterben, liegt bei 0,6/100 000 (National Safety Council. Injury Facts, 2014).
- Bis zu 3,4 % der Betroffenen versterben meist unmittelbar nach dem Ereignis.
- Die innerklinische Letalität ist mit ca. 0,5 % deutlich geringer.

79.6.2 Altersgipfel

- Im 2. bis 3. Lebensjahr

79.6.3 Geschlechtsverteilung

- 61 % der Betroffenen sind Jungen.

79.6.4 Prädisponierende Faktoren

- fehlende Backenzähne bei noch unvollständig entwickeltem Gebiss
- entwicklungsbedingtes Erkunden von Gegenständen mit dem Mund
- unreife Schluckkoordination
- neurologische Grunderkrankung

79.7 Ätiologie und Pathogenese

- Kleinkinder aspirieren am häufigsten Nahrungsmittel (z. B. Nüsse), größere Kinder v. a. Kleinteile aus Spielzeugen und Gebrauchsgegenstände (z. B. Schrauben und Nägel).
- Abhängig von der Größe des aspirierten Fremdkörpers und der Größe der Atemwege folgt eine inkomplette oder komplette Obstruktion der Atemwege.
- Nach Aspiration bleiben die meisten Fremdkörper in einem Bronchus (rechts > links), deutlich seltener im Kehlkopf oder in der Trachea stecken.
- Bei kompletter Obstruktion des Larynx oder der Trachea drohen Asphyxie und Tod.
- Distal der Obstruktion können sich Atelektasen oder aber, durch einen Ventilmechanismus ausgelöst, über-

blähte Areale teils mit einer Mediastinalverlagerung bilden.
- Durch Störung der Sekret-Clearance kommt es zum Sekretverhalt und in der Folge zu rezidivierenden Infektionen.
- Aufgrund des Fremdkörperreizes und austretender chemischer Stoffe, z. B. Öle aus Nüssen, entwickelt sich Granulationsgewebe, das den Fremdkörper vollständig ummauern kann und die Extraktion erheblich erschweren kann.
- Langfristig können Abszesse, Bronchiektasien und andere schwerste Lungenschäden entstehen.

79.8 Klassifikation und Risikostratifizierung

- Abhängig vom Zeitintervall zwischen Aspirationsereignis und Diagnose unterscheidet man:
  - akute Aspiration: < 24 h
  - subakute Aspiration: 24h–14 d
  - chronische Aspiration: > 14 d
  - Mit der Liegedauer des Fremdkörpers in den Atemwegen steigen die Häufigkeit und Schwere der Komplikationen.

79.9 Symptomatik

- meist plötzlicher Beginn mit Husten, Dyspnoe, Zyanose und Stridor
- gelegentlich Erbrechen
- Häufig folgt ein symptomarmes bzw. symptomfreies Intervall.
- Mittel- und langfristig finden sich rezidivierende Infekte der oberen Luftwege, Pneumonien, Stridor und Symptome wie bei Asthma mit Giemen und Brummen.

79.10 Diagnostik

79.10.1 Diagnostisches Vorgehen

- Ziel der Diagnostik ist es, das Vorhandensein eines Fremdkörpers in den Atemwegen mit größtmöglicher Sicherheit nachzuweisen bzw. auszuschließen.
- Körperliche Untersuchung und Auskultation sind wenig spezifisch und sensitiv.
- Ein Röntgenbild der Thoraxorgane ist nur bei Verdacht auf Aspiration eines röntgendichten Fremdkörpers aussagekräftig. Bei nicht röntgendichten Fremdkörpern hat das Röntgenbild nur eine geringe Sensitivität und Spezifität. Somit ist ein Röntgenbild ungeeignet, einen Fremdkörper sicher zu erkennen oder auszuschließen. Es kann aber zur Differenzialdiagnose (z. B. Bronchitis, Pneumonie) sinnvoll sein.

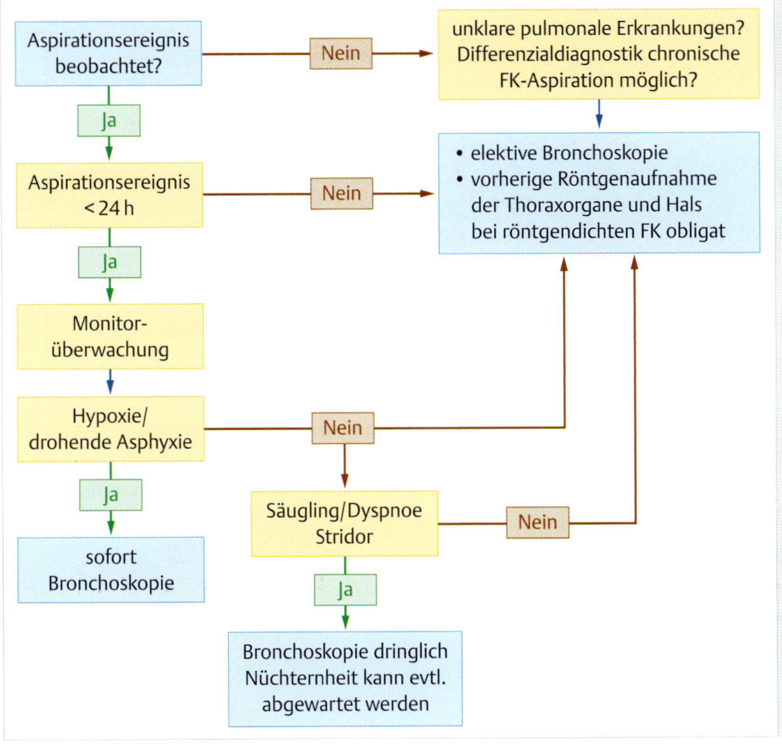

Abb. 79.1 Innerklinisches Vorgehen bei Fremdkörperaspiration.
Abk. FK: Fremdkörper.

X

- Die Bronchoskopie ist das diagnostische Verfahren der Wahl. Bei positivem Nachweis kann unmittelbar die therapeutische Intervention erfolgen.
- Über die Dringlichkeit der Bronchoskopie entscheiden Alter und Zustand des Kindes sowie der zeitliche Abstand des Aspirationsereignisses.
- Je jünger das Kind, je ausgeprägter die Störung der Atmung und je akuter das Aspirationsereignis sind, desto dringlicher ist die Indikation zur Bronchoskopie.
- Es muss immer die mögliche Gefährdung des Kindes gegen das Risiko einer Aspiration bei fehlender Nüchternheit und einer Versorgung mit einem nicht optimal besetzten Team abgewogen werden.

79.10.2 Anamnese

- Wurde ein typisches Aspirationsereignis beobachtet, ist bis zum Beweis des Gegenteils von einer Fremdkörperaspiration auszugehen.
- Wurde das Aspirationsereignis nicht beobachtet, können therapieresistente rezidivierende Infekte der oberen Atemwege oder ein therapieresistentes Asthma Symptome einer chronischen Fremdkörperaspiration sein.
- Es sollte immer gezielt nach der Möglichkeit einer Aspiration gefragt werden.

79.10.3 Körperliche Untersuchung

- Pathologische Befunde bei der körperlichen Untersuchung haben leider eine geringe Sensitivität bzw. Spezifität. Ein unauffälliger körperlicher Untersuchungsbefund schließt eine Fremdkörperspiration nicht aus.
- Symptome können sein:
  - Dyspnoe, Tachypnoe
  - Stridor in- und exspiratorisch
  - pathologische Atemgeräusche bei der Auskultation (Giemen und Brummen)
  - regional bzw. einseitig abgeschwächtes Atemgeräusch
  - Zyanose

79.10.4 Bildgebende Diagnostik

Röntgen

- bei nicht röntgendichten Fremdkörpern mit geringer Sensitivität und Spezifität
- Wurde ein akutes Aspirationsereignis beobachtet, kann evtl. auf das Röntgen verzichtet werden.
- Bei Aspiration bzw. Ingestion eines röntgendichten Fremdkörpers und bei Verdacht auf eine chronische Aspiration ist das Röntgenbild sinnvoll.

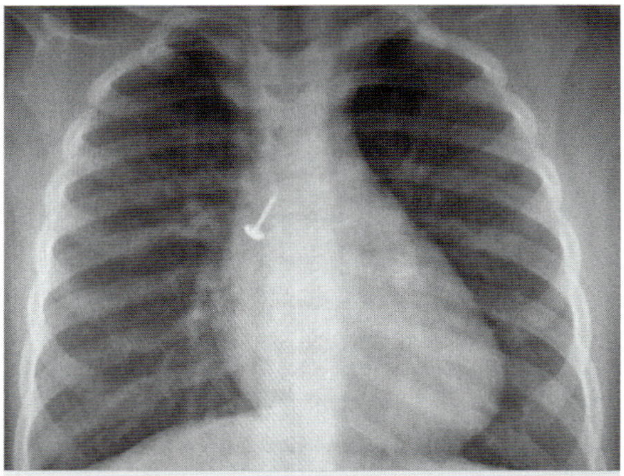

Abb. 79.2 Röntgenbild mit aspiriertem Nagel.

- Zeichen einer Aspiration können Seitendifferenzen und atelektatische, aber auch überblähte Lungenareale sein.
- Ein unauffälliges Röntgenbild ist kein Ausschlusskriterium für eine Aspiration.

CT

- hat eine hohe Spezifität und Sensitivität
- Nachteilig ist die Strahlenbelastung.

79.10.5 Instrumentelle Diagnostik

Bronchoskopie

- Die Bronchoskopie mit flexiblen Instrumenten ist das diagnostische Verfahren der Wahl.
- Im Gegensatz zur starren Bronchoskopie kann sie auch unter Sedierung durchgeführt werden.
- Bei dem Nachweis eines Fremdkörpers kann die Extraktion mit dem flexiblen Instrument versucht werden, jedoch muss jederzeit der Umstieg auf ein starres Verfahren möglich sein.

79.11 Differenzialdiagnosen

- Bei Therapieresistenz oder ungewöhnlich langem Verlauf vieler Atemwegserkrankungen sollte differenzialdiagnostisch an eine chronische Fremdkörperaspiration gedacht werden. Mit der Bronchoskopie lässt sie sich mit großer Sicherheit nachweisen bzw. ausschließen.

Tab. 79.1 Differenzialdiagnosen.

Differenzialdiagnose	Bemerkungen
Rezidivierende Bronchitiden und Pneumonien	möglicherweis Komplikation einer chronischen Fremdkörperaspiration (FK)
Asthma bronchiale	bei Therapieresistenz und ungewöhnlich Verlauf FK-Aspiration ausschließen
Pertussis	bei ungewöhnlichem Verlauf FK-Aspiration ausschließen
Pseudokrupp, Epiglottitis	bellender Husten und inspiratorischer Stridor auch bei laryngealen Fremdkörpern möglich
Obstruierende Prozesse, z. B. Tumore, Tracheomalazie	Zunahme der Symptome bei Infekten
Anatomische Fehlbildungen	Symptomatik meist seit Geburt
Mikroaspirationen bei gastroösophagealem Reflux	Symptomatik vor allem im Liegen
Fremdkörperingestion mit Impaktion im Ösophagus	Stridor durch Druck auf die Trachea ähnlich wie bei laryngealem FK
Andere chronische Lungenerkrankungen	k.A.

79.12 Therapie

79.12.1 Therapeutisches Vorgehen

- Droht das Kind in der Akutsituation zu ersticken, soll versucht werden, den Fremdkörper durch 5 Schläge auf den Rücken in Kopftieflage zu mobilisieren. Gelingt die Mobilisierung nicht, soll bei Kindern > 1 Jahr das Heimlich-Manöver durchgeführt werden. Bei Kindern < 1 Jahr werden Thoraxkompressionen empfohlen.
- Bleiben diese Manöver erfolglos, muss zügig mit Wiederbelebungsmaßnahmen begonnen werden. Lässt sich das Kind nicht ausreichend oxygenieren, sollte laryngoskopiert werden. Findet sich ein Fremdkörper im Rachen, muss dieser extrahiert werden. Ist der Rachen frei, soll endotracheal intubiert werden. Es besteht so die Möglichkeit, einen im Kehlkopf oder in der Trachea steckenden Fremdkörper mit dem Tubus nach distal in einen Hauptbronchus zu schieben und über die dann freien Lungenareale zu ventilieren.
- Ist das Kind spontan atmend und bei Bewusstsein, sollte nicht versucht werden, den Fremdkörper zu mobilisieren. Durch sekundäre Verlagerung des Fremdkörpers kann eine komplette Obstruktion entstehen.
- Kinder mit Verdacht auf Fremdkörperaspiration müssen zügig und in Begleitung eines Arztes in ein Zentrum bzw. in eine Klinik mit Erfahrung in der Versorgung von Kindern mit Fremdkörperaspiration transportiert werden.
- Zur Dringlichkeit der Bronchoskopie siehe auch die in Kap. 79.10.1 aufgeführten Aussagen. Alle Kinder mit begründetem Verdacht auf eine akute Fremdkörperaspiration müssen stationär aufgenommen und mit Monitor überwacht werden.
  - Bei Hypoxie oder drohender Asphyxie muss die Bronchoskopie möglichst rasch auch beim nicht nüchternen Kind durchgeführt werden.
  - Eine dringliche Indikation, die ein Abwarten der Nüchternheit rechtfertigen kann, besteht bei einer akuten Aspiration beim Säugling bzw. bei leichter Ruhedyspnoe.
  - Eine akute Fremdkörperaspiration ohne Ruhedyspnoe oder Hypoxie kann elektiv innerhalb von 24 h behandelt werden.
  - Eine chronische Aspiration sollte elektiv unter optimalen Bedingungen von einem erfahrenen Team behandelt werden.

79.12.2 Interventionelle Therapie

- Der Goldstandard ist die Extraktion des Fremdkörpers mithilfe von starren Bronchoskopen in Vollnarkose.
- Eine Fremdkörperbergung mit flexiblen Endoskopen ist zwar möglich, Komplikationen lassen sich jedoch besser mit starren Instrumenten beherrschen. Ein Umstieg von der flexiblen auf die starre Technik muss daher jederzeit möglich sein.
- Meist gelingt die Extraktion innerhalb weniger Minuten. Dauert der Eingriff länger, sollte spätestens nach 2 h abgebrochen und nach 3–5d ein erneuter Extraktionsversuch unternommen werden.

79.13 Verlauf und Prognose

- Nach unkomplizierter endoskopischer Fremdkörperentfernung kann das Kind oft wenige Stunden nach dem Eingriff nach Hause entlassen werden.
- Ist die Entfernung schwierig, ist gelegentlich eine Behandlung auf einer Intensivstation evtl. mit Beatmung notwendig.
- Die Prognose ist i. d. R. exzellent.
- Bleibende Schäden nach erfolgreicher Extraktion sind selten.

X

79.14 Prävention

- Kinder unter 3 Jahren sollten keine Nüsse oder kleine Spielzeugteile erhalten. Für diese Altersgruppe ungeeignete Gegenstände sind häufig entsprechend gekennzeichnet.

79.15 Literatur zur weiteren Vertiefung

[1] Eich C, Nicolai T, Hammer J et al. Interdisziplinäre Versorgung von Kindern nach Fremdkörperaspiration und Fremdkörperingestion. Laryngorhinootologie 2016; 95:321–331

[2] Kaufmann J, Laschat M, Wappler F. „Das Kind hat einen Fremdkörper verschluckt" – was tun? Anästhesiol Intensivmed Notfallmed Schmerther 2018; 53: 48–60

[3] Nicolai T, Schramm D, Hammer J et al. Bronchoskopie bei Kindern. Positionspapier zur rationalen Indikationsstellung und sicheren technischen Durchführung. Monatsschr Kinderheikd 2016; 164:218–230

[4] AWMF S2k-Leitlinie 001/031 vom 11.01.2016: Interdisziplinäre Versorgung von Kindern nach Fremdkörperaspiration und Fremdkörperingestion. Im Internet: www.awmf.org/leitlinien/detail/ll/001-031.html; Stand: 27.02.2019

80 Viraler Krupp-Anfall (Pseudokrupp)

Florian Hoffmann

80.1 Steckbrief

Der akut auftretende virale Krupp-Anfall ist charakterisiert durch bellenden Husten, Heiserkeit und akut auftretenden inspiratorischen Stridor. Typisch für den viralen Krupp ist das nächtliche Auftreten aus dem Schlaf heraus, zumeist während des Winterhalbjahres. Meist sind Kleinkinder zwischen 6 Monaten und 3 Jahren betroffen. Standardtherapie aller Stadien ist die Applikation von rektalem Prednisolon oder Prednison (100 mg für alle Altersstufen) oder oralem Dexamethason, wobei eine Wirkung aber nach frühestens 30 min einsetzt. Bei Vorliegen von akuter Dyspnoe oder Ruhestridor bzw. biphasischem Stridor (kritische Stenose mit Behinderung der Ausatmung) sollte deshalb eine Inhalationstherapie mit unverdünntem Adrenalin erfolgen. Die abschwellende Wirkung des Adrenalins setzt rasch ein.

80.2 Synonyme

- stenosierende Laryngotracheitis
- viraler Krupp
- Croup

80.3 Keywords

- obere Atemwegsobstruktion
- bellender Husten
- inspiratorischer Stridor
- stenosierende Laryngotracheitis
- viraler Krupp
- Croup

80.4 Definition

- Bei dem viralen Krupp-Anfall handelt es sich um eine viral ausgelöste akute obere Atemwegsobstruktion, welche v. a. nachts und im Winterhalbjahr bei Kleinkindern auftritt.
- Er führt durch eine Schleimhautschwellung im Bereich der engsten Stelle des kindlichen Atemweges (subglottische Enge) zu akuter Erstickungsgefahr.

80.5 Epidemiologie

80.5.1 Häufigkeit

- 12 % der präklinischen Kindernotfälle im Münchner Kindernotdienst [1]
- gehäuftes Auftreten im Winterhalbjahr (September–März)

80.5.2 Altersgipfel

- 6 Monate bis 3. Lebensjahr
- selten bei Kindern < 6 Monate oder > 10 Jahre

80.5.3 Geschlechtsverteilung

- m : w = 1 : 1

80.5.4 Prädisponierende Faktoren

- virale Atemwegsinfektionen

80.6 Ätiologie und Pathogenese

- oft oberer Atemwegsinfekt vorausgehend (Rhinitis)
- Auslöser: Parainfluenza, RSV (Respiratorisches-Synzytial-Virus), Adenovirus, Rhinoviren, Metapneumovirus, Influenza A/B
- entzündliche Schleimhautschwellung mit Stenose subglottisch/glottisch
- häufigste Ursache für das Auftreten eines akuten inspiratorischen Stridors

80.7 Klassifikation und Risikostratifizierung

- Es existieren verschiedene Scoring-Systeme, deren klinische Bedeutung aber zweifelhaft ist.
- inspiratorischer Stridor in Ruhe oder Zeichen von akuter Atemnot (Tachydyspnoe, Einziehungen jugulär, interkostal, subkostal) als Hinweis auf eine therapiebedürftige Stenose
- CAVE: biphasischer Stridor (in- *und* exspiratorisch) als Zeichen einer lebensbedrohlichen kritischen Obstruktion
- klinische Einteilung nach Ausprägung des Stridors und Vorhandensein von Dyspnoezeichen:
  - **milde Form**:
    - Stridor nur bei Aufregung/Belastung
    - keine Dyspnoezeichen
  - **mittelschwere Form**:
    - Ruhestridor und/oder Ruhedyspnoe (Einziehungen jugulär, interkostal, subkostal)
    - Exspiration passiv
  - **schwere Form**:
    - ausgeprägte Atemnot
    - schlechter inspiratorischer Lufteintritt
    - biphasischer Stridor (in- und exspiratorisch)
    - Exspiration aktiv (pressend)

X

- schwerste Form:
  - Bewusstseinsveränderung
  - Zyanose
- Je leiser der Stridor, desto relevanter kann die Atemwegsobstruktion sein.

80.8 Symptomatik

- beginn zumeist aus dem Schlaf heraus, manchmal wechselnd über Tage
- inspiratorischer Stridor:
  - nur bei Aufregung?
  - in Ruhe?
  - biphasischer Stridor?
- Zeichen erhöhter Atemarbeit:
  - Tachydyspnoe
  - Einziehungen jugulär, interkostal, subkostal
- bellender Husten
- Heiserkeit
- kein Speichelfluss
- keine Schluckbeschwerden (z. B. „hat gut getrunken")
- freie Beweglichkeit von Kopf/Hals (Differenzialdiagnose: Epiglottitis, Paratonsillarabszess, Retropharyngealabszess)
- subfebrile Temperaturen (zumeist < 38,5 °C)
- zumeist guter Allgemeinzustand
- bei schwerem Verlauf ggf. Blässe und Zyanose

80.9 Diagnostik

80.9.1 Diagnostisches Vorgehen

- ggf. Pulsoxymeter
  - Zyanose aber erst kurz vor respiratorischer Erschöpfung
  - Ärgern sich die Kinder, kann dies die Dyspnoe verschlechtern!
- CAVE: keine invasiven Maßnahmen wie Racheninspektion, Rachenabstrich oder intravenösen (i. v.) Zugang (reflektorischer Herz-Kreislauf-Stillstand)
- i. v.-Zugang zumeist nicht notwendig (außer bei drohender respiratorischer Insuffizienz)
- keine Trennung des Kindes von Mutter/Vater

80.9.2 Anamnese

- Impfungen nach STIKO (Ständige Impfkommission)
  - Ausschluss einer Epiglottitis durch Haemophilus influenzae Typ B und Diphtherie
- Hinweis auf Fremdkörperaspiration?
  - Gab es ein klares Aspirationsereignis mit Erstickungsanfall?
  - Waren zuvor Nüsse, ungekochte Karotten, Spielzeugkleinteile oder andere Gegenstände in der Nähe des Kindes?
- Hinweis auf allergische Genese mit Glottisödem (Urtikaria, bekannte Allergie)
- Schluckbeschwerden
  - Epiglottitis
  - Retropharyngealabszess
  - Paratonsillarabszess

80.9.3 Körperliche Untersuchung

- kurze klinische Untersuchung:
  - Lufteintritt (Thoraxexkursion, Auskultation)
  - Stridor nur bei Aufregung, in Ruhe oder als biphasischer Stridor
  - Atemfrequenz (Tachypnoe, ggf. Bradypnoe als Zeichen der respiratorischen Erschöpfung)
  - Atemarbeit (Einziehungen jugulär, interkostal, subkostal)
  - Oxygenierung (Zyanose, Blässe)

80.10 Differenzialdiagnosen

- Bei Beginn des Krupp-Anfalls tagsüber sind andere Ursachen wie Epiglottitis, Fremdkörperaspiration oder Anaphylaxie in Erwägung zu ziehen.
- Der klassische virale Krupp-Anfall beginnt zumeist nachts aus dem Schlaf heraus.

80.11 Therapie

80.11.1 Therapeutisches Vorgehen

- kalte/feuchte Luft (z. B. Kind in Decke einwickeln und an offenes Fenster stellen)

Steroide

- in allen Stadien obligat, Wirkungseintritt nach 30–45 min
- **Prednison/Prednisolon** altersunabhängig 100 mg Suppositorium rektal (z. B. Rectodelt, Klismacort, Infectocortikrupp)
- **Dexamethason** 0,15 mg/kg oral (z. B. Infectodexakrupp-Saft 2 mg/5 ml)
  - oral gute Alternative
  - orale Medikamentenapplikation aber häufig schwierig
  - bei sich stark wehrendem Kind abbrechen und dann Steroid rektal (nach)geben
  - Wirkung rektal und oral klinisch identisch
- bei weniger schwerem Verlauf evtl. alternativ inhalatives Steroid (z. B. Budenosid 1–3 × 2–4 mg über möglichst dicht sitzende Inhaliermaske mit Düsenvernebler

Tab. 80.1 Differenzialdiagnosen.

Differenzialdiagnose	Bemerkungen
Epiglottitis	• schlechter, septischer Allgemeinzustand • hohes, therapieresistentes Fieber • Schluckbehinderung mit Speichelfluss • zumeist keine Impfung gegen Haemophilus influenzae Typ B (alle 5- und 6-fach-Impfstoffe ab 3. Lebensmonat)
Fremdkörperaspiration (FK-Aspiration)	• Aspirationsereignis mit Erstickungsanfall nicht immer erinnerlich • inspiratorischer Stridor akut tagsüber ohne Hinweis auf begleitenden milden Virusinfekt verdächtig für FK-Aspiration ◦ Verdacht auf laryngeale Lage des Fremdkörpers mit Notwendigkeit der Notfall-bronchoskopie
Anaphylaxie	• bekannte Allergie • Urtikaria • akutes Larynxödem möglich ◦ Adrenalin 0,01 mg/kgKG i. m.
Paratonsillarabszess, Retropharyngeal-abszess	• Mundgeruch • Halslymphknoten schmerzhaft vergrößert • evtl. Zwangshaltung des Kopfes • Anamnese Angina
Tracheitis	• Husten mit eitrigem Auswurf • schlechter AZ mit Fieber • zumeist älteres Kind
C 1-Esterase-Inhibitor-Mangel	hereditäres Angioödem als seltene Ursache eines rez. Larynxödems mit inspiratorischem Stridor

AZ: Allgemeinzustand, i. m.: intramuskulär, rez: rezidivierend

Adrenalin per inhalationem (p. i.)

- bei Ruhestridor, Dyspnoezeichen, Zyanose, Blässe, schlechtem Allgemeinzustand (AZ)
- Wirkungseintritt rasch innerhalb weniger Minuten
- **Adrenalin 1:1000** 3–5 ml p. i. (z. B. Suprarenin, Adrenalin-Jenapharm etc.)
  - über Inhaliermaske mittels O_2-Feuchtinhalation
  - Infectokrupp-Inhal 1–2 ml (4 mg/ml)
- **Bemerkungen:**
  - Adrenalin immer unverdünnt inhalieren
  - Adrenalin 1:000 nicht zugelassen für Krupp-Therapie
    - Off-Label-Use
    - weitverbreitet eingesetzt, wirkt effektiv
    - deutlich günstiger als Infectokrupp-Inhal
  - Infectokrupp-Inhal zugelassen für Krupp-Therapie
  - Effekt rasch, hält ca. 2 h an, niemals ohne gleichzeitige Steroidgabe
  - Wegen der Gefahr eines Rebound-Effekts ist eine Überwachung für 2(–4)h zu empfehlen, um ggf. sofort erneut mit Adrenalin inhalieren zu können.

Erweitertes Atemwegsmanagement

- Bei konsequenter Inhalationstherapie und frühzeitiger Steroidgabe können Intubationen fast immer verhindert werden.
- Alarmzeichen:
  - Apnoen, Zyanose
  - schlechter Lufteintritt mit reduzierter Thoraxexkursion
  - biphasischer Stridor (in- und exspiratorischer Stridor mit aktiver pressender Exspiration)
- dann i. v. oder intraossärer (i.o.) Zugang notwendig
- Narkoseeinleitung (z. B. Propofol 2–3 mg/kg, Midazolam 0,1–0,2 mg/kg, S-Ketamin 1–2 mg/kg) mit Relaxierung (z. B. Rocuronium 1 mg/kg, Vecuronium 0,1 mg/kg)
- Tubus mind. (0,5–)1 mmID kleiner als für das Alter empfohlen
  - CAVE: subglottische Enge mit schwerer oberer Atemwegsobstruktion
- Intubation immer oral mit Führungsstab

80.12 Verlauf und Prognose

- Unter adäquater Inhalationstherapie und frühzeitiger Steroidgabe zumeist benigner Verlauf ohne Notwendigkeit eines erweiterten Atemwegsmanagements.
- Zumeist Verlauf über 2 oder maximal 3 Nächte, deshalb häufig am nächsten Abend nach einem Anfall prophylaktische Steroidgabe, um einen erneuten Krupp-Anfall zu verhindern.
- Bei notwendig gewordener Intubation: engmaschige Beobachtung post extubationem, da häufig narbige Postintubationsstenosen entstehen können.

X

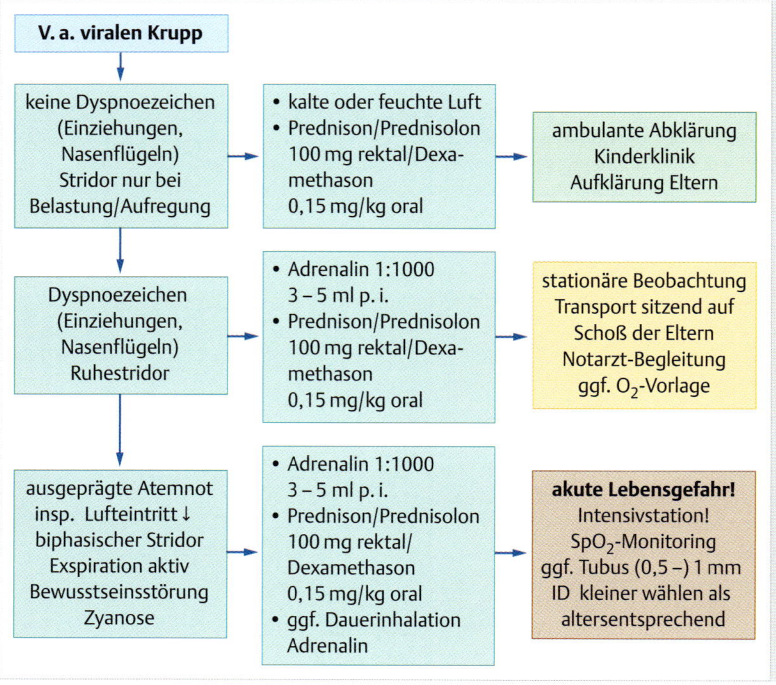

Abb. 80.1 Stadiengerechte Therapie des viralen Krupp-Anfalls.
Abk. p. i.: per inhalationem.

80.13 Quellenangaben

[1] Anthuber N. Einsatzzahlen im Kindernotarztdienst München: was hat sich in den letzten zehn Jahren geändert? München; Hochschulschrift: 2015

80.14 Literatur zur weiteren Vertiefung

[1] Keil J, Olivieri M, Hoffmann F. Das 1 × 1 der häufigsten Kindernotfälle. Notfallmed up2date 2013. doi: http://dx.doi.org/ 10.1055/s-0032-1325043

[2] Demirakca S, Hinrichs B, Nicolai T. Algorithmus zum Vorgehen beim respiratorischen Notfall. Monatsschr Kinderheilkd 2013; 161:429–438

[3] Nicolai T, Hoffmann F. Kindernotfall-ABC – Kompendium für Notärzte und Kindernotärzte. 2. Auflage Berlin, Heidelberg: Springer; 2014

81 Atem-Kreislauf-Stillstand bei Kindern

Phillipp Jung, Christoph Bernhard Eich, Bernd Landsleitner

81.1 Steckbrief

Der Atem-Kreislauf-Stillstand bei Kindern ist selten, aber besonders zeitkritisch. Das Outcome wird wesentlich durch das Vorliegen und die Dauer der Hypoxie bestimmt. Aus diesem Grund muss der Schwerpunkt des Handelns auf dem schnellen Erkennen und der effektiven Behandlung eines bestehenden oder drohenden kritischen Patientenzustands liegen. Im Rahmen der kardiopulmonalen Reanimation sind die effektive Oxygenierung und die hochqualitative Herzdruckmassage die wichtigsten Maßnahmen, die das Kind vor weiteren Schäden bewahren bzw. das Outcome günstig beeinflussen. Das Vorgehen beim kindlichen Atem-Kreislauf-Stillstand ist – wie beim Erwachsenen – durch Leitlinien klar strukturiert und definiert. Neben den aktuell gültigen Leitlinien des European Resuscitation Council (ERC) werden in diesem Kapitel zusätzliche relevante Aspekte (z. B. aus aktuellen Publikationen und den Leitlinien der American Heart Association, AHA) beleuchtet.

81.2 Aktuelles

- Die nächste Aktualisierung der Reanimationsleitlinien ist für 2020 geplant.

81.3 Synonyme

- pädiatrischer Herzstillstand (pediatric cardiac arrest)
- Herz-Kreislauf-Stillstand beim Kind
- Kinder- oder pädiatrische Reanimation
- kardiopulmonale Reanimation (CPR)
- Herz-Lungen-Wiederbelebung

81.4 Keywords

- Reanimation von Kindern
- CPR
- (hochqualitative) Herzdruckmassage
- rescue breathing
- Pediatric Life Support (PLS)

81.5 Definition

- Der Atem-Kreislauf-Stillstand bei Kindern beschreibt den Zustand der fehlenden Atem- und Kreislauffunktion des Körpers. Durch die hierdurch entstehende Organhypoxie führt er beim Ausbleiben überbrückender, lebenserhaltender Maßnahmen zum Tod.
- Der Begriff „Kind“ ist in Bezug auf die Leitlinien definiert als die Altersspanne zwischen Abschluss der Versorgung im Kreißsaal (also unmittelbar nach Geburt) bis zum sichtbaren Einsetzen der Pubertät [35].
- Vor diesem Zeitraum gelten die Leitlinien zur Neugeborenenversorgung, danach die der Erwachsenenreanimation. Oder anders formuliert: Wenn ein Helfer glaubt, dass es sich bei dem Patienten um ein Kind handelt, soll er die pädiatrischen Leitlinien anwenden [19].

81.6 Epidemiologie

81.6.1 Häufigkeit

- Die Inzidenz der pädiatrischen Reanimation außerhalb einer Klinik liegt bei 500–1000 OHCA (out-of-hospital cardiac arrest) pro Jahr in Deutschland. Dies ergibt sich aus der Extrapolation amerikanischer Registerdaten sowie regionaler Erhebungen [7], [32].
- Die Zahl der pädiatrischen IHCA (in hospital cardiac arrest) liegt bei 2000–3000 pro Jahr [7], [10].
- Die pädiatrische Reanimation ist 20-mal seltener als bei Erwachsenen. Umfragen und lokale Erhebungen zeigen, dass selbst in spezialisierten Zentren für Kinder- und Jugendmedizin die Häufigkeit der Reanimation bei weniger als 1x pro Monat liegt [13], [30].
- Für Deutschland gibt es momentan noch keine verlässlichen Zahlen über die Anzahl der Atem-Kreislauf-Stillstände. Die Erfassung der Kinder im Deutschen Reanimationsregister könnte hierzu künftig einen wichtigen Beitrag leisten.

81.6.2 Altersgipfel

- Eine genaue Bestimmung des Altersgipfels ist aufgrund der Heterogenität der Ursachen für den kindlichen Atem-Kreislauf-Stillstand sehr schwierig.
- Vermutlich liegt der Altersgipfel statistisch bei Kindern < 4 Jahren [24].

81.6.3 Geschlechtsverteilung

- Die Geschlechtsverteilung wird in den meisten Studien mit einer mehr oder weniger ausgeprägten Knabenwendigkeit beschrieben [24].

81.6.4 Prädisponierende Faktoren

- Prädisponierend sind alle Erkrankungen oder Zustände, die primär oder sekundär mit einer Hypoxie einhergehen.
- Primär kardiale Ursachen sind bei Kindern deutlich seltener. Hier spielen v. a. maligne Herzrhythmusstörungen (z. B. Long-QT), kardiale Vitien oder Infektionen eine Rolle [22], [27].

81.7 Ätiologie und Pathogenese

- Ätiologisch sind die Ursachen für den kindlichen Atem-Kreislauf-Stillstand heterogener als beim Erwachsenen.
- Einteilung in primäre oder sekundäre respiratorische Ursachen (Atemwegsinfekte, Asthma, Fremdkörperaspiration, Ertrinken, Epilepsie, Schädel-Hirn-Trauma, Enzephalitiden/Meningitiden) und zirkulatorische Ursachen (Dehydratation, Traumen, Verbrennungen, Sepsis, Anaphylaxie, Vitien, myokardiale Infektionen), die oft in Kombination vorliegen [2].
- Bei einer respiratorischen Ursache ist der initiale Herzrhythmus meist die extreme Bradykardie, die pulslose elektrische Aktivität (PEA) oder die Asystolie [12].
- Primäres Kammerflimmern oder eine pulslose ventrikuläre Tachykardie sind außerhalb kinderkardiologisch-chirurgischer Intensivstationen und bei Kindern ohne Herzvitium sehr selten [14].

81

81.8 Klassifikation und Risikostratifizierung

- Das frühzeitige Erkennen des kritisch kranken Kindes zur Vermeidung eines Atem-Kreislauf-Stillstandes hat oberste Priorität!
- Ist ein kritischer Zustand erkannt, so muss er unmittelbar und konsequent behandelt werden, denn Kinder dekompensieren rasant.
  - Kinder mit Atemnot (Tachypnoe, Atemnotzeichen) sollten hochdosierten Sauerstoff und eine adäquate Inhalationstherapie erhalten.
  - Kinder mit einem Atemversagen (Bradypnoe bis Apnoe) müssen assistiert oder kontrolliert beatmet werden.
  - Bei Problemen mit der Zirkulation (Rekapillarisierungszeit (RKZ) ≥ 3s) soll eine intravenöse/intraossäre (i. v./i.o.) Volumentherapie mit repetitiven Bolusgaben einer kristalloiden Vollelektrolytlösung erfolgen (20 ml/kgKG). Die Reevaluation der Volumentherapie erfolgt am sinnvollsten erneut über die RKZ [18].
- Immer breitere Anwendung zur Reduzierung des Risikos finden folgende Strategien und Instrumente bzw. deren Verknüpfung [26]:
  - die innerklinische Etablierung pädiatrischer Notfallteams bestehend aus erfahrenem Personal, das sowohl theoretisch als auch praktisch für die Erkennung und Behandlung kritischer Patienten geschult ist
  - Frühwarnsysteme (z. B. PEWS: pediatric early warning score):
    - Hierbei werden regelmäßig die Vitalparameter erhoben und am Normbereich orientierend klassifiziert sowie mit einer entsprechenden Punktebewertung versehen.
    - Überschreitet die Summe der Punkte einen bestimmten Wert, muss reagiert werden (z. B. mit der Alarmierung des Notfallteams).
  - Zudem sollte ein „ungutes Gefühl" der Versorgenden bzw. das „Bauchgefühl" des medizinischen Personals beachtet werden [28], [33].

81.9 Symptomatik

- Falls ein Kind nicht reagiert und nicht normal atmet (Laien) bzw. der Puls nicht sicher getastet werden kann (Fachpersonal), so muss schnellstmöglich mit den Reanimationsmaßnahmen begonnen werden.
- Bis zum Beginn der lebensrettenden Maßnahmen (Oxygenierung und hochqualitative Thoraxkompression) ist keine Zeit zu verlieren.
- Eine Pulskontrolle (z. B. durch medizinisches Fachpersonal) darf nicht länger als 10 s dauern.

81.10 Diagnostik

81.10.1 Diagnostisches Vorgehen

- Bei der Beurteilung, ob ein Kind reanimiert werden muss oder nicht, liegt der Fokus auf der Einschätzung von Lebenszeichen, wie Spontanbewegung, Gegenatmen und/oder Husten bei Beatmung.
- Die Basismaßnahmen bei Kindern folgen in den europäischen Leitlinien der ABC-Sequenz:
  - Atmet das Kind nach Freimachen der Atemwege („A") nicht, erfolgen 5 initiale Beatmungen („B").
  - Zeigt das Kind danach keine Lebenszeichen, wird mit der kardiopulmonalen Reanimation (CPR) im Verhältnis von 15:2 (Herzdruckmassagen zu Beatmungen) begonnen („C").

81.10.2 Anamnese

- Die Anamnese kann im Falle einer Reanimation wichtige Hinweise auf die mögliche Ursache geben. Sie sollte frühestmöglich und ohne Unterbrechung der effektiven lebensrettenden Sofortmaßnahmen erfolgen.

81.10.3 Körperliche Untersuchung

- Um den Eintritt eines Atem-Kreislauf-Stillstands möglichst zu vermeiden, muss jedes kritisch kranke Kind initial beurteilt werden.
- Eine einfache und schnelle Möglichkeit, sich einen ersten Eindruck über den Patientenzustand zu verschaffen, ist das pädiatrische Blickdiagnose-Dreieck (pediatric assessment triangle, PAT) der AHA. Erfasst werden hierbei:
  - Allgemeinzustand (AZ)
  - Hautkolorit/Hautperfusion
  - Atmung/Atemarbeit
- Die Erfassung dieser Parameter ist ohne technische Hilfsmittel und sehr schnell in ca. 10 s möglich [6].
- In der weiteren Einschätzung findet das etablierte Vorgehen nach ABCDE Anwendung. Diese strukturierte Vorgehensweise ist sehr effektiv und kann dabei helfen, keine relevanten Probleme zu übersehen:
  - A = Atemwege
  - B = Atmung/Beatmung
  - C = Zirkulation
  - D = Defizit (neurologischer Status)
  - E = Exposition (Untersuchung, Anamnese, Umgebungsfaktoren)
- Auch die aktuellen Leitlinien beschreiben dieses Vorgehen sowohl für die erste Beurteilung als auch für alle folgenden Maßnahmen und Reevaluationen.
- Da der Bewusstseinszustand bei Kindern ohne neurologische Beeinträchtigungen einen guten ersten Hinweis auf den Patientenzustand gewährt, sollte dieser zu Beginn der Versorgung erfragt werden:
  - Ist das Kind wach, somnolent, soporös oder komatös?
- Analog hierzu wird hier häufig das AVPU-Schema verwendet:
  - A – (alert, wach, Augen spontan geöffnet und adäquat reagierend)
  - V – (verbal, erweckbar auf Ansprache = somnolent)
  - P – (pain, erweckbar auf Schmerzreiz = soporös)
  - U – (unresponsive, nicht erweckbar = komatös)

ABC-Schema

- **Fokus auf A (airway)**
  - Die Notfalluntersuchung beginnt, nach der schnellen Einschätzung des Bewusstseinszustands, mit der Beurteilung des Atemweges (offen, in Gefahr, verlegt)
- **Fokus auf B (breathing)**
  - Atemfrequenz (zu schnell, zu langsam)
  - Atemarbeit (z. B. Einziehungen, Nasenflügeln)
  - pathologische Atemgeräusche (z. B. Stridor, Giemen, Stöhnen oder (einseitig) fehlendes Atemgeräusch)
  - vermindertes Atemzugvolumen (z. B. flache Atemzüge, schwacher Atemstoß, geringe Thoraxexkursionen, gemessene Hyperkapnie)
  - Zeichen der Hypoxämie (z. B. Zyanose, schlechte pulsoxymetrische Sauerstoffsättigung)
  - Zeichen der hypoxischen Kreislaufdepression (zunächst Tachykardie, später Bradykardie, Blässe, Bewusstseinsstörung)
- **Fokus auf C (circulation)**
  - Die verlängerte RKZ als frühes Zeichen einer gestörten Perfusion hat eine sehr hohe Wertigkeit in der Beurteilung eines eventuellen C-Problems.
  - Zur Bestimmung der RKZ wird an der Stirn oder am Sternum 5 s lang mit dem Finger des Untersuchers gedrückt und danach die Zeit gemessen, die es dauert, bis das durch den Druck abgeblasste Gewebe wieder die Farbe der Hautumgebung angenommen hat. Als mutmaßlich normal gilt hierfür eine Zeitspanne von ≤ 2 s. Ist diese Zeit verlängert (≥ 3s), so muss aktiv nach der Ursache gesucht werden.
  - Weitere Hinweise auf ein C-Problem können
    - Tachykardie (altersbezogene Normwerte beachten),
    - Blutdruckabfall (richtige Größe der Blutdruckmanschette beachten),
    - (anamnestische) Abnahme der Urinproduktion,
    - Pulsqualität (gut/schwach/nicht tastbar) und
    - ein schlechtes oder fehlendes Signal der Pulsoxymetrie sein.
- Sollten sich aus den genannten Punkten Hinweise auf eine Kreislaufstörung ergeben, muss ein venöser Zugang (i. v.) gelegt werden.
- Gelingt dies beim kritisch kranken Patienten nicht innerhalb von 60 s, muss ein i.o. Zugangsweg verwendet werden.

81.10.4 Instrumentelle Diagnostik

Monitoring

- Die Rhythmuskontrolle ist besonders wichtig, da je nach detektiertem Rhythmus entweder primär medikamentös (Adrenalin) oder primär elektrisch (Defibrillation) therapiert wird.
- Sobald eine EKG-/Defibrillator-Einheit am Patienten vorhanden ist, wird schnellstmöglich eine Rhythmuskontrolle durchgeführt. Am besten wird dabei mit Klebeschockelektroden (Pads) gearbeitet. Sie ermöglichen die gleichzeitige EKG-Ableitung und Defibrillation sowie ggf. die transkutane Schrittmachertherapie und sollen – je nach Herstellerangaben – in 2 Größen vorgehalten werden.

Automatischer externer Defibrillator (AED)

- AED sind mittlerweile im öffentlichen Raum weit verbreitet. Sie sind nach dem Einschalten des Gerätes und Aufbringen der Klebeelektroden in der Lage, automatisch den abgeleiteten Herzrhythmus zu erkennen und eine Defibrillation zu ermöglichen.
- Meist verfügen sie über kein Display oder weitere Monitoring-Möglichkeiten (z. B. SpO_2). Sie sind primär

für Erwachsene konzipiert, können aber dennoch – sofern kein spezielles Gerät für Kinder vorhanden ist – auch bei Kindern > 1 Jahr zum Einsatz kommen.
- Für Kinder zwischen 1 und 8 Jahren sollten vorzugsweise Geräte verwendet werden, die für Kinder zugelassen sind. Bei diesen Geräten werden durch das Einstecken von Kinder-Pads oder die Anwendung eines Kinderschlüssels der Analysealgorithmus und die Schockenergie kindgerecht modifiziert.
- Die elektrische Durchbrechung eines defibrillierbaren Rhythmus steht im Vordergrund. Die Anwendung eines AED sollte daher nicht wegen fehlender Kinderschockelektroden unterlassen werden. Die Schockelektroden dürfen sich keinesfalls berühren, daher müssen Kinder-Pads bei Säuglingen an Brust und Rücken aufgeklebt werden.
- Bei Kindern > 8 Jahre können AED analog zum Vorgehen beim Erwachsenen angewendet werden (Klebeelektroden und Defibrillationsenergie).
- Die Anwendung eines AED beim Säugling bleibt eine Einzelfallentscheidung. Generell ist die Datenlage zum Einsatz eines AED bei Kindern auf Fallberichte beschränkt [11], [26].

Monitoring während der Reanimation

- Das Monitoring der Sauerstoffsättigung (SpO_2) während der Reanimation ist unsicher. Es kann aber ein Hinweis für die Rückkehr eines Spontankreislaufs (ROSC: return of spontaneous circulation) sein (detektierbare Pulswelle).
- Die Blutdruckmessung ist bis zum Wiedereintritt eines ROSC verzichtbar, sollte danach jedoch erfolgen. Zu beachten ist hierbei die Störanfälligkeit dieser Messmethode. So hat z. B. die verwendete Größe der Blutdruckmanschette entscheidenden Einfluss auf den gemessenen Wert (richtige Manschettengröße = ca. ⅔ der Länge zwischen Ellenbogen und Axilla).
- Einen guten Anhalt für die Qualität der Perfusion bietet die Messung der (zentralen) RKZ (am besten an Stirn oder Sternum).
- Der Messung des endexspiratorischen Kohlendioxidpartialdrucks ($etCO_2$) kommt immer mehr Bedeutung zu. Sie ist obligat zur Lagekontrolle nach jeglicher Atemwegssicherung und kann wahrscheinlich auch bei Kindern einen Hinweis auf einen ROSC bzw. die Qualität der Herzdruckmassage (Herzzeitvolumen) geben. Bei nicht ausreichender Perfusion kann jedoch die Abgabe von CO_2 an die Expirationsluft reduziert sein oder sogar fehlen.
- Eine neuere Entwicklung sind Live-Feedback-Systeme. Ihre Entwicklung basiert auf der Erkenntnis, dass eine nicht effektiv durchgeführte Herzdruckmassage sich negativ auf das Outcome auswirkt.
  - Kontrolliert man die Beatmung v. a. visuell (sichtbare Thoraxexkursionen), scheint die visuelle Kontrolle der Thoraxkompressionen wenig geeignet, die Parameter einer hochqualitativen Herzdruckmassage (Drucktiefe, Druckfrequenz, komplette Entlastung) zu beurteilen.
  - Live-Feedback-Systeme sollen dies ermöglichen. Sie messen, meist durch einen auf das Sternum geklebten oder in die Defibrillationselektroden integrierten Sensor, die oben genannten Parameter und geben sie in Echtzeit über die EKG/Defi-Einheit an den Behandler weiter.
  - Auch für den pädiatrischen Bereich gibt es solche Systeme. Ihre Anwendung erscheint sehr sinnvoll, der wissenschaftliche Nachweis ihrer Effektivität steht jedoch noch aus.

81.11 Differenzialdiagnosen

- Koma bei Vita minima (z. B. im Rahmen tiefer Hypothermie oder Intoxikation)
- Koma bei Bradykardie und Low Output, wobei auch hier die Reanimation die richtige Vorgehensweise darstellt.

81.12 Therapie

81.12.1 Therapeutisches Vorgehen

- problemorientiertes Vorgehen zur Vermeidung der Reanimation

A-/B-Problem

- Die frühzeitige Sicherstellung einer suffizienten Oxygenierung bzw. (Be-)Atmung hat bei Kindern aus ätiologischen Gründen einen hohen Stellenwert. Im besten Fall wird hierdurch ein Atem-Kreislauf-Stillstand verhindert.
- mögliche Maßnahmen je nach Indikation:
  - manuelles Freimachen der Atemwege
  - Unterstützung der Atmung durch adäquate Lagerung
  - Gabe von Medikamenten (initial hochdosierte Sauerstoffgabe, Inhalation von β_2-Mimetika bei Verdacht auf bronchiale Obstruktion, Inhalation von Adrenalin bei Verdacht auf laryngotracheale oder unklare Obstruktion)
  - assistierten Beatmung bei Hypoventilation
  - nichtinvasive Ventilation (NIV) oder Rachentubus (je nach Erfahrungsstand des Anwenders und technischer Ausstattung, Kontraindikationen beachten)
- Invasive Manipulationen an den Atemwegen (z. B. durch Sonden, Absaugkatheter oder ein Laryngoskop) sollen möglichst vermieden werden.
- Die Beutel-Maske-Beatmung ist sowohl für die assistierte als auch die kontrollierte Beatmung die Methode der Wahl. Bei richtiger Anwendung lassen sich mit ihr nahezu alle Kinder suffizient beatmen oder zumindest oxygenieren. Sie muss regelmäßig trainiert werden.

- Bei Problemen können zusätzlich Guedel- oder Wendl-Tuben (korrekte Längen- und Größenbestimmung!) zum Einsatz kommen.
- Ist die Beutel-Maske-Beatmung erschwert, nicht möglich oder bekommt man die Maske nicht abgedichtet, kann ein nasaler Rachentubus versucht werden. Hierzu wird der Tubus nasal in Wendl-Position eingeführt (Abmessung der Distanz zwischen Nasenspitze und Ohrläppchen) und anschließend der Mund und das kontralaterale Nasenloch des Kindes manuell verschlossen.
- Die Beatmung erfolgt i. d. R. mittels Beatmungsbeutel über den liegenden Rachentubus.
- Diese Technik ist einfach, wenig invasiv und hat sich bei Neugeborenen und kleinen Säuglingen sehr bewährt (▶ Abb. 81.1).

C-Problem

- Die Frage der adäquaten Volumentherapie vor bzw. während der Reanimation ist mit den neuen Leitlinien 2015 intensiv diskutiert worden, da die unkritische Gabe hoher Volumenmengen schnell zu einer Hypervolämie mit negativen Konsequenzen führen kann. Jedoch liegt beim kindlichen Atem-Kreislauf-Stillstand häufig eine begleitende oder ursächliche, mehr oder minder ausgeprägte, Hypovolämie vor, die korrigiert werden sollte (4 Hs und HITS siehe Kap. Beatmung).
- Deshalb gilt: Im Falle einer Reanimation oder bei eingeschränkter Perfusion (RKZ ≥ 2s) soll ein Volumenbolus von 20 ml/kgKG (isotone, balancierte Vollelektrolytlösung) zügig („aus der Hand") gegeben werden.
- Bei Kindern ohne relevante Kreislaufstörung (RKZ normal) sollte eine Volumengabe i. d. R. eher zurückhaltend erfolgen.
- Vor und nach jeder Volumengabe muss der Effekt auf die Zirkulation sorgfältig reevaluiert werden.

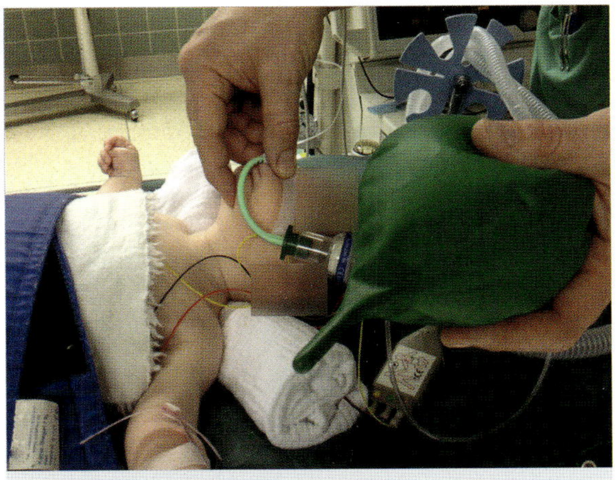

Abb. 81.1 Beatmung über Rachentubus.

Reanimation

- Die Basismaßnahmen gemäß der Leitlinien des ERC folgen der ABC-Sequenz:
  - Atmet das Kind nach Freimachen der Atemwege nicht, erfolgen 5 initiale Beatmungen.
  - Zeigt das Kind danach keine Lebenszeichen, wird mit der CPR im Verhältnis 15-mal Herzdruckmassage zu 2-mal-Beatmungen begonnen.
- Helfer, die sich allein beim Kind befinden, können alternativ ein Verhältnis von 30:2 anwenden, um die perfusionslosen Intervalle und die hieraus resultierende „No-Flow-Zeit" (bedingt durch die Wechsel zwischen Beatmung und Herzdruckmassage) möglichst kurz zu halten.
- Laut Leitlinien sollen Laienhelfer eine Atemspende durchführen und alle professionellen Helfer so ausgestattet sein, dass unverzüglich 5 Initialbeatmungen appliziert werden können (Beutel-Maske-System griffbereit). In der klinischen Realität ist dies jedoch selbst bei guter struktureller Vorbereitung nicht immer zeitgerecht umzusetzen. In besonderen Situationen, in denen die Beatmungen nicht sofort erfolgen können (z. B. Pflegekraft nachts alleine auf Normalstation, Initialversorgung im Rettungsdienst), kann erwogen werden, mit Thoraxkompressionen statt Beatmungen zu beginnen, um ein therapiefreies Intervall zu vermeiden. Hierzu eine kurze Hintergrundinformation:
  - Lubrano et al. 2012 konnte zeigen, dass der Beginn der Beatmung sich bei beiden Varianten („ABC" vs. „CAB") nicht sonderlich unterscheidet, aber die Thoraxkompression beim Vorgehen nach „CAB" wesentlich früher vorgenommen wird [18]. Auch im „ILCOR Consensus on Science Treatment Recommendations (CoSTR)-Prozess (2015)" wurde bestätigt, dass keine der Methoden überlegen ist.
  - Aufgrund der fehlenden klinischen Evidenz haben sich ERC und AHA für die Beibehaltung ihrer jeweils im Jahr 2010 empfohlenen Sequenzen entschieden. Demnach empfiehlt das ERC das Vorgehen nach „ABC" und die AHA das nach „CAB" (▶ Abb. 81.2; siehe auch Abb. 1 in Leitlinien des ERC [19], verfügbar hier: https://eref.thieme.de/PLVJV).

High-Quality CPR

- Aufgrund ihrer Outcome-Relevanz kommt der hochqualitativen Thoraxkompression höchste Bedeutung zu. Zu beachten ist:
  - tief genug drücken (Säugling 4 cm und Kind 5 cm)
  - an der richtigen Stelle drücken (untere Sternumhälfte)
  - zwischen Kompressionen jeweils vollständig entlasten
  - Kompressionsfrequenz von 100–120/min
  - Die ausführende Person muss (nach Möglichkeit) alle 2 min abgelöst und die No-Flow-Zeit konsequent minimiert werden.

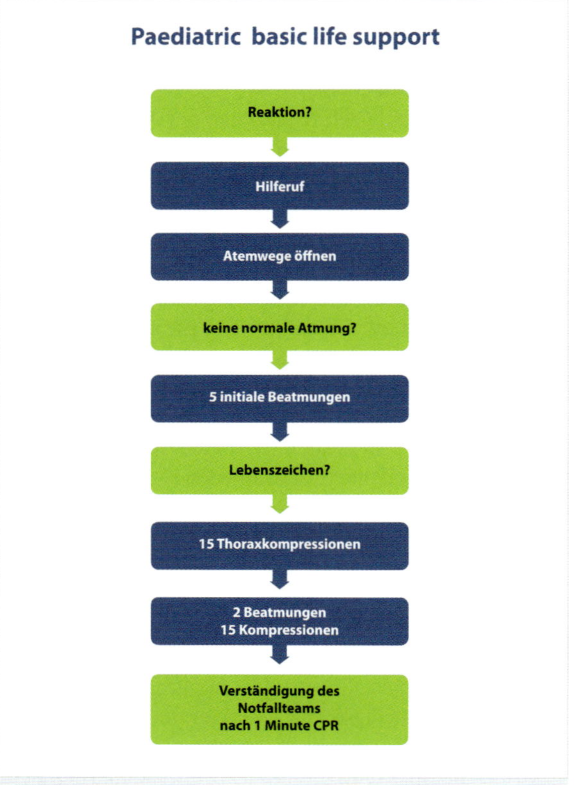

Abb. 81.2 Pediatric Basic Life Support gemäß ERC.
Abk. CPR: kardiopulmonale Reanimation. (Quelle: Maconochie IK, Bingham R, Eich C et al. Lebensrettende Maßnahmen bei Kindern („paediatric life support"). Notfall Rettungsmed 2015; 18: 932–963. © German Resuscitation Council und Austrian Resuscitation Council 2015)

Beatmung

- Die Beatmung erfolgt primär als Beutel-Maske-Beatmung (siehe Kap. A-/B-Problem).
- Ein Weglassen der Beatmung (compression only CPR), wie es bei Erwachsenen laut Leitlinie in der Initialphase möglich ist, ist bei Kindern mit einem schlechteren neurologischen Outcome verbunden und deshalb keine Option [16]. Einzig der Laie, der sich hierzu nicht im Stande sieht, darf auf sie verzichten, wenn dadurch der Beginn von Thoraxkompressionen verzögert werden würde oder diese ganz unterblieben.
- Bei prolongierter Reanimation oder Beatmung bzw. bei Ineffektivität der Beutel-Maske-Beatmung sollte ein Verfahren zur Atemwegssicherung erwogen werden. Dafür stellt die tracheale Intubation laut Leitlinie immer noch den Goldstandard für den geschulten Anwender dar [8], [19]. Insbesondere präklinisch ist die Fehlerquote hoch und die Folgen einer nicht entdeckten Fehlintubation sind fatal [9], [32].
- Supraglottische Atemwegshilfen (SGA) haben den Vorteil einer relativ steilen Lernkurve und relativ geringer Komplikationsraten. Eine Visualisierung der Atemwege ist zu ihrer Platzierung nicht erforderlich. Die Larynxmaske ist der supraglottische Atemweg, der in der kinderanästhesiologischen Routineversorgung und in der Kindernotfallmedizin am häufigsten angewendet wird [15].
- Aktuelle Daten zeigen interessanterweise, dass die Intubation während der Reanimation keinen Vorteil für das Outcome der intubierten Patienten hat [1].
- Sobald der Atemweg gesichert ist, sollen unsynchronisiert bzw. durchgehend Thoraxkompressionen 100 bis 120/min) und 10 Beatmungen/min durchgeführt werden (weitere Minimierung der No-Flow-Zeit). Dieses Vorgehen entspricht dem der Erwachsenenleitlinie, sollte jedoch bei Zweifeln an der Effektivität der Beatmung (z. B. keine sichtbaren Thoraxexkursionen) verlassen werden. Eine Hyperventilation muss sicher vermieden werden, weil eine (respiratorische) Alkalose mit einem schlechteren Outcome verbunden ist (10 Beatmungen/min). Eventuell muss auch mit gesichertem Atemweg synchronisiert im Verhältnis 15:2 reanimiert werden.
- Die erweiterten Maßnahmen beginnen mit der Rhythmuskontrolle im EKG und der Einordnung in einen defibrillierbaren oder nicht defibrillierbaren Herzrhythmus (▶ Abb. 81.3, siehe Abb. 9 in Leitlinien des ERC [19], verfügbar hier: https://eref.thieme.de/PLVJV).
- Da der Atem-Kreislauf-Stillstand im Kindesalter meist hypoxisch bedingt ist, sind nicht defibrillierbare Arrestrhythmen (Asystolie, pulslose elektrische Aktivität [PEA]) erheblich häufiger als defibrillierbare.
  - In dieser Reanimationssituation des nicht defibrillierbaren Arrests ist die schnelle Zugangsanlage obligat (großzügig primär i.o. Zugang), da die Gabe von Adrenalin (0,1 ml/kgKG einer 1:10 verdünnten Lösung alle 3–5 min) die erste Maßnahme der erweiterten Reanimation darstellt.
  - Die 1:10 verdünnte Lösung (9 ml NaCl 0,9 % plus 1 mg Adrenalin; synonym: Adrenalin 10 000) entspricht dem beim Erwachsenen etablierten Aufziehstandard und ist auch bei Kindern gut anwendbar (▶ Abb. 81.4, siehe Abb. 10 in Leitlinien des ERC [19], verfügbar hier: https://eref.thieme.de/PLVJV).
- Das Vorgehen beim Vorliegen eines defibrillierbaren Rhythmus (Kammerflimmern, pulslose Kammertachykardie) wird bestimmt durch die Defibrillation (4 Joule/kgKG). Sie sollte so schnell wie möglich erfolgen.
  - Zusätzlich wird Amiodaron (5 mg/kgKG) nach der 3. und 5. Defibrillation verabreicht (▶ Abb. 81.5, siehe Abb. 11 in Leitlinien der ERC [19], verfügbar hier: https://eref.thieme.de/PLVJV).
- Potenziell reversible Ursachen des Atem-Kreislauf-Stillstands spielen bei Kindern eine besondere wichtige Rolle. Das Akronym „4 H und HITS" soll bei jeder Reanimation konsequent abgehandelt werden (▶ Abb. 81.3).
  - 4 H: **H**ypoxie, **H**ypovolämie, **H**ypothermie, **H**ypo- bzw. **H**yperkaliämie

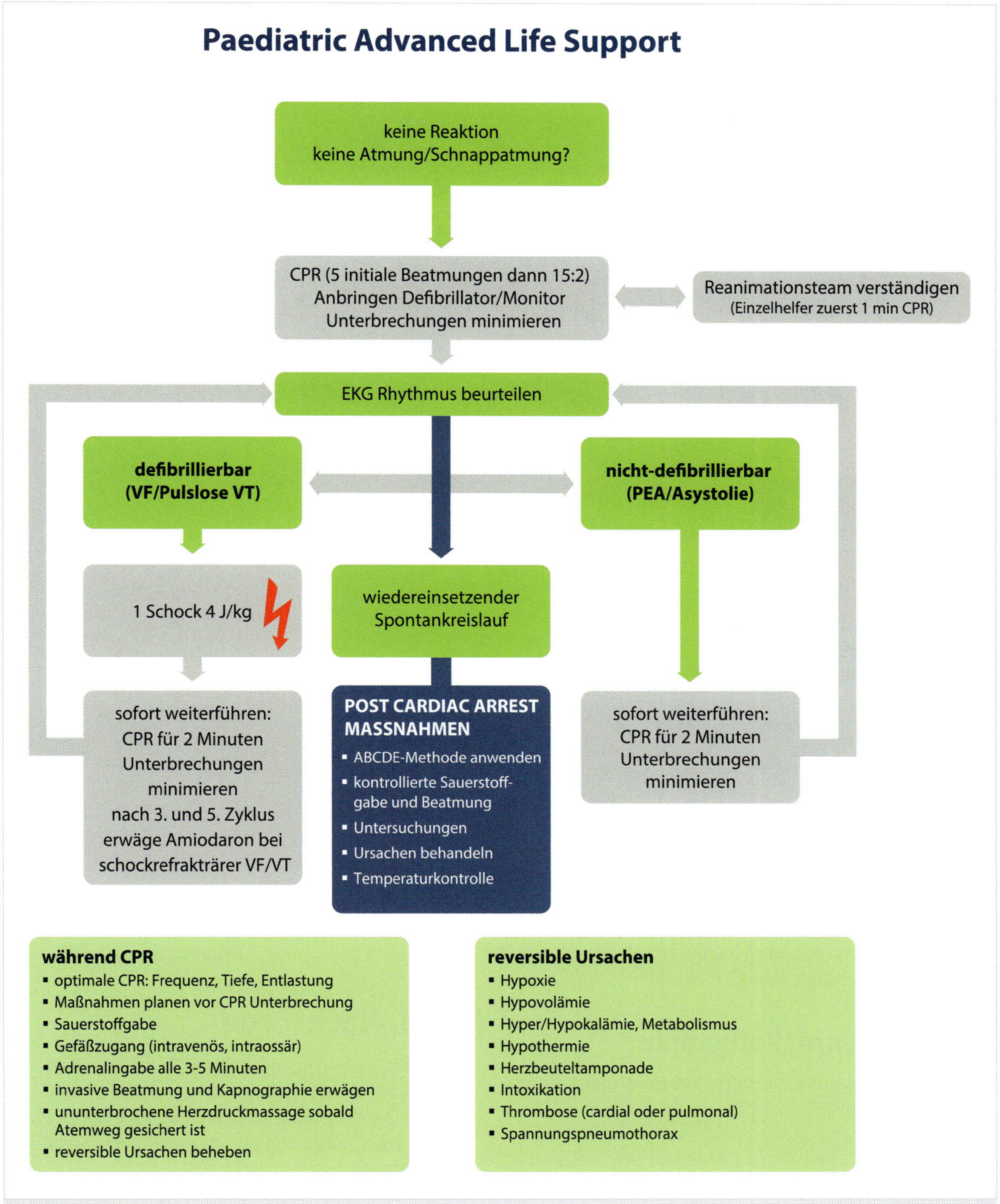

Abb. 81.3 Pediatric Advanced Life Support gemäß ERC.
Abk. CPR: kardiopulmonale Reanimation, PEA: pulslose elektrische Aktivität, VF: Vorhofflimmern, VT: ventrikuläre Tachykardie. (Quelle: Maconochie IK, Bingham R, Eich C et al. Lebensrettende Maßnahmen bei Kindern („paediatric life support"). Notfall Rettungsmed 2015; 18: 932–963. © German Resuscitation Council und Austrian Resuscitation Council 2015)

X

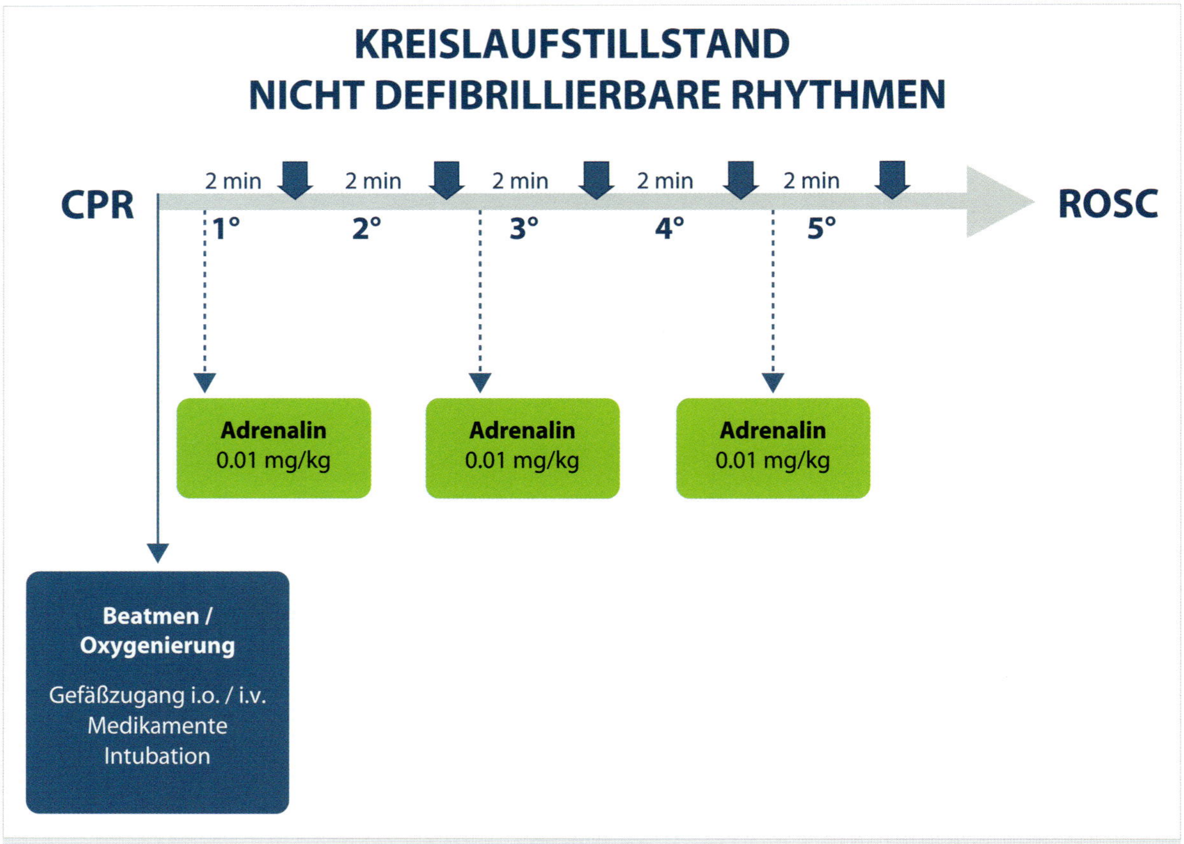

Abb. 81.4 Vorgehen bei Kreislaufstillstand bei nicht defibrillierbaren Rhythmen.
Abk. CPR: kardiopulmonale Reanimation, i.o.: intraossär, i.v.: intravenös, ROSC: Spontanatmung. (Quelle: Maconochie IK, Bingham R, Eich C et al. Lebensrettende Maßnahmen bei Kindern („paediatric life support"). Notfall Rettungsmed 2015; 18: 932–963. © German Resuscitation Council und Austrian Resuscitation Council 2015)

 - HITS: **H**erzbeuteltamponade, **I**ntoxikation, **T**hrombembolie, **S**pannungspneumothorax
- Die Hypoxie und Hypovolämie weisen beim kindlichen Atem-Kreislauf-Stillstand eine hohe Prävalenz auf und sollen daher vorrangig korrigiert werden.

81.12.2 Pharmakotherapie

- **Kristalloide, isotone balancierte Vollelektrolyt-Lösung** (z. B. Sterofundin ISO):
  - 20 ml/kgKG (s. o.)
  - KEINE halb oder zu einem Viertel isotonen (bezogen auf den Natriumgehalt) Lösungen
  - KEINE Bolusgaben mit zuckerhaltigen Lösungen, außer zur Korrektur einer Hypoglykämie (CAVE: Menge an freiem Wasser, Hirnödemrisiko)
- **Adrenalin**:
  - 0,01 mg/kgKG, das entspricht 0,1 ml/kgKG, einer 1:10 verdünnten Lösung alle 3–5 min, d. h., eine 1:10 verdünnte Lösung entspricht 9 ml NaCl 0,9 % plus 1 mg Adrenalin (Synonym: Adrenalin 1:10 000)
- **Amiodaron**:
  - 5 mg/kgKG, das entspricht 0,1 ml/kgKG der unverdünnten Stammlösung
  - Gabe nach der 3. und 5. Defibrillation

81.13 Nachsorge

- Ist der ROSC erreicht, müssen bereits präklinisch Hyperventilation und Hyperthermie strikt vermieden werden. Ziel ist es, möglichst für alle gemessenen Parameter in den Normbereich zu kommen (umfassende Homöostase).
- Zur therapeutischen Hypothermie gibt es – außer für den besonderen Bereich der asphyktischen Neugeborenen – wenige und leider auch keine kongruenten Daten [4], [21], [30]:
  - Sicher vermieden werden müssen in jedem Fall Fieber (Hyperthermie) und schwere Hypothermie (< 32 °C).
  - Nachdem 2 große Studien keine Outcome-Verbesserung bei gekühlten Patienten gegenüber normothermen Patienten gezeigt haben [22], wird in aktuel-

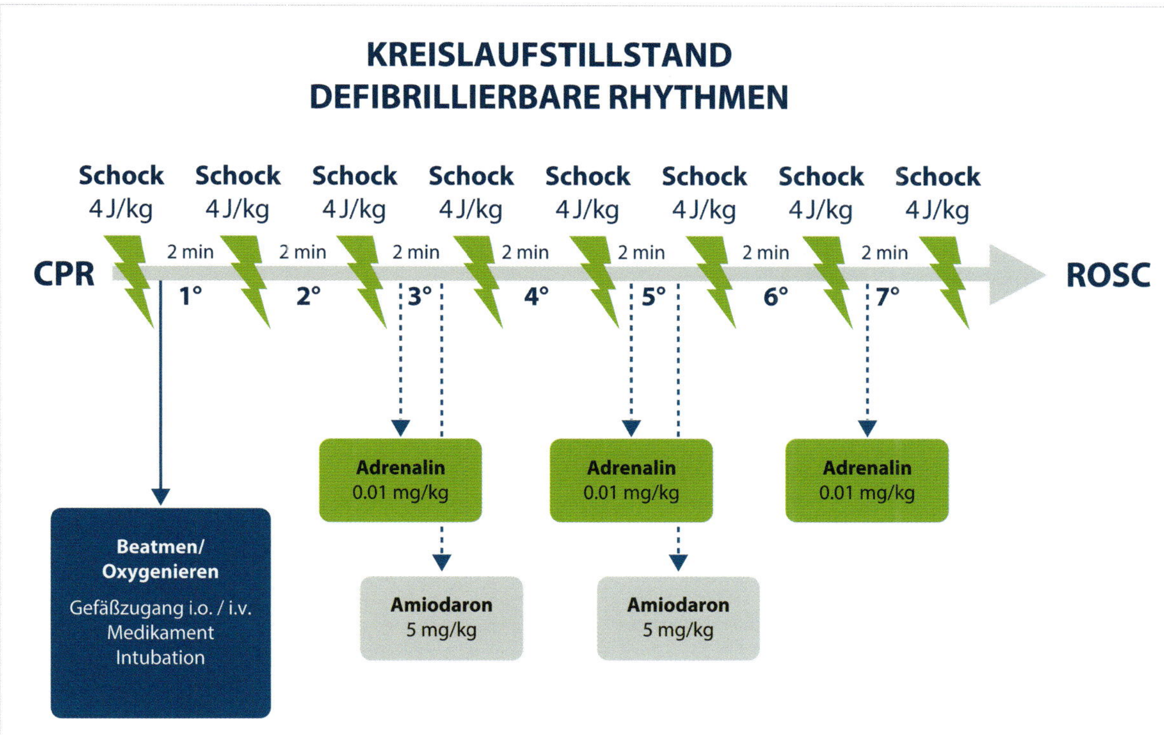

Abb. 81.5 Vorgehen bei Kreislaufstillstand bei defibrillierbaren Rhythmen.
Abk. CPR: kardiopulmonale Reanimation, i.o.: intraossär, i. v.: intravenös, ROSC: Spontanatmung. (Quelle: Maconochie IK, Bingham R, Eich C et al. Lebensrettende Maßnahmen bei Kindern („paediatric life support"). Notfall Rettungsmed 2015; 18: 932–963. © German Resuscitation Council und Austrian Resuscitation Council 2015)

len Stellungnahmen von einer therapeutischen Hypothermie nach kindlichem Kreislaufstillstand abgeraten. Es wird in jedem Fall jedoch eine strikte Normothermie empfohlen [5].
  - Um diese Normothermie zu erreichen, muss ein Großteil der Patienten aktiv gekühlt werden.

81.14 Verlauf und Prognose

- Die primären Überlebensraten schwanken je nach Studie zwischen 4 % und 40 % [12], [17], wobei die Ätiologie des Atem-Kreislauf-Stillstands einen entscheidenden Einfluss auf das Überleben hat. Bei einer primär respiratorischen Ursache liegt die Überlebensrate bei eindrücklichen 82 %, wohingegen bei kardialer Ursache nur 14 % der reanimierten Kinder überleben [17].
- Die Überlebenswahrscheinlichkeit wird von einigen Autoren für Kinder insgesamt besser als für Erwachsene eingeschätzt, v. a. wenn die Ursache primär respiratorischer Natur ist und rasch und effektiv schnell behoben werden kann [2], [24].
- Die Prognose für Kinder nach Reanimation wird in erster Linie durch den Grad der Hypoxie (v. a. im Gehirn) bestimmt. Aus diesem Grund müssen alle Bemühungen der Aufrechterhaltung einer Minimalversorgung der Organe mit Sauerstoff gelten. Hierzu müssen die Basismaßnahmen Beatmung und Thoraxkompressionen effektiv und hochqualitativ umgesetzt werden.

81.15 Prävention

- Das Trainieren der kindernotfallmedizinischen Versorgung, inklusive des frühzeitigen Erkennens des kritisch kranken Kindes, wird in den Leitlinien aus dem Jahr 2015 noch einmal gesondert betont.
- Hierfür stehen standardisierte Kursformate des ERC bzw. des German Resuscitation Council (GRC) zur Verfügung:
  - European-Pediatric-Advanced-Life-Support-(EPALS)-Kurse
  - European-Pediatric-Immediate-Life-Support-(EPILS)-Kurse
- PALS-Kurse, die sich an den Empfehlungen der AHA orientieren
- Darüber hinaus gibt es:
  - das Notfallmedizinische Curriculum Kinderheilkunde der DIVI (Deutsche Interdisziplinäre Vereinigung für Intensiv- und Notfallmedizin)
  - weitergehende simulatorbasierte Kindernotfallkurse (z. B. PAEDSIM)

- Teamtrainings
- lokale kindernotfallmedizinische Kursformate (z. B. KiTZ der AGNN)

81.16 Quellenangaben

[1] Andersen LW, Raymond TT, Berg RA et al. Association between tracheal intubation during pediatric in-hospital cardiac arrest and survival. JAMA 2016; 316: 1786–1797

[2] Atkins DL, Everson-Stewart S et al. Epidemiology and outcomes from out-of-hospital cardiac arrest in children: the Resuscitation Outcomes Consortium Epistry-Cardiac Arrest. Circulation 2009; 119: 1484- 1491

[3] Berdowski J, Schmohl A, Tijssen JGP et al. Time needed for a regional emergency medical system to implement resuscitation Guidelines 2005 - The Netherlands experience. Resuscitation 2009; 80: 1336–1341

[4] Bistritz JF, Horton LM, Smaldone A. Therapeutic hypothermia in children after cardiac arrest: a systematic review and meta-analysis. Pediatr Emerg Care 2015; 31(4): 296–300

[5] Brenner S, Eich C, Rellensmann G et al. Empfehlung zum Temperaturmanagement nach Atem-Kreislauf-Stillstand und schwerem Schädel-Hirn-Trauma im Kindesalter jenseits der Neonatalperiode. Stellungnahme der Gesellschaft für Neonatologie und pädiatrische Intensivmedizin (GNPI) und der AG Kinderintensivmedizin des Wissenschaftlichen Arbeitskreises Kinderanästhesie der Deutschen Gesellschaft für Anästhesiologie und Intensivmedizin (WAKKA). Anaesthesist 2017; 66: 128–133

[6] Dieckmann RA, Brownstein D, Guasche-Hill M. The Pediatric Assessment Triangle: A Novel Approach for the Rapid Evaluation of Children. Pediatric Emergency Care 2010; 26: 312–315

[7] Eich C, Russo SG, Heuer JF et al. Characteristics of out-of-hospital paediatric emergencies attended by ambulance- and helicopter-based emergency physicians. Resuscitation 2009; Aug 80(8): 888–892

[8] Eich C, Roessler M, Russo SG et al. Characteristics and outcome of prehospital pediatric intubations performed by anaesthesia-trained emergency physicians. Resuscitation 2009; 80(12): 1371–1377

[9] Gausche M, Lewis RJ, Stratton SJ et al. Effect of out-of-hospital pediatric endotracheal intubation on survival and neurological outcome: a controlled clinical trial. JAMA 2000; 283: 783–790

[10] Gräsner JT, Meybohm P, Fischer M et al. A national resuscitation registry of out-of-hospital cardiac in Germany – a pilot study. Resuscitation 2009 Feb; 80(2): 199–203

[11] Gurnett CA, Atkins DL. Successful use of a biphasic waveform automated external defibrillator in a high-risk child. Am J Cardiol 2000; 86: 1051–1053

[12] Herlitz J, Engdahl J, Svensson L et al. Characteristics and outcome among children suffering from out of hospital cardiac arrest in Sweden. Resuscitation 2005; 64: 37–40

[13] Hoffmann F, Müller M, Gräsner JT et al. Retrospektive Umfrage zur Häufigkeit von Reanimationen und Hypothermiebehandlungen auf pädiatrischen Intensivstationen in Deutschland. Anästh Intensivmed 2011; 52: S 12–S 13

[14] Johnson MA, Grahan BJ, Haukoos JS, et al. Demographics, bystander CPR, and AED use in out-of-hospital pediatric arrests. Resuscitation 2014; 85: 920–926

[15] Keil J, Jung P, Schiele A et al. Interdisziplinär konsentierte Stellungnahme zum Atemwegsmanagement mit supraglottischen Atemwegshilfen in der Kindernotfallmedizin - Larynxmaske ist State-of-the-art. Anästhesist 2015; 65: 57–66

[16] Kitamura T, Iwami T, Kawamura T et al. Conventional and chest-compression-only cardiopulmonary resuscitation by bystanders for children who have out-of-hospital cardiac arrests: a prospective, nationwide, population-based cohort study. Lancet 2010; 375: 1347–1354

[17] López-Herce J, Garcia C, Dominguez P, et al. Outcome of out-of-hospital cardiorespiratory arrest in children. Pediatr Emerg Care 2005; 21: 807

[18] Lubrano R, Cecchetti C, Bellelli E et al. Comparison of times of Intervention during pediatric CPR maneuvers using ABC and CAB sequences: a randomized trail. Resuscitation 2012; 83: 1473–1477

[19] Maconochie IK, Biingham R, Eich C et al. Paediatric life support section collaborators. Section 6. Paediatric Life Support. Resuscitation 2015; 95: 223–248

[20] Maconochie IK, de Caen AR, Aickin R et al. Part 6: Pediatric basic life support and pediatric advanced life support: 2015 International Consensus on Cardiopulmonary Resuscitation and Emergency Cardiovascular Care Science with Treatment Recommendations. Resuscitation 2015; 95: e147–168

[21] Moler FW, Silverstein FS, Holubkov R et al. Therapeutic hypothermia after out-of-hospital cardiac arrest in children. N Engl J Med. 2015; 372(20): 1898–1908

[22] Moler FW, Silverstein FS, Holubkov R et al. Therapeutic Hypothermia after in-Hospital Cardiac Arrest in Children. N Engl J Med 2017; 376: 318–329

[23] Nishiuchi T, Hayashino Y, Iwami T et al. Epidemiological characteristics of sudden cardiac arrest in schools. Resuscitation 2014; 85: 1001–1006

[24] Nitta M, Iwami T, Kitamura T, et al. Age-specific Differences in outcomes after out-of-hospital cardiac arrests. Pediatrics 2011; 128: e812–820

[25] Ong ME, Stiell I, Osmond MH, Nesbitt L, Gerein R et al. Etiology of pediatric out-of-hospital cardiac arrest by coroner's diagnosis. Resuscitation 2006; 68: 335–342

[26] Panesar R, Polikoff LA, Harris D et al. Characteristics and outcomes of pediatric rapid response teams before and after mandatory triggering by an elevated Pediatric Early Warning System (PEWS) score. Hosp Pediatr 2014; 4:135–140

[27] Perkins GD, Handley AJ, Koster KW et al. European Resuscitation Council Guidelines for Resuscitation 2015. Section 2 Adult Basic Life Support and Automated Externa Defibrillation. Resuscitation 2015; 95: 81–98

[28] Pilmer CM, Kirsh JA, Hildebrandt D et al. Sudden cardiac death in children and adolescents between 1 and 19 years of age. Heart Rhythm 2014; 11: 239–245

[29] Radtke A, Pfister R, Kuhr K et al. Is 'gut feeling' by medical stuff better than validated scores in estimation of mortality in a medical intensive care unit? – The prospective FEELING-ON-ICU study. J Crit Care 2017; 41: 204–208

[30] Scholefield BR, Morris KP, Duncan HP et al. Evolution, safety and efficacy of targeted temperature management after pediatric cardiac arrest. Resuscitation 2015; 92: 19–25

[31] Tibballs J, Kinney S. Reduction of hospital mortality and of preventable cardiac arrest and death on introduction of a pediatric medical emergency team. Pediatr Crit Care Med 2009; May 10(3): 306–312

[32] Timmermann A, Russo SG, Eich C et al. The out-of-hospital esophageal and endobronchial intubations performed by emergency physicians. Anesth Analg 2007; 104: 481–483

[33] Topjian AA, Berg RA, Nadkarni VM. Pediatric cardiopulmonary resuscitation: advances in science, techniques, and outcomes. Pediatrics 2008; Nov 122(5): 1086–1098

[34] Van de Bruel A, Thompson M, Buntinx F et al. Clinicians' gut feeling about serious infections in children: observational study. BMJ 2012; 345e6144

[35] Leitlinien des ERC zur Reanimation 2015 (deutsch), Kapitel 06 „lebensrettende Maßnahmen bei Kindern". Im Internet: https://www.grc-org.de/wissenschaft/leitlinien; Stand: 28.11.2018

81.17 Wichtige Internetadressen

- www.grc-org.de
- www.cpr.heart.org

82 Plötzlicher Kindstod (SIDS: sudden infant death syndrome)

Martin Olivieri

82.1 Steckbrief

Der plötzliche Kindstod ist definiert als plötzlicher/unerwarteter Tod eines Säuglings während des Schlafs. Der plötzliche Kindstod (SIDS: sudden infant death syndrome) ist stets eine Ausschlussdiagnose und ein multifaktorielles Geschehen. Bekannte Risikofaktoren werden als Ursache vermutet. Abzugrenzen ist ein ALTE (apparent life threatening event): eine lebensbedrohliche Situation mit Apnoe, Zyanose, Bradykardie und Hypotonie. Therapeutisch stehen das Vorgehen nach dem ABCD-Algorithmus und das Einleiten der Reanimationsmaßnahmen nach den Leitlinien im Vordergrund (Ausnahme: sichere Todeszeichen). Ein Kriseninterventionsteam sollte frühzeitig alarmiert werden, das die Betreuung von Eltern und Angehörigen, aber auch des Rettungsteams übernimmt.

82.2 Synonyme

- SIDS (sudden infant death syndrome)
- ALTE (apparent life threatening event)
- near SIDS
- Krippentod

82.3 Keywords

- plötzlicher Kindstod
- SIDS
- ALTE

82.4 Definition

- SIDS: plötzlicher/unerwarteter Kindstod während des Schlafs, ohne erkennbare Ursache
- ALTE: akute lebensbedrohliche, nicht letale, plötzliche Apathie mit Tonusverlust, Bradykardie und Zyanose

82.5 Epidemiologie

- Die Inzidenz des plötzlichen Kindstods ist deutlich rückläufig.

82.5.1 Häufigkeit

- Im Jahr 2014: 119 Säuglinge von 714927 lebend geborenen Kindern in Deutschland betroffen (Risiko 0,17 %)

82.5.2 Altersgipfel

- 2.–5. Lebensmonat
- > 10 Monate nur wenige Einzelfalle

82.5.3 Geschlechtsverteilung

- Jungen > Mädchen (60:40)

82.5.4 Prädisponierende Faktoren

- Risikofaktoren:
  - Schlafen in Bauchlage
  - Zudecken des Kopfes, ungenügende Luftzirkulation, Bettumrandung „Nestchen“
  - Rauchen in der Schwangerschaft oder in der Umgebung des Kindes
  - Nichtstillen oder frühes Abstillen
  - Überwärmung
  - Frühgeborene < 33. Schwangerschaftswoche (SSW)
  - Geburtsgewicht < 2000g
  - Alter der Mutter
  - drogenabhängige Mutter
  - nachfolgende Geschwister
  - Zustand nach (Z. n.) ALTE

82.6 Ätiologie und Pathogenese

- Die Ursachen des plötzlichen Kindstodes sind bisher nicht bekannt.
- Verschiedene Mechanismen werden diskutiert.
- Es wird ein multifaktorielles Geschehen angenommen.
- Neben den oben genannten Risikofaktoren, die einen plötzlichen Kindstod begünstigen können, werden
  - ein unreifes Atemzentrum,
  - ein Serotoninmangel,
  - eine gestörte Hypoxie- und Hyperkapniewahrnehmung,
  - kardiale Ursachen oder
  - eine gestörte Blutdruckregulation angenommen.

82.7 Symptomatik

- SIDS:
  - Apnoe
  - Asystolie
  - lebloser Säugling
  - eventuell bereits sichere Todeszeichen

- ALTE:
  - Apnoe
  - Bradykardie
  - Hypotonie
  - Zyanose

82.8 Diagnostik

82.8.1 Diagnostisches Vorgehen

- Beurteilung nach ABCDE-Algorithmus:
  - **A**irway (Atemweg)
  - **B**reathing (Atmung)
  - **C**irculation (Kreislauf)
  - **D**isability (neurologische Defizite)
  - **E**xposure (Umgebung)

82.8.2 Anamnese

- Auffindesituation
- Vorerkrankungen
- Unfälle
- Impfungen

82.8.3 Körperliche Untersuchung

- Ganzkörperuntersuchung des Kindes
- Verletzungen, auffällige Hämatome
- Puls, Sättigung
- EKG

82.8.4 Weitere Diagnostik

- detaillierte Beobachtung und Dokumentation der häuslichen Umgebung
- detaillierte Beobachtung und Dokumentation von Verhaltensauffälligkeiten
- Bei unklarer Todesursache ist die Rechtsmedizin einzuschalten.

82.9 Differenzialdiagnosen

- Da SIDS eine Ausschlussdiagnose ist, müssen alle Ursachen eines Herz-Kreislauf-Stillstands und Atemstillstands (kardiologisch, respiratorisch, infektiologisch, neurologisch usw.) ausgeschlossen werden.
- Kindesmisshandlung, Shaken-Baby-Syndrom, Gewaltverbrechen

82.10 Therapie

82.10.1 Therapeutisches Vorgehen

- Vorgehen nach ABCDE-Algorithmus (siehe Kap. 56.8.3)
- ALTE:
  - Stimulation
  - ggf. Beatmung und Herzdruckmassage
  - ggf. erweiterte Reanimationsmaßnahmen
- SIDS:
  - Reanimation nach Leitlinien, außer bei sicheren Todeszeichen
- bei sicheren Todeszeichen → Verständigung von Polizei und Rechtsmedizin
- Alarmierung des Kriseninterventionsteams (KIT)
  - Betreuung der Eltern und ggf. der Geschwister
  - Betreuung des Rettungs- und Notarztteams

82.11 Verlauf und Prognose

- Da der plötzliche Kindstod häufig im Schlaf auftritt und der Zeitpunkt von Atem- und Herzkreislaufstillstand häufig unklar sind, können bereits erste sichere Todeszeichen vorhanden bzw. Reanimationsmaßnahmen nicht mehr erfolgreich sein.

82.12 Prävention

- Schlafen in Rückenlage
- rauchfreie Umgebung
- Verwenden eines Schlafsacks
- Schlafen im eigenen Bett im Zimmer der Eltern
- Raumtemperatur 16–18 °C
- möglichst 6 Monate voll stillen

82.13 Wichtige Internetadressen

- https://www.destatis.de/DE/ZahlenFakten/GesellschaftStaat/Gesundheit/Todesursachen/Tabellen/GestorbeneSaeuglinge.html
- www.dgkj.de
- www.geps.de
- https://www.dgkj.de/fileadmin/_migrated/content_uploads/Sicherer_Schlaf_fuer_mein_Baby.pdf

83 Anpassungsstörungen des Neugeborenen

Dominique Singer, Philipp Deindl

83.1 Steckbrief

Die Gesamtheit der physiologischen Umstellungsprozesse beim Neugeborenen nach seiner Geburt wird als perinatale Adaptation bezeichnet. Unter Anpassungsstörungen versteht man dementsprechend alle von der Norm abweichenden Verläufe am Übergang vom intra- zum extrauterinen Leben. Die klinische Symptomatik ist vergleichsweise uniform und äußert sich hauptsächlich in Atemstörungen. Die Pathogenese hingegen ist vielfältig und umfasst neben pulmonalen auch infektiöse, kardiale und metabolische Ursachen. Die Erstversorgung des Neugeborenen orientiert sich an der physiologischen Abfolge der perinatalen Adaptation und muss zugleich das komplexe Ursachenspektrum im Auge behalten.

83.2 Synonyme

- perinatale Asphyxie
- postnatale Depression
- Fruchtwasserretention, transitorische Tachypnoe, Wet Lung
- Surfactant-Mangel, neonatales Atemnotsyndrom (ANS)
- Respiratory Distress Syndrome (RDS)
- neonatale bakterielle Infektion
- Pneumonie
- Early-Onset-Sepsis
- Mekoniumaspirationssyndrom (MAS)
- persistierende pulmonale Hypertension des Neugeborenen (PPHN)
- persistierende fetale Zirkulation (PFC-Syndrom)
- Blue Baby

83.3 Keywords

- Neugeborene
- Anpassungsstörungen
- Erstversorgung
- Reanimation

83.4 Definition

- Als neonatale Anpassungsstörungen bezeichnet man alle von der Norm abweichenden Verläufe am Übergang vom intra- zum extrauterinen Leben.
- Da die neonatale Adaptation normalerweise mit dem Einsetzen der Lungenatmung beginnt, äußern sie sich klinisch in erster Linie in respiratorischen Symptomen.
- Auch kausal stehen pulmonale Probleme wie Fruchtwasserretention und Lungenunreife im Vordergrund. Sie sind – insbesondere bei Nichtansprechen auf atemunterstützende Maßnahmen – von infektiösen, kardialen und metabolischen Ursachen abzugrenzen.

83.5 Epidemiologie

83.5.1 Häufigkeit

- Die mildeste und verbreitetste Form von Anpassungsstörungen bei reifen Neugeborenen ist die Fruchtwasserretention (Wet Lung, transitorische Tachypnoe; ca. 5:1000 Geburten).
- Für unreife Neugeborene ist das neonatale Atemnotsyndrom (ANS, RDS) charakteristisch, das mit dem Grad der Unreife korreliert und bei sehr kleinen Frühgeborenen (VLBW: Very Low Birth Weight, < 1500 g Geburtsgewicht) in unterschiedlicher Ausprägung nahezu immer vorliegt.
- Mit einer neonatalen bakteriellen Infektion muss bei rund 10 % der Neugeborenen gerechnet werden, mit einer Mekoniumaspiration, je nach geburtshilflichen Standards, bei 0,1–2,0 %.
- Angeborene Herzfehler sind bei 1 % der Neugeborenen zu erwarten, wovon aber nur rund 1/10 zyanotische Vitien (Blue Baby) sind.

83.5.2 Altersgipfel

- Während eine transitorische Tachypnoe direkt nach der Geburt am stärksten ausgeprägt ist und i. d. R. innerhalb von 24–48 h abklingt (Decrescendo-Symptomatik), nimmt die Atemnot infolge einer neonatalen bakteriellen Pneumonie in den Stunden nach der Geburt typischerweise zu (Crescendo-Symptomatik).
- Milde Ausprägungsformen des unreifebedingten neonatalen Atemnotsyndroms können sich innerhalb von 3–5 Tagen spontan zurückbilden, während das Vollbild vor Einführung der Surfactant-Substitution regelmäßig zum Tode führte.
- Bei angeborenen Herzfehlern kann, bedingt durch den verzögerten Verschluss des Ductus arteriosus, am 3.–5. Tag nach der Geburt eine akute Zustandsverschlechterung auftreten.
- Wenn ein primär vitales Neugeborenes innerhalb der ersten Lebenstage verfällt, ohne dass eine Infektion oder ein Vitium nachgewiesen werden kann, ist auch an eine metabolische Ursache (angeborene Stoffwechselkrankheit) zu denken.

X

83.5.3 Geschlechtsverteilung

- Generell gilt, dass das weibliche Geschlecht von Atemstörungen in der Neugeborenenperiode weniger häufig betroffen ist als das männliche (ca. 1:1,5).
- Dies hängt mit der hormonabhängigen Ausreifung der Lunge zusammen und gilt sowohl für das durch Surfactant-Mangel bedingte Atemnotsyndrom bei Frühgeborenen als auch für die durch Fruchtwasserretention verursachte transitorische Tachypnoe bei reifen Neugeborenen.

83.5.4 Prädisponierende Faktoren

- Milde Atemstörungen bei Neugeborenen treten vermehrt nach Kaiserschnittgeburten auf. Der Grund hierfür ist weniger die fehlende mechanische Thoraxkompression im Geburtskanal oder der Narkoseüberhang – die meisten Kaiserschnitte werden heute nicht mehr in Vollnarkose durchgeführt – als vielmehr der speziell bei „elektiver Wunschsectio" fehlende Geburtsstress. Da Adrenalin zur Aktivierung der Membranpumpen im Alveolarepithel beiträgt, ist bei einer unvorbereiteten Geburt die Resorption des Fruchtwassers in der neonatalen Lunge beeinträchtigt.
- Darüber hinaus steigt mit jeder Woche, die das Kind vor der vollendeten 37. Schwangerschaftswoche (SSW) geboren wird, das Risiko von Atemstörungen. Das neonatale Atemnotsyndrom ist besonders ausgeprägt, wenn die Schwangere keine Lungenreifungsbehandlung (präpartale Steroide zur transplazentaren Induktion der Surfactant-Produktion in der fetalen Lunge) erhalten hat oder wenn die Frühgeburt durch eine aszendierende Infektion (Amnioninfektionssyndrom) ausgelöst wird.
- Auch bei reifen Neugeborenen erhöht ein vorzeitiger Blasensprung das Risiko einer neonatalen bakteriellen Pneumonie bzw. Early-Onset-Sepsis.
- Eine Mekoniumaspiration ereignet sich durch reflektorische Schnappatemzüge nach vorangegangener stressbedingter Stuhlentleerung im Geburtskanal, typischerweise als Begleiterscheinung einer perinatalen Asphyxie. Begünstigt wird sie durch Überschreitung des errechneten Geburtstermins (Übertragung), Spontangeburt aus Beckenendlage (verzögerte Entwicklung des Köpfchens) oder Vorliegen einer Meningomyelozele (gestörte Analsphinkterfunktion).

83.6 Ätiologie und Pathogenese

- Die perinatale Adaptation (Transition) verläuft normalerweise in 4 Schritten, von denen jeder einzelne die Voraussetzung für den jeweils nächstfolgenden darstellt und aus denen sich somit auch die neonatalen Anpassungsstörungen ableiten lassen.

83.6.1 Beginn der Lungenatmung

- Die fetale Alveolarflüssigkeit wird durch die mechanische Thoraxkompression im Geburtskanal, den intrapulmonalen Druckanstieg beim 1. Schrei und den aktiven Transport im Alveolarepithel durch Luft ersetzt.
- Faktoren, die die Lungenbelüftung erschweren, sind eine Schwäche der Atemmuskulatur (Narkoseüberhang) und eine ungenügende Aktivität der Membranpumpen (mangelnder Adrenalinspiegel, Hypoxie, Hypothermie).
- Voraussetzung für die Lungenbelüftung ist die Anwesenheit von Surfactant, durch den nicht nur die Alveolen stabilisiert, sondern auch die Oberflächenspannung der fetalen Alveolarflüssigkeit reduziert wird, sodass sich die intraalveolären Wassertropfen überhaupt entfernen lassen.
- Eine ungenügende Surfactant-Produktion ist die Ursache des neonatalen Atemnotsyndroms bei sehr kleinen Frühgeborenen.
- Daneben kann es durch den beschleunigten Abbau bei Inflammationsprozessen (bakteriell oder chemisch) zu einem sekundären Surfactant-Mangel kommen.

83.6.2 Zunahme der Lungendurchblutung

- Die zunehmende pulmonale Perfusion ist zentraler Bestandteil des Übergangs vom fetalen zum adulten Kreislauf und wird v. a. durch Eintritt von Sauerstoff (O_2) in die Lunge ausgelöst. Dies führt direkt über O_2-sensitive K^+-Kanäle in der glatten Gefäßmuskulatur und indirekt über die vermehrte Freisetzung von Prostazyklin und Stickstoffmonoxid (NO) sowie die verminderte Freisetzung von Endothelin aus dem Gefäßendothel zu einer Vasodilatation und damit zu einer Abnahme des pulmonalen Gefäßwiderstands.
- Sie steht der Zunahme des peripheren Gefäßwiderstands gegenüber, die sich aus der Abnabelung und dem Wegfall des plazentaren Stromgebietes ergibt, sodass sich ein Druckgradient zwischen großem und kleinem Kreislauf aufbaut, unter dem sich das Foramen ovale im Vorhofseptum verschließt. Durch die ansteigende O_2-Sättigung kommt es außerdem zum Verschluss des Ductus arteriosus Botalli, über den das Blut im fetalen Kreislauf an der Lunge vorbeigeleitet wird.
- Bei ungenügender Belüftung der Lunge bleibt die pulmonale Vasodilatation aus, sodass das Blut weiterhin größtenteils aus den Lungenarterien über den Ductus arteriosus in die Aorta descendens abgeleitet wird. Die resultierende Hypoxie der unteren Körperhälfte führt über eine metabolische Azidose und weitere pulmonale Vasokonstriktion in einen Circulus vitiosus der persistierenden pulmonalen Hypertension des Neugeborenen (PPHN).

83.6.3 Anstieg der Sauerstoffsättigung

- Im fetalen Kreislauf herrscht ein mittlerer O_2-Partialdruck (pO_2) von 25–30 mmHg (gegenüber 90–100 mmHg im arteriellen Blut der Schwangeren).
- Die hypoxischen Bedingungen („Everest in utero") werden als natürlicher Schutz des unreifen Organismus vor O_2-Toxizität gewertet. Der Fetus ist an den niedrigen pO_2-Wert durch einen erhöhten Hämoglobingehalt (Hb-Gehalt) des Blutes und eine erhöhte O_2-Affinität des fetalen Hb angepasst. Hieraus resultiert eine O_2-Sättigung von 65–70 %. Adultes Hb hätte unter vergleichbaren Bedingungen eine Sättigung von 50 %.
- Mit dem Beginn der Lungenatmung und der Zunahme der Lungendurchblutung steigt die O_2-Sättigung auf Werte > 90 %, wobei sich dieser Anstieg über 10–15 min erstrecken kann. Das initial noch zyanotische Neugeborene wird dabei allmählich rosig.
- Ein verzögerter SpO_2-Anstieg deutet zwar auf pulmonale oder kardiozirkulatorische Störungen hin, ist aber angesichts der niedrigen intrauterinen O_2-Sättigungen nicht unmittelbar schädlich!

83.6.4 Aktivierung der Thermoregulation

- Durch die erhöhte O_2-Verfügbarkeit können physiologische Funktionen aktiviert werden, die zuvor im Mutterleib supprimiert waren und nun einen hohen O_2-Verbrauch verursachen. Hier ist v. a. die Temperaturregulation zu nennen.
- Die Aktivierung der Thermoregulation umfasst zum einen das Einsetzen der chemischen Thermogenese im braunen Fettgewebe, zum anderen den Anstieg des Grundumsatzes auf ein der geringen Körpergröße und dem entsprechend großen Oberfläche-Volumen-Verhältnis angemessenes Niveau.
- Die Abhängigkeit der Thermoregulation vom O_2-Angebot äußert sich einerseits darin, dass postnatal deprimierte Neugeborene typischerweise rasch auskühlen. Hierin wird auch ein natürlicher Schutzmechanismus (ähnlich der therapeutischen Hypothermie nach perinataler Asphyxie) gesehen. Andererseits besteht durch die einsetzende Kältegegenregulation das Risiko, dass bei ungenügender Wärmetherapie der O_2-Verbrauch ansteigt und sich eine relative Hypoxie ausbildet.

83.7 Symptomatik

83.7.1 Respiratorische Symptome

- Entsprechend der physiologischen Abfolge der perinatalen Adaptation betrifft die führende Symptomatik von Adaptationsstörungen die Atmung (respiratorische Anpassungsstörungen).
    - Ein ungenügender Atemantrieb findet sich typischerweise bei perinataler Asphyxie, wo er zum sogenannten Tauchreflex (Apnoe, Bradykardie, Kreislaufzentralisation) dazugehört, durch den sich Neugeborene vor O_2-Mangel schützen (Beschränkung der Durchblutung auf die lebenswichtigen Organe). Andere Ursachen sind eine überstürzte Geburt (Vagotonus) oder ein Medikamentenüberhang nach Verabreichung von Opioid-Analgetika an die Mutter.
    - Eine Dyspnoe äußert sich bei Neugeborenen in Einziehungen, bei denen der weiche Thorax dem erhöhten inspiratorischen Sog nachgibt. Diese werden je nach Ausprägung und Lokalisation als interkostale, juguläre, subxiphoidale oder sternale Einziehungen („schaukelnde Atmung") bezeichnet. Hinzu kommt das Stöhnen (Knörren, grunting), das eine forcierte Exspiration gegen die geschlossene Stimmritze (positiv endexspiratorischer Druck!) hörbar macht, mit der das Neugeborene Fruchtwasserreste aus der Lunge zu entfernen versucht. Darüber hinaus zeigen angestrengt atmende Neugeborene oft Nasenflügeln. Länger anhaltende vermehrte Atemanstrengungen können bei kräftigeren Neugeborenen zu einem Spontanpneumothorax führen und/oder in eine respiratorische Erschöpfung einmünden.

83.7.2 Kardiozirkulatorische Symptome

- Neben den respiratorischen Symptomen machen sich Anpassungsstörungen bei Neugeborenen auch durch Auffälligkeiten des Kreislaufs bemerkbar.
    - Die betroffenen Neugeborenen werden nicht rosig, sondern behalten ein zyanotisches oder blass graues Hautkolorit als Folge einer peripheren Vasokonstriktion. Die Rekapillarisierungszeit ist verlängert (> 3 s).
    - Bei einer Untersättigung des Blutes kann außerdem eine Bradykardie (< 100/min) auftreten. Umgekehrt ist eine Bradykardie beim Neugeborenen nahezu ausnahmslos Folge einer mangelnden O_2-Versorgung und nicht einer primär kardialen Störung!
- Ein schlechtes Hautkolorit und eine verlangsamte Herzfrequenz können, wenn sie in den ersten Lebensstunden auftreten, auch Zeichen einer bakteriellen Infektion (Early-Onset-Sepsis) sein.

83.7.3 Neurologische Symptome

- Schließlich können anpassungsgestörte Neugeborene auch durch eine auffällige Neurologie imponieren.
    - Eine Übererregbarkeit, die sich in zittrigen Bewegungen und der spontanen Auslösung von Neugeborenenreflexen (z. B. Moro-Reflex) äußert, beruht nicht selten auf einer Hypoglykämie. Sie kommt sowohl bei intrauterin wachstumsretardierten Feten (mangelnde Glykogenspeicher in der Leber) als auch bei makroso-

men Neugeborenen diabetischer Mütter (fetaler Hyperinsulinismus) vor.
  - Eine Hyperexzitabilität kann aber – ebenso wie echte neonatale Krampfanfälle – auch als verzögerte Folge eines O_2-Mangels unter der Geburt (hypoxisch-ischämische Enzephalopathie) auftreten.
  - In schweren Fällen einer perinatalen Asphyxie kann eine primäre Apathie resultieren.
- Bei sekundär apathisch werdenden Neugeborenen ist, nach Ausschluss einer bakteriellen Sepsis (mit meningitischer Beteiligung), immer auch an eine metabolische Krise (Hyperammoniämie) als Folge einer angeborenen Stoffwechselkrankheit zu denken.

83.8 Diagnostik

83.8.1 Diagnostisches Vorgehen

- Die Primärdiagnostik bei neonatalen Anpassungsstörungen ruht auf 3 Säulen:
  - der Geburtsanamnese
  - der körperlichen Untersuchung
  - ausgewählten Laborparametern
- Ergänzt wird sie durch das Thorax-Röntgenbild und die transkutane Pulsoxymetrie.

83.8.2 Anamnese

- Zustand der Mutter:
  - (Gestations-)Diabetes
  - (Vor-)Erkrankungen
  - Medikamenteneinnahme
  - Nikotin-/Substanzabusus
- Verlauf der Schwangerschaft:
  - Fehlbildungsdiagnostik
  - intrauterine Wachstumsrestriktion
- Geburtsmodus:
  - spontan
  - vaginal-operativ (Saugglocke, Zange)
  - Sectio caesarea
- Gestationsalter:
  - reifes/übertragenes Neugeborenes
  - Frühgeborenes mit/ohne Lungenreifungsbehandlung
- Hinweise auf Infektion:
  - vorzeitiger Blasensprung
  - maternales Amnioninfektionssyndrom (Fieber, laborchemische Infektionszeichen, unaufhaltsame Wehentätigkeit)
- Hinweise auf Asphyxie:
  - auffällige Kardiotogografie (CTG)
  - grünes (mekoniumhaltiges) Fruchtwasser
  - sichtbare Blutungszeichen

83.8.3 Körperliche Untersuchung

- Die Beurteilung von Neugeborenen erfolgt traditionell anhand des (nach seiner Erstschreiberin benannten) Apgar-Scores, in dem für die 5 Kriterien Atmung, Puls, Grundtonus, Aussehen, Reflexe (APGAR!) je 0, 1 oder 2 Punkte vergeben werden. Der Score wird nach 1, 5 und 10 Lebensminuten erhoben und erfasst so die postnatale Adaptation. Im Einzelnen werden zur Beurteilung der Vitalität eines Neugeborenen folgende Kriterien herangezogen:
  - Atmung: Eupnoe, Tachypnoe (> 60/min), Dyspnoe (Nasenflügeln, inspiratorische Einziehungen, exspiratorisches Stöhnen)
  - Herzfrequenz (HF): normal (> 100/min), bradykard (< 100/min), tief bradykard (< 60/min), asystol
  - Motorik: kräftiger, reduzierter, schlaffer Muskeltonus
  - Hautkolorit: rosig, zyanotisch (SpO_2 < 90 % bzw. erhöhter O_2-Bedarf, um Zyanose zu vermeiden), blass (Rekapillarisierungszeit > 3s), mekoniumverschmiert („erbsbreiartig“)
  - Neurologie: lebhafte Abwehrbewegungen, hyperexzitabel, apathisch

83.8.4 Labor

- Blutgasanalyse (BGA):
  - Nabelarterienblut:
    - pH < 7,2 → gilt als Geburtsazidose
    - pH < 7,0 und Base Excess < –16 mmol/l → Kühltherapie (therapeutische Hypothermie) bei perinataler Asphyxie (je nach neurologischem Status, Hinweisen auf hypoxisch-ischämische Enzephalopathie)
  - Die bei Neugeborenen übliche periphervenöse Abnahme eignet sich hauptsächlich zur Beurteilung der metabolischen Seite des Säure-Basen-Status (Base Excess, Laktat).
- Blutbild
  - Im Gegensatz zu Erwachsenen äußert sich eine bakterielle Infektion bei Früh- und Neugeborenen durch eine Leukozytopenie (< 10 000/µl; die normale Leukozytenzahl liegt postnatal um 20 000/µl).
  - Außerdem kommt es zu einer Linksverschiebung im Differenzialblutbild infolge der verzögerten Ausschüttung unreifer Vorstufen aus dem Knochenmark.
  - Nach intrauteriner Mangelversorgung findet man oft eine Pseudoleukozytose, da die vom Fetus im Rahmen der gesteigerten Erythropoese vermehrt ausgeschütteten Normoblasten als kernhaltige Zellen mitgezählt werden. Eine rechnerische Korrektur offenbart dann die echte Leukozytenzahl.
- Klinische Chemie:
  - Das C-reaktive Protein (CRP) gilt als zuverlässiger Infektionsparameter bei Neugeborenen, reagiert jedoch um 1–2d verzögert und erlaubt daher eher eine nach-

trägliche Einschätzung eines anfänglichen Infektionsverdachts.
  - Das Interleukin-6 (IL-6) steigt dagegen bereits in der Frühphase der Inflammation an, zeigt jedoch nur einen vergleichsweise kurzen Peak.

83.8.5 Bildgebende Diagnostik

Röntgen

- Das Thorax-Röntgenbild dient in erster Linie der Bestätigung und Gradeinteilung des neonatalen Atemnotsyndroms bei Frühgeborenen, welches sich durch eine granuläre Zeichnungsvermehrung, eine Unschärfe des Herz- und Zwerchfellschattens sowie ein positives Luftbronchogramm zu erkennen gibt. Allerdings korreliert das radiologische Stadium nur locker mit der klinischen Ausprägung (▶ Abb. 83.1a).
- Bei Reifgeborenen mit Atemstörungen gilt es, unentdeckte Fehlbildungen (z. B. Enterothorax bei Zwerchfellhernie) auszuschließen, außerdem kann durch eine streifige Zeichnungsvermehrung in den basalen Lungenabschnitten eine Wet Lung bestätigt werden.
- Bei kräftigeren Neugeborenen wie auch späten Frühgeborenen kann es im Gefolge einer Atemstörung zu einem Spontanpneumothorax kommen, der – besonders, wenn er Spannung aufbaut – die Atemstörung und die Kreislaufsituation verschlechtern kann und dann eine Pleuradrainage erfordert. Die Besonderheit des Pneumothorax beim Neugeborenen besteht darin, dass die Lunge aufgrund ihrer geringen Compliance nicht kollabiert, sodass sich die freie Luft lediglich als Randsaum (Thoraxwandseparation) oder ventrale Luft (beim in Rückenlage befindlichen Kind) zu erkennen gibt (▶ Abb. 83.1b).

83.8.6 Instrumentelle Diagnostik

Pulsoxymetrie

- Das wichtigste Hilfsmittel zur Beurteilung der perinatalen Adaptation ist die transkutane Pulsoxymetrie. Mit ihrer Hilfe kann der postnatale Anstieg der O_2-Sättigung des Blutes objektiviert und eine mögliche O_2-Gabe so titriert werden, dass eine Hyperoxie vermieden wird.
- Zugleich lässt sich mittels eines Pulsoxymeters auch feststellen, wenn eine O_2-Gabe wenig bis keinen Effekt hat, was in erster Linie auf ein zyanotisches Herzvitium mit reduzierter Lungenperfusion hinweist (O_2-resistente Zyanose).
- Ein Alarmsignal stellt eine prä-/postduktale O_2-Sättigungsdifferenz (differenzielle Zyanose) dar:
  - Sie kann auf eine persistierende pulmonale Hypertension des Neugeborenen (PPHN) hindeuten, bei der ein Großteil des Blutes über den Ductus arteriosus und die Aorta descendens in die untere Körperhälfte abgeleitet wird, ohne durch die Lunge geflossen zu sein. Daher misst man am Fuß eine niedrigere Sättigung als an der rechten Hand. Letztere gehört zur oberen Körperhälfte, die aus der Aorta ascendens mit dem Blut versorgt wird, welches durch die Lunge geflossen ist und so zumindest teilweise arterialisiert wurde (▶ Abb. 83.2, links).
  - Eine niedrigere O_2-Sättigung an der unteren Körperhälfte kann auch darauf hindeuten, dass sich im Zuge des Spontanverschlusses des Ductus arteriosus eine Aortenisthmusstenose mit konsekutiver Minderversorgung der unteren Körperhälfte ausbildet. Darauf beruht das routinemäßige Sättigungs-Screening auf

X

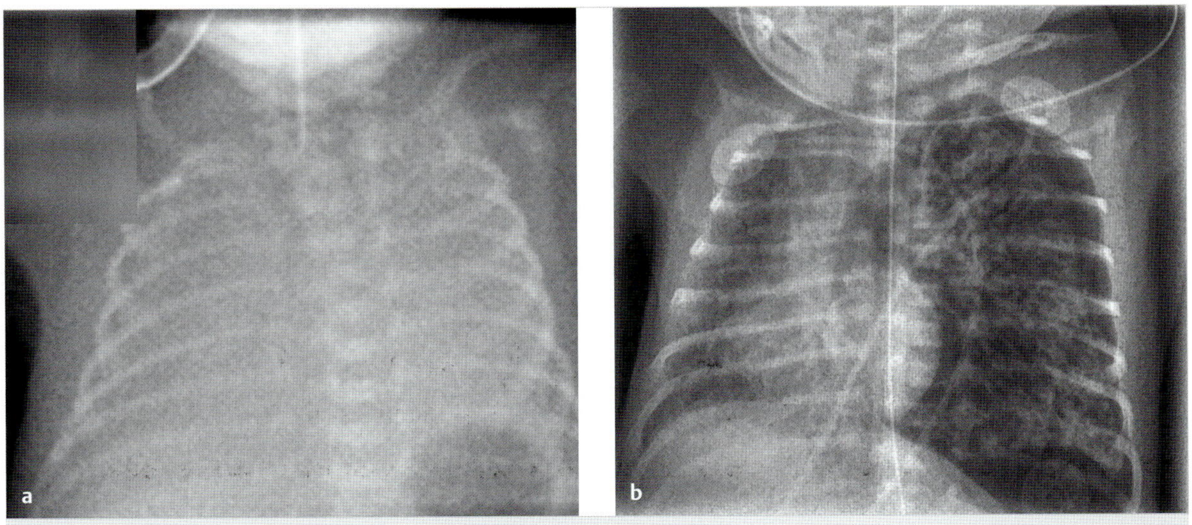

Abb. 83.1 Thorax-Röntgenbilder von anpassungsgestörten Früh- und Neugeborenen.
a Maximalvariante des neonatalen Atemnotsyndroms bei einem intubierten und beatmeten Frühgeborenen, sogenannte weiße Lunge.
b Spannungspneumothorax links mit gut erkennbarer Mediastinalverschiebung durch eine große ventrale Luftblase sowie seitlicher Thoraxwandseparation der weitgehend „stehengebliebenen“ Lunge.

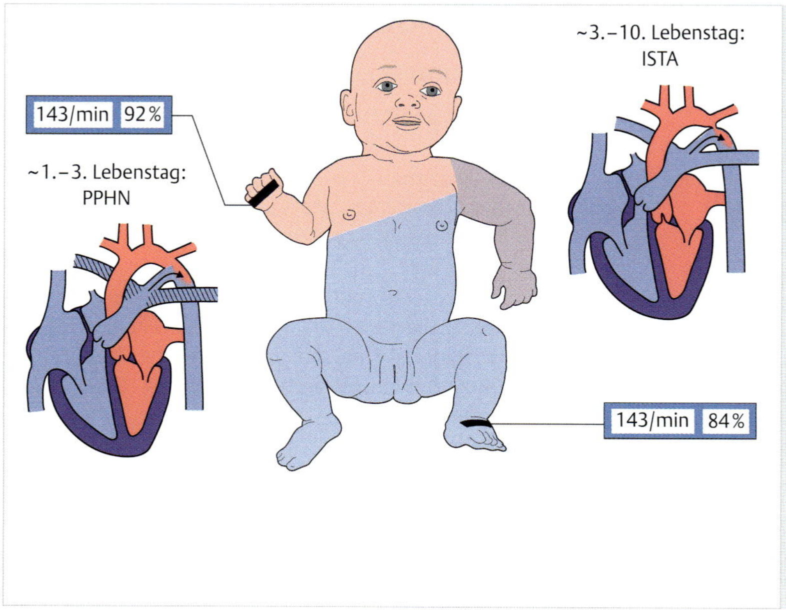

Abb. 83.2 Prä-/postduktale O_2-Sättigungsdifferenz (differenzielle Zyanose) als Alarmsignal für schwerwiegende neonatale Anpassungsstörungen.
Im Bild links: Bei der persistierenden pulmonalen Hypertension des Neugeborenen (PPHN) wird das Blut aus der A. pulmonalis wegen eines ungenügenden pulmonalen Widerstandsabfalls weiterhin (wie im fetalen Kreislauf) über den Ductus arteriosus direkt in die Aorta abgeleitet.
Im Bild rechts: Bei der (präduktalen) Aortenisthmusstenose (Coarctatio aortae, CoA) wird die untere Körperhälfte über den Ductus arteriosus überwiegend mit pulmonal-arteriellem (gemischtvenösem) Blut versorgt, weil sich der Aortenisthmus zunehmend verengt. (Quelle: Singer D. Pädiatrische Notfälle. In: Scholz J, Sefrin P, Böttiger B et al., Hrsg. Notfallmedizin. 3. Auflage. Stuttgart: Thieme; 2013: 359–387)

unerkannte angeborene Herzfehler in den ersten Stunden nach der Geburt (▸ Abb. 83.2, rechts).

83

EKG

- In der neonatologischen Erstversorgung wird die HF wahlweise durch Palpation der Nabelschnur, Auskultation des Herzens oder pulsoxymetrische Ableitung der O_2-Sättigung ermittelt. Eine zwingende Indikation zur EKG-Ableitung besteht selten, z. B. bei kongenitalem AV-Block.
- Bei schweren perinatalen Asphyxien mit ausgeprägter Bradykardie und Kreislaufzentralisation ist eine sichere HF-Bestimmung mit den vorgenannten Methoden jedoch oft nicht möglich. Hier wird eine EKG-Ableitung empfohlen, um zwischen einer tiefen Bradykardie und einer Asystolie zu unterscheiden und den Reanimationserfolg zu kontrollieren.

83.9 Differenzialdiagnosen

- Steht eine Atemstörung im Vordergrund, ist zunächst zwischen unterschiedlichen pulmonalen Ursachen (Wet Lung, neonatales Atemnotsyndrom, bakterielle Pneumonie, Mekoniumaspiration, Spannungspneumothorax) zu unterscheiden.
- Handelt es sich um eine – typischerweise O_2-resistente – Zyanose bei einem vergleichsweise wenig beeinträchtigten Neugeborenen (Blue Baby), drängt sich der Verdacht auf ein pränatal unerkanntes kongenitales Herzvitium auf (Echokardiografie).
- Sowohl bei Infektionen als auch bei Herzvitien kann sich innerhalb der ersten Lebenstage eine mehr oder weniger abrupte Verschlechterung einstellen. Liegt eine solche Verschlechterung vor, ohne dass infektiöse oder kardiale Ursachen gefunden werden können, ist auch an eine metabolische Krise zu denken (Diagnostik auf angeborene Stoffwechselkrankheiten).
- Bei Frühgeborenen ist darüber hinaus eine Hirnblutung in Betracht zu ziehen (Schädelsonografie).

83.10 Therapie

83.10.1 Therapeutisches Vorgehen

- Grundprinzip des therapeutischen Vorgehens ist, dass in der neonatalen Erstversorgung der Stabilisierung der Atmung absolute Priorität vor der Behandlung des Kreislaufs zukommt.
- Dies liegt nicht nur daran, dass sich Anpassungsstörungen bei Neugeborenen überwiegend in Atemstörungen äußern, sondern v. a. daran, dass die Belüftung der Lunge und Oxygenierung des Blutes die Grundvoraussetzung für die physiologische Transition vom intra- zum extrauterinen Leben darstellt.
- Dies gilt auch und besonders dann, wenn eine Bradykardie (HF < 100/min) vorliegt, weil diese bei Neugeborenen meist Ausdruck einer unzureichenden O_2-Versorgung des neonatalen Myokards und nicht einer primär kardialen Problematik ist.
- Die Erstversorgung von Neugeborenen (nur selten handelt es sich um eine echte Reanimation) ist den internationalen Reanimationsleitlinien als Algorithmus (▸ Abb. 83.3) übersichtlich dargestellt.

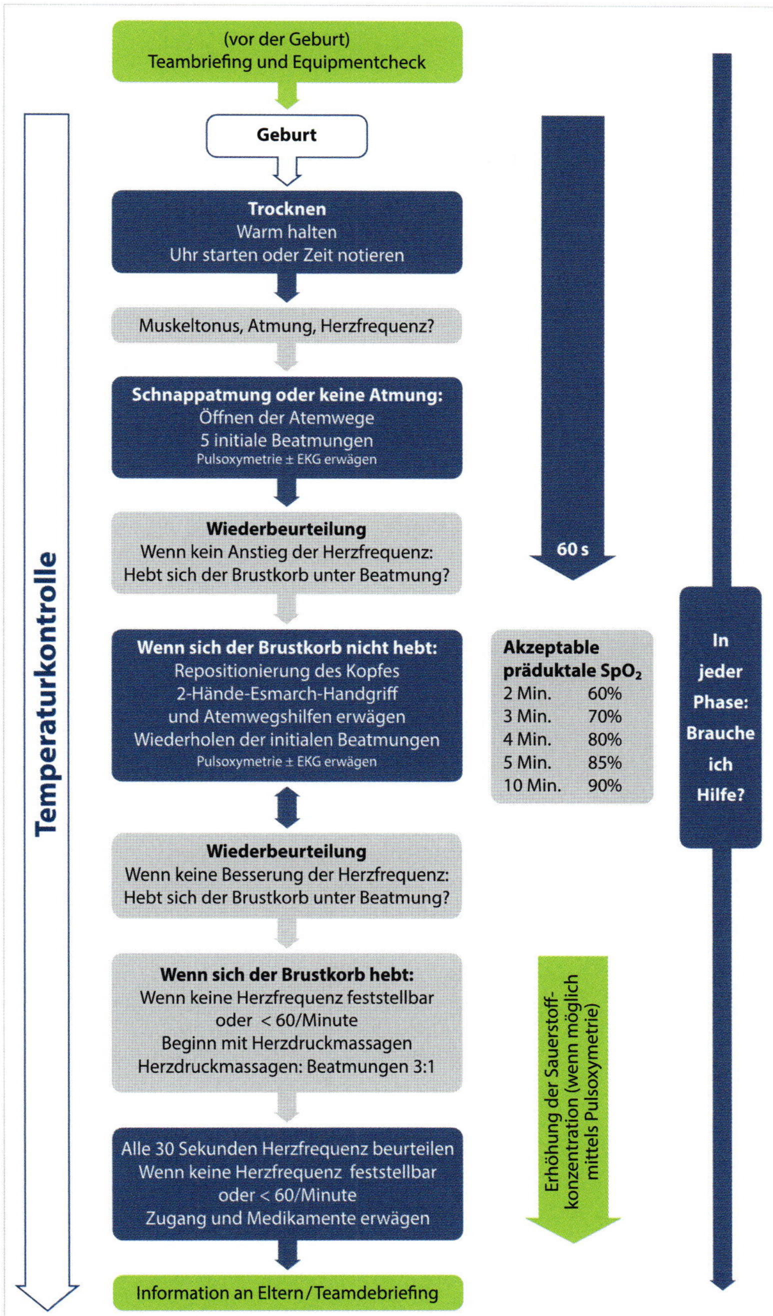

Abb. 83.3 Algorithmus der Erstversorgung (Reanimation) von Neugeborenen. Empfehlungen des European Resuscitation Council (ERC), basierend auf den internationalen Reanimationsleitlinien des Jahres 2015. (Quelle: Wyllie J, Bruinenberg J, Roehr CC et al. Die Versorgung und Reanimation des Neugeborenen. Notfall Rettungsmed 2015; 18: 964–983. © German Resuscitation Council und Austrian Resuscitation Council 2015)

83.10.2 Allgemeine Maßnahmen

- Am Anfang jeder neonatalen Erstversorgung steht das Abtrocknen des Neugeborenen und Einwickeln in warme Tücher, um eine Hypothermie zu vermeiden, die – durch den erhöhten thermoregulatorischen O_2-Verbrauch – in eine relative Hypoxie hineinführen könnte. Gleichzeitig ist mit dem Abfrottieren eine taktile Stimulation verbunden, die neben anderen Umweltreizen zum Atemantrieb beiträgt.
- Das früher routinemäßig propagierte Absaugen (erst oral, dann nasal) wird heute wegen möglicher Nebenwirkungen (Vagusreiz!) nur noch dann empfohlen, wenn sich Mekoniumreste in der Mundhöhle befinden (wobei sich eine Mekoniumaspiration bereits in den Geburtswegen abspielt, sodass das früher propagierte forcierte Absaugen unter laryngoskopischer Sicht ebenfalls nicht mehr als evidenzbasiert gilt).
- Wenn das Neugeborene verzögert rosig wird (d. h. die pulsoxymetrisch bestimmte O_2-Sättigung nicht binnen

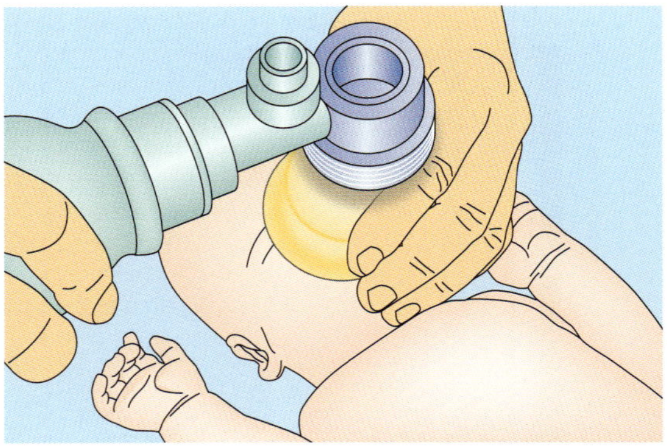

Abb. 83.4 Korrekte Haltung einer Gesichtsmaske in der Erstversorgung von Neugeborenen.

10–15 min auf Werte > 90 % ansteigt), kann in einfachen Fällen durch eine kurzfristige O_2-Vorlage (Insufflation) die perinatale Kreislaufumstellung wirksam unterstützt werden. Wichtig ist eine sorgfältige Titration des Sauerstoffs unter pulsoxymetrischer Kontrolle, um eine Hyperoxie zu vermeiden.

- Aus Sorge vor einer O_2-Toxizität ist die O_2-Vorlage – gerade bei postasphyktischen und unreifen Neugeborenen – weitgehend durch die CPAP-Maske (CPAP: Continuous Positive Airway Pressure) als primäre atemunterstützende Maßnahme abgelöst worden.
  - Durch einen positiven endexspiratorischen Druck (PEEP) von 5–8 mbar wird die Lungenbelüftung unterstützt, ohne dass das Neugeborene dafür eine forcierte Atemanstrengung unternehmen muss.
  - Gleichzeitig ist über das Ausatemventil der CPAP-Maske eine assistierende Beatmung (Inspirationsdruck 20–25 mbar) möglich, wobei wie bei einer Beutel-Maske-Beatmung auf eine sorgfältige Abdichtung zu achten ist (▶ Abb. 83.4).
- Bei anhaltender Ateminsuffizienz ist eine Intubation und maschinelle Beatmung indiziert.
  - Über den liegenden Tubus sollte bei sehr kleinen Frühgeborenen mit neonatalem Atemnotsyndrom zügig die Surfactant-Substitution erfolgen, um das Beatmungstrauma möglichst gering zu halten.
  - Besonders im deutschen Sprachraum wird eine intratracheale Surfactant-Instillation auch über eine Magensonde oder vergleichbare Katheter praktiziert, wodurch sich eine maschinelle Beatmung ggf. vollständig vermeiden lässt (LISA: Less Invasive Surfactant Administration).
- Wenn trotz adäquater atemunterstützender Maßnahmen eine tiefe Bradykardie < 60/min bestehen bleibt, ist zunächst eine Herzdruckmassage indiziert, die bei Neugeborenen im Verhältnis 3:1 (Thoraxkompressionen zu Beatmungshüben) mit einer Frequenz von 120/min durchgeführt wird, sodass eine HF von 90/min resultiert.

83.10.3 Pharmakotherapie

- Zusätzlich kann Epinephrin (Adrenalin) 1:10 000 in einer Dosis von 0,1 ml/kgKG (10 µg/kgKG) vorzugsweise über die Nabelvene (alternativ über einen peripehervenösen oder bei reifen Neugeborenen notfalls auch über einen intraossären Zugang) verabreicht werden (▶ Abb. 83.5).
- Fehlt ein Zugang, ist behelfsweise auch eine intratracheale Gabe von ca. 0,3 ml/kgKG möglich.
- Es ist jedoch zu bedenken, dass durch Epinephrin zwar die Herzfrequenz gesteigert, aber nicht die mutmaßliche Ursache der Bradykardie (O_2-Minderversorgung des Myokards) beseitigt wird.
- Da als Ursache der O_2-Minderversorgung auch ein Volumenmangel infrage kommt, ist eine Volumensubstitution (10 ml/kgKG kristalloide Infusionslösung) sinnvoll.
- Wenn der Kreislaufschock durch ein Blutungsereignis unter der Geburt (Placenta-praevia-Blutung, Plazentalösung, akute fetomaternale Transfusion) bedingt ist, ist die Transfusion eines Notfall-Erythrozytenkonzentrats (Blutgruppe 0 rh neg.) indiziert. Dies gilt auch dann, wenn der Hb-Gehalt des Blutes noch nicht abgefallen ist, weil noch nicht genügend Zeit für eine Hämodilution (durch Einstrom interstitieller Flüssigkeit oder Infusion kristalloider Lösung) vergangen ist.
- Sehr wichtig ist die antibiotische Behandlung. Gerade in der Neonatologie lässt sie sich als Notfalltherapie bezeichnen, denn aufgrund ihres labilen Immunstatus werden Neu- und Frühgeborene von bakteriellen Infektionen „überfahren". Daher gilt die Regel, bei jeder perinatalen Anpassungsstörung, die Ausdruck einer Infektion sein könnte, unverzüglich eine kalkulierte antibiotische Behandlung einzuleiten (siehe Kap. 83.8.2, Kap. 83.8.3, Kap. 83.8.4):
  - z. B. vor Ort 30–50 mg/kgKG Ampicillin
  - z. B. nach Ankunft in der Klinik zusätzlich 4 mg/kgKG Gentamycin (Spiegelkontrolle erforderlich!)
- Von einer Blindpufferung wird heute abgeraten, da eine Laktatazidose lediglich Folge einer Hypoxie ist und sich nach adäquater Erstversorgung üblicherweise spontan zurückbildet. In Einzelfällen kann eine am Base Excess orientierte Gabe von Natriumbikarbonat die Rückbildung der Azidose erleichtern.
- Auch die Gabe von Naloxon zur Antagonisierung einer opioidinduzierten Atemdepression beim Neugeborenen ist heute die Ausnahme. Wegen des Risikos einer sekundären Ateminsuffizienz (Halbwertszeit von Naloxon kürzer als der ursächlichen Opioide!) würde man eine Atemunterstützung und Atemüberwachung bis zum Abklingen der Atemdepression bevorzugen, zumal die Indikation heute selten ist.

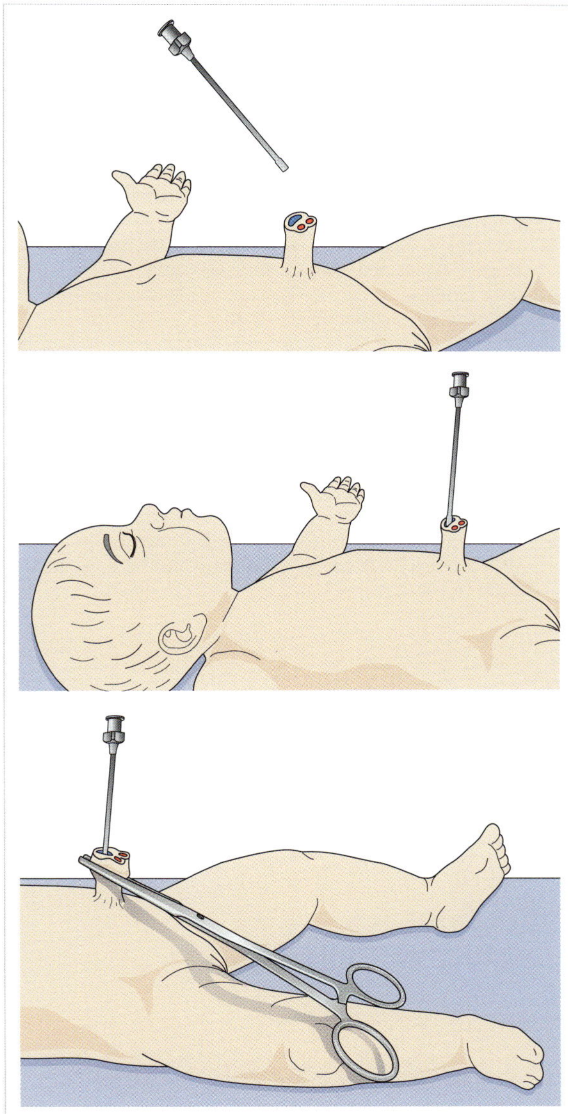

Abb. 83.5 Notfallzugang zur Nabelvene: Wenn kein Nabelvenenkatheter zur Hand ist oder sich die (oft korkenzieherartig gewundene) Nabelvene nicht katheterisieren lässt, genügt es auch, eine geknöpfte Stahlkanüle (alternativ eine großlumige Infusionskanüle für Erwachsene) in den Nabelvenenansatz einzuführen und mittels einer Klemme zu fixieren/abzudichten. (Quelle: Singer D. Pädiatrische Notfälle. In: Scholz J, Sefrin P, Böttiger B et al., Hrsg. Notfallmedizin. 3. Auflage. Stuttgart: Thieme; 2013: 359-387)

83.11 Nachsorge

- Sehr kleine Frühgeborene werden an großen Perinatalzentren in einer Nachsorgesprechstunde betreut, in der eine entwicklungsneurologische, bei Bedarf auch pulmonologische Diagnostik stattfindet und ggf. heiltherapeutische Angebote unterbreitet werden.
- Dies gilt auch für reife Neugeborene, die aufgrund komplexer angeborener Fehlbildungen oder schwerer postnatal erworbener Erkrankungen einer intensivmedizinischen Behandlung bedurften.

83.12 Verlauf und Prognose

- Leichte respiratorische Anpassungsstörungen (Wet Lung, mildes Atemnotsyndrom) können innerhalb weniger Tage spontan abklingen, haben aber auch das Potenzial, sich durch Sekundärkomplikationen zu teilweise lebensbedrohlichen Krankheitsbildern (respiratorische Erschöpfung, Spontanpneumothorax, PPHN) zu aggravieren.
- Bei sehr kleinen Frühgeborenen haben sich durch Lungenreifungsbehandlung und Surfactant-Substitution die Beatmungszeiten zunehmend verkürzt und die Mortalität/Morbidität deutlich verringert.
- In den westlichen Industrienationen beträgt die Überlebensrate an der Grenze der Lebensfähigkeit (23.–24. SSW) bis zu 80 %. Von den überlebenden Kindern zeigt je ⅓ schwere (Zerebralparese, Hydrozephalus) und mäßige (Wachstumsverzögerung, Teilleistungsstörungen) Folgekomplikationen. Dabei wird die Prognose neben dem Grad der Unreife wesentlich durch die Umstände der Geburt (Infektion, intrauterine Mangelversorgung, perinatale Asphyxie) mitbestimmt.

83.13 Prävention

- Der beste Schutz vor Anpassungsstörungen von Neugeborenen ist – neben einer pränatalen Diagnostik, die komplexe angeborene Fehlbildungen bereits im Vorfeld erfasst – eine vaginale Spontangeburt am Termin. Insbesondere durch die Vermeidung von Kaiserschnitten vor dem errechneten Geburtstermin kann die Häufigkeit respiratorischer Adaptationsstörungen (Wet Lung) reduziert werden. Andererseits schützt – sofern sich während der Geburt Zeichen eines fetalen O_2-Mangels ergeben – eine rechtzeitige vaginal-operative (Saugglocke, Zange) oder Kaiserschnittentbindung vor einer perinatalen Asphyxie und/oder einer Mekoniumaspiration.
- Bei drohender Frühgeburt, deren Vermeidung eine Herausforderung für die Geburtshilfe ist, ist die vorausschauende Verlegung der Schwangeren („intrauteriner Transport" des Fetus) an ein Perinatalzentrum dem risikobehafteten Notfalltransport des Frühgeborenen vorzuziehen.
- Durch eine abgeschlossene Lungenreifungsbehandlung lässt sich das neonatale Atemnotsyndrom günstig beeinflussen. Jedoch sollte bei mütterlichen Infektionen die Entbindungsindikation so zeitig gestellt werden, dass das Frühgeborene möglichst vor einer Early-Onset-Sepsis bewahrt bleibt.

X

- In der neonatologischen Erstversorgung tragen adäquate atemunterstützende Maßnahmen sowie eine wohldosierte, aber ausreichende Oxygenierung dazu bei, Sekundärkomplikationen wie eine respiratorische Erschöpfung und/oder eine PPHN zu verhindern.
- Generell gilt, dass die primäre Behandlung von scheinbar geringfügigen neonatalen Anpassungsstörungen weitaus effektiver ist als die nachträgliche Intervention nach erfolgter Dekompensation.

83.14 Literatur zur weiteren Vertiefung

[1] Freydag A, Blohm M. Empfehlungen der Leitlinie Neugeborenentransport. Was die kleinsten Patienten unterwegs brauchen, was sie bedroht und was sie schützt. Notfall Rettungsmed 2018; 21: 42–48

[2] Genzel-Boroviczény O, Roos R. Checkliste Neonatologie, 6. Aufl. Stuttgart: Thieme; 2018

[3] Hansmann G, Hrsg. Neugeborenen-Notfälle, Erstversorgung und Intensivmedizin, 2. Aufl. Stuttgart: Schattauer; 2016

[4] Jorch G, Hübler A, Hrsg. Neonatologie, die Medizin des Früh- und Reifgeborenen. Stuttgart: Thieme; 2010

[5] Maier RF, Obladen M. Neugeborenenintensivmedizin, Evidenz und Erfahrung, 9. Aufl. Berlin: Springer; 2017

[6] Singer D. Pädiatrische Notfälle. In: Scholz J, Sefrin P, Böttiger BW, Dörges V, Wenzel V, Hrsg. Notfallmedizin, 3. Aufl. Stuttgart: Thieme; 2013, Kap. 34, 359–387

[7] Singer D. Physiologie des Feten. In: Kranke P, Hrsg. Anästhesie in der Geburtshilfe. Berlin: Springer; 2018, Kap. 7, 121–135

[8] Wyllie J, Bruinenberg J, Roehr CC et al. Die Versorgung und Reanimation des Neugeborenen (Kapitel 7 der Leitlinien zur Reanimation 2015 des European Resuscitation Council). Notfall + Rettungsmedizin 2015; 18: 964–983

84 Anfälle bei Kindern

Hendrik Jünger

84.1 Steckbrief

Epilepsien stellen mit einer Prävalenz von ca. 0,3–0,5 % eine der häufigsten chronischen Erkrankungen im Kindesalter dar. Epilepsien können strukturelle, metabolische oder genetische Ursachen haben oder auf akute ZNS-Infektonen zurückgehen. Fieberkrämpfe als die häufigste Form des Gelegenheitsanfalls beim Kind zählen zu den häufigsten Kindernotfällen. Bei nicht spontan sistierenden Krampfanfällen ist die frühe und konsequente primäre Therapie entscheidend, um den Übergang in einen Status epilepticus zu verhindern. Dabei wird nicht zwischen afebrilen Krampfanfällen und häufig vorkommenden Fieberkrämpfen unterschieden. Bei der Eskalation der medikamentösen Therapie beim konvulsiven Status epilepticus gibt es auf jeder Ebene der Eskalation bei Kindern Besonderheiten zu beachten.

84.2 Synonyme

- Krampfanfall
- Status epilepticus (SE)

84.3 Keywords

- Krampfanfall
- Status epilepticus (SE)
- antikonvulsive Therapie
- Epilepsie

84.4 Definition

- **Gelegenheitsanfall:** epileptischer Anfall, der unter prädisponierenden Umständen auftritt, ohne dass eine anhaltende Funktionsstörung des Gehirns besteht.
- **Epileptischer Anfall:**
  - vorübergehendes Auftreten von Anzeichen und/oder Symptomen aufgrund einer synchronen neuronalen Aktivität im Gehirn
  - In Abhängigkeit vom Ort und von der Ausprägung der Anfälle variiert die Phänomenologie erheblich:
    - wenige Sekunden dauernde motorische und sensiblen Phänomene
    - Aussetzer (Absencen)
    - Abläufe mit Zuckungen einer Extremität
    - komplexere Bewegungs- und Bewusstseinsphänomene
    - klassisch tonisch-klonische Anfälle
- **Fieberkrampf:**
  - Gelegenheitsanfall bei Fieber > 38 °C
  - Alter 6 Monate bis 5 Jahre
  - keine zerebrale Vorschädigung
  - keine vorausgegangenen afebrilen Krampfanfälle
- **komplizierter Fieberkrampf** (Dauer > 15 min, fokale Zeichen [z. B. postiktale Paresen] → unverzüglich Diagnostik einleiten!, Rezidiv innerhalb von 24h)
- **Status epilepticus**
  1. ein epileptischer Anfall, dessen Dauer eine Grenze von 5 min bei generalisiert tonisch-klonischen Anfällen und von 20 min bei fokalen Anfällen oder Absencen überschreitet (frühere Definition > 30 min), oder
  2. eine Sequenz von einzelnen epileptischen Anfällen (von o. g. Dauer), zwischen denen klinisch oder elektroenzephalografisch keine vollständige Restitution erfolgt.

84.5 Epidemiologie

84.5.1 Häufigkeit

- Epilepsien sind mit einer Häufigkeit von 0,3–0,5 % eine der häufigsten chronischen Erkrankungen im Kindesalter.
- 4–10 % aller Kinder und Jugendlichen erleiden irgendwann einen epileptischen Krampfanfall (darunter Gelegenheitsanfälle wie Fieberkrämpfe):
  - 2–5 % aller europäischen und nordamerikanischen Kinder erleiden zumindest einen Fieberkrampf (Altersgipfel 18 Monate).
- Status epilepticus: 17–27/100 000 Kinder pro Jahr, am häufigsten im ersten Lebensjahr

84.5.2 Altersgipfel

- Fieberkrämpfe 6 Monate bis 5 Jahre
- Epilepsie allgemein: 50 % der Epilepsien beginnen vor dem 10. und ⅔ vor dem 20. Lebensjahr
- im 1. Lebensjahr und nach dem 65. Lebensjahr sind die Inzidenzen am höchsten

84.5.3 Geschlechtsverteilung

- abhängig von der zugrundeliegenden Ätiologie (siehe Kap. 84.6)

84.5.4 Prädisponierende Faktoren

- abhängig von der zugrundeliegenden Ätiologie (siehe Kap. 84.6)

84.6 Ätiologie und Pathogenese

Gelegenheitsanfall:
- Schlafentzug, Stress, Hypoglykämie, Elektrolytentgleisung, Flackerlicht, Alkohol, Stromunfall, Intoxikation
- Fieber/Infektion (häufigster Gelegenheitsanfall ist der Fieberkrampf)

Epilepsie:
- idiopathisch
- genetisch
- strukturell:
  - zerebrale Fehlbildung
  - sonstige Raumforderung
  - Blutung
  - Zustand nach (Z. n.) sonstiger Schädigung
- metabolisch
- immunologisch
- infektiös
- unbekannt

Status epilepticus (SE):
- akute ZNS-Affektion bei bisher unauffälligen Kindern (ca. 20 %)
  - Infektion
  - Trauma
  - Intoxikation
  - Stroke
  - Hypoxie
  - metabolische Entgleisung
- prolongierter (komplizierter) Fieberkrampf (ca. 30 %)
- neurologische Vorerkrankung /vorbekannte Epilepsie (ca. 50 %)

84.7 Klassifikation und Risikostratifizierung

- vereinfachte Anfallsklassifikation:
  - fokale Anfälle
  - generalisierte Anfälle
  - unbekannt
- vereinfachte Epilepsieklassifikation:
  - nach Anfallstyp (fokal, generalisiert, unbekannt)
  - nach Ätiologie (siehe Kap. 84.6)
  - nach Epilepsiesyndrom
- vereinfachte Klassifikation Status epilepticus:
  - konvulsiv generalisiert (tonisch-klonisch):
    - Phasen: initial < 10 min, etabliert (10–30 min bis max. 60 min), refraktär (> 30–60 min).
  - konvulsiv fokal
  - nicht konvulsiv, Absence-Status, myoklonischer Status

84.8 Symptomatik

- siehe Kap. 84.7

84.9 Diagnostik

- obligate Untersuchungen in der Klinik nach erstem epileptischem Anfall beim Kind und Jugendlichen:
  - Blutbild
  - Laborchemie (inkl. Kreatinkinase [CK], neuronenspezifische Enolase [NSE], Prolaktin im Serum)
  - Wach-EEG, Schlaf-EEG
  - cMRT (kraniales MRT)
- bei entsprechendem klinischem Verdacht:
  - Langzeit-Video-EEG
  - Stoffwechsel-Screening (v. a. bei unklarer Ursache bei Säuglingen und Kleinkindern)
  - Genetik

84.9.1 Diagnostisches Vorgehen

- Das diagnostische Vorgehen ist in ▸ Tab. 84.1 beschrieben, da Diagnostik und Therapie ineinandergreifen.

84.9.2 Anamnese

- Kurzanamnese präklinisch mit Angehörigen/Beobachtern:
  - genaue Beschreibung von Anfallsbeginn, -ablauf, -dauer (fokal versus generalisiert, psychogen) (siehe Kap. 84.12)
  - Sturz → Schädel-Hirn-Trauma (SHT)?
  - aktuell bestehender Infekt, Fieber
    - Antipyrese bei bekannten fieberinduzierten Anfällen durchgeführt?
  - Einnahme von Medikamenten/Drogen → Vergiftung möglich?
  - (neurologische) Vorerkrankungen
  - Entwicklungsverzögerung
  - bekannte Epilepsie/Grunderkrankung
  - Nichteinnahme von Antiepileptika
  - Medikamentenallergien

84.9.3 Körperliche Untersuchung

- Kurzuntersuchung während des Anfalls:
  - Reagibilität
  - Glasgow Coma Scale (GCS)
  - fokales neurologisches Defizit
  - Meningismus
  - Hirndruckzeichen
    - Differenzialdiagnose: Beuge-/Strecksynergismen bei Einklemmung!
  - Intoxikationszeichen
  - Verletzungen, Prellmarken
- im Verlauf komplette altersentsprechende neurologische Untersuchung

84.10 Differenzialdiagnosen

- Zu Differenzialdiagnosen bzgl. der Pathogenese/Ätiologie des Status epilepticus beim Kind siehe Kap. 84.7.

Tab. 84.1 Differenzialdiagnosen.

Differenzialdiagnose	Bemerkungen
psychogener Anfall	○ Augen oft geschlossen, u. U. zugekniffen ○ variable Anfallsphänomene von Anfall zu Anfall (beim epileptischen Anfall oft konstant von Anfall zu Anfall) ○ oft unkontrollierte, „wild“ wirkende Bewegungen ○ keine vegetativen Phänomene wie bei epileptischem Anfall (kein Stuhl-/Urinabgang, Zyanose, Speichelfluss, erhaltene Pupillenreaktion) ○ oft dramatische Begleitumstände, oft vor Publikum ○ Tipp: Test auf – Abwehr beim Versuch, die Augen zu öffnen, und/oder – Abwehr beim Fallenlassen des hochgehaltenen Arms auf das Gesicht
(konvulsive) Synkope	○ Augen offen, nach oben verdreht ○ asynchrone Myoklonien ○ rasche Reorientierung (im Gegensatz zu postiktaler Müdigkeit/Somnolenz beim epileptischen Anfall)
Einklemmung	○ Streck- und Beugesynergismen

84.11 Therapie

84.11.1 Therapeutisches Vorgehen

Tab. 84.2 Konvulsiver Status epilepticus.

Zeit (in min) ab Anfallsbeginn	Allgemeine Maßnahmen	Diagnostik	Therapie*	
Phase I (0–5 min)	ABCD-Schema, sichere Lagerung, Atemwegssicherung, ggf. O_2-Gabe	Glukose-Stix, ggf. BGA, Körpertemperatur	Empfehlung nach 2 min: Midazolam nasal über Zerstäuber/MAD	0,2–0,3 mg/kgKG hochkonzentrierte i. v. Lösung 5 mg/ml
			oder Midazolam bukkal (Buccolam)	< 1 Jahr: 2,5 mg 1–5 Jahre: 5 mg 5–10 Jahre: 7,5 mg > 10 Jahre: 10 mg
			Alternative: Diazepam rektal	< 15 kg: 5 mg > 15 kg: 10 mg
Phase I (5–10 min)	Diagnose sichern: • Ausschluss psychogener Status, tonischer Streckkrampf, symptomatischer Krampfanfall • körperliche Untersuchung (Reagibilität, fokales neurologisches Defizit, Meningismus, Hirndruckzeichen, Intoxikationszeichen) • Kurzanamnese mit Angehörigen/Beobachtern (Anfallsbeginn, SHT, Infekt, Fieber, Medikamente/ Drogen, Vergiftung, Vorerkrankungen, Nichteinnahme von Antiepileptika, Medikamentenallergien)	initial: Glukose-Stix, BGA, Blutbild, Elektrolyte (inkl. Kalzium, Magnesium) im Verlauf: Leberenzyme, Kreatinin, Harnstoff, CK, CRP, ggf. Antiepileptika-Spiegel, Toxikologie, Prolaktin bei Fieber: Blutkultur und Gerinnungsparameter	Midazolam i. v.	0,1 mg/kgKG über 30 s (max. 2 ×)
			oder: falls nicht vorhanden bzw. falls keine Wirkung: Clonazepam i. v.	0,05 mg/kgKG über 30 s (max. 2 ×)
			oder Lorazepam i. v.	0,1 mg/kgKG über 30 s (max. 2 ×) Nachteil: Kühlschranklagerung
			bei Kindern unter 2 Jahren: zusätzlich Pyridoxin i. v. (Apnoen möglich), möglichst unter EEG-Kontrolle	100 mg absolut

Tab. 84.2 Fortsetzung

Zeit (in min) ab Anfallsbeginn	Allgemeine Maßnahmen	Diagnostik	Therapie*	
	• O_2-Gabe; i. v. Zugang legen; ggf. Ausgleich von Hypoglykämie oder Elektrolytstörungen (v. a. Natrium, Kalzium) • Überwachung: O_2-Sättigung, Blutdruck, EKG			
Phase II 10–30 min Etablierter SE	• Intubationsbereitschaft, Verlegung auf Intensivstation • bei Phenytoingabe separaten, sicheren Zugang in großlumige Vene legen (Risiko Nekrosen bei Paravasat) • Überwachung: O_2-Sättigung, Blutdruck, EKG, wenn möglich EEG • ggf. Blutdruckstabilisierung (Volumengabe, ggf. Katecholamin)	bei Fieber: Lumbalpunktion vorbereiten bei unklarer Ursache: Bildgebung erwägen (Notfall-CT oder falls Anfall durchbrochen MRT)	Phenobarbital Kurzinfusion (KI) CAVE: Atemdepression möglich!	20–30 mg/kgKG (2 mg/kg/min, max. 100 mg/min) mindestens 10 mg/kgKG geben, danach Stopp sobald SE sistiert, wenn kein Erfolg bis 30 mg/kg bevor Wechsel auf anderes Medikament)
			oder Levetiracetam KI	30–60 mg/kgKG (5 mg/kg/min)
			oder (v. a. bei fokaler Genese) Phenytoin KI CAVE: Arrhythmien	20 mg/kgKG (1 mg/kg/min, max. 50 mg/min)
			oder Valproat KI nicht bei unklarer Genese DD Stoffwechseldefekt!	20–30 mg/kgKG (5 mg/kg/min)
Phase III > 30–60 min Refraktärer SE	Intubation notwendig Verlegung auf Intensivstation: Beatmung, hämodynamische Unterstützung, ggf. ZVK-Anlage EEG-Monitoring	sobald sistiert: Bildgebung (s. o.), ggf. Lumbalpunktion	Midazolam Dauerinfusion	Bolus 0,5 mg/kg, ggf. wiederholen dann 0,2 mg/kg/h (falls unwirksam schrittweise Erhöhung)
			oder: Propofol Dauerinfusion	Bolus 2–5 mg/kg, dann 2–4–6 mg/kg/h (Dosierung nach EEG)
			oder: Thiopental Dauerinfusion	Bolus 5 mg/kg, dann 3–5 mg/kg/h (Dosierung nach EEG)

* siehe Kap. Ergänzende Kommentare zur Medikation in der Tabelle. Soweit bekannt, können die genannten Medikamente auch intraossär (i. o.) verabreicht werden.

BGA: Blutgasanalyse, i. v.: intravenös, KI: Kurzinfusion, MAD: Mucozal Atomization Device, SE: Status epilepticus, ZVK: zentraler Venenkatheter

Ergänzende Kommentare zur Medikation in der Tabelle

Status epilepticus (SE)

initiale Akuttherapie/Phase I:

- **Midazolam** nasal/bukkal: aktuelle Empfehlung als Mittel der Wahl!
  - einfachere und praktischere Applikation
  - sozial akzeptabel (insbesondere bei älteren Kindern und Jugendlichen)
  - rasch verfügbar
  - gut verträglich
  - gute aktuelle Studien zur Wirksamkeit:
    - zeigen schnellere und bessere Wirksamkeit als Diazepam rektal
    - Midazolam intranasal sollte als hochkonzentrierte Lösung (5 mg/ml → weniger Volumen!) über einen Zerstäuber (MAD: Mucozal Atomization Device) verabreicht werden.
- **Diazepam Rektiolen:**
  - immer noch Standardpräparat, aber Nachteile gegenüber Midazolam nasal/bukkal
  - meist rascher Wirkeintritt

84

  - bei größeren Kindern und Jugendlichen umständliche Applikation
  - sozial nicht akzeptabel
  - erhöhtes Akkumulationsrisiko bei wiederholter Anwendung aufgrund längerer Halbwertszeit
- **Lorazepam** bukkal (Expidet):
  - trotz einfacher Applikation keine Empfehlung, da zu langsamer Wirkungseintritt und zu lange Nachwirkung (Hangover-Effekt)
  - CAVE: notwendige Lagerung von Lorazepam im Kühlschrank (im Notfall unpraktisch)
- **Benzodiazepine** intravenös (i. v.):
  - keine wesentlichen Unterschiede zwischen Midazolam, Clonazepam oder Lorazepam im klinischen Alltag
  - Nach erfolgloser Gabe einer Substanz sollte zunächst eine weitere Substanz versucht werden, bevor ein Phase-II-Medikament gewählt wird.
  - CAVE: dosisabhängige Atemdepression ggf. mit Verlust von Schutzreflexen
  - Midazolam kann auch intramuskulär gegeben werden
  - CAVE: Wirkungsverlust von Benzodiazepinen bei längerer Anfallsdauer und mehrfacher Gabe: Endozytose von GABA-A-Rezeptoren!
- **Pyridoxin** (= Vitamin B_6) i. v.:
  - probatorische Gabe beim SE bis zum Alter von 2 Jahren empfohlen, falls keine klare andere Ätiologie des SE vorliegt
  - wenn möglich, unter EEG- oder aEEG-Kontrolle (amplitudenintegriertes EEG)

etablierter SE/Phase II:

- **Phenobarbital:**
  - positiv:
    - lang anhaltende Wirkung
    - Wirkungseintritt innerhalb von 5–10 min
  - negativ:
    - mögliche Atemdepression v. a. nach Benzodiazepingabe
    - arterielle Hypotension
    - lange HWZ
    - Medikamenteninteraktion
    - sedierender Effekt
- **Phenytoin:**
  - positiv:
    - besonders gut wirksam bei fokalem SE
    - kaum Atemdepression oder Blutdruckabfall
  - negativ:
    - Paravasat bei i. v. Applikation Nekrosen → immer sicherer, separater Zugang
    - Arrhythmie-Gefahr (langsame Laufrate und damit langsamer Wirkungseintritt)
    - kontraindiziert bei Dravet-Syndrom
    - CAVE: fieberassoziierte Anfälle bei entwicklungsverzögerten Kindern
    - CAVE: Injektionskonzentrat versus Infusionskonzentrat
- **Levetiracetam:**
  - positiv
    - gute Verträglichkeit
    - keine wesentliche Medikamenteninteraktion
    - rasche Applikation möglich
    - bei Erwachsenen bereits in Leitlinien empfohlen
    - zunehmende pädiatrische Studienzahl bestätigt gute Wirksamkeit
  - negativ:
    - noch Off-Label-Use
- **Valproat:**
  - positiv:
    - keine Atemdepression
    - keine arterielle Hypotonie
    - rascher Wirkeintritt
  - negativ:
    - Vorsicht bei unklarer Ätiologie des Status
    - CAVE: Leberversagen bei Stoffwechseldefekt/ Mitochondriopathie
    - Medikamenteninteraktion (besonders ausgeprägt z. B. mit Phenobarbital)

refraktärer SE/Phase III:

- **Midazolam:** siehe oben
- **Propofol:**
  - positiv:
    - sichere Unterbrechung des SE
    - schnelle Wirkung
    - einfache Titration
    - gute Steuerbarkeit (kurze HWZ)
  - negativ:
    - CAVE: Propofol-Infusions-Syndrom (metabolische Azidose, Rhabdomyolyse, Hyperkaliämie, Nierenversagen, Arrhythmien; z. T. tödlich)
    - strenge Indikationsstellung v. a. bei kleinen Kindern
    - kurze Anwendungsdauer anstreben
    - Herz-Kreislauf-Depression
- **Thiopental:**
  - positiv:
    - sichere Unterbrechung des SE (Titration bis Burst-Suppression-Muster im EEG)
  - negativ:
    - Atemdepression
    - Blutdrucksenkung
    - myokardiale Depression
    - erhöhte Infektionsrate
    - Akkumulation bei langer HWZ

weitere Medikamente:

- bei Neugeborenen/Säuglingen und protrahiertem SE:
  - Lidocain (stets erst in der Klinik)
  - gewichtsabhängige Dosierung [1]
- bei suprarefraktärem SE: Ketanest S erwägen

X

Fokaler SE

- Therapie in Phase I und II wie beim generalisierten konvulsiven SE
- Therapieeskalation mit Narkose in Phase III zunächst nicht indiziert, da beim fokalen SE nicht der gleiche hohe zeitliche Druck besteht
- Abwägen von Nebenwirkungen und Intensivtherapie/Intubationsnarkose versus Gefährdung durch Anfallssymptomatik selbst
- Eskalation präklinisch nicht indiziert
- in der Klinik: Add-on-Therapie ggf. mit Topiramat oder Lacosamid per os

Absence-Status und generalisierter myoklonischer SE

- unklarer Zustand mit Aneinanderreihung/Häufung von Absencen:
  - Verwirrtheit, „Dämmerzustand"
  - evtl. nur milde Bewusstseinsstörung
  - z. T. begleitende Automatismen (Absence-Status)
  - z. T. subtile kontinuierliche generalisierte Myoklonien (myoklonischer Status)
- Diagnose nur mit EEG möglich:
  - generalisierte 3 Hz-Spike-Wave-Paroxysmen, rhythmische Delta-Aktivität
- Therapie in Phase I und II wie beim generalisierten konvulsiven SE
  - In Phase II ist Valproat (oder Levetiracetam) das Mittel der Wahl.
  - Therapieeskalation mit Narkose in Phase III zunächst nicht indiziert

84.12 Nachsorge

- EEG-Verlaufskontrollen in neuropädiatrischer Ambulanz bzw. bei einem Neuropädiater

84.13 Verlauf und Prognose

- abhängig von Ätiologie (siehe Kap. 84.6)

84.14 Prävention

- Vermeiden von prädisponierenden Faktoren des Gelegenheitsanfalls (siehe Kap. 84.7.)
- Kinder/Jugendliche mit Epilepsie sollten Risikosituationen vermeiden:
  - nie alleine schwimmen (stets mit direkter Begleitperson)
  - nicht alleine in Badewanne (Ertrinkungsgefahr)
  - kein Schlafen mit dickem Kissen (Erstickungsgefahr)
  - kein Risikosport (z. B. Hochgerätesport, Klettern etc.)
- Eine antikonvulsive Dauertherapie zur Anfallsprophylaxe wird gewöhnlich in Abhängigkeit vom EEG und von der zugrundeliegenden Erkrankung sowie bei einem kurzen interikalen Intervall nach dem 2. Anfall empfohlen.
- Es werden regelmäßige EEG-Kontrollen in einer neuropädiatrischen Ambulanz unter Dauertherapie empfohlen.

84.15 Quellenangaben

[1] Van Rooij LG, Hellström-Westas L, de Vries LS.Semin Treatment of neonatal seizures. Fetal Neonatal Med 2013; 18(4): 209–15

Teil XI

Intoxikationen

XI

85 Drogennotfälle

Olaf Weichert

85.1 Steckbrief

Der Drogennotfall im Rettungsdienst birgt für das Personal ein hohes Gefährdungspotenzial. Der Erstkonsument ist in der Wirkung der eingenommenen Substanz unerfahren, die Reaktion kann unerwartet heftig sein oder nicht zum erwarteten Erlebnis führen. Der erfahrene Konsument kennt meist seine Reaktion auf die genutzte Substanz, trotzdem können verunreinigte Substanzen, Fehldosierungen oder der Wunsch nach immer mehr Rausch zu unerwarteten Reaktionen führen. Die ungewollte Einnahme wesensverändernder Drogen wie z. B. Flunitrazepam fordert das Rettungsdienstpersonal besonders, da auch auf Strafdelikte zu achten ist. Die letzte potenzielle Patientengruppe bilden „Bodypacker" bzw. „Bodystuffer", das sind Drogenkuriere bzw. Verkäufer, die letale Substanzmengen z. B. in Kondomen im eigenen Magen-Darm-Trakt lagern bzw. bei Kontrollen oder Festnahmen selbst konsumieren, um straffrei zu bleiben. Stark vereinfacht unterteilt man Drogen in sogenannte Upper (stimulierend), Downer (dämpfend) und Halluzinogene (bewusstseinsverändernd). Die Übergänge sind je nach Substanz und Dosierung fließend.

85.2 Synonyme

- Drogen
- Sucht
- Drugs
- drug intoxication
- Rauschgift
- Opiate
- Alkohol
- Alkoholvergiftung
- Kokain
- Amphetamine
- Methamphetamin
- Cannabis
- Tetrahydrocannabinol (THC)

85.3 Keywords

- Drogen
- Opiate
- Alkohol
- Kokain
- Amphetamine
- Methamphetamin
- Cannabis
- THC

85.4 Definition

- Die Abhängigkeit bzw. umgangssprachlich „Sucht" führt die Konsumenten zum erlebten Zwang, immer wieder die Droge zu konsumieren.
- Die physische und psychische Abhängigkeit bilden die 2 Komponenten der Sucht.

85.5 Epidemiologie

- Der Drogenkonsum in Deutschland hat sich in den letzten Jahrzehnten gewandelt. Vermehrt verbreiten sich synthetisierte Drogen in diversen Formen, wie etwa Methamphetamin (Crystal Meth) o. Ä.
- Jedoch werden auch die herkömmlichen Drogen wie Heroin und Cannabis weiterhin konsumiert.

85.5.1 Häufigkeit

- Der Drogennotfall im Rettungsdienst ist gerade in Großstädten ein alltäglich auftretendes Einsatzbild.
- Die Zahlen der Erstkonsumenten und Drogentoten steigen nach einem beobachteten Rückgang wieder drastisch an (▸ Abb. 85.1).
- Die Statistiken des Bundeskriminalamtes beschreiben eine Zunahme der Erstkonsumenten von Heroin um 15 % und Kokain um 7 % im Jahre 2015.
- Insgesamt wird die Zahl auf 20 890 Erstkonsumenten geschätzt, ein Plus von 4 % im Vergleich zum Jahre 2014.
- Im Jahr 2015 stieg auch die Zahl der Drogentoten mit direkter Drogeneinwirkung um 19 % auf 1226 Todesfälle.
- **Opiate:**
  - Opiate kommen in der Akutmedizin regelhaft vor.
  - Neben der analgetischen Nutzung bei Notfallpatienten werden sie auch in der Hausmedikation zur Schmerztherapie eingesetzt.
  - In den letzten Jahren wurde Fentanyl als hochpotente Droge in der Drogenszene immer beliebter. Durch das Auskochen von Fentanylpflastern oder synthetisierten variablen Fentanylprodukten kommt es zur unkontrollierten Verbreitung. Dementsprechend muss bei Anzeichen einer Opiatintoxikation im einschlägigen Umfeld nicht nur an Heroin gedacht werden, sondern auch an Fentanyl.
  - Das synthetische Opioid W18 aus China findet sich zurzeit nicht in Europa, expandiert aber seit einiger Zeit im angloamerikanischen Raum. Es ist zu erwarten, dass diese Droge auch bald in Europa verfügbar sein wird.

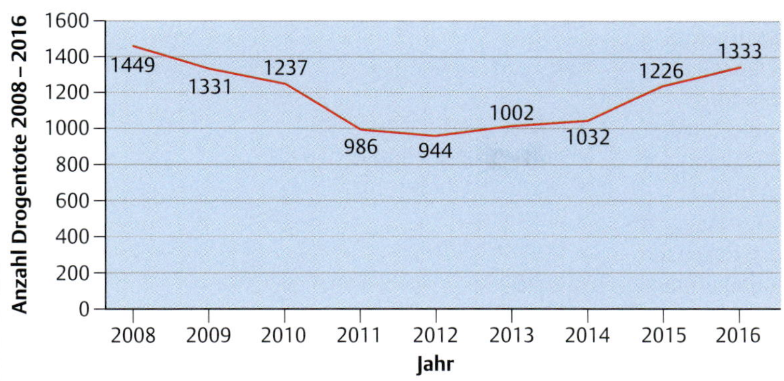

Abb. 85.1 Zahl der Drogentoten 2008–2016.

- **Alkohol:**
  - Durchschnittlich konsumiert jeder Bürger ca. 9,6 l reinen Alkohol pro Jahr (www.dhs.de), wobei für die letzten 10 Jahre eine sinkende Tendenz festzustellen ist.
- **Cannabis:**
  - Beim illegalen Drogenkonsum spielt Cannabis die größte Rolle. Das verweist mit ca. 2 Millionen regelmäßigen Konsumenten, davon etwa 400 000 als abhängig eingeschätzt, auf ein stetig wachsendes Problem in Deutschland.
- **Methamphetamin:**
  - Bei einer insgesamt steigenden Zunahme der Abhängigkeitsproblematik zeigte sich in den letzten 12 Monaten in der Altersgruppe der 18–20-Jährigen eine Prävalenz von 0,8 %
  - In der Altersgruppe 21–24 Jahre zeigt sich eine Prävalenz von 0,4 % und in der Altersgruppe 25–29 Jahre von 0,7 %.

85.5.2 Altersgipfel

- je nach Art der Droge unterschiedlich

85.5.3 Geschlechtsverteilung

- je nach Art der Droge unterschiedlich

85.5.4 Prädisponierende Faktoren

- je nach Art der Droge unterschiedlich

85.6 Ätiologie und Pathogenese

85.6.1 Opiate

- Bewusste Gaben in palliativen Situationen sind meistens gut kontrolliert und problemlos. Dennoch führen Fehlanwendungen zu Unfällen bzw. können bewusste suizidale Handlungen vorkommen, wie etwa beim Einsatz von Fentanylpflastern in falscher Dosierung. Auch kann die falsche Anwendung durch Pflegepersonal oder pflegende Angehörige zur Intoxikation führen.
- Zum anderen finden sich Opiate auch in der Drogenszene wieder. Durch die Veresterung von Morphin entsteht die Szenedroge Heroin.
- Opiate sollen euphorische Zustände erzeugen, können aber auch Dysphorie und Übelkeit auslösen.
- Der Einsatz des Rettungsdienstes erfolgt i. d. R. bei ausgeprägter Vigilanzminderung und Ateminsuffizienz als Folge einer Überdosierung.

85.6.2 Alkohol

- Alkohol stellt die gesellschaftlich akzeptierteste Droge dar.
- Die euphorisierende und enthemmende Wirkung des freigesetzten Dopamins wird zunächst als positiv empfunden. Bei einem weiteren Dosisanstieg entwickelt sich hieraus ein sedierender Effekt.
- Kommt es zu einer massiven Überdosierung, befindet sich der Patient in einem narkoseähnlichen Zustand mit weitgehender Schmerztoleranz und zunehmend erloschenen Schutzreflexen.
- Die Überwachung eines Patienten in diesem potenziell lebensbedrohlichen Zustand ist obligat.
- Sowohl der akute als auch der chronische Abusus können Grund eines Notfalleinsatzes sein.

85.6.3 Kokain

- Bei Kokain handelt es sich um eine weltweit illegal konsumierte Droge.
- Sie hat eine euphorisierende, stimulierende Wirkung und zeigt ein hohes Abhängigkeitspotenzial.
- Kokain kann nasal, oral und intravenös (i. v.) eingenommen werden. Auch kann es nach einer chemischen Veränderung, dem Aufkochen, als „Crack“ geraucht werden.
- Die schmerzlindernde und belebende Wirkung, die durch die vermehrte Verfügbarkeit von Dopamin und Noradrenalin ausgelöst wird, führt zu egomanischen

Allmachtsgefühlen und völliger Grenzenlosigkeit. In der Folge kommt es zu einem reduzierten Hungergefühl, Schlaflosigkeit, vermehrtem sexuellen Verlangen und einer extremen körperlichen Leistungssteigerung.
- Die psychogene Wirkung ist relativ kurz, jedoch halten die körperlichen Effekte stundenlang an. Aufgrund der negativen Symptome nach Abklingen der Wirkung kommt es zu Depressionen, Unruhe bis hin zu Angststörungen. In dieser Phase ist der Wunsch nach Rekonsum und das Verlangen, den euphorischen Zustand erneut zu erreichen, besonders groß.
- Durch die recht rasche Gewöhnung muss zum Erreichen gleicher Zustände die konsumierte Dosis immer wieder erhöht werden.
- Problematisch sind negative Reaktionen wie Tachykardie, Hypertonie und psychische Effekte.
- Die Intoxikation mit Kokain kann zu kardiovaskulären Notfällen jeglicher Art führen.
- Besonders gefährlich und mit einer hohen Letalität verbunden ist die Einnahme zusammen mit anderen Drogen, wie z. B. Cannabis oder Heroin (Speedballs), welche die Wirkung von Kokain unkontrolliert verstärken können.

85.6.4 Amphetamine/ Methamphetamin

- Der Methamphetaminkonsum zeigt wesentliche regionale Unterschiede hinsichtlich der Prävalenz und Konsumkultur, wobei Regionen an der Grenze zu den osteuropäischen Ländern hervortreten.
- Neben einer eher freizeitorientierten Konsumentengruppe (Ausgehen, Jugendkultur, spezielle sexzentrierte Szenen) finden sich weitere Konsumierende unter Eltern oder Personen mit psychischer Komorbidität bzw. Traumaerfahrungen.
- Häufig findet sich ein Begleitkonsum mit Medikamenten, THC oder Alkohol, die zum „Runterkommen" genutzt werden.
- Die psychische Wirkung hält 5–6 h an und umfasst die gewünschten Symptome mit erhöhter Wachsamkeit, Euphorie und verstärktem Selbstvertrauen.
- Die Halbwertszeit (HWZ) von 7–30 h ist wesentlich vom Urin-pH abhängig und kann deswegen durch Urinansäuerung mittels 1–5 g Vitamin C/d (per os oder i. v.) verkürzt werden.
- Methamphetamin wird zu Amphetamin metabolisiert und kann, wie dieses, noch 2–4d nach Einnahme im Urin nachgewiesen werden.

85.6.5 Cannabis/THC

- Die gewünschte euphorisierende Wirkung führt im Gegensatz zu den meist psychomimetischen Nebenwirkungen mit schweren Halluzinationen und Angstkrisen eher selten zu notfallmedizinischem Kontakt.

85.7 Symptomatik

85.7.1 Opiate

- Miosis
- Bradypnoe bis Apnoe
- Bewusstseinsstörung
- Einstichstellen
- Hypotension
- typisches Einsatzgebiet
- Klientel

85.7.2 Alkohol

- Bewusstseinsstörungen
- reduzierte Urteilskraft
- abnehmende Wahrnehmungsfähigkeit
- Foetor
- Zeichen der Leberzirrhose (Aszites, Spider-Nävi etc.)
- bei massiver Überdosierung:
  - narkoseähnlicher Zustand mit weitgehender Schmerztoleranz und zunehmend erloschenen Schutzreflexen
- akute Alkoholvergiftung:
  - Flüssigkeitsverlust
  - Vasodilatation mit Hypothermie
  - Hypoglykämie
- chronischer Abusus:
  - Mangelerscheinungen
  - hepatisches Koma
  - delirante Zustände
  - zerebrale Krampfanfälle (Alkoholentzugskrampf)
  - chronische Leberinsuffizienz mit Gerinnungsstörungen

85.7.3 Kokain

- Tachykardie
- Hypertonie
- Herzrhythmusstörungen
- Koronarischämie bis hin zum Herzinfarkt
- Vasospasmen
- Halluzinationen
- Krampfanfälle

85.7.4 Amphetamine/ Methamphetamin

- Brustschmerzen
- schneller Anstieg der Körpertemperatur
- Tachykardie
- Hypertonie, hypertone Krisen
- Herzrhythmusstörungen
- psychotische Symptome (Halluzinationen, paranoide Inhalte)
- Krampfanfälle

- Verhaltensauffälligkeiten (agitiert, schwer kontrollierbares, maniformes Verhalten)

85.7.5 Cannabis/THC

- Euphorie
- rote Augen durch erhöhte Konjunktivaldurchblutung
- Tachykardie
- Hypertonie, hypertone Krisen
- Angstkrisen
- Halluzinationen

85.8 Diagnostik

85.8.1 Diagnostisches Vorgehen

- Auch wenn nicht jeder intoxikierte Patient für den Rettungsdienst eine Gefahr darstellt, erfordert der Umgang mit dieser Patientengruppe doch stets hohe Aufmerksamkeit. Entsprechend wichtig ist es, auf die eigene Sicherheit zu achten und unbedingt nach dem Leitsatz „Scene-Safety-Situation" zu handeln.
- Wichtig ist, sich einen Überblick über die Szenerie zu verschaffen und zu entscheiden, ob die Einsatzstelle sicher ist, bevor die eigentliche Situation beurteilt wird.
- Generell ist ein alleiniges Vorstürmen nicht zu empfehlen.
- Bei Verdacht auf eine Straftat ist immer die Polizei hinzuzuziehen.

85.8.2 Anamnese

- Befragung des Patienten, der Angehörigen oder umstehender Personen
- Häufig werden die konsumierten Mengen bagatellisiert bzw. zu gering angegeben.
- Die Einnahme bestimmter Medikamente (Antibiotika, Benzodiazepine) kann zu einer Wirkverstärkung der konsumierten Droge führen (Mischintoxikation!).
- Die Anamnese ist bei bewusst illegal konsumierten Drogen aufgrund der Furcht vor Strafverfolgung erschwert oder nicht möglich.

85.8.3 Körperliche Untersuchung

- abzuklärende Symptome siehe Kap. 85.7
- Der Eigenschutz ist auch im Rahmen der körperlichen Untersuchung stets oberstes Gebot.
- Der Patient sollte unter Anwendung des ABCDE-Schemas untersucht werden, da oftmals sekundäre Notfallgründe vorliegen:
  - Patienten werden übermütig,
  - die Hemmschwelle sinkt oder
  - es kann zu gewalttätigen Auseinandersetzungen mit Verletzungsfolgen und
  - Stürzen aufgrund fehlender Koordinationsfähigkeit oder anderen Verletzungen gekommen sein.
- Beachtung von Einstichstellen
- Gesamteindruck des körperlichen Status (Mangelerscheinungen, Zahnstatus etc.)

85.9 Differenzialdiagnosen

Tab. 85.1 Differenzialdiagnosen.

Differenzialdiagnose	Bemerkungen
Psychose	• oftmals ähnliche Symptome, insbesondere in manischen oder depressiven Phasen • fehlender Fötor
Hypoglykämie	• wesensverändernde Symptome häufig • bei unklarer neurologischer Symptomatik stets auszuschließen
Medikamentenfehldosierung	• alle Symptome der Intoxikation möglich • ausführliche Eigen- und Fremdanamnese durchführen • bei Einnahme von Psychopharmaka stets zu bedenken

85.10 Therapie

85.10.1 Therapeutisches Vorgehen

Opiate

- Hauptziel der notärztlichen Therapie ist die Sicherstellung eines freien Atemweges bzw. die rasche Wiederherstellung einer adäquaten Eigenatmung und ausreichender Schutzreflexe.
- Zur Vermeidung unerwünschter Entzugseffekte, sollten die Patienten nicht vollständig antagonisiert werden. Eine zu rasche Gabe des Antidots kann, neben unerwünschten kardiozirkulatorischen Effekten, zu einer aggressiven Unruhe des Patienten führen. Hier gilt es insbesondere, den Eigenschutz zu beachten!
- Als Antidot fungiert das Medikament Naloxon, welches auf unterschiedliche Weise appliziert werden kann (► Tab. 85.2). Es empfiehlt sich, dass jeder Patient, der Naloxon erhalten hat, zunächst intensivmedizinisch betreut wird, da die HWZ von Naloxon kürzer ist als die der meisten Opiate (Rebound-Effekt).
- CAVE: Infektionskrankheiten (Hepatitis, HIV etc.)

Tab. 85.2 Behandlung der Opiat-Vergiftung mit Naloxon.

Dosierung	Applikationsweg
0,4 mg–0,8 mg (titriert)	intravenös
0,8 mg	intramuskulär
2 mg (in Deutschland aktuell in dieser Dosierung für die MAD-Gabe nicht verfügbar)	intranasal via MAD
MAD: Mucozal Atomization Device	

XI

Alkohol

- Die akute Alkoholvergiftung führt zu deutlichem Flüssigkeitsverlust, Vasodilatation und damit v. a. in kalter Umgebung zu einem erheblichen Wärmeverlust. Daher sind die Hypothermie bis hin zum Erfrierungstod, aber auch die Hypoglykämie relevante behandlungsbedürftige Folgen.
- Ein chronischer Abusus führt zu Mangelerscheinungen und hepatischem Koma. Bei dem Versuch der selbständigen Reduzierung der konsumierten Menge können delirante Zustände und zerebrale Krampfanfälle (Alkoholentzugskrampf) ausgelöst werden. Zu beachten ist, dass bei chronischer Leberinsuffizienz erhebliche Gerinnungsstörungen auftreten können.
- An erster Stelle steht die Sicherung der Vitalfunktionen, die Blutzuckermessung, der Wärmeerhalt und ggf. eine Volumengabe.
- Gefahr der Aspiration bei Verlust der Schutzreflexe beachten und ggf. die Atemwege durch endotracheale Intubation sichern.
- Die Therapie beschränkt sich präklinisch auf die kontinuierliche Sicherung und Überprüfung der Vitalfunktionen sowie den raschen Transport mit Überwachungsmöglichkeit.

Alkoholentzug

- Der akute Alkoholentzug kann zu lebensbedrohlichen Zuständen führen. Sowohl psychische als auch physische Faktoren spielen eine Rolle. Neben den möglichen generalisierten Krampfanfällen können vegetative Störungen die Folge sein. Körperliche Symptome, aber auch Psychosen bis hin zum Delir sind möglich. Dementsprechend sollte eine frühzeitige Therapie erfolgen.
- Bei Krampfanfällen wird symptomatisch agiert. Lorazepam oder Midazolam sind die Mittel der Wahl im Rahmen der Krampfdurchbrechung (▶ Tab. 85.3).
- Für die Therapie der akuten Entzugssymptomatik bietet sich Clonidin an, welches jedoch vorsichtig dosiert eingesetzt werden sollte. Es darf aufgrund einer möglichen Hypotonie nur bei guter Hämodynamik eingesetzt werden.
- Neben den neurologischen Defiziten sollten jederzeit die Vitalwerte kontrolliert und stabilisiert werden.

Tab. 85.3 Behandlung von Krampfanfällen beim Alkoholentzug.

Substanz	Dosierung
Clonidin	0,075 mg
Lorazepam	2m–4 mg
Midazolam	5 mg–10 mg

Kokain

- Das Rettungsdienstpersonal muss auch bei diesen Konsumenten besonders auf die eigene Sicherheit achten. Die Wirkung lässt beim Patienten jegliche Hemmungen fallen und setzt besondere körperliche Kräfte frei, was zu erhöhten Gefährdungen für das Personal führen kann.
- Wie bei allen drogenindizierten Notfällen hat die Sicherung der Vitalwerte oberste Priorität.
- Aufgrund des erhöhten myokardialen Sauerstoffverbrauchs ist frühzeitig eine externe Sauerstofftherapie nötig.
- Zusätzlich ist die Senkung der Vor- und Nachlast zu priorisieren. Nitrate, Alphablocker oder Clonidin sind in diesem Fall zur Therapie empfohlen (▶ Tab. 85.4).
- Es ist zu beachten, dass Betablocker aufgrund ihrer kardiodepressiven Wirkung sehr zurückhaltend eingesetzt werden sollten. Durch die Beta-Blockade kann es zu einer überschießenden Wirkung der durch das Kokain freigesetzten Katecholamine kommen.
- Oftmals reichen Benzodiazepine zur Abschirmung und lassen die Symptome ausreichend abklingen.
- Bei bestehenden Koronarischämien bzw. akutem Koronarsyndrom (ACS) sollte Aspirin, auch bei sehr jungen und sonst gesunden Patienten eingesetzt werden. Die Therapie unterscheidet sich nicht von der Standard-Myokardinfarkt-Therapie.
- Kokain findet sich auch in unreiner, gestreckter Form in der Drogenszene wieder. Dementsprechend kann es zu weiteren, unklaren Intoxikationen mit unbekannten Stoffen kommen. Die asservierte Substanz ist zur weiteren Untersuchung mit ins Krankenhaus zu verbringen.

Tab. 85.4 Rasche Behandlung von Kokainintoxikationen.

Substanz	Dosierung
Sauerstoffgabe	4–8 l/min
Lorazepam	2 mg–4 mg
Midazolam	5 mg–10 mg
Azetylsalizylsäure (ASS)	300 mg bei ACS-Symptomatik
Natriumbikarbonat	1–2 mmol/kgKG bei breiten Kammerkomplexen und Rhythmusstörungen

ACS: akutes Koronarsyndrom

Amphetamine/Methamphetamin

- Rettungskräfte sollten besonders auf paranoide und psychotische Symptome achten, die zu einer Gefährdung des Umfeldes (Eigenschutz) oder Selbstgefährdung führen können.
- Es sollte immer nach depressiven Symptomen im Entzug und möglicher Suizidalität gefragt werden, da diese als die gravierendste Komplikation im Methamphetaminentzug gelten.

- Die Versorgung einer intoxikierten Person sollte in einer möglichst ruhigen, reizabschirmenden Umgebung mit kontinuierlicher personeller Begleitung erfolgen.
- In Abhängigkeit von den Symptomen kann neben der Akutversorgung auch eine weiterführende intensivmedizinische Versorgung indiziert sein.
- Basis der initialen Therapie ist die Sicherung der Vitalparameter. Auf eine physische Fixierung sollte möglichst verzichtet werden, da dies meist zu einer weiteren Eskalation führt. Als Ultima Ratio kann eine Sedierung mit Benzodiazepinen als Mittel der Wahl oder alternativ mit Antipsychotika durchgeführt werden (▶ Tab. 85.5).
- Bei Vorliegen schwerer psychopathologischer Symptome mit konkreten selbst- oder fremdgefährdenden Äußerungen/Handlungen ist der Patient, ggf. auch gegen seinen Willen, in einer psychiatrischen Klinik unterzubringen, sofern keine akut behandlungsbedürftige somatische Symptomatik im Vordergrund steht.

Tab. 85.5 Sedierung als Ultima Ratio bei Amphetamin- bzw. Methamphetaminintoxikation.

Substanz	Dosierung
Diazepam	10 mg oral, ggf. Wiederholung nach 30 min alternativ: 2,5–5 mg i. v. Bolus, ggf. Wiederholung nach 5–10 min
Midazolam	5–10 mg oral (Tabletten od. Tropfen), ggf. Wiederholung nach 30 min alternativ: 2–2,5 mg i. v. Bolus oder i. m., ggf. Wiederholung nach 5–10 min
Lorazepam	1–2,5 mg oral, ggf. Wiederholung nach 60 min alternativ: 2–4 mg i. v. Bolus, Wiederholung nach 5–10 min
Olanzapin	10 mg oral (Schmelztabletten), ggf. Wiederholung nach 60 min alternativ: 5–10 mg i. m., ggf. Wiederholung nach 120 min
Risperidon	2 mg oral (Schmelztabletten), ggf. Wiederholung nach 60 min
Haloperidol	5 mg oral (Tabletten od. Tropfen), ggf. Wiederholung nach 60 min alternativ: 5–10 mg i. m., ggf. Wiederholung nach 5–10 min

i. m.: intramuskulär, i. v.: intravenös

Cannabis/THC

- Sicherung der Vitalwerte
- frühzeitige Sauerstofftherapie
- Neben der Schaffung einer ruhigen und reizarmen Umgebung besteht die Therapie in einer symptomatischen sedierenden Behandlung mit Benzodiazepinen oder alternativ mit Haloperidol (▶ Tab. 85.6).

Tab. 85.6 Symptomatische Sedierung bei Cannabisintoxikation.

Substanz	Dosierung
Diazepam	10 mg oral, ggf. Wiederholung nach 30 min alternativ: 2,5–5 mg i. v. Bolus, ggf. Wiederholung nach 5–10 min
Midazolam	5–10 mg oral (Tabletten od. Tropfen), ggf. Wiederholung nach 30 min alternativ: 2–2,5 mg i. v. Bolus oder i. m., ggf. Wiederholung nach 5–10 min
Lorazepam	1–2,5 mg oral, ggf. Wiederholung nach 60 min alternativ: 2–4 mg i. v. Bolus, Wiederholung n ach 5–10 min
Haloperidol	5 mg oral (Tabletten od. Tropfen), ggf. Wiederholung nach 60 min alternativ: 5–10 mg i. m., ggf. Wiederholung nach 5–10 min

i. m.: intramuskulär, i. v.: intravenös

85.11 Verlauf und Prognose

- je nach Art der Droge unterschiedlich

85.12 Literatur zur weiteren Vertiefung

[1] Milin S, Lotzin A, Degkwitz P, et al. Amphetamin und Methamphetamin – Personengruppen mit missbräuchlichem Konsum und Ansatzpunkte für präventive Maßnahmen. Sachbericht. 2014. Im Internet: www.bmg.bund.de/fileadmin/dateien/Publikationen/Drogen_Sucht/Forschungsberichte/ATS-Bericht_final.pdf; Stand: 15.05.2015

[2] Jenner J, Spain D, et al. Management of Patients with Psychostimulant Toxicity: Guidelines for Emergency Departments. Canberra: Australian Government Department of Health and Ageing; 2006. Im Internet: www.insight-prod.s3.ap-southeast-2.amazonaws.com/public/guidelines/1511827148_EDMgmt_PsychostimulantToxicity_NDS 2006.pdf; Stand: 05.03.2019

[3] Die Drogenbeauftragte der Bundesregierung, Bundesministerium für Gesundheit (BMG), Bundesärztekammer (BÄK), Deutsche Gesellschaft für Psychiatrie und Psychotherapie, Psychosomatik und Nervenheilkunde (DGPPN). S 3-Leitlinie Methamphetamin-bezogene Störungen – Kurzfassung. 1. Auflage. Version 1; 2016. doi: 10.6101/AZQ/000292. Im Internet: https://www.aezq.de/mdb/edocs/pdf/literatur/s3-II-methamphetamin-bezogene-stoerungen-kurz.pdf; Stand: 05.03.2019

[4] Kraus, L, Pabst, A. Der Epidemiologische Suchtsurvey 2009. Sucht 2010; 56(5)

XI

86 Kohlenmonoxidintoxikation

Holger Harbs, Daniel Bläser

86.1 Steckbrief

Die Kohlenmonoxidvergiftung (CO-Vergiftung) stellt eine notfallmedizinisch relevante Vergiftung dar. Aufgrund der Eigenschaften des farb-, geruch- und geschmackslosen Gases kann sich schnell eine unmittelbare Gefahr für die Einsatzkräfte und unbeteiligte Dritte ergeben. Neben der akuten Lebensgefahr können auch geringere Konzentrationen zu relevanten Spätschäden führen. CO-Messgeräte werden daher mittlerweile in vielen Rettungsdienstbereichen eingesetzt. Das Spektrum der Einsätze wird angesichts der Zunahme von Shisha-Bars, der luftdichten Bauweise von Energiesparhäusern und alternativer Suizidmethoden breiter. Neben der konventionellen Sauerstofftherapie stellt die Überdruckbehandlung mit reinem Sauerstoff in einer Tauchkammer eine einsatztaktische wie medizinische Herausforderung in der Therapie dar.

86.2 Aktuelles

- Am 31.08.2019 soll eine S 2k-Leitlinie zur „Diagnostik und Therapie der Kohlenmonoxidvergiftung" veröffentlicht werden (Registernummer 040–012).

86.3 Synonyme

- Kohlenstoffmonoxidvergiftung
- CO-Intoxikation
- CO-Vergiftung
- carbon monoxide poisoning

86.4 Keywords

- Kohlenmonoxid
- CO-Vergiftung
- Intoxikation
- hyperbare Sauerstofftherapie

86.5 Definition

- Kohlenmonoxid (CO) ist ein farb-, geruchs- und geschmackloses anorganisches Gas, welches geringfügig leichter als Luft ist. In mäßigen bis hohen Konzentrationen (11–74 %) in Raumluft kann es explosionsartig verbrennen.
- Es entsteht bei der Verbrennung kohlenstoffhaltiger Verbindungen. Je unvollständiger (sauerstoffärmer) die Verbrennung abläuft, desto mehr CO wird freigesetzt. Die Aufnahme von Kohlenmonoxid führt ab einer Konzentration von 0,01 % in der Raumluft zu ersten Symptomen.
- Der aktuell gültige AGW (Arbeitsplatzgrenzwert, früher MAK-Wert) gemäß der TRGS 900 (Technische Regeln für Gefahrenstoffe) beträgt 30 ppm (30 ml/m^3), der Einsatztoleranzwert (ETW) liegt bei 33 ppm.
- Gemäß TRGS 903 beträgt der biologische Grenzwert (BGW) für HbCO 5 %. Oberhalb dessen ist eine toxikologische Beurteilung des Arbeitsplatzes in wiederholten Messungen erforderlich.

86.6 Epidemiologie

86.6.1 Häufigkeit

- In Deutschland werden jährlich bis zu 4000 Fälle einer Behandlung von CO-Vergiftungen im Krankenhaus dokumentiert. Damit ist CO das häufigste Gas, das zu unbeabsichtigter Vergiftung führt.
- In 0,06 % aller Todesfälle ist CO ursächlich. Dies sind deutschlandweit jährlich ca. 600 Fälle.
- Seit 2008 nehmen die Behandlungs- und Sterbefälle wieder zu. Pro 100 000 Einwohner kommt es zu ca. 0,8 Sterbefällen pro Jahr durch CO [1].

86.6.2 Altersgipfel

- keine Angabe möglich

86.6.3 Geschlechtsverteilung

- keine Angabe möglich

86.6.4 Prädisponierende Faktoren

- keine Angabe möglich

86.7 Ätiologie und Pathogenese

- CO diffundiert in der Lunge in das Blut. Die Affinität von CO für Hämoglobin (Hb) ist ca. 300-mal höher als für Sauerstoff (O_2). Neben der reduzierten O_2-Transportkapazität stabilisiert CO den hoch affinen quartären Zustand von Hb (R-Zustand), was zu einer Linksverschiebung der Sauerstoffbindungskurve führt.
- Infolgedessen kommt es zu einer Gewebshypoxie in den Organen, die nur geringe Sauerstoffreserven besitzen. Zudem bindet CO bis zu 60-mal stärker an extravaskuläre Häm-Proteine als O_2, was den Effekt organ-

86

bezogen verstärken kann. Dies betrifft v. a. das Myoglobin (Mb) in Herz- und Skelettmuskel, die mitochondriale Cytochrom-c-Oxidase und die NADPH. Weitere Effekte können durch die direkte Beeinflussung von Ionenkanälen an Myozyten und Neuronen abgeleitet werden [3], [4], [5].

86.8 Symptomatik

- Aufgrund der zahlreichen Wirkungs- und Bindungsorte des CO korrelieren der toxische Effekt, das klinische Erscheinungsbild sowie der klinische Verlauf nur unzureichend mit der im Blut gemessenen Konzentration von Karboxyhämoglobin (HbCO-Konzentration) oder mit der Rate von dessen Elimination (clearance).
- Die Symptome sind sehr individuell und können je nach Gewöhnung (z. B. Raucher vs. Nichtraucher, chronische Exposition am Arbeitsplatz) früher oder später auftreten bzw. wahrgenommen werden.
- Aufgrund der ausschließlich unspezifischen Symptome werden CO-Vergiftungen häufig nicht als solche diagnostiziert, sondern mit Magen-Darm-Infekten, Schlaganfall oder Alkohol- und Drogenmissbrauch verwechselt.
- Ab ca. 10–15 % HbCO können u. a. (starke) Kopfschmerzen, verminderte Leistungsfähigkeit, Tachykardie sowie Übelkeit und Erbrechen die ersten (recht unspezifischen) Symptome sein.
- Zusätzliche zentralnervöse Symptome zeigen eine mittelschwere Vergiftung an (oft ab 30–40 % HbCO).
  - Hier treten häufig Schwindel, Verwirrtheit, unscharfes Sehen, Ataxie und Lethargie auf.
  - Ebenso sind kardiale Arrhythmien, pektanginöse Beschwerden und Palpitationen mögliche Symptome.
  - Bis zu ⅓ aller Patienten mit mäßigen bis schweren CO-Vergiftungen zeigen kardiale Einschränkungen bis hin zu myokardialem Stunning ohne vorherige Obstruktion der Koronarien.
- Später (ab 50 % HbCO) kommt es bei fortschreitender Gewebshypoxie (schwere Vergiftung) zu Krämpfen, Bewusstseinsverlust (Somnolenz, Koma), Lungenödem, Herzinfarkt und Tod.
- Das – gerade in historischer Literatur – häufig beschriebene kirschrote Hautkolorit von CO-Intoxikierten ist anders als früher angenommen kein frühes Warnzeichen, sondern tritt – wenn überhaupt – erst bei schweren Vergiftungen auf. Das Ausbleiben dieses unspezifischen Symptoms kann daher nicht als Ausschlusskriterium verwendet werden.

86.9 Diagnostik

86.9.1 Diagnostisches Vorgehen

- Das Erkennen der CO-Intoxikation mit ihren vielfältigen unspezifischen Symptomen stellt eine große Herausforderung dar.
- CO-Detektoren, die nach TRGS zur Standardausrüstung gehören sollten (siehe Kap. CO-Warnmelder/-Detektoren), können einen wichtigen Hinweis auf das Vorliegen einer CO-Vergiftung geben.

86.9.2 Anamnese

- Anamnesegespräch: gezielte Kontrolle der o. g. klinischen, neurologischen und kognitiven Symptome
- Bei gegebenem Verdacht können gezielte Fragen nach offenem Feuer oder anderen Verbrennungsvorgängen in geschlossenen Räumen (Indoor-Kartfahren, Rauchen von Wasserpfeifen, Heizungsanlagenmanipulation) sowie nach seltenen Einsatzsituationen (Holzpelletlager) wegweisend sein [6], [7], [13].

86.9.3 Körperliche Untersuchung

- Eine grob orientierende und symptombezogene körperliche Untersuchung ist auch bei der CO-Vergiftung angezeigt.
- Bei schwereren Verläufen kann es zu einem (nicht) kardialen Lungenödem kommen.

86.9.4 Labor

- Die HbCO-Bestimmung mittels Laborverfahren oder Point-of-Care-Diagnostik (Blutgasanalyse [BGA]) stellt auch weiterhin den Goldstandard der CO-Intoxikationsdiagnostik dar.
- Bei Vorliegen komplexer Vergiftungen durch Brandgase (Cyanide) ist die laborchemische Bestimmung der photooptischen Bestimmung der peripheren CO-Sättigung (SpCO) mit einem Sättigungsgerät (Fingerclip) überlegen. Es wurden Abweichungen von mehr als 5 % zwischen den Diagnostikverfahren ermittelt [2].

86.9.5 Bildgebende Diagnostik

Echokardiografie

- Im Falle kardialer Symptome kann neben dem EKG und der Labordiagnostik eine Echokardiografie Aufschluss über mögliche regionale Wandbewegungsstörungen geben.
- Bei schweren Verlaufsformen der CO-Vergiftung oder bei vorerkrankten Patienten kann zu kardialen Funktionseinschränkungen bis hin zum kardialen Stunning kommen.

CT

- Bei hohen HbCO-Konzentrationen kann es zu petechialen Blutungen im Corpus callosum und zu Nekrosen im Pallidum, im Hippocampus und in der Substantia nigra kommen.
- Zudem sind u. a. hypoxische Hirnödeme beschrieben.
- Bei Patienten mit ausgeprägten neurologischen Symptomen sollte ein CT erwogen werden [16].

MRT

- Aktuelle Studien legen nahe, dass bei Patienten mit neurologischen Symptomen v. a. die im Diffusions-MRT abgeleiteten apparenten Diffusionskoeffizienten (ADC) als Marker zur Abschätzung des späten klinischen Verlaufs einer CO-Intoxikation dienen können. Dies ist bisher ebenfalls für den akuten ischämischen Schlaganfall und die hypoxisch-ischämische Enzephalopathie bekannt.
- In der Akutsituation ist eine MRT-Diagnostik bei CO-Intoxikationen jedoch entbehrlich [15].

86.9.6 Instrumentelle Diagnostik

CO-Warnmelder/-Detektoren

- Aufgrund des hohen Gefahrenpotenzials für alle Einsatzbeteiligten und der zunehmend luftdichten Bauweise bei Häusern sollte bei jedem Einsatz, bei dem das Vorhandensein einer CO-Konzentration nicht ausgeschlossen werden kann, gemäß TRGS ein CO-Warngerät mitgeführt werden (▶ Abb. 86.1). Dieses warnt nicht nur vor toxischen oder explosiven Konzentrationen, sondern kann auch bei deutlich darunterliegenden Messwerten einen Hinweis auf eine mögliche Intoxikation durch CO geben.
- Die aktuellen Geräte können problemlos auf der Einsatzbekleidung (bestenfalls in Höhe der Atemwege) getragen werden. Der Sensor muss jedoch immer freiliegen.
- Die Befestigung an Medizinprodukten, wie z. B. Defibrillator oder Notfallrucksack, ist nicht sinnvoll, weil sich der Sensor im Einsatz nicht sicher im Expositionsbereich befindet.
- Für den Einsatz existieren in vielen Rettungsdienstbereichen Anweisungen für die Abwägung der Eigengefährdung der Rettungskräfte und der weiteren Patientenversorgung in Abhängigkeit von der CO-Konzentration.
- Sie regeln zudem den Einsatz weiterer Kräfte (z. B. Atemschutzgeräteträger, Umwelt-Dienst, Polizei).
- Sie sehen auch den umfassenden Einsatz von speziellen nichtinvasiven SpCO-Messgeräten vor.

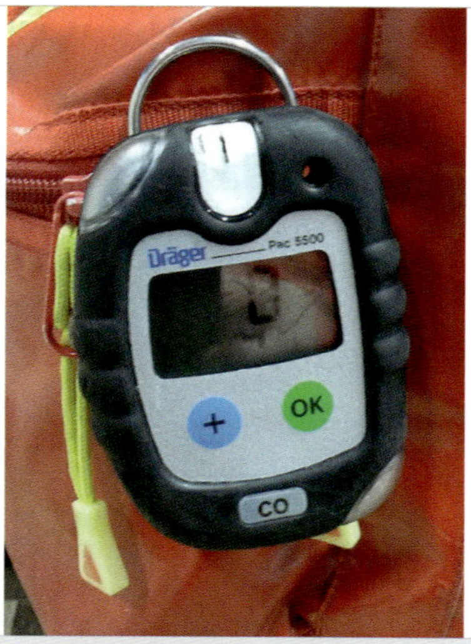

Abb. 86.1 Kohlenmonoxid-Warngerät für Rettungsdienst und Feuerwehr. (Warngerät hier jedoch nicht optimal positioniert.) (Quelle: Thieme S, Bosch S. Kohlenmonoxid: Unterschätzte Gefahr für Patienten und Retter. retten! 2017; 6: 218-229)

SpO_2 und SpCO

- Die Verwendung normaler Pulsoxymeter ist bei Patienten mit CO-Vergiftungen aufgrund des Absorptionsspektrums des HbCO sinnlos und damit kontraindiziert. Sie führen oft zu falsch hohen Werten, da neben dem oxygenierten Hb (HbO_2) auch das HbCO mitgemessen wird.
- Die Bestimmung von SpCO mittels spezieller Puls-CO-Sensoren an separaten Oxymetern oder in entsprechenden Monitor-/Defibrillatoreinheiten ist heutzutage präklinisch problemlos möglich. Es ist jedoch stets auf die richtige Sensorwahl und Gerätespezifikation zu achten.
- Die nichtinvasive Messung des SpCO mittels Fingerclip kann jedoch die klinisch-laborchemische Bestimmung eines Ausgangswerts nicht ersetzen, da diese Verfahren eine unzureichende absolute Messgenauigkeit aufweisen. Es wird daher weiterhin die unmittelbare Entnahme einer heparinisierten Blutprobe zur späteren Analytik empfohlen.
- Nach der Auslösung eines CO-Warnmelders und bei dem bloßen Verdacht auf eine CO-Vergiftung sind die SpCO-Sensoren zum Screening an der Einsatzstelle für alle Einsatzbeteiligten jedoch ein sehr nützliches Hilfsmittel [2], [4], [6].

EKG

- Gerade wegen der ausgeprägten Bindung des CO an die Myozyten des Herzens ist eine engmaschige EKG-Kontrolle inklusive der Ischämiezeichen im 12-Kanal-EKG sinnvoll und erforderlich [2].

86.10 Differenzialdiagnosen

- keine Angaben möglich

86.11 Therapie

86.11.1 Therapeutisches Vorgehen

- Nach der Rettung aus dem Gefahrenbereich unter Beachtung des Eigenschutzes ist die Erzeugung eines möglichst großen Sauerstoffpartialdrucks die wichtigste Maßnahme. Dies kann initial durch die Nutzung einer High-Flow-Reservoirmaske mit maximalem O_2-Flow (15 l/min) erfolgen. Im Verlauf können rein O_2-basierte CPAP-Systeme (CPAP: continuous positive airway pressure) oder nichtinvasive Ventilation (NIV-Beatmung) sinnvoll sein [2], [4], [8].
- An die Einsatznachsorge muss auch gedacht werden. Ist bisher keine CO-Messung mittels Gasspürgerät erfolgt, so hat diese allein schon zur Klärung einer anhaltenden Gefährdungssituation zu erfolgen. Wird eine relevante Gaskonzentration festgestellt, muss ein umfassendes Screening aller unmittelbar am Schadensort eingesetzten Kräfte (Rettungsdienst, Feuerwehr, Polizei, etc.) zumindest mittels nichtinvasiver SpCO-Messung erfolgen, um ggf. eine Therapie einzuleiten. Weil CO sehr gut durch Mauerwerk diffundiert, sind unter Umständen weitere Personen in angrenzenden Wohnungen oder Gebäudeteilen gefährdet. Viele Berufsfeuerwehren halten für diese Art von Einsätzen entsprechende Verfahrensanweisungen vor.

86.11.2 Interventionelle Therapie

Hyperbare Sauerstofftherapie (HBO)

- Die Indikation zur hyperbaren Oxygenierung wird international unterschiedlich gestellt.
- Eine hyperbare Oxygenierung wird bei mittelschweren und schweren Symptomen sowie einer verfügbaren Druckkammer für sinnvoll erachtet, um die neurologischen Spätkomplikationen über die Verkürzung der Halbwertszeit des CO zu reduzieren.
- In der aktuell vorliegenden Literatur ist jedoch keine Überlegenheit der hyperbaren gegenüber der normobaren Therapie nachweisbar. Dennoch wird die HBO-Therapie in Deutschland nach Sozialgesetzbuch V (SGB V) von den gesetzlichen Krankenkassen übernommen.
- Zur Durchführung der HBO ist die Verlegung in eine geeignete Druckkammer notwendig. Gerade bei Intensivpatienten ist hier auf eine adäquate Ausstattung und Fachbetreuung zu achten. Diese Limitationen führen häufig zu langen Transportwegen und sollten daher frühzeitig in die Entscheidungsfindung eingebunden werden. Zudem sind nicht alle Druckkammern permanent besetzt, sodass eine frühzeitige Kontaktaufnahme über die einsatzführende Leitstelle sinnvoll ist [2], [5], [9], [10], [11].

86.12 Nachsorge

- Eine kranielle Bildgebung wird bei allen Patienten mit neurologischen (Spät-)Symptomen ca. 1 Jahr nach Vergiftung empfohlen.
- Hier zeigte sich in Studien, dass die im Diffusions-MRT abgeleiteten ADC als Marker zur Abschätzung des späten klinischen Verlaufs einer CO-Intoxikation dienen können [4], [15].

86.13 Verlauf und Prognose

- Überlebende von CO-Vergiftungen sind häufig von neuropsychologischen Langzeitschäden betroffen. Depression, Angst sowie Gedächtnis- und Konzentrationsschwierigkeiten wurden über mehr als 6 Wochen beobachtet [4].
- 6 Jahre nach einer CO-Vergiftung bestehen noch bei 37 % der Patienten neurologische Defizite. In 19 % der Fälle bestehen kognitive Dysfunktionen weiter fort [4].
- Zudem können u. a. Herzerkrankungen, Migräneanfälle, Psychosen und Persönlichkeitsveränderungen auftreten [4].

86.13.1 Leichenschau und Suizide mit CO

- Ca. 1 % aller Todesfeststellungen in Deutschland lassen sich auf einen Suizid zurückführen. In der rettungsdienstlichen Praxis sind es gefühlt deutlich mehr.
- Suizide durch CO-Intoxikation sind heutzutage nicht nur durch das Einleiten von Abgasen in das Fahrzeuginnere beschrieben, sondern auch durch die Nutzung von Einweggrills in hermetisch abgedichteten Räumen (v. a. Badezimmer). Gerade in Innenräumen sind die Eigen- und Fremdgefährdung zu beachten und ggf. weitere Fachkräfte zuzuführen (Feuerwehr, Atemschutzgeräteträger) [1], [6].
- Bei Tod durch CO-Intoxikation ist aufgrund der hohen HbCO-Konzentrationen mit einem abweichenden Erscheinungsbild der Totenflecke zu rechnen (▶ Abb. 86.2):
  - Diese imponieren meist hellrot bis kirschrot.
  - zudem zyanotische Akren bzw. Nagelhaut
- Differenzialdiagnostisch können hellrote Totenflecke jedoch auch bei Blausäure- bzw. Cyanidvergiftungen und Unterkühlung (< 10–15 °C) auftreten. Im letzten Fall wären in kältegeschützten Körperarealen (z. B. in den Achselhöhlen) die üblichen lividen Totenflecke zu erwarten.
- Sollte es im Zusammenhang mit einer unsorgfältigen Leichenschau (z. B. Übersehen einer ursächlichen CO-Intoxikation) zur Schädigung Dritter kommen, sind rechtliche Schritte (aufgrund einer Ordnungswidrigkeit oder eines Straftatbestands) gegen den durchführenden Arzt möglich [12].

XI

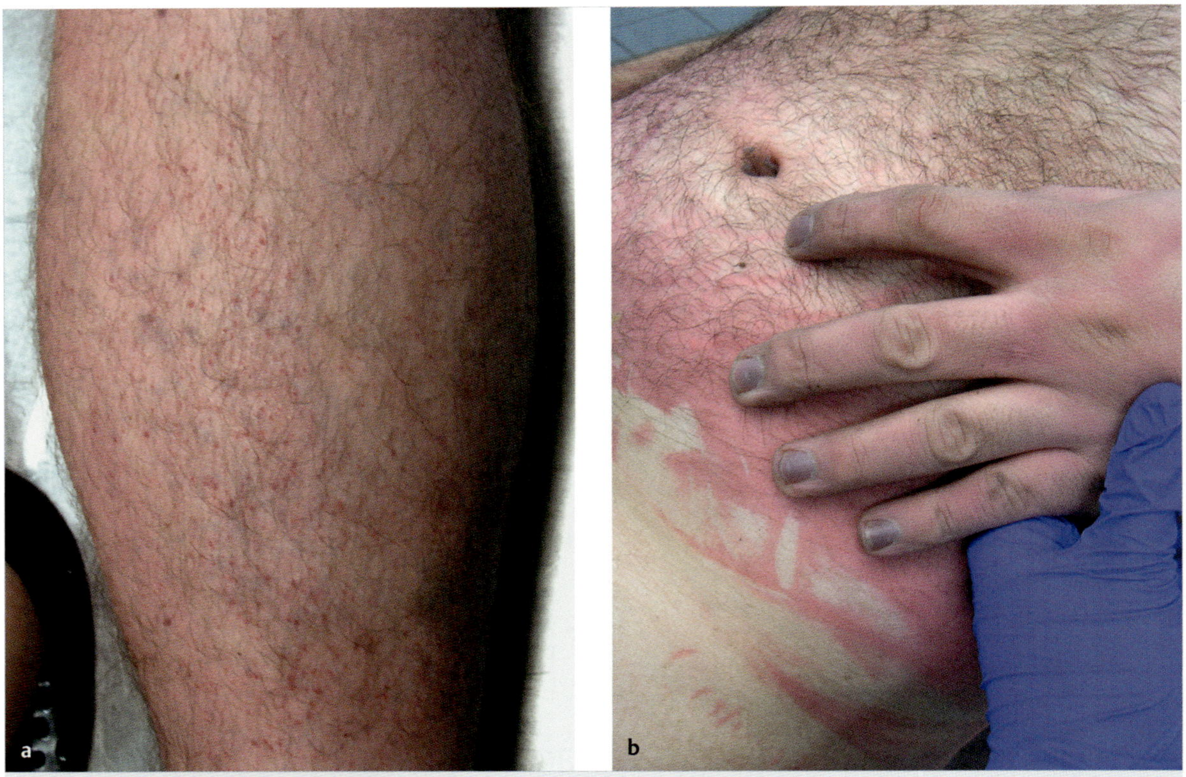

Abb. 86.2 Erscheinungsbild der Totenflecke bei CO-Intoxikation (Suizid).
a Kirschrote Totenflecke an den Beinen. (Quelle: Edler C, Hohner M, Müller K, Schröder AS. Todesfeststellung und Leichenschau – Todeszeichen erkennen und richtig deuten. Lege artis 2012; 2: 92-99)
b Kirschrote Totenflecke an Bauch und Hand. Wie in diesem Fall können die Nagelbetten jedoch livide gefärbt sein. (Quelle: Edler C, Hohner M, Müller K, Schröder AS. Todesfeststellung und Leichenschau – Todeszeichen erkennen und richtig deuten. Lege artis 2012; 2: 92-99)

86.14 Quellenangaben

[1] Sterbefälle, Sterbeziffern nach ICD-10 (Primärquelle: Statistisches Bundesamt / DESTATIS). Im Internet: www.gbe-bund.de; Stand: 01.09.2017

[2] Wolf SJ, Maloney GE, Shih RD et al. American College of Emergency Physicians Clinical Policies Subcommittee (Writing Committee) on Carbon Monoxide Poisoning: “Clinical Policy: Critical Issues in the Evaluation and Management of Adult Patients Presenting to the Emergency Department With Acute Carbon Monoxide Poisoning.” Ann Emerg Med 2017; 69(1): 98–107

[3] Roughton FJW, Darling RC. The Effect of Carbon Monoxide on the Oxyhemoglobin Dissociation Curve. Am J Physiol 1944; 141:17–31

[4] Rose JJ, Gladwin MT et al. Carbon Monoxide Poisoning: Pathogenesis, Management, and Future Directions of Therapy. Am J Respir Crit Care Med 2015; 195(5): 596–606

[5] Josef CS, Feldman MJ, Spiess BD. A modern literature review of carbon monoxide poisoning theories, therapies, and potential targets for therapy advancement. Toxicology 2015; 334: 45–58

[6] Kaiser G, Schaper A. Acute carbon monoxide intoxication. Notfall Rettungsmed 2012; 15(5): 429–435

[7] Cortis J, Bender K, Rothschild M A et al. Tödliche Holzpellets. Kohlenstoffmonoxidintoxikation durch unsachgemäße Lagerung. Rechtsmedizin 2015; 25: 101–106

[8] Jerrentrup A, Kill C. Das akute Inhalationstrauma. Notfallmed up2date 2011; 6(3): 181–188

[9] Weaver LK, Hopkins RO, Chan KJ et al. Hyperbaric oxygen for acute carbon monoxide poisoning. N Engl J Med 2002; 347: 1057–1067

[10] Abschlussbericht des Ausschusses Krankenhaus nach § 137c SGB V, Bekanntmachung im Bundesanzeiger Nr. 72, Seite 7583 vom 12. April 2003

[11] Buckley NA, Juurlink DN, Isbister G. et al. Hyperbaric oxygen for carbon monoxide poisoning. Cochrane Database SystRev. doi: 201110.1002/14651858.CD002041.pub3.

[12] Edler C, Hohner M, Müller K. Todesfeststellung und Leichenschau – Todeszeichen erkennen und richtig deuten. Lege artis – Das Magazin zur ärztlichen Weiterbildung 2012; 2(2): 92–99

[13] Püschel K. „Holzkohlegrill und Kohlenmonoxid. Tödliche Unfallgefahr und „neue“ Suizidmethode“. Rechtsmedizin 2011; 21: 100–101

[14] Kaiser G, Müller D. Einsatz von Kohlenstoffmonoxidwarngeräten im Rettungsdienst. Hinweise und Empfehlungen zur Handhabung und Festlegung von Warnschwellen. Notfall Rettungsmed 2014; 17: 14–16

[15] Chen NC, Huang CW, Lui CC et al. Diffusion-weighted imaging improves prediction in cognitive outcome and clinical phases in patients with carbon monoxide intoxication. Neuroradiology 2013; 55: 271–281

[16] Prockop LD, Chichkova RI. Carbon monoxide intoxication: An updated review. Journal of the Neurological Sciences 2007; 262:122–130

87 Organophosphatintoxikation

Andreas Schaper, Lina Schulte-Güstenberg

87.1 Steckbrief

Organophosphate (Alkylphosphate) sind Ester der Phosphorsäure und werden oft als Schädlingsbekämpfungsmittel, aber auch als chemische Kampfstoffe eingesetzt. Sie wirken durch Hemmung der Azetylcholinesterase und führen dadurch zu einer Dauerdepolarisation von nikotin- und muskarinergen Azetylcholinrezeptoren mit vorrangig parasympathomimetischen Symptomen.

87.2 Synonyme

- Alkylphosphate
- organische Phosphorsäureester
- Organophosphate
- Phosphorsäurester (phosphoric esters)
- E605
- Bi 58 (ehemalige DDR)

87.3 Keywords

- Organophosphate
- Insektizid
- Azetylcholinesterase
- Atropin
- Oxime
- E605 – Nervenkampfstoffe

87.4 Definition

- Kontakt-, Fraß- und Inhalationsgifte zur Schädlingsbekämpfung (v. a. Insekten und Spinnmilben)
- gute orale, inhalative und dermale Resorption
- Wichtigste Vertreter sind Parathion (E605), Oxydemethonmethyl (Metasystox) und Dimethoat (Roxion).

87.5 Epidemiologie

- Organophosphate werden weltweit v. a. als Insektizide verwendet.
- Schwere Intoxikationen erfolgen in Deutschland i. d. R. in suizidaler Absicht.

87.5.1 Häufigkeit

- in Deutschland ca. 600 Vergiftungsfälle pro Jahr

87.5.2 Altersgipfel

- keine Angaben möglich

87.5.3 Geschlechtsverteilung

- keine Angaben möglich

87.5.4 Prädisponierende Faktoren

- keine Angaben möglich

87.6 Ätiologie und Pathogenese

- Organophosphate (▶ Abb. 87.1) sind Inhibitoren der Azetylcholinesterase (AChE). Die dadurch erhöhte Azetylcholinkonzentration bewirkt eine Dauererregung des parasympathischen, in Teilen auch des sympathischen und des motorischen Nervensystems.
- Das Organophosphat geht wie Azetylcholin zunächst eine reversible Bindung mit dem aktiven Zentrum der Azetylcholinesterase ein. Diese reversible Bindung, die

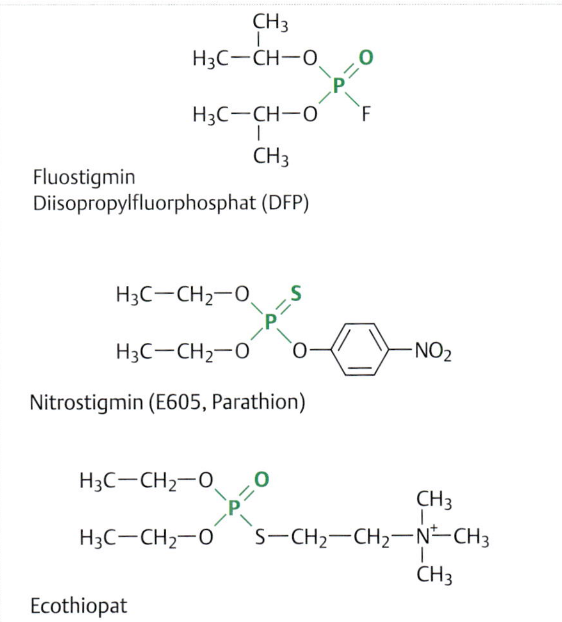

Abb. 87.1 Strukturformeln einiger Organophosphate. (Quelle: Lüllmann H, Mohr K, Wehling M et al. Insektizide. In: Lüllmann H, Mohr K, Wehling M et al., Hrsg. Pharmakologie und Toxikologie. 18., vollständig überarbeitete Auflage. Stuttgart: Thieme; 2016)

in dieser Phase noch durch Oxime reaktivierbar ist, stabilisiert sich durch die Abspaltung eines weiteren Substituenten. Der Organophosphat-Azetylcholinesterase-Komplex „altert". Damit ist das Enzym irreversibel gehemmt. Nur durch Neusynthese von Azetylcholinesterase kann die Dauerdepolarisation beendet werden.

- Metabolisierung:
  - über die Leber und renale Elimination
  - hohes Verteilungsvolumen
  - hohe Lipidlöslichkeit

87.7 Symptomatik

- Die Symptome treten abhängig von Menge, Art und Aufnahmeweg nach Minuten bis Stunden auf.
- Leitsymptome:
  - hauptsächlich parasympathisch bedingte Symptome
  - Pseudolungenödem
  - Bronchorrhö, Bronchokonstriktion, Sekretretention
  - Koma
  - Miosis
- Initial zeigen sich oft eine Tachykardie, Mydriasis und arterielle Hypertonie.
- Danach Miosis, Bradykardie, arterielle Hypotonie, Zyanose und Atemstillstand durch periphere Muskellähmung.
- Die Symptomatik unterteilt sich in:
  - **muskarinerge Wirkungen**:
    - Miosis
    - Bradykardie bis zur Asystolie oder zu Kammerflimmern
    - Bronchorrhö
    - Hypersalivation
    - starkes Schwitzen
    - Lakrimation
    - Nausea, Erbrechen
    - Diarrhö
  - **nikotinerge Wirkungen:**
    - Muskelzittern bzw. Muskelfaszikulationen
    - Muskelschwäche, Myoklonien
    - Lähmungen
  - **direkte ZNS-Wirkungen:**
    - Schwindel
    - Verwirrtheitszustände
    - Koma
    - zerebrale Krampfanfälle
    - zentrale Atem- und Kreislaufdepression

87.8 Diagnostik

- im Krankenhaus:
  - Bestimmung der Cholinesteraseaktivität
    - erniedrigte Aktivität der Serum- bzw. Erythrozytencholinesterase
- im Rettungsdienst:
  - Therapie im Notfall auf klinischen Verdacht hin

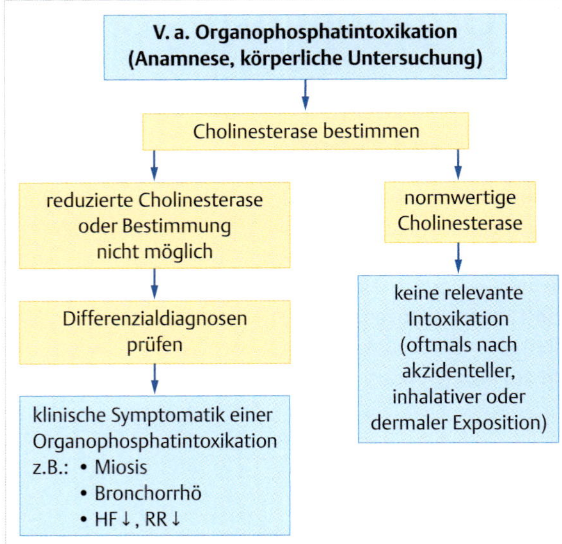

Abb. 87.2 Diagnostik bei Verdacht auf Organophosphatintoxikation.

- MERKE: Nach Verschlucken einer unbekannten Flüssigkeit immer an die Möglichkeit einer Vergiftung mit Organophosphaten denken. Mittels der Bestimmung der Cholinesteraseaktivität kann eine relevante Intoxikation schnell und verlässlich bestätigt oder ausgeschlossen werden.
- Der Wiederanstieg der Cholinesterase kann Tage bis Wochen dauern.

87.8.1 Diagnostisches Vorgehen

- Anamnese und Klinik weisen auf die Diagnose hin (▸ Abb. 87.2).
- Gesichert wird die Diagnose durch die Bestimmung der Azetylcholinesteraseaktivität im Serum und in den Erythrozyten.
- Erste Symptome treten ab einer Reduktion der Azetylcholinesterase auf < 50 % der Ausgangsaktivität auf, schwere Symptome bei einer Reduktion auf < 30 %.
- Häufig wird ein knoblauchartiger- oder lösemittelähnlicher Geruch beschrieben.
- Vielen Produkten ist eine Warnfarbe zugesetzt.

87.8.2 Anamnese

- oftmals suizidale Absicht
- gelegentlich auch chronischer Kontakt (evtl. beruflich)

87.8.3 Körperliche Untersuchung

- Da immer wieder Unklarheit über den Transport und Umgang mit Patienten besteht, möchten wir darauf hinweisen, dass die gängigen hygienischen Maßnahmen im Kontakt mit den Patienten ausreichen (direkten Kontakt mit Körperflüssigkeiten vermeiden) und KEINE weiteren Schutzmaßnahmen notwendig sind.
- standardisierte körperliche Untersuchung mit Fokus auf parasympathische Symptome

87.8.4 Labor

- Cholinesterase
- Blutgasanalyse (BGA)
- Standardlabor (Elektrolyte, Blutbild, Gerinnung, Transaminasen, Amylase, Lipase, Kreatinin, Blutzucker)

87.9 Differenzialdiagnosen

Tab. 87.1 Differenzialdiagnosen.

Differenzialdiagnose	Bemerkungen
Parasympathomimetika, z. B. Neostigmin	Substanzen, die die Aktivität des Parasympathikus erhöhen können
Leberfunktionsstörungen	beeinflussen die Cholinesterase (falsch erniedrigte Plasmacholinesterase)
Neoplasien	beeinflussen die Cholinesterase (falsch erniedrigte Plasmacholinesterase)
perniziöse Anämie	beeinflussen die Cholinesterase (falsch erniedrigte Erythrozytencholinesterase)

87.10 Therapie

87.10.1 Therapeutisches Vorgehen

- Organophosphate sind Kontaktgifte, daher ist auf Eigenschutz zu achten (Vermeidung von direktem Kontakt mit Körperflüssigkeiten)
- Sicherung der Vitalfunktionen (▶ Abb. 87.3):
  - Bei Kreislaufinsuffizienz ist eine Katecholamintherapie möglich, jedoch sollte die initiale Katecholaminausschüttung bei Intoxikationen berücksichtigt werden.
  - bei Bedarf:
    - Intubation (wenn Succinylcholin verwendet wird, muss mit einer verlängerten Wirkdauer gerechnet werden)
    - Beatmung (Gewährleistung eines ausreichenden Gasaustausches inkl. der Vermeidung von Hyperkapnie und Hypoxie)
    - Sedierung (z. B. Benzodiazepine und Fentanyl)
    - zur Bronchospasmolyse kein Theophyllin
  - Relaxierung:
    - falls nötig, zurückhaltend nichtdepolarisierende Muskelrelaxanzien (z. B. Pancuronium)

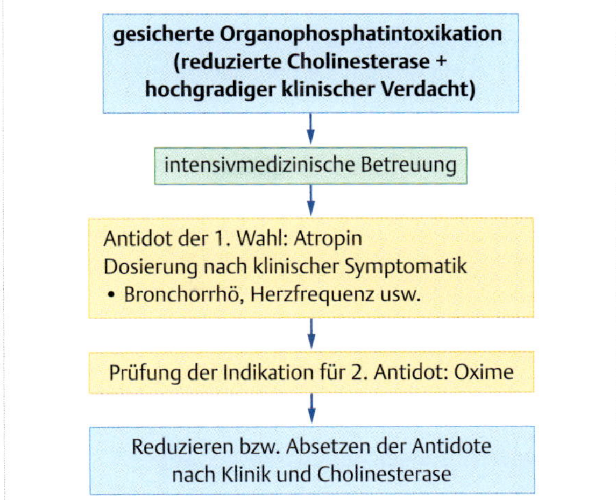

Abb. 87.3 Therapie bei gesicherter Organophosphatintoxikation.

  - Thermoregulation:
    - auf Normothermie achten
    - Eine Hyperthermie kann atropininduziert sein.
  - Monitoring:
    - EKG, Blutdruck, Atemfrequenz, Pulsoxymetrie
    - Laborkontrollen
    - Flüssigkeitsbilanzierung
- inhalativer Kontakt:
  - Frischluftzufuhr, Patienten aus der vergifteten Atmosphäre bringen
- Hautkontakt:
  - kontaminierte Kleidung entfernen und entsorgen
  - Haut mit Wasser oder Seife waschen
  - Nachwaschen mit Ethanol oder Isopropylalkohol (Desinfektionsmittel)
- bei fraglicher inhalativer oder dermaler Exposition Bestimmung der Cholinesterase zum Ausschluss einer manifesten Intoxikation
- Augenkontakt:
  - ca. 15 min mit Wasser oder isotonischer Kochsalzlösung spülen
- orale Aufnahme:
  - kein Erbrechen auslösen (Lösemittelanteil)
  - in Einzelfällen primäre Giftentfernung innerhalb der 1. Stunde nach Exposition erwägen:
    - Gabe von Aktivkohle oder Magenspülung (bis zum Verschwinden des charakteristischen Lösemittelgeruchs der Spülflüssigkeit)

87.10.2 Pharmakotherapie

Antidot der 1. Wahl: Atropin

- kann nur die muskarinergen Wirkungen (Hypersalivation, Bronchorrhö, Bronchospasmus, Bradykardie) antagonisieren

- Indikation:
  - nur bei symptomatischen Patienten
  - initial 2–5 mg Atropin i. v. oder subkutan (s. c.); Kinder 0,02 mg/kgKG
  - Die Gabe am Notfallort erfolgt in Form einer „biologischen Titration", d. h. 2–5 mg alle 10–15 min (bis max. 50 mg) nach folgenden Kriterien:
    - bis zur Normalisierung der Bronchorrhö, trockene Achselhöhlen, Herzfrequenz 80–120/min, mittelweite Pupillen
    - CAVE: Orientierung allein an der Pupillenweite oder Herzfrequenz ist unzuverlässig
  - Danach wird Atropin als Dauerinfusion verabreicht: 0,5(–8)mg/h (nach Symptomatik und bis zum eindeutigen Ansteigen der Cholinesterase).

Antidot der 2. Wahl: Oxime (Obidoxim)

- immer erst nach Versuch mit Atropin einsetzen
- reaktivieren mit einer gewissen Latenz die Cholinesterase (i. d. R. nur während der ersten 24 h sinnvoll)
- nur bei schweren Intoxikationen indiziert
- sicher wirksam bei Vergiftungen durch Diethylorganophosphat-Verbindungen, frühzeitig eingesetzt auch bei Dimethylorganophosphat-Verbindungen
- Dosierung bei Erwachsenen: 4 mg/kgKG als Bolus und anschließend mit einer Dauerinfusion von 750 mg in 24 h (ca. 30 mg/h)
- Kinder: 4–8 mg/kgKG
- bis zum Anstieg der Cholinesteraseaktivität
- potenziell lebertoxisch

Kontraindikationen

- Hämodialyse und Hämoperfusion sind zur Giftelimination nicht indiziert.
- Forcierte Diurese und Peritonealdialyse sind kontraindiziert.

87.11 Verlauf und Prognose

- häufig langwierige Verläufe

87.12 Wichtige Internetadressen

- www.giz-nord.de
- http://giftnotruf.charite.de
- www.gizbonn.de
- www.ggiz-erfurt.de
- www.giftberatung.de
- www.uniklinikum-saarland.de/giftzentrale
- www.giftinfo.uni-mainz.de
- www.toxinfo.med.tum.de/inhalt/giftnotrufmuenchen
- http:goeg.at/Vergiftungsinformation
- www.toxinfo.ch

Teil XII

Sonstige Notfälle

XII

88 Akzidentelle Hypothermie

Frank Hildebrand, Hagen Andruszkow

88.1 Steckbrief

Die Hypothermie bezeichnet den Abfall der Körperkerntemperatur auf unter 35 °C. Die Hypothermie wird nach dem Schweregrad in mild (35–32 °C), moderat (32–28 °C) und schwer (< 28 °C) eingeteilt. Beim Polytrauma ist eine abweichende Graduierung zu beachten, da eine erhöhte Inzidenz posttraumatischer Komplikationen bereits bei geringem Temperaturverlust ab 34 °C nachgewiesen wurde. Der vorliegende Abschnitt bietet einen aktuellen Einblick in Ursachen, Ausmaß und Auswirkungen der Hypothermie auf verschiedene Organsysteme und konsekutiv potenzielle Therapieansätze.

88.2 Synonyme

- Hypothermie
- Unterkühlung
- hypothermia

88.3 Keywords

- Hypothermie
- hypothermia
- trauma related hypothermia

88.4 Definition

- Die Hypothermie bezeichnet einen Abfall der Körperkerntemperatur auf unter 35 °C. Beim Schweregrad der Hypothermie wird zwischen mild, moderat und schwer unterschieden.
- Eine milde Hypothermie mit einer Körperkerntemperatur zwischen 32 °C und 35 °C wird im Allgemeinen physiologisch gut toleriert [1].
- Bei einer Körperkerntemperatur unter 32 °C treten jedoch zunehmend Herzrhythmusstörungen auf, welche unter 28 °C die häufigste Todesursache der Hypothermie darstellen [1]. In diesem Zusammenhang ist allerdings zu beachten, dass nach schwerem Trauma die kritische Temperatur bereits bei 34 °C zu liegen scheint. Hier treten posttraumatische Komplikationen häufiger auf [1], [2]. Entsprechend wird die Graduierung der Hypothermie im Rahmen eines Polytraumas strenger bemessen (siehe Kap. 88.7).
- Anhand der zugrundeliegenden Ursache wird eine weitere Einteilung der Hypothermie vorgenommen:
  - Hypothermie bei einer zentralvenösen Störung mit insuffizienter Thermoregulation (Tumor) [2]
  - Eine endogene Hypothermie resultiert aus einer metabolischen Dysfunktion mit reduzierter Wärmeproduktion (z. B. Hypothyreose, Hypoglykämie).
  - Dermale Schädigungen (Verbrennung) können zu einer endogenen Hypothermie führen [2], [3].
  - Die kontrolliert induzierte Hypothermie durch aktive Kühlung des Patienten findet klinisch Anwendung in der elektiven Chirurgie, insbesondere bei thorakalen, herzchirurgischen Eingriffen oder beim Herz-Kreislauf-Stillstand [2]. Dieser Ansatz basiert auf nachgewiesenen zytoprotektiven Effekten im Rahmen der induzierten und kontrollierten Hypothermie.
  - Im Gegensatz dazu beschreibt die akzidentelle Hypothermie einen unbeabsichtigten Abfall der Körperkerntemperatur aufgrund einer Kälteexposition, ohne dass eine endogene Dysfunktion vorliegt [2].

88.5 Epidemiologie

88.5.1 Häufigkeit

- Die akzidentelle Hypothermie stellt generell eine häufige Entität bei traumatisierten Patienten dar. Dementsprechend ist international eine Inzidenz zwischen 12 % und 66 % beschrieben [4].
- Bei der akzidentellen Hypothermie lag die Temperatur aller im Trauma-Register der Deutschen Gesellschaft für Unfallchirurgie (DGU) erfassten Patienten im Schockraum bei 36,1 °C (Jahresbericht 2015).
- Die Inzidenz der Hypothermie wird derzeit bei polytraumatisierten Patienten in Deutschland mit 33,3 % aufgeführt.

88.5.2 Altersgipfel

- Hinsichtlich einer Altersdemografie ist zu berücksichtigen, dass bei Kindern und bei älteren Patienten die Temperaturregulation beeinträchtigt sein kann. Somit kann eine Hypothermie bei diesen Patienten bereits bei milder Kälteexposition auftreten [5].
- Im Alter zwischen 18 und 65 Jahren finden sich keine Unterschiede in der Altersverteilung bei akzidenteller Hypothermie [4].
- Die akzidentelle Hypothermie findet sich häufig bei geriatrischen Patienten. Zudem liegt in diesem Patientenkollektiv die höchste hypothermieassoziierte Sterblichkeit von bis zu 50 % vor.

88.5.3 Geschlechtsverteilung

- Die akzidentelle Hypothermie findet sich insgesamt expositionsbedingt häufiger bei männlichen Patienten, während die daraus resultierende Sterblichkeit keine geschlechtsspezifischen Tendenzen aufweist.

88.5.4 Prädisponierende Faktoren

- Als prädisponierende Faktoren der akzidentellen Hypothermie ist die Umgebungstemperatur (Luft und Boden) beschrieben worden [4]. Je niedriger die Luft- und Bodentemperatur ist, desto höher ist das Risiko einer akzidentellen Hypothermie einzuschätzen.
- Darüber hinaus stellt die Kleidung des Patienten einen unabhängigen Risikofaktor dar, v. a. wenn diese durchnässt sein sollte [4].
- In der präklinischen Versorgung kann eine entsprechende Therapie die Inzidenz der Hypothermie um 10 % senken [4]. Umgekehrt kann eine mangelhafte präklinische Therapie in einer Zunahme der Hypothermieinzidenz von bis zu 10 % resultieren [4].
- Das Risiko einer Hypothermie ist nach Alkohol- oder Drogenkonsum, bei körperlicher Erschöpfung, Verletzungen oder Verwahrlosung signifikant erhöht [5].
- Bei geriatrischen Patienten nehmen die Komorbiditäten (z. B. Demenz, Stoffwechselerkrankungen, Infektgeschehen) wie auch Medikationen (z. B. neuroleptische Medikamente) Einfluss auf die akzidentelle Hypothermie.

88.6 Ätiologie und Pathogenese

- Die Reduktion der Körperkerntemperatur führt zu einer Reduktion der Metabolisierung der Zellen und damit zu einer Verringerung des Glukose- und Sauerstoffverbrauchs. Pro Grad Celsius Temperaturabfall ist ein Abfall des Glukose- und Sauerstoffverbrauchs um etwa 5–7 % beschrieben [1]. Dies kann in Situationen der Minderperfusion zu einer Zellprotektion führen, was u. a. in der Herzchirurgie Anwendung findet, jedoch neurophysiologisch weiter diskutiert wird.
- Des Weiteren verursacht die Hypothermie komplexe pathophysiologische Veränderungen in Abhängigkeit vom Schweregrad der Hypothermie (▸ Tab. 88.1).

88.7 Klassifikation und Risikostratifizierung

- Die Klassifikation der akzidentellen Hypothermie erfolgt anhand der Körperkerntemperatur.
- Die divergente Unterteilung im Rahmen eines Polytraumas im Sinne einer strengeren Risikostratifizierung sollte berücksichtigt werden ▸ Tab. 88.2.

Tab. 88.1 Pathophysiologie der Hypothermie.

Organsystem	Milde Hypothermie	Moderate Hypothermie	Schwere Hypothermie
kardiovaskulär	◦ gesteigerte sympathische Aktivität ◦ Vasokonstriktion ◦ Tachykardie	◦ zunehmende Bradykardie ◦ zunehmende Gefahr von Arrhythmien	◦ Bradykardie mit Gefahr des Kammerflimmerns oder der Asystolie
pulmonal	◦ gesteigerte Atemfrequenz	◦ zunehmende Bradypnoe ◦ gesteigerte bronchiale Sekretion	◦ Übergang in Apnoe
neurologisch	◦ Verwirrtheit	◦ Bewusstseinsverlust ◦ sinkende zerebrale Perfusion	◦ Koma ◦ sinkende EEG-Aktivität
renal	◦ gesteigerte Urinausscheidung	◦ kalte Diurese	k.A.
Säure-Base-Haushalt	◦ Hyperkaliämie ◦ metabolische Azidose	◦ Kaliumshift nach intrazellulär und Hypokaliämie ◦ metabolische Azidose	◦ ausgeprägte Hypokaliämie ◦ metabolische Azidose
Gerinnung	◦ Thrombozytopenie ◦ Funktionsstörung der Thrombozyten	◦ beginnende Störung der plasmatischen Gerinnung	k.A.

Tab. 88.2 Klassifikation der akzidentellen Hypothermie.

Klassifikation	Traditionell	Polytrauma
milde Hypothermie	< 35–32 °C	< 35–34 °C
moderate Hypothermie	< 32–28 °C	< 34–32 °C
schwere Hypothermie	< 28 °C	< 32 °C

XII

- Zur Abschätzung der Schwere der akzidentellen Hypothermie an der Unfallstelle, wird die Anwendung des Schweizer Klassifizierungssystems in den European Resuscitation Guidelines (ERC) empfohlen [5]. Es basiert auf klinischen Zeichen, welche grob mit der Körperkerntemperatur korrelieren:
  - Stadium I: Bewusstsein klar, Kältezittern, Kerntemperatur 35–32 °C
  - Stadium II: Bewusstsein eingetrübt, kein Kältezittern, Kerntemperatur 32–28 °C
  - Stadium III: Bewusstlosigkeit, Lebenszeichen vorhanden, Kerntemperatur 28–24 °C
  - Stadium IV: Kreislaufstillstand oder minimaler Kreislauf, keine oder nur minimale Lebenszeichen, Kerntemperatur < 24 °C
  - Stadium V: Tod durch irreversible Hypothermie, Kerntemperatur < 13,7 °C

88.8 Symptomatik

Kardiovaskulär:

- Bei Vorliegen einer Hypothermie kommt es zunächst zu einer gesteigerten sympathischen Aktivität mit dem Anstieg systemischer Katecholaminkonzentrationen [3], [6]. Daraus resultiert eine erhöhte Vasokonstriktion sowie ein Anstieg der Herzleistung durch Tachykardie und erhöhtes Herzzeitvolumen um das 4- bis 5-Fache des Ruhewertes [3]. Sinkt die Körperkerntemperatur unter 32 °C, führt die progrediente Vasokonstriktion zu einer zunehmenden Bradykardie und einen Abfall des Herzzeitvolumens [3], [6]. Es handelt sich somit um eine Bedarfsbradykardie. Die myokardiale Kontraktilität wird erst bei einer Hypothermie unter 28 °C eingeschränkt [6].
- Hypothermiebedingte Veränderungen der myokardialen Membranpotenziale resultieren in einer gesteigerten Irritabilität und konsekutiv hohen Gefahr kardialer Rhythmusstörungen. Diese ist bei plötzlichem Rückstrom von kaltem, peripheren
- Blut oder von Infusionslösungen nach zentral signifikant erhöht („Bergungstod") [6].
- Im Rahmen einer milden Hypothermie lassen sich oft supraventrikuläre oder ventrikuläre Extrasystolen nachweisen.
- Bei zunehmender Hypothermie und damit assoziiertem Kaliumverlust kommt es zur Entstehung einer sogenannten J- oder Osborn-Welle im EKG, welche ab Körperkerntemperaturen unter 30 °C als pathognomonisch angesehen wird [7].
- Bei einer Körperkerntemperatur von unter 25 °C kommt es normalerweise zu Kammerflimmern. Selten persistiert hingegen eine Bradykardie bis zu einer Körperkerntemperatur von unter 20 °C, welche ohne Kammerflimmern in eine Asystolie übergeht [7].

Pulmonal:

- Die milde Hypothermie führt durch zentrale Stimulation des Atemzentrums zunächst zu einer Zunahme der Atemfrequenz, während bei weiterem Abfall der Körperkerntemperatur auch eine Abnahme der Atemfrequenz beobachtet wird [3], [6], [7]. Daraus resultiert eine Reduktion des Tidalvolumens und der systemischen Sauerstoffzufuhr [3], [6], [7].
- Neben der abfallenden systemischen Sauerstoffzufuhr wird die Gewebeoxygenierung durch die temperaturassoziierte Linksverschiebung der Sauerstoffbindungskurve des Hämoglobins und durch die vasokonstriktionsbedingte Veränderung des Ventilations-Perfusions-Verhältnisses beeinflusst [6].
- Weiterhin kommt es mit sinkender Körperkerntemperatur zu einer Abnahme der tracheobronchialen Zilienmotilität, was mit dem vermehrten Auftreten respiratorischer Komplikationen assoziiert ist [3], [7]. So zeigt sich eine erhöhte Inzidenz von Atelektasen und Bronchopneumonien, welche durch die Unterdrückung des Hustenreflexes sowie die gesteigerte bronchiale Sekretion verstärkt wird [3], [7].

Renal:

- Bei Kälteexposition kommt es bereits vor dem Abfall der Körperkerntemperatur zur gesteigerten Urinproduktion. Eine Abnahme der Körperkerntemperatur um 2–3 °C führt zu einer „kalten Diurese", unabhängig vom systemischen ADH-Spiegel (ADH: antidiuretisches Hormon) [3]. Additiv findet sich trotz sinkender glomerulärer Filtrationsrate und renalen Blutflusses eine Reduktion der glomerulären Enzymaktivität und konsekutiv eine verminderte tubuläre Natrium- und Wasserresorption [3], [7].
- Hinsichtlich des Säure-Basen-Haushaltes ist der vorbeschriebene Abfall der systemischen Kaliumkonzentrationen auf die erhöhte β-adrenerge Stimulation zurückzuführen [3], [7]. Bei zunehmender Hypothermie kommt es zudem zu einem „Kaliumshift" nach intrazellulär und somit zu einer Verschärfung der bereits bestehenden Hypokaliämie [3], [7].
- Neben der Hypokaliämie weisen 30 % der hypothermen Patienten eine metabolische Azidose auf [3]. Kältezittern als physiologische Reaktion auf eine Hypothermie sowie eine verminderte hepatische Clearance aggravieren die vorbestehende Azidose.

Gerinnungsfunktion:

- Bezogen auf die Gerinnungsfunktion kommt es durch die hypothermiebedingte Verlangsamung bzw. Inhibierung enzymatischer Interaktionen der Gerinnungskaskade zur verminderten plasmatischen und zellulären Gerinnung [1], [3]. Initial ist bis zu einer Hypothermie von 33 °C v. a. die zelluläre Gerinnungskomponente betroffen [7]. So findet sich eine potenziell reversible Thrombozytopenie basierend auf einer vermehrten

Plättchensequestration in Milz und Leber [7]. Neben dieser quantitativen Störung der Hämostase zeigen die Thrombozyten ab einer Körperkerntemperatur von unter 35 °C eine verminderte Adhäsion und Aggregation [7]. Dies beruht auf einer Inhibition der Interaktion zwischen dem von-Willebrand-Faktor und dem Thrombozyten-Glykoprotein-Ib-IX-V-Komplex [1].

- Fällt die Körperkerntemperatur unter 33 °C ab, entwickelt sich weiterhin eine klinisch relevante Beeinträchtigung der plasmatischen Hämostase. Trotz normwertiger Konzentrationen der Gerinnungsfaktoren ist eine Verlängerung der plasmatischen Gerinnung aufgrund einer Funktionsstörung der Thrombin- und Fibrinbildung beschrieben [7]. Konsekutiv resultiert daraus eine um bis zu 83 % verringerte Funktion der Faktoren IX, XI und XII. Neben dieser verzögerten Bildung eines Fibrinnetzes wurde eine hypothermiebedingte erhöhte fibrinolytische Aktivität durch verminderte Ausschüttung antifibrinolytischer Faktoren (plasminogen activator inhibitor und α2-Antiplasmin) belegt [1].
- Additiv kommt es zu einer Freisetzung sowohl eines heparinähnlichen Faktors durch Mastzellen als auch von Thromboplastin durch geschädigtes Gewebe. Die Kombination dieser antikoagulatorischen Effekte führt potenziell zu einem erhöhten Blutverlust mit erhöhtem Transfusionsbedarf [1]. In experimentellen Ansätzen wurde aufgezeigt, dass die hypothermiebedingte Koagulopathie nicht durch eine Gerinnungssubstitution, sondern durch die Wiedererwärmung des Patienten reversibel ist [1].

88.9 Diagnostik

88.9.1 Diagnostisches Vorgehen

- Die präklinische Evaluation der Körperkerntemperatur stellt einen wesentlichen Aspekt der adäquaten notfallmedizinischen Versorgung dar. Eine Sensibilisierung ist daher für alltägliche Notfallsituationen bedeutsam.
- Für die routinemäßige präklinische Temperaturbestimmung gilt, dass von den beschriebenen hypothermiebedingten pathophysiologischen Veränderungen nicht auf den Schweregrad der Hypothermie geschlossen werden kann, weil diese eine große interindividuelle Bandbreite aufweisen können.
- In diesem Zusammenhang ist zu bedenken, dass viele konventionelle Thermometer nicht für die Bestimmung tiefer Temperaturen geeignet sind. Grundsätzlich haben sich für die präklinische Bestimmung der Körpertemperatur Thermometer mit Thermistorsensoren bewährt [6], welche die Temperatur über das Trommelfell messen. Da die tief-rektale und die ösophageale Temperaturmessung im präklinischen Setting praktisch kaum möglich sind, ist das Tympanothermometer im europäischen Raum weit verbreitet (▶ Abb. 88.1). Korrekt angewendet erlaubt es eine gute Korrelation zwischen tympanaler Temperatur und Bluttemperatur. Falsch niedrige Werte sind bei Kreislaufstillstand oder bei Verlegung des Gehörgangs zu beachten. Durch Bestimmung eines Mittelwertes bilateraler Messungen wird die Genauigkeit erhöht.

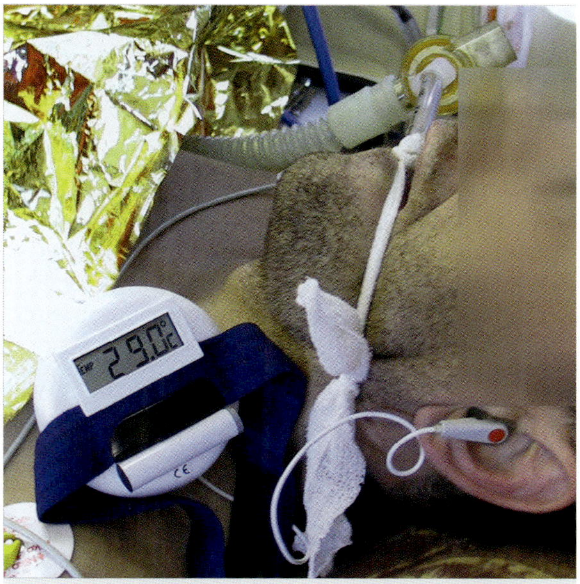

Abb. 88.1 Tympanale Temperaturmessung. (Quelle: Andruszkow H, Hildebrand F. Akzidentelle Hypothermie. Notarzt 2014; 30: 7–15)

88.9.2 Anamnese

- Anamnestisch sind Unfallsituation und Umgebung zu berücksichtigen.
- Handelt es sich um einen klassischen (Verkehrs-/Haushalts-)Unfall, oder liegen besondere Umstände wie ein Lawinen- oder Ertrinkungsunfall vor?
- Hinsichtlich der Hypothermie sind die Jahreszeit und die Wetterbedingungen mit in die Anamnese einzubeziehen.

88.9.3 Körperliche Untersuchung

- Der körperlichen Untersuchung im Rahmen einer akzidentellen Hypothermie kommt eine besondere Bedeutung zu, da bei tief hypothermen Patienten (< 24 °C) vitale Lebenszeichen so gering sein können, dass sie leicht übersehen werden.
- Angesichts der zuvor aufgeführten Zellprotektion durch Hypothermie gilt, dass „niemand als tot zu erachten ist, ehe er nicht warm und tot ist.“ Deshalb sollte mindestens eine Minute lang nach Lebenszeichen gesucht und die elektrische Aktivität des Herzens mittels Echokardiogramm (EKG) abgeleitet werden [5].

88.10 Differenzialdiagnosen

- Die akzidentelle Hypothermie ist kaum als isoliertes Krankheitsbild beschrieben, sondern kommt vielmehr als Begleitmorbidität z. B. im Rahmen eines Traumas vor.
- Differenzialdiagnostisch sind bei Auffinden einer Person und unklarer Vigilanzminderung zunächst sämtliche Hauptursachen der Vigilanzminderung zu berücksichtigen (z. B. Trauma, Intoxikation), bevor die Hypothermie als alleinige Ursache angenommen wird.

88.11 Therapie

88.11.1 Allgemeines therapeutisches Vorgehen

- Da die hypothermiebedingten vorbeschriebenen Organfunktionsstörungen prinzipiell reversibel sind, stellt die Wiedererwärmung des Patienten den zentralen Therapieansatz einer Hypothermie dar. Eine Wiedererwärmung ist präklinisch jedoch nur schwer zu erreichen, sodass die Vermeidung eines weiteren Wärmeverlustes sowie eine symptomorientierte Sicherung und Stabilisierung der Vitalparameter im Vordergrund stehen [6].
- Zudem kann es bei präklinischen Wiedererwärmungsbemühungen zum Durchbrechen der kälteassoziierten Vasokonstriktion kommen, was sowohl ein Absinken des Blutdrucks als auch der Koronarperfusion zur Folge haben kann. Dies kann letztlich präklinisch im myokardialen Pumpversagen resultieren, weshalb generell keine Empfehlung zur präklinischen Wiedererwärmung auszusprechen ist. Vielmehr sollte in allen Hypothermiestadien auf die Isolation des Patienten geachtet werden, um eine weitere Auskühlung (z. B. durch Konvektion) zu verhindern [6].
- Im Hinblick auf die zuvor aufgeführte myokardiale Irritabilität sollte der Patient zum Schutz vor kardialen Rhythmusstörungen unbedingt horizontal gelagert und keinesfalls unnötig bewegt werden [6]. Dies beruht darauf, dass es bei der Bergung zu einer Umverteilung des peripher kalten Blutes nach zentral kommen kann und die daraus resultierenden Rhythmusstörungen den sogenannten „Bergungstod" verursachen können. Entsprechend sollte ein kontinuierliches EKG-Monitoring erfolgen.

88

88.11.2 Hämodynamik und Reanimation

- Bei Asystolie oder einem Kammerflimmern ist präklinisch unabhängig von der Körperkerntemperatur in üblicher Weise mit der Reanimation zu beginnen. Ausnahmen stellen das Vorliegen sicherer Todeszeichen oder das Vorliegen eines durchgefrorenen Körpers dar [6]. Da bei Hypothermie der zelluläre Sauerstoffbedarf sinkt und auch Patienten mit prolongierter Kreislaufinsuffizienz konsekutiv eine gute Prognose aufweisen können, gilt der Grundsatz: „nobody is dead, until he is warm and dead" [6]. Die Frequenz der Thoraxkompressionen und der Beatmung während der Reanimation unterscheiden sich nicht von denen beim normothermen Patienten.
- Durch die kältebedingt erhöhte Thoraxrigidität kann allerdings die Beatmung und Thoraxkompression erschwert sein. Die Defibrillation bei Kammerflimmern ist unter einer Körperkerntemperatur von 30 °C selten erfolgreich, daher empfiehlt das ERC bis zu 3 Defibrillationsversuche. Sollten diese nicht erfolgreich sein, so sind weitere Defibrillationen erst nach Erreichen der 30 °C-Grenze angeraten.
- Der Nachweis der Effizienz von Medikamenten während der Reanimation hypothermer Patienten stützt sich v. a. auf Tierversuche. Sowohl Adrenalin als auch Vasopressin führten dabei zu einer Steigerung des koronaren Perfusionsdrucks, ein Überlebensvorteil wurde hingegen nicht erzielt.
- Bei schwerer Hypothermie kann daher auf die Anlage eines periphervenösen Zugangs zur Medikamentenapplikation verzichtet werden. Für eine Dosierung ab 30 °C wird empfohlen, die Zeit zwischen den Medikamentengaben zu verdoppeln, was einer Halbierung der Dosis entspricht. Von der präklinischen Anlage eines zentralvenösen Zugangs wird abgeraten, da der Kontakt der Seldinger-Drahtspitze am Myokard schwere Herzrhythmusstörungen auslösen kann.
- Sollten die Umstände keine kontinuierliche kardiopulmonale Reanimation (CPR) erlauben, kann auch eine intermittierende Herz-Lungen-Wiederbelebung nützlich sein [5]. In diesem Falle sollte ein Patient mit einer Kerntemperatur < 28 °C und Kreislaufstillstand für 5 min CPR erhalten, im Wechsel mit < 5 min Pause [5]. Bei Patienten mit Kerntemperatur < 20 °C werden sogar 5 min CPR und < 10 min Pause beschrieben [5].

88.11.3 Oxygenierung und Beatmung

- Der Sicherung der Oxygenierung kommt aufgrund der beeinträchtigten peripheren Oxygenierung eine besondere Bedeutung zu.
- Die Indikation zur Intubation ist großzügig zu stellen, da die Gefahr der Auslösung von Herzrhythmusstörungen als gering erachtet wird [6].
- Die benötigten Atemvolumina sind aufgrund des reduzierten Metabolismus geringer als beim normothermen Patienten. Die Thorax- und Lungen-Compliance sind ebenfalls vermindert [8].

Tab. 88.3 Intensivmedizinische Verfahren der Wiedererwärmung.

Maßnahme	Verfahrenstechnik		Wiedererwärmung °C/h
nichtinvasiv	passiv	Isolierdecken/-folien	0,4
	aktiv	Heizdecken/Warmluftgebläse	1–2
invasiv	intrakorporal	warme Infusion	3
		warme Inhalationsgase	0,4
		intravaskuläre Kathetersysteme	1
	extrakorporal	Hämodialyse	3
		Herz-Lungen-Maschine	7–8

88.11.4 Stationäre Therapieoptionen

- Im Rahmen der stationären Therapie stellt die Wiedererwärmung den zentralen Therapieansatz dar.
- In diesem Zusammenhang wurde der Einfluss einer aggressiven Wiedererwärmung mit der Zieltemperatur von 36 °C gegenüber einer langsamen Wiedererwärmung bei schwerverletzten Patienten mit akzidenteller Hypothermie untersucht [8]:
  - Die langsam wiedererwärmten Patienten wiesen dabei eine erhöhte Frühmortalität auf, wohingegen es bei den aggressiv wiedererwärmten Patienten zu einer erhöhten Spätmortalität kam.
  - Diese Beobachtung beruhte mutmaßlich auf einer erhöhten Inzidenz des Lungenversagens im späteren stationären Verlauf (ARDS: Acute-Respiratory-Distress-Syndrom).
  - Hämodynamisch stabile, polytraumatisierte Patienten mit akzidenteller Hypothermie sollten dagegen langsam um bis zu 0,5 °C/h erwärmt werden. Technisch stehen hierfür nichtinvasive wie auch invasive Maßnahmen zur Verfügung (▶ Tab. 88.3).
- Mit passiven, nichtinvasiven Maßnahmen wird der weitere Wärmeverlust verhindert und durch die gleichzeitige körpereigene Wärmegeneration wird nur eine relativ geringe Wiedererwärmung von bis zu 0,4 °C/h erreicht [7].
- Demgegenüber erzielen aktive Techniken (Heizdecken, Wärmeluftgebläse etc.) eine gesteigerte Wiedererwärmungsrate von 1–2 °C/h (▶ Abb. 88.2).
- Hinsichtlich der invasiven Verfahren wird zwischen intrakorporalen (Infusionen, Lavage, intravaskuläre Kathetersysteme) und extrakorporalen Verfahren (Hämodialyse, kardiopulmonaler Bypass) unterschieden.
- Mittels warmer Infusionslösungen, für die eine grundsätzliche Therapieempfehlung besteht, lässt sich die Körperkerntemperatur effektiv um 3 °C/h anheben.
- Ebenfalls sollte grundsätzlich eine Ventilation mit warmen Inhalationsgasen vorgenommen werden, wenngleich die Erwärmungsrate vergleichsweise ineffektiv erscheint.
- Extrakorporale Methoden stellen aufgrund der im intensivmedizinischen Setting guten Steuerbarkeit den Goldstandard beim Vorliegen einer schweren Hypothermie dar [7].
- Hohe Wiedererwärmungsraten finden sich sowohl bei der Hämodialyse als auch bei Anwendung der Herz-Lungen-Maschine mit Wärmetauscher [7]. Die hierbei notwendige Vollheparinisierung stellt bei polytraumatisierten Patienten mit signifikant verschlechterter Hämostase jedoch eine bedeutsame Einschränkung dar.
- Relativ neu sind intravaskuläre Systeme, die mittels zentraler Venenverweilkatheter weniger invasiv eine Steigerung der Körperkernthemperatur von bis zu 1 °C/h ermöglichen.

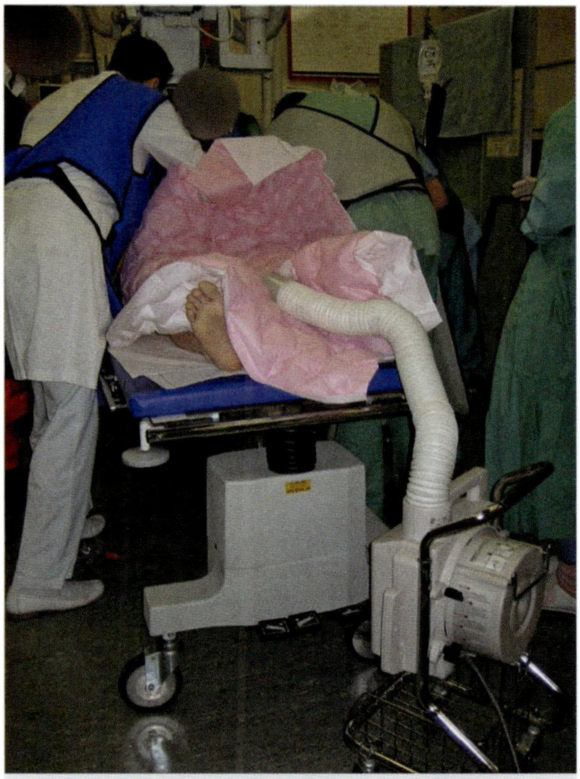

Abb. 88.2 Erwärmung eines polytraumatisierten Patienten im Schockraum. (Quelle: Andruszkow H, Hildebrand F. Akzidentelle Hypothermie. Notarzt 2014; 30: 7-15)

88.12 Verlauf und Prognose

- Hinsichtlich der Prognose hypothermer Patienten sind gute klinische Ergebnisse nach Wiedererwärmung trotz langer Kreislaufinsuffizienz beschrieben (▶ Tab. 88.4).
- Die bislang niedrigste überlebte Körpertemperatur im Rahmen einer akzidentellen Hypothermie lag bei 13,7 °C.
- Eine primär schlechte Prognose wird lediglich bei asystolen Patienten mit gleichzeitiger Asphyxie angegeben.
- Weitere schlechte Prognoseparameter stellen ein Serumkaliumwert von über 10 mmol/l und eine schwere Azidose mit einem zentralvenösen pH < 6,5 dar.

Tab. 88.4 Tolerierbare Kreislaufstillstandzeiten ohne neurologische Folgeschäden.

Körperkerntemperatur	Tolerierbare Zeiten des Kreislaufstillstands
30 °C	16 min
25 °C	25 min
20 °C	45 min
16 °C	60 min

88.13 Quellenangaben

[1] Kobbe P, Lichte P, Wellmann M et al. Impact of hypothermia on the severely injured patient. Unfallchirurg 2009; 112(12): 1055–1061

[2] Hildebrand F, Probst C, Frink M et al. Importance of hypothermia in multiple trauma patients. Unfallchirurg 2009; 112(11): 959–964

[3] Hildebrand F, Giannoudis PV, van Griensven M et al. Pathophysiologic changes and effects of hypothermia on outcome in elective surgery and trauma patients. Am J Surg 2004; 187(3): 363–371

[4] Lapostolle F, Couvreur J, Koch FX et al. Hypothermia in trauma victims at first arrival of ambulance personnel: an observational study with assessment of risk factors. Scand J Trauma Resusc Emerg Med; 2017; 25(1): 43

[5] Truhlář A DC, Soar J, Khalifa GEA et al. Kreislaufstillstand in besonderen Situationen. Notfall Rettungsmed 2015; 18:833–903

[6] Hohlrieder M, Kaufmann M, Moritz M. Management of accidental hypothermia. Anaesthesist 2007; 56(8): 805–811

[7] Mommsen P, Zeckey C, Frink M et al. Accidental hypothermia in multiple trauma patients. Zentralbl Chir 2012; 137(3): 264–269

[8] Gentilello LM, Jurkovich GJ, Stark MS et al. Is hypothermia in the victim of major trauma protective or harmful? A randomized, prospective study. Ann Surg 1997; 226(4): 439–447 (discussion 447–439)

88.14 Wichtige Internetadressen

- www.grc-org.de/leitlinien2015
- https://www.erc.edu
- www.traumaregister-dgu.de

88

89 Akutes Abdomen

Jens Peter Hölzen, Cédric R. D. Demtröder

89.1 Steckbrief

Das akute Abdomen ist eine häufige Notfallsituation, die eine Notfallbehandlung erfordert. Es handelt sich hierbei um einen Symptomkomplex, der durch die Leitsymptome akut einsetzender Bauchschmerz, Abwehrspannung und Störung der Darmfunktion sowie ein ausgeprägtes allgemeines Krankheitsgefühl gekennzeichnet ist. Die Ursachen können abdomineller und extraabdomineller Genese sein. Das erfolgreiche Management ist gekennzeichnet durch schnelles und zielbewusstes Handeln des Notarztes, einer zügigen Diagnostik des interdisziplinären Notaufnahmeteams sowie die unmittelbare Identifikation operativ zu versorgender Patienten. Unbehandelt kann das akute Abdomen zum Multiorganversagen und zum Tod führen.

89.2 Synonyme

- acute abdominal pain
- acute surgical abdomen
- akuter Abdominalschmerz
- chirurgisches Abdomen
- unklares Abdomen

89.3 Keywords

- akutes Abdomen (acute abdomen)
- akuter Bauch
- akute Abdominalbeschwerden (acute abdominal pain)
- präklinische Versorgung
- Notfallabdomen
- surgical abdomen

89.4 Definition

- Das akute Abdomen beschreibt einen diagnostisch ungeklärten, potenziell lebensbedrohlichen, abdominellen und damit schnellstmöglich zu therapierenden Krankheitszustand.
- Das akute Abdomen ist damit keine eigentliche Diagnose, sondern meint vielmehr ein Syndrom mit den Leitsymptomen akut einsetzender Bauchschmerz, Peritonismus mit Abwehrspannung und Störung der Darmperistaltik bei gleichzeitiger Störung des Allgemeinbefindens.
- Ist die ursächliche Diagnose gestellt, so besteht terminologisch kein akutes Abdomen mehr.
- Während im angelsächsischen Sprachgebrauch vorrangig das chirurgische Abdomen, also die operativ zu versorgende Notfallsituation, gemeint ist, bezieht sich der deutsche Sprachgebrauch häufig auch auf akute, zumeist unspezifische Bauchschmerzen mit konservativer Therapie.

89.5 Epidemiologie

89.5.1 Häufigkeit

- Bedingt durch multiple Ursachen und weitgefasste Definitionen besteht eine unübersichtliche Datenlage. Allerdings haben sich die Zahlen in den letzten 40 Jahren, abgesehen von einem Anstieg der Divertikulitisprävalenz, nicht maßgeblich geändert.
- Das akute Abdomen tritt mit einer Häufigkeit von circa 500–750/100 000 Einwohnern auf und stellt den häufigsten viszeralchirurgischen Notfall dar. Zwischen 5 und 10 % aller Patienten, die die Notfallambulanz aufsuchen, kommen wegen akuter Abdominalschmerzen. Der Anteil der Notfalleinsätze im Rettungsdienst ist mit ca. 1 % eher gering.
- In 25–30 % ist die notfallmäßige Operation indiziert.

89.5.2 Altersgipfel

- Abhängig vom Alter finden sich unterschiedliche Ursachen und Häufigkeiten (▸ Tab. 89.1).
- Während im Säuglingsalter Invaginationen und der Volvolus dominieren, nimmt im Kindesalter die akute Appendizitis die Vorrangstellung ein.
- Mit zunehmendem Alter nehmen die ovariellen Pathologien bei der Frau und die Divertikulitis an Bedeutung zu.
- Im Senium kommen die gastrointestinale Perforation, Neoplasien und Durchblutungsstörungen hinzu.

Tab. 89.1 Altersabhängige Ursachen für ein akutes Abdomen. Die häufigsten Ursachen variieren mit dem Lebensalter.

Säugling und Kleinkind	Kind	Erwachsener	Senium
◦ Invagination/Volvolus ◦ inkarzerierte Hernie ◦ Gastroenteritis ◦ Hodentorsion	◦ Appendizitis ◦ Hodentorsion ◦ Ovarpathologie ◦ Gastroenteritis	◦ Pyelonephritis/ ◦ Urolithiasis ◦ Appendizitis ◦ Ovarpathologie ◦ Extrauteringravidität ◦ Divertikulitis ◦ GI-Perforation	◦ Pyeolnephritis/ ◦ Urolithiasis ◦ Divertikulitis ◦ Obstipation ◦ Neoplasie ◦ GI-Perforation ◦ Gefäßverschluss

GI: Gastrointestinaltrakt

89.5.3 Geschlechtsverteilung

- Der Anteil der Frauen mit einem akuten Abdomen beträgt 60–70 %.

89.5.4 Prädisponierende Faktoren

- Immunsupprimierte Patienten
  - HIV-Patienten
  - Dialysepatienten
  - Tumorpatienten

89.6 Ätiologie und Pathogenese

- Differenzialdiagnostisch können nahezu alle intraabdominell gelegenen Organe ein akutes Abdomen hervorrufen. Ebenso gibt es zahlreiche systemische Erkrankungen, die direkt oder über eine Komplikation ein akutes Abdomen zur Folge haben können. Die ▶ Abb. 89.1 fasst die möglichen intraabdominellen Ursachen anhand ihrer Lokalisation zusammen.
- Die häufigsten Ursachen sind altersunabhängig unspezifische Bauchschmerzen (ca. 30–35 %) und Nierenkoliken (ca. 30 %). Die Gallenkolik/Cholezystitis und Divertikulitis werden häufiger bei Patienten im Alter von > 65 Jahre beobachtet. Die Appendizitis ist eine Hauptdiagnose bei Patienten im Alter < 45 Jahre.

Extraabdominale Ursachen:

- kardiale Ursachen:
  - Myokardischämie, Myokardinfarkt (siehe Kap. 37)
  - Endokarditis
  - Myokarditis
  - Herzinsuffizienz
- thorakale Ursachen:
  - Pneumonie
  - Pleurodynie
  - Lungeninfarkt, Lungenembolie
  - Pneumothorax
  - Empyem
  - Ösophagitis/Ösophagusspasmen
  - Ösophagusruptur (Boerhaave-Syndrom)
- Bauchwandhämatome:
  - Antikoagulanzien
  - Trauma
  - Injektionen mit Verletzungen der Vasa epigastrica (v. a. in Pflegeheimen)
- systemisch/metabolische Ursachen:
  - Urämie
  - Diabetes mellitus
  - Porphyrie
  - Hämolyse
  - akute Nebenniereninsuffizienz (Addison-Krise)
  - Hyperlipidämie
  - Hyperparathyreoidismus
  - Bleivergiftung
  - Hypersensitivitätsreaktionen, u. a. Insektenstiche, Reptiliengift
  - Sichelzellanämie (in Europa selten)
- Infektionen:
  - Herpes zoster
  - Osteomyelitis

89.7 Klassifikation und Risikostratifizierung

- perakutes Abdomen:
  - positiver Schockindex
  - Vernichtungsschmerz
- akutes Abdomen:
  - peritoneale Symptomatik
- subakutes Abdomen:
  - abdominelle Schmerzen mit lokaler Abwehrspannung und diskretem Peritonismus

89.8 Symptomatik

- **Leitsymptome des akuten Abdomens**:
  - heftige Bauchschmerzen (umschrieben oder diffus)
  - peritoneale Symptomatik/Peritonismus (Abwehrspannung)
  - Kreislaufstörung bis zum Kreislaufschock
  - Störung der Darmperistaltik (Meteorismus, Übelkeit, Erbrechen)
  - schlechter Allgemeinzustand (AZ)

- Der abdominelle Schmerz steht im Vordergrund der Symptomatik. Wichtig für die weitere Differenzierung sind der Schmerzbeginn, die Schmerzlokalisation und der Schmerzcharakter. Unterschieden wird ein viszeraler von einem somatischen Schmerz.
- viszeraler Schmerz:
  - dumpf, tief liegend, eher diffus, häufig krampfartig und oft schlecht lokalisierbar
  - Pathogenese: Dehnung der Hohlorgane, Muskelkontraktionen, Spasmen, Hyperperistaltik des Darms, abrupte Anspannung von Organkapseln (z. B. Ureterkolik, Gallenkolik, Leberkapselspannungsschmerz)
- somatischer Schmerz
  - scharf, brennend und meist gut zu lokalisieren
  - Pathogenese:
    - Folge von Entzündung (z. B. Appendizitis), Verletzung oder Embolie eines Abdominalorgans
    - geht vom Peritoneum parietale, dem Mesenterium, dem Mesokolon oder dem Retroperitonealraum aus
- Plötzlich einsetzende Schmerzen treten häufig bei Perforationen oder ischämischen Ereignissen auf.
- Kontinuierlich zunehmende Schmerzen sind charakteristisch für entzündliche Erkrankungen (Appendizitis, Cholezystitis), während kolikartige Schmerzen mit wellenförmigem Charakter für Obstruktion des Gallengangs, der Harnleiter (Steinabgang) und auch beim Dünndarmmileus auftreten können.
- Peritonismus als „Reizzustand" des Peritoneums:
  - Unwillkürliche Abwehrspannung ist ein Zeichen der Peritonitis und der peritonealen Mitbeteiligung.
  - Indirekte Zeichen hierfür sind:
    - Schonhaltung mit angezogenen Beinen
    - gekrümmter Gang
    - Schmerzen bei Erschütterung (z. B. beim Hüpfen)
  - Der Loslassschmerz (im Extremfall schon bei leichtesten Pendelbewegungen) ist ein direktes Zeichen.
  - Die unwillkürliche Abwehrspannung ist auch bei Ablenkung und in Narkose nachweisbar.
- Je nach Ursache des Krankheitsbildes entstehen dann weitere Symptome. Hierbei stehen gastrointestinale (GI) Beschwerden wie Übelkeit, Erbrechen und Motilitätsstörungen im Vordergrund.
- CAVE: Der Hinterwandinfarkt kann ausschließlich die klinische Symptomatik eines akuten Abdomens auslösen und muss deshalb differenzialdiagnostisch miteinbezogen werden!
- Hochrisikopatienten, die häufig einer operativen Versorgung bedürfen:
  - Schmerzanamnese von < 48 h
  - Schmerz gefolgt von Erbrechen, Abwehrspannung und Loslassschmerz
  - fortgeschrittenes Alter
  - vorausgegangene Operationen

89.9 Diagnostik

89.9.1 Diagnostisches Vorgehen

- Das akute Abdomen ist eine Notfallsituation und erfordert eine zügige Diagnostik. Die zur Verfügung stehende Zeit richtet sich nach dem Schweregrad des Krankheitsbildes.
- Eine effiziente Anamnese und eine sorgfältige klinische Untersuchung geben bereits in der Präklinik maßgebliche Hinweise für die differenzialdiagnostische Entscheidungsfindung. Die sorgfältige Dokumentation gehört zur notärztlichen Tätigkeit und kann redundante Diagnostik reduzieren. In manchen Fällen kann die kausale Diagnose weitgehend genau gestellt werden. Aufgrund der umfassenden Differenzialdiagnosen sind weitere diagnostische Schritte in der Notaufnahme unabdingbar.
- Der Algorithmus läuft i. d. R. immer gleich ab (► Abb. 89.2). Wenn möglich, sind diagnostische und therapeutische Schritte synchron durchzuführen, um den Prozess zu verkürzen.

89.9.2 Anamnese

- Auch bei Patienten in einem reduzierten AZ ist eine effiziente Anamnese mit zielgerichteten Fragen ein wesentlicher Bestandteil in der Diagnostik. Fremdanamnesen über Angehörige oder Zeugen sind bei Bewusstlosigkeit, Sprachbehinderung und Sprachbarrieren einzuholen.
- **Schmerzanamnese:**
  - Schmerzbeginn und zeitlicher Verlauf
  - Lokalisation
  - Ausstrahlung des Schmerzes, gürtelförmig
  - Schmerzcharakter (dumpf oder spitz, konstant oder wellenförmig)
- **gastrointestinale Symptome:**
  - Übelkeit
  - Erbrechen (Farbe, Geruch, stuhlig, kaffeesatzartig, blutig)
  - letzte Nahrungsaufnahme
  - letzter Stuhlgang
  - Diarrhö
  - Teerstuhl, Hämatochezie, entfärbter Stuhl
- **allgemeine Symptome:**
  - andere Beschwerden
  - Fieber
  - letzte Menstruation, mögliche Schwangerschaft
- **weitere Informationen:**
  - bereits erlebte ähnliche Situationen
  - Voroperationen
  - abdominelle Vorerkrankungen
  - Gewichtsabnahme
  - Medikamentenanamnese
    - CAVE: Antiarrhythmika, Antikoagulanzien, Analgetika, Antiphlogistika und Steroide

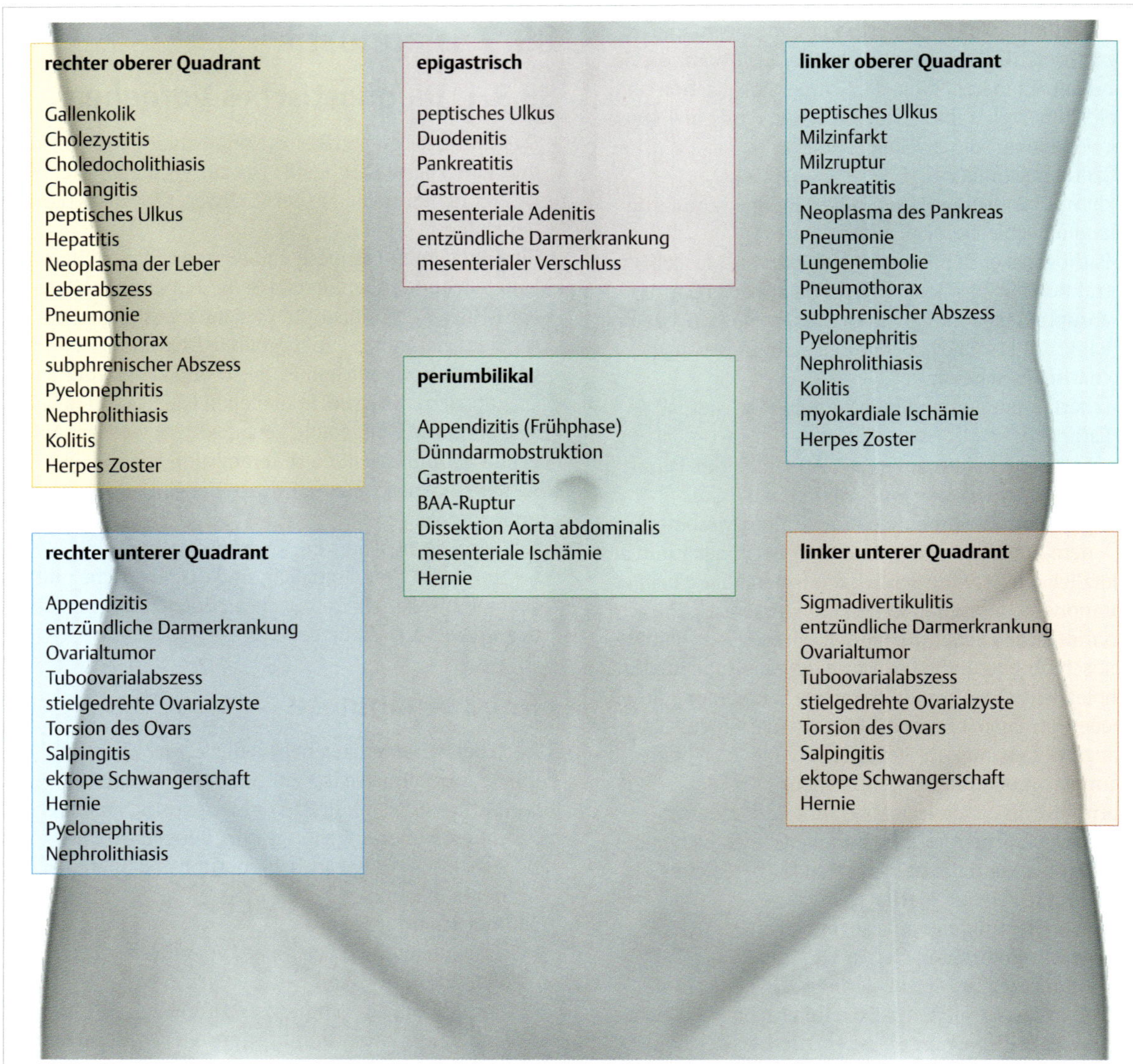

Abb. 89.1 Häufige Differenzialdiagnosen bei akutem Abdomen in Abhängigkeit von ihrer Lokalisation.
Abk. BAA: Bauchaortenaneurysma.

89.9.3 Körperliche Untersuchung

- **Vitalfunktionen**
  - Zu Beginn steht hierbei die Überprüfung von Vitalfunktionen: Puls, Blutdruck, Blutzucker, EKG, ggf. Temperatur und Atemfrequenz.
  - Anschließend erfolgt die symptomorientierte abdominelle Untersuchung.
- **Inspektion**
  - AZ, Unruhe, Schonhaltung mit angezogenen Knien, Atembild (flache kostale Atmung?)
  - Bei der Inspektion können ein aufgetriebener Bauch, Narben und das Hautkolorit sowie künstliche Ausgänge bereits Aufschluss über mögliche Ursachen geben.
  - Bei sehr schlanken oder kachektischen Patienten geben Darmmotilitätszeichen wichtige Hinweise.
- **Auskultation und Überprüfung auf Peritonismus**
  - Alle 4 Quadranten werden auskultiert.
  - Normale Darmgeräusche sprechen auch für eine normale Peristaltik.
  - Fehlende Darmgeräusche sind Zeichen einer Paralyse (z. B. nach einer Operation, aber auch reflektorisch bei Harnleitersteinen, Pankreatitis oder Stoffwechselstörungen).
  - Hochgestellte plätschernde und metallisch klingende Darmgeräusche sprechen für einen mechanischen Ileus.
  - Strömungsgeräusche über der Aorta sind charakteristisch für ein Aneurysma oder eine Aortenstenose.

- **Palpation und Perkussion**
  - Ausgehend von dem Quadranten mit der geringsten Schmerzsymptomatik, werden sämtliche Areale des Abdomens einschließlich der Leisten palpiert.
  - Eine unwillkürliche Abwehrspannung, ein Erschütterungsschmerz oder ein Loslassschmerz sind Zeichen eines Peritonismus.
  - Geblähte Areale können durch Perkussion identifiziert werden. Zu achten ist ebenfalls auf Raumforderungen und Resistenzen (voller Blase, Aszites).
  - Die Untersuchung möglicher Bruchpforten (Leiste, Nabel, Narben) dient zum Ausschluss einer eingeklemmten Hernie.
  - Obwohl herkömmliche klinische Zeichen wie z. B. bei der Appendizitis (McBurney, Lanz etc.) im klinischen Alltag kaum noch Anwendung finden, ist eine sorgfältige Dokumentation der Schmerzlokalisation sehr wichtig. Skizzen sind eindeutig und sparen Zeit!
  - Es gibt keine Evidenz mehr für eine obligate rektale Untersuchung. Bei Verdacht auf eine gastrointestinale Blutung, Appendizitis, Koprostase oder einen kolorektalen Tumor sollte sie jedoch durchgeführt werden.
- **Abwehrspannung und Peritonismus**
  - Das korrekte Interpretieren der Abwehrspannung und des Peritonismus gestaltet sich aufgrund der Stresssituation i. d. R. sehr schwierig. Sowohl das Umfeld in der präklinischen Umgebung als auch in der Notaufnahme lassen nur bedingt eine Entspannung der Bauchdecke zur besseren Beurteilung zu. Die Erwartung des Patienten, dass durch die Palpation der Schmerz noch zunimmt, führt vielfach zu einer willkürlichen Anspannung der Bauchdecke.
  - Merke: Wer hüpfen kann, hat keinen Peritonismus!
  - Bewährt hat sich auch die Palpation mit dem Stethoskop. Seit dem Kleinkindesalter ist jeder Mensch darauf geprägt, dass das Stethoskop nicht schmerzt. Nutzen Sie also die Auskultation zur gleichzeitigen Palpation mit dem Stethoskop in der Hand, da der Patient von einer schmerzlosen Untersuchung ausgeht und sich so mehr entspannen kann.
  - Gleichzeitig sollte eine analgetische Therapie zugesichert und verabreicht werden, da das Syndrom des akuten Abdomens dadurch nicht schlechter beurteilbar ist.

89.9.4 Labor

- Die Indikation für Laboruntersuchungen richtet sich nach dem vermuteten Krankheitsbild. Als minimales Untersuchungsprogramm gilt die Bestimmung von:
  - C-reaktivem Protein (CRP)
  - Blutbild (Leukozyten, Hämoglobin, Hämatokrit)
  - Lipase im Serum
  - Kreatinin
  - Elektrolyten
  - Blutzucker
  - Laktat
  - Urinstaus/-sediment
  - möglicher Schwangerschaft
  - Herzenzymen

89.9.5 Bildgebende Diagnostik

Sonografie

- Die abdominelle sonografische Untersuchung ist effektiv, kosteneffizient, nichtinvasiv, bedarf keiner Vorbereitung und kann bei geringem Zeitaufwand jederzeit wiederholt werden.
- Der Nachweis freier Flüssigkeit, die Beurteilung der parenchymatösen Organe, des Darms und der Aorta stehen im Fokus. Der 4-Kammer-Blick in das Herz und die Beurteilung der Pleuraspalten sind ebenfalls schnell möglich.
- Allerdings hängt die Qualität der Untersuchung von der Erfahrung des Untersuchers ab und ein hochauflösendes Gerät ist erforderlich.
- Adipositas und Luftüberlagerungen limitieren das Untersuchungsergebnis und machen weitere schnittbildgebende Verfahren notwendig.

Röntgen

- Die Röntgen-Abdomen-Übersicht ist mittlerweile weitgehend durch Sonografie und CT abgelöst worden und findet nur noch zur Detektion von Spiegeln und freier Luft Anwendung (bevorzugt im Stehen oder auch in Linksseitenlage).

CT

- Ihre flächendeckende Verfügbarkeit wie auch die extrem hohe Auflösung sowie die überlagerungsfreie Darstellung intraabdominaler Strukturen bei gleichzeitig möglicher Gefäßbeurteilung hat die Spiral-CT zur diagnostischen Maßnahme der Wahl gemacht.
  - Chirurgisch zu therapierende Zustände können frühzeitig detektiert werden.
  - Ebenso können durch eine CT unnötige Laparoskopien, aber auch Krankenhausaufenthalte vermieden werden.
  - Vorteile bietet ebenso die gleichzeitige Option einer radiologisch-therapeutischen Intervention (Abszessdrainagen).
- Die CT stellt beim akuten Abdomen zwar die effektivste bildgebende Untersuchung dar, weist allerdings auch die höchste Strahlenbelastung auf. Bei jungen Patienten sollten daher alternative Methoden der Schnittbildgebung genutzt werden.

XII

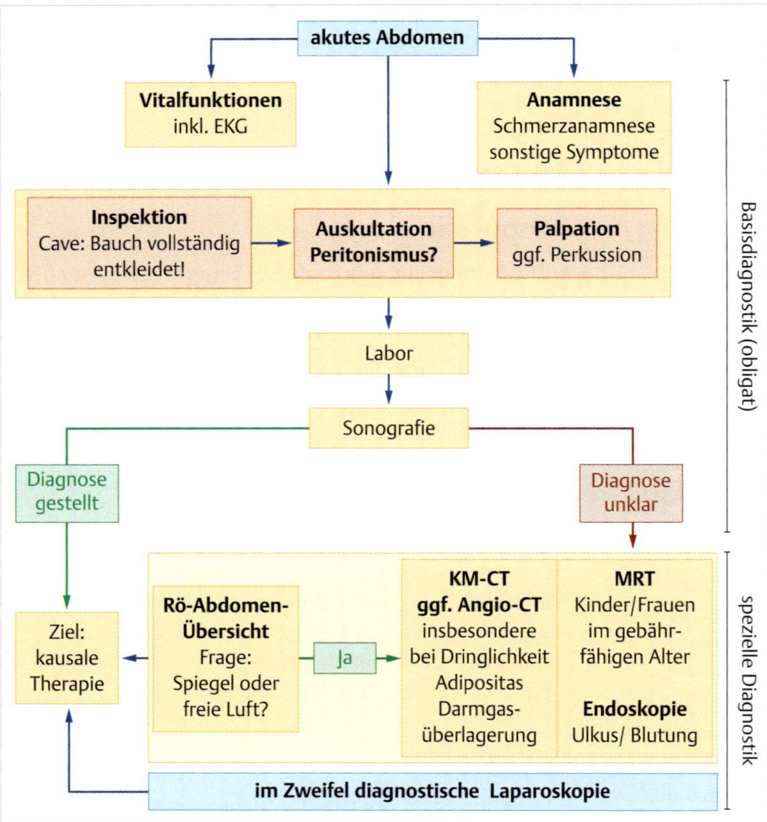

Abb. 89.2 Algorithmus: Diagnostik beim akuten Abdomen.
Abk. KM: Kontrastmittel, Rö: Röntgen.

- **Achtung:** Bei Anordnung einer kontrastmittelbasierten CT nach Kontrastmittelallergie fragen. Vorsicht mit Kontrastmitteln bei
  - Niereninsuffizienz,
  - Hyperthyreose,
  - Plasmozytom,
  - Metformintherapie.

MRT

- Der diagnostische Wert einer MRT-Untersuchung bei akutem Abdomen ist noch nicht abschließend geklärt und sollte v. a. bei Kindern durchgeführt werden, wenn Anamnese, klinische Untersuchung und Sonografie nicht zu einer Diagnose geführt haben oder eine fragliche Diagnose weiter abgeklärt werden muss.

89

89.9.6 Instrumentelle Diagnostik

EKG

- Da ein Hinterwandinfarkt das klinische Bild eines akuten Abdomens aufweisen kann, ist ein 12-Kanal-EKG bereits präklinisch obligat.

Endoskopie

- Die Ösophago-Gastro-Duodenoskopie (ÖGD) und Koloskopie haben in der Initialdiagnostik des akuten Abdomens keinen zentralen Stellenwert und kommt nur bei Verdacht auf ein Ulcus ventriculi oder Ulcus duodeni oder bei GI-Blutungen zum Einsatz.

89.10 Differenzialdiagnosen

- Differenzialdiagnostisch können nahezu alle intraabdominell gelegenen Organe ursächlich sein.
- Ebenso gibt es zahlreiche extraabdominelle Erkrankungen, die für die Leitsymptome abdomineller Schmerz, Abwehrspannung und gastrointestinale Motilitätsstörungen verantwortlich sein können (siehe ▶ Tab. 89.1, ▶ Abb. 89.1, Kap. 89.6)
- Häufige Ursachen für ein akutes Abdomen des Erwachsenen sind in ▶ Tab. 89.2 dargestellt.
- Insbesondere folgende extraabdominelle Differenzialdiagnosen müssen abhängig vom Alter berücksichtigt werden (▶ Tab. 89.3).

Tab. 89.2 Differenzialdiagnose: häufigste Ursachen.

Differenzialdiagnose	Bemerkungen
Appendizitis	im Zweifel diagnostische Sicherung durch Laparoskopie
Cholezystitis/sympt. Cholezystolithiasis	Dreischichtung in der Sonografie, ERCP bei Hyperbilirubinämie/Stauungszeichen
Sigmadivertikulitis	Schnittbildgebung in der Akutsituation, zunächst keine Endoskopie
Nephro-/Urolithiasis	Nierenstauung in der Sonografie
Ovarialzysten/Adnexitis	gynäkologische Vorstellung
Ileus	Pendelperistaltik, CT zur exakten Lokalisationsbestimmung, Hernie, Bride oder Tumor?
Ulkusperforation (Magen/ Duodenum)	Freie Luft?
Gastroenteritis	ggf. Endoskopie
ERCP: endoskopisch retrograde Cholangiopankreatikografie	

Tab. 89.3 Extraabdominelle Differenzialdiagnose.

Differenzialdiagnose	Bemerkungen
kardiale Ursachen: Hinterwandinfarkt, Endo-/ Myokarditis	EKG obligat
thorakale Ursachen: Pneumonie, Pleurodynie, Pneumothorax, Lungenembolie	Auskultation, Röntgen-Thorax, ggf. CT-Thorax
Trauma: Hämatome der Bauchwand	Traumaanamnese, Blutverdünnung? → CT-Diagnostik
Intoxikationen	k.A.
k.A.: keine Angaben	

89.11 Therapie

89.11.1 Therapeutisches Vorgehen

- Da das akute Abdomen definitionsgemäß als Symptomenkomplex eine Vielzahl von Ursachen aufweist, die unterschiedlich kausal therapiert werden müssen, stehen während der Diagnostik die analgetische Therapie und die Stabilisierung des Kreislaufs im Vordergrund.
- **Kreislauf:**
  - peripherer intravenöser (i. v.) Zugang
  - Infusion mit kristalloider Infusionslösung 1000–1500 ml
  - Überwachung/Monitoring
  - ggf. Sauerstoffgabe (Ziel SpO_2 > 95 %)
- **Analgesie:**
  - Da Schmerz ein Schockpromotor ist, wird die analgetische Therapie sofort eingeleitet!
  - Dies geschieht bereits präklinisch, da dadurch die Diagnose nicht wesentlich beeinträchtigt wird. Die unwillkürliche Abwehrspannung besteht auch unter Analgesie.
  - Kein Patient muss auf eine fachärztliche oder gar oberärztliche Untersuchung warten!

89.11.2 Allgemeine Maßnahmen

- adäquate Lagerung/Transport:
  - angezogene Beine
  - Oberkörper hochgelagert zur Verbesserung der Atmung
  - Erschütterungen vermeiden
- Bei mechanischem Ileus an 3 Katheter denken:
  - Magensonde → Entlastung und Aspirationsschutz
  - Blasenkatheter → Bilanzierung
  - zentraler Venenkatheter (ZVK) → Flüssigkeits-und Elektrolytsubstitution
- Sobald die Diagnose gestellt ist, erfolgt die kausale Therapie.
- In 25–30 % der Fälle ist eine notfallmäßige Operation indiziert.

89.11.3 Pharmakotherapie

- Spasmolyse:
  - N-Butylscopolamin 20–40 mg i. v. (erwachsener Patient)
  - CAVE: Tachykardie!
- Analgesie (erwachsener Patient):
  - Metamizol 500–1000 mg i. v., wenn erforderlich, ergänzen durch
  - Piritramid 3,75 mg–7,5 mg i. v. (CAVE: Latenzzeit bis Wirkbeginn bis zu 15 min nach i. v. Gabe!) oder alternativ

- Morphin titrierend 2,5 mg–5 mg–7,5 mg–10 mg i. v. oder
- Fentanyl titrierend 0,05–0,1 mg i. v.
- Analgesie (Kind):
  - Metamizol 10–15 mg/kgKG (Kind > 5 kg) und ggf.
  - Morphin 0,05–0,1 mg/kgKG i. v. oder
- bei epigastrischer Symptomatik Antazida (Protonenpumpeninhibitoren i. v., z. B. Pantozol 40 mg in Kurzinfusion i. v.)
- Bei Verdacht auf Sepsis (Leukozytose und Fieber) frühzeitig Einleitung einer Antibiotikatherapie

89.12 Verlauf und Prognose

- Unbehandelt endet das akute Abdomen häufig in einer vital bedrohlichen Sepsis.
- Aufgrund der diversen Kausaldiagnosen können die einzelnen Verläufe und Prognosen nicht in der Gesamtheit dargestellt werden.

90 Gastrointestinale Blutungen

Sonja Römer, Sebastian Küpper

90.1 Steckbrief

Akute Blutungen aus dem Gastrointestinaltrakt (GI) sind die häufigste Notfallsituation in der Gastroenterologie. Die Letalität ist mit 5–10 % hoch. Zu den Zeichen einer sichtbaren (overten) GI-Blutung gehören Hämatinerbrechen (Erbrechen von kaffeesatzartigem Blut), Hämatemesis (Erbrechen von hellrotem Blut), Teerstuhl bzw. Meläna (Absetzen von schwarzem, klebrigem und übelriechendem Stuhl) und Hämatochezie (Absetzen von Blut aus dem Rektum). Bei größerem Blutverlust kann eine Hämatochezie auch bei einer Blutungsquelle im oberen GI-Trakt auftreten, sodass bei einem instabilen Patienten, der rektal Blut absetzt, zunächst nach einer oberen GI-Blutung gesucht wird. Eine nicht sichtbare (okkulte) Blutung lässt sich mit einem Stuhltest nachweisen und ist meist kein Notfall. Häufiger liegt die Blutungsquelle im oberen (d. h. proximal des Treitz'schen Bandes) als im unteren GI-Trakt. Bei der Therapie hat zunächst die Stabilisierung des Patienten oberste Priorität, erst dann schließen sich Diagnostik und weitere (kausale) Therapien an.

90.2 Synonyme

- gastrointestinale Blutung (GI-Blutung)
- obere GI-Blutung
- untere GI-Blutung
- gastrointestinal bleeding

90.3 Keywords

- Hämatemesis
- Hämatinerbrechen
- Hämatochezie
- kaffeesatzartiges Erbrechen
- Teerstuhl
- Meläna

90.4 Definition

- Lokalisation der Blutung:
  - **obere GI-Blutung**: Blutungsquelle liegt proximal des Treitz'schen Bandes bzw. oberhalb der Flexura duodenojejunalis, d. h. in Ösophagus, Magen oder Duodenum
  - **mittlere GI-Blutung**: Blutungsquelle liegt zwischen Flexura duodenojejunalis und Ileozökalklappe
  - **untere GI-Blutung**: Blutungsquelle liegt in Kolon oder Rektum
- klinische Blutungszeichen:
  - **Hämatemesis**: Erbrechen von hellrotem oder kaffeesatzartigem Blut
  - **Meläna**: Teerstuhl (durch Hämatin schwarz gefärbter Stuhl)
  - **Hämatochezie**: rektaler Abgang von hellrotem Blut
- Formen der gastrointestinalen Blutung:
  - **overte GI-Blutung**: offensichtliche Blutung mit klinischen Blutungszeichen
  - **okkulte GI-Blutung**: klinische Blutungszeichen fehlen, eine Blutungsanämie bzw. eine chronische Eisenmangelanämie deuten jedoch auf eine stattgehabte Blutung hin
  - **obskure GI-Blutung**: overte oder okkulte Blutung, bei der trotz endoskopischer Abklärung keine Blutungsquelle gefunden wird

90.5 Epidemiologie

90.5.1 Häufigkeit

- Die **jährliche Inzidenz** beträgt etwa 1/1000 (obere GI-Blutung) bzw. 1/4000 (untere GI-Blutung).

90.5.2 Altersgipfel

- GI-Blutungen treten v. a. **im höheren Lebensalter** auf.
- Das Risiko einer unteren GI-Blutung steigt mit dem Alter deutlich an.

90.5.3 Geschlechtsverteilung

- Männer sind häufiger von einer GI-Blutung betroffen.
- Männer erleiden etwa doppelt so häufig wie Frauen eine obere GI-Blutung.

90.5.4 Prädisponierende Faktoren

- Patienten mit chronischen **Leberkrankheiten** oder hereditären **Blutgerinnungsstörungen** haben im Allgemeinen ein höheres Blutungsrisiko.
- Ferner können bestimmte **Medikamente** die Inzidenz von GI-Blutungen erhöhen, wie z. B. Antikoagulanzien oder nichtsteroidale Antiphlogistika (NSAR).
- Auch eine positive Anamnese für eine bereits **stattgehabte Blutung** erhöht das Risiko.

90.6 Ätiologie und Pathogenese

- häufige Ursachen für die **obere GI-Blutung** sind:
  - gastroduodenale Ulzera (Helicobacter pylori oder NSAR)
  - Ösophagitis
  - Folgen einer portalen Hypertonie:
    - Ösophagus- oder Magenfundusvarizen
    - portal-hypertensive Gastropathie
  - Tumor
  - vaskuläre Ursachen:
    - Angioektasie
    - Dieulafoy-Läsion
    - gastrale antrale vaskuläre Ektasie (GAVE-Syndrom)
  - Mallory-Weiss-Läsion
- Bei den übrigen Blutungen liegt die Quelle, insbesondere bei älteren Patienten, überwiegend in Kolon und Rektum (**untere GI-Blutung**):
  - Divertikelblutung
  - ischämische Kolitis
  - Neoplasien
  - Angiodysplasien
- Ursachen für die seltenere **mittlere GI-Blutung** können z. B. Angiodysplasien, NSAR-Ulzera im Dünndarm oder Lymphome sein.
  - Bei Kindern oder jungen Erwachsenen können mittlere GI-Blutungen aus einem **Meckel-Divertikel** stammen (angeborene, mit Magenschleimhaut ausgekleidete Aussackung im Ileum – chirurgische Therapie).
  - Auch chronisch entzündliche Darmerkrankungen kommen als Blutungsursache in Betracht.
  - In ca. 10 % der Fälle bleibt bei mittlerer und unterer GI-Blutung die Ursache unklar.
- Raritäten sind eine **arterioenterische Fistel** (nach gefäßchirurgischer Intervention) oder das **Heyde-Syndrom** (GI-Blutungen bei Aortenklappenstenose als Folge eines erhöhten von-Willebrand-Faktor-Verbrauchs aufgrund von Scherkräften).

90.7 Klassifikation und Risikostratifizierung

- Zur Risikostratifizierung stehen verschiedene Klassifikationen und Scores zur Verfügung, die unterschiedliche Fragestellungen beantworten sollen.
- Die **Forrest-Klassifikation** erlaubt einzuschätzen, wie hoch bei einer oberen GI-Blutung das **Risiko einer Rezidivblutung** wäre, wenn bei den genannten Läsionen keine endoskopische Intervention, sondern eine rein medikamentöse bzw. supportive Therapie durchgeführt würde (▶ Tab. 90.1).
- Der **Rockall-Score** erlaubt einzuschätzen, wie hoch das **Mortalitätsrisiko bei oberer GI-Blutung** ist. Eine Summe von < 3 geht mit einer guten Prognose einher, ab 8 Punkten besteht ein hohes Mortalitätsrisiko (▶ Tab. 90.2).
- Der **Glasgow Blatchford Bleeding Score** benötigt im Gegensatz zu den bisher beschriebenen Scores keinen Endoskopiebefund. Ziel ist es, **Patienten mit niedrigem Risiko** zu identifizieren, die mit einer oberen GI-Blutung ambulant behandelt werden können und nicht stationär aufgenommen werden müssen (Summe: 0 oder 1 Punkt). Eine höhere Punktzahl ist mit einem höheren Mortalitätsrisiko assoziiert (▶ Tab. 90.3).
- Der **NOBLADS-Score** wurde für die **untere GI-Blutung** entwickelt und erlaubt eine Einschätzung des **Risikos einer schweren Blutung** (definiert als anhaltende oder wiederkehrende Blutung). Hieraus lässt sich die Notwendigkeit einer Intervention, einer Bluttransfusion und einer längeren Hospitalisationsdauer abschätzen. Eine Summe von 5 Punkten und mehr zeigt eine hohe Wahrscheinlichkeit für eine schwere untere GI-Blutung an, wohingegen eine Summe von 0 Punkten für ein geringes Risiko spricht (▶ Tab. 90.4).

Tab. 90.1 Forrest-Klassifikation.

Forrest	Blutungsaktivität	Spontane Rezidivblutungsrate	Mortalität
I	**Läsion mit aktiver Blutung**		
Ia	spritzende Blutung	90 %	26 %
Ib	Sickerblutung	30 %	10 %
II	**Läsion mit Blutungsstigmata**		
IIa	sichtbarer Gefäßstumpf	50 %	10 %
IIb	Ulkus mit Blutkoagel	20 %	13 %
IIc	Ulkus mit Hämatinbelag	5–10 %	8–13 %
III	**Läsionen ohne Blutungszeichen**	**<5 %**	**8 %**

Tab. 90.2 Rockall-Score.

Parameter	Punkte			
	0	1	2	3
Alter in Jahren	< 60	60–79	> 80	k.A.
Schock	kein Schock	Tachykardie	Hypotension	k.A.
Pulsfrequenz	< 100	> 100	> 100	k.A.
systolischer Blutdruck (mmHg)	> 100	> 100	< 100	k.A.
Komorbidität	keine	k.A.	Herzinsuffizienz, KHK, andere schwere Erkrankungen	Nieren- oder Leberinsuffizienz, metastasiertes Malignom
Diagnose	Mallory-Weiss-Syndrom oder keine Läsion	alle anderen	bösartige Erkrankung des oberen GI-Trakts	k.A.
endoskopischer Befund	unauffällig	k.A.	sichtbares Blut im oberen GI-Trakt, adhärenter Koagel, sichtbares oder spritzendes Gefäß	k.A.

GI-Trakt: Gastrointestinaltrakt, k.A.: keine Angaben, KHK: koronare Herzerkrankung

Tab. 90.3 Glasgow Blatchford Bleeding Score.

Parameter	Punkte
Harnstoff im Serum (mmol/l)	
≥ 6,5– < 8,0	2
≥ 8,0– < 10,0	3
≥ 10,0– < 25,0	4
≥ 25	6
Hämoglobin (g/l): Männer	
≥ 12,0– < 13,0	1
≥ 10,0– < 12,0	3
< 10,0	6
Hämoglobin (g/l): Frauen	
≥ 10,0 – < 12,0	1
< 10,0	6
Systolischer Blutdruck (mmHg)	
100–109	1
90–99	2
< 90	3
sonstige Risikofaktoren	
Herzfrequenz > 100/min	1
Meläna	1
Synkope	2
chronische Lebererkrankung	2
chronische Herzinsuffizienz	2

Tab. 90.4 NOBLADS-Score.

Parameter	Punkte
Medikation mit NSAR	1
keine Diarrhö	1
keine abdominelle Druckempfindlichkeit	1
systolischer Blutdruck ≤ 100 mmHg	1
Medikation mit Thrombozytenaggregationshemmer	1
Albumin ≤ 3,0 g/dl	1
Begleiterkrankungen (Charlson-Index ≥ 2)	1
Synkope	1

NSAR: nichtsteroidale Antiphlogistika

90.8 Symptomatik

- Patienten mit **overter GI-Blutung** können sich mit **Hämatemesis**, **Meläna** oder **Hämatochezie** präsentieren.
  - **Hämatemesis** ist fast immer beweisend für die obere GI-Blutung (sofern eine Blutungsquelle im HNO-Bereich ausgeschlossen wurde) und deutet auf eine mittlere bis schwere Blutung hin. Ihr Fehlen schließt eine obere GI-Blutung jedoch nicht aus.
  - **Meläna** entsteht häufig bei oberen GI-Blutungen durch Kontakt des Blutes mit Magensäure. Allerdings ist sie nicht spezifisch für obere GI-Blutungen. Bei einer Blutungsquelle im rechtsseitigen Kolon ist die Transitzeit so lang, dass eine Meläna auch durch bakteriellen Abbau des Blutes im Kolon entstehen kann.
  - **Hämatochezie** ist meist ein Zeichen für eine untere GI-Blutung. Dennoch haben 10–15 % der Patienten mit Hämatochezie eine obere GI-Blutung. Hierbei handelt es sich dann meist um eine massive Blutung mit Kreislaufdepletation.
- Nicht immer sind akute Blutungen offensichtlich. Bei den **okkulten Blutungen** fehlen klinische Blutungszeichen. Eine Blutungsanämie bzw. eine chronische Eisenmangelanämie deuten jedoch auf eine stattgehabte Blutung hin.
- Die weiteren klinischen Zeichen hängen vom **Ausmaß des Blutverlustes** ab. Unspezifische Symptome wie Schwindel oder Blässe können ebenso wie Zeichen der Hypovolämie (Tachykardie, Hypotonie) vorliegen. Bei massiver Blutung kann ein hypovolämischer Schock entstehen.

90.9 Diagnostik

- Vor jeglicher Diagnostik steht bei einer akuten gastrointestinalen Blutung die notfallmedizinische **Kreislaufstabilisierung**.
- Zudem sollte rasch eine **Risikostratifizierung** erfolgen, um Patienten mit einem höheren Risiko für ein schlechtes Outcome zu identifizieren und einer entsprechend intensiven Versorgung und Überwachung zuzuführen.
- Erst danach folgen (endoskopische) Diagnostik und Therapie mit folgenden Zielen:
  - Detektion der Blutungsquelle
  - Blutstillung
  - Vermeidung von Rezidivblutungen

90.9.1 Diagnostisches Vorgehen

- Zunächst wird mittels Anamnese, körperlicher Untersuchung und Labor eingeschätzt, welches Risiko für den Patienten besteht.
- Bestehen Zeichen einer aktiven oberen GI-Blutung (▶ Abb. 90.1) und ist der Patient akut gefährdet, wird so schnell wie möglich eine Gastroskopie (**Notfallendoskopie**) durchgeführt.
- Anderenfalls wird innerhalb von 12–24 h eine endoskopische Diagnostik durchgeführt (**Frühendoskopie**), in Einzelfällen noch später (wenn weder Zeichen einer aktiven Blutung noch eine akute Gefährdung vorliegen).
- Bei unterer GI-Blutung sollte vor einer endoskopischen Diagnostik eine Darmreinigung durchgeführt werden (▶ Abb. 90.2).

90.9.2 Anamnese

- Die Anamnese gibt wertvolle Hinweise auf Blutungslokalisation, Blutungsdauer und Blutungsschwere. Dem Blutungsereignis **vorausgegangene Symptome** können Hinweise für die Ursache liefern:
  - Oberbauchbeschwerden bei peptischem Ulkus
  - heftiges Erbrechen bei Mallory-Weiss-Läsion
  - Gewichtsverlust bei Magenkarzinom
  - blutige Diarrhöen bei Colitis ulcerosa
  - rezidivierende Divertikulitisschübe bei Divertikelblutung
- Auch **Risikofaktoren** für eine Blutung sollten erfragt werden. Hierzu zählen chronische Lebererkrankungen, bereits stattgehabte GI-Blutungen, angeborene Blutgerinnungsstörungen oder Medikamente wie NSAR-Präparate, Thrombozytenaggregationshemmer und Antikoagulanzien. Insbesondere für das sich eventuell anschließende **Gerinnungsmanagement** sollte ermittelt werden, ob der Patient eine Antikoagulation benötigt (z. B. aufgrund einer Herzklappenprothese). Auch vorangegangene abdominelle Operationen müssen erfragt werden.

90.9.3 Körperliche Untersuchung

- Zunächst werden die **Vitalparameter** überprüft. In der allgemeinen körperlichen Untersuchung sollte insbesondere auf **Hinweise auf Hypovolämie** mit Kreislaufinstabilität (z. B. Tachykardie, Tachypnoe, Blässe, Desorientierung) und **Anämie** (z. B. Blässe, Schwitzen) geachtet werden.

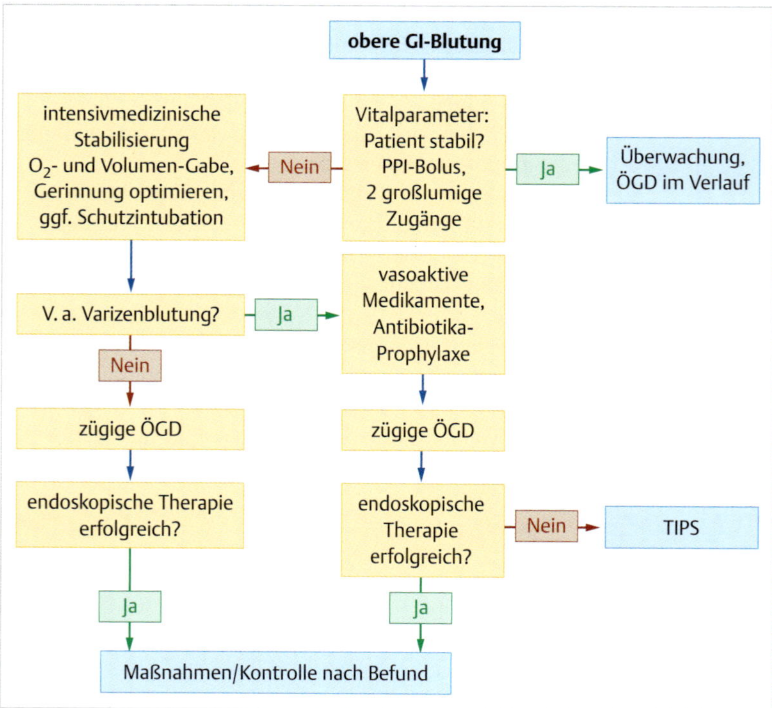

Abb. 90.1 Vorgehen bei oberer GI-Blutung. Abk. ÖGD: Ösophago-Gastro-Duodenoskopie, PPI: Protonenpumpeninhibitor, TIPS: transjugulärer intrahepatischer portosystemischer Shunt.

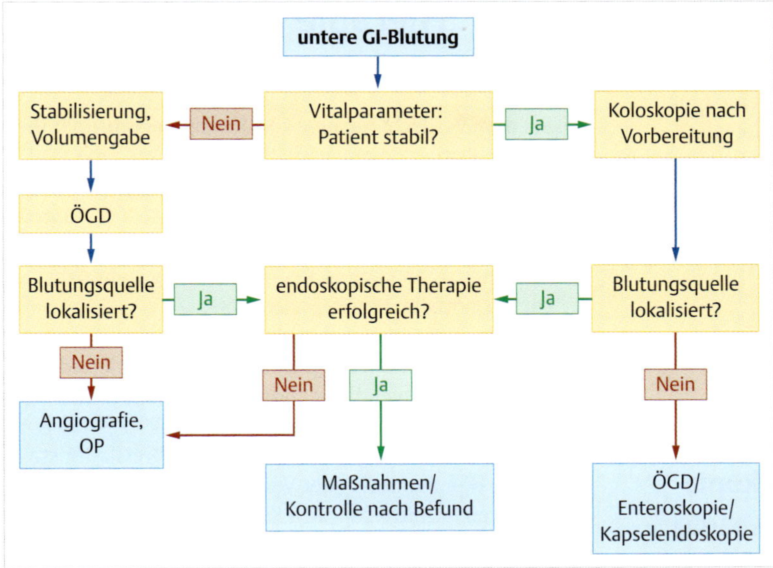

Abb. 90.2 Vorgehen bei unterer GI-Blutung. Abk. ÖGD: Ösophago-Gastro-Duodenoskopie.

- Allgemeine Blutungszeichen (z. B. Petechien, Ekchymosen) als Hinweis auf eine **Gerinnungsstörung** sind für das weitere Vorgehen ebenso wichtig wie Anzeichen für eine **chronische Leberkrankheit** (z. B. Spider-Nävi, Aszites, Palmarerythem).
- Obligat ist die **digital-rektale Untersuchung**. Hierbei können Frischblut oder Meläna objektiviert werden und es kann eventuell schon eine Diagnose gestellt werden (z. B. Analfissur, Raumforderung im unteren Rektum).

90.9.4 Labor

- Die initialen Laboruntersuchungen umfassen ein kleines Blutbild, Elektrolyte, Kreatinin und Gerinnungsparameter (INR und partielle Thromboplastinzeit). Ferner muss **Kreuzblut** abgenommen werden, um ggf. Blutkonserven bereitstellen zu können.
- Die Hämoglobinkonzentration (Hb-Konzentration) kann bei einer massiven Blutung zunächst noch normal sein, da der Abfall erst nach kompensatorischem intravasalen Plasmaeinstrom auftritt.

90.9.5 Bildgebende Diagnostik

CT

- Indikationen für ein kontrastverstärkte Multidetektor-Spiral-CT (MDCT) sind eine**obskure GI-Blutung** (Zeichen einer Blutung ohne endoskopischen Nachweis einer Blutungsquelle) oder eine **nicht durchführbare endoskopische Untersuchung**.
- Die MDCT gewinnt in der Diagnostik von GI-Blutungen als nichtinvasives und schnell verfügbares Verfahren zunehmend an Bedeutung.
- Aktive Blutungen können in der arteriellen Kontrastmittelphase dokumentiert werden.

MRT

- Die MRT spielt in der Diagnostik der GI-Blutung eine allenfalls untergeordnete Rolle:
  - Zum einen dauert das Verfahren sehr lange und die Überwachungsmöglichkeit der teilweise instabilen Patienten ist eingeschränkt.
  - Zum anderen können Bewegungsartefakte die Diagnostik mittels MRT weiter erschweren.
  - Die örtliche und zeitliche Auflösung ist zudem relativ gering.

Szintigrafie

- Die Erythrozytenszintigrafie hat in der Notfalldiagnostik keinen hohen Stellenwert, eignet sich jedoch zur Diagnose von intermittierenden Blutungen und Sickerblutungen, da über mehrere Stunden untersucht werden kann. Sie ist sensitiver als die Angiografie, bietet jedoch keine Möglichkeit der Therapie.
- Indiziert ist die Szintigrafie eher bei leichtgradiger, endoskopisch nicht lokalisierbarer Blutung. Mit dieser Methode können aktive Blutungen bei Meckel-Divertikeln, Angiodysplasien, Polypen oder Blutungen aus dem Ileum lokalisiert werden.

Angiografie

- Die Angiografie ist bei einer massiven aktiven GI-Blutung indiziert, die endoskopisch nicht detektiert oder wo nicht erfolgreich interveniert werden konnte.
- Ferner ist die Angiografie ein Verfahren, das zum Einsatz kommt, wenn die Endoskopie (z. B. aufgrund von Kreislaufinstabilität) nicht möglich ist. Sie ermöglicht neben der Diagnostik zugleich auch eine Therapie, z. B. mittels Coiling, sofern das zuführende Gefäß sondiert werden kann.

- Blutungen können mit einer sehr hohen Sensitivität festgestellt werden (bereits ab einer Blutungsstärke von > 0,5 ml/min ist ein Kontrastmittelaustritt in das Darmlumen nachweisbar). Hierauf kann eine Embolisation mit einer Erfolgsrate von 52–98 % erfolgen.

90.9.6 Instrumentelle Diagnostik

Ösophago-Gastro-Duodenoskopie (ÖGD)

- siehe Kap. 90.11.2

Koloskopie

- siehe Kap. 90.11.2

Kapselendoskopie und Enteroskopie

- Die Kapselendoskopie ist ein relativ neues Verfahren, das eingesetzt wird, wenn mittels ÖGD und Ileokoloskopie keine Blutungsquelle nachgewiesen wurde und die Blutungsquelle im Dünndarm vermutet wird.
- Vermutete Stenosen stellen eine Kontraindikation für die Kapselendoskopie dar, da die Gefahr besteht, dass die Kapsel im Verdauungstrakt verbleibt.
- Eine aktive Blutung kann mit hoher Sensitivität detektiert werden, eine Interventionsmöglichkeit besteht jedoch naturgemäß nicht.
- Zeigt die Video-Kapselendoskopie behandlungsbedürftige Befunde, so kann die Blutung mittels besonderer Endoskopieverfahren (z. B. obere und/oder untere Ballon-Enteroskopie) gezielt versorgt werden. Die Therapiemöglichkeiten zur Blutstillung entsprechen dabei denen einer herkömmlichen ÖGD oder Koloskopie.

90.10 Differenzialdiagnosen

Tab. 90.5 Differenzialdiagnosen.

Differenzialdiagnose	Bemerkungen
Blutung im HNO-Bereich	• kann als obere GI-Blutung fehlinterpretiert werden, Teerstuhl kann auch bei Verschlucken größerer Blutmengen vorkommen • körperliche Untersuchung, ggf. HNO-ärztliche Mitbeurteilung
vaginale Blutung	• kann manchmal als Hämatochezie fehlinterpretiert werden (z. B. bei Frischblut in der Vorlage) • körperliche Untersuchung, ggf. gynäkologische Mitbeurteilung
Stuhlverfärbungen	• Nahrungsmittel oder Eisenpräparate könne die Stuhlfarbe so verändern, dass der Stuhl von Patienten als Blut oder Teerstuhl fehlinterpretiert wird. • Stuhltest auf okkultes Blut kann Klärung bringen

GI: gastrointestinal

90.11 Therapie

90.11.1 Therapeutisches Vorgehen

- Bei dem Verdacht auf eine GI-Blutung muss primär die Kreislaufsituation eingeschätzt werden und eine entsprechende Stabilisierung mittels Volumensubstitution erfolgen. Initial sollten daher idealerweise 2 großlumige venöse Zugänge gelegt werden.
- Die (intensiv)medizinische Stabilisierung steht dabei vor der notfallmäßigen Endoskopie.
- Störungen der Blutgerinnung müssen zügig erkannt werden und sollten ausgeglichen werden, sofern dadurch eine notwendige endoskopische Intervention nicht verzögert wird.
- Schwere GI-Blutungen (GI-Blutung mit Kreislaufinstabilität, Hämatemesis oder Verdacht auf Varizenblutung) bedürfen unmittelbar nach Stabilisierung des Patienten einer endoskopischen Intervention.
- Liegt keine schwere Blutung vor (Rockall-Score initial 0–2 Punkte), reicht eine Endoskopie innerhalb von 24 h aus. Eine engmaschige Überwachung des Patienten bis zur Endoskopie ist jedoch zwingend.
- Bei hämodynamisch relevanter GI-Blutung erfolgt i. d. R. zunächst eine ÖGD, da die Blutungsquelle in über 80 % der Fälle im oberen GI-Trakt liegt.
- Bei massiver oberer GI-Blutung oder bei einem nicht nüchternen Patienten (Nahrungsaufnahme < 4 h vor ÖGD) kann die Gabe des prokinetisch wirksamen Antibiotikums Erythromycin 20–30 min vor der ÖGD erwogen werden. Hierdurch wird die Sicht unter der Endoskopie verbessert, was ggf. eine Second-Look-ÖGD überflüssig macht.
- Bei massiver Hämatemesis (Varizenblutung) oder eingeschränkter Bewusstseinslage kann eine Intubationsnarkose vor der ÖGD zur Vermeidung einer Aspirationspneumonie sinnvoll sein. Eine Aspiration von Blut verschlechtert die Prognose deutlich.
- Bei jeder hämodynamisch relevanten oberen GI-Blutung empfiehlt sich eine Säureblockade mittels Protonenpumpeninhibitor (PPI):
  - initialer Bolus 2x Standarddosis, anschließend 2–3 ×/d intravenöse (i. v.),
  - Applikation als einfache Standarddosis oder kontinuierlich im Perfusor.
  - Die Gabe der PPI noch vor der Endoskopie kann die Notwendigkeit einer endoskopischen Therapie verringern.
  - Die weitere PPI-Gabe richtet sich nach dem Befund der ÖGD.
- 80 % der GI-Blutungen sistieren spontan. Bei polymorbiden Patienten, die unter PPI-Therapie stabil bleiben, kann aufgrund mangelnder Konsequenz auf eine weitere endoskopische Abklärung verzichtet werden.

Tab. 90.6 Therapeutisches Vorgehen.

Endoskopischer Befund	Endoskopische Therapie	Weitere Therapien
Ulcus duodeni/ventriculi	Kombination aus Injektion (NaCl oder Adrenalin 1:10000) und Clips (TTS: through the scope oder OTSC: over the scope clip), APC etc.	PPI H.p.-Eradikation Meiden von NSAR
Erosionen	häufig keine nötig/sinnvoll variabler Einsatz	s. o. Ursache behandeln
Ösophagusvarizen	Ligatur	Terlipressin (oder Somatostatin) Antibiose Lactulose TIPS
Magenvarizen	Sklerosierung/Histoakryl	k.A.
Angiodysplasie	APC	k.A.
Tumor	verschiedene Verfahren (APC, Laser)	Resektion möglich?

APC: Argonplasmakoagulation, H.p.: Helicobacter pylori, k.A.: keine Angaben, NSAR: nichtsteroidale Antiphlogistika, PPI: Protonenpumpenhemmer, TIPS: transjugulärer intrahepatischer portosystemischer Shunt

90.11.2 Endoskopisches Vorgehen

Ulkusblutung

- Der häufigste Grund für obere GI-Blutungen sind gastroduodenale Ulzera. Prädisponierende Faktoren sind die Einnahme von NSAR und eine floride Infektion mit Helicobacter pylori. Schwer erkrankte hospitalisierte Patienten erleiden häufiger eine Ulkusblutung. Die Mortalität der Patienten mit „nosokomialer" Ulkusblutung ist im Vergleich zu der ambulanter Patienten deutlich erhöht.
- Aktive obere GI-Blutungen müssen selbstverständlich endoskopisch versorgt werden. Aber auch Forrest-II Blutungen (Blutungsstigmata) haben ein hohes Rezidivblutungsrisiko und es sollte daher ebenfalls endoskopisch interveniert werden (Ausnahme: Forrest-IIc).
- Als Goldstandard kombiniert man Unterspritzungsverfahren (Adrenalin, Fibrin, Sklerosierungsmittel) zur lokalen mechanischen Kompression mit der Platzierung eines Metallclips (Hämostaseclip) oder einer Elektrokoagulation des Gefäßstumpfes. Dies führt in über 90 % der Fälle zu einer suffizienten Hämostase. Alleiniges Unterspritzen wird aufgrund eines hohen Rezidivrisikos nicht mehr empfohlen.
- Neuere Verfahren zur Blutstillung sind Hemosprays: Ein mineralisches Pulver, das zur Therapie der oberen GI-Blutung (nicht bei Varizenblutung) zugelassen ist, wird über einen Katheter auf die Blutungsquelle aufgesprüht und eignet sich v. a. für Blutungen, die schwer zugänglich sind, oder wenn eine größere Fläche betroffen ist.
- Das Risiko der Rezidivblutung besteht v. a. innerhalb der ersten 3d. Eine Kontroll-ÖGD (Second-Look-ÖGD) am Folgetag wird kontrovers diskutiert.
- Zusätzlich muss der Patient so früh wie möglich bis zur Abheilung des Ulkus mit PPI therapiert werden. Hierdurch wird die Rate der Rezidivblutungen deutlich gesenkt. Bei Duodenalulzera ist mit einer Therapiedauer von 6–8 Wochen zu rechnen. Bei Magenulzera kann die Therapie meist nach endoskopisch nachgewiesener Abheilung beendet werden.
- Wird Helicobacter pylori nachgewiesen, ist eine Eradikationstherapie indiziert. Üblicherweise besteht die Standard-Erstlinientherapie in Deutschland aus einem PPI, Clarithromycin und Amoxicillin (französische Tripeltherapie) bzw. Metronidazol (italienische Tripletherapie) für mindestens 7d und maximal 14d.

Varizenblutung

- Bei Verdacht auf eine Varizenblutung steht die Sicherung der Vitalfunktionen an erster Stelle, gefolgt von einer zügigen endoskopischen Intervention. Bei Varizenblutungen sind einige Besonderheiten im Vergleich zu anderen GI-Blutungen zu berücksichtigen. Folgende Zielwerte sollen nicht überschritten werden: systolischer Blutdruck 90–100 mmHg, Hb-Konzentration 10 g/dl, Hämatokrit 30 %.
- Höhere Werte steigern den portalvenösen Druck und erhöhen somit das Rezidivblutungsrisiko. Der Pfortaderdruck muss mittels vasoaktiver Medikamente (▶ Tab. 90.7) gesenkt werden. Die Gabe erfolgt bereits vor der Endoskopie und wird noch 5d nach der Endoskopie weiter verabreicht. Anschließend kann auf nicht selektive Betablocker (Carvedilol, Propranolol) umgestellt werden. Eine Antibiotikaprophylaxe (Ciprofloxacin oder Ceftriaxon) senkt die Rezidivblutungsrate und die Infektionsrate signifikant. Die Therapie sollte möglichst früh begonnen und 5–7d fortgesetzt werden.
- Bei Ösophagusvarizenblutung ist der endoskopische Goldstandard die Ligatur mit Gummibändern. Die früher durchgeführte Sklerosierung von Ösophagusvarizen ist wegen schlechter Effektivität und erhöhter Komplikationsrisiken lediglich in seltenen Fällen indiziert.

XII

Bei Fundusvarizenblutungen wird dagegen eine Sklerosierung (z. B. mit Kunstharz) durchgeführt.

- Bei endoskopisch nicht beherrschbarer Varizenblutung (weniger als 10 % aller Fälle) kommen eine Ballontamponade oder temporäre Stents als Überbrückungsverfahren in Betracht. Bei Patienten mit hohem Rezidivrisiko oder bei Therapieversagen kommt die Einlage eines TIPS (transjugulärer intrahepatischer portosystemischer Shunt) in Betracht. Chirurgische Stents spielen heutzutage keine Rolle mehr.

Tab. 90.7 Vasoaktive Medikamente zur Senkung des Pfortaderdrucks.

Substanz	Dosierung
Terlipressin	initial 2 mg als Bolus i. v., danach alle 4–6 h 1 mg als Bolus i. v.
Somatostatin	250 µg als Bolus i. v., danach 250 µg/h mittels Perfusor
Octreotid	50 µg als Bolus i. v., danach 50 µg/h mittels Perfusor (verschiedene Dosierungsschemata möglich)

i. v.: intravenös

Untere GI-Blutung

- 80 % der unteren GI-Blutungen sind im Kolon lokalisiert. Bei Verdacht auf eine untere GI-Blutung sollte daher zunächst eine Koloskopie nach vorherigen Abführungsmaßnahmen erfolgen. Die Möglichkeiten der Blutstillung entsprechen prinzipiell denen der oberen GI-Blutung. Das Hemospray ist zur Therapie der unteren GI-Blutung nicht zugelassen, kann aber Off-Label eingesetzt werden. Aktive Blutungsquellen werden bei unteren GI-Blutungen deutlich seltener gefunden.
- Eine Notfallkoloskopie ohne entsprechende vorbereitende Darmreinigung ist wenig zielführend. Lediglich bei vermuteten Blutungen aus dem distalen Rektum oder Sigma kann eine unvorbereitete Sigmoidoskopie erfolgsversprechend sein.
- Medikamentöse Therapieansätze bei unterer GI-Blutung fehlen bisher. Bei hämodynamisch instabilen Patienten mit sicherer GI-Blutung, aber negativer oberer Endoskopie ist ggf. eine Notfallangiografie, mit der Option auf eine Coiling-Therapie und/oder eine rasche Operation, der Vorbereitung zur Koloskopie vorzuziehen.

90.11.3 Blutprodukte

- Neueren Studien zufolge ist ein restriktives Transfusionsregime von Erythrozytenkonzentraten (EK) mit einer besseren Prognose vergesellschaftet. Asymptomatische Patienten benötigen i. d. R. erst ab einem Unterschreiten des Hb-Wertes von 7 g/dl eine Bluttransfusion. Die Transfusionsgrenze bei asymptomatischen Patienten mit Vorerkrankungen, die zu einer verminderten Anämietoleranz (z. B. koronare Herzkrankheit) führen, liegt bei einem Hb-Wert von 8 g/dl. Bei hämodynamischer Instabilität und Zeichen einer aktiven GI-Blutung kann die Gabe von EK trotz eines normalen Hb notwendig sein.
- Liegt eine Thrombozytopenie von < 50 000/µl vor, kann bei einer aktiven Blutung die Gabe von Thrombozytenkonzentraten (TKZ) erwogen werden. Bei einem INR-Wert von > 1,5 sollte, sofern keine Kontraindikation besteht, eine Gerinnungskorrektur mittels Gerinnungsfaktoren oder Fresh-Frozen-Plasma (FFP) erfolgen. Hierbei muss auf eine Volumenüberlastung geachtet werden.

90.11.4 Operative Therapie

- Die Indikation zur operativen Therapie ist sehr begrenzt. Eine Indikation zur OP besteht bei frustraner primärer endoskopischer Blutstillung (< 2 % der GI-Blutungen) sowie bei schwerer Rezidivblutung nach erfolgreicher Endoskopie. Meistens sind die Patienten kreislaufinstabil und haben schwere Begleiterkrankungen. Eine Rezidivblutung erhöht die Mortalität deutlich (15–35 %).
- Studien haben bislang keinen Vorteil einer sofortigen Operation im Vergleich zu einer erneuten endoskopischen Versorgung belegen können. Die Entscheidung für die OP muss daher interdisziplinär nach Einzelfall zwischen Endoskopiker und Chirurgen getroffen werden.

90.12 Verlauf und Prognose

- Die Prognose ist abhängig von der Schwere der Blutung, von evtl. auftretenden Komplikationen (z. B. Aspiration von Blut) und dem Auftreten einer Rezidivblutung.
- Abschätzen lässt sich die Prognose mittels der o. g. Scores zur Risikostratifizierung (z. B. Rockall-Score, siehe ▸ Tab. 90.2).

90.13 Prävention

- Risikofaktoren identifizieren und meiden:
  - nicht indizierte NSAR-Dauertherapie
  - Eradikationstherapie bei Nachweis von Helicobacter
  - Magenschutz bei erforderlicher Einnahme von NSAR oder ASS

90.14 Literatur zur weiteren Vertiefung

[1] Aoki T, Nagata N, Shimbo T et al. Development and Validation of a Risk Scoring System for Severe Acute Lower Gastrointestinal Bleeding. Clinical Gastroenterology and Hepatology 2016; 14 (11): 1562–1562

[2] Barkun AN, Bardou M, Kuipers EJ et al. International Consensus Recommendations on the Management of Patients With Nonvariceal Upper Gastrointestinal Bleeding. Ann Intern Med 2010; 152 (2): 101–113

[3] Garcia-Tsao G, Bosch J. Varices and Variceal Hemorrhage in Cirrhosis: A New View of an Old Problem. Clinical Gastroenterology and Hepatology 2015; 13 (12): 2109–2117

[4] Hwang JH, Fisher DA, Ben-Menachem T et al. The role of endoscopy in the management of acute non-variceal upper GI bleeding. Gastrointest Endosc 2012; 75(6): 1132–1138

[5] Villanueva C, Colomo A, Bosch A et al. Transfusion Strategies for Acute Upper Gastrointestinal Bleeding. N Engl J Med 2013; 368(1): 11–21

[6] Gralnek I, Dumonceau J-M, Kuipers EJ et al. Diagnosis and management of nonvariceal upper gastrointestinal hemorrhage: European Society of Gastrointestinal Endoscopy (ESGE) Guideline. Endoscopy 2015; 47(10): a1–a46

[7] Strate LL, Gralnek IM. ACG Clinical Guideline: Management of Patients With Acute Lower Gastrointestinal Bleeding. Am J Gastroenterol 2016; 111(4): 1–16

91

91 Hypoglykämie

Peter Rupp, Jörgen Kipper

91.1 Steckbrief

Hypoglykämien sind eine häufige Komplikation bei Diabetes mellitus und bei einer guten Stoffwechseleinstellung unvermeidlich. Bei mit Insulin therapierten Patienten treten Hypoglykämien deutlich häufiger auf. Schwere Hypoglykämien, bei denen der Patient sich nicht mehr selbst helfen kann, können tödlich enden. Die Diagnose ergibt sich aus klinischer Symptomatik, erniedrigten Blutglukosewerten und der Besserung nach Glukosegabe.

91.2 Synonyme

- Hypoglykämie
- Unterzuckerung
- hypoglykämischer Schock
- hypoglycemia

91.3 Keywords

- Diabetes mellitus
- Hypoglykämie
- hypoglykämischer Schock
- Blutglukose
- blood glucose

91.4 Definition

- Unterhalb eines Blutzuckerwertes von 65 mg/dl (3,6 mmol/l) beginnt beim gesunden Menschen die Gegenregulation zu einer Hypoglykämie mit Hormonausschüttungen und begleitenden Symptomen (zunächst adrenerg vermittelt). Bei Diabetikern ist ein Blutzuckerwert unter 56 mg/dl (3,1 mmol/l) als Grenze definiert.
- Man kann zwischen asymptomatischen, milden und schweren Hypoglykämien unterscheiden. Bei letzterer benötigt der Patient fremde Hilfe.
- Zur Diagnose Hypoglykämie gehört grundsätzlich, neben der Messung eines erniedrigten Blutzuckerwertes, auch das Auftreten typischer Symptome, die sich nach Glukosezufuhr bessern (Whipple-Trias).

91.5 Epidemiologie

- Weltweit sind rund 380 Millionen Menschen an Diabetes mellitus erkrankt, in der Bundesrepublik Deutschland ca. 6 Millionen. Jährlich kommen alleine in Deutschland 300000 neuerkrankte Typ-2-Diabetiker hinzu.
- Rund 95 % der Patienten mit Diabetes haben einen Typ-2-Diabetes, die restlichen 5 % entfallen auf Typ-1-Diabetes und andere seltene Formen.
- Die Prävalenz des Diabetes liegt in Deutschland aktuell bei 7-8 % bei Typ-2-Diabetikern mit einer hohen Dunkelziffer von Patienten, die an Diabetes erkrankt sind, ohne es zu wissen.

91.5.1 Häufigkeit

- Hypoglykämien sind eine häufige Komplikation bei Diabetes mellitus und bei einer guten Stoffwechseleinstellung unvermeidlich.
- Hypoglykämie ist der häufigste endokrinologische Notfall. Die Angaben zur Häufigkeit von Hypoglykämien schwanken stark.
  - Bei Typ-1-Diabetes rechnet man mit ca. 2 symptomatischen Hypoglykämien pro Woche und mindestens 1 Ereignis pro Jahr, bei dem der Patient fremde Hilfe in Anspruch nehmen muss.
  - Andere Quellen gehen bei Typ-1 Diabetes von 18,7–170 schweren Hypoglykämien pro 100 Patientenjahren aus und von 2,6–73 Episoden pro 100 Patientenjahren bei Typ-2-Diabetikern.
- Etwa 6–10 % der Typ-1-Diabetiker versterben infolge einer Hypoglykämie.
- Hypoglykämische Ereignisse bei Typ-2-Diabetikern sind seltener, wobei neuere Daten vermuten lassen, dass die Häufigkeit von Hypoglykämien bei mit Insulin behandelten Typ-2-Diabetikern unterschätzt wird.
- Neuere Zahlen gehen von 73 Ereignissen pro Patientenjahr bei Typ-1-Diabetes und von 19 bei Typ-2-Diabetes aus (alle Formen der Hypoglykämie).

91.5.2 Altersgipfel

- Typ-1-Diabetiker erkranken i. d. R. zwischen dem 10. und 15. Lebensjahr.
- Typ-2-Diabetiker erkranken selten vor dem 40. Lebensjahr und über 50 % der Erkrankten sind über 65 Jahre alt.
- Durch die zunehmende Fettleibigkeit erkranken inzwischen jedoch auch Kinder und Jugendliche an Typ-2-Diabetes.

91.5.3 Geschlechtsverteilung

- Männer erkranken geringfügig häufiger als Frauen an Diabetes mellitus.

91.5.4 Prädisponierende Faktoren

- Typ-1-Diabetes ist eine Autoimmunerkrankung. Kinder, bei denen ein Elternteil an Diabetes leidet, erkranken mit einer höheren Wahrscheinlichkeit ebenfalls an Diabetes. Dabei ist die Wahrscheinlichkeit höher, wenn der Vater erkrankt ist.
- Eine genetische Disposition ist bei Typ-2-Diabetes wesentlich häufiger als bei Typ 1.
  - Kinder eines Typ-2-Diabetikers erkranken im Laufe ihres Lebens in 25–50 % der Fälle ebenfalls an Diabetes.
  - Daneben spielen Übergewicht und Bewegungsarmut eine große Rolle bei der Krankheitsentwicklung.
  - Spezifische ethnische Zugehörigkeiten können ebenfalls prädisponierend sein.

91.6 Ätiologie und Pathogenese

- Beim Absinken des Blutglukosespiegels bei Gesunden unter einen kritischen Wert von ca. 65 mg/dl kommt es zur humoralen und neuronalen Gegenregulation. Humoral werden Adrenalin und Glukagon, später auch Somatotropin und Kortisol freigesetzt. Dies führt zu einer Mobilisierung der hepatischen und renalen Glykogenreserven. Neuronal kommt es über eine Aktivierung sympathischer Efferenzen ebenfalls zur Utilisation von Glykogen.
- Die häufigste Ursache einer Hypoglykämie ist die Therapie des Diabetes mit Insulin oder oralen Antidiabetika.
- Einen Überblick über Ursachen einer Hypoglykämie gibt ▶ Tab. 91.1:

Tab. 91.1 Ursachen einer Hypoglykämie.

Ursachen	Beispiele
Medikamente	◦ Insulinüberdosierung ◦ orale Antidiabetika ◦ Trimethoprim/Sulfamethazol ◦ Haloperidol ◦ Salizylate ◦ Paracetamol u. a.
Störung der humoralen Gegenregulation	◦ Hypophyseninsuffizienz ◦ Nebennierenrindeninsuffizienz (Morbus Addison)
Substratmangel	◦ Leber-, Nierenerkrankung ◦ Mangelernährung ◦ Sepsis ◦ Alkohol (Hemmung der Glukoneogenese) ◦ Toxine (z. B. Pilze) ◦ Enzymdefekte
paraneoplastisch	◦ Sekretion von IGF-II ähnlichen Peptiden
autonome Insulinsekretion	◦ Insulinom ◦ Nesidioblastose
Autoimmunprozesse	◦ Insulinrezeptorantikörper ◦ Anti-Insulin-Antikörpersyndrom
akzidentelle oder vorsätzlich herbeigeführte Hypoglykämie	k.A.

IGF: insulin growth factor

91.7 Symptomatik

- Sinkt der Blutzuckerspiegel, kommt es zu einer Vielzahl unterschiedlicher Symptome. Dabei können autonome von neuroglukopenischen Symptomen unterschieden werden (▶ Tab. 91.2).

Tab. 91.2 Hypoglykämiesymptome.

Neuroglukopenische Symptome	Autonome Symptome
Schlaganfallähnliche Symptome (Hemiplegie, Aphasie, Parästhesien)	Schwitzen
Verwirrtheit, Wortfindungsstörungen	Palpitationen
Sehstörungen	Herzrasen
Schwindel	Zittern
Kopfschmerzen	Schwäche
Verwirrtheit	Übelkeit
Verhaltensveränderungen	Heißhunger
Reizbarkeit	Hitzegefühl
Logorrhö	Angst
Schläfrigkeit	
Bewusstlosigkeit	Kopfschmerzen
Krämpfe	
Tod	

- Üblicherweise treten die autonomen Symptome vor den neuroglukopenischen auf.
- Bei älteren Patienten und Diabetikern, die häufig Episoden von Hypoglykämien oder einen niedrigen HbA_{1c}-Wert haben, oder bei Patienten mit langem Krankheitsverlauf ist die Hypoglykämiewahrnehmung nicht selten verändert. Die autonomen Symptome werden nicht wahrgenommen, sodass es unvermittelt zu schweren Hypoglykämien mit Bewusstseinsverlust kommen kann.
- Durch die konsequente Vermeidung von Hypoglykämien kann die Hypoglykämiewahrnehmung i. d. R. wiederhergestellt werden. In den Wochen nach einer Hypoglykämie sollte eine Wiederholung strikt vermieden werden.

91.8 Diagnostik

- Die Diagnose einer Hypoglykämie ergibt sich aus der Klinik, dem gemessenen Blutzuckerwert und der Besserung nach Glukosegabe.

91.8.1 Diagnostisches Vorgehen

- Die Diagnostik besteht aus Anamnese und Messung des Blutzuckerspiegels.
- Bei unklar bewusstlosen Patienten sollte grundsätzlich immer durch Messung der Blutglukose eine Hypoglykämie ausgeschlossen oder bewiesen werden.

91.8.2 Anamnese

- Es gibt vielfältige Ursachen einer Hypoglykämie. Eine genaue Anamnese ist daher unerlässlich. Zu erfragen sind insbesondere das Vorliegen eines Diabetes mellitus, Art und Dosierung der verabreichten Medikamente, bereits bekannte Folgeerkrankungen, Blutzuckertagesprofile und interkurrente Erkrankungen.
- Die Häufigkeit von Hypoglykämien in den letzten Wochen muss ebenfalls dokumentiert werden.
- Gewichtsverlust, erhöhte körperliche Aktivität, Änderung der Ernährungsgewohnheiten oder Alkoholkonsum können Hinweise auf die Ursache der Hypoglykämie sein.
- Ist der Patient kein Diabetiker und nicht mit blutzuckersenkenden Medikamenten behandelt, muss nach anderen Ursachen der Hypoglykämie gesucht werden.
- An die Möglichkeit einer akzidentellen oder vorsätzlichen Überdosierung von Insulin oder anderen blutzuckersenkenden Medikamenten ist zu denken und gezielt nachzufragen.

91.8.3 Körperliche Untersuchung

- Nach ABCDE-Schema notfallmedizinische Überprüfung:
  - A (Atemwege)
  - B (Oxygenierung, Atmung)
  - C (Zirkulation, Blutdruck)
  - D (neurologisches Defizit, GCS: Glasgow Coma Scale, Pupillenreaktion)
  - E (Exposure, Patienten komplett untersuchen)
- Anschließend sollten die Insulininjektionsstellen inspiziert und bei bewusstlosen Patienten gezielt nach einer Insulinpumpe gesucht werden.

91.8.4 Labor

- Die Bestimmung des Blutzuckerspiegels ist obligatorisch.
- Bestehen Hinweise auf einen Alkoholkonsum, sollte der Alkoholspiegel gemessen werden.
- Ein niedriger HbA_{1c}-Wert ist prädisponierend für eine Störung der Hypoglykämiewahrnehmung und kann auf rezidivierende Unterzuckerungen hinweisen.
- Liegt eine Hypoglykämie ohne Diabetes mellitus vor, sind ggf. weitere Laboruntersuchungen zur Klärung der Hypoglykämieursache notwendig. Ein 72-Stunden-Hungerversuch unter stationären Bedingungen und die regelmäßige Bestimmung von Blutglukose, Insulin und C-Peptidspiegel zu festgelegten Zeitpunkten erlaubt die ätiologische Zuordnung einer Hypoglykämie, auch einer, die durch Medikamente vorsätzlich herbeigeführt wurde.

91.9 Differenzialdiagnosen

- Grundsätzlich gilt, dass bei entsprechender klinischer Symptomatik, einem nachweislich erniedrigten Blutzuckerwert und Besserung der Klinik auf Glukosegabe bis zum Beweis des Gegenteils von einer Hypoglykämie als zugrunde liegender Ursache auszugehen ist.
- Die unspezifischen und vielfältigen Symptome einer Unterzuckerung lassen eine große Zahl möglicher Differenzialdiagnosen zu, wobei in ▶ Tab. 91.3 nur die wichtigsten genannt sind.

Tab. 91.3 Differenzialdiagnosen Hypoglykämie.

Differenzial-diagnose	Bemerkungen
akutes Delir	häufig ältere Patienten, genaue Medikamentenanamnese erfragen
unklare Bewusst-seinsstörung	schwere und rasch entstandene Hyponatriämie? Elektrolyte bestimmen, Medikamentenanamnese – Opiate? Neuroleptika? Sedativa?
Intoxikation	Alkohol- und Drogen-Screening – Pupillen?
zerebraler Krampfanfall	anamnestisch bekannte Epilepsie, ggf. EEG, neurologische Abklärung
intrazerebrale Blutung	ggf. kraniale CT zur weiteren Abklärung
psychiatrische Erkrankungen	bekannte psychiatrische Grunderkrankung? Medikamentenanamnese
Meningitis	Fieber, Nackensteife, Lichtscheu

91.10 Therapie

- Die Therapie einer Hypoglykämie besteht aus der oralen oder intravenösen (i. v.) Gabe von Kohlehydraten und ggf. der Gabe von Glukagon intramuskulär (i. m.) oder subkutan (s. c.).

91.10.1 Therapeutisches Vorgehen

- Die Therapie einer milden Hypoglykämie ohne Bewusstseinsstörung besteht in der oralen Gabe von 20 g Kohlenhydraten, am besten Glukose. Ist der Blutzuckerwert nach 15 min immer noch niedrig (50–60 mg/dl), sollte die Gabe wiederholt werden.
- Glukosegels sind einfacher zu verabreichen als Traubenzucker in Tablettenform.
- Bei einer Acarbosetherapie kann nur Traubenzucker für die orale Therapie eingesetzt werden.
- Patienten mit einer schweren Hypoglykämie, die noch bei Bewusstsein sind, erhalten 30 g Kohlenhydrate (in Form von Glukose). Bleibt der Blutzucker niedrig, wird die Gabe nach 15 min wiederholt.
- Patienten mit einer schweren Hypoglykämie, die nicht bei Bewusstsein sind, erhalten 20–50 %ige Glukose i. v., bis sich die klinische Symptomatik gebessert hat.
  - Glukose in Konzentrationen über 20 % muss langsam injiziert werden, um Schmerzen und Venenreizungen zu vermeiden.
  - Durch parallele rasche Infusion von isotoner Kochsalz- oder Ringerlösung kann die Glukosekonzentration vermindert und damit die Gefahr von Venenreizungen verringert werden.
- Extravasale Injektionen hochprozentiger Glukoselösungen können Nekrosen verursachen und sind daher strikt zu vermeiden.
- Kann kein i. v.-Zugang gelegt werden, erhalten die Patienten 1 mg Glukagon i. m. oder s. c.
- Unklar bewusstlose Patienten, bei denen die Messung des Blutzuckerspiegels nicht möglich ist, erhalten 20–50 % Glukose i. v.
- Patienten mit Hypoglykämien unter einer Therapie mit oralen Antidiabetika (v. a. Sulfonylharnstoffe) müssen stationär behandelt werden, da hier prolongierte Verläufe über mehrere Tage möglich sind, insbesondere bei einer gleichzeitig vorliegenden Einschränkung der Nierenfunktion.
- Hypoglykämien unter Sulfonylharnstoffen dürfen nicht mit Glukagon behandelt werden, da dadurch bei funktionierenden Betazellen Insulin freigesetzt wird, was die Hypoglykämie verstärken kann.

91.11 Verlauf und Prognose

- Schwere prolongierte Hypoglykämien können tödlich enden.
- Hypoglykämien werden in 6 % der Fälle bei Frauen und in 18 % der Fälle bei Männern mit Typ-1-Diabetes als Todesursache angesehen.
- Morbidität und Mortalität werden durch die mit Diabetes assoziierten Komplikationen erhöht:
  - betreffen zahlreiche Organsysteme
  - Komplikationen treten i. d. R. in der 2. Krankheitsdekade auf.
- Patienten mit Typ-2-Diabetes haben häufig einen jahrelangen unbemerkten Verlauf:
  - Mikroangiopathien (Retinopathie, Makulaödem, Neuropathie, Nephropathie)
  - Makroangiopathie (koronare Herzerkrankung, periphere arterielle Verschlusskrankheit, zerebrovaskuläre Insuffizienz)
  - gastrointestinale Komplikationen (Gastroparese, Durchfälle)
  - urogenitale Komplikationen (erektile Dysfunktion, Blasendysfunktion)
  - Hörverlust
  - Neigung zu bakteriellen Infekten
  - Katarakt, Glaukom
  - dermatologische Komplikationen
- Durch eine gute normnahe Blutzuckereinstellung und der frühen und aggressiven Therapie der Begleiterkrankungen kann die Prognose eines Diabetes mellitus verbessert werden.

91.12 Literatur zur weiteren Vertiefung

[1] Brabant G, Schöfl C, von zur Mühlen A. Hypoglykämien beim Erwachsenen, Nicht Diabetes-assoziierte Formen, Dtsch Ärzteblatt 1998; 95 (17): A1022–1026

[2] Matthaei S, Kellerer M., Hrsg. S3-Leitlinie Therapie des Typ-1-Diabetes, Version 1.0 September 2011, Deutsche Diabetes Gesellschaft

[3] Nationale Versorgungsleitlinie Therapie des Typ-2-Diabetes, Version 3, August 2013, zuletzt geändert April 2014

[4] Leitlinien der Deutschen Diabetes Gesellschaft: Im Internet: https://www.deutsche-diabetes-gesellschaft.de/leitlinien/evidenzbasierte-leitlinien.html; Stand: 05.03.2019

[5] Nationale Versorgungsleitlinien. Im Internet: www.leitlinien.de/nvl/diabetes/; Stand: 05.03.2019

91.13 Wichtige Internetadressen

- https://www.deutsche-diabetes-gesellschaft.de/home.html
- www.awmf.org/leitlinien.html
- https://www.easd.org/statements.html
- www.diabetes.org
- https://professional.diabetes.org/content/clinical-practice-recommendations

92 Coma diabeticum

Peter Rupp, Jörgen Kipper

92

92.1 Steckbrief

Unter dem Begriff „Coma diabeticum" wird die diabetische Ketoazidose (DKA) und das hyperglykäme nicht ketotische Syndrom (HNKS) bzw. das hyperosmolare Koma zusammengefasst. Beides stellen lebensbedrohliche Komplikationen einer hyperglykämen Entgleisung eines Diabetes mellitus dar. Während die DKA eher Patienten mit Diabetes mellitus Typ 1 trifft und sich akut entwickelt, kommt das HNKS üblicherweise bei Patienten mit Diabetes mellitus Typ 2 vor und kann teilweise über mehrere Tage entstehen. Klinisch weisen die beiden Zustände keine großen Unterschiede auf. Während die DKA pH-Werte < 7,3 und Blutzuckerwerte (BZ-Werte) von > 250 mg/dl aufweist, kommt es bei dem HNKS zu BZ-Konzentrationen von > 600 mg/dl und pH-Werten > 7,3. Kernziele der Therapie sind langsame Senkung der BZ-Konzentration, Ausgleich des teilweise massiven Flüssigkeitsdefizits und Kontrolle und Sicherung normaler Elektrolytkonzentrationen.

92.2 Synonyme

- hyperglykämischer Notfall
- Coma diabeticum
- diabetisches Koma
- hyperosmolarer hyperglykämer Zustand (HHZ)
- hyperosmolares Koma
- hyperglykämes nicht ketotisches Syndrom (HNKS)

92.3 Keywords

- akute Notfälle bei Diabetes mellitus
- Hyperglykämie
- Insulinmangel
- schwere hyperglykämische Entgleisungen
- hyperglykämischer Notfall
- Coma diabeticum
- diabetisches Koma
- diabetische Ketoazidose (DKA)
- hyperglykämes nicht ketotisches Syndrom (HNKS)
- hyperosmolarer hyperglykämer Zustand (HHZ)
- hyperosmolares Koma

92.4 Definition

- Das Coma diabeticum ist eine Akutkomplikation des Diabetes mellitus ausgelöst durch eine Hyperglykämie.
- Das Coma diabeticum lässt sich in die DKA und das HNKS einteilen.
- DKA
  - absoluter Insulinmangel akut innerhalb von 24 h
  - BZ-Konzentrationen von > 250 mg/dl
  - erniedrigtes Serumbikarbonat (< 15 mmol/l)
  - metabolische Azidose
  - Ketonurie bzw. Ketonämie
- HNKS
  - relativen Insulinmangel, der sich innerhalb von einigen Tagen oder auch Wochen entwickelt
  - höhere BZ-Werte > 600 mg/dl
  - entsprechend erhöhte Serumosmolalität
  - fehlende Ketoazidose

92.5 Epidemiologie

- Die DKA ist üblicherweise mit dem Diabetes mellitus Typ 1 assoziiert. Sie kann allerdings auch unter extremem Stress bei Typ-2-Diabetikern auftreten. Somit tritt die DKA eher bei jüngeren Patienten auf. Häufig ist sie Ausdruck der Erstmanifestation eines Diabetes mellitus Typ 1.
- Das HNKS tritt eher bei älteren Patienten (> 65 Jahre) auf und ist häufig die Erstmanifestation eines Diabetes mellitus Typ 2.

92.5.1 Häufigkeit

- Die Inzidenz der DKA hat in den letzten Jahrzehnten zugenommen. Es treten ca. 4–8 Episoden pro 1000 Patienten mit Diabetes mellitus Typ 1 (⅔ der Fälle) und Typ 2 (⅓ der Fälle) auf.
- Das HNKS ist insgesamt seltener. Es liegt bei etwa 15–20 % der schweren hyperglykämischen Entgleisungen vor.

92.5.2 Altersgipfel

- Die DKA tritt bei Kindern zweigipfelig auf:
  - 1. Altersgipfel < 5 Jahren
  - 2. Altersgipfel 14–16 Jahren
- Bei Erwachsenen liegt der Altersgipfel bei 18–44 Jahren.
- Das HNKS tritt überwiegend bei Patienten > 65 Jahre auf.

92.5.3 Geschlechtsverteilung

- keine Angaben möglich

92.5.4 Prädisponierende Faktoren

- Sepsis
- Apoplex
- Alkoholabusus
- Myokardinfarkt
- Trauma
- Medikamente (z. B. Kortikoide, Thiazide, Dobutamin etc.)
- Vergessen der Insulintherapie
- Essverhaltensstörungen
- Insulinpumpendefekt

92.6 Ätiologie und Pathogenese

- Die Akutkomplikation entsteht prinzipiell aus einer fehlenden oder ungenügenden exogenen Insulinzufuhr oder aus einem situativ erhöhten Insulinbedarf.
- Bei der DKA besteht ein absoluter Insulinmangel, der in einer Hyperglykämie und einer gesteigerten Lipolyse resultiert. Die Fettsäuren werden zu Ketonkörpern umgebaut. Es kommt zu einer metabolischen Azidose und gesteigerten Flüssigkeits- und Elektrolytverlusten als Folge einer gesteigerten osmotischen Diurese.
- Bei dem HNKS geht durch den relativen Insulinmangel die antilipolytische Wirkung nicht vollständig verloren, sodass es zu keiner Ketonkörperbildung kommt. Allerdings wird die Glykogenolyse begünstigt. Durch die hierdurch bedingte ausgeprägte Hyperglykämie kommt es zu einem schweren Flüssigkeitsdefizit. Dies kann bis zu einem prärenalen Nierenversagen führen. Schwere Elektrolytentgleisungen kommen aggravierend hinzu.

92.7 Symptomatik

- Aufteilung in Präkoma und Koma
- Präkoma bei DKA und HNKS mit:
  - Appetitlosigkeit
  - Erbrechen
  - Durst, Polydipsie
  - Polyurie
  - Schwäche
  - Tachypnoe
  - Exsikkose
  - Kollapsneigung
  - Hypotonie
  - speziell bei DKA:
    - evtl. Pseudoperitonitis
    - evtl. azidotische Atmung (Kußmaul-Atmung)
  - speziell bei HNKS:
    - schleichender Beginn
- Koma bei DKA und HNKS mit:
  - Schockentwicklung
  - Oligo- bis Anurie
  - erlöschenden Eigenreflexen

92.8 Diagnostik

92.8.1 Diagnostisches Vorgehen

- EKG: Zeichen eines Myokardinfarkts bzw. Veränderungen durch Elektrolytstörungen
- bei Hinweisen auf Infekt: zusätzlich Röntgen-Thorax, Urin- und Blutkulturen, ggf. Bestimmung von Prokalzitonin (PCT)

92.8.2 Anamnese

- wichtige Fragen:
  - Vorerkrankungen
  - Vormedikation
  - Zeitraum der Symptomatikentwicklung
  - Polydipsie oder Polyurie
  - abdominelle Beschwerden
  - technischer Defekt an der Insulinpumpe
  - aufgebrauchter Insulinvorrat
  - bei jüngeren Patienten:
    - absichtliche Beendigung der Insulintherapie
    - Infekte

92.8.3 Körperliche Untersuchung

- zu beachten sind:
  - Bewusstseinszustand
  - Zeichen der schweren Exsikkose
    - trockene Schleimhäute
    - arterielle Hypotonie
    - reduzierter Hautturgor
    - Tachykardie
    - weiche Bulbi
  - tiefe Kußmaul-Atmung, Azetongeruch der Atemluft
  - abdominelle Schmerzen
- Sonderfall Hirnödem mit Kopfschmerzen:
  - Erbrechen
  - zunehmende Desorientiertheit
  - Störungen der Pupillenmotorik
  - Bradykardien
  - Blutdruckschwankungen
  - zerebrale Krampfanfälle

92.8.4 Labor

- BZ-Bestimmung
- arterielle Blutgasanalyse (BGA)
- Urin- und Blutuntersuchung auf Ketonkörper
- Chlorid (zur Berechnung der Anionenlücke)
- Osmolalität
- Laktat
- Blutbild
- Harnstoff
- Kreatinin
- C-reaktives Protein (CRP)
- Natrium, Kalium
- einen Überblick gibt ▶ Tab. 92.1.

Tab. 92.1 Laborwerte und Bewusstseinstrübung bei verschiedenen Schweregraden der diabetischen Ketoazidose (DKA) und des hyperglykamen nicht ketotischen Syndroms (HNKS).

Parameter	DKA mild	DKA mittelschwer	DKA schwer	HNKS
Plasmaglukose (mmol/l)	> 14	> 14	> 14	> 33
arterieller pH	7,25–7,30	7,0–7,24	< 7,0	> 7,3
Bikarbonat (mmol/l)	15–18	10–15	< 10	> 15
Urin-Ketonkörper-Streifentest	+++	+++	+++	+
effektive Osmolalität* (mOsm/kg)	variabel	variabel	variabel	> 320
Anionenlücke**	> 10	> 12	> 12	variabel
Bewusstsein	wach	benommen	Stupor/Koma	Stupor/Koma

* Effektive Osmolalität (mOsm/kg) = 2 × Na (mmol/l)] + Glukose (mmol/l); Norm 280–290mOsm/kg
**Anionenlücke = Na^+ – (Cl^- + HCO_3^-); Norm < 12 mmol/l

92.9 Differenzialdiagnosen

Tab. 92.2 Differenzialdiagnosen.

Differenzialdiagnose	Bemerkungen
Alkoholexzess, Fasten, ketogene Diät	mit Ketoazidose, ohne erhöhte BZ-Konzentration
Intoxikation mit Salizylaten, Ethylenglykol oder Methanol	mit metabolischer Azidose, ohne erhöhte BZ Konzentration
Laktatazidose	k.A.
Nierenversagen	k.A.

BZ: Blutzucker, k.A.: keine Angaben

92.10 Therapie

- Kernpunkte der Therapie der DKA sind die langsame Senkung des BZ unter Berücksichtigung der Kaliumkonzentration und der Ausgleich des Flüssigkeitsdefizits. Zu beachten ist, dass der BZ nur langsam innerhalb der ersten 24 h auf den Zielwert von 250 mg/dl gesenkt werden sollte.
- Ebenso entscheidend ist die frühzeitige Korrektur der Kaliumkonzentration (< 5 mg/dl).
- Sollte bei sehr niedrigen pH-Werten eine Therapie mit Bikarbonat gewählt werden, ist auf eine langsame Zufuhr zu achten, da es ansonsten zu einer Absenkung des pH-Wertes im Gehirn kommen würde.
- Begleiterkrankungen wie Infekte oder auch Infarkte sollten entsprechend berücksichtigt werden.
- Die Therapie des HNKS unterscheidet sich kaum von der Therapie der DKA. Allerdings liegt hier der Fokus auf der Behandlung der ausgeprägten Exsikkose und dem erhöhten Flüssigkeitsbedarf.
- Neben den Begleiterkrankungen sind die BZ-Senkung und die Regulierung des Elektrolythaushalts zu managen.
- Prophylaxe und Therapie thrombembolischer Komplikationen

92.10.1 Therapeutisches Vorgehen

- Das vielschichtige therapeutische Vorgehen ist detailliert in ▶ Abb. 92.1 und ▶ Abb. 92.2 dargelegt.

92.11 Verlauf und Prognose

- Bei der DKA ist die Prognose von einer adäquaten initialen Therapie abhängig.
- Die Spätletalität wird durch die auslösenden bzw. weiterhin bestehenden Erkrankungen bestimmt. Die Gesamtmortalität liegt bei 5–8 %.
- Bei dem HNKS liegt die Gesamtmortalität bei ca. 15 %. Auch hier sind die initiale Erkrankungsschwere, die adäquate Therapie und die Begleiterkrankungen ausschlaggebend.

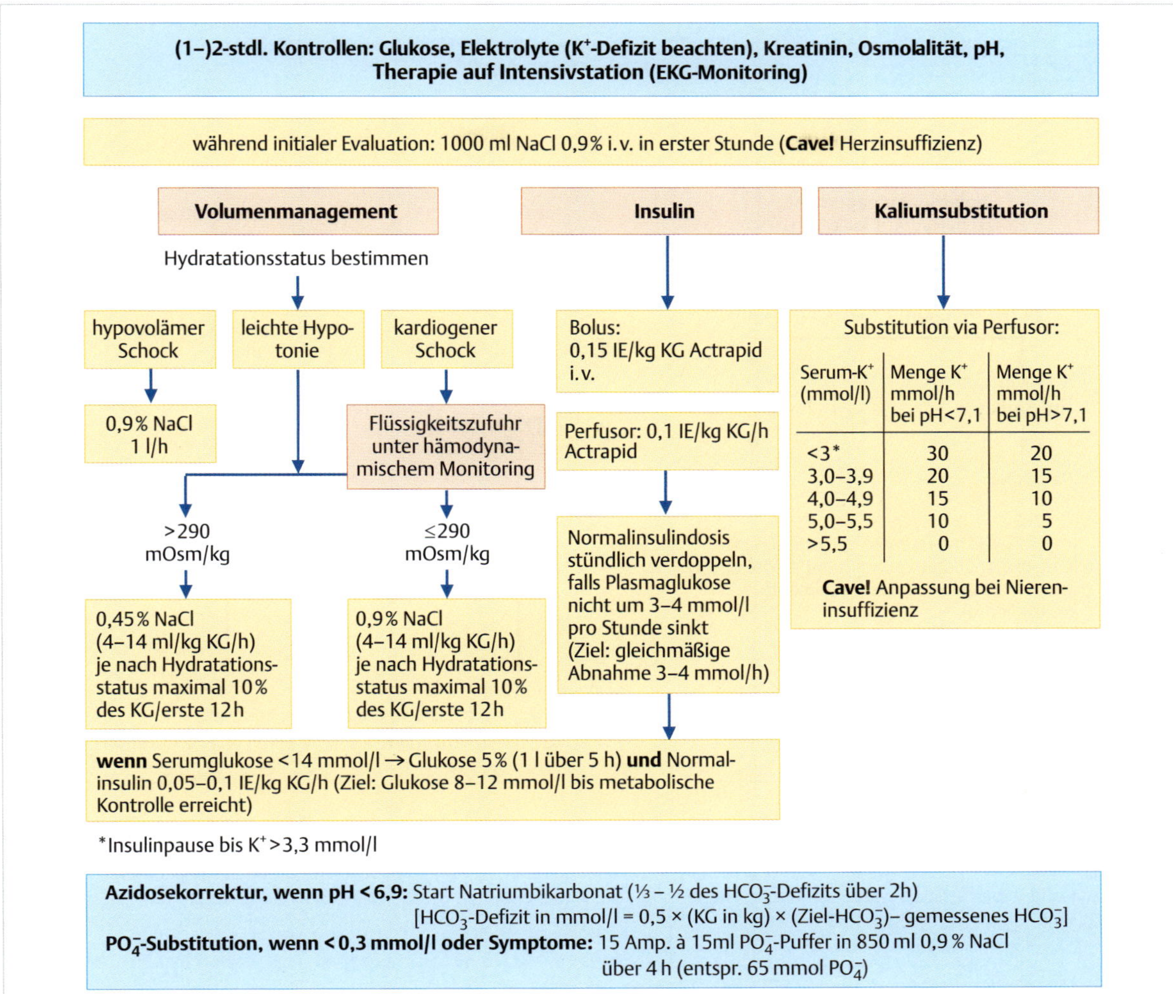

Abb. 92.1 Therapie der hyperglykämischen hyperosmolaren Entgleisung (HHE) und der mittelschweren/schweren diabetischen Ketoazidose (DKA).
Abk. ICU: Intensivstation, i. v.: intravenös. (Quelle: Keller U. Hyperglykämische Entgleisungen (diabetische Ketoazidose und hyperosmolar-hyperglykämische Entgleisung). In: Schoenenberger R, Haefeli W, Schifferli J, Hrsg. Internistische Notfälle. 8.Aufl. Stuttgart: Thieme; 2008)

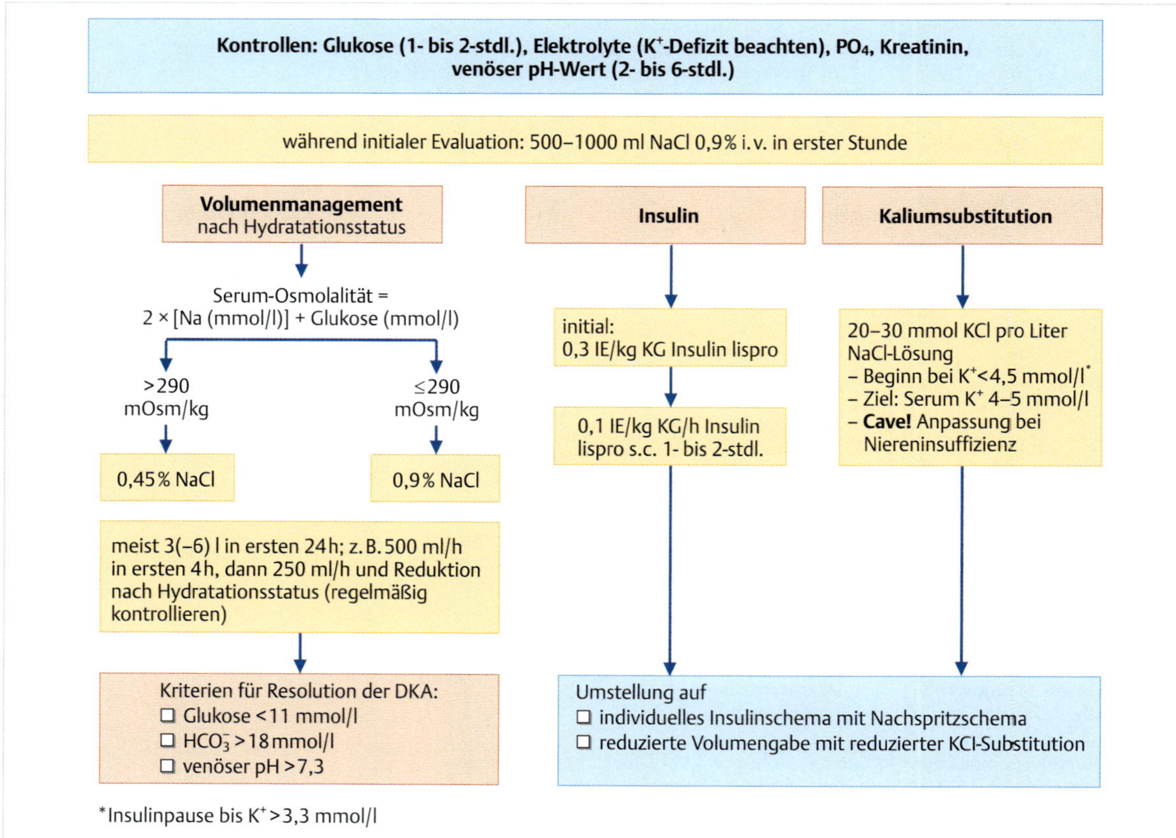

Abb. 92.2 Therapie der milden diabetischen Azidose (DKA). (Quelle: Keller U. Hyperglykämische Entgleisungen (diabetische Ketoazidose und hyperosmolar-hyperglykämische Entgleisung). In: Schoenenberger R, Haefeli W, Schifferli J, Hrsg. Internistische Notfälle. 8. Aufl. Stuttgart: Thieme; 2008)

92.12 Quellenangaben

[1] Keller U. Hyperglykämische Entgleisungen (diabetische Ketoazidose und hyperosmolar-hyperglykämische Entgleisung). In: Schoenenberger R, Haefeli W, Schifferli J, Hrsg. Internistische Notfälle. 8. Aufl. Stuttgart: Thieme; 2008

[2] Berndt M, Lehnert H. Springer Reference Innere Medizin, Kapitel Diabetes-Akutkomplikation. Berlin, Heidelberg: Springer; 2015

[3] Herold G und Mitarbeiter. Diabetes mellitus. In: Innere Medizin. Selbstverlag; 2016: 726–753

[4] Furger P, Sutter M. Surf-med Guidelines der Inneren Medizin. 2. Auflage: Editions D&F GmbH; 662–677

[5] Furger P. In: Innere Medizin quick. 4. aktualisierte und erweiterte Auflage. Stuttgart: Thieme; 2015: 674–677

92.13 Literatur zur weiteren Vertiefung

[1] Therapie des Typ-2-Diabetes. Im Internet: www.deutsche-diabetes-gesellschaft.de/fileadmin/Redakteur/Leitlinien/Evidenzbasierte_Leitlinien/NVL_Typ-2_Therapie_lang_Apr_2014.pdf; Stand: 11.03.2019

[2] S3-Leitlinie Therapie des Typ-1-Diabetes. AWMF-Registernummer: 057-013. Im Internet: www.deutsche-diabetes-gesellschaft.de/fileadmin/Redakteur/Leitlinien/Evidenzbasierte_Leitlinien/2018/S3-LL-Therapie-Typ-1-Diabetes-Auflage-2-Langfassung-09042018.pdf; Stand: 11.03.2019

[3] Berndt M, Lehnert H. Springer Reference Innere Medizin, Kapitel Diabetes-Akutkomplikation. Berlin, Heidelberg: Springer; 2015

[4] Herold G und Mitarbeiter. Diabetes mellitus. In: Innere Medizin. Selbstverlag; 2016: 726–753

[5] Furger P, Sutter M. Surf-med Guidelines der Inneren Medizin. 2. Auflage: Editions D&F GmbH; 662–677

[6] Furger P. In: Innere Medizin quick. 4. aktualisierte und erweiterte Auflage. Stuttgart: Thieme; 2015: 674–677

92.14 Wichtige Internetadressen

- https://www.deutsche-diabetes-gesellschaft.de/leitlinien/evidenzbasierte-leitlinien.html

93 Akute Schilddrüsenerkrankungen

Holger Neb, Patrick Meybohm

93.1 Steckbrief

Schilddrüsendysfunktionen zählen zu den häufigsten Erkrankungen in der westlichen Welt (ca. 12 % der Bevölkerung). Akute Schilddrüsenerkrankungen sind im Gegensatz hierzu selten und zumeist Folge einer nicht ausreichend therapierten, aber oftmals bereits diagnostizierten Grunderkrankung. Notfallmedizinisch vereinfachen sich die Auswirkungen der Erkrankungen auf eine Hyperthyreose mit ihrer Extremform der thyreotoxischen Krise und eine entgleiste Hypothyreose mit Myxödemkoma. Beide stellen jeweils eine vitale Bedrohung dar. Auch eine massive Struma kann bei der Atemwegssicherung notfallmedizinisch bedeutsam werden. Oftmals liegen initial unspezifische körperliche Symptome vor, daher muss größtes Augenmerk auf die Anamnese gerichtet werden.

93.2 Synonyme

- Hypothyreose (hypothyroidism)
- Hyperthyreose (hyperthyroidism)
- hypothyreotes Koma (hypothyroid coma)
- Myxödemkoma (myxedematous coma)
- thyreotoxische Krise (thyrotoxicosis)
- massive Struma (massive goiter)

93.3 Keywords

- Hypothyreose
- Hyperthyreose
- Struma

93.4 Definition

- Schilddrüsenhormonentgleisung
- reduzierte oder erhöhte Ansprechbarkeit auf Katecholamine (Hypo-/Hyperthyreose)

93.5 Epidemiologie

93.5.1 Häufigkeit

Hypothyreose

- Für USA: ca. 4–5 % (größtenteils subklinische Hypothyreosen, in Deutschland eventuell niedrigere Rate) [1]
- Ca. 0,1 % der hypothyreoten Patienten im Krankenhaus entwickeln ein hypothyreotes Koma [2].

Hyperthyreose

- ungefähr 1,3 % der US-Bevölkerung [1]
- Ca. 1 % der hyperthyreoten Patienten im Krankenhaus entwickelt eine thyreotoxische Krise [3].

93.5.2 Altersgipfel

Hypothyreose

- 60.–70. Lebensjahr [1], entsprechend auch für Myxödemkoma

Hyperthyreose

- je nach Entität
  - Morbus Basedow > 35. Lebensjahr
- Schilddrüsenautonomie im höheren Lebensalter

93.5.3 Geschlechtsverteilung

- Frauen signifikant häufiger betroffen als Männer: 3–4:1, bei einzelnen Entitäten 5:1 (Morbus Basedow).

93.5.4 Prädisponierende Faktoren

Hypothyreose

- steigendes Lebensalter
- Jodmangel → Strumaentwicklung

Hyperthyreose

- genetische Disposition (Morbus Basedow)
- steigendes Lebensalter → Entwicklung autonomer Knoten

93.6 Ätiologie und Pathogenese

Hypothyreose

- verminderte oder fehlende Produktion von Schilddrüsenhormonen → erniedrigte Sensitivität für Katecholamine
- häufigste Ursache:
  - Autoimmunerkrankungen (Hashimoto-Thyreoiditis)
- alternativ:
  - Zustand nach therapeutischen Maßnahmen (Schilddrüsenresektion, Radiojodtherapie, Thyreostatikatherapie, selten Folge einer Therapie mit Amiodaron oder Lithium)
  - fehlende Compliance bzgl. Substitutionstherapie
- selten:
  - reduzierte Sekretion des Thyreotropins (TSH) → Hypopituitarismus

XII

- sehr selten angeboren
- untherapiert → hypothyreotes Koma

Hyperthyreose

- gesteigerte Schilddrüsenhormonproduktion/-wirkung → erhöhte Sensitivität für Katecholamine, erhöhter Sauerstoffbedarf fast aller Zellen
- häufigste Ursache:
  - Morbus Basedow (immunogen)
- häufig in westlichen Ländern:
  - steigendes Lebensalter → zunehmende Struma → zunehmende autonome Bezirke → steigende Inzidenz der Hyperthyreose
  - zunehmende generelle Diagnostik (Jodapplikation) im höheren Lebensalter!
- seltener:
  - Thyreoiditiden
  - Thyreotoxicosis factitia
  - Gestationshyperthyreose
  - iatrogen nach Amiodarongabe
- sehr selten:
  - paraneoplastisch bedingt, Hypopyhsentumore mit Fähigkeit zur TSH-Produktion
- Bei nicht oder nicht ausreichend therapierter Hyperthyreose können bestimmte Trigger (abruptes Absetzen von Schilddrüsenhemmern, große Traumen/Operationen, schwerwiegende Infektionen, systemische Inflammation, Schwangerschaft) sehr selten thyreotoxische Krisen provozieren (1 % der hyperthyreoten Patienten im Krankenhaus).
- Thyreotoxische Krisen werden nicht nur durch massiv erhöhte Schilddrüsenhormonkonzentrationen ausgelöst. Es ist wahrscheinlicher, dass bei diesen Patienten eine ubiquitär erhöhte Rate der Katecholaminbindungsstellen und eine verminderte Bindung an thyroxinbindendes Globulin zugrunde liegt, sodass es bei einem entsprechenden Auslöser zu einer Katecholaminkrise kommt.

93.7 Symptomatik

Hypothyreose

- anfängliche Symptome:
  - Müdigkeit
  - depressive Grundstimmung
  - Obstipation
  - Adynamie
  - trockene und dünne Haare
  - kalte Haut
- fortgeschrittene Symptome:
  - Bradykardie
  - geistige Verlangsamung
  - Verwirrung
  - Kälteintoleranz → Hypothermie
  - Übergewicht
  - reduzierte Reflexe
- Myxödemkoma:
  - Myxödeme (gelbe, teigige, häufig prätibiale und nicht wegdrückbare Ödeme)
  - Hypotonie
  - Bradypnoe
  - fehlende Schutzreflexe → Koma
  - Krampfanfälle
  - Nierenversagen

Hyperthyreose

- anfängliche Symptome:
  - innere Unruhe
  - Palpitationen
  - Diarrhö
  - Schlaflosigkeit
  - warme, feuchte Haut
- fortgeschrittene Symptome:
  - Tachykardie
  - Blutdruckanstieg bei gleichzeitig reduzierter Diastole (high cardiac output)
  - feiner Tremor
  - ungewollte Gewichtsabnahme
  - Merseburger-Trias: Tachykardie + Exopthalmus + Struma
- thyreotoxische Krise:
  - Hyperthermie
  - Dehydratation
  - Schocksymptomatik
  - maligne Herzrhythmusstörungen
  - kardiales Versagen

93.8 Diagnostik

93.8.1 Diagnostisches Vorgehen

93.8.2 Anamnese

Hypothyreose

- initial imponierende Lethargie bei massiver Ausprägung
  - Eigenanamnese erschwert! → wenn möglich Fremdanamnese
- Bei geringerer Ausprägung beklagen sich Patienten häufig über Müdigkeit und Obstipation.
- Frage nach zurückliegenden Schilddrüsenerkrankungen (nicht diagnostizierte und therapierte Patienten in Deutschland selten) → viel wahrscheinlicher ist mangelnde Compliance bzgl. L-Thyroxin-Substitution
- zurückliegende Schilddrüsenoperation → Hinweis auf Substitutionstherapie

Hyperthyreose

- bei fehlender Behandlung auffällige Unruhe, Aggression, Transpiration

- wie bei Hypothyreose meistens Indikation zu medikamentöser Therapie bereits gestellt:
  - nicht ausreichend?
  - nicht durchgeführt?
- bei mangelnder Therapie:
  - Gewichtsverlust bei gesteigertem Appetit
  - massive Diarrhöen und Erbrechen
  - CAVE: psychiatrische Fehldiagnose!
- thyreotoxische Krise (unmögliche Eigenanamnese)
  - Fremdanamnese lebensrettend
  - Hyperthyreose + Triggerfaktoren? (Trauma, Sepsis etc.)

93.8.3 Körperliche Untersuchung

Hypothyreose

- Die erste Begutachtung kann viele hilfreiche Hinweise erbringen:
  - trockene, dünne Haare
  - Übergewicht
  - kalte Haut
  - im schlimmsten Fall Myxödeme (lange fehlende Behandlung vorausgesetzt, häufig periorbital und prätibial, nicht wegdrückbare Ablagerung von Glykosaminoglykanen, außerordentlich selten)
- grobe neurologische Untersuchung:
  - möglicherweise abgeschwächte Reflexe
- Auskultation
  - Bradykardie
  - Bradypnoe
  - hypotone Blutdruckwerte (in schweren Fällen)
- distendiertes Abdomen
- Oligurie (potenzieller Hinweis)
- hypothyreotes Koma
  - **intensivmedizinischer Notfall** mit reduziertem Herzzeitvolumen, Hypothermie, ggf. reduzierte Schutzreflexe

Hyperthyreose

- Die erste Begutachtung kann viele hilfreiche Hinweise erbringen:
  - auffallend warme, feuchte Haut
  - eventuell große Struma (in schwersten Fällen Trachea und Ösophagus verdrängend)
  - Orbitopathie
  - feinschlägiger, permanenter Tremor
- möglicherweise schmerzloser Ikterus
- möglicherweise abdominelle Schmerzen ohne definierbare Lokalisation
- je nach Ausprägung Fieber (> 38 °C), Tachykardie und Tachypnoe
- unter sehr seltenen Umständen der thyreotoxischen Krise auskultierbares Herzgeräusch, ähnlich einem Perikardreiben
- weite Blutdruckamplitude mit erhöhten systolischen Werten
- thyreotoxische Krise
  - **intensivmedizinischer Notfall** → kardiales Versagen größte Gefahr

93.8.4 Labor

Hypothyreose

- orientierende Blutgasanalyse im Notfall (BGA):
  - Hypoxie
  - Hyperkapnie
  - respiratorische Azidose
- essenziell bei allen Schilddrüsenerkrankungen ist die Bestimmung von:
  - Thyreotropin (TSH)
  - freiem Trijodthyronin (fT 3)
  - freiem Thyroxin (fT 4)
- Konversionsstörungen
  - ESS (euthyroid sick syndrome) = NTIS: (non-thyroidal illness syndrome)
  - theoretisch erst belegt bei erhöhtem reversem T 3
  - NTIS häufiges Symptom bei kritisch kranken Patienten!
- klassisches Bild
  - erhöhtes TSH (ggf. exorbitante Werte)
  - fT 3 und fT 4 erniedrigt
- Bestimmung des Thyreotropin-Releasing-Hormons (TRH) nur noch bei Problemfällen
- unspezifisch erhöhte Laborparameter bei fulminanter Hypothyreose:
  - Kreatinkinase (CK)
  - Laktatdehydrogenase (LDH)
  - Transaminasen
  - Cholesterinkonzentration
- erhöhte Rate von Myokardinfarkten
  - bei schwerer Hypothyreose immer Bestimmung von Troponin und MB-Fraktion der CK!
- unter Umständen verlängerte Blutungszeit durch:
  - erworbenen von Willebrand-Faktor-Mangel
  - Reduktion der Gerinnungsfaktoren V, VII, VIII, IX und X

Hyperthyreose

- orientierende BGA im Notfall
- Hyperglykämie, Laktatazidose, Hypokaliämie
- TSH meist unter Nachweisgrenze, fT 3 und fT 4 deutlich erhöht
- unspezifische Laborparameter:
  - Transaminasen und Bilirubin erhöht
  - Cholesterin dann meistens erniedrigt
- verstärkte Blutgerinnung:
  - erhöhte Faktor-VIII-Konzentration
  - Mangel an Antithrombin
  - sehr selten Induktion einer disseminierten intravasalen Gerinnung (DIC)
- Im weiteren Verlauf zur Ursachenfindung bei Schilddrüsenerkrankungen ist ggf. die Bestimmung von Schilddrüsenautoantikörpern und Tumormarkern angezeigt.

XII

93.8.5 Bildgebende Diagnostik

Sonografie

- Bestimmung des Schilddrüsenvolumens
- Auffinden verdächtiger Knotenareale
- Nachweis einer entzündlichen Genese
- Untersuchung bei neuen oder bisher unbekannten Dysfunktionen

Echokardiografie

Hypothyreose
- bei hypothyreotem Koma ggf. Perikarderguss
- längere Hypothyreose
  - ubiquitäre Wandverdickung, Kardiomegalie
  - reduzierte Auswurffraktion

Hyperthyreose
- durch langfristige betamimetische Wirkung
  - dilatative Kardiomyopathie

CT

- Äußerst selten kommt es im Zusammenhang mit einer sekundären Hypothyreose in der zerebralen CT (cCT) zum Nachweis von Makroadenomen oder eines Empty-Sella-Syndroms.

Szintigrafie

- Die Schilddrüsenszintigrafie dient üblicherweise der Unterscheidung von funktionellen und inaktiven Knoten (Technetium-Szintigrafie)
- Sie kann in besonderen Fällen genutzt werden, um ektopes Gewebe nachzuweisen (I^{123}-Szintigrafie).

Sonstiges

- Die [^{18}F] Fluorodeoxyglukose-Positronenemissionstomografie (^{18}FDG-PET) kann zur Diagnose eines nodulären Schilddrüsenkarzinoms durchgeführt werden.

93.8.6 Instrumentelle Diagnostik

EKG

Hypothyreose
- Low-Voltage-EKG mit Sinusbradykardie, QT-Verlängerung und abgeflachter T-Welle

Hyperthyreose
- Ruhetachykardie
- multiforme Herzrhythmusstörungen
- meistens Vorhofflimmern

Herzkatheter

- Erhöhte Raten, erhöhte Rate an Myokardinfarkten bei hypothyreoten Patienten bedenken!

93.8.7 Histologie, Zytologie und klinische Pathologie

Sonstiges

- Feinnadelpunktion aus verdächtigen Strumaknoten
  - zytologische Charakterisierung und Differenzierung

93.8.8 Mikrobiologie und Virologie

Kulturen

- Klinische Präsentation einer schweren Hyperthyreose ähnlich fulminanter Infektion (Tachykardie, Fieber, Tachypnoe) → Gewinnung von Urin-, Tracheal- und Blutkulturen obligat

93.9 Differenzialdiagnosen

- schnelle Verfügbarkeit und Genauigkeit laborchemischer TSH-Bestimmung
  - schnelle Differenzialdiagnostik v. a. bei fulminanten Verläufen wichtig!
- TSH sollte immer bei neurologisch/psychologischen anamnestischen Auffälligkeiten (Depression, Aggression, Müdigkeit) oder unklaren abdominellen Beschwerden mitbestimmt werden. Dies erlaubt den Ausschluss einer klinisch manifesten Schilddrüsendysfunktion.
- Normales TSH, fT 3 und fT 4 schließen eine Schilddrüsenerkrankung als Ursache unklarer Beschwerden i. d. R. aus.
- Basisdiagnostik (EKG, oszillometrische Blutdruckbestimmung, SpO_2, Glukosespiegel) und Anamnese liefert frühzeitig potenzielle Arbeitsdiagnosen:
  - Kombination aus Hypothermie, Hypoglykämie, Hypotonie und L-Thyroxin in der Anamnese → hypothyreote Entgleisung wahrscheinlich
  - Kombination aus erhöhtem systolischen Blutdruck, Tachykardie und Thyreostatika in der Anamnese → hyperthyreote Entgleisung wahrscheinlich
  - In beiden Fällen sind umgehend Akutmaßnahmen indiziert.
  - Bei weniger schweren Fällen sind keine Akutmaßnahmen im Rettungswagen (RTW) erforderlich.

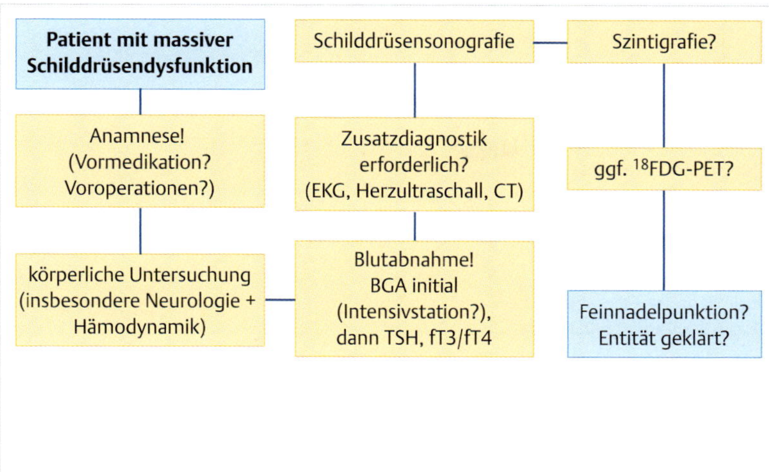

Abb. 93.1 Diagnostisches Vorgehen bei vermuteter ursächlicher Schilddrüsenerkrankung.
Bei erstem Patientenkontakt und Verdacht auf Hypo-/Hyperthyreose spielt die Anamnese die größte Rolle. Die TSH-Bestimmung ist maßgeblich für die definitive Diagnostik. Bei vitaler Bedrohung sind zur Steuerung der initialen Therapie eine Echokardiografie und ein EKG hilfreich. Zur Klärung der Ursache erfolgt zuerst eine Sonografie, zur Festlegung der Therapie sind dann im Verlauf Szintigrafie und Zytologie wertvoll.
Abk. BGA: Blutgasanalyse, TSH: Thyreotropin, fT3: freies Trijodthyronin, fT4: freies Thyroxin, ^{18}FDG-PET = [^{18}F] Fluorodeoxyglukose-Positronenemissionstomografie.

Tab. 93.1 Differenzialdiagnosen.

Differenzialdiagnose	Bemerkungen
Myokardinfarkt (MI)	Ist viel häufiger als ein hypothyreotes Koma und eine thyreotoxische Krise; kann aber sekundär auch im Rahmen der Hypothyreose auftreten: EKG, Herzultraschall, Troponin, Anamnese, TSH bei Verdacht auf MI mitbestimmen!
Schock anderer Genese	Ist viel häufiger als thyreotoxische Krise: Anamnese (Vormedikation!), Blutdruckamplitude, Herzultraschall (Volumenmangel, kardiogenes Versagen)? Unbehandelte Hyperthyreose kann im Rahmen eines Polytraumas, einer Sepsis oder einer Operation in eine thyreotoxische Krise entgleisen (kombinierte Symptomatik erschwert Diagnostik massiv → Fremdanamnese!)
psychiatrische Erkrankung	Mögliche Fehlinterpretation bei stuporösen Patienten, insbesondere wenn bereits vorher psychische Auffälligkeiten bestanden haben (Depressionen etc.). Fremdanamnese, körperliche Untersuchung (Bradykardie? Reflexe?) TSH bei Verdacht auf psychiatrische Erkrankung mitbestimmen!
Drogen-/ Medikamentenintoxikation	Deutlich häufiger als hypothyreotes Koma: Anamnese, Lebensalter (häufiger junge Menschen intoxikiert), Körpertemperatur, Reflexe, TSH-Wert erhöht?
non-thyroidal illness syndrome (NTIS)	TSH normal oder niedrig, fT3 niedrig, fT4 initial noch normal (laborchemisches Bild einer sekundären Hypothyreose) → schwere intensivmedizinische Erkrankung In unklaren Fällen reverses T3 bestimmen (muss bei NTIS erhöht sein), da sekundäre Hypothyreose äußerst seltenes Krankheitsbild und NTIS auf Intensivstation viel wahrscheinlicher ist.

fT3: freies Trijodthyronin, fT4: freies Thyroxin, TSH: Thyreotropin

93.10 Therapie

93.10.1 Therapeutisches Vorgehen

93.10.2 Allgemeine Maßnahmen

Hypothyreose

- Myxödemkoma → Intensivstation
  - Korrektur Hypothermie (via Konvektion)
    - endotracheale Intubation
  - Korrektur respiratorischer Azidose
  - Gefährdung durch;
    - Torsades-de-pointes-Tachykardien (QT-Verlängerung)
    - Rechtsherzversagen (Lungenödem)
    - Perikarderguss
- CAVE: erhöhte Rate von Myokardinfarkten! Fehlende Vigilanz und Low-Voltage-EKG erschweren die Diagnosestellung.

Hyperthyreose

- thyreotoxische Krise → Intensivstation
  - Sauerstoffapplikation (erhöhter Bedarf der Patienten), meistens Intubation nötig
    - CAVE: Hyperthyreose bei begleitender massiver Struma → fiberoptische Intubation erwägen, da Tracheotomie mit Komplikationen behaftet ist!
  - externe Kühlung bei Fieber
  - liberales Flüssigkeitsregime nur nach Herzultraschall und Ausschluss eines kardiogenen Schocks
  - Ausgleich der Elektrolyte

XII

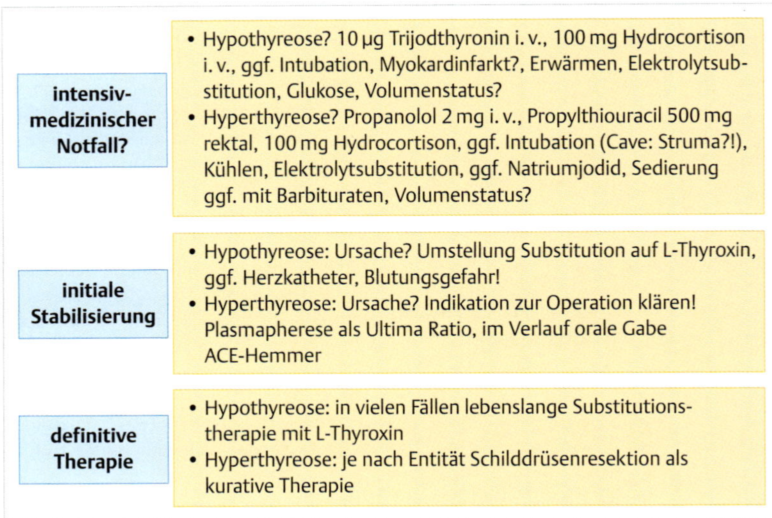

Abb. 93.2 Therapie akuter Schilddrüsenfunktionsstörungen. Vorgehen bei bedrohlicher Schilddrüsenhormonentgleisung. Es muss zügig die Indikation zur Intensivtherapie mit dem Ziel der initialen Stabilisierung gestellt werden (nicht auf Labor warten! Arbeitsdiagnose ausreichend!). Abk. ACE: angiotensin converting enzyme, i. v.: intravenös.

93.10.3 Pharmakotherapie

Hypothyreose

- leichtere Formen:
  - orale Substitution mit L-Thyroxin ausreichend (siehe Guidelines der American Thyroid Association [1])
- bei intensivpflichtigen Patienten (Myxödemkoma):
  - intravenös (i. v.) Trijodthyronin und/oder L-Thyroxin (keine orale Gabe, intestinale Resorption erheblich verzögert), initial niedrig dosiert: 10 µg Trijodthyronin als Bolus und alle 4 h repetitiv am 1. Tag, alle 6 h am 2. und 3. Tag; erst anschließend orale Substitution
  - Substitution mit L-Thyroxin (i. v.) initial auch möglich, aber ggf. Konversionsstörung beachten
  - zur Steuerung der Therapie regelmäßige Messung der thyreotropen Achse notwendig
  - additiv 100 mg Hydrocortison alle 6 h i. v. (Addison-Krise vermeiden)
  - Elektrolytstörungen beheben (Serumnatrium oft erniedrigt, meistens Wasserrestriktion ausreichend)
  - bei Lungenödem 40–80 mg Furosemid i. v.
  - Hypoglykämiegefahr → kontrollierte Glukosezufuhr
  - Blutungsgefahr beachten

Hyperthyreose

- je nach Ursache
- in leichteren Fällen
  - initial thyreostatische Therapie mittels Thiouracilderivaten, z. B. Thiamazol 20–40 mg/d und 2,5–10 mg Erhaltungsdosis
- bei intensivpflichtigen Patienten (thyreotoxische Krise):
  - Propylthiouracil 400–600 mg alle 6 h rektal, später Erhaltungsdosis oral
  - Betablocker i. v., bestenfalls 1–2 mg Propanolol (Blockade der Katecholaminbindungsstellen + Konversionshemmung T 4 → T 3)
  - 100 mg Hydrocortison alle 8 h (Konversionshemmung)
  - ggf. hochdosierte Jodapplikation nach thyreostatischer Therapie (mindestens 1 h danach), z. B. mit 10 Tropfen Lugol'scher Lösung 3 ×/d per os oder 500–1000 mg/d Natriumjodid i. v. (besser steuerbar)
  - ggf. Sedierung mit Phenobarbital (erniedrigt Serumkonzentration von fT 3 und fT 4)
  - supportiv Antipyretika (keine Salizylsäuren!)
  - L-Carnitin-Substitution als günstig beschrieben
  - im Falle eines kardiogenen Schocks Furosemid indiziert, nach Stabilisierung ACE-Hemmer (ACE: angiotensin converting enzyme)
  - Hyperthyreose ruft prokoagulatorische Effekte hervor→ Heparindosis anpassen!

Strategie im Rettungsdienst

- bei Verdacht auf symptomatische Hypothyreose (je nach Schweregrad) bereits im RTW durchführbar:
  - Wärme zuführen
  - Gabe hochprozentiger Glukose nach Messung
  - Indikation zur Intubation anhand der Glasgow Coma Scale (GCS)
  - Gabe von Furosemid bei Verdacht auf Rechtsherzversagen
- bei Verdacht auf symptomatische Hyperthyreose bereits im RTW durchführbar:
  - Kühlung, soweit möglich
  - großzügig Sauerstoff applizieren
  - bei Tachykardie mittels Betablocker Herzfrequenz drosseln (Metoprolol 5 mg i. v.)
  - Benzodiazepingabe nach neurologisch-psychiatrischem Status (z. B. 1–2 mg Midazolam i. v. repetitiv) → Patienten häufig nach Beta-Blockade weniger aufgeregt

93.10.4 Interventionelle Therapie

Plasmaseparation

- Die Plasmapherese kann im Rahmen einer thyreotoxischen Krise zirkulierendes Thyroxin aus dem Blut entfernen.
- Ultima Ratio bei fehlendem Ansprechen auf Pharmakotherapie und fehlender operativer Option

Lasertherapie

- perkutane Laserablation:
  - neues Verfahren zur Verkleinerung nodulärer Schilddrüsenerkrankungen
  - derzeit kein gleichwertiger Ersatz für operative Therapie

93.10.5 Strahlentherapie

- im Rahmen der Therapie von Schilddrüsenkarzinomen als mögliche Ursache einer unbehandelten Hyperthyreose → Radiojodtherapie (RIT) = adjuvanter und kurativer Behandlungsansatz
- Auch unter palliativen Gesichtspunkten kann RIT hilfreich sein (www.awmf.org).

93.10.6 Operative Therapie

- Eine (komplette) Schilddrüsenresektion ist die entscheidende therapeutische Option:
  - bei funktionell autonomen Knoten, die eine massive Hyperthyreose bedingen (keine Kontraindikation unter hyperthyreoten Bedingungen, die entsprechende Ursache zu resezieren!)
  - bei massiver Struma.
- Operationen unter hyperthyreoten Bedingungen
  - thyreotoxische Krise (sehr selten)
  - erhöhte Sensibilität für Katecholamine
- Operationen unter hypothyreoten Bedingungen
  - Blutungsgefahr
  - vermindertes Ansprechen auf Katecholamine

93.11 Nachsorge

- Ursächlich bei hypo-/hyperthyreoten Notfällen ist meistens die mangelnde Compliance gegenüber pharmakologischer Therapie.

93.12 Verlauf und Prognose

- unbehandelte, entgleiste Hypothyreose (Myxödemkoma):
  - extrem hohe Mortalität
  - Mit suffizienter Therapie sterben noch bis zu 20 % der Patienten [4].
- behandelte, entgleiste Hyperthyreose (thyreotoxischen Krise):
  - Die Mortalität liegt noch bei 10 % [5].

93.13 Prävention

- orale Jodversorgung sicherstellen und gute Aufklärung der Patienten (ausreichende Patientenedukation) über notwendige medikamentöse Therapie

93.14 Quellenangaben

[1] Hollowell JG et al. Serum TSH, T(4) and thyroid antibodies in the United States population (1988 to 1994): National Health and Nutrition Examination Survey (NHANES III). Clin Endocrinol Metab 2002; 87(2): 489–499

[2] Kudrjavcev T. Neurologic complications of thyroid dysfunction. Adv Neurol 1978; 19: 619–636

[3] Dillmann WH. Thyroid storm. Curr Ther Endocrinol Metab 1997; 6: 81–85

[4] Sarlis NJ,Gourgiotis L. Thyroid emergencies. Rev Endocr Metab Disord 2003; 4:129–136

[5] Burch HB, Wartofsky L. Life-threatening thyrotoxicosis. Thyroid storm. Endocrinol Metab Clin North Am 1993; 22: 263–277

93.15 Literatur zur weiteren Vertiefung

[1] Ross DS, Burch HB, Cooper DS et al. American Thyroid Association Guidelines for Diagnosis and Management of Hyperthyroidism and Other Causes of Thyrotoxicosis. Thyroid 2016; 26(19): online

[2] Möller L, Führer-Sakel D, Reincke M et al. Physiologie und allgemeine Pathophysiologie [der Schilddrüse]. In: Blum H, Müller-Wieland D. Hrsg. Klinische Pathophysiologie. 10. Auflage. Stuttgart: Thieme; 2018

93.16 Wichtige Internetadressen

- www.thyroid.org
- www.awmf.org

94 Epistaxis

Franz Xaver Brunner

94

94.1 Steckbrief

Die Epistaxis ist durch eine meist größere Menge aus der Nase austretenden Blutes charakterisiert. In den meisten Fällen ist es dunkelrot und sickernd, kann aber bei einer arteriellen Blutung hellrot und spritzend sein. Blutungen aus der Nase treten auch auf, wenn die Blutungsquelle nicht in der Nase selbst lokalisiert ist, sondern das Blut beispielsweise aus Ösophagusvarizen stammt.

94.2 Aktuelles

- Rezidivierende Blutungen ereignen sich häufig bei Hypertonikern in fortgeschrittenem Alter, die zusätzlich mit bestimmten direkten oralen Antikoagulanzien (DOAK) behandelt werden.
  - DOAK können infolge fehlender Antagonisierungsmöglichkeiten Probleme bei den Blutstillungsmaßnahmen mit sich bringen.

94.3 Synonyme

- unstillbares Nasenbluten
- Nasenbluten
- nosebleeds
- hemorrhage from the nose

94.4 Keywords

- Epistaxis
- Nasenbluten

94.5 Definition

- Wenn unerwartet Blut aus der Nase tropft, läuft oder sogar pulssynchron herausspritzt und auch nach mehr als 30 min nicht zum Stillstand kommt, spricht man von unstillbarem Nasenbluten oder Epistaxis. Die betroffene Person benötigt dann i. d. R. ärztliche Hilfe.

94.6 Epidemiologie

- Aufgrund der enormen Dunkelziffer gibt es keine zuverlässigen epidemiologischen Daten.

94.6.1 Häufigkeit

- Geschätzt erleiden ca. 60 % der Bevölkerung im Leben mindestens eine Episode mit Nasenbluten. Nur etwa jeder 10. benötigt medizinische Hilfe [4].
- Eine Studie aus den USA schätzt die Häufigkeit des unstillbaren Nasenblutens auf 30/100 000 Einwohner pro Jahr [5].

94.6.2 Altersgipfel

- Inzidenz mit 2 Altersgipfeln
  - Kinder < 10 Jahren, Blutungslokalisation meist vorderes Septum (Locus Kiesselbachii)
  - Erwachsene > 50 Jahre.

94.6.3 Geschlechtsverteilung

- Männer scheinen häufiger betroffen zu sein als Frauen.

94.6.4 Prädisponierende Faktoren

- exogene Faktoren (Staub, kalte, trockene Luft, Hitze) → Rhinitis sicca bei vorgeschädigter Schleimhaut
- Hypertonie
- Schwangerschaft
- Morbus Osler
- Tumorerkrankungen

94.7 Ätiologie und Pathogenese

- Gerade im Winter sind oft trockene Schleimhäute die Ursache (Rhinitis sicca).
- Schleimhauttrauma:
  - digitale Manipulation (Nasenbohren)
  - Fremdkörper
  - Frakturen
  - iatrogenes Trauma (vorausgegangene OP am Septum oder an Nasenmuscheln, aber auch Adenotomienachblutung)
- Entzündung:
  - akut viral
  - bakteriell
  - allergisch
  - chronisch unspezifische Rhinosinusitis
  - Nasentropfenabusus
  - Kokainabusus
- systemisch:
  - allgemeine Arteriosklerose (Hypertonie)

   - Butgerinnungsstörungen bei internistischen Erkrankungen
   - Antikoagulanzienmedikation
   - Morbus Osler
- Tumore:
   - Naseninneres, Nasennebenhöhlen (NNH), Nasenrachen
   - Schädelbasis
   - Tumorerkrankungen mit Einfluss auf die Hämatopoese bzw. die Blutgerinnung
- Pathogenese:
   - Durch direkte traumatische, entzündliche oder degenerative Einwirkungen kommt es zu Dehiszenzen oder zumindest zu Läsionen der Gefäßwände mit erhöhter Blutdurchlässigkeit.
   - Dies wirkt sich besonders negativ aus, wenn 2 oder mehrere pathogenetische Faktoren gleichzeitig vorhanden sind; wenn z. B. eine vorbestehende chronische Rhinitis bei einem Hypertoniker mit Antikoagulanzien behandelt wird.

94.8 Klassifikation und Risikostratifizierung

- leichte Blutung: charakterisiert durch Spontanremission
- stärkere und rezidivierende Blutungen: i. d. R. ärztliche Behandlungsmaßnahmen notwendig
- schwere Blutungen: können lebensbedrohlich sein und erfordern stationäre Aufnahme mit operativen oder interventionellen Maßnahmen
- Gefährliche Blutungen kommen i. d. R. aus den hinteren Nasenabschnitten.

94.9 Symptomatik

- Klinisch unterscheidet man grundsätzlich zwischen anteriorer und posteriorer Epistaxis, deren Ausmaß vom leichten Tropfen aus dem Bereich des vorderen Nasenseptums bei Kindern und jüngeren Patienten bis hin zu ausgeprägten und schweren Blutungen aus den hinteren Nasenabschnitten bei älteren Hypertonikern reichen können. Letztere können hämodynamisch kritische Situationen zur Folge haben.
- Auch bei oder nach Nebenhöhlen- oder Schädelbasisoperationen kann es zu lebensbedrohlichen Blutungen aus größeren arteriellen Gefäßen kommen.

94.10 Diagnostik

94.10.1 Diagnostisches Vorgehen

- Die ▶ Abb. 94.1 gibt einen Überblick über das diagnostische und therapeutische Vorgehen.

94.10.2 Anamnese

- Sofern keine hochakute Blutung besteht, ist zunächst eine ausführliche Anamnese zur Pathogenese der Blutung zu erheben:
   - Blutdruck
   - Medikation, v. a. Antikoagulanzien

94.10.3 Körperliche Untersuchung

- Die orientierende allgemein körperliche Untersuchung gibt weitere Hinweise:
   - Hautkolorit
   - Anämie
   - Teleangiektasien
   - anschließend Puls- und Blutdruckmessung

94.10.4 Labor

- kleines Blutbild und Gerinnung (siehe Arbeitsgemeinschaft der Wissenschaftlichen Medizinischen Fachgesellschaft (AWMF): Leitlinien der deutschen HNO-Gesellschaft)

94.10.5 Mikrobiologie und Virologie

- Nasen- oder Rachenabstrich bei verdächtigen Belägen

94.10.6 Bildgebende Diagnostik

Röntgen

- Nach den Leitlinien der deutschen HNO-Gesellschaft gehört zur Basisdiagnostik auch Röntgen-NNH und Röntgen-Schädel seitlich

CT

- indiziert bei Patienten mit bekannten Tumoren der Nase, der NNH oder der Schädelbasis
- nicht indiziert als Screening bei unkomplizierter Epistaxis

MRT

- kann bei Patienten mit bekannten Tumoren der Schädelbasis zum Ausschluss des Wachstums nach endokranial indiziert sein
- Indikation auch bei Patienten mit juvenilem Nasenrachenfibrom

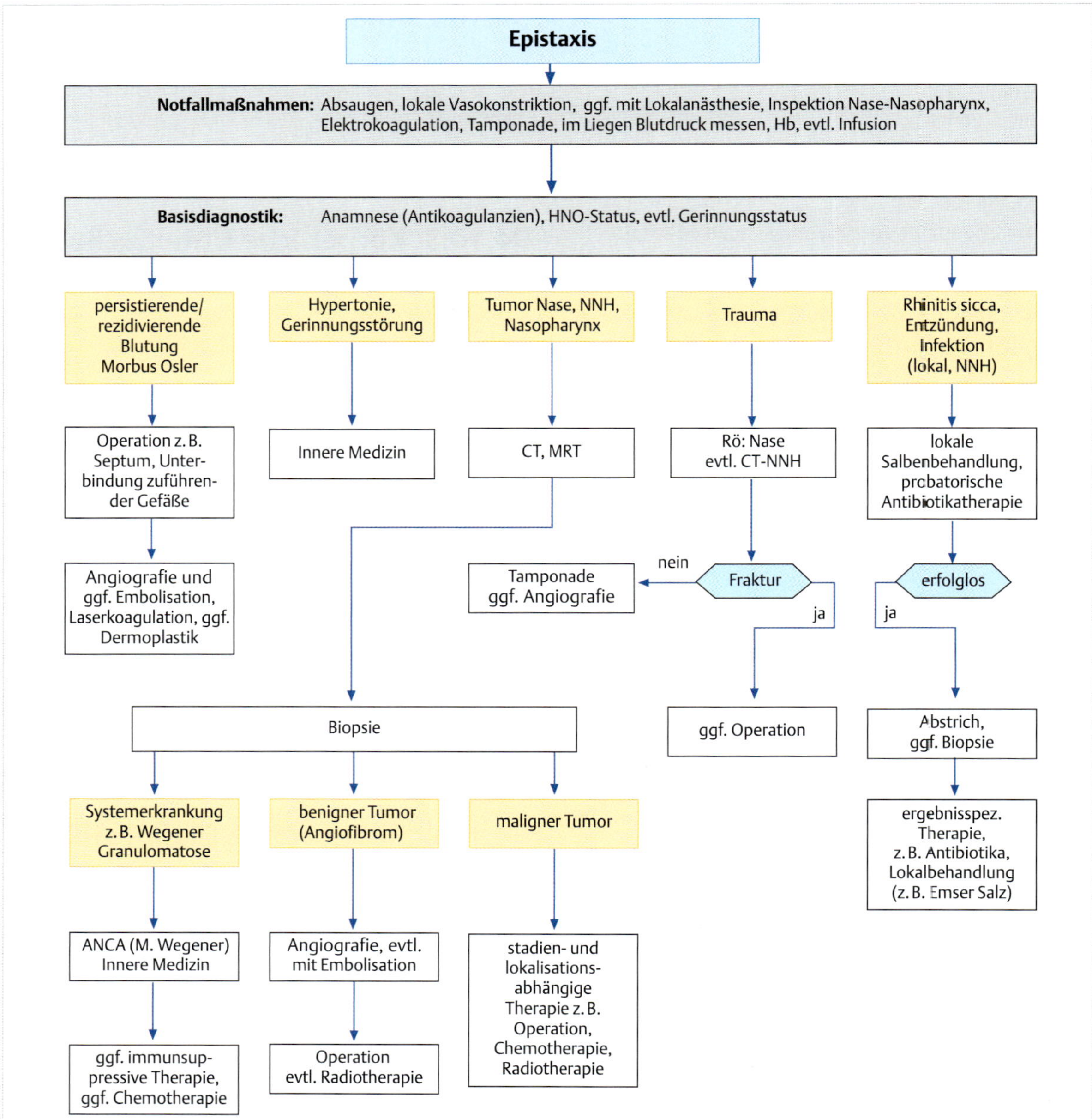

Abb. 94.1 Diagnostisches und therapeutisches Vorgehen bei Epistaxis.
Abk. Hb: Hämoglobin, NNH: Nasennebenhöhlen. (Quelle: Checkliste HNO: Arnold W, Ganzer U. Epistaxis. In: Arnold W, Ganzer U, Hrsg. Checkliste Hals-Nasen-Ohren-Heilkunde. 5. vollständig überarbeitete Auflage. Stuttgart: Thieme; 2011)

Angiografie

- Kann primär bei Patienten mit schlechtem Allgemeinzustand und hohem Narkoserisiko indiziert sein, wenn auch nach vorderer Tamponade die Blutung nicht gestoppt werden kann und operative Blutstillungsmaßnahmen nicht infrage kommen. In diesen Fällen muss versucht werden, eine primäre Embolisation durchzuführen.

94.10.7 Instrumentelle Diagnostik

Rhinoskopie

- Um die Blutungslokalisation zu bestimmen, wird die Nasenschleimhaut nach lokaler Betäubung und Abschwellung mittels vorderer Rhinoskopie oder Endoskopie inspiziert.

94.11 Differenzialdiagnosen

- Eine Ösophagusvarizenblutung kann Nasenbluten vortäuschen.
- Liegen Blutungsquellen in der Mundhöhle, im Pharynx oder in den tieferen Atemwegen, können meist kleine Blutmengen in die Nase und auch aus der Nase austreten. Charakteristisch hierfür ist jedoch, dass wesentlich mehr Blut aus dem Mund als aus der Nase kommt.

94.12 Therapie

94.12.1 Allgemeine Maßnahmen

Erstmaßnahmen

- Einnehmen einer aufrechtsitzenden, vornübergebeugten Haltung
- abschwellende Nasentropfen (Nasenspray)
- digitale Kompression der Nasenflügel
- kalte Nackenkompressen
- Blutruckmessung
- medikamentöse Blutdrucksenkung, z. B. 20 mg Nifedipinkapsel sublingual
- provisorische Tamponade, z. B. mit Salbe beschicktes Stofftaschentuch

Ärztliche Blutstillungsmaßnahmen

- Ätzung mit 20 % AGNO3, Albothyl oder Trichloressigsäure
- geschichtete Salbenstreifentamponade
- vordere Tamponade mit Gummifingerling (ggf. latexfrei)
- Doppelballontamponade
- Belocq-Tamponade (Blutungen aus dem hinteren Nasenrachenraum)
- spezifische gezielte Blutdrucksenkung (z. B. Catapressan i. v.)
- medikamentöse gezielte Antikoagulation (Protaminsulfat, Konakion, Idarucizumab, Tranexamsäure, PPSB, Erythrozytenkonzentrat [EK], Thrombozytenkonzentrat [TKZ], Transfusion etc.)

Hinweise für den Rettungsdienst

- In bedrohlichen Blutungssituationen ist ein umgehender und schneller Transport des Patienten in eine Klinik erforderlich, daher im Folgenden einige wichtige Hinweise für das Rettungspersonal.
  - Zum Selbstschutz Handschuhe anziehen, da Kontakt mit Patientenblut möglich ist und Blut grundsätzlich als Infektionsquelle (Hepatitis, HIV) infrage kommt.
  - Den Patienten aufrecht hinsetzen, da so die Blutzufuhr zum Kopf gesenkt wird.
  - Die Nasenflügel für einige Minuten gegen die Nasenscheidewand drücken und dabei den Kopf nach vorne senken und den Mund öffnen, damit das Blut herauslaufen oder ausgespuckt werden kann.
  - Ein Eisbeutel im Nacken kann eine reflektorische Vasokonstriktion der Gefäße in der Nase auslösen und so zur Spontanblutstillung beitragen.
  - Liegen ist als eher gefährlich anzusehen, da Blut unbemerkt aspiriert werden kann – ebenso wie bei überstrecktem Kopf. Es sollten auch keine größeren Blutmengen verschluckt werden, da ein darauffolgendes Erbrechen wiederum eine Aspiration begünstigt.
  - Das Blut am besten mit einer Nierenschale auffangen, damit der Blutverlust in etwa quantifiziert werden kann. Ein Volumenverlust von mehr als 25 % kann zu kritischen Kreislaufproblemen führen, daher sollte ein EKG geschrieben und eine Blutdruckmanschette anlegt werden. Ergänzend sollte ein venöser Zugang gelegt werden.
  - Tamponiert werden sollte die Nase nur von erfahrenem Personal. Von der Verwendung von Eisenchloridgaze wird absolut abgeraten, da dies zu schweren Schleimhautverätzungen führen kann.

94.12.2 Therapeutisches Vorgehen

- Das therapeutische Vorgehen richtet sich nach der Schwere der Blutung (▶ Tab. 94.1).

XII

Tab. 94.1 Therapeutisches Vorgehen bei Epistaxis.

Klassifikation	Dauer	Verfahren	erforderlich
leichte Blutung	bis 30 min	Erstmaßnahmen	k.A.
stärkere Blutung	rezidivierend 24–48 h	Ätzung, Koagulation, vordere, ggf. hintere Tamponade	HNO-Arzt, LA stationäre Behandlung, ggf. Monitoring, ggf. Antibiose, Stopp-Antikoagulation, ggf. medikamentöse Antagonisierung
schwere Blutung	über Tage trotz Tamponade und anhaltend nach Tamponadenentfernung	operative Maßnahmen (Septum OP, Unterbindung der A. sphenopalatina oder A. ethmoidalis) Embolisation	Narkose

Patientenmerkblatt: Maßnahmen bei Nasenbluten

Sehr geehrte Patientin, sehr geehrter Patient,

durch die Einnahme gerinnungshemmender Medikamente wie z. B. Aspirin, Marcumar o. Ä. können Probleme mit der Blutgerinnung auftreten, als erstes Symptom kommt es oft zu Nasenbluten.
Nicht jede Blutung aus der Nase, die Sie beunruhigt ist lebensbedrohlich.

Die nachfolgend aufgeführten Tipps sollen Ihnen helfen, diese Situation zu meistern und Ihnen die Angst bei Nasenbluten nehmen.

1. Bewahren Sie die Ruhe!
2. **Pressen** Sie die **Nasenflügel mit Daumen und Zeigefinger fest zusammen** und **beugen Sie den Kopf nach vorne.**
   - **Falsch** ist es, am **Nasenrücken** (dort wo Sie den Knochen, das sog. Nasenbein tasten) zu drücken, da hier keine Blutgefäße verlaufen.
   - **Falsch ist es auch, den Kopf nach hinten zu beugen**, da das Blut über den Rachen in den Magen läuft. Dadurch wird oft Übelkeit und Erbrechen verursacht.
3. Legen Sie einen **kalten Lappen oder eine Eiskrawatte in den Nacken!**
4. Ist bei Ihnen ein hoher oder schwankender Blutdruck bekannt, **messen Sie diesen** oder lassen Sie ihn durch eine andere Person bestimmen.
   Senken Sie erhöhte Blutdruckwerte durch die Einnahme entsprechender Medikamente (z. B. Bayotensin, Adalat, Nitro-Spray).
   Dazu **legen Sie sich (in halbsitzender oder halb liegender Position)** auf das Bett oder auf ein Sofa (so als ob Sie das Fernsehprogramm sehen, notfalls auch auf den Fußboden und lehnen Sie sich an der Wand an).
   Durch die Medikamenteneinnahme kommt es zu einer raschen Senkung des Blutdrucks. Sollten Sie diese im Stehen einnehmen, kann es zu Schwindel oder ggf. auch zu einer kurzfristigen Bewusstlosigkeit kommen.
5. Eine Blutung kann auch durch das Einnehmen von **Nasensprays oder Nasentropfen** gestoppt werden. Normale „Schnupfensprays“ enthalten Substanzen, die die Blutgefäße verengen und dadurch eine Blutung stillen können.
   Schneuzen Sie vor der Anwendung die Nase kräftig aus. Dadurch wird das in der Nase vorhandene geronnene oder frische Blut entfernt.
   Anschließend tropfen oder sprühen Sie **sofort großzügig Nasenspray** (z. B. Nasenspray AL 0,1 %, Nasenspray ratiopharm, Otriven, Nasivin etc.) in die Nase.
   Als Faustregel gilt: Mindestens 2 Pipetten oder Tropfen oder 2 Sprühstöße in jedes Nasenloch. Danach pressen Sie die Nasenflügel wieder, wie unter 2. aufgeführt, zusammen.
6. Wenn die Blutung trotz der oben aufgeführten Maßnahmen nicht steht, **falten Sie ein Stofftaschentuch** (**Kein** Papiertaschentuch! Notfalls geht auch die Ecke eines Unterhemdes) **an einer Ecke zusammen, befeuchten es mit Wasser und schmieren es anschließend mit einer fetthaltigen Creme** (Nivea, Atrix, Vaseline, notfalls auch Sonnenöl) **ein.** Stecken Sie dieses in das blutende Nasenloch. Anschließend pressen Sie die Nasenflügel wieder wie in 2. aufgeführt zusammen.
7. Verwenden Sie **keine blutstillende Watte!**
   Beim Entfernen dieser Watte kann die Schleimhaut wieder aufgerissen werden, sodass erneut eine Blutung ausgelöst wird.

Abb. 94.2 Patientenmerkblatt Verhaltensregeln bei Epistaxis. (Quelle: Dr. Michael Eckstein, HNO, Passau)

- Leichte Blutungen können bei richtigem Verhalten oft vom Betroffenen selbst zum Stillstand gebracht werden.
- Merkblatt „Verhaltensregeln“ für Patienten mit häufigem Nasenbluten zur Selbsthilfe (▶ Abb. 94.2).
- Bei stärkeren arteriellen oder rezidivierenden Blutungen ist der Transport des Patienten in eine HNO-Notaufnahme angezeigt, da die Nase wahrscheinlich tamponiert werden muss. Zudem birgt eine fixierte Nasentamponade das Risiko einer Aspiration. Daher kommt eine ambulante Behandlung nicht infrage [1].
- Sowohl bei Verätzungen als auch bei Kauterisationsmaßnahmen darf auf die korrespondierenden Areale der Nasenscheidewand nicht zu intensiv eingewirkt werden, da es durch Nekrosen zu einer Perforation der Nasenscheidewand kommen kann.
- Nasentamponaden sollten nach 24 h oder spätestens nach 48 h wieder entfernt bzw. gewechselt werden. Bei aufblasbaren Gummitamponaden ist darauf zu achten, den Druck auf die Schleimhaut intermittierend zu verringern, sodass größere Schleimhautschäden vermieden werden.
- Bei bestehender Antikoagulation sollte das Antikoagulans nach Möglichkeit abgesetzt werden. In Absprache mit dem behandelnden Internisten kann ggf. antagonisiert werden. Dies kann bei den inzwischen sehr häufig verwendeten DOAK jedoch problematisch sein, da nur für das Präparat Dabigatran (Pradaxa) mit Idarucizumab ein Antagonist zur Verfügung steht.
- Kommt es über Tage und Wochen nach Entfernung der Tamponade wieder zur Blutung, sind operative Maßnahmen wie die Unterbindung oder Koagulation der A. sphenopalatina, A. maxillaris oder A. ethmoidalis

anterior indiziert. Als Alternative bietet sich in manchen Fällen die Angiografie und Embolisation an.
- In mehr als 10 % der Fälle erreicht das Nasenbluten lebensbedrohliche Ausmaße. Hier sind dann Transfusionen, die Gabe von Prothrombinkomplexkonzentrat (PPSB) sowie Gerinnungsfaktoren notwendig. Häufig sind intensivmedizinische Maßnahmen erforderlich.
- Todesfälle können in seltenen Fällen bei Patienten mit Morbus Osler oder mit Hämophilie auftreten. Laut ICD-10-Statistik (Epistaxis R04.0) wurden im Jahr 2015 in Deutschland 6 Fälle erfasst.

Studienauswertung

- Studie von Guntinas-Lichius et al. [6] mit über 690 Patienten und insgesamt 862 Blutungsereignissen aus dem Jahr 2009 (HNO Kliniken Jena und Gera)
- Ergebnisse:
  - unilaterale rechts- bzw. linkseitige Epistaxisfälle waren annähernd gleich häufig vertreten
  - bilaterales Nasenbluten trat in 10 % der Fälle auf
  - als exakte Blutungsquelle wurde in 90 % der Fälle der Locus Kiesselbachii identifiziert.
  - Blutungen aus der hinteren Nase: männliche Patienten 13 %, weibliche Patienten 7 %
  - Bei 4 % wurden Blutungen aus der A. ethmoidalis anterior, Tumorarrosionsblutungen oder diffuse Blutungen dokumentiert.
  - 62 % der Epistaxisfälle wurden ambulant behandelt, d. h., mit Verätzung, Koagulation in Lokalanästhesie oder kurzfristiger Tamponade konnte die Blutung beherrscht werden.
  - 33 % der Patienten wurden stationär aufgenommen (ICD-10 R04.0) mit einer mittleren Verweildauer von 3,5d.
  - In 27 Fällen wurden insgesamt 72 Erythrozytenkonzentrate transfundiert.
  - Eine medikamentöse und intravenöse (i. v.) Therapie war in 76 % der Fälle erforderlich.
  - In 9 % der Fälle war eine erweiterte operative Intervention erforderlich. Es wurden in insgesamt 84 Fällen verschiedene operative Maßnahmen durchgeführt, wobei auch Tamponaden der hinteren Nase und des Nasenrachens zu den operativen Maßnahmen gezählt wurden.
  - Insgesamt erreichte man mit den eingesetzten Therapiemaßnahmen Erfolgsquoten von über 90 % (Verätzung 95 %, Tamponade 94 %, Elektrokoagulation 93 %, Tamponade und Elektrokoagulation 92 %).
  - 27 % der Patienten nahmen Thrombozytenaggregationshemmer und 19 % Antikoagulanzien ein. Bei der antikoagulativen Dauermedikation waren v. a. Vitamin-K-Antagonisten und Heparine vertreten. Es ist vorteilhaft, dass mit Konakion und Protaminsulfat medikamentös antagonisiert werden kann, sofern die üblichen Blutstillungsmaßnahmen nicht erfolgreich sind.

94.12.3 Pharmakotherapie

- DOAK sind bei der Prophylaxe von Schlaganfällen, systemischen Embolien und des akuten Koronarsydroms den früher gebräuchlichen Vitamin-K-abhängigen oralen Antikoagulanzien (z. B. Marcumar) vorzuziehen, da ein regelmäßiges laborchemisches Monitoring entfällt. Von Nachteil ist jedoch, dass beim Auftreten einer schweren Epistaxis nur begrenzt antagonisiert werden kann und im Notfall nicht für alle Substanzen Gerinnungstests zur Verfügung stehen (▶ Tab. 94.2).
- Bisher standen als gerinnungshemmende Medikamente zur oralen Einnahme nur Vitamin-K-Antagonisten (Marcumar) zur Verfügung. Azetylsalizylsäure und andere Thrombozytenaggregationshemmer sind hingegen keine Antikoagulanzien, da sie nicht in die plasmatische Gerinnung eingreifen.
- Sowohl Kumarine als auch Heparine können bei Blutungen, die durch Überdosierung oder Medikamentenwechselwirkungen verursacht wurden, antagonisiert werden.
- Bei DOAK kann eine Antagonisierung schwierig sein. Man unterscheidet nach der Wirkungsweise:
  - Thrombinhemmer (Anti-FIIa-Typ):
    - Dabigratan (Pradaxa)
    - Indikation: Vorhofflimmern
  - Faktor-Xa-Hemmer
    - Apixaban (Eliquis), Edoxaban (Lixiana), Rivaroxaban (Xarelto)
    - Indikation: Schlaganfallprophylaxe

Tab. 94.2 Antikoagulanzien.

Antikoagulans	Wirkungsweise	Name	Handelsbezeichnung (Präparat)	Antagonist
Heparin	Xa-Inaktivierung	k.A.	Clexane	Protaminsulfat
Kumarin	Vit.-K-Antagonist	k.A.	Marcumar	Konakion
DOAK	IIa-Inhibitor	Dabigatran	Pradaxa	Idarucizumab
	Xa-Inhibitoren	Apixaban	Eliquis	k.A.
		Rivavoxaban	Xarelto	k.A.
		Edoxaban	Lixiana	k.A.

DOAK: direkte orale Antikoagulanzien, k.A.: keine Angaben

XII

- Zu den Behandlungsmöglichkeiten bei Notfallblutungen unter Antikoagulanzientherapie siehe [6] bzw. [7], in Letzterem gibt es auch eine grafische Übersicht (Grafik 2).

94.12.4 Interventionelle Therapie

Angiografie und Embolisation

- Die Angiografie und Embolisation ist eine Alternative zur operativen Blutstillung v. a. bei älteren Patienten mit erhöhtem Narkoserisiko.
- Die A. sphenopalatina und auch die A. ethmoidalis anterior lassen sich i. d. R. mit Partikeln und Polyvinylalkohol gut embolisieren.
  - Beispielsweise konnte bei einer lebensbedrohlichen Blutung aus der A. carotis interna durch Embolisationsmaßnahmen und einer Verblockung der Keilbeinhöhle mit Beckenkammspongiosa die Blutung ohne postoperative Ausfallserscheinungen beherrscht werden [8].

Lasertherapie

- Der Argonlaser eignet sich aufgrund der guten Koagulationswirkung v. a. zur Blutstillung (Einsatz bei Morbus Osler)
- CO_2-Laser und Neodym-Yag-Laser (Schneide-Laser) sind nicht geeignet.

94.12.5 Operative Therapie

- Elektrokoagulation
- Gefäßunterbindung (A. sphenopalatina, A. etmoidalis, A. maxillaris)
- Septumoperation (Ablösen der Schleimhaut vom Knorpel bewirkt Verschluss der Bypässe, aus denen es häufig blutet)

Elektrokoagulation

- Die einfachste und wohl am häufigsten angezeigte invasive operative Maßnahme ist die bipolare, in selteneren Fällen auch monopolare Elektrokoagulation unter Lokalanästhesie.
- Voraussetzung dafür ist eine zirkumskripte gut sichtbare und erreichbare Blutungsquelle.
- Blutungen in den hinteren Nasenabschnitten, aus dem Bereich der angrenzenden NNH und aus dem Nasenrachen werden zunächst mit Tamponaden versorgt und erfordern, wenn nach Lockerung oder Entfernung der Tamponade die Blutung nicht stoppt, die operative Blutstillung durch Koagulation oder Gefäßunterbindung unter Narkose.
- Endoskopische Eingriffe gestalten sich in manchen Fällen sehr unübersichtlich und schwierig, sodass die herkömmlichen Zugänge von außen oder über den Mundvorhof erforderlich sind.
- Wenn es nach einer lege artis durchgeführten operativen Blutstillung wieder zu Blutungen kommt, kann eine abnormale Gefäßversorgung des Nasenseptums oder der lateralen Nasenwand vorliegen. Dies sollte schnellstmöglich durch bildgebende Verfahren abgeklärt werden.

94.13 Nachsorge

- Bei rezidivierender Epistaxis über Wochen und Monate, auch wenn die Blutung immer wieder spontan zum Stehen kommt, sollte nach einer Ursache geforscht werden. Es sollte v. a. ein Malignom ausgeschlossen werden.

94.14 Verlauf und Prognose

- Grundsätzlich kann jedem Patienten mit Nasenbluten geholfen werden und die Prognose quoad sanationem ist hervorragend.
- Probleme bereiten gelegentlich Patienten, die mit Antikoagulanzien behandelt werden, Tumorpatienten und Patienten mit Morbus Osler
- Die Lebenserwartung wird durch die Epistaxis nicht beeinträchtigt.

94.15 Quellenangaben

[1] Brunner FX, Hachenberg T, Wiegert C. Notfälle aus der Hals-Nasen-Ohren-Heilkunde und der Mund-Kiefer-Gesichts-Chirurgie. In: Scholz, Sefrin,Böttiger, Hrsg. Notfallmedizin. Stuttgart; Thieme 2013: 388–401

[2] Feldmann H. HNO-Notfälle. Heidelberg; Springer: 1974

[3] Gräsner JT, Wnent J, Löcker J. Notfallsanitäter werden. Stuttgart; Thieme: 2016

[4] Smith J. Siddi S. Dyer C et al. Epistaxis in patients taking oral anticoagulant and antiplatelet medication: prosective cohort study. J Laryngol Otol 2011; 125: 38–42

[5] Weiss NS. Relation of high blood pressure to headache, epistaxis and selected other symptoms. The United Health Examination Survey of Adults. New.Engl. J Med 1972; 287: 631–633

[6] Guntinas-Lichius O, Dazert S, Dietz A et al. Ein Jahr Epistaxisbehandlung in den Notfallambulanzen der Ostthüringer HNO-Kliniken. Laryngo-Rhino-Otol 2016; 95: 837–842

[7] Maegele M, Grottke O, Schöchl H et al. Direkte orale Antikoagulantien in der traumatologischen Notaufnahme. Dtsch Arztebl Int 2016; 113: 575–582

[8] Willems PWA, Farb RI. Endovascular Treatment of Epistaxis. Am J Neuroradiol 2009; 30 (9):1637–1645

94.16 Wichtige Internetadressen

- https://www.awmf.org/leitlinien/aktuelle-leitlinien/ll-liste/deutsche-gesellschaft-fuer-hals-nasen-ohren-heilkunde-kopf-und-hals-chirurgie-e-v-bonn-dg-hno.html

95 Verletzungen des Auges

Petra Meier, Ina Sterker

95.1 Steckbrief

Verletzungen des Augapfels (Bulbus oculi), der Augenanhangsgebilde und der Orbita können die Folge sowohl von stumpfer als auch von scharfer Gewalteinwirkung sein. Verätzungen und Verbrennungen sind Traumen, die mit höchster Dringlichkeit behandelt werden müssen.

95.2 Synonyme

- Augentrauma
- okulares Trauma
- Verletzung des Auges
- Orbitatrauma
- ocular trauma
- eye injury
- orbital trauma

95.3 Keywords

- Augentrauma
- okulares Trauma
- Verletzung des Auges
- Orbitatrauma
- ocular trauma
- eye injury
- orbital trauma

95.4 Definition

- Augen- und Orbitaverletzungen werden direkt und indirekt
  - durch scharfe oder stumpfe Gewalt,
  - infolge chemischer oder thermischer Traumen am Auge selbst,
  - an den Anhangsgebilden wie Lidern und Tränenwegen sowie
  - an den knöchernen Orbitawänden und am N. opticus induziert.

95.5 Epidemiologie

95.5.1 Häufigkeit

- In Deutschland existieren keine systematischen Erhebungen über die Häufigkeit von Augenverletzungen.
- nach Angaben der weltweit größte Datenbasis zu Augenunfällen, der United States Eye Injury Registry:
  - Inzidenz 13,2/100000 Einwohner pro Jahr mit stationärem Aufenthalt nach Augenunfall [3]
  - Inzidenz von Unfällen mit Erblindungsfolge 1,4/100 000 Einwohner pro Jahr [2]
- Von allen Augenunfällen sind:
  - 6,4 % Augenverätzungen und
  - 19,6 % Augenverbrennungen, die
  - sich zu 60–70 % am Arbeitsplatz ereignen.

95.5.2 Altersgipfel

- Am häufigsten verunfallen junge Männer mit einem Durchschnittsalter von 30–33 Jahren [3], [4].

95.5.3 Geschlechtsverteilung

- Sowohl im Kindes- als auch im Erwachsenenalter erleiden mehr männliche als weibliche Personen eine Augenverletzung (m : w = 4 : 1) [3].
- Orbitatraumen betreffen ebenfalls bevorzugt Männer (76 %) im Alter von 33,5 Jahren [4].

95.5.4 Prädisponierende Faktoren

- Augen mit Voroperationen, Hornhaut- und Skleranarben sind prädisponiert für Bulbusrupturen.
- Arbeitsunfälle ereignen sich klassischerweise als sogenannte „Hammer und Meißel"-Verletzungen, wenn keine Schutzbrille getragen wird.
- Kinder verunfallen bevorzugt beim unbeaufsichtigten Spielen [3].

95.6 Ätiologie und Pathogenese

- **Lidverletzungen**
  - Stumpfe Gewalt im Lidbereich verursacht Hämatome.
  - Durch spitze Gegenstände (Glas, Metall) entstehen offene Hautwunden.
  - Im nasalen Lidwinkel ist die Mitbeteiligung der ableitenden Tränenwege zu beachten.
- **geschlossene Bulbusverletzungen**
  - Trifft stumpfe Gewalt direkt mit hoher kinetischer Energie auf den Bulbus (z. B. Squashball), entstehen sowohl an der Anschlagstelle als auch durch eine Kraftübertragungswelle sogenannte Contrecoup-Verletzungen.
  - Verletzungen am Bulbus durch direkte stumpfe Gewalt (▶ Abb. 95.1):
    - Hyposphagma (Unterblutung der Bindehaut)
    - Hyphäma (Vorderkammereinblutung) durch Ruptur von Iris- und Ziliarkörpergefäßen

XII

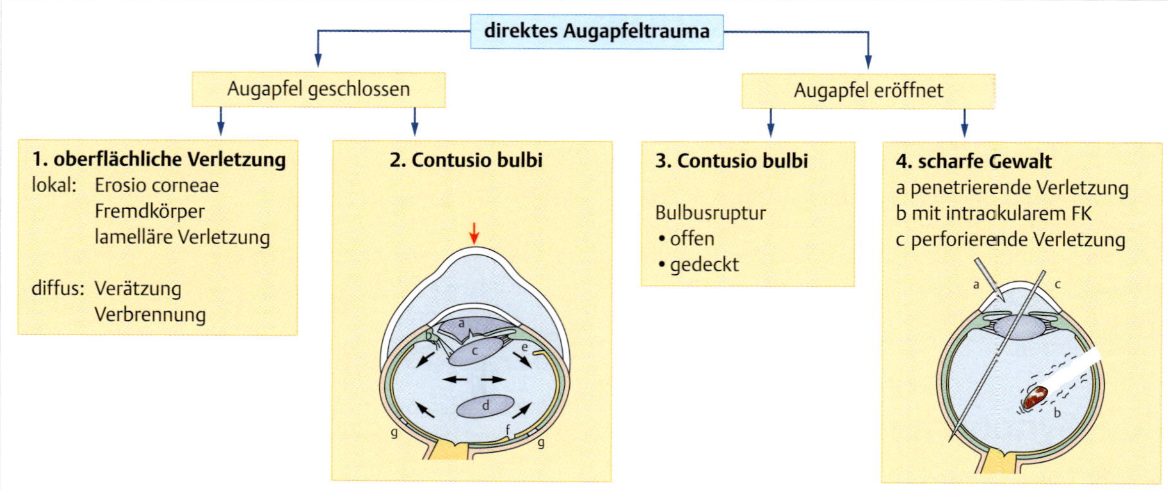

Abb. 95.1 Standardisierte Klassifikation von Augenverletzungen nach Kuhn [3].
Zu 2. Contusio bulbi: 2a Irissphinktereinriss, 2b Iridodialyse, 2c Linsendislokation, 2d Linsendislokation in den Glaskörper, 2e Oradialyse, 2f Makulaforamen, 2g Aderhautruptur.
Zu 4. Scharfe Gewalt: 4a penetrierende Verletzung, 4b penetrierende Verletzung mit intraokularem Fremdkörper (FK), 4c perforierende Verletzung.

- Irissphinkterrisse, Iridodialyse (Ausriss der Iriswurzel)
- Iridoplegie (Lähmung des M. sphincter pupillae)
- Kammerwinkelläsionen
- Linsendislokationen durch Abriss von Zonulafasern
- Sekundärglaukom sowohl durch Überladung des Trabekelwerkes mit Sanguis als auch infolge direkter Verletzung des Kammerwinkels
- Oradialyse (Netzhautriss an der Glaskörperbasis)
- Makulaforamen
- Aderhautrupturen durch Traktionskräfte bei rascher Deformation von Bulbus und Glaskörper

- **offene Verletzungen des Bulbus** (► Abb. 95.1)
  - Scharfe Gegenstände, vorzugsweise aus Metall, die mit hoher Geschwindigkeit auf das Auge treffen und die Bulbuswand durchdringen, verursachen penetrierende Verletzungen und können als Fremdkörper (FK) intraokular verbleiben.
  - Bulbusverletzungen mit einer Ein- und Austrittspforte sind perforierende Verletzungen.
  - Stumpfe Gewalt mit hoher kinetischer Energie kann zur Sklera- und Bulbusruptur führen. Bei einer gedeckten Ruptur bleibt dabei die Bindehaut intakt, während bei einer offenen Ruptur intraokulare Strukturen nach außen prolabieren können.
- **Verätzung und Verbrennung**
  - Alkalische Agenzien penetrieren durch Hydroxylionen (OH^-) das Gewebe schneller als Säuren und führen bei einem pH-Wert von 11,5 zu einer irreversiblen Kolliquationsnekrose.
  - Säuren verursachen bei einem pH-Wert < 2 durch Protonen (H^+) eine intrazelluläre Denaturierung von Proteinen (Koagulationsnekrose), die als Barriere eine weitere Penetration der Ätzsubstanz ins Gewebe verhindert [9].
- **Orbitatrauma**
  - Die häufigsten Ursachen sind schwere Schädel-Hirn-Traumen (SHT) infolge von Verkehrsunfällen (63,5 %) und stumpfe Gewalt durch Tätlichkeiten und Stürze [5]. Häufig kommt es dabei auch zu einer visusbedrohenden Optikusneuropathie.

95.7 Symptomatik

- **Visusverlust und Schmerzen sind Leitsymptome**
  - Penetrierende Hornhaut- oder Sklerawunden außerhalb der optischen Achse verursachen meist geringgradige Sehstörungen mit wenig Schmerzen, gelegentlich wird ein Fremdkörpergefühl angegeben.
  - Penetrierende Augenverletzungen mit Inkarzeration von uvealem Gewebe sowie Orbitaverletzungen mit Einklemmung von Augenmuskeln im Frakturspalt sind sehr schmerzhaft.
  - Eine posttraumatische exogene Endophthalmitis (Infektion intraokularer Strukturen unter gleichzeitiger Beteiligung der Vorderkammer und des Glaskörperraumes) äußert sich mit starken Schmerzen, tiefrotem Auge und akuter starker Visusminderung.
- **Lidschwellung**
  - Bei massiver Lidschwellung u. a. wegen Lidhämatomen muss das Vorliegen eines Orbitatraumas mit einer Orbitawandfraktur ausgeschlossen werden.
  - Auch eine traumatische oder kompressive Optikusneuropathie muss durch Prüfung der Sehschärfe und der Pupillomotorik ausgeschlossen werden.

- Da eine aktive Lidöffnung aufgrund eines meist starken Lidhämatoms nicht möglich ist, wird der Patient diese Symptome nicht selbst bemerken. Auch schwerste Sehnervenschäden sind äußerlich nicht erkennbar [11].
- **„rotes Auge“**
  - Bei Verletzung konjunktivaler Gefäße entstehen intra- und subkonjunktivale Blutungen (Hyposphagma) unterschiedlichen Ausmaßes.
  - Im Extremfall ist die gesamte sichtbare Sklera von Blut überdeckt und imponiert als „rotes Auge“.
- **Photophobie**
  - häufiges Symptom von Hornhautwunden und Hornhautfremdkörpern

95.8 Diagnostik

95.8.1 Diagnostisches Vorgehen

- Bei Verdacht auf eine Augenverletzung ist in jedem Fall eine detaillierte ophthalmologische Untersuchung indiziert.
- Das diagnostische Vorgehen wird in ► Abb. 95.2 dargestellt.

95.8.2 Anamnese

- Der wache Patient wird über den Unfallhergang, subjektive Sehstörungen und Doppelbilder, seitengleichen Visus vor dem Unfall, vorhandene Sehhilfen, Vorerkrankungen und Augenoperationen befragt.

95.8.3 Körperliche Untersuchung

- Ein orientierender **Visus** (Sehschärfe) wird monokular mit einer Leseprobe (z. B. Zeitungsdruck) erhoben. Dokumentiert wird:
  - subjektiver Seheindruck des Patienten
  - erhobener Visus rechts und links
  - verwendete Sehprobe
  - verwendete Sehhilfe (Nahsehbrille bei Patienten > 45 Jahre).
- Inspektion der Periokularregion, insbesondere der Lider und der ableitenden Tränenwege
- Beurteilung der Bindehaut, Hornhaut, Vorderkammer, Iris und Intaktheit des Bulbus
  - Verformungen des Bulbus sind ein dringender Hinweis auf eine bulbuseröffnende Verletzung.
- **Beurteilung der Pupille**
  - **Pupillenform**: Pupillen sind rund, jede Pupillenverziehung oder Pupillenentrundung ist abklärungsbedürftig.
  - **Pupillenweite:** Pupillen sind im Regelfall gleich weit, ein Unterschied der Pupillenweite von > 1 mm gilt als pathologisch.
  - **Pupillenreaktion:**
    - Prüfung der direkten und indirekten Pupillenreaktion
    - Prüfung auf eine afferente Pupillenstörung mit dem Swinging-Flashlight-Test (Wechselbelichtungstest) zur Erfassung einer Sehbahnschädigung

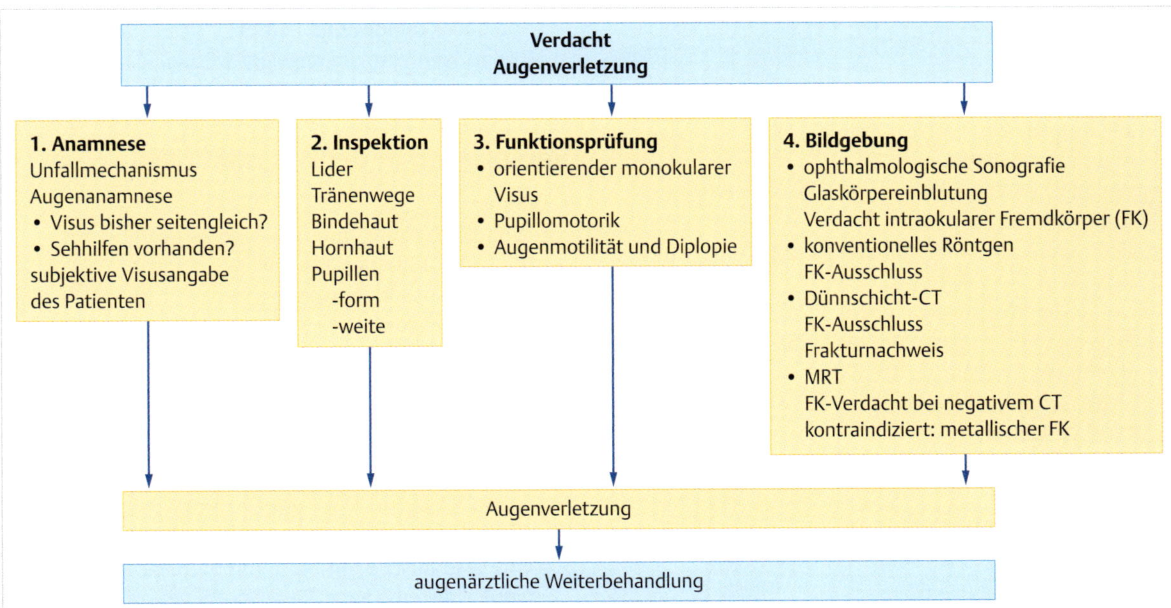

Abb. 95.2 Übersicht diagnostisches Vorgehen bei Augenverletzungen.
Abk. FK: Fremdkörper

- **Augeninnendruck**
  - orientierende Prüfung palpatorisch, bidaktylär im Seitenvergleich
    - weicher Augapfel → Verdacht auf eine bulbuseröffnende Verletzung
    - harter Augapfel → bei intraokularen Blutungen möglich
- **Prüfung der Augenbeweglichkeit** mit Prüfung von Doppelbildern bei Verdacht auf ein Orbitatrauma

95.8.4 Bildgebende Diagnostik

Sonografie

- Die ophthalmologische B-Bild-Sonografie erfolgt bei fehlender Sicht auf den Augenhintergrund, z. B. als Folge einer traumatischen Katarakt oder einer Glaskörpereinblutung. Sie wird zur Klärung der Netzhautsituation durchgeführt.
- Die Ultraschalluntersuchung kann nur mit speziellen ophthalmologischen Sonografiegeräten (in der Augenklinik bzw. Augenpraxis) erfolgen.
- Der Nachweis intraokularer und orbitaler FK (magnetisch und nichtmagnetisch) > 1 mm kann sonografisch erfolgen, jedoch ohne Möglichkeit der Differenzierung des FK-Materials.

Röntgen

- Mit konventionellem Röntgen können röntgenpositive FK mit hoher Auflösung dargestellt werden, jedoch mit dem Nachteil, dass eine exakte Lokalisation des FK in Bezug auf okulare oder orbitale Strukturen nicht möglich ist.

CT

- Das Dünnschicht-CT der Orbita ist die Methode der Wahl, intraokulare und intraorbitale FK verschiedenster Herkunft nachzuweisen:
  - metallische FK: Nachweisgrenze FK 0,02–0,04 mm^3 [10]
  - nichtmetallische anorganische FK (z. B. Glas, Plastik)
  - organische FK (z. B. Holz).
- Diese Methode ermöglicht ebenfalls die Darstellung assoziierter Verletzungen der periorbitalen Weichteile und orbitaler Strukturen, wie z. B.
  - Orbitawandfrakturen,
  - Knochensplitter,
  - Frakturen im Canalis opticus,
  - Blutungen in der Optikusscheide und in der Orbita.

MRT

- Die MRT ist ein Second-Line-Verfahren beim bestehenden Verdacht auf nichtmetallische FK, wenn die CT negativ war [12].
- Eine MRT ist kontraindiziert bei Verdacht auf metallische intraokulare oder intraorbitale FK.

95.8.5 Instrumentelle Diagnostik

Visuell evozierte Potenziale

- Bei einer beidseitigen gleichartigen Sehnervenverletzung und einer beidseitigen Irisverletzung ist die Pupillenprüfung nicht sinnvoll.
- Visuell evozierte Potenziale (VEP) im Seitenvergleich sind eine Alternative zur Analyse des Pupillenverhaltens nach Lichtreiz.
- Das VEP liefert die gleichen Informationen wie die Prüfung die Pupillenreaktion [11].

95.9 Differenzialdiagnosen

- keine Angaben möglich

95.10 Therapie

95.10.1 Therapeutisches Vorgehen

Erstversorgung

- Bei einer Augenverletzung wird ein steriler Verband angelegt, topische Antibiotika werden nicht appliziert.
- Ausnahme ist die Verätzung der Augen:
  - sofortige ausgiebige Spülung bei geöffneter Lidspalte (► Abb. 95.3)
  - Spülung vorzugsweise mit Leitungswasser oder physiologischer Kochsalzlösung (alternativ z. B. Cola, Milch)
  - Spüldauer mindestens 15 min
  - Es darf kein Verband angelegt werden, damit Restpartikel mit der Tränenflüssigkeit herausgespült werden.

Versorgung in der Augenklinik

- **Lider**
  - Wundversorgung innerhalb von 24–48 h [3] mit mikrochirurgischen Techniken
- **offene Bulbusverletzungen**
  - Sie müssen zum nächstmöglichen Zeitpunkt vom Ophthalmochirurgen versorgt werden. Primäres Operationsziel ist die Herstellung eines wasserdichten Wundverschlusses. Eine sekundäre innere Rekonstruktion erfolgt im Intervall.
  - Das Auge wird mit einem sterilen Verband abgedeckt und es erfolgt noch vor der Operation die Applikation eines topischen Breitspektrumantibiotikums.
  - Eine systemische Antibiose mit Breitspektrumantibiotika, die eine gute Glaskörperpenetration aufweisen (z. B. Vancomycin + Ceftazidim), erfolgt bei schweren Verletzungen, bei Tierbissverletzungen und bei verschmutzten Wunden.

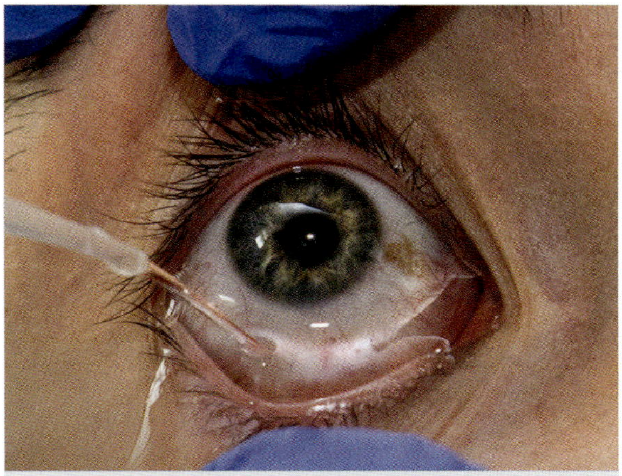

Abb. 95.3 Spülung des Bindehautsackes mit physiologischer NaCl-Lösung mittels Spülflasche.

- Die traumaassoziierte Endophthalmitis erfordert eine unverzügliche operative Versorgung (Pars-plana-Vitrektomie) mit Entfernung des eitrig infiltrierten Glaskörpers und einer intravitrealen Antibiotika-instillation. Die Behandlung wird von systemischen und lokalen Antibiotika begleitet.
- Bei Verätzung des Auges wird bei geöffneten Lidern und mit Ektropionieren der Lider mindestens 15 min lang vorzugsweise mit Speziallösungen (z. B. Previn, Diphoterine) mehrfach gespült und sichtbare Partikel werden entfernt [8]. Das Auge wird nicht verbunden, damit Restpartikel mit der Tränenflüssigkeit herausgespült werden.

- **Orbitatrauma**
  - Orbitawandfrakturen werden, je nach Lokalisation und Beteiligung benachbarter Strukturen, HNO-chirurgisch oder Mund-Kiefer-Gesichts-chirurgisch versorgt.
  - Es existiert kein standardisiertes Therapiekonzept für eine traumatische Optikusneuropathie [4].
  - Therapieoptionen sind die operative Dekompression und die Gabe hochdosierter Steroide, jedoch gibt es für keinen Therapieansatz ausreichende Belege dafür, dass der Spontanverlauf günstig beeinflusst werden kann [11].
  - Ein operatives Vorgehen mittels Kanthotomie oder Orbitarevision wird bei einer Orbitablutung mit Kompressionsneuropathie bei bekannter Blutungsquelle vorgeschlagen. Dekompressionen durch ein Knochenfragment werden bei Optikusscheidenblutung oder Kompression des N. opticus empfohlen.
  - In allen anderen Fällen kann die Gabe von Steroiden als Megadosis ab einem Therapiebeginn von maximal 3d nach dem Trauma erwogen werden. Sie sollte jedoch nicht in aussichtslosen Situationen, wie z. B. nach einer Avulsion oder definitiven Durchtrennung des N. opticus erfolgen [11].
  - Der Tetanus-Impfstatus muss überprüft werden.
  - Bei Tierbissverletzungen muss die Indikation zur Tollwutimpfung geklärt werden.

95.11 Verlauf und Prognose

- Lidverletzungen haben aufgrund des Gefäßreichtums eine ausgezeichnete Heilungstendenz.
- Die visuelle Prognose offener und geschlossener Bulbusverletzungen hängt vom Ausmaß der primären Schädigung okularer Strukturen ab.
- Intraokular gelegene metallische FK führen bei Nichterkennung zu einer Siderosis bulbi (eisenhaltige FK) oder Chalkosis (kupferhaltige FK), die zur Nekrose der Netzhaut mit einem irreversiblen Visusverlust führen.
- Schwere Verätzungen mit einer ischämischen Schädigung der Limbusregion führen bei 50 % der betroffenen Patienten zur Erblindung [7].
- Eine extrem seltene posttraumatische Komplikation ist die sympathische Ophthalmie (Inzidenz 0,03/100 000 pro Jahr), bei der sich nach offener Augenverletzung eine bilaterale granulomatöse Uveitis entwickelt, die unbehandelt zur Erblindung des nicht betroffenen Partnerauges führt [6].
- Eine Normalisierung einer traumatischen Optikusneuropathie ist nicht zu erwarten, jedoch sind spontane Besserungen häufig (20–71 %). Als Folge der Optikusschädigung entwickelt sich nach einigen Wochen eine Optikusatrophie.

Tab. 95.1 Therapeutisches Vorgehen bei Augenverletzungen.

<table>
<tr><th>Verletzung</th><th>Erstversorgung Notfallmediziner</th><th>Augenarzt</th></tr>
<tr><td>Verätzung</td><td>• sofortige Spülung am geöffneten Auge mit Leitungswasser oder physiologischer NaCl-Lösung
• mehrfach über 15 min
• kein Verband</td><td>• Spülung mit Speziallösungen (z. B. Previn)
• Primärevaluation, ggf. operative Versorgung</td></tr>
<tr><td>oberflächliche Verletzung (Lider, Bulbus)</td><td rowspan="3">• steriler Verband</td><td rowspan="3">• Entscheidung über die Wundversorgung
• Festlegung der Lokaltherapie
• therapeutische Kontaktlinse
• operative Wundversorgung
• interne Rekonstruktion im Intervall</td></tr>
<tr><td>offene Bulbusverletzung (Lider, Bulbus)</td></tr>
<tr><td>Contusio bulbi</td></tr>
</table>

95.12 Quellenangaben

[1] Augustin AJ, Hrsg. Augenheilkunde. 3. Aufl. Berlin: Springer; 2007

[2] Kuhn F, Morris R, Witherspoon CD et al. Epidemiology of blinding trauma in the United States Eye Injury Registry. Ophthalmic epidemiology 2006; 13: 209–216

[3] Kuhn F. Ocular traumatology. Berlin, Heidelberg, New York: Springer; 2008

[4] Lee V, Ford RL, Xing W et al. Surveillance of traumatic optic neuropathy in the UK. Eye 2010; 24: 240–250

[5] Pirouzmand F. Epidemiological trends of traumatic nerve injuries in the largest Canadian adult trauma center. J Craniofac Surg 2012; 23: 516–520

[6] Pleyer U. Entzündliche Augenerkrankungen. Berlin, Heidelberg: Springer; 2014

[7] Wilhelm H. Traumatische Optikusneuropathie. Laryngo-Rhino-Otol 2009; 88: 194–207

[8] Rohrbach JM, Steuhl KP, Knorr M et al. Ophthalmologische Traumatologie. Stuttgart, New York: Schattauer; 2002

[9] Schrage NF, Struck HG. Verätzungen und Verbrennungen des Auges: Empfehlungen zur Akutbehandlung von Verätzungen und Verbrennungen der Augen und Lider. Ophthalmologe 2011; 108: 916–920

[10] Struck HG, Schrage NF. Verätzungen und Verbrennungen des Auges: Konservative und chirurgische Optionen einer stadiengerechten Therapie. Ophthalmologe 2011; 108: 921–928

[11] Trommer G, Kösling S, Nerkelun S et al. Darstellbarkeit von Orbita-Fremdkörpern in der CT. Ist Fremdkörperübersicht noch sinnvoll? Fortschr Röntgenstr 1997; 166: 487–492

[12] Wilhelm H. Traumatische Optikusneuropathie. Laryngo-Rhino-Otol 2009; 88: 194–207

[13] Winegar BA, Gutierrez JE. Imaging of orbital trauma and emergent non-traumatic conditions. Neuroimag Clin Am 2015; 25: 439–456

96 Nieren- und Harnleiterkolik

Andreas Martinscheck, Robin Schmid

96.1 Steckbrief

Die Urolithiasis ist eine Erkrankung mit einer aktuellen Prävalenz in Deutschland von 4,7 % und einer in den letzten 10 Jahren von 0,54 % auf 1,47 % gestiegenen Inzidenz (Lebenszeitrisiko 12 % für Männer und 6 % für Frauen). Präklinisch ist die Diagnosestellung unter Beachtung der Differenzialdiagnosen aufgrund der typischen Klinik einfach. Im Rahmen der Erstversorgung ist jedoch auf Infekt- und Sepsiszeichen zu achten. Anschließend *ist* ein Transport in eine Klinik mit urologischer Fachabteilung anzustreben. Eine für den Transport ausreichende Analgesie ist durch die wiederholte Gabe nichtsteroidaler Antirheumatika (NSAR/NSAID, Metamizol) und den additiven Einsatz von Opioiden (z. B. Piritramid) zu erreichen. Nach innerklinischer Diagnostik (Urin, Labor, Sonografie, Nativ-CT) sollte über die weitere Versorgung durch einen Facharzt für Urologie entschieden werden.

96.2 Synonyme

- Nierenkolik
- Harnleiterkolik
- Harnsteinleiden
- Urolithiasis
- Nephrolithiasis
- Ureterolithiasis
- renal colic
- urinary tract stone

96.3 Keywords

- Kolik
- einseitiger Flankenschmerz
- Schmerzausstrahlung
- (Spasmo-)Analgesie
- dysurische Beschwerden
- Hämaturie
- Nierenstein
- Harnleiterstein

96.4 Definition

- Steinmobilisierung in den Harnleiter
- stärkste, meist einseitige, spastische Kontraktion der oberen Harnwege
- plötzlich und unabhängig von der Steingröße
- intraluminale Druckerhöhung durch ein Abflusshindernis
- Dehnung der Nierenkapsel und/oder der Ureterwand

96.5 Epidemiologie

96.5.1 Häufigkeit

- Die Harnsteinerkrankung stellt weltweit eine der häufigsten Erkrankungen dar und kann als Volkskrankheit bezeichnet werden.
- Zahlen zur Prävalenz variieren von 1 bis 20 % (Deutschland: 4,7 %)
- hohe Prävalenz v. a. in Ländern mit gehobenem Lebensstandard
- hohe Rezidivrate von bis zu 50 %, abhängig von der Steinursache
- Rezidivrisiko am höchsten innerhalb der ersten 4 Jahre
- 70–90 % aller Steine sind kalziumhaltig (Kalziumoxalat oder Kalziumphosphat).

96.5.2 Altersgipfel

- In vielen Ländern steigen Inzidenz und Prävalenz sowohl bei Erwachsenen als auch bei Kindern an.
- Erkrankungsgipfel zwischen dem 40. und 60. Lebensjahr
- Inzidenz steigt ab dem 20. Lebensjahr an (3 % jüngere Erststeinbildner)

96.5.3 Geschlechtsverteilung

- In den letzten Jahren nimmt die Zahl der betroffenen Frauen zu.
- Verhältnis m : w = 1,3 : 1
- Lebenszeitrisiko für Männer 12 % und für Frauen 6 %

96.5.4 Prädisponierende Faktoren

- Über- und Fehlernährung
- Klima (Übersättigung des Urins mit steinbildenden Substanzen durch Flüssigkeitsverlust)
- Umweltfaktoren (Zusammensetzung des Trinkwassers)
- Ethnizität (Unterschiedliche Kalzium- und Oxalatstoffwechsel)
- Heredität (familiäre Prädisposition v. a. bei seltenen Harnsteinarten)

96.6 Ätiologie und Pathogenese

- systemische Erkrankungen (Stoffwechseldefekte, entzündliche Darmerkrankungen, primärer Hyperparathyreodismus, renal-tubuläre Azidose)
- anatomische Abnormitäten (Veränderungen der Nieren und des Harntrakts)
- medikamenteninduziert
- Veränderung der Harnzusammensetzung
- Störung der Harnabflussverhältnisse
- Kristallisation (Übersättigung des Urins mit steinbildenden Substanzen, zelluläre Veränderungen in den Nierenkanälchen)

96.7 Klassifikation und Risikostratifizierung

Tab. 96.1 Harnsteinarten und chemische Zusammensetzung.

Harnsteinart	Chemische Zusammensetzung	Mineral	Hauptkomponente in % der Fälle	Monomineralisch in % der Fälle
Oxalate	Calciumoxalat-Monohydrat	Whewellit	70,4	20,8
	Calciumoxalat-Dihydrat	Weddellit	70,4	20,8
Harnsäure und Urate	Harnsäure	Uricit	11,0	8,0
	Harnsäure-Dihydrat	Uricit	1,03	k.A.
	Monoammoniumurat	Uricit	0,5	0,1
Phosphate	Magnesiumammoniumphosphathexahydrat	Struvit	6,0	2,1
	Carbonatapatit	Dahlilite	4,8	1,1
	Calciumhydrogenphosphatdihydrat	Brushit	1,0	1,0
genetisch determinierte Steine	Cystin	k.A.	0,4	0,4
	Xanthin	k.A.	k.A.	k.A.
	2,8-Dihydroxyadenin	k.A.	k.A.	k.A.
iatrogene Steine	Indinavir	k.A.	k.A.	k.A.
	Sulfonamide	k.A.	k.A.	k.A.

k.A.: keine Angaben

96.8 Symptomatik

- plötzlich einsetzender, stärkster Flankenschmerz, meist wellenförmig (charakteristisch für Nieren-/Harnleiterkolik)
- abhängig von der Steinlokalisation unterschiedliche Schmerzausstrahlung:
  - Steinlokalisation im Nierenbecken → Schmerzen des seitlichen Oberbauches
  - Steinlokalisation im Ureter → Schmerzen im Unterbauch
  - Steinlokalisation vor der Blase:
    - Schmerzen in Leiste, Hodensack, Schamlippen oder Penisspitze
    - dysurische Beschwerden durch Blasenirritation möglich
- vegetative Begleitreaktionen wie Blässe, Kaltschweißigkeit, Erbrechen oder Übelkeit (häufig)
- Unruhe
- reflektorische Darmatonie
- beschwerdefreies Intervall (häufig)
- sichtbare Hämaturie (selten)

96.9 Diagnostik

96.9.1 Diagnostisches Vorgehen

- Die ersten wichtigen Informationsquellen sind Anamnese und körperliche Untersuchung.
- weitere Differenzialdiagnosen in Betracht ziehen (▶ Abb. 96.1)
- innerklinisch erneute Anamnese und körperliche Untersuchung mit notwendigen Zusatzuntersuchungen:
  - Labor- und Urindiagnostik
  - Sonografie
  - weitere bildgebende Verfahren

96.9.2 Anamnese

- Beschwerdecharakteristik:
  - Schmerzart sowie Schmerzlokalisation
  - frühere Schmerzereignisse
  - Miktionsbeschwerden
  - Infektzeichen
  - vegetative Begleitreaktion
- Schmerzen sollten anhand der numerischen Schmerzskala (NRS) eingeschätzt werden.
- urologische Vorgeschichte:
  - zurückliegende Steinereignisse

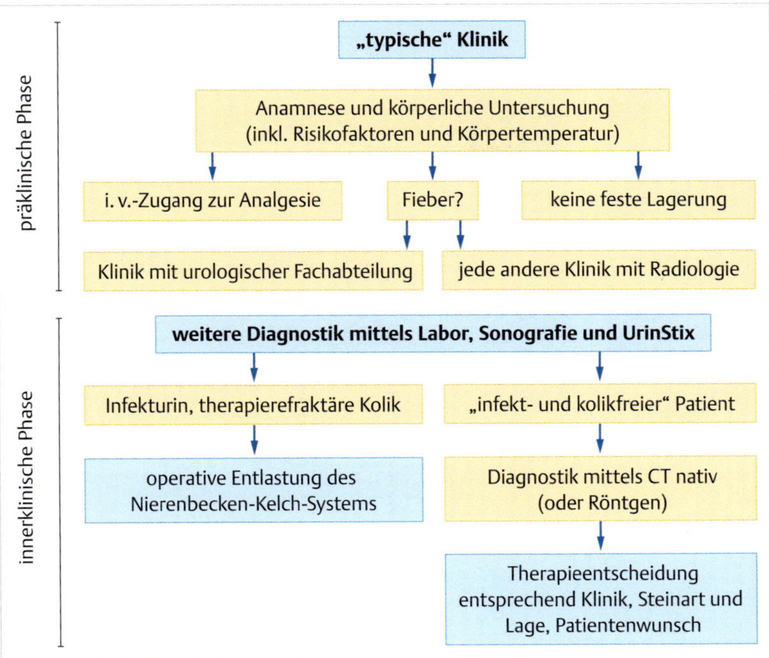

Abb. 96.1 Diagnostisches Vorgehen bei Harnleiterkolik.
Abk. i. v.: intravenös.

  - Operationen
  - Anomalien
- allgemeine Anamnese (Vorerkrankungen, Allergien)
- Flüssigkeitsverluste, Exsikkose
- längere Immobilisation
- bekannte Harnsäureerhöhung
- Schwangerschaft
- Voroperationen (z. B. Darmoperationen → Malabsorption)
- Medikamentenplan

96.9.3 Körperliche Untersuchung

- Erhebung der Vitalparameter
- Palpieren des gesamten Abdomens und der Nierenlager (Peritonitiszeichen)
- Inspektion und Palpation des äußeren Genitales (Hernien, Hodentorsion)
- Auskultation Abdomen → reflektorische Darmatonie
- Infektions- oder Sepsiszeichen

96.9.4 Labor

- Kreatinin
- Harnstoff
- Elektrolyte (Na^+, K^+)
- Blutbild
- Gerinnung
- CRP (C-reaktives Protein)
- Mittelstrahlurin (Combur-9-Schnellteststreifen)
- Urinsediment (Kristallurie)
- Schwangerschaftstest, wenn Schwangerschaft anamnestisch unklar

96.9.5 Mikrobiologie und Virologie

Kulturen

- Eine Urinkultur sollte bei nitritpositivem Urin oder bei einer Leukozyturie sowie im Falle einer möglichen Intervention immer angelegt werden.
- Eine Blutkultur sollte bei Infekt-/Sepsiszeichen angelegt werden.

96.9.6 Bildgebende Diagnostik

Sonografie

- Die primäre Sonografie (Nieren und Harnblase) ist einer CT-Untersuchung ohne Kontrastmittel in der Akutsituation nicht unterlegen. Sie stellt die Primärdiagnostik dar (▶ Abb. 96.2).
- Nachweis eines dilatierten Nierenbecken-Kelch-Systems (einseitig) am häufigsten
- Nachweis von Nierensteinen oder Konkrementen im proximalen Ureter (pyeloureteraler Übergang)
- Anomalien der Nieren
- Bei ausreichender Blasenfüllung ist der Nachweis prävesikaler Konkremente möglich.
- Die Sensitivität der Sonografie, v. a. in Kombination mit einer Kelchdilatation, liegt bei Nierensteinen oder Harnleitersteinen > 5 mm bei bis zu 96 %.
- Die Spezifität liegt bei 84–100 %.

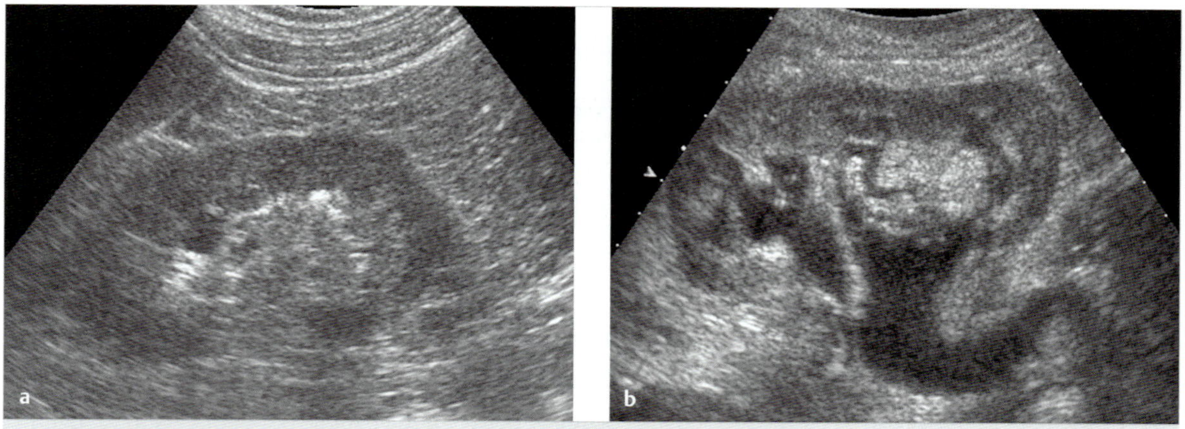

Abb. 96.2 Sonografie der Niere.
a Ungestaute Niere mit kleinem Kelchstein. (Quelle: Seitz K. Befunde und Fragestellungen. In: Seitz K, Braun B, Hrsg. Sonografie kompetent. 1. Auflage. Stuttgart: Thieme; 2016)
b Aufgestautes Nierenbecken-Kelch-System mit distaler Harnstauung und partiellem Ausgussstein. (Quelle: Seitz K. Befunde und Fragestellungen. In: Seitz K, Braun B, Hrsg. Sonografie kompetent. 1. Auflage. Stuttgart: Thieme; 2016)

Röntgen

- Leeraufnahme und intravenöse (i. v.) Urografie
- Sensitivität: 44–77 %
- Spezifität: 80–87 %
- Die Röntgenleeraufnahme und die i. v. Urografie (► Abb. 96.3) werden heutzutage meist nur noch bei Verlaufsuntersuchungen angewendet.
- Möglichkeit der Unterscheidung von röntgenpositiven und röntgennegativen Steinen
- Gefahr einer Fornixruptur bei Durchführung einer i. v. Urografie im Rahmen der Kolik

CT

- Die CT des Abdomens/Beckens (low-dose) stellt heutzutage die Standarddiagnostik bei Verdacht auf Urolithiasis dar (► Abb. 96.4, ► Abb. 96.5).
- hohe Sensitivität (94–100 %) und Spezifität (92–100 %), sogar für Konkremente < 3 mm
- Darstellung von röntgennegativen Konkrementen aus Harnsäure oder Xanthin
- Angabe des Durchmessers und der Dichte des Konkrementes
- Indinavir- und Matrixsteine können nicht dargestellt werden.

MRT

- MRT-Urografie
  - indiziert bei Kindern oder Schwangeren
  - Indinavirsteine können dargestellt werden.

96.10 Differenzialdiagnosen

Tab. 96.2 Differenzialdiagnosen.

Differenzialdiagnose	Bemerkungen
Pyelonephritis/ Nierenabszess	meist einhergehend mit Fieber
Nierenbecken-abgangsstenose	Schmerzen bei hoher Trinkbelastung
Cholezystolithiasis	ähnliche Klinik, andere Schmerz-lokalisation
Sigmadivertikulitis	meist linksseitig
Appendizitis	meist rechtsseitig
Hodentorsion	Hodenhochstand und Schmerz der betroffenen Seite, ggf. auch Schwellung Achtung: zeitkritisch, Retorquierung innerhalb von 6h!

96.11 Therapie

96.11.1 Therapeutisches Vorgehen

Notarzt

- Bei zielgerichteter Anamnese unter Einbeziehung der Risikofaktoren (siehe Kap. 96.9.2) ist die Klinik meist recht eindeutig!
- körperliche Untersuchung mit Palpation des Abdomens und der Nierenlager
- Legen eines i. v.-Zugangs
- Lagerung nach Entscheidung des Patienten
  - Bewegung bringt oft Schmerzlinderung.
  - häufig wenig kooperative Patienten
- Gabe von Analgetika (Kap. 96.11.2)
  - Merkhilfe: Novalgin-Novalgin-Opioid
- Messen der Körpertemperatur

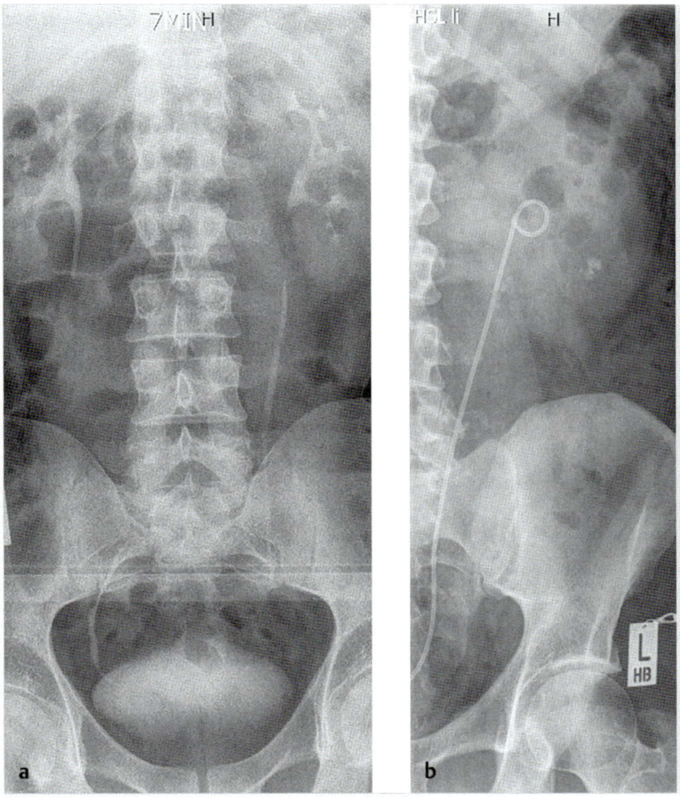

Abb. 96.3 Intravenöse Urografie mit Darstellung beider Nieren, zartem Nierenbecken-Kelch-System und linksseitig durchgezeichnetem Ureter.

a Rechte Niere mit Darmgasüberlagerung.

b Einliegender Doppel-J-Katheter (DJ-Katheter) in linker Niere mit Konkrementen in unterer Kelchgruppe. Steinstraße entlang des DJ-Katheters im oberen Drittel.

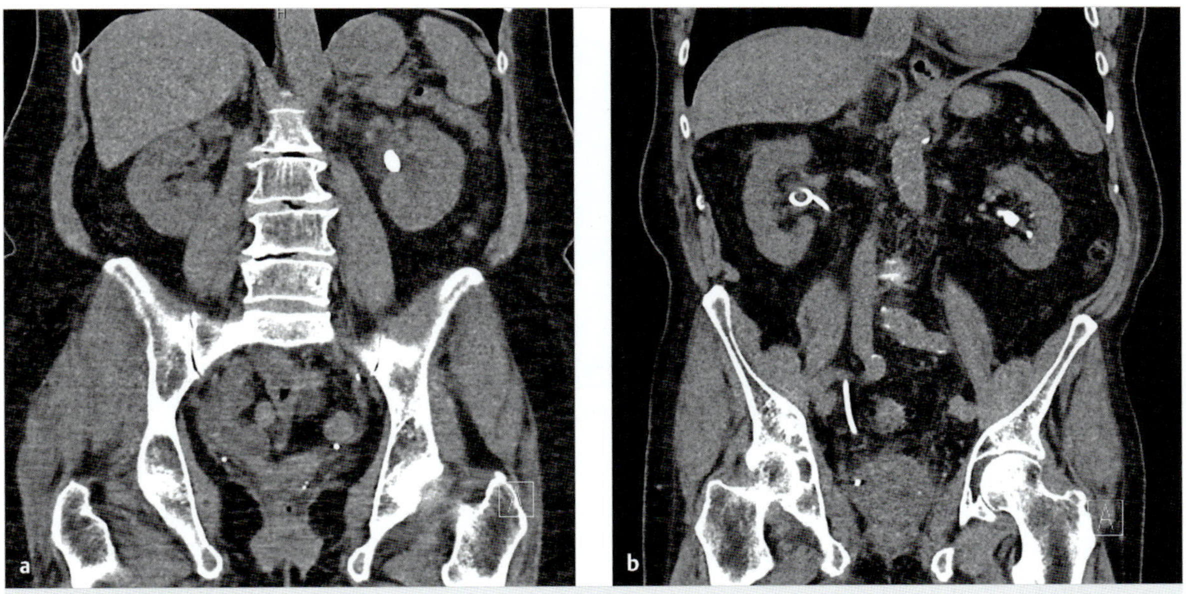

Abb. 96.4 CT der Niere.

a Low-dose-CT-Diagnostik mit Darstellung eines Nierenbeckensteins der linken Niere.

b In der rechten Niere einliegender Doppel-J-Katherter und multiple Nierensteine der linken Niere.

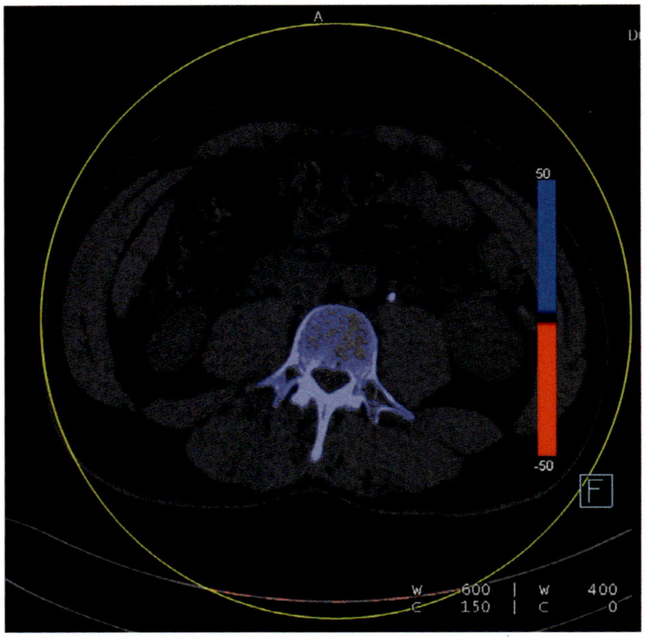

a

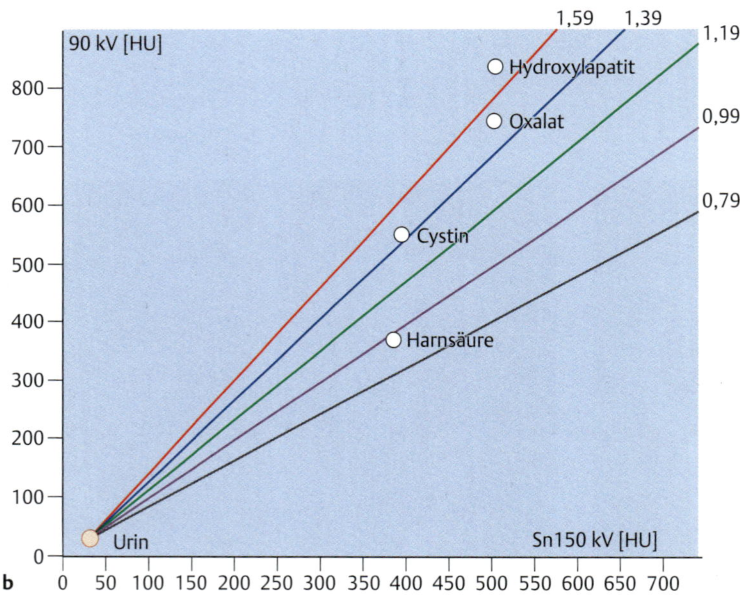

b

Abb. 96.5 Spezielle CT-Diagnostik mit dualer Energie (dual energy) zur Darstellung einer möglichen Steinzusammensetzung.
a Kalziumoxalat blau, Harnsäure rot, kalziumhaltiges Harnleiterkonkrement der linken Seite.
b Grafische Darstellung der Steinzusammensetzung.

- Entscheidung über Zielklinik:
  - bei Fieber: zwingend Krankenhaus mit urologischer Fachabteilung
  - kein Fieber: jegliche Zielklinik mit CT-Möglichkeit

In der Notaufnahme

- Laborentnahme (siehe Kap. 96.9.4)
- Urin-Stix als orientierende Untersuchung
  - v. a. Erythrozyten (nur in 60 % der Fälle nachweisbar!)
  - Leukozyten und Nitrit (Ausschluss zeitgleicher Harnwegsinfektion)
    - Bei Vorliegen von Infektzeichen ist zwingend eine Urinkultur anzulegen.
- Sonografie
  - Darstellung der Nieren (Konkremente, Ektasie)
  - Darstellung der Harnblase (prävesikales oder intramurales Konkrement)
- Veranlassung weiterer Diagnostik (siehe Kap. 96.9.6)
  - Je nach Ausstattung der Klinik → CT-Abdomen/Becken nativ
- bei therapierefraktären Koliken
  - Entlastung des gestauten Nierenbecken-Kelch-Systems
  - mittels Doppel-J-Anlage Nephrostomie in die Wege leiten

Weitere Informationen für Notarzt und Notaufnahme

- Ob der Stein entweder durch eine entsprechende konservative Therapie oder durch instrumentelle Therapieverfahren spontan abgehen kann, hängt ab von:
  - Steincharakteristika (Größe bzw. Wachstumstendenz, Lokalisation, vermutete Steinzusammensetzung)
  - Art der Symptome (Schmerzen, Nierenfunktionsstörung, Harnwegsinfektion oder drohende Sepsis)
  - vorhandenen Harntransportstörungen
  - Situation des Patienten (Alter, Co-Morbidität, soziale/berufliche Situation)
  - speziellen Belastungen des Patienten durch die Therapieoptionen (spezielle Kontraindikationen wie Narkosefähigkeit, anatomische Besonderheiten)
  - Verfügbarkeit der Therapieoptionen (Erfahrung des Arztes, Ausstattung der behandelnden bzw. erreichbaren Institution)

Indikationen zur sofortigen Intervention

- Die sofortige Intervention (Nephrostomie oder Harnleiterschienung) ist bei
  - infizierter Harnstauungsniere,
  - Harnstauung einer Einzelniere,
  - beidseitiger Harnstauung oder
  - nicht beherrschbaren Schmerzen indiziert.
- Der Zustand von Patienten mit infizierter Harnstauungsniere kann sich sehr schnell verschlechtern und in einem septischen Schock resultieren (meist durch gramnegative Bakterien). Es sollte dann eine aggressive Flüssigkeitssubstitution und ein Breitspektrumantibiotikum (nach Anlage einer Urinkultur) verabreicht werden. Eine intensivmedizinische Betreuung kann notwendig werden. Die Harnstauung sollte schnellstmöglich entlastet werden, da die Antibiotikapenetration in ein gestautes System begrenzt ist.
- Die perkutane Nephrostomie (Drainageneinlage nach Nadelpunktion des Nierenbeckens unter sonografischer und radiologischer Kontrolle) oder die Platzierung einer Harnleiterschiene mittels Zystoskop im Harnleiter unterscheiden sich bezüglich des Outcome der Patienten nicht. Die Auswahl wird aufgrund von Verfügbarkeit, Steincharakteristika, Patientenfaktoren (Body-Mass-Index, Koagulopathie, Narkosefähigkeit) getroffen.
- Ziel beider Verfahren ist lediglich die Dekompression des Nierenbecken-Kelch-Systems ohne Behandlung des Harnsteins, bis der Patient sich vollständig von der Sepsis erholt hat.
- Liegt keine Notfallsituation vor, kann eine zeitverzögerte Therapie (▸ Tab. 96.3) erfolgen.

96.11.2 Adäquate Schmerztherapie

- Metamizol ist das Mittel der Wahl zur Analgesie bei Harnleiterkoliken.
- Ziel ist ein NRS-Wert ≤ 3 im Ruheintervall oder ein NRS-Wert ≤ 5 während einer Kolikepisode.
- 1–2 g Metamizol als Kurzinfusion (Überlegenheit von 2 g in Wirkung und Dauer; zusätzlich spasmolytische und antinozizeptive Substanzen, die auf den Harnleiter wirken)
- Bei moderaten Schmerzen sind (v. a. ambulant) 100 mg Diclofenac rektal möglich.
- Bei nicht suffizienter Analgesie sollten Opioide zum Einsatz kommen (z. B. Piritramid 5–10 mg langsam i. v.).
- Paracetamol, mit seiner dem Morphin vergleichbaren Wirkung, kann als Alternative zu Metamizol oder bei Schwangeren verabreicht werden.
- CAVE: Butylscopalamin sollte aufgrund des fehlenden Nachweises der Wirksamkeit und möglicher Nebenwirkungen bei einer Harnleiterkolik nicht verabreicht werden.

96.11.3 Konservative Therapie

- abhängig von Steinlokalisation, Steingröße und Schmerzsymptomatik
- bei 95 % der Harnleitersteine < 4 mm spontaner Steinabgang innerhalb von 40d
- je distaler der Stein, desto höher die Wahrscheinlichkeit eines spontanen Transits
- Unterstützend sollten NSAID und Alphablocker verabreicht werden.

96.11.4 Interventionelle Therapie

- Indikation zur sofortigen Harnableitung bei:
  - medikamentösen therapierefraktären Schmerzen
  - unwahrscheinlichem spontanem Steinabgang mit ausgeprägter/persistierender Harnstauungsniere oder steigenden Retentionswerten
  - Anomalien (z. B. Einzelniere)
  - infizierter Harnstauungsniere (Fieber, Leukozytose, CRP-Anstieg)
- Bei obstruktionsbedingter Harntransportstörung und vorliegender Harnwegsinfektion besteht eine urologische Notfallsituation.

Harnableitung

- transurethrale retrograde Einlage eines Mono-J- oder Doppel-J-Katheters (▸ Abb. 96.6, ▸ Abb. 96.7)
- perkutane Nephrostomie (PCN)
- Derzeit gibt es keine bevorzugte Methode in der Akuttherapie der infizierten Harnstauungsniere.

Tab. 96.3 Therapieoptionen bei Urolithiasis in Abhängigkeit von der Steingröße und Lokalisation (modifiziert nach Leitlinien der European Association of Urology).

Steingröße und Lokalisation	Erste Wahl	Alternative Therapien
distaler Harnleiterstein < 5 mm	konservativ	URS oder ESWL
distaler Harnleiterstein 5–10 mm	URS oder ESWL	konservativ
distaler Harnleiterstein > 10 mm	1. URS 2. ESWL	lap. Ureterotomie
proximaler Harnleiterstein < 5 mm	Konservativ	URS oder ESWL
proximaler Harnleiterstein 5–10 mm	1. ESWL 2. URS	konservativ
proximaler Harnleiterstein > 10 mm	URS oder ESWL	1. PNL (antegrade URS) 2. lap. Ureterotomie
Nierenkelchstein < 10 mm	ESWL (*)	1. flexible URS 2. PNL 3. konservativ (Therapie bei Progress)
Nierenbeckenstein, mittlerer oder oberer Nierenkelchstein < 20 mm	ESWL (*)	2. PNL 2. flexible URS
Nierenbeckenstein, mittlerer oder oberer Nierenkelchstein > 20 mm	PNL	1. ESWL (+ DJ) 2. Nephrolithotomie
unterer Nierenkelchstein < 10 mm	ESWL (*)	1. flexible URS 2. PNL 3. konservativ (Therapie bei Progress)
unterer Nierenkelchstein 10–20 mm	PNL	2. flexible URS 2. ESWL (*)
infizierte Harnstauungsniere	DJ oder PCN	k.A.
Steinstraße nach ESWL ohne Beschwerden	konservativ	1. ESWL 2. URS
Steinstraße nach ESWL mit Beschwerden	URS, PCN oder ESWL	DJ
Steinstraße nach ESWL mit Fieber	PCN	DJ

DJ: DJ-Katheter, ESWL: extrakorporale Stoßwellenlithotripsie, k.A.: keine Angaben, PCN: perkutane Nephrostomie, PNL: perkutane Nephrolithotomie, URS: Ureterorenoskopie

(*) Ein geringerer Erfolg für die Steinfreiheit nach ESWL ist bei kleinem Durchmesser (< 5 mm) der Kelchhälse, langen Kelchhälsen (> 20 mm) und einem geringen Winkel zwischen dem Harnleiter und den unteren Kelchgruppen zu verzeichnen. Hier sollten alternative Techniken bevorzugt werden.

Steinsanierung im Verlauf

- extrakorporale Stoßwellenlithotripsie (ESWL)
- Ureterorenoskopie (URS)
- perkutane Nephrolithotomie (PNL)
- offene Steinoperationen
- Chemolitholyse

96.12 Verlauf und Prognose

- hohe Rezidivrate von bis zu 50 %, abhängig von der Steinursache
- Durchführung einer Steinanalyse zur Kenntnis der Steinzusammensetzung
- bei Rezidivsteinen Steinanalyse wiederholen, da sich die Zusammensetzung ändern kann
- Einteilung der Patienten in eine Niedrigrisiko- und eine Hochrisikogruppe
- Patienten der Hochrisikogruppe sind:
  - häufig rezidivierende Steinbildung (≥ 3 Steine innerhalb von 3 Jahren)
  - Kinder und Jugendliche
  - genetisch determinierte Steinbildung
  - Hyperparathyreoidismus
  - gastrointestinale Erkrankungen
  - Infektsteinbildung
  - Harnsäure- und Uratsteinbildung (Gicht)
  - Brushit- und Karbonatapatitsteinbildung
  - Einzelnierensituation
  - Residualsteine nach vorausgegangener Therapie
  - Nephrokalzinose
  - bilaterale große Steinmasse
  - positive Familienanamnese
  - Harntransportstörung

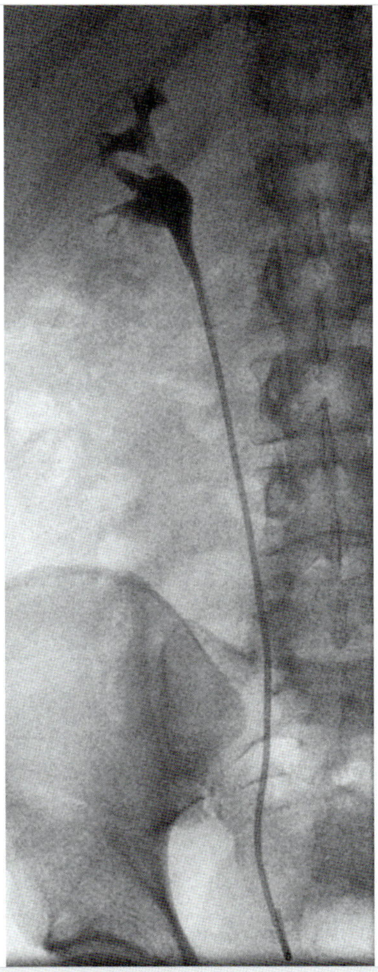

Abb. 96.6 Retrogrades Pyelogramm vor DJ-Katheter-Anlage zur Darstellung von Harnleiter und Nierenbecken-Kelch-System.

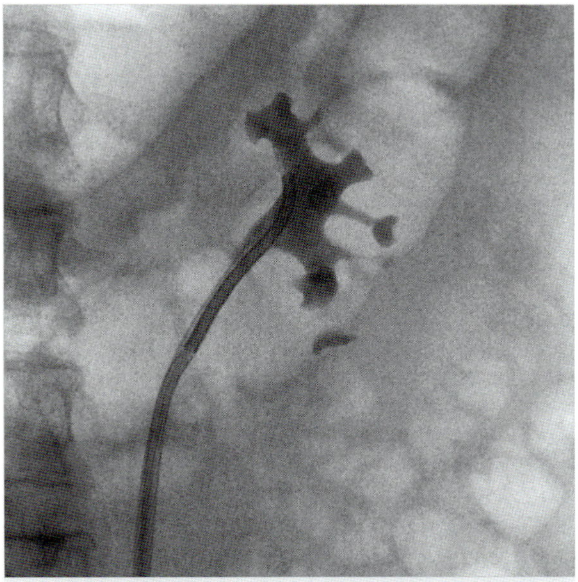

Abb. 96.7 Durchführung einer Ureterorenoskopie (URS) zur Steinbergung. Zuvor wurde ein retrogrades Pyelogramm aufgenommen. Einliegendes flexibles URS-Gerät in der oberen Kelchgruppe der linken Niere.

96.13 Prävention

- Die allgemeine Steinmetaphylaxe ist für Patienten der Niedrigrisikogruppe ausreichend. Sie umfasst:
  - ausreichende Flüssigkeitszufuhr über den Tag verteilt (Diuresemenge von 2–2,5 l/Tag)
  - Ernährungsumstellung (ballaststoffreich, kochsalzarm, proteinausgewogen)
  - Reduktion des Körpergewichts
  - erweiterte metabolische Abklärung (24-Stunden-Sammelurin) und Einleitung einer zusätzlichen pharmakologischen Steinmetaphylaxe (für Patienten der Hochrisikogruppe)

96.14 Literatur zur weiteren Vertiefung

[1] S2k-Leitlinie zur Diagnostik: Therapie und Metaphylaxe der Urolithiasis 2015. www.awmf.org/uploads/tx_szleitlinien/043-025l_S2k_Urolithiasis_Diagnostik_Therapie_Metaphylaxe_2015-03-abgelaufen.pdf. Stand 06.02.2019

[2] European Association of Urology: Guidelines on Urolithiasis 2015. www.uroweb.org/wp-content/uploads/EAU-Guidelines-Urolithiasis-2016-1.pdf. Stand 06.02.2019

[3] Assimos D, Krambeck A, Miller NL et al. Surgical Management of Stones. American Urological Association/Endourological Society Guideline, Part I. J Urol 2016; 196(4): 1153–1160

[4] Pearle MS, Goldfarb DS, Assimos DG et al. Medical management of kidney stones: AUA guideline. J Urol 2014; 192(2): 316–324

[5] Martinschek A, Sparwasser C. Der urologische Notfall – die Harnleiterkolik. Notarzt 2014; 30: 267–276

[6] Seitz K, Braun B. Sonografie Kompetent. Stuttgart-New York: Thieme; 2016

97 Hyperkaliämie bei Patienten mit terminaler Niereninsuffizienz

Alexandros Rovas, Philipp Kümpers

97.1 Steckbrief

Bei einem Kaliumspiegel im Blut von > 5,5 mmol/l besteht eine Hyperkaliämie. Diese potenziell lebensbedrohliche Elektrolytstörung tritt v. a. bei älteren Patienten mit akuter oder chronischer Niereninsuffizienz, Herzinsuffizienz und Diabetes mellitus auf. Kaliumsparende Medikamente spielen hier eine wichtige Rolle. Das klinische Bild ist meistens unspezifisch. Es können Muskelschwäche und potenziell lebensbedrohliche EKG-Veränderungen auftreten. Neben den üblichen kaliumsenkenden Maßnahmen (intrazellulärer Kaliumshift/Kaliumelimination) ist eine kardioprotektive Therapie mittels Kalziumglukonat erforderlich. Begleitend sollte ein EKG-Monitoring erfolgen.

97

97.2 Synonyme

- hyperkalemia
- Kaliumüberschuss

97.3 Keywords

- Hyperkaliämie
- Kalium
- Niereninsuffizienz
- akute Nierenschädigung
- Herzrhythmusstörungen

97.4 Definition

- Eine Hyperkaliämie ist eine potenziell lebensbedrohliche Elektrolytstörung bei der eine erhöhte Kaliumkonzentration im Serum (> 5,5 mmol/l) vorliegt.

97.5 Epidemiologie

97.5.1 Häufigkeit

- In der Allgemeinbevölkerung ist die Inzidenz einer Hyperkaliämie mit 2–3 % sehr niedrig.
- Patienten mit chronischer Niereninsuffizienz (CKD) haben mit bis zu 40 % eine deutliche höhere Inzidenz.

97.5.2 Altersgipfel

- Die Prävalenz der Hyperkaliämie nimmt mit steigendem Lebensalter zu.
- Der Altersgipfel liegt bei > 60 Jahren.

97.5.3 Geschlechtsverteilung

- Männer sind aufgrund der höheren Prävalenz einer chronischen Nierenerkrankung und kardiovaskulärer Erkrankungen häufiger betroffen.

97.5.4 Prädisponierende Faktoren

- Der häufigste prädisponierende Faktor für die Entwicklung einer Hyperkaliämie ist eine bestehende akute oder chronische Niereninsuffizienz (CDK).
- Weitere Erkrankungen, die das Risiko einer Hyperkaliämie deutlich erhöhen, sind der Diabetes mellitus und die Herzinsuffizienz.
- Sehr häufig sind kaliumsparende Medikamente, v. a. ACE-Hemmer (ACE: angiotensin converting enzyme), AT_2-Rezeptor-Antagonisten (AT: Angiotensin) oder kaliumsparende Diuretika, ursächlich für eine Hyperkaliämie.

97.6 Ätiologie und Pathogenese

- Die Entwicklung einer moderaten oder schweren Hyperkaliämie ist meistens die Folge einer verminderten renalen Kaliumausscheidung:
  - i. d. R. im Rahmen einer akuten oder chronischen Nierenschädigung
  - seltener als Folge eines Hypoaldosteronismus (z. B. Morbus Addison)
- Etwa 98 % des Körperkaliums befindet sich intrazellulär. Daher kann ein akuter Zellzerfall (z. B. Hämolyse, Tumorlyse-Syndrom, Rhabdomyolyse) eine Hyperkaliämie verursachen.
- Eine extrazelluläre Kaliumverschiebung findet sich:
  - v. a. bei Azidose (z. B. akut exazerbierte COPD, Sepsis)
  - bei Insulinmangel:
    - nüchterner Patient nach OP
    - schlechter Allgemeinzustand
    - Typ-1-Diabetiker mit fehlender oder zu geringer Insulinzufuhr
    - diabetische Ketoazidose

- Eine vermehrte Kaliumzufuhr kann nur in Kombination mit einer verminderten renalen Kaliumausscheidung zu einer Hyperkaliämie führen.
- Medikamente beeinflussen häufig die renale Kaliumausscheidung (z. B. Spironolacton) oder verursachen einen extrazellulären Kaliumshift (z. B. Digitalis, Betablocker). Sie können so über verschiedene Mechanismen eine Hyperkaliämie auslösen.
- Die häufigsten Medikamente, die eine Hyperkaliämie verursachen können, sind:
  - kaliumsparende Diuretika
  - ACE-Hemmer
  - AT_2-Rezeptor-Antagonisten
  - NSAR (nichtsteroidale Antirheumatika)
  - Heparin
  - Betablocker
  - Ciclosporin A
  - Digitalisintoxikation
  - Lithium
  - Succinylcholin
  - Trimethoprim/Cotrimoxazol

97.7 Klassifikation und Risikostratifizierung

- Die Hyperkaliämie unterteilt sich in eine
  - milde (5,6–5,9 mmol/l),
  - moderate (6,0–6,4 mmol/l),
  - schwere (≥ 6,5 mmol/l),
  - akute oder chronische Hyperkaliämie.
- Eine lebensbedrohliche Hyperkaliämie besteht in den folgenden Situationen:
  - rasche Entwicklung einer akuten Hyperkaliämie
  - Hyperkaliämie mit begleitenden EKG-Veränderungen (siehe Kap. EKG)
  - symptomatische Hyperkaliämie
  - schwere Hyperkaliämie ($K^+ \geq 6{,}5$ mmol/l)
  - signifikante Nierenschädigung und andauernde Kaliumaufnahme (z. B. gastrointestinale Blutung) oder Zellzerfall (z. B. Tumorlyse, Hämolyse oder Rhabdomyolyse)

97.8 Symptomatik

- Die Symptomatik ist unspezifisch.
  - Parästhesien, Muskelzuckungen, Muskelschwäche bis zu Lähmungen (insbesondere der unteren Extremitäten)
  - maligne Arrhythmien (u. a. Blockbildung, Sinusbradykardie, Ersatzrhythmus, ventrikuläre Tachykardie, Asystolie)

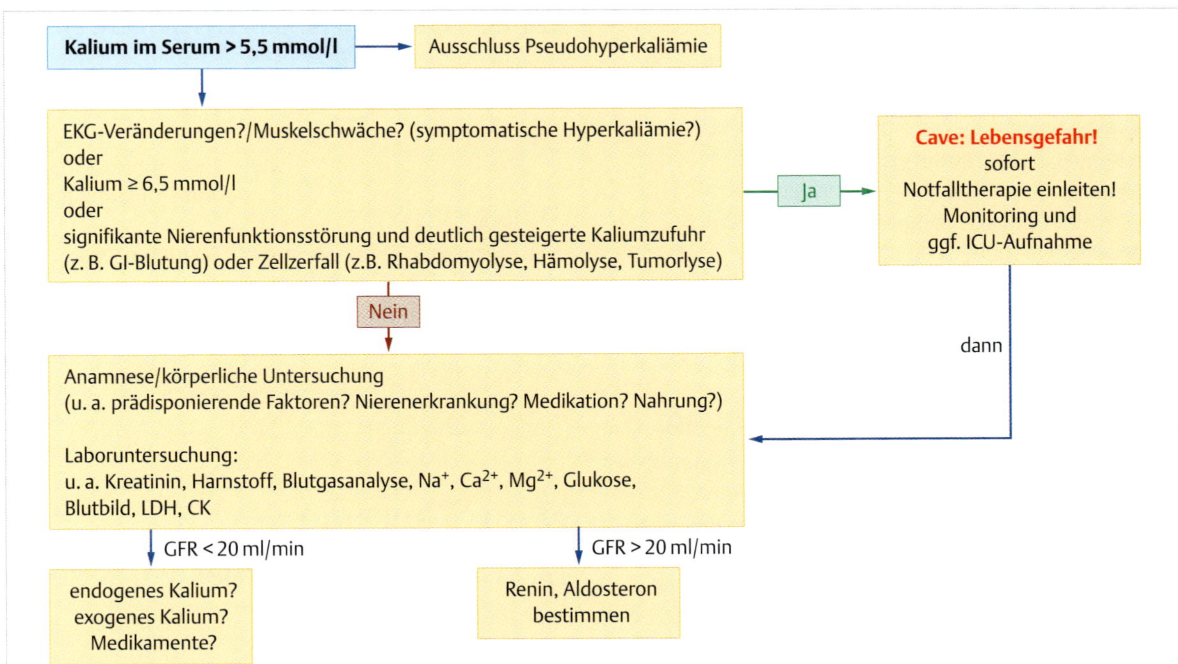

Abb. 97.1 Schrittweise Abklärung einer Hyperkaliämie.
Abk. CK: Kreatinkinase, EKG: Elektrokardiogramm, GFR: glomuläre Filtrationsrate, GI: gastrointestinal, ICU: intensive care unit, LDH: Laktatdehydrogenase.

97.9 Diagnostik

97.9.1 Diagnostisches Vorgehen

- Bei einem erhöhten Serumkalium, insbesondere ohne passendes klinisches Korrelat oder prädisponierende Faktoren, sollte eine Pseudohyperkaliämie durch eine ungestaute, venöse Blutgasanalyse (BGA) ausgeschlossen werden. Hierbei handelt es sich um ein Artefakt, das durch hämolytische Kaliumfreisetzung im Serumröhrchen oder nach gestauter Blutentnahme auftreten kann.
- CAVE: Bei einer lebensbedrohlichen Hyperkaliämie (EKG-Veränderungen, Symptomatik oder schwerer Hyperkaliämie ≥ 6,5 mmol/l) muss vor der Fortführung der Diagnostik mit der Notfalltherapie begonnen werden. Parallel muss ein EKG-Monitoring etabliert werden!

97.9.2 Anamnese

- Eine gründliche Anamnese ist wichtig und kann oft schon allein die Ätiologie der Hyperkaliämie aufdecken.
- prädisponierende Faktoren:
  - Nierenerkrankung
  - Nahrung
  - Trauma
- Volumenstatus:
  - Gewichtsverlauf
  - Diarrhö
  - Erbrechen
  - Diurese
- Medikation: (s. auch Kap. 97.6)
  - NSAR
  - ACE-Hemmer
  - AT_2-Rezeptor-Antagonisten
  - Betablocker
  - kaliumsparende Diuretika
  - Digitalis
- Gibt es eine klinische Symptomatik mit muskulärer Schwäche und Arrhythmien?
- Bei Patienten mit terminaler Niereninsuffizienz sollte explizit nach einer kaliumreichen Diät gefragt werden (u. a. Obst, Gemüse, Nüsse, Ketchup).

97.9.3 Körperliche Untersuchung

- Eine neurologische Untersuchung kann eine muskuläre Schwäche aufdecken.
- Zeichen einer Herzinsuffizienz oder einer chronischen Nierenerkrankung?
- niedriger Blutdruck und ggf. dunkles Hautkolorit bei primärem Hypoaldosteronismus (Morbus Addison)
- Zeichen für Volumenmangel oder Volumenüberladung
- CAVE: Bei symptomatischer Hyperkaliämie besteht potenziell akute Lebensgefahr!

97.9.4 Labor

- Nierenfunktion: Kreatinin, Harnstoff (akute oder chronische Niereninsuffizienz)
- Säure-Basen-Status: BGA (Azidose)
- Elektrolyte (Na^+, Ca^{2+}, Mg^{2+})
- Glukose, ggf. Osmolalität
- Zellzerfall/Hämolyse:
  - Laktatdehydrogenase (LDH)
  - Blutbild
  - Bilirubin
  - Kreatinkinase (CK)
  - ggf. Haptoglobin
- Bei Verdacht auf Digitalisintoxikation: Digoxinspiegel

97.9.5 Instrumentelle Diagnostik

EKG

- Bei jeder Hyperkaliämie ist ein EKG durchzuführen.
- Bei begleitenden EKG-Veränderungen besteht akute Lebensgefahr!
- Der klassische EKG-Verlauf zeigt initial häufig „zeltförmige", hohe T-Wellen mit anschließender PR- und QRS-Verbreiterung. Bei ansteigendem Kaliumspiegel kommt es zur Abflachung der P-Wellen, zu Blockbildung, ventrikulären Tachykardien und, schlimmstenfalls, zu einer elektromechanischen Entkopplung.
- CAVE: Das EKG hat eine niedrige Spezifizität und Sensitivität für Diagnosestellung und Verlaufskontrolle.

97.10 Differenzialdiagnosen

Pseudohyperkaliämie

- keine Therapie notwendig
- falsch hohe Kaliumwerte bei:
  - hämolytischer Blutprobe oder langer Stauung (häufig)
    - erneute ungestaute Blutentnahme (Messung mittels BGA-Gerät)
  - ausgeprägter Thrombozytose (> 500 000/µl) oder Leukozytose (> 120 000/µl)
    - Kaliumbestimmung im Serum und Plasma oder mittels BGA
    - Serumwert > 0,3 mmol/l über Plasmawert → Pseudohyperkaliämie
  - familiäre Pseudohyperkaliämie (extrem selten)

97.11 Therapie

97.11.1 Therapeutisches Vorgehen

- Initial soll eine Pseudohyperkaliämie ausgeschlossen werden und eine Risikostratifizierung stattfinden.
- Die therapeutischen Maßnahmen bezwecken:

    - die Antagonisierung des kardiotoxischen Effektes der Hyperkaliämie durch Stabilisierung des Membranpotenzials der Herzmuskelzelle (Kalziumglukonat),
    - einen Kaliumshift von extra- nach intrazellulär (Insulin/Glukose, β_2-Agonisten, Bikarbonat bei schwerer Azidose) sowie
    - die Kaliumelimination aus dem Körper (Kationenaustauscher, Dialyse, Schleifendiuretika).
- Die Therapie richtet sich nach der Risikostratifizierung und der aktuellen Nierenfunktion des Patienten.
- Bei einer lebensbedrohlichen Hyperkaliämie soll unter kontinuierlichem EKG-Monitoring eine aggressive Notfalltherapie eingeleitet werden. Ziel der Notfalltherapie ist es, das Membranpotenzial der Herzmuskelzelle zu stabilisieren (Kalziumglukonat intravenös [i. v.]) und den Kaliumspiegel umgehend zu senken (Kaliumshift/Kaliumelimination).
- Bei einer fortgeschrittenen Niereninsuffizienz oder einer akuten Nierenschädigung mit begleitender Oligurie/Anurie muss häufig neben einer konservativen Therapie eine Hämodialyse durchgeführt werden.
    - CAVE: Eine (klassischerweise kurze) Notfallhämodialyse ergibt nur bei hohen Kaliumwerten Sinn. Konnte das Kalium durch konservative Maßnahmen deutlich gesenkt werden, ist die Dialyse nicht ausreichend effektiv. Darüber hinaus muss bedacht werden, dass es auch nach einer erfolgreichen Hämodialyse fast immer zu einem Wiederanstieg der Kaliumwerte kommt (Rebound-Phänomen).
- Bei den allermeisten Patienten sind konservative Maßnahmen ausreichend.

97.11.2 Allgemeine Maßnahmen

- Medikamente, die eine Hyperkaliämie verursachen können, sollen pausiert werden.
- Eine Euvolämie soll angestrebt werden.
- Eine Azidose soll detektiert und ggf. korrigiert werden.
- Bei terminaler Niereninsuffizienz soll eine kaliumarme Diät angestrebt werden.

97.11.3 Pharmakotherapie

- **Kalziumglukonat 10 %:**
    - 10 ml langsam i. v. über 2–3 min
    - Wirkungseintritt nach wenigen Minuten
    - Wirkungsdauer ca. 30–60 min
    - keine Wirkung am Kaliumspiegel selbst
    - Kontraindikationen: Digitalisierung, Hyperkalzämie
- **Insulin und Glukose:**
    - 20 I.E. Altinsulin in 200 ml Glukose 20 % (oder 1000 ml Glukose 5 %) über 30–60 min
    - Wirkungseintritt nach 30 min
    - Wirkungsdauer über 4–6h

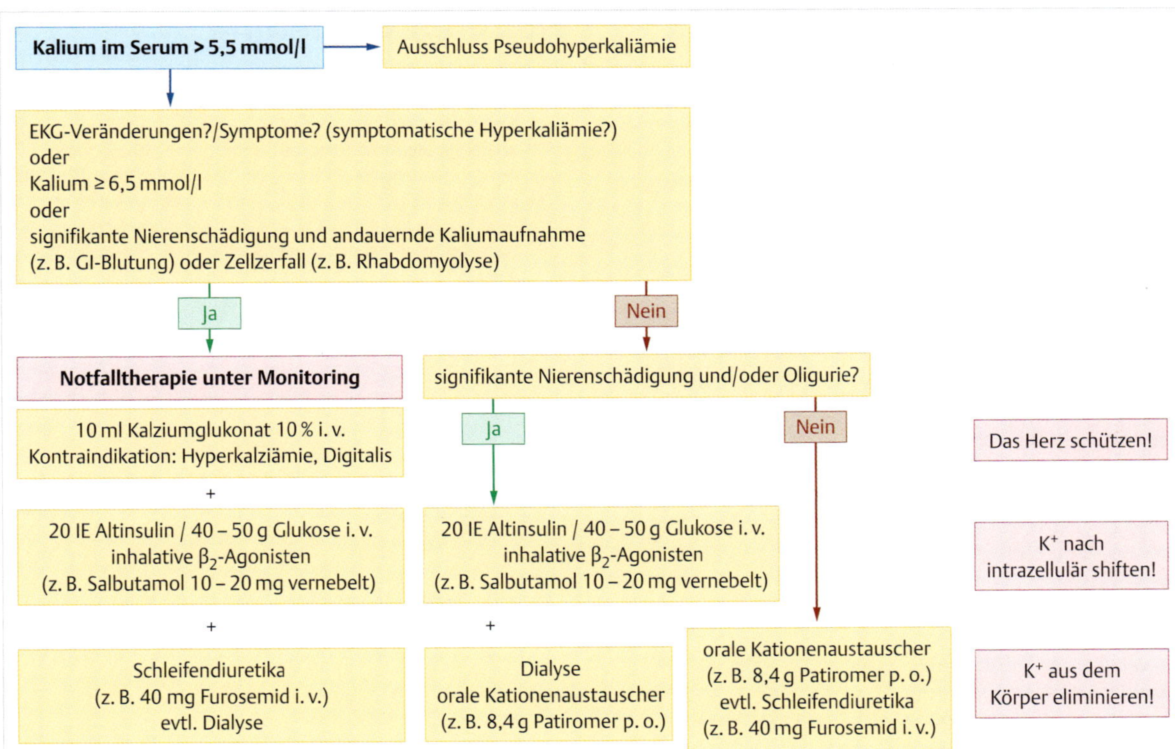

Abb. 97.2 Therapeutisches Vorgehen bei Hyperkaliämie.
Abk. GI: gastrointestinal, i. v.: intravenös, p. o.: per os, EKG: Elektrokardiogramm.

- engmaschige Kontrolle des Glukosespiegels erforderlich
- CAVE: Hypoglykämie

- **inhalative β_2-Agonisten (Salbutamol):**
  - 10–20 mg Salbutamol vernebelt über 10 min
  - Wirkungseintritt nach 15–30 min
  - kardiale Nebenwirkungen (u. a. milde Tachykardien, Angina) möglich
- **Schleifendiuretika (Furosemid):**
  - Bei Indikation zur diuretischen Therapie (z. B. Hypervolämie) und adäquater Nierenfunktion (CAVE) können 40 mg Furosemid i. v. appliziert werden.
  - Wirkungseintritt und Wirkungsdauer variieren, sodass dies nicht als einzige therapeutische Maßnahme bei einer lebensbedrohlichen Hyperkaliämie empfohlen werden kann.
- **orale Kationenaustauscher:**
  - Patiromer 8,4 g per os
    - Die alternativen oralen Kationenaustauscher (Natrium- und Kalziumpolystyrolsulfonat) sollen – wenn möglich – aufgrund der Nebenwirkungen (u. a. Darmnekrose) nicht mehr verwendet werden.
  - Wirkungseintritt nach 4–7h
  - Aufgrund des verzögerten Wirkungseintritts sollte Patiromer in der Notfallbehandlung einer lebensbedrohlichen Hyperkaliämie nicht als Monotherapie eingesetzt werden.
- CAVE: Bei einer Hyperkaliämie im Rahmen einer Digitalisintoxikation sollte Digitalis Antitoxin (FAB-Antikörper Fragmente) gegeben werden.

97.12 Verlauf und Prognose

- Patienten mit Hyperkaliämie haben insgesamt eine höhere Mortalität.
- Bei Patienten mit CDK und/oder Herzinsuffizienz kann aufgrund einer Neigung zur Hyperkaliämie die benötigte ACE- bzw. AT_2-Hemmer-Therapie entweder nicht eingeleitet oder nicht ausdosiert werden. Dies beeinflusst möglicherweise die Prognose der Grunderkrankung negativ.

97.13 Prävention

- Folgende Maßnahmen könnten bei prädisponierenden Faktoren (insbesondere CKD) die Entwicklung einer Hyperkaliämie verhindern.
  - kaliumarme Diät
  - Vermeiden von längerer Fastenzeit und Volumendepletion
  - engmaschiges Monitoring des Kaliumspiegels und Anpassung der Medikation
  - Feststellung und ggf. Behandlung einer chronischen Azidose
  - Anwendung von Schleifendiuretika oder oralen Kationenaustauschern (neu: Patiromer)

97.14 Literatur zur weiteren Vertiefung

[1] Kovesdy, Csaba P. Management of hyperkalaemia in chronic kidney disease. Nature Reviews Nephrology 2014; 10.11: 653

[2] Mount DB, Sterns RH, Forman JP. Causes and evaluation of hyperkalemia in adults. Up to Date 2017. www.uptodate.com/contents/causes-and-evaluation-of-hyperkalemia-in-adults. Stand 06.02.2019

[3] Mount DB, Sterns RH, Forman JP. Treatment and prevention of hyperkalemia in adults. Up to Date 2017. www.uptodate.com/contents/treatment-and-prevention-of-hyperkalemia-in-adults. Stand 06.02.2019

98 Dekompressionsunfälle

Holger Maurer, Jan Wnent

98.1 Steckbrief

Technische Probleme, internistische oder neurologische Erkrankungen sowie Ertrinken können zu Unfällen beim Tauchen führen. Davon zu unterscheiden sind die spezifischen Tauchunfälle, die sog. Dekompressionsunfälle. Sie umfassen eine arterielle Gasembolie als Folge eines pulmonalen Barotraumas und die Dekompressionskrankheit. Bei der Dekompressionskrankheit kommt es im Rahmen des Aufstiegs aus höherem Umgebungsdruck zur Ausbildung von feinsten Gasbläschen in Blut und Gewebe, die dort zu Gasembolien und Funktionseinschränkungen der betroffenen Organe führen. Die Symptome können mild (typisches Hautjucken – sogenannte Taucherflöhe) bis schwer (Lähmungen, Bewusstlosigkeit) ausgeprägt sein. Zur Therapie wird hochdosiert Sauerstoff gegeben. Eine Druckkammerbehandlung kann erwogen werden.

98.2 Aktuelles

- Die Angaben im folgenden Kapitel stellen die aktuelle Therapie der Dekompressionsunfälle dar. Sobald die Leitlinien der entsprechenden Fachgesellschaften überarbeitet wurden, werden die aktuellsten Neuerungen hier dargestellt [1].

98.3 Synonyme

- Dekompressionsunfall
- Dekompressionskrankheit
- Caisson-Krankheit
- Taucherflöhe
- Deko-Unfall

98.4 Keywords

- Tauchunfall
- decompression illness (DCI)
- decompression injury
- decompression sickness (DCS)
- arterielle Gasembolie (AGE)

98.5 Definition

- Ein Dekompressionsunfall ist ein gesundheitsschädigendes oder sogar potenziell lebensbedrohliches Ereignis, das durch den Abfall des Umgebungsdrucks (aus hyperbarer Atmosphäre) beim Tauchen (mit und ohne Tauchgerät) in der Dekompressionsphase auftritt [1].

98.6 Epidemiologie

- In Deutschland wird die Anzahl der schweren Tauchunfälle auf ca. 200 pro Jahr geschätzt. In diese Zählung gehen die minderschweren Ereignisse nicht mit ein [1].

98.6.1 Häufigkeit

- Die genaue Inzidenz ist von den Umständen der Tätigkeit in einer hyperbaren Atmosphäre abhängig. Sie variiert zwischen 1/10 000 Tauchgängen bei Sporttauchern und 9,5/10 000 Tauchgängen bei Berufstauchern [2].

98.6.2 Altersgipfel

- Ein exakter Altersgipfel findet sich in der Literatur nicht. Die Inzidenz in den einzelnen Altersgruppen hängt von der Häufigkeit der Durchführung des Sports oder von der Tätigkeit als Berufstaucher ab.
- Unfälle bei Berufstauchern treffen eher Jüngere, da der Anteil der Älteren in dieser Berufsgruppe eher niedrig ist.

98.6.3 Geschlechtsverteilung

- Eine Geschlechtspräferenz ist bei Tauchunfällen nicht festzustellen.

98.6.4 Prädisponierende Faktoren

- Ein wesentlicher Punkt ist der Anteil des Körperfettes, da Stickstoff in fetthaltigem Gewebe eine höhere Löslichkeit besitzt als im Blut (das Löslichkeitsverhältnis Fett zu Blut beträgt 5:1). Daher sind fettleibige Personen einem erhöhten Risiko für einen Dekompressionsunfall ausgesetzt.
- Des Weiteren spielt die Durchblutung der einzelnen Gewebe bei der Entstehung eines Dekompressionsunfalls eine gewisse Rolle. So ist bei Kälte und größerer Anstrengung die Muskulatur deutlich stärker perfundiert und nimmt mehr Stickstoff auf.
- Weitere Faktoren sind ein persistierendes Foramen ovale oder ein nicht diagnostizierter Ventrikel- oder Vorhofseptumdefekt. Sie spielen bei der Entstehung von paradoxen Embolien im Rahmen eines Dekompressionsunfalls eine besondere Rolle.

98.7 Ätiologie und Pathogenese

- Der Dekompressionsunfall umfasst die arterielle Gasembolie (AGE) und die Dekompressionskrankheit (DCS).
- Bei der AGE kommt es durch die Ausdehnung des Atemgases in der Lunge bei nachlassendem Umgebungsdruck und mangelhafter Exspiration zur Schädigung von Lungengewebe. Mögliche Folgen sind Pneumothorax, Mediastinalemphysem und Gasübertritt in den systemischen Kreislauf. Die Gasbläschen verstopfen die Gefäße embolisch.
- Bei der DCS bilden sich im Gewebe und im Blut kleine Bläschen, die die Funktionsfähigkeit des Gewebes behindern und in den Kapillaren Mikroembolien hervorrufen. Der Mechanismus ist analog dem Öffnen einer Flasche kohlensäurehaltigen Mineralwassers: Der bei höherem Druck physikalisch gelöste Stickstoff wird bei Druckabnahme als Bläschen freigesetzt.
- Die Gasbläschen bzw. Embolien können alle Gewebe/Gefäße betreffen:
  - Haut (Jucken), häufig
  - Muskeln und Gelenke (Schmerzen, herabgesetzte Funktionalität)
  - Rückenmark (Lähmungen)
  - Gehirn (Bewusstseinsstörung)

98

98.8 Klassifikation und Risikostratifizierung

- Die Symptome des Tauchunfalls können in eine
  - milde Symptomengruppe (mit typischerweise vollständiger Rückbildung nach 30 min) und
  - eine schwere Symptomgruppe (schwerer Dekompressionsunfall mit dem Risiko bleibender Schäden) klassifiziert werden.

98.9 Symptomatik

- Bei der Beschreibung der Symptomatik müssen immer auch der durchgeführte Tauchgang, evtl. vorbestehende Beschwerden und andere Begleitumstände in die Betrachtung miteinbezogen werden.
- Gemäß der Leitlinie der GTÜM (Gesellschaft für Tauch- und Überdruckmedizin) handelt es sich bei Auftreten von auffälliger Müdigkeit und evtl. Juckreiz der Haut (sog. Taucherflöhe) um die milde Symptomatik eines Dekompressionsunfalls, falls diese Symptome 30 min nach Beginn der Maßnahmen der Erstversorgung rückläufig sind.
- Zu den klinischen Symptomen eines schweren Dekompressionsunfalls zählen:
  - Lähmungserscheinungen inkl. Blasenentleerungsstörung
  - Dyspnoe
  - Bewusstseinstrübungen oder Bewusstlosigkeit
  - Kribbelparästhesien
  - Taubheitsgefühle
  - Schmerzen
  - Hautveränderungen/Flecken
  - Schwindel
  - Übelkeit
  - Hör-, Seh- und Sprachstörungen
  - auffällige Müdigkeit, die nicht nach 30 min abklingt bzw. wieder auftritt
  - Juckreiz der Haut, der nicht nach 30 min abklingt bzw. wieder auftritt

98.10 Diagnostik

- Die Diagnose eines Dekompressionsunfalls wird ausschließlich klinisch gestellt und erfolgt aus der Zusammenschau der klinischen Befunde und der Tatsache, dass diese Befunde in einer hyperbaren Atmosphäre auftraten.
- Bei jeder nach einem Tauchgang neu aufgetretenen medizinischen Beeinträchtigung muss an einen Tauchunfall gedacht werden.

98.10.1 Diagnostisches Vorgehen

- Das diagnostische Vorgehen bei einem Verdacht auf einen Tauchunfall unterscheidet sich nicht grundsätzliche von der generellen Herangehensweise in der Notfallmedizin. Es empfiehlt sich auch hier ein strukturiertes Vorgehen nach dem ABCDE-Schema (▶ Tab. 98.1). Grundsätzlich werden die für den Patienten vital bedrohlichen Befunde zuerst therapiert.
- Ein Monitoring nach den in der Notfallmedizin üblichen Standards (EKG, SpO_2-Messung und Blutdruckmessung) sollte zeitnah etabliert werden.

Tab. 98.1 Strukturiertes Vorgehen nach dem ABCDE-Schema mit Besonderheiten bei Tauchunfällen.

ABCDE-Schema	Besonderheiten beim Tauchunfall
Airway	ggf. schwieriger Atemweg bei Mediastinal-/Hautemphysem
Breathing	Pneumothorax, Mediastinal-/Hautemphysem, Husten
Circulation	Hypovolämie, Spannungskomponente eines Pneumothorax
Disability	regelmäßig reevaluieren, „5-Minuten-Neurocheck"
Exposure	nasser Patient? Wärmeerhalt: Auskühlen vermeiden

98.10.2 Anamnese

- Die Anamnese ist ein wesentlicher Bestandteil der Diagnostik bei einem Verdacht auf einen Dekompressionsunfall. Neben den üblichen Daten, welche z. B. nach dem SAMPLE-Schema abgefragt werden können, sollten unbedingt Daten zum aktuellen Tauchgang, aber auch zu den Tauchgängen davor gesammelt werden.
- Des Weiteren ist zu erfragen, wie sich die Symptome entwickelt haben (schnell oder langsam) und wieviel Zeit seit dem Tauchgang vergangen ist. Gerade wenn es sich um einen Wiederholungstauchgang handelt, steigt das Risiko für die Ausbildung der Symptome eines Dekompressionsunfalls.

98.10.3 Körperliche Untersuchung

- Die körperliche Untersuchung sollte strukturiert erfolgen. Hier bietet sich das ABCDE-Schema an.
- Im Rahmen der Untersuchung sollte immer eine Auskultation und ggf. Perkussion der Lunge erfolgen, um einen evtl. ebenfalls vorliegenden Pneumothorax zu diagnostizieren.
- „Schneeballknistern“ bei einem Hautemphysem kann ein Hinweis auf ein zusätzlich bestehendes Mediastinalemphysem sein.
- Ebenfalls sollte unter **„D“** eine kurze strukturierte neurologische Untersuchung erfolgen. Hier bietet sich der „5-Minuten-Neurocheck“ der GTÜM an (▶ Tab. 98.24).
  - Wenn der Patient bei der initialen Beurteilung von Atemweg, Atmung und Kreislauf nicht kritisch ist, können diese neurologischen Untersuchungen direkt erfolgen. Ansonsten sollten sie in die Phase nach der Stabilisierung verschoben werden.

98.10.4 Bildgebende Diagnostik

Sonografie

- In der Erstversorgung kann die Notfallsonografie zum Ausschluss eines begleitenden Pneumothorax und einer eventuellen Rechtsherzbelastung hilfreich sein.

Echokardiografie

- Die Durchführung eines FEEL (focused echocardiography in emergency life support) zum Ausschluss einer eventuell bestehenden Rechtsherzbelastung durch eine Gasembolie kann hilfreich sein und sollte möglichst durchgeführt werden.

Röntgen

- Beim Verdacht auf einen Pneumothorax oder ein Mediastinalemphysem kann auch ein Röntgen-Thorax sinnvoll sein.
- Eine weitere bildgebende Diagnostik ist abhängig von den initialen Symptomen, dem klinischen Verlauf und der Beurteilung durch die weiterbehandelnde Klinik.

98.10.5 Instrumentelle Diagnostik

- Die weitere instrumentelle Diagnostik ist abhängig von der Ausprägung der Symptome und dem Zustand des Patienten.
- Je nach neurologischem, kardialem und pulmonalem Zustand des Patienten kann eine weitere instrumentelle Diagnostik, wie z. B. das 12-Kanal-EKG, die Spirometrie und das EEG, sinnvoll sein. Die Entscheidung ist aber der weiterversorgenden Klinik nach initialer Therapie vorbehalten.

Tab. 98.2 Strukturierte neurologische Untersuchung gemäß dem 5-Minuten-Neurocheck der GTEUM [1].

Strukturierte Fragen	Ja	Nein
Orientierung		
Taucher zur Person orientiert?		
Taucher örtlich orientiert?		
Taucher zeitlich orientiert?		
Augen		
Kann er die ihm vorgehaltene Zahl von Fingern erkennen (zuerst jedes Auge einzeln prüfen, danach beide zusammen)?		
Kann er ein entferntes Objekt identifizieren?		
Kann er bei still gehaltenem Kopf mit den Augen einem Finger folgen, den man vor seinem Gesicht bewegt? Bewegen Sie den Finger in ca. 50 cm Abstand langsam von rechts nach links und von oben nach unten – achten Sie auf gleichförmige Bewegung beider Augen und evtl. ruckartige Bewegungen am Rand.		
Pupillen gleich groß und rund, bei Lichteinfall enger? Achten Sie auf Seitenunterschiede.		
Gesicht		
Fordern Sie ihn auf zu pfeifen. Achten Sie auf symmetrische Bewegung der Gesichtshälften und seitengleiche Muskelspannung.		

Tab. 98.2 Fortsetzung

Strukturierte Fragen	Ja	Nein
Fordern Sie ihn auf, die Zähne zu zeigen. Achten Sie auf symmetrische Bewegung der Gesichtshälften und seitengleiche Muskelspannung.		
Bei geschlossenen Augen: Berühren Sie abwechselnd die linke und rechte Hälfte von Stirn und Gesicht und fragen Sie, ob die Wahrnehmungen seitengleich sind.		
Gehör		
Bei geschlossenen Augen des Tauchers: Reiben Sie ca. 50 cm entfernt vom rechten, dann vom linken Ohr Daumen und Zeigefinger aneinander. Fragen Sie ihn, ob er das Geräusch seitengleich wahrnimmt. Probieren Sie dies mehrmals beidseitig – bei Umgebungslärm ggf. in geringerem Abstand.		
Schluckreflex		
Beobachten Sie, ob sich der Adamsapfel beim Schlucken gleichmäßig auf und ab bewegt.		
Zunge		
Fordern Sie den Taucher auf, die Zunge gerade herauszustrecken. Ist sie genau in der Mitte oder weicht sie nach links oder rechts ab?		
Muskelkraft		
Der Taucher soll beide Schultern hochziehen, während Sie ihnen mit den Händen einen sanften Widerstand entgegensetzen. Ist die Kraft beidseitig gleich?		
Der Taucher soll die Arme in den Ellbogen rechtwinklig beugen und dann seine Hände nach oben, unten und zur Seite bewegen, während Sie mit den Händen einen Widerstand entgegensetzen. Ist die Kraft beidseitig gleich?		
Der Taucher soll sich flach auf den Rücken legen und seine Knie gegen den Widerstand Ihrer Hände heben bzw. die Sprunggelenke gegen Widerstand auf und ab bewegen.		
Gefühlswahrnehmung		
Bei geschlossenen Augen des Tauchers: Berühren Sie abwechselnd die linke und rechte Hälfte des Rumpfes, dann die Außen, und Innenseiten der Extremitäten. Ist seine Gefühlswahrnehmung seitengleich (für jede Körperregion einzeln)?		
Gleichgewicht und Koordination		
Der Taucher soll auf festem Boden aufstehen, die Füße parallel zusammenstellen, die Arme mit Handflächen nach oben vorne strecken und die Augen schließen. Kann er das Gleichgewicht halten? Achtung: Seien Sie bereit, ihn ggf. aufzufangen!		
Der Taucher streckt bei geschlossenen Augen seine Arme nach vorn und berührt abwechselnd mit den Zeigefingern seine Nasenspitze. Gibt es Seitenunterschiede?		
Der Taucher liegt flach auf dem Rücken und bewegt abwechselnd eine Ferse über die vordere Schienbeinkante des anderen Beines. Gibt es Seitenunterschiede?		

98.11 Differenzialdiagnosen

Tab. 98.3 Differenzialdiagnosen.

Differenzial-diagnose	Bemerkungen
Pneumothorax	Ein Pneumothorax kann in Zusammenhang mit einem Dekompressionsunfall auftreten. Dyspnoe, ein einseitig abgeschwächtes oder aufgehobenes Atemgeräusch sowie ein hypersonorer Klopfschall sprechen für die Diagnose.
Barotrauma des Ohres	Ein plötzlicher Hörverlust auf der betroffenen Seite evtl. in Zusammenhang mit plötzlich auftretendem Schwindel und Übelkeit spricht für die Diagnose. Zur Diagnosesicherung ist eine Otoskopie durchzuführen.

98.12 Therapie

98.12.1 Therapeutisches Vorgehen

- Die Behandlung erfolgt nach der Schwere der Erkrankung und den Symptomen des Patienten. Ein Vorgehen nach ABCDE-Schema ist sehr zu empfehlen. Es gibt allerdings beim Verdacht auf einen Tauchunfall verschiede spezifische Maßnahmen zu beachten.
- Ein wesentlicher Punkt in der Therapie eines Dekompressionsunfalls ist die möglichst rasche Abatmung von Stickstoff. In der Erstversorgung muss dies durch die Applikation von möglichst hochkonzentriertem Sauerstoff unterstützt werden. Idealerweise erfolgt die Sauerstoffapplikation über ein Demand-Ventil mit einem FiO_2 von 1,0. Alternativ kann eine Sauerstoffinsufflation von 15 l/min über eine Reservoirmaske erfolgen. Ist der Patient vigilant, kann auch eine nichtinvasive Ventilation (NIV) mit einem FiO_2 von 1,0 in Erwägung gezogen

werden. Falls der Patient beatmungspflichtig werden sollte, ist die Ventilation mit einem FiO_2 von 1,0 durchzuführen.

- Ein weiterer wesentlicher Punkt ist die ausreichende Rehydrierung nach einem Tauchgang/Dekompressionsunfall. Unter der hyperbaren Atmosphäre während eines Tauchgangs kommt es zu einer gesteigerten Diurese. Dieser Flüssigkeitsverlust muss nach einem Dekompressionsunfall wieder ausgeglichen werden. Daher empfiehlt die S 2k-Leitlinie der GTÜM die Applikation von 0,5–1 l kristalloider Infusionslösung pro Stunde.
- Zeitnah nach Behandlungsbeginn empfiehlt sich die telefonische Kontaktaufnahme mit einem Tauchmediziner oder einem Druckkammerzentrum, um die weiteren klinischen Therapieschritte abzuklären. Eine flächendeckende Abdeckung mit Druckkammern zur Behandlung von Tauchunfällen existiert nicht. Über die Leitstelle muss dann rechtzeitig ein Kontakt zur nächsten aufnahmebereiten Klinik mit Druckkammer hergestellt werden (Kontaktmöglichkeiten unter www.gtuem.de), um den Transport dorthin zu organisieren. Ein Lufttransport kann grundsätzlich erfolgen, sollte aber mit dem Druckkammerzentrum abgestimmt werden. Bei einem Transport mittels Rettungshubschrauber sollte die niedrigste vertretbare Flughöhe gewählt werden, damit sich die Symptome so wenig wie möglich verschlechtern.
- Patienten mit schweren Symptomen sollen ruhig gelagert werden. Neben einem Standardmonitoring sind im Verlauf wiederholte neurologische Untersuchungen indiziert.
- Patienten sind vor Auskühlung zu schützen.

98.12.2 Pharmakotherapie

- Zur Therapie des Dekompressionsunfalls ist neben der Sauerstoffapplikation keine spezifische pharmakologische Therapie bekannt.

98.12.3 Interventionelle Therapie

- Neben den intensivmedizinischen/notfallmedizinischen Maßnahmen zur Stabilisierung des Patienten ist die hyperbare Therapie in einer Druckkammer die wesentliche Therapie. In Deutschland werden zur Druckkammertherapie i. d. R. die Therapietabellen der US- Navy verwendet (US Navy Treatment Table 5 und 6).

98.13 Nachsorge

- Die Nachsorge richtet sich nach den Residuen der Erkrankung.
- Vor der Wiederaufnahme des Tauchens oder der Arbeit in einer hyperbaren Atmosphäre ist eine erneute ärztliche Untersuchung auf Tauchtauglichkeit erforderlich.

98.14 Verlauf und Prognose

- Die Prognose hängt im Wesentlichen von den neurologischen Symptomen und dem Ansprechen auf die hyperbare Therapie ab.
- Bei einem guten Ansprechen auf die Druckkammerbehandlung kann eine vollständige Heilung erfolgen. Es ist aber auch möglich, dass der Patient sowohl neurologische als auch andere Einschränkungen zurückbehält.

98.15 Prävention

- Es ist auf eine sorgfältige Planung der Tauchgänge zu achten. Die Nullzeit, d. h. die Zeit, in der ohne Einhalten von Dekompressionsstopps aufgetaucht werden kann, sollte nicht überschritten werden.
- Sporttaucher sollten keinesfalls über 40 m tief tauchen.
- Bei der Planung des Tauchgangs sind die Luft- und Wassertemperatur und besondere körperliche Beanspruchungen mit einzukalkulieren.

98.16 Quellenangaben

[1] Gesellschaft für Tauch- und Überdruckmedizin (GTÜM e. V.). Leitlinie Tauchunfall 2014–2017. Im Internet: www.awmf.org/leitlinien/detail/ll/072–001.html; Stand: 17.09.2017

[2] Vann RD, Butler FK, Mitchell SJ, Moon RE. Decompression illness, Lancet 2011; 377: 153–164

[3] Rusoko-Dierich O. Tauchmedizin – Grundlagen, Sicherheit, Technik, Notfälle und Reisemedizin für Tauchmediziner, Berufstaucher und Tauchlehrer, 1. Aufl. Berlin: Springer; 2017

98.17 Literatur zur weiteren Vertiefung

[1] Leitlinie Tauchunfall 2014–2017 der Deutschen Gesellschaft für Tauch- und Überdruckmedizin und der Schweizerischen Gesellschaft für Unterwasser- und Hyperbarmedizin. Im Internet: www.gtuem.org/files/319/072-001l-s2k-tauchunfall-2014-10.pdf. Stand: 18.03.2019

98.18 Wichtige Internetadressen

- www.gtuem.de

99 Ertrinkungsunfälle

Markus Stuhr, Thoralf Kerner

99.1 Steckbrief

Weltweit ertrinken nach Angaben der Weltgesundheitsorganisation jährlich etwa 360000 Menschen. Ertrinkungsunfälle betreffen dabei Personen jeden Alters, sind aber bei Jungen im Alter von 5–14 Jahren die häufigste Todesursache. Der Ertrinkungsunfall ist ein Ereignis, bei dem es durch Untertauchen in eine Flüssigkeit, unabhängig von Art und Ausmaß einer Aspiration, zu einer Atemstörung mit letalem oder nicht letalem Ausgang kommt. Die Bandbreite der Unfallsituationen reicht vom Badeunfall im Schwimmbad bis zum Schiffbruch in Hochseegewässern. Entsprechend anspruchsvoll kann sich für Helfer die Rettung und Erstversorgung der Betroffenen gestalten. Laien sollten sich auf keinen Fall in Gefahr bringen, sondern sofort den Notruf wählen und die Basismaßnahmen der Herz-Lungen-Wiederbelebung durchführen, sobald der Gerettete an Land ist. Professionelle Rettungskräfte behandeln initial anhand des ABCDE-Schemas.

99.2 Synonyme

- drowning
- Ertrinken

99.3 Keywords

- Ertrinkungsunfall
- Hypoxie
- Hypothermie
- Reanimation

99.4 Definition

- Der Definition der Weltgesundheitsorganisation (WHO) aus dem Jahr 2002 entsprechend, kommt es bei einem Ertrinkungsunfall (drowning accident) durch Untertauchen (submersion) oder Eintauchen (immersion) in eine Flüssigkeit zu einer Atemstörung mit letalem (fatal drowning) oder nicht letalem Ausgang (non-fatal drowning) [22].
- Früher verwendete Begriffe wie „Beinahe-Ertrinken", „aktives", „passives", „trockenes" oder „nasses Ertrinken" sollten nicht mehr verwendet werden [22].

99.5 Epidemiologie

99.5.1 Häufigkeit

- Nach Angaben der WHO sterben jährlich etwa 360 000 Menschen durch akzidentelles Ertrinken. Weltweit macht Ertrinken (ohne Katastrophen wie Überschwemmungen oder Schiffsunglücke) 0,7 % aller Todesfälle aus [13], [24].
- In Deutschland ertranken im Jahr 2017 nach Angaben der Deutschen Lebens-Rettungs-Gesellschaft (DLRG) mindestens 404 Menschen, davon:
  - 329 (78 %) in Binnengewässern
  - 28 im Meer
  - 14 in Schwimmbädern oder privaten Swimmingpools [4].

99.5.2 Altersgipfel

- Betroffen sind v. a. ältere Menschen sowie Kinder und Jugendliche: 2017 waren nach Angaben der DLRG 42,3 % der Opfer ≥ 51 Jahre, 10,8 % waren ≤ 20 Jahre alt [4].
- Ertrinken ist weltweit die häufigste Todesursache bei Jungen zwischen 5 und 14 Jahren [24].

99.5.3 Geschlechtsverteilung

- Nach Angaben der DLRG verunglückten 2017 in Deutschland insgesamt deutlich mehr Männer als Frauen (77 % vs. 33 %) [4].

99.5.4 Prädisponierende Faktoren

- Ertrinkungsunfälle finden häufig an unbewachten Gewässerabschnitten und im Zusammenhang mit der Unterschätzung von Gefahrenstellen statt [4].

99.6 Ätiologie und Pathogenese

99.6.1 Beteiligung der Lunge

- Zunächst schließt eine ertrinkende Person reflektorisch den Mund und hält die Luft an, um die Atemwege zu schützen. Durch den ansteigenden CO_2-Spiegel im Blut steigt der Atemreiz, sodass es nach etwa 1 min zu Einatmungsbemühungen kommt, bei denen dann Wasser aspiriert wird [16]. Das eingeatmete Wasser führt zu Hustenstößen und kann einen Laryngospasmus auslösen, der allerdings schnell durch die einsetzende zerebrale Hypoxie terminiert wird. Ist die ertrinkende Person dann noch unter Wasser, werden größere Mengen Flüssigkeit aspiriert. Die historische Unterscheidung in „trockenes" und „nasses" Ertrinken lässt sich daher pathophysiologisch nicht begründen und sollte vermieden werden [24].

- Eine sich schnell entwickelnde Hypoxämie führt nach Bewusstseinsverlust zunächst zum Atemstillstand. Über die Sequenz Tachykardie, Bradykardie, pulslose elektrische Aktivität (PEA) führt sie schließlich zur Asystolie [8], [11].
- Der gesamte Prozess des Ertrinkens, von Sub- oder Immersion bis zum Herzstillstand, dauert i. d. R. Sekunden bis wenige Minuten. In speziellen Situationen, wie dem Ertrinken in Eiswasser, kann er jedoch auch bis zu 1 h andauern [20].

99.6.2 Hypothermie

- Eine unfallassoziierte Hypothermie kann ein Überleben auch nach längerer Submersion ermöglichen, wobei es für den Verlauf entscheidend ist, wie schnell Hypoxie und Hypothermie entstanden sind und wie lange die Hypoxie bestand.
- Die Hypothermie reduziert den zerebralen Sauerstoffverbrauch und verzögert dadurch die zelluläre Hypoxie und den zerebralen ATP-Verbrauch. Dabei sinkt der zerebrale Sauerstoffverbrauch zwischen 37 °C und 20 °C Umgebungstemperatur um ca. 5 % pro 1 °C Temperaturabfall [14]. Eine Reduktion der Gehirntemperatur um 10 °C verringert den zellulären ATP-Verbrauch um ca. 50 % und verdoppelt die Zeit, die das Gehirn überleben kann [6].
- Die ▶ Tab. 99.1 zeigt eine Einteilung der Hypothermie nach der adaptierten Schweizer Klassifizierung.

Tab. 99.1 Einteilung der Hypothermie nach der adaptierten Schweizer Klassifizierung.

Stadium	klinische Symptome	Körperkerntemperatur
I	Patient bewusstseinsklar, Muskelzittern	35–32 °C
II	Bewusstsein beeinträchtigt, kein Muskelzittern	32–28 °C
III	Patient bewusstlos, Vitalzeichen vorhanden	28–24 °C
IV	keine Vitalzeichen vorhanden	< 24 °C
V	Tod durch irreversible Hypothermie	< 13,7 °C

Quellen: [5], [12]

99.7 Klassifikation und Risikostratifizierung

- Entsprechend der Dauer einer Submersion ergeben sich bestimmte Risikoabschätzungen im Hinblick auf das Outcome der Patienten (▶ Tab. 99.2).

Tab. 99.2 Submersionsdauer und Risiko von Tod und schweren neurologischen Schäden [19].

Zeit	Risiko
> 25 min	100 %
11–25 min	88 %
6–10 min	56 %
0–5 min	10 %

99.8 Symptomatik

- Gelingt es, die ertrinkende Person lebend aus dem Wasser zu retten, wird das klinische Bild hauptsächlich durch die Menge des aspirierten Wassers – unerheblich, ob es sich um Süß- oder Salzwasser handelt [11] – und die Folgeeffekte dieser Aspiration bestimmt.
- Einerseits wird alveoläres Surfactant ausgewaschen, andererseits wird die Integrität der sensiblen alveolokapillären Membran durch den entstandenen osmotischen Gradienten beeinträchtigt. Die nun gesteigerte Permeabilität führt zu einem Einstrom von Flüssigkeit, Plasmaproteinen und Elektrolyten in die Alveolen [11]. Diese Kombination aus exogen eingeströmtem Wasser, Permeabilitätsstörung und Surfactant-Verlust manifestiert sich in einem klinischen Mischbild aus
  - massivem Lungenödem,
  - pulmonaler Diffusionsstörung,
  - Atelektasenbildung mit reduziertem Ventilations-Perfusions-Index,
  - Abnahme der Lungencompliance und
  - Bronchospasmus [11], [18].
- Die pulmonalen Komplikationen können für den weiteren klinischen Verlauf entscheidend sein, da sich dann auch die Aspiration von Süß- oder Salzwasser auswirkt [2].
  - Salzwasser: Lungenödem, Surfactant-Inaktivierung
  - Süßwasser: diffuser Lungenschaden, Surfactant-Auswaschung, größeres zirkulierendes Blutvolumen
- Unabhängig vom aspirierten Ertrinkungsmedium treten im klinischen Verlauf auch Atelektasen oder Aspirationspneumonien (z. B. durch Mageninhaltsaspiration, auch nach primär erfolgreicher Reanimation) auf [2].
- Eine rasch eingetretene Hypothermie kann die Überlebenszeit deutlich verlängern.

99.9 Diagnostik

99.9.1 Diagnostisches Vorgehen

- Die Erstuntersuchung von Ertrinkungsunfallopfern erfolgt anhand der bekannten ABCDE-Regel (airway, breathing, circulation, disability,environment) und unterscheidet sich nicht von dem üblichen Untersuchungsgang bei Notfallpatienten.

99.9.2 Anamnese

- Von besonderer Bedeutung ist es, die genauen Umstände des Ertrinkungsunfalls zu erfragen, was bei wachen Patienten in aller Regel möglich ist.
- Von Interesse dabei ist, ob es dem Ertrinkungsunfall vorangehende Symptome wie z. B. Brustschmerz oder Schwindel gab.
- Bei nicht wachen Patienten sollte durch eine Fremdanamnese (z. B. Augenzeugen) die (potenzielle) Submersionszeit erfragt werden.

99.9.3 Körperliche Untersuchung

- Analog zur Traumaversorgung hat sich ein kraniokaudaler Untersuchungsgang bewährt.
- Insbesondere die Lunge sollte dezidiert klinisch untersucht werden.

99.10 Differenzialdiagnosen

- In aller Regel liegen im Fall eines gemeldeten Ertrinkungsunfalls eindeutige anamnestische Hinweise auf ein entsprechendes Unfallgeschehen vor, sodass sich differenzialdiagnostische Überlegungen eher auf die Frage beziehen, ob Akuterkrankungen als Auslöser für den Ertrinkungsunfall bestehen könnten (z. B. akutes Koronarsyndrom, Hypoglykämie, zerebraler Krampfanfall) [17].

99.11 Therapie

99.11.1 Therapeutisches Vorgehen

- Bei einem Ertrinkungsunfall gilt es, situationsbedingt zu handeln.
- Ertrinkungsunfälle können in den verschiedensten Umgebungen und Situationen auftreten. Eine einheitliche, valide Einsatztaktik lässt sich daher kaum festlegen. So sind die Anforderungen an die technische Rettung bei Einbrüchen in Eisflächen grundlegend andere als bei Ertrinkungsunfällen auf hoher See oder bei Badeunfällen im Sommer.

Rettung aus dem Wasser

- An Binnengewässern und Badestränden der Nord- und Ostsee wird die professionelle Wasserrettung größtenteils durch die DLRG sichergestellt [4]. In diesen Gewässern besteht die rettungsdienstliche Einsatztaktik meist darin, die ertrinkende Person zunächst mit geeigneten Hilfsmitteln (Schwimmhilfe, Boot) aus der Gefahrensituation zu retten und an Land zu bringen. Bei Hochseenotfällen wird der Patient unter der Zuständigkeit der Deutschen Gesellschaft zur Rettung Schiffsbrüchiger (DGZRS) nach der Rettung direkt an Bord spezialisierter Schiffe versorgt oder von dort luftgestützt abtransportiert.
- Für den Fall, dass mehrere Personen im Hochseebereich verunfallen, werden unter Führung des Havariekommandos entlang der deutschen Küstenlinie ausgebildete Verletztenversorgungsteams bereitgehalten. Im Einsatzfall können sie per Schiff oder Hubschrauber direkt zu den Patienten bzw. zum Havaristen gebracht werden. Aufgrund des logistischen und zeitlichen Aufwands ist dieses System vorerst Großschadensereignissen vorbehalten [3].
- Generell steht bei der Rettung Ertrinkender der Eigenschutz der Rettungskräfte immer an erster Stelle. Wenn möglich, sollten Laienhelfer nicht selbst ins Wasser gehen. Die Gefahr ist groß, die eigenen Kräfte zu überschätzen und selbst entweder in Not zu geraten oder zu ertrinken [21].
- Bei stark unterkühlten Personen besteht bei der Rettung aus dem Wasser die Gefahr, dass durch plötzliche Umlagerung des Körpers sehr kaltes Blut aus den Extremitäten rasch nach zentral eingeschwemmt wird und dadurch Herzrhythmusstörungen ausgelöst werden („afterdrop"). Ein noch bestehender Minimalkreislauf kann dadurch zum Stillstand gebracht werden. Die Rettung sollte daher schonend und horizontal erfolgen.
- Ein Zeitverlust durch Immobilisation der Halswirbelsäule (HWS) sollte nur dann in Kauf genommen werden, wenn ein dringender Verdacht auf entsprechende Verletzungen besteht. Dies ist z. B. bei Sprüngen ins Wasser, Surf-, Wasserski- oder Jetskiunfällen anzunehmen. Insgesamt sind Verletzungen der HWS bei Ertrinkungsunfällen selten (0,5 %) [23].

ABCDE-Schema

- Auch bei Ertrinkungsunfällen hat sich der aus der Traumaversorgung bekannte Algorithmus bewährt, sodass zunächst die Sicherung der Atemwege, das Sicherstellen einer adäquaten Oxygenierung und die Kreislaufstabilisierung im Vordergrund stehen.
- Die Behandlung von Ertrinkungsunfallopfern orientiert sich an der klinischen Symptomatik.

Körpertemperatur

- Eine weitere wichtige Rolle bei der Versorgung spielt die Körpertemperatur. Zeigt der hypotherme Patient Kältezittern und ist er bei Bewusstsein, sollte eine weitere Auskühlung durch Entfernen der nassen Kleidung, Einwickeln in warme Decken und körperwarme Infusionen verhindert werden.
- Ist ein hypothermes Ertrinkungsunfallopfer nicht mehr adäquat kontaktierbar, der Kreislauf aber noch vorhanden, so sollten zusätzlich die Atemwege gesichert werden.

Kardiopulmonale Reanimation von Ertrinkungsunfallopfern

- Bestehen bei Opfern von Ertrinkungsunfällen keine sicheren Todeszeichen, ist die Indikation zur kardiopulmonalen Reanimation gegeben, da oft eine potenziell protektive Hypothermie besteht.
- Der Zeitpunkt des Eintritts des Herz-Kreislauf-Stillstands ist häufig nicht bekannt und daher ist die Hypoxiezeit nur schwer abzuschätzen. In diesen Fällen soll eine präklinisch begonnene Reanimation bis zur Normothermie des Patienten fortgeführt werden („nobody is dead, until he is warm and dead"). Zudem sollte eine Zielklinik mit der Möglichkeit einer kontrollierten Wiedererwärmung unter extrakorporaler Zirkulation (ECMO: extrakorporale Membranoxygenierung, Herz-Lungen-Maschine) gewählt werden [15].
- Für die besonderen Umstände beim Ertrinkungsunfall wurden vom European Resuscitation Council (ERC) spezielle Therapieempfehlungen veröffentlicht. Da der Herz-Kreislauf-Stillstand in erster Linie als Folge einer Hypoxie eintritt, soll mit 5 initialen Beatmungen begonnen werden. Nach diesen ersten Beatmungen folgen 30 Thoraxkompressionen und weitere 2 Beatmungen, die dann im bekannten 30:2-Verhältnis (Kompression zu Beatmung) weitergeführt werden. Das ERC empfiehlt 5 anstelle der sonst üblichen 2 initialen Beatmungen, um den erschwerten Beatmungsbedingungen durch Wasseraspiration Rechnung zu tragen. Eine CAB-Abfolge (circulation, airway, breathing) oder die alleinige Thoraxkompression, wie im Rahmen der Laienreanimation gestattet, wird für die Reanimation im Rahmen eines Ertrinkungsunfalls nicht empfohlen [15]. Bei Opfern von Ertrinkungsunfällen, insbesondere solchen mit akzidenteller Hypothermie, sollte auch an den möglichen Einsatz mechanischer Thoraxkompressionsgeräte gedacht werden [15].

Medikamentengabe und Defibrillation

- Bei bestehender Hypothermie ist weiterhin zu beachten, dass bei Körpertemperaturen zwischen 30 °C und 35 °C die Zeitintervalle zwischen 2 Medikamentengaben aufgrund der langsameren Kinetik zu verdoppeln sind.
- Unter 30 °C Körpertemperatur sollen keine Medikamente appliziert werden.
- Liegt als initialer Rhythmus ein Kammerflimmern vor, das nach den ersten 3 Defibrillationsschocks fortbesteht, sollen bis zum Erreichen einer Körpertemperatur von > 30 °C keine weiteren Schocks erfolgen. Unter diesen Umständen ist die Defibrillationswahrscheinlichkeit niedrig, das Myokard kann aber durch den Stromfluss geschädigt werden [15].

99.12 Verlauf und Prognose

- Primär limitierender Faktor für das Outcome des Ertrinkungsunfalls ist stets die Dauer der zerebralen Hypoxie, unabhängig von der Ursache (thermisch, maligne Herzrhythmusstörungen oder aspirationsvermittelte Asphyxie).
- Die Beschaffenheit der aspirierten Flüssigkeit (Süß- vs. Salzwasser) ist präklinisch ohne Bedeutung, da lediglich passagere Elektrolytverschiebungen ohne therapeutische Konsequenz resultieren [1], [7], [9], [10].

99.13 Quellenangaben

[1] Brand PA, Gräsner JT, Braun F et al. Management bei Hypothermie und Ertrinken. Notfall Rettungsmed 2012; 15: 142–145

[2] Buschmann CT, Tsokos M, Kohfahl J. Der Ertrinkungsunfall – Begriffe, Einteilungen und Befunde. Notarzt 2015; 31: 123–128

[3] Castan J, Paschen HR, Wirtz S et al. Massenanfall von Verletzten auf See in deutschen Gewässern. Anaesthesist 2012; 61: 618–624

[4] Deutsche-Lebens-Rettungs-Gesellschaft. Ertrinkungsstatistik 2017. Im Internet: www.dlrg.de/presse/pm-ertrinkungsstatistik.html; Stand: 21.04.2018

[5] Durrer B, Brugger H, Syme D. The medical on-site treatment of hypothermia: ICAR-MEDCOM recommendation. High Alt Med Biol 2003; 4: 99–103

[6] Gilbert M, Busund R, Skagseth A et al. Resuscitation from accidental hypothermia of 13.7 °C with cardiac arrest. Lancet 2000; 355: 375–376

[7] Gries A. Notfallmanagement bei Beinahe-Ertrinken und akzidenteller Hypothermie. Notfall Rettungsmed 2001; 4: 529–541

[8] Grmec S, Strnad M, Podgorsek D. Comparison of the characteristics and outcome among patients suffering from out-of-hospital primary cardiac arrest and drowning victims in cardiac arrest. Int J Emerg Med 2009; 2: 7–12

[9] Heyder-Musolf J, Simmank V, Strauß J. Pädiatrische Ertrinkungsunfälle unter verschiedenen äußeren Bedingungen mit unterschiedlichem Outcome. Notfall Rettungsmed 2013; 16: 199–209

[10] Muggenthaler KH, Lackner CK, Strohmayr J et al. Beinahe-Ertrinken – Pathophysiologie und Primärmaßnahmen am Notfallort. Notfall Rettungsmed 1998; 1: 329–336

[11] Orlowski JP, Abulleil MM, Phillips JM. The hemodynamic and cardiovascular effects of neardrowning in hypotonic, isotonic, or hypertonic solutions. Ann Emerg Med 1989; 18: 1044–1049

[12] Pasquier M, Zurron N, Weith B et al. Deep accidental hypothermia with core temperature below 24 °C presenting with vital signs. High Alt Med Biol 2014; 15: 58 –63

[13] Peden M, McGee K, Sharma K. The injury chart book: a graphical overview of the global burden of injuries. Geneva: World Health Organization; 2002

XII

[14] Polderman KH. Application of therapeutic hypothermia in the ICU: opportunities and pitfalls of a promising treatment modality. Part 1: indications and evidence. Intensive Care Med 2004; 30: 556–575
[15] Truhlář A, Deakin CD, Soar J et al. European Resuscitation Council Guidelines for Resuscitation 2015. Section 4. Cardiac arrest in special circumstances. Resuscitation 2015; 95: 148–201
[16] Sterba JA, Lundgren CE. Diving bradycardia and breathholding time in man. Undersea Biomed Res 1985; 12: 139–150
[17] Strunden MS, Tank S, Kerner T. Update Ertrinkungsunfall – Präklinische und klinische Therapiestrategien. Anästhesiol Intensivmed Notfallmed Schmerzther 2015; 50: 462–469
[18] Szpilman D. Near-drowning and drowning classification: a proposal to stratify mortality based on the analysis of 1831 cases. Chest 1997; 112: 660–665
[19] Szpilman D, Bierens JJ, Handley AJ et al. Drowning. N Engl J Med 2012; 366: 2102–2110
[20] Tipton MJ, Golden FS. A proposed decisionmaking guide for the search, rescue and resuscitation of submersion (head under) victims based on expert opinion. Resuscitation 2011; 82: 819–824
[21] Turgut A, Turgut T. A study on rescuer drowning and multiple drowning incidents. J Safety Res 2012; 43: 129–132
[22] van Beeck EF, Branche CM, Szpilman D et al. A new definition of drowning: towards documentation and prevention of a global public health problem. Bull World Health Organ 2005; 83: 853–856
[23] Watson RS, Cummings P, Quan L et al. Cervical spine injuries among submersion victims. J Trauma 2001; 51: 658–662
[24] World Health Organization. Fact sheet on drowning. Im Internet: www.who.int/violence_injury_prevention/other_injury/drowning/en/index.html; Stand: 21.04.2018

99.14 Wichtige Internetadressen

- https://www.dlrg.de
- www.who.int/violence_injury_prevention/other_injury/drowning/en
- https://www.seenotretter.de

100 Verletzungen durch Säuren und Laugen

Markus Stuhr, Thoralf Kerner

100.1 Steckbrief

Verletzungen durch Säuren und Laugen sind selten und werden am häufigsten im häuslichen oder beruflichen Umfeld beobachtet. Gerade Kinder bis zu 4 Jahren werden häufig Opfer akzidenteller Ingestion ätzender Substanzen [14]. Ein normaler Haushalt beherbergt viele Reinigungs- und Lösungsmittel, die nach Aufnahme abhängig von Art, Menge und Kontaktzeit Schädigungen nach sich ziehen können. Hierbei ist besonders der obere Gastrointestinaltrakt (GI-Trakt) betroffen. Daneben werden Verätzungen der Haut und der Augen beobachtet. Die präklinische Versorgung erfolgt in 5 Schritten anhand der Fünf-Finger-Regel. Die ersten Maßnahmen dienen der Begrenzung des Schadens und der Abwendung von Gefahren für die Betroffenen und die Einsatzkräfte.

100.2 Synonyme

- injuries caused by acids and bases

100.3 Keywords

- Verätzung
- Intoxikation
- Säure
- Lauge

100.4 Definition

- Bei Verätzungen der Haut oder Schleimhäute durch Säuren kommt es durch Denaturierung und Verklumpung von Eiweißen zu einer Koagulationsnekrose.
- Laugen führen zu einer Kolliquationsnekrose, bei der sich das geschädigte Gewebe gallertartig verflüssigt und so dem schädigenden Agens das Eindringen in tiefe Gewebsschichten erlaubt.

100.5 Epidemiologie

100.5.1 Häufigkeit

- Die Häufigkeit von chemischen Verletzungen der Haut wird in der Literatur mit 2,5– 8 % aller Brandverletzungen angegeben. Der Großteil der Verletzungen betrifft dabei weniger als 5 % der Körperoberfläche (KOF), in nur 0,5 % der Fälle sind mehr als 16 % der KOF betroffen. Am häufigsten sind Kopf und distale Extremitäten betroffen [1], [9].

100.5.2 Altersgipfel

- Im häuslichen Umfeld sind v. a. Kleinkinder im Alter von 1–4 Jahren von akzidentellen Ingestionen ätzender Substanzen betroffen [14]. Genaue Zahlen liegen nicht vor.

100.5.3 Geschlechtsverteilung

- Eine statistische Zahl zur Geschlechtsverteilung ist nicht verfügbar.

100.5.4 Prädisponierende Faktoren

- Am häufigsten kommt es zu entsprechenden Schädigungen im häuslichen oder beruflichen Umfeld.
- Abgesehen von den seltenen, fremdbeigebrachten Verätzungen handelt es sich i. d. R. um akzidentelle Verletzungen, die sich besonders bei beruflichem Umgang mit Gefahrstoffen ereignen.
- Kleinkinder verschlucken von den Substanzen aufgrund des unangenehmen Geschmacks meist geringe Mengen.
- Jugendliche und Erwachsene nehmen in suizidaler Absicht z. T. größere Mengen auf, was zu systemischen Wirkungen führen kann.
- Neben Ingestionen kommt es zu Verätzungen der (ungeschützten) Haut und der Augen.

100.6 Ätiologie und Pathogenese

100.6.1 Koagulations- und Kolliquationsnekrose

- Grundsätzlich sind 2 verschiedene Pathomechanismen zu unterscheiden:
  - Säuren bewirken durch Denaturierung und Verklumpung von Eiweißen eine Koagulationsnekrose. Diese Barriere verhindert ein tieferes Eindringen der Säure in das Gewebe, sodass Säuren meist nur zu oberflächlichen Verletzungen führen.
  - Laugen hingegen führen zu einer Kolliquationsnekrose mit einer gallertartigen Verflüssigung des geschädigten Gewebes. Dem schädigenden Agens ist dadurch das Eindringen in tiefe Gewebsschichten möglich, sodass Laugen ausgedehnte Verätzungen auch benachbarter Areale verursachen können.
- Des Weiteren kann die jeweilige exotherme chemische Reaktion der Säuren oder Laugen zusätzlich zu Verbrennungen führen.

100.6.2 Kontaminationswege

- Die möglichen Gefahren hängen ab von:
  - Art und Menge des Gefahrstoffs
  - Art des Kontakts
  - Zeitdauer des Kontakts
- Aufnahmewege für Gefahrstoffe:
  - Einatmen: Gase, Dämpfe, Rauch, Stäube, Aerosole
  - Verschlucken: Stäube, Flüssigkeiten
  - Hautkontakt: Stäube, Flüssigkeiten

100.7 Symptomatik

- Die Symptomatik nach Ingestion und/oder Verletzung mit Säuren oder Laugen hängt primär vom Ort der Aufnahme ab.
- unspezifische Symptome:
  - Schmerzen
  - Schwellungen
  - Rötungen
- Aus dem Wirkort und der chemischen Zusammensetzung der Säure oder Lauge ergeben sich zusätzlich spezifische Symptome.

100.7.1 Ingestionsverletzungen

- Bei Ingestion über den oberen GI-Trakt kann es zu Speichelfluss, Schluckbeschwerden, Nahrungsverweigerung, Unruhe, Würgen und Erbrechen kommen [13].
- Zudem können Blutgefäße arrodiert und schwere Blutungen ausgelöst werden.
- Ebenfalls möglich sind Perforationen von Ösophagus und Magen mit konsekutiver Mediastinitis oder Peritonitis. Hier kann es zu Brustschmerz, Tachykardie, Fieber, Atemnot und Schock kommen.
- Ähnlich den Verbrennungen kommt es auch bei großflächigen Verätzungen zu einem Flüssigkeitsverlust, sodass auch die klassischen Symptome eines Schockgeschehens im Vordergrund stehen können.
- Bei Beteiligung von Mund- und Rachenraum kommt es zu Schwellungen der Schleimhäute. In der Folge sind Husten, Tachypnoe, Stridor und Verlegungen der Atemwege möglich.

100.7.2 Kontaminationsverletzungen

- Neben der lokalen Schädigung durch die Säure oder Lauge selbst sind einige Substanzen für den Organismus giftig und stellen dadurch eine vitale Gefährdung für den Patienten dar. Ein Beispiel hierfür ist die Flusssäure [10].

100.7.3 Verätzungen der Augen und Lider

- Chemische Traumen des Auges werden häufig durch alkoholische Lösungsmittel, Batteriesäuren oder ungelöschten Kalk ausgelöst [15].
- Eine besondere Gefahr stellen Verätzungen durch Laugen oder Kalk dar. Diese Stoffe reagieren mit der Tränenflüssigkeit alkalisch und lösen eine Kolliquationsnekrose aus. Die ätzende Substanz kann so bis in tiefere Augenschichten vordringen, was nicht selten zur Erblindung führt [15].

100.8 Diagnostik

100.8.1 Diagnostisches Vorgehen

Ingestionsverletzungen

- Die Diagnose innerlicher Verätzungen nach Ingestion ätzender Flüssigkeiten oder Feststoffe ist schwierig. Die Anamnese wird dadurch erschwert, dass diese Einsätze häufig Kleinkinder betreffen und der Unfallhergang nur selten beobachtet wurde.
- Neben der Untersuchung der Umgebung des Patienten sollte eine rasche Inspektion der Mundhöhle erfolgen, um eine mögliche orale Aufnahme zu verifizieren.
- CAVE: Fehlende Ätzspuren im Mundbereich schließen eine Ingestion nicht aus.

Kontaminationsverletzungen

- Für die Abschätzung der betroffenen Körperoberfläche eignet sich neben der Neuner-Regel nach Wallace v. a. die Handflächenregel, wobei die Handinnenfläche des Patienten mit geschlossenen Fingern mit 1 % der KOF als Referenz herangezogen wird (▶ Abb. 100.1) [11].

100.8.2 Anamnese

- Eine gründliche Anamnese zum Unfallhergang ist von zentraler Bedeutung.
- Orientierung können dabei die 7-W-Fragen geben, die auch in der Anamnese klassischer Vergiftungen Verwendung finden (▶ Tab. 100.1).

100.8.3 Körperliche Untersuchung

- Generell sollte eine systematische orientierende Untersuchung von Kopf bis Fuß durchgeführt werden, um keine Anhaltspunkte für eine Verletzung zu übersehen.

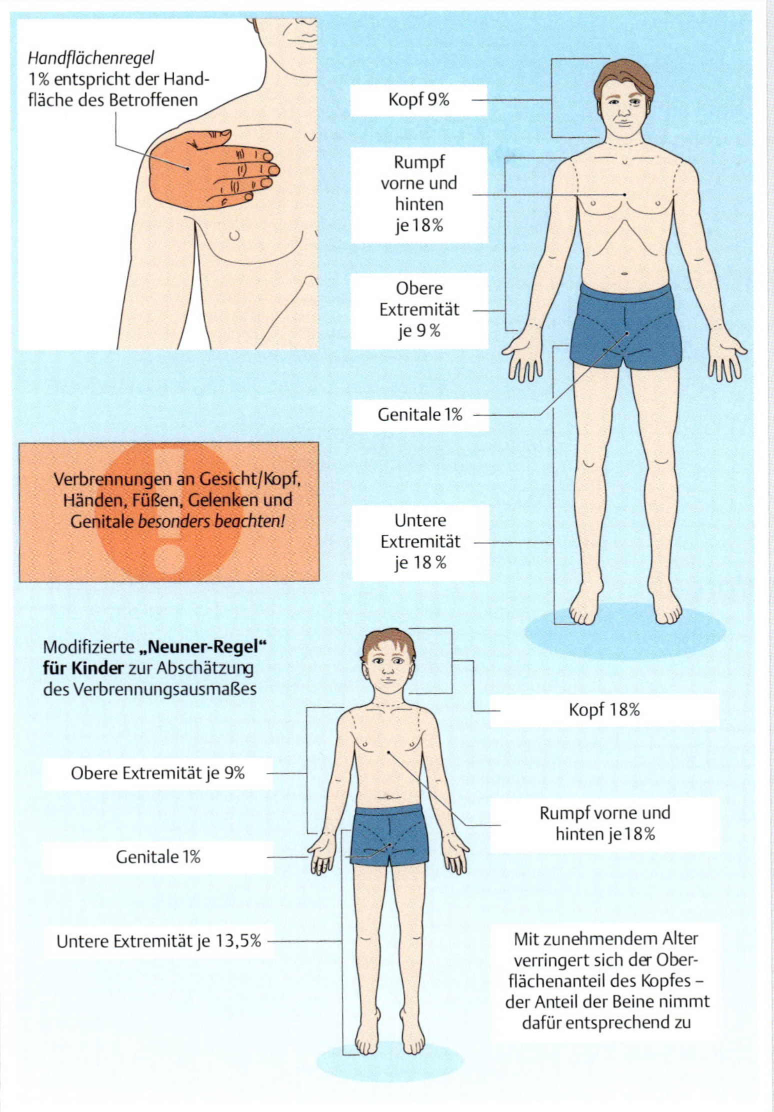

Abb. 100.1 Neuner-Regel nach Wallace und Handflächenregel zur Abschätzung der Ausdehnung einer Verbrennung oder Verletzung durch Säuren/Laugen. Verbrennungen I. Grades werden nicht berücksichtigt. Abk. VKOF = Verbrannte Körperoberfläche (in %). (Quelle: Adams H, Flemming A, Friedrich L et al. Verbrennungen und Verbrühungen. In: Adams H, Flemming A, Friedrich L et al., Hrsg. Taschenatlas Notfallmedizin. 3. überarbeitete Auflage. Stuttgart: Thieme; 2016)

XII

Tab. 100.1 7-W-Fragen zur Beurteilung von Vergiftungsfällen [11].

7-W-Fragen	Bemerkungen
Wer?	Alter, Körpergewicht, Konstitution, Gesundheitszustand, Vorerkrankungen
Was?	chemische Stoffbezeichnung, Aggregatzustand, Beschaffenheit, Gemischzusammensetzung
Wie viel?	aufgenommene Menge (möglichst exakt, sonst Min./Max. abschätzen)
Wie?	Aufnahmeweg in den Körper (oral, inhalativ, dermal, intravenös)
Wann?	Zeitpunkt bzw. Zeitraum der Aufnahme
Wo?	Umfeld des Vorfalls: privat, gewerblich, industriell, militärisch
Warum?	Unfall, Substanzverwechslung, absichtliche Eigen- oder Fremdbeibringung

100.8.4 Instrumentelle Diagnostik

Ösophago-Gastro-Duodenoskopie (ÖGD)

- Eine Endoskopie zur weiteren Abklärung des Vorgehens und einer ggf. indizierten chirurgischen Versorgung sollte innerhalb von 6–24 h nach Ingestion erfolgen [1], [7].

100.9 Differenzialdiagnosen

- Differenzialdiagnostische Überlegungen erübrigen sich aufgrund des in aller Regel zumindest bekannten Unfallhergangs (Ingestion einer Substanz oder Kontamination), sodass sich die Überlegungen meist nur auf die Art des Stoffs beziehen.

100.10 Therapie

100.10.1 Therapeutisches Vorgehen

- Zunächst gelten die allgemeinen Basismaßnahmen in der Behandlung von Notfallpatienten:
  - Monitoring
  - Etablierung eines intravenösen (i. v.) Zugangs
  - ggf. Insufflation von Sauerstoff bei Hypoxämie
- Die spezifische strukturierte präklinische Versorgung von Verletzungen durch Säuren und Laugen erfolgt in 5 Schritten (Fünf-Finger-Regel) [11]:
  1. lebensrettende Erstmaßnahmen (Eigenschutz, Sicherung der Vitalfunktionen)
  2. Giftentfernung
  3. Antidotbehandlung
  4. Asservierung
  5. Transport
- Zur Unterstützung im konkreten Fall sollte grundsätzlich primär die telefonische Beratung der Giftinformationszentren (GIZ) in Anspruch genommen werden (▶ Tab. 100.2). Die Zentren sind rund um die Uhr erreichbar.
- Bei großflächigen Verletzungen sollte nach Etablierung eines i. v.-Zugangs mit einer Flüssigkeits- und Volumentherapie begonnen werden.
- Für den präklinischen Einsatz hat sich für die Flüssigkeits- und Volumentherapie folgendes vergleichsweise einfaches Schema durchgesetzt [11]:
  - Erwachsene erhalten 1 l/h und
  - Kinder 15–20 ml/kgKG/h einer balancierten Elektrolytlösung.

Tab. 100.2 Giftinformationszentren (GIZ) in Deutschland, in der Schweiz und in Österreich.

Ort	Kontakt
Berlin	Giftnotruf der Charité – Universitätsmedizin Berlin Notruf: + 49 30 19240 mail@giftnotruf.de http://giftnotruf.charite.de
Bonn	Informationszentrale gegen Vergiftungen Notruf: + 49 228 19240 gizbn@ukb.uni-bonn.de www.gizbonn.de
Erfurt	Gemeinsames Giftinformationszentrum der Länder Mecklenburg-Vorpommern, Sachsen, Sachsen-Anhalt und Thüringen (GGIZ) Tel.: + 49 361 730730 ggiz@ggiz-erfurt.de www.ggiz-erfurt.de
Freiburg	Vergiftungs-Informations-Zentrale Freiburg (VIZ) Tel.: + 49 761 19240 giftinfo@uniklinik-freiburg.de www.giftberatung.de
Göttingen	Giftinformationszentrum-Nord der Länder Bremen, Hamburg, Niedersachsen und Schleswig-Holstein (GIZ-Nord) konsiliar. Beratung Fachpersonal: + 49 551 383180 giznord@giz-nord.de www.giz-nord.de
Homburg	Informations- und Behandlungszentrum für Vergiftungen des Saarlandes Tel.: + 49 6841 1924 0 giftberatung@uniklinikum-saarland.de www.uniklinikum-saarland.de/giftzentrale
Mainz	Giftinformationszentrum der Länder Rheinland-Pfalz und Hessen Tel.: + 49 6131 19240 / + 49 6131 232466 mail@giftinfo.uni-mainz.de www.giftinfo.uni-mainz.de
München	Giftnotruf München Tel.: + 49 89 19240 tox@lrz.tum.de www.toxinfo.med.tum.de/inhalt/giftnotrufmuenchen
Wien	Vergiftungsinformationszentrale Wien Notruf: + 43 1 406 4343 viz@goeg.at https://goeg.at/Vergiftungsinformation
Zürich	Tox Info Suisse Notruf-Tel.: + 41 44 251 5151 (Notrufnummer für die Schweiz: 145) info@toxinfo.ch www.toxinfo.ch

Quelle: [5]

100.10.2 Erstmaßnahmen

- Die ersten Maßnahmen dienen der Schadensbegrenzung und Abwendung unmittelbarer Gefahren für die Betroffenen und die Einsatzkräfte (Eigenschutz, Schutzkleidung).
- Es sollten möglichst schnell Information über gefährliche Eigenschaften der beteiligten Substanzen eingeholt werden (z. B. Produktbeschriftung, Giftinformationszentrale, betriebsärztlicher Dienst).

Ingestionsverletzungen

- Beim wachen und bewusstseinsklaren Patienten kann eine Verdünnung durch kohlensäurefreies Wasser erwogen werden.
- Bei Vigilanzminderung hat die Sicherung der Vitalfunktionen Priorität.
  - Gerade bei Kehlkopfbeteiligung oder möglicher Aspiration ist eine frühzeitige Intubation sinnvoll (Gefahr der Ausbildung eines Schleimhautödems!).
- Da es für die Anwendung von inhalativen Kortikosteroiden keine ausreichende Evidenz gibt [4], kann diese nicht generell empfohlen werden.
- Die blinde Anlage einer Magensonde sollte aufgrund eines erhöhten Perforations- und Blutungsrisikos bei Ösophagusbeteiligung unterbleiben, da keine Möglichkeit der Sicht z. B. durch ein Endoskop besteht.

Kontaminationsverletzungen

- Verätzungen der Haut durch Säuren oder Laugen werden zunächst wie thermische Verletzungen behandelt.
- Der Eigenschutz und die Rettung des Patienten aus dem Gefahrenbereich durch entsprechende Kräfte der Feuerwehr sind sicherzustellen.
- Die schädigende Substanz ist durch Spülung mit klarem, handwarmem Wasser zu verdünnen und so zu neutralisieren.
- CAVE: Vor einem Dekontaminationsversuch mit Wasser sollten unbedingt weitere Informationen über die chemische Substanz eingeholt werden, um eine zusätzliche thermische Schädigung infolge entstehender Reaktionswärme zu vermeiden.

100.10.3 Giftentfernung

- Je nach Aufnahmeweg kommen verschiedene Maßnahmen zur Giftentfernung (Dekontamination) infrage (primäre Giftentfernung).
- Maßnahmen der sekundären Giftentfernung (z. B. Hämodialyse) spielen in der präklinischen Phase allenfalls bei der Auswahl einer geeigneten Zielklinik eine Rolle.

Notdekontamination

- Bei einer großflächigen Kontamination des Körpers ist vor jedweder medizinischen Erstversorgung eine Notdekontamination durch Abspülen mit viel Wasser durchzuführen.
- Am besten wurde sie schon vom Betroffenen selbst oder von Ersthelfern vorgenommen. Geeignet sind hier Notduscheinrichtungen im Rahmen des betrieblichen Arbeitsschutzes.

Aufnahme über die Atemwege

- Beim Auftreten von Atemgiften muss zunächst geprüft werden, ob der Betroffene gefahrlos aus der kontaminierten Atmosphäre gerettet werden kann. Eventuell kann zunächst für eine gute Belüftung gesorgt werden. Wenn nicht, müssen spezialisierte Kräfte der Feuerwehr zum Unfallort alarmiert werden.
- Nach der Rettung muss zunächst die Oberbekleidung des Patienten entfernt werden, da Textilien Gase und Aerosole gut absorbieren. Durch langsames Ausgasen würde sonst das Rettungsdienst- und Klinikpersonal unnötig belastet.

Aufnahme über die Haut

- Substanzspuren auf der Haut sollten nach Möglichkeit frühzeitig entfernt werden, da sie vom Körper resorbiert werden und eine Gefahr für das medizinische Personal darstellen können.
- Durchtränkte Kleidung ist zu entfernen und die betroffenen Hautpartien sind mit reichlich Wasser zu spülen. Dabei sollte die Haut nicht unnötig gerieben werden, da die reaktive Durchblutungszunahme die Resorption von Schadstoffen beschleunigt. Die Spülflüssigkeit sollte die Körperoberfläche auf dem kürzesten Weg verlassen und nicht über sensible Bereiche (Mund, Augen) fließen.
- Eine Besonderheit ergibt sich bei Verletzungen mit Flusssäure:
  - Die Verätzung schreitet langsam voran, sodass schwere Schäden auch bei initial leichter Symptomatik mit einer Latenz von bis zu 24 h nicht ausgeschlossen werden können. Eine Klinikeinweisung ist stets erforderlich.
  - Stärker als die Koagulationswirkung der Säure ist die Toxizität des Fluorwasserstoffs selbst. Flusssäure wird vom Körper perkutan wie auch inhalativ gut resorbiert und wirkt somit zusätzlich zur lokalen Ätzwirkung auch systemisch toxisch.
  - Insofern ist über die allgemeinen Maßnahmen (meist nach Klinikaufnahme) hinaus eine spezifische Therapie mit dem Antidot Kalzium erforderlich.
  - Wichtigste Sofortmaßnahme ist das gründliche Spülen der betroffenen Areale. Aufgrund des extrem seltenen Vorkommens ist diese Maßnahme neben der

Sicherung der Vitalfunktionen i. d. R. die einzig mögliche Therapie des Rettungsdienstes.
- Auf die nach dem Spülen asymptomatischen Areale sollte umgehend ein Salbenverband mit Kalziumglukonatgel angelegt werden. Dieser ist über 24 h alle 4 h zu erneuern.
- Arbeitsstätten, in denen mit Flusssäure umgegangen wird, wird die Vorhaltung von Kalziumglukonatgel als Bestandteil der Erste-Hilfe-Ausstattung empfohlen [2].
- Bei großflächiger Kontamination, Ingestion, Inhalation oder Manifestation systemischer Wirkungen sollte der frühzeitige Beginn einer i. v. Kalziumsubstitution erwogen werden.
- Sobald wie möglich ist eine engmaschige Kontrolle der Serumelektrolyte zu veranlassen.
- Tritt eine Hyperkaliämie auf, ist zusätzlich die Gabe von Natriumbikarbonat bis zum Erreichen von pH 7,5 anzuraten [16].

Ingestion über den GI-Trakt

- Grundsätzlich kommen nach Rücksprache mit dem Giftinformationszentrum innerhalb der 1. Stunde folgende Maßnahmen infrage:
  - Verdünnen: Die Wirkungen vieler Substanzen können – sofern keine Kontraindikationen bestehen – durch Verdünnung mit Wasser so weit herabgesetzt werden, dass Überwachung und eine symptomatische Therapie ausreichen.
  - Induziertes Erbrechen: heute aufgrund zahlreicher Kontraindikationen kaum noch empfohlen [1].
  - Magenspülung: Sie wird nur dann empfohlen, wenn weder eine sekundäre Giftentfernung noch eine Antidottherapie ausreichenden Erfolg versprechen. Die Magenspülung muss dann innerhalb von 60 min nach Ingestion einer lebensbedrohlichen Substanz erfolgen. In der präklinischen Phase stellt sie daher eine absolute Rarität dar [14].

Verätzungen der Augen und Lider

- Vordringlich ist eine umgehende, ausgiebige und hochfrequente Augenspülung z. B. mit Ringerlösung. Die Verwendung einer speziellen Augenspülflasche ist nicht zwingend, kann aber im Einzelfall hilfreich sein. Sind zusätzlich Fremdkörper im Auge, sollte die Augenspülung nach Entfernung der festen Bestandteile (ggf. nach Ektropionieren des Lides) aufrechterhalten werden [13]. Zur Überwindung eines Blepharospasmus können Lokalanästhetika erforderlich sein [8].
- Da die präklinischen Möglichkeiten begrenzt sind, sollte ein zügiger Transport in eine entsprechende Fachabteilung angestrebt werden.
- Bei Kontamination der Augen mit Flusssäure wird nach der Schnelldekontamination mit Wasser und/oder Dekontaminationslösung der Wechsel auf eine langsame und kontinuierliche Spülung mit ca. 1 %iger Kalziumglukonatlösung (50 ml 10 %ige Lösung in 500 ml NaCl 0,9 %) empfohlen.

100.10.4 Antidotbehandlung

- Inwieweit die Anwendung spezifischer Antidote im Rahmen der hier beschriebenen Verletzungen sinnvoll ist, sollte individuell und in Absprache mit dem zuständigen GIZ entschieden werden.
- Im Einzelfall kann Aktivkohle als unspezifisches Antidot zum Einsatz kommen.

100.10.5 Asservierung

- Zur umfassenden und vollständigen Beurteilung einer Vergiftung benötigt das GIZ, neben einer Beschreibung der klinischen Symptomatik, eine Reihe weiterer Informationen [12].
- Der Rettungsdienst sollte grundsätzlich folgende Maßnahmen der Asservierung durchführen:
  - vor Ort verfügbare Informationsquellen über das Gift suchen und sicherstellen (Produktpackungen, Beschriftungen, Begleitunterlagen)
  - Hinweise zur Identität und Herkunft der Substanz von kundigen Personen erfragen und notieren

100.10.6 Transport

- Im Regelfall sollte eine Einweisung in eine geeignete Klinik erfolgen.

Hämodialyse/Hämofiltration

- Geeignete Kliniken verfügen zumindest über eine Intensivstation und im Idealfall über die Möglichkeit zur Hämodialyse bzw. kontinuierlichen venovenösen Hämofiltration.

Spezialisierte Zentren

- Brandverletztenzentrum bei schweren Verätzungen oder Inkorporation
- Strahlenschutzzentrum bei schwerer Exposition von radioaktiven Substanzen

100.11 Verlauf und Prognose

- Verlauf und Prognose ergeben sich aus Art und Umfang der Verletzung.
- Aufgrund der Seltenheit des Ereignisses können keine generellen Aussagen getroffen werden.

100.12 Quellenangaben

[1] American Academy of Clinical Toxicology, European Association of Poisons Centres and Clinical Toxicologists. Position paper: Ipecac syrup. J Toxicol Clin Toxicol 2004; 42: 133–143

[2] Berufsgenossenschaft Rohstoffe und chemische Industrie (BG RCI). Fluorwasserstoff, Flusssäure und anorganische Fluoride (Merkblatt M 005, BGI 576). Vol. 3. Heidelberg: Jedermann; 2012

[3] Cowan D, Ho B, Sykes KJ et al. Pediatric oral burns: A ten-year review of patient characteristics, etiologies and treatment outcomes. Int J Pediatr Otorhinolaryngol 2013; 77: 1325–1328

[4] de Lange DW, Meulenbelt J. Do corticosteroids have a role in preventing or reducing acute toxic lung injury caused by inhalation of chemical agents? Clin Toxicol (Phila) 2011; 49: 61–71

[5] Giftinformationszentrum-Nord. Giftinformationszentren (Giftnotrufzentren) in Deutschland, in der Schweiz und in Österreich. Im Internet: https://www.giz-nord.de/cms/index.php/toxlinks.html; Stand: 21.04.2018

[6] Hardwicke J, Hunter T, Staruch R, Moiemen N. Chemical burns – an historical comparison and review of the literature. Burns 2012; 38: 383–387

[7] Kurzai M, Köhler H. Gastrointestinale Verätzung und Fremdkörperingestion. Monatsschrift Kinderheilkd 2005; 153: 1197–1208

[8] Neuhann R, Mayer C. Grundlagen der ophthalmologischen Traumatologie – Erstversorgung, Bahnung der Behandlung, operative Versorgung. Unfallchirurg 2013; 116: 161–169

[9] Ottomann C, Hartmann B. Tiefe Laugenverätzung durch Arbeiten mit Estrich. Unfallchirurg 2009; 112: 629–634

[10] Paschen HR, Stuhr M, Kerner T. Vergiftungen im Rettungsdienst – Diagnose und Therapie. Anasthesiol Intensivmed Notfallmed Schmerzther. 2013; 48: 304–313

[11] Reifferscheid F, Kaiser G, Freudenberg M et al. Verletzungen durch Säuren, Laugen und Gefahrstoffe im Rettungsdienst – Teil 2. Notfallmed up2date 2013; 8: 285–299

[12] Schaper A, Ceschi A, Deters M et al. Of pills, plants, and paraquat: The relevance of poison centres in emergency medicine. Eur J Internal Med 2013; 24: 104–109

[13] Schrage NF, Struck HG, Gerard M. Empfehlungen zur Akutbehandlung von Verätzungen und Verbrennungen der Augen und Lider. Ophthalmologe 2011; 108: 916–920

[14] Vale JA, Kulig K. Position paper: gastric lavage. J Toxicol Clin Toxicol 2004; 42: 933–943

[15] Wiese S. Physikalisch-chemische Notfälle. In: Repetitorium Notfallmedizin. Brokmann J, Rossaint R, Hrsg. 2. Aufl. Heidelberg, Berlin: Springer; 2008: 344–346

[16] Zilker T. Klinische Toxikologie für die Notfall- und Intensivmedizin. Bremen: UNIMED; 2008

100.13 Wichtige Internetadressen

- www.giz-nord.de/cms
- www.verbrennungsmedizin.de/zentren.php

XII

101 Verletzungen durch Gifttiere

Claus-Martin Muth, Michael Gröger

101.1 Steckbrief

Verletzungen durch Gifttiere sind in Deutschland ausgesprochen seltene Ereignisse. Dies liegt daran, dass es in Deutschland nur sehr wenige freilebende heimische Gifttiere gibt. Hier spielen v. a. Stiche von Bienen und Wespen sowie der Stich eines Petermännchens eine Rolle. Durch die Haltung exotischer Gifttiere unterschiedlichster Art in Aquarien und Terrarien kann es aber auch zu Vergiftungen kommen, die teilweise schwere und schwerste Verläufe haben können. Die jeweilige Behandlung richtet sich v. a. nach der Tierart, die die Vergiftung ausgelöst hat, sodass der Identifikation des Verursachers eine besondere Bedeutung zukommt.

101.2 Synonyme

- Gifttiere (poisonous animals)
- Tiergifte (animal poison)
- Schlangenbiss (snake bite)
- Skorpionstich (scorpion sting)
- Spinnenbiss (spider bite)
- Quallen (jelly fish)
- Skorpionfische (scorpionfish)
- Blauringoktopus (blue-ringed octopus)
- Kegelschnecke (cone shells)
- giftige Meerestiere (poisonous marine animals)

101.3 Keywords

- Gifttiere
- Tiergifte
- Antiserum
- Schlangenbiss
- Skorpionstich
- Petermännchen
- Quallen

101.4 Definition

- Einbringen von Giften unterschiedlichster Wirkmuster mit lokaler und/oder systemischer Wirkung nach Nesselung, Stich oder Biss einer giftigen Tierart

101.5 Epidemiologie

- Verletzungen durch Gifttiere sind selten. Am häufigsten kommen Stiche von Bienen oder Wespen vor, die allerdings nur dann notfallmedizinische Relevanz haben, wenn es durch den Stich zu einer allergischen Reaktion kommt. An den Küsten von Nord- und Ostsee kommt es gelegentlich zu Vernesselungen durch Feuerquallen oder zu einem Stich eines Petermännchens. Darüber hinaus gibt es nur sehr wenige in Deutschland heimische freilebende Gifttiere. Ihr Gift gilt zudem eher als schwach.
- Wichtige Quellen für Verletzungen durch Gifttiere sind Aquarien und Terrarien, zumal dort auch extrem giftige Arten gehalten werden. Zu Verletzungen kommt es hier i. d. R. durch Unachtsamkeit bei der Pflege der Tiere.
- Schließlich kommt es sehr selten in Überseehäfen, Containerbahnhöfen und Frachtbereichen von Flughäfen zu Gifttierkontakten (meistes Spinnen oder Skorpione, sehr selten Schlangen), die unbemerkt mit der Fracht transportiert wurden.

101.5.1 Häufigkeit

- Gifttierverletzungen sind insgesamt sehr seltene Ereignisse.
- Lebensbedrohliche Vergiftungen kommen kaum vor, dafür sind allergische Reaktionen bis hin zum anaphylaktischen Schock stets möglich.

101.5.2 Altersgipfel

- Es gibt keine spezifische Altersverteilung.

101.5.3 Geschlechtsverteilung

- Es gibt keine verlässlichen Statistiken zur Geschlechtsverteilung.
- Empirisch scheint das männliche Geschlecht eher betroffen zu sein.

101.5.4 Prädisponierende Faktoren

- Bei freilebenden heimischen Arten ist Unachtsamkeit der wichtigste prädisponierende Faktor.
- Haltung einer oder mehrerer giftiger Arten in Aquarien und Terrarien sowie die Unachtsamkeit beim Umgang mit den Tieren.

101.6 Ätiologie und Pathogenese

- Die Ätiologie und Pathogenese einer Vergiftung durch Gifttiere variiert erheblich und ist abhängig von der jeweiligen Art.
- Die relevanten Arten werden im Folgenden dargestellt.

101.6.1 Feuerquallen mit Nesselkapseln

- Nord- und Ostsee: v. a. Cyanea capillata und Cyanea lamarckii
- Bei Kontakt mit den Tentakeln der Qualle kommt es zur Entladung der dort ansässigen Nesselkapseln (▶ Abb. 101.1), die ein Gemisch höhermolekularer Proteintoxine in das Gewebe injizieren, was zu Hautnekrosen führen kann.

101.6.2 Bienen und Wespen

- Beide Insektenarten kommen in Deutschland ubiquitär vor. Das Gift wird über einen mit einer Giftdrüse versehen Stachel in das Gewebe injiziert.
- Die Gifte als solche sind nicht besonders gefährlich, beinhalten aber jeweils hochaktive Allergene, sodass schon ein einmaliger Giftkontakt zu einer hochgradigen Sensibilisierung führen kann. Bei einem erneuten Stich kann es dann zu einer heftigen anaphylaktischen Reaktion kommen.
- Der Stachel bei Bienen verbleibt wegen der Widerhaken meist in der Wunde, was zum Ableben der Biene führt. Bei Wespen ist dies nicht der Fall, daher gelten sie als angriffslustiger.

101.6.3 Kegelschnecken (Conidae)

- Kegelschnecken sind Wasserschnecken, die in Deutschland nicht heimisch sind, aber mitunter in Aquarien gehalten werden.
- Sie verfügen über einen ausgeklügelten Giftapparat (▶ Abb. 101.2) und eine Mischung aus hochwirksamen Giften, welche auf verschiedenen Wegen die neuromuskuläre Erregungsübertragung sehr effektiv blockieren. Dies führt zur kompletten Muskellähmung und unbehandelt zum Tod durch Atemlähmung.
- Zur Vergiftung kommt es durch unvorsichtiges Hantieren mit lebenden Schnecken.

101.6.4 Blauringoktopus

- Hapalochlaena maculosa und Hapalochlaena lunulata
- Sie kommen ebenfalls in Aquarienhaltung vor, wobei der Verkauf (nicht die Haltung) wegen der Giftigkeit in einigen Bundesländern verboten ist.
- Zur Vergiftung kommt es durch einen Biss, der meist unbemerkt bleibt.
- Bei dem Gift handelt es sich um Tetrodotoxin (TTX), welches ebenfalls die neuromuskuläre Erregungsübertragung sehr effektiv blockiert. Dies führt zur kompletten Muskellähmung und unbehandelt zum Tod durch Atemlähmung.

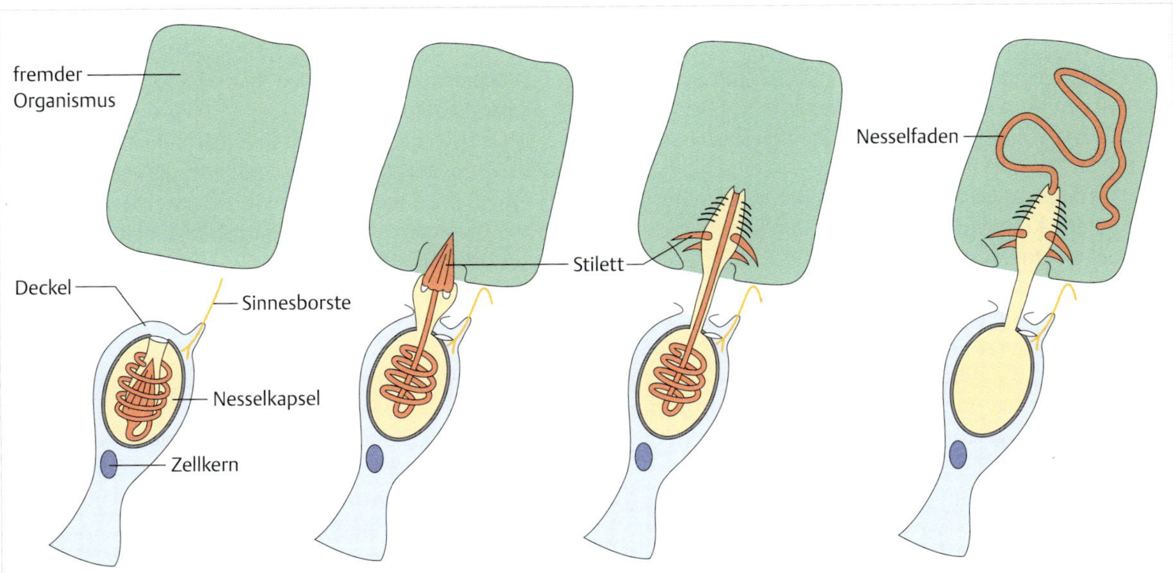

Abb. 101.1 Nesselapparat der Quallen. In den Nesselkapseln befindet sich das Gift unter Druck. Bei Berührung mit einem fremden Organismus platzt die Kapsel und das Gift wird mithilfe eines Stiletts in das fremde Gewebe injiziert. Auf der Haut verbliebene Kapseln können auch nachträglich noch ihr Gift injizieren und müssen daher vorsichtig entfernt werden.

XII

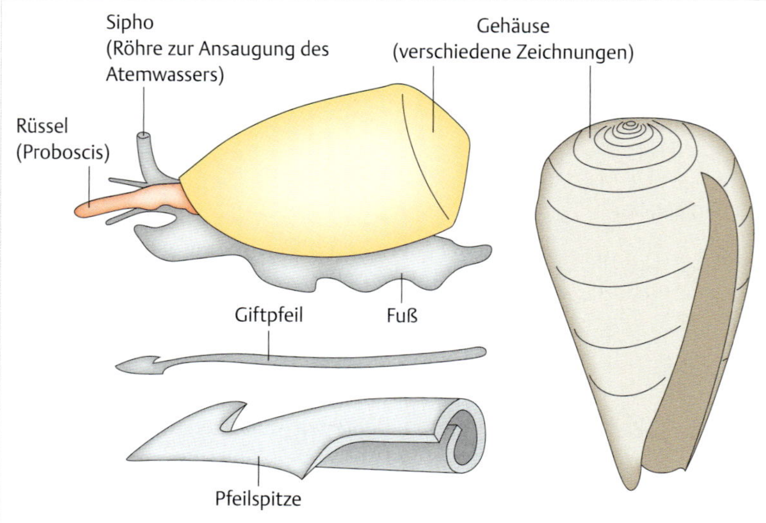

Abb. 101.2 Kegelschnecken verschießen mit ihrem Rüssel Giftpfeile über Distanzen bis zu 15 cm, die die menschliche Haut durchdringen können. Auf diese Art wird das Gift appliziert.

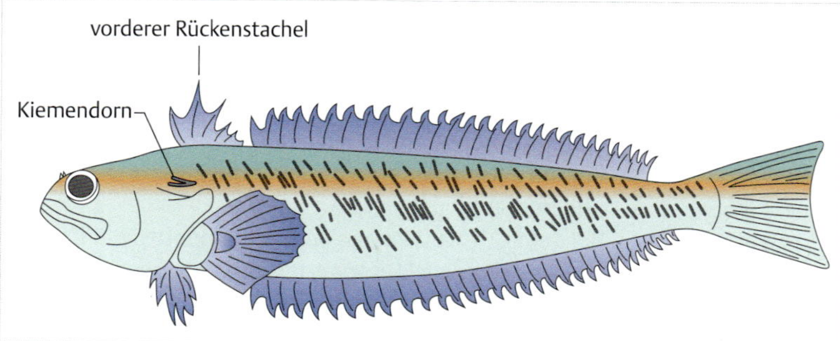

Abb. 101.3 Petermännchen liegen eingegraben im seichten Wasser am Strand. Bei Gefahr werden die mit Giftdrüsen versehenen ersten 5 Flossenstrahlen der Rückenflosse aufgerichtet. Zur Vergiftung kommt es, wenn barfuß auf den Fisch getreten wird.

101

101.6.5 Petermännchen

- Petermännchen (Echiichtys draco) gehören zu den gefährlichsten europäischen Gifttieren. Sie sind an der deutschen Nordseeküste und seltener in der Ostsee heimisch und v. a. während der Laichzeit im flachen Wasser in Strandnähe aufzufinden.
- Der Giftapparat besteht aus Drüsenpaketen am Dorn der beiden Kiemendeckel sowie an den Knochenstrahlen der ersten 5 Rückenflossen (▶ Abb. 101.3).
- Das Giftsekret enthält v. a. großmolekulare Proteine, aber auch Serotonin.
- Zur Vergiftung kommt es meist dadurch, dass barfuß im flachen Wasser auf das Tier getreten wird.
- Auch Fischer und Angler können betroffen sein, wenn der Fisch vom Haken genommen oder aus dem Netz geborgen wird.

101.6.6 Skorpionfische

- Skorpionfische (Scopenidae)
  - Drachenkopf, auch an den deutschen Küsten freilebend vorkommend
  - Feuerfisch und Steinfisch in Aquarienhaltung
- Die 12–15 Strahlen der Rückenflosse, die ersten 2 Strahlen der Bauchflosse sowie die ersten 2–3 Strahlen der Afterflosse laufen stachelartig spitz zu und sind mit einer Giftdrüse versehen.
- Das Giftsekret gelangt nach Durchspießung der Haut durch einen oder mehrere Flossenstrahlen in das Gewebe.
- Zu einer Vergiftung kommt es durch unvorsichtiges Hantieren.
- Bei den Giften handelt es sich um eine Mischung aus großmolekularen Proteinen, die zu Blutdruckabfall, weiteren hämodynamischen Veränderungen und Bronchokonstriktion führen.
- Bei Feuer- und Steinfischen kommt es zusätzlich zur Freisetzung großer Mengen von Neurotransmittern mit Auswirkungen auf die neuromuskuläre Erregungsübertragung und beim Steinfisch auf die Reizleitung des Herzens.

101.6.7 Skorpione

- Skorpione (Scorpiones) sind in Deutschland nicht heimisch.
- Ihr Vorkommen beschränkt sich auf Terrarienhaltung, selten sind sie auch in Frachtbereichen zu finden.
- Die Giftigkeit von Skorpionen wird meist überschätzt: Von den ca. 1500 verschiedenen Arten können weniger als 25 lebensbedrohliche Vergiftungen beim Menschen hervorrufen. Die Giftwirkung der übrigen Arten entspricht der von Biene oder Wespe. Doch gerade die giftigsten Vertreter werden oft in Terrarien gehalten.
- Das Gift wird bei einem Stich über einen Stachel am Schwanzende injiziert. Zur Abschätzung der Giftigkeit kann die Faustregel dienen, nach der ein Skorpion umso giftiger ist, je kleiner die Scheren sind.
- Zu einer Vergiftung kommt es durch unvorsichtiges Hantieren.
- Skorpiongifte bestehen aus unterschiedlichen Gemischen hochwirksamer toxischer Polypeptide, die vorwiegend neurotoxisch durch Beeinflussung der Ionenkanäle wirken.

101.6.8 Spinnen

- Sämtliche heimischen Spinnenarten sind für den Menschen nicht gefährlich.
- Bei den Giftspinnen verhält es sich wie bei den Skorpionen: Das Vorkommen beschränkt sich i. d. R. auf Terrarienhaltung, selten in Frachtbereichen.
- Zur Vergiftung kommt es durch Biss der Spinne, meist beim unvorsichtigen Hantieren.

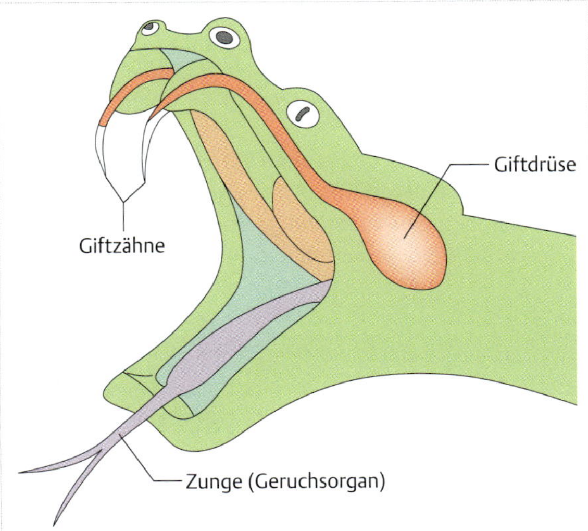

Abb. 101.4 Giftapparat Schlange: Die Giftzähne von Schlangen sind mit Giftdrüsen verbunden, die das Gift bei einem Biss tief in das Gewebe injizieren können. Die jeweils abgegebene Giftmenge ist dabei sehr variabel und kann von der Schlange je nach Anlass (Verteidigung, Beuteerwerb etc.) gesteuert werden.

101.6.9 Schlangen

- Die beiden einzigen in Deutschland heimischen freilebenden giftigen Schlangenarten sind die ubiquitär vorkommende, sehr scheue Kreuzotter (Vipera berus) und die nur im äußersten Südwesten (Schwarzwald) vorkommende Aspisviper (Vipera aspis).
- Beide Schlangen verfügen über ein vergleichsweise schwaches Gift, einem Gemisch aus verschiedenen Enzymen und hämorrhagischen Faktoren.
- In der Terrarienhaltung finden sich dagegen sämtliche Giftschlangenarten, darunter auch solche mit stärksten Giften.
- Zur Vergiftung kommt es durch den Biss der Schlange (► Abb. 101.4), ebenfalls meist beim unvorsichtigen Hantieren.

101.7 Symptomatik

- Die Symptomatik einer Vergiftung durch Gifttiere variiert erheblich und ist v. a. von der jeweiligen Art abhängig.

101.7.1 Feuerquallen mit Nesselkapseln

- brennender Schmerz bei Berührung der Tentakel
- Rötung der betroffenen Stellen, Quaddelbildung
- selten systemische Symptome wie Übelkeit, Benommenheit und Muskelschmerzen

101.7.2 Bienen und Wespen

- sofort einsetzender Schmerz mit Rötung und Schwellung des umliegenden Gewebes
- Bei entsprechender Disposition kann es zu einer allergischen/anaphylaktischen Reaktion bis hin zum anaphylaktischen Schock kommen.
- Bei Stichen im Mund- und Rachenbereich können zudem durch die Schwellung die Atemwege verlegt werden.

101.7.3 Kegelschnecken

- zunächst häufig ein Schmerz wie nach einem Bienenstich
- Nach ca. 20–30 min zeigt sich ein Taubheitsgefühl um die Einstichstellen mit nachfolgender Ausbreitung auf die betroffene Extremität und andere Körperteile.
- Zeichen der einer beginnenden Muskellähmung:
  - Doppelbilder und
  - Schluckbeschwerden, dann
  - Schwächegefühl mit zunehmender generalisierter Paralyse bis hin zur
  - kompletten Atemlähmung.

101.7.4 Blauringoktopus (H. maculosa und H. lunulata)

- Ein Biss bleibt zunächst meist unbemerkt.
- Es kommt zu einem leichten Prickeln in Gesicht, Nacken und Extremitäten, gefolgt von einem Taubheitsgefühl.
- Zeichen der einer beginnenden Muskellähmung:
  - Doppelbilder und
  - Schluckbeschwerden, dann
  - Schwächegefühl mit zunehmender generalisierter Paralyse bis hin zur kompletten Atemlähmung.

101.7.5 Petermännchen (Echiichtys draco)

- initial starker, sofort einsetzender Schmerz mit Ausbreitung auf benachbarte Regionen
- häufig Ausbildung einer starken Gewebeschwellung, mitunter mit Bildung flüssigkeitsgefüllter Blasen
- nach 24 h häufig Gefühllosigkeit im Wundbereich
- Gelegentlich können sich allgemeine Symptome wie Brechreiz, Hypotonie oder Herzrhythmusstörungen einstellen.

101.7.6 Skorpionfische (Scopenidae)

- wie bei Petermännchen, nur deutlich stärker ausgeprägt: initial starker, sofort einsetzender Schmerz mit Ausbreitung auf benachbarte Regionen
- häufig Ausbildung einer starken Gewebeschwellung, mitunter mit Bildung flüssigkeitsgefüllter Blasen
- nach 24 h häufig Gefühllosigkeit im Wundbereich
- Hier kommt es häufiger (v. a. bei Steinfischvergiftungen) auch zu starken allgemeinen Symptomen wie Brechreiz, Hypotonie und Herzrhythmusstörungen.

101.7.7 Skorpione (Scorpiones)

- Initial kommt es nach jedem Skorpionstich lokal zu einer Schmerzsymptomatik mit einem Maximum nach wenigen Minuten.
- Die Schmerzintensität kann ähnlich der beim Wespenstich sein, aber artabhängig auch zu stärksten, über Tage anhaltenden Schmerzen führen.
- Bei einigen wenigen Skorpionarten kann es innerhalb weniger Stunden zu schwersten, auch lebensbedrohlichen Allgemeinsymptomen kommen, bei denen das Herz-Kreislauf-System und der Gastrointestinaltrakt betroffen sein können.
- Bei manchen Gattungen können zusätzlich das zentrale, periphere oder vegetative Nervensystem, die Atmungsorgane und selten auch das Blutsystem und die Haut betroffen sein.

101.7.8 Spinnen

- Abhängig von der Spinnenart kommt es nach dem Biss zu leichten bis stärkeren Schmerzen an der Bissstelle. Hinzu kommen eine lokale Schwellung und Hautnekrosen.
- Bei der Schwarzen Witwe (Lactrodectus spp.) können stärkste, sich bis ins Unerträgliche steigernde Schmerzen mit Ausstrahlung in Abdomen, Lendenbereich und Extremitäten auftreten.
- Zusätzlich kommt es zu einer Rötung des Gesichts mit typischem Grimassieren und gesteigertem Speichelfluss.
- Begleitende neurovegetative Symptome mit vermehrter Schweißproduktion, Speichelfluss, Erbrechen, Tachyarrhythmien, Hypertonie und generalisierten Muskelkontraktionen sind häufig.

101.7.9 Schlangen

- Bei der ausgesprochen großen Variabilität der Schlangenarten und deren Toxine ist es nicht möglich, in diesem Rahmen eine vollständige Übersicht zu bieten.
- Wesentliche Symptome sind in ▶ Tab. 101.1 dargestellt.

Tab. 101.1 Schlangenarten und Gifte.

Schlangenarten	Wirkung des Giftes	Klinik	Zeit bis Todeseintritt
Grubenottern, Klapperschlangen (Crotalidae)	lokale Gewebezerstörung	Schmerzen, Ödem, Verfärbung der Bissstelle	Minuten bis Stunden bei hypovolämischem Schock Tage bei infektiösen/hämostatische Komplikationen
Giftnattern, Kobras, Mambas (Elapinae)	Neurotoxine	Ptosis, Schluckstörung, Lähmung der Atemmuskulatur	mitunter < 1 h, meist 8–24 h
Vipern (Viperinae)	Hämatotoxine	Schleimhautblutungen, innere Blutungen	Minuten bis Stunden bei hypovolämischem Schock Tage bei infektiösen/hämostatischen Komplikationen

101.8 Diagnostik

- Die wichtigsten diagnostischen Maßnahmen sind die Feststellung, dass es sich tatsächlich um eine Vergiftung durch ein Gifttier gehandelt hat, und die Identifikation des verursachenden Tieres.

101.8.1 Diagnostisches Vorgehen

- Unabhängig vom verursachenden Gifttier ist unbedingt auf einen adäquaten Eigenschutz zu achten:
  - außerhalb der Reichweite des jeweiligen Tieres bleiben
  - situationsabhängig besonders geschulte Spezialkräfte hinzuziehen
- Das Gifttier soll möglichst zur genauen Bestimmung der Art asserviert werden:
  - Eigenschutz!
  - ggf. Spezialkräfte anfordern
- Ist die Eigensicherheit hergestellt, erfolgt eine orientierende körperliche Untersuchung mit Erhebung der Vitalfunktionen sowie der zur Vergiftung führenden Wunde (Bissstelle, Einstichstelle).

101.8.2 Anamnese

- Erfragen der Begleitumstände der Vergiftung
- Zeit seit Vergiftungsbeginn erfragen
- speziell bei Terrarien/Aquarien: genaue Bezeichnung des Gifttieres (soweit möglich) erfragen
- sonstige anamnestische Angaben erheben:
  - Vorerkrankungen
  - bekannte Allergien

101.8.3 Körperliche Untersuchung

- orientierende körperliche Untersuchung einschließlich orientierender Erhebung des Neurostatus
- genaue Inspektion der Eintrittsstelle des Giftes ohne deren Manipulation

101.8.4 Labor

- präklinisch: Blutzuckerkontrolle
- innerklinisch: Komplettlabor mit Verlaufskontrolle bei schwerer Vergiftung

101.8.5 Instrumentelle Diagnostik

- Blutdruckmessung (an einer nicht betroffenen Extremität) mit regelmäßiger Verlaufskontrolle
- Pulsoxymetrie

EKG

- EKG Kontrolle (Monitor-EKG) bei schweren Verläufen

101.9 Differenzialdiagnosen

- Da es sich meist um ein eindeutiges Ereignis handelt, sind differenzialdiagnostische Erwägungen i. d. R. überflüssig.
- Im Einzelfall kann es jedoch sein, dass die systemische Giftwirkung und eine beginnende Anaphylaxie differenzialdiagnostisch gegeneinander abgewogen werden müssen.

101.10 Therapie

- Die therapeutischen Maßnahmen variieren von Tierart zu Tierart (siehe Kap. 101.10.1).
- Da es aber stets zu einem anaphylaktischen Geschehen kommen kann, ist in solchen Fällen nach dem Behandlungsalgorithmus „Anaphylaxie" vorzugehen (siehe Kap. 56).

101.10.1 Therapeutisches Vorgehen

Feuerquallen mit Nesselkapseln

- sofort das Wasser verlassen
- den Patienten beruhigen
- größere Tentakelreste handschuhgeschützt mit Pinzette entfernen
- keinesfalls mit Süßwasser spülen!
- wenn möglich (bei heimischen Haarquallen) Backpulver als Paste angerührt aufbringen
- Sand auftragen und vorsichtig abschaben
- ggf. Antihistaminikagel auftragen

Bienen und Wespen

- Antihistaminikagel auftragen
- Bei Bienenstichen muss der verbliebene Stachel unbedingt vorsichtig entfernt werden. Es ist darauf zu achten, dass die sich am Stachelende befindliche Giftdrüse nicht manipuliert wird.

Kegelschnecken und Blauringoktopus

- Erstmaßnahme: Beatmung
- sobald möglich:
  - Narkoseeinleitung mit nachfolgender endotrachealer Intubation
  - kontrollierte Beatmung bis zum Abklingen der Muskelrelaxation
  - innerklinisch: Relaxometrie, dabei Sedierung und ggf. differenzierte Katecholamintherapie
  - Transport zur Intensivtherapie in eine weiterversorgende Klinik

Petermännchen und Skorpionfische

- Desinfektion der Wunde
- moderate Hyperthermie der betroffenen Extremität/ Einstichstelle mit 40–50 °C Wasserbad (Verbrühung vermeiden), in 5-Minuten-Takt abwechselnd mit Kälte (z. B. über Eiswürfel)
- keine spezifische weitere Therapie (symptomatische Therapie)
- Schmerztherapie
- ggf. Wundreinigung

Steinfische

- Desinfektion der Wunde
- lokale Infiltration der Stichstelle mit Lokalanästhetika durch den Notarzt bzw. nach Aufnahme in eine weiterversorgende Klinik
- Verabreichung eines Steinfisch-Antiserums (Giftnotrufzentrale!)
- Schmerztherapie
- ggf. Wundreinigung

Skorpione

- Eigenschutz beachten
- Patienten beruhigen und nur noch passiv bewegen
- Überwachung und Sicherung der Vitalfunktionen
- Schmuck und Ringe an betroffener Extremität entfernen
- Desinfektion der Wunde
- Ruhigstellung der Extremität mittels Schiene
- bei systemischen Komplikationen symptomatische Behandlung:
  - gezielte antihypertensive Therapie bei Blutdruckkrisen
  - antiarrhythmische Therapie bei Rhythmusstörungen
  - bei einem beginnenden Lungenödem frühzeitige Intubation mit Beatmung sowie Furosemidgabe

Spinnen

- Außer bei der Schwarzen Witwe (Latrodectus) werden keine besonderen Maßnahmen empfohlen.
- Bei Latrodectus:
  - Eigenschutz beachten
  - Patienten beruhigen und nur noch passiv bewegen
  - Überwachung und Sicherung der Vitalfunktionen
  - Schmuck und Ringe an betroffener Extremität entfernen
  - intravenöser (i. v.) Zugang
  - ggf. Schmerztherapie
  - nach Aufnahme in eine weiterversorgende Klinik ggf. Antiserum verabreichen (siehe Kap. 101.10.3)

Schlangen

- Eigenschutz beachten
- Patienten beruhigen und nur noch passiv bewegen
- Überwachung und Sicherung der Vitalfunktionen
- Schmuck und Ringe an betroffener Extremität entfernen
- Ruhigstellung der Extremität mittels Schiene
- keine Tourniquets, keine Manipulation der Bissstelle
  - **Ausnahme:**
    - Anlage eines Stauungsverbandes nur bei neurotoxischem Schlangengift (Giftnattern, Kobras, Mambas), sofern das Gift nicht lokal destruiert, um eine rasche Ausbreitung des Giftes mit generalisierter Lähmung zu verhindern
    - keine Tourniquetanlage, da so die lokale Giftwirkung verstärkt und das Gewebe vermehrt geschädigt wird!
- alle 15–20 min das Voranschreiten der Schwellung markieren
- i. v.-Zugang, ggf. Schmerztherapie
- Informationen zur Art der Schlange einholen (so genau wie möglich!)
- Giftnotrufzentrale verständigen, passendes Antiserum erfragen
- zügiger Transport des Patienten in die Klinik, so passiv wie möglich

101.10.2 Allgemeine Maßnahmen

- Eigenschutz beachten
- Patienten beruhigen und nur noch passiv bewegen
- Überwachung und Sicherung der Vitalfunktionen
- Schmuck und Ringe an betroffener Extremität entfernen
- Ruhigstellung der Extremität mittels Schiene

101.10.3 Pharmakotherapie

- Für viele Gifttiervergiftungen stehen Antiseren zur Verfügung, deren Verwendung aber nicht immer sinnvoll ist. Zum einen ist die Wirkung mitunter fraglich, zum anderen haben die Seren immer ein sehr hohes Allergiepotenzial und können eine anaphylaktische Reaktion auslösen.
- Außerdem muss stets ein spezifisches, d. h. für das entsprechende Gifttier passendes Antiserum eingesetzt werden, was eine genaue Artbestimmung voraussetzt.
- Nicht oder nur bedingt sinnvoll, und das nur bei schweren systemischen Wirkungen der Vergiftung, sind Antiseren bei:
  - heimischen Giftschlangen (Kreuzotter, Aspisviper),
  - Skorpionen,
  - der Schwarzen Witwe (Latrodectus).

- Bei den übrigen Giftschlangen, und auch bei Vergiftungen durch Steinfische, kann die Anwendung eines Antiserums, je nach Schwere und Verlauf, sehr sinnvoll sein.
- Zum jeweiligen Serum und dessen Verfügbarkeit beraten die Giftnotrufzentralen.

101.11 Nachsorge

- Unabhängig von der Art des Gifttieres sind schwere Verläufe mit systemischen Reaktionen stets in die Klinik einzuweisen und dort zu überwachen.
- Dies gilt v. a. für Schlangenbissvergiftungen, weil es hier bei exotischen Schlangen regelhaft zu Folgezuständen kommen kann, die zu einer dringlichen chirurgischen Intervention, zu einem Organversagen und zu einer Intensivtherapie führen können.
- Eine Intensivtherapie mit Sedierung und Beatmung ist bei Vergiftungen durch Kegelschnecken und Blauringoktopus immer obligat.
- Ist es zu einer allergischen/anaphylaktischen Reaktion oder zum anaphylaktischen Schock gekommen, ist die Überwachung und ggf. Intensivtherapie ebenfalls obligat.
- Bei jeder Verletzung mit Tieren unbedingt an aktuellen Tetanusschutz denken!

101.12 Verlauf und Prognose

- Der jeweilige Verlauf und die jeweilige Prognose hängen unmittelbar von der Gifttierart und der Menge des applizierten Giftes ab.
- Bei einer rein lokalen Symptomatik ist die Prognose stets sehr gut, bei systemischen Verläufen kann es mitunter zu bleibenden Organschäden kommen.
- Speziell bei Schlangenbissen kann es durch nekrotisierende und hämolytische Giftwirkungen zu bleibenden Gewebeschädigungen bis hin zur Amputation der betroffenen Extremität kommen.
- In allen Fällen ist eine Allergisierung möglich, die bei einem erneuten Kontakt zu einer heftigen anaphylaktischen Reaktion bis hin zum anaphylaktischen Schock führen kann.

101.13 Prävention

- Die wichtigste präventive Maßnahme bei allen Gifttieren ist es, den Kontakt zu vermeiden.
- Ist der Kontakt unumgänglich, dann ist eine entsprechende Vorsicht beim Umgang mit dem jeweiligen Tier geboten.

101.14 Literatur zur weiteren Vertiefung

[1] Avau B, Borra V, Vandekerckhove P et al. The Treatment of Snake Bites in a First Aid Setting: A Systematic Review. PLoS Negl Trop Dis. 2016; 10: e0005079

[2] Bahloul M, Regaieg K, Chabchoub I et al. Severe scorpion envenomation: pathophysiology and the role of inflammation in multiple organ failure. Med Sante Trop 2017;27: 214–221

[3] Daunderer M. Lexikon der Pflanzen- und Tiergifte. Hamburg: Nikol Verlag; 2001

[4] Hurt JB, Maday KR. Recognizing and treating patients with envenomations. JAAPA 2016; 29: 40–45

[5] Evers B, Muth CM, Georgieff M et al. Notarzteinsatz abseits des Alltags – Biss einer Klapperschlange. AINS 2015; 50: 602–605

[6] Junghanss T, Bodio M. Notfallhandbuch Gifttiere. Stuttgart: Thieme; 1996

[7] Kleber JJ, Wagner P, Felgenhauer N et al. Vergiftung durch Skorpionfische. Deutsches Ärzteblatt 1999; 96: A-1710-A-1715

102 Psychiatrische Notfälle, Unterbringung

Bernward Siegmund, Jens R. Pehlke

102.1 Steckbrief

Dem Notfallmediziner begegnen in der klinischen Praxis immer wieder auch Patienten mit psychiatrischen Krankheitsbildern, deren genaue Diagnose in der Akutsituation jedoch oft nicht möglich ist. Hier sollen daher klinische Syndrome beschrieben werden, die bei verschiedenen Krankheitsbildern auftreten können. Von besonderer Bedeutung ist dabei die Feststellung einer Eigen- oder Fremdgefährdung und somit die etwaige Notwendigkeit einer Unterbringung. Mögliche somatischer Erkrankungen müssen differenzialdiagnostisch abgeklärt werden.

102.2 Synonyme

- Psychose
- Depression
- Manie
- Suizidalität
- Angstzustände
- Erregungszustände
- malignes neuroleptisches Syndrom
- Traumatisierung
- Selbstverletzung
- Anorexie

102.3 Keywords

- Psychose
- Depression
- Manie
- Suizidalität
- Angstzustände
- Erregungszustände
- malignes neuroleptisches Syndrom
- Traumatisierung
- Selbstverletzung
- Anorexie

102.4 Definition

- psychotische Symptome
- depressive Symptome
- maniforme Symptome
- Suizidalität
- selbstverletzendes Verhalten
- Erregungszustände
- Angstzustände
- Traumatisierung
- Anorexie
- malignes neuroleptisches Syndrom

102.5 Epidemiologie

- Da hier psychiatrische Symptomkomplexe beschrieben werden, die auf unterschiedliche Krankheitsbilder zurückzuführen sind, sind exakte epidemiologische Daten nicht verfügbar. Exemplarisch werden daher nur für einzelne Krankheitsbilder Angaben gemacht.

102.5.1 Häufigkeit

- öffentlich-rechtliche Unterbringungsverfahren nach den landesrechtlichen Psychisch-Kranken-Gesetzen:
  - 82 435 im Jahr 2013
  - in NRW 13 Unterbringungsverfahren nach PsychKG (Psychisches Krankengesetz) auf 10 000 Einwohner im Jahr 2011
- Zwischen den Jahren 1996 und 2004 waren 9–15 % der notärztlichen Einsätze auf psychiatrische Notfälle zurückzuführen.

102.5.2 Altersgipfel

- depressive Episoden mit 2 Häufigkeitsgipfeln:
  - 20–29 Jahre
  - 50–59 Jahre
- Schizophrenien:
  - Erstmanifestation in 50 % der Fälle zwischen Pubertät und 30. Lebensjahr
- Suizidrate:
  - steigt mit zunehmendem Lebensalter an
  - jenseits des 60. Lebensjahres deutlich erhöht
  - Gipfel ab dem 80. Lebensjahr

102.5.3 Geschlechtsverteilung

- depressive Episoden: m : w = 1 : 2
- Schizophrenien: m : w = 1 : 1
- Suizidversuche: m : w = 1 : 3
- vollendete Suizide: m : w = 3–4 : 1

102.5.4 Prädisponierende Faktoren

- Da hier psychiatrische Symptomkomplexe beschrieben werden, sind exakte Daten nicht verfügbar.

102.6 Ätiologie und Pathogenese

- Da hier psychiatrische Symptomkomplexe beschrieben werden, die auf unterschiedliche Krankheitsbilder zurückgehen können, sind hier keine Angaben möglich.

102.7 Symptomatik

102.7.1 Psychotische Symptome

- **Formale Störungen des Gedankenablaufs:**
  - Störungen der Kohärenz bis hin zur Unverständlichkeit sind häufig.
  - Der Gedankengang kann verlangsamt, gehemmt, beschleunigt oder eingeengt sein.
  - Auch umständliches, weitschweifiges Denken tritt auf.
- **Inhaltliche Denkstörungen:**
  - Wahn, überwertige Ideen, aber auch Zwänge
  - wahnhaftes Erleben kann vorliegen als:
    - Beziehungserleben (alltägliche Ereignisse werden auf sich bezogen: z. B. „Im Bus hat mich ein Mann vielsagend angesehen" oder „Der Fernsehmoderator hatte eine Botschaft für mich")
    - Beeinträchtigungserleben
    - Verfolgungserleben
    - Dermatozoenwahn („Da sind Würmer/Insekten unter meiner Haut!")
  - Halluzinationen verschiedener Qualitäten können vorliegen:
    - bei schizophrenen Psychosen v. a. als akustische Halluzinationen im Sinne eines Stimmenhörens oder als ungeformte elementare Geräusche (Akoasmen)
- **Störungen der Ich-Grenzen:**
  - Gedankeneingebung („Fremde Gedanken werden mir von außen eingegeben")
  - Gedankenausbreitung („Andere können meine Gedanken lesen")
  - Gedankenentzug oder Willensbeeinflussung („Ich werde wie ein Roboter gesteuert")
  - Auch ein Entfremdungserleben im Sinne eines Depersonalisations- oder Derealisationserlebens kann vorhanden sein.

102.7.2 Depressive Symptome

- Wegweisend sind hier die Grundstimmung der Niedergeschlagenheit mit Verlust von Freude und Interesse, ein reduzierter Antrieb oder eine gesteigerte Ermüdbarkeit.
- Auch können Schlafstörungen, Appetit- und Libidostörungen, suizidale Gedanken sowie Störungen von Konzentration und Gedächtnis auftreten.
- Insbesondere bei schweren depressiven Episoden treten inhaltliche Denkstörungen im Sinne wahnhafter Symptome auf, wobei die Inhalte in aller Regel stimmungskongruent sind:
  - hypochondrischer Wahn („Ich bin unheilbar krank")
  - Verarmungswahn
  - Schuldwahn
  - Kleinheitswahn („Ich schrumpfe immer weiter")
  - nihilistischer Wahn („Ich bin innerlich bereits tot")

102.7.3 Maniforme Symptome

- Hier steht eine inadäquat gehobene Stimmung im Vordergrund, verbunden mit einer Steigerung des Antriebs und einem ideenflüchtigen Denken.
- Häufig kommen auch ein fehlendes Krankheitsgefühl, mangelnde Kritikfähigkeit und Distanzminderung vor.
- Die Patienten sind oft rededrängig und überschätzen sich selbst bis hin zum Größenwahn.
- Sie sind leicht ablenkbar, zeigen ein vermindertes Schlafbedürfnis und eine gesteigerte Libido.
- Die heiter ausgelassene Stimmung des Manikers kann bei Begrenzung leicht in eine gereizt-streitsüchtige Form im Sinne einer dysphorischen Manie umschlagen.

102.7.4 Suizidalität

- Akute Suizidalität kann bei zahlreichen psychiatrischen Erkrankungen auftreten.
- Insbesondere sind hier depressive Erkrankungen zu nennen, aber auch Psychosen, Persönlichkeitsstörungen und Suchterkrankungen.
- Zu unterscheiden ist zwischen passivem Todeswunsch, unkonkreten Suizidgedanken, konkreter Handlungsplanung, Abschiedsvorbereitungen und letztlich der Suizidhandlung.

102.7.5 Selbstverletzendes Verhalten

- kann bei verschiedenen psychiatrischen Erkrankungen auftreten
- Bei emotional instabiler Persönlichkeitsstörung vom Borderline-Typ nutzen Patienten Selbstverletzungen zur Regulation innerer Spannungszustände. Hierbei kommt es v. a. zum „Ritzen" an unterschiedlichen Körperstellen oder zur Herbeiführung von Brandwunden durch Zigaretten.
- Auch bei Patienten mit Psychosen, Zwangserkrankungen, geistiger Behinderung, Essstörungen oder Traumafolgestörungen tritt selbstverletzendes Verhalten auf.

102.7.6 Erregungs-/Angstzustände

- Hierbei kommt es zu Agitiertheit und innerer Unruhe.
- Hinzu kommt häufig eine vegetative Begleitsymptomatik mit Schweißausbruch, Tachykardie und Dyspnoe.

102.7.7 Traumatisierung

- Nach plötzlichen, schwerwiegenden Veränderungen der psychosozialen Situation, z. B. durch Beendigung einer Beziehung, bei Todesfällen etc., oder durch überwältigende Geschehnisse wie Naturkatastrophen und Gewaltverbrechen kommt es zu einer akuten Belastungsreaktion.
- Diese zeigt sich initial in einem Gefühl der inneren Leere und Betäubung, Derealisation, Depersonalisation. Vegetative Symptome können begleitend hinzukommen.

102.7.8 Anorexie

- Die Patienten, in aller Regel Patientinnen, führen durch restriktives Essverhalten eine Gewichtsreduktion herbei.
- Der Notfallmediziner wird mit diesem Krankheitsbild meist dann konfrontiert, wenn Ernährungs- und Allgemeinzustand ein bedrohliches Ausmaß erreicht haben.
- Bei einem BMI (Body-Mass-Index) < 15 ist mit erheblichen kognitiven Beeinträchtigungen bis hin zur Unfähigkeit zur freien Willensbildung zu rechnen.

102.7.9 Malignes neuroleptisches Syndrom

- Nach abrupter Dosiserhöhung einer neuroleptischen Medikation kommt es typischweise zu einer Symptomatik mit Hyperthermie ohne Infektnachweis, Rigor, fluktuierender Bewusstseinsstörung und vegetativer Dysregulation von Herzfrequenz und Blutdruck.

102

102.8 Diagnostik

102.8.1 Diagnostisches Vorgehen

- Der Aufbau eines Gesprächskontakts ist erster und wesentlicher Schritt in der Diagnostik psychiatrischer Notfälle. Dieser Umstand sollte, trotz der im Rahmen der Notfallmedizin gebotenen Eile und der sich hieraus ergebenden Notwendigkeit zur Strukturierung des Gesprächs, so weit wie möglich beachtet werden.
  - Der Arzt sollte sich dem Patienten vorstellen und ihm gegenüber empathisch, freundlich und respektvoll auftreten.
- Frühzeitig sollte beurteilt werden, ob vom Patienten eine Fremdgefährdung ausgeht. Hier muss eventuell die Polizei/Ordnungsbehörde zur Unterstützung hinzugezogen werden. Folgende Sicherheitsmaßnahmen sind zu beachten:
  - Der Arzt sollte dem Patienten nicht allein gegenübertreten.
  - Provokationen oder forsches Auftreten sollten vermieden werden.
  - Es sollte versucht werden, die Situation zu deeskalieren.
- Unerlässlich ist die Beobachtung des Patienten:
  - Zeigt er (psycho)motorische Auffälligkeiten, Anspannung oder Impulsivität?
  - Blickt er irritiert im Raum umher?
- Es sollte möglichst eine eingehende Anamneseerhebung zu den aktuellen Beschwerden des Patienten erfolgen. Die Anamnese sollte auch die Vorgeschichte, die Medikation oder mögliche Suchtstoffe miteinbeziehen.
- Wenn möglich, sollte eine Fremdanamnese von Angehörigen, Mitbewohnern oder anderen nahestehenden Personen erhoben werden:
  - Wie hat sich der Patient in der vorangegangenen Zeit verhalten?
  - Liegt eine Eigen- oder Fremdgefährdung vor?
  - Werden bedeutende Rechtsgüter Dritter gefährdet?
  - Zeigt der Patient eine wahnhafte Realitätsverkennung?
  - Ist der Patient von Suizidalität nicht hinreichend distanziert?
  - Ist seine Einsichts- und Kritikfähigkeit herabgesetzt?
  - Ist die Steuerungsfähigkeit reduziert, zeigt er Impulsdurchbrüche oder wirkt er intoxikiert?

102.8.2 Anamnese

- Zunächst sollte der Patient die Möglichkeit erhalten, seine aktuellen Beschwerden zu schildern. Meist ergibt sich bereits hieraus ein Anhaltspunkt dafür, um welchen Symptomkomplex es sich handelt. Es sollte dann gezielter nach den oben beschriebenen typischen Symptomen gefragt werden.
- Gibt es eine Vorgeschichte mit psychiatrischer Erkrankung und/oder psychiatrischer Medikation?
- Wesentlich ist die Frage, wann die Symptomatik eingesetzt hat. Häufig sind akut aufgetretene psychiatrische Symptome Ausdruck einer somatischen Erkrankung. Hierbei gilt: Je akuter der Beginn, desto wichtiger ist eine somatische Abklärung. Bei zusätzlicher Bewusstseinsstörung muss an eine hirnneurologische Störung gedacht werden. Es ist zu bedenken, dass psychiatrische Fachkliniken oft nur sehr eingeschränkte Möglichkeiten zur somatischen Differenzialdiagnostik besitzen. Eine primäre Vorstellung des Patienten in der Somatik sollte daher erwogen werden.
- Ist der Patient selbst wenig gesprächsbereit, sollte dennoch versucht werden, depressive und psychotische Symptome abzuklären:

- Der Abklärung von Suizidalität kommt eine besondere Bedeutung zu:
  - Wenn möglich, sollte das Thema Suizidalität in einem Vieraugengespräch offen angesprochen werden. Dies darf keinesfalls aus Scham ausgespart bleiben.
  - Die Patienten finden es i. d. R. als entlastend, hierüber sprechen zu können.
  - Gibt es allgemeine lebensverneinende Gedanken?
  - Gibt es konkrete Vorstellungen von Suizidhandlungen oder Handlungsplanungen?
  - Drängen sich suizidale Gedanken immer wieder auf?
  - Gab es ein kränkendes Erlebnis?
  - Gibt es Personen oder Umstände (Lebensanker), die den Patienten bislang davon abgehalten haben?
  - Insbesondere sollten – möglichst auch fremdanamnestisch – Suizidankündigungen erfragt werden. Diese sollten auf jeden Fall ernst genommen werden, wenngleich manche Patienten diese gezielt einsetzen, um Zuwendung zu erhalten.
  - Gefährlich ist eine Fehlbeurteilung, wenn der Patient besonders ruhig, gefasst, vielleicht sogar gelöst wirkt. Ein solcher Zustand kann durch die „Erleichterung" eintreten, wenn ein Patient den Entschluss zum Suizid fest gefasst hat.

102.8.3 Körperliche Untersuchung

- Jeder Patient mit einer psychiatrischen Notfallsymptomatik sollte, sofern er dies zulässt, auch internistisch und neurologisch untersucht werden. Insbesondere akut aufgetretene psychiatrische Symptome sind oft Ausdruck eines somatischen Krankheitsbildes.
  - Gibt es neurologische Fokalsymptome?
  - Die Vitalparameter und der Blutzucker sollten kontrolliert werden, sofern der Patient dies zulässt.
  - Bei anorektischen Patientinnen mit einem deutlich erniedrigten BMI ist an begleitende Elektrolytstörungen zu denken, die eine Monitorüberwachung notwendig machen können. Hier erscheint eine primäre somatische Vorstellung sinnvoll. Wegen der teils deutlichen kognitiven Einschränkungen bei einem BMI < 15 ist ggf. auch eine Unterbringung gegen den Willen der Patientin zu erwägen.

102.9 Wichtige Differenzialdiagnosen

Tab. 102.1 Differenzialdiagnosen.

Differenzialdiagnose	Bemerkungen
Epilepsie	Postiktale Dämmerzustände, aber auch komplex-fokale Anfälle können Verwirrtheits- und Erregungszustände bedingen.
intrakranielle Blutung/ Hirninfarkt	kann Verwirrtheits-/Erregungszustände und Bewusstseinsstörungen bedingen aphasische Störung kann als formale Denkstörung fehlgedeutet werden
Hypo-/Hyperthyreose	Eine Hypothyreose kann ein depressives Zustandsbild bedingen, eine Hyperthyreose einen Erregungszustand bis hin zu einem maniformen Zustandsbild.
Enzephalitiden	können psychotische Symptome und Verwirrtheits- und Erregungszustände bedingen
Intoxikationen	können Bewusstseinsstörungen, aber auch psychotische Symptome bedingen; hier ist insbesondere an Stimulanzien, synthetische Cannabinoide etc. zu denken
Hypoglykämie	kann Verwirrtheits-/Erregungszustände und Bewusstseinsstörungen bedingen
hypertensive Krise	kann Verwirrtheits-/Erregungszustände und Bewusstseinsstörungen bedingen
Exsikkose	kann Verwirrtheitszustände bedingen
Infekt	Bei älteren Patienten mit bislang leichterer kognitiver Beeinträchtigung kann ein akuter Infekt zu Verwirrtheitszuständen führen. Bei Parkinson-Patienten kann ein Infekt zu einer Verschlechterung auch der motorischen Symptomatik führen.
unerwünschte Arzneimittelwirkung	Bei kürzlich erfolgter Neueinstellung oder Dosisänderung können multiple psychiatrische Symptome auftreten.

102.10 Therapie

102.10.1 Therapeutisches Vorgehen

- Wesentlicher Bestandteil des therapeutischen Vorgehens ist die Aufrechterhaltung des Gesprächskontakts durch freundliche Ansprache. Oft lässt sich hierdurch bereits die Situation beruhigen.
- Falls zur Herstellung einer Transportfähigkeit doch eine Medikation notwendig erscheint, so ist primär eine Behandlung mit Benzodiazepinen zu erwägen. CAVE: Eine ausgeprägte Sedierung kann die spätere Beurteilung durch einen psychiatrischen Fachkollegen erheblich erschweren.

102.10.2 Pharmakotherapie

- Eine orale Gabe von Benzodiazepinen, z. B. 1–2,5 mg Lorazepam, ist im Erregungszustand anderen Applikationsformen vorzuziehen. Bei intravenöser (i. v.) Gabe ist auf eine mögliche Atemdepression zu achten.
- Die intramuskuläre Gabe von Benzodiazepinen oder Neuroleptika sollte wegen schlechter Steuerbarkeit vermieden werden.
- Die i. v. Gabe von Haloperidol wird aufgrund des Risikos einer QTc-Zeit-Verlängerung und resultierender schwerer Herzrhythmusstörungen nicht mehr empfohlen. Ist sie unvermeidbar, wird eine kontinuierliche Monitorüberwachung des EKG empfohlen. Allerdings ist diese in den meisten psychiatrischen Kliniken nicht möglich.

102.11 Verlauf und Prognose

- Im ersten Jahr nach einem Suizidversuch unternehmen 35–50 % der Betroffenen einen weiteren Suizidversuch.
- Etwa 15 % der aufgrund einer depressiven Episode hospitalisierten Patienten unternehmen im Krankheitsverlauf mindestens einen Suizidversuch.
- Die Prognose verschlechtert sich im Allgemeinen bei Vorliegen weiterer komorbider psychiatrischer Erkrankungen.

102.11.1 Unterbringung

- Wenn ein Mensch mit psychiatrischen Krankheitszeichen sich selbst, andere Menschen oder bedeutende Rechtsgüter (Leben, Freiheit, Gesundheit, Ehre, Eigentum) bedroht, kann er rechtsgültig und gegen seinen krankheitsbedingt veränderten Willen in einem Krankenhaus untergebracht werden.
- Die Unterbringung erfolgt i. d. R. in einer psychiatrischen Einrichtung, die nach dem jeweiligen Krankenhausplan in der Versorgungspflicht für die Region ist, in welcher die Bedrohung aufgetreten ist.
- Die Gesetze zur Unterbringung sind Landesgesetze und damit auch nur innerhalb des jeweiligen Bundeslandes rechtsgültig. Die jeweiligen Landesgesetze tragen unterschiedliche Titel: „Gesetz zur/für Hilfe und Unterbringung/Schutzmaßnahmen psychisch kranker Menschen" (PsychKG), Psychisch-Kranken-Hilfe-Gesetz (PsychKHG) oder „Unterbringungsgesetz" (UnterbrG, UBG). Sie sind über die jeweilige Landesregierung online in aktueller Fassung einsehbar und werden fortlaufend novelliert.
- **Die Kenntnis der Regelungen zur Unterbringung im Bundesland ist für notfallmedizinisch arbeitende Ärztinnen und Ärzte unabdingbar!**
- Im jeweiligen Landesgesetz wird beschrieben, welche Voraussetzungen zur Unterbringung erfüllt sein müssen, wozu und mit welchen Mitteln die Unterbringung erfolgen kann (▶ Tab. 102.2).
  - Wenn Gefahr in Verzug ist, kann die Unterbringung auch als Eilmaßnahme vorläufig, sofortig, einstweilig oder fürsorglich durch eine Behörde (stellvertretend für das jeweilige Amts-/oder Bezirksgericht) erfolgen.
  - In den meisten Bundesländern wird für die Unterbringung als Eilmaßnahme ein ärztliches Zeugnis benötigt, in welchem die konkreten Gründe (akute Eigen- oder Fremdgefährdung) benannt werden.
- Für das ärztliche Zeugnis sollte ein Formblatt mit Durchschlägen benutzt werden (z. B. mit Ausfertigungen für das Gericht, für die zuständige Behörde, für das aufnehmende Krankenhaus, für die Gesundheitsbehörde und für den ausstellenden Arzt). Wenn kein Formblatt vorliegt, kann das ärztliche Zeugnis auch formlos erstellt und vor der Verteilung entsprechend kopiert werden.
- Im ärztlichen Zeugnis sollten folgende Angaben gemacht werden:
  - die Personalien des Patienten
  - welche psychische Erkrankung vermutlich vorliegt (Psychose, Suchterkrankung oder eine psychische Störung, die in ihrer Auswirkung einer Psychose gleichkommt)
  - welche konkreten Gründe dafür vorliegen, dass die jeweilige Person sich selbst, andere oder wesentliche Rechtsgüter gefährdet
  - Es ist hilfreich, die konkrete Gefahr oder die konkreten Bedrohungen möglichst einfach und nachvollziehbar festzuhalten.
- Zusätzlich ist immer ein telefonischer Austausch mit dem diensthabenden Arzt in der zuständigen psychiatrischen Einrichtung hilfreich. Dies erleichtert die Zuweisung für beide Seiten und ermöglicht dem Krankenhausarzt auch, weitere Sicherungsmaßnahmen vorzubereiten.
- Schwere körperliche Erkrankungen (z. B. nach Sturz oder Strangulation) erfordern zunächst eine somatische Ausschlussdiagnostik, die in psychiatrischen Einrichtungen i. d. R. nicht verfügbar ist, und deshalb vorrangig in einem somatischen Krankenhaus erfolgen muss.
- Die körperliche Untersuchung des Betroffenen kann in der Notsituation durch dessen fehlende Mitarbeit oder Gegenwehr erheblich erschwert sein. Dann ist der Betroffene zumindest zu beobachten und der auf diese Weise erhobene körperliche und psychische Befund zu dokumentieren.
- In der Notsituation ist es oft hilfreich, gegenüber dem Betroffenen sachlich den Umstand der Unterbringung zu erklären und auch auf die zuständige Behörde und die noch folgende Anhörung des unabhängigen Gerichtes zu verweisen. Emotionales Mitschwingen erschwert die Situation für alle Beteiligten.

- Für Kinder und Jugendliche ist i. d. R. ein Unterbringungsverfahren über das Familiengericht unter Einbezug der Sorgeberechtigten notwendig. Die Unterbringung fällt dann der zuständigen Kinder- und Jugendpsychiatrie für die Region zu, in welcher die Maßnahme notwendig wurde.
- Andere gesetzliche Grundlagen einer Unterbringung sind das Betreuungsrecht oder der Maßregelvollzug. Bei diesen ist die juristische Unterbringung i. d. R. bereits im Vorfeld gerichtlich beschlossen worden, somit begrenzt sich die Aufgabe des Notfallmediziners auf die medizinische Versorgung des Betroffenen.

Tab. 102.2 Im jeweiligen Landesgesetz wird beschrieben, welche Voraussetzungen zur Unterbringung erfüllt sein müssen.

Bundesland	Abkürzung, Name und Inkrafttreten der Neufassung	Zuständigkeit für die Unterbringungsanordnung	Ärztliches Zeugnis für Eilmaßnahme	Eilmaßnahmen
Baden-Württemberg	PsychKHG Gesetz über Hilfen und Schutzmaßnahmen bei psychischen Krankheiten vom 01.01.2015	Der **unteren Verwaltungsbehörde** obliegt die Auswahl einer geeigneten anerkannten Einrichtung. Die fürsorgliche Aufnahme/Zurückhaltung kann auch durch eine anerkannte Einrichtung erfolgen. Der Antrag auf Unterbringung ist bis zum Ablauf des 2. Tages nach der Aufnahme oder der Zurückhaltung abzusenden. Fällt die Aufnahme auf einen Freitag, ist der Antrag spätestens bis zum darauffolgenden Montag, 12 Uhr, zu stellen.	Ärztliches Zeugnis durch das Gesundheitsamt oder FA für Psychiatrie und Psychotherapie (bzw. bei Kindern FA für Kinder- und Jugendpsychiatrie und -psychotherapie) erforderlich	§ 16: fürsorgliche Aufnahme und Zurückhaltung
Bayern	UnterbrG, UBG; Gesetz über die Unterbringung psychisch Kranker und deren Betreuung vom 01.11.2015	Die **Kreisverwaltungsbehörde**, in deren Bezirk das Bedürfnis für die Unterbringung hervortritt, ist zuständig. Später wird an die Kreisverwaltungsbehörde abgegeben, in deren Bezirk sich der Sitz des zuständigen Gerichtes befindet. In unaufschiebbaren Fällen kann die Polizei den Betroffenen in eine Einrichtung einliefern.	k.A.	Art. 9: vorläufige Unterbringung Art. 10: sofortige vorläufige Unterbringung
Berlin	PsychKG; Gesetz über Hilfen und Schutzmaßnahmen bei psychischen Krankheiten vom 29.06.2016	Das **Bezirksamt** kann die Unterbringung bis zum Ablauf des auf die Anordnung folgenden Tages anordnen. Auch ist eine vorläufige Unterbringung durch den Polizeipräsidenten in Berlin oder ein psychiatrisches KH oder eine psychiatrische Fachabteilung zulässig.	Aufnehmender Arzt muss die Unterbringung ebenfalls für erforderlich halten, wenn der Polizeipräsident oder ein psychiatrisches KH oder eine psychiatrische Fachabteilung die Unterbringung für notwendig hält.	§ 23: vorläufige behördliche Unterbringung
Brandenburg	BbgPsychKG; Gesetz über Hilfen und Schutzmaßnahmen sowie über den Vollzug gerichtlich angeordneter Unterbringung für psychisch kranke und seelisch behinderte Menschen Brandenburg vom 25.01.2016	Der **Sozialpsychiatrische Dienst** kann die Polizei um Vollzugshilfe ersuchen und die betroffene Person in das zuständige Krankenhaus bringen. Wenn die Entscheidung des sozialpsychiatrischen Dienstes nicht rechtzeitig herbeigeführt werden kann, kann die Leitstelle einen Notarzt entsenden, welcher die einstweilige Unterbringung anordnen kann.	Für eine Zurückhaltung einer Person durch die ärztliche Leitung einer Psychiatrie/psychiatrischen Abteilung muss ein ärztliches Zeugnis hierzu dringende Gründe benennen und die ärztliche Leitung muss unverzüglich einen Antrag auf Anordnung bei dem zuständigen Gericht stellen.	§ 12: einstweilige Unterbringung
Bremen	PsychKG; Gesetz über die Hilfen und Schutzmaßnahmen bei psychischen Krankheiten vom 02.08.2016	Die sofortige Unterbringung erfolgt durch die **Ortspolizeibehörde.**	Ein ärztliches Zeugnis über den Gesundheitszustand der psychisch kranken Person muss aufgrund einer frühestens am Vortage durchgeführten Untersuchung vorliegen.	§ 16: sofortige Unterbringung

XII

Tab. 102.2 Fortsetzung

Bundesland	Abkürzung, Name und Inkrafttreten der Neufassung	Zuständigkeit für die Unterbringungsanordnung	Ärztliches Zeugnis für Eilmaßnahme	Eilmaßnahmen
Hamburg	HamPsychKG; Hamburgisches Gesetz über Hilfen und Schutzmaßnahmen bei psychischen Krankheiten vom 21.02.2017	Die zuständige Behörde kann einweisen.	Ärztliches Zeugnis, das auf einer frühestens am Vortag bei der Person durchgeführten Untersuchung beruht.	§ 12: sofortige Unterbringung
Hessen	PsychKHG; Hessisches Gesetz über Hilfen bei psychischen Krankheiten vom 01.08.2017	Ein **bestellter Arzt** (nach § 11 Abs. 2) kann die sofortige Unterbringung anordnen. Die ärztlichen Leitungen der psychiatrischen Krankenhäuser und ihre Stellvertretungen sowie die weiteren Ärzte werden auf Vorschlag des Trägers des psychiatrischen Krankenhauses widerruflich für die Durchführung der Aufgaben nach diesem Gesetz bestellt.	Für das Unterbringungsverfahren ist die Verwaltungsbehörde des Wohnsitzes der unterzubringenden Person zuständig. Bei einer sofortigen vorläufigen Unterbringung ist die Verwaltungsbehörde zuständig, in deren Bezirk die Notwendigkeit der Maßnahme auftritt. Dem Antrag soll eine ausführliche ärztliche Stellungnahme beigefügt werden, die auf einer höchstens 14 Tage zurückliegenden Untersuchung beruht.	§ 17: sofortige vorläufige Unterbringung
Mecklenburg-Vorpommern	PsychKG M-V; Gesetz über Hilfen und Schutzmaßnahmen für Menschen mit psychischen Krankheiten vom 14.07.2016	Durch den **Landrat** oder den **Oberbürgermeister** kann eine sofortige Unterbringung vorgenommen werden.	Ein ärztliches Zeugnis über den Gesundheitszustand der Menschen mit psychischen Krankheiten aufgrund einer frühestens am Vortag durchgeführten Untersuchung muss vorliegen.	§ 15: sofortige Unterbringung
Niedersachsen	NPsychKG; niedersächsisches Gesetz über Hilfen und Schutzmaßnahmen für psychisch Kranke vom 21.09.2017	Die **zuständige Behörde** kann einweisen.	Das Zeugnis eines Arztes mit Erfahrungen auf dem Gebiet der Psychiatrie muss die Voraussetzungen darlegen und muss einem frühestens am Vortage erhobenen Befund zugrunde liegen.	§ 18: vorläufige Einweisung
Nordrhein-Westfalen	PsychKG NRW; Gesetz über Hilfen und Schutzmaßnahmen bei psychischen Krankheiten vom 01.01.2017	Die örtliche Ordnungsbehörde kann einweisen.	Ein ärztliches Zeugnis mit entsprechendem Befund nicht älter als vom Vortag nach persönlicher Untersuchung muss vorliegen. Zeugnisse sind grundsätzlich von Ärzten auszufüllen, die im Gebiet der Psychiatrie und Psychotherapie weitergebildet oder auf dem Gebiet der Psychiatrie erfahren sind (formal ist dies grundsätzlich auch jeder Notarzt!)	§ 14: sofortige Unterbringung
Rheinland-Pfalz	PsychKG; Landesgesetz für psychisch kranke Personen vom 27.05.2014	Die zuständige Behörde für die im Zusammenhang mit Einleitung und Durchführung des Unterbringungsverfahrens einschließlich des gerichtlichen Verfahrens anfallenden Aufgaben ist die **Kreisverwaltung**, in kreisfreien Städten die **Stadtverwaltung**.	Voraussetzung der sofortigen Anordnung ist, dass ein Arzt die betroffene Person untersucht und aufgrund des Ergebnisses der Untersuchung die Notwenigkeit der sofortigen Unterbringung festgestellt hat; über die Untersuchung und ihr Ergebnis ist ein Protokoll zu erstellen.	§ 15: sofortige Unterbringung

Tab. 102.2 Fortsetzung

Bundesland	Abkürzung, Name und Inkrafttreten der Neufassung	Zuständigkeit für die Unterbringungsanordnung	Ärztliches Zeugnis für Eilmaßnahme	Eilmaßnahmen
Saarland	UnterbrG, UBG; Gesetz Nr. 1301 über die Unterbringung psychisch Kranker vom 09.04.2014	Die **zuständige Verwaltungsbehörde** kann die einstweilige Unterbringung in Eilfällen anordnen. In unaufschiebbaren Fällen kann **die Polizei** den Betroffenen ohne Anordnung der zuständigen Verwaltungsbehörde in einer Einrichtung unterbringen.	In den genannten Fällen ist eine Begutachtung einzuholen: das Gutachten kann in diesen Fällen auch durch einen approbierten Arzt erstattet werden.	§ 6: einstweilige Unterbringung in Eilfällen
Sachsen	SächsPsychKG; Sächsisches Gesetz über die Hilfen und die Unterbringung bei psychischen Krankheiten vom 07.08.2014	Die **Verwaltungsbehörde** kann die sofortige vorläufige Unterbringung anordnen und vollstrecken. Sie hat das zuständige Gericht unverzüglich, spätestens bis 10 Uhr des auf den Beginn des Festhaltens folgenden Tages von der Unterbringung zu verständigen. Bei Gefahr in Verzug kann der **Polizeivollzugsdienst** einen Patienten ohne Anordnung der Verwaltungsbehörde in einem zuständigen Krankenhaus vorführen.	In den genannten Fällen hat das zuständige Krankenhaus unter Vorlage eines Gutachtens das Gericht und die Verwaltungsbehörde unverzüglich, spätestens bis 10 Uhr des Tages, der auf den Beginn des zwangsweisen Aufenthaltes des Patienten folgt, zu benachrichtigen.	§ 18: sofortige vorläufige Unterbringung und fürsorgliche Aufnahme oder Zurückhaltung
Sachsen-Anhalt	PsychKG LSA; Gesetz über Hilfen für psychisch Kranke und Schutzmaßnahmen des Landes Sachsen-Anhalt vom 13.04.2010	Die **Verwaltungsbehörde** kann den Betroffenen in den geschlossenen Teil eines Krankenhauses einweisen.	Ein ärztliches Zeugnis über einen entsprechenden Befund muss vorliegen und der Befund darf frühestens am Tag vor der vorläufigen Einweisung erhoben worden sein.	§ 15: vorläufige Einweisung
Schleswig-Holstein	PsychKG; Gesetz zur Hilfe und Unterbringung psychisch kranker Menschen vom 29.05.2015	Der **Kreis oder die kreisfreien Städte** können die Unterbringung vorläufig vornehmen.	k.A.	§ 11: vorläufige Unterbringung und vorläufige ärztliche Zwangsmaßnahme
Thüringen	ThürPsychKG; Thüringer Gesetz zur Hilfe und Unterbringung psychisch kranker Menschen vom 05.02.2009	Der **Sozialpsychiatrische Dienst** kann die vorläufige Unterbringung längstens für 24 Stunden ab dem Beginn der Unterbringung anordnen.	k.A.	§ 9: vorläufige Unterbringung durch den Sozialpsychiatrischen Dienst

FA: Facharzt/Fachärztin (in der Tabelle wurde auf eine genderspezifische Darstellung verzichtet), k.A. keine Angaben, KH: Krankenhaus

XII

102.12 Literatur zur weiteren Vertiefung

[1] Arbeitsgemeinschaft für Methodik und Dokumentation in der Psychiatrie (AMDP). Das AMDP-System. Manual zur Dokumentation psychiatrischer Befunde. 9. Aufl. Göttingen: Hogrefe; 2015

[2] Payk TR. Psychopathologie. Vom Symptom zur Diagnose. 4. Aufl. Heidelberg: Springer; 2015

102.13 Wichtige Internetadressen

- https://www.dgppn.de

103 Notfallversorgung des palliativen Patienten

Wolfgang Lotz

103.1 Steckbrief

Die angemessene Behandlung von Notfällen bei Palliativpatienten setzt die Erkenntnis voraus, dass es sich bei dem Notfallpatienten überhaupt um einen Patienten mit der Notwendigkeit einer Palliativversorgung handelt. Das alles entscheidende Kriterium hierfür ist der Wille des Patienten, auch wenn der Aufwand, diesen zu klären, im Widerspruch zu dem Zeitdruck der Notfallsituation stehen mag.

103.2 Aktuelles

- Notarzteinsätze betreffen häufig auch palliativ zu versorgende Patienten. Oft veranlassen Angehörige oder Freunde diese Einsätze, ohne die ausdrückliche Absicht des Patienten erfragt zu haben. Daher liegen hier dem Einsatz nicht selten Kommunikations- oder Organisationsdefizite zugrunde.
- Es kommt auch vor, dass Notfallmediziner auf Patienten treffen, deren Palliativtherapiebedürftigkeit zuvor noch nicht festgestellt wurde. Die kann in der Notfallsituation eine besondere medizinische und psychosoziale Herausforderung darstellen.
- In den vergangenen Jahren sind spezielle Formen der Kommunikation zwischen Notfallmedizinern und Palliativmedizinern entwickelt worden. Dabei handelt es sich um unterschiedlich gestaltete Unterlagen, die für eine rasche Information von bislang nicht beteiligten Helfern die erforderlichen Angaben enthalten:
  - Diagnose
  - aktuelle Medikation
  - Bedarfsmedikation
  - Vereinbarung über das Unterlassen sinnloser lebensverlängernder Maßnahmen
  - besondere Wünsche
- Die Verbreitung dieser Unterlagen sollte in allen notfallmedizinischen Bereichen unterstützt und gefördert werden.

103.3 Synonyme

- Palliativmedizin
- Palliativtherapie
- palliative care

103.4 Keywords

- Palliativmedizin
- palliative care
- Symptomkontrolle
- Patientenwille

103.5 Definition

- Der Begriff „Palliativmedizin“ leitet sich ab vom lateinischen Substantiv „pallium“, das Mantel oder Bettdecke bedeutet. Die Palliativmedizin will also ummanteln bzw. bedecken, im übertragenden Sinne also umhegen und behüten.
- Sie verfolgt kein kuratives Ziel bezüglich der Grunderkrankung, wie etwa eines Malignoms, einer AIDS-Erkrankung oder einer anderen schweren internistischen bzw. neurologischen Erkrankung, sondern die Linderung der damit verbundenen Leiden nach dem Grundsatz „Lebensqualität vor Lebensquantität“.
- WHO-Definition von „palliative care“:
  - „Palliative care is an approach that improves the quality of life of patients and their families facing the problem associated with life-threatening illness, through the prevention and relief of suffering by means of early identification and impeccable assessment and treatment of pain and other problems, physical, psychosocial and spiritual“ (https://www.who.int/news-room/fact-sheets/detail/palliative-care).

103.6 Epidemiologie

103.6.1 Häufigkeit

- Da es sich bei dem Begriff „Palliativversorgung“ um einen Oberbegriff handelt, der die medizinische und pflegerische Versorgung von Patienten ganz unterschiedlicher Krankheitsbilder umfasst, ist eine gesicherte Häufigkeitsangabe nicht möglich.
- In Deutschland sterben pro Jahr ca. 900 000 Menschen. Vorsichtig geschätzt bedarf etwa die Hälfte davon in den Tagen und Wochen vor dem Tod einer palliativen Betreuung. Aus diesen Angaben kann die hohe Wahrscheinlichkeit für Notärzte abgeleitet werden, dass sie zu palliativen Notfällen gerufen werden.
- Wiese et al. kamen bereits 2007 zu der Einschätzung, dass etwa 3 % aller Notarzteinsätze in diesem Kontext generiert werden [3].

103.6.2 Altersgipfel

- Palliativpatienten sind häufig älter, der Altersgipfel liegt im 8. Lebensjahrzehnt [4].
- Beachtet werden muss jedoch, dass bereits Kinder, wenn auch sehr selten, betroffen sein können.

103.6.3 Geschlechtsverteilung

- Die Anzahl der betroffenen Frauen und Männer ist in etwa gleich.
- Frauen scheinen rund um das 5. Lebensjahrzehnts etwas häufiger in Situationen mit der Notwendigkeit palliativer Versorgung zu geraten, Männer häufiger im 7. und 8. Lebensjahrzehnt.

103.6.4 Prädisponierende Faktoren

- Grunderkrankung, die nicht (mehr) mit einem kurativen Ziel behandelt wird

103.7 Ätiologie und Pathogenese

- abhängig von der Grunderkrankung.
- Die unten aufgeführten Fallbeispiele (siehe Kap. 103.11.1) zeigen, dass die Notfallsituationen bei Palliativpatienten recht inhomogen und akzentuiert von individuellen Faktoren sein können.

103.8 Symptomatik

- Die angemessene Behandlung von Notfällen bei Palliativpatienten setzt die Erkenntnis voraus, dass es sich bei dem Notfallpatienten überhaupt um einen Patienten mit der Notwendigkeit einer Palliativversorgung handelt.
- Selbstverständlich gibt es darüber hinaus auch immer wieder Fälle, die weder eindeutig der Palliativmedizin noch der Notfallmedizin zuzuordnen sind. Gründe hierfür können sein:
  - Kommunikationsdefizite
  - nicht eindeutige Befunde
  - ausstehende histologische Ergebnisse
  - noch nicht erfolgte Befundbesprechungen
  - eine noch nicht geklärte oder wieder veränderte Haltung des Patienten
  - widersprüchliche Einstellungen innerhalb der Familie
- Woran lässt sich also festmachen, dass ein Patient einer palliativmedizinischen Behandlung bedarf?
  - Das alles entscheidende Kriterium ist und bleibt der Wille des Patienten, auch wenn der Aufwand, diesen zu klären, im Widerspruch zu dem Zeitdruck der Notfallsituation stehen mag.
  - Dabei ist auch zu berücksichtigen, dass sich der Patientenwille geändert haben kann. In vielen Notfallsituationen ist er aber nur schwer oder gar nicht feststellbar.
  - Äußere Hinweise auf einen Palliativpatienten erhält der präklinisch Tätige gelegentlich durch die Umgebung, in der der Notfallpatient aufgefunden wird.
    - Findet der Notarzteinsatz in einem Hospiz statt, liegt es nahe, dass bereits eine palliativmedizinische Behandlung stattgefunden hat.
    - In Pflegeheimen dagegen gibt es erfahrungsgemäß auch Bewohner, die sich bedarfsweise für eine intensivmedizinische Intervention entscheiden.
    - In der häuslichen Umgebung können Hilfsmittel wie Pflegebetten, Sauerstoff-Heimversorgung oder die Utensilien zur Pflege eines Port-Katheters bzw. einer perkutanen endoskopisch applizierten Gastrostomie (PEG-Sonde) Indizien dafür sein, dass es sich um einen Palliativpatienten handelt.
- Schwerer wiegen selbstverständlich konkrete Angaben, die sich aus der Eigenanamnese und der Fremdanamnese ergeben, sowie mögliche Informationen in Form von Klinikentlassungsbriefen und Patientenverfügungen. Hinweise aus Pflegedokumentationen können sehr hilfreich sein, sollten aber allein aus forensischen Gründen zum Ausschluss von Übertragungsfehlern verifiziert werden.
- Angehörige sind in der Situation der emotionalen Überforderung mitunter kommunikativ eingeschränkt, sodass von ihnen keine strukturierten und vollständigen Übergaben zu erwarten sind.
- Beispielhafte Symptomatiken sind in den Fallbeispielen unten (Kap. 103.11.1) beschrieben.

103.9 Diagnostik

103.9.1 Diagnostisches Vorgehen

- Aufgrund der Individualität der Fälle lässt sich keine Standarddiagnostik empfehlen.
- Da es meist weniger um eine kurative Behandlung als um die Symptomkontrolle geht, sollte die Identifizierung der aktuell belastenden Symptome, z. B. Luftnot, Angst, Schmerzen, Übelkeit, Unruhe, im Vordergrund stehen.

103.9.2 Anamnese

- Fragen Sie v. a. nach der Grunderkrankung und den aktuell belastenden Symptomen.
- Fragen oder schauen Sie nach evtl. vorhandenen Unterlagen mit Informationen zur Diagnose, zur aktuellen Medikation und Bedarfsmedikation, aber auch zu den Wünschen des Patienten, z. B.:
  - Medikamentenplan
  - Notfallausweis

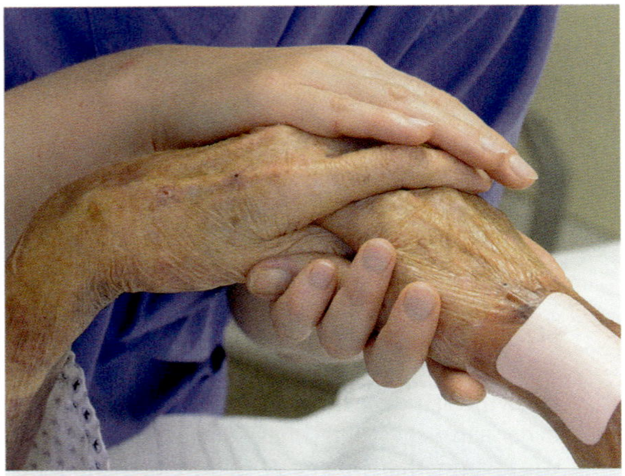

Abb. 103.1 Bei Palliativpatienten gilt es v. a., den Willen des Patienten zu respektieren. (Symbolbild). (Quelle: Karl-Heinz Krauskopf)

- Patientenverfügung
- Vereinbarung über das Unterlassen sinnloser lebensverlängernder Maßnahmen
- Palliativausweis
- Gehen Sie ruhig und strukturiert vor, beachten Sie Leitlinien, Patientenwünsche und ethische Grundwerte. Bleiben Sie dabei sachlich und freundlich (▶ Abb. 103.1).

103.9.3 Körperliche Untersuchung

- Welche Untersuchungen nötig und sinnvoll sind, hängt von der Grunderkrankung, den vorhandenen Informationen und dem Patientenwillen ab.
- Empfehlenswert sind oft die Auskultation und Perkussion der Lungen sowie die Palpation und Auskultation des Abdomens.
- Bedenken Sie, dass die Patienten durch diagnostische Maßnahmen belastet werden können und Untersuchungen grundsätzlich nur sinnvoll sind, wenn die resultierenden Ergebnisse Konsequenzen haben.

103.10 Differenzialdiagnosen

- Es gibt diverse notfallmedizinische Situationen, die ebenfalls an eine terminale respektive infauste Erkrankung denken lassen. Dazu gehören:
  - fortgeschrittene Hypothyreose
  - akzidentelle Hypothermie
  - eine Vita minima unter dem Einfluss sedierender Substanzen
  - Vergiftungen (auch suizidal!)
  - fortgeschrittene psychiatrische Erkrankungen

103.11 Therapie

103.11.1 Therapeutisches Vorgehen

- Nach [1] können die denkbaren Notfälle bei Palliativpatienten in 6 Kategorien eingeteilt werden:
  1. Unabhängig von der Grunderkrankung, wegen deren der Patient palliativ behandelt wird, kommt es zu einem zusätzlichen Notfall, beispielsweise einem peripheren Gefäßverschluss.
  2. Der Palliativpatient erleidet Nebenwirkungen seiner Palliativtherapie, etwa einer palliativen Radiatio.
  3. Neue Symptome treten akut in den Vordergrund, wie etwa ein maligner Pleuraerguss bei bereits bekannten pulmonalen Metastasen. Es kommt also zu einer Verschlechterung der Grunderkrankung.
  4. Bereits bekannte Symptome der Grunderkrankung treten in einer neuen, erheblich stärkeren Form auf.
  5. Primär psychosoziale Krisen treten auf, die im Zusammenhang mit dem aktuellen Zustand des Palliativpatienten oder einer Überforderung des Umfeldes stehen.
  6. Als Sonderfall: die erstmalige Feststellung einer palliativ zu versorgenden Erkrankung.
- Ist die zutreffende Kategorie identifiziert, gilt es festzustellen, ob es für den jetzt zum Einsatz führenden Notfall eine realistische Behandlungsoption gibt. Dies hängt von der Art des Notfalls und dem Gesamtzustand des Patienten ab. Patienten und Angehörige sind über die Optionen aufzuklären, um unter Berücksichtigung des Patientenwillens zu einer möglichst einvernehmlichen Entscheidung über das weitere Vorgehen zu kommen. Der Hausarzt ist nach Möglichkeit hinzuzuziehen.
- Korrespondierend mit den 6 Kategorien sind im Folgenden 6 fiktive Fallbeispiele aufgeführt:

Fallbeispiel 1

- Eine Patientin im Alter von 52 Jahren hat nach der Therapie eines Mammakarzinoms vor 3 Jahren ein Rezidiv mit einer ubiquitären Metastasierung erlitten. Den vom Ehemann ausgehändigten Unterlagen ist zu entnehmen, dass die Familie gemeinsam mit der vormals behandelnden Klinik und dem Hausarzt keine erneute Chemotherapie, sondern eine Palliativtherapie vereinbart hat. Bei bekanntem intermittierendem Vorhofflimmern klagt die Patientin jetzt über neu aufgetretene starke Schmerzen im rechten Unterarm, der sehr blass und pulslos ist. Die Therapie des vermuteten peripherarteriellen Gefäßverschlusses durch einen Embolus aus dem linken Vorhof erscheint sinnvoll: einerseits zur wirksamen Behandlung des Schmerzes, andererseits zur Erhaltung der Funktionsfähigkeit des rechten Armes. Es erfolgt ein Transport in die Klinik.

Fallbeispiel 2

- Ein Patient, 63 Jahre alt, der wegen eines Speicheldrüsenkrebses bestrahlt wird, hat durch die entzündliche Reaktion der Schleimhäute unerträgliche Beschwerden im Mund-Rachen-Bereich. Die Aufnahme von Flüssigkeit oder fester Nahrung ist seit 24 h nicht mehr möglich. In dieser Situation liegt es nahe, den Patienten in die behandelnde Klinik einzuweisen, da es sich um eine Nebenwirkung der Strahlentherapie handelt und das akute Problem einer hochgradigen Schluckstörung besteht, das bereits zur Exsikkose geführt hat.

Fallbeispiel 3

- Eine Patientin von 75 Jahren hat zahlreiche ossäre, hepatische und pulmonale Metastasen eines nicht identifizierten Tumors. Die Kenntnis der Filiarisierung hat zu der mit der Patientin ausführlich diskutierten Entscheidung für eine weitere palliative Behandlung geführt. Aufgrund einer massiven Luftnot, die das Befinden der Patientin erheblich belastet, alarmieren die Angehörigen den Rettungsdienst. Eine deutliche Klopfschallverkürzung über der linken Lunge in Kombination mit einem nahezu aufgehobenen Atemgeräusch führt zur Verdachtsdiagnose eines malignen Pleuraergusses. Die Patientin ist in dieser Situation mit einer Entscheidung überfordert und verbalisiert ihre Wut. Nach einem Gespräch mit der hinzugerufenen Hausärztin wird die Patientin zwecks einer Pleuraentlastungspunktion in ein Krankenhaus zur gesicherten Behandlung eingewiesen.

Fallbeispiel 4

- Die Lebensgefährtin eines 57-jährigen Patienten mit bekanntem kleinzelligem Bronchialkarzinom alarmiert Rettungswagen und Notarzt, weil sie den Eindruck hat, dass ihr Mann keine Luft mehr bekommt. Die Anruferin befindet sich in einem psychischen Ausnahmezustand, rennt ziellos durch die Wohnung und ruft immer wieder, dass das doch alles ganz anders geplant gewesen sei. Ihr Mann solle um jeden Preis zu Hause sterben, aber mit der jetzigen Verschlechterung habe sie nicht gerechnet und könne sie auch nicht ertragen. Der Patient ist nicht ansprechbar, extrem kachektisch und zeigt starkes Rasseln. Wegen des präfinalen Zustands wird eine Klinikeinweisung als nicht aussichtsreich befunden. Auch entspräche dies nicht der Vereinbarung zwischen Patient und Hausarzt. Der Patient erhält eine notärztlich verabreichte medikamentöse Behandlung, in diesem Fall 10 mg Morphin zur Linderung der offensichtlichen Atemnot. Freunde des Paares und eine Mitarbeiterin der spezialisierten ambulanten Palliativversorgung (SAPV) werden zur Unterstützung der Lebenspartnerin bei der pflegerischen Versorgung des Patienten hinzugerufen.

Fallbeispiel 5

- Die Eltern eines 4-jährigen Mädchens mit einer Leukämie haben mehrfach in der Rettungsleitstelle angerufen und dem Disponenten ihre verzweifelte Situation geschildert. Die Therapie ihres Kindes sei bereits vor Wochen eingestellt worden, aber sie könnten den Sterbeprozess ihres Kindes nicht aushalten. Letztlich alarmiert der Leitstellenmitarbeiter den Notarztwagen, weil er an diesem Samstagnachmittag selbst keine alternativen Optionen mehr sieht. Vor Ort befindet sich die kleine Patientin erkennbar in einem präfinalen Zustand und liegt dabei ruhig und mit offenbar unbehinderter Atmung im Bett. Beide Eltern sind psychisch erregt und überziehen sich gegenseitig mit Vorwürfen. Die Notärztin erkennt, dass das Kind keiner notfallmedizinischen Therapie bedarf, aber eine Unterstützung in dieser Situation dringend notwendig ist. Es gelingt ihr, telefonisch kurzfristig professionelle Hilfe durch ein SAPV-Team zu organisieren. Unterstützung durch das angebotene Kriseninterventionsteam (KIT-Team) wird dagegen von den Eltern abgelehnt.

Fallbeispiel 6

- Ein 66-jähriger Patient verspürt allerstärkste Schmerzen im Brustkorb, die bis in den Unterbauch ausstrahlen. Bei der Untersuchung fallen fehlende Radialispulse und unterschiedlich starke Leistenpulse auf. Einer Kopie des Entlassungsbriefes nach einem Klinikaufenthalt vor 10d, der dem Patienten nach Hause mitgegeben wurde, ist zu entnehmen, dass neben einem sonografisch festgestellten Aortenaneurysma mit einem Maximaldurchmesser von 5,6 cm auch ein Adenokarzinom des Magens gastroskopisch und histologisch diagnostiziert wurde. Dieses wurde aufgrund seiner Ausdehnung durch den chirurgischen Konsiliarius als inoperabel eingestuft. Der Notärztin gelingt die Kontrolle des Schmerzes durch die titrierende Gabe von Morphin. Nach einem Telefonat mit dem Hausarzt und einem ausführlichen Gespräch mit der Ehefrau wird von einem Kliniktransport abgesehen. Der hinzugerufene ambulante Pflegedienst meldet der Notärztin 2 Stunden später den Tod des Patienten.

103.11.2 Allgemeine Maßnahmen

- Die in Kap. 103.11.1 aufgeführten Fallbeispiele zeigen, dass Notfallsituationen recht inhomogen und durch individuelle Faktoren akzentuiert sein können. Damit gibt es keine Standardvorgehensweisen, sondern es muss jeweils um die beste Entscheidung gerungen werden.
- Da eine kurative Behandlung in den meisten Notfallsituationen mit Palliativpatienten nicht angestrebt wird oder infrage kommt, bleibt die Behandlung der oft quälenden Symptome wie Luftnot, Angst, Schmerzen, Übelkeit und Unruhe eine entscheidende Maßnahme.

Hierfür wird in der Palliativmedizin oft der Begriff „Symptomkontrolle“ verwendet.

103.11.3 Pharmakotherapie

- Speziell in der präklinischen Notfallmedizin, aber auch in einigen Notaufnahmen sind die Medikamente, die in palliativmedizinischen Algorithmen als geeignete Substanzen empfohlen werden, nicht verfügbar und müssen daher durch die vorhandenen Alternativen ersetzt werden.

Schmerz

- Die Mehrheit der Palliativpatienten ist analgetisch auf bestimmte Medikamente eingestellt. Meist werden Applikationsformen gewählt, die in der Notfallmedizin eher untypisch sind, z. B. transdermale Systeme, subkutane Injektionen oder orale Zubereitungen. Treten dennoch Schmerzsteigerungen auf, kann dies einen Notfalleinsatz generieren.
- Kommt es zu Schmerzspitzen oberhalb des bekannten Niveaus, nennt man das auch Durchbruchschmerz. Als Soforthilfe sollten 10–20 % der verordneten Tagesdosis so gegeben werden, dass eine schnelle Linderung eintritt, also bevorzugt i. v. Für die Berechnung stellt die Übersicht Morphinäquivalenzdosen der Opiate aus den AGNN-Therapieempfehlungen (Arbeitsgemeinschaft in Norddeutschland tätiger Notärzte) einen guten Anhaltspunkt dar [2]. Die ambulante Behandlung eines solchen Durchbruchschmerzes sollte normalerweise keine Indikation für eine Klinikeinweisung sein.
- WHO-Stufenschema der Schmerztherapie:
  - Stufe 1: nichtopioides Analgetikum, ggf. in Kombination mit Adjuvantien
  - Stufe 2: schwaches Opioid, ggf. in Kombination mit nichtopioiden Analgetika und/oder Adjuvantien
  - Stufe 3: starkes Opioid, ggf. in Kombination mit nichtopioiden Analgetika und/oder Adjuvantien

Übelkeit und Erbrechen

- Palliativpatienten können aus ganz verschiedenen Gründen unter dem Symptom Übelkeit leiden. Nicht selten gibt es gleichzeitig mehrere Ursachen. Die Schmerztherapie (siehe Kap. Schmerz) ist oft eine Teilursache.
- Bei Verdacht auf einen Subileus ist eine stationäre Einweisung schwerlich zu vermeiden.
- Die meisten Rettungsdienste halten für die Bekämpfung von Übelkeit und Erbrechen verschiedene potente Substanzen vor, z. B. Ondansetron, Dimenhydrinat und in besonderen Fällen auch das Neuroleptikum Haloperidol.

Dyspnoe

- Hochgradige Luftnot, wie sie viele Palliativpatienten erleiden müssen, gehört zu den besonders belastenden Begleiterscheinungen einer infausten Krankheit. Wenn diese Atemnot nicht mehr ursächlich angegangen werden kann, bleibt nur die möglichst effektive Linderung des Symptoms. Hierfür bieten sich neben dem häufig verwendeten Morphin die Medikamente aus der Gruppe der Benzodiazepine an (präklinisch meist Midazolam i. v. oder intranasal, Lorazepam bukkal und Diazepam). Die anxiolytische Wirkung dieser Substanzgruppe ist in diesem Zusammenhang ausdrücklich erwünscht.
- Alternativ oder ergänzend bietet sich mitunter das milde Neuroleptikum Promethazin an. Es kann gut dazu beitragen, eine nicht selten vorhandene psychomotorische Unruhe zu reduzieren.
- Für das sogenannte „finale Rasseln“ wird der Einsatz von Buthylscopolamin empfohlen.
- Spielt Überwässerung eine Rolle, wird auf Furosemid zurückgegriffen.

Blutungen

- Handelt es sich um von der Grunderkrankung ausgehende Blutungen, sollten diese ebenfalls palliativmedizinisch angegangen werden. Es sollten fachgerechte Kompressions- bzw. Druckverbände angelegt werden, um einerseits die Blutung zu kontrollieren, andererseits, um dem Patienten und seinen Angehörigen den weiteren Blick auf die Blutung zu ersparen.
- In Einzelfällen kann auf die stark vasokonstriktive Wirkung des Adrenalins zurückgegriffen werden, etwa mithilfe eines epinephringetränkten Tupfers.

103.11.4 Eigene Vorbereitung auf Notfalleinsätze bei Palliativpatienten

- Auch wenn Notfalleinsätze bei Palliativpatienten die erfahrenen Teams auf dem Notarztwagen oder in der Notaufnahme selten vor größere medizintechnische oder pharmakologische Hürden stellen, gehören sie doch zu den schwierigsten Situationen, denen sich Notfallmediziner aussetzt sehen.
- Die Beteiligten werden mit akut existenziellen Fragen konfrontiert und müssen die Emotionen der Betroffenen aushalten. Insbesondere jüngeren Ärztinnen und Ärzten wird angesichts solcher Fälle erstmals wirklich bewusst, dass auch die moderne Medizin durchaus ihre Grenzen hat.
- Während solcher Patientenkontakte ist es wichtig ruhig und strukturiert vorzugehen, Leitlinien, Patientenwünsche und ethische Grundwerte zu beachten und dabei sachlich und freundlich zu bleiben.

- Dies ist eine Herausforderung, auf die man sich sorgfältig vorbereiten muss. Zu den empfohlenen Vorbereitungen zählt auch eine Erkundung der örtlichen Angebote für SAPV-Teams und Palliativstationen in Kliniken und Hospizen.

103.12 Verlauf und Prognose

- abhängig von der Grunderkrankung
- Eine kurative Behandlung ist in den meisten Fällen nicht angestrebt bzw. kommt nicht infrage.

103.13 Quellenangaben

[1] Wiese CHR, Ittner KP, Graf BM et al. Palliative Notfälle – Definition, Besonderheiten und therapeutische Entscheidungen. Der Notarzt 2011; 27: 223–236

[2] Therapieempfehlungen für die Notfallmedizin – Erarbeitet und herausgegeben vom Fortbildungsausschuss der Arbeitsgemeinschaft in Norddeutschland tätiger Notärzte e. V. Im Internet: www.agnn.de; Stand 19.09.2012

[3] Wiese C, Bartels U, Ruppert D et al. Notärztliche Betreuung von Tumorpatienten in der finalen Krankheitsphase. Anaesthesist 2007; 56: 133–140

[4] Prütz F, Saß AC. Daten zur Palliativversorgung in Deutschland Bundesgesundheitsbl 2017; 60: 26–36. doi 10.1007/s00103-016-2483-8; Online publiziert: 13. Dezember 2016. Berlin, Heidelberg: Springer; 2017

103.14 Literatur zur weiteren Vertiefung

[1] Makowski C, Marung H, Callies A et al. Notarzteinsätze bei Palliativpatienten – Algorithmus zur Entscheidungsfindung und Behandlungsempfehlungen. Anästhesiol Intensivmed Notfallmed Schmerzther 2013; 48(2): 90–96

[2] Bausewein, C, Simon ST. Atemnot und Husten bei Palliativpatienten. Dtsch Arztebl Int 2013; 110 (33–34): 563–72. doi: 10.3238/arztebl.2013.0563

103.15 Wichtige Internetadressen

- www.abschied-begleiten.de/palliative-versorgung-zuhause; Stand: 28.11.2018
- https://www.dgpalliativmedizin.de
- www.dhpv.de/themen_hospiz-palliativ_palliativmedizin.html

XII

Anhang

Abkürzungsverzeichnis

ABCDE-Schema	Atemweg (airway), Atmung (breathing), Zirkulation (circulation), Defizit (disability), Exposition (environment/exposure)
ABSI	abbreviated burn severity index
ACA	A. cerebri anterior
ACC	American College of Cardiology
ACE	angiotensin converting enzyme
AChE	Azetylcholinesterase
ACI	A. carotis interna
ACLS	Advanced Cardiac Life Support
ACP	A. cerebri posterior
ACS	acute coronary syndrome
ADC	apparenter Diffusionskoeffizient
ADEM	akute demyeliniserende Enzephalomyelitis
ADH	antidiuretisches Hormon
AECOPD	akute Exazerbation der chronisch obstruktiven Lungenerkrankung
AED	automatischer externer Defibrillator
AF	Atemfrequenz
AGE	arterielle Gasembolie
AGNN	Arbeitsgemeinschaft in Norddeutschland tätiger Notärzte
AGW	Arbeitsplatzgrenzwert
AHA	American Heart Association
AIS	abbreviated injury scale
AKS	akutes Koronarsyndrom
ALTE	apparent life threatening event
ALS	Advanced Life Support
AMV	Atemminutenvolumen
ANCA	anti-neutrophile zytoplasmatische Antikörper
ANP	atriales natriuretisches Peptid
ANS	neonatales Atemnotsyndrom
ANV	akutes Nierenversagen
AP	Angina pectoris
APA	Amerikanische Psychiatrische Gesellschaft
ARDS	Acute-Respiratory-Distress-Syndrom
ASA	atriales Septumaneurysma
ASB	assisted spontaneous breathing, Spontanatmung
ASIA	American Spinal Injury Association
ASS	Azetylsalizylsäure
Asy	Asystolie
AT 2	Angiotensin II
AT III	Antithrombin III
ATLS	Advanced Trauma Life Support
AV-Block	atrioventrikulärer Block
AVPU	alert, verbal, pain, unresponsive
AWMF	Arbeitsgemeinschaft der Wissenschaftlichen Medizinischen Fachgesellschaft
AZ	Allgemeinzustand
AZV	Atemzugvolumen

BA	Bronchialarterie
BAE	Bronchialarterienembolisation
BGA	Blutgasanalyse
BGW	biologischer Grenzwert
BHP-B	Behandlungsplatzbereitschaft
BIPAP/BiLevel	biphasic positive airway pressure
BLS	Basic Life Support
BMI	Body-Mass-Index
BNP	brain natriuretic peptide
BSK	Bronchoskopie
BTP-B	Betreuungsplatzbereitschaft
BURP	backward upward rightward pressure
BSV	Bandscheibenvorfall
BWS	Brustwirbelsäule
BZ	Blutzucker
CAM	confusion assessment method
CAM-ICU	confusion assessment method-intensive care unit
CaO_2	arterieller Sauerstoffgehalt
CCM	kardiale Kontraktionsmodulation
cCT	kranielles CT
CIED	implantiertes kardiales Device
CK	Kreatinkinase
CKD	chronische Niereninsuffizienz, chronic kidney disease
CK-MB	muscle brain type creatine kinase
CMV	controlled mandatory ventilation
CMV	Cytomegalievirus
CoA	Coarctatio aortae
COPD	chronic obstructive pulmonary disease
CPAP	continuous positive airway pressure
CPP	zerebraler Perfusionsdruck
CPR	kardiopulmonale Reanimation
CPU	Chest Pain Unit
CRP	C-reaktives Protein
CRT	kardiale Resynchronisationstherapie
CT-A	CT-Angiografie
CTEPH	chronisch thrombembolische pulmonale Hypertonie
CTG	Kardiotokografie
CVRx	Baroreflexmodulation
DAPT	duale Anti-Plättchentherapie
DCI	decompression illness
DCM	dilatative Kardiomyopathie
DCS	decompression sickness, Dekompressionskrankheit
DGAI	Deutsche Gesellschaft für Anästhesiologie und Intensivmedizin
DGG	Deutsche Gesellschaf für Gefäßchirurgie
DGK	Deutsche Gesellschaft für Kardiologie
DGU	Deutsche Gesellschaft für Unfallchirurgie
DGV	Deutsche Gesellschaft für Verbrennungsmedizin

DGZRS	Deutsche Gesellschaft zur Rettung Schiffsbrüchiger
DIC	disseminierte intravasale Koagulopathie
DIVA	difficult intravenous access
DIVI	Deutsche Interdisziplinäre Vereinigung für Intensiv- und Notfallmedizin
DKA	diabetische Ketoazidose
DLRG	Deutsche Lebens-Rettungs-Gesellschaft
DNR-Verfügung	Do-Not-Resuscitate-Verfügung
DO_2	Sauerstoffangebot
DOAC/DOAK	direkte orale Antikoagulanzien
DPL	Peritoneallavage
DSA	digitale Subtraktionsangiografie
DSM-V	Diagnostisches und Statistisches Manual, 5. Version
DWG	Deutsche Wirbelsäulengesellschaft
EAST	Eastern Association for the Surgery of Trauma
EBV	Epstein-Barr-Virus
ECLS	extrakorporale Lebenserhaltung, extracorporeal life support
ECMO	extrakorporale Membranoxygenierung
EDH	Epiduralhämatom
EE	Einsatzeinheit
EEA	Eversionsendarteriektomie
EEG	Elektroenzephalografie
EF	Ejektionsfraktion
eFAST	focused echocardiographic evaluation in life support
EK	Erythrozytenkonzentrat
EMD	echte elektromechanische Dissoziation
EMLA	eutectic mixture of local anesthetics
EPALS	European Pediatric Advanced Life Support
EPH-Gestose	edema proteinuria hypertension gestosis
EPILS	European Pediatric Immediate Life Support
ERC	European Resuscitation Council
ERCP	endoskopisch retrograde Cholangiopankreatikografie
ESC	European Society of Cardiology
ESS	euthyroid sick syndrome
ESUS	embolic stroke of undetermined source
ESWL	extrakorporale Stoßwellenlithotripsie
ET	Endotrachealtubus
$etCO_2$	endtidales CO_2
EDT	emergency department thoracotomy
ETI	endotracheale Intubation
ETW	Einsatztoleranzwert
EVD	externe Ventrikeldrainage
EZ-IO	Intraossär-Punktionssystem
FAST	focused assessment with sonography for trauma
^{18}FDG-PET	[^{18}F] Fluorodeoxyglukose-Positronen-Emissions-Tomografie
FEEL	focused echocardiographic evaluation in life support
FEV1	Einsekundenkapazität (forced expiratory pressure in 1 second)
FFP	Fresh-Frozen-Plasma
FiO_2	inspiratorische Sauerstofffraktion
FK	Fremdkörper
FPX	Fondaparinux
FSME	Frühsommer-Meningoenzephalitis-Virus
fT 3	freies Trijodthyronin
fT 4	freies Thyroxin
FwDV	Feuerwehrdienstvorschrift
GABA	γ-Aminobuttersäure
GAVE	gastrale antrale vaskuläre Ektasie
GBA	Gemeinsamer Bundesausschuss der Ärzte und Krankenkassen
GCS	Glasgow Coma Scale
GDM	Gestationsdiabetes
GFR	glomuläre Filtrationsrate
GGT	γ-Glutamyltranspeptidase
GI	gastrointestinal
GI-Trakt	Gastrointestinaltrakt
GIZ	Giftinformationszentrum
GoR	grade of recommendation
GOT	Glutamat-Oxalazetat-Transaminase
GPA	Granulomatose mit Polyangiitis
GPT	Glutamat-Pyruvat-Transaminase
GRACE	Global Registry of Acute Coronary Events
GRC	German Resuscitation Council
GröNo	größeres Notfallereignis
GTKS	generalisierter tonisch-klonischer Status
GTÜM	Gesellschaft für Tauch- und Überdruckmedizin
HAPE	high-altitude pulmonary edema
Hb	Hämoglobin
HbCO	Karboxyhämoglobin
Hbdesoxy	desoxygeniertes Hämoglobin
HbMet	Methämoglobin
HBO	hyperbare Therapie
HbO_2	oxygeniertes Hämoglobin
HEMS	helicopter emergency medical services
HCN	Blausäure, Zyanid
HCV	Hepatitis-C-Virus
HELLP	Hämolyse, erhöhte Leberenzyme, Thrombozytopenie (low platelet count)
HES	Hydroxyethylstärke
HF	Herzfrequenz
HHE	hyperglykämische hyperosmolare Entgleisung
HHV-6	Humanes Herpesvirus
HHZ	hyperosmolarer hyperglykämischer Zustand
HITS	Herzbeuteltamponade, Intoxikation, Thrombembolie, Spannungspneumothorax
HIV	Humanes Immundefizienz-Virus

HLÖ	Höhenlungenödem
HLW	Herz-Lungen-Wiederbelebung
HNKS	hyperglykämes nicht ketotisches Syndrom
HOCM	hypertrophische obstruktive Kardiomyopathie
HOPS	hirnorganisches Psychosyndrom
HRST	Herzrhythmusstörung
HSM	Herzschrittmacher
HSV	Herpes-simplex-Virus
HSV-E	HSV-Enzephalitis
hs-TnT/TnI	hochsensitiver Troponintest (Troponin T bzw. I)
HWS	Halswirbelsäule
HZV	Herzzeitvolumen
IABP	intraaortale Ballonpumpe
IALE	International League Against Epilepsy
IAP	instabile Angina pectoris
ICB	intrazerebrale Blutung
ICD	implantierbarer Kardioverter-Defibrillator
ICD-10	International Statistical Classification of Diseases and Related Health Problems, 10. Version
ICP	intracranial pressure, intrakranieller Druck
ICR	Interkostalraum
ICSI	intrazytoplasmatische Spermien-injektion
ICU	intensive care unit
I:E	Zeitverhältnis Inspiration zu Exspiration
I.E.	internationale Einheit
IGF	insulin growth factor
IGUR	intrauterine Wachstumsretardierung
IHCA	in hospital cardiac arrest
IHT	Inhalationstrauma
ILAE	International League Against Epilepsy
ILD	idiopathische Lungenfibrose
iLTS-D	intubation laryngeal tube disposable suction
i. m.	intramuskulär
IMC	intermediate care
INR	international normalized ratio
i.o.	intraossär
ISCVS	International Society for Cardio Vascular Surgery
ISE	Interspinalebene
ISS	Injury Severity Score
ITH	Intensivtransporthubschrauber
ITLS	International Trauma Life Support
ITW	Intensivtransportwagen
IUFT	intrauteriner Fruchttod
IUGR	intrauterine Wachstumsretardierung
i. v.	intravenös
IVF	In-vitro-Fertilisation
KG	Körpergewicht
KHK	koronare Herzerkrankung
KIT	Kriseninterventionsteam
KM-MSCT	Kontrastmittel-Mehrschicht-Computer-tomografie
KOF	Körperoberfläche
KTW	Krankentransportwagen
LAE	Lungenarterienembolie
LAMS	Los Angeles Motor Scale
LDH	Laktatdehydrogenase
LED	Light-emitting-Diode
LHR	likelihood-ratio
LISA	less invasive surfactant administration
LMA	layngeal mask airway
LNA	Leitender Notarzt
LSB	Linksschenkelblock
LT	Larynxtubus
LT-D	laryngeal tube disposable
LTS-D	laryngeal tube disposable suction
LV	linksventrikulär
LVAD	linksventrikuläre Unterstützungs-systeme
LVEF	linksventrikuläre Ejektionsfraktion
LWK	Lendenwirbelkörper
LWS	Lendenwirbelsäule
MAD	Mucozal Atomization Device
MANV/E	Massenanfall von Verletzten und Erkrankten
MAP	mittlerer arterieller Blutdruck
MARCH	massive hemorrhage, airway, respiration, circulation, head and hypothermia
MAS	Mekoniumaspirationssyndrom
MCI	mass casualty incident
MCL	Medioklavikularlinie
MDCT	Multidetektor-Spiral-CT
MI	Myokardinfarkt
MILS	manuelle In-Line-Stabilisierung
MOV	Multiorganversagen
MRT	Magnetresonanztomografie
MSCT	Mehrzeilen-CT
MTF	medizinische Task Forces
NAW	Notarztwagen
NEF	Notarzteinsatzfahrzeug
NIBP	nichtinvasive Blutdruckmessung
NIHSS	National Institute of Health Stroke Scale
NIV	nichtinvasive Ventilation
NMH	niedermolekulares Heparin
NNH	Nasennebenhöhlen
NOAK	neue orale Antikoagulanzien
NOMI	nicht okklusive mesenteriale Ischämie
NRS	numerische Schmerzskala
NSAR/NSAID	nichtsteroidale Antirheumatika
NSE	neuronenspezifische Enolase
NSTE-ACS	Nicht-ST-Strecken-Hebungs-Infarkt und akutes Koronarsyndrom
NSTEMI	Nicht-ST-Hebungsmyokardinfarkt
NTIS	non-thyroidal illness syndrome

(NT-Pro)-BNP	N-terminales pro brain natriuretic peptide
ÖGD	Ösophago-Gastro-Duodenoskopie
OH	orthostatische Hypotension
OHCA	out-of-hospital cardiac arrest
o. p. B.	ohne pathologischen Befund
OrgL RD	Organisatorischer Leiter Rettungsdienst
PA	Pulmonalarterie
p. a.	posterior-anterior
$paCO_2$	arterieller Kohlendioxidpartialdruck
PAF	plättchenaktivierender Faktor
PAH	pulmonal arterielle Hypertension
paO_2	arterieller Sauerstoffpartialdruck
PAT	pediatric assessment triangle
pAVK	periphere arterielle Verschlusserkrankung
pAVM	pulmonale arteriovenöse Malformation
PC-BIPAP	pressure controlled – biphasic positive airway pressure
PCCD	pelvic circumferential compression devices
PC-CMV	pressure controlled – controlled mandatory ventilation
PCI	perkutane koronare Intervention
PCN	perkutane Nephrostomie
PCR	Polymerasekettenreaktion
PCT	Prokalzitonin
PCV	pressure controlled ventilation
PCWP	Lungenkapillaren-Verschlussdruck
PEA	pulslose elektrische Aktivität
PEEP	positive endexpiratory pressure
PEEPi	intrinsic positive endexpiratory pressure
PEG	perkutane endoskopische Gastrostomie
PERT	Prehospital and Emergency Department Resuscitative Thoractomy
PEWS	pediatric early warning score
PFC	persistierende fetale Zirkulation (circulation)
PFO	Foramen ovale persistens
PGE	Prostaglandin E
PGF2-α	Prostaglandin F2-α
PHTLS	Prehospital Trauma Life Support
PICCO	pulse contour cardiac output
PIGF	placental growth factor
Pinsp	Inspirationsdruck
PLS	Pediatric Life Support
PNL	perkutane Nephrolithotomie
p. o.	per os
pO_2	Sauerstoffpartialdruck
POCT	Point-of-Care-Testing
POTS	posturales Tachykardiesyndrom
PPH	postportale Hämorrhagie
PPHN	persistierende pulmonale Hypertension
PPI	Protonenpumpeninhibitor
PPSB	Prothrombinkomplexkonzentrat
PPV	intermittent positive pressure ventilation
PRES	posteriores reversibles Enzephalopathie-Syndrom
PRIND	prolongiertes reversibles ischämisches neurologisches Defizit
PSA	persönlichen Schutzausrüstung
PSP	primärer Spontanpneumothorax
PSV	pressure support ventilation
PTA	perkutane transluminale Angioplastie/ Angiografie
PTFE	Polytetrafluorethylen
PTT	partielle Thromboplastinzeit
PT-Z	Patiententransport-Zug
pVT	pulslose ventrikuläre Tachykardie
sPESI	simplified pulmonary embolism severity index
QFR-RL	Qualitätssicherungsrichtlinie Früh- und Reifgeborene
qSOFA	quick sequential organ failure assessment
RACE	Rapid Arterial Occulsion Evaluation Scale
RDS	Respiratory-Distress-Syndrom
REM	rapid eye movement
RettG	Rettungsgesetz
Rh	Rhesus
RISC	revised injury severity classification
RIT	Radiojodtherapie
RKZ	Rekapillarisierungszeit
ROSC	return of spontaneous circulation (Spontanatmung)
RR	Blutdruck
rR	relatives Risiko
RSB	Rechtsschenkelblock
RSI	rapid sequence induction, Blitzeinleitung
RSV	Respiratorisches-Synzytial-Virus
RTH	Rettungshubschrauber
Rt-PA	rekombinanter Plasminogenaktivator
RTW	Rettungstransportwagen
RUSH	rapid ultrasound in shock and hypotension
RV	rechtsventrikulär
RVCS	reversibles Vasokonstriktionssyndrom
SAB	Subarachnoidalblutung
SABA	short acting beta agonist
SA-Block	sinuatrialer Block
SAMA	short acting muscarin antagonist
SaO_2	arterielle Sauerstoffsättigung
SAPV	spezialisierte ambulante Palliativversorgung
SCIWORA	spinal cord injury without radiographic abnormality
SDH	Subduralhämatom
SEG Bt	Schnelleinsatzgruppe Betreuung
SEG San	Schnelleinsatzgruppe Sanität

sFlt-1	soluble Fms-like thyrosinkinase-1
SGA	supraglottic airway device, supraglottische Atemwegshilfsmittel
SGB	Sozialgesetzbuch
SHT	Schädel-Hirn-Trauma
SIADH	Schwartz-Bartter-Syndrom
sICD	subkutaner implantierbarer Kardioverter-Defibrillator
SIDS	sudden infant death syndrome
SIMV	synchronized intermittent mandatory ventilation
S-IPPV	synchronized intermittent positive pressure ventilation
SIRS	systemic inflammatory response syndrome
SLE	systemischer Lupus erythematodes
SMR	standardisierte Mortalitätsrate
SOFA	sequential organ failure assessment
sO_2	Sauerstoffsättigung
SpO_2	periphere Sauerstoffsättigung
SSP	sekundärer Spontanpneumothorax
SSPE	subakute sklerosierende Panenzephalitis
SSW	Schwangerschaftswoche
STEMI	Myokardinfarkt mit ST-Streckenhebung
STIKO	Ständige Impfkommission
stPO	Strafprozessordnung
SUDEP	sudden unexpected death in epilepsy patients
SV	Schlagvolumen
SVT	supraventrikuläre Tachykardie
TAVI	Transkatheter-Aortenklappen-Implantation
TCRA	traumatic cardiorespiratory arrest
TD	Thoraxdrainage
TEA	Thrombendarteriektomie
TEE	transösophageale Echokardiografie
TEVAR	thoracic endovascular aortic repair
THC	Tetrahydrocannabinol
THW	Technisches Hilfswerk
T-LOC	transient loss of consciousness
TIA	transitorische ischämische Attacke
TIC/TIK	traumatisch induzierte Koagulopathie
TIPS	transjugulärer intrahepatischer portosystemischer Shunt
TKZ	Thrombozytenkonzentrat
TOAST	Trial of Org 10172 in Acute Stroke Treatment
TREMA	Tactical Rescue and Emergency Medicine Association
TRGS	Technische Regeln für Gefahrenstoffe
TRH	Thyreotropin-Releasing-Hormon

TSH	Thyreotropin (Thyreoidea-stimulierendes Hormon)
TTE	transthorakale Echokardiografie
TTX	Tetrodotoxin
TVT	tiefe Venenthrombose
TXA2	Thromboxan A2
UAP	unstable angina pectoris
UAW	unerwünschter Arzneimittelwirkungen
UBG	Unterbringungsgesetz
UFH	unfraktioniertes Heparin
URS	Ureterorenoskopie
VAD	ventricular assist device, ventrikuläre Unterstützungssysteme
VALI	ventilator-associated lung injury
VATS	video assisted thoracic surgery
VC-AC	volume controlled – assisted controlled
VC-CMV	volume controlled – controlled mandatory ventilation
VCI	Vena cava inferior
VC-SIMV	volume controlled – synchronized intermittent mandatory ventilation
VCV	volume controlled ventilation
VDD	Verband der Druckkammer-Therapiezentren in Deutschland
VEF	Verlegungsarzteinsatzfahrzeug
VEGF	vascular endothelial growth factor
VEP	visuell evozierte Potenziale
VF	Vorhofflimmern
vfdb	Vereinigung zur Förderung des Brandschutzes
VGEF	vascular endothelial growth factor
VHF	Vorhofflimmern
VILI	ventilator-induced lung injury
VKA	Vitamin-K-Antagonist
VKOF	verbrannten Körperoberfläche
VLBW	very low birth weight
VSD	Ventrikelseptumdefekt
VT	Tidalvolumen
VT	ventrikuläre Tachykardie
VTE	venöse Thrombembolie
VVI-Systeme	1-Kammer Herzschrittmachersysteme
VZV	Varizella-Zoster-Virus
WHO	Weltgesundheitsorganisation
WFNS	World Federation of Neurosurgery Society
WPW-Syndrom	Wolff-Parkinson-White-Syndrom
Z. n.	Zustand nach
ZNS	Zentralnervensystem
ZVK	zentraler Venenkatheter

Sachverzeichnis

A

B

C

D

E

F

G

H

I

J

K

L

M

N

O

T

U

V